CONDUTAS EM
CLÍNICA MÉDICA

A Dieta Ideal para o Emagrecimento – **Ribeiro**
A Neurologia que Todo Médico Deve Saber 2ª ed. – **Nitrini**
A Saúde Brasileira Pode Dar Certo – **Lottenberg**
Avaliação Prática de Habilidades Clinicas em Medicina – **Arruda**
A Vida por um Fio e por Inteiro – Elias **Knobel**
Abdome Agudo - Clínica e Imagem – **Lopes e Reibscheid**
Adolescência... Quantas Dúvidas! – **Fisberg e Medeiros**
Alimentos e Sua Ação Terapêutica – **Andréia Ramalho**
Aspectos Nutricionais no Processo do Envelhecimento – **Busnello**
Atividade Física e Envelhecimento Saudável – **Wilson Jacob**
Atividade Física e Obesidade – **Matsudo**
Atualização em Hipertensão Arterial - Clínica, Diagnóstico e Terapêutica – **Beltrame Ribeiro**
Atualização em Medicina de Urgência – Antônio Carlos **Lopes**, Hélio **Penna Guimarães**, Renato Delascio Lopes e Sergio Timerman
Aulas em Endocrinologia Clínica - Texto Básico com a Apresentação de 622 *Slides* Didáticos – **Josivan**
Avaliação Global do Idoso – **Wilson Jacob**
Bases Moleculares das Doenças Cardiovasculares – **Krieger**
Bases Moleculares em Clínica Médica – Gessandro Abrahão, Andrea T. da **Poian** e Paulo Cesar de Carvalho **Alves**
Broncoscopia – **Pedreira**
Câncer do Pulmão – **Zamboni**
Cardiologia Clínica 2ª ed. – Celso **Ferreira** e Rui **Póvoa**
Cardiologia Prática – Miguel Antônio **Moretti**
Cefaléia na Mulher – **Melhado**
Células-tronco – **Zago**
Climatério - Enfoque Atual e Multidisciplinar – **Beirão de Almeida**
Clínica Médica: Grandes Temas na Prática – **Milton** de **Arruda** Martins
Coleção Clínica Médica – **Vaisman**. Vol. 1 - Doenças da Tireoide. Vol. 2 - Casos Clínicos – **Endocrinologia**
Coluna: Ponto e Vírgula 7ª ed. – **Goldenberg**
Como Cuidar de Seu Coração – Mitsue **Isosaki** e Adriana Lúcia Van-Erven **Ávila**
Como Ter Sucesso na Profissão Médica - Manual de Sobrevivência 4ª ed. – Mário Emmanuel **Novais**
Condutas em Emergências - Unidade de Primeiro Atendimento (UPA) Hospital Israelita Albert Einstein – Alexandre **Pieri**
Condutas em Infectologia – **Cimerman**
Condutas em Urgências e Emergências para o Clínico - Edição Revista e Atualizada – Valdir **Golin**
Condutas no Paciente Grave 3ª ed. (vol. I com CD e vol. II) – **Knobel**
Coração e Sepse – **Constantino** José Fernandes Junior, Cristiano Freitas de **Souza** e Antonio Carlos **Carvalho**
Cuidados Paliativos – Diretrizes, Humanização e Alívio de Sintomas – **Franklin Santana**
Cuidados Paliativos - Discutindo a Vida, a Morte e o Morrer – **Franklin Santana** Santos
Demências: Abordagem Multidisciplinar – **Caixeta**
Dependência de Drogas 2ª ed. – Sergio Dario **Seibel**
Depressão e Cognição – Chei **Tung Teng**
Diabetes Mellitus - Clínica, Diagnóstico e Tratamento Multidisciplinar – **Milech e Oliveira**
Dieta, Nutrição e Câncer – **Dan**
Dilemas Modernos - Drogas – **Fernanda Moreira**
Dinâmica Cardiovascular - Do Miócito à Maratona – **Gottschal**

Doença Coronária – **Lopes Palandri**
Doenças Associadas ao Estilo de Vida: Uma Bomba Relógio – **Mismatch**
Doenças da Pleura 2ª ed. – **Chibante**
Doenças do Fígado e Vias Biliares (2 vols.) – **Gayotto**
Doenças que Alteram os Exames Bioquímicos – **Naoum**
Doenças que Alteram os Exames Hematológicos – Flávio Augusto **Naoum**
Doenças Sexualmente Transmissíveis 2ª ed. – Walter **Belda Júnior**
Dor - Manual para o Clínico – **Jacobsen Teixeira**
Dor - O que Todo Médico Deve Saber – **Drummond**
Dor e Saúde Mental – **Figueiró**
Eletrocardiograma – **Cirenza**
Eletrocardiologia Atual 2ª ed. – **Pastore**
Eletrofisiologia Cardíaca na Prática Clínica vol. 3 – **SOBRAC**
Emergências em Cardiopatia Pediátrica – **Lopes e Tanaka**
Endocrinologia – **Saad**
Endocrinologia Ginecológica – **Aldrighi**
Endotélio e Doenças Cardiovasculares – **Protásio, Chagas e Laurindo**
Envelhecer com Arte, Longevidade e Saúde – Arthur **Roquete de Macedo**
Envelhecimento: Prevenção e Promoção da Saúde – **Brito Litvoc**
Epidemiologia 2ª ed. – **Medronho**
Equilíbrio Ácido-Base e Hidroeletrolítico 3ª ed. – Renato Delascio **Lopes**
Ergometria – Ergoespirometria, Cintilografia e Ecocardiografia de Esforço 2ª ed. – Ricardo **Vivacqua** Cardoso Costa
Fisiopatologia Clínica do Sistema Nervoso - Fundamentos da Semiologia 2ª ed. – **Doretto**
Fitomedicamentos na Prática Ginecológica e Obstétrica 2ª ed. – **Sônia** Maria **Rolim**
Fitoterapia - Bases Científicas e Tecnológicas – **Viana Leite**
Fitoterapia - Conceitos Clínicos (com CD) – **Degmar Ferro**
Fome Oculta – **Andréia Ramalho**
Formulário de Prescrição Fitoterápico – **Tavares**
Gastroenterologia e Hepatologia – **Laudanna**
Gastrenterologia e Hepatologia – **Vilela, Borges e Ferraz**
Geriatria: Fundamentos, Clínica e Terapêutica 2ª ed. – **Papaléo e Carvalho Filho**
Gestão Estratégica de Clínicas e Hospitais – **Adriana Maria** André
Ginecologia Baseada em Evidências 2ª ed. – **Py**
Ginecologia Psicossomática – **Tedesco e Faisal**
Guia de Bolso de UTI – Hélio **Penna Guimarães**
Guia de Clinica Médica – **Lapa e Goes**
Guia de Consultório - Atendimento e Administração – **Carvalho Argolo**
Guia de Medicamentos Quimioterápicos – **Wânia da Silva**
Guia Prático de UTI – Hélio **Penna Guimarães**
Hematologia - Fundamentos e Prática – **Zago**
Hipertermia **Maligna** – **Silva Amaral**
Hipertensão Arterial na Prática Clínica – **Póvoa**
Hipnose na Prática Clínica – **Marlus**
Hipnoterapia no Alcolismo, Obesidade e Tabagismo – **Marlus Vinícius** Costa Ferreira
Hormônios e Metabolismo: Integração e Correlações Clínicas – **Poian e Alves**
Hospital Dia – **Betarello**
HPV na Prática Clínica – **Rosemblat e Wroclawski**
Importância de Alimentos Vegetais na Proteção da Saúde 2ª ed. – **De Angelis**
Imunologia Clínica – Júlio Cesar **Voltarelli**
Injúria Renal Aguda – Henrique **Palomba** e Eduardo **Homsi**
Insuficiência Cardíaca – **Lopes Buffolo**
Interpretação Clínica do Hemograma – **Grotto**
Introdução à Psicossomática – Maria Rosa **Spinelli**
Laboratório para o Clínico 8ª ed. – **Gonçalves Reis**
Lesões das Valvas Cardíacas - Diagnóstico e Tratamento – **Meneghelo e Ramos**
Manual de Análises Clínicas – **Ciríades**
Manual de Antibióticos e Quimioterápicos Anti-infecciosos 3ª ed. (anexo: brochura com as principais tabelas posológicas e de eficácia terapêutica) – **Tavares**
Manual de Cardiologia da SOCESP – **SOCESP (Soc. Card. Est. SP)**
Manual de Diabetes Mellitus - Liga de Controle de Diabetes Mellitus da USP – Simão Augusto **Lottenberg**
Manual de Diagnóstico e Tratamento das Doenças do Fígado – Edison Roberto **Parise** e Gilda **Porta**
Manual de Dietoterapia e Avaliação Nutricional do Serviço de Nutrição e Dietética do Instituto do Coração (HC-FMUSP) 2ª ed. – Mitsue **Isosaki**
Manual de Eletroneuromiografia, Potenciais Evocados Cerebrais – **Nobrega e Manzano**
Manual de Ginecologia de Consultório – **Ribeiro e Rossi**
Manual de Medicina Ambulatorial do Adulto – **Lopes Guariento**
Manual de Medicina Transfusional – Dimas **Tadeu Covas**
Manual de Procedimentos de Nutrição e Dietética – **Eguti**
Manual de Sepsis - em espanhol – **Eliezer Silva**
Manual do Clínico para o Médico Residente – **Atala – UNIFESP**
MAPA - Monitorização Arterial da Pressão Ambulatorial 3ª ed. – **Nobre, Mion e Oigman**
MAPA – Monitorización Ambulatória de la Presión Arterial (edição em espanhol) – **Nobre, Mion e Oigman**
Medicina Baseada em Evidências 2ª ed. – **Drummond**
Medicina Intensiva Baseada em Evidência – **Luciano** Cesar Pontes de **Azevedo**
Medicina Intensiva 3ª ed. – **Ratton**
Medicina Intensiva para Graduação – UNIFESP/EPM – **Gomes do Amaral**
Medicina Nuclear em Cardiologia - Da Metodologia à Clínica – **Thom Smanio**
Medicina Tropical – **Cimerman**
Medicina: Olhando para o Futuro – **Protásio** Lemos **da Luz**
Medicina, Saúde e Sociedade – **Jatene**
Memória, Aprendizagem e Esquecimento – Antônio Carlos de Oliveira **Corrêa**
Memórias Agudas e Crônicas de uma UTI – **Knobel**
Menopausa - O que Você Precisa Saber: Abordagem Prática e Atual do Período do Climatério – **Sônia** Maria **Rolim**
Miastenia Grave - Convivendo com uma Doença Imprevisível – **Acary** Souza **Bulle** Oliveira e **Beatriz Helena** de Assis de **Pereira**
Nem só de Ciência se Faz a Cura 2ª ed. – **Protásio da Luz**
Neurofisiologia Clínica 2ª ed. – **Pinto**
Nutrição Oral, Enteral e Parenteral na Prática Clínica - 4ª ed. (2 vols.) – **Dan** Linetzky Waitzberg
O Coração Sente, o Corpo Dói – Como Reconhecer, Tratar e Prevenir a Fibromialgia – **Evelin Goldenberg**
O Fígado Sofre Calado 2ª ed. – **Caetano**
O Laboratório e as Técnicas de Imagem na Clínica – **Otto Miller**
O Livro das Cefaleias – Wilson Luiz **Sanvito e Monzillo**
O Médico, esta Droga Desconhecida – **Luz**
O Médico, Seu Paciente e a Doença – **Balint**
O que Você Precisa Saber sobre o Sistema Único de Saúde – **APM-SUS**
O Desafio da Esquizofrenia 2ª ed. – **Itiro** Shirakawa, Ana Cristina Chaves e Jair J. Mari
Oncologia Molecular 2ª ed. – Carlos **Gil** Ferreira e José Cláudio **Rocha**
Osteoporose Masculina – **Evelin Goldenberg**
Panorama Atual de Drogas e Dependências – **Silveira Moreira**
Parada Cardiorrespiratória – Hélio **Penna Guimarães**
Parasitologia Clínica - Seleção de Métodos e Técnicas de Laboratório para o Diagnóstico dos Parasitas Humanos 2ª ed. – **De Carli**
Patologia do Trabalho (2 vols.) 2ª ed. – **René Mendes**
Pneumologia Clínica e Cirúrgica – **Pessoa**
Politica Públicas de Saúde Interação dos Atores Sociais – **Lopes**

CONDUTAS EM CLÍNICA MÉDICA

Editores

Carlos Alberto da Conceição Lima

Doutor em Medicina pela Universidade de São Paulo – USP. Professor Adjunto do Departamento de Clínica Médica da Faculdade de Ciências Médicas da Santa Casa de São Paulo – FCMSCSP. Diretor do Departamento de Medicina da Santa Casa de São Paulo. Membro da Diretoria da Fundação Arnaldo Vieira de Carvalho. Vice-Reitor da Uni'Santana.

Zied Rasslan

Doutor em Medicina pela Faculdade de Ciências Médicas da Santa Casa de São Paulo – FCMSCSP. Professor Assistente do Departamento de Clínica Médica da FCMSCSP. Médico da Unidade de Primeiro Atendimento do Hospital Israelita Albert Einstein.

Atheneu

EDITORA ATHENEU

São Paulo —	*Rua Jesuíno Pascoal, 30* *Tel.: (11) 2858-8750* *Fax: (11) 2858-8766* *E-mail: atheneu@atheneu.com.br*
Rio de Janeiro —	*Rua Bambina, 74* *Tel.: (21)3094-1295* *Fax: (21)3094-1284* *E-mail: atheneu@atheneu.com.br*
Belo Horizonte —	*Rua Domingos Vieira, 319 — conj. 1.104*

CAPA: Paulo Verardo

PRODUÇÃO EDITORIAL: Fernando Palermo

Dados Internacionais de Catalogação na Publicação (CIP)
(Câmara Brasileira do Livro, SP, Brasil)

Condutas em clínica médica/editores Carlos Alberto da Conceição Lima, Zied Rasslan . -- São Paulo: Editora Atheneu, 2014.

Vários colaboradores.
Bibliografia
ISBN 978-85-388-0500-7

1. Clínica médica 2. Diagnóstico e tratamento 3. Sinais e sintomas I. Lima, Carlos Alberto da Conceição. II. Rasslan, Zied.

CDD-616.07
14-02348 NLM-WB 100

Índices para catálogo sistemático:

1. Clínica médica: Medicina 616.07

LIMA, C. A. C.; RASSLAN, Z. (eds).
Condutas em Clínica Médica

COLABORADORES

Adriana Weinfeld Massaia

Ex-Residente de Clínica Médica Faculdade de Ciências Médicas da Santa Casa de São Paulo – FCMSCSP e do Instituto de Infectologia Emílio Ribas.

Adriano Namo Cury

Médico Assistente da Disciplina de Endocrinologia da Faculdade de Ciências Médicas da Santa Casa de São Paulo – FCMSCSP. Doutor em Medicina pela FCMSCSP.

Aida Cristina Suozzo

Doutora em Ciências da Saúde pela Escola Paulista de Medicina da Universidade Federal de São Paulo – EPM/Unifesp. Mestre em Psiquiatria pela EPM/Unifesp. Professora Instrutora do Departamento de Psiquiatria e Psicologia Médica da Faculdade de Ciências Médicas da Santa Casa de São Paulo – FCMSCSP. Médica Assistente do Serviço de Emergência do Hospital Central da Irmandade da Santa Casa de Misericórdia de São Paulo – ISCMSP.

Alexandre Marchini Silva

Médico Radiologista do Serviço de Diagnóstico por Imagem da Santa Casa de São Paulo.

Ana Clara Kneese Nascimento

Médica Hematogista da Santa Casa de São Paulo. Professora Voluntária da Faculdade de Ciências Médicas da Santa Casa de São Paulo – FCMSCSP.

Ana Estela Ribeiro

Especialista em Dermatologia pela Sociedade Brasileira de Dermatologia – SBD.

Ana Lúcia Torloni Gradinar

Nutricionista Administradora da Unidade de Nutrição e Dietética da Irmandade da Santa Casa de Misericórdia de São Paulo. Especialista em Administração Hospitalar. Membro da Comissão de Controle de Infecção Hospitalar do Hospital Central da Santa Casa de São Paulo.

Andrea Virginia U. B. Freirias

Médica Especialista em Psiquiatria pela Associação Brasileira de Psiquiatria – ABP. Médica Segundo-Assistente na Interconsulta Psiquiátrica do Hospital Central da Santa Casa de São Paulo.

Andrea Vieira

Chefe da Clínica de Gastroenterologia do Departamento de Medicina da Santa Casa de São Paulo. Doutora pela Faculdade de Ciências Médicas da Santa Casa de São Paulo – FCMSCSP. Professora Instrutora da FCMSCSP.

Andrey Augusto Malvestiti

Estagiário do Terceiro Ano da Clínica de Dermatologia da Santa Casa de São Paulo.

Angelo Maiolino

Médico Hematologista. Mestrado e Doutorado na Faculdade de Medicina da Universidade Federal do Rio de Janeiro – UFRJ. Professor-Adjunto de Hematologia do Departamento de Clínica Médica da UFRJ. Coordenador do Programa de Transplante de Medula Óssea do Hospital Universitário Clementino Fraga Filho da UFRJ.

Antônio José da Rocha

Coordenador do Setor de Neurorradiologia do Serviço de Diagnóstico por Imagem da Santa Casa de Misericórdia de São Paulo. Professor Adjunto-Doutor do Departamento de Clínica Médica da Faculdade de Ciências Médicas da Santa Casa de São Paulo – FCMSCSP. Neurorradiologista do Fleury Medicina Diagnóstica.

Argemiro Scatolini Neto

Médico Responsável pelo Serviço de Eletrofisiologia e Estimulação Cardíaca da Santa Casa de São Paulo.

Bárbara Oliveira da Eira

Ex-Médica Assistente do Departamento de Medicina da Santa Casa de São Paulo.

Berenice Cataldo Oliveira

Médica Responsável pelo Setor de Eletroneuromiografia e pelo Ambulatório de Doenças Neuromusculares da Disciplina de Neurologia da Santa Casa de São Paulo. Mestre em Clínica Médica pela Faculdade de Ciências Médicas da Santa Casa de São Paulo – FCMSCSP.

Branca Dias Batista de Souza

Chefe da Reumatologia do Departamento de Medicina da Irmandade da Santa Casa de Misericórdia de São Paulo – ISCMSP. Professor Assistente da Faculdade de Ciências Médicas da Santa Casa de São Paulo – FCMSCSP, Responsável pela Disciplina de Reumatologia da Santa Casa de São Paulo.

Carlos Alberto da Conceição Lima

Professor Adjunto, Chefe da Disciplina e do Departamento de Clínica Médica da Faculdade de Ciências Médicas da Santa Casa de São Paulo – FCMSCSP. Diretor do Departamento de Medicina da Santa Casa de São Paulo. Doutor pela Faculdade de Medicina da Universidade de São Paulo – FMUSP.

Carlos Alberto Malheiros

Professor Livre-Docente Titular do Departamento de Cirurgia da Faculdade de Ciências Médicas da Santa Casa de São Paulo – FCMSCSP. Chefe do Grupo de Estômago e Obesidade Mórbida da Santa Casa de São Paulo. Presidente da Associação Brasileira de Câncer Gástrico. Membro da International Gastric Cancer Association.

Carlos Sérgio Chiattone

Chefe da Disciplina de Hematologia e Oncologia da Faculdade de Ciências Médicas da Santa Casa de São Paulo – FCMSCSP.

Cássio Gomes dos Reis Junior

Médico Radiologista do Serviço de Diagnóstico por Imagem da Santa Casa de São Paulo.

Celso de Castro Pochini

Médico Assistente da Disciplina de Emergências e do Grupo de Esôfago da Faculdade de Ciências Médicas da Santa Casa de São Paulo – FCMSCSP.

Celso de Oliveira

Médico Urologista. Professor Assistente do Departamento de Cirurgia da Faculdade de Ciências Médicas da Santa Casa de São Paulo – FCMSCSP.

Charles Peter Tilbery

Professor Titular de Neurologia da Faculdade de Ciências Médicas da Santa Casa de São Paulo – FCMSCSP. Membro Titular da Academia Brasileira de Neurologia. Coordenador do Centro de Atendimento e Tratamento da Esclerose Múltipla (CATEM) da Santa Casa de São Paulo.

Christina M. Funatsu Coelho

Medica Assistente da Clínica de Neurologia da Santa Casa de São Paulo. Doutora em Medicina pela Universidade de São Paulo – USP. Professora Instrutora do Departamento de Clínica Médica da Faculdade de Ciências Médicas da Santa Casa de São Paulo – FCMSCSP.

Clarisse Zaitz

Médica Dermatologista. Ex- Professora do Departamento de Clínica Médica da da Faculdade de Ciências Médicas da Santa Casa de São Paulo – FCMSCSP.

Cristiano Barbosa Campanholo

Médico Assistente da Reumatologia da Faculdade de Ciências Médicas da Santa Casa de São Paulo – FCMSCSP. Reumatologista dos Hospitais São Luiz e Santa Isabel.

Cristiano Torres

Médico Clínico e Pneumologista. Médico Assistente da Disciplina de Clinica Médica da Santa Casa de São Paulo.

Daniel Romero Muñoz

Professor Adjunto da Disciplina de Medicina Legal e Bioética. Coordenador da Disciplina de Bioética do Curso de Pós-Graduação da Faculdade de Ciências Médicas da Santa Casa de São Paulo. Professor Titular de Medicina Legal, Ética Médica e Medicina Social e do Trabalho da Faculdade de Medicina da Universidade de São Paulo – FMUSP.

Danilo Gagliardi

Mestrado e Doutorado em Medicina em Cirurgia pela Faculdade de Ciências Médicas da Santa Casa de São Paulo – FCMSCSP. Chefe de Clínica Adjunto da Irmandade da Santa Casa de Misericórdia de São Paulo. Professor Adjunto do Departamento de Cirurgia da FCMSCSP.

Dawton Yukito Torigoe

Mestre e Doutor em Reumatologia pela Faculdade de Medicina da Universidade de São Paulo – FMUSP. Assistente da Reumatologia do Departamento dec Medicina da Irmandade da Santa Casa de Misericórdia de São Paulo – ISCMSP. Professor da Faculdade de Ciências Médicas da Santa Casa de São Paulo – FCMSCSP.

Deusdedit Cortez Vieira da Silva Neto

Titular da Sociedade Brasileira de Urologia. Médico Voluntário da Disciplina de Urologia do Departamento de Cirurgia da Santa Casa de São Paulo. Mestrando em Uro-Oncologia pela Fundação Antonio Prudente.

Eduardo Landini Lutaif Dolci

Otorrinolaringologista. Médico Assistente do Departamento de Otorrinolaringologia da Santa Casa de Misericórdia de São Paulo. Mestrando pela Faculdade de Ciências Médicas da Santa Casa de São Paulo.

Edvan Crusoé

Mestre em Medicina pela Santa Casa de São Paulo. Médico Assistente do Ambulatório de Gamopatias da Santa Casa de São Paulo, Disciplina de Hematologia e Oncologia da Santa Casa de São Paulo. Supervisor da Residência de Clínica Médica do Hospital Geral Roberto Santos-BA.

Elie Leal de Barros Calfat

Mestre em Ciências pela Universidade Federal de São Paulo – Unifesp. Professor Instrutor do Departamento de Psiquiatria da Faculdade de Ciências Médicas da Santa Casa de São Paulo – FCMSCSP. Coordenador Médico do Serviço de Atenção Integral ao Dependente do Hospital Samaritano-SP .

Elisete Crocco

Médica da Irmandade da Santa Casa de Misericórdia de São Paulo. Coordenadora do Setor de Acne e Cosmiatria da Clínica de Dermatologia da Santa Casa de São Paulo. Especialização em Dermatologia pela Santa Casa de São Paulo. Titulo de Especialista em Dermatologia pela Sociedade Brasileira de Dermatologia – SBD.

Emerson Gisoldi

Médico Assistente da Clinica de Neurologia da Santa Casa de São Paulo. Coordenador do Ambulatório de Distúrbios do Movimento da Santa Casa de São Paulo.

Fabio Marioni

Especialista em Endoscopia Digestiva e Respiratória pela Associação Médica Brasileira – AMB. Diretor do Serviço de Endoscopia da Irmandade da Santa Casa de São Paulo – Hospital Central.

Fernanda Gomes Gonçalves Chaer

Doutoranda em Reumatologia pela Faculdade de Medicinas da Universidade de São Paulo – FMUSP. Assistente da Reumatologia do Departamento de Medicina Irmandade da Santa Casa de Misericórdia de São Paulo – ISCMSP.

Fernando José Spagnuolo

Professor-Instrutor do Departamento de Medicina da Santa Casa de São Paulo. Título de Especialista em Clínica Médica. Mestre em Endocrinologia pela Universidade Federal de São Paulo – Unifesp. Profesor de Medicina da Universidade Anhembi Morumbi – UAM.

Giselle Burlamaqui Klautau

Professora da Disciplina de Moléstias Infecciosas e Parasitárias da Faculdade de Ciências Médicas da Santa Casa de São Paulo – FCMSCSP. Mestre em Medicina em Clínica Médica pela FCMSCSP. Infectologista do Departamento de Medicina da Santa Casa de São Paulo e do Instituto de Infectologia Emilio Ribas, São Paulo.

Guilherme Hideo Sakemi

Médico Assistente da Equipe Horizontal do Pronto-Socorro Central da Santa Casa de São Paulo. Médico Especialista em Clínica Médica e Cuidados Paliativos. Médico Assistente do Corpo Clínico do Departamento de Medicina.

Ida Duarte

Professora Adjunta da Faculdade de Ciências Médicas da Santa Casa de São Paulo – FCMSCSP. Responsável pelo Setor de Alergia e Fototerapia da Clínica de Dermatologia da Santa Casa de São Paulo.

Igor Bastos Polonio

Médico Assistente da Clínica de Pneumologia do Departamento de Medicina da Santa Casa de São Paulo. Coordenador do Ambulatório de Tabagismo da Santa Casa de São Paulo. Doutorando da Disciplina de Pneumologia da Faculdade de Medicina da Universidade de São Paulo – FMUSP.

Irineu Francisco Defino Silva Massaia

Doutor em Patologia pela Universidade de São Paulo – USP, Professor Assistente da Faculdade de Ciências Médicas da Santa Casa de São Paulo – FCMSCSP. Presidente da Comissão de Controle de Infecção Hospitalar da Irmandade da Santa Casa de Misericórdia de São Paulo – ISCMSP. Primeiro Assistente do Departamento de Medicina e do Serviço de Emergência da Santa Casa de Misericórdia de São Paulo. Coordenador da UTI do Departamento de Medicina da ISCMSP. Vice-Presidente da Comissão de Residência Médica (COREME) da ISCMSP. Coordenador da Clínica Médica do Hospital Estadual Vila Alpina e do Hospital Estadual Sapopemba. Especialista em Gestão de Saúde-MBA da Fundação Getulio Vargas – FGV.

Ivan Dieb Miziara

Professor Assistente e Coordenador da Disciplina de Medicina Legal e Bioética da Faculdade de Ciências Médicas da Santa Casa de São Paulo – FCMSCSP. Professor Titular da Disciplina de Medicina Legal, Deontologia Médica e Bioética da Faculdade de Medicina de ABC.

Ivo Bussoloti Filho

Professor Adjunto da Faculdade de Ciências Médicas da Santa Casa de Misericórdia de São Paulo – FCMSCSP. Chefe de Clínica Adjunto da Santa Casa de Misericórdia de São Paulo. Mestre e Doutor pela Universidade Federal de São Paulo – Unifesp.

Jairo Montemor

Médico Primeiro Assistente da Disciplina de Cardiologia do Departamento de Medicina da Santa Casa São Paulo. Coordenador do Serviço de Ecocardiografia do Hospital Central da Santa Casa de São Paulo. Pós-Graduando no Curso de Doutorado na Escola Paulista de Medicina da Universidade Federal de São Paulo – EPM-Unifesp.

João Eduardo Nunes Salles

Professor Titular de Otorrinolaringologia da Irmandade da Santa Casa de Misericórdia de São Paulo. Diretor do Curso de Graduação em Medicina da Faculdade de Ciências Médicas da Santa Casa de São Paulo – FCMSCSP.

João Francisco Villanova Figueiredo

Médico Voluntário da Disciplina de Neurologia da Faculdade de Ciências Médicas da Santa Casa de São Paulo – FCMSCSP. Aperfeiçoamento em Distúrbio da Cognição e Comportamento na FCMSCSP.

Joaquim Antonio F. Almeida

Especialista em Clínica Médica e Terapia Intensiva. Professor Instrutor do Departamento de Clínica Médica da Faculdade de Ciências Médicas da Santa Casa de São Paulo – FCMSCSP.

Jorge Alberto Ortiz

Pós-Graduação no Hospital Queen Elisabeth da Universidade de Birminghan, Inglaterra. Mestre em Cirurgia. Medico Cirurgião do Hospital do Instituto de Assistência Médica ao Servidor Público Estadual – IANSPE. Coordenador dos Distúrbios do Assoalho Pélvico da Disciplina de Coloproctologia da Santa Casa de São Paulo. Chefe do Serviço de Coloproctologia do Hospital São Luís Gonzaga da Irmandade da Santa Casa de Misericórdia de São Paulo – ISCMSP. Responsável pela Manometria Anorretal da Clínica Centro de Diagnóstico em Gastroenterologia (CEDIG) e da Fisiologia Anorretal do Laboratório Cura. Ex-Supervisor Médico Administrativo da Associação Paulista para Desenvolvimento da Medicina – SPDM.

Jorge Ethel Filho

Professor Assistente da Faculdade de Ciências Médicas da Santa Casa São Paulo – FCMSCSP. Chefe da Disciplina de Pneumologia da Santa Casa de São Paulo.

José Carlos Aguiar Bonadia

Professor Adjunto da Faculdade de Ciências Médicas da Santa Casa de São Paulo – FCMSCSP.

José Eduardo Lutaif Dolci

Professor Titular e Diretor do Curso de Medicina da Faculdade de Ciências Médicas da Santa Casa de São Paulo – FCMSCSP.

José Ferraz de Souza

Professor Instrutor do Departamento de Clínica Médica da Faculdade de Ciências Médicas da Santa Casa de São Paulo – FCMSCSP. Mestre e Doutor em Medicina pela FCMSCSP. Médico Assistente da Clínica de Nefrologia da Santa Casa de São Paulo.

José Flávio Castelluccio

Especialista em Clínica Médica pela Associação Médica Brasileira – AMB. Mestre em Medicina pela Faculdade de Ciências Médicas da Santa Casa de São Paulo – FCMSCSP. Professor Instrutor do Departamento de Clínica Médica da FCMSCSP.

José Gustavo Barian Romaldini

Médico Pneumologista Assistente da Clínica de Pneumologia da Santa Casa de São Paulo.

José Henrique Basílio Carvalho

Médico Assistente das Disciplinas de Emergências Clínicas e de Clínica Médica da Santa Casa de São Paulo.

José Mariani Júnior

Médico Coordenador do Serviço de Hemodinâmica e Cardiologia Intervencionista da Santa Casa de São Paulo. Responsável pelo Centro de Treinamento Prático em Ultrassom Intracoronário – (CT-IVUS) da Santa Casa de São Paulo.

José Raul Cisternas

Professor Adjunto do Departamento de Ciências Fisiológicas da Faculdade de Ciências Médicas da Santa Casa de São Paulo – FCMSCSP. Doutor em Bioquímica pela Universidade de Chile. Mestre e Doutor em Ciencias da Saúde pela Faculdade de Medicina do ABC. Professor Emérito da Faculdade de Medicina do ABC. Pós-Doutorado pelo Departamento de Bioquímica da Faculdade de Medicina da Universidade de Edinburgo, Escócia.

José Viana Junior

Médico Endocrinologista da Santa Casa de Misericórdia de São Paulo. Especialista em Endocrinologia pela Associação Médica Brasileira – AMB.

Kamal Yasbek Junior

Medico Primeiro Assistente do Serviço de Ecocardiografia da Santa Casa de São Paulo.

Karina Moraes Kiso Pinheiro

Médica Residente de Clínica Médica da Santa Casa de São Paulo.

Karine Simone

Médica Assistente da Clínica de Dermatologia do Departamento de Medicina da Santa Casa de São Paulo. Especialista em Dermatologia pela Sociedade Brasileira de Dermatologia – SBD.

Letícia Iervolino

Especialista em Endocrinologia e Metabologia pela Santa Casa de São Paulo.

Lilian Ranzato

Especialista em Clinica Médica Cirúrgica pela Universidade Federal de São Paulo – Unifesp. MBA em Gestão Executiva pela Fundação Getulio Vargas – FGV.

Luana Costa Scatamburlo

Médica Residente do Serviço de Hemodinâmica e Cardiologia Intervencionista da Santa Casa de São Paulo.

Luis Claudio Marrochi

Especialista em Clínica Médica pela Associação Médica Brasileira – AMB. Assistente do Departamento de Clínica Médica da Irmandade da Santa Casa de Misericórdia de São Paulo – ISCMSP. Assistente do Serviço de Emergência Clínica da ISCMSP.

Luiz Antonio Miorin

Professor Adjunto de Nefrologia do Departamento de Clínica Médica da Faculdade de Ciências Médicas da Santa Casa de São Paulo – FCMSCSP. Chefe de Clínica Adjunto do Departamento de Medicina da Santa Casa de São Paulo.

Luiz Renato Cardinalli Breviglieri

Especialista em Pneumologia pela Sociedade Brasileira de Pneumologia e Tisiologia – SBPT. Assistente da Disciplina de Pneumologia da Santa Casa de São Paulo.

Manuella de Souza Sampaio Almeida

Médica Hematologista e Doutora em Ciências pela Disciplina de Hematologia e Hemoterapia da Universidade Federal de São Paulo – Unifesp.

Marco Ricardo Russo

Clínico e Pneumologista. Mestre em Medicina pela Faculdade de Ciências Médicas da Santa Casa de São Paulo – FCMSCSP. Médico Responsável pelo SAME/SAC. Professor Instrutor do Departamento de Clínica Médica da FCMSCSP.

Marcos Felipe Donini Souza Dias

Médico Segundo-Assistente da Disciplina de Cardiologia do Departamento de Medicina da Irmandade da Santa Casa de Misericórdia de São Paulo – ISCMSP.

Marcos Rosa Júnior

Professor Assistente de Radiologia do Departamento de Clínica Médica da Universidade Federal do Espírito Santo – UFES. Mestre em Ciências da Saúde pela Faculdade de Ciências Médicas da Santa Casa de São Paulo – FCMSCSP. Membro Titular do Colégio Brasileiro de Radiologia e Diagnóstico por Imagem.

Marcus Maia de O. Ferreira

Chefe de Clínica Adjunto da Irmandade da Santa Casa de Misericórdia de São Paulo – ISCMSP. Professor Adjunto do Departamento de Clínica Médica da Faculdade de Ciências Médicas da Santa Casa de São Paulo – FCMSCSP.

Maria Auxiliadora Prolungatti Cesar

Mestre e Doutora pela Faculdade de Ciências Médicas da Santa Casa de São Paulo – FCMSCSP. Professora Assistente Doutora do Departamento de Medicina da Universidade de Taubaté. Responsável pelo Setor de Fisiologia Anal da Universidade de Taubaté.

Maria Elisa Ruffolo Magliari

Professora Assistente da Faculdade de Ciências Médicas da Santa Casa de São Paulo – FCMSCSP. Mestre em Clínica Médica pela FCMSCSP.

Maria Fernanda Mendes

Professora Assistente da Disciplina de Neurologia da Faculdade de Ciências Médicas da Santa Casa de São Paulo – FCMSCSP. Doutora em Medicina pela Universidade Federal de São Paulo – Unifesp. Membro Titular da Academia Brasileira de Neurologia – ABN.

Maria Helena Caetano Franco

Enfermeira da Unidade Renal do Departamento de Medicina da Irmandade da Santa Casa de Misericórdia de São Paulo – ISCMSP.

Maria Luiza Queiroz de Miranda

Médica Assistente da Clínica de Gastroenterologia do Departamento de Medicina da Irmandade da Santa Casa de Misericordia de São Paulo – ISCMSP. Título de Especialista pela Federação Brasileira de Gastroenterologia – FBG.

Mariana de Figueiredo Silva

Estagiária do Terceiro Ano da Clínica de Dermatologia da Santa Casa de São Paulo.

Mariana Paro Alli

Médica Endocrinologista. Graduação em Medicina pela Universidade Estadual de Campinas – Unicamp. Residência Medica pela Unicamp.

Marinella Della Negra

Doutora em Ciências da Saúde pela Faculdade de Ciências Médicas da Santa Casa de São Paulo – FCMSCSP. Professora Adjunta da FCMSCSP. Membro do Comitê Assessor do Departamento de DST/Aids e Hepatites Virais/SVS – Ministério da Saúde do Brasil.

Marjo Deninson Cardenuto Perez

Chefe da Disciplina de Urologia do Departamento de Cirurgia da Irmandade Santa Casa de Misericórdia de São Paulo – ISCMSP.

Marta Bellazi Padrão

Enfermeira Gestor do Departamento de Medicina e de da Irmandade Santa Casa de Misericórdia de São Paulo – ISCMSP. Pós-Graduação em Administração Hospitalar e Mestre pela Faculdade de Ciências Médicas da Santa Casa de São Paulo – FCMSCSP.

Mauro José Costa Salles

Professor Adjunto da Disciplina de Infectologia da Faculdade de Ciências Médicas da Santa Casa de São Paulo – FCMSCSP. Mestre em Biologia Molecular pela Universidade de Londres, Inglaterra. Doutor em Medicina pela FCMSCSP. Presidente da Sociedade Paulista de Infectologia.

Milton Luiz Gorzoni

Professor Adjunto do Departamento de Clínica Médica da Faculdade de Ciências Médicas da Santa Casa de São Paulo – FCMSCSP. Coordenador do Internato em Clínica Médica e das Disciplinas de Geriatria e de Fundamentos de Gerontologia da Santa Casa de São Paulo.

Minoru Koda

Mestre e Doutor em Medicina pela Faculdade de Medicina da Universidade de São Paulo – FMUSP. Professor Associado da Faculdade de Ciências Médicas da Santa Casa de São Paulo – FCMSCSP.

Moacyr Fucs

Chefe Adjunto da Clínica Urológica da Irmandade da Santa Casa de Misericórdia de São Paulo – ISCMSP.

Mônica Fernandez

Nutricionista Especialista em Nutrição na Obesidade. Especialização em Formação Docente em Educação Profissionalizante Técnica na Área da Saúde. Nutricionista Responsável pela Unidade Cirúrgica do Hospital Central da Santa Casa de São Paulo. Membro da Comissão: Suporte Nutricional Enteral e Parenteral do Hospital Central da Santa Casa de São Paulo.

Nilza Maria Scalissi

Professora Assistente do Departamento de Clínica Médica da Faculdade de Ciências Médicas da Santa Casa de São Paulo – FCMSCSP. Doutora em Medicina pela FCMSCSP.

Osmar Monte

Professor Titular da Faculdade de Ciências Médicas da Santa Casa de São Paulo – FCMSCSP. Médico Chefe de Clínica Adjunto da Irmandade da Santa Casa de Misericórdia de São Paulo – ISCMSP.

Osvaldo Antônio Prado Castro

Doutor do Departamento de Cirurgia da Faculdade de Ciências Médicas da Santa Casa de São Paulo – FCMSCSP. Membro da Comissão Fiscal da Associação Brasileira de Câncer Gástrico e Membro da International Gastric Cancer Association.

Patricia Malafronte

Professora Instrutora da Faculdade de Ciências Médicas da Santa Casa de São Paulo – FCMSCSP. Mestre e Doutora em Medicina pela Universidade de São Paulo – USP. Médica Assistente da Clínica de Nefrologia da Santa Casa de São Paulo.

Paulo de Azeredo Passos Candelária

Professor da Faculdade de Ciências Médicas da Santa Casa de São Paulo – FCMSCSP. Coordenador da Área de Colonoscopia da Disciplina de Coloproctologia da Santa Casa de São Paulo. Mestre em Cirurgia. Chefe de Equipe do Serviço de Emergência da Irmandade da Santa Casa de Misericórdia de São Paulo – ISCMSP. Titular do Colégio Brasileiro de Cirurgiões – TCBC – na Área de Coloproctologia. Associado da Sociedade Brasileira de Coloproctologia – SBCP. Pós-Graduação no Hospital Saint Mark's, Londres, Inglaterra.

Paulo Eugênio de Araújo C. Brant

Professor Instrutor da Faculdade de Ciências Médicas da Santa Casa de São Paulo – FCMSCSP. Mestre em Gastroenterologia pela Universidade Federal de São Paulo – Unifesp. Médico Assistente da Clínica de Gastroenterologia da Santa Casa de São Paulo.

Paulo Kassab

Professor Livre-Docente Adjunto do Departmento de Cirurgia da Faculdade de Ciências Médicas da Santa Casa de São Paulo – FCMSCSP. Membro do Conselho da Associação Brasileira de Câncer Gástrico e da International Gastric Cancer Association.

Paulo Roberto Corsi

Mestrado e Doutorado em Medicina (Cirurgia) pela Faculdade de Ciências Médicas da Santa Casa de São Paulo – FCMSCSP. Professor Assistente do Departamento de Cirurgia da FCMSCSP. Especialista em Cirurgia Geral, Cirurgia do Aparelho Digestivo, Gastroenterologia, Cirurgia Oncológica e Coloproctologia da Santa Casa de São Paulo. Diretor do Pronto Socorro do Hospital São Luiz – Unidade Anália Franco.

Pedro Bes Nugué

Oncolologista. Médico Voluntário do Ambulatório de Oncopneumologia da Santa Casa de São Paulo.

Pedro Jabur

Professor Titular da Disciplina de Nefrologia do Departamento de Medicina da Faculdade de Ciências Médicas da Santa Casa de São Paulo – FCMSCSP.

Peretz Capelhuchnik

Professor Titular do Departamento de Cirurgia da Faculdade de Ciências Médicas da Santa Casa de São Paulo – FCMSCSP. Ex-Presidente da Sociedade Brasileira de Coloproctologia – SBCP. Titular do Colégio Brasileiro de Cirurgiões (TCBC) na Área de Coloproctologia.

Perla Oliveira Schulz

Médica Assistente da Clínica de Gastroenterologia pela Irmandade da Santa Casa de Misericórdia de São Paulo – ISCMSP. Médica Responsável pelo Ambulatório de Hepatologia da ISCMSP. Mestranda em Pesquisa em Cirurgia pela Faculdade de Ciências Médicas da Santa Casa de São Paulo – FCMSCSP.

Renata Telles Rudge de Aquino

Ex-Professora Assistente do Departamento de Clínica Médica da Faculdade de Ciências Médicas da Santa Casa de São Paulo – FCMSCSP. Doutora em Clínica Médica pela FCMSCSP.

Renato Jorge Alves

Disciplina de Cardiologia da Faculdade de Ciências Médicas da Santa Casa de São Paulo – FCMSCSP. Doutor em Cardiologia pelo Instituto do Coração do Hospital das Clínicas da Faculdade de Medicina da Universidade de São Paulo – InCor/HCFMUSP.

Renato Moraes Alves Fabbri

Professor Assistente do Departamento de Clínica Médica da Faculdade de Ciências Médicas da Santa Casa de São Paulo – FCMSCSP.

Ricardo Cantarim Inacio

Médico Infectologista da Irmandade da Santa Casa de Misericórdia de São Paulo – ISCMSP.

Ricardo Landini Lutaif Dolci

Instrutor de Ensino do Departamento de Otorrinolaringologia da Santa Casa de São Paulo. Doutorando de Medicina na Universidade de Ohio, EUA.

Roberta Buense Bedrikow

Médica Segunda Assistente da Clínica de Dermatologia da Santa Casa de São Paulo – Setor de Alergia e Fototerapia.

Roberto A. Franken

Professor Titular de Cardiologia da Faculdade de Ciências Médicas da Santa Casa de São Paulo – FCMSCSP. Chefe de Clínica do Departamento de Medicina da Santa Casa de São Paulo.

Roberto Augusto Caffaro

Professor Adjunto da Disciplina de Cirurgia Vascular e Endovascular da Faculdade de Ciências Médicas da Santa Casa de São Paulo – FCMSCSP. Doutor em Medicina. Chefe do Serviço de Cirurgia Vascular e Endovascular do Hospital Central da Santa Casa de Misericórdia de São Paulo.

Roberto Stirbulov

Professor Adjunto Faculdade de Ciências Médicas da Santa Casa de São Paulo – FCMSCSP. Presidente da Sociedade Brasileira de Pneumologia e Tisiologia – SBPT.

Rodolfo Delfini Cançado

Professor Adjunto da Disciplina de Hematologia e Oncologia da Faculdade de Ciências Médicas da Santa Casa de São Paulo – FCMSCSP. Médico Hematologista do Hospital Samaritano, SãoPaulo.

Rodrigo Contrera do Rio

Médico Infectologista Assistente do Departamento de Clínica Médica Irmandade da Santa Casa de Misericórdia de São Paulo – ISCMSP. Infectologista do Hospital Santa Isabel. Titulo de Especialista pela Sociedade Brasileira de Infectologia – SBI. Pós-Graduado em Administração Hospitalar pela Fundação Getulio Vargas – FGV.

Rogerio Castro Reis

Assistente da Reumatologia do Departamento de Medicina da Irmandade da Santa Casa de Misericórdia de São Paulo – ISCMSP. Professor Instrutor da Disciplina de Reumatologia da Faculdade de Ciências Médicas da Santa Casa de São Paulo – FCMSCSP.

Rogerio Krakauer

Medico Primeiro Assistente dos Serviços de Emergência e Ecocardiografia da Santa Casa de São Paulo.

Ronaldo Fernandes Rosa

Professor de Cardiologia da Faculdade de Ciências Médicas da Santa Casa de São Paulo – FCMSCSP. Ex-Presidente do Departamento de Cardiogeriatria da Sociedade Brasileira de Cardiologia (gestão 2006-2007).

Roni de Carvalho Fernandes

Professor Assistente da Faculdade de Ciências Médicas da Santa Casa de São Paulo – FCMSCSP. Primeiro Assistente da Disciplina de Urologia do Departamento de Cirurgia da Irmandade de Misericórdia da Santa Casa de São Paulo – ISCMSP. Titular da Sociedade Brasileira de Urologia – TSBU. Presidente do Centro de Estudos Professor Alípio Correa Neto. Presidente da Associação Centro Médico Berrini.

Rosana Lazzarini

Médica Dermatologista. Mestre em Ciências da Saúde pela Faculdade de Medicina da Universidade de São Paulo – FMUSP. Assistente da Clinica de Dermatologia da Santa Casa de São Paulo. Instrutora de Ensino da Faculdade de Ciências Médicas da Santa Casa de São Paulo – FCMSCSP.

Rubens José Gagliardi

Professor Titular de Neurologia da Faculdade de Ciências Médicas da Santa Casa de Sâo Paulo – FCMSCSP. Chefe da Disciplina de Neurologia da Santa Casa de São Paulo. Vice-Presidente da Academia Brasileira de Neurologia – ABN. Diretor Científico da Associação Paulista de Neurologia – APN.

Ruy França de Almeida

Médico Assistente da Disciplina de Emergências e do Grupo de Esôfago da Faculdade de Ciências Médicas da Santa Casa de São Paulo – FCMSCSP.

Sergio Augusto Buzian Brasil

Médico Assistente do Hemocentro da Santa Casa de São Paulo – Departamento de Medicina da Santa Casa de São Paulo.

Sérgio Costa Fortier

Médico Assistente do Hemocentro da Santa Casa de São Paulo – Departamento de Medicina da Santa Casa de São Paulo.

Sergio Frenkiel

Médico do Trabalho. Gerente do Serviço Especializado em Segurança e Medicina do Trabalho da Irmandade da Santa Casa de Misericórdia de São Paulo – ISCMSP. Coordenador do Serviço de Assistência aos Alunos da Faculdade de Ciências Médicas da Santa Casa de São Paulo – FCMSCSP.

Sergio Setsuo Maeda

Professor Assistente da Faculdade de Ciências Médicas da Santa Casa de São Paulo – FCMSCSP. Mestre e Doutor em Endocrinologia pela Universidade Federal de São Paulo – Unifesp. Médico Responsável pelo Setor de Densitometria Óssea do Laboratório Fleury.

Sérgio Telerman

Assistente do Departamento de Medicina da Santa Casa de Misericórdia de São Paulo – Disciplina de Cardiologia.

Sergio Tercio Curia

Médico Especialista em Ultrassonografia pela Sociedade Brasileira de Ultrassom Medicina e Biologia – SUSEM; Colégio Brasileiro de Radiologia – CBR; Associação Médica Brasileira – AMB. Membro Associado da Federacíon Latinoamericana de Sociedades de Ultrasonido en Medicina y Biologia, afiliada à WFUMB – World Federation for Ultrasound in Medicine and Biology. Chefe do Serviço de Diagnóstico por Imagem, da Irmandade da Santa Casa de Misericórdia de São Paulo – ISCMSP (1993-1996). Sócio-Diretor da Cecliu – Serviços Médicos Ltda. Diretor do Serviço de Ultrassonografia da Uroclínica.

Silmara Truvilho Peres Bittencourt

Nutricionista Bacharel em Nutrição. Chefe de Nutrição Responsável pelas Clínicas do Hospital Central da Santa Casa de São Paulo. Membro das Comissões do Hospital Central da Santa Casa de São Paulo; Suporte Nutricional Enteral e Parenteral; Controle de Infecção Hospitalar; Comitê de Ética em Pesquisa em Seres Humanos.

Silvio da R. Pires

Mestre em Medicina pelo Departamento de Cirurgia da Faculdade de Ciências Médicas da Santa Casa de São Paulo – FCMSCSP. Professor Assistente de Urologia da Santa Casa de São Paulo. Membro Titular da Sociedade Brasileira de Urologia – TSBU.

Stanley Nigro

Especialização em Residência Médica pela Santa Casa de São Paulo. Diretor do Laboratório Central do Santa Casa de São Paulo.

Sueli Luciano Pires

Médica Especialista em Geriatria pela Sociedade Brasileira de Geriatria e Gerontologia e Associação Médica Brasileira – SBGG/AMB. Mestre em Medicina pela Faculdade de Ciências Médicas da Santa Casa de São Paulo – FCMSCSP. Professora Instrutora da FCMSCSP. Diretora Técnica do Hospital Geriátrico e de Convalescentes D. Pedro II, pertencente à Irmandade da Santa Casa de Misericórdia de São Paulo – ISCMSP.

Talel Kadri

Médico Segundo Assistente do Departamento de Medicina da Santa Casa de São Paulo. Especialista em Cardiologia pela Associação Médica Brasileira – AMB. Professor Instrutor do Departamento de Clínica Médica da Faculdade de Ciências Médicas da Santa Casa de São Paulo – FCMSCSP.

Talita Maira Bueno da Silveira da Rocha

Médica Assistente do Hemocentro da Santa Casa de São Paulo. Departamento de Medicina da Santa Casa de São Paulo.

Tânia Lopes da Silva

Professora Instrutora da Faculdade de Ciências Médicas da Santa Casa de São Paulo – FCMSCSP. Médica Segundo Assistente da Disciplina de Pneumologia da Santa Casa de São Paulo.

Thaís Zélia dos Santos Otani

Médica Psiquiatra Assistente do Serviço de Interconsulta Psiquiátrica da Santa Casa de São Paulo. Psicanalista pelo Instituto Sedes Sapientiae.

Tuba Milstein kuschnaroff

Professora da Disciplina de Moléstias Infecciosas e Parasitárias da Faculdade de Ciências Médicas da Santa Casa de São Paulo – FCMSCSP. Mestre em Medicina (Clínica Médica) pela FCMSCSP. Infectologista do Departamento de Medicina da Irmandade da Santa Casa de Misericórdia de São Paulo – ISCMSP. Infectologista do Instituto de Infectologia Emilio Ribas, São Paulo.

Uelra Rita Lourenço

Médica Assistente da Cardiologia do Departamento de Medicina da Irmandade da Santa Casa de Misericórdia de São Paulo – ISCMSP. Doutoranda da Universidade de São Paulo – USP.

Vagner Lapate

Graduado em Medicina pela Faculdade de Ciências Médicas da Santa Casa de São Paulo – FCMSCSP. Residência em Pediatria na Santa Casa de São Paulo. Título de Pediatra pela Sociedade Paulista e Brasileira de Pediatria. Professor de Medicina Social da FCMSCSP. Professor da Graduação de Enfermagem da FCMSCSP. Professor da Graduação de Fonoaudiologia da FCMSCSP. Presidente do Núcleo Integrado de Pesquisa sobre Drogas da FCMSCSP.

Valéria Maria de Souza Framil

Mestrado pela Universidade de São Paulo – USP. Doutorado pela Faculdade de Ciências Médicas da Santa Casa de São Paulo – FCMSCSP.

Vania Tietsche de Moraes Hungria

Professora Adjunta do Departamento de Clinica Médica da Faculdade de Ciências Médicas da Santa Casa de São Paulo – FCMSCSP.

Vasco Carvalho Pedroso de Lima

Professor Instrutor do Departamento de Clínica Médica da Faculdade de Ciências Médicas da Santa Casa de São Paulo – FCMSCSP. Médico Assistente do Instituto de Infectologia Emilio Ribas.

Vera Lúcia dos Santos Alves

Especialista em Fisioterapia Respiratória pela Irmandade da Santa Casa de Misericórdia de São Paulo – ISCMSP. Especialista em Gestão pela Fundação Getulio Vargas – FGV. Mestre em Gerontologia pela Pontíficia Universidade Católica de São Paulo – PUC-SP. Doutor em Ciências da Saúde pela Faculdade de Ciências Médicas da Santa Casa de São Paulo – FCMSCSP. Pós-Doutor pela FCMSCSP.

Walkiria Hueb

Professora Instrutora da Disciplina de Cirurgia Vascular e Endovascular da Faculdade de Ciências Médicas da Santa Casa de São Paulo – FCMSCSP. Mestre e Doutora em Medicina. Assistente do Serviço de Cirurgia Vascular do Hospital Central da Santa Casa de Misericórdia de São Paulo.

Walter Karakhanian

Professor Doutor Assistente da Disciplina de Cirurgia Vascular da Faculdade de Ciências Médicas da Santa Casa de São Paulo – FCMSCSP. Coordenador do Serviço de Radiologia Vascular da Santa Casa de São Paulo.

Wilmar Artur Klug

Professor Titular do Departamento de Cirurgia da Faculdade de Ciências Médicas da Santa Casa de São Paulo – FCMSCSP.

Wilson Luiz Sanvito

Professor Titular e Livre-Docente de Neurologia da Faculdade de Ciências Médicas da Santa Casa de São Paulo – FCMSCSP.

Yvoty Alves dos Santos Sens

Doutorado em Nefrologia pela Faculdade de Medicina da Universidade de São Paulo – FMUSP. Professora Adjunta da da Faculdade de Ciências Médicas da Santa Casa de São Paulo – FCMSCSP.

AGRADECIMENTOS

A todos que direta ou indiretamente participaram da elaboração deste livro, nossa gratidão.

Os Editores

PREFÁCIO

O Departamento de Medicina/Clínica Médica, da Santa Casa de São Paulo, caracterizou-se desde sua estruturação, em 1962/1963, por sua abrangência no atendimento a pacientes com as mais diversas doenças, de diferentes graus de acometimento, o que tem- se constituído na base para ensino e aprendizado das gerações de estudantes e pós-graduados que passaram por suas enfermarias e ambulatórios.

O conjunto de conhecimentos e experiências acumulados, que procuramos condensar neste livro, é um rico patrimônio que nossos colaboradores querem compartilhar com os leitores, embasado não apenas em aspectos teóricos mas, principalmente, na experiência dos mesmos na prática clínica, vivenciando os problemas mais frequentes de nossa realidade.

Pretendemos que esta publicação contribua, efetivamente, para maior conhecimento das enfermidades clínicas mais prevalentes e, como consequência, para melhor atendimento aos que delas padecem.

Assim seja!

São Paulo, abril de 2014

Prof. Dr. Carlos Alberto da Conceição Lima

Prof. Dr. Zied Rasslan

SUMÁRIO

SEÇÃO 1 – TEMAS GERAIS

SEÇÃO 2 – EXAMES COMPLEMENTARES EM CLÍNICA MÉDICA

SEÇÃO 5 – DOENÇAS ENDÓCRINAS E METABÓLICAS

SEÇÃO 6 – DOENÇAS GASTROINTESTINAIS

SEÇÃO 7 – DOENÇAS HEMATOLÓGICAS

SEÇÃO 8 – DOENÇAS INFECCIOSAS E PARASITÁRIAS

SEÇÃO 12 – DOENÇAS DO SISTEMA URINÁRIO

SEÇÃO 15 – TEMAS ESPECIAIS

SEÇÃO 1

TEMAS GERAIS

Capítulo 1

Avaliação Periódica de Saúde – Princípios e Práticas

Zied Rasslan
Sergio Frenkiel
Carlos Alberto da Conceição Lima

No início do século XX, tivemos um modelo de saúde com concepção de saúde curativa e não preventiva, cujo foco primário se concentrou na doença e na incapacidade. Em 1946, a Organização Mundial de Saúde introduziu uma dimensão mais qualitativa de saúde em sua definição, e somente na década de 1990 começou-se a mudar para uma visão mais global.

A avaliação dos fatores que interferem na qualidade de vida das pessoas não inclui somente aqueles diretamente relacionados à saúde, tais como: bem-estar físico, funcional, emocional, mas também elementos como trabalho, círculo de amigos e outras circunstâncias de vida.

As práticas de saúde, segundo a Organização Internacional do Trabalho e a OMS, em 1950, e atualizadas em 1995, pelo Comitê Misto OIT/OMS, devem estar direcionadas para três objetivos: manutenção, promoção da saúde e capacidade de trabalho; melhoria das condições laborais e desenvolvimento de culturas empresariais e organizações que contribuam com a saúde e segurança. Para a OMS, o indivíduo necessita de ambiente saudável e atenção para suas necessidades básicas, a fim de desenvolver suas atividades da vida diária, entre elas a saúde.

Visando atender a estes requisitos, o papel da empresa deve ser o de procurar atingir estes objetivos através da melhoria do ambiente organizacional e instrumentalizar-se para avaliar criteriosamente o estado de saúde de seus colaboradores. A saúde humana depende de um conjunto de fatores constituídos por biologia, ambiente, estilos de vida e organização da atenção dedicada a esse fim. Desta forma, não é fácil conceituar o que é saúde. Segre e Ferraz (1997) sugerem que saúde é o estado de razoável harmonia entre o sujeito e a sua própria realidade.

O médico pode e deve promover a saúde, mas "A saúde não é conceito abstrato, deve ser conquistada pela população em suas lutas cotidianas, e é a resultante de várias condições como alimentação, habitação, educação, renda, meio ambiente, trabalho, transporte, emprego, lazer, liberdade, acesso e posse da terra e a disponibilidade dos serviços de saúde" (Ministério da Saúde, 1986).

A promoção da saúde é uma das funções da medicina, juntamente com a prevenção de doenças, recuperação e reabilitação do doente. As ações de prevenção podem ser realizadas tanto no período pré-patogênico como no patogênico. No período pré-patogênico estão incluídas a prevenção primordial (promoção de saúde) e a prevenção primária (proteção específica). No período patogênico estão inseridas: prevenção secundária (diagnóstico precoce), tratamento imediato, limitação de incapacidade e prevenção terciária (reabilitação).

As pessoas podem submeter-se a avaliação periódica de saúde de forma espontânea ou estimulada em ambulatórios ou consultórios médicos, e por vezes incluem pessoas sadias. Os objetivos desta avaliação envolvem a integridade física e mental no momento e no futuro, existindo espaço para todos os níveis de prevenção, como exemplos: abordagem do sedentarismo (orientações para realização de atividades físicas e mudança de estilo de vida) (*primordial*).

Orientação para aplicação de reforço vacinal (*primária*). Orientação para uso de hipotensores em hipertensos sem lesão em órgãos-alvo (*secundária*). Indicação de fisioterapia em indivíduo com incontinência urinária de esforço (*terciária*). As prioridades são: valorização das queixas atuais, detecção de fatores de risco e diagnóstico precoce de doenças, para isto se utiliza o conjunto de medidas que incluem anamnese, exame físico e exames complementares. Como em todo procedimento médico, também devem ser respeitados os princípios bioéticos: autonomia, beneficência, não maleficência, sigilo e justiça.

O princípio da autonomia significa que médicos e clientes tomam decisões juntos, baseados em um núcleo central do relacionamento que é o respeito ao ser humano e cidadão. Cabe ao médico: 1. respeitar a vontade, a crença e os valores morais do paciente; 2. reconhecer o domínio do paciente sobre sua própria vida e intimidade.

Pelo princípio da beneficência é obrigação do médico não causar dano, extremar os benefícios e minimizar os riscos. "Na defesa da beneficência o médico tem que se precaver contra a obstinação terapêutica e não mobilizar meios técnicos avançados, quando é previsível, sob o ponto de vista científico, que não se vão obter os benefícios esperados" (Cohen C, 1999).

O princípio da justiça rege que os benefícios dos serviços de saúde devem ter distribuição justa, equitativa e universal.

A não maleficência implica em não causar mal e manter comunicação adequada.

O princípio do sigilo proíbe o médico de revelar fato de que tenha conhecimento em virtude do exercício de sua profissão, salvo por justa causa, dever legal ou autorização expressa do paciente.

A avaliação periódica de saúde deve também respeitar as limitações, por vários aspectos. Aspectos econômicos podem limitar a realização desta avaliação. Extensos protocolos não são indicados, a solicitação de exames deve ser racional. A escolha de exame ou procedimento pode ter valor preditivo inadequado para dada população. Podem ocorrer:

- viés de antecipação (diagnósticos precoces de situações que têm grande chance de não virem a causar qualquer problema);
- viés de duração (situações mais agressivas podem não estar presentes no momento da avaliação);
- iatrogenia clínica;

- iatrogenia social (situação em que a medicina se apresenta como tendo todas as respostas e soluções para os problemas de um dado grupo social).

ROTINA BÁSICA NA AVALIAÇÃO

São procedimentos clínicos ou exames complementares feitos na ausência de sintomas ou sinais que os justifiquem. Em algumas situações a anamnese não revela problemas de saúde ou os indivíduos não se enquadram em grupos de risco para doenças futuras. Nesta situação, pode-se lançar mão destas rotinas, que devem incluir: condições frequentes, lesivas e indesejáveis na população e que tenham suscetibilidade de identificação e história natural alterada significativamente.

Muitos aspectos podem dificultar as avaliações periódicas de saúde, como as divergências entre as sociedades científicas, limitação dos valores preditivos dos testes, diagnósticos muito precoces que podem não representar benefícios, superinvestigação e o niilismo. O núcleo da avaliação periódica de saúde é a consulta médica e deve envolver três aspectos importantes: rastreamento, aconselhamento e profilaxia. Deve-se valorizar o enfoque preventivo (identificação, atividade profissional, local de moradia, pesquisa de hábitos, comportamentos de vida, alimentação, higiene bucal, atividade física, exposição a raios UV, uso de álcool, drogas e medicamentos). A pesquisa de hábitos e comportamentos de vida deve incluir:

- tabagismo, estresse, atividade sexual, risco de acidentes e violência no trânsito, ocupacional e doméstica;
- antecedentes mórbidos individuais;
- doenças crônicas em tratamento ou acompanhamento médico;
- perda de acuidade visual e auditiva em idosos;
- antecedentes familiares: DM, HAS, dislipidemia, DAC precoce, câncer (mama, próstata, colorretal);
- testes de rastreamento prévios e sua periodicidade;
- histórico vacinal.

Em indivíduos assintomáticos com menos de 50 anos de idade, deve ser realizada pelo menos a cada 2 anos e em maiores de 50 anos, anualmente. As características das análises laboratoriais devem ser levadas em consideração quando os exames são solicitados. A sensibilidade diagnóstica é a probabilidade de um resultado ser anormal ou positivo na presença de doença. A especificidade diagnóstica é a probabilidade de o resultado ser normal ou negativo na ausência da doença. É importante ressaltar que o valor de um teste laboratorial é diretamente proporcional à qualidade da obtenção, à interpretação da anamnese e do exame clínico que levaram à suspeita diagnóstica.

Diante de resultado positivo ou negativo, a probabilidade do paciente ter ou não a doença que está sob investigação significa valor preditivo do teste. O valor preditivo de um resultado positivo será tanto maior quanto maior for a prevalência da doença na população estudada.

O exame médico periódico, por ser essencialmente prevencionista, deve procurar detectar previamente os desvios de saúde existentes, antes mesmo do aparecimento das manifestações clínicas, possibilitando a correção em tempo hábil de alterações do estado de saúde até então despercebidas e desconhecidas do paciente. O exame médico periódico auxilia na vigilância das condições de saúde visando a manutenção da condição física, mental e social, alem de adequar o exercício das atividades diárias, evitando risco para o trabalhador, terceiros ou o patrimônio.

Devem ser de conhecimento do médico examinador aspectos relacionados à dinâmica da atividade laborativa, visando identificar situações que podem colocar em risco a saúde do indivíduo, tendo em vista que na atualidade é impossível separar o "pessoal" do "profissional", pois as ações da vida pessoal influenciam diretamente no trabalho e vice-versa.

Devem fazer parte da história clínica a investigação do processo e a natureza do trabalho, os aspectos técnicos da atividade, os equipamentos, máquinas e ferramentas utilizados, além da avaliação das situações geradoras de tarefas que levam à fadiga e exaustão. Devem ser considerados os horários de trabalho, turnos, pausas, hábitos e estilo de vida. É essencial avaliar o clima organizacional que existe no local de trabalho e sua relação com o envolvimento social, cultural econômico e até mesmo político da comunidade, pois tais situações podem gerar insegurança e preocupações que afetam a saúde.

Os procedimentos de vigilância da saúde e detecção precoce através de exames biológicos devem ser escolhidos em função de sua validade e capacidade de assegurar a proteção da saúde do trabalhador, levando em conta a sensibilidade, especificidade e o valor preditivo destes exames. A indicação de algum exame invasivo ou que oferece algum risco deve ser feita após avaliação dos benefícios e riscos envolvidos. Por se tratar de exame de caráter sequencial, de rastreamento e diagnóstico precoce de agravos à saúde, objetiva-se identificar, também, através dos exames realizados periodicamente, eventuais alterações orgânicas sofridas ao longo do tempo, através da anáalise dos resultados dos exames realizados.

Visando reduzir o risco de doenças específicas e controlar a disseminação de doenças, faz-se necessário avaliar o perfil vacinal, pois as vacinas são a única forma de proteção completa contra determinadas doenças, para até 95% das pessoas vacinadas.

Em relação ao exame médico propriamente dito, na maioria dos casos serão suficientes:

- exame físico de acordo com a semiologia médica, avaliando todos os sistemas e aparelhos, observando detalhes principalmente de certas classes de trabalhadores, como por exemplo, mulheres, menores de idade, trabalhadores expostos a riscos especiais, além das pessoas portadoras de deficiência etc.;
- devem ser disponibilizados exames complementares para detecção precoce de agravos à saúde, relacionados a gênero, idade e estilo de vida. Exames complementares/provas biológicas específicos devem ser realizados com normas mais estritas, com o menor risco possível, segundo sua sensibilidade, especificidade e valores preditivos positivos e negativos e vinculados a atividades que envolvem riscos e estão discriminadas em Normas Legais. Não devem ser utilizados exames ou testes que não são confiáveis ou que não tenham suficiente valor preditivo para o que é requerido em função da atividade exercida. Outros exames complementares poderão ser solicitados, desde que levadas em conta as melhores evidências científicas disponíveis para evitar a realização de exames desnecessários ou o possível dano físico, psíquico e social ao indivíduo

Ao término da avaliação clínica e dos exames complementares, informar o resultado da avaliação, orientar as condutas a serem tomadas, bem como os encaminhamentos às especialidades, caso necessário.

Quanto à periodicidade, esta dependerá de série de fatores, visto que cabe ao médico estabelecer a necessidade dos exames que não estão referenciados em normas ou leis, podendo ser reduzida ou ampliada a critério do médico examinador.

BIBLIOGRAFIA CONSULTADA

1. Segre M, Ferraz F. Rev Saúde Pública. 1997;31(5):538-42.
2. Cohen C, Marcolino JAM. Relação médico-paciente: autonomia & paternalismo. In: Segre M., Cohen C. Bioética. 2. ed. ampl. SP: EDUSP; 1999. p. 51-62.
3. Código Internacional de Ética para os profissionais de saúde no trabalho – Comissão Internacional de Saúde no Trabalho (ICOH) 2002.
4. Conselho Federal de Medicina – CFM. Resolução nº 1.488/1998.
5. Resolução Cremesp 090 de 21/03/2000. Proteção da saúde ocupacional dos médicos.
6. Portaria 3.214, de 08 de junho de 1978. Normas Regulamentadoras. NR- Capítulo V, Título II, da CLT.

Capítulo 2

Ascite

Cristiano Torres
José Flávio Castelluccio

CONCEITO

É o acúmulo excessivo de líquido na cavidade peritoneal. Pequena quantidade de líquido, em geral até 20 mL, pode ser considerada normal nas mulheres, dependendo da fase do ciclo menstrual. A ascite é a complicação mais frequente da cirrose hepática. As causas da ascite são múltiplas, na maioria dos casos, ela é decorrente de doenças hepáticas. Cerca de 60% dos pacientes com cirrose compensada a desenvolvem num período de 10 anos.

FISIOPATOLOGIA

Baseia-se em três mecanismos distintos: aumento da pressão do sistema venoso pré-hepático (hipertensão portal); diminuição da pressão oncótica intravascular e retenção de sódio e água pelos rins. O aumento da resistência vascular no sistema porta hepático é secundário à alteração anatômica do fígado pelo processo de cirrose, acarretando aumento da pressão intravascular, agravado pela redução da pressão oncótica intravascular e pela vasodilatação difusa ocasionada pela liberação de óxido nítrico endotelial, provocando hiperaldosteronismo secundário e consequente retenção exacerbada de água e sódio. Tais mecanismos levam ao extravasamento do plasma para a cavidade peritoneal, saturando o sistema linfático de drenagem e a consequente formação da ascite.

Existem outras causas, não relacionadas à doença hepática, como infecções peritoneais em pacientes não cirróticos (p. ex.: tuberculose, perfuração intestinal e outras), neoplasias malignas com implante peritoneal, congestão hepática por insuficiência cardíaca, síndrome nefrótica, hipotireoidismo, pancreatite e outras mais raras.

DIAGNÓSTICO

Pequenos volumes de ascite em geral são assintomáticos e diagnosticados incidentalmente por exames de imagem. É necessário aproximadamente 1.500 mL de liquido para a percepção da ascite ao exame físico. A avaliação do paciente com ascite prescinde de história clínica detalhada e exame físico cuidadoso.

São três os sinais propedêuticos de ascite: 1. círculo de Skoda 2. sinal do piparote e 3. macicez móvel. Dos três, a macicez móvel é o sinal mais sensível. A existência de icterícia, eritema palmar, circulação colateral venosa visível, ginecomastia, aranhas vasculares (*spiders*) indica doença hepática crônica.

Deve-se diferenciar a ascite por hipertensão portal da ascite não devida a hipertensão portal. Para isso, a paracentese deve ser feita em todos os pacientes com ascite de moderado a grande volume sem diagnóstico clínico ou nos casos em que há aumento do volume da ascite ou piora clínica do paciente com cirrose (dor abdominal, rebaixamento do nível de consciência ou encefalopatia hepática).

A avaliação laboratorial do líquido ascítico começa com a mensuração do gradiente albumina no soro-albumina no líquido ascítico (GASA), que deve ser feito de rotina, no intuito de determinar a causa da ascite. A diferença maior que 1,1 g/dL sugere ascite por hipertensão portal (97% de acurácia) e se menor que 1,1 g/dL sugere doença peritoneal.

A contagem total de células e neutrófilos é fundamental para o diagnóstico de peritonite bacteriana espontânea. Níveis de polimorfonucleares (PMN) superiores a 250 cél./mm^3 são sugestivos de peritonite bacteriana espontânea (PBE). Acidentes de punção podem alterar a contagem de PMN por contaminação de células do sangue no material coletado, neste caso deve-se subtrair 1 PMN para cada 250 hemácias/mm^3.

A quantificação da concentração de proteínas avalia o risco de desenvolvimento de peritonite, visto que a baixa concentração de proteínas acarreta redução do número de opsoninas. Concentração de proteínas menor que 1 g/dL representa grande risco para peritonite bacteriana espontânea e, nestes casos, o uso de antibiótico profilatico é uma alternativa.

O teste de Gram tem baixa acurácia (sensibilidade entre 7 e 13%), entretanto se positivo para um agente, sugere fortemente peritonite bacteriana espontânea, e se demonstrar mais de um agente, deve-se considerar a possibilidade de peritonite bacteriana secundária devido à ruptura de vísceras ou de abscesso intra-abdominal. A sensibilidade da cultura do liquido ascítico varia conforme a técnica laboratorial e o volume coletado. A inoculação de 10 a 20 mL em frascos de hemocultura atinge taxas de positividade de 93%.

A glicose no líquido ascítico normalmente é superior a 50 mg/dL, e valores inferiores ou indetectáveis sugerem alta atividade neutrofílica, em geral compatível com a presença de flora microbacteriana mista e peritonite secundária a perfuração intestinal. A razão do DHL em relação ao soro deve ser inferior a 1,0, sendo que valores superiores demonstram lise de células polimorfonucleares bastante sugestiva de infecção ou processo neoplásico.

O diagnóstico de tuberculose peritoneal pode ser feito pela associação de história clínica sugestiva associada a quadro de ascite linfocítica com GASA < 1,1 g/dL. A mensuração da concentração da adenosina desaminase (ADA) com valores superiores a 33 UI/L tem sensibilidade de 97%. A pesquisa direta de bacilo álcool-ácido resistente (BAAR) é próxima de zero, sendo a cultura para micobactérias demorada e com sensibilidade moderada (entre 63 e 83%). O melhor exame é a biópsia guiada por videolaparoscopia com sensibilidade de 100%, porém é procedimento invasivo. Em geral, na peritonite tuberculosa, a concentração de proteínas é elevada (acima de 3 mg/dL).

A pesquisa de células neoplásicas deve ser rotineira e tem sensibilidade entre 58 e 75%, sendo maior quando se centrifuga o líquido ascítico. Ascite volumosa persistente associada à cirrose tem grande impacto na sobrevida média destes pacientes, o que conduz à avaliação da possibilidade do transplante como solução mais adequada.

MANEJO DA ASCITE

Pacientes com GASA < 1,1 g/dL não apresentam hipertensão portal e, com exceção da síndrome nefrótica, não respondem a restrição de sódio ou uso de diuréticos. Em relação aos pacientes com cirrose, a restrição absoluta de álcool é de suma importância. Estudos demonstram que pacientes com cirrose Child-Pugh C têm sobrevida de 75% em 3 anos quando interrompem completamente a a ingestão de álcool (Tabelas 2.1 e 2.2). Cirrose por hepatite B ou autoimune são menos responsivas aos tratamentos com dieta e diuréticos, sendo esses pacientes elegíveis para transplante hepático.

Tabela 2.1 – Tabela de Child-Pugh

Critério	1 ponto	2 pontos	3 pontos
Bilirrubina total (mg/dL)	< 2	2,0-3,0	> 3
Albumina sérica (g/dL) > 3,5	2,8-3,5	< 2,8	
TP (s)	1-3	4,0-10	> 10
Ascite	Nenhuma	Leve	Grave
Encefalopatia hepática	Nenhuma	Grau I-II	Grau III-IV

Tabela 2.2 – Avaliação de sobrevida pela escala de Child-Pugh (classes A a C)

Pontos	Classe	Sobrevida em 1 ano	Sobrevida em 2 anos
5-6	A	100%	85%
7-9	B	81%	57%
10-15	C	45%	35%

A primeira etapa no manejo da ascite com hipertensão portal é a restrição da ingestão de sódio, com o intuito de reduzir a retenção hídrica, sugere-se um limite máximo de 2 g/dia. Estudos mostram que há no rim uma reabsorção exacerbada de sódio pelos túbulos proximal e distal. Os diuréticos antagonistas da aldosterona têm um papel mais significativo na excreção de sódio e junto com a restrição dietética promovem o balanço negativo de sódio.

A prescrição de diuréticos mais comum é a associação de furosemida 40 mg e espironolactona 100 mg pela manhã. Caso não haja resposta satisfatória em 1 semana, as doses deverão ser dobradas mantendo-se sempre a relação furosemida/espironolactona em 2/5 até que as doses máximas sejam atingidas. As doses máximas de furosemida e espironolactona não devem ultrapassar 160 mg/dia e 400 mg/dia, respectivamente.

O tratamento isolado com espironolactona mostra-se também bastante eficaz e deve ser escolhido como terapia isolada nos pacientes com ascite **sem edema de membros inferiores ou em anasarca**.

Os pacientes internados devem ser avaliados com regularidade em relação a hiponatremia ou piora da função renal. Valores séricos de sódio entre 120 e 125 mmol/L são razoáveis e não necessitam de restrição hídrica. O ideal é manter a concentração de sódio sérica no limite inferior da normalidade. O uso de diuréticos obriga um controle rígido dos eletrólitos, em especial sódio, potássio, uréia e creatinina. Nos pacientes com sódio menor que 120 mmol/L, mialgia, piora da encefalopatia ou piora significativa da função renal, o uso de diuréticos deve ser suspenso. A furosemida deve ser suspensa na hipocalemia com potássio < 3 mEq/L e a espironolactona na hipercalemia, quando o potássio estiver > 6 mEq/L.

A perda de líquido com a terapia associada de restrição dietética de sódio e diuréticos deve ser em torno de 500 a 900 mL/dia; valores superiores a 1.000 mL/dia podem levar ao processo de desidratação intravascular. Os pacientes com edema periférico toleram perdas maiores de peso. Alguns pacientes, menos de 10%, apresentam intensa atividade vasoconstritora renal mediada por angiotensina II, aldosterona e noradrenalina, que acarreta excreção menor de sódio, apesar do uso de diuréticos em dose máxima. São chamados de resistentes a diuréticos e normalmente têm uma perda de peso ínfima (menor que 200 g/semana) apesar do tratamento adequado e da restrição dietética. Estes pacientes são de extrema gravidade e têm uma letalidade de 75% em até 1 ano.

A paracentese é uma opção de perda rápida de líquidos que deve ser cogitada apenas nos pacientes com restrição respiratória, seja por ascite volumosa ou pela transposição do líquido ascítico para o diafragma (hidrotórax hepático) com derrame pleural e insuficiência respiratória, e nos pacientes resistentes a diuréticos, nos quais é possível o manejo com paracenteses de repetição (entre 7 e 10 dias). Retirada de volumes de até 5 L são seguras e não costumam causar efeitos hemodinâmicos significativos. Na paracentese com retirada maior que 5 L, deve-se infundir 8 g de albumina por litro de ascite retirado. O uso de plasma não substitui a albumina na paracentese de alivio ou de grandes volumes (≥ 6 L). Deve-se salientar que a paracentese por si só traz apenas alívio temporário dos sintomas, com rápida formação da ascite novamente, além do risco intrínseco de peritonite. Portanto, o uso concomitante de diuréticos de manutenção para se evitar a reformação da ascite é mandatório.

Procedimentos cirúrgicos para ascite refratária, como TIPS ou *shunt* peritoniovenoso, têm sido usados raramente e em casos muito específicos. Os estudos clínicos não mostram vantagens em relação a mortalidade ou risco de sangramento.

PERITONITE BACTERIANA ESPONTÂNEA

A complicação mais frequente da ascite em pacientes cirróticos é a peritonite bacteriana espontânea (PBE), que ocorre por translocação bacteriana da luz do intestino associada ao pequeno número de opsoninas, com consequente comprometimento imunológico. A mortalidade é de aproximadamente 20% quando diagnosticada precocemente. Apenas pacientes com cirrose ou síndrome nefrótica podem desenvolver PBE. Ascite com níveis altos de proteínas mantém atividade opsônica e não desenvolve PBE.

Os sinais clínicos podem variar desde pequeno aumento abdominal com dor e episódios de febre baixa (subfebril) até condições bastante graves com piora da função hepática, falência renal e choque séptico. A paracentese mostra aumento no número de neutrófilos (PMN $\geq$ 250/mm^3) e cultura positiva para apenas um agente microbiano. Os agentes mais comuns são: *Escherichia coli*, *Klebsiella pneumoniae* e *Pneumococo*.

O tratamento com cefalosporina de terceira geração por 5 dias tem se mostrado bastante eficaz. O número de PMN deve cair em torno de 50% após 48 horas do início do tratamento. O uso de albumina na dose de 1,5 g/kg nas 6 primeiras horas do tratamento antimicrobiano e no terceiro dia de tratamento na dose de 1,0 g/kg diminui significativamente a mortalidade. Pacientes com mais de um episódio de PBE devem receber tratamento profilático com norfloxacina 400 mg/dia. Casos mais brandos de PBE, sem comprometimento sistêmico e com função renal preservada, podem ser tratados com ofloxacina via oral.

CONCLUSÃO

A ascite deve sempre ser amplamente investigada quanto a sua origem, por constituir-se num sintoma importante no diagnóstico e tratamento de várias doenças, algumas com perspectiva de cura completa, porém a maioria apenas passível de controle. Pode ser desde uma complicação comum de doença hepática prévia até a manifestação de grave quadro de carcinomatose.

BIBLIOGRAFIA CONSULTADA

1. Runyon BA. Management of Adult Patients with Ascites Due to Cirrhoses: An Update. Hepatology. 2009;49(6):2087-2107.
2. Andrade Junior DR, Galvão FHF, Santos SA, Andrade DR. Ascite – Estado da Arte Baseado em Evidência. Revista da Associação Médica Brasileira. 2009;55(4):489-496.
3. EASL Clinical practice guidelines on the management of ascites, spontaneous bacterial peritonites, and hepatorrenal syndrome in cirrhosis. European Association for the Study of the Liver. Jornal of Hepatology. 2010;53:397-417.
4. Hou W, Sanyal AJ. Ascites: Diagnosis and Management. Med Clin N Am. 2009;93:801-817.

Capítulo 3

Cefaleia

Wilson Luiz Sanvito

A dor de cabeça é uma das queixas mais frequentes na prática médica do dia a dia e constitui um importante problema de saúde pública. Estima-se que 90% da população podem referir algum tipo de dor de cabeça em alguma época da vida. Pode-se, inicialmente, desdobrar as cefaleias em dois grandes grupos: 1. cefaleias primárias; 2. cefaleias secundárias.

As primárias não têm uma causa identificável, a dor de cabeça é o elemento principal do quadro clínico, a caracterização é sobretudo descritiva, os mecanismos etiopatogênicos são obscuros e os métodos diagnósticos praticamente nada acrescentam. Geralmente representam quadros disfuncionais, transitórios e recorrentes. Estas formas de cefaleia são benignas, mas podem arruinar a qualidade de vida do paciente, pela sua intensidade e frequência. As principais formas de cefaleia primária são enxaqueca, cefaleia tipo tensional, cefaleia crônica diária, cefaleia em salvas, hemicrania paroxística crônica e episódica, SUNCT e cefaleia indometacina-respondedora.

As secundárias são sintomas dependentes de condições estruturais (locais ou sistêmicas) ou metabólicas e tóxicas. Estas formas nem sempre são benignas e podem provocar danos estruturais no organismo e até representar risco à vida do paciente. As principais formas de cefaleia secundária são hemorragia subaracnóidea, meningites agudas, encefalites, traumatismos cranioencefálicos, cefaleia por hipertensão intracraniana (tumores, granulomas inflamatórios, pseudotumor, encefalopatia hipertensiva), cefaleia da hipotensão intracraniana (pós-punção raquidiana ou do tipo espontâneo), tromboflebites cerebrais, arterite temporal, sinusites.

A anamnese é a principal ferramenta para a caracterização de um tipo de cefaleia; a história deve ser complementada pelo exame físico do paciente. A investigação complementar (que poderá ou não ser realizada) dependerá dos dados proporcionados por essa abordagem inicial. A anamnese compreende duas partes, sendo a primeira constituída pela narração espontânea das queixas; na segunda parte, o médico deve intervir e fazer perguntas pertinentes. Nesta anamnese orientada, o médico deve organizar um roteiro próprio e usá-lo de modo sistemático (Tabela 3.1).

As cefaleias primárias são mais frequentes nos ambulatórios e consultórios médicos, enquanto alguns tipos das secundárias (hemorragia subaracnóidea, meningites, encefalites, sinusites agudas) são mais frequentes nos serviços de emergência.

ENXAQUECAS

Aspectos Essenciais

A enxaqueca (ou migrânea) é uma cefaleia comum e incapacitante. Os estudos epidemiológicos têm documentado sua elevada prevalência, bem como seu impacto socioeconômico e pessoal. É mais comum na mulher na razão de 3:1.

Pode-se definir enxaqueca como uma reação neurovascular anormal que ocorre num organismo geneticamente vulnerável e que se exterioriza, clinicamente, por episódios recorrentes de cefaleia e manifestações associadas que geralmente dependem de fatores desencadeantes. Esta definição, embora singela, tem a vantagem de incorporar os dois fatores fundamentais da enxaqueca: o endógeno (genético) e o exógeno (ambiental).

Tabela 3.1 – Roteiro da anamnese orientada
• Idade e sexo
• Tempo de queixa
• Modo de instalação
• Duração da dor
• Localização
• Caráter
• Intensidade
• Ritmo e periodicidade
• Manifestações associadas
• Fatores de piora
• Fatores de melhora
• Outras condições médicas e/ou cirúrgicas
• Tratamentos anteriores ou atuais para cefaleia
• Uso de outros medicamentos ou de substâncias potencialmente tóxicas
• Avaliação da extremidade cefálica e de outras estruturas somáticas
• Dados psicossociais
• História familiar
• Outros dados
• Exame físico

Embora existam muitos tipos de enxaqueca, dois são os mais comuns: 1. enxaqueca sem aura; 2. enxaqueca com aura. Os critérios diagnósticos são os seguintes: 1. cefaleia recorrente sob a forma de crise que dura de 4 a 72 horas; 2. geralmente localização unilateral; 3. caráter pulsátil da dor; 4. intensidade moderada ou forte; 5. exacerbação por atividade física rotineira; 6. associação com náusea e/ou fotofobia e fonofobia.

Na enxaqueca com aura, a fase álgica é precedida por manifestações do tipo visual (p. ex.: luzes tremulantes, manchas, moscas volantes, traçados em ziguezague, *flashes* de luz ou perda da visão num ponto do campo visual), tipo sensitivo (p. ex.: formigamento, dormência) ou distúrbio da linguagem (p. ex.: afasia transitória). A aura costuma durar de 5 a 20 minutos, podendo chegar até a 60 minutos, mas costuma ser completamente reversível. A aura geralmente é sucedida pela fase álgica, com as mesmas características da enxaqueca sem aura.

A enxaqueca pode ter início na infância, adolescência ou no início da idade adulta. Embora não seja comum, pode começar em fases mais tardias da vida, como na meia-idade. No que tange aos fatores ambientais, eles podem atuar como desencadeantes de uma crise. Entre os principais fatores desencadeantes, podem ser arrolados os seguintes: problemas emocionais (ansiedade, depressão, irritabilidade, excitação eufórica), modificações do ciclo vigília-sono (p. ex.: excesso ou privação de sono, ou desregulação do relógio biológico ao dormir durante o dia), ingestão de bebidas alcoólicas (particularmente vinho tinto), ingestão de determinados alimentos (chocolate, queijos maturados, produtos defumados, salsichas, salames...), modificações hormonais (menstruação, reposição hormonal), certos medicamentos (vasodilatadores, pílula anticoncepcional), exposição a odores fortes (perfumes, gasolina, creolina...), jejum prolongado, altitudes elevadas.

Tratamento

O manejo terapêutico deste tipo de pacientes deve ser diferenciado, isto significa que devemos tratar o enxaquecoso, e não a enxaqueca. Embora o uso de fármacos seja o prato de resistência do tratamento, é preciso considerar que este é um ser inserido em seu meio ambiente e que reage aos mais diversos estímulos (biológicos, psicológicos, sociais, culturais, ambientais...) de modo peculiar, o que pode gerar em seu organismo, geneticamente vulnerável, a crise enxaquecosa. Deve-se levar em conta o perfil psicológico do paciente e seus hábitos de vida. É importante explicar ao paciente, em termos acessíveis, o que é a enxaqueca e o que pode ser feito para tratá-la.

O tratamento farmacológico pode ser desdobrado em sintomático (tratamento da crise) e profilático (tratamento preventivo).

Tratamento Sintomático

Como o paciente pode agir para interromper uma crise? Se a crise for fraca ou moderada, a simples compressão digital e prolongada (do mesmo lado da dor) da artéria temporal na têmpora proporciona, muitas vezes, alívio. Também o relaxamento muscular e psicológico, num quarto semiobscurecido, pode ajudar. A aplicação de uma venda apertada na cabeça pode ser útil. Alguns preferem a aplicação de uma bolsa de gelo na têmpora ou a aplicação de um *spray* gelado nessa região. Outro procedimento é um escalda-pés em água bem quente, associado à aplicação de uma toalha molhada com água fria na cabeça. Na criança, o melhor tratamento para a crise é a indução não medicamentosa do sono.

Os critérios para o tratamento da fase crítica dependem de uma série de fatores: 1. forma clínica da enxaqueca; 2. intensidade da crise; 3. tempo de pico da dor; 4. duração da crise; 5. presença de manifestações associadas (náusea, vômitos, fotofobia, tontura); 6. presença de aura prolongada; 7. condições físicas e psicológicas do paciente; 8. gestação; 9. aleitamento; 10. idade do paciente (crise nas crianças e nos idosos); 11. estado enxaquecoso; 12. presença de patologias associadas (cardiopatias, asma brônquica, hipertensão arterial, úlcera péptica); 13. uso prolongado e/ou abusivo de analgésicos.

O tratamento crítico da enxaqueca requer algumas orientações que devem ser repassadas ao paciente. O uso do analgésico deve ser feito no início da crise, associado ou não a drogas gastrocinéticas e antieméticas (metoclopramida ou domperidone); também a cafeína é útil para reforçar a ação do analgésico. Na presença de náusea e/ou vômitos desde o início da crise, as drogas de apresentação oral devem ser evitadas e formas alternativas de apresentação devem ser utilizadas (supositório, *spray* nasal, drogas injetáveis, comprimidos sublinguais).

Nos pacientes padecendo de crises fracas a moderadas, não habituados ao uso de analgésicos, pode-ser iniciar a terapêutica com analgésicos comuns (paracetamol, ácido acetilsalicílico, dipirona), dando-se preferência às formas solúveis (pela absorção mais rápida). A dose de ataque deve ser pelo menos a metade da dose máxima nas 24 horas. Devem ser respeitadas as contraindicações a estes tipos de analgésico.

Os analgésicos narcóticos (codeína, tramadol, propoxifeno...) devem ser evitados pelos riscos de dependência (e também pela sua baixa eficácia), entretanto eles poderão ser usados (particularmente a codeína) com prudência na gestante enxaquecosa e como medicação de resgate (no caso de falência das drogas específicas). Outro antienxaquecoso de eficácia comprovada (crises fracas e moderadas) é o isometepteno, que apresenta ação simpaticomimética e vasoconstritora. Esta droga encontra-se disponível associada à cafeína e dipirona. Está contraindicada nos pacientes com glaucoma, hipertensão arterial e cardiopatia.

Os anti-inflamatórios não esteroidais (AINEs) são drogas que assumiram grande importância no tratamento crítico da enxaqueca. Os principais representantes deste grupo são: diclofenaco de sódio, naproxeno sódico, indometacina, ibuprofeno e piroxicam. Na prática clínica diária o naproxeno sódico e o ibuprofeno são os mais utilizados. Para manejar as doses destas drogas, consultar a Tabela 3.2. Algumas condições contraindicam o uso dos AINEs: úlcera péptica, asma brônquica, hipertensão arterial grave, doença renal, retenção hídrica e doenças hematológicas.

As drogas específicas para tratamento crítico da enxaqueca podem ser classificadas em não seletivas (ergotamina, di-hidroergotamina) e seletivas (triptanos). Os derivados ergóticos são medicamentos eficazes para o tratamento das crises moderadas e fortes. Podem ser encontrados na forma de tartarato de ergotamina (TE) e mesilato de di-hidroergotamina (DHE). O TE produz uma vasoconstrição da artéria carótida externa e de seus ramos, fato que parece ter correlação com sua eficácia clínica. Já a DHE tem um efeito constritor venoso superior ao arterial, além de ser menos nau-

Tabela 3.2 – Drogas não específicas para o tratamento da crise

Drogas	Dose	Posologia
AAS	1.000 mg VO	repetir 2-4 h após s/n máximo/ dia 2 g
Paracetamol	1.000 mg VO	repetir 2-4 h após s/n máximo/ dia 3 g
Naproxeno sódico	750- 1.250 mg VO	repetir 2-4 h s/n máximo/ dia 1.650 mg
Ibuprofeno	800- 1.200 mg VO	repetir 2-4 h s/n máximo/ dia 1.600 mg
Diclofenaco de sódio	50- 100 mg VO	repetir 2-4 h s/n máximo/ dia 200 mg
Dipirona	500 mg VO	repetir 2-4 h s/n máximo/ dia 2 g

VO: via oral; s/n: se necessário.

seante que a ergotamina. A absorção da ergotamina, quando utilizada por via oral, é extremamente variável de indivíduo para indivíduo, sendo mais eficaz por via retal (supositório) ou injetável (intramuscular). O uso de ergóticos deve ser precedido de medicação antiemética. O comprimido de TE é de 1 mg, o supositório é de 2 mg e a ampola (não mais disponível no Brasil) é de 0,5 mg. A dose de ataque, na forma oral, é de 2 a 3 mg e a dose diária não deve ultrapassar de 6 mg e a semanal não deve exceder a 12 mg. As contraindicações devem ser respeitadas: hipertensão arterial, doença coronariana, vasculopatias periféricas, doença renal ou hepática, quadros infecciosos. Os efeitos colaterais dos ergóticos são variados: náuseas, parestesias distais, cãibras, dores abdominais, vertigem, síncope, tremores.

Os triptanos são drogas específicas e seletivas para o tratamento da crise, atuando em certos receptores da serotonina. No mercado farmacêutico brasileiro existem vários triptanos (Tabela 3.3) com apresentações diversas: via oral, sublingual, *spray* nasal e injetável. Os principais efeitos colaterais são sonolência, parestesias nas extremidades e sensação de peso ou aperto no pescoço e tórax. As contraindicações são doença coronariana, angina do peito, hipertensão arterial, doença da carótida e em pacientes em uso de inibidores da MAO; o uso concomitante com derivados ergóticos deve ser evitado. O uso do sumatriptano injetável só está indicado nas crises muito fortes e sempre respeitando as contraindicações.

Nas crises de difícil controle e/ou prolongadas (que excedem as 72 horas, configurando um estado enxaquecoso) algumas estratégias podem ser consideradas: uso de sumatriptano injetável, de dexametasona venosa (4 mg de 6/6 h por 48 h), uso de metilprednisolona (100 a 500 mg/dia infundida com soro fisiológico na veia em 3 h durante 3 dias). Outro recurso é o uso de neurolépticos por via venosa: clorpromazina ou butirofenona (haloperidol). A clorpromazina pode ser empregada na dose de 0,7 mg/kg de peso, respeitando-se a dose máxima de 50 mg infundida em soro fisiológico pelo prazo de 2 horas, permanecendo o paciente em repouso por mais 1 hora. O haloperidol deve ser usado na dose de 5 mg na veia, diluído em 10 mL de água destilada. Os neurolépticos têm como principais efeitos colaterais quadros extrapiramidais (distonia, pakinsonismo), hipotensão ortostática.

Tabela 3.3 – Triptanos	
Drogas	**Dose/posologia**
Sumatriptano	
• Comprimidos	(25, 50 mg)
• *Spray* nasal	(20 mg)
• Ampola	(6 mg)
• VO não ultrapassar	200 mg/dia
• *Spray* nasal	40 mg/dia
• Subcutânea (SC)	12 mg/dia
Naratriptano	
• Comprimidos	2,5 mg Dose máxima 5 mg/dia
Zolmitriptano	
• Comprimidos	2,5 mg e orodispersíveis Dose máxima 7,5 mg/dia
Rizatriptano	
• Comprimidos	10 mg Dose máxima/dia 20 mg

Tratamento Profilático

Não há tratamento curativo para a enxaqueca, entretanto o tratamento profilático é importante pelos períodos de remissão que proporciona e para que o quadro não descambe para uma enxaqueca crônica ou cefaleia crônica diária. Quando fazer? Os critérios fundamentais para a instituição do tratamento profilático são de três ordens: frequência, duração e intensidade das crises. O enxaquecoso com duas a três crises por mês já deve receber o tratamento profilático. As drogas profiláticas de primeira escolha são os bloqueadores de canal de cálcio (particularmente a flunarizina), os betabloqueadores (propranolol) e os antidepressivos triciclicos (amitriptilina, nortriptilina). Também alguns anticonvulsivantes têm se mostrado eficazes: divalproato de sódio, topiramato.

A flunarizina é uma droga bastante eficaz e deve ser usada na dose de 5 a 10 mg/dia por um período de 180 dias. O início do benefício é gradual e atinge o seu pico a partir da oitava à décima semana do tratamento. Os principais efeitos adversos da droga são ganho de peso, sonolência, fadiga física e depressão de humor. A ocorrência de efeitos extrapiramidais (parkinsonismo, quadros distônicos) é rara com as baixas doses utilizadas.

O propranolol apresenta uma eficácia comparável à flunarizina. O tratamento deve ser iniciado com doses baixas (meio comprimido de 40 mg 12/12), podendo chegar a

120 mg/dia. As principais contraindicações são: asma brônquica, insuficiência cardíaca, bloqueio auriculoventricular, bradicardia e hipotensão arterial. A grande indicação do propranolol é o enxaquecoso portador de hipertensão arterial e/ ou ansiedade. A suspensão dos betabloqueadores deve ser sempre gradual.

Os antidepressivos tricíclicos (amitriptilina, nortriptilina) são também muito eficazes. As doses usuais na enxaqueca se situam entre 50 a 75 mg e deve-se iniciar com doses baixas e incrementos graduais até atingir a dose ideal. Efeitos colaterais: boca seca, sonolência, obstipação, palpitações e ganho de peso. Contraindicações: glaucoma, prostatismo e cardiopatias. Este tipo de drogas é ideal para o enxaquecoso depressivo e/ou ansioso.

Dos anticonvulsivantes (ou neuromoduladores), o divalproato de sódio parece o mais eficaz. As doses variam de 500 a 1.500 mg/dia. Os efeitos colaterais mais comuns são: sonolência, queda de cabelo, ganho de peso, tremor. Os pacientes devem ser monitorados com realizações periódicas de hemograma e dosagem das transaminases. Esta droga é uma boa opção para o enxaquecoso epiléptico ou com doença bipolar.

Comentários Finais

O tratamento profilático deve ser feito sob a forma de monoterapia e excepcionalmente com drogas associadas. A isquemia cerebral (infarto enxaquecoso) é uma complicação rara da enxaqueca. Um alívio ou abolição das crises tem sido observado em 2/3 das gestantes enxaquecosas.

O paciente enxaquecoso (ou portador de outras cefaleias primárias) deve ser estimulado a preencher um diário para anotar o tipo, a localização e intensidade da dor, além de fenômenos acompanhantes e possíveis fatores desencadeantes.

CEFALEIA DO TIPO TENSIONAL

Aspectos Essenciais

Embora a cefaleia tipo tensional (CTT) seja a forma primária mais comum de dor de cabeça, muitos pacientes que a sofrem não procuram cuidados médicos. A CTT pode ser descrita como uma sensação de pressão ou peso constante na cabeça, usualmente bilateral e generalizada, que pode inicialmente ser episódica e relacionada com estresse recorrente. com ritmo quase diário.

As manifestações clínicas dos dois tipos (episódica ou crônica) não diferem e costumam se traduzir por uma dor de cabeça desacompanhada de outros sintomas. Às vezes, a cefaleia pode se acompanhar de foto e fonofobia.

A CTT é ligeiramente mais frequente na mulher. Ao contrário da enxaqueca, a CTT não costuma piorar com atividades físicas. A CTT episódica dura de minutos a dias, enquanto a crônica dura 15 ou mais dias por mês por um período de 3 a 6 meses por ano. Não é infrequente a associação de CTT e enxaqueca.

Tratamento

O tratamento abrange uma abordagem psicológica, uma terapia física e farmacológica. Na abordagem psicológica o paciente deve ser orientado a administrar adequadamente o estresse de vida, através de higiene dos hábitos de vida e do aprendizado de técnicas de relaxamento mental. É controverso o papel benéfico da acupuntura neste tipo de cefaleia. Medidas fisioterápicas podem ser de utilidade e consistem na aplicação de calor ou gelo no local da dor, ultrassom, estimulação elétrica transcutânea (TENS), *biofeedback*, exercícios visando alongamento muscular e melhora da postura, adequação do sono, correção de posturas inadequadas no exercício profissional. Alguns pacientes podem ter melhora temporária através do bloqueio anestésico dos nervos occipitais maiores na sua emergência, na região posterior do crânio. É de importância a detecção de uso abusivo de medicação analgésica, antes de qualquer proposta de terapêutica medicamentosa.

Os analgésicos comuns (paracetamol, aspirina, dipirona) podem ser úteis no tratamento, nas doses preconizadas para crise de enxaqueca. Os AINEs são mais eficazes, particularmente o ibuprofeno (nas doses de 400 e 800 mg) e o naproxeno sódico (nas doses de 500 mg). O cetoprofeno é também eficaz na dose de 50 mg. Os relaxantes musculares de ação periférica são de eficácia questionável; aqueles com ação central promovem benefício, como profiláticos nas formas crônicas. Os antidepressivos tricíclicos (amitriptilina, nortriptilina) nas doses de 25 a 75 mg podem ser muito úteis. O valproato de sódio como profilático (na dose de 1.000 a 2.000 mg/dia) também vem sendo preconizado.

Comentários Finais

A CTT também é conhecida como cefaleia de tensão, cefaleia de contração muscular, cefaleia psicomiogênica, cefaleia do estresse, cefaleia comum, cefaleia psicogênica, cefaleia idiopática. Outro tratamento preconizado, tanto na enxaqueca como na CTT, é a infiltração com toxina botulínica em pontos específicos da musculatura pericraniana.

A cefaleia crônica diária (CCD), uma entidade de fisiopatologia ainda nebulosa, pode depender do uso abusivo de analgésicos por parte do paciente portador de dor de cabeça, de uma enxaqueca transformada ou da forma crônica da CTT. Estes casos devem ser encaminhados para um serviço de referência em cefaleia.

CEFALEIA EM SALVAS

O nome consagrado para este tipo de cefaleia nos EUA, assim como em outros países de língua inglesa, é *cluster headache,* sendo cefaleia em salvas (CS) uma tradução livre desta expressão alienígena.

Critérios diagnósticos: dor forte (ou muito forte) unilateral, orbitária, supraorbitária e/ou temporal, durando de 15 a 180 minutos, se não tratada. A dor acompanha-se de, pelo menos, uma das seguintes manifestações: 1. hiperemia conjuntival e/ou lacrimejamento ipsilaterais; 2. congestão nasal e/ou rinorreia ipsilaterais; 3. edema palpebral ipsolateral; 4. sudorese facial ipsolateral; 5. miose/ptose palpebral ipsolateral; 6.sensação de inquietude ou agitação.

Devem ocorrer, pelo menos, cinco crises preenchendo os critérios anteriormente citados. As crises têm uma frequência de uma a cada 2 dias a oito por dia. São frequentes crises noturnas.

A CS é mais comum no sexo masculino numa proporção de 6:1 e os primeiros surtos costumam ocorrer entre os 20 e 40 anos. As crises geralmente ocorrem em séries (salvas) que duram semanas ou meses, separadas por períodos de remissão que duram de meses a ano. Contudo 10 a 15% dos pacientes apresentam sintomas crônicos, sem remissões.

Tratamento

O tratamento pode ser desdobrado em sintomático e profilático.

Em virtude de as crises serem breves, é preciso usar medicamentos que cheguem rapidamente aos sítios da dor. O mais eficaz é o sumatriptano injetável (ampola de 6 mg) com dose máxima de 12 mg nas 24 horas. Pode-se utilizar também sumatriptano na forma de *spray* nasal (20 mg/crise). Para as doses diárias máximas destes medicamentos, consultar o tratamento das enxaquecas.

A inalação de oxigênio a 100% através de máscara, 7 a 8 litros/ minuto, deve ser feita por 10 a 15 minutos. O paciente deverá fazê-la na posição sentada, com a cabeça voltada para o chão. Este procedimento é bastante eficaz (60 a 70% respondem nos primeiros 5 minutos). Torpedos pequenos podem ser alugados junto a empresas que fornecem oxigênio hospitalar.

A utilização de substâncias anestésicas, que bloqueiam o gânglio esfenopalatino, pode ser eficaz para debelar a crise. A lidocaína, a cocaína e a capsaicina são as drogas usadas. Utiliza-se a lidocaína a 4% sob a forma de gotas nasais. O paciente deverá permanecer deitado com a cabeça em extensão e pendida em direção ao chão num ângulo de 30% e lateralizada para o lado da dor. Introduz-se 1 cc de lidocaína na narina homolateral à dor e repete-se o procedimento 15 minutos mais tarde, se necessário.

O tratamento profilático deve ser utilizado sempre, tanto nas formas episódicas como nas formas crônicas.

Tabela 3.4 – Drogas Profiláticas

Forma episódica	Forma crônica
Verapamil	Verapamil
Prednisona	Flunarizina
Valproato de sódio	Valproato de sódio
Topiramato	Carbonato de lítio

O verapamil (antagonista de canal de cálcio) é a droga mais efetiva. As doses se situam entre 120 a 480 mg/dia, porém doses de até 900 mg têm sido usadas. Habitualmente iniciamos com 80 mg três vezes ao dia. O verapamil pode ser utilizado em associação ao lítio. Os principais efeitos são constipação e retenção hídrica; outros efeitos incluem edema, tontura, hipotensão e fadiga. Em virtude do período de latência, no início ele pode ser associado à prednisona. A flunarizina, cujo período de latência é ainda mais longo, pode ser tentada, nas formas crônicas, na dose de 10 mg/dia.

A prednisona é preconizada sobretudo nas formas episódicas, com doses iniciais que vão de 40-80 mg/dia, em uma única tomada no período da manhã. A seguir deve ser feito um decremento progressivo da droga de 5 a 10 mg/semana, até zerá-la. Dieta hipossódica e rica em potássio deve ser preconizada. Devem ser respeitadas as contraindicações do corticoide.

Outras opções são valproato de sódio (750-1.500 mg/dia), topiramato (100-400 mg/dia), carbonato de lítio (200-300 mg/dia), com dosagens séricas periódicas do lítio. Também bloqueios do nervo occipital maior ipsolateral com metilprednisolona + lidocaína podem aliviar a dor por dias ou semanas. Nos casos rebeldes à farmacoterapia pode-se indicar procedimentos neurocirúrgicos do tipo rizotomia do trigêmeo por radiofrequência ou *gamma knife*.

Comentários Finais

Algumas drogas podem ser usadas de modo concomitante: ergotamina + verapamil; valproato de sódio + verapamil; prednisona + verapamil. Nos casos rebeldes, pode-se tentar até três drogas ao mesmo tempo: ergotamina + verapamil + lítio.

Quando a crise ocorre com hora marcada, pode-se tentar uma droga preventiva: por exemplo um supositório de ergotamina para evitar crise noturna. Às vezes, há associação da CS com neuralgia do trigêmeo (síndrome salva-tic). Nestes casos, tratar ambas as entidades com medicação específica.

Existe uma vasta sinonímia para a CS: cefaleia orbitária paroxística noturna; cefaleia em cacho; cefaleia histamínica; cefaleia de Horton; neuralgia enxaquecosa; neuralgia de Sluder; síndrome de Charlin... As formas crônicas e rebeldes da CS devem ser encaminhadas a um centro de referência de cefaleia.

NEURALGIA DO TRIGÊMEO

Aspectos Essenciais

Afecção caracterizada por paroxismos dolorosos, de curta duração, no território de distribuição de um ou mais ramos do nervo trigêmeo. Esta neuralgia acomete ambos os sexos, sendo ligeiramente mais comum na mulher (3:2) e costuma ocorrer, com maior frequência, após os 50 anos de idade.

O quatro clínico caracteriza-se pela presença de paroxismos dolorosos intensos (segundos), de caráter lancinante ou tipo choque elétrico, geralmente localizados nos territórios do segundo e/ou terceiro ramos do nervo (asa do nariz, hemilábio superior, região malar, hemilábio inferior, terço anterior da hemilíngua). O acometimento do primeiro ramo (ramo oftálmico) é raro (olho, órbita, região periorbitária).

Os paroxismos de dor podem contar-se de dezenas a centenas num dia, havendo, às vezes, verdadeiras salvas de paroxismos. A dor pode ocorrer espontaneamente ou ser desencadeada por estimulações mínimas da face e/ou cavidade bucal (mastigação, ato de falar, rir, escovar os dentes, barbear-se ou lavar o rosto). São as chamadas zonas de gatilho.

O exame neurológico na neuralgia essencial do trigêmeo é normal. Podem ocorrer remissões espontâneas de até 6 meses ou mais.

Tratamento

A droga de primeira escolha é a carbamazepina, com doses baixas no início e incrementos a cada 5 dias até atingir, se necessário, a dose de 600 a 1.200 mg/dia. Geralmente os efeitos benéficos são atingidos num prazo de 24 a 48 horas. A eficácia da droga beira os 80%; entretanto a sua eficácia decresce com o uso prolongado. São necessários controles periódicos com hemograma e a dosagem das transaminases. Efeitos colaterais: sedação, tontura, diplopia. A oxcarbazepina é uma alternativa quando a carbamazepina não é tolerada.

Outras opções são: baclofeno 10 mg (início com doses baixas até atingir 30 a60 mg/dia), este medicamento pode ser usado em monoterapia ou em associação a outra droga; fenitoína na dose de 200-300 mg/dia; clonazepam 3-8 mg/dia); valproato de sódio (500-2.000 mg/dia); gabapentina (900-1.800 mg/dia); lamotrigina (150-400 mg/dia).

Comentários Finais

Na falência do tratamento conservador, medidas cirúrgicas ou procedimentos minimamente invasivos devem ser considerados: cirurgia descompressiva, injeção de glicerol na cisterna trigeminal, rizotomia trigeminal por radiofrequência (*gamma knife*).

A neuralgia do glossofaríngeo, menos frequente, deve receber o mesmo tipo de tratamento. A dor sob a forma de paroxismos é unilateral e pode se localizar na orofaringe, mandíbula, ouvido, laringe e língua. Com certa frequência, propaga-se da orofaringe em direção ao ouvido. As zonas de gatilho podem ser ativadas por deglutição, tosse, espirro, ingestão de líquidos gelados, mastigação, fala e bocejos. Quadros de síncope podem ocorrer.

CEFALEIA DA ATIVIDADE SEXUAL

Este tipo de cefaleia pode ocorrer durante, ou logo após, um intercurso sexual; pode ocorrer também durante ou após masturbação. Os homens são mais afetados do que as mulheres, na razão de 4:1.

A dor, com caráter de peso, localiza-se predominantemente na região occipital, ou em toda a cabeça. Atinge o clímax no orgasmo. A dor do tipo explosivo é a mais frequente e representa 70% dos casos de cefaleia da atividade sexual. É de início súbito e apresenta caráter explosivo (tipo latejante) e concomitante com o orgasmo. Pode persistir por 10 a 20 minutos.

O diagnóstico diferencial com hemorragia subaracnóidea deve ser considerado. O curso evolutivo da cefaleia da atividade sexual é imprevisível e em mais da metade dos indivíduos o quadro fica circunscrito a um episódio apenas. Quando os episódios são recorrentes, há indicação para tratamento com indometacina ou propranolol. A indometacina, na dose de 25 a 50 mg antes do ato sexual, pode prevenir a cefaleia. Também a tomada de ergotamina antes do coito pode evitar a cefaleia.

CEFALEIA DA TOSSE

Trata-se de uma cefaleia holocraniana de início súbito. É mais comum em homens de meia-idade ou na terceira idade. O quadro habitualmente tem início na vigência de uma infecção do trato respiratório, acompanhada de muita tosse. A dor atinge seu pico em segundos, para decair progressivamente; pode durar até alguns minutos. No período intercrítico o paciente costuma ficar assintomático. É considerada uma cefaleia benigna de esforço, porém somente uma investigação (particularmente com neuroimagem) pode descartar uma patologia estrutural (malformação de Arnold-Chiari, impressão basilar, processo expansivo intracraniano).

As crises podem desaparecer, de modo espontâneo, num prazo de 1 a 2 anos, entretanto aproximadamente 75% dos pacientes apresentam excelente resposta à indometacina (75-100 mg/dia). Nos casos rebeldes podem ser tentadas outras drogas como o naproxeno ou a ergotamina. Outras formas de cefaleia, relacionadas à manobra de Valsalva, podem ser provocadas por riso (gargalhada), espirro, choro convulso, esforço de evacuação, ato de abaixar-se ou por outros esforços físicos.

ARTERITE TEMPORAL

É também chamada de arterite de células gigantes ou doença de Horton. Este tipo de arterite tem preferência por vasos da extremidade cefálica, principalmente os ramos da carótida externa. Costuma ter início depois dos 50 anos e sua prevalência cresce com o aumento da idade. É ligeiramente mais frequente na mulher.

O quadro clínico caracteriza-se por cefaleia de localização frontotemporal, de caráter latejante, persistente e de intensidade moderada a acentuada. A cefaleia pode ser uni ou bilateral, localizada ou difusa. Além da cefaleia, manifestações gerais podem ocorrer: anorexia, emagrecimento, febre, dores articulares e sudorese. A polimialgia reumática ocorre em 20% dos pacientes. Ao exame do paciente pode ser encontrada artéria temporal calibrosa, hipopulsátil e dolorosa à palpação. A amaurose, uni ou bilateral é a grande complicação desta patologia, de provável causa imunológica.

Dos exames complementares, são importantes a velocidade de hemossedimentação (VHS), que pode estar acima de 50 mm na primeira hora e a PCR, que pode estar elevada . A biópsia comprova o diagnóstico (arterite de células gigantes e organização de trombos). O eco-Doppler da artéria temporal pode ajudar a escolher o local para a biópsia.

O tratamento deve ser feito com corticosteroides em doses elevadas (prednisona 40-80 mg/dia) e por longo tempo (no mínimo durante 6 meses). As doses de prednisona devem ser reduzidas desde que haja melhora do quadro laboratorial (redução da VHS) e do quadro clínico. Nos casos com risco de amaurose (*amaurosis fugax*) ou com amaurose unilateral recente, pode-se fazer uma pulsoterapia com metilprednisolona (1 g por 3 dias). Nos casos com contraindicação para uso de corticosteroides, pode-se usar o metotrexate (MTX) na dose de 7,5 mg/semana.

CEFALEIA DA HIPOTENSÃO INTRACRANIANA

As causas mais frequentes de cefaleia por hipotensão intracraniana são as seguintes; pós-punção lombar (que é a causa mais comum), por "ocorrência espontânea", por fístula liquórica, traumática ou não. A cefaleia pós-punção lombar (CPPL) geralmente é bilateral, de localização frontal, occipital ou generalizada e apresenta caráter latejante ou em pressão, e costuma aparecer ou exacerbar-se na posição ortostática ou sentada, e melhora ou desaparece no decúbito com cabeça baixa. A dor piora com os movimentos da cabeça, tosse, espirro, esforço de evacuação e compressão das veias jugulares. A dor geralmente é transitória e costuma desaparecer após o quinto dia da punção.

No tratamento preventivo da CPPL é recomendado repouso no leito durante pelo menos 24 horas após a punção, ingestão abundante de líquidos e uso de agulhas de menor diâmetro ou atraumáticas. O tratamento da CPPL compreende medidas como repouso no leito por tempo variável, hidratação, cintas abdominais e meias elásticas, além de analgésicos comuns. Parece que a única medida efetiva é o repouso com a cabeça baixa. Nos casos mais rebeldes pode-se indicar o *patch* sanguíneo epidural.

CEFALEIA PÓS-TRAUMÁTICA

Nos traumatismos cranioencefálicos (TCE) o paciente costuma ser atendido nos serviços de emergência e são orientados com os procedimentos que o caso requer. Na síndrome pós-traumática (SPT), que se torna crônica, os pacientes são encaminhados aos serviços ambulatoriais. Esta síndrome, além da cefaleia, apresenta outras manifestações como tontura, desequilíbrio, empobrecimento da memória, irritabilidade. Neste terreno nem sempre é fácil definir uma SPT verdadeira de manifestações clínicas, incluindo a cefaleia, dependentes de uma neurose de renda.

Às vezes, é necessária uma abordagem multidisciplinar, incluindo o clínico geral, o psiquiatra, o neurologista e a assistente social. O tratamento é difícil, porém o encorajamento do paciente e a reabilitação gradual, dependendo das circunstâncias ocupacionais, pode reinserir o paciente social e profissionalmente. Geralmente o tratamento é longo, podendo durar meses. A cefaleia pode ser aliviada pelo uso de analgésicos comuns, entretanto nas cefaleias de grande intensidade pode ser necessária a introdução de amitriptilina, valproato ou carbamazepina, propranolol ou derivados ergóticos.

CEFALEIA NAS DOENÇAS CEREBROVASCULARES

Na instalação dos acidentes vasculares cerebrais agudos, o quadro clínico pode incluir nas suas manifestações também a cefaleia. No acidente vascular hemorrágico, a cefaleia costuma ser seguida de vômitos. A cefaleia pode ocorrer também na oclusão da artéria carótida interna, na dissecção da carótida e após endarterectomia da carótida.

A hipertensão arterial crônica, leve ou moderada (ou mesmo acentuada), não costuma provocar cefaleia. Geralmente a cefaleia que aparece nos hipertensos depende de condição associada, como ansiedade ou tensão emocional (cefaleia do tipo tensional). Entretanto, existem condições dependentes da pressão arterial sistêmica que podem determinar cefaleia: 1. resposta pressórica aguda a um agente exógeno; 2. feocromocitoma; 3. hipertensão arterial acelerada (incluindo encefalopatia hipertensiva); 4. pré-eclâmpsia e eclâmpsia.

A hemorragia subaracnóidea (ou meníngea) espontânea (geralmente dependente de rotura de aneurisma intracraniano) costuma se instalar com cefaleia de grande intensidade e vômitos. Frequentemente ela se acompanha de sinais meníngeos, particularmente rigidez de nuca. O tratamento da cefaleia deve ser orientado com analgésicos comuns (paracetamol, dipirona) ou narcóticos (codeína, morfina) e ligeira sedação. Deve ser evitado o uso de aspirina pelo risco de sangramento, assim como dos anti-inflamatórios não esteroidais. O uso de dexametasona deve ser considerado.

CEFALEIA DOS PROCESSOS EXPANSIVOS

Este tipo de cefaleia pode aparecer pela presença da massas expansivas (tumores ou não) na região supratentorial ou infratentorial. Nas lesões supratentoriais, a dor pode ser bifrontal, no vértex ou frontotemporal; nas infratentoriais, na região occipital. Entretanto, estes dados são inconsistentes para localizarem a lesão. A cefaleia pode ser de leve a acentuada, e pode se exacerbar com a manobra de Valsalva. O tratamento depende da etiologia, mas o uso de analgésicos comuns e corticosteroides (dexametasona) pode beneficiar o paciente.

Também no pseudotumor cerebral (hipertensão intracraniana benigna) a cefaleia é um sintoma cardinal, ao lado do edema de papila. Neste caso, além dos analgésicos comuns, podem ser usados os corticosteroides e a acetazolamida.

BIBLIOGRAFIA CONSULTADA

1. Lance JW, Goadsby PJ. Mechanism and Management of Headache. New York: Elsevier; 2005.
2. Melhado EM. Cefaleia na Mulher. Sanvito Wl, ed. São Paulo: Atheneu; 2011.
3. Sanvito WL, Monzillo PH. O Livro das Cefaleias. São Paulo: Atheneu; 2001.
4. Silberstein SD et al. Evidence-Based Guideline Update: Pharmacologic Treatment for Episodic Migraine Prevention in Adults: Report of the Quality Standards Subcommittee of the American Academy and American Headache Society. Neurology. 2012;78:1337.
5. Sociedade Internacional de Cefaleia. Subcomitê de Classificação Internacional das Cefaleias. 2ª ed. São Paulo: Alacide Editorial; 2006.

Capítulo 4

Cianose

Guilherme Hideo Sakemi

DEFINIÇÃO

Cianose é a coloração azulada ou arroxeada da pele e das mucosas consequente ao aumento da hemoglobina reduzida, que é a hemoglobina não ligada ao oxigênio. Diferente desta é a coloração similar ao chumbo, que se associa com a presença no sangue de metemoglobina, sulfa-hemoglobina, ou com a argiria devida à deposição de prata referente ao uso de medicações com esse metal e que por vezes poderá confundir o médico.

FISIOPATOLOGIA

Dois mecanismos podem resultar em cianose: a baixa saturação arterial sistêmica e o aumento da extração tecidual de oxigênio. O resultado será o aparecimento de cianose sempre que a concentração de hemoglobina reduzida no sangue atingir valores acima de 5 g/dL ao nível do leito capilar. A intensidade depende da concentração absoluta de desoxi-hemoglobina e não da relação entre as concentrações de oxi e desoxi-hemoglobina. Portanto, o paciente com anemia intensa dificilmente apresentará cianose, mesmo que haja completa insaturação de oxigenação no sangue cutâneo. Por outro lado, na policitemia há maior tendência ao aparecimento de cianose, pois surge em menores graus de insaturação, e a extração de oxigênio nas porcentagens habituais poderá ser suficiente para gerar níveis superiores a 5 g/dL de hemoglobina reduzida no leito capilar distal.

Por exemplo, um paciente com anemia grave com Hb de 4 g/dL, mesmo com redução de toda hemoglobina, nunca será capaz de apresentar cianose, já o paciente com Hb de 9 g/dL apresentará cianose quando sua saturação atingir 45%, e por fim, o paciente com Hb de 20 g/dL, quando atingir 75% de saturação.

CAUSAS E CLASSIFICAÇÃO

É possível classificar a cianose em três tipos:

- cianose central: quando há aumento da hemoglobina desoxigenada para níveis acima de 5 g/dL;

- cianose periférica: nos casos de aumento da extração periférica de oxigênio devido à extração exacerbada de oxigênio tecidual ou à lentificação do fluxo sanguíneo arterial para local determinado (casos de vasoconstrição) ou para o corpo todo (casos de hipotensão grave);
- cianose mista: concomitância dos dois eventos anteriormente citados.

Cianose Central

Ocorrerá quando houver oxigenação inadequada do sangue arterial e os tecidos apresentarão extração normal de oxigênio, portanto, quando houver hipóxia. As causas podem ser respiratórias e cardiovasculares.

Cianose de causa pulmonar ocorre devido à hipoxemia referente a distúrbio da troca gasosa normal entre o ar alveolar e o sangue capilar pulmonar. Tal distúrbio advém de:

- ventilação pulmonar inadequada: paralisia muscular, depressão do centro respiratório, ou obstrução de laringe;
- má distribuição do ar inspirado e do sangue pelos alvéolos, com consequente hipoventilação de muitos alvéolos em relação ao suprimento sanguíneo: enfisema, asma ou edema de pulmão;
- capacidade menor de difusão da membrana alvéolo-capilar consequente a destruição, ao espessamento destes ou ao preenchimento alveolar por líquido(p. ex.: pneumonia, edema pulmonar, fibrose pulmonar ou qualquer situação em que haja infiltração de células inflamatórias ou neoplásicas);
- sangue passando pelo pulmão sem entrar em contato com o ar alveolar: derivações arteriovenosas pulmonares;
- diminuição da tensão inspirada de oxigênio: em grandes altitudes e inalação de fumaça.

A cianose por derivações direita-esquerda é decorrente da mistura de sangue oxigenado com sangue desoxigenado, ou seja, o sangue venoso passa diretamente do coração direito para o esquerdo sem ser oxigenado pelos pulmões. Ocorre mais frequentemente em cardiopatias congênitas ou nos pacientes que sobrevivem até a vida adulta sem a devida correção desta. A oferta de oxigênio não se acompanha da melhora da cianose, como nos outros casos centrais.

Para diferenciar os tipos de cianose central e periférica deve ser observado que nos casos centrais ocorre piora ou aparecimento da cianose aos esforços, com extremidades quentes, melhora com a inalação de oxigênio (exceto nas cardiopatias congênitas cianóticas) e a não reversão da cianose com o aquecimento dos membros.

Cianose Periférica

Geralmente ocorre pela extração aumentada de oxigênio nos capilares sistêmicos. Pode ser desencadeada pela redução do fluxo sanguíneo em determinado local, ou no corpo todo, levando a remoção de oxigênio maior do que o habitual para cada unidade de sangue durante a passagem pelos tecidos. Ocorre na vasoconstrição causada por frio, ansiedade, fenômeno de Raynaud, e nos casos de lentificação do fluxo, por diminuição do débito cardíaco. Também pode ocorrer na presença de congestão venosa como por exemplo: trombose venosa profunda e insuficiência cardíaca direita.

Ao contrário da cianose central, ocorre melhora da cianose com aquecimento local, porém não com a administração de oxigênio inalatório, e o membro tende a ser frio.

Cianose Mista

Esta condição está presente quando há uma hipoxemia associada à maior extração de oxigênio pelos tecidos. Ocorre nos casos de insuficiência cardíaca grave, choque séptico com pneumonia ou síndrome da angústia respiratória, embolia pulmonar e outros casos de hipotensão com comprometimento prévio da função pulmonar.

META-HEMOGLOBINEMIA

Frequentemente confundida com a cianose, a coloração cinza-azulada está presente nos pacientes com meta-hemoglobinemia, onde o sangue tem um aspecto achocolatado. Normalmente, a concentração de meta-hemoglobina não ultrapassa 1%. A forma oxidada ou férrica das unidades heme nas cadeias anormais resistem à ação dos sistemas enzimáticos intracelulares, que mantêm o ferro do heme na forma ferrosa e, consequentemente, elevam as concentrações de meta-hemoglobina circulante a valores bem acima de 1%. A formação da hemoglobina M, através de mutação da cadeia globínica, leva à incapacidade de prender o oxigênio, assim como desloca para a esquerda a curva de dissociação da hemoglobina normal coexistente. Além dessa causa. pode ser citada a deficiência das vias de redução e a meta-hemoglobinemia por medicamentos (Tabela 4.1).

Tabela 4.1 – Medicamentos causadores de meta-hemoglobinemia

Acetominofen	Dapsona	Paraquat
• Ácido p-aminossalicílico	• Derivados do benzeno	• Fenacetina
• Anestésicos locais	• Menadiona	• Fenazopiridina
• Azul de metileno	• Metoclopramida	• Primaquina
• Corantes anílicos		• Rasburicase
• Clofazimina	• Naftoquinona	• Resorcinol
• Cloratos	• Nitratos	• Sulfonamidas
• Cloroquina	• Nitrobenzeno	

Para que ocorra alteração da coloração da pele, o nível de meta-hemoglobinemia deverá ser maior que 1,5 g/dL (10 a 15%), já para que ocorram sintomas, acima de 3,5 a 6 g/dL (20-45%), e geralmente quando ultrapassa 70%, esta costuma ser fatal.

Como tratamento, pode-se usar azul de metileno, ácido ascórbico e nos casos relacionados ao uso da dapsona, pode-se recorrer à cimetidina, lembrando-se sempre de retirar os possíveis agentes medicamentosos causadores

PROPEDÊUTICA

É fundamental e compatível com a boa prática médica, a anamnese e o exame físico detalhados para o diagnóstico da cianose. Queixas como dispneia aos esforços, dispneia paroxística noturna, ortopneia e tosse produtiva podem direcionar o raciocínio diagnóstico para uma causa central ou periférica e dentre as causas centrais, já sugerindo uma doença. Não menos importantes são os antecedentes pessoais e medicamentos em uso.-

Deve-se avaliar a cianose principalmente nos locais onde há maior vascularização, como lábios, língua, região sublingual, eminências malares, lobos das orelhas, polpas digitais e leitos ungueais sob luz adequada, como a luz natural. O paciente deverá ser classificado em acianótico ou cianótico e em casos positivos deve-se quantificar o grau de cianose em cruzes (1+ a 4+) ou como leve, moderada e intensa. Alguns fatores podem interferir na avaliação da cianose, como a pigmentação cutânea, presença de outros pigmentos, espessura da pele e estado de dilatação dos capilares.

Para a diferenciação dos tipos de cianose devem ser observados os seguintes padrões:

- o caráter segmentar sugere sempre cianose periférica, se generalizada não há como diferenciar somente por este padrão;
- temperatura da região cianótica, quente nos casos centrais e fria nos casos periféricos;
- na compressão digital do segmento cianótico observa-se o retorno imediato da cianose após a descompressão nos casos centrais, ao contrário, verifica-se o padrão vermelho-cianose nos casos periféricos;
- com a elevação do membro cianótico, observa-se que não há alteração nos casos centrais, porém, melhora da cianose nos casos periféricos pela consequente melhora do retorno venoso e diminuição da estase;
- prova do banho quente (exposição à água 40-50° por 10 minutos), observando-se melhora nos casos periféricos, por promoção de vasodilatação e melhora do fluxo capilar;
- oxigenoterapia eficaz nas cianoses centrais, exceto nos casos de *shunt* direito-esquerdo e sem influência nas cianoses periféricas.

Quanto à pesquisa da causa da cianose, podem-se encontrar alterações da ausculta pulmonar, como diminuição dos murmúrios, estertores crepitantes, roncos e sibilos, sugerindo causa pulmonar e central. Como causa cardíaca levando ao baixo fluxo, pode-se observar refluxo hepatojugular, edema de membros inferiores, desvio do *ictus* e alterações na ausculta cardíaca como sopros, presença de B3 e B4. Relevantes também são os fatores de piora e melhora, como a posição de cócoras, que sugere a presença de cardiopatia congênita. Em casos de hipoxemia e cianose crônica, observa-se o baqueteamento digital.

Nos casos de cianose periférica, a pesquisa e avaliação de pulsos periféricos, assim como de sinais de trombose venosa profunda, como empastamento e dor à palpação do membro, são obrigatórias.

DIAGNÓSTICO DIFERENCIAL

Alguns processos podem ser confundidos com a cianose e mimetizarem a coloração da pele:

- medicamentos (Tabela 4.2);
- meta-hemoglobinemia, conforme já descrito;
- equimoses;
- fenômeno de Raynaud, que apesar de cursar com cianose franca, possui quadro típico e característico sendo entidade à parte.

Tabela 4.2 – Medicamentos que cursam com coloração azulada da pele
• Amiodarona
• Clorpromazina
• Minociclina
• Sais de prata
• Sais de ouro

O fenômeno de Raynaud é caracterizado por uma fase inicial que cursa com palidez, seguida de cianose com dor e parestesia, evoluindo para uma fase final de hiperemia reativa no reaquecimento. Geralmente é precipitado pela exposição ao frio ou por estresse. Além disso, é comum sua relação com causas adjacentes, principalmente doenças do tecido conectivo.

A manifestação inicial ocorre com a coloração branca do segmento, resultado de intensa vasoconstrição arterial. Com a consequente melhora da vasoconstrição arterial, ainda na presença da venoconstrição pós-capilar, surge cianose decorrente do aumento da desoxigenação sanguínea. Com o reaquecimento do segmento, há aumento do fluxo sanguíneo local e consequente hiperemia reativa, levando à cor vermelha. Dessa forma, observa-se a resposta clássica trifásica e tricolor (branca, azul e vermelha).

DIAGNÓSTICO

Cianose é um sinal clínico em que diversas doenças podem estar envolvidas. No entanto, geralmente a cianose está associada a quadros graves e emergenciais, necessitando do direcionamento e da agilidade propedêutica.

Para o auxílio diagnóstico, dois exames são de fundamental importância, como a gasometria arterial e a radiografia de tórax. A gasometria arterial irá auxiliar na diferenciação entre cianose central e periférica. Observa-se queda da pO_2 e da saturação arterial nos casos de cianose central. Assim também se faz o diagnóstico diferencial com meta-hemoglobinemia, em que a normalidade da pO_2 sugere o quadro, necessitando da subsequente dosagem de meta-hemoglobina. A radiografia de tórax pode oferecer dados preciosos, por identificar uma causa pulmonar, revelar padrão de congestão, avaliar a área cardíaca e até mostrar sinais indiretos de hipertensão pulmonar.

Outros exames podem ser solicitados de forma consciente e direcionada. Tais exames irão variar conforme a suspeita clínica, sendo difícil a padronização da rotina diagnóstica pelas diversas causas possíveis.

Tabela 4.3 – Condições relacionadas ao fenômeno de raynaud	
Doenças do tecido conjuntivo	
• Esclerodermia	• Lúpus
• Dermatomiosite/ polimiosite	• Sd. Sjögren
• Doença mista do tecido conjuntivo	• Doença indiferenciada do tecido conjuntivo
Doenças hematológicas e oncológicas	
• Sd. paraneoplásica	• Crioglobulinemia
• Criofibrinogenemia	• Doença por aglutininas frias
• Paraproteinemia	• Sd. POEMS
Doenças endocrinológicas	
• Hipotireoidismo	
Doenças vasculares	
• Embolia	• Tromboangeíte obliterante
• Vasculite	• Angina de Printzmetal
• Sd. do desfiladeiro torácico	
Doenças neurológicas	
• Sd. do túnel do carpo	• Migrânea
Ambientais	
• Injúria vibratória	• Congelamento
• Estresse	
Drogas e toxinas	
• Simpatomiméticos	• Quimioterápicos
• Interferons	• Nicotina
• Cocaína	• Ergotaminas
• Cafeína	• Policloreto de vinila (PVC)

TRATAMENTO

Deve ser voltado para a resolução ou controle da causa subjacente, por vezes com a necessidade de medidas de suporte, como oxigenoterapia, suporte ventilatório e fisioterapia respiratória nos casos de cianose central. Os casos de cianose periférica isolada podem ser amenizados com aquecimento local. De forma simplificada, em casos de cianose central, deve-se optar por medidas que otimizam a oferta de oxigênio no leito capilar, aumentando a oferta alveolar de oxigênio ou melhorando a troca alvéolo-capilar. Nos casos de cianose periférica, além de cuidados locais, deve-se otimizar o fluxo sanguíneo com medidas que melhorem a drenagem vascular e aumentem o fluxo arterial.

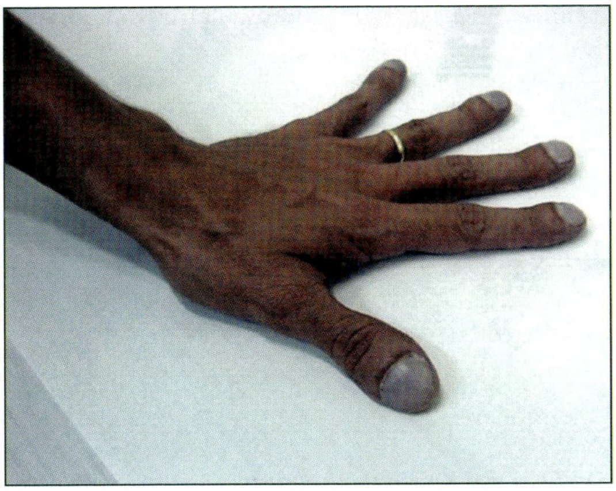

Figura 4.1 – Baqueteamento digital – sinal clínico sugestivo de hipóxia crônica.

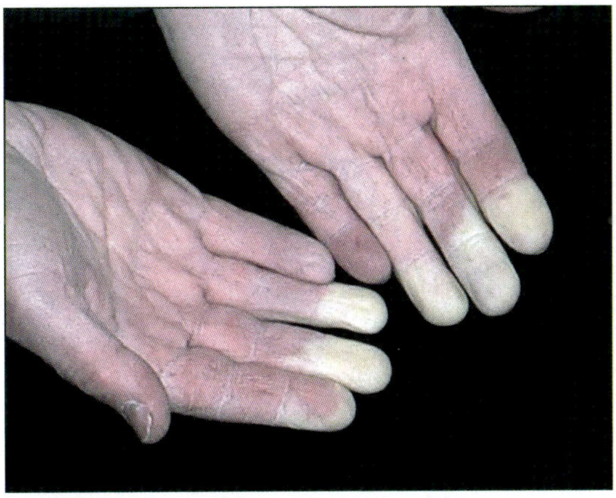

Figura 4.2 – Fenômeno de Raynaud.

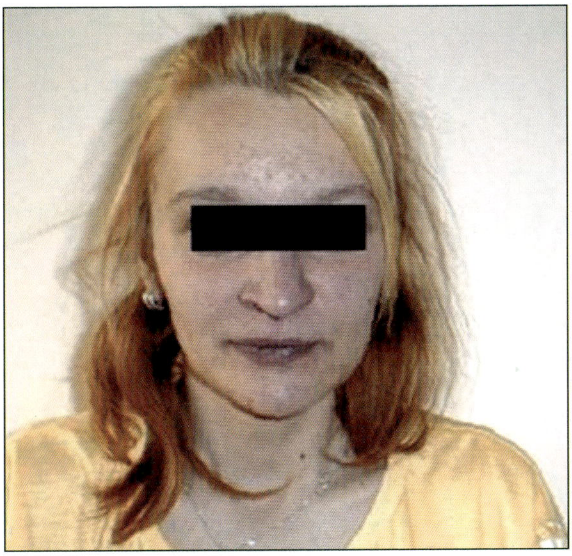

Figura 4.3 – Cianose de lábios.

BIBLIOGRAFIA CONSULTADA

1. Ash-Bernal R, Wise R, Wright SM. Acquired methemoglobinemia: a retrospective series of 138 cases at 2 teaching hospitals. Medicine (Baltimore). 2004;83(5):265.
2. Coleman MD, Coleman NA. Drug induced methaemoglobinaemia: treatment issues. Drug Saf. 1996;14(6):394-405.
3. Cooke JP, Marshall JM. Mechanisms of Raynaud's disease. Vasc Med. 2005;10:293.
4. Daniel S. Lukas. Cianose. In: MacBryde C, Blacklow R. Sinais e Sintomas – Fisiopatologia Aplicada e Interpretação Clínica, 5ª ed. 1975. p.342-350.
5. Hauser DL, Fauci AS, Longo DL, Braunwald E, Hauser SL, Jameson JL. Cianose. In: Braunwald E, McGraw H. Harrison Medicina Interna, 16th ed. 2006. p. 221-3.
6. Kane GC, Hoehn SM, Behrenbeck TR, Mulvagh SL. Benzocaine-induced methemoglobinemia based on the Mayo Clinic Expirience from 28478 transesophageal echocardiograms: incidence, outcomes, and predisposing factors. Arch Intern Med. 2007;167(18):1977.

7. Martin L, Hhalil H. How much reduced hemoglobin is necessary to genarate central cyanosis? Chest. 1990;97(1):182-5.
8. West JB. Pulmonary gas exchange. In: Physiological Basis of Medical Practice, 12th, West JB, ed, Baltimore: Williams & Wilkins; 1990. p. 546.
9. Wigley FM. Clinical practice. Raynaud's Phenomenon. N Engl J Med. 2002;347:1001.

Capítulo 5

Dislipidemias

Renato Jorge Alves

INTRODUÇÃO

Histórico

O colesterol foi descoberto em 1874, através de observações em cálculos biliares. No século seguinte, entre 1950 e 1970, três pesquisadores, Fredrickson, Oncley e Gofman, descreveram a estrutura molecular das lipoproteínas, principais responsáveis pelo transporte dos lípides na corrente sanguínea. Neste mesmo período, Linen e Bucher identificaram a enzima hidroximetil-glutaril coenzima A redutase (HMG CoA-redutase). Na década de 1970, investigadores da universidade do Texas, liderados por Michael Brown e Joseph Goldstein, descobriram os receptores das lipoproteínas e sua atividade no interior das células, descoberta esta que os credenciou ao Prêmio Nobel de Medicina. Todas essas descobertas serviram para estimular a realização dos grandes *trials*, feitos com estatinas, a partir da década de 1980.

Principais Lípides

Do ponto de vista clínico, os principais lípides são: colesterol, triglicérides (TG), ácidos graxos e fosfolípides; que possuem determinadas funções, a saber[1]:

- colesterol: formação das membranas celulares, síntese de ácidos biliares, vitamina D e hormônios esteroides;
- ácidos graxos: servem de substrato energético para o metabolismo celular. Podem ser classificados em saturados, mono ou poli-insaturados;
- TG (triacilgliceróis): depositados nos tecidos adiposo e muscular, constituem a reserva energética mais importante do organismo. São formados por três ácidos graxos ligados a uma molécula de glicerol;
- fosfolípides: manutenção da integridade da membrana celular, da solubilidade dos ésteres de colesterol e dos triglicérides no interior das lipoproteínas.

Lipoproteínas

Lipoproteínas plasmáticas são partículas complexas que se formam por associação de lípides (colesteróis livres, ésteres de colesterol, fosfolípides e TG) e proteínas. Estes complexos moleculares tornam os lípides solúveis e transportam-nos na corrente sanguínea. Na composição das lipoproteínas existe um núcleo hidrofóbico e uma camada externa hidrofílica. Neste núcleo estão os ésteres de colesterol e os triglicérides. Na camada periférica encontram-se: colesterol não esterificado e fosfolípides, além das apolipoproteínas (apos). As apos são proteínas que exercem, principalmente, as seguintes funções: ligar os lípides a receptores específicos e regular as enzimas envolvidas no catabolismo das lipoproteínas[1]. As principais lipoproteínas, com suas respectivas apos e suas funções, estão descritas na Tabela 5.1.

Tabela 5.1 – Lipoproteínas com suas funções e componentes proteicos principais

Lipoproteínas	Função	Apo estrutural	Apo de superfície
Quilomícrons (QM)	Transporta TG do intestino aos tecidos adiposo, muscular e hepático	B-48	A-I, A-IV, C's
QM remanescente	Captado pelo fígado para entrega de lípides	B-48	C's, E's
VLDL	Transporta TG/CT do fígado para outros tecidos	B-100	C's, E's
LDL	Transporta CT para o fígado e outros tecidos	B-100	
HDL-2	Transporta CT dos tecidos para o fígado	A-I, A-II	C's, E's
HDL-3	Remoção de CT dos tecidos	A-I, A-II	C's, E's
Lpa	Desconhecida	B100	

HDL: lipoproteína de alta densidade; VLDL: lipoproteína de muito baixa densidade; Lp(a): lipoproteína a; CT: colesterol; TG: triglicérides; apo: apolipoproteína.

Na Tabela 5.2 estão descritas as principais apolipoproteínas e suas funções.

Determinação Laboratorial Lipídica

Todos os adultos acima de 20 anos devem ter seu perfil lipídico avaliado. Entre 2 e 19 anos, aqueles que possuem parente de primeiro grau com doença aterosclerótica antes de 55 anos (homens) e 65 anos (mulheres) ou com colesterolemia acima de 300 e/ou trigliceridemia acima de 400 mg/dL. Também, se forem portadores de pancreatite aguda, xantomatose, obesidade ou outros fatores risco de DAC. Para esta avaliação pode-se utilizar a *Fórmula de Friedwald:*

LDL-c: CT – (HDL-c + TG /5) para TG < 400 mg/dL. (TG/5 = VLDL-c)

Onde: LDL: lipoproteína de baixa densidade; CT: a colesterolemia; TG: trigliceridemia; HDL: lipoproteína de alta densidade e VLDL; lipoproteína de muito baixa densidade.

Tabela 5.2 – Apolipoproteínas (apos), com suas funções, locais de síntese e respectivos pesos moleculares

Tipos	Função	Síntese	Peso molecular
Apo A-I	Ativador da LCAT	Intestino e fígado	28.000
Apo A-II	?	Intestino e fígado	17.000
Apo A-IV	?	Intestino	41.000
Apo B-100	Interação receptor B-E	Fígado	512.000
Apo B-48	Componente estrutural	Intestino	241.000
Apo C-I	Ativador da LCAT	Fígado	6.500
Apo C-II	Ativador da LLP	Fígado	8.500
Apo C-III	Inibidor da LLP	Fígado	8.700
Apo E	Estimula interação de receptores B/E,LRP	Fígado	34.000

LCAT: lecitina colesterol acil transferase; LRP: receptor de partículas remanescentes; Apo B-48: porção aminoterminal da B-100; LLP (lipase lipoproteica): hidrolisa triglicérides no interior dos quilomícrons.

A coleta de sangue deve ser realizada com 12 a 14 horas de jejum. Pode haver variação de 5% nos níveis de colesterol total, 10% de HDL-C e 20% para os triglicérides. Além disso, pode-se também detectar queda da colesterolemia após IAM, cirurgia de grande porte e/ou na presença de neoplasias. Eletroforese de lipoproteínas poderá ser utilizada nos casos de suspeita diagnóstica de dislipidemia, principalmente nos fenótipos tipos I, III, IV e V (Tabela 5.3).

Tabela 5.3 – Eletroforese de lipoproteínas, com suas respectivas constituições

	QM	VLDL = pré-beta	IDL = pré-beta	LDL = beta	Alfa HDL-2 e 3	
CT éster	5	12	23	38	16	12
CT livre	2	7	8	10	6	3
TG	84	55	32	9	4	4
Fosfolípides	7	18	21	22	30	26
Apo	2	8	16	21	44	55

IDL: lipoproteína de densidade intermediária; HDL: lipoproteína de alta densidade; VLDL: lipoproteína de muito baixa densidade; CT: colesterol; TG: triglicérides; apo: apolipoproteína; QM: quilomícron.

METABOLISMO DOS LÍPIDES

Transporte dos Lípides de Origem Alimentar

Os lípides oriundos da dieta, após alcançarem a luz intestinal, são emulsificados em micelas microscópicas e migram para o retículo endoplasmático rugoso. Após incorporação das apolipoproteínas B-48, A-I, A-II e A-IV, originam as partículas denominadas pré-quilomícrons. Estas lipoproteínas são partículas esféricas com diâmetro variando de 90 a 1.000 nm. Para sua formação é necessária a presença da apo B-48, que possui, em sua extremidade aminoterminal, 48% dos aminoácidos que formam a apo B-100. Tendo os quilomícrons (QM) diâmetro maior que as outras lipoproteínas, a interação destes com uma grande superfície de contato facilita a atividade da lipoproteína lipase e, consequentemente, uma lipólise mais efetiva de seus TG; em consequência, a meia-vida dos QM é curta, aproximadamente 20 a 30 minutos. A hidrólise dos TG, no interior dos QM produz monoglicérides e ácidos graxos. A molécula passa, então, a ser denominada remanescente de quilomícron (rQm). No plasma, a remoção dos rQm é rápida e ocorre aproximadamente em 10 minutos quando alcançam a circulação sanguínea.

Após a lipólise, os rQm penetram no espaço de Disse hepático através de fenestrações endoteliais. Estas fenestrações funcionam como filtro, permitindo a passagem apenas dos remanescentes e restringindo a entrada de partículas maiores. Uma vez captados pelos hepatócitos, os rQm sofrem processo de catabolismo intracelular. Ocorre hidrólise do colesterol esterificado e o colesterol livre é reesterificado para armazenamento, metabolizado em ácidos biliares ou utilizado na regulação da síntese de colesterol no hepatócito[2].

Transporte dos Lípides de Origem Hepática

As VLDL, formadas no fígado, são lipoproteínas ricas em TG e possuem a apo B-100 como sua principal apo, mas também apresentam as apos C-I, C-II, C-III e E em sua estrutura; têm meia-vida de 2 a 4 horas e sua função principal é o transporte de TG para o tecido adiposo. Os TG são armazenados no citoplasma das células, principalmente dos tecidos adiposo e muscular, para reserva energética em caso de jejum prolongado. Após a lipólise, as partículas de VLDL diminuem de tamanho e passam a ser denominadas lipoproteínas de densidade intermediária (IDL).

Cerca de 40% das IDL podem ser removidas pelos receptores B/E. As partículas de IDL não removidas, via receptor, sofrem ação da lipase hepática (LH) e originam as LDL. As LDL conservam apenas a apo B-100 em sua estrutura. As LDL, partículas cuja meia-vida é de aproximadamente 4 a 5 dias, são ricas em colesterol e ésteres de colesterol. A apo B-100 atua como ligante para os receptores B/E na remoção destas partículas da corrente sanguínea[2]. As partículas de LDL transportam o colesterol para os tecidos extra-hepáticos que possuem, na membrana celular, receptores que reconhecem a apo B-100. O colesterol transportado pelas LDL é utilizado na síntese de hormônios esteroides e de membranas celulares ou sofre deposição na parede arterial, onde a LDL é captada por macrófagos (receptores *scavenger*).

Transporte Reverso do Colesterol

As HDL são as menores lipoproteínas plasmáticas e as de maior densidade. São sintetizadas no fígado e no intestino e contêm principalmente fosfolípides e apo A-I, com pouco colesterol em sua composição. As HDL nascentes têm formato discoidal e removem o colesterol das células dos tecidos periféricos. Uma vez nas partículas, o colesterol é esterificado devido à ação da enzima lecitina colesterol acil transferase (LCAT).

Após a esterificação do colesterol, as moléculas de HDL passam a ser maduras e esféricas. O colesterol-éster das HDL maduras pode ser captado através da interação das HDL com o receptor de HDL no fígado, também chamado receptor SR-B1. A proteína de transferência de colesterol esterificado (CETP) favorece a troca de colesterol esterificado das HDL para as lipoproteínas ricas em TG, e de triglicérides destas últimas para as HDL.

CLASSIFICAÇÃO E DIAGNÓSTICO DAS DISLIPIDEMIAS

As dislipidemias podem ser classificadas em:

- dislipidemias primárias (de origem genética);
- dislipidemias secundárias (a doenças e/ou fármacos): hipotireoidismo; diabete melito; síndrome nefrótica; insuficiência renal crônica; obesidade; alcoolismo; icterícia obstrutiva; uso de doses altas de diurético tiazídico, betabloqueadores não cardiosseletivos, corticosteroides ou anabolizantes.

Também podem ser classificadas laboratorialmente em:

- hipercolesterolemia isolada (aumento do C-total e/ou LDL-c);
- hipertrigliceridemia isolada (aumento dos triglicérides-TG);
- hiperlipidemia mista (aumento do C-t e dos TG);
- hipoalfalipoproteinemia isolada ou associada ao aumento do TG ou LDL-c.

Outra forma de diagnosticar as dislipidemias pode ser por fenótipos, utilizando-se a classificação de Fredrickson (Tabela 5.4).

Tabela 5.4 – Classificação fenotípica das hiperlipidemias

Fenótipo	Lipoproteínas (principal alteração)				Lípides (valores mais comuns)		Aparência (plasma ou soro)
	Qm	VLDL	IDL	LDL	CT (mg/dL)	TG (mg/dL)	
I	↑↑↑				160-400	1.500-5.000	Sobrenadante cremoso
II a				↑ a ↑↑↑	> 240	< 200	Transparente
II b		↑ a ↑↑		↑ a ↑↑↑	240-500	200-500	Turvo
III			↑ a ↑↑↑		300-600	300-600	Turvo
IV		↑ a ↑↑↑			< 240	300-1.000	Turvo
V	↑ a ↑↑↑	↑ a ↑↑↑			160-400	1.500-5.000	Camada superior cremosa, inferior turva

↑ aumento leve; ↑↑ aumento moderado; ↑↑↑ aumento acentuado.

O diagnóstico das hiperlipidemias poderá ser clínico, com a observação de halo córneo, xantelasmas ou xantomas tuberosos, que são identificados em casos mais graves de hipercolesterolemia ou de xantomas eruptivos, nos quadros graves de hipertrigliceridemia.

TRATAMENTO

A terapêutica baseia-se em intervenções sobre o estilo de vida (orientação dietética, estímulo à atividade física regular, abolição do tabagismo, manutenção do peso corpóreo ideal), uso de fármacos hipolipemiantes e, excepcionalmente, aféreses (LDL-aférese, plasmaférese)[3]. Os fármacos mais utilizados atualmente são: estatinas, colestiramina e ezetimiba para tratamento da hipercolesterolemia; fibratos para hipertrigliceridemia e ácido nicotínico nos casos de hipoalfalipoproteinemia.

Os ácidos graxos ômega-3 podem ser associados aos fibratos nos casos graves de hipertrigliceridemia, mas para outras finalidades seu uso ainda permanece controverso. A utilização de estatinas em pacientes de prevenção secundária reduz as taxas de eventos cardiovasculares maiores, eventos cerebrovasculares e a mortalidade. Em pacientes sem doença cardiovascular, o uso de estatinas também reduziu os desfechos cardiovasculares e não aumentou a incidência de câncer[4]. Estudos a longo prazo com estatinas revelam segurança desta terapêutica, evidenciando raros casos de rabdomiólise e de hepatotoxicidade; além disso, o benefício se mostra mais evidente com o maior tempo de uso, mesmo nos indivíduos sem doença cardiovascular[5].

Outra característica da terapêutica com estatinas é seu efeito pleiotrópico, além da eficácia hipolipemiante. No estudo JUPITER, demonstrou-se redução de eventos cardiovasculares em pacientes com PCRus > 2 mg/L[6]. Ainda, o uso deste fármaco reduziu a incidência de fibrilação atrial no período pós-operatório de cirurgia cardíaca, reduzindo as complicações inerentes a este evento e o tempo de internação hospitalar[7]. Alguns subgrupos de pacientes dislipidêmicos merecem atenção especial. O número de crianças dislipidêmicas vem crescendo e algumas apresentam hiperlipidemias graves, muitas vezes necessitando tratamentos agressivos.

Em mulheres dislipidêmicas, é relevante a distinção em dois subgrupos - antes e após a menopausa (fases reprodutiva e não reprodutiva). No grupo de idosos, observa-se aumento da incidência de doença aterosclerótica, principalmente hipercolesterolemia, mais prevalente no sexo feminino. Nos transplantados e portadores do HIV, cuidado especial deve ser dado ao controle das enzimas (musculares e hepáticas) e aos efeitos adversos das drogas hipolipemiantes, mas o uso de estatinas reduz a aterosclerose nestes grupos. Finalmente, pacientes dislipidêmicos e com insuficiência renal crônica podem e devem ser tratados, pois o tratamento hipolipemiante mostrou redução de desfechos cardiovasculares, especialmente quando se dedicou cuidado especial na função renal[8,9].

REFERÊNCIAS BIBLIOGRÁFICAS

1. Sposito A. IV Diretrizes Brasileiras sobre Dislipidemias e Prevenção da Aterosclerose. Departamento de Aterosclerose da Sociedade Brasileira de Cardiologia. Arq Bras Cardiol. 2007;88(suppl I).
2. Brown, MS, Goldstein JL. A receptor-mediated pathway for cholesterol homeostasis. Science. 1986;232:34-47.

3. Forti N, Alves RJ, Diament J, Giannini SD. Tratamento medicamentoso das dislipidemias primárias. Revista da Sociedade de Cardiologia do Estado de São Paulo. 2000;10(6):780-789.
4. Baigent C, Keech A, Kearney PM et al. Cholesterol Treatment Trialists' (CTT) Collaborators. Efficacy and safety of cholesterol-lowering treatment. Lancet. 2005;366(9493):1267-1278.
5. Brugts JJ, Yetgin T, Hoeks SE et al. The benefits of statins in people without established cardiovascular disease but with cardiovascular risk factors: meta-analysis of randomised controlled trials. BMJ. 2009;338:b2376.
6. Ridker PM, Danielson E, Fonseca FA, et al. JUPITER Study Group. Rosuvastatin to prevent vascular events in men and women with elevated C-reactive protein. N Engl J Med. 2008;359(21):2195-2207.
7. Alves RJ, Campos RN, Nakiri K. Chronic and regular use of statin prevents atrial fibrillation in period after cardiac surgery. Arq Bras Cardiol, 2010;95(5):614-20.
8. Diament J. Alves RJ, Forti N, Giannini S. Crianças, mulheres, idosos, pacientes submetidos a transplante e renais crônicos. Revista da Sociedade de Cardiologia do Estado de São Paulo. 2000;10(6):802-10.
9. Alves RJ, Forti N, Diament J. Dislipidemia na mulher. Revista Brasileira de Medicina. 2002;59(5):5.

Capítulo 6

Dispneia

Maria Elisa Ruffolo Magliari
Renata Telles Rudge de Aquino

DEFINIÇÃO

É a sensação subjetiva de desconforto respiratório, que deriva da interação entre fatores fisiológicos, psíquicos e ambientais.

INTRODUÇÃO

Dispneia é um sintoma comum tanto em consultórios e ambulatórios quanto em unidades emergenciais. As causas mais frequentes são de origem pulmonar, cardiovascular ou psicogênica. Podem ser divididas, na sua forma de apresentação, em agudas e crônicas (Tabela 6.1). O paciente pode expressar o sintoma de diversas formas: "dificuldade para puxar o ar", "fôlego curto", "respiração pesada", sensação de não conseguir preencher os pulmões de ar adequadamente, etc.

Tabela 6.1 – Causas agudas

Origem cardíaca	• Insuficiência cardíaca • Insuficiência coronariana	• Doença valvar • Tamponamento cardíaco
Origem respiratória	• Tromboembolismo pulmonar • Espasmo brônquico • Pneumotórax • Infecção/pneumonia	• Bronquite crônica • Aspiração • Anafilaxia • Obstrução de vias aéreas superiores
Causas crônicas	• Asma brônquica • Doença pulmonar obstrutiva crônica • Doença intersticial pulmonar • Hipertensão pulmonar • Neoplasias • Insuficiência cardíaca	• Obesidade • Falta de condicionamento físico • Restrição da parede torácica • Psicogênica • Anemia

FISIOPATOLOGIA

Depende da causa. Nas doenças pulmonares, principalmente asma e bronquite crônica, a dispneia decorre do esforço mecânico associado à resistência aumentada das vias aéreas (insuficiência ventilatória do tipo obstrutiva). Na fibrose, o mecanismo principal ocorre por diminuição da distensibilidade pulmonar (restritiva).

Na insuficiência cardíaca a dispneia é consequência da hipertensão venosa pulmonar. No tromboembolismo pulmonar ocorre um aumento do espaço morto, devido à falta de fluxo sanguíneo, o que exige um aumento compensatório das taxas ventilatórias, levando a dispneia e taquipneia.

Na cifoescoliose, obesidade e doenças neuromusculares ocorre dispneia por disfunção toracomuscular.

QUADRO CLÍNICO

A história clínica detalhada e o exame físico minucioso revelam o diagnóstico em 2/3 dos casos. Alguns sinais simples podem ser observados rapidamente, que sugerem causas orgânicas específicas e indicam a gravidade da situação clínica. A presença de batimentos de asas do nariz, cianose, tiragem, por exemplo, sugerem maior gravidade. A ocorrência de cornagem sugere obstrução alta. Atualmente estão bastante disponíveis oxímetros de pulso, sendo a medida da saturação de O_2 muito útil para orientar quanto à gravidade do quadro.

No caso de *doenças cardíacas*, deve-se tentar quantificar o grau de esforço que provoca a dispneia: repouso, pequenos, médios, grandes esforços e sua relação com o decúbito. Deve-se pesquisar sintomas associados, como: dor ou desconforto torácico, tosse, ortopneia, dispneia paroxística noturna (DPN), tonturas, palpitações ou síncope. O exame físico pode revelar: sinais de baixo débito cardíaco ou hipertensão arterial, arritmia cardíaca, diminuição da expansibilidade e do murmúrio vesicular, crepitação em bases, sibilância, derrame pleural, abafamento de bulhas, hepatomegalia, estase jugular e edema de membros inferiores.

A *asma,* como visto na Tabela 6.1, pode manifestar a dispneia tanto de forma aguda quanto crônica. Alguns estudos revelam componentes diferentes para a dispneia. A sensação de aperto no peito, referida pelo paciente, parece estar relacionada a receptores pulmonares que respondem a broncodilatadores, enquanto a sensação de esforço para respirar está mais relacionada a processos inflamatórios. Sensação de ar preso pode predizer hipercapnia aguda ou restrição dos movimentos respiratórios. As crises de broncoespasmo episódicas geralmente se associam a quadros de rinite e/ou sinusite alérgicas. O diagnóstico nem sempre é tão simples, uma vez que o paciente, na maior parte das vezes, chega ao consultório médico assintomático, com exame físico absolutamente normal. O médico deve procurar no exame físico sinais de rinite, respiração bucal, marca linear esbranquiçada na asa do nariz (consequente a prurido nasal frequente), tórax hiperinsuflado (significando um período prolongado da doença), sibilância, secreção e roncos à ausculta pulmonar.

Nas *doenças intersticiais pulmonares,* o paciente queixa-se de respirações rápidas e superficiais e baixa capacidade física aos exercícios. O exame físico pode ser aparentemente normal no início da doença, porém, com a evolução do quadro, pode-se observar taquipneia, murmúrio vesicular diminuído e crepitações, tipo velcro, em terços médios e inferiores pulmonares.

Na *doença pulmonar obstrutiva crônica (DPOC),* o indivíduo queixa-se principalmente de tosse por períodos prolongados, em geral, com secreção clara, a menos que haja infecção associada. Refere esforço para respirar e dificuldade para inspirar profundamente. Durante o processo infeccioso, costuma ocorrer piora da dispneia, com caráter proeminente expiratório. O exame físico costuma revelar: extremidades cianóticas, voz engrossada, tórax enfisematoso, arritmia cardíaca (pela hipoxemia associada), murmúrio vesicular reduzido, associado a roncos e sibilos difusos.

Na forma aguda do *tromboembolismo pulmonar*, a dispneia pode estar associada a dor torácica, hemoptise ou síncope. O paciente, na maior parte das vezes, procura um serviço de emergência. Na forma crônica, os sintomas principais podem ser apenas de dispneia relacionada aos esforços físicos, ou taquipneia e taquicardia ao exame físico. Nestes casos o médico deve estar atento aos fatores de risco, como neoplasias, obesidade, trombose venosa, etc.

Infecções em todo o tórax (da pele ao mediastino) podem se manifestar através de dispneia. A pele deve ser avaliada à procura de lesões, como, por exemplo, o herpes. Linfonodos podem estar presentes na tuberculose, AIDS, etc.

A dispneia *psicogênica* é mais frequente no sexo feminino, acompanhada de sintomas de depressão e/ou ansiedade, ocorre com o paciente geralmente em repouso, principalmente em lugares fechados, e é descrita como uma dificuldade de "encher" os pulmões de ar ou sensação de "ar preso", apesar disso, a respiração observada é profunda e lenta. Quando associada à hiperventilação, predominam sintomas de ansiedade: palpitações, dor torácica e principalmente alcalose respiratória (parestesias, fraqueza de extremidades, e espasmo cardopedal). Chama a atenção que a dispneia pode não existir ou ser aliviada pelo esforço físico. Em casos de dúvida, o médico deve realizar provas ventilatórias e cardíacas.

Em casos de *falta de condicionamento físico*, o paciente pode apresentar dispneia opressiva, acompanhada de taquipneia aos esforços moderados. Geralmente os indivíduos não apresentam outros sintomas. Está associada ao sedentarismo e o exame físico é normal. As provas cardiopulmonares podem ser decisivas quando há dúvida diagnóstica. Por outro lado, indivíduos que realizam *exercícios em excesso*, ou de forma incorreta, também podem apresentar dispneia, mas esta, frequentemente, está associada à dor muscular, ou tem caráter ventilatório-dependente.

A *anemia* é causa frequente de dispneia, principalmente quando associada a outras doenças, como a insuficiência cardíaca, por exemplo. Ocorre principalmente aos esforços físicos. A história clínica de perda sanguínea ou falta de ingestão alimentar adequada, aliada ao exame físico apresentando mucosas descoradas, taquicardia, etc., direcionam ao diagnóstico.

Exames Subsidiários

Exames laboratoriais devem ser direcionados de acordo com a suspeita clinica. Hemograma pode ser útil nos casos de anemia, poliglobulia (nos indivíduos com DPOC), eosinofilia (nos asmáticos) e nos processos infecciosos. Alguns pacientes com distúrbios metabólicos também podem apresentar dispneia, como: diabéticos, renais ou com doenças na tireoide, portanto exames específicos laboratoriais podem apontar para a descompensação destas doenças.

O peptídeo natriurético cerebral (BNP) ou o pró-BNP auxiliam na diferenciação entre doenças cardíacas e de outras etiologias, uma vez que sua produção se encontra elevada na insuficiência cardíaca. Nos casos de falência cardíaca, o BNP costuma estar acima de 400 pg/nL. O D-dímero (produto de degradação da fibrina) é útil principalmente para excluir doenças tromboembólicas, quando normal. Quando elevado deve-se prosseguir na investigação, apesar de seu valor preditivo positivo ser limitado.

Provas funcionais respiratórias: a espirometria simples e a prova farmacodinâmica são bastante utilizadas para diagnóstico e acompanhamento das doenças pulmonares. Na asma, o exame pode estar absolutamente normal, se o indivíduo estiver fora da crise e for portador de doença leve. Nestes casos, pode ser realizado teste de broncoprovocação, ou teste terapêutico se a história for bastante sugestiva. Uma resposta positiva ao broncodilatador pode ser sugestiva de broncoespasmo. Ao contrário, nos indivíduos com DPOC, a reversibilidade após o broncodilatador costuma ser discreta ou inexistir. Nas doenças intersticiais, predominam os padrões restritivos respiratórios.

A radiografia de tórax traz informações importantes tanto para pacientes com doenças cardíacas, quanto pulmonares. Podemos observar: hiperinsuflação, alterações sugestivas de valvopatias, aumento da área cardíaca e dos vasos, hipertensão da artéria pulmonar, focos de consolidação, atelectasia, tumores, pneumotórax, etc.

A tomografia computadorizada de tórax é muito útil para o diagnóstico das doenças pulmonares, mas devemos considerar questões de custo e exposição à radiação na sua indicação. A tomografia de alta resolução deve ser utilizada na suspeita de doenças intersticiais. Protocolo específico de angiotomografia deve ser usado para os casos sugestivos de tromboembolismo pulmonar. Atenção à função renal devido ao uso de contraste.

Ecodopplercardiograma e eletrocardiograma são exames não invasivos muito úteis para avaliação inicial da condição cardíaca. Exames específicos adicionais devem ser solicitados, por exemplo, provas funcionais para isquemia miocárdica, dependendo da situação clínica.

Testes cardiopulmonares devem ser reservados para casos em que a etiologia da dispneia permaneça inconclusiva, apesar dos exames realizados, na desproporção entre a doença e a severidade do quadro clínico, na falha ou resolução parcial do tratamento. É bastante útil nos casos de falta de condicionamento físico e na síndrome da hiperventilação.

CONCLUSÃO

1. História clínica e exame físico detalhados levam ao diagnóstico etiológico em 2/3 dos casos.
2. Exames laboratoriais: hemograma, glicemia, provas de função renal e tireoidiana, gasometria arterial, BNP, D-dímero, devem ser indicados conforme a suspeita diagnóstica.
3. Radiografia torácica e prova funcional respiratória podem dar informações adicionais.
4. Ecodopplercardiograma e eletrocardiograma devem ser realizados em casos de insuficiência cardíaca, doenças valvares, hipertensão pulmonar.
5. A tomografia computadorizada de tórax de alta resolução deve ser reservada para pacientes com suspeita de doenças intersticiais pulmonares e a angiotomografia quando houver suspeita de tromboembolismo.

6. Provas cardiopulmonares, quando a causa permanece sem diagnóstico, na falta de condicionamento físico e quando houver desproporção entre os sintomas ou sobreposição de causas.

BIBLIOGRAFIA CONSULTADA

1. Han J, Zhu Y, Li S, et al. The language of medically unexplained dyspnea. Chest 2008; 133:961.
2. Lam LL, Cameron PA, Schneider HG, et al. Meta-analysis: effect of B-type natriuretic peptide testing on clinical outcomes in patients with acute dyspnea in the emergency setting. Ann Intern Med 2010; 153:728.
3. Mahler DA, Harver A, Lentine T, et al. Descriptors of breathlessness in cardiorespiratory diseases. Am J Respir Crit Care Med 1996; 154:1357.
4. Maisel AS, Krishnaswamy P, Nowak RM, et al. Rapid measurement of B-type natriuretic peptide in the emergency diagnosis of heart failure. N Engl J Med 2002; 347:161.
5. Parshall MB, Schwartzstein RM, Adams L, et al. An official American Thoracic Society statement: update on the mechanisms, assessment, and management of dyspnea. Am J Respir Crit Care Med 2012; 185:435.
6. Simon PM, Schwartzstein RM, Weiss JW, et al. Distinguishable types of dyspnea in patients with shortness of breath. Am Rev Respir Dis 1990; 142:1009.

Capítulo 7

Sono e Distúrbios do Sono

Christina M. Funatsu Coelho

CONSIDERAÇÕES GERAIS

O sono é um comportamento fisiológico, e privilegia mecanismos subcorticais encefálicos em detrimento das atividades corticais. Está presente obrigatoriamente em qualquer indivíduo da espécie humana e pode ser registrado a partir de 28 semanas de idade concepcional. Os distúrbios a ele relacionados, comuns em qualquer idade, são mais frequentes na infância em se tratando das parassonias, enquanto as insônias e os distúrbios respiratórios prevalecem na idade adulta. De qualquer maneira, a atenção a este entrelaçamento neurofisiológico conduz infalivelmente a uma melhor abordagem adaptativa e terapêutica ao paciente.

Os distúrbios do sono podem culminar com comprometimentos graves da saúde no âmbito pessoal e até, o que habitualmente menos se considera, mas de muito maior repercussão, coletivo. Peculiarmente, o sono desajustado de uma pessoa pode afetar um número de indivíduos, muitas vezes não mensurável nos aspectos econômicos individuais e dos cofres públicos, sociais e ambientais, nas suas diferentes espécies. Sim, de espécies, por efeitos diretos e indiretos, quando se leva em consideração os acidentes, muitas vezes com repercussões ecológicas.

A análise da história clínica, com antecedentes, busca ativa de hábitos e vícios e uso de medicamentos associados, acoplada ao exame físico com acurada observação das proporções anatômicas de crânio, face, região cervical, abdome e tronco, constituem-se em fortes armamentos para formulação de vertentes diagnóstica e de orientação ao tratamento, sobretudo no que tange ao item insônia.

Queixas diretamente referidas pelos pacientes ou por pessoas a ele relacionadas: ronco, pausa respiratória, dificuldade para iniciar e manter o sono, sonolência nos momentos inapropriados, comportamentos e sons não esperados durante o período de sono. Frequentes apresentações clínicas indiretas e relacionadas aos distúrbios do sono, muitas vezes não valorizadas: fadiga, alteração da atenção, lentidão de raciocínio, dor constante e/ou migratória, distúrbio do humor e comportamento, alterações ponderais, enurese, distúrbios cardiocerebrovasculares.

O exame de polissonografia (PSG), contudo, constitui importante ferramenta para a determinação e somação dos diagnósticos relacionados ao sono, evidenciando alterações do estado, muitas vezes somadas e sobrepostas, incluindo as queixas de sono insatisfatório por impercepção, interrupções deflagradas por parassonias e fragmentação espontânea.

Os mais de 100 tipos de alterações que constam na Classificação Internacional dos Distúrbios do Sono didaticamente serão apresentados em quatro grandes grupos: distúrbios respiratórios do sono e apneias, insônias, sono excessivo e parassonias.

DISTÚRBIOS RESPIRATÓRIOS DO SONO

O sono representa períodos críticos para a respiração na espécie humana, com muitas doenças que afetando mais gravemente as vias respiratórias durante o período de sono. Distúrbios peculiares relacionados a esse comportamento são o ronco e as apneias, de natureza central e obstrutiva.

Ronco

Podem ser observados em qualquer idade, mas têm a sua ocorrência mais frequente com o passar dos anos. O ruído determinado durante a fase de inspiração tem como causa a passagem do ar pelo lúmen parcialmente obstruído mecanicamente em algum ponto, desde o nariz à hipofaringe, por fatores múltiplos, levando a resistência, cuja escala de intensidade é variável de indivíduo a indivíduo, podendo ser dimensionada em decibéis. Considerando-se o mesmo indivíduo, a intensidade sonora e a sua presença durante o período de sono também poderão ter variações, de acordo com o decúbito (geralmente reduzido em decúbito lateral), tipo e hora de alimentação (favorecimento do refluxo gástrico).

Nas obstruções completas, o esforço inspiratório é ainda maior, e neste caso, não acompanhado de ronco (obstrução). Acompanhadas ou não dos roncos sonoros, as pausas obstrutivas ou parciais comumente não despertam o roncador. Podem ser um importante sinalizador de algum distúrbio respiratório do sono mais importante, se sucedido por despertar e inspiração profunda e ressuscitativa, não recordados pelo próprio paciente, mas habitualmente representam um transtorno maior ao sono dos indivíduos do mesmo ambiente e até de proximidades.

Tratamento

Quando não associado a apneia obstrutiva é apenas incomodativo à convivência social e até laborativa interpessoal, não sendo necessário tratamento. Quando suficientemente ruidoso, incomodativo e comprometedor, medidas importantes constam de:

- identificar o dismorfismo e as desproporções craniofaciais, seguidos de correção adequada para cada tipo de gravidade. Acoplar as necessidades estético/funcionais, tendo muitas vezes o fator funcional como única meta, com o objetivo de evitar o agravamento obstrutivo pela alteração progressiva morfológica de língua, mandíbula, dos seios frontais, válvulas nasais, dentes e palato, determinados pela respiração bucal mantida.
- controle da quantidade e qualidade alimentar, principalmente no período noturno;
- elevação do decúbito cefálico a 10 graus;

- promover o decúbito lateral e evitar o decúbito dorsal. Usar o auxílio de travesseiros de apoio, se necessário;
- aplicação dos artefatos nasais para manter pérvia a via;
- aparelho intraoral, elaborado especificamente por profissional da área e de acordo com as medidas antropométricas do paciente, não visa a correção definitiva. O artefato deve manter anteroprojeção mandibular, por discreta tração, e buscar contenção e posicionamento da língua durante o relaxamento muscular, no período de sono;
- evitar substâncias miorrelaxantes, ansiolíticas, sedativas e outras que reduzam a luz respiratória por relaxamento muscular ou que favoreçam o refluxo gástrico, com consequente edema de palato, faringe e broncoconstrição.

Apneia Obstrutiva e Síndrome da Apneia Obstrutiva do Sono (SAOS)

Caracterizada por pausas respiratórias na fase inspiratória, de duração maior ou igual a 10 segundos. Quando esses eventos ocorrem em frequência superior a 30 vezes em 6 horas de sono, é considerada a SAOS, culminando com o despertar, principalmente quando a queda da saturação de hemoglobina ocorre de maneira significante, estimulando os centros respiratórios. Outras vezes, os eventos podem ser tão frequentes, não sendo possível a ocorrência da dessaturação da oxiemoglobina, contudo, acarretam também os despertares promovidos pela esforço inspiratório contínuo. Habitualmente, a fase expiratória não exige esforços e não é motivo de desconforto, opostamente ao observado nas doenças primárias pulmonares, a exemplo dos broncoespasmos, em que o período expiratório é prolongado.

SAOS constitui-se em uma das causas de sonolência e fadiga diurna (ver seção), pela interrupção do sono, e ao longo dos anos poderá colaborar para o desenvolvimento de doenças cardiovasculares. Através do estudo polissonográfico, a dessaturação da oxiemoglobina e das apneias poderá ser quantificada: até cinco eventos/hora é considerada incipiente; de cinco a 25 eventos/hora é considerada leve; de 25 a 45 eventos/ hora é considerada moderada e nos eventos em ocorrência superior a 45 é considerada grave. Há que se avaliar a presença de eventos em que a frequência não é considerada grave, mas o tempo de pausa respiratória é prolongado, levando a grande esforço inspiratório eà intensidade de dessaturação da oxiemoglobina.

Tratamento

Planejado para os casos de apneias de frequências moderada e grave, com dessaturação e arritmia cardíaca. A ventilação com pressão aérea positiva (PAP) durante o período de sono, através de aparelho propulsor intermediado com máscara de melhor adaptação, conforto e funcionalidade para as medidas antropométricas e obstrutivas daquele indivíduo (nasal, oronasal, *full-face*). A pressão aérea necessária para manter a perviedade do caminho respiratório é determinada em laboratório PSG, com titulação pressórica. Poderá ser contínua tanto na inspiração como na expiração (CPAP), menor na expiração (BiPAP) ou ter a PAP deflagrada a partir da ausência da pressão negativa inspiratória (V-PAP). Substâncias para relaxamento e obtenção do sono nesse momento podem ser utilizadas com tranquilidade e auxiliam no processo adaptativo e de familiarização com o equipamento e os acessórios.

O tratamento cirúrgico deverá ficar reservado para as situações em que a intervenção seja decisivamente o fator definitivo de correção

Apneia Central

De apresentação menos frequente que a apneia do tipo obstrutiva, observa-se uma pausa respiratória, mas não acompanhada do esforço para promover o fluxo inspiratório durante o sono. A obstrução não é fator impeditivo, mas outras condições médicas e ambientais alteram o fluxo inspiratório, nesse caso: desequilíbrio ácido-básico, alterações barométricas, substâncias químicas e farmacológicas, alterações neurológicas primárias e secundárias do centro respiratório.

Tratamento

Controle e adequação dos fatores clínicos desencadeantes e/ou perpetuadores do quadro apneico central. Associação com máscara para CPAP. Nos casos de desequilíbrio ácido-básico, a administração da substância acetazolamida, 500 a 1.000 mg/dia. Em situações mais raras a clomipramina 10-75 mg/dia e oxigenoterapia. Menos eficazes seriam as opções teofilina, naloxone e acetato de medroxiprogesterona.

Síndrome da Hipoventilação do Sono

Nos casos de obesidade mórbida, doença restritiva/obstrutiva pulmonar crônica, doenças neuromusculares e medulares, observa-se a elevação anormal da pressão de CO_2 resultando em hipoxemia. Se persistente, poderá levar, consequentemente, a hiperglobulia, hipertensão pulmonar *e cor pulmonale*. A gravidade da apresentação pode ser avaliada por meio da saturação da oxiemoglobina e do tempo dessa dessaturação.

Tratamento

Segue as mesmas orientações referentes às apneias obstrutiva, central e mista.

INSÔNIAS

Sensação não satisfatória de sono, não reparador quantitava e qualitativamente. Pode ser classificada de acordo com:

horário predominante de ocorrência:

- dificuldade em adormecer (inicial);
- ocorrência de interrupção frequente, prolongada ou breve, dificultando a manutenção do estado (intermediária);
- no final do período de sono (despertar precoce);
- mista.

tempo de duração:

- aguda;
- crônica;
- aguda recorrente.

Tratamento

É de primordial importância o controle dos fatores perpetuadores, precipitadores e provocadores, higiene do sono e psicoterapia comportamental. Nos quadros agudos, situacionais e associados a outras condições médicas, os indutores do sono não benzodiazepínicos podem ser uma excelente opção. Os indutores do sono benzodiazepínicos poderão ser a opção de acordo com a necessidade de controle dos sintomas associados ou deflagradores (ansiedade) e deverão ser avaliados caso a caso de acordo com a meia-vida, interação medicamentosa e contraindicações clínicas (Tabelas 7.1 a 7.3).

Tabela 7.1 – Recomendações para realização da higiene do sono e readequação e condicionamento de hábitos
• Restringir do horário de sono
• Ir para a cama se e quando estiver com sono
• Reduzir a ingesta de substâncias cafeinadas (café, coca-cola ou refrigerantes colados, chás de cores escuras, álcool)
• Evitar refeições copiosas e gordurosas previamente ao horário de dormir
• Efetuar lista de tarefas para o dia seguinte, reduzindo as preocupações
• Elimine fatores perturbadores e favoreça o ambiente de repouso (telefone, televisão, rádio, revistas, livros, número de pessoas, ruídos, relógio, luzes, poeira, condições de colchão, travesseiro, cobertor e travesseiro)
• Tomar leite morno e ingerir carboidratos (pequena quantidade) antes de dormir
• Se demorar a dormir mais que 15 minutos, sair do leito e ir para outro ambiente, porém de pouca iluminação. Dar preferência a atividades pouco estimulantes até que o sono reapareça. Repetir isso quantas vezes forem necessáriasProcurar fazer atividades físicas regularmente, porém até 4 horas previamente ao horário de dormirEvitar pensamentos ruminativos e procurar hábitos de substituição por pensamentos e imagens relaxantes e agradáveis
• Evitar resolver os problemas domésticos, familiares, administrativos, sociais em horário que antecede o horário do sono
• Aplicar técnicas de relaxamento muscular
• Evitar os cochilos durante o dia para quem tem sono fragmentado
• Deixar o ambiente bem iluminado até 2 horas antes do horário planejado de ir dormir
• Acordar sempre no mesmo horário, independentemente da hora que foi dormir
• Manter os horários de sono mesmo nos períodos de folga, feriados e férias
• Psicoterapia cognitiva e comportamental

Os antidepressivos com efeito anti-histaminérgico, colinérgico e alfa-adrenérgico apresentam resultados nas queixas crônicas e também deverão ser avaliados caso a caso de acordo com a meia-vida e contraindicações clínicas (Tabela 7.4). Os anti-

Tabela 7.2 – Hipnoindutores bezodiazepínicos mais frequentemente utilizados		
Meia-vida (horas)	**Tempo para início do efeito (min)**	**Dose (mg)**
Alprazolam 12 ± 2 30	60	0,5-2
Clordiazepóxido 10 ± 3,4	Variável	50-100
Clonazepam 23 ± 5	20-60	1-3
Clorazepato 2 ± 0,9	30-60	3,75-20
Diazepam 43 ± 13	Variável	5-10
Estazolam 10-24	15-30	1-2
Flunitrazepam 11-20	Variável	0,5-1,5
Flurazepam 74 ± 24	15-20	15-30
Lorazepam 14-5	30-60	2-4
Midazolam 1,9 ± 0,6	10-20	7,5-15
Nitrazepam 25-35	Variável	2,5-10
Oxazepam 8 ± 2,4	30-60	15-30
Triazolam 2,9 ± 1,0	15-30	0,125

Tabela 7.3 – Hipnoindutores não benzodiazepínicos		
Meia-vida (horas)	**Tempo para início do efeito (min)**	**Dose (mg)**
Zaleplon 1	15-30	5-10
Zolpidem 2,4	20-30	5-10
Zopiclone 3,5-6,5	15-30	3,75-7,5

depressivos com efeito sedativo reduzido também constam da carta de opções, mas deverão ter em vista a melhora do padrão comportamental como agente principal na queixa. Em qualquer situação, a higiene do sono deverá vir acoplada de modo enfático e persistente.

Etiologia

- Secundária, relacionada a uma grande variedade de doenças provocadoras e precipitadoras associadas a fatores perpetuadores (síndromes dolorosas, respiratórias, psiquiátricas, neurológicas, entre as mais frequentes).
- Primária/idiopática:
  - psicofisiológica (desencadeada/aprendida após um fator marcante);
  - por falta de percepção do estado (impercepção).

Tabela 7.4 – Antidepressivos com efeito sedativo mais frequentemente utilizados

Classe	Dose (mg)	Efeito sedativo/hipnótico	Meia-vida (horas)
Amitriptilina TC	25-300	3 +	16-30
Clomipramina TC	25-250	2 +	32-70
Doxepina TC	25-300	3 +	16-30
Imipramina TC	25-300	2 +	12-30
Trimipramina TC	25-300	3 +	16-30
Maprotilina TC	25-300	2 +	48
Mirtazapina AT	7,5-45	4 +	16-30
Mianserina AT	30-90	4 +	16-30
Nefazodone AT	150-600	3 +	3
Trazodone AT	50-600	3 +	6

TC: antidepressivo tricíclico; AT: antidepressivo atípico; 2 +: efeito sedativo/hipnótico moderado; 3+: efeito sedativo/hipnótico moderado a acentuado; 4+: efeito sedativo/hipnótico acentuado.

- Fatores extrínsecos e ambientais (externos ao organismo).
- Situacional e de hiperalerta, a qual pode levar a uma insônia psicofisiológica.
- Relacionada a fases do sono:
  - atraso da fase do sono (o período de sono ocorre mais tarde que o desejado, podendo ser confundido com insônia inicial);
  - avanço da fase do sono (o período de sono ocorre antes que o desejado, podendo ser confundido com insônia com despertar precoce). Algo semelhante aos itens de atraso e avanço da fase de sono é o que pode ser observado nos distúrbios do sono relacionados às alterações de fuso horário e *jet lag*.
- Distúrbios circadianos determinados por alterações cronobiológicas. O indivíduo não consegue acompanhar os padrões sociais esperados e os distúrbios ocorrem comumente nos horários de folga, férias, feriados e finais de semana dos trabalhadores em turnos irregulares.

Condicionamento para a higiene do sono. Poderá ser positiva a associação de terapia farmacológica a curto prazo com indutores do sono e hipnossedativos, principalmente se e durante o processo de condicionamento e adequação do horário nas queixas identificadas, como relacionadas às alterações das fases. Os trabalhadores em turnos devem ser orientados a não alterar o horário do sono nas folgas.

SONO EXCESSIVO/HIPERSONIAS

Sensação de sono em momentos não desejados, comprometedores e prejudiciais ao aspecto social e laborativo. A sonolência não é promovida por alterações do ciclo circadiano, privação ou fragmentação do período de sono ou distúrbios respiratórios elacionados ao sono. Podem ser:

- *secundária a outras condições médicas,* uso de substâncias ou drogas. *Tratamento:* direcionado aos fatores provocadores.
- *primária: dormidores longos,* fisiologicamente necessitam de mais horas de sono, tendo uma boa evolução deste estado encontrando-se cronicamente privados de sono por condições sociais (trabalho e estudo). *Tratamento*: cochilos breves e programados no decorrer do horário de vigília ou previamente a momentos que sabidamente exigirão grande atenção (reuniões, direção de veículos, aulas).
- *narcolepsia,* além dos episódios de *sono incoercível* pode vir associada a *cataplexia* (perda súbita do tônus da musculatura estriada, especialmente deflagrada por emoções), *alucinações* na transição vigília-sono (hipnagógicas) ou sono-vigília (hipnopômpicas) e *paralisia do sono* (transitória e breve atonia da musculatura estriada ao despertar). Os diagnósticos diferenciais com crises epilépticas focais (alucinações) e generalizadas (atônicas, mioclônicas), síncopes e alterações do potássio devem ser estabelecidos. *Tratamento:* cochilos programados associados a substâncias estimulantes e alfa-adrenérgicas: metilfenidato 40 a 160 mg/dia, modafinila 200-600 mg/dia.

PARASSONIAS

Manifestações clínicas e comportamentais consideradas naturais do estado de vigília, mas que ocorrem durante o sono, período em que o repouso e a atonia são esperados. Existem as alterações que ocorrem predominantemente durante a transição vigília-sono, transição sono-vigília, durante o sono N-REM e aquelas que ocorrem durante o sono REM.

Parassonias da Transição Vigília-Sono

- síndrome das pernas inquietas (SPI) é caracterizada pela sensação de desconforto, comumente nos membros inferiores, predominando em panturrilha, mas poderá ser global ou predominar em um dos membros. É exacerbada durante o repouso, mas principalmente ao entardecer, à noite e com a sonolência. A sensação desagradável (comichão, aperto, inquietude) provoca necessidade urgente, compulsiva e irresistível de movimentos e estiramento, impedindo o sono e muitas vezes obrigando o indivíduo a sair da cama para caminhar. SPI faz parte da síndrome do movimento periódico dos membros (SMPM), mas pode estar presente isoladamente. Podem ser idiopática ou secundária: neuropatia periférica, insuficiência vascular, carências vitamínicas, de ferritina, ferro e de ácido fólico, alterações metabólicas e ingesta de substâncias estimulantes, entre outros.
- *jactatio capitis/head banging/ body rocking;*
- mioclonias do início do sono.

Tratamento

Para SPI sintomática com controle dos fatores secundários, atividades físicas, indutores do sono, tratamento da SMPM/PLM. Nos demais itens, indutores do sono benzodiazepínicos e não benzodiazepínicos, associados a condicionamento para a higiene do sono e controle dos fatores emocionais.

Parassonias da Transição Sono-Vigília

Determinadas por um despertar parcial do estágio NIII do sono N-REM, fase em que a atonia muscular, por inibição do neurônio motor, não é completa. O indivíduo pode apresentar comportamento motor típico da vigília não acompanhado da apropriada ativação cortical. Pode interagir parcialmente com ordens simples e não se recordar do ocorrido após o despertar.

Apresentações mais frequentes:

- alucinação hipnopômpica;
- terror noturno;
- despertar confusional;
- sonambulismo;
- distúrbio alimentar do sono;
- paralisia do sono.

Tratamento

Habitualmente não requer intervenção medicamentosa, por ser de ocorrência ocasional e não provocar comprometimentos maiores. Sempre considerar de importância o controle dos fatores estimulantes psicológicos e alimentares, mormente quando a ocorrência for maior. Nos casos de sonambulismo valem as medidas de proteção para portas, janelas, escadas e as estratégias para impedimento ao acesso a substâncias potencialmente tóxicas, combustivas e perfurocortantes, favorecendo a limitação do indivíduo ao ambiente do sono.

Parassonias do Sono N-REM

- síndrome do movimento periódico dos membros (SMPM/PLM – *periodic limb movements*) parece ser secundária a deficiência dopaminérgica, tendo o diagnóstico definitivo por PSG, com o registro da contração do músculo tibial anterior, flexão dos membros e hiperextensão do hálux. O movimento ocorre de maneira repetitiva e periódica, levando a microdespertares, fragmentação do sono e consequente sonolência nos períodos de vigília.
- distonia paroxística noturna (DPN) e epilepsias noturnas do lobo frontal (ENLF): posturas distônicas, podendo ser de curta duração (15-45 segundos) ou mais prolongadas (60 minutos). Ocorre a rotação da cabeça e do tronco, com extensão ou flexão dos membros. Associadamente pode ocorrer registro de discinesia, balismo ou movimentos coreiformes, vocalização, gritos, rigidez das extremidades, automatismos, posturas anormais ou comportamentos relacionados a pânico.
- bruxismo.
- enurese noturna.
- sonilóquio.
- mioclonias do sono, tremor hipnagógicos dos pés, alternância da ativação so músculos das pernas.

Tratamento

Em todas as situações, orientar o controle dos fatores estimulantes psicológicos e alimentares. Avaliar a presença de distúrbios respiratórios e refluxo gastroesofágico como fatores provocadores e perpetuadores. Para SMPM/PLM a indicação é pramipexole 0,125-1,0 mg/noite, próximo ao horário do sono. Outras opções também à noite: carbidopa-levodopa 25-100 mg/noite, baclofen 5-40 mg/dia, carbamazepina 100-1.000 mg/dia, gabapentina 300-1.200 mg/dia.

Para DPN poderá seguir as orientações citadas por ocasião dos capítulos de crises epilépticas e epilepsias.

Para enurese, aconselhar a redução da ingesta líquida no período que antecede ao horário de sono acompanhado de despertares programados para urinar de uma a três vezes durante o período de sono. Opções medicamentosas: imipramina 25-150 mg/noite clomipramina 10-75 mg/noite; maprotilina 25-150 mg/noite; oxibutinina 5-20 mg/noite.

Parassonias do Sono REM

- distúrbio comportamental do sono REM (DCSREM), caracterizado pela falta da atonia muscular estriada. A presença do tônus muscular permite que os sonhos, que tipicamente ocorrem nessa fase do sono, sejam vivenciados corporalmente, muitas vezes propiciando ferimentos determinados pelos movimentos bruscos e ações mais complexas, de deambulação, escalada e defesa, por vezes associados a gritos e faces de terror. Ocorre geralmente em homens, secundariamente a outras doenças do sistema nervoso, especialmente o Parkinson e demências, portanto em pessoas de idade mais avançada é seguido da lembrança do ocorrido, opostamente ao que ocorre no terror noturno e sonambulismo.
- paralisia do sono isolada e recorrente.
- pesadelos recorrentes.

Tratamento

Atenção ao controle dos fatores estimulantes psicológicos e alimentares. Dependendo do perfil dos pacientes, ansiolíticos e antidepressivos, no intuito de prolongar a fase N-REM e redução da fase REM, bem como dos fatores perpetuadores durante o período de vigília.

BIBLIOGRAFIA CONSULTADA

1. Aldrich MS. Sleep medicine. 1st ed. Oxford: Oxford University Press.; 1999. 382 p.
2. Barry RB. Sleep medicine pearls. 2nd ed. Hanley & Belfus; 2002. 388 p.
3. Culebras A. Sleep disorders and neurological disease (neurological disease and therapy). 2nd ed. Informa Healthcare USA (INFRMA HC); 2007. 451p.
4. Kryger MH, Roth T, Dement WC. Principles and practice of sleep medicine. 4th ed. W. B. Saunders Company; 2010. 1766 p.

Capítulo 8

Dor Abdominal

Fernando José Spagnuolo

INTRODUÇÃO

A dor abdominal é um sintoma e, como sintoma, é definida como a dor ou o desconforto que se manifesta entre o tórax e a pelve. É responsável por 20% das queixas de dor ambulatorial. Para sua abordagem diagnóstica deve-se ter, inicialmente, o conhecimento de sua propedêutica clínica. O abdome necessita ter seus pontos de referência anatômicos reconhecidos, desde que esses pontos determinam regiões abdominais que se correlacionam com as projeções de seus respectivos órgãos. O conhecimento dessas projeções é fundamental para o entendimento diagnóstico da dor abdominal.

O limite superior da cavidade abdominal se estabelece na linha que passa pela junção xifoesternal e circunda o tronco até a apófise espinhosa da 7ª vértebra dorsal. O limite inferior do abdome, que faz fronteira com a pelve, corresponde à linha que circunda o tronco, passando pelo tubérculo puberal e pela apófise espinhosa da 4ª vértebra lombar. Anteriormente, o abdome pode ser dividido de vários modos, mas a divisão em nove regiões é a mais utilizada e a de melhor uso, pela precisão de identificação das projeções viscerais.

Essas nove regiões abdominais anteriores são delimitadas por duas linhas hemiclaviculares verticais e por duas linhas horizontais, a linha superior passando inferiormente aos rebordos costais e a linha inferior, superiormente às cristas ilíacas. Com a interseção dessas quatro linhas obtemos as regiões abdominais anteriores, que seriam:

- o hipocôndrio direito (HD): localizado no canto superior direito do abdome;
- o hipocôndrio esquerdo (HE): localizado no canto superior esquerdo;
- o epigástrio: localizado entre o HD e o HE;
- a fossa ilíaca direita (FID): localizada no canto inferior direito do abdome;
- a fossa ilíaca esquerda (FIE): localizada no canto inferior esquerdo;
- o hipogástrio: localizado entre a FID e a FIE;
- o flanco direito (FD): localizado entre o HD e a FID;
- o flanco esquerdo (FE): localizado entre o HE e a FIE;
- o mesogástrio: localizado entre o FD e o FE.

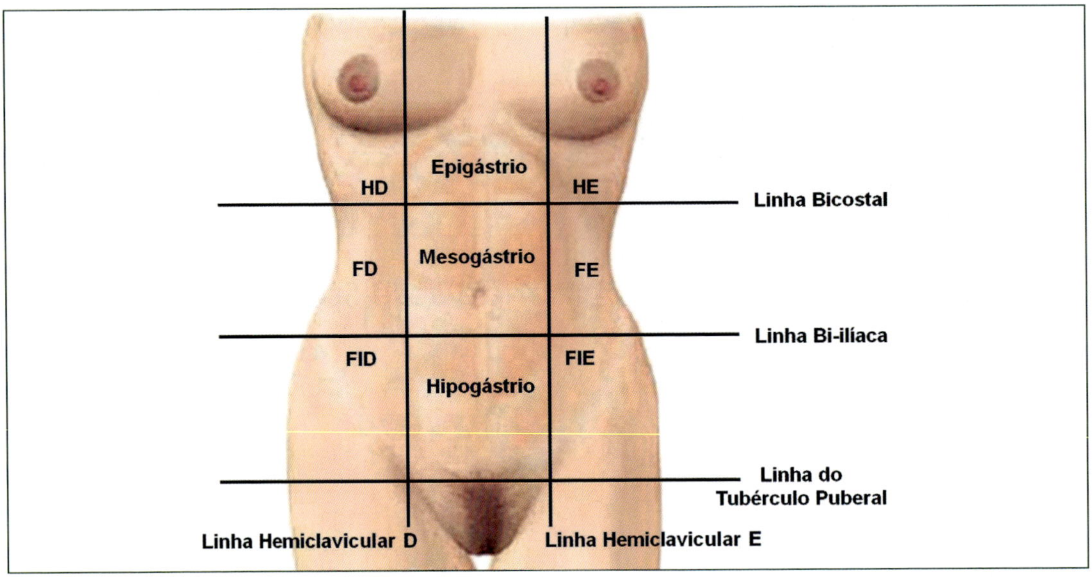

Figura 8.1 – Regiões abdominais anteriores.

O abdome é a região que possui mais órgãos em todo o nosso corpo. Potencialmente, está sujeita a doer devido a uma grande variedade de causas, pois todos esses órgãos estão sujeitos a causar dor e, às vezes, a causa da dor está localizada fora da região abdominal, como no caso dos órgãos do tórax. O tipo de inervação visceral a que está submetida a maioria dos órgãos abdominais dificulta a precisa localização da origem da dor, pois as dores abdominais tendem a ser difusas e causam irradiação para pontos diferentes da região abdominal. Desse modo, o local da dor e de sua irradiação ajuda, mas não costuma ser adequado para um diagnóstico definitivo da origem da dor abdominal. Para isso, torna-se imperativo que abordemos outras características da dor, além de sua localização:

- *o tipo de dor:* a dor abdominal pode se apresentar como pontada, cólica, torção, aperto, queimação, câimbra e pressão. Outros tipos de dores também são possíveis. As cólicas são dores típicas da contração anormal das vísceras ocas (estômago, intestinos, vesícula biliar, ureteres, etc.), enquanto as vísceras maciças (rins, baço, fígado, pâncreas, suprarrenal, etc.) oferecem outros tipos de dor;
- *a duração da dor:* a dor abdominal pode durar brevemente por alguns minutos ou pode persistir por horas ou meses. Algumas vezes a dor aparece intensa durante um tempo e, depois, diminui essa intensidade por outro período;
- *os fatores desencadeantes:* a dor pode ser desencadeada, piorada ou até melhorada por certos eventos. Por exemplo, pacientes com gastrite podem ter sua dor modificada pela alimentação ou pelo jejum prolongado;
- os sintomas associados: vômitos, diarreia, icterícia, febre, torpor e outros.

A melhor forma de examinar o abdome de um paciente é posicionando-se à direita do examinado, com ele deitado em decúbito dorsal, membros superiores paralelos ao corpo, com uma pequena flexão da cabeça de 15°, oferecendo conforto e transmitindo segurança à pessoa. Durante o exame, as dores são referidas pelo paciente em locais (pontos) dolorosos (ponto cístico, ureteral, epigástrico, esplênico, etc.) que devem ser verificados pelo médico mediante a palpação. A palpação superficial avalia principalmente a sensibilidade cutânea, enquanto a palpação profunda objetiva a exploração visceral. Essa localização do ponto doloroso, bem como sua irradiação, é fundamental para o raciocínio clínico do médico.

A palpação deve ser iniciada pelo lado contralateral à referência da dor, para não hipersensibilizar o paciente. Sempre realizar primeiro a palpação superficial e, logo após, a profunda. Os orifícios herniários não devem ficar sem exploração, bem como a realização dos toques retal e vaginal. A ausculta do abdome tem como função principal verificar a peristalse do paciente e, secundariamente, ruídos vasculares anormais. A peristalse exacerbada (chamada "ruídos de luta") associa-se a hiperatividade motora das vísceras, seja por obstrução ou distúrbio funcional. O silêncio abdominal sugere sofrimento visceral.

As dores abdominais podem ser moderadas ou severas, podem ter muitas causas potenciais, porém a maioria não é grave. Essas podem ser causadas por cólicas intestinais simples, dilatação da alça intestinal, pela presença excessiva de gases e associadas a uma alimentação hipergordurosa; em geral duram pouco tempo e são autolimitadas. Quadros ansiosos e relacionados à depressão também estão entre as causas de dor abdominal, pela presença de conteúdo gasoso intestinal que essas situações podem desencadear. As dores mais preocupantes são aquelas de grande intensidade, prolongadas, com sinais de irritação peritoneal e que são acompanhadas de febre, vômitos e de incapacitação do paciente.

CAUSAS DE DOR ABDOMINAL AMBULATORIAL

De acordo com as regiões abdominais, as principais dores abdominais são descritas na Tabela 8.1.

Tabela 8.1 – Causas de dor abdominal ambulatorial sem localização específica no abdome
a. Pancreatite
b. Doença inflamatória intestinal
c. Enterocolites

Dores sem Localização Específica no Abdome

Pancreatite

A pancreatite crônica caracteriza-se por inflamação grave do parênquima glandular, de longa duração e persistência dessa lesão, com caráter progressivo, levando a alteração estrutural difusa do pâncreas, mesmo após a suspensão do fator causal. A maioria dos pacientes apresenta pancreatite crônica pelo uso abusivo de álcool por tempo prolongado.

O quadro clínico se manifesta como dor abdominal em crises recorrentes, localizada no andar superior do abdome, com duração de 1 a 7 dias, intercalada por períodos de calmaria que podem durar meses. Suas reativações, na maioria das vezes, são decorrência do abuso de álcool ou de dieta hipergordurosa.

À palpação o paciente apresenta defesa generalizada em toda a superfície abdominal e piora à medida que se apalpam os níveis superiores.

A icterícia, clínica ou laboratorial, ocorre em torno de 25% dos pacientes, em decorrência da compressão do colédoco pelo edema da cabeça do pâncreas, por cálculos pancreáticos ou nódulos fibróticos. A ascite também é sinal propedêutico frequente, pois ocorre durante a evolução da pancreatite devido à fistulização do ducto pancreático para a cavidade abdominal ou de cistos presentes em 1/3 dos pacientes.

Doença Inflamatória Intestinal

Engloba dois tipos específicos de distúrbios inflamatórios envolvendo os intestinos, de causa ainda não totalmente esclarecida. São elas a doença de Crohn e a retocolite ulcerativa.

O paciente com a doença de Crohn pode apresentar dor abdominal em qualquer parte do abdome, em cólicas moderadas a intensas, episódicas e de caráter incapacitante. Porém, como a doença de Crohn, preferencialmente, acomete a transição ileocólica, é comum a queixa de dores em cólicas na região da fossa ilíaca direita que, em sua maioria, é de longa duração, acompanhada de diarreia (em geral com muco), febre baixa, anorexia, emagrecimento, náuseas e vômitos, retardo do crescimento e da maturação sexual. Em torno de 25% dos pacientes que chegam à primeira consulta já apresentam úlcera ou fístula perianal.

Semelhante à doença de Crohn, a retocolite é uma doença inflamatória do trato digestivo que causa dor abdominal importante, em cólicas intensas, com diarreia sanguinolenta e muco, várias vezes ao dia, incapacitante e que, nesse caso, restringe-se à mucosa colônica. Muito mais comum em pessoas brancas, a retocolite parece ter relação com pessoas com intolerância à lactose e, caso raro, o fumo apresenta-se como fator protetor. Na verdade, pessoas predispostas que deixam de fumar aumentam em 20% a chance de um surto inflamatório dessa doença.

Enterocolites

Das causas de dor abdominal ambulatorial, são as mais frequentes e de menor preocupação clínica, porque, na maioria das vezes, ocorrem de modo agudo e autolimitado. Correspondem a uma variedade complexa de distúrbios intestinais com diferentes etiologias, desde quadros virais, bacterianos, fúngicos e até funcionais. A dor é de caráter difuso, geralmente em cólicas, acompanhada, em algumas ocasiões, por diarreia, vômitos, febre, sintomas adrenérgicos e, em raros casos, desidratação.

DORES LOCALIZADAS EM EPIGÁSTRIO (TABELA 8.2)

Tabela 8.2 – Causas de dor abdominal ambulatorial em epigástrio
a. Gastrites
b. Duodenites
c. Úlceras pépticas

Gastrite, Duodenite e Úlceras Pépticas

A gastrite é, literalmente, o processo inflamatório que atinge a mucosa gástrica, de forma aguda ou crônica. A dor abdominal é circunscrita ao epigástrio em forma de azia ou queimação, com ritmicidade, ou seja, com horário certo para seu aparecimento, guardando íntima relação com o ritmo alimentar, ocorrendo 2 a 3 horas após a alimentação, cedendo ao se alimentar ou com o uso de alcalinos. Estas dores também se acompanham de perda de apetite, náuseas e/ou vômitos, que pioram com alimentos gordurosos em quantidades volumosas, com a ingestão de bebidas alcoólicas e medicamentos (salicilatos e anti-inflamatórios), bem como outros alimentos ácidos e que contêm cafeína.

Há também um caráter periódico da dor, durando vários dias ou semanas, desaparecendo a seguir por semanas ou meses, para reaparecer após meses ou anos, com as mesmas características. A presença do *Helicobacter pylori* (HP) pode constituir fator etiológico importante, porém faltam estudos para melhor avaliação dessa causalidade.

A duodenite e as úlceras gástricas e duodenais podem apresentar quadro clínico semelhante ao descrito para as gastrites. Um fator importante é a ocorrência de dor noturna, acordando o paciente à noite. Este sintoma se associa mais frequentemente às úlceras duodenais e duodenites. Também em relação às úlceras, a identificação e o isolamento do HP proporcionou um enorme desenvolvimento em nosso conhecimento acerca das úlceras pépticas. A infecção gástrica pelo HP é responsável por mais de 95% dos casos de úlcera duodenal e 80% dos portadores de úlcera gástrica.

DORES LOCALIZADAS EM HIPOGÁSTRIO (TABELA 8.3)

Tabela 8.3 – Causas de dor abdominal ambulatorial em hipogástrio
a. Cistites
b. Diverticulite do cólon
c. Doença inflamatória pélvica

Cistite

A colonização do epitélio urinário leva ao quadro de cistite bacteriana, que provoca desconforto em hipogástrio, traduzindo-se em dor em aperto, queimação ou apenas um "peso" no andar inferior do abdome. Os sintomas que acompanham essa dor são disúria, polaciúria, aumento da frequência ou urgência miccional, sensação de bacteremia (tremores pelo corpo ou arrepios de frio) e perda miccional espontânea. É importante lembrar que no idoso essa situação, além da dor abdominal, pode levar a confusão mental e distúrbios de comportamento.

Diverticulite do Cólon

A diverticulite se caracteriza por evaginações da mucosa formando pequenos sáculos ao longo de todo o cólon, chamados divertículos. A pressão crescente dentro da alça colônica força a parede intestinal, em suas porções naturalmente mais fracas, a essas evaginações. A dor ocorre quando um fecalito impacta num divertículo, provocando inflamação regional que pode vir a complicar com erosão e até perfuração da serosa.

A presença desses divertículos ocorre mais comumente no cólon esquerdo e no sigmoide, podendo a dor abdominal ser tanto localizada no rebordo costal esquerdo, no flanco esquerdo, na fossa ilíaca esquerda e no hipogástrio. A característica da dor é subaguda, constante, caracteristicamente no quadrante inferior esquerdo do abdome, porém sempre depende do segmento colônico envolvido. Pelo processo inflamatório, o sintoma que sempre acompanha a dor é a febre, geralmente moderada, a não ser que haja perfuração da mucosa e peritonite.

Doença Inflamatória Pélvica

A doença inflamatória pélvica (DIP) é uma infecção dos órgãos reprodutivos femininos. Pode ser causada por vários tipos de bactérias, que se espalham pelos órgãos sexuais, como útero, trompas e ovários, e levam a inflamação dolorosa regional que não se traduz somente como dor abdominal em hipogástrio, mas também nas fossas ilíacas direita e esquerda. Os fatores que acompanham a dor são: secreção vaginal (do colo do útero), dor durante a relação sexual (dispareunia), alteração menstrual, febre, fadiga, dor nas costas, disúria e, às vezes, vômitos e diarreia. Em algumas mulheres, a dor não é marcante e o diagnóstico pode passar despercebido durante anos.

DORES LOCALIZADAS EM HIPOCÔNDRIO DIREITO (TABELA 8.4)

Tabela 8.4 – Causas de dor abdominal ambulatorial em hipocôndrio direito
a. Colecistite crônica calculosa
b. Distensões da cápsula de Glisson

Colecistite Crônica Calculosa

A presença de cálculos que provocam estase e inflamam a árvore biliar é uma das causas mais frequentes de queixa de dor abdominal ambulatorial. Os fatores predisponentes são: a idade, chegando-se a um pico aos 40; o sexo, com todos os estudos apontando para o sexo feminino, não sendo surpresa, posto que a gravidez e o uso de estrógenos orais alteram o mecanismo normal de esvaziamento da vesícula biliar; o diabete melito; a hereditariedade; a obesidade; a dieta rica em colesterol e outros.

A dor referida, quando existe, pois a simples presença de cálculos pode não causar dor abdominal, e esta só aparece quando da mobilização desses cálculos na árvore biliar por espasmos dos ductos e contração vesicular, inicia-se de 4 a 5 horas após a ingestão alimentar (em geral gorduras), com fraca intensidade e vai aumentando até atingir seu acme. O ponto de início parece ser o epigástrio, e daí se localiza no HD, podendo irradiar para a região lombar, a região escapular e, às vezes, a região cervical. A causa dessa irradiação intensa é a irritação peritoneal parietal, causada pelo intenso processo inflamatório originado na árvore biliar.

Apesar do nome, dificilmente a dor tem o caráter de cólica, assemelhando-se mais a uma dor visceral indistinta nesses pontos referidos. A intensidade da dor é variável, desde um simples incômodo até uma dor muito intensa, aparece em crises e pode desaparecer por longos períodos até um novo episódio. Essa dor pode ser acompanhada por náuseas, vômitos e graus discretos de icterícia.

Distensões da Cápsula de Glisson

Revestindo o fígado, juntamente ao peritônio, na forma de um invólucro visceral interno, há uma membrana resistente, inervada, com função de proteção a lesões traumáticas, a cápsula de Glisson. Qualquer processo que leve à distensão dessa cápsula pode provocar dores intensas no HD. Dentre elas, as mais comuns são: estase hepática por insuficiência cardíaca, síndrome de Budd-Chiari, hepatites, peri-hepatites (inflamação de cápsula peritoneal hepática, geralmente por DIP), tuberculose (focal ou miliar), abscesso hepático, hidatidose, doença metastática, invasiva ou neoplasia primária hepática.

Essas dores são variáveis e respeitam a etiologia do distúrbio. A avaliação e compreensão do quadro clínico dessas dores necessitam do conhecimento da anatomia e hemodinâmica hepática. O diagnóstico desse grupo heterogêneo de doenças invariavelmente depende de exames de imagem.

CONCLUSÃO

As dores abdominais de caráter ambulatorial são de espectro extremamente variável, com inúmeras causas potenciais. Podem variar de moderadas a severas e a grande maioria não apresenta seriedade clínica latente. A investigação deve exigir o conhecimento propedêutico do médico, bem como das principais causas possíveis, de acordo com suas determinadas regiões e pontos dolorosos. Os aspectos da dor e seus acompanhantes devem ser da ciência do examinador, posto que estas dores têm aspecto visceral indistinto e podem confundir a abordagem clínica.

BIBLIOGRAFIA CONSULTADA

1. Ausiello D. Tratado de Medicina Interna. 23ª ed. Rio de Janeiro: Elsevier; 2010.
2. Lopes AC. Tratado de Clínica Médica. 2ª ed. São Paulo: Roca; 2009.
3. Bonadia JCA, Massaia IFDS, La Falce TS. Propedêutica Médica da Criança ao Idoso. 1ª ed. São Paulo: Atheneu; 2009.

Capítulo 9

Dor Torácica

Carlos Alberto da Conceição Lima
Zied Rasslan
Joaquim Antonio F. Almeida

A dor ou desconforto no tórax é queixa comum, não apenas em serviços de urgência, mas também em consultórios, sendo motivo de preocupação para o paciente que, geralmente, associa a manifestação a problemas cardíacos, e também ao médico, que tem o dever de diagnosticar com precisão a causa determinante, que pode resultar de diversas origens, mais ou menos graves e, a seguir, estabelecer a terapêutica adequada a cada caso.

O exame clínico inicial, obtendo-se cuidadosa e detalhada anamnese, seguida de exame físico minucioso, são itens fundamentais para chegar-se ao diagnóstico causal e direcionarem-se as solicitações de exames complementares pertinentes a cada caso, evitando-se gastos desnecessários, demoras injustificáveis e, naturalmente, para introduzir a conduta terapêutica adequada. As características da dor podem auxiliar muito na identificação da doença causadora da mesma; deve-se investigar: início, localização, intensidade, caráter, irradiação, duração, periodicidade, fatores que acompanham, que melhoram e que pioram a dor.

A dor pode ter origem na caixa torácica, quando tem relação com a movimentação, respiração e com a palpação, como a dor de origem na pele, em subcutâneo, muscular, periósteo, pleura parietal e nervos torácicos, ou pode ser originada nas estruturas internas do tórax, como no esôfago, vasos intratorácicos, pericárdio e coração.

CAUSAS DA DOR

Origem na Caixa Torácica

Pele

Processos inflamatórios, agentes físicos (calor, frio, irradiação solar), químicos (ácidos, bases, medicamentos) e agentes biológicos (vírus, bactérias, fungos). Ao exame físico podem ser observados hiperemia local, vesículas, bolhas, edemas, alteração da coloração da pele; o exemplo mais típico é o herpes zoster, que provoca queimação e coceira, distribui-se em dermátomos, com *rash* vesicular na região afetada.

Subcutâneo

Celulites, causadas principalmente pelo *Staphylococcus aureus* e *Streptococcus epidermidis*. Eritema nodoso e eritema marginado, geralmente não restritos ao tórax, também podem ser causa de dor. Nestes casos, as dores são localizadas, com sinais inflamatórios: calor, rubor, edema e dor.

Músculos Esqueléticos

É a mais frequente causa de desconforto torácico. Dor após esforço físico, por acúmulo de ácido lático nos músculos peitorais; dor após episódios de tosse; traumas, às vezes acompanhados de hematomas. As miosites nos processos autoimunes como lúpus eritematoso, na dermatopolimiosite e doença mista do tecido conjuntivo.

Gradeado Costal

As fraturas ou os tumores de costelas podem provocar intensa dor localizada, que se acentua com movimentos respiratórios e palpação local.

Nervos da Parede Torácica

Neurites, como no herpes zoster e em neurinomas.

Processos degenerativos da coluna podem ser causa de dor, consequente a compressão radicular.

Mamas: processos inflamatórios, infecciosos (mastites) e/ou tumorais nas mamas podem ser causa de dor. O exame clínico adequado geralmente demonstra sinais inflamatórios ou tumoração.

ORIGEM NOS ÓRGÃOS INTERNOS

Gastroenterológicos

A esofagite de refluxo é das causas mais frequentes de dor torácica e às vezes de difícil diferenciação com as de natureza cardíaca; dor em queimação retroesternal e epigástrica é relacionada à ingestão de alimentos e posição deitada após as refeições; pode causar também tosse noturna, quadro asmatiforme e pneumonias de repetição.

As colecistopatias e afecções pépticas gastroduodenais também podem ser causa de dores torácicas.

Pulmões e Pleura

Pneumonias com pleurisia, decorrentes de infecção bacteriana, dor localizada que se acentua com a tosse e movimentos respiratórios e é acompanhada de febre, dispneia, percussão dolorosa com macicez e ruídos brônquicos.

Embolias e infarto do pulmão podem causar dor de início súbito, que piora com a respiração e pode ser acompanhada de dispneia, taquipneia e hemoptise, podendo haver crepitação pulmonar e atrito pleural.

Pneumotórax espontâneo, que se manifesta por dor de início súbito, intensa, aguda, bem localizada, duradoura, que piora com a respiração, tendo semiologia característica ao exame físico, com hiper-ressonância à percussão e ausência da ausculta da voz no pulmão acometido.

Dissecção Aórtica

A dor com início súbito é lancinante, em facada, no tórax anterior, podendo irradiar-se para o dorso, ocorrendo geralmente em hipertensos. Assimetria de pulsos e de pressão arterial, déficits neurológicos e sopro de insuficiência aórtica podem ocorrer. Ecografia de aorta, tomografia computadorizada e a angiografia podem confirmar o diagnóstico.

Dor Cardíaca

A isquemia cardíaca é, por sua morbimortalidade, a mais temida causa de dor torácica, podendo apresentar-se em diferentes formas:

Angina

Dor em opressão ou aperto, retroesternal, irradiada ou não para a região cervical, mandíbula, os ombros ou braços (geralmente do lado esquerdo) ou epigástrio, desencadeada por esforço físico, frio e estresse emocional, com curta duração ($\leq$ 2 a 10 min) e aliviada pelo repouso ou por vasodilatadores, como os nitritos e nitratos sublinguais.

O eletrocardiograma (ECG) pode ser normal ou mostrar discretas alterações inespecíficas do segmento ST e da onda T. O teste ergométrico com alterações do tipo isquêmicas, em conjunto com a presença de fatores de risco para a doença coronariana, são indicativos para a realização de estudo cineangiocoronariográfico.

Angina Instável

Situação de variação do quadro clínico da angina estável, tornando-se a dor mais douradoura, mais intensa, podendo ultrapassar 30 min e ser repetitiva. No ECG alteram-se o segmento ST e a onda T, mas sem sinais de necrose; pode haver elevação dos marcadores de necrose miocárdica, mas não ultrapassando 50% dos valores normais.

O diagnóstico de angina instável implica na realização de estudo coronariano em caráter de urgência, pois este tipo de angina costuma preceder o infarto agudo do miocárdio ou a morte súbita.

Infarto do Miocárdio

Dor precordial intensa, em opressão ou aperto, irradiada ou não, com duração mais prolongada ($\geq$ 30 minutos), que não melhora com repouso ou nitroglicerina, pode ser acompanhada de dispneia, fraqueza, náuseas, vômitos e sensação de morte iminente. Pode ou não ocorrer comprometimento hemodinâmico significativo, como congestão pulmonar ou baixo débito sistêmico.

O ECG registra, geralmente, alterações tipo isquemia, lesão e necrose, possibilitando a localização topográfica do infarto. Os marcadores de necrose miocárdica alteram-se significativamente, com elevação acima do dobro dos valores normais e registrando curvas evolutivas características.

Pericardites

Podem decorrer de processos inflamatórios, infecciosos e traumáticos, assemelhando-se a angina ou infarto, por sua localização precordial ou retroesternal. Geralmente apresentam sinais inflamatórios como febre, adinamia, queda do estado geral, sendo mais douradora, persistindo por dias e não respondendo a vasodilatadores, alterando-se com a posição, melhorando com flexão anterior.

No exame físico pode ser encontrado o "atrito", que é típico de quadro inflamatório do pericárdio. O ECG pode mostrar supradesnivelamento do segmento ST em quase todas as derivações, sem inversão da onda T e nunca com alterações sugestivas de necrose. O ecocardiograma é o melhor exame para diagnosticar alterações pericárdicas.

Prolapso da Valva Mitral (PVM)

Quando os portadores de PVM, geralmente, apresentam dor, esta é atípica, não relacionada a esforços e às vezes acompanhada de palpitações, que decorrem de arritmias. O ecocardiograma é o exame essencial para o diagnóstico, mostrando alterações típicas da valva mitral.

Manifestações Psicossomáticas

Dor ou desconforto incaracterísticos, geralmente em indivíduos tensos, que não têm substrato orgânico ou funcional, e que se constituem em diagnóstico de exclusão.

Tratamento

Depende fundamentalmente da causa básica e está descrito em cada capítulo correspondente.

BIBLIOGRAFIA CONSULTADA

1. Fauci AS, Braunwald E, Kasper DL, Hauser SL, Longo DL, Jameson JL, et al. , eds. Harrison Medicina Interna. 17ª ed. Rio de Janeiro: McGraw-Hill Interamericana; 2009. 2 v.
2. Goldman L, Ausiello D. (Eds.). Cecil Medicina. 23ª ed. Rio de Janeiro: Elsevier; 2009. 2 v.

Capítulo 10

Febre

José Carlos Aguiar Bonadia

SUMÁRIO

A grande maioria dos pacientes febris é portadora de doenças virais benignas autolimitadas. Menos frequentemente o diagnóstico pode ser de uma infecção grave, uma neoplasia maligna ou uma doença autoimune ou autoinflamatória. É importante o diagnóstico diferencial entre febre, hiperpirexia e hipertermia. Nos dois primeiros existe uma elevação do centro termorregulador e na hipertermia este permanece ao redor de 37°C.

A fisiopatologia da febre está bem estudada e envolve a presença da prostaglandina E2 (PGE2) ao nível das células endoteliais que irrigam o hipotálamo. As indicações para o tratamento da febre são a insuficiência respiratória e cardíaca, bem como as doenças do sistema nervoso central e a mulher no primeiro trimestre de gravidez. O medicamento mais recomendado como antitérmico é o acetaminofeno, pela menor incidência de efeitos colaterais. Já para o tratamento da hipertermia, recomenda-se o esfriamento externo o mais breve possível, pelo risco da morbimortalidade aumentada nesta afecção.

A febre de origem indeterminada foi redefinida em quatro grupos. Enquanto na forma clássica, deve-se evitar o tratamento empírico com antibióticos e/ou corticoides, nas formas neutropênicas e hospitalar o uso de antibióticos é recomendável por se tratar de uma urgência médica infecciosa, até que se prove o contrário. O quarto grupo, em que a febre aparece na evolução da AIDS, é o melhor exemplo no qual o clínico deve solicitar o atendimento multidisciplinar junto ao infectologista.

Um tipo especial de febre recebe a denominação de hiperpirexia. Nesta eventualidade, o centro termorregulador pode atingir temperatura de 41,5°C ou mais, e a causa da doença são infecções graves ou lesões no hipotálamo que afetam o centro termorregulador, como por exemplo o acidente vascular cerebral hemorrágico ou o traumatismo cranioencefálico.

INTRODUÇÃO

Um dos motivos mais frequentes que levam o doente a uma consulta médica é a febre. Na grande maioria das vezes trata-se de um quadro viral benigno e autolimitado que, na presença de sintomas e sinais localizatórios, permite um diagnóstico seguro. Por outro lado, quando a febre é o único sinal, mesmo médicos experientes se preocupam, pois atrás de uma febre pode estar em curso uma infecção severa ou até mesmo uma doença autoimune, autoinflamatória ou uma neoplasia maligna. Desde esse momento se faz necessária uma boa relação médico-paciente, pois esta preocupação estende-se ao paciente e a seus familiares.

DEFINIÇÕES

A febre na maioria das vezes é caracterizada por um aumento da temperatura corporal localizado no hipotálamo anterior, onde se encontra o centro termorregulador que procura se manter em 37°C. Desta forma, regula a temperatura corporal contrabalançando o excesso de produção de calor, resultado do metabolismo do fígado e dos músculos, e a eliminação do calor pela pele e pelos pulmões. Somente quando o centro termorregulador eleva a temperatura, por exemplo a 39°C, é que os mesmos mecanismos fisiológicos levarão ao aquecimento do corpo, caracterizando o estado febril. Se a temperatura corporal se elevar sem a alteração para mais do centro termorregulador, estamos falando em hipertermia.

Quando a febre ultrapassa 41°C, denomina-se hiperpirexia e pode estar relacionada a uma infecção grave ou afecções do sistema nervoso central, com comprometimento do hipotálamo, como por exemplo no acidente vascular cerebral hemorrágico.

TEMPERATURA CORPORAL NORMAL

O conceito de temperatura corporal normal é arbitrário, pois a temperatura varia entre os indivíduos sem febre. Além disso, devem-se levar em conta as alterações da temperatura corporal em relação ao ciclo circadiano, variando em média 0,5°C, sendo menor às 6 h da manhã e maior entre as 16 e 18 h.

Variações de temperatura normal para mais também ocorrem no período pós-prandial e após a ovulação da mulher. Nos idosos, a temperatura costuma ser menor e pequenas variações para mais podem sugerir febre. Talvez neste ponto possamos nos basear no trabalho de Mackowiack, de 1992, em que a temperatura oral normal máxima de manhã é de 37,2°C e à tarde é de 37,7°C. Acima destes valores se caracteriza o estado febril.

LOCAL DA MEDIDA DA TEMPERATURA

Em nosso meio, principalmente em adultos, usa-se mais frequentemente a temperatura axilar, que não é a mais sensível. Quando possível, devemos obter a temperatura oral ou retal. Na maioria dos locais de trabalho, não dispomos de medida da temperatura timpânica ou esofágica, esta última sendo a mais precisa em relação à temperatura central, pela relação do sangue no átrio esquerdo em relação ao esôfago.

CARACTERIZAÇÃO DA FEBRE

Podemos agora definir febre quando a temperatura oral for maior do que 37,2°C de manhã ou 37,7°C no período da tarde. Para a temperatura retal acrescentar 0,6°C e para a axilar diminuir 0,5°C.

FISIOPATOLOGIA DA FEBRE

Dá-se o nome de pirógeno a toda substância capaz de produzir febre. Os pirógenos são subdivididos em exógenos e endógenos. Os endógenos são proteínas do subgrupo das citocinas pirogênicas, produzidas predominantemente pelos monócitos, macrófagos, leucócitos e linfócitos.

Dentre as várias citocinas pirogênicas, as mais bem estudadas são a interleucina 1 (1L-1), o fator de necrose tumoral (TNF), a interleucina 6 (IL-6) e o interferon. Estas citocinas são produzidas não somente na vigência das infecções, mas também em outros processos inflamatórios, autoimunes, autoinflamatórios, qualquer tipo de traumatismo tecidual e doenças neoplásicas malignas. No caso específico dos processos infecciosos, os microrganismos e suas toxinas se constituem nos pirógenos exógenos e são reconhecidos através de suas sequências moleculares denominadas ligantes dos receptores *toll-like* (TL). Estes ligantes são reconhecidos por proteínas transmembrânicas denominadas receptores *toll-like* (TLR) presentes nos diversos tipos celulares citados como por exemplo os monócitos que quando ativados produzem as citocinas pirogênicas endógenas que caindo na circulação sistêmica, causam os sintomas gerais de astenia, anorexia e mialgia.

Ao nível do sistema nervoso central, os pirógenos interagem ao nível do endotélio vascular, que irriga o hipotálamo, aumentando a produção da prostaglandina E2 (PGE2), que induz a produção da AMP cíclico e desta forma ativa o centro termorregulador, elevando a sua temperatura. A partir de então os impulsos das fibras dos neurônios hipotalâmicos, por via simpática, agem no centro vasomotor, induzindo a vasoconstrição periférica, retendo calor e desacoplando proteínas ao nível tecidual, como nos músculos e fígado, produzindo aumento do metabolismo das células e produção de calor.

FEBRE DE ORIGEM INDETERMINADA (FOI)

Os avanços tecnológicos dos exames complementares em medicina e o melhor conhecimento da etiopatogenia e da fisiopatologia das doenças, ocorridos principalmente a partir da sétima década do século XX, permitiram que o conceito de FOI, de Petersdorf e Beenson, datado de 1961, fosse redefinido e ampliado.

Atualmente estas febres são subdivididas em quatro grupos. O primeiro é conhecido como a forma clássica, caracteriza-se por uma febre com duração maior do que 3 semanas e sem que se estabeleça a sua etiologia, apesar da pesquisa sistemática das principais causas de febre. Trata-se de uma entidade rara, nos dias de hoje, e mesmo em serviços de referência de grandes instituições, como por exemplo o Departamento de Medicina do Hospital da Santa Casa de São Paulo; sua frequência é menor que um caso a cada ano. No geral trata-se de doenças comuns, porém com manifestações atípicas, quer infecciosas, autoimunes, autoinflamatórias, neoplasias malignas ou finalmente um subgrupo denominado miscelânia, este sim com doenças infrequentes ou raras. Grande parte destes pacientes permanece sem diagnóstico porque a febre involui espontaneamente ou, infrequentemente, quando a doença evolui para o óbito.

Às vezes, na evolução da doença aparecem sintomas e sinais localizatórios que permitem estabelecer o diagnóstico. Como em geral esses doentes com a forma clássica não estão em estado grave, aconselha-se acompanhar a evolução da febre e evitar, sempre que possível, o uso de antibióticos e corticoides de maneira empírica.

O segundo e o terceiro grupo correspondem aos doentes neutropênicos febris e à febre que aparece no doente hospitalizado sem sinais localizatórios. Estes dois grupos independentemente do tempo de evolução da febre e enquanto se processa a investigação diagnóstica, por serem de etiologia infecciosa até que se prove o contrário, constituem uma urgência médica. Deve-se iniciar, empiricamente, antibióticos com espectro antipseudomonas, tais como cefepime, meropenem, imipenem ou tazobactam, enquanto se procede a investigação diagnóstica. Se a febre não ceder nas próximas 48 horas, indica-se a ampliação do espectro antibiótico para os germes Gram-positivos, como vancomicina. Caso mesmo assim a febre persistir por 4 a 6 dias, associa-se uma medicação antifúngica ainda por via parenteral, tal como caspofungin.

O quarto e último grupo são os pacientes com a síndrome da imunodeficiência adquirida (AIDS) que durante a evolução da doença em cerca de 25% das vezes vão cursar com FOI. A maior causa da febre deste grupo são as infecções oportunistas e menos frequentemente as neoplasias malignas, principalmente os linfomas não Hodgkin. A FOI caracteriza a necessidade da integração multidisciplinar. Sempre que possível, o clínico deve solicitar a avaliação e o acompanhamento de infectologista, reumatologista, oncologista e, se necessário, do hematologista. Os exames complementares que devem ser solicitados antes de se considerar o diagnóstico de febre de origem indeterminada (FOI) são:

- hemograma;
- hemossedimentação (VHS);
- proteína C-reativa (PCR);
- urina tipo 1;
- urocultura com antibiograma;
- duas amostras de hemocultura em sítios diferentes, independentemente da temperatura corporal;
- transaminases;
- fator antinúcleo (FAN);
- radiografia de tórax em duas posições: frente e perfil.

TRATAMENTO DA FEBRE

Ainda não existe consenso sobre a necessidade de tratamento da febre em todos os pacientes. Experimentos laboratoriais com cultura de células tanto de animais quanto de humanos, mostraram que o calor favorece a mediação imune e também o efeito bactericida. Por outro lado, a febre diminui a produção de anticorpos após a vacinação contra o vírus influenza.

Do ponto de vista prático, a administração de antitérmicos visa o alívio dos sintomas gerais, tais como cefaleia, mialgia, astenia e anorexia. Infrequentemente, o não tratamento da febre e a observação da curva térmica podem ser úteis como recurso para se estabelecer uma hipótese diagnóstica: a dissociação pulso-temperatura, também denominada bradicardia relativa, pode estar presente na febre tifoide, brucelose e leptospirose, febre factícia e medicamentosa. Algumas febres recorrentes, como na malária a cada 3 dias, terçã, ou 4 dias, quartã, são dois exemplos. Menos observada, mas clássica, é a febre de Pel-Ebstein dos linfomas de Hodgkin, com picos febris por 3 a 10 dias e desaparecimento da febre por períodos semelhantes.

Em casos especiais, como na insuficiência respiratória, bem como na insuficiência cardíaca, a finalidade de tratar a febre visa diminuir o consumo de oxigênio utilizado para obtenção de energia. Sabe-se que para cada grau Celsius a mais na temperatura corporal, corresponde um aumento de 13% na atividade metabólica. Também nas doenças do sistema nervoso central com alterações cognitivas, o aumento da temperatura pode exacerbar o componente do delírio e diminuir o limiar convulsígeno, portanto indicando a necessidade de tratamento da febre, tratamento este também pertinente no primeiro trimestre da gravidez, pelo risco de malformação durante o período da embriogênese. Não existem evidências atuais de que o tratamento da febre possa, por si só, influenciar na morbimortalidade do doente febril.

Os medicamentos utilizados como antitérmicos são a dipirona, os anti-inflamatórios não hormonais e o acetaminofeno. O mecanismo de ação dos antitérmicos difere. A dipirona e os anti-inflamatórios não hormonais agem inibindo as ciclo-oxigenases, enzimas que participam da formação da prostaglandina E2 (PGE2) a partir do substrato da membrana celular, que é o ácido araquidônico. O acetaminofeno é oxidado nas células do cérebro pelo sistema do citocromo P450 e desta forma inibe a atividade da ciclo-oxigenase, tendo uma fraca atividade anti-inflamatória. Dá-se preferência ao uso do acetaminofeno, em virtude dos seus menores efeitos colaterais ao nível da mucosa do trato digestivo, na função plaquetária e na taxa de filtração glomerular.

Dos anti-inflamatórios não hormonais, o mais utilizado em nosso meio é o ácido acetilsalicílico (AAS), disponível em comprimidos de 500 mg e administrado até a cada 6 horas. O acetaminofeno está disponível em comprimidos e gotas, e pode ser utilizado na dosagem de 500 mg a cada 4 ou 6 horas, tendo-se um cuidado especial nos hepatopatas. O único antitérmico disponível no mercado brasileiro na forma injetável é a dipirona, com ampolas de 2 mL e 500 mg, além de sua formulação em comprimidos e gotas. A dose da dipirona também é de 500 mg a cada 6 h e seu efeito colateral idiossincrásico é a leocopenia. Cabe salientar que estas dosagens são recomendadas somente para os adultos.

TRATAMENTO DA HIPERTERMIA

Na hipertermia a temperatura corporal pode ultrapassar 41,5°C, porém o centro termorregulador permanece em torno de 37°C. Nestes casos, o desequilíbrio está no aumento do metabolismo energético e/ou na dificuldade da dissipação do calor. Exemplos clássicos desta situação são exposição ao calor aumentado em trabalhadores braçais, prática de esportes extenuantes, e uso de medicamentos tais como os neurolépticos, antidepressivos, anticolinérgicos e anestésicos.

Não há indicação ou resposta ao uso de antitérmicos na hipertermia. O tratamento visa o resfriamento corporal rápido. Quando possível, resfriar a temperatura ambiente com ar condicionado ou ventiladores e aplicar sobre o corpo esponjas umedecidas tépidas. Deve-se evitar o uso de álcool e gelo. Recomenda-se a hidratação por via oral e, se necessário, por sonda enteral ou parenteral.

Em casos refratários, a literatura cita o uso de hemodiálise e até circulação extracorpórea. Nos casos de hipertermia maligna, que complicam o uso de anestésicos, bem como na síndrome neuroléptica maligna e na crise serotoninérgica, respectivamente após o uso de neurolépticos e antidepressivos, está indicado o uso de dandroleno sódico na dose de 1 a 2,5 mg por kg de peso, por via parenteral, a cada 6 horas.

BIBLIOGRAFIA CONSULTADA

1. Bleeker-Rovers CP, Vos FJ, de Kleijn EM et al. A prospective multicenter study on fever ok unknown origin: the yield of a structured diagnostic protocol. Medline (Baltimore). 2007; 86:26.
2. Bleeker-Rovers CP, Vos FJ, de Kleijn EM et al. A prospective multicenter study on fever ok unknown origin: the yield of a structured diagnostic protocol. Mediine (Baltimore). 2007; 86:26.
3. Dinarello CA. Infection, fever, and exogenous and endogenous pyrogens: some concepts have changed. J Endotoxin Res. 2004; 10:201.
4. Dinarello CA. Thermoregulation and the pathogenesis of fever. Infect Dis Clin North Am. 1996; 10:433.
5. Coceani F, Akarsu ES. Prostaglandin E2 in the pathogenesis of fever. An update. Ann N Y Acad Sci. 1998; 856:76.

Capítulo 11

Hematúria

José Ferraz de Souza
Patricia Malafronte

INTRODUÇÃO

Hematúria é o aumento do número de eritrócitos na urina. Como existem controvérsias quanto ao limite da normalidade, consideraremos como hematúria a presença de 10 ou mais eritrócitos por campo de grande aumento (400x), ou mais de 10.000/mL de urina[1,2]. A hematúria pode ser macroscópica (visível) ou microscópica (detectada somente através do exame de urina). A mudança de cor da urina não necessariamente reflete o grau de perda sanguínea, pois apenas 1 mL de sangue em 1 L de urina é capaz de alterar a sua coloração. Por outro lado, fatores como hemoglobinúria, mioglobinúria, porfiria, drogas e corantes utilizados em alimentos podem também modificá-la, levando à impressão da presença de sangramento. Na Tabela 11.1, são listadas as principais causas de alterações da coloração urinária.

Estima-se que cerca de 2/3 das pessoas com hematúria em um exame não a apresentarão em outro ao longo da vida, sendo as principais causas para isso a contaminação por menstruação, febre, infecção, lesão do trato urinário e exercício físico[3,4].

Tabela 11.1 – Causas de alterações na coloração da urina	
Coloração vermelha, marrom ou rosada	
• Hemácias (hematúria), hemoglobina livre, mioglobina • Uratos • Drogas: cloroquina, fenazopiridina	• Pigmentos avermelhados de alimentos • Porfirinas
Marrom-claro ou enegrecido	
• Pigmentos biliares • Metemoglobina	• Ácido homogentésico
Laranja	
• Rifampicina	• *Pyridium*

PREVALÊNCIA

Poucos estudos populacionais têm analisado a prevalência de hematúria e os resultados variam, principalmente, com a idade e a distribuição do sexo na população estudada[4,5]. Em adultos, as taxas de hematúria microscópica persistente variam de 4 a 13%. Entre jovens que realizaram exames de urina quando tinham de 18 a 33 anos de idade, houve uma prevalência de 39%, mas, em apenas 16% a hematúria persistiu em exames subsequentes. Não houve uma etiologia identificada para a maioria desses casos, as causas detectadas mais prováveis foram infecção (cistite ou prostatite), febre, trauma e atividade física[6]. Em análises semanais de urina durante 3 meses, foi detectada hematúria persistente em 10% de indivíduos com mais de 50 anos[7]. Nessa faixa etária, o achado de hematúria transitória, entretanto, não pode ser desprezado pelo risco de neoplasia incipiente no trato urinário. Outro estudo analisou pacientes com média de idade de 58 anos, que apresentaram um episódio de hematúria macroscópica ou microscópica, sendo 62% do sexo masculino. Desses pacientes, 12% apresentaram neoplasia de bexiga e 0,7%, neoplasia do trato urinário superior, enquanto 61% dos pacientes não apresentaram nenhuma causa definida, e ainda, observou-se maior incidência de neoplasia nos pacientes que apresentaram quadro de hematúria macroscópica, quando comparada à hematúria microscópica em ambos os sexos[8].

ETIOLOGIA

O diagnóstico diferencial das hematúrias não é tão simples como se poderia esperar de uma alteração urinária assintomática, visto que essa manifestação engloba desde alterações mínimas da membrana basal glomerular, de natureza muito benigna, até neoplasias renais. Assim, uma vez detectada a hematúria, é preciso definir se ela representa um processo sem maiores consequências, ou uma doença grave e/ou corrigível por intervenção cirúrgica ou outro procedimento. As principais causas de hematúria, de acordo com o sítio de sangramento, estão listadas na Tabela 11.2.

Tabela 11.2 – Principais causas de hematúria, de acordo com o sítio de sangramento

Etiologia glomerular	Etiologia não glomerular
• Nefropatia por IgA	• Tumores do trato genitourinário
• Síndrome de Alport	• Cistos renais: doença renal policística
• Doença da membrana fina	• Coagulopatia
• Nefrite hereditária	• Nefrolitíase e cristalúria
• Glomerulonefrite	• Distúrbios metabólicos: hipercalciúria, membranoproliferativa hiperuricosúria
• Glomerulonefrite rapidamente	• Infecção do trato urinário progressiva
• Vasculopatia	• Divertículos e pólipos de bexiga
• Glomerulonefrite pós-infecciosa	• Hipertrofia prostática benigna
• Lúpus eritematoso sistêmico	• Trauma renal, exercício físico
• Diabete melito	• Anormalidades vasculares
	• Trombose da veia renal

DIAGNÓSTICO CLÍNICO

O número de doenças que cursam com hematúria é vasto, e a obtenção precisa da história clínica contribui para que se chegue mais fácil e rapidamente à causa da hematúria em determinadas situações ou, pelo menos, constitui um recurso simples capaz de reduzir o espectro de possibilidades diagnósticas, ajudando a escolher o rumo que a investigação tomará. Alguns aspectos que devem ser particularmente enfatizados estão listados na Tabela 11.3. A título de exemplo, a história de amigdalite recente com episódio de hematúria macroscópica faria pensar em nefropatia da IgA como etiologia mais provável para a hematúria, direcionando a investigação para doenças glomerulares. Por outro lado, sintomas de prostatismo sugeririam a investigação predominantemente urológica.

Tabela 11.3 – Informações a serem pesquisadas na anamnese de pacientes com hematúria
• Características da hematúria – Microscópica ou macroscópica – Persistente ou transitória – Se há formação de coágulo ou não – Se é inicial, terminal ou total – Indolor ou acompanhada de quadro doloroso
• Intervalo de aparecimento em relação a quadros infecciosos ou febris
• Antecedentes pessoais ou familiares de hematúria
• Antecedentes familiares de doença renal crônica progressiva/insuficiência renal crônica
• Paciente e/ou familiares com evidência de deficiência auditiva
• Antecedentes pessoais ou familiares de calculose, neoplasia, tuberculose, diabetes, anemia falciforme
• Antecedente de tabagismo
• História de distúrbio de coagulação
• História de trauma
• Evidências de doença autoimune
• Ocorrência de hipertensão arterial sistêmica
• Quadro clínico de prostatismo

DIAGNÓSTICO LABORATORIAL

O padrão-ouro para o diagnóstico de hematúria microscópica é o exame do sedimento urinário, o qual depende bastante da habilidade do examinador. O sedimento é obtido através da centrifugação de uma amostra de urina a 3.000 rpm durante 5 minutos e submetido a análise por lentes de microscópio de grande aumento[9,10].

Para detecção rápida e em larga escala, pode-se utilizar um método de mais fácil execução, através da análise de fita reagente em amostra simples[11]. A fita reage com o grupo heme da hemoglobina, conferindo sensibilidade de 100% e especificidade acima de 95%[12]. Falso-negativo é raro, podendo ocorrer em pessoas que usam vitamina C. Usualmente o exame de fita reagente negativo exclui hematúria. Por essas características, é um excelente teste de triagem. Resultado falso-positivo varia de 1 a 35%, a depender da série, sendo frequente em pacientes com urina alcalina, sobretudo quando o pH é maior do que 9,0, quando há contaminação por agentes utilizados na limpeza perineal ou pela presença de espermatozoides[13,14]. Exame de fita reagente positivo deve ser confirmado através do sedimento urinário. Na Tabela 11.4 estão apresentadas as principais causas de erro ao exame de fita reagente[15,16].

Tabela 11.4. Causas de hematúria, falso-positiva e negativa, pela fita reagente

Falso-positivo	Falso-negativo
• Agentes oxidativos na urina • Bactéria • Hipoclorito • Povidine, cobre • Hemoglobinúria • Mioglobinúria • Urina alcalina, pH > 9,0	• Reação de peroxidase • Vitamina C • Proteinúria maciça • Urina concentrada

Quando a amostra é submetida à centrifugação, a observação de sedimento vermelho e sobrenadante claro é altamente sugestiva de hematúria. Quando o sobrenadante também é vermelho, deve-se submetê-lo ao exame pela fita reagente, o que ajuda no diagnóstico diferencial da alteração urinária. Sedimento claro com sobrenadante vermelho e exame de fita negativo sugere a presença de corantes exógenos, medicação ou porfobilinogênio, no caso das porfirias. A reação à fita positiva sugere mioglobinúria ou hemoglobinúria. Em pacientes com urina muito diluída ocorre lise osmótica das hemácias, o que torna o sobrenadante vermelho e, nesses casos, o exame de fita também é positivo.

Usando a coloração de Wright e um microscópio óptico, é possível avaliar a morfologia das hemácias[17]. A hematúria de origem não glomerular apresenta-se ao exame microscópico com hemácias uniformes, sem variação no tamanho e com a biconvexidade da membrana preservada. Quando os eritrócitos resultam de uma lesão glomerular, essas células apresentam alterações morfológicas causadas por mecanismos traumáticos gerados pela passagem na membrana basal glomerular e pelo trauma osmótico ocorrido nos diferentes segmentos do néfron, modificando a forma, o que é denominado dismorfismo eritrocitário.

A hemácia dismórfica se apresenta com limites irregulares, perda ou condensação da hemoglobina e extrusão ou formação de bolhas em suas membranas, os acantócitos. Dismorfismo presente em mais de 20% das células confere sensibilidade de 96% e especificidade de 93% para o diagnóstico de lesão glomerular[18,19]. Para considerar o teste positivo, entretanto, basta haver mais que 5% de acantócitos[20,21]. Hematúria maciça pode levar a um resultado falso-negativo e a ausência de dismorfismo não exclui uma doença glomerular.

Além da presença de dismorfismo, outros achados laboratoriais permitem pensar em hematúria de origem glomerular: 1. cilindros hemáticos, que se formam no túbulo renal, por isso adquirem o seu formato característico e são compostos de uma matriz orgânica que contém a proteína de Tamm-Horsfall e hemácias; 2. proteinúria maior que 500 mg/dL, sobretudo se associada à hipertensão ou a algum grau de perda da função renal, porém essas alterações podem não ser observadas mesmo quando a causa da hematúria é glomerular.

A avaliação complementar varia de um caso para outro e algumas dessas possibilidades estão expostas na Tabela 11.5. Não existe, de modo geral, uma sequência ideal para a realização da investigação, mas, aliado às informações clínicas, um dos recursos que poderia torná-la um pouco mais simples seria, desde o início, estabelecer a provável origem do sangramento, como glomerular ou não.

Tabela 11.5 – Exames utilizados para a investigação laboratorial de hematúria isolada
• Exame de urina: – Análise bioquímica – Sedimentoscopia com pesquisa de dismorfismo eritrocitário (preferencialmente de duas a três amostras)
• Citologia urinária
• Avaliação da função renal: creatinina, depuração da creatinina
• Investigação de doença glomerular – Dirigida pelos dados da história – Ampla (às cegas) – Com ou sem biópsia renal
• Urocultura
• Avaliação dirigida à exclusão de doenças sistêmicas e infecciosas, com destaque para: – dosagem de complemento – lúpus eritematoso sistêmico: anticorpos antinucleares – crioglobulinemia: pesquisa de crioglobulinas – sorologias: hepatites B e C – sífilis – infecção estreptocócica: estudos sorológicos (ASLO)
• Estudos de coagulação
• Avaliação de distúrbios metabólicos – Calciúria de 24 horas – Uricosúria de 24 horas

DIAGNÓSTICO POR IMAGEM E ENDOSCÓPICO

Os recursos de diagnóstico por imagem são extremamente importantes na investigação de hematúria e alguns deles encontram-se na Tabela 11.6.

Tabela 11.6 – Exames utilizados para o diagnóstico por imagem de hematúria isolada
• Ultrassonografia renal
• Radiografia simples do abdome
• Urografia excretora
• Arteriografia renal
• Venocavografia
• Ressonância magnética e tomografia computadorizada renal
• Outros "exames de imagem" do trato urinário ou outras regiões, de acordo com a necessidade

Vale salientar que os recursos endoscópicos são fundamentais nessa linha de investigação, particularmente nas hematúrias não glomerulares, destacando-se citoscopia com e sem cateterização ureteral e coleta de urina, bilateralmente, em separado, e outros exames endoscópicos do trato urinário, se necessário.

DIAGNÓSTICO ANATOMOPATOLÓGICO

Após a avaliação inicial de um caso de hematúria, buscando definir os diagnósticos principalmente de nefropatia IgA, doença de Alport ou nefropatia de membrana fina, deve-se considerar a indicação de biópsia renal. Lembrar, contudo, que tais doenças, enquanto se manifestarem apenas como hematúria isolada, não têm tratamento específico e que a biópsia trará informações importantes, porém nesse primeiro momento utilizáveis primordialmente para aconselhamento genético ou planejamento futuro, aspectos também relevantes. De qualquer forma, essas biópsias só devem ser feitas se houver disponibilidade das técnicas de imunofluorescência e de microscopia eletrônica, sem as quais os diagnósticos citados não podem ser estabelecidos.

REFERÊNCIAS BIBLIOGRÁFICAS

1. Cohen RA, Brow RS. Microscopic hematuria. N Engl J Med. 2003;348:2330-8.
2. Sutton JM. Evaluation of hematuria in adults. JAMA. 1990;263:2475-80.
3. Froom P, Ribak J, Benbassat J. Significance of microhematuria in young adults. Br Med J. 1984;288:20-8.
4. Mohr DN, Offord KP, Owen RA, Melton LJ III. Asymptomatic microhematuria and urologic disease: a population-based study. JAMA. 1986;256:224-9.
5. Woolhandler S, Pels RJ, Bor DH, Himmelstein DU, Lawrence RS. Dipstick urinalysis screening of asymptomatic adults for urinary tract disorders. JAMA. 1989;262:1214-9.
6. Mariani AJ, Mariani MC, Macchioni C, Stams UK, Hariharan A, Moreira A. The significance of adult hematuria: 1,000 hematuria evaluation including a risk-benefit and costeffectiveness analysis. J Urol. 1989;141:350-5.
7. Messing Em, Young TB, Hunt VB et al. The significance of asymptomatic microhematuria in men 50 or more years old: findings of a home screening study using urinary dipsticks. J Urol. 1987;137:919-22.
8. Khadra MH, Pickard RS, Charlton M et al. A prospective analysis of 1930 patients with hematuria to evaluate current diagnostic practice. J Urol. 2000;163:524.

9. Wright WT. Cell counts in urine. Arch Intern Med. 1959;103:76-8.
10. Tsai JJ, Yeun JY, Kumar VA, Don BR. Comparison and interpretation of urinalysis performed by a nephrologist versus a hospital-based clinical laboratory. Am J Kidney Dis. 2005;46:820-9.
11. Arm JP, Peile EB, Rainford DJ, Strike PW, Tettmar RE. Significance of dipstick hematuria. Correlation with microscopy of the urine. Brit J Urol. 1986;58:211-7.
12. Moore GP, Robinson M. Do urine dipsticks reliably predict microhematuria? The bloody truth! Ann Emerg Med. 1988;17:257-60.
13. Mazouz B, Almagor M. False-positive microhematuria in dipsticks urinalysis caused by the presence of semen in urine. Clin Biochem. 2003;36:229-31.
14. Brigden ML, Edgell D, McPherson M et al. High incidence of significant urinary ascorbic acid concentrations in a west coast population: implications for routine urinalysis. Clin Chem. 1992;38:426-31.
15. Schroder FH. Microscopic hematuria. Requires investigation. Br Med J. 1994;309:70-2.
16. Koening KG, Bolton WK. Clinical evalution and management of hematuria and proteinuria. In: Neilson EG & Couser WG. Immunologic Renal Diseases. New York: Lippincott-Raven; 1997. p. 805-31.
17. Birch DF, Fairly KF. Hematuria: glomerular or nonglomerular? Lancet. 1979;2:845-6.
18. Stapleton FB. Morphology of urinary red blood cells: a simple guide in localizing the site of hematuria. Pediatr Clin North Am. 1987;34:561-9.
19. Mehta K, Tirthani D, Ali U. Urinary red cell morphology to detect site of hematuria. Indian Pediatr. 1994;31:1039-45.
20. Köhler H, Wandel E, Brunck B. Acanthocyturia – a characteristic marker of glomerular bleeding. Kidney Int. 1982;21:105-8.
21. Kitamoto Y, Tomita M, Akamine M. Differentiation of hematuria using a uniquely shaped red cell. Nephron. 1993; 64:32-6.
22. Lang EK, Macchia RJ, Thomas R. Computerized tomography tailored for the assessment of microscopic hematuria. J Urol. 2002;167:547-54,.

Capítulo 12

Icterícia

José Henrique Basílio Carvalho

DEFINIÇÃO

Icterícia é o termo que determina a coloração amarelada da pele e das mucosas. É decorrente da hiperbilirrubinemia e do consequente depósito nos tecidos. Manifesta-se clinicamente quando atinge níveis superiores a 2-3 mg/dL, acometendo principalmente a esclera, a pele e a mucosa, especialmente embaixo da língua.

É um sinal que pode corresponder a doenças hepatobiliares, doenças extrínsecas a essas estruturas e as doenças hemolíticas. Cuidado especial deve ser tomado para não se confundir icterícia com carotenodermia, que ocorre em indivíduos saudáveis que ingerem em excesso alimentos ricos em caroteno, ou seja, cenoura, abóbora, laranja, pêssego e vegetais folhosos. A carotenodermia determina a coloração amarelada principalmente das palmas e plantas, poupando as mucosas e a esclera.

FORMAÇÃO DA BILIRRUBINA

A bilirrubina é um produto da degradação do heme presente na hemoglobina, mioglobina, nos citocromos, catalases e triptofanos. Oitenta por cento da bilirrubina derivam da degradação da hemoglobina de hemácias senis. O restante deriva das hemoproteínas previamente citadas.

O grupo heme é constituído por uma parte orgânica e por um átomo de ferro. A parte orgânica, protoporfirina, é constituída por quatro anéis pirrólicos. Os quatro pirróis estão ligados por pontes de metano para formar um anel tetrapirrólico.

A bilirrubina é gerada a partir da degradação do heme pelas seguintes enzimas: heme oxigenase e biliverdina redutase. Neste momento, a bilirrubina é insolúvel em água e no pH fisiológico.

METABOLISMO DA BILIRRUBINA

Para ser transportada no sangue, a bilirrubina deve ser solubilizada, o que é feito por sua ligação reversível com a albumina. É então carreada até o fígado, onde é captada pelos hepatócitos por um processo ainda não esclarecido totalmente. Após entrar no hepatócito, a bilirrubina não conjugada liga-se à proteína citosólica ligandina ou glutationa S-transferase B.

No retículo endoplasmático, a bilirrubina é solubilizada por conjugação com o ácido glicurônico, uma reação catalisada pela bilirrubina uridina difosfato glicuronosil transferase (UDPGT). A bilirrubina conjugada difunde-se do retículo endotelial para a membrana canalicular, onde é transportada para a bile canalicular por um mecanismo dependente de energia.

A bilirrubina conjugada excretada para a bile drena para o duodeno e atravessa a parte proximal do intestino delgado de forma inalterada. Ao chegar no íleo e cólon, a bilirrubina conjugada é hidrolisada em bilirrubina não conjugada por enzimas bacterianas. A bilirrubina não conjugada é reduzida pelas bactérias intestinais a tetrapirróis incolores, chamados de urobilinogênio. Cerca de 80 a 90% desses produtos são excretados nas fezes. O restante é absorvido passivamente, penetra no sangue venoso portal e é reexcretado pelo fígado. Uma pequena parte, que escapa da captação hepática, é filtrada através dos glomérulos renais, sendo excretada na urina. É, portanto, fisiológica a presença de urobilinogênio na urina.

CLASSIFICAÇÃO DA ICTERÍCIA

A icterícia se classifica em duas formas: por aumento da bilirrubina conjugada e por aumento da bilirrubina não conjugada.

A primeira é consequência principalmente da injúria hepatocelular, da colestase intra-hepática, da colestase extra-hepática e de causas metabólicas, como a síndrome de Rotor e a síndrome de Dubin-Johnson.

A segunda ocorre basicamente por três mecanismos: aumento da produção de bilirrubina; redução da captação da bilirrubina; e redução na conjugação da bilirrubina.

Icterícia por Aumento da Bilirrubina Não Conjugada

Aumento da produção da bilirrubina

- Hemólise extravascular: os sistemas reticuloendoteliais do baço, da medula óssea e do fígado são responsáveis pela destruição extravascular das hemácias na maioria dos distúrbios hemolíticos. Podemos citar como exemplo: hemoglobinopatias, esferocitose, eliptocitose, piropoiquilocitose hereditária, estomatocitose, hiperesplenismo e hemólise autoimune.
- Hemólise intravascular: as hemácias são destruídas na própria circulação e o seu conteúdo é liberado no plasma. Como exemplo podemos citar: deficiência de G6PD, hemoglobinúria paroxística noturna, anemias hemolíticas microangiopáticas, hemólise relacionada a prótese valvar, lesão térmica e lesão osmótica (água destilada).
- Diseritropoiese: é um termo utilizado para designar uma variedade de doenças incluindo anemia megaloblástica, anemia ferropriva severa, porfiria eritropoiética, eritroleucemia e outras. Nessas desordens ocorre o que se chama de eritropoiese ineficaz, onde a incorporação da hemoglobina na hemácia é inefetiva. Ocorre, assim, sua degradação e consequente produção de bilirrubina.

Redução da captação hepática da bilirrubina

- Em situações como insuficiência cardíaca congestiva ou *shunts* portossistêmicos (espontâneos ou cirúrgicos) o aporte sanguíneo hepático é reduzido. Isso diminui a captação hepática de bilirrubina, causando hiperbilirrubinemia não conjugada.
- Cirrose hepática: ocorre comprometimento do contato do plasma com os hepatócitos devido à perda de fenestrações das células endoteliais sinusoidais. Reduz-se, dessa forma, a captação hepática da bilirrubina.
- Drogas como rifampicina, probenecida, ácido flavaspídico e contrastes iodados reduzem a captação hepática de bilirrubina.

Redução da conjugação da bilirrubina

- Síndrome de Gilbert: distúrbio autossômico dominante encontrado em cerca de 6 a 10% da população, sendo a icterícia leve o único achado físico anormal, e pode não ser notada na maioria das vezes. A concentração de bilirrubina normalmente não ultrapassa 3 mg/dL . Caracteriza-se por atividade diminuída da bilirrubina UDPGT.
- Síndrome de Crigler Najjar tipo I: distúrbio autossômico recessivo raro encontrado em neonatos e caracterizado por icterícia grave e *kernicterus*. Leva a morte na lactância ou segunda infância. Caracteriza-se por ausência total da atividade da bilirrubina UDPGT.
- Síndrome de Crigler Najjar tipo II: distúrbio autossômico dominante que causa mutação no gene da bilirrubina UDPGT. Isto provoca atividade reduzida, mas não ausente, desta enzima. Os pacientes vivem até a vida adulta com níveis séricos de bilirrubina que podem variar de 6 a 25 mg/dL.

Icterícia por Aumento da Bilirrubina Conjugada

Colestase extra-hepática

- Uma variedade de condições de clínicas é capaz de causar colestase extra-hepática, que significa obstrução mecânica ao fluxo normal da bile localizada em algum ponto entre a emergência do ducto hepático comum e a ampola de Vater. Pode originar-se na própria árvore biliar ou ser extrínseca a ela, ser benigna ou maligna, congênita ou adquirida (Tabela 12.1).

Tabela 12.1 – Causas de colestase extra-hepática

• Coledocolítiase	• Pancreatite aguda e crônica
• Colangiocarcinoma	• Síndrome de Mirizzi
• Neoplasia pancreática	• Doença parasitária (Ascaris lumbricoides)
• Neoplasia de vesícula biliar	• Colangiopatia da AIDS
• Neoplasia ampular	• Dilatação cística das vias biliares
• Colangite esclerosante primária	• Estenose cicatricial iatrogênica

Colestase intra-hepática

- Uma variedade de condições patológicas intra-hepáticas pode causar icterícia e elevação da fosfatase alcalina. Pode simular um quadro de obstrução das vias biliares, mas com a patência preservada da mesma. Em geral, relaciona-se com alteração nos sistemas de transporte e secreção da bile pelos hepatócitos ou com um processo obstrutivo das vias biliares intra-hepáticas (Tabela 12.2).

Tabela 12.2 – Causas de colestase intra-hepática	
• Hepatite viral	• Colestase da gravidez
• Hepatite autoimune	• Transinfecciosa
• Hepatite alcoólica	• Nutrição parenteral total
• Toxicidade medicamentosa	• Colestase pós-operatória benigna
• Cirrose biliar primária	• Neoplasias primárias ou metastáticas
• Colangite esclerosante primária	• Infiltração por tuberculose, linfoma e amiloidose

Injúria hepatobiliar

- Uma variedade de desordens pode causar icterícia hepatocelular. Não podem ser separadas das síndromes colestáticas devido à variabilidade na apresentação destas doenças. A lesão hepatocelular é caracterizada pela liberação de proteínas intracelulares para o plasma. Assim, em contraste com as síndromes colestáticas, as elevações de bilirrubina conjugada e não conjugada são acompanhadas por elevações nas concentrações séricas de proteínas hepatocelulares tais como aspartato aminotransferase e alanina aminotransferase (Tabela 12.3).

Tabela 12.3 – Causas de icterícia hepatocelular	
• Carcinoma hepatocelular	• Insuficiência cardíaca congestiva
• Colangiocarcinoma	• Insuficiência tricúspide
• Metástases	• Pericardite constritiva
• Doença de Wilson	• Síndrome de Budd-Chiari
• Deficiência de alfa$_1$-antitripsina	• Tuberculose, sífilis, brucelose, leptospirose
• Porfirias	• Ascaris, esquistossomose, amebíase, toxoplasmose, leishmaniose
• Hepatites virais	
• Adenoviroses, enteroviroses, Ebola	• Álcool

Causas metabólicas

- Síndrome de Rotor: doença de herança autossômica recessiva que causa icterícia por um defeito no estoque hepático de bilirrubina direta, que acaba retornando ao sangue antes de ser excretada na bile. O tratamento é desnecessário.
- Síndrome de Dubin-Johnson: doença de herança autossômica recessiva resultante de um distúrbio nos hepatócitos, que são incapazes de excretar a bilirrubina conjugada para a bile. Os pacientes são assintomáticos ou apenas apresentam sintomas gastrointestinais leves. O prognóstico é bom e o tratamento, desnecessário. Orientam-se os pacientes a evitarem uso de estrógenos.

CONCLUSÃO

O diagnóstico de icterícia e sua etiologia, na maioria das vezes, é obtido através de uma anamnese completa, exame físico e exames complementares de laboratório e de imagem simples.

Não é a intenção do capítulo entrar em detalhes sobre todas as patologias causadoras de icterícia, mas sim classifica-la e definir o leque de possibilidades diagnósticas que podem se manifestar com icterícia.

As patologias serão detalhadas em capítulos específicos, incluindo diagnóstico e tratamento.

BIBLIOGRAFIA CONSULTADA

1. Bass NM. An integrated approach to the diagnosis of jaundice. In: Kaplowitz N. Liver and Biliary diseases. 2ª ed. Baltimore: Williams & Wilkins; 1996. p. 653-72.
2. Dani R. Gastroenterologia Essencial. Rio de Janeiro: Guanabara Koogan; 2006.
3. Harrison Medicina Interna. 17. ed. Rio de Janeiro: McGraw Hill; 2008. 2v. il. ISBN v.1 9788577260508 v.2 9788577260515.
4. Mincis M. Diagnóstico diferencial das icterícias. In: Mincis M. ed. Gastroenterologia & Hepatologia 4ª ed. São Paulo; Casa Lemos Editorial; p. 741-751.
5. Pereira Lima J & Pereira Lima J. Diagnóstico diferencial das icterícias do adulto. In: Mattos AA & Dantas W. Compêndio de Hepatologia. São Paulo: Fundo Editorial BYK; 1995. p. 87-89.

Capítulo 13

Interação Médico-Paciente-Família

Zied Rasslan
Carlos Alberto da Conceição Lima

INTRODUÇÃO

A utilização do termo interação é mais adequada do que *relação,* por designar ação mútua entre pessoas ou participação ativa. A interação médico-paciente muitas vezes envolve também a família e é um processo humano incomum, assimétrico, às vezes complexo e que deve ser fundamentado nos princípios bioéticos: autonomia, beneficência, não maleficência, justiça e sigilo, devendo ocorrer com integridade, respeito e compaixão.

As novas e sofisticadas técnicas assumiram papel importante na medicina, em detrimento desta interação pessoal. Observa-se que a tecnologia foi se incorporando no exercício da profissão, deixando muitas vezes de lado o aspecto subjetivo deste relacionamento.

Em situações de estresse podem ocorrer sintomas como astenia, cefaleia, taquicardia e outros sintomas ditos psicossomáticos, e a atitude do médico pode ter resultado terapêutico sobre estes sintomas. O remédio mais usado em medicina é o próprio médico, e como os demais medicamentos, precisa ser conhecido em sua posologia, reações colaterais e toxicidade.

Segundo M. Balint, o profissional, ao prescrever um medicamento, coloca, na receita, muito de si mesmo e da interação instituída com seu paciente, de forma a ampliar, ou não, o efeito do remédio por ele receitado. Desta forma, pode-se afirmar que o médico é a primeira "droga" a ser administrada ao paciente.

Quando um paciente procura o médico em decorrência de problemas de saúde, são desencadeados fenômenos psicológicos próprios deste relacionamento. Estes fenômenos poderão ter diferentes graus de intensidade em função dos vários fatores, como características da doença e a duração da interação médico-paciente.

PRINCIPAIS FENÔMENOS PSICODINÂMICOS ENVOLVIDOS NA INTERAÇÃO MÉDICO-PACIENTE-FAMÍLIA

Transferência

Fenômenos afetivos que são transferidos pelo paciente na interação que estabelece com o médico. São sentimentos inconscientes vivenciados previamente nos relacionamentos primários (pais, irmãos e membros da família). Quando a interação ocorre de maneira agradável e o paciente confirma a expectativa que tinha de encontrar no médico uma pessoa dedicada, atenciosa e com intenção de ajudá-la, diz-se que a transferência foi positiva. Quando um fator ou mecanismo psicológico inconsciente interfere ou atrapalha a interação, como por exemplo, quando o paciente revive aspectos desagradáveis de relações anteriores, diz-se que a transferência foi negativa ou ocorreu resistência. São exemplos simples de resistência (esquecimento de horário pelo paciente, recusa em fazer exames e abandono de tratamento).

O médico também pode transferir aspectos afetivos para o paciente (mecanismos inconscientes originados em sentimentos vivenciados pelo médico em relações anteriores) e este mecanismo é chamado de *contratransferência*.

Regressão

Ao se deparar com o diagnóstico de uma afecção grave, o paciente pode retornar às fases iniciais do desenvolvimento e apresentar comportamento infantil, com alto grau de dependência. É muito importante o médico elaborar seus problemas emocionais, não deixando que eles interfiram negativamente na interação com o paciente.

É através do conhecimento destes mecanismos inconscientes que o médico pode aperfeiçoar sua capacidade de se relacionar com o paciente.

MEDIDAS QUE MELHORAM A INTERAÇÃO MÉDICO-PACIENTE-FAMÍLIA

Por Parte do Médico

- Atendimento humanizado (paciência para ouvir, bom relacionamento pessoal, dedicação de tempo e atenção necessários).
- Realizar explicação detalhada sobre o diagnóstico, tratamento, benefícios e possíveis complicações.
- O paciente deve participar da escolha do tratamento quando existir mais de uma alternativa de tratamento.
- Manter-se atualizado, respeitar os limites da Medicina e falar a verdade para o paciente diante da inexistência ou pouca eficácia de um tratamento.
- Disponibilidade nas situações de urgência, sabendo que essa disponibilidade requer administração flexível das atividades.
- Consultar outros médicos sempre que o tratamento exigir conhecimentos que não sejam de sua especialidade ou capacidade.
- Reforçar a luta das entidades representativas da classe médica.

Por Parte do Paciente

- Lembrar-se de que, como qualquer outro ser humano, o médico tem virtudes e defeitos, observando que o trabalho médico é uma atividade naturalmente desgastante.
- Considerar cada médico principalmente por suas qualidades, lembrando que em todas as áreas existem bons e maus profissionais.
- Respeitar a autonomia profissional e os limites de atuação do médico, não exigir o impossível do médico e jamais culpá-lo pela doença.

- Seguir as prescrições médicas, evitar a automedicação, não exigir exames e medicamentos desnecessários.

DIREITOS DO PACIENTE E FAMILIAR

- O médico não pode abandonar o paciente, salvo em situações que comprometam a interação médico-paciente. Nestes casos o profissional deve assegurar a continuidade na assistência prestada.
- O paciente tem o direito de ser acompanhado por pessoa por ele indicada.
- O médico pode negar-se a conceder alta a paciente sob seus cuidados quando considerar que isso pode acarretar-lhe risco de morte. Se o paciente ou os familiares decidirem pela alta sem parecer favorável do médico, devem responsabilizar-se por escrito. Neste caso, o médico tem o direito de informar os dados de prontuário para outro profissional indicado ou aceito pelo paciente ou família.
- O paciente tem o direito de receber anestesia em situações indicadas e recusar tratamentos dolorosos ou extraordinários para tentar prolongar a vida.
- Atendimento digno, atencioso e respeitoso. Receber informações claras, objetivas e compreensíveis.
- Consentir ou recusar, de forma livre, voluntária e esclarecida, com adequada informação, procedimentos diagnósticos ou terapêuticos.
- É vedada a realização de exames compulsórios, sem autorização do paciente.
- Identificar as pessoas responsáveis direta e indiretamente por sua assistência, por meio de crachás visíveis e legíveis.
- Acesso ao prontuário médico, devidamente preenchido, receber por escrito o diagnóstico e tratamento indicado, com identificação do profissional responsável.
- Optar pelo local de morte (conforme Lei Estadual válida para os hospitais do Estado de São Paulo).
- Quando o tratamento envolver técnica experimental ou pesquisa, o paciente deve ser previamente informado.
- Receber receitas médicas legíveis e com orientações adequadas.
- O paciente pode desejar não ser informado do seu estado de saúde, devendo indicar quem deve receber a informação em seu lugar.
- Ter assegurado, durante as consultas, internações, procedimentos diagnósticos e terapêuticos, satisfação de necessidades, integridade física, privacidade, individualidade, respeito aos valores éticos e culturais, confidencialidade e a segurança do procedimento.
- Local digno e adequado para o atendimento; receber ou recusar assistência moral, psicológica, social ou religiosa.
- Procurar uma segunda opinião ou parecer de outro médico.
- Sigilo sobre seus dados pessoais.

PERDA DO EQUILÍBRIO NA INTERAÇÃO MÉDICO-PACIENTE-FAMÍLIA

Por vezes esta interação mostra-se frágil e insatisfatória, na maioria das vezes para o paciente e, em raras, para o médico. Isto ocorrerá quando houver discrepância entre qualquer das expectativas de ambos.

Segundo a perspectiva do paciente, a quebra da interação ocorre no momento em que recebe algo diferente do que merece, em seu julgamento, uma injustiça. Nessa circunstância, é comum que sinta que seus direitos foram lesados, identificando essa injustiça nos seguintes aspectos:

- tempo da consulta menor do que considera necessário (atenção que recebeu do médico);
- discrepância entre o tempo de consulta e o valor pago;
- as informações desejadas não são as fornecidas pelo médico;
- insatisfação no resultado do tratamento.

O médico também pode sentir-se prejudicado nesta interação. Isto pode decorrer de:

a. sentir-se injustiçado pelo esforço despendido e, apesar disso, o paciente não seguir as orientações;
b. sensação subjetiva de não reconhecimento de seu trabalho, pelo paciente ou empregadores, concorrendo para que perceba, subjetivamente, que teve menor reconhecimento do que mereceu.

Irving H. Page elaborou vários mandamentos da prática médica, sendo os dois primeiros:

1. Nada substitui o que se assimila no contato direto com o paciente: anamnese adequada, exame físico minucioso e perspicácia clínica que resulta da experiência.
2. A boa prática médica é trabalhosa e exige dedicação. Não é possível tratar apressadamente pessoas doentes obedecendo a horários rígidos. É necessário expor claramente a realidade ao paciente e à família durante o tempo que for necessário.

Quando a interação médico-paciente-família transcorre de forma adequada existe maior chance de serem observados efeitos positivos na satisfação dos usuários e na qualidade dos serviços de saúde, alem de exercer também influência direta sobre o estado de saúde dos pacientes.

O relacionamento entre o médico e seu paciente não é algo abstrato ou processo isolado que envolve duas pessoas, e sim uma interação que ocorre sob um contexto, que a configura, estabelece limites, possibilidades e determina os papéis e funções dos participantes. Para que esta interação ocorra de maneira adequada é necessário que o médico desenvolva sua personalidade, tenha interesse pelos pacientes, respeito, solidariedade e compreensão pelo sofrimento alheio.

BIBLIOGRAFIA CONSULTADA

1. Dichi JB, Dichi I. Agonia da história clínica e suas conseqüências para o ensino médico. Rev. Bras. educ. med. 2006;30(2):93-97.
2. Guia da relação médico paciente. Conselho Regional de Medicina do Estado de São Paulo – 2003.
3. Porto CC. Semiologia médica – 5ª ed. Rio de Janeiro: Guanabara Koogan; 2005. 1317p.
4. Soar Filho EJ. A interação médico–cliente. Rev Ass Med Bras. 1998;44(1):35-42.
5. Tavares MS. Aspectos éticos da quebra da relação médico-paciente. Revista Bioética. 2008;16(1):125-31.

Capítulo 14

Linfadenopatia em Adultos

Karina Moraes Kiso Pinheiro

INTRODUÇÃO

Linfadenopatia é definida como alteração das características do linfonodo secundária à invasão de sua estrutura por células inflamatórias ou neoplásicas. A linfadenopatia é associada a muitas condições clínicas e, portanto, para diferenciá-las é imprescindível o exame físico e anamnese detalhada, aspectos que auxiliam não só no diagnóstico, mas também na orientação de exames complementares.

A prevalência de neoplasia em pacientes com linfadenopatia é baixa, somente 3% são submetidos à biópsia e o exame anatomopatológico indica neoplasia em 1%[1,2]. Observa-se o aumento dessa percentagem com o envelhecimento, principalmente após os 40 anos de idade[3].

Podem ser utilizadas regras mnemônicas para facilitar o diagnóstico diferencial, tais como "MIAMI" (Quadro 14.1) ou "CHICAGO" (Quadro 14.2).

Quadro 14.1– MIAMI	
M:	Malignidades (*Malignancies*)
I:	Infecções (*Infections*)
A:	Doenças Autoimunes (*Autoimmune disorders*)
M:	Miscelânia e causas incomuns (*Miscellaneous and unusual conditions*)
I:	Iatrogênico (*Iatrogenic*)

Quadro 14.2 – CHICAGO	
C:	Câncer
H:	Hipersensibilidade
I:	Infecção
C:	Colagenose e outras doenças reumatológicas
A:	Atípicas (doenças linfoproliferativas)
G:	Granulomatoses
O:	Outras

ANATOMIA E HISTOFISIOLOGIA DOS LINFONODOS

Os linfonodos são pequenas estruturas ovais ou riniformes, encapsuladas, constituídas por tecido linfoide e geralmente medem de 0,1 a 2,5 cm de comprimento[4,5]. São esquematicamente divididos em: córtex (situado na região periférica) e medula (região central). Na região cortical estão presentes os folículos linfoides, com seu centro germinativo, no qual se encontram os linfócitos B. Na região cortical extrafolicular e nas regiões paracortical e medular localizam-se os linfócitos T. A região medular é constituída pelos cordões medulares, formados principalmente por linfócitos B, separados pelos seios medulares por onde drena a linfa[5].

Os vasos linfáticos aferentes drenam para o córtex do linfonodo, onde a linfa circula por inúmeros canais linfáticos. As válvulas presentes nos vasos linfáticos asseguram o fluxo unidirecional de linfa. Dessa forma, a linfa é exposta à ação dos macrófagos e linfócitos T e B. Estes vasos formam denso plexo subcapsular, que inicialmente drena para o seio subcapsular, e destes, múltiplos seios corticais radiais levam a linfa para a medula, coalescendo num grande seio medular. Os seios medulares (ou cordões linfáticos) apresentam arranjo paralelo ao da medula, convergindo para um vaso eferente que parte do linfonodo[4].

Os linfonodos são "filtros" da linfa, removendo partículas estranhas. Cada linfonodo recebe a linfa de determinada região do corpo, sendo denominado *linfonodo satélite*. Os linfócitos deixam os linfonodos pelos vasos linfáticos eferentes, que confluem com outros vasos linfáticos até formarem os grandes linfáticos, que desembocam em veias[5].

Quanto à localização, os principais grupos de linfonodos são: occipitais, pós e pré-auriculares, cervicais profundos e superficiais, submandibulares, submentonianos, supraclaviculares, axilares, supraepitrocleares, inguinais, poplíteos, mediastinais, intra-abdominais e pélvicos[6].

PROPEDÊUTICA DA ADENOMEGALIA

A anamnese e o exame físico compõem o primeiro pilar do raciocínio clínico diagnóstico. Dados da história, como sinais e sintomas associados, idade, duração dos sintomas, exposição e/ou antecedentes relevantes, são fundamentais nesse processo. O exame físico deverá abranger as características gerais do paciente, como presença ou não de hepatoesplenomegalia e do linfonodo quanto à localização, tamanho, consistência, fixação e presença de dor/sinais flogísticos.

A regra mnemônica *ALL AGE* pode ser utilizada para lembrar dos principais dados da anamnese e exame físico[3] (Quadro 14.3).

Quadro 14.3 – ALL AGE	
A:	*Age* (idade)
L:	*Location* (localização)
L:	*Length of time present* (tempo de aparecimento)
A:	*Associated signs and symptoms* (sinais e sintomas associados)
G:	*Generalized lymphadenopathy* (linfadenopatia generalizada)
E:	*Extra-nodal associations* (acometimento extranodal)
S:	*Splenomegaly and fever* (esplenomegalia e febre)

Em relação à anamnese, a seguir encontra-se um roteiro da anamnese que poderá auxiliar na hipótese diagnóstica da linfadenopatia (Tabela 14.1).

Tabela 14.1 – Relação da anamnese com a hipótese diagnóstica

Dados da anamnese	Raciocínio diagnóstico
Idade > 40 anos	Obrigatório excluir neoplasias/metástase
Uso de medicamentos	Alopurinol, atenolol, captopril, carbamazepina, cefalosporina, fenitoína, hidralazina, penicilina, pirimetamina, quinidina, sulfonamida. Pode-se observar a presença de *rash* cutâneo generalizado após uso de amoxacilina em paciente com linfadenopatia por mononucleose
Sintomas associados	Interrogatório detalhado sobre diversos aparelhos para identificar se há manifestação de doença sistêmica ou não, por exemplo, associação de febre, perda de peso e linfonodomegalia e linfoma (sintomas B) ou tuberculose
Velocidade de crescimento do linfonodo	Doença aguda: infeciosa, inflamatória Doença crônica: neoplásica, granulomatosa
Antecedentes pessoais	*Hábitos e vícios:* tabagista (associação com neoplasia), usuário de drogas injetáveis (endocardite), etilismo (dor em linfonodo após ingestão de álcool – associação com linfoma) *Comorbidades:* HIV, doenças reumatológicas, hematológicas, doença de depósito, neoplasia *Epidemiologia:* associação com doenças infectocontagiosas: HIV, tuberculose, sífilis, toxoplasmose (exposição a gatos), leptospirose (exposição a locais com ratos), dentre outras *Exposição aos raios ultravioleta*
Antecedentes familiares	História de neoplasias como câncer de mama, intestinal, tireoide, melanoma, etc.
Exposição ocupacional	Agricultura: paracoccidioidomicose Pecuária: brucelose Operários de demolição: histoplasmose, silicose Espeleologia: histoplasmose Agentes prisionais: tuberculose Profissionais do sexo: DST

Em relação ao exame físico, é necessário reconhecer as características do linfonodo normal para diferenciá-lo do alterado (Quadro 14.4), bem como observar a presença de sinais de malignidade (Tabela 14.2).

Quanto à localização, observar a seguir a correlação com algumas doenças. Esplenomegalia também pode estar associada às linfonodomegalias e sugere etiologia neoplásica (linfoma, leucemia linfocítica), sarcoidose ou etiologia infecciosa (mononucleose, por exemplo)[2,3]. Linfadenopatia generalizada requer a presença de duas ou mais cadeias linfonodais acometidas[2].

Quadro 14.4 – Características normais dos linfonodos
• Tamanho: menor que 1 cm^2 de diâmetro. Alguns autores consideram linfonodo peritroclear até 0,5 cm^2 e inguinal até 1,5 cm^2 [7]
• Consistência: fibroelástico
• Fixação: não aderido aos planos
• Dor: indolor

Tabela 14.2 – Diferenças entre linfonodos com características benignas e malignas

	Características Benignas	Características Malignas
Localização	Qualquer localização	Qualquer localização, porém suspeitar se supraclavicular[1] à esquerda, periumbilical, axilar
Tamanho	Menor que 1 cm^2	Maior que 2,25 cm^2
Consistência	Fibroelástica	Pétrea
Fixação (planos profundos)	Não aderido	Aderido
Dor/sinais flogísticos	Doloroso, pode fistulizar	Indolor, geralmente

1. Linfadenopatia supraclavicular é altamente sugestiva de malignidade e estima-se que corresponde a 90% (idade acima de 40 anos) e 25% (abaixo de 40 anos)[7].

DIAGNÓSTICO DIFERENCIAL

O discernimento entre as potenciais causas de linfadenopatia pode indicar abordagem cirúrgica, exames radiológicos e laboratoriais de maior complexidade e custo. Em alguns casos, a anamnese isoladamente pode definir baixas possibilidades, direcionando a abordagem para uma causa neoplásica, inflamatória, medicamentosa, autoimune ou infecciosa. Alguns achados são comuns entre tais grupos etiológicos, como a presença de febre, sudorese noturna e perda de peso de longa evolução, tanto em linfoma quanto em tuberculose.

Doenças Infectoparasitárias

Achados à anamnese, como arranhadura de gato, ingestão de carne malcozida, contato direto frequente com areia, picadura de carrapato e insetos, comportamento sexual de risco (incluindo beijos na boca em múltiplos parceiros), e viagem a áreas de infecções endêmicas podem sugerir linfonodomegalia de causa infecciosa. Boa parte das doenças relacionadas tem cura sem grandes sequelas orgânicas ou estéticas. Dentre as causas, destacam-se as faringites no grupo de doenças com linfonodomegalia com duração geralmente menor que 2 semanas, mononucleose infecciosa com duração de 2 a 4 semanas, e tuberculose ganglionar dentre as de duração superior a 4 semanas. Mas certamente a principal causa de linfadenopatia aguda, comumente dolorosa, é a adenopatia reativa, achado inespecífico de infecções virais e bacterianas.

Infecções bacterianas da pele correspondentes à drenagem de determinada cadeia linfonodal são causas frequentes e facilmente reconhecíveis, porém lesões ocultas em couro cabeludo ou micoses interdigitais e retroauriculares podem passar despercebidas.

Cadeias Cervicais

A faringite estreptocócica talvez seja a causa mais frequente de aumento linfonodal cervical reconhecida por leigos, sendo assim queixa frequente em atendimentos médicos. O achado é de linfonodomegalia cervical, principalmente submandibular, mas também retroauricular ou suboccipital.

Outras causas infecciosas da cabeça e do pescoço podem cursar com os mesmos achados, dentre elas: infecções de pele, conjuntivites, otites e infecções da boca e dentição. O acometimento das cadeias cervicais posteriores ao músculo esternocleidomastóideo e periauriculares está mais relacionado com a mononucleose (infecção pelo vírus Epstein-Barr) e a micobacteriose, quando estão excluídas infecções bacterianas de pele ou da orelha. A mononucleose é responsável por 80% dos achados clínicos mono-*like* (febre, linfadenopatia, esplenomegalia). Já a rubéola está particularmente relacionada à alteração retroauricular, e as conjuntivites e a ceratite herpética à pré-auricular.

É comum que a tuberculose ganglionar (adenite tuberculosa, escrófula) acometa apenas um sítio identificável à palpação, inclusive com achados exuberantes (principalmente na linfadenite e até fistulização), mas também é causa de linfonodomegalia sistêmica, assim como a mononucleose.

Cadeias Axilares

A linfadenopatia axilar pode ser decorrente de piodermite local ou infecções do membro homolateral. Sempre é importante o diagnóstico diferencial com as metástases dos cânceres que acometem a parede torácica e principalmente de mama (axila contralateral acometida em cerca de 50% dos casos). Considerando que a linfa da parede torácica é drenada para tais cadeias, infecções de próteses mamárias passam a participar da etiologia cada vez mais frequente.

A linfadenopatia axilar isolada é forte preditor para neoplasia, presente em quase 30% dos casos. O achado supraclavicular isolado guarda relação ainda mais forte, e com variedade ainda maior de sítios primários do tórax ou abdome. Por outro lado, a doença da arranhadura do gato tem marcante acometimento axilar, apesar de ter caráter sistêmico.

Cadeias Epitrocleares

Dificilmente haverá palpação fisiológica de tais cadeias, portanto todo achado clínico deve ser investigado para tularemia (bactéria *Francisella tularensis*) e especialmente para sífilis secundária, quando excluídas causas mais simples como as infecções bacterianas localizadas do antebraço e da mão. Na sífilis secundária podemos ter polimicrolinfonodopatia generalizada em 85% dos casos.

A própria tularemia pode simular piodemite e furunculose no local da picada do agente transmissor, porém com sintomas sistêmicos.

Cadeias Inguinais

Alterações nas outras cadeias linfonodais são comumente achados de doenças infectoparasitárias, pois a cadeia inguinal é tipicamente relacionada às doenças sexualmente transmissíveis (Tabela 14.3), além de infecções dos membros inferiores, genitais, parede abdominal inferior e glúteos.

Tabela 14.3 – Diferenciação dos achados clínicos entre as DSTs

DST	Linfadenopatia	Fistulização
Sífilis primária	Indolor e múltipla	Não
Cancro mole	Unilateral, dolorosa ou não	Drenagem por orifício único
Linfogranuloma venéreo	Unilateral, comumente dolorosa	Drenagem espontânea em "bico de regador" ou cirúrgica se houver flutuação
Herpes genital	Bilateral, dolorosa ou não	Não
Donovanose	Pseudobubões unilaterais (e não linfonodos)	Não

Linfadenopatia Generalizada

Febre alta, faringite e linfadenopatia formam a tríade clássica da mononucleose infecciosa. Como já mencionado, há preferência do acometimento de cadeias cervicais posteriores, mas pode também estar presente nas cadeias axilares e inguinais, diferenciando completamente da hipótese de faringites por outras causas. Há grande aumento linfonodal na primeira semana, que regride em até 4 semanas. É importante lembrar a forte associação do EBV aos linfomas, ressaltando a importância de um exame complementar quando há atípica evolução da linfadenopatia.

Outras doenças mono-*likes* podem cursar com quadro semelhante sem o marcante achado faríngeo, como as infecções por CMV, HBV, HHV-6, *Toxoplasma gondii* e *Streptococcus pyogenes.*

A presença de *rash* cutâneo associado com febre e artrite pode sugerir artrite idiopática juvenil (ou doença de Still), dengue (juntamente com febre e mialgia) e brucelose (hepatoesplenomegalia, dissociação pulso-temperatura), além das clássicas da infância: rubéola e sarampo (Tabela 14.4).

Na infecção aguda pelo HIV pode haver inicialmente acometimento axilar, cervical e occipital por volta da segunda semana, acompanhando a resposta imune à infecção recém-instalada com síndrome *mono-like* (Tabela 14.5). Comumente há regressão do quadro, mas pode haver persistência durante a cronificação da doença.

Apesar de a tuberculose ter mais frequentemente um acometimento localizado, quando na sua forma miliar faz importante diagnóstico diferencial e pode ser confundida com doença maligna. Micobacterioses atípicas trazem implicações diferenciadas no tratamento e também devem ser consideradas. Semelhante à tuberculose, a paracoccidioidomicose também pode trazer achado localizado (especialmente cervical, e até fistulizante) ou generalizado, associado geralmente à inalação do fungo no meio rural.

A leishmaniose visceral (calazar) é a causa infecciosa dentre as principais fontes de esplenomegalia importante, também associada a hepatomegalia, com quadro que costuma evoluir por vários meses. Associa-se a desnutrição importante e acomete sobretudo crianças de áreas endêmicas (tipicamente o Nordeste Brasileiro). Já a doença de Chagas aguda passou a ter um perfil epidemiológico diferenciado nos últimos anos, atingindo quase que exclusivamente os pacientes que consumiram o protozoário na trituração de açaí e cana-de-açúcar. O quadro é associado a sintomas inespecíficos (febre, adenopatia generalizada, astenia, hepatoesplenomegalia, exantema) ou até achados graves de insuficiência cardíaca (IC) aguda com derrames cavitários e pericardite. O sinal de Romaña era descrito quando ainda havia significativa transmissão vetorial, e corresponde ao edema bipalpebral unilateral por penetração do parasita pela conjuntiva.

Tabela 14.4 – Linfadenopatia generalizada com *rash*

Infecção	Achados clínicos diferenciais
Mononucleose	*Rash* especialmente desencadeado após derivados de penicilina
Artrite Idiopática Juvenil	Artrite marcante
Dengue	Mialgia e dor retro-orbitária
Brucelose	Hepatoesplenomegalia, dissociação pulso-temperatura
Doença de Chagas aguda	IC aguda, derrame cavitário, edema

Tabela 14.5 – Diferenciação entre a mononucleose infecciosa e a síndrome *mono-like* aguda pelo HIV

	Mononucleose Infecciosa	Síndrome Retroviral Aguda
Apresentação	Subaguda	Aguda
Achado clínico	Faringite exsudativa com esplenomegalia em metade dos casos	Faringite sem exsudato e pequenas erosões orais, com esplenomegalia pouco frequente
Laboratório	Linfocitose com atípia > 10%	Linfopenia

Causas Neoplásicas

Compõem talvez a principal fonte de apreensão, associadas ao estigma da linfadenopatia. Na anamnese, a idade é o fator mais relacionado a suspeita de câncer, pois indivíduos com mais de 40 anos apresentam risco dez vezes maior que os menores de

40 anos. Ao exame físico, a cadeia supraclavicular é a única preditora independente para realização de biópsia, porém toxoplasmose, sarcoidose e tuberculose podem alterar tal cadeia. Em relação ao tamanho, linfonodos menores de 1 cm^2 são de risco mínimo para câncer, e o risco aumenta consideravelmente a partir de 2,25 cm^2.

O consumo de etanol e tabaco favorece grande parte das neoplasias da cabeça e pescoço, sendo importante dado na anamnese que reforça a hipótese de linfadenopatia cervical neoplásica.

No caso das metástases linfonodais, os primeiros linfonodos acometidos são os responsáveis pela drenagem fisiológica da região atingida pelo tumor primário. Os linfonodos metastáticos têm marcada firmeza, má delimitação e intensa aderência aos planos profundos, tornando-se pouco móveis.

As leucemias e os linfomas estão entre as principais causas dentre as neoplasias malignas. Hepatoesplenomegalia é frequente especialmente nas leucemias, principalmente na forma mieloide crônica (assim como a esplenomegalia da leishmaniose visceral). As leucemias podem trazer também sangramentos, equimoses e anemia.

Os linfomas têm a linfonodomegalia como apresentação característica, tipicamente não dolorosa, algumas vezes até sem qualquer outro sintoma sistêmico. Doença localizada, principalmente cervical e supraclavicular, é mais típica da variante de Hodgkin, e o achado generalizado é mais comum na forma não Hodgkin (mais prevalente), com graus variados de hepatoesplenomegalia. É importante lembrar que os linfomas podem acometer órgãos contíguos, trazendo sinais e sintomas variáveis e confundindo o examinador.

O estadiamento de Ann-Arbor modificado por Costwald para os linfomas pode ter a semiologia como importante parceiro. Baseia-se na quantidade de cadeias linfonodais acometidas, se elas estão acima ou abaixo do diafragma, se existe acometimento extranodal (fígado, medula óssea; baço excluso), e se há sintomas B (febre, perda ponderal, sudorese noturna). A presença de sintomas B está associada a pior prognóstico, podendo estar presente em 45% dos casos não Hodgkin. O acometimento extranodal também é mais comum nos não-Hodgkin, porém doença mediastinal está mais relacionada ao linfoma de Hodgkin.

A linfadenopatia no paciente com imunodeficiência adquirida (AIDS) deve ser biopsiada, pelo risco de desenvolvimento de linfomas e sarcoma de Kaposi.

Linfadenopatias Inflamatórias

Da mesma forma que a cascata inflamatória nas doenças infecciosas pode promover linfadenopatia reacional sem inoculação direta do germe, a tempestade autoimune das colagenoses pode trazer achados localizados ou generalizados, inclusive com esplenomegalia. Cerca de 20% dos pacientes com lúpus eritematoso sistêmico (LES) e de artrite reumatoide (AR) podem ser acometidos. No caso da AR, o achado é na instalação da doença, com quadro mono-*like*. No LES há também o crescimento esplênico, com sua patognomônica lesão vascular em "casca de cebola", sendo que o surgimento ou ressurgimento de linfonodomegalia está associado à atividade da doença.

~~Uma~~ Menor parcela de pacientes é acometida na síndrome de Sjögren, com linfadenopatia generalizada, nódulos pulmonares, aumento parotídeo e esplenomegalia. O quadro benigno é conhecido por "pseudolinfoma". Apesar da alcunha benigna, 1% destes pacientes evoluirá para linfoma não Hodgkin.

Na artrite idiopática juvenil (doença de Still) há também manifestação mono-*like*, com marcante acometimento articular.

A sarcoidose pode acometer virtualmente qualquer órgão, porém são frequentes as alterações mediastinais por efeito de massa dos granulomas, como também os achados inespecíficos crônicos de febre, perda de peso e adenopatia generalizada. É doença granulomatosa não infecciosa em que o diagnóstico de exclusão é necessário para o tratamento seguro, já que guarda grandes semelhanças com a tuberculose, por exemplo.

Quadro 14.5 – Outras causas de linfadenopatia
Doença mista do tecido conjuntivo
Dermatomiosite
Cirrose biliar primária
Doenças de depósito (amiloidose, Niemann-Pick)
Hipertireoidismo

Linfadenopatias por Hipersensibilidade

Vacinas, principalmente de vírus vivos, podem trazer hiperproliferação linfoide reativa à presença do antígeno circulante.

Várias drogas podem causar "doença do soro", caracterizada por febre, *rash*, artralgia, urticária e linfadenopatia generalizada. O caso particular da fenitoína pode levar a linfadenopatia dissociada de quadro alérgico.

Em transplantes, particularmente no de medula, pode haver a doença do enxerto-*versus*-hospedeiro, reação grave com febre e adenopatia por rejeição imune ao novo tecido.

Linfadenopatias Intratorácicas e Intra-abdominais

No tórax, a suspeita de doença linfonodal pode surgir por queixa do paciente ou por achado incidental ao exame radiológico. Independentemente da causa, linfadenomegalias mediastinais e principalmente peri-hilares podem manifestar-se com compressão de vias aéreas principais ou dor torácica. A sibilância unilateral é importante achado na compressão de vias aéreas do lado acometido, trazendo gravidade semelhante à potencial obstrução do anel de Waldeyer nos casos de faringotonsilite grave. Outros sintomas relacionados são rouquidão por lesão do nervo laríngeo recorrente e disfagia por compressão esofágica. Parestesia, paresia, edema e congestão, por compressão nervosa e vascular, podem estar relacionados com a síndrome da veia cava superior.

A adenopatia mediastinal pode ser causada por neoplasias malignas, mas também por mononucleose, sarcoidose, histoplasmose e tuberculose, principalmente quando encontrada em jovens. Tais doenças podem deixar fibrose e calcificação local mesmo após resolução da linfadenopatia, com caráter cicatricial.

No abdome, linfadenopatia mesentérica é sempre anormal, e o achado peritoneal pode sugerir fortemente a presença de doença disseminada com carcinomatose. Tuberculose peritoneal é importante diagnóstico diferencial, especialmente quando se deseja determinar prognóstico, já que é causa reversível que traz nodulações peritoneais aos exames radiológicos.

Há dois achados semiológicos relacionados com boa especificidade à disseminação de neoplasia intraperitoneal: a palpação do linfonodo umbilical da Irmã Maria José, e a palpação de linfonodos retais ao toque, conhecida como prateleira de Blummer. Tais sinais estão relacionados respectivamente a carcinomatose peritoneal e implante neoplásico em fundo de saco pélvico.

Uma menor parte das linfadenopatias intra-abdominais está reservada às doenças benignas, inclusive em jovens, nos quais podem estar presentes tumores de células germinativas.

Pela inacessível palpação, boa parte das linfadenomegalias viscerais do abdome e tórax só poderá ser avaliada com exames radiológicos de alta resolução (tomografia e ressonância) e biopsiadas com técnicas endoscópicas ou cirúrgicas.

INVESTIGAÇÃO DIAGNÓSTICA

A maioria dos pacientes não necessita de biópsia e menos da metade precisa de qualquer exame laboratorial. Caso o exame clínico leve a uma principal hipótese benigna, um primeiro passo nos exames complementares pode ser feito após observação por 2 a 4 semanas, sem prejuízo ao prognóstico, mesmo se doenças malignas forem constatadas posteriormente.

Listaremos abaixo alguns métodos invasivos e não invasivos auxiliares da propedêutica clássica.

Exames Laboratoriais e Radiológicos

A complexidade, o custo e a acessibilidade dos diversos métodos diagnósticos das linfadenomegalias são bastante amplos.

O teste rápido para pesquisa de *Streptococcus* beta-hemolítico do grupo A em *swab* de orofaringe (*RST – rapid strep test*) pode identificar a causa de tonsilite exsudativa relacionada a adenopatia cervical anterior e febre. A mesma tonsilite exsudativa, quando relacionada a adenomegalia generalizada, terá no hemograma com linfocitose e atipia linfocitária o recurso diagnóstico de maior custo-efetividade.

Os exames sorológicos revelam anticorpos contra diversos agentes infecciosos com manifestações clínicas semelhantes: CMV, EBV, HIV, *Toxoplasma gondii, Brucella*, etc. O teste de Mantoux (PPD) e a baciloscopia no escarro são opções de fácil acesso na suspeita de tuberculose (a última apenas na suspeita da forma pulmonar não miliar).

A pesquisa de autoanticorpos, iniciando com os inespecíficos VDRL e FAN, até a pesquisa de anti-Sm para confirmação diagnóstica do LES pode ser necessária na presença de quadro clínico que satisfaça parcialmente os critérios diagnósticos necessários.

A ultrassonografia tem estabelecido papel na identificação de linfonodos cefalocervicais benignos ou malignos, através da relação entre seus eixos. Uma relação menor

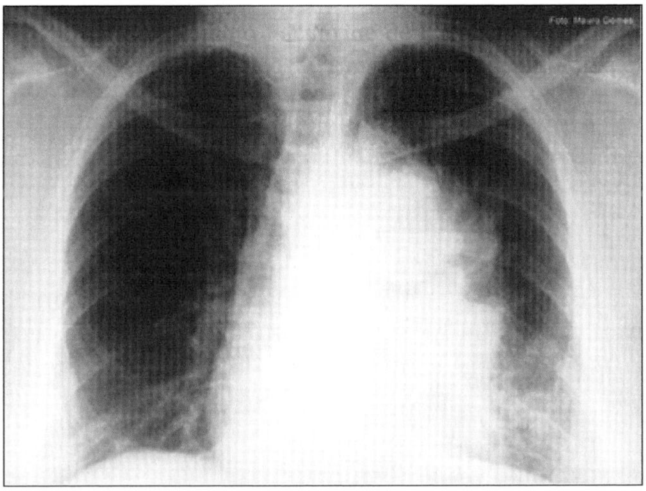

Figura 14.1 – Radiografia de tórax evidenciando alargamento mediastinal (disponível em www.pneumoimagem.com.br).

que 2 cm entre os eixos maior e menor tem sensibilidade e especificidade de 95% nos cânceres de cabeça e pescoço.

A radiografia de tórax com alargamento mediastinal pode confundir a investigação na presença de ectasias vasculares e aneurismas dos grandes vasos. A tomografia com contraste trará grande precisão na identificação da linfadenopatia intratorácica e intra-abdominal, inclusive sendo obrigatória no estadiamento de linfomas e outras neoplasias malignas. Não pode ser descartada a necessidade de biópsia, já que granulomatoses são causas reversíveis de linfadenopatia visceral.

Nas lesões de cabeça e pescoço e outras áreas com densidade de partes moles semelhantes (região pélvica, por exemplo), a ressonância magnética define contornos e invasões com maior precisão, auxiliando na abordagem e no estadiamento.

Punção e Biópsia Excisional

Os dados clínicos são de fundamental importância para definir a investigação e a urgência com que o procedimento deve ser feito. Apenas cerca de 3% de todos os pacientes à primeira consulta são passíveis de biópsia.

Há grande divergência sobre a utilidade da punção aspirativa por agulha fina (PAAF) dos linfonodos. Hoje, a biópsia excisional é o exame de escolha para adenomegalias sem causa definida. Existem situações em que a gravidade da doença suspeita requer alta sensibilidade do método diagnóstico, e é exatamente nos linfomas que a PAAF se mostrou imprecisa. Na suspeita de linfoma, deve-se sempre proceder à retirada integral do linfonodo acometido para biópsia.

Nos países em desenvolvimento, provedores de sistema de saúde pública com demandas reprimidas, longas filas e limitações diagnósticas por custo-efetividade, a PAAF passa a ter um grande impacto na saúde pública, pois implica em menor mobilização de material, infraestrutura e pessoal. Mas tais virtudes não isentam a contraindicação da PAAF na suspeita de doença linfoproliferativa primária. Nos casos suspeitos de câncer de cabeça e pescoço (não linfomas), a PAAF é o primeiro exame a ser realizado.

Em alguns casos de linfoma com linfonodos que não podem ser retirados integralmente, a punção por agulha grossa (*core biopsy*) tem sua indicação, pois traz importantes informações sobre a arquitetura linfonodal e viabiliza amostras para imunofenotipagem e genotipagem com menor custo e morbidade que a biópsia excisional.

Para indicação da cadeia abordável nas linfadenopatias generalizadas, as que trazem maior sensibilidade diagnóstica e menor índice de complicações são, em ordem decrescente: supraclavicular, cervical, axilar e inguinal.

Para biópsias de cadeias mediastinais e intra-abdominais, atualmente o uso de broncoscopia e endoscopia digestiva com ultrassonografia acoplada vem ganhando espaço, com a ressalva que se utilizam de agulha fina. As videotoracoscopias, videomediastinoscopias, videolaparoscopias e biópsias a "céu-aberto" ainda são os procedimentos mais difundidos e precisos.

Tabela 14.6 – Investigação clínica e procedimento para diagnóstico das linfadenopatias (resumo)

Doença	Achado clínico	Investigação invasiva inicial
Linfomas	Febre, perda ponderal, sudorese noturna, prurido, dor após consumo de etanol	Biópsia excisional, *Core-biopsy* em casos selecionados
Tumores cefalocervicais	Ausência de febre, linfonodos > 2,5 cm, endurecidos e aderidos	PAAF
Leucemia	Astenia, febre	Esfregaço de sangue periférico, mielograma
Suspeita de metástases	Quadro variável	PAAF ou biópsia excisional, caso a caso
AIDS com linfadenopatia	Nova linfadenomegalia na fase crônica do HIV	PAAF

Epônimos

Localização	Epônimo
Supraclavicular à esquerda	Virchow/Troisier
Periumbilical	Irmã Maria José
Pré-laríngeos	Delphian
Cadeia posterior cervical	Sinal de Winterbottom
Axilar	Irish
Inguinal profundo	Cloquet

REFERÊNCIAS BIBLIOGRÁFICAS

1. Dourado LBK, Boueri FMV. Adenomegalia. In: Nunes MPT et al. Clínica Médica – Grandes Temas na Prática. Ed. Atheneu 2010.p. 181-194.
2. Bazemore AW, Smucker DR. Lymphadenopathy and Malignancy. American Family Physician 2002 Dec;66(11):2103-13.
3. Fletcher RH. Evaluation of peripheral lymphadenopathy in adults. In: UptoDate, 2012.
4. Massaia IFDS, Bonadia JF. Propedêutica Médica da Criança ao Idoso. Ed Atheneu; 2009.
5. Chammas AC Lundberg JS, Juliano AG et al. Linfonodos Cervicais: um dilemma para o ultrassonografista. Radiol Bras. 2004;37(5):357-364.
6. Junqueira LC, Carneiro J. Histologia Básica. 11ª ed. Rio de Janeiro: Ed. Guanabara Koogan; 2008. P. 269- 275.
7. Motyckova G, Steensma DP. Why does my patient have lymphadenopathy or splenomegaly? Hemtol Oncol Clin N Am. 2012;26:395-408.
8. Habermann TM, Steensma DP. Lymphadenopathy. Mayo Clin Proc. 2000;75:723-732.
9. Ferrer R. Lymphadenopathy: Differential Diagnosis and Evaluation. Am Fam Physician. 1998 Oct 15;58(6):1313-1320.

Capítulo 15

Rinite Alérgica

José Eduardo Lutaif Dolci
Eduardo Landini Lutaif Dolci
Ricardo Landini Lutaif Dolci

INTRODUÇÃO

O termo rinite refere-se a uma doença da mucosa nasal que se caracteriza principalmente pelo quadro inflamatório desta região. Esta inflamação pode ser aguda ou crônica e leva a um conjunto de sintomas que pode incluir espirros, prurido nasal, rinorreia, alterações do olfato e congestão nasal. As rinites podem ser classificadas em alérgica e não alérgica. Estas últimas não apresentam mecanismo fisiopatológico uniforme e podem ser subdivididas em: infecciosa, ocupacional, hormonal, induzida por droga, idiopática (ou vasomotora) e não alérgica com eosinofilia. A rinite alérgica é definida como inflamação da mucosa nasal mediada por IgE, após exposição a alérgenos, cujos sintomas são reversíveis espontaneamente ou com tratamento.

A rinite alérgica (RA) é a manifestação de hipersensibilidade mais prevalente dentre as doenças atópicas. Corresponde a uma reação de hipersensibilidade imediata (reação tipo I de Gell e Coombs) e apresenta duas fases: a fase de sensibilização, na qual ocorre o reconhecimento do antígeno e produção de IgE específica que se liga a receptores de mastócitos e basófilos; e a fase efetora, subdividida em imediata e tardia, na qual o contato com o alérgeno leva a desgranulação de mastócitos com liberação de diversos mediadores responsáveis pelo aparecimento dos sintomas. Ocorre então um intenso infiltrado inflamatório na mucosa das vias respiratórias. Esta resposta promove liberação de citocinas, recrutamento, ativação e diferenciação de vários tipos celulares, como eosinófilos, linfócitos e mastócitos. Essas células ativadas liberam então os principais mediadores inflamatórios: histamina e leucotrienos.

Trabalhos recentes demonstraram que nos EUA 58 milhões de americanos sofrem de RA, com prevalência de 17% na população entre 18 e 24 anos[1]. No Brasil, a prevalência varia de acordo com a região geográfica, alcançando em alguns locais 30%. Estudos epidemiológicos com métodos padronizados demonstraram uma ampla variação na prevalência em mais de um milhão de escolares avaliados em dezenas de centros. Na faixa etária escolar, 6-7 anos, a prevalência observada foi de 8,5% e entre os adolescentes foi de 14,6% (variação de 1 a 45%)[2]. Estudos recentes demonstram também que 44 a 87% dos pacientes apresentam associação de RA com rinite não alérgica, também conhecida como rinite mista.

O grande enfoque dado à RA decorre da sua elevada morbidade, causando grande comprometimento da qualidade de vida dos pacientes. São bem documentados atualmente o aumento do absenteísmo e presenteísmo nos pacientes acometidos por esta afecção. O diagnóstico precoce pode impedir o desenvolvimento de outras doenças associadas, principalmente a asma brônquica. Além disso, pacientes com RA mal controlada podem apresentar distúrbios do sono, fadiga crônica, déficit de aprendizado, apatia, ansiedade e diminuição de interação social[3].

CLASSIFICAÇÃO

Antigamente a RA era classifica em sazonal e perene. Atualmente ela é classificada de acordo com sua ocorrência ao longo do tempo e em relação a sua gravidade. Em relação à temporalidade, pode ser: intermitente, quando se apresenta em menos de 4 dias por semana ou em um período menor que 4 semanas seguidas; persistente, quando se manifesta em mais de 4 dias na semana e por mais de 4 semanas seguidas. De acordo com a gravidade pode ser: leve, quando possui pouco impacto na qualidade do sono, em atividades de lazer e trabalho; e grave, quando resulta em sono anormal, prejuízos nas atividades de lazer e trabalho e com sintomas inoportunos[4,5]. Desta forma, esta nova diretriz sustenta que a RA deve ser classificada em quatro categorias, de forma semelhante à usada na asma: RA intermitente leve, RA intermitente moderada-severa, RA persistente leve, RA persistente moderada-severa (Figura 15.1).

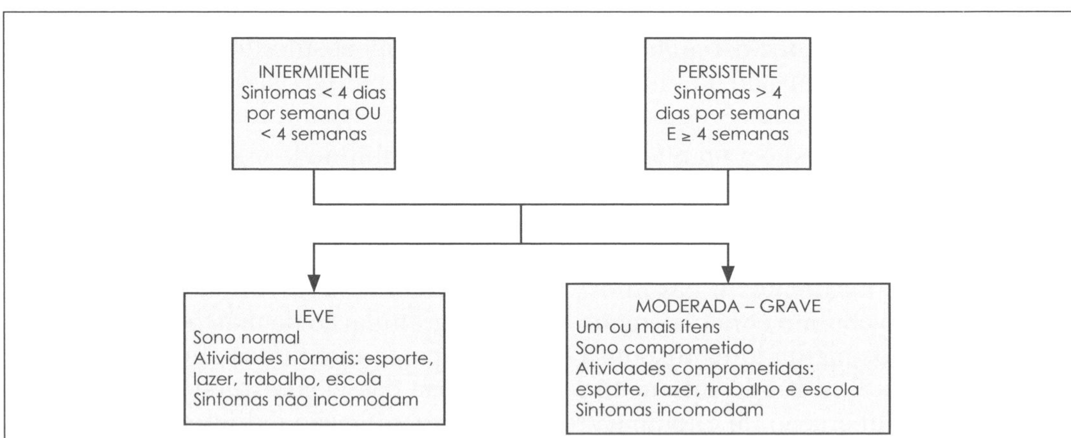

Figura 15.1 – Classificação da rinite alérgica (Iniciativa ARIA).

AGENTES ETIOLÓGICOS

Os principais fatores envolvidos no desenvolvimento da RA são a influência genética e os fatores ambientais. Os alérgenos mais sensibilizantes em nosso País são os ácaros da poeira domiciliar. Os principais ácaros identificados em nosso meio são: *Dermatophagoides pteronyssinus*, *Dermatophagoides farinae* e *Blomia tropicalis*. Outros alérgenos que também merecem destaque são: derivados de animais (cão e gato), baratas, fungos (*Aspergillus sp*, *Alternaria sp*, *Penicillium notatum* e *Cladosporium sp*) e polens (*Lolium multiflorum*).

QUADRO CLÍNICO

A RA é caracterizada pela presença dos quatro sintomas clássicos: prurido, coriza, espirros e congestão nasal. A obstrução nasal pode ser unilateral, bilateral ou basculante e é mais pronunciada à noite. Estes sintomas são comuns também em outros tipos de rinite, portanto a associação da exposição a alergênicos com o aparecimento dos sintomas ou o aparecimento de outras manifestações de atopia pode sugerir um processo alérgico. Os pacientes muitas vezes se apresentam com sintomas extranasais como irritação conjuntival, prurido palatal e epífora. E podem também se queixar de cefaleias frontais e periorbitárias, alteração do paladar e plenitude aural.

Muitos alérgicos têm o hábito de friccionar frequentemente o nariz com a palma da mão devido ao prurido, que é conhecido como "saudação do alérgico". Epistaxes podem ocorrer devido à friabilidade da mucosa, aos espirros frequentes e ao ato de assoar o nariz vigorosamente. Outro sintoma comum é a rinorreia posterior e o pigarro, decorrente da produção acentuada de muco nestes pacientes. Em crianças, a obstrução nasal crônica pode levar a alterações orofaciais e ortodônticas, como palato ogival, hiperplasia gengival, má oclusão e alterações na fala.

A RA compromete também a qualidade de vida dos pacientes. Pode causar dificuldade de concentração, noites mal dormidas, déficit de atenção, sonolência diurna, mau aproveitamento escolar e comprometimento da capacidade laborativa. Além das manifestações envolvendo a mucosa sinusal, outras comorbidades podem estar associadas a quadros não tratados, sem resposta aos tratamentos instituídos ou sem aderência aos tratamentos. Estas envolvem otite média com efusão, polipose nasal, rinossinusite, asma, tosse crônica, hipertrofia de adenoides e conjuntivite.

DIAGNÓSTICO

O diagnóstico da RA é determinado pela história clínica, por exame físico, provas laboratoriais como IgE total, testes cutâneos e dosagem de IgE específica para os alérgenos mais suspeitos. A RA tem geralmente seu início na infância, ao redor dos 10 anos de idade. Embora possa começar mais tarde na vida, o início da RA nos anos mais adiantados sem qualquer história pregressa de doenças atópicas é incomum. A história familiar está fortemente associada ao desenvolvimento de rinite alérgica. Quando um dos pais é alérgico, as possibilidades de os filhos o serem aumentam muito. Se os dois pais apresentarem a doença, essa probabilidade atinge mais de 80%. Também deve ser pesquisada história familiar de asma ou dermatite atópica.

O exame físico deve ser realizado de forma completa, incluindo exame minucioso de cabeça e pescoço e não apenas do nariz. Congestão ou eritema conjuntival podem ser observados. Muitos pacientes alérgicos, especialmente crianças, possuem finos sulcos nas pálpebras inferiores, conhecidos como linhas de Dennie-Morgan. A análise externa do nariz pode evidenciar um sulco transverso no bordo superior das cartilagens laterais inferiores, resultante do repetido esfregar do nariz, conhecido como saudação do alérgico. A mucosa nasal apresenta-se frequentemente edematosa e congesta, com uma aparência cinza-azulada. As conchas nasais podem estar hipertrofiadas e edemaciadas. Embora a aparência da mucosa possa ser sugestiva da fisiopatologia, ela não é patognomônica de qualquer doença específica. Secreções nasais podem estar presentes na forma mucoide ou como rinorreia hialina.

A endoscopia nasal com a utilização de fibras ópticas rígidas ou flexíveis permite a visualização das regiões mais posteriores da fossa nasal e da rinofaringe, que não podem ser avaliadas com a rinoscopia anterior. Diante da suspeita de RA, testes específicos para sensibilidade alérgica podem ser solicitados. São utilizados métodos *in vivo* e *in vitro* para a testagem de sensibilidade alérgica em adultos e crianças. O teste *in vivo* mais utilizado é o teste de puntura (*prick test*), devido a sua facilidade técnica, resultado rápido e baixo custo. O teste consiste na colocação de uma gota do alérgeno preferencialmente sobre a região flexora do antebraço, e com a utilização de um puntor, a pele é perfurada através da gota, produzindo um pequeno orifício por onde este alérgeno será absorvido. A histamina e outros mediadores presentes na pele produzem vasodilatação e aumento da permeabilidade vascular, responsáveis pela formação de edema e calor local. Um diâmetro de pápula maior que 3 mm é considerado positivo para a presença de IgE específica.

Nos casos de contraindicação ao uso dos testes de puntura, como nos casos de doenças cutâneas graves e/ou extensas (dermatite atópica, urticária), pode ser realizada a determinação *in vitro* da IgE específica no soro para cada antígeno que for suspeitado clinicamente. Podem ser utilizados métodos imunoenzimáticos e imunofluorométricos. Este tipo de teste foi chamado genericamente de RAST, embora este termo se refira a apenas um tipo de metodologia. Apresentam resultados mais específicos e não têm riscos de reações sistêmicas, porém são menos sensíveis e de maior custo[6]. Os testes de provocação nasal são reservados para situações especiais, como estudos acadêmicos. O cálculo da eosinofilia total e a concentração de IgE total no soro são métodos de triagem simples, que embora possam ser úteis quando os níveis estão acentuadamente elevados, apresentam dificuldade de interpretação quando ocorrem elevações marginais e podem ser confundidos por diversos fatores. A realização de citologia nasal apresenta variável utilidade e possui resultados não acurados[7].

TRATAMENTO

O tratamento da RA se baseia no controle ambiental, em medidas educacionais, farmacoterapia e imunoterapia específica[8]. O sucesso do tratamento para todos os pacientes com RA se baseia na educação e compreensão dos pacientes a respeito da natureza da doença, seus fatores de piora e as estratégias de tratamento. A higiene ambiental é um dos fatores mais importantes no controle das manifestações clínicas da RA, já que a redução da exposição a alérgenos e irritantes diminui a carga alérgica total, promovendo alívio dos sintomas e melhora da qualidade de vida. Como os ácaros da poeira domiciliar são os alérgenos mais prevalentes em nosso meio, algumas medidas são de extrema importância, como: manter a casa arejada; evitar carpetes, tapetes, cortinas e almofadas; evitar bichos de pelúcia, estantes, livros e revistas no quarto de dormir; limpar o piso com pano úmido; forrar colchões e travesseiros com material impermeável; evitar animais de pelo e pena; evitar inseticidas, produtos de limpeza com odor forte, talcos e perfumes; trocar a roupa de cama semanalmente; e evitar o tabagismo direto e indireto.

Medicações tópicas e sistêmicas continuam sendo as mais utilizadas no tratamento da RA. Existem diversas classes de medicamentos disponíveis para esta finalidade, como anti-histamínicos, descongestionantes, corticoides, estabilizadores de mastócitos e antileucotrienos[8] (Tabela 15.1). Os anti-histamínicos foram o primeiro grupo de medicamentos utilizado no tratamento da RA, e permanecem em uso há quase 70 anos. São antagonistas competitivos pelo receptor H1 encontrado na mucosa nasal. Recentemente, foi descoberto que alteram a configuração do receptor, reduzindo sua afinidade com a histamina, sendo por isso denominados de agonistas inversos (Tabela 15.2). Podem ser classificados de acordo com sua atividade sobre o sistema nervoso central em clássicos (primeira geração) ou não clássicos (segunda geração). Estes últimos são mais indicados para o tratamento da RA intermitente ou persistente, por apresentarem maior potência, ações mais prolongadas e menores reações adversas, como sonolência e efeitos colinérgicos (boca seca, visão turva e aumento da viscosidade do muco). Estes agentes são muito eficazes para reduzir os sintomas irritativos da RA, inclusive espirros, prurido e rinorreia. Como agentes isolados, têm pouco efeito sobre a obstrução nasal e por isso são muitas vezes combinados com outros fármacos quando este é o sintoma preponderante. Os anti-histamínicos de uso tópico têm rápido início de ação e são recomendados para os casos de rinite intermitente leve[9].

Tabela 15.1 – Atividade dos medicamentos utilizados na rinite alérgica

Medicação	Espirros	Prurido	Congestão	Coriza	Sint. ocular
Anti-histamínico via oral	++	++	+/-	++	++
Anti-histamínico tópico nasal	+	+	+/-	+	-
Corticosteroide tópico	++	++	++	++	+
Cromoglicato	+	+	+/-	+	-
Brometo de ipratrópio	-	-	-	++	-

Os descongestionantes são vasoconstritores orais e tópicos que promovem alívio dos sintomas obstrutivos. São agonistas dos receptores α-adrenérgicos que causam contração do tecido erétil venoso no nariz. As preparações tópicas mais utilizadas são fenilefrina e oximetazolina, que produzem pronta redução dos sintomas obstrutivos, porém estão associados a efeito rebote, causam dependência e taquifilaxia. São recomendados por no máximo 5 dias. Os descongestionantes orais, como a pseudoefedrina, podem ser uma opção terapêutica em casos selecionados, porém podem ocasionar efeitos adversos como irritabilidade, insônia e palpitações.

Os estabilizadores de mastócitos, como o cromoglicato dissódico, atuam impedindo a ação de mediadores químicos liberados no processo alérgico. O uso tópico nasal pode ser indicado em pacientes que não podem fazer uso de corticoides tópicos nasais e está associado a mínimos efeitos colaterais. Além disso, são medicações com eficácia branda e possuem uma meia-vida muito curta nos tecidos. Outro medicamento utilizado é o brometo de ipratrópio, um anticolinérgico tópico que atua bloqueando a atividade parassimpática na mucosa nasal, tendo como seu principal efeito a redução da rinorreia.

Os corticoides intranasais constituem o tratamento mais efetivo para a RA. Diversos estudos demonstraram a superioridade destes agentes, quando comparados aos

Tabela 15.2 – Anti-histamínicos de segunda geração utlizados no tratamento da rinite alérgica

Medicação	Adulto		Criança
Clemastina	1 mg, 2 x/dia 0,05 mg/m	⇒	≥ 12 anos: igual adulto 3-6 anos: 0,5 mg, 2 x/dia 1-3 anos: 0,25 mg, 2 x/dia
Dexclorfeniramina	2 mg, 3 x/dia (2 mg/5 mL)	⇒	≥ 12 anos: igual adulto 6-12 anos: 1 mg, 3 x/dia 2-6 anos: 0,5 mg, 3 x/dia
Cetrirzina	10 mg/dia (1 mg)	⇒	6-12 anos: 5 mg, 2 x/dia 2-6 anos: 2,5 mg, 2 x/dia
Espinastina	10-20 mg/dia		—
Fexofenadina	60 mg, 2 x/dia 120 mg, 1 x/dia 180 mg, 1 x/dia	⇒	≥ 12 anos: igual adulto 6-12 anos: 30 mg, 2 x/dia
Loratadina	10 mg/dia (1 mg/mL)	⇒	≥ 30 kg: igual adulto > 2 anos, > 30 kg, 5 mg/dia

anti-histamínicos e antagonistas de leucotrienos (Tabela 15.3). Atuam diminuindo a quimiotaxia dos neutrófilos e eosinófilos no nariz, assim como reduzem o edema intracelular. São medicamentos efetivos na redução de todos os sintomas associados a RA: prurido, espirros, congestão nasal, rinorreia e também dos sintomas oculares. De acordo com a Iniciativa ARIA, o uso de corticoide tópico nasal está indicado em todos os casos de RA intermitente moderada/grave, sendo a opção preferencial na RA persistente moderada/grave. Os efeitos adversos locais mais comuns são: ressecamento, ardência, queimação e epistaxe. Apresentam baixa taxa de efeitos adversos sistêmicos, apesar do uso extensivo por vários anos, com boa segurança. Os corticoides sistêmicos estão indicados para pacientes com RA grave ou intratável, e para aqueles com RA associada à polipose nasal. Não devem ser administrados por período superior a 7 dias[8].

A classe mais recente de medicações aprovadas para o tratamento da RA foi a dos antagonistas dos receptores dos leucotrienos. Podem ser utilizados como opção de monoterapia em pacientes com RA leve, principalmente em crianças com sintomas pulmonares associados. Podem ser combinados aos anti-histamínicos como alternativa para pacientes com baixa adesão ou não responsivos aos corticoides intranasais, ou utilizados como terapia adjunta em indivíduos cuja rinite não esteja bem controlada, principalmente em pacientes com asma associada. A única droga aprovada para tratamento nos EUA e que é utilizada no Brasil é o montelukast[10]. A imunoterapia é a terceira estratégia de tratamento utilizada para pacientes com RA e é uma alternativa a ser considerada em pacientes que não respondem a medicações e à higiene ambiental. Esta modalidade envolve a administração de pequenas quantidades de antígeno ao qual um paciente foi demonstrado ser sensível, em doses crescentes com o decorrer do tempo, visando a dessensibilização do paciente a esses antígenos. Estas vacinas

Tabela 15.3 – Corticoides tópicos nasais

Medicação	Adulto	Criança
Beclometasona AQ	1-2 jatos, 2 x/dia	≥ 12 anos: igual adulto 6-12 anos: 1 jato, 2 x/dia
Budesonida AQ	2 jatos, 2 x/dia	≥ 6 anos: igual adulto
Fluticasona	1 jato, 2 x/dia ou 2 jatos, 1 x/dia (iniciar c/ 1 jato, 1 x/d)	≥ 4 anos: igual adulto
Mometasona	2 jatos, 1 x/dia	≥ 12 anos: igual adulto 3-12 anos: 1 jato, 1 x/dia
Triancinolona	2 jatos, 2 x/dia	≥ 12 anos: igual adulto 6-12 anos: 1-2 jatos, 1 x/dia

podem ser administradas por via subcutânea ou sublingual[11,12]. Os benefícios não são imediatos, devendo ser realizada durante 3 a 5 anos.

COMORBIDADES

A rinite alérgica tem um grande impacto sobre o indivíduo. Além dos sintomas já citados, a RA pode estar associada à manifestação de outras doenças. O edema inflamatório que acomete a cavidade nasal pode comprometer também a tuba auditiva na rinofaringe, causando alteração de sua função e aumentando o risco destes pacientes apresentarem disfunção tubária e otite média secretora. A RA está associada ao forte risco de desenvolvimento de asma. A prevalência de asma em indivíduos sem rinite é menor que 2%, já a prevalência em pacientes com asma varia de 10-40%[13]. Entre os asmáticos, os sintomas de RA podem estar presentes em até 100% dos indivíduos, sugerindo o conceito de vias aéreas unidas. O conceito básico é de que as duas doenças são manifestações comuns de uma síndrome que se apresenta em duas partes do trato respiratório, e quanto mais graves os sintomas da rinite, mais graves serão os sintomas da asma. Desta forma, o tratamento da rinite reduz em até 50% o risco de crises graves de asma, com redução de atendimentos emergenciais e hospitalizações.

O papel da RA no desenvolvimento de rinossinusites ainda permanece controverso. Sugere-se que a inflamação alérgica nasal favoreça o desenvolvimento da rinossinusite aguda ou crônica, através de edema e hipersecreção da mucosa nasossinusal, com consequente estase do muco do interior dos seios paranasais. Porém, ainda faltam estudos prospectivos que comprovem esta teoria e sua real participação.

Por fim, a RA é uma das principais causas da respiração bucal nas crianças. Este padrão respiratório ocasiona alterações das arcadas dentárias, mudanças do crescimento craniofacial e alterações das funções de mastigação e deglutição. Deve ser, portanto, diagnosticada e tratada precocemente[14].

REFERÊNCIAS BIBLIOGRÁFICAS

1. Settipane RA. Demographics and epidemiology of allergic and nonallergic rhinitis. Allergy Asthma Proc. 2001;22:185-189.
2. Aït-Khaled N, Pearce N, Anderson HR, Ellwood P, Montefort S, Shah J; ISAAC Phase Three Study Group. Global map of the prevalence of symptoms of rhinoconjunctivitis in children: The International Study of Asthma and Allergies in Childhood (ISAAC) Phase Three. Allergy. 2009 Jan;64(1):123-48.
3. Meltzer EO. Quality of life in adults and children with allergic rhinitis. J Allergy Clin Imunnol. 2001;108:S45-S53.
4. Bousquet J, Van CP, Khaltaev N. ARIA workshop Group, World Health Organization. Allergic rhinitis and its impact on asthma. J Allergy Clin Imunnol. 2001;108(Suppl 5):S147-334.
5. Bousquet J, Khaltaev N, Cruz AA et al. Allergic Rhinitis and its Impact on Asthma (ARIA) 2008 update. Allergy. 2008;63(86):8-160.
6. Smith T. Allergy testing in clinical practice. Ann Allergy. 1992;68:293-300.
7. Mullarke MF, Hill JS, Webb DR. Allergic and non-alergic rhinitis: their characterization with attention to the meaning of nasal eosinophilia. J Allergy Clin Imunnol. 1980;65:122-126.
8. Mello Junior JF, Solé D, Prado E et al. Rinite Alérgica: conhecendo melhor. São Paulo: Conexão Editorial; 2010.
9. Wallace DV, Dykewicz MS, Bernstein DI et al. The diagnosis and management of rhinitis: an updated practice parameter. J Allergy Clin. Immunol. 2008;122:81-84.
10. Storms W. Update on montelukast and its role in the treatment of asthma, allergic rhinitis and exercise-induce bronchoconstriction. Expert Opin Pharmacother. 2007;8:2173-87.
11. Bailey BJ, Johnson JT, Newlands SD, Calhoun KH. Otolaryngology. In: Head and Neck Surgery. Bailey/Calhoun, eds.Hardcover; Apr. 1, 2006.
12. Mello Júnior JF, Salgado DC. Rinite Alérgica. In: Tratado de Otorrinolaringologia. Neto SC, Júnior JFM, MARTINS RHG, COSTA SS, eds. 2ª ed. São Paulo: Roca; 2011. p. 31-46.
13. Constantino GTL, Mello Júnior JF. Remodeling of the lower and upper airways. Bras J Otorhinolaryngol. 2009;75:151-156,.
14. Lemos CM, Wilhelmsen NSW, Mion O et al. Funcional alterations of the stomatognathic system in pacients with allergic rhinitis: case-control study. Bras J.Otorhinolaryngol. 2009;75:268-274.

Capítulo 16

Síndrome Consumptiva

Karina Moraes Kiso
Irineu Francisco Defino Silva Massaia
Milton Luiz Gorzoni
Luis Claudio Marrochi
Renato Moraes Alves Fabbri

INTRODUÇÃO

A perda de peso tem sido responsável por muitas internações em hospitais, pois pode indicar importante sinal de uma doença grave. Em estudo retrospectivo[1] com 35.402 pacientes atendidos em um hospital terciário, 3,4% apresentaram perda de peso significante e dentre as causas de perda de peso isolada, ao final da investigação, foram identificadas as seguintes etiologias: câncer (45,3%), distúrbios psiquiátricos (16,9%), doenças do aparelho digestório (9,7%), endocrinopatias (7,2%), afecções reumáticas (6,8%), infecções (5,5%) e origem indeterminada (3,5%)[2]. Outros estudos têm demonstrado correlação entre perda de peso e aumento da morbimortalidade[2-4]. Cerca de 25,0% dos pacientes que apresentam perda de peso involuntária morrem em 1 ano[2] e a incidência de perda de peso involuntária em adultos doentes varia entre 1,3 e 8,0%[5].

Perda de peso significativa pode ser definida como perda maior que 5,0% do peso habitual no período de 6 a 12 meses[1-3,6]. Perda de peso maior que 10,0% é considerada estado de desnutrição associado a deficiência humoral e celular mediada[3]. Variações no tamanho das roupas utilizadas também podem indicar indiretamente o início e a magnitude da perda de peso.

O objetivo deste artigo é rever a propedêutica da síndrome consumptiva, identificando pontos importantes sobre anamnese, exame físico e exames complementares iniciais investigativos.

FISIOPATOLOGIA E CLASSIFICAÇÃO DA PERDA DE PESO

Divide-se a base fisiopatológica da perda de peso em três categorias: diminuição da ingestão de alimentos, metabolismo acelerado ou aumento da perda de energia[6]. A perda de peso pode ser traduzida como um sintoma de desordem multifatorial que inclui alteração da ingesta calórica, da absorção intestinal, da motilidade intestinal, o uso de medicamentos e abuso de drogas ou a produção aumentada de substâncias endógenas, como o fator de necrose tumoral, a interleucina 6, substâncias bombesina-

-like e fatores liberadores de corticotrofina[3]. Outros fatores, como náusea e vômito causados pela quimioterapia, também são importantes processos associados à perda de peso, bem como dor oncológica e compressões tumorais do trato gastrointestinal, quando provocam disfagia e distensão abdominal[3].

A regulação do apetite sofre alterações com o envelhecimento ("anorexia fisiológica da idade"), há aumento da circulação de colecistocinina, por exemplo, que associado à diminuição do metabolismo basal pode levar a perda de peso importante[4]. A maioria dos homens atinge o máximo de peso corporal ao redor dos 40 anos e as mulheres, aos 50 anos. Logo após ocorre progressiva perda de massa magra corporal, principalmente nas extremidades, e estoque de gordura central. Atrofia gordurosa também pode ocorrer, gerando aparência caquética[3]. Alguns estudos mostram que há declínio natural da sensibilidade ao paladar e olfato com o aumento da idade, o que pode contribuir para a diminuição de peso. Distúrbios de visão e cognição no idoso também podem contribuir para a redução de ingesta calórica[3,4].

Classifica-se perda de peso em dois grandes grupos:

1. perda de peso involuntária com aumento ou diminuição do apetite;
2. perda de peso voluntária.

Perda de Peso Involuntária com Aumento do Apetite

Esta condição está associada com aumento do gasto energético ou perda de calorias pelas fezes ou urina. Neste caso, a quantidade de calorias ingeridas é insuficiente para suprir o déficit energético. São causas deste tipo de condição: hipertireoidismo, diabete melito descompensado, síndrome de má absorção, feocromocitoma, aumento importante de atividade física[2]. No hipertireoidismo, a perda de peso está associada com elevação do gasto energético basal e déficit na absorção intestinal devido ao aumento da motilidade gastrointestinal. Em idosos com hipertireoidismo também pode ocorrer a associação desta doença com anorexia. No diabete melito descompensado, principalmente no DM tipo 1, a causa da perda de peso está associada à deficiência de insulina (hormônio anabólico) e à hiperglicemia com glicosúria (diurese osmótica), causando depleção de líquido extra e intracelular (desidratação). No feocromocitoma a atividade adrenérgica exacerbada aumenta a taxa de metabolismo basal[2].

Outra causa não orgânica deste tipo de perda de peso é a baixa condição econômica, que pode resultar em dificuldades para comprar alimentos adequados para a manutenção do equilíbrio calórico.

Perda de Peso Involuntária com Diminuição do Apetite

Neste grupo de doenças incluíam-se as doenças psiquiátricas, como depressão, fase maníaca do distúrbio bipolar, distúrbio de personalidade e paranoia, uso crônico de drogas, doenças como câncer, endocrinopatias, doenças crônicas, doença pulmonar obstrutiva crônica e doenças gastrointestinais.

A perda de peso devida ao câncer (síndrome anorexia-caquexia) é comum e ocasionalmente pode ser a única manifestação de tumores ocultos. Qualquer câncer pode evoluir com perda de peso, tanto como primeira manifestação ou manifestação tardia do tumor (Tabela 16.1).

Tabela 16.1 – Tipos de cânceres que podem evoluir com perda de peso como manifestação inicial e tardia[7]

Câncer com perda de peso como manifestação inicial da doença	Câncer com perda de peso como manifestação tardia
• Câncer de estômago	• Melanoma
• Câncer de esôfago	• Câncer de pele não melanoma
• Câncer de pâncreas	• Câncer de próstata
• Câncer colorretal	• Câncer de rim
• Câncer de pulmão	• Câncer ginecológico
• Câncer da via biliar	• Câncer de fígado
• Câncer intestinal	• Câncer do sistema nervoso central
• Linfoma	• Linfoma e leucemia

As malignidades acometem aproximadamente 1/3 dos pacientes que apresentam síndrome consumptiva[3]. Afecções gastrointestinais benignas, tais como úlcera e colecistite, também têm sido causas de perda de peso em 11,0 a 17,0% dos pacientes investigados[4].

Nos pacientes com vírus da imunodeficiência humana (HIV) positivos ou sororreagentes, a perda de peso é sintoma relativamente comum, mas ao contrário dos cânceres esta redução de peso está associada primariamente à diminuição da ingestão calórica, já que o gasto energético é igual ao do paciente sem a doença. Perda de peso súbita no paciente com HIV geralmente está relacionada a infecção secundária, enquanto perda gradual geralmente está relacionada à redução de ingesta calórica.

Dentre as endocrinopatias, a insuficiência adrenal pode cursar com anorexia, náusea e perda de peso, assim como ocorre na hipercalcemia e em alguns pacientes com hipertireoidismo, geralmente idosos. Nos pacientes com diabete melito pode ocorrer a perda de apetite como sintoma de gastroparesia, má absorção intestinal por neuropatia intestinal e insuficiência renal. Diabético tipo 1 pode também apresentar doença de Addison associada.

Pacientes com doenças psiquiátricas frequentemente apresentam perda de peso como critério de diagnóstico, por exemplo, na depressão maior (perda de mais de 5,0% em 1 mês). A caquexia pode ser induzida por uso crônico de neuroléptico e deve ser descontinuada neste caso. O uso crônico de álcool, nicotina, opiáceos e estimulantes do sistema nervoso central diminui o apetite e causa perda de peso. A anorexia nervosa, outro distúrbio psiquiátrico, é classificada como perda de peso voluntária.

Nas doenças cardiopulmonares, a perda de peso relaciona-se à insuficiência cardíaca (caquexia cardíaca) ou à doença pulmonar obstrutiva crônica. No entanto, esta perda de peso pode ser ocultada pelo edema concomitante.

Doenças neurológicas como acidente vascular cerebral, demências, esclerose múltipla, Parkinson, podem estar associadas a alteração de motilidade gastrointestinal, bem como disfagia, alteração do olfato, paladar (disgeusia), constipação, disfunção esfincteriana e falta de apetite. A doença de Parkinson relaciona-se com anorexia e aumento do gasto energético[3,6].

Uremia induz anorexia, náusea e vômito, assim como perda de proteína pela urina, por exemplo, na síndrome nefrótica, contribuindo para o balanço negativo calórico[3].

Pacientes em situações de isolamento social tendem a apresentar diminuição do apetite. Nos idosos, o isolamento se refere não apenas ao ato de comer, mas também à dificuldade em comprar e preparar os alimentos[3,6].

A Tabela 16.2 resume as principais causas de perda de peso involuntária.

Tabela 16.2 – Principais causas de perda de peso involuntária[2]
Perda de peso involuntária com aumento do apetite
• Hipertireoidismo
• Diabetes melito descompensado
• Síndrome de má absorção
• Feocromocitoma
• Aumento importante da atividade física
• Fatores econômicos
Perda de peso involuntária com diminuição do apetite
• Malignidades
• Endocrinopatias
• Doenças crônicas: cardiopatia, pneumopatia, doença renal, doenças neurológicas
• Doenças infecciosas: tuberculose, infecção fúngica, doenças parasitárias, endocardite bacteriana subaguda, HIV
• Doenças gastrointestinais
• Doenças psiquiátricas: depressão, fase maníaca do distúrbio bipolar
• Uso de drogas ilícitas e álcool
• Medicamentos
• Isolamento social

DIAGNÓSTICO CLÍNICO E DIFERENCIAL

Anamnese

Durante investigação etiológica de síndrome consumptiva, é necessário perguntar ao paciente sobre seu apetite, atividade física, como é o padrão da perda de peso (flutuante ou estável), por quanto tempo vem perdendo peso e se a perda é voluntária ou involuntária[2].

Como auxílio no raciocínio diagnóstico para síndrome consumptiva, Robbins[8] publicou regra mneumônica que consiste em 9 "D"s de causas de perda de peso nesta população:

- Dentição: alteração na cavidade oral;
- Disfagia;
- Distúrbio do paladar (Disgeusia);
- Diarreia;
- Depressão;
- Doença crônica;
- Demência;
- Disfunção (física, cognitiva e psicossocial) ou dependência.;
- Drogas.

Outra regra mneumônica para lembrar-se dos diagnósticos diferenciais para perda de peso é *MEALS ON WHEELS*[4,5]:

- *Medication*: medicamentos;
- *Emotional problems*: problemas emocionais, principalmente depressão;
- *Anorexia* nervosa, alcoolismo;
- *Late Life paranoia;*
- *Swallowing*: disgeusia;
- *Oral factors*: fatores orais;
- *No Money*: problemas financeiros;
- *Wandering* ou comportamentos alterados;
- H: hiper/hipotireoidismo, hiperparatireoidismo, hipoadrenalismo;
- *Enteric problems*: problemas entéricos;
- *Eating*: problemas para se alimentar sozinho;
- *Low salt, low cholesterol*: dieta sem gordura e sal;
- *Stones, social problems*: problemas sociais.

A Tabela 16.3 cita alguns medicamentos capazes de induzir perda de peso por alterar o paladar, causar disfagia ou anorexia[5].

Ainda como roteiro da anamnese, deve-se quantificar a Medida de Independência Funcional (MIF)[9] dos pacientes, no intuito de avaliar o grau de dependência nas atividades de vida diária (Figura 16.1). O instrumento avalia 18 categorias pontuadas de um a sete e classificadas quanto ao grau de dependência para a realização da tarefa. As categorias são agrupadas em seis dimensões: autocuidados, controle de esfíncteres, transferências, locomoção, comunicação e cognição social. Cada dimensão é analisada pela soma de suas categorias referentes; quanto menor a pontuação, maior é o grau de dependência. Somando-se os pontos das dimensões da MIF obtém-se escore total mínimo de 18 e máximo de 126 pontos[9].

Existem diversos instrumentos validados que poderão auxiliar na avaliação da perda de peso do paciente, tal como *Mini Nutritional Assessment* (MNA), que avalia o risco de desnutrição em idosos, e inclui a medida de circunferência do braço (valores menores que 22 cm para mulher e 23 cm para homem são sugestivos de deficiência crônica de energia)[16].

Tabela 16.3 – Medicamentos capazes de causar perda de peso por mecanismos diversos[5]

Medicamentos que alteram o paladar	Medicamentos que podem causar disfagia	Medicamentos que provocam anorexia
Anti-histamínicos	Alendronato	Anfetaminas
Captopril	Doxiciclina	Digoxina
Carbamazepina	Anticolinérgico	Antidepressivos inibidores da recaptação da serotonina
Baclofeno	Bifosfonatos	Metformina
Fluconazol	Agentes quimioterápicos	Benzodiazepínicos
Alopurinol	Corticoides	Opioides
IECA*	Levodopa	Levodopa
Propranolol	Anti-inflamatórios	
Metformina	Teofilina	

**IECA: inibidor da enzima conversora de angiotensina.*

Exame Físico

O exame físico do paciente com perda de peso deve ser detalhado e incluir exame da pele (observar sinais de desnutrição, deficiência vitamina e oligoelementos), cavidade oral, avaliação da tireoide, propedêutica cardiovascular, pulmonar e abdominal, toque retal, palpação de linfonodos, exame neurológico, incluindo o Miniexame do Estado Mental (Figura 16.2), medidas antropométricas para cálculo do IMC (kg/m^2), além dos sinais vitais[5].

Exames Complementares Iniciais

Para uma avaliação inicial da etiologia nos casos em que a história e o exame físico não forem indicativos da causa, os seguintes exames complementares são sugeridos[2,6]:

1. hemograma;
2. eletrólitos;
3. glicemia;
4. função renal e hepática;
5. TSH;
6. sorologia para HIV;
7. proteína C reativa;
8. parasitológico de fezes;
9. radiografia de tórax;
10. urina 1;
11. PPD.

CATEGORIAS	DIMENSÕES	
Alimentação Higiene matinal Banho Vestir-se acima da cintura Vestir-se abaixo da cintura Uso do vaso sanitário	Autocuidados (6-42 pontos) (6-42 pontos)	MIF TOTAL (18-126 pontos) SUBESCORES 18 pontos: dependência completa (assistência total) 19-60 pontos: dependência modificada (assistência de até 50% da tarefa) 61-103 pontos: dependência modificada (assistência de até 25% da tarefa) 104-126 pontos: independência completa/modificada
Controle da urina Controle das fezes	Controle de esfíncteres (2-14 pontos)	
Transferência leito – cadeira Transferência vaso sanitário Transferência chuveiro	Transferências (3-21 pontos)	
Locomoção Escadas	Locomoção (2-14 pontos)	
Compreensão Expressão	Comunicação (2-14 pontos)	
Interação social Resolução de problemas Memória	Cognição social (3-21 pontos)	

PONTUAÇÃO DAS CATEGORIAS
7 – Independência completa
6 – Independência modificada
5 – Supervisão
4 – Ajuda mínima (realiza > 75% tarefas)
3 – Ajuda moderada (realiza > 50% tarefas)
2 – Ajuda máxima (realiza > 25% tarefas)
1 – Ajuda Total

Figura 16.1 – Medida de independência funcional (MIF).

Legenda:
Independência completa: toda tarefa que envolve uma atividade é realizada de forma segura, sem modificações ou recursos auxiliares, dentro de um tempo razoável.
Independência modificada: capaz de realizar tarefas com recursos auxiliares, necessitando de mais tempo, porém realiza de forma segura e totalmente independente.
Supervisão: sujeito necessita somente de supervisão ou comandos verbais ou modelos para realizar tarefas sem a necessidade de contato ou a ajuda é somente para preparo da tarefa quando necessário.
Mínima assistência: necessita de uma mínima quantidade de assistência, um simples tocar, possibilitando a execução da atividade (realiza 75% do esforço necessário na tarefa).
Moderada assistência: necessita uma moderada quantidade de assistência, mais do que um simples tocar (realiza 50% do esforço necessário na tarefa).
Máxima assistência: utiliza menos que 50% do esforço necessário para completar a tarefa, mas não necessita de auxílio total.
Total assistência: assistência total é necessária ou a tarefa não é realizada. Utiliza menos que 25% do esforço necessário para realizar a tarefa.

Embora concentrações de albumina sérica, pré-albumina, transferrina, colesterol e contagem de leucócitos possam ajudar a estabelecer o diagnóstico de desnutrição, suas determinações não contribuem para definir a causa do problema[4].

Na ausência de alteração no exame físico e nos exames iniciais complementares, deve-se seguir a investigação com exames de rastreamento para câncer, conforme sexo e idade (Tabela 16.4).

MINIEXAME DO ESTADO MENTAL
(Folstein, Folstein & McHugh, 1.975)

Paciente: ______________________________

Data da Avaliação: ______/ ______/ ______ Avaliador: ______________________________

ORIENTAÇÃO

- Dia da semana (1 ponto) .... ( )
- Dia do mês (1 ponto) .... ( )
- Mês (1 ponto) .... ( )
- Ano (1 ponto) .... ( )
- Hora aproximada (1 ponto) .... ( )
- Local específico (aposento ou setor) (1 ponto) .... ( )
- Instituição (residência, hospital, clínica) (1 ponto) .... ( )
- Bairro ou rua próxima (1 ponto) .... ( )
- Cidade (1 ponto) .... ( )
- Estado (1 ponto) .... ( )

ORIENTAÇÃO

- Fale 3 palavras não relacionadas. Posteriormente pergunte ao paciente pelas 3 palavras. Dê 1 ponto para cada resposta correta .... ( )

  Depois repita as palavras e certifique-se de que o paciente as aprendeu, pois mais adiante você irá perguntá-las novamente.

ATENÇÃO E CÁLCULO

- (100-7) sucessivos, 5 vezes sucessivamente (1 ponto para cada cálculo correto) .... ( )
  (alternativamente, soletrar MUNDO de trás para frente)

EVOCAÇÃO

- Pergunte pelas 3 palavras ditas anteriormente (1 ponto por palavra) .... ( )

LINGUAGEM

- Nomear um relógio e uma caneta (2 pontos) .... ( )
- Repetir "nem aqui, nem ali, nem lá" (1 ponto) .... ( )
- Comando: "pegue este papel com a mão direita dobre ao meio e coloque no chão (3 pontos) .... ( )
- Ler e obedecer: "feche os olhos" (1 ponto) .... ( )
- Escrever uma frase (1 ponto) .... ( )
- Copiar um desenho (1 ponto) .... ( )

ESCORE: (______/30)

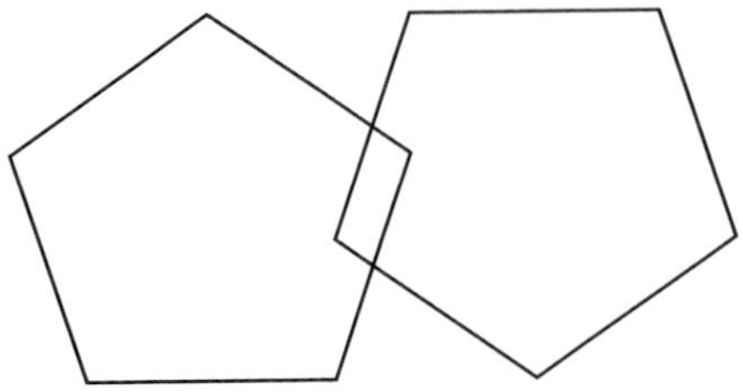

Figura 16.2 – Mini Mental[10].

Tabela 16.4 – Rastreamento de câncer

	Idade	Exame	Periodicidade
Mulheres[11-13]	A partir do início da relação sexual vaginal ou de 25 a 60 anos	Papanicolaou	Anual e após 2 anos consecutivos negativos, a cada 3 anos
	A partir dos 20 anos	Exame clínico das mamas	Anual
	A partir dos 40 anos	Mamografia	2 anos
Homens[11,14]	A partir 40 anos se tiver história familiar de câncer de próstata (parente 1º grau) ou afrodescendente, caso contrário, iniciar aos 45 anos	Toque retal + Antígeno prostático específico (PSA)	Anual
Ambos os sexos[10]	A partir de 50 anos	Sangue oculto nas fezes	Anual
		Retossigmoidoscopia	A cada 5 anos
		Colonoscopia	A cada 10 anos

Marcadores Tumorais

Os marcadores tumorais geralmente não são diagnósticos de neoplasias, embora possam contribuir para o diagnóstico[15] (Tabela 16.5). O valor diagnóstico do marcador tumoral depende da prevalência da doença na população, podendo auxiliar no diagnóstico diferencial (ex.: câncer de células germinativas) e, especialmente, predizer metástases.

CONCLUSÃO

A investigação de síndrome consumptiva torna-se importante no contexto de saúde pública, pois aumenta o número de internações cuja perda de peso representa o único sintoma referido pelo paciente, podendo ser representação de doenças mais graves como câncer, por exemplo. No entanto, é necessário seguir um roteiro propedêutico para formular as hipóteses diagnósticas antes de solicitar exames complementares (Fluxograma 16.1).

Perda de peso significante: > 5 % em 6-12 meses

Voluntária

Involuntária

Aumento do apetite:
- Fator social
- Hipertiroidismo
- Diabete melito descomp.
- Sd. Má absorção
- Feocromocitoma
- Aumento da atividade física

Anamnese

9 D:

Dentição: alteração na cavidade oral
Disfagia
Distúrbio do paladar (Disgeusia)
Diarréia
Depressão
Doença crônica
Demência
Disfunção (física, cognitiva e psicossocial)
Drogas

Avaliar Medida de Independência Funcional

Diminuição do apetite:
- Fator social
- Distúrbio psiquiátrico
- Gastroparesia do diabético
- Neoplasias
- Doenças crônicas
- Doenças neurológicas (AVC, Parkinson, esclerose múltipla, demência)

Exame Físico

Peso e altura (IMC)
Pele: sinais de desnutrição
Cavidade oral: dentição, articulação temporomandibular, testar paladar
Palpação tireoide
Propedêutica cardiovascular, respirtória e abdominal: doença crônica
Toque retal: neoplasias palpáveis
Palpação de linfonodos
Exame neurológico incluindo mini mental

Sem alteração

Exame Laboratoriais

Hemograma
Eletrólitos
Glicemia
Função renal e hepática
TSH
Sorologia para HIV
Proteína C Reativa
Parasitológico de fezes
Raio X de tórax
Urina 1
PPD
Albumina

Sem alteração

Mulheres
A partir do início da relação sexual vaginal ou 25 a 60 anos: Papanicolao anual e após 2 anos consecutivos negativos, cada 3 anos
A partir dos 20 anos: Exame Clínico das Mamas anual
A partir dos 40 anos: Mamoografia cada 2 anos

Homens
A partir dos 40 anos se tiver história familiar de câncer de próstata (parente 1° grau) ou negro, caso contrário, iniciar aos 45 anos: Toque retal + PSA anual

Ambos os sexos
A partir de 50 anos: Sangue oculto nas fezes anual, Retossigmoidoscopia cada 5 anos, colonoscopia cada 10 anos

Fluxograma 16.1 – Investigação da síndrome consumptiva.

Tabela 16.5 – Marcadores tumorais e suas aplicações clínicas[15]

Marcador	Aplicação clínica
Alfafetoproteína	Diagnóstico e monitoramento de carcinoma primário hepatocelular e tumor de célula germinativa. Prognóstico de tumores de células germinativas
CA 72.4	Monitoramento de câncer gástrico
CA 19.9	Monitoramento de câncer pancreático
CEA (antígeno carcinoembriogênico)	Monitoramento de adenocarcinomas gastrointestinais e outros adenocarcinomas
CYFRA 21-1	Monitoramento de câncer de bexiga e pulmão
NSE (enolase neurônio-específica)	Monitoramento de câncer de pequenas células pulmonar, neuroblastoma, apudoma
PLAP (fosfatase alcalina placentária)	Monitoramento de tumores de célula germinativa (seminomas)
PSA (antígeno prostático específico)	Diagnóstico, rastreamento e monitoramento de câncer de próstata
SCC (antígeno do carcinoma de célula escamosa)	Monitoramento de câncer de células escamosas
TPA (antígeno tecido polipeptídeo)	Monitoramento de câncer de bexiga e pulmão
TPS (antígeno tecido polipeptídeo-específico)	Monitoramento de câncer de mama metastático

REFERÊNCIAS BIBLIOGRÁFICAS

1. Hernandez JL, Matorras P, Riancho J.A, Gonzalez Macias J. Involuntary weight loss without specific symptoms: a clinical prediction score for malignant neoplasm. Q J Med. 2003;96:649-655.
2. Rolla AR. Approach to the patient with weight loss. Uptodate, 2009.
3. Massompoor SM. Unitentional Weight Loss. Shiraz E-Medical Journal. 2004;5(2). (Publicação eletrônica).
4. Huffman GB. Evaluation and Treating Unintentional Weight Loss in the Elderly. Am Family Phys. 2002;65(4):640-650.
5. Alibhai SMH, Greenwood Cl, Payette H. An approach to the management of unitentional weight loss in elderly people. C MAJ. 2005;72(6):773-780. doi:10.1503/cmaj.1031527.
6. Moriguti JC, Moriquiti EK, Ferriolli E, Castilho Cação J, Lucif N Jr, Marchini JS. Involuntary weight loss in elderly individuals: assessment and treatment. São Paulo Med J. 2001;119(2):72–77.
7. Sabiston Jr David C, Beauchamp DR, Townsend MC - Tratado de cirurgia: as bases biológicas da prática cirúrgica moderna. 16ª edição. Rio de Janeiro: Guanabara Koogan; 2003.
8. Robbins LJ. Evaluation of weight loss in the elderly. Geriatrics. 1989;44:31-34, 37.
9. Ricci NA, Kubota MT, Cordeiro RC. Concordância de observações sobre a capacidade funcional de idosos em assistência domiciliar. Rev Saúde Pública. 2005;39(4):655-662.

10. Folstein MF, Folstein SE, McHugh PR. Mini-Mental State: a practical method for grading the cognitive state of patients for clinician. J Psychiatr Res. 1975;12(3):189-198.
11. American Cancer Society. American Cancer Society Guidelines for the Early Detection of Câncer 2009. Disponível em: www.cancer.org/docroot/PED/content/PED_2_3X_ACS_Cancer_Detection_Guidelines_36.asp Acessado em: 23/04/2013
12. Lei nº 11.664, de 29 de abril de 2008. Disponível em: http://www.planalto.gov.br/ccivil_03/_Ato2007-2010/2008/Lei/L11664.htm Acessado em: 03/02/2014
13. Manual de Nomenclatura Brasileira para Laudos Cervicais e Condutas Preconizadas – Recomendações para profissionais de saúde. Disponível em http://www.inca.gov.br/inca/Arquivos/Titulos/Nomenclatura_colo_do_utero.pdf Acessado em: 03/02/2014
14. Câncer de Próstata: prevenção e rastreamento. Projeto Diretrizes Sociedade Brasileira de Urologia e Associação Médica Brasileira. Disponível em: www.projetodiretrizes.org.br Acessado em: 03/02/2014
15. European Group on Tumors Markers: Consensus Recommendations. Disponível em: www.egtm.eu Acessado em: dezembro/2013
16. Ritchie C. Geriatric nutrition: Nutritional issues in older adults. Uptodate, 2010.

Capítulo 17

Tabagismo

Igor Bastos Polonio

INTRODUÇÃO

O tabagismo é uma doença, assim considerada pela Organização Mundial de Saúde, além de problema mundial de saúde pública e responsável por grande soma de mortes anuais no Brasil e no mundo e por vultosos gastos com internações e doenças tabaco-relacionadas.

O seu tratamento não é simples, exigindo muitas vezes equipe multidisciplinar e medicações de alto custo para o combate da dependência química e psicológica. Além disso, muitos médicos não entendem o tabagismo como doença, relegando ao paciente a responsabilidade de parar de fumar ou simplificando o tratamento através da prescrição de fármacos, o que é uma estratégia simplista e de baixa eficácia.

Apesar de ser ideal para o tratamento do tabagismo compor uma equipe multidisciplinar com médico, psicólogo, nutricionista e enfermeiro, em muitas regiões do Brasil e em muitos locais não são disponíveis todos os profissionais. Desta maneira, mesmo intervenções motivacionais e abordagem breve durante a consulta representam papel importante.

O médico, como único profissional apto a prescrever fármacos, assume papel fundamental no controle e tratamento do tabagismo e, na ausência dos demais profissionais, pode centralizar e comandar sessões de intervenção comportamental, além das orientações nutricionais tão importantes neste grupo de pacientes.

AVALIAÇÃO DA MOTIVAÇÃO DO PACIENTE

Um erro muito comum na prática clínica é encaminhar pacientes que não querem parar de fumar para o tratamento do tabagismo. Estes pacientes devem ser motivados e abordados em todas as consultas médicas de rotina, em quaisquer especialidades. Desta maneira, o médico pode fazer facilmente perguntas que o norteiem no tratamento e na avaliação da motivação. De maneira geral, o médico deve incluir na anamnese as cinco perguntas fundamentais (PAAPA):

1. **P**erguntar: Perguntar se o paciente fuma.
2. **A**conselhar: Se fuma, aconselhá-lo a parar.

3. **A**valiar: Avaliar a motivação para parar.
4. **P**reparar: Preparar os pacientes que querem parar ou motivá-los caso ainda não queiram.
5. **A**companhar: Acompanhar e ajudar os pacientes no tratamento.

Para avaliar a motivação, utilizamos os estágios de motivação de Prochaska e DiClemente:

- Pré-contemplação: Não há intenção de parar, nem mesmo pensamento sobre o assunto. Abordagens insistentes neste estágio muitas vezes podem irritar o paciente e afastá-lo da consulta médica.
- Contemplação: O paciente já pensa em parar, mas ainda fica ambivalente em relação à parada, por exemplo, não aceita abdicar de situações nas quais o cigarro lhe é conveniente, mas em determinadas situações, como nos problemas de saúde, fica inclinado a parar.
- Preparação: O paciente já tomou a decisão de parar e começa a traçar estratégias para parar.
- Ação: O paciente para de fumar.
- Manutenção: O paciente deve traçar estratégias para que não haja lapsos (quando apenas fuma um ou alguns cigarros depois que para) ou recaída (quando volta ao hábito anterior).

O médico deve ajudar o paciente que está em contemplação a tomar a decisão, através de estratégias de motivação, mostrando para o paciente o lado bom e as vantagens que terá se ficar sem fumar.

É claro que o mais fácil é atender pacientes que estejam na fase de preparação, pois estes irão parar mais facilmente. Isto se verifica de maneira concreta na prática clínica quando atendemos pacientes nas fases de contemplação e preparação. Como exemplo, podemos citar o Ambulatório de Tabagismo da Santa Casa de São Paulo, que tem dois grupos populacionais principais, o dos pacientes do complexo hospitalar, que são encaminhados pelas diversas especialidades (ambulatório de terça-feira) e os pacientes da Polícia Militar, que são atendidos em ambulatório específico (quinta-feira). Os pacientes da Polícia Militar se inscrevem de maneira voluntária no programa de cessação do tabagismo, ou seja, já tomaram a decisão, enquanto a maioria dos pacientes do ambulatório de terça vem encaminhada das diversas especialidades, pois precisam parar de fumar. Isto se traduz em diferentes taxas de cessação nas primeiras 4 semanas entre os dois grupos, 52% de cessação no grupo de terça e 75% no grupo de quinta. Talvez o sucesso maior no grupo militar possa ser também relacionado à disciplina a que estes profissionais são impostos em sua prática.

SESSÕES DE INTERVENÇÃO COMPORTAMENTAL

Uma vez avaliada a motivação do paciente, ele poderá ser encaminhado às sessões de intervenção comportamental, que representam o eixo principal do tratamento. Estas sessões são estruturadas em quatro, uma vez por semana, e têm duração de 1 hora, podendo ser em grupo ou individuais.

1ª Sessão: Entender por que se fuma.

Nesta sessão há uma breve explanação sobre a dependência física (síndrome de abstinência) e a dependência psicológica e sobre as questões nutricionais relacionadas ao tabagismo. Os pacientes se apresentam e respondem algumas perguntas: Nome, idade, por que começou a fumar, por que quer parar, quanto fuma por dia e o que acha que será mais difícil para conseguir. Com isso, já conseguimos ter uma ideia básica de motivação, distúrbios psiquiátricos como depressão e ansiedade (ex.; quando o paciente nos diz que o que será mais difícil é controlar o nervosismo) e quem será mais propenso a desenvolver a síndrome de abstinência (de maneira simplificada, aqueles que fumam mais de um maço por dia). Os pacientes são orientados a parar de fumar nas próximas 48 horas de maneira abrupta. Aqueles com maior dependência física (abstinência) receberão fármacos.

2ª Sessão: Os primeiros dias sem fumar.

Nesta sessão o paciente teoricamente já terá parado e discutimos em grupo as principais dificuldades encontradas. Para o paciente que ainda não parou abordamos os principais motivos pelos quais não conseguiu. No final da sessão ensinamos exercícios respiratórios de relaxamento, para combater a abstinência.

3ª Sessão: Como evitar as situações para ficar sem fumar.

Perguntamos aos pacientes o que estão fazendo para evitar as situações de maior risco para a recaída. Perguntamos o que fizeram para evitar as situações e explicamos que sempre que eles se sentirem em risco com determinada situação devem evitá-la, por exemplo, eventos sociais como festas e churrascos, uso de bebidas alcoólicas, café, doces e alimentos gordurosos e situações de estresse que podem fazê-los recair.

4ª. Sessão: Os benefícios para a saúde.

Nesta sessão explicamos os principais benefícios para a saúde e reforçamos as principais causas de recaída, como estresse pessoal e no trabalho, ansiedade e depressão.

Síndrome de Abstinência

São sintomas que o paciente irá desenvolver devido a ausência da nicotina, como irritação, nervosismo extremo, cefaleia e insônia. Além disso, apresentam também a fissura, que é o desejo incontrolável para fumar e que tem duração de cerca de 3 minutos. Devido a isso explicamos ao paciente para distrair o pensamento com várias atividades, beber água gelada no momento da fissura e mascar chicletes dietéticos ou cristais de gengibre e cravo. Técnicas de relaxamento com inspiração profunda e lenta também ajudam a combater a fissura, além dos medicamentos específicos para o tratamento da síndrome de abstinência.

Através do teste de Fagerström, também podemos avaliar a probabilidade do paciente desenvolver a síndrome, quando pontua mais de 5 pontos:

Teste de Fagerström para a dependência a nicotina

1. Quanto tempo após acordar você fuma seu primeiro cigarro?

   (3) nos primeiros 5 minutos

(2) de 6 a 30 minutos
(1) de 31 a 60 minutos
(0) mais de 60 minutos

2. Você acha difícil não fumar em lugares proibidos?
   (1) Sim
   (0) Não
3. Qual o cigarro do dia que traz mais satisfação?
   (1) O primeiro da manhã
   (0) Os outros
4. Quantos cigarros você fuma por dia?
   (0) Menos de 10
   (1) 11-20
   (2) 21-30
   (3) Mais de 31
5. Você fuma mais frequentemente pela manhã?
   (1) Sim
   (0) Não
6. Você fuma mesmo doente, quando precisa ficar acamado a maior parte do tempo?
   (1) Sim
   (0) Não

Total: 0 a 2 pontos = Muito baixa; 3-4 = Baixa; 5 = média; 6-7 = elevada; 8-10 = Muito elevada.

Dependência Psicológica

São as associações psicológicas que o tabagista faz com o cigarro. A associação mais frequente é do cigarro como ansiolítico. Explicamos ao paciente que a nicotina não tem efeito na ansiedade e que isto é um reflexo condicionado, por exemplo, se ele está nervoso pela primeira vez enquanto está fumando e coincidentemente se acalma após fumar, da próxima vez que passar pela situação automaticamente fumará, sem pensar. Assim explicamos que a dependência psicológica com o tempo leva ao automatismo. O tabagista faz diversas associações psicológicas, entre elas: cigarro associado a relaxamento e diminuição da ansiedade, cigarro para ajudar a se concentrar, cigarro nas situações difíceis da vida (estresse no trabalho, morte de entes queridos), cigarro como companheiro na solidão e nas horas difíceis, cigarro como "amigo", cigarro em encontros sociais (bares, churrascos, aniversários), cigarros associados a refeições e muitas outras.

No ambulatório de tabagismo da Santa Casa de São Paulo, a associação mais frequente é com ansiedade. A abordagem da dependência psicológica requer que os pacientes entendam alguns tópicos:

- *Não se dê opção:* Esta á a principal frase que usamos. Explicamos ao paciente que tudo que eles conseguiram na vida foi através desta ação. Quando queremos alguma coisa e a pomos em prática, não podemos nos dar a opção de não fazê-la, caso contrário não teremos sucesso.

- *Diga sim a você mesmo:* Os tabagistas muitas vezes se põem em segundo plano. Quando passam a se dar prioridade, fazer aquilo que mais gostam, desenvolver seus sonhos, mudam sua postura e o cigarro não terá mais lugar em suas vidas.
- *Vontade e necessidade:* Eles apreendem que temos vontade de várias coisas que não fazemos, pois a vontade pode ser destrutiva, já a necessidade dificilmente é destrutiva, ou seja, eles podem ter vontade de fumar, mas não têm necessidade.
- *Dupla mensagem:* Quando o paciente pensa em parar de fumar e fuma, age como quem não quer, dando-se dupla mensagem. Mostramos a eles que não fazem isto só com o cigarro, mas com vários aspectos de suas vidas pessoais.
- *Não foque em parar de fumar, foque em você:* Esta frase é muito importante, pois explicamos que o resultado de parar de fumar só acontecerá quando o paciente se der prioridade, pois isto gerará mudança e só com a mudança profunda é que o resultado será atingido.

Muitas vezes estas mudanças ocorrem em meses a anos e reforçamos que o importante é começar e não se dar opção no caminho que escolher, para que o resultado seja atingido.

Aspectos Nutricionais

Os pacientes que param de fumar têm uma tendência a engordar de 3 a 5 quilos, que seria o peso que teriam caso nunca tivessem fumado. Isto ocorre porque a nicotina tem efeito farmacológico de inibição do apetite e, além disso, o paciente que para de fumar terá melhora do seu paladar e de seu olfato. Desta maneira, os pacientes devem ser instruídos a evitar doces e açúcares, excesso de carboidratos, café (por sua associação frequente com o cigarro), bebidas alcoólicas (associação frequente com o cigarro) e alimentos gordurosos. Devem preferir frutas, legumes, carnes magras e alimentos dietéticos e, na medida do possível e dentro de suas limitações, ser estimulados a práticas de atividades físicas. Outra questão importante é manter-se alimentado consumindo alimentos a cada 3 horas. Isto evita que comam com apetite e engordem. Mesmo assim, o ganho excessivo de peso é frequente nos pacientes mais ansiosos.

TRATAMENTO FARMACOLÓGICO

O tratamento farmacológico tem o objetivo de evitar a síndrome de abstinência à nicotina. As drogas de primeira linha para o tratamento são: vareniclina, bupropiona e reposição de nicotina através de adesivos e gomas de mascar. No geral, o tratamento farmacológico é prescrito para os pacientes que fumam mais de um maço de cigarro por dia ou têm a escala de dependência de Fagerström maior que 5.

Bupropiona

É um antidepressivo que age na redução do transporte neuronal de dopamina e noradrenalina, atuando principalmente no mecanismo de compulsão pelo cigarro. É indicado nos pacientes ansiosos e compulsivos, podendo ser usados isoladamente ou em combinação sinérgica com vareniclina e reposição de nicotina. A dose inicial é 150 mg nos primeiros 3 dias e, após, 150 mg duas vezes ao dia, tendo-se o cuidado de não administrar as doses com intervalo menor que 8 horas e a última dose no máximo às 17 horas, pois como efeito colateral pode causar insônia. Em pacientes epilépticos, com convulsão febril prévia, traumatismo cranioencefálico prévio, deve ser evitada pelo risco de provocar convulsões. Em pacientes com anorexia, bulimia, etilismo e diabetes, os quais apresentam maior risco para hipoglicemias, deve ser evitada a bupropiona, pois a hipoglicemia por si só já diminui o limiar convulsivo e, associada à bupropiona, aumenta o risco de convulsões nestes pacientes. Deve-se evitar bupropiona com inibidores da MAO, com teofilina e corticóides, antiarritimicos e betabloqueadores. O tratamento é mantido por 3 meses, com descontinuação gradual.

Vareniclina

É um agonista parcial dos receptores nicotínicos. É uma droga segura e bem tolerada. Seus principais efeitos colaterais são náuseas nas primeiras 2 semanas de tratamento e intolerância gastrointestinal. Além disso, os pacientes podem apresentar sonhos realísticos. É contraindicada em pacientes com tentativa prévia de suicídio, apesar de estudo recente não ter comprovado aumento do risco de suicídio com a droga. Nos pacientes com dependência muito elevada, temos usado a combinação de vareniclina e bupropiona com sucesso. Parece haver um sinergismo das duas medicações. A dose inicial é de 0,5 mg nos primeiros 3 dias, após 0,5 mg 12/12 horas do quarto ao sétimo dia e 1 mg de 12/12 do oitavo dia até o final do tratamento (12 semanas).

Reposição de Nicotina

A reposição de nicotina pode ser feita através de adesivos transdérmicos nas doses de 21, 14 e 7 mg, gomas de mascar ou pastilhas de nicotina na dose de 2 mg. O cálculo na dose dos adesivos é de 1 mg de adesivo para cada cigarro fumado, ou seja, para um indivíduo que fuma um maço por dia a dose preconizada é de 21 mg. A dose máxima é de 0,5 mg por quilo. As gomas e pastilhas podem ser utilizadas naqueles indivíduos que fumam até dez cigarros por dia ou naqueles em que a dose máxima do adesivo já foi atingida e o paciente continua com fissura, lembrando que goma e pastilha podem provocar dependência, o que não ocorre com o adesivo. A reposição de nicotina é contraindicada nos pacientes que tiveram insuficiência coronariana nos 14 dias prévios e na fase aguda. Como efeito colateral, tanto adesivo como pastilhas e gomas podem provocar intolerância gastrointestinal. Os adesivos podem provocar prurido e urticária no local de colagem e a goma pode gerar amolecimento dos dentes.

O adesivo deve ser colado no tórax, a cada 24 horas, fazendo rodízio de locais. Deve-se evitar colar nos membros, pois a absorção nestes casos não é adequada. A duração do tratamento é de 12 semanas, diminuindo-se a dose a cada 4 semanas, por exemplo: primeiro mês, 21 mg; segundo, 14 e terceiro, 7 mg.

CONCLUSÃO

A intervenção comportamental é a base do tratamento. O apoio com medicamentos é fundamental nos pacientes com dependência alta e a postura compreensiva e acolhedora do médico é responsável pelo sucesso do tratamento.

BIBLIOGRAFIA CONSULTADA

1. Araújo AJ. Manual de condutas e práticas em tabagismo / Sociedade Brasileira de Pneumologia e Tisiologia. Alberto José de Araújo, org. São Paulo: AC Farmacêutica; 2012.
2. Reichert J, Araújo AJ, Gonçalves CMC, Godoy I, Chatkin JM, Sales MPU et al. Diretrizes para cessação do tabagismo 2008. J Bras Pneumol. 2008;34(10):845-880.
3. Holtrop JS, Maluin R, Weismantel D, Wadland WC. Clinician perceptions of factors influencing to a smoking cessation program. BMC Family Practice. 2008;9(3):18.
4. Edwards D, Dare C. Psicoterapia e tratamento das adições. In: Falkowski W. Terapias de grupo e as adições. 1ª ed. Porto Alegre: Artes Médicas; 1997.
5. Gunnel D, Irvine D, Wise L, Davies C, Martin RM. Varenicline and suicidal behavior: a cohort study based on data from the General Practice Research Database. BMJ. 2009; 339: b3805.
6. Ebbert JO, Croqhan IT, Sood A, Schroeder DR, Hays JT, Hurt RD. Varenicline and bupropion sustained-release combination therapy for smoking cessation. Nicotine Tob Res. 2009;11(3):234-9.

SEÇÃO 2

EXAMES COMPLEMENTARES EM CLÍNICA MÉDICA

Capítulo 18.1

Diagnóstico por Imagem: Crânio

Antônio José da Rocha
Marcos Rosa Júnior

INTRODUÇÃO

A disponibilidade comercial dos exames de imagem utilizando tomografia computadorizada (TC) e, posteriormente, a ressonância magnética (RM) representou um grande avanço para o diagnóstico das diferentes condições mórbidas que afetam o sistema nervoso central (SNC). Todavia, a incorporação de constantes inovações da tecnologia dos métodos de imagens traz consigo o desafio de encontrarmos o melhor uso do diagnóstico complementar, bem como a mais correta incorporação de cada avanço alcançado em mais de três décadas de pesquisa e prática clínica.

A TC é um método baseado no acoplamento de sistemas computadorizados para a aquisição de imagens com radiação ionizante (raios X), com a vantagem de ter muito rápida aquisição, custo relativo baixo, boa resolução anatômica e melhor desempenho que a RM para a demonstração de fraturas no crânio, hemorragia intracraniana aguda e calcificações. É muito usada nos serviços de emergência, inclusive com o emprego de contraste iodado intravenoso, visando o estudo do encéfalo ou dos vasos intracranianos e cervicais.

A RM emprega campos magnéticos potentes combinados com pulsos de radiofrequência para a obtenção de imagens com alta resolução espacial e alta conspicuidade, permitindo a detecção das diferentes alterações estruturais intracranianas, porém com maior tempo de aquisição e mais alto custo. Os constantes avanços tecnológicos e a maior disponibilidade de equipamentos de RM vêm permitindo a adequação de protocolos objetivos com alta sensibilidade e especificidade no diagnóstico neurorradiológico. O uso criterioso do meio de contraste paramagnético (gadolínio) e a ocorrência de claustrofobia podem restringir o uso pleno destas técnicas.

A necessidade de otimização do emprego clínico de cada método de imagem, a constante preocupação com a administração intravenosa de meios de contraste, os riscos inerentes à exposição a radiações, particularmente à radiação ionizante, bem como os custos crescentes dos sistemas públicos e privados de atendimento à saúde precisam vincular os critérios de indicação dos exames complementares por imagem com o equilíbrio dos custos *versus* benefícios e, em última análise, com níveis criteriosos de evidências científicas.

Este texto foi elaborado a partir de manifestações clínicas comuns (sinais ou sintomas) nos atendimentos médicos ambulatoriais. Descreveremos a abordagem mais atual, através da qual a anamnese subsidia o diagnóstico neurológico sindrômico, sendo os métodos complementares de imagens interpretados em conjunto com a clínica para dar suporte aos diagnósticos topográfico e etiológico mais corretos.

CEFALEIA

Mais de 90% das pessoas vão apresentar cefaleia durante algum período da vida e muitas destas procurarão assistência médica por este sintoma. Embora a maioria dos pacientes tenha cefaleia primária, frequentemente os médicos precisam excluir causas secundárias de cefaleia. O tipo de cefaleia pode muitas vezes ser presumido através da história clínica e do exame físico geral ou neurológico, em particular. Contudo, em muitos casos se fará necessária a indicação de um estudo subsidiário, usualmente um método de imagem, visando identificar a etiologia de uma provável cefaleia secundária. Importante também é saber qual exame de imagem solicitar em cada caso.

É consenso da Academia Americana de Neurologia que em um indivíduo adulto com cefaleia recorrente já definida como migrânea, incluindo aquelas com aura visual, sem mudança no padrão, sem história de crise epiléptica e sem nenhum outro sinal ou sintoma, o uso da neuroimagem não se faz necessário, uma vez que o exame resultará normal ou mostrará apenas achados incidentais. Por outro lado, naqueles indivíduos com dor atípica, crises epilépticas ou sinais neurológicos focais associados, a TC ou a RM serão usualmente indicadas, a depender da suspeita diagnóstica específica, da disponibilidade de cada método, bem como de informações individuais, como alergia aos meios de contraste ou claustrofobia.

Listaremos a seguir algumas causas secundárias mais frequentes de cefaleia e seus correlatos nos exames de imagem.

Sinusopatia Inflamatória

A demonstração de comprometimento inflamatório dos seios paranasais constitui achado muito comum em estudos de imagem, geralmente incidental. Apenas raramente a sinusopatia poderá explicar plenamente o conjunto clínico-radiológico. Particular atenção deverá ser devotada às sinusopatias agudas, especialmente com comprometimento esfenoidal, que se manifesta com dor de cabeça atípica, em geral retroauricular ou no vértex, associada a secreção posterior. Os estudos de imagem seccional (TC e RM) têm maior sensibilidade e especificidade que a radiografia convencional para este diagnóstico, permitindo caracterizar o acúmulo de secreção inflamatória, geralmente com nível hidroaéreo (Figura 18.1.1). A interpretação cuidadosa e a complementação com imagens com contraste são úteis para a identificação de complicações mais graves, como a trombose dos seios cavernosos, a celulite orbitária pós-septal e os abscessos intracranianos. A análise do estudo do encéfalo deverá ser parcimoniosa, pois a demonstração de outros achados incidentais não é rara, devendo ser procedida a correlação clínica de cada achado visando a correta valorização do estudo complementar e a definição da terapêutica mais apropriada.

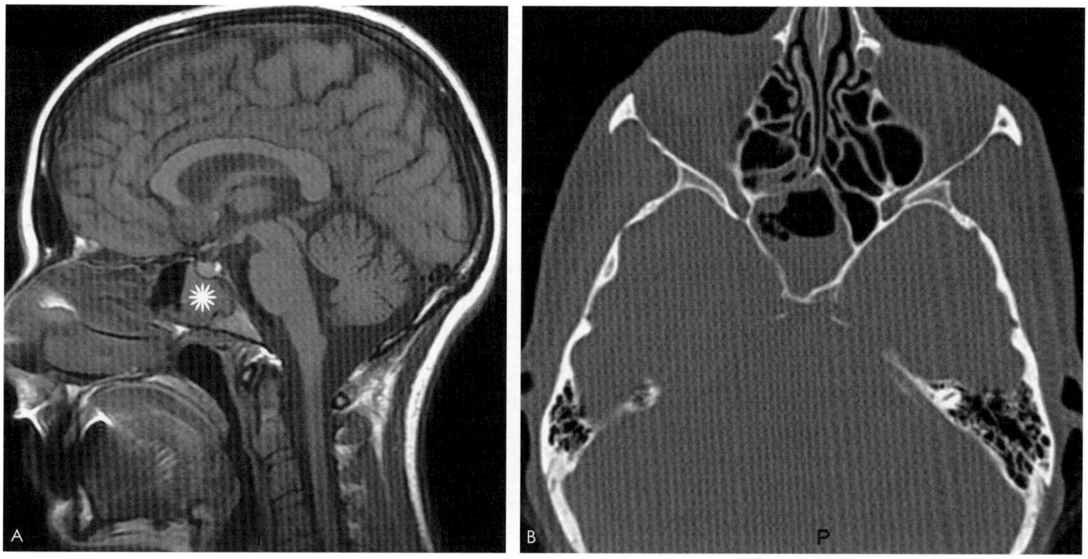

Figura 18.1.1

O comprometimento fúngico agudo, sobretudo na aspergilose ou mucormicose rinocerebral, é raro e tem algumas particularidades clínico-radiológicas, geralmente acompanhando condições de imunossupressão, alcoolismo ou diabete melito.

Hemorragia Subaracnoide Aguda

Para todo indivíduo com cefaleia aguda de forte intensidade, por vezes, referida como a pior dor de cabeça da vida, deverá ser aventada a possibilidade de hemorragia subaracnoide aguda (HSA), principalmente de causa não traumática por ruptura de aneurisma. A HSA é também frequentemente acompanhada de meningismo, hemorragia ocular, síncope e paralisia de nervos cranianos (NC), principalmente NC III e NC VI. O exame de escolha para o diagnóstico da HSA é a TC sem a administração de contraste iodado intravenoso, permitindo dispensar a punção liquórica comprobatória, com uma sensibilidade estimada em cerca de 90 a 95% nas primeiras 24 horas. Pequena quantidade de sangramento, hemorragia restrita ao compartimento infratentorial ou anemia podem limitar a detecção tomográfica da HSA. Além disso, a TC tornar-se-á progressivamente menos sensível para detectar a hemorragia quanto mais tempo houver entre a realização do exame e o icto, devido à contínua degradação da hemoglobina. Admite-se que a sensibilidade da TC tenderá a zero após 3 semanas do icto.

O uso da angiotomografia computadorizada multidetectores (ângio-TCMD) com o emprego de contraste iodado intravenoso vem crescendo muito nos últimos anos, em particular pelos avanços tecnológicos, pela fácil realização, por se tratar de um método minimamente invasivo (menos que a angiografia cerebral) e por apresentar alta acurácia na detecção de causas secundárias de HSA, particularmente aneurismas, malformações arteriovenosas e vasculites.

A RM também tem o seu papel na detecção de HSA, principalmente após a introdução da sequência *Flair* e outras com maior suscetibilidade magnética (T2* e SWI) nos protocolos da rotina dos exames de imagem. A RM leva vantagens sobre a TC na demonstração de HSA infratentorial ou de pequeno volume, bem como na detecção de hemorragia subaguda ou crônica. Seu uso é limitado pelo custo, maior tempo de aquisição e menor disponibilidade quando comparada à TC.

Hipertensão Intracraniana Idiopática (Pseudotumor Cerebral)

O diagnóstico de hipertensão intracraniana idiopática (pseudotumor cerebral) não pode ser definido até que um estudo de imagem (TC ou RM) exclua a presença de alguma lesão estrutural expansiva intracraniana. Esta condição é mais frequentemente vista em mulheres jovens, particularmente em obesas ou com sobrepeso.

O emprego da RM pode acrescer maior especificidade ao diagnóstico, ao demonstrar achados decorrentes do aumento da pressão intracraniana, particularmente a retificação ou a elevação focal da cabeça do nervo óptico no contorno posterior do bulbo ocular, o alargamento e a tortuosidade da bainha dos nervos ópticos, com maior conteúdo local de líquor, além da presença dos sinais de sela turca parcialmente vazia. A angiorressonância magnética da drenagem venosa do encéfalo (ângio-RM) pode contribuir para o diagnóstico de hipertensão idiopática, ao excluir a possibilidade de trombose de seios durais. O papel dos estreitamentos segmentares dos seios laterais na etiopatogenia do pseudotumor cerebral tem sido objeto de debate.

Hidrocefalia

A ocorrência de cefaleia constitui um sintoma cardinal nas síndromes de hipertensão intracraniana, que pode vir acompanhada de edema da papila óptica ou de outras manifestações, como deformidade da cabeça e o clássico "olhar de sol poente" em crianças. Os exames de imagem são indispensáveis para confirmar a hipótese de hidrocefalia com hipertensão intracraniana, bem como para a definição do tipo e da causa da dilatação ventricular.

A presença de dilatação do sistema ventricular constitui achado comum de exames de imagem em adultos e crianças, como resultado de atrofia subcortical ou de um desequilíbrio entre a produção e a absorção do líquor, mas geralmente constitui achado de menor relevância na ausência de hipertensão liquórica. Entretanto, a caracterização de arredondamento dos cornos dos ventrículos laterais e do terceiro ventrículo, bem como a demonstração de edema transependimário sempre suscita a possibilidade de hidrocefalia aguda. O emprego da RM é vantajoso em relação à TC pela maior resolução espacial que permitirá a caracterização de pequenas obstruções, principalmente no aqueduto mesencefálico, por membranas obstrutivas, lesões inflamatórias ou tumores intracranianos.

Particular atenção, entretanto, deverá ser devotada ao cisto coloide que tipicamente oblitera a porção anterossuperior do terceiro ventrículo, mais comumente descoberto na vida adulta, quando repercute com cefaleia pelo aumento da pressão intracraniana. A cefaleia é muito comum neste contexto, com curta duração, iniciada, exacerbada ou com melhora através da mudança de posição da cabeça. O tratamento cirúrgico tem sido advogado para todos os cistos coloides, devido ao risco aumentado de hidrocefalia aguda, herniação cerebral e morte súbita, independentemente do seu tamanho.

Na TC os cistos coloides aparecem como lesões arredondadas com limites bem definidos, usualmente hiperatenuantes, na sua localização típica e sem realce pelo meio de contraste iodado. Alguns cistos são de difícil caracterização à RM, sendo a sequência 3D CISS útil para o propósito de demonstrar pequenos cistos e para o planejamento cirúrgico aberto ou endoscópico.

Trombose Venosa Cerebral

A oclusão da drenagem venosa do encéfalo pode dever-se a estados de hipercoagulabilidade, trombofilia, trauma, infecção, tumores ou doenças crônicas. A ocorrência de cefaleia isolada representa o sintoma mais comum das tromboses venosas restritas aos seios durais. A ocorrência de crises epilépticas ou déficits neurológicos focais costuma relacionar-se à trombose de veias corticais, enquanto a perturbação do estado mental (encefalopatia) é uma manifestação mais provável das tromboses cerebrais profundas. A trombose dos seios cavernosos representa uma condição particular, frequentemente decorrente de tromboflebite a partir de infecções cutâneas da face ou dos seios paranasais.

Tanto a TC quanto a RM com contraste intravenoso são capazes de identificar a presença do trombo venoso intraluminal nas imagens estruturais ou naqueles com técnicas angiográficas. A RM tem maior conspicuidade que a TC e tem sido preferida pela melhor detecção das repercussões parenquimatosas das tromboses venosas (Figura 18.1.2).

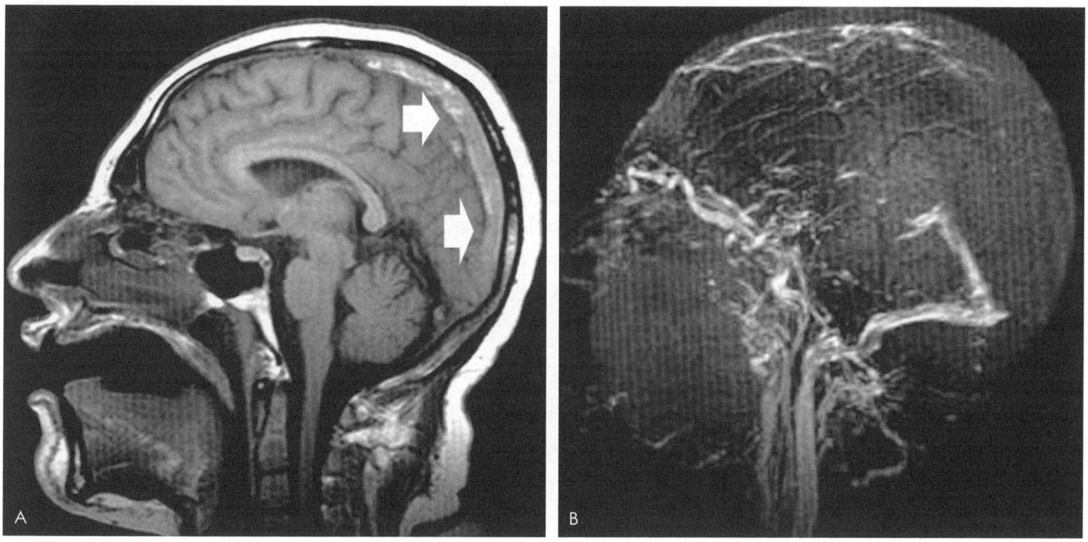

Figura 18.1.2

Hipotensão Intracraniana

Ocorre mais frequentemente após punção lombar ou trauma, e apresenta-se com cefaleia postural (ortostática) com baixa pressão de abertura durante a punção lombar. O alívio do sintoma com o decúbito é muito característico, mas é algumas vezes referido apenas nas fases iniciais. Os exames de imagem são muito úteis por demonstrarem ventrículos de dimensões reduzidas e sulcos apagados, mas principalmente pela caracterização de sinais muito mais específicos à RM assinalados por congestão venosa dural ou verdadeiras coleções subdurais junto à convexidade dos hemisférios cerebrais, com impregnação paquimeníngea difusa e herniação cerebral central (Figura 18.1.3).

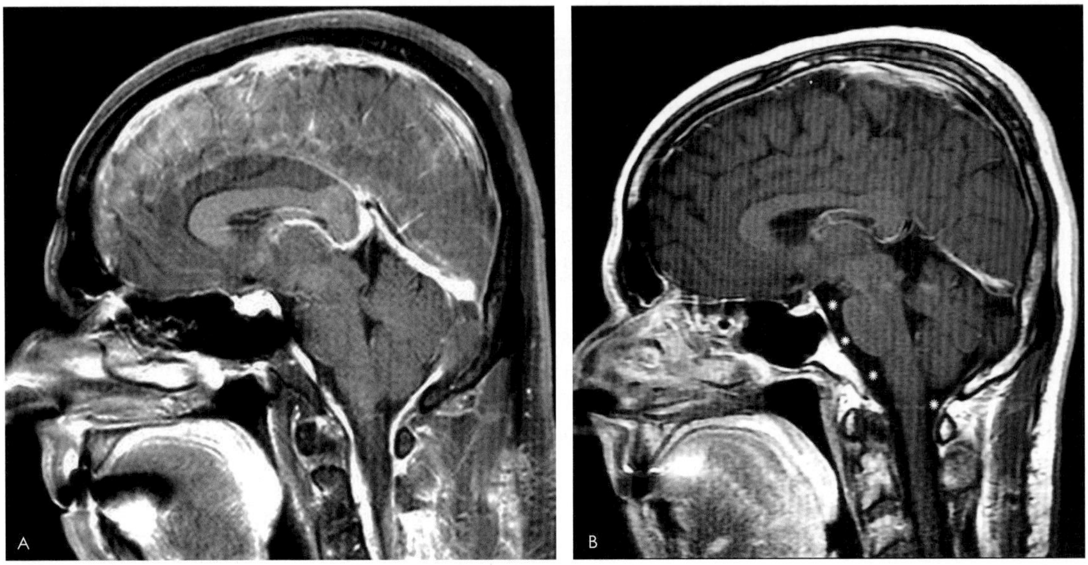

Figura 18.1.3

A correta identificação deste diagnóstico nos levará à busca ativa de uma fístula liquórica craniana ou espinal, na ausência de fatores predisponentes mais óbvios. O erro diagnóstico, por outro lado, poderá induzir a condutas indevidas como a drenagem cirúrgica das coleções que não representam a causa da cefaleia, mas uma consequência do desequilíbrio dos volumes intracranianos de sangue e líquor (hipovolemia liquórica intracraniana).

Síndrome da Leucoencefalopatia Posterior Reversível

A ocorrência de cefaleia isolada nos casos da síndrome da leucoencefalopatia posterior reversível (PRES) tem sido descrita, apesar de outras manifestações neurológicas associadas serem comuns. Na maioria dos pacientes com PRES têm sido observados fatores precipitantes, como a elevação dos níveis pressóricos, a vigência de terapia imunossupressora, eclâmpsia, ou doença renal, dentre outros. A RM é a melhor opção diagnóstica, por permitir demonstrar áreas de hipersinal em T2/*Flair* distribuídas predominantemente no compartimento supratentorial e, em alguns casos, nos núcleos da base. Na maioria das vezes as lesões são reversíveis após a correção do fator desencadeante. As imagens em difusão (DWI) permitem estimar o prognóstico dessas lesões focais, pela diferenciação entre zonas de edema citotóxico (morte celular – irreversível) *versus* edema vasogênico (extravasamento de água – reversível).

Síndrome da Vasoconstrição Cerebral Reversível

A síndrome da vasoconstrição cerebral reversível (síndrome de Call-Fleming) inclui um grupo de diversas condições caracterizadas pela ocorrência prolongada, mas reversível, de estreitamentos arteriais multifocais, precedidos por intensa cefaleia súbita (*thunderclap headache*), com ou sem déficits neurológicos associados. Pode ocorrer sem causa identificável, durante a gravidez ou o puerpério, como uma resposta idiossincrásica a certas medicações ou drogas ilícitas, ou relacionar-se a alguns tumores secretores de catecolaminas.

Acomete indivíduos jovens e pode complicar-se com eventos isquêmicos ou hemorrágicos, algumas vezes catastróficos. O diagnóstico diferencial inclui a HSA e as vasculites do SNC. Os estudos de imagem (TC e RM) são importantes para a avaliação parenquimatosa, entretanto, a aquisição de imagens angiográficas (ângio-TCMD ou ângio-RM) representa uma alternativa confiável à angiografia cerebral com cateter para a demonstração dos estreitamentos arteriais multifocais alternados com zonas de dilatação nos segmentos vasculares acometidos. A resolução da cefaleia e da vasoconstrição cerebral em até 12 semanas é um fator esperado para o diagnóstico.

Síndrome de Tolosa Hunt (Oftalmoplegia Dolorosa)

A síndrome de Tolosa-Hunt é caracterizada pela presença de oftalmoplegia dolorosa com dor de cabeça, geralmente retro-ocular, de forte intensidade, unilateral ou de predomínio assimétrico, associada à paralisia de nervos cranianos (NC) III, IV ou VI. Resulta da ocorrência de um processo inflamatório crônico, granulomatoso e inespecífico no ápice orbitário, que usualmente se estende ao seio cavernoso, determinando o estreitamento luminal da artéria carótida ipsolateral e o acometimento dos nervos cranianos (síndrome do seio cavernoso).

A RM é o método de escolha visando o diagnóstico presumido, subsidiário à introdução terapêutica de corticosteroide, que confirma os critérios diagnósticos específicos pelo arrefecimento da dor nas primeiras 24 horas, além da melhora progressiva dos outros sinais e sintomas. O diagnóstico diferencial deve ser feito com as outras causas de síndromes do seio cavernoso, incluindo as fístulas carotidocavernosas e os aneurismas de artéria carótida interna, geralmente acompanhados de outros comemorativos peculiares.

EPILEPSIA

Epilepsia é um distúrbio neurológico crônico comum, com uma prevalência em torno de 0,4 a 1%. A RM é um excelente método para o estudo da epilepsia, porém seu potencial depende da população estudada. Estudos mostram uma porcentagem de detecção de lesões estruturais epileptogênicas em torno de 12 a 14%, em crianças que se apresentam com a primeira crise epiléptica. Já nos indivíduos com epilepsia intratável a sensibilidade da RM varia entre 82 e 95%. A RM, portanto, deve sempre ser realizada diante da ocorrência de crises epilépticas isoladas ou de síndromes epilépticas crônicas. A TC ainda tem sido empregada na avaliação inicial de alguns indivíduos com crises epilépticas focais, particularmente quando associadas a febre, trauma ou no cenário de emergência.

O principal papel dos métodos de imagem na epilepsia é identificar anormalidades estruturais que requeiram tratamento específico, por exemplo, tratamento cirúrgico. A RM leva vantagens sobre a TC para a detecção da maioria das lesões estruturais, exceto para a caracterização de calcificações. Descreveremos algumas causas comuns de epilepsia e seus correlatos nos exames de imagem.

Esclerose Mesial Temporal

Esclerose mesial temporal (EMT) é uma das causas mais comuns de epilepsia cirurgicamente tratáveis e, frequentemente, está relacionada à ocorrência de epilepsia de difícil controle. Geralmente ocorre em adolescentes ou adultos jovens, dentre os quais é possível recuperar a história de crises febris nos primeiros meses ou anos da vida, com um período de latência que se aproxima de 1 década e o reaparecimento de crises epilépticas, geralmente parciais (simples ou complexas).

A RM é o método de escolha para a avaliação deste cenário e os principais achados são atrofia, hipersinal em T2/*Flair* (gliose) e alteração da arquitetura interna da formação hipocampal, uni ou bilateral, caracterizando os achados primários de imagem (Figura 18.1.4). Outros achados associados (sinais secundários de imagem) são a perda das digitações superficiais da cabeça hipocampal, atrofia do fórnix e do corpo mamilar homolateral, além da dilatação do corno ventricular temporal homolateral, perda de volume e hipersinal da substância branca subcortical no polo temporal. O termo patologia dupla é usado neste contexto para descrever a associação entre a EMT e outra afecção epileptogênica, ocorrendo em cerca de 8 a 22% dos casos. A associação mais frequente é entre EMT e a displasia cortical focal.

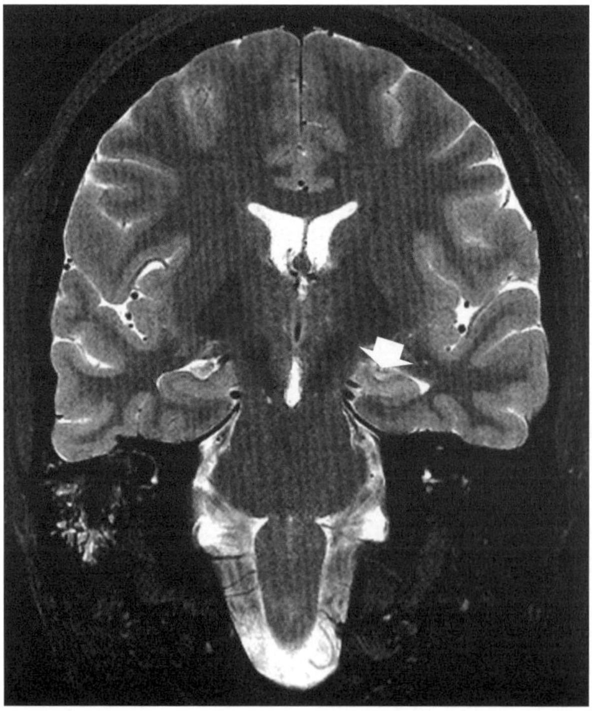

Figura 18.1.4

Malformação do Desenvolvimento Cortical

A presença de uma malformação do desenvolvimento cortical (MDC) é usualmente seguida da ocorrência de atividade irritativa e de crises epilépticas desde a infância. A detecção das MDC tem aumentado com a evolução dos aparelhos de RM de alto campo magnético, sendo este o método de escolha. Os achados de RM nas MDC incluem espessamento cortical, alteração da morfologia dos sulcos e giros, indefinição da diferenciação branco-cinzenta, áreas de alteração de sinal em T2/*Flair* na substância branca subcortical e o alargamento do espaço liquórico adjacente à MDC. É importante ressaltar que a área epileptogênica é, em geral, maior do que a anormalidade estrutural demonstrada à RM, mesmo se empregadas as mais modernas técnicas.

Tumores Cerebrais

Os tumores cerebrais são responsáveis por 2 a 4% das crises epilépticas e podem ainda estar associados a déficits neurológicos focais, cefaleia, hipertensão intracraniana, síndromes de nervos cranianos, dentre outras manifestações neurológicas, a depender principalmente do comportamento biológico da neoplasia e de sua localização. A RM tem sensibilidade estimada em 100% para a detecção de lesões neoplásicas, que na maioria das vezes (68%) se localizam no lobo temporal quando a manifestação predominante é a epilepsia. Vários tipos histológicos estão mais relacionados à ocorrência de crises epilépticas, como astrocitomas, gangliogliomas, DNET, oligodendrogliomas, xantoastrocitomas pleomórficos e metástases cerebrais. Não é objetivo da RM predizer a histologia de um tumor no encéfalo, apesar disso, a localização, extensão, características macroscópicas, a estimativa de celularidade e da integridade da barreira hematoencefálica permitirá demonstrar combinações de achados ou padrões peculiares de imagens em algumas neoplasias. Além disso, mais recentemente novas técnicas de RM têm permitido a avaliação bioquímica da neoplasia através da espectroscopia de prótons, bem como o padrão de perfusão que estima a presença de neoangiogênese (densidade capilar) e a permeabilidade da barreira hematotumoral.

As neoplasias encefálicas, em geral, apresentam baixo sinal em T1, alto sinal em T2/*Flair*, com realce variável após a injeção do agente paramagnético de contraste (Figura 18.1.5). À espectroscopia de prótons a elevação de colina denota o aumento da densidade celular e a maior atividade de membrana celular (*turnover* celular). A redução do N-acetil aspartato é relacionada à depleção da população neuronal viável, substituída pelo tecido neoplásico. As neoplasias gliais de baixo grau, mais frequentemente, demonstram elevação do mioinositol. Por outro lado, os glioblastomas exibem extensa necrose, além de aumento dos picos de lípides/lactato, com redução de NAA e aumento de colina.

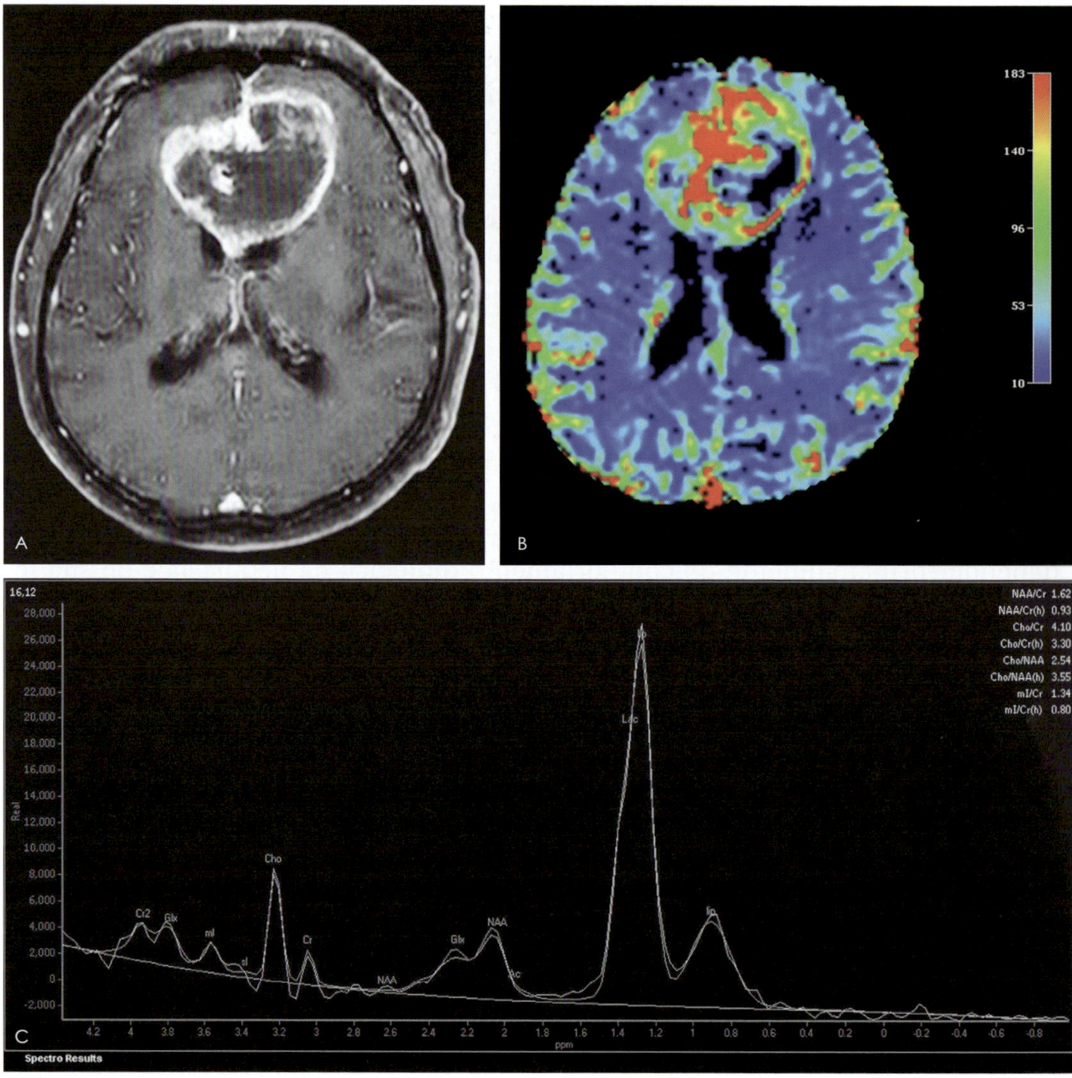

Figura 18.1.5

Malformações Vasculares

As malformações vasculares constituem cerca de 5% das causas de epilepsia, sendo as malformações arteriovenosas (MAV) e o angioma cavernoso (cavernoma) as mais comuns. A sensibilidade da RM aproxima-se de 100% para a detecção destas malformações. Uma MAV pode ser diagnosticada por TC ou RM quando é demonstrada a tríade caracterizada por uma ou mais artérias nutridoras, nido e drenagem venosa, mais facilmente detectada nos estudos de RM ou na TC com contraste intravenoso. A RM é o método padrão-ouro para o diagnóstico do cavernoma, geralmente caracterizado pelo típico aspecto de "pipoca" com hiperintensidade heterogênea central em todas as sequências, associada a halo de marcado hipossinal em T2 e exacerbação do fenômeno de suscetibilidade em aquisições específicas (T2* ou SWI). Geralmente não há realce e os cavernomas não têm artérias nutridoras ou veias de drenagem (Figura 18.1.6).

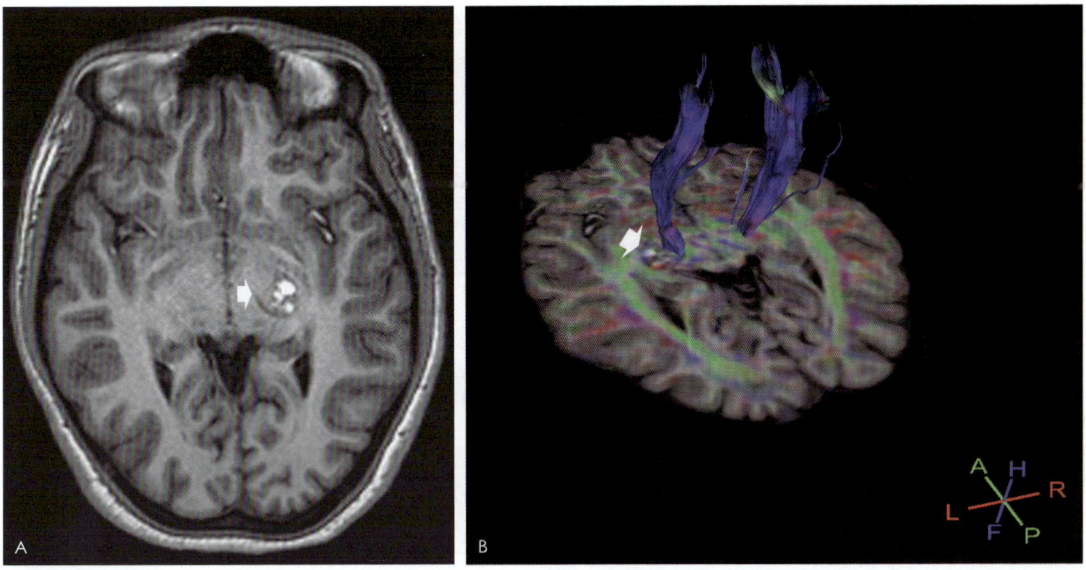

Figura 18.1.6

Miscelânea

Várias outras condições podem ser responsáveis por crises epilépticas, particularmente zonas de gliose cortical, lesões encefaloclásticas perinatais, lesões traumáticas com gliose ou hemorragia residual, e processos infecciosos diversos (virais, bacterianos, fúngicos e parasitários), ativos ou residuais. No nosso meio, particular atenção é devotada à neurocisticercose, cuja avaliação por imagem permite caracterizar quatro estágios evolutivos principais no SNC, caracterizando as formas (Figura 18.1.7): vesicular (parasita vivo geralmente com escólex), vesicular coloidal (início da inflamação pela morte do parasita, com realce na parede vesicular), granular nodular (maior inflamação com edema vasogênico e realce nodular) e a forma nodular calcificada (calcificação parenquimatosa residual focal). A presença das calcificações parenquimatosas é típica do estágio crônico e mais bem demonstrada pela TC sem a necessidade de contraste intravenoso. As demais fases evolutivas e formas de acometimento parenquimatoso, ventricular e cisternal (subaracnoide) são todas de melhor domínio diagnóstico através da RM utilizando diversas modalidades de aquisição, inclusive a injeção de contraste paramagnético intravenoso.

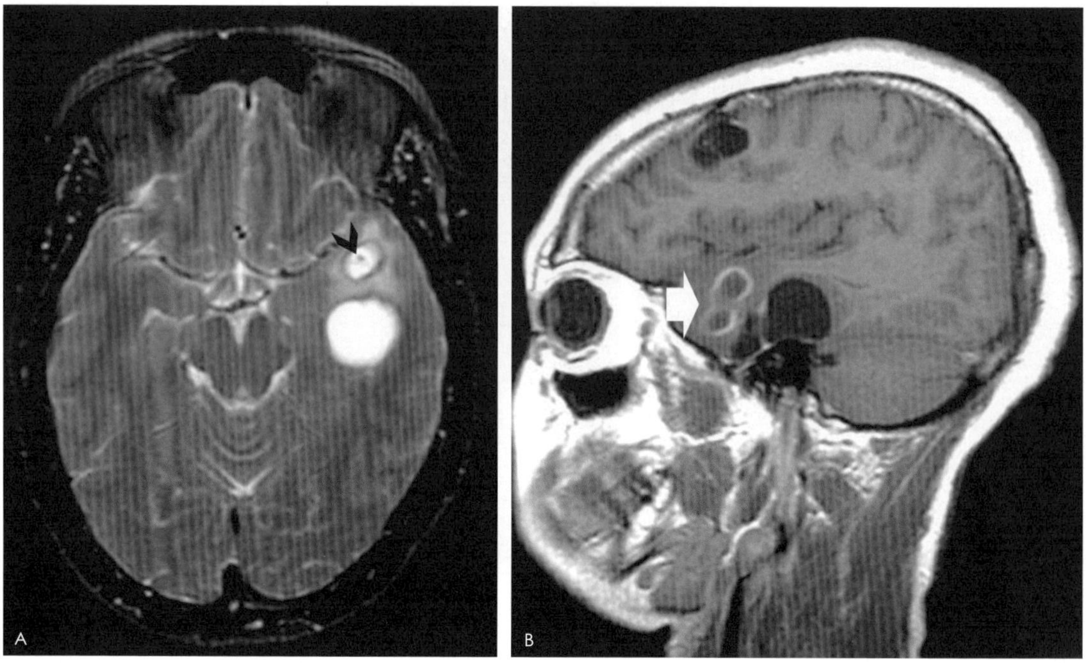

Figura 18.1.7

SÍNDROMES DE NERVOS CRANIANOS

A RM é o método de escolha para o estudo das síndromes clínicas que cursam com disfunção de nervos cranianos. Apesar de os forames ósseos da base do crânio serem mais bem avaliados por TC sem contraste intravenoso, as alterações estruturais intrínsecas dos nervos só podem ser vistas com melhor detalhe através de técnicas de RM.

O nervo olfatório (NC I) pode ser muito bem estudado através da RM e pode ser acometido principalmente por lesões inflamatórias, tumorais ou como sequela de trauma craniano. Da mesma forma, a RM é o método de escolha para avaliar o nervo óptico (NC II) retrobulbar, que pode ser acometido, dentre outras, por muitas lesões inflamatórias (neurite óptica desmielinizante, sarcoidose e colagenose), infecciosas (sífilis, doença da arranhadura do gato, tuberculose) e neoplasias (meningioma, glioma óptico, linfoma).

Os casos de paralisia do nervo oculomotor (NC III) que poupam a função pupilar são, mais frequentemente, de causa isquêmica, enquanto aqueles que se associam à midríase decorrem de compressão extrínseca, visto que as fibras parassimpáticas são mais superficiais, ao longo do aspecto superomedial do nervo, e particularmente vulneráveis à compressão vascular. Tem especial indicação a ângio-TCMD ou a ângio-RM, visando a demonstração de aneurismas, particularmente da artéria comunicante posterior (Figura 18.1.8). O acometimento isolado do nervo troclear (NC IV) é menos frequente quando comparado ao NC III.

O nervo trigêmeo (NC V) pode ser muito bem estudado através de cortes finos de RM (imagens 3D CISS), em especial nos casos de nevralgia trigeminal nos quais se suspeita de compressão ou deslocamento do nervo, particularmente por alças vasculares (conflito neurovascular).

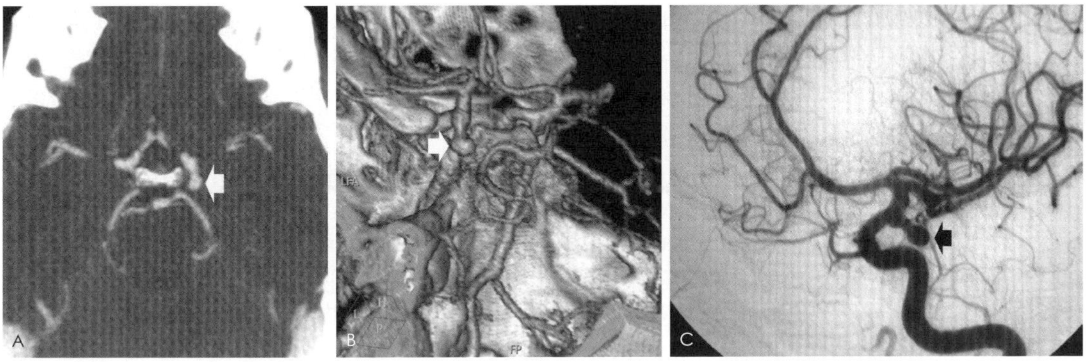

Figura 18.1.8

O acometimento do nervo abducente (NC VI) pode ser observado nos casos de hipertensão intracraniana ou de hipotensão liquórica, provavelmente em decorrência de seu trajeto longo, oblíquo e sinuoso desde a cisterna pré-pontina em direção ao canal de Dorelo e à fissura orbital superior. Além dessas situações, particular atenção deverá ser dispensada à possibilidade de migrânea oftalmoplégica recorrente, com acometimento isolado do NC III, IV ou VI, principalmente em crianças e adolescentes. Apesar de as bases clínico-radiológicas para este diagnóstico específico através de imagens de RM com contraste serem atualmente mais bem conhecidas, a etiopatogenia dessa condição ainda necessita de estudos mais acurados.

As recentes evoluções nos exames de RM permitem avaliar o nervo facial (NC VII) desde sua origem no sulco bulbopontino lateral até sua porção intraparotídea, demonstrando lesões inflamatórias, infecciosas, tumorais, bem como as lesões tumorais parotídeas com extensão e propagação pelo nervo (disseminação perineural). A indicação mais comum dos exames de imagem, neste contexto, é a paralisia facial periférica, que se caracteriza pelo espessamento com impregnação dos segmentos intracanalicular distal, do gânglio geniculado e da porção timpânica proximal do nervo facial, nos casos de paralisia de Bell.

O nervo vestibulococlear (NC VIII) apresenta o trajeto cisternal mais curto dos NC e é particularmente envolvido por lesões inflamatório/infecciosas ou por tumores, como o schwannoma vestibular, além é claro do deslocamento por estruturas vasculares (conflito neurovascular). Schwannomas do acústico podem cursar com surdez progressiva, tonturas, vertigens, perda de equilíbrio, ataxia e dor retroauricular. O diagnóstico pode ser feito com segurança através da TC com contraste iodado intravenoso, que demonstra a lesão expansiva cisternal (cerebelopontina) e intracanalicular (conduto auditivo interno) com alargamento variável do conduto. Apesar disso, é a RM com contraste (gadolínio) que oferece a avaliação mais sensível e específica para a avaliação diagnóstica e pré-operatória do schwannoma vestibular. A ocorrência de schwannoma bilateral permite o diagnóstico de neurofibromatose do tipo 2.

O envolvimento isolado do nervo glossofaríngeo (NC IX) é infrequente e, em geral, associa-se à síndrome dos nervos cranianos baixos, incluindo principalmente o vago (NC X), acessório (NC XI) e hipoglosso (NC XII), por lesões, geralmente inflamatórias ou neoplásicas, que envolvem os forames de saída destes nervos na base do crânio. A TC pode trazer informações úteis sobre o arcabouço ósseo da base craniana, enquanto a RM com contraste permitirá a avaliação minuciosa dos tecidos e dos nervos cranianos, em aquisições dirigidas.

DECLÍNIO COGNITIVO

A neuroimagem é rotineiramente utilizada para avaliação de indivíduos com prejuízo de funções corticais, com franca demência ou com prejuízo incipiente da cognição ou memória. A Academia Americana de Neurologia recomenda o uso da TC ou da RM, em especial para pesquisar causas tratáveis de demência. Com o desenvolvimento de tratamentos específicos dirigidos às diversas causas de demência, os métodos de imagem têm se tornado cada vez mais necessários para a obtenção de um diagnóstico etiológico correto.

As alterações estruturais que ocorrem nas diferentes doenças que cursam com demência podem ser muito bem avaliadas pelos métodos de imagem. Admite-se a predileção de síndromes neurodegenerativas específicas por determinadas áreas do encéfalo. A RM é o método de escolha para o estudo destas doenças, sendo a TC mais comumente utilizada em quadros agudos, ou quando a RM não está disponível ou é contraindicada.

Descreveremos algumas causas mais comuns de doenças neurodegenerativas, bem como seus achados nos exames de imagem.

Doença de Alzheimer

Nesta demência senil há comprometimento mais precoce da porção medial dos lobos temporais, especialmente os hipocampos, e do córtex entorrinal, bem como do giro do cíngulo, que se mostram progressivamente atrofiados nos estudos de imagem estrutural, de maneira desproporcional ao restante do encéfalo. Os critérios diagnósticos atuais são baseados em subsídios clínicos e prescindem da imagem. Alguns biomarcadores laboratoriais podem corroborar o diagnóstico clínico precoce da doença, mas os detalhes de sua utilização estão além do escopo deste capítulo. O emprego dos métodos de imagem metabólica molecular (tomografia por emissão de pósitrons) tem sido uma esperança no futuro, particularmente com a marcação de tecido amiloide.

Demência com Corpos de Lewy

Esta doença é caracterizada nos casos mais típicos por parkinsonismo, demência e alucinações visuais bem estruturadas e detalhadas. Usualmente não há padrão específico nos estudos de imagem, sendo observada apenas a atrofia difusa do encéfalo, sem a predileção pelas estruturas mesiais dos lobos temporais, mais típica da doença de Alzheimer.

Angiopatia Amiloide Cerebral

Nesta doença de pequenos vasos se observa o depósito anormal de material amiloide que resulta na fragilidade vascular com hemorragia lobar não traumática e ulterior demência. A RM é o método de escolha para demonstrar as alterações, particularmente as hemorragias periféricas que se estendem ao córtex e às meninges, mais bem vistas nas aquisições T2* e SWI (Figura 18.1.9). A ocorrência de edema associado a

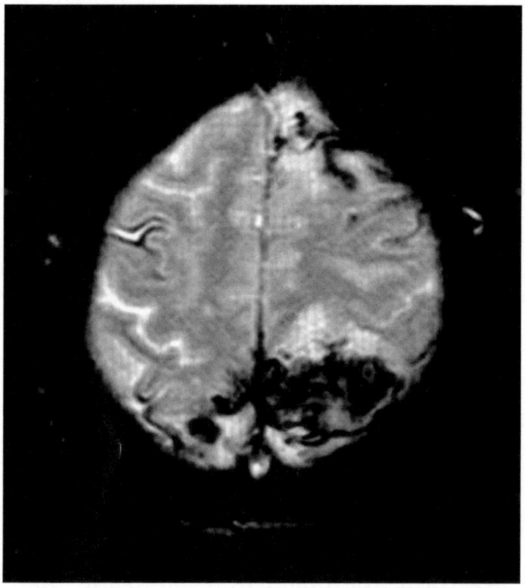

Figura 18.1.9

hemorragia antiga em alguns indivíduos pode ser observada nos casos raros de vasculopatia inflamatória amiloide, um diagnóstico particularmente relevante, pois se trata de uma condição potencialmente reversível com a corticoterapia.

Síndromes Degenerativas Corticais Assimétricas

O estudo por RM tem particular importância na avaliação daquelas afecções nas quais uma atrofia seletiva ou predominante leva à disfunção de uma região ou um sistema com manifestações clínicas reconhecíveis. A principal delas é a degeneração lobar frontotemporal (DFT) e suas variantes, onde observamos importante correlação dos achados clínicos e de imagem.

Na variante frontal da DFT encontramos atrofia cortical com aspecto de "lâmina", que predomina nos lobos frontais, associada a graus variáveis de hipersinal subcortical em T2/*Flair*, e ainda a desinibição ou alteração comportamental. Nas outras variantes o padrão de atrofia e a alteração de sinal acometem áreas do encéfalo responsáveis pelas manifestações observadas, como afasia não fluente na atrofia temporal e frontal inferior esquerda; e afasia progressiva na atrofia das demais regiões do lobo temporal esquerdo.

Doenças Priônicas

Uma doença priônica, em particular a forma esporádica da doença de Creutzfeldt-Jakob, é sempre a hipótese a ser afastada diante de um caso de demência rapidamente progressiva, particularmente naqueles com mioclonias e outros sinais corticais. As manifestações clínicas típicas e as descargas sincrônicas e periódicas lentificadas no EEG são tardias (alguns meses após o início do quadro), sendo a RM o método de escolha para o diagnóstico correto.

A RM deverá ser sempre empregada neste contexto, visando a definição precoce do diagnóstico e evitando a realização de procedimentos invasivos. As imagens de RM que permitem estudar o movimento das moléculas de água (imagem de difusão) demonstram restrição variável da difusibilidade da água no córtex cerebral, nos núcleos da base e tálamos, que pode ser correlacionada às manifestações clínicas em muitos casos. O comprometimento é em geral bilateral, mas pode ser assimétrico. A sobrevida da maioria dos pacientes é menor que 1 ano e geralmente as alterações de imagens evoluem rapidamente com atrofia exuberante e desaparecimento das zonas de restrição à difusão.

Hidrocefalia de Pressão Normal

Classicamente conhecida pela tríade de Hakim-Adams, caracterizada por demência, alteração da marcha e incontinência urinária, é uma causa potencialmente tratável de demência. Os estudos de imagem demonstram a dilatação do sistema ventricular supratentorial desproporcional ao alargamento dos sulcos e das fissuras cerebrais, com apagamento relativo dos sulcos da convexidade. A TC tem boa sensibilidade para demonstrar os achados, porém a RM permite a avaliação mais acurada, bem como a estimativa de prognóstico da colocação de sistemas de drenagem ventricular, pelo estudo do fluxo liquórico.

SÍNDROMES PARKINSONIANAS

Uma síndrome parkinsoniana é caracterizada por bradicinesia associada a pelo menos um dos seguintes sinais: tremor em repouso, instabilidade postural ou rigidez muscular. A principal causa de parkinsonismo é a doença de Parkinson, porém também pode ser provocado por drogas, doenças vasculares ou anormalidades metabólicas.

Descreveremos algumas causas comuns de parkinsonismo e seus achados nos exames de imagem.

Doença de Parkinson

Principal causa de parkinsonismo, o diagnóstico da doença de Parkinson é clínico, pois ainda não há um biomarcador para esta afecção. A doença de Parkinson não tem nenhum achado patognomônico nos exames de imagem estrutural, porém quando realizado estudo de RM do encéfalo pode ser encontrada a atrofia da substância negra que reflete a perda neuronal, principalmente na *pars compacta*, bem como a perda da banda de hipersinal habitual em T2 no mesencéfalo entre a *pars reticulata* e o núcleo rubro, pelo depósito local de ferro.

Síndromes Parkinson-*plus*

Algumas doenças se assemelham muito à doença de Parkinson, porém com a superposição de outras manifestações clínicas peculiares, incomuns ou não observadas na doença de Parkinson. Entre elas destacamos a paralisia supranuclear progressiva (PSP), a atrofia de múltiplos sistemas (AMS) e a degeneração corticobasal.

A PSP se apresenta como uma síndrome parkinsoniana, que pode cursar com oftalmoplegia supranuclear, ou seja, a paralisia vertical do olhar, um sinal bastante característico da doença. O achado mais importante à RM do encéfalo é a perda da convexidade superior do tegmento mesencefálico, por atrofia seletiva, ficando plano ou côncavo, principalmente visto no plano sagital. Há também atrofia global do mesencéfalo e hipersinal nas sequências ponderadas em T2/*Flair*.

A AMS engloba um grupo de doenças que se apresentam com sinais extrapiramidais, cerebelares, autonômicos ou piramidais. Essa condição tem uma apresentação espectral e a diferenciação das formas pode ser feita com base na manifestação clínica predominante. Quando predomina o parkinsonismo, caracteriza-se o subtipo AMS-P, quando encontramos predomínio de manifestações cerebelares, o subtipo AMS-C. Alguns autores têm defendido o emprego do termo AMS-A quando predominam manifestações autonômicas.

Na AMS-P os estudos de RM demonstram atrofia e alteração de sinal em T2/*Flair* nos putames, com atrofia e hipossinal em T2 *spin-echo* (SE) na margem lateral do putame. Ocorre também uma linha de hipersinal em T2/*Flair* e em densidade de prótons (DP) na porção posterolateral do putame atrofiado, chamada *putaminal slit*.

Na AMS-C os estudos de RM demonstram atrofia e hipersinal em T2/*Flair* e em DP no cerebelo, atrofia da protuberância e alteração de sinal na região central da ponte onde se nota um hipersinal cruciforme, denominado *hot cross bun sign*. Tipicamente se associa hipersinal nas mesmas sequências nos pedúnculos cerebelares médios.

A degeneração corticobasal é outra doença que pode se apresentar com parkinsonismo, demência, distonia, apraxia ideomotora e o clássico fenômeno do membro alienígena. Na RM o achado mais importante é atrofia com hipersinal cortical e subcortical em T2/*Flair*, assimétrica, envolvendo a convexidade frontoparietal, em particular a região perirrolândica, contralateral ao membro afetado.

SÍNDROME NEUROLÓGICA DEFICITÁRIA

Entende-se por síndrome deficitária o comprometimento parcial ou completo de uma função neurológica, geralmente secundário à disfunção de uma área cortical ou de um trato específico. As principais síndromes deficitárias incluem o comprometimento das funções motora, sensitiva, visual, auditiva, da linguagem ou da cognição. A combinação de manifestações nos remete ao diagnóstico de danos estruturais mais extensos e a ocorrência de síndromes neurológicas específicas constitui a base neurológica da clínica clássica, pela descrição dos conjuntos de sinais e sintomas que compõem diagnósticos sindrômicos, topográficos e etiológicos específicos.

Síndrome Neurológica Deficitária Aguda

Nos casos de uma síndrome neurológica deficitária aguda ou déficit neurológico focal agudo usualmente é possível recuperar a história de um evento ictal, no qual o indivíduo subitamente é privado de uma função neurológica anteriormente normal. Em geral, estes quadros se devem à isquemia do encéfalo ou à hemorragia intracraniana, configurando um acidente vascular. O acidente vascular encefálico (AVE) é causa comum de morte ou sequela neurológica variável em todo o mundo, constituindo uma causa comum de atendimento médico de urgência.

Na maioria das vezes o AVE é isquêmico (80%), sendo a redução do aporte sanguíneo e a consequente morte celular o resultado de mecanismos diversos, principalmente subdivididos em: embólicos (cardioembólico ou artério-arterial), aterosclerótico, lacunar, hemodinâmico e criptogênico. O AVE hemorrágico se comporta como uma lesão que ocupa espaço (lesão expansiva) e é facilmente demonstrado pela TC sem contraste, útil para a tomada de decisões no tratamento conservador ou cirúrgico. O uso de contraste iodado intravenoso na TC com múltiplos detectores é útil para estimar o diagnóstico de casos selecionados de hemorragia intracraniana não traumática secundária ou para estimar o prognóstico de alguns casos de hemorragia primária decorrente de hipertensão arterial.

Os métodos de imagem têm revolucionado o diagnóstico e o manejo dos pacientes que se apresentam com déficit neurológico focal agudo por AVE isquêmico. A TC sem contraste tem sido usada nas últimas décadas para excluir hemorragia ou outras causas que podem mimetizar o AVE. Entretanto, apesar de alta sensibilidade da RM, particularmente da sequência ponderada em difusão para detectar isquemia hiperaguda, a maior disponibilidade do tratamento trombolítico, inclusive na rede pública brasileira, exige o diagnóstico precoce e muito rápido para a tomada de decisões. A tecnologia multidetectores, recentemente acrescida aos equipamentos de TC, tornou essa modalidade a mais eficiente em detectar a presença e a extensão do distúrbio circulatório com dano estrutural parenquimatoso encefálico. Admite-se hoje que a TC multidetectores é o método de escolha para a avaliação do AVE hiperagudo por ser muito rápida, amplamente disponível, de fácil acesso e com melhor custo efetivo mais aceitável, possibilitando o diagnóstico precoce e a conduta correta.

A demonstração de hipoatenuação parenquimatosa tênue na área do encéfalo responsável pelo déficit neurológico, geralmente associada à perda da diferenciação entre o córtex e a substância branca, discreto apagamento dos sulcos e fissuras corticais, corrobora a hipótese de isquemia. A caracterização de trombo no interior da artéria correspondente também é facilmente demonstrada à TC. O protocolo mais moderno de atendimento do AVE isquêmico hiperagudo inclui a angiotomografia visando a detecção de obstrução de vasos maiores e a perfusão, que permite estimar a presença e a extensão da área de penumbra isquêmica, potencialmente recuperável (Figura 18.1.10).

Síndrome Neurológica Deficitária Subaguda ou Crônica

Diversas síndromes deficitárias têm curso subagudo ou crônico, secundárias a afecções vasculares, infecciosas, congênitas, trauma ou neoplasias. Algumas manifestações são secundárias ainda ao comprometimento de nervos cranianos, doenças neurodegenerativas ou condições hereditárias.

A fraqueza é a expressão focal, regional ou global de um déficit motor, podendo ocorrer isolada ou em associação ao comprometimento sensitivo (síndrome deficitária sensitivomotora). O déficit motor pode decorrer da lesão de um nervo periférico específico, da interrupção pelo dano estrutural da via motora unilateral ou do aco-

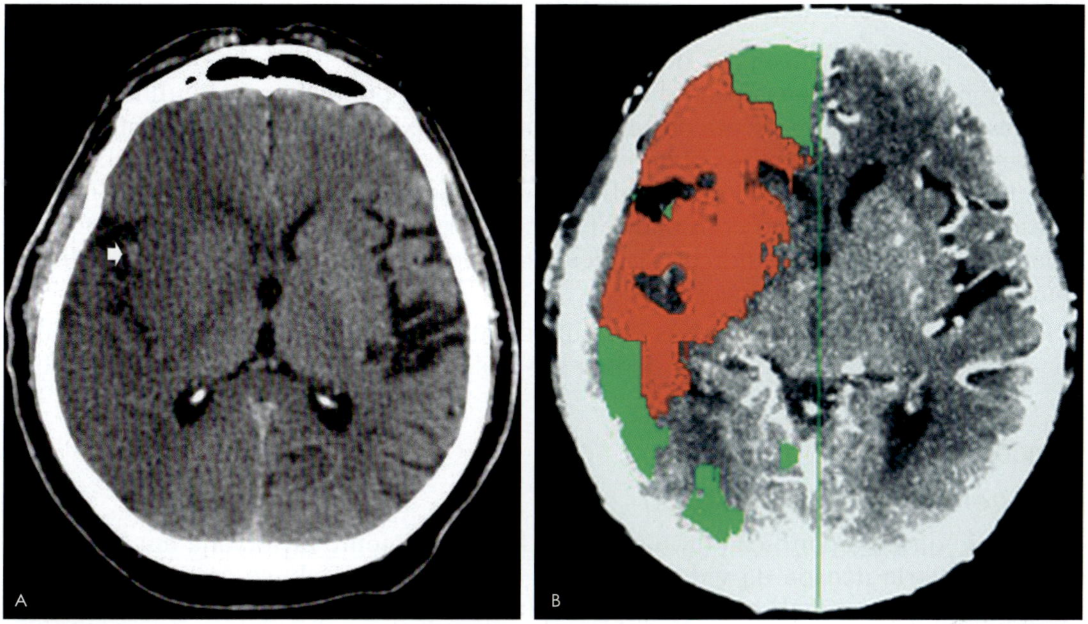

Figura 18.1.10

metimento motor generalizado. A hemiplegia ou a hemiparesia são déficits de força de um hemicorpo que geralmente refletem um dano na via motora contralateral. Diferentes combinações de manifestações clínicas refletirão diagnósticos topográficos específicos, pelo acometimento supratentorial (cápsula interna), tronco encefálico ou medula espinal.

A ocorrência de fraqueza generalizada pode ter diversas causas, mas nos remeterá sempre à hipótese de uma doença do neurônio motor, particularmente naqueles indivíduos que exibem uma síndrome piramidal típica. A esclerose lateral amiotrófica (ELA) afeta progressivamente a função dos neurônios motores superior (córtex motor primário) e inferior (corno anterior da medula espinal), usualmente nos quatro membros de indivíduos adultos. Os critérios diagnósticos baseados na opinião de consenso entre especialistas de sociedades internacionais prevêm o uso da RM como ferramenta paraclínica útil para a exclusão de condições mimetizadoras da ELA. Apesar disso, as técnicas de transferência de magnetização e as imagens de tensor de difusão têm sido defendidas como biomarcadores de imagem no diagnóstico da ELA, principalmente pela alta sensibilidade em demonstrar o acometimento degenerativo dos tratos corticoespinais intracranianos.

As manifestações sensitivas podem resultar do comprometimento multifatorial do córtex pós-central ou da via sensitiva intracraniana ou espinal. Deficiências vitamínicas podem acometer o SNC ou nervos periféricos e apresentar manifestações sensitivas puras ou em combinação (sensitivomotoras). As deficiências do complexo B exemplificam essas condições. Doenças desmielinizantes idiopáticas do SNC são causas não raras de manifestações sensitivas, geralmente transitórias, particularmente no contexto da esclerose múltipla, com acometimento do encéfalo ou da medula.

ATAXIA

Ataxia quer dizer ausência de ordem e corresponde a uma síndrome clínica de incoordenação. Diversas afecções cursam com ataxia, podendo ser divididas em três grandes grupos principais: ataxias adquiridas, as ataxias hereditárias e as ataxias degenerativas não hereditárias. Algumas vezes, para o diagnóstico correto é necessário, além da história clínica e do exame físico, um estudo de imagem. A RM é o método de escolha e em conjunto com dados clínicos permite definir o diagnóstico ou pelo menos nos auxilia estreitando os diagnósticos diferenciais e direcionando a avaliação com testes laboratoriais específicos.

Descreveremos algumas causas comuns de ataxias que se iniciam na vida adulta, nas quais os achados de imagem podem ser úteis ao diagnóstico específico.

Ataxias Adquiridas

Degeneração cerebelar tóxica

Trata-se de uma condição crônica, mais frequentemente observada em homens a partir da quarta década da vida, associada ao histórico de abuso crônico do álcool. Caracteriza-se principalmente pela ataxia da marcha, com pouco comprometimento apendicular ou da motricidade ocular. As imagens demonstrarão atrofia cerebelar, particularmente vermiana. Outras drogas também podem causar ataxia, dentre elas, o lítio, a fenitoína, amiodarona, o tolueno e quimioterápicos como o 5-fluorouracil.

Degeneração cerebelar paraneoplásica

Degeneração cerebelar paraneoplásica é uma condição imunomediada que afeta principalmente o córtex cerebelar, e que se associa a quase todos os tipos de neoplasias, em particular o tumor de pequenas células do pulmão, o câncer de mama, ovário e o linfoma de Hodgkin. É um quadro subagudo que muitas vezes precede a identificação do tumor.

O diagnóstico deve ser suspeitado em pacientes com quadro subagudo e progressivo de ataxia, nos quais o líquor evidencia sinais de inflamação, porém os estudos de RM são normais ou minimamente alterados. Pode evoluir para atrofia cerebelar franca e o diagnóstico de certeza demanda a pesquisa de anticorpos antineuronais, além da caracterização da neoplasia. Tem sido defendida a utilização da tecnologia PET acoplada à TC, útil para a pesquisa de tumores ocultos ou incipientes, visto que o tratamento da neoplasia tende a melhorar o quadro autoimune cerebelar. A síndrome do *opsoclonus-mioclonus* (síndrome de Kinsbourne) é uma condição rara, mais usualmente vista em crianças e mais frequentemente relacionada ao neuroblastoma de adrenal.

Ataxia relacionada à deficiência de vitaminas

Ataxia pode ser decorrente da deficiência de vitaminas, em particular vitamina B_1, B_{12} ou vitamina E. Em geral os exames de imagem não demonstram atrofia cerebelar e o diagnóstico é confirmado pela análise laboratorial.

Siderose superficial

Esta condição é caracterizada pela deposição de ferro livre e hemossiderina na pia-máter e em regiões subpiais do SNC, resultando em dano ao córtex cerebelar, nervos cranianos, córtex cerebral e medula espinal. A síndrome clínica inclui em geral ataxia cerebelar progressiva, perda auditiva e sinais piramidais, e pode ser causada por hemorragias recorrentes em tumores, malformações vasculares, trauma ou cirurgia, ou pela avulsão de raízes nervosas.

A RM é o método de escolha para o diagnóstico de siderose superficial e demonstra hipossinal delineando o córtex cerebral e cerebelar, bem como a medula espinal, mais bem visto em T2 e, principalmente, T2* ou SWI.

Infecções crônicas

Ataxia cerebelar aguda pode ocorrer como complicação infecciosa ou pós-infecciosa e ocorre no contexto de doenças virais, entre elas a varicela nas crianças e o vírus Epstein-Barr em adultos. Com poucas exceções o quadro se resolve em poucas semanas, sem maiores sequelas. A RM pode demonstrar alterações reversíveis do sinal do córtex cerebelar, geralmente bilaterais, algumas vezes assimétricas. Diversas infecções crônicas podem ocasionar ataxia progressiva, sendo o diagnóstico e as repercussões de imagem interpretados de acordo com cada caso.

Ataxias Hereditárias

Ataxias autossômicas recessivas

Estas doenças geralmente se iniciam na infância, entretanto, cerca de 15% dos indivíduos com ataxia de Friedreich apresentam início das manifestações na vida adulta, após os 25 anos, com sinais piramidais, espasticidade e reflexos exaltados, além de algum grau de ataxia. Nos exames de RM a ataxia de Friedreich causa atrofia, geralmente discreta, associada a hipersinal em T2 da medula espinal cervical.

Síndrome da ataxia/tremor associado à pré-mutação do × frágil (FXTAS)

Trata-se de uma ataxia hereditária que se inicia na vida adulta, tipicamente acima dos 50 anos, que ocorre em homens portadores da pré-mutação do cromossomo X frágil. O espectro clínico inclui ataxia cerebelar progressiva, tremor, declínio cognitivo, parkinsonismo, neuropatia e falência autonômica. O estudo de RM demonstra hiperintensidade de sinal em T2/*Flair* na porção lateral dos núcleos denteados, que se estende aos pedúnculos cerebelares médios e, frequentemente, associa-se a focos hiperintensos em T2/*Flair* na substância branca supratentorial e atrofia cerebral.

Ataxias espinocerebelares

As ataxias espinocerebelares são doenças hereditárias com início na vida adulta que apresentam padrões variáveis de herança e têm sido referidas na literatura pela abreviação SCA, da língua inglesa. Já foram descritas dezenas de subtipos específicos, sendo a SCA 6 e a SCA 3 (doença de Machado-Joseph) as mais comuns. Os exames de RM podem demonstrar diversas combinações de atrofia cerebelar e do tronco encefálico, associadas ou não a zonas de alteração do sinal.

Ataxias Degenerativas Esporádicas

Atrofia de múltiplos sistemas

Em alguns pacientes com ataxia esporádica com início na vida adulta, não é possível encontrar uma causa adquirida ou genética, sugerindo o diagnóstico de ataxia degenerativa esporádica. Neste grupo de ataxias cerebelares encontramos a atrofia de múltiplos sistemas, principalmente o subtipo cerebelar (AMS-C), já previamente discutida. As ataxias degenerativas esporádicas distintas da AMS-C, são denominadas ataxias esporádicas de início na vida adulta de etiologia desconhecida.

BIBLIOGRAFIA CONSULTADA

1. Casselman J, Mermuys K, Delanote J et al. MRI of the cranial nerves--more than meets the eye: technical considerations and advanced anatomy. Neuroimaging Clin N Am. 2008;18(2):197-231.
2. Gallucci M, Limbucci N, Catalucci A. Neurodegenerative diseases. Radiol Clin North Am. 2008;46(4):799-817.
3. Jamieson DG, Hargreaves R. The Role of Neuroimaging in Headache. J Neuroimaging. 2002;12(1):42-51.
4. Klockgether T. Sporadic ataxia with adult onset: classification and diagnostic criteria. Lancet Neurol. 2010;9(1):94-104.
5. Leiva-Salinas C, Wintermark M, Kidwell CS. Neuroimaging of cerebral ischemia and infarction. Neurotherapeutics. 2011;8(1):19-27.
6. Louis DN, Ohgaki H, Wiestler OD et al. The 2007 WHO classification of tumours of the central nervous system. Acta Neuropathol. 2007;114(2):97-109.
7. Raymond J, Trop I. The Practice of Ethics in the Era of Evidence-based Radiology. Radiology. 2007;244(3):643-9.
8. Rocha AJ, Maia Júnior AC. Is magnetic resonance imaging a plausible biomarker for upper motor neuron degeneration in amyotrophic lateral sclerosis/primary lateral sclerosis or merely a useful paraclinical tool to exclude mimic syndromes? A critical review of imaging applicability in clinical routine. Arq Neuropsiquiatr. 2012;70(7):532-9.
9. Seppi K, Poewe W. Brain Magnetic Ressonance Imaging Techniques in the Diagnosis of Parkinsonian Syndromes. Neuroimaging Clin N Am. 2010;20(1):29-55.
10. Urbach H. High-field magnetic resonance imaging for epilepsy. Neuroimaging Clin N Am. 2012;22(2):173-89.

Capítulo 18.2

Diagnóstico por Imagem: Tórax

Alexandre Marchini Silva
Cássio Gomes dos Reis Junior

EXAMES COMPLEMENTARES EM CLÍNICA MÉDICA

Diagnóstico por Imagem

Tórax

Introdução

Nas últimas décadas ocorreu uma grande evolução na medicina em geral, e os métodos de diagnóstico se tornaram progressivamente mais presentes como ferramentas essenciais na prevenção, detecção e acompanhamento de diversas patologias. Dentre eles, destacam-se os métodos de diagnóstico por imagem, que têm acompanhado a grande evolução tecnológica da computação e eletrônica.

Antigamente, para a avaliação do tórax existiam apenas radiografias obtidas através das radiações ionizantes como método diagnóstico complementar e, posteriormente, passamos a contar com a ultrassonografia, a tomografia computadorizada, a ressonância magnética e, mais recentemente, com a tomografia por emissão de pósitrons (PET-TC) como auxiliares no diagnóstico. Inclui-se neste rol a radiologia intervencionista, com grandes avanços na terapia não invasiva.

Métodos diagnósticos utilizados na avaliação torácica

Radiografia

No estudo por imagem do tórax, dentre os vários métodos disponíveis, a radiografia simples é o exame radiológico mais solicitado, fornecendo informações topográficas e características das lesões, sendo ainda a pedra fundamental na investigação, triagem e no acompanhamento das doenças torácicas (Figura 18.2.1).

Fatores importantes para uma boa interpretação da radiografia torácica sempre devem ser a caracterização inicial do correto posicionamento e técnica adequada a cada paciente. Todo filme deve ter data e identificação do paciente, por nome ou registro, devendo ser colocado em local adequado, preferencialmente à direita do paciente.

Atualmente radiografias digitais diminuem erros de técnica, levando a uma melhor definição de imagens, com menor índice de repetições e consequentemente menor dose de radiação para os pacientes.

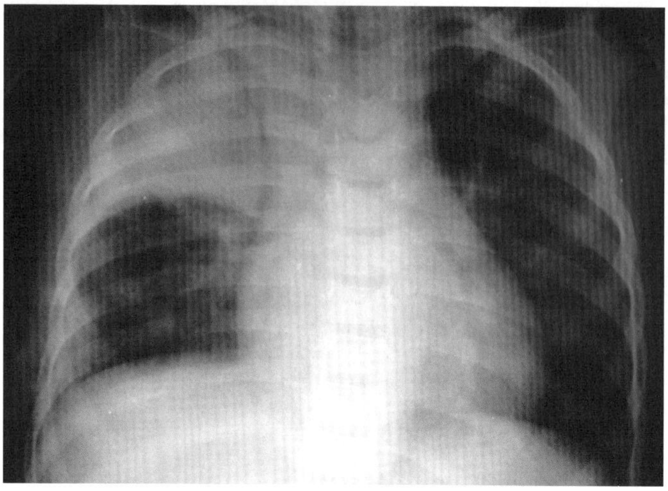

Figura 18.2.1 – Pneumonia lobar. Radiografia do tórax, incidência PA: Consolidação acometendo todo o lobo superior direito.

Principais incidências e indicações (Tabela 18.2.1)

- *Posteroanterior e Perfil* – São as incidências básicas para uma avaliação preliminar das patologias torácicas, e devem vir sempre em conjunto, fornecendo requisitos essenciais para uma visão tridimensional do tórax, uma vez que parte do pulmão pode ser invisível atrás do mediastino e das cúpulas, além de melhor localizar e caracterizar uma lesão (Figura 18.2.2). Admite-se apenas uma incidência frontal nos casos de UTI, pacientes não cooperativos ou no acompanhamento de lesão previamente conhecida.

Tabela 18.2.1 – Resumo das Principais Incidências e Indicações da Radiografia do Tórax
PA e perfil: Sempre devem ser realizadas em conjunto como exame inicial
Só PA: Triagem, pacientes não cooperativos ou controle de doença
Oblíquas: Estudo de arcos costais ou localização de lesão no tórax
Lordótica: Melhor avaliação dos ápices e lobo médio e língula
Decúbito dorsal (AP): UTI ou pacientes em mau estado geral
Decúbito lateral com raios horizontais, inspiração e expiração e radiografias penetradas ou focadas: Indicações específicas, melhor usar ultrassonografia ou tomografia computadorizada
Esôfago contrastado: Suspeita de lesões do esôfago

Além destas existem outras incidências na radiologia convencional, hoje pouco utilizadas devido aos outros métodos, principalmente a tomografia computadorizada, mas que ainda podem ser úteis e devem ser conhecidas, levando-se em conta sua praticidade e rapidez de informações, desde que avaliadas por profissional experiente. São elas:

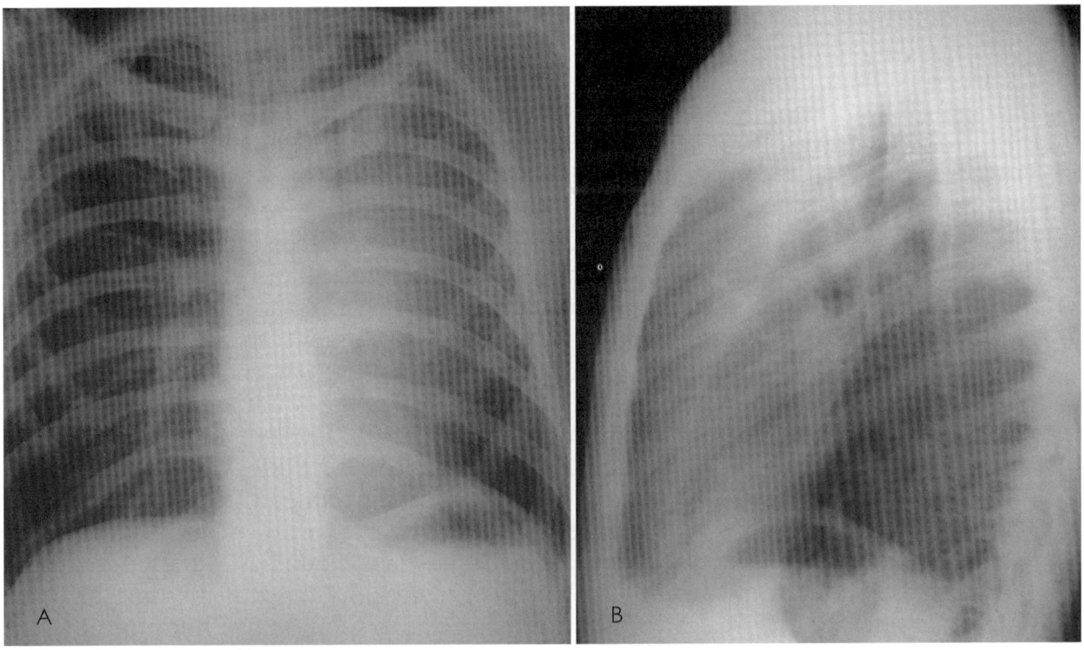

Figura 18.2.2 (A e B) – Atelectasia do lobo superior esquerdo. Radiografia do tórax, incidências A) PA e B) perfil: extensa opacidade no pulmão esquerdo com sinais de redução volumétrica, apresentando aspecto típico da atelectasia do lobo superior.

- *Oblíquas* - Podem ser a oblíqua anterior direita ou esquerda, estando o paciente numa inclinação aproximada de 45°, sendo úteis para localização e caracterização de lesões ou avaliação da área cardíaca, e quando obtidas em oblíqua posterior, são as incidências-padrão, junto com a anteroposterior, para estudo de arcos costais.
- *Lordótica* - Incidência útil para estudo dos ápices pulmonares quando da suspeita de lesões mal definidas desta região, geralmente promovidas por superposição das primeiras cartilagens condrocostais. O raio central é angulado em 15° em direção cefálica, estando o paciente ereto, o que desloca as estruturas anteriores (costelas e clavículas) superiormente, desnudando os ápices e demonstrando melhor o parênquima. Outra grande utilidade é no estudo das bases, do lobo médio e da língula, na dúvida de atelectasias ou opacidades mal definidas destas regiões, dando aspecto característico e inequívoco destas alterações.
- *Decúbito Dorsal* – Obtidas sempre em anteroposterior, são utilizadas em pacientes de UTI ou em mau estado geral. A menor distância foco-filme causa amplificação da silhueta cardíaca em cerca de 15 a 20%. O fluxo pulmonar aumenta em 30% com o paciente em decúbito, causando proeminência da vasculatura pulmonar, mais evidente nos campos superiores simulando "congestão".
- *Decúbito Lateral com Raios Horizontais* – Também chamada de incidência de Laurell, é utilizada para confirmação ou quantificação de derrames pleurais, especialmente nos casos de suspeita de derrame subpulmonar. O paciente é posicionado em decúbito lateral com o lado em questão para baixo, e o raio central incidindo horizontalmente no meio do tórax. Pequenos derrames com até 100 mL podem ser identificados. Pequenos pneumotóraces também podem ser confirma-

dos com este posicionamento estando o lado suspeito elevado. Eventualmente esta incidência também pode ser utilizada na pesquisa de obstrução brônquica por corpo estranho em crianças não cooperativas, o que funciona como radiografia em expiração quando o lado suspeito é colocado para baixo. Em virtude da dificuldade e instabilidade do posicionamento, esta incidência deve ser evitada, especialmente se dispormos de ultrassom ou tomografia computadorizada.

- *Ins e Expiração* – Tem como utilidade a avaliação de aprisionamentos aéreos difusos nos casos de enfisema ou asma; aprisionamento aéreo localizado nos casos de obstrução brônquica por corpo estranho com mecanismo valvular; síndrome de Swyer-James-McLeod; enfisema lobar ou atresia brônquica, podendo haver balanço mediastinal para o lado contrário da lesão na expiração. Também pode ser útil na avaliação da hipomotilidade diafragmática; para confirmação de pequenos pneumotóraces, em que na expiração tende a aumentar a imagem aérea do espaço pleural; e se obtida associada à manobra de Valsava, avalia a mudança de aspecto de fístulas arteriovenosas. Todas estas utilidades atualmente só se justificam na impossibilidade de se utilizar a tomografia computadorizada.
- *Radiografias Penetradas ou Focadas* – Na ausência de outro método mais sofisticado, podem melhor demonstrar leões ósseas associadas a opacidades de parênquima, como em um tumor de Pancoast, e em calcificações mediastinais, ou ainda na tentativa de avaliar melhor a opacificação total de um hemitórax.
- *Esôfago Contrastado* – Facilmente realizado, a simples contrastação do esôfago pode dar o diagnóstico ou delimitar lesões que causam alargamento mediastinal, como nos casos de bócio tireoidiano, aneurisma de aorta ou arco aórtico à direita, megaesôfago, hérnias diafragmáticas, neoplasias ou varizes esofágicas, entre outros.

Ultrassonografia

Apesar das dificuldades técnicas dadas pelos arcos costais e o ar dos pulmões, a ultrassonografia pode ser importante meio de imagem sem radiação ionizante para esclarecer certas anormalidades identificadas na radiografia simples do tórax, desde que estejam diretamente em contato com a parede torácica como alterações dos diafragmas, espaço pleural, partes moles e consolidações pulmonares periféricas.

Dentre as principais aplicações destacam-se a caracterização do derrame pleural (Figura 18.2.3), a demarcação do local para punções, como também a realização de punções transparietais de coleções ou massas guiadas pelo método (Tabela 18.2.2).

Tabela 18.2.2 – Indicações da Ultrassonografia Torácica
Coleções pleurais: Método de escolha na avaliação, sempre complementar à radiografia de tórax
Punções: Método de escolha para punções de coleções pleurais e eventualmente de biópsias de massas ou opacidades pulmonares adjacentes à parede ou da própria parede
Parede torácica e parênquima pulmonar: Útil na ausência de tomografia computadorizada ou ressonância magnética

O exame pode ser realizado por via intercostal, transcostal, subcostal, supraesternal, transesternal em crianças ou diretamente sobre as partes moles afetadas, mas de qualquer forma é sempre um exame complementar à radiografia de tórax.

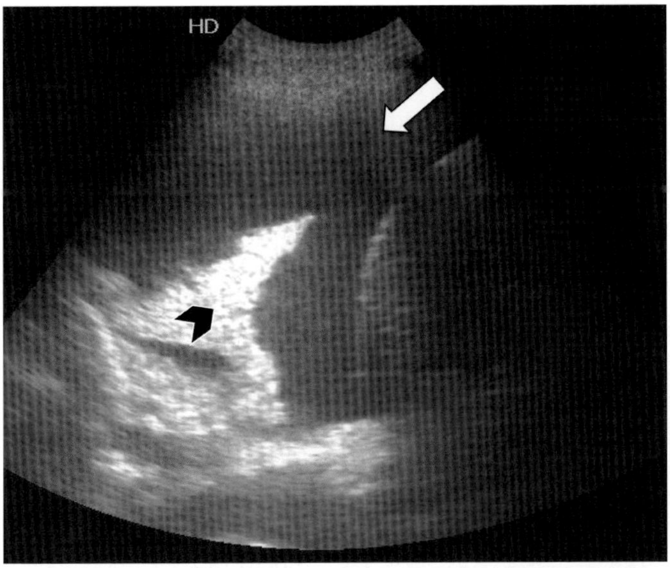

Figura 18.2.3 – Derrame pleural. Ultrassonografia do tórax. Líquido anecoico na base do hemitórax esquerdo (seta), promovendo atelectasia compressiva do parênquima pulmonar adjacente (ponta de seta).

Tomografia computadorizada

A tomografia computadorizada (TC) é o método de imagem seccional mais utilizado para a avaliação da maioria das afecções torácicas, sendo ideal para a detecção, caracterização e distinção das doenças pulmonares e extrapulmonares (Figura 18.2.4).

A TC geralmente é solicitada após uma avaliação inicial da radiografia de tórax, quando não é possível realizar o diagnóstico, quando os achados radiográficos não são suficientes para explicar os sinais e sintomas apresentados pelo paciente ou quan-

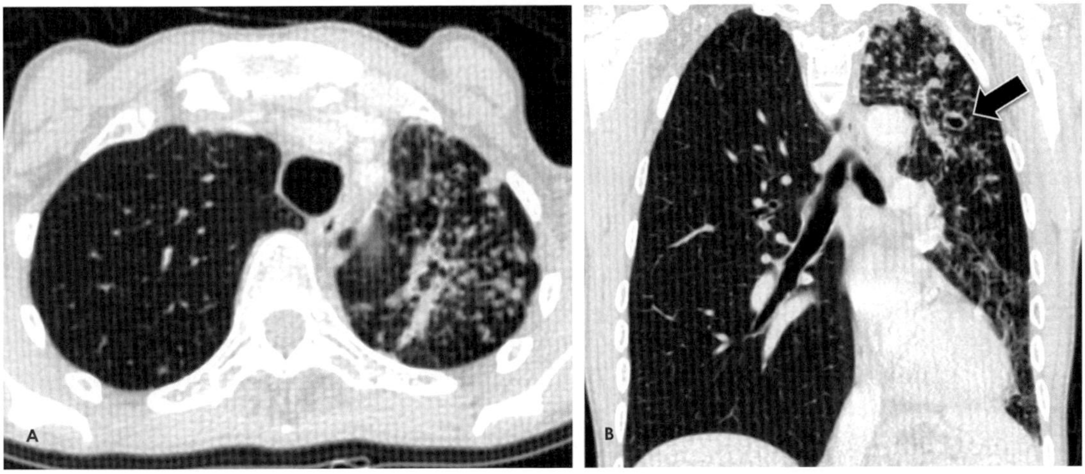

Figura 18.2.4 (A e B) – Tuberculose pulmonar com sinais de atividade. Tomografia Computadorizada do tórax – janela pulmão: A) plano axial: opacidades nodulares centrolobulares com aspecto de ''árvore em brotamento'' e pequenas consolidações no lobo superior esquerdo e B) plano coronal: as mesmas alterações são demonstradas, sendo também caracterizadas algumas pequenas lesões escavadas de permeio (flecha).

do alterações caracterizadas na radiografia necessitam de avaliação adicional, como para confirmar a natureza solitária e a melhor caracterização de um nódulo detectado na radiografia do tórax.

Existem situações em que a TC é inicialmente indicada, como na avaliação das complicações pós-operatórias, na avaliação pulmonar dos pacientes imunocomprometidos sintomáticos, no estadiamento de neoplasias, na detecção de metástases, na avaliação da resposta terapêutica ou da progressão de doença, entre outros (Figura 18.2.5).

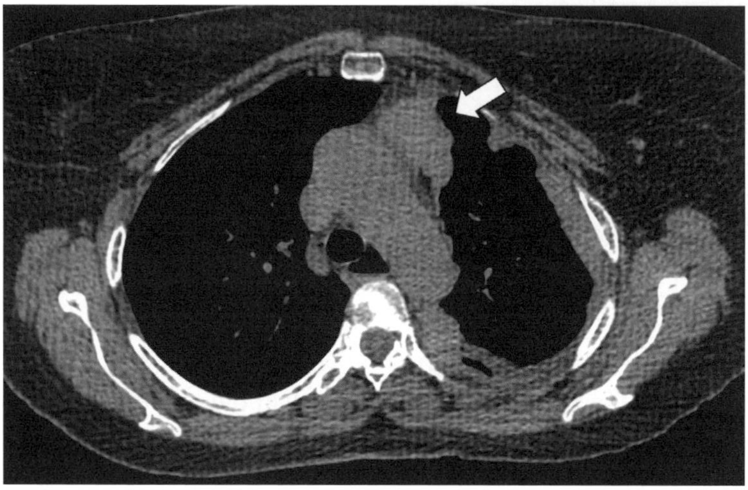

Figura 18.2.5 – Timoma invasivo com metástase pleural. Tomografia computadorizada do tórax – Plano axial na altura do arco aórtico, janela de mediastino: Massa tímica (seta) e espessamento irregular difuso da pleura à esquerda.

A TC utiliza maiores doses de radiação ionizante e deve ser sempre solicitada após minuciosa avaliação da relação risco-benefício. A dose de radiação de um exame de tórax em uma TC multidetectores é de aproximadamente 7 mSv e a de uma radiografia de tórax na incidência posteroanterior é cerca de 0,05 mSv.

TC multidetectores: O aumento da resolução espacial no eixo-z (plano cefalocaudal) resultou em um avanço considerável na qualidade diagnóstica das estruturas torácicas em geral e, principalmente, do pulmão, conseguindo adquirir imagens em um menor período de tempo e com espessura de corte mais fina, exigindo menores tempos de apneia do paciente e possibilitando reconstruções multiplanares e volumétricas.

A TC multidetectores permitiu o desenvolvimento da broncoscopia virtual, que permite a análise da superfície interna da traqueia e dos brônquios principais e de técnicas adicionais, como a projeção de intensidade máxima (MIP), que é útil na detecção de nódulos pulmonares e nas avaliações vasculares (Figura 18.2.6) e a projeção de intensidade mínima (MinIP), que é útil na caracterização de enfisema leve, cistos e alterações traqueobrônquicas.

As reconstruções tridimensionais (renderização de volume) podem ser utilizadas na avaliação de alterações vasculares, como nos aneurismas, e para definir relações anatômicas, auxiliando no planejamento cirúrgico.

A TC de alta resolução (TCAR) envolve a combinação de imagens adquiridas com cortes finos (0,5-1,0 mm) com reconstrução utilizando um algoritmo de alta frequência espacial, obtendo imagens representativas da estrutura tecidual pulmonar.

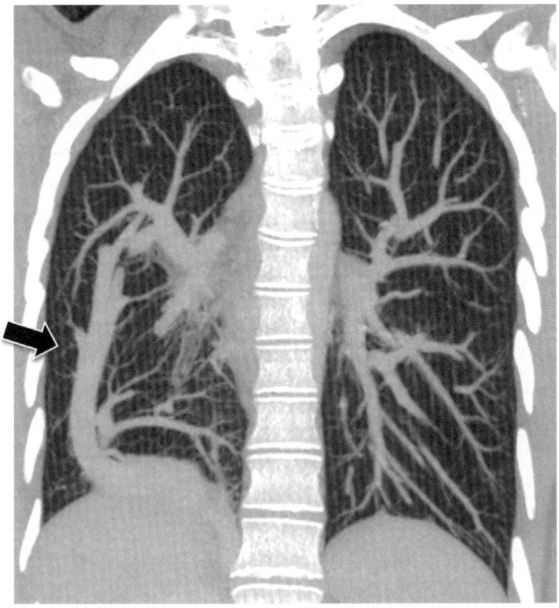

Figura 18.2.6 – Síndrome da Cimitarra. Tomografia Computadorizada do tórax- Reconstrução coronal MIP, janela pulmão: Drenagem venosa anômala total do pulmão direito por vaso dilatado com orientação vertical para a veia cava inferior (seta).

A TCAR é o método indicado na avaliação do interstício pulmonar, melhor caracterizando as cissuras, os bronquíolos periféricos, paredes brônquicas, pequenos vasos e septos interlobulares.

A TCAR é indicada na avaliação de doenças pulmonares difusas como intersticiopatias, broncopatias e enfisema pulmonar.

A TCAR com técnica de baixa dose de radiação permite uma melhor avaliação de parênquima pulmonar que a radiografia de tórax, e pode ser usada na avaliação de resposta ao tratamento ou da progressão de doença.

A administração intravenosa do meio de contraste iodado geralmente não é necessária na avaliação tomográfica da maioria das doenças pulmonares, sendo dispensável na caracterização da maioria dos nódulos pulmonares e da doença intersticial pulmonar.

O meio de contraste ajuda a distinguir linfonodos de vasos hilares, é indicado na avaliação de lesões mediastinais e hilares, caracteriza melhor os derrames pleurais e é fundamental na avaliação das estruturas vasculares (angiotomografias) e na pesquisa de tromboembolismo pulmonar. O contraste também é indicado na avaliação das complicações de processos infecciosos pulmonares e na avaliação das neoplasias torácicas.

A TC em decúbito dorsal (rotineiramente utilizada) pode promover opacidades nos campos pulmonares posteriores, que correspondem a microatelectasias decorrentes do decúbito. Em pacientes necessitando de avaliação pulmonar com suspeita de intersticiopatia (pex.: nas colagenoses, exposição ao asbesto) a imagem adicional em decúbito ventral pode reverter tais opacidades e consegue realizar a distinção entre fibrose/inflamação e alterações relacionadas ao decúbito.

A TC em expiração é utilizada para acentuar áreas de aprisionamento aéreo em pacientes com doença de pequenas vias aéreas, como nos asmáticos e no diagnóstico de anormalidades de grandes vias aéreas como a traqueomalacia e broncomalacia.

A PET-TC (tomografia por emissão de pósitrons) une um método de diagnóstico por imagem com a medicina nuclear e utiliza um substrato metabólico marcado com radioisótopos que emitem pósitrons (geralmente o FDG, um análogo da D-glicose). É utilizado principalmente no estadiamento e acompanhamento de neoplasias e na diferenciação entre nódulos pulmonares malignos e benignos, já que demonstrou ser melhor fator preditivo de malignidade que parâmetros clínicos e morfológicos.

Mais recentemente, foram desenvolvidos aparelhos de TC com a tecnologia '*Dual Energy*', que utilizam dois espectros de fótons diferentes gerados por dois tubos de raios X ou alternando a voltagem de um tubo. Estes aparelhos aumentaram a resolução temporal dos exames, obtendo benefícios nos estudos cardíacos, angiográficos e permitindo estudos perfusionais do pulmão, destacando-se a grande utilidade na caracterização do tromboembolismo pulmonar.

Ressonância magnética

A ressonância magnética (RM) é um método de imagem superior à TC em distinguir as características dos tecidos, devido ao seu maior contraste de partes moles. A RM permite a obtenção de imagens multiplanares, sendo seu uso torácico reservado para a avaliação do coração e dos grandes vasos mediastino, hilo e da parede torácica.

A avaliação do parênquima pulmonar é prejudicada por movimentos fisiológicos, pela ausência de sinal do parênquima, pela escassez de prótons e por artefatos de suscetibilidade magnética presentes em cada unidade alveolar.

A RM apresenta como grande vantagem a não utilização de radiação ionizante e, por este motivo, pode ser usada como método alternativo à TC em pacientes nos quais se deseja evitar o risco da radiação ionizante (como gestantes e crianças), ou em pacientes que são repetidamente avaliados para resposta ao tratamento ou progressão da doença.

A RM é útil na distinção da fibrose decorrente da radiação de tumor residual e/ou recorrente nos adenocarcinomas e linfomas, como também permite a diferenciação entre atelectasias obstrutivas e não obstrutivas. Permite também uma boa avaliação dos tumores primários da parede torácica e da invasão da mesma pelo linfoma ou por neoplasias pulmonares, particularmente as localizadas no sulco torácico superior.

A RM cardíaca apresenta grande utilidade na avaliação morfológica e funcional, sendo utilizada na avaliação das anormalidades cardíacas congênitas e as imagens dinâmicas (sequências cine gradiente-eco) permitem a avaliação do movimento das paredes cardíacas e podem ser usadas para calcular o fluxo sanguíneo.

A angiorressonância é um método cada vez mais utilizado primariamente ou alternativo em pacientes que se deseja evitar a exposição à radiação ionizante ou naqueles que possuem contraindicações à utilização do meio de contraste iodado (Figura 18.2.7).

Como desvantagem a RM é um método mais caro, menos disponível e com exames mais demorados, e muitas vezes o paciente necessita de sedação para a sua realização, exigindo atenção também a presença de implantes metálicos, como por exemplo o uso de marcapasso cardíaco, que contraindicam a realização do exame.

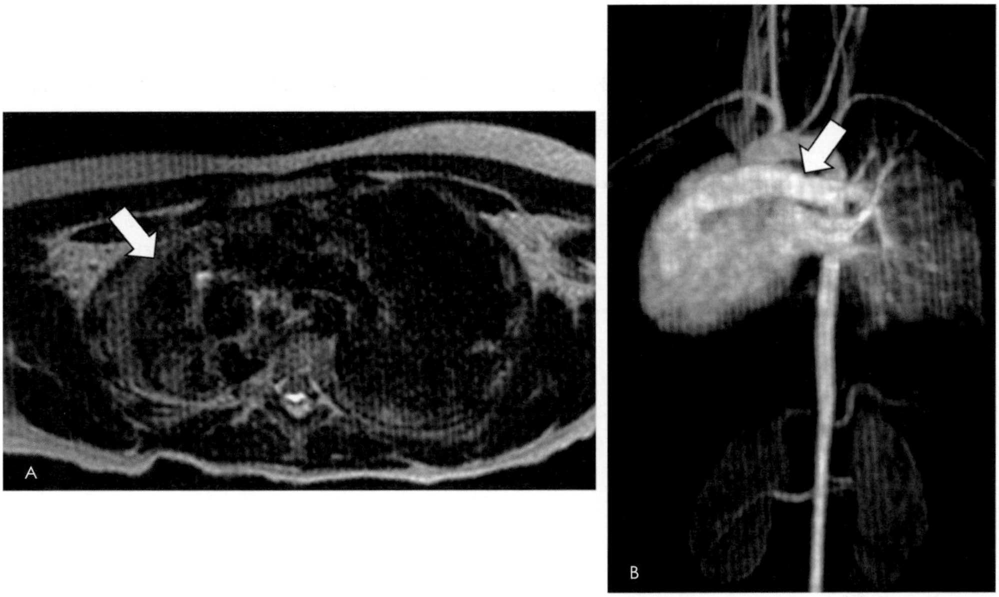

Figura 18.2.7 (A e B) – Agenesia pulmonar direita. Ressonância magnética do tórax. A) Axial T2: ausência do pulmão direito, com acentuado desvio do mediastino que ocupa o hemitórax homolateral (seta) e B) angiorressonância: ausência da artéria pulmonar direita, sendo caracterizada artéria pulmonar única esquerda (seta).

Apesar de ser inferior à TC na avaliação parenquimatosa pulmonar, a RM tem um potencial papel na avaliação e no acompanhamento de pacientes com opacificação predominante do espaço aéreo. Porém, por apresentar baixa resolução espacial comparada à TC, a RM não é recomendada na avaliação rotineira de pacientes com doenças pulmonares difusas.

Alguns recentes avanços prometem revolucionar a avaliação das anormalidades parenquimatosas, das vias aéreas, da vasculatura pulmonar e da parede torácica pela RM. Estes avanços incluem sequências mais rápidas que permitem a aquisição de imagens em apneia e imagens após inalação de gases hiperpolarizados (3He ou Xe).

CONCLUSÃO

A radiografia simples do tórax sempre foi e continuará sendo por muito tempo o método inicial de toda avaliação de patologias torácicas, bem como bastante útil e barata nos casos de triagem ou acompanhamento de algumas doenças. É a base de análise e orientação para indicação de outros métodos de imagem, e muitas vezes suficiente para elaboração diagnóstica.

O ultrassom é rápido, de fácil acesso, de baixo custo e sem radiação, com aparelhos cada dia melhorando sua qualidade de imagem, tonando-se um importante método coadjuvante na avaliação de patologias do tórax, destacando-se a caracterização de coleções pleurais e punções. A ultrassonografia endoscópica tem tido grande avanço na avaliação das lesões mediastinais, principalmente do esôfago, sem se falar na ecocardiografia como método fundamental no diagnóstico de patologias cardíacas.

A tomografia computadorizada é o método de imagem seccional mais utilizado para a avaliação da maioria das afecções torácicas, sendo ideal para a detecção, caracterização e distinção das doenças pulmonares e extrapulmonares. A TC utiliza maiores doses de radiação ionizante e deve ser sempre solicitada após minuciosa avaliação da relação risco-benefício.

A ressonância magnética permite a obtenção de imagens multiplanares, sendo seu uso torácico basicamente direcionado para a avaliação do coração e dos grandes vasos, mediastino, hilo e da parede torácica. A RM apresenta como grande vantagem a não utilização de radiação ionizante e, por este motivo, pode ser usada como método alternativo à TC em pacientes nos quais se deseja evitar o risco da radiação ionizante (como gestantes e crianças), em pacientes com alergia ou contraindicações à utilização do meio de contraste iodado e em pacientes que são repetidamente avaliados para resposta ao tratamento ou progressão da doença. Como desvantagem, a RM é um método mais caro, menos disponível e com exames mais demorados.

BIBLIOGRAFIA CONSULTADA

1. Raoof S, Feigin D, Sung A, Raoof S, Irugulpati L, Rosenow EC. Interpretation of Plain Chest Roentgenogram. Chest. 2012;141(2):545-58.
2. Müller NL. Computed tomography and magnetic resonance imaging: past, present and future. European Respiratory Journal. 2002;19(Suppl 35):3S-12s.
3. Moores LK, King CS, Holley AB. Current approach to the diagnosis of acute nonmassive pulmonary embolism. Chest. 2011;140(2):509-18.
4. Prando A et al. Ultra-sonografia extra-abdominal. Parte III. Tórax, São Paulo: Ed Sarvier; 1988. p. 243-265.

Capítulo 18.3

Diagnóstico por Imagem: Ultrassonografia de Abdômen

Sergio Tercio Curia

INTRODUÇÃO: BREVE HISTÓRIA DA ULTRASSONOGRAFIA

A história do ultrassom remonta a 1794, quando *Lazzaro Spallanzini* demonstrou que os morcegos se orientavam mais pela audição que pela visão para localizar obstáculos e presas.

Em 1880 *Jacques* e *Pierre Curie* deram uma contribuição valiosa para o estudo do ultrassom, descrevendo as características físicas de alguns cristais que, através de uma sonda transdutora, gera e recebe ondas sonoras usando um princípio chamado efeito piezoelétrico (ou pressão elétrica).

Em 1915 o físico francês Paul Langevin, juntamente com o russo engenheiro elétrico *Constantin Chilowski*, trabalharam no desenvolvimento do altímetro sonar ativos para detectar a localização de submarinos e a partir desse momento o estudo do ultrassom foi impulsionado com objetivos militares e industriais.

Entretanto, as pesquisas sobre aplicações médicas do ultrassom se deram após a segunda guerra mundial.

Em 1942 o ultrassom foi utilizado pela primeira vez em medicina por *Karl Theodore Dussik*, da Universidade de Viena, que tentava localizar tumores e verificar o tamanho dos ventrículos cerebrais através da mensuração da transmissão dos sons pelo crânio.

Durante os anos de 1948 e 1949, *Douglas Howry*, da Universidade do Colorado, e o engenheiro *W. Roderic Bliss* desenvolveram o primeiro sistema de ultrassom com objetivo médico, produzindo a primeira imagem seccional em 1950.

Desde então, a ultrassonografia foi impulsionada pelo desenvolvimento tecnológico, apresentando enorme progresso que transformou este método em um importante instrumento de investigação diagnóstica.

MÉTODO

O ultrassom é o som comum, com uma frequência maior que a escala auditiva humana pode alcançar, o que permite ser focalizado como um raio laser. Quando direcionado para o corpo por meio de uma sonda (transdutor) que desliza pela pele do paciente, o feixe sonoro é refletido nas interfaces das estruturas internas.

A ultrassonografia utiliza o efeito piezoelétrico (uma corrente elétrica alternada, causando um efeito mecânico que é a deformidade dos cristais de quartzo que se encontram nos transdutores) para a formação de ondas sonoras. Estas ondas se propagam através dos tecidos formando um "eco" acústico que novamente é captado pelos cristais transformando-os em pontos luminosos (imagem). Por esta razão o método diagnóstico é denominado de ecografia ou ultrassonografia.

Os ecos que retornam são recebidos pela sonda e convertidos por um equipamento eletrônico em imagens dos tecidos e órgãos examinados, as quais são projetadas em uma tela de televisão ou monitor e mudam continuamente. Assim se obtém uma imagem dinâmica do seu organismo, que pode ser registrada em filmes, papel e vídeo ou qualquer sistema de armazenamento de imagem computadorizada.

Hoje, o exame de ultrassom acomoda-se confortavelmente ao paciente. Através da utilização de diversos tipos de transdutores, responsáveis em transformar os ecos refletidos pelo interior do corpo humano em sinais decodificados eletronicamente em imagens que serão interpretadas pelo médico especialista em ultrassonografia que esteja realizando o exame.

TÉCNICA

A ultrassonografia é um exame que é realizado em tempo real e isso significa que todas as estruturas têm que ser estudadas enquanto o aparelho está ligado. O registro das imagens que são feitas durante o exame servem apenas para ilustrar o laudo, não devendo exclusivamente servir de base para diagnóstico ou conclusões posteriores.

A documentação com maior ou menor número de imagens, ou até mesmo sua ausência, não influi absolutamente na qualidade do resultado do exame, pois esta depende fundamentalmente de três fatores: da correlação do clínico com o ultrassonografista, da correta interpretação dos achados encontrados e da capacidade do médico especialista em ultrassonografia de transmitir essa informação ao médico clínico e/ou cirurgião.

A imagem obtida pela ultrassonografia depende da qualidade do equipamento e principalmente da prática do médico especialista. Um bom equipamento possibilita a obtenção de boas imagens, desde que o médico esteja bem familiarizado com seu aparelho e sua calibração.

Cabe ao médico especialista em ultrassom interpretar os achados morfológicos e expor no laudo as patologias que poderiam causar tais alterações morfológicas. A partir de uma exposição adequada das patologias possíveis, cabe ao clínico decidir qual delas seria a provável causadora dos sintomas clínicos encontrados.

É preciso que o laudo seja claro, completo e conciso, para que nenhuma informação escape ao médico clínico e/ou cirurgião.

EFEITOS BIOLÓGICOS

O exame de ultrassonografia, por ser um método não invasivo, é utilizado em pacientes de qualquer idade e repetido sempre que necessário, consolidando-se como procedimento de escolha entre os métodos de diagnóstico por imagem.

Examina os órgãos internos usando ondas sonoras de baixa frequência entre 2 e 14 MHz dependendo do tipo de transdutor. Não utiliza nenhum tipo de radiação ionizante e não apresenta efeitos colaterais. Demonstra a anatomia em imagens seccionais, bidimensionais e/ou tridimensionais, que podem se adquiridas em qualquer orientação espacial. Possibilita também o estudo não invasivo da hemodinâmica corporal através do efeito *Doppler*. Permite a aquisição de imagens dinâmicas, em tempo real, possibilitando estudos do movimento das estruturas corporais.

O *AIUM - American Institute of Ultrasound in Medicine* e o *FDA - Food and Drug Administration* declararam através de pesquisas que, a utilização de baixas taxas de frequências (*mega-hertz*) não demonstrou efeito biológico significante em tecidos expostos a intensidades menores do que 110 MHz/cm^2; motivo pelo qual pode ser utilizado em qualquer pessoa, inclusive gestante.

Dos novos métodos de diagnóstico por imagem, utilizados em medicina, é o que foi mais extensivamente estudado e o mais seguro.

INDICAÇÃO

O exame de ultrassonografia é largamente indicado em praticamente todas as áreas médicas, devido à simplicidade como é realizado, bem como ao seu baixo custo em relação a outros métodos diagnósticos e, principalmente, por ser inócuo e não promover alterações secundárias à sua aplicação.

O ultrassom é um exame que pode ser utilizado no auxílio de detecção de doenças, diagnosticando lesões no organismo ou no controle das mesmas, associadas ou não a outros métodos diagnósticos.

ULTRASSONOGRAFIA DE ABDÔMEN

O ultrassom de abdômen é usado para localizar alterações dentro da cavidade abdominal, podendo mostrar órgãos e movimentos.

A ultrassonografia de abdômen é um procedimento não invasivo que, através de imagens, permite avaliação, seguimento, diagnóstico e caracterização das alterações de importantes órgãos, tais como: fígado, vesícula biliar, vias biliares, pâncreas, baço, rins, adrenais, útero, ovários, próstata, vesículas seminais, bexiga, grandes vasos abdominais (aorta, veia cava inferior e veia porta, entre outros), retroperitônio, dentre outros órgãos parenquimatosos e viscerais, e eventualmente, o trato gastrointestinal, auxiliando, complementando e interagindo com outras especialidades médicas.

A ultrassonografia abdominal nos permite uma excelente e segura análise da estrutura interna dos órgãos, além de ótima visualização de seus contornos e estruturas vasculares.

ULTRASSOM DOPPLER DE ABDÔMEN

O efeito *Doppler* se baseia no método que mede a mudança na frequência dos ecos para calcular a rapidez do movimento de um objeto.

O ultrassom *Doppler* é uma forma especial de ultrassom. É utilizado para avaliação do fluxo sanguíneo dos vários órgãos do organismo e das principais artérias e veias, agregando um elemento dinâmico ao permitir a investigação detalhada e não invasiva da hemodinâmica corporal, que pode ser avaliada quantitativa e qualitativamente, não só do ponto de vista morfológico, mas também funcional.

O ultrassom Doppler de abdômen realiza um estudo da circulação sanguínea da aorta e outras artérias abdominais, nas suas formas gráfica e colorida. Nessa cartografia dinâmica, o sentido do fluxo é codificado por várias cores, entre elas o azul e o vermelho. Esta imagem em cores é sobreposta à imagem em escala de cinza em tempo real, permitindo identificar o fluxo e o sentido do sangue.

As imagens por Ultrassom com Doppler podem ajudar o médico a avaliar obstruções do fluxo sanguíneo, estreitamento dos vasos sanguíneos, tumores ou malformações congênitas.

MOTIVOS PARA REALIZAÇÃO DE ULTRASSOM DE ABDÔMEN

Existem muitos motivos para se realizar o ultrassom de abdômen e entre as razões mais comuns são as pesquisas de:

- Causas de dor do abdômen, o que inclui cálculos biliares, inflamações da vesícula biliar, do pâncreas, do baço, cálculos renais, aumento do fígado e trombose dos grandes vasos do intestino, etc.;
- Causas de dor do abdômen inferior, o que inclui a apendicite, as inflamações do intestino delgado e grosso (diverticulite, Doença de *Crohn*), oclusões intestinais e rastreamento de hérnias;
- Anormalidades que podem estar presentes nos órgãos abdominais, como tumores (benignos e malignos), aumento ou diminuição dos órgãos (vesícula biliar, fígado, baço, rins) e alterações da composição tecidual (aumento da fibrose no fígado, rins, infiltração de gordura nas vísceras ou ao redor delas);
- Alterações da próstata por via abdominal e por via transretal, para detectar afecções, dimensões, volume, crescimento anormal e nódulos, realizando, se necessário, biópsias;
- Sintomas em mulheres tais como dor pélvica, sangramento anormal, lesões expansivas palpáveis ou não, tais como cistos de ovários, fibromas uterinos, tumores ovarianos e uterinos;
- Origem de uma massa ou tumor abdominal que pode ter sido visto ou palpado no exame físico, ou percebido em outros exames de imagem;
- Causas de icterícia, alterações de enzimas hepáticas ou pancreáticas;
- Órgãos abdominais sempre que algum exame laboratorial acuse alguma anormalidade que possa estar relacionada com eles;
- Diagnóstico ou seguimento dos aumentos (aneurismas) da aorta abdominal e vasos ilíacos;
- Problemas do fluxo sanguíneo em vários órgãos abdominais, em especial o fígado e os rins, além das artérias e veias mais calibrosas (aorta, artéria mesentérica superior, artérias renais, veia porta, veia cava inferior);
- Tumores, cistos, abscessos ou outras massas no abdômen;
- Objetos estranhos no abdômen;

É um excelente exame como rotina de prevenção e investigação diagnóstica.

TIPOS DE ULTRASSONOGRAFIA DE ABDÔMEN

- *Abdominal superior:* avaliação de órgãos do abdômen superior (fígado, vias biliares, vesícula biliar, pâncreas e baço).
- *Abdominal total:* avaliação morfológica de órgãos abdominais (fígado, vias biliares, vesícula biliar, pâncreas, baço, rins, bexiga e retroperitônio).
- *Aparelho urinário:* avaliação de órgãos do aparelho urinário (rins, ureteres e bexiga).
- *Pélvico Feminino (suprapúbico/transvaginal):* avaliação da forma e medidas do útero, endométrio, ovários e anexos
- *Próstata (abdominal/transretal):* avaliação morfológica da bexiga, próstata e vesículas seminais (volume, forma, textura, presença de nódulos).

PUNÇÕES E BIÓPSIAS DIRIGIDAS POR ULTRASSOM

O ultrassom proporciona imagens em tempo real, tornando-se uma boa ferramenta para guiar procedimentos minimamente invasivos, tais como biópsias por aspiração e punções. São realizadas punções de órgãos profundos como fígado, rins, próstata, ovários, massas e coleções, obtendo-se material para exames bacteriológicos, citológicos e histológicos entre outros.

CONCLUSÃO

A utilização da ultrassonografia tornou-se fator preponderante na medicina atual, sendo feita de rotina para prevenção, diagnóstico e acompanhamento das mais diversas doenças, possibilitando uma correlação segura entre imagens e achados clínico-cirúrgicos.

A partir dos últimos vinte anos do século XX, o desenvolvimento tecnológico transformou esse método em um instrumento poderoso de investigação médica dirigida, pois interage e auxilia a todas as demais especialidades médicas e cada vez mais afirma-se como um dos pilares do diagnóstico por imagem da atualidade.

BIBLIOGRAFIA CONSULTADA

1. Bisset RAL, Khan AN. Differential Diagnosis Abdominal Ultrasound; 2:31-44, 2002.
2. Swobodnik W, Herrmann M, Altwein JE, Basting RF. Atlas of Ultrasound Anatomy. Normal anatomy as the basis of sonographic diagnosis; 52-66, 1991.
3. Practice Guidelines. The American Institute of Ultrasound in Medicine (AIUM) - http://www.aium.org/resources/guidelines.aspx. Sugestão de leitura.

Capítulo 19.1

Eletrocardiograma Normal: Exames Cardiológicos

Minoru Koda

No início do século 20, Einthoven demonstrou a presença de atividade elétrica que o coração desenvolve em cada ciclo cardíaco, em forma de traçado eletrocardiográfico, por meio de eletrodos acoplados ao galvanômetro aplicados aos membros superior e inferior.

O registro do traçado eletrocardiográfico é efetuado sob dois planos espaciais em relação ao corpo humano: plano frontal e plano horizontal (Figura 19.1.1).

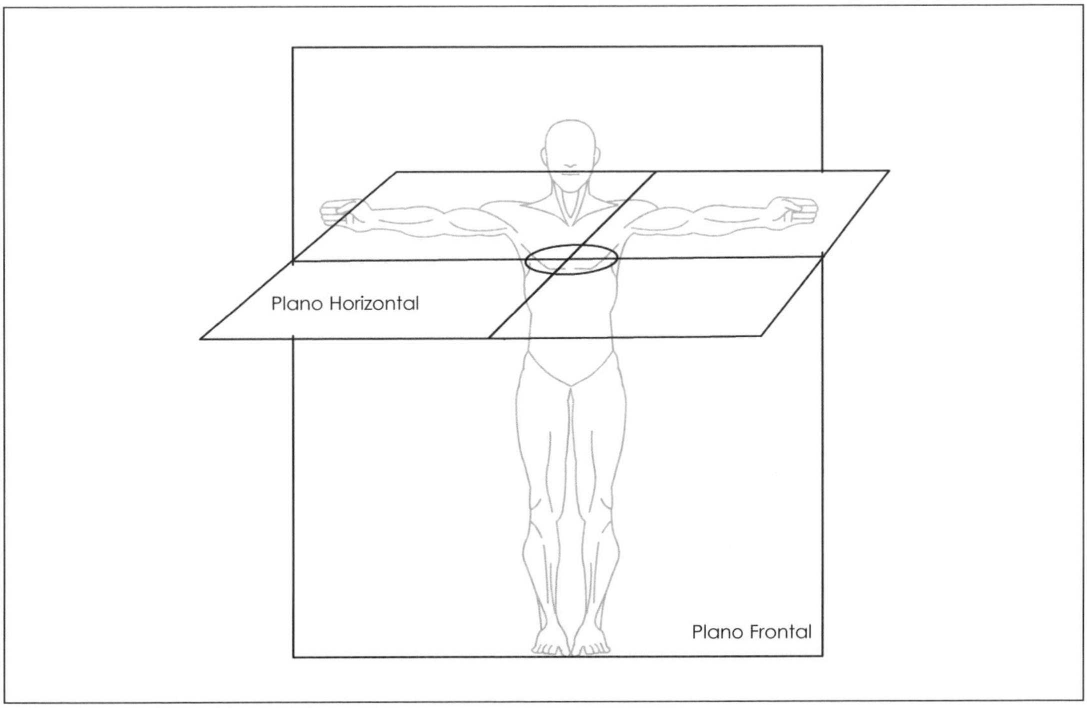

Figura 19.1.1 – Plano frontal e plano horizontal.

PLANO FRONTAL

Os eletrodos ligados aos braços direito e esquerdo representam uma reta imaginária denominada de derivação I (DI), formada por dois segmentos com sinais positivos e negativos (Figura 19.1.2). Os eletrodos ligados ao braço direito e à perna esquerda constituem a derivação II (DII) com semirretas positiva e negativa (Figura 19.1.3). Os eletrodos ligados à perna esquerda e ao braço esquerdo constituem a derivação III (DIII) (Figura 19.1.4). Estas três derivações, DI, DII e DIII constituem o triângulo de Einthoven (Figura 19.1.5).

Posteriormente foram introduzidas outras derivações que têm como um dos pontos o centro do triângulo de Einthoven e o outro, os braços direito e esquerdo e a perna esquerda. A derivação do braço esquerdo é denominada de aVL, cujo segmento que vai do centro do coração ao braço esquerdo possui sinal positivo e o seu prolongamento a partir do centro, negativo. A derivação do braço direito, é denominada de aVR e a da perna esquerda, aVF, com seus respectivos sinais positivos e negativos (Figura 19.1.6).

Deslocando as derivações DI, DII e DIII ao centro do triângulo, tem-se o sistema hexa-axial do plano frontal, com seus sinais positivo e negativo.

DI é considerada como grau zero e a partir desta, grau positivo no sentido horário e grau negativo no sentido anti-horário (Figura 19.1.7).

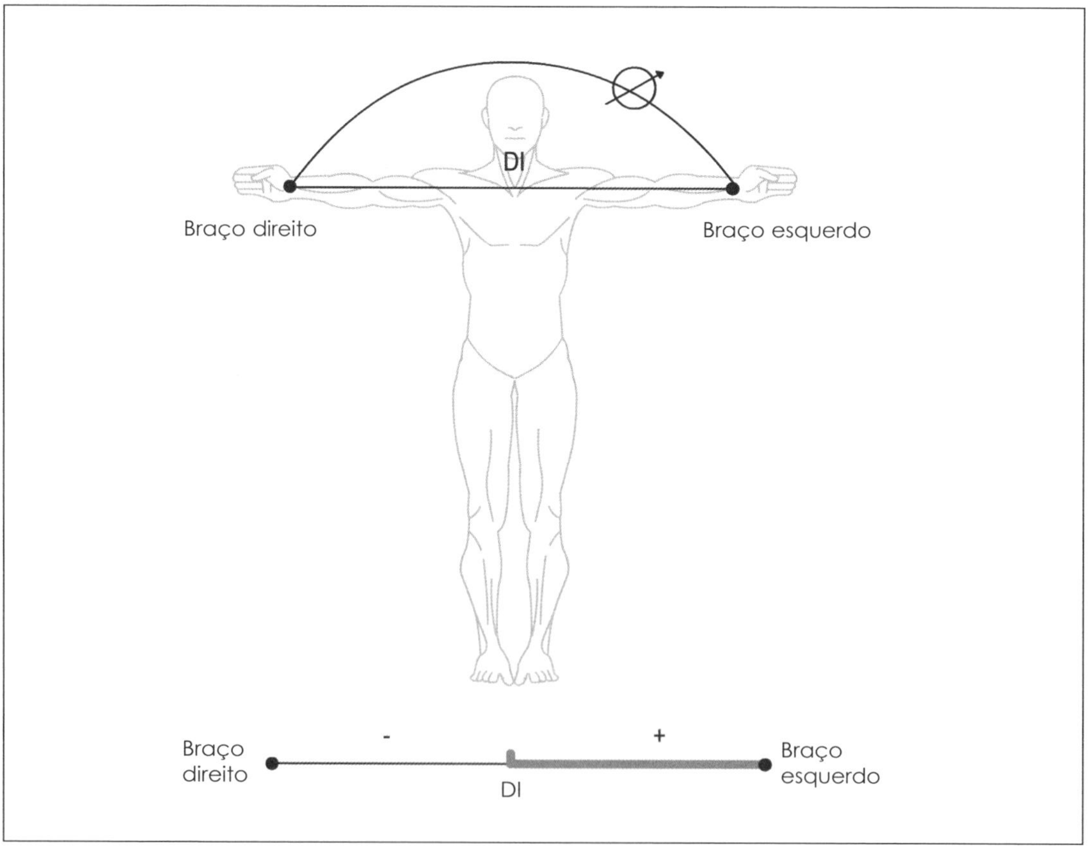

Figura 19.1.2 – Derivação I (DI) com seus sinais positivo e negativo.

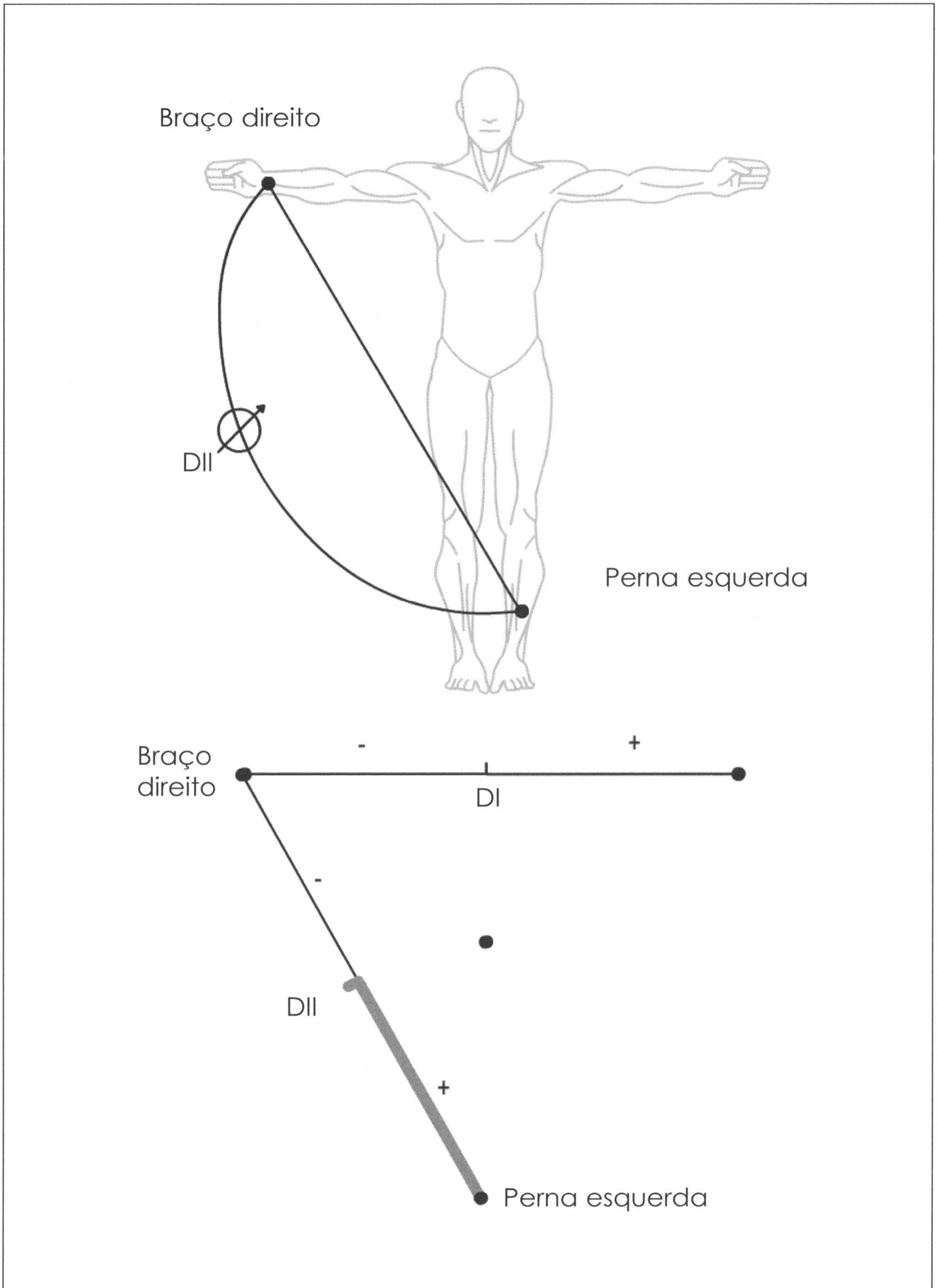

Figura 19.1.3 – Derivação II (DII) com seus sinais positivo e negativo.

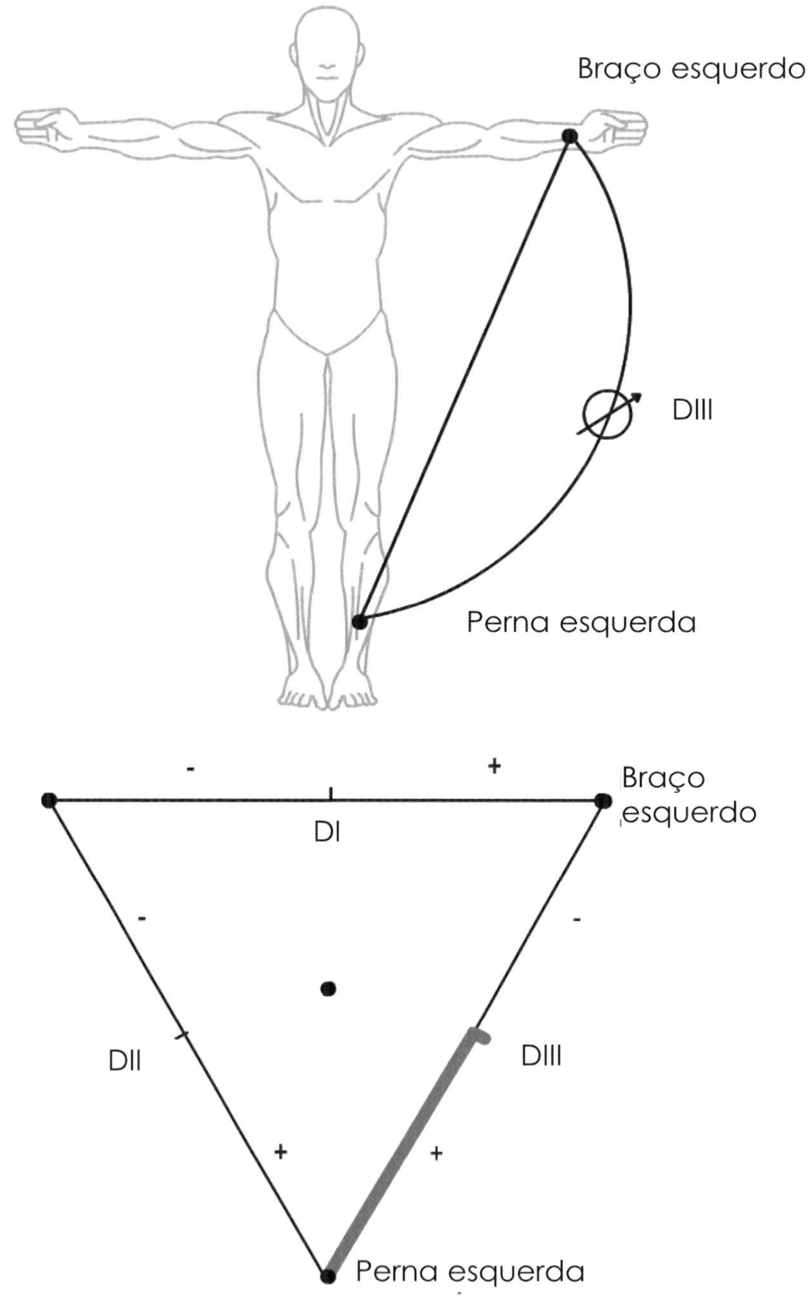

Figura 19.1.4 – Derivação III (DIII) com seus sinais positivo e negativo.

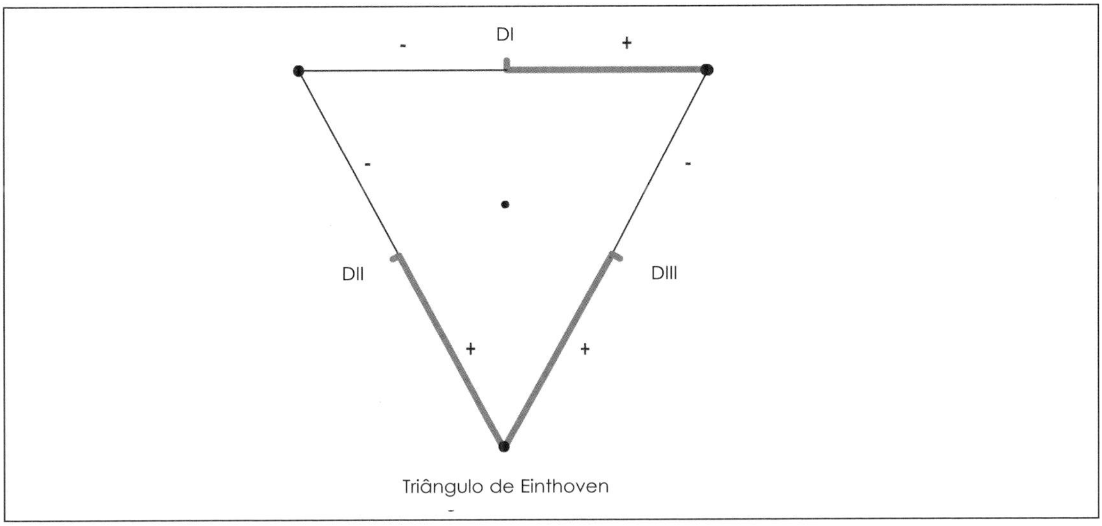

Figura 19.1.5 – Triângulo de Einthoven.

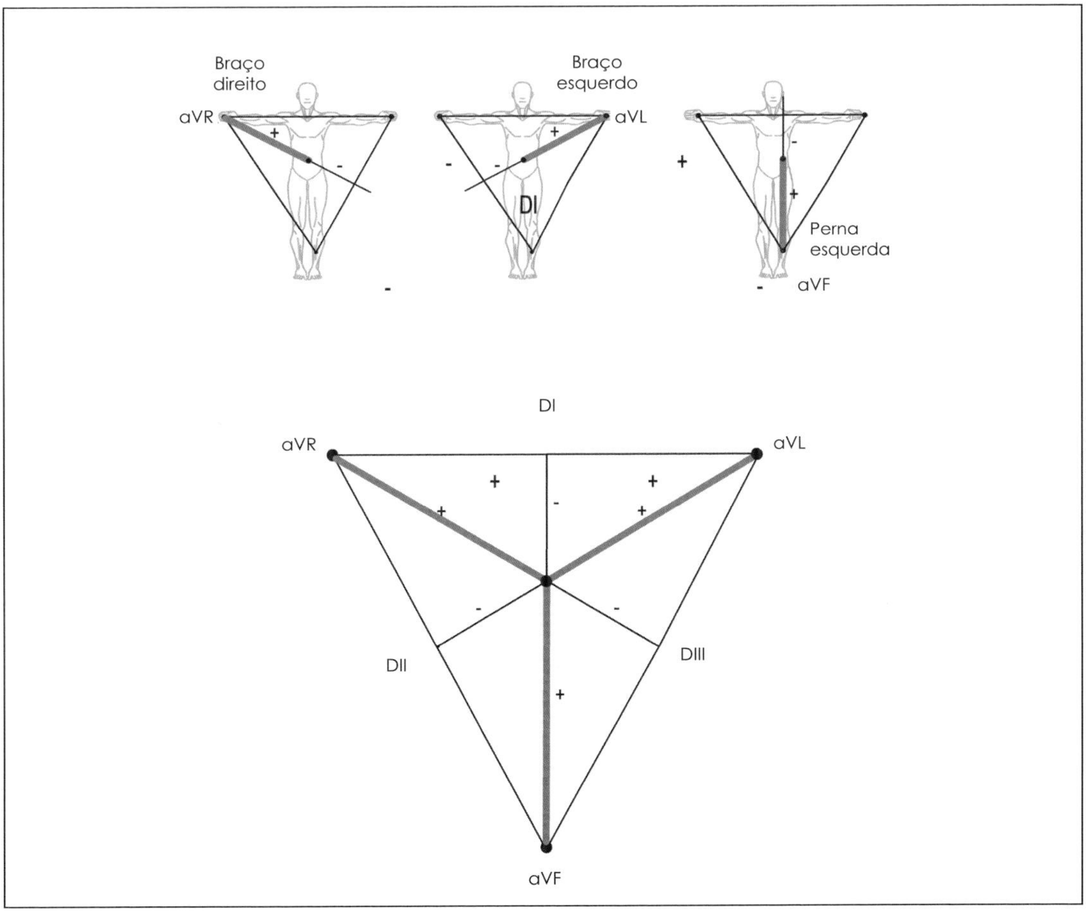

Figura 19.1.6 – Derivações aVR, aVL e aVF com seus sinais positivo e negativo.

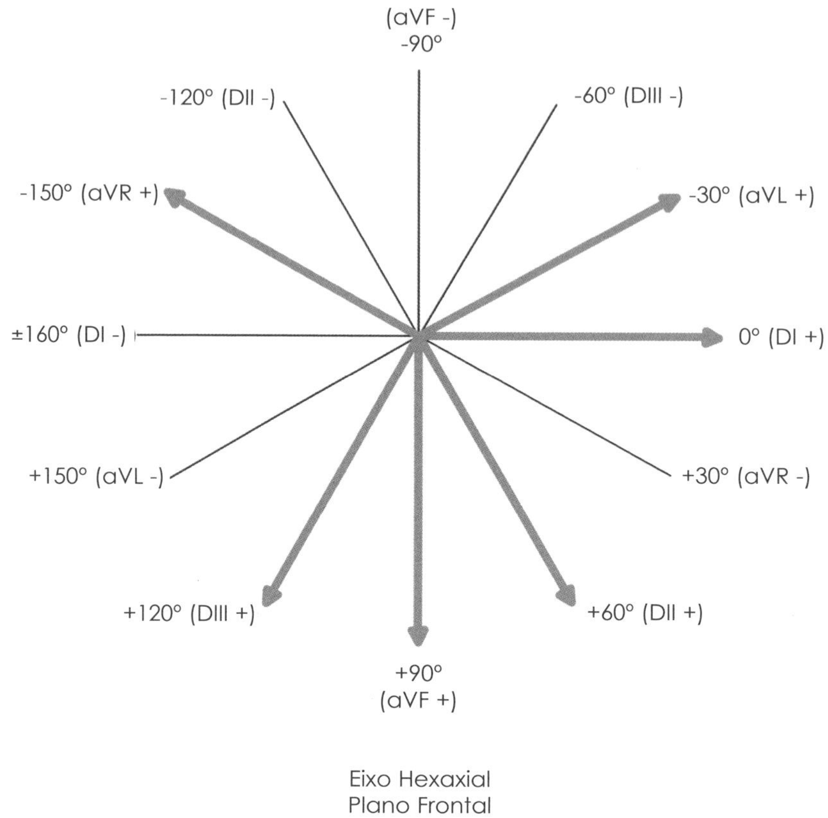

Figura 19.1.7 – Sistema hexa-axial com seus sinais e graus positivo e negativo.

PLANO HORIZONTAL

No plano horizontal, as atividades elétricas do coração são captadas por eletrodos em seis posições situadas na região precordial, conhecidas como derivações precordiais V1, V2, V3, V4, V5 e V6, cujas localizações são: V1 no 4º intercosto, na linha paraesternal direita; V2 no 4º intercosto, na linha paraesternal esquerda; V4 no 5º intercosto, na linha hemiclavicular; V3 entre V2 e V4; V5 no 5º intercosto na linha axilar anterior e V6 no 5º entrecosto na linha axilar média (Figura 19.1.8).

Cada uma das derivações precordiais V1, V2, V3, V4, V5 e V6 possui um segmento positivo e outro negativo. É considerado positivo o segmento que une o eletrodo e o centro elétrico cardíaco, e negativo, o seu prolongamento a partir do centro elétrico cardíaco.

O plano horizontal é dividido em anterior e posterior através de uma linha transversal que passa pelo centro elétrico cardiaco (Figura 19.1.9).

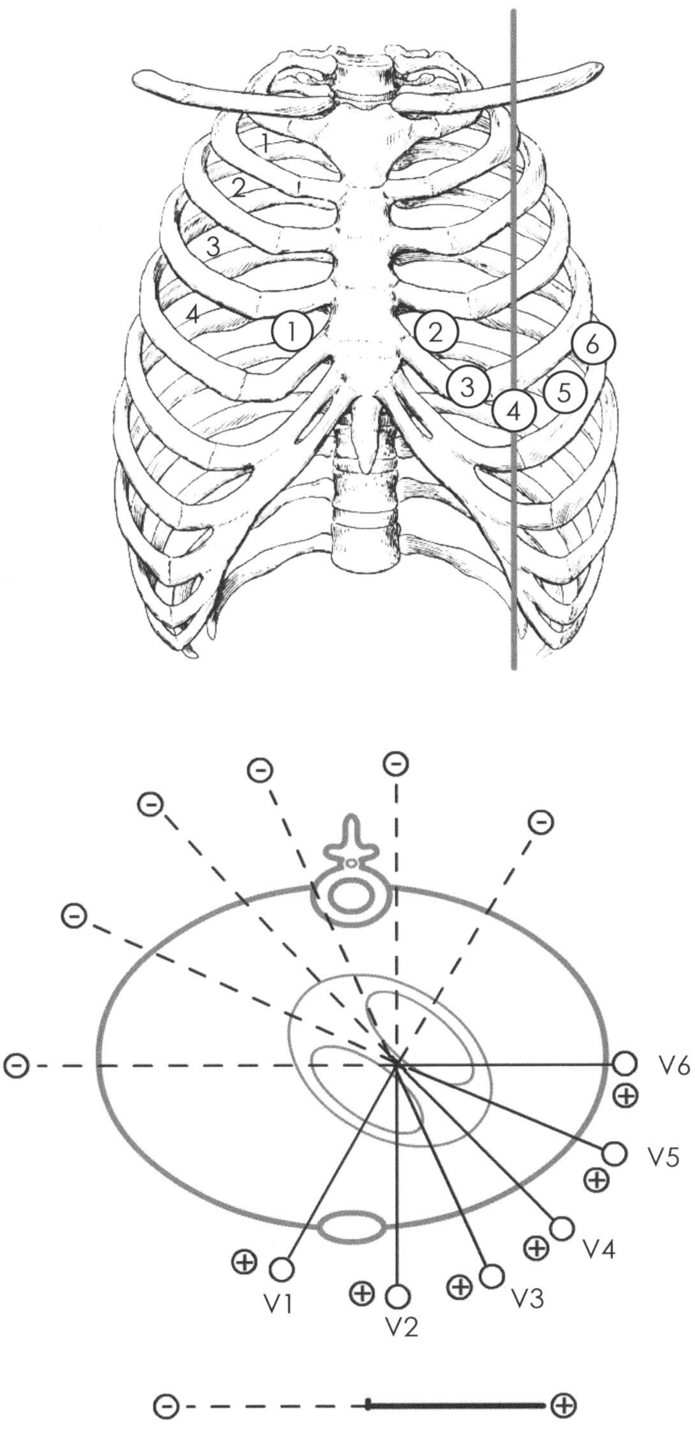

Figura 19.1.8 – Derivações precordiais no plano horizontal.

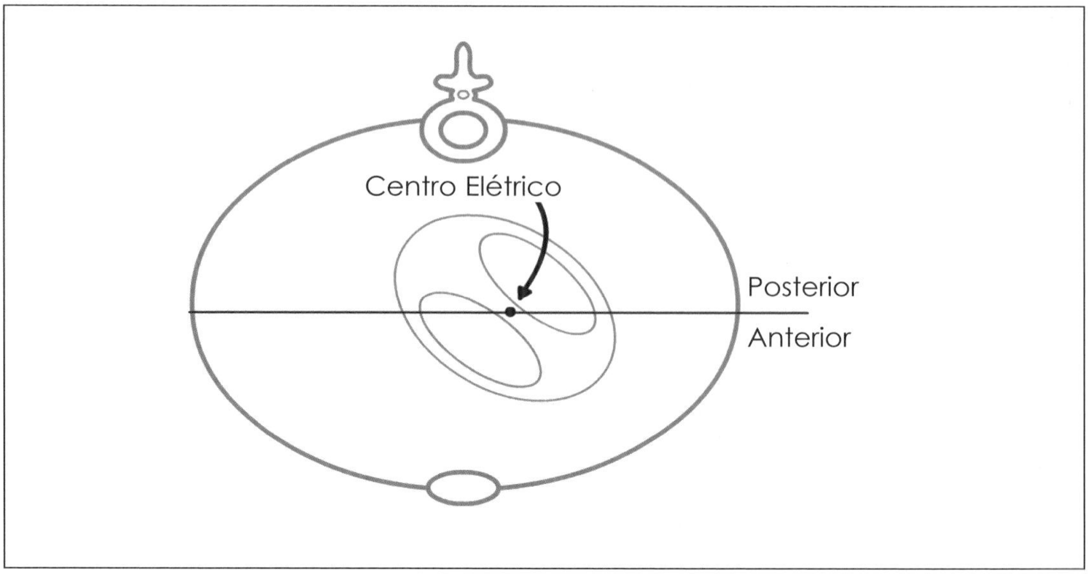

Figura 19.1.9 – Plano horizontal anterior e plano horizontal posterior.

ONDAS

Todas as deflexões (ondas) que se projetam para cima da linha isoelétrica são consideradas *positivas* e todas as que se projetam para baixo, *negativas* (Figura 19.1.10).

O aparelho de eletrocardiograma foi construído de tal forma que registra deflexão positiva quando um vetor (representação gráfica da força elétrica) se aproxima de um eletrodo e deflexão negativa quando se afasta. Quando um vetor está perpendicular a um eletrodo, deflexão isodifásica (a soma das áreas positiva e negativa é igual a zero) é registrada (Figura 19.1.11).

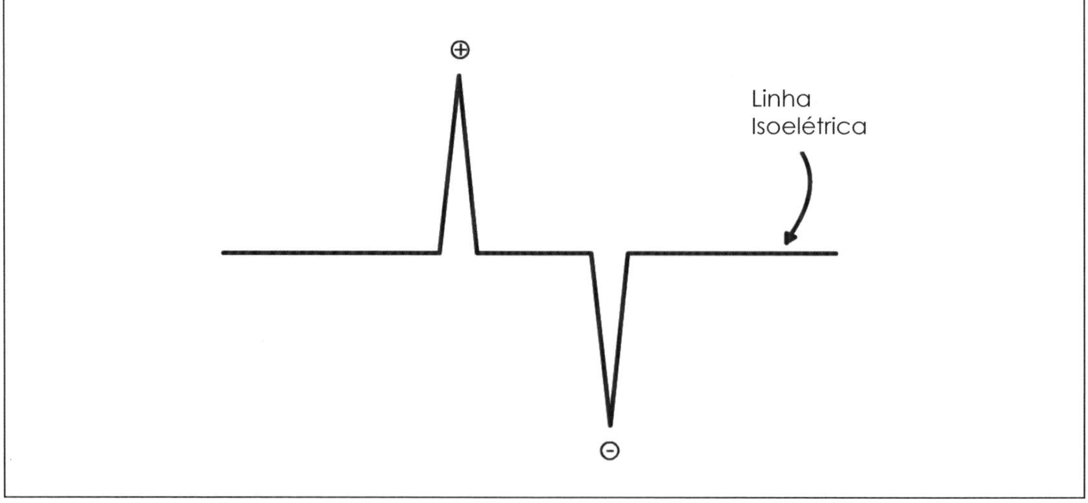

Figura 19.1.10 – Deflexões (ondas) positivas e negativas.

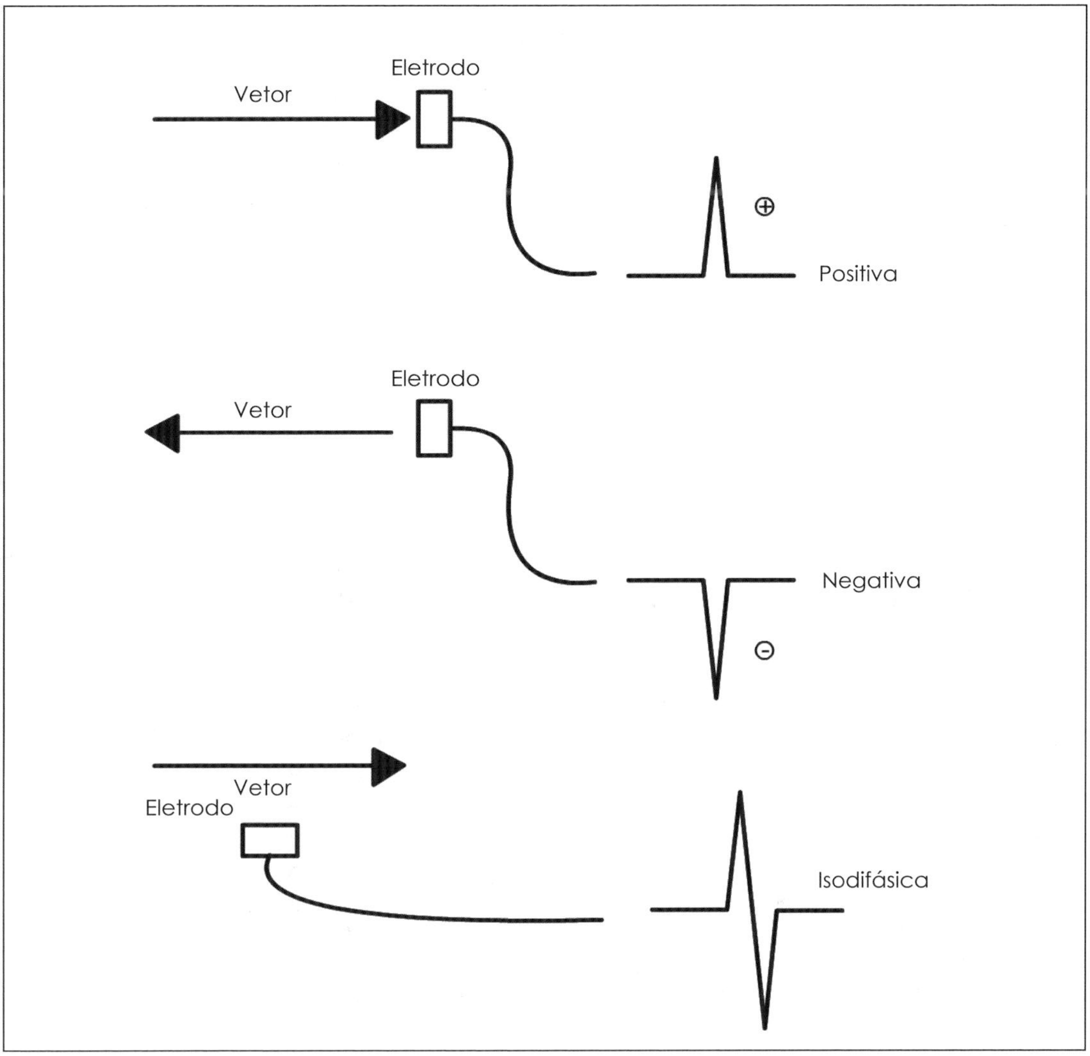

Figura 19.1.11 – Orientação do vetor em relação ao eletrodo e sua representação no traçado eletrocardiográfico com deflexões positiva, negativa e isodifásica.

O papel de registro do eletrocardiograma apresenta pequenos quadriculados de 1 milímetro e entre cada grupo de cinco quadrados existe um traçado mais grosso que delimita 5 milímetros de cada lado (Figura 19.1.12).

O aparelho de eletrocardiograma possui mecanismo que produz deslocamento de papel de registro de 25 mm por segundo e de 50 mm por segundo. Usa-se habitualmente velocidade de 25 mm por segundo e, nesta velocidade, cada milímetro é percorrido em 0,04 segundo. O aparelho também é calibrado de tal maneira que um impulso elétrico de 1 mV ocupe dez quadriculados no sentido vertical, portanto, cada quadrado representa 0,1 mV de voltagem (Figura 19.1.13).

As várias ondas do traçado eletrocardiográfico são representadas pelas ondas P, QRS e T (Figura 19.1.14).

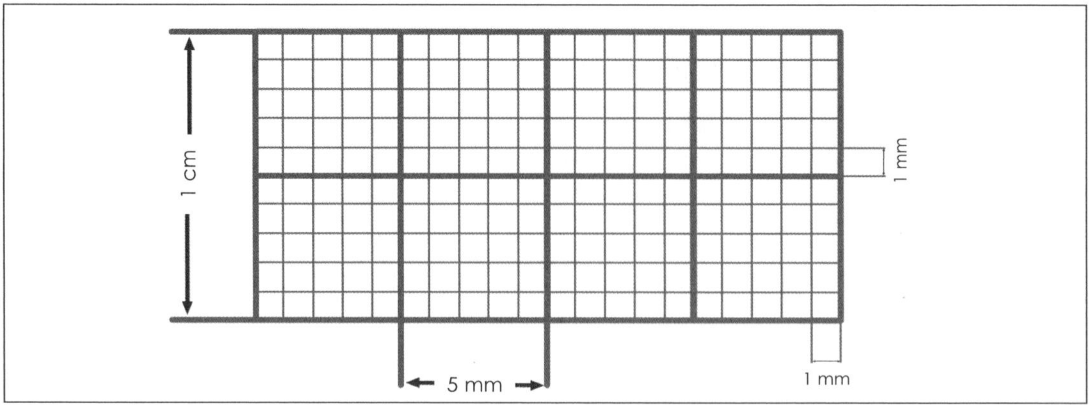

Figura 19.1.12 – Papel de registro de eletrocardiograma.

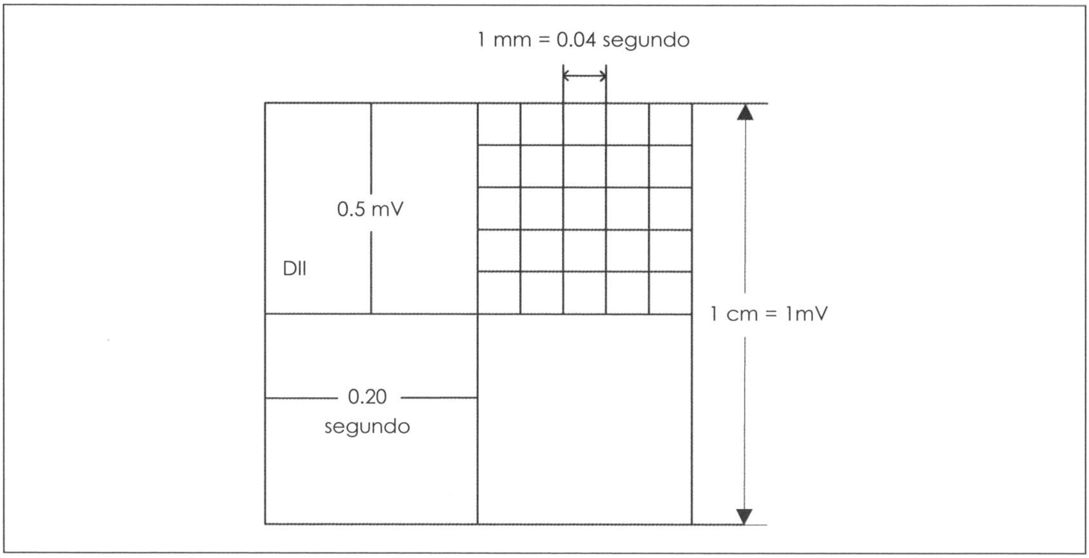

Figura 19.1.13 – Papel de registro de eletrocardiograma. A distância de 1 mm é percorrida em 0,04 segundo e o impulso elétrico de 0,1 mV é registrado ocupando-se 1 mm no sentido vertical.

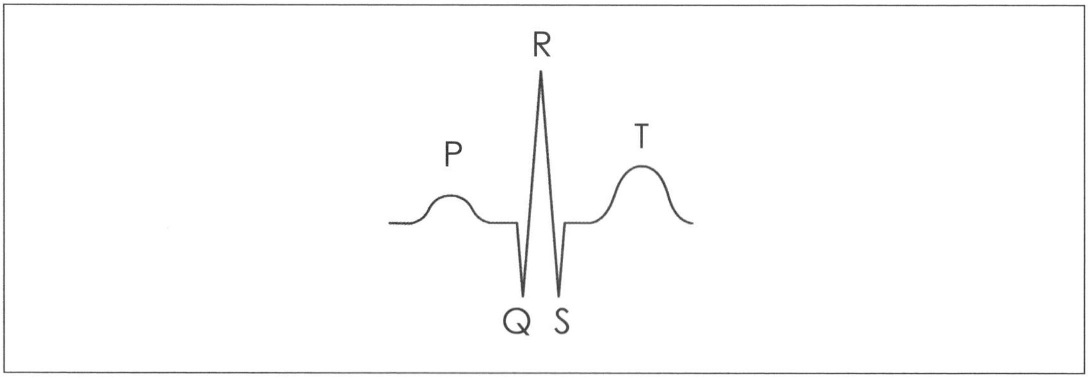

Figura 19.1.14 – Onda P, complexo QRS e onda T.

Onda P

Em condições normais, a despolarização do coração se inicia com o estímulo elétrico gerado espontaneamente no nó sinoatrial situado no átrio direito, próximo à veia cava superior. Este estímulo propaga-se em onda circular de forma centrífuga para toda a musculatura atrial, semelhante ao que acontece, por analogia, quando se joga uma pedra na superfície tranquila de um lago.

Somando-se todos os vetores da despolarização do átrio direito, obtém-se um vetor chamado de vetor do átrio direito (VAD) e somando-se os do átrio esquerdo, o vetor de átrio esquerdo (VAE). Efetuando a soma vetorial de VAD e VAE, tem-se o vetor resultante final que é representado como onda P no traçado eletrocardiográfico. A onda P representa, assim, a descarga elétrica (despolarização) dos átrios direito e esquerdo. A onda P é a primeira onda do traçado eletrocardiográfico e possui orientação espacial da direita para a esquerda, de cima para baixo e discretamente para frente (Figura 19.1.15). Sua morfologia varia de acordo com as diferentes derivações, podendo ser positiva, negativa ou isodifásica (Figura 19.1.16).

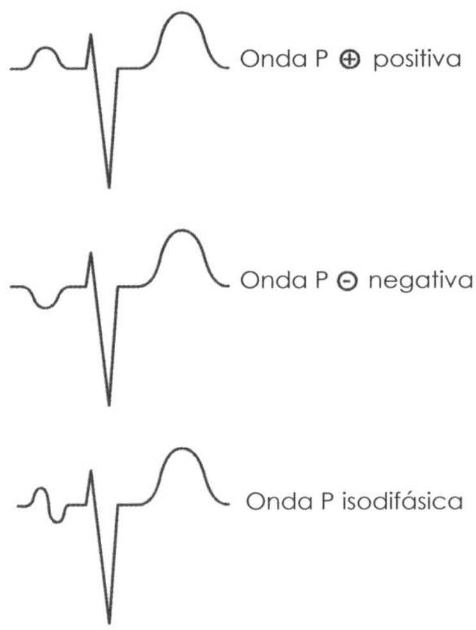

Figura 19.1.15 – Ondas P positiva, negativa e isodifásica.

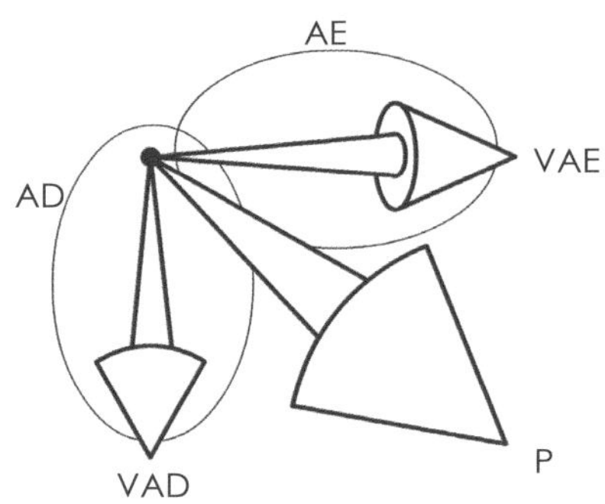

Figura 19.1.16 – Representação gráfica dos vetores do átrio direito (VAD), átrio esquerdo (VAE) e vetor resultante P.

Análise da onda P no plano frontal

A orientação espacial da onda P no plano frontal pode ser obtida através de suas projeções nas derivações DI, DII e no aVF quando se transporta o vetor da onda P para o triângulo de Einthoven (Figura 19.1.17).

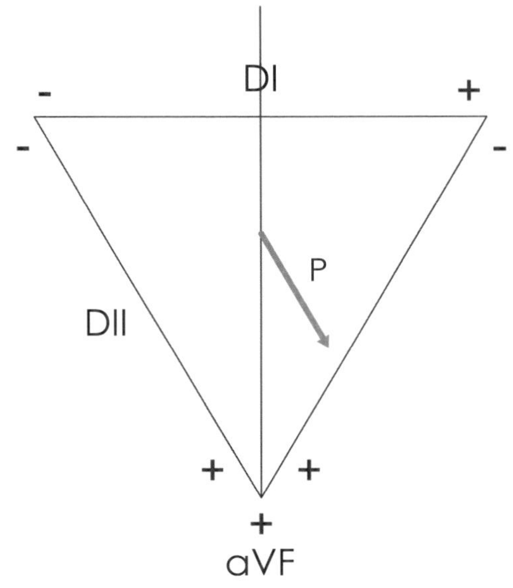

Figura 19.1.17 – Vetor da onda P transportado ao centro do triângulo de Einthoven.

Em DI, a projeção recai sobre o segmento positivo, significando que em DI a onda P se apresenta de forma positiva. O mesmo ocorre nas derivações DII e aVF. A onda P projeta-se melhor na derivação DII, razão pela qual se recomenda o uso de DII para o estudo da onda P.

Transportando o vetor P para o sistema hexa-axial, observa-se que o vetor em estudo situa-se entre 0° e 90°, orientação espacial essa habitual da onda P no plano frontal quando o estimulo elétrico da despolarização atrial parte da região do nó sinoatrial (Figura 19.1.18).

Determinação do eixo elétrico da onda P no plano frontal

Como já mencionado anteriormente, uma onda se apresenta isodifásica somente quando se encontra perpendicular a esta derivação. Para determinar o eixo elétrico da onda P no plano frontal, procura-se primeiro verificar em qual derivação a onda P se apresenta isodifásico ou em menor voltagem e a seguir, procura-se uma derivação perpendicular à mesma no eixo hexa-axial. Através da representação eletrocardiográfica da onda P na derivação perpendicular, positiva ou negativa, tem-se a sua orientação espacial no plano frontal.

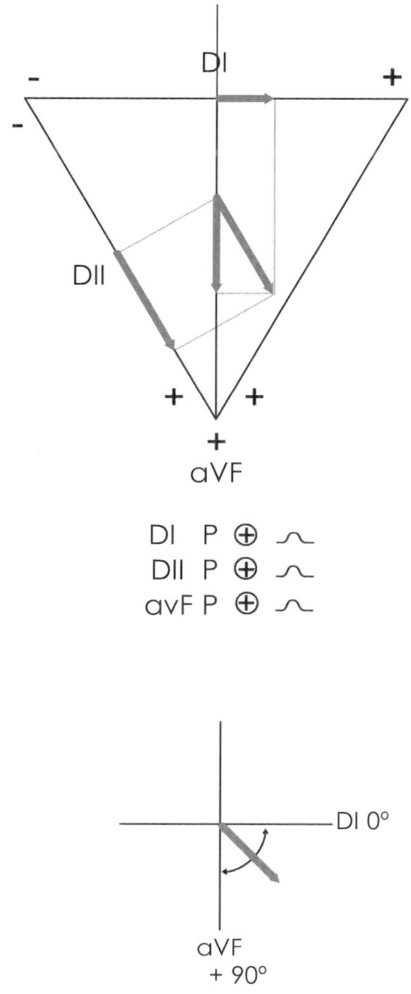

Figura 19.1.18 – Projeção do vetor da onda P nas derivações DI, DII e aVF e suas representações eletrocardiográficas. Ondas P positivas nestas derivações.

Análise da onda P no plano horizontal

No traçado eletrocardiográfico, a onda P apresenta-se frequentemente com a morfologia isodifásica (*plus-minus*) na derivação V1. No caso, a onda P positiva (*plus*) representa a despolarização do átrio direito (VAD) em direção a V1, enquanto a onda P negativa (*minus*) representa a despolarização do átrio esquerdo (VAE) que se afasta de V1 (Figura 19.1.19).

Determinação do eixo elétrico da onda P no plano horizontal

Para determinar o eixo elétrico da onda P no plano horizontal, analisa-se a onda P em V1. Nesta derivação, se a onda P estiver predominantemente positiva, o eixo estará para frente, se negativa, o eixo estará para trás e se isodifasica, o eixo estará paralelo ao eixo frontal (Figura 19.1.19).

Em condições normais, a orientação espacial da onda P está entre 0° e 90° no plano frontal e ligeiramente para frente no plano horizontal (Figura 19.1.20).

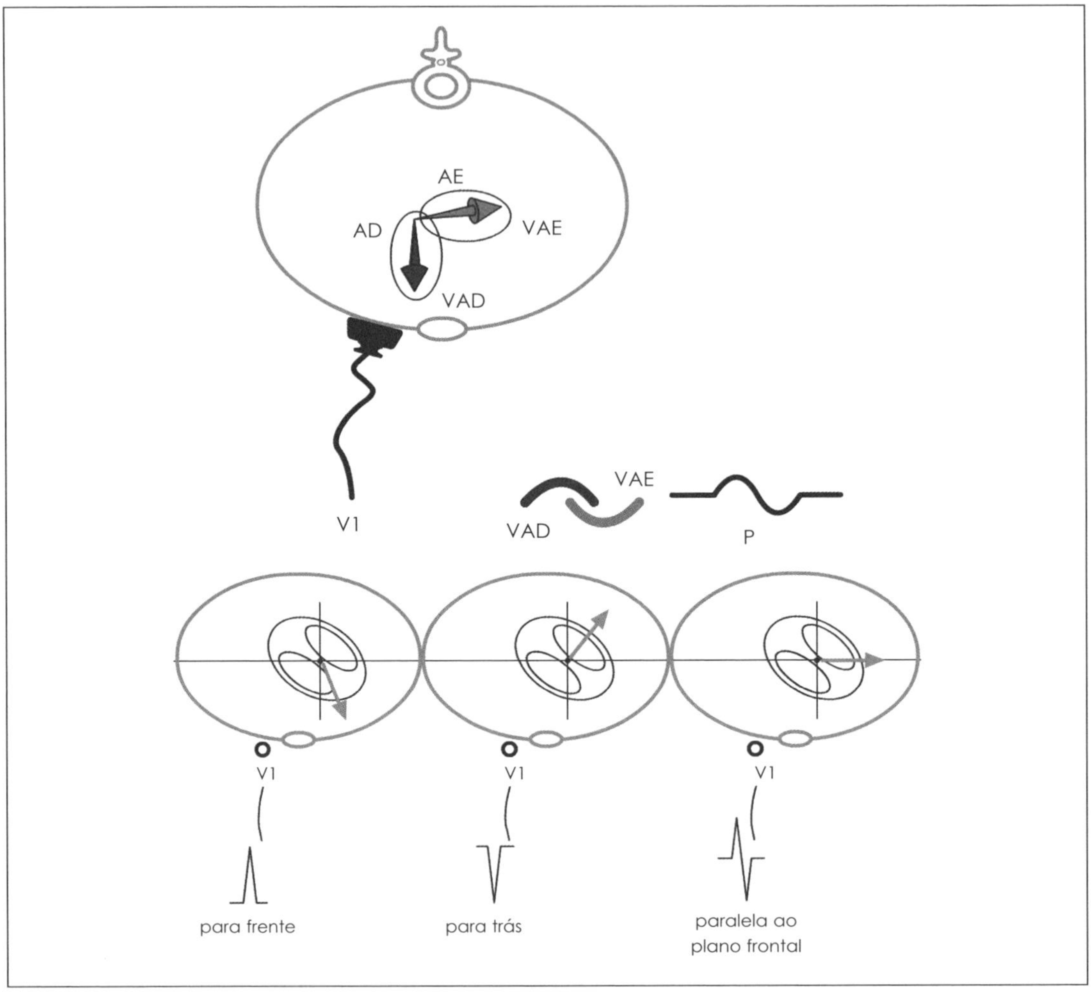

Figura 19.1.19 – Representação gráfica da onda P na derivação V1 no plano horizontal.

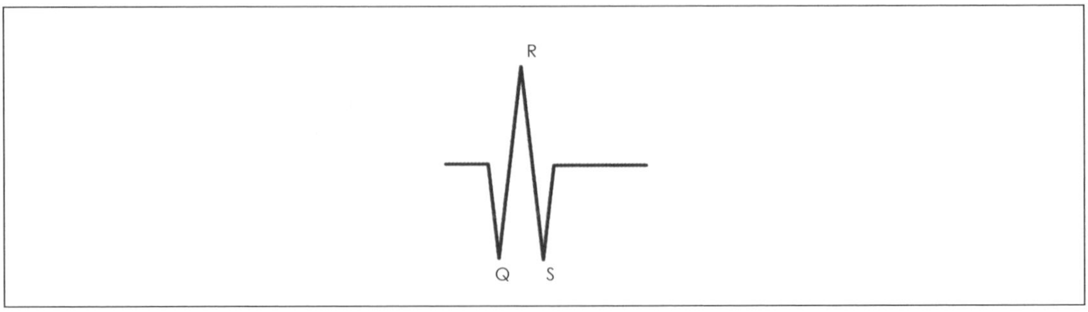

Figura 19.1.20 – Ondas Q, R e S.

Complexo QRS

O conjunto de ondas Q, R e S é denominado de "Complexo QRS" e representa a despolarização dos ventrículos. Não é necessário um complexo QRS possuir as três ondas ao mesmo tempo. Um complexo pode ser constituído por apenas uma, duas, três, ou mais ondas.

Onda Q é a onda negativa que aparece em primeiro lugar dentro do complexo QRS. É importante frisar que recebe o nome de onda Q somente quando a primeira onda do complexo QRS se apresenta negativa (Figura 19.1.20). Onda R é qualquer onda positiva que aparece no complexo QRS, podendo haver mais de uma onda R no traçado (Figura 19.1.21). Nesse caso, elas são chamadas de R, R', R'', etc. Onda S é qualquer outra onda negativa que não seja Q (Figura 19.1. 21).

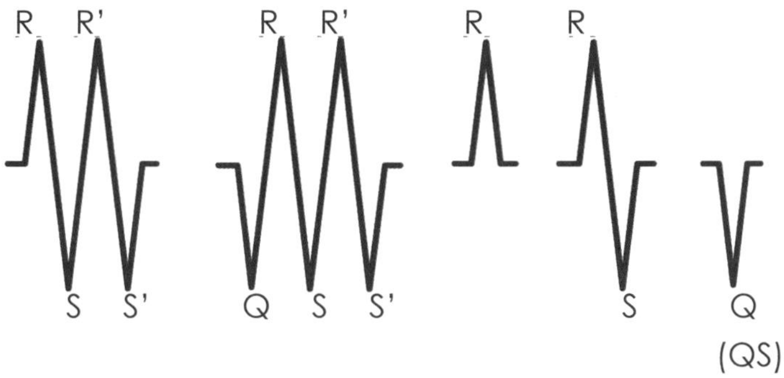

Figura 19.1.21 – Complexos QRS e seus componentes.

Análise do complexo QRS no plano frontal

A despolarização ventricular inicia-se sempre na camada subendocárdica e segue penetrando o miocárdio, como se fosse perfurando o mesmo. A primeira região a se despolarizar é a do septo interventricular. Em condições normais, como o ventrículo esquerdo possui massa muscular maior, a atividade elétrica do septo interventricular correspondente ao ventrículo esquerdo também será maior. A despolarização do septo interventricular correspondente ao ventrículo direito produz vetor 1d e o septo esquerdo, 1e. Como o vetor 1e é maior e predomina sobre o vetor 1d, o resultado final é representado pelo vetor 1 (Figura 19.1.22).

Em seguida à despolarização do septo interventricular, despolarizam-se as paredes livres dos ventrículos direito e esquerdo, produzindo vetores 2d e 2e. Como o ventrículo esquerdo possui massa muscular maior que o direito, o vetor 2e predomina sobre o 2d e o resultado final é representado pelo vetor resultante 2 (Figura 19.1.23). Por fim, despolarizam-se as porções basais dos ventrículos, resultando o vetor 3 (Figura 19.1.24).

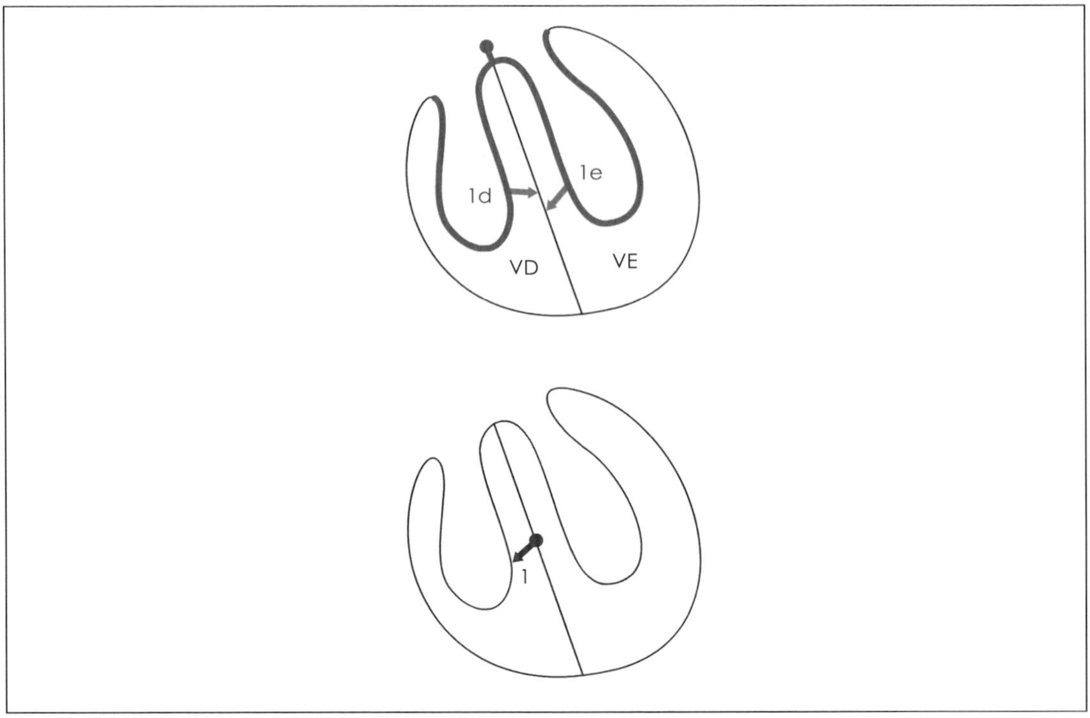

Figura 19.1.22 – Despolarização do septo interventricular e seus vetores de despolarização 1d, 1e e vetor resultante 1.

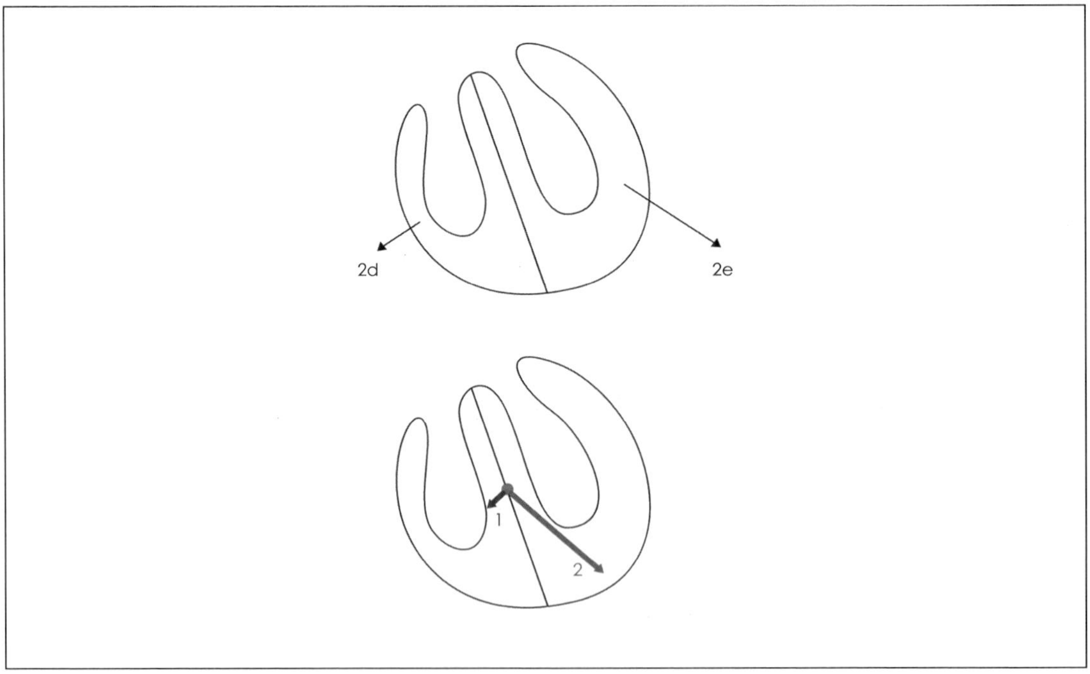

Figura 19.1.23 – Despolarização da parede livre dos ventrículos com seus vetores 2d, 2e e vetor resultante 2.

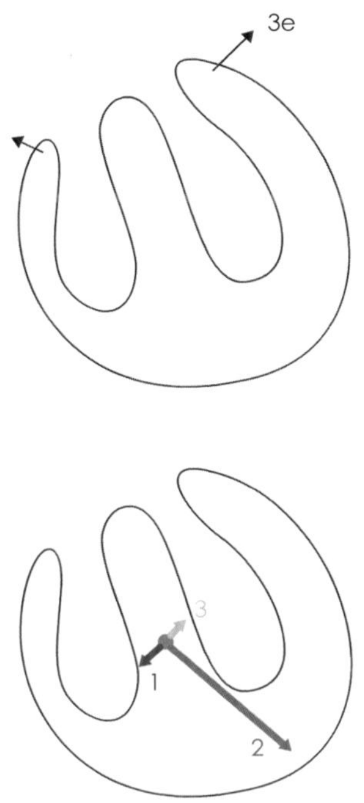

Figura 19.1.24 – Despolarização da porção basal dos ventrículos com seus vetores 3d, 3e e vetor resultante 3.

Determinação do eixo elétrico do complexo QRS no plano frontal

Proceda-se da mesma forma descrita no item *Determinação do eixo elétrico da onda P no plano frontal.*

Análise do complexo QRS no plano horizontal

A Figura 19.1.25 representa os vetores da desplarização ventricular 1, 2 e 3 no plano horizontal, como habitualmente acontece nos individuos normais.

Inicialmente, o eletrodo V1 capta a aproximação do vetor 1 que, eletrocardiograficamente, é registrada por uma onda positiva e pequena (onda r). Em seguida, o eletrodo V1 capta o afastamento dos vetores 2 e 3 que é registrado por uma onda negativa (onda S). O eletrodo V6, por sua vez, capta o afastamento do vetor 1 e a aproximação dos vetores 2 e 3, fenômenos esses que são registrados respectivamente por uma pequena onda negativa (onda q) e outra grande positiva (onda R) (Figura 19.1.26).

Determinação do eixo elétrico do complexo QRS no plano horizontal

Para determinar o eixo elétrico do complexo QRS no plano horizontal, analisa-se o complexo QRS em V2. Nesta derivação, se o complexo QRS estiver predominantemente positivo, o eixo estará para frente, se negativo, o eixo estará para trás e se isodifásico, o eixo estará paralelo ao eixo frontal (Figura 19.1.27).

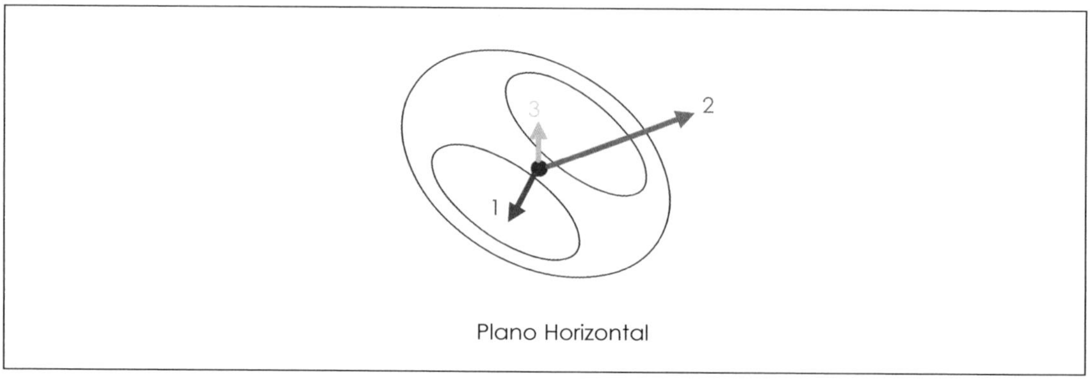

Figura 19.1.25 – Vetor de despolarização ventricular 1, 2 e 3 no plano horizontal.

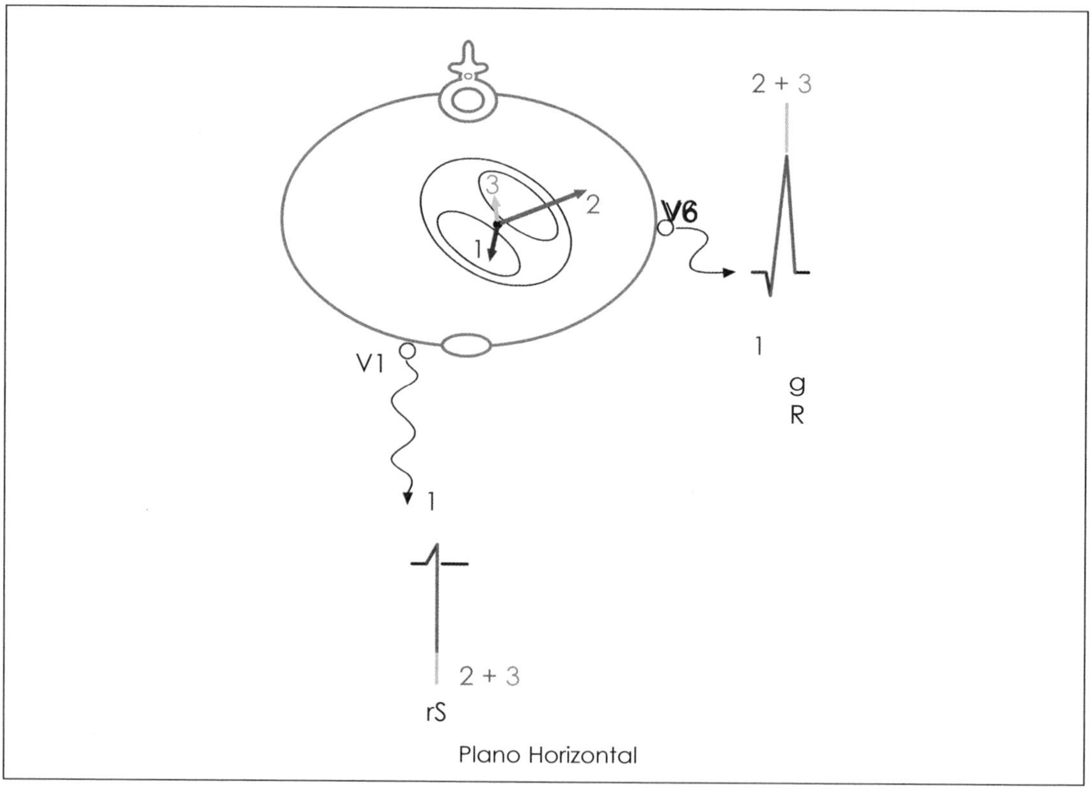

Figura 19.1.26 – Complexo QRS em derivações V1 e V6.

Através do traçado eletrocardiográfico exposto na Figura 19.1.28, exemplifica-se, passo a passo, a determinação dos eixos vetoriais da onda P e do complexo QRS.

Neste traçado, a derivação na qual a onda P se apresenta em menor voltagem é aVL. No eixo hexa-axial, a derivação perpendicular a aVL é DII. Sendo a onda P positiva em DII, conclui-se que o eixo vetorial da onda P no plano frontal está a +60°. No plano horizontal, a onda P se apresenta isodifasica (aplanada) em V1. Assim, conclui-se que o eixo elétrico da onda P no plano horizontal está paralelo ao plano frontal.

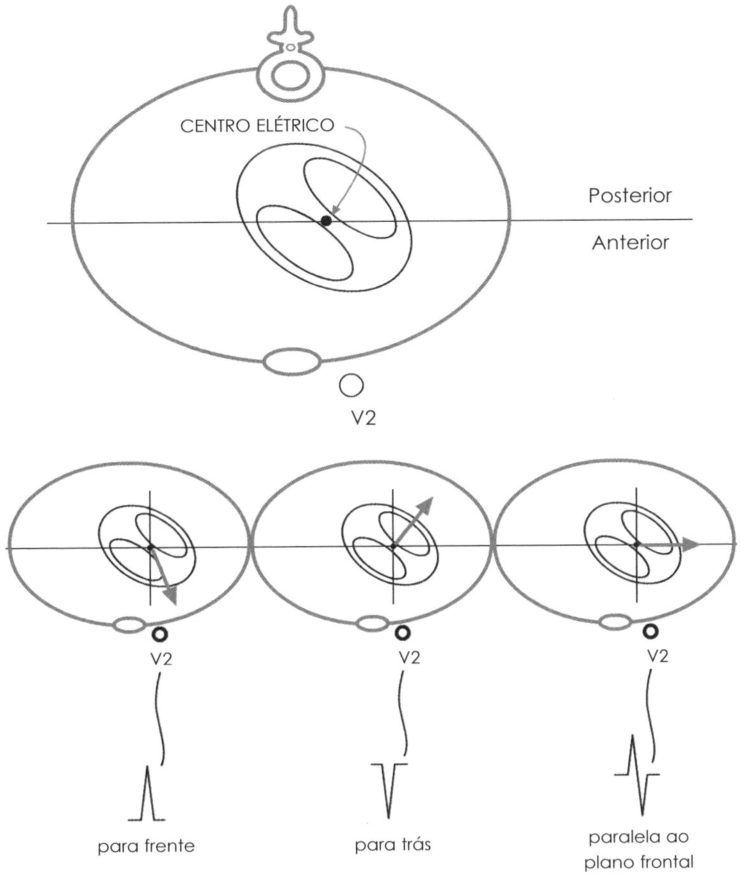

Figura 19.1.27 – Orientação do eixo elétrico do complexo QRS no plano horizontal.

Em relação ao complexo QRS, a derivação na qual o complexo QRS se encontra isodifásico é DI e no eixo hexa-axial, a derivação perpendicular a DI é aVF. Sendo o complexo QRS positivo em aVF, conclui-se que o eixo elétrico do complexo QRS no plano frontal está a +90°. No plano horizontal, o complexo QRS se apresenta negativo em V2 e, assim, conclui-se que o eixo elétrico do complexo QRS está para trás.

Onda T

Onda T é a onda que vem depois do complexo QRS e representa a repolarização ventricular (volta ao estado de repouso). Apresenta-se de forma assimétrica, com curva inicial mais lenta e topo arredondado. Pode se apresentar positiva, negativa ou às vezes achatada (aplanada) (Figura 19.1.29).

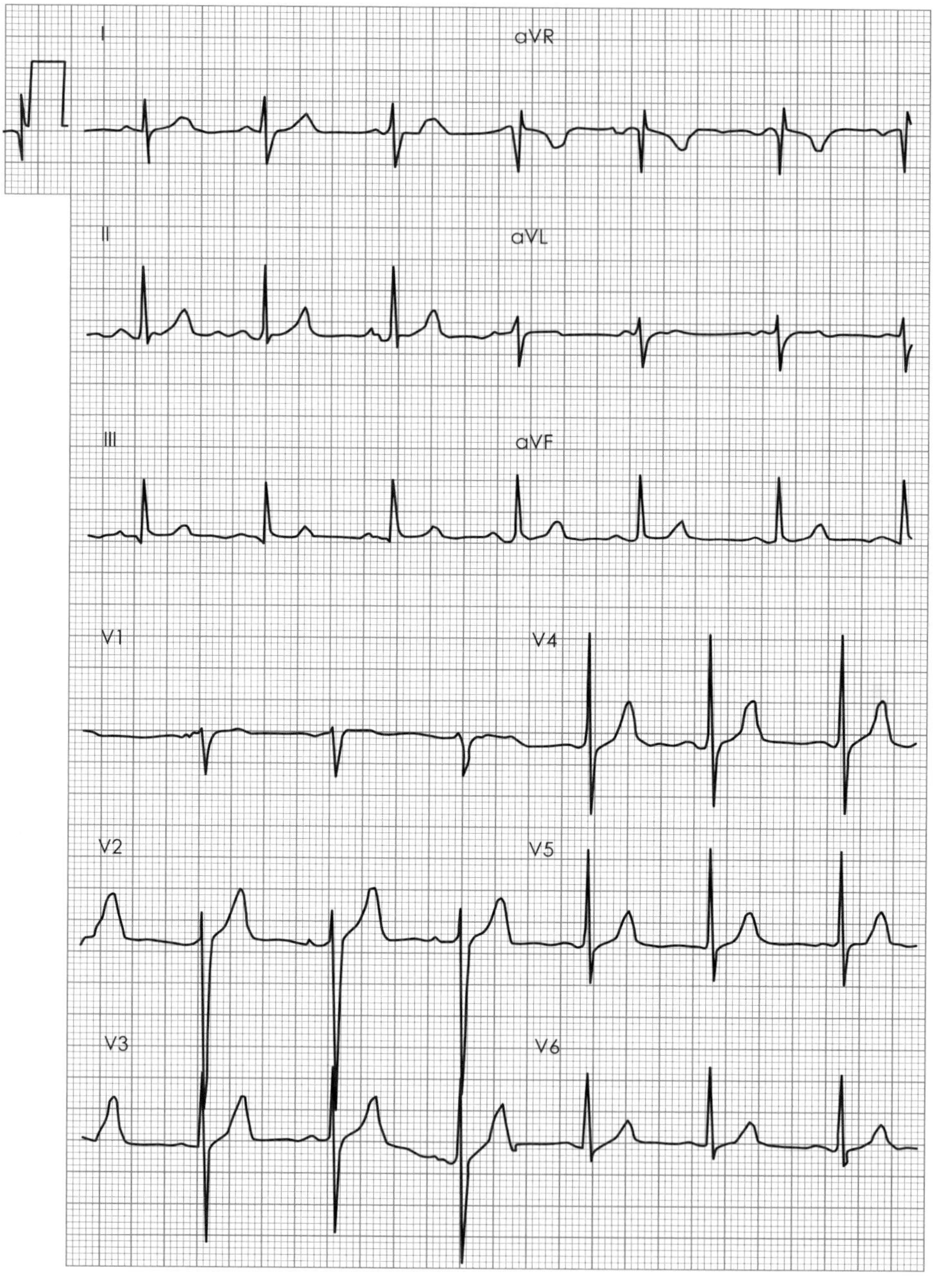

Figura 19.1.28 – Traçado eletrocardiográfico.

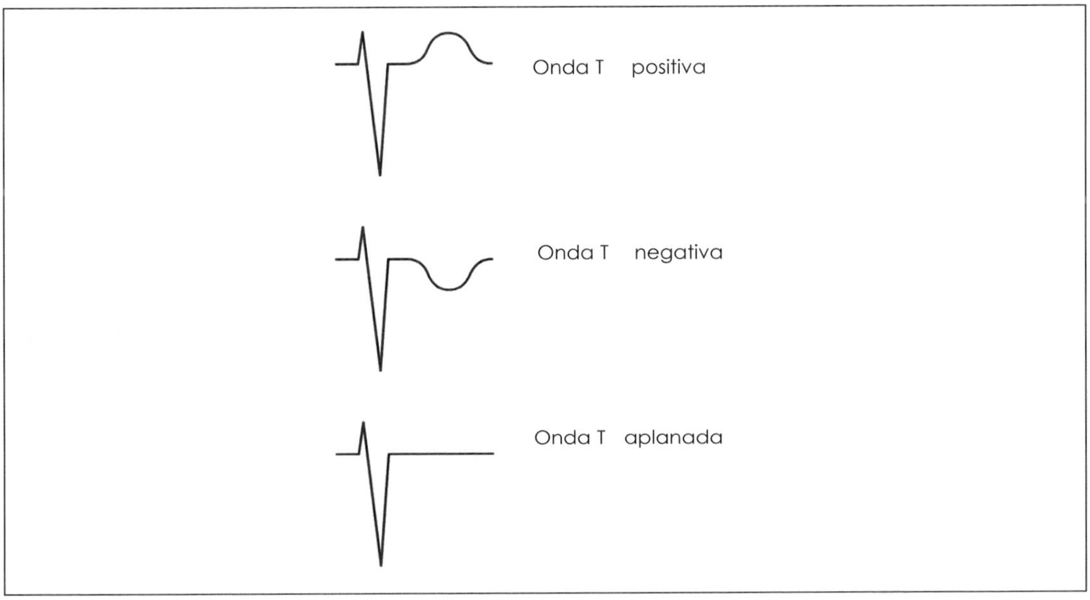

Figura 19.1.29 – Ondas T positiva, negativa e achatada.

Determinação do eixo elétrico da onda t no plano frontal e no plano horizontal

Proceda-se da mesma forma descrita no item *Determinação do eixo elétrico da onda P no plano frontal* e no item *Determinação do eixo elétrico da onda P no plano horizontal.*

PONTO J E SEGMENTO ST

No traçado eletrocardiográfico, recebe o nome de ponto J o ponto onde exatamente termina o complexo QRS e de segmento ST, a linha que se segue a partir do ponto J ao início da onda T. O ponto J e o segmento ST devem estar na linha isoelétrica (Figura 19.1.30).

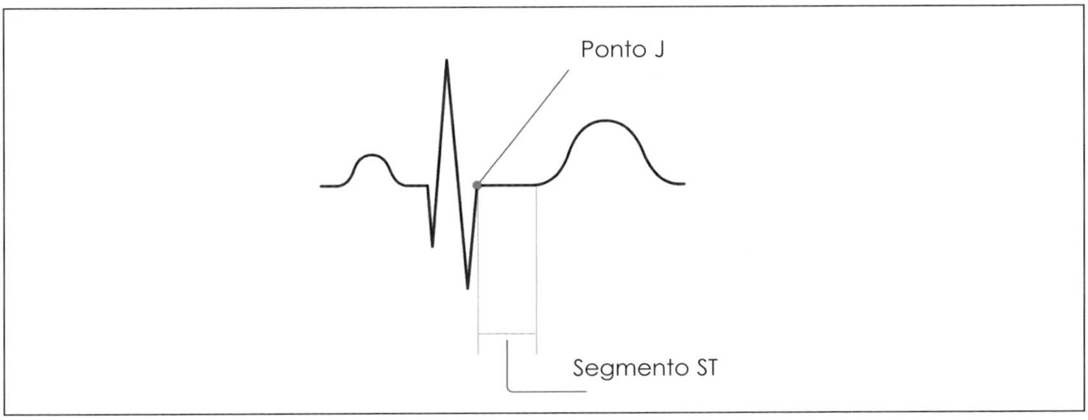

Figura 19.1.30 – Ponto J e segmento ST.

INTERVALO PR (PRI)

O intervalo entre o início da onda P e o início do complexo QRS é chamado de intervalo PR. Representa aproximadamente o tempo gasto pelo estímulo elétrico que parte do nó sinoatrial para se chegar ao septo interventricular.

RITMO SINUSAL

Denomina-se de ritmo sinusal quando o estimulo da despolarização do coração parte do nó sinoatrial. Na interpretação prática do eletrocardiograma, o ritmo sinusal pode ser definido quando as ondas P, precedendo o QRS, apresentam-se positivas em DI, DII e aVF (orientação espacial da onda P entre 0 a 90° no plano frontal).

FREQUÊNCIA CARDÍACA

Uma regra prática para se calcular a frequência cardíaca consiste em contar os quadrados situados entre duas ondas R consecutivas do complexo QRS e dividir 1.500 por este número obtido.

ALGUNS PARÂMETROS DE UM ELETROCARDIOGRAMA NORMAL

Onda P

A onda P, em condições normais, deve ter duração menor que 0,12 segundo e amplitude menor que 0,3 mV. Deve preceder o complexo QRS e sua orientação espacial no plano frontal estar entre 0° e 90°, ou seja, o ritmo deve ser sinusal.

O valor do intervalo PR (PRi) varia de acordo com a idade e a frequência cardíaca, porém não deve ultrapassar de 0,20 segundo.

Complexo QRS

O complexo QRS deve ter duração menor que 0,08 segundo. Sua orientação espacial deve estar entre 0°e 90° no plano frontal e para trás, no plano horizontal.

A soma da voltagem da onda S do V1 e da onda R do V5 ou V6 não deve ultrapassar de 35 mV em adultos e de 40 mV em crianças.

ALGUNS LEMBRETES PRÁTICOS PARA INTERPRETAÇÃO DE UM ELETROCARDIOGRAMA NORMAL

Onda P

A melhor derivação para analisar onda P é DII ou eventualmente V1. Comece analisando a onda P, verificando se ela está positiva em DI, DII e aVF e se precede o complexo QRS. Caso positivo, pode-se concluir que o ritmo é sinusal. Um erro muito comum é a troca de eletrodos dos braços direito e esquerdo ocasionando onda P negativa em DI, simulando uma situação de ritmo não sinusal. A duração da onda P não deve ultrapassar três quadrados (0,12 s) e a voltagem também não deve ultrapassar três quadrados (0,3 mV). O intervalo PRi não deve passar de cinco quadrados (0,20 s).

Complexo QRS

Conte o número de quadrados existentes entre duas ondas R consecutivas. Divida 1.500 por este número e obter-se-á a frequência cardíaca em 1 minuto.

O complexo QRS não deve ter duração maior que dois quadradinhos (0,08 s).

Conte o número de quadrados ocupados pela onda S do V1 e some ao número de quadrados ocupados pela onda R do V5 ou V6 (o maior deles). Esta soma, em situações normais, não deve ultrapassar de 35 no adulto e 40 na criança.

Em V1, a onda r é sempre bem pequena e, proporcionalmente, não deve ser mais que 1/5 da onda S.

Em qualquer derivação, a onda Q deve ser menor que 1/5 da onda R.

A orientação espacial do complexo QRS deve estar entre 0 a 90°, para trás.

Ponto J e Segmento ST

O ponto J e o segmento ST devem estar na linha isoelétrica.

Onda T

A onda T simétrica, pontiaguda, ou invertida em relação ao complexo QRS não é normal (Figura 19.1.31).

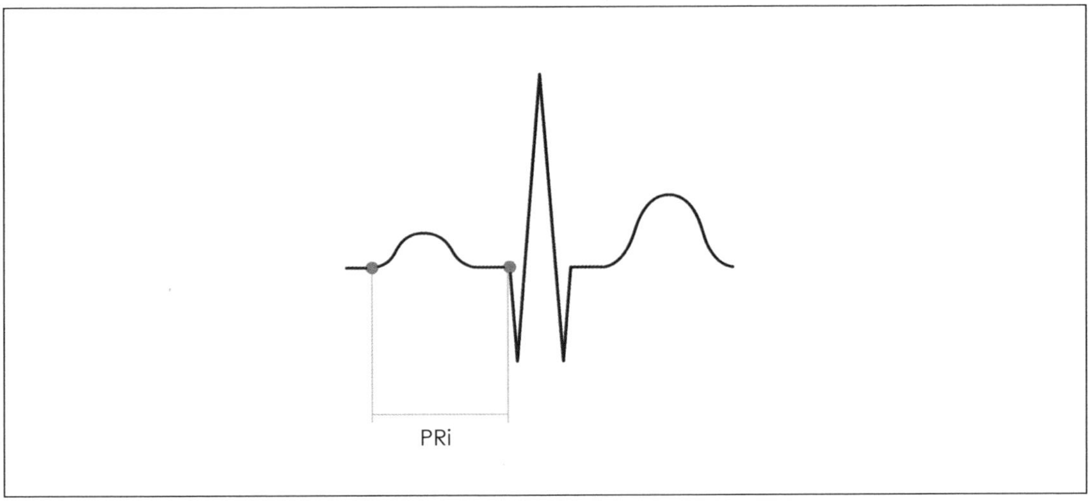

Figura 19.1.31 – Intervalo PR (PRi).

BIBLIOGRAFIA CONSULTADA

1. Moffa PJ, Sanches PCR. Tranchesi. Eletrocardiograma normal e patológico. São Paulo: Ed. Roca Ltda.; 2001.

Capítulo 19.2

Exames Cardiológicos: Sistema Holter

Bárbara Oliveira da Eira
Argemiro Scatolini Neto

O sistema Holter ou sistema de monitoração ambulatorial do eletrocardiograma realiza monitoração prolongada e remota do eletrocardiograma. É uma ferramenta diagnóstica que permite ao clínico avaliar os eventos e correlacioná-los com os sintomas, avaliar os possíveis disparadores, o contexto e a resposta terapêutica, de forma que tais informações, integradas ao quadro clínico do paciente, permitam a adequada condução do problema.

O método consiste na gravação contínua de sinais eletrocardiográficos, obtidos através de cinco a sete cabos-eletrodos, posicionados em pontos predeterminados sobre a superfície torácica do paciente e conectados a gravadores. Os atuais gravadores disponíveis apresentam excelente qualidade nas gravações. Atualmente, utilizam-se aparelhos pequenos e leves, com tecnologia digital para gravar e armazenar dados de duas a três derivações coletadas por 24 a 48 h. O diário para registro dos sintomas é parte importante do exame, uma vez que permite posterior correlação eletrocardiográfica com o evento.

O sistema Holter permite o armazenamento de dados do ritmo cardíaco, da variabilidade do RR e do segmento ST. Através da análise desses dados são obtidas informações dos batimentos cardíacos normais e anormais, detectadas taquicardias, bradicardias e pausas, e identificadas alterações do segmento ST.

A variabilidade da frequência cardíaca, ferramenta do Holter que avalia o equilíbrio do sistema nervoso autônomo no coração, é atualmente utilizada na estratificação de risco de eventos cardíacos futuros em portadores de cardiomiopatias. Sabe-se que diminuição da variabilidade da frequência cardíaca, resultante da redução da influência vagal e do predomínio da atividade simpática sobre o coração, predispõe eventos arrítmicos graves. Dois métodos são utilizados para a avaliação da variabilidade: 1) domínio do tempo, que utiliza índices medidos em milissegundos ou o percentual da variação ocorrida entre ciclos normais; 2) domínio da frequência, que decompõe o sinal em suas frequências medidas em Hertz. As medidas da VFC podem ser determinadas em períodos de 5 minutos ou de 24 horas. O SDNN, um dos índices de VFC no domínio do tempo, é utilizado como índice de estratificação de risco no pós-infarto do miocárdio com valores anormais menores que 50 ms. O RMSSD e pNN50, também índices de VFC no domínio do tempo, refletem a atividade vagal com valores normais para o primeiro índice de 35,0 ± 8,0 ms. Uma variedade de condições clínicas, incluindo a insuficiência cardíaca e o infarto do miocárdio, modificam a resposta autonômica cardíaca aos estímulos e diminuem a variabilidade da frequência cardíaca, relacionando-se com pior prognóstico. Como limitações da técnica estão a presença de artefatos, de extrassístoles atriais ou ventriculares, pacientes portadores de marcapasso artificial, fibrilação atrial e bloqueio atrioventricular.

Através da monitoração com Holter do segmento ST, episódios assintomáticos ou silenciosos de isquemia miocárdica podem ser diagnosticados. Existem controvérsias quanto ao valor diagnóstico e a terapêutica apropriada à isquemia silenciosa detectada pelo Holter, porém é certo que esses episódios são preditores independentes de eventos adversos relacionados à isquemia.

INDICAÇÕES

De forma geral, o Holter está indicado quando se quer identificar uma arritmia como causa de um sintoma, ou por outro lado, documentar um evento sintomático sem uma arritmia correspondente, sugerindo uma causa não arrítmica (Tabela 19.2.1).

Tabela 19.2.1 – Holter – indicações
Avaliação de sintomas: • Palpitações • Síncopes • Tonturas
Identificação de arritmias ventriculares
Identificação de fibrilação atrial • Avaliar eficácia e segurança de antiarrítmicos • Avaliar recorrências após ablações • Identificar possível causa de AVC criptogênico
Avaliação de marcapassos e cardiodesfibriladores implantáveis
Avaliação de isquemia silenciosa

A principal indicação do Holter é a avaliação de sintomas como palpitações, síncopes e tonturas, que possam apresentar distúrbios do ritmo como etiologia. Outra indicação, também frequente, é a identificação de arritmias ventriculares em pacientes com potencial risco de morte súbita cardíaca (ex.: portadores de miocardiopatia hipertrófica, miocardiopatia isquêmica, canalopatias, bloqueio atrioventricular total congênito). Em casos de fibrilação atrial, o Holter é útil para identificar a presença dessa arritmia em pacientes assintomáticos como possível causa de acidentes vasculares cerebrais (AVC) criptogênicos e também monitorar a eficácia e a segurança de terapias farmacológicas e não farmacológicas, como recorrências após ablações. Pacientes portadores de dispositivos implantáveis, como os marcapassos e cardiodesfibriladores, podem apresentar sintomas de palpitações e síncopes, cujas etiologias podem ser desde um evento taquiarrítmico espontâneo ou provocado pelo dispositivo, bem como possíveis falhas do funcionamento do mesmo, ambas detectadas pela monitoração de longa duração do eletrocardiograma. A avaliação de episódios de isquemia miocárdica, principalmente nas suas formas silenciosa e paroxística, manifestados por alterações do segmento ST, também pode ser realizada pelo Holter.

VANTAGENS E DESVANTAGENS

A principal vantagem do Holter é a possibilidade de gravação contínua dos dados, sem necessidade de participação do paciente. Por outro lado, a curta duração da monitoração pode ser inadequada se os sintomas são infrequentes. Aparelhos de Holter mais recentes dispõem da possibilidade de gravação por períodos mais prolongados, por 7 a 14 dias. Ausência de análise dos dados em tempo real pode também ser uma importante limitação clínica dessa metodologia.

Atualmente, além do Holter de 24-48 h, outros dispositivos para monitoração remota do ritmo estão disponíveis. Estes permitem gravação contínua ou intermitente do ritmo, e podem ser não invasivos ou implantados subcutaneamente. Além disso, os dispositivos mais modernos permitem transmissão em tempo real dos registros para uma estação de monitoração central.

MONITORES DE EVENTOS

Monitores de eventos são dispositivos que permitem a gravação de registros eletrocardiográficos quando acionados pelo paciente ou quando previamente programados para detecção de determinada alteração do ritmo. São utilizados para monitoração do registro eletrocardiográfico do ritmo cardíaco em eventos sintomáticos que ocorram infrequentemente, menos que diariamente. Monitores de eventos externos são usados por períodos de monitoração de 14 a 30 dias. O sistema registra o eletrocardiograma em um sistema circular que, após acionado pelo paciente durante os eventos sintomáticos, congela um período de dados previamente registrado e continua a registrar o ritmo em tempo real, de acordo com as instruções previamente programadas. Os dados são transmitidos transtelefonicamente para uma estação de monitoramento central.

As principais vantagens desses dispositivos, comparados com os monitores de Holter tradicionais, é que são menores, permitem monitoração eletrocardiográfica por longos períodos de tempo e podem disponibilizar os dados armazenados quase em tempo real para serem analisados. A necessidade de participação do paciente no acionamento do aparelho e no processo de transmissão dos dados, assim como inadequada e irregular instalação diária dos eletrodos pelos pacientes, são limitações desses dispositivos.

Os dispositivos implantáveis podem monitorar o ritmo continuamente, sem interrupções por meses, reter os episódios arrítmicos na memória, automaticamente ou quando acionados pelo paciente, e telemetricamente transferir a informação armazenada para ser revisada. Gravam os sinais eletrocardiográficos de uma derivação através de dois eletrodos internos no aparelho. As mais novas gerações desses dispositivos permitem a transmissão remota dos dados e têm baterias com longevidade maior que 24 meses. Esses sistemas são indicados para esclarecer sintomas infrequentes.

BIBLIOGRAFIA CONSULTADA

1. Crawford MH, Berstein SJ, Deedwania PC, DiMarco JP, Ferrick KJ, Garson Jr A et al. ACC/AHA Guidelines for ambulatory electrocardiography: executive summary and recommendations: a report of the American College of Cardiology/American Heart Association Task Force on Practice Guidelines (Committe to Revise the Guidelines for Ambulatory Electrocardiography). Circulation. 1999;100:886-893.
2. Kadash AH, Buxton AE, Kennedy HL, Knight BP, Mason JW, Schuger CD et al. ACC/AHA Clinical Competence Statement on Electrocardiography and Ambulatory Electrocardiography: A Report of the ACC/AHA/ACP - SSIM Task Force on Clinical Competence (ACC/AHA Committe to Develop a Clinical Competence Statement on Electrocardiography and Ambulatory Electrocardiography). Circulation. 2001;104:3169-3178.
3. Buckles D, Aguel F, Brockman R, Cheng J, Demian C, Ho C et al. Advances in ambulatory monitoring: regulatory considerations. J Electrocardiol. 2004;37(suppl):65- 67.
4. Diretrizes para avaliação e tratamento de pacientes com arritmias cardíacas. Arquivos Bras Cardiol. 2002; 79(supl V):10.
5. Kleiger RE, Miller JP, Bigger JT Jr et al. Decreased heart rate variability and its association with increased mortality after acute myocardial infarction. Am J Cardiol. 1987; 59:256-2.
6. Stone PH. ST-segment analysis in ambulatory ECG (AECG or Holter) monitoring in pacients with coronary artery disease: clinical significance and analytic techniques. Ann Noninvasive Electrocardiol. 2005;10(2):263-78.
7. Gula LJ, Krahn AD, Massel D, Skanes A, Yee R, Klein GJ. External loop recorders: determinants of diagnostic yield in patients with syncope. Am Heart J. 2004;147:644-648.

Capítulo 19.3

Exames Cardiológicos: Ergometria

Sérgio Telerman

O teste ergométrico, ou teste de esforço, consiste em exame no qual o paciente é submetido a esforço previamente planejado, após o qual as respostas obtidas são analisadas.

Existem registros de estudos sobre o efeito do exercício no sistema cardiovascular datados de 1928. Pode-se realizar tal esforço, ou estresse, de diversas formas, como em esteira, bicicleta ergométrica, manivela e por estresse farmacológico.

Atualmente, a maioria dos exames é realizada em esteira ergométrica, com velocidade e inclinação variáveis, existindo diversos protocolos (escolhidos de acordo com a capacidade física do paciente ou a preferência do examinador): protocolo de Ellestad (com velocidade crescente a cada estágio e mudança única na inclinação, no meio do exame), Bruce (velocidade e inclinação crescentes a cada estágio), Bruce modificado (o acréscimo na velocidade e na inclinação é mais lento), Naughton (velocidade crescendo mais lentamente e inclinação fixa), e outros.

Os testes realizados em bicicleta são menos usados, com aumento linear da resistência, e destinam-se a pacientes com dificuldades na deambulação. Os testes em manivela são mais raros ainda, reservados a pacientes que necessitem realizar o esforço com os membros superiores. O estresse farmacológico pode ser realizado com injeção de dipiridamol, adenosina ou dobutamina, e é geralmente associado à cintilografia miocárdica.

Para a correta realização do exame, devemos ter sala com ventilação e dimensões apropriadas, mantendo-se a temperatura entre 18 e 22°C, maca e/ou divã, computador com *software* próprio e impressora. Compõem ainda o cenário o agente estressor (esteira, bicicleta ou outros), estetoscópio, esfigmomanômetro, carrinho com materiais e medicamentos para eventual emergência, incluindo-se desfibrilador. O exame deve ser realizado por equipe médica e de enfermagem, com conhecimento no exame e em emergências.

INDICAÇÕES (DIRETRIZES DA SOCIEDADE BRASILEIRA DE CARDIOLOGIA)

- Em doença aterosclerótica coronariana:
  - pacientes com: probabilidade pré-teste intermediária (de acordo com sexo, idade, sintomas, alterações no eletrocardiograma de repouso) (Classe I);

- síndrome coronariana aguda (de baixo risco e estabilizada) (Classe I);
- sala de emergência (Classe I);
- antes da alta hospitalar (Classe I);
- suspeita de angina vasoespástica (Classe IIa);
- cinecoronariografia revelando lesões intermediárias (Classe IIa);
- reabilitação cardiovascular (Classe IIa);
- assintomáticos com mais de dois fatores de risco clássicos (Classe IIa);
- avaliação de terapêutica farmacológica (Classe IIa);
- critérios de ECG para hipertrofia ventricular esquerda com infradesnível de ST < 1 mm (Classe IIb);
- prognóstico após angioplastia/revascularização cirúrgica (Classe IIb);
- investigação de alterações de repolarização no ECG de repouso (Classe IIb);
- avaliação pré-operatória para cirurgia não cardíaca em pacientes com baixo risco de DAC (Classe IIb);
- perícia médica (Classe IIb).

• Em assintomáticos/atletas:
  - antecedentes familiares de doença aterosclerótica coronariana precoce ou morte súbita (Classe I);
  - cirurgia não cardíaca de alto risco em pacientes com antecedentes familiares de DAC (Classe I);
  - alto risco pelo escore de Framingham (Classe I);
  - avaliação pré-exercício (homens acima de 40 anos e mulheres acima de 50 anos) (Classe IIa);
  - pacientes com ocupações especiais (que possam colocar em risco a vida de terceiros, como pilotos de avião) (Classe IIa);
  - avaliação inicial ou seriada em atletas de competição (Classe IIb).

• Em hipertensão arterial sistêmica:
  - investigação de doença aterosclerótica coronariana em hipertensos (Classe I);
  - estudo da curva pressórica no esforço em diabéticos ou com antecedentes familiares de hipertensão arterial sistêmica ou síndrome metabólica (Classe IIa);
  - diagnóstico de DAC em hipertensos com hipertrofia ventricular esquerda (Classe IIb);
  - diagnóstico de DAC em uso de drogas (betabloqueadores, bloqueadores de canais de cálcio, diuréticos, nitratos) (Classe IIb);
  - idosos hipertensos, para atividade física (Classe IIb).

• Em valvopatias:
  - verificar capacidade funcional, sintomas ou detecção de piora funcional em insuficiência aórtica (Classe I);
  - esclarecer sintomas em valvopatia leve a moderada (Classe IIa);
  - auxílio na indicação cirúrgica (Classe IIa);
  - avaliação para atividade física (Classe IIa);

- avaliação de estenose mitral leve sintomática, associado ao ecocardiograma (Classe IIb);
- determinar efeitos da troca valvar na função do VE (Classe IIb);
- prognóstico pré-operatório em insuficiência aórtica com insuficiência ventricular esquerda.

- Em insuficiência cardíaca congestiva:
  - investigação de doença aterosclerótica coronariana como possível causa da insuficiência cardíaca (Classe I);
  - seleção de pacientes para transplante cardíaco (nestes, é melhor o teste cardiopulmonar) (Classe I);
  - prescrição de exercício (Classe IIb);
  - avaliação de gravidade ou resposta terapêutica (Classe IIb).
- Em arritmias:
  - palpitação/síncope relacionada ao esforço (Classe I);
  - arritmias durante ou após o esforço físico (Classe I);
  - avaliação de terapêutica medicamentosa ou ablação (Classe IIa);
  - elucidação de arritmias em pacientes com probabilidade intermediária ou alta de doença aterosclerótica coronariana (Classe IIa);
  - após parada cardiorrespiratória (Classe IIa);
  - arritmias em WPW/HVE/QT longo (Classe IIb);
  - resposta terapêutica da frequência cardíaca em pacientes com fibrilação atrial (Classe IIb).

SITUAÇÕES DE ALTO RISCO PARA TESTE ERGOMÉTRICO

- Infarto agudo do miocárdio não complicado ou angina instável estabilizada.
- Dor torácica aguda.
- Lesão tratada de tronco da coronária esquerda ou equivalente.
- Arritmias complexas.
- Insuficiência cardíaca congestiva.
- Hipertensão pulmonar.
- Cardiomiopatia hipertrófica não obstrutiva.
- Insuficiência respiratória, renal ou hepática.

CONTRAINDICAÇÕES

- Relativas (risco de descompensação):
  - estenoses valvares moderadas ou insuficiências graves;
  - taqui ou bradiarritmias complexas;
  - doenças agravadas pelo esforço físico.
- Absolutas:
  - embolia pulmonar;
  - doença aguda febril ou grave;
  - limitação física ou psicológica;

- intoxicação medicamentosa;
- distúrbio eletrolítico e/ou metabólico.

- Recomendações legais:
  - é obrigatória a solicitação médica por escrito;
  - Termo de Consentimento antes da realização do teste ergométrico;
  - em menores de 18 anos, o Termo de Consentimento deverá ser assinado pelo representante legal, que também deverá permanecer na sala durante o exame;
  - presença, na sala, de médico capacitado para o exame;
  - anamnese, exame físico e eletrocardiograma de 12 ou mais derivações que não contraindique o teste;
  - pessoal médico e paramédico preparado para atendimento de possíveis emergências, além do material para tal;
  - informação do resultado, quando solicitado pelo paciente.

Tabela 19.3.1 – Suspensão de medicações para teste ergométrico diagnóstico (quando o TE é para diagnóstico, e não para controle terapêutico, sendo a decisão do médico assistente, desde que o paciente esteja estabilizado)

Medicação	Dias de Suspensão
Amiodarona	60
Betabloqueador	07
Bloqueador de canais de cálcio	04
Digoxina	07
Outros antiarrítmicos	05
Nitratos	01
Metildopa/clonidina	01

- Critérios de interrupção do teste ergométrico (a decisão é do médico executante):
  - pressão arterial sistólica acima de 260 mmHg ou diastólica acima de 120 mmHg (em não hipertensos) ou 140 mmHg (em hipertensos);
  - queda persistente da pressão arterial sistólica acima de 10 mmHg;
  - aparecimento de dor, ataxia, tontura, palidez ou cianose;
  - dispneia desproporcional ao esforço realizado;
  - Infradesnivelamento do segmento ST de 3 mm ou supradesnivelamento de 2 mm;
  - taquiarritmia complexa;
  - BAV avançado (II grau Mobitz II ou III grau), provocado pelo esforço;
  - sinais de insuficiência do ventrículo esquerdo;
  - falência dos sistemas de monitoração e registro;

- solicitação de interrupção pelo paciente.

O paciente submetido ao estresse pode apresentar complicações mecânicas (insuficiência ventricular esquerda, edema agudo dos pulmões), elétricas (arritmias ou bloqueios), isquêmicas (angina ou infarto agudo do miocárdio) e não cardíacas (neurológicas ou reumatológicas).

INTERPRETAÇÃO

- Variáveis clínicas (palidez, cianose, estertoração, tontura, angor).
- Variáveis eletrocardiográficas:
  - ritmo e frequência cardíaca;
  - desnivelamentos do segmento ST e pontos J e Y:
    - » infradesnível de ST horizontal ou descendente ≥ 1 mm;
    - » infradesnível de ST ascendente com ponto J ≥ 1,5 mm;
    - » supradesnível de ST ≥ 1 mm;
    - » pseudonormalização de ST (infradesnível no repouso que desaparece no esforço e reaparece na recuperação);
    - » arritmias complexas;
    - » bloqueios de ramo ou atrioventriculares.
- Variáveis hemodinâmicas:
  - frequência cardíaca deverá aumentar linearmente;
  - pressão arterial fisiológica (aumento gradativo);
  - hiper-reativa (normal no repouso, hipertensiva no esforço e normal na recuperação);
  - deprimida (seu aumento não segue o aumento da carga);
  - paradoxal (diminui no esforço ou continua aumentando na recuperação).

NA SALA DE EMERGÊNCIA

O teste ergométrico poderá ser útil, desde que as enzimas cardíacas estejam normais em 6 e 12 horas de dor, sem modificação do eletrocardiograma na sala, sem sintomas após a coleta da segunda bateria de enzimas, sem dor torácica no início do teste ergométrico, além de completa estabilidade hemodinâmica. É contraindicado quando há alterações de ST, aumento enzimático, limitação para exercício, piora da dor, alta probabilidade para coronariopatia, arritmia complexa ou sinais de disfunção ventricular.

ESTRESSE PARA CINTILOGRAFIA MIOCÁRDICA COM MIBI

O paciente poderá ser submetido a esforço físico ou estresse medicamentoso para realização de cintilografia de perfusão miocárdica, nos casos de infradesnível de ST (possíveis testes falso-positivos) em valvopatia, hipertrofia ventricular esquerda e cardiomiopatia, bloqueio do ramo esquerdo, síndrome de Wolff-Parkinson-White, supradesnível de ST em área inativa, para definir área isquêmica, ST normal com incompetência cronotrópica ou pressão arterial descendente/paradoxal; sendo contraindicado o estresse físico quando houver vasculopatia periférica, insuficiência cardíaca congestiva, doença pulmonar obstrutiva crônica, hipertensão arterial grave, baixa capacidade funcional, uso de drogas; e o farmacológico por dipiridamol ou adenosina é contraindicado em doença pulmonar obstrutiva crônica, hipotensão sistólica, bradicardia, bloqueio atrioventricular não protegido por marcapasso, angina instável, lesão de carótidas e, por dobutamina, em angina instável, hipertensão arterial não controlada, hipertrofia ventricular esquerda obstrutiva, arritmia complexa ou aneurisma arterial (tratado ou não).

O teste cardiopulmonar de esforço está indicado para análise de gases e limiares aeróbico/anaeróbico, para indicação de transplante cardíaco, prescrição otimizada de exercícios ou diagnóstico diferencial da dispneia.

BIBLIOGRAFIA CONSULTADA

1. Meneghelo RS, Araujo COS, Stein R, Mastrocolla LE, Albuquerque PF, Serra SM et al.; Sociedade Brasileira de Cardiologia, III Diretrizes da Sociedade Brasileira de Cardiologia sobre Teste Ergométrico. Arq Bras Cardiol. 2010;95(5 supl. 1):1-26.
2. Correa MAMQ, Costa RV. Ergometria. 2ª ed. São Paulo: Ed. Atheneu; 2009.
3. Telerman S, Franken RA, Fioravante E. Pedidos Inadequados de Estresse para Cintilografia Miocárdica. Revista da Sociedade de Cardiologia do Estado de São Paulo. 2012;22(2):155.
4. Mezzani A, Agoston P, Cohen-Solal A, Corrà U, Jegier A, Kouidi E et al., Standards for use of cardiopulmonary exercise testing for the functional evaluation of cardiac patients: a report from the Exercise Physiology Section of the European Association for Cardiovascular Prevention and Rehabilitation. European Journal of Cardiovascular Prevention and Rehabilitation. 2009;16(3).
5. Gibbons RJ, Balady GJ, Beasley JW, Bricker JT, Duvernoy WF, Froelicher VF et al.; ACC/AHA Guidelines for Exercise Testing. Circulation. 1997;96:345-354.
6. Palange P, Ward SA, Carlsen K-H, Casaburi S, Gallagher CG, Gosselink R et al. Recommendations on the use of exercise testing in clinical practice. ERJ. 2007;29(1):185-209.

Capítulo 19.4

Exames Cardiológicos: Cineangiocoronariografia

Luana Costa Scatamburlo
José Mariani Júnior

INTRODUÇÃO

Histórico

O primeiro relato de arteriografia coronária seletiva data de 1958, quando Mason Sones, na *Cleveland Clinic*, em Ohio, USA, acidentalmente cateterizou a artéria coronária direita de uma criança enquanto realizava aortografia ascendente, utilizando um cateter por ele próprio desenvolvido[1]. Tal feito deu início ao método para o diagnóstico da doença arterial coronariana (DAC) e suas diferentes etiologias (Tabela 19.4.1), abrindo caminho para, posteriormente, o aparecimento da angioplastia coronariana.

Tabela 19.4.1 – Etiologias diversas para coronariopatia	
• Aterosclerose	• Angina de Prinzmetal
• Ponte miocárdica	• Síndrome de Kawasaki
• Fístula coronária	• Radiação ionizante
• Atresia de coronária	• Tromboembolia
• Vasculites	• Amiloidose

Aspectos Técnicos

Equipamento radiográfico

É composto basicamente por gerador de raios X, tubo de raios X, intensificador de imagem e um sistema de registro de imagens. (Figura 19.4.1).

Técnica

Para realização da cinecoronariografia é necessária a injeção de um meio de contraste iodado para registro radiológico do lúmen coronário. Para tal, uma via de acesso arterial é estabelecida, e são introduzidos cateteres específicos de forma retrógrada (contra o fluxo sanguíneo) até a raiz da aorta, com o intuito de cateterizar seletivamente os óstios coronarianos[1].

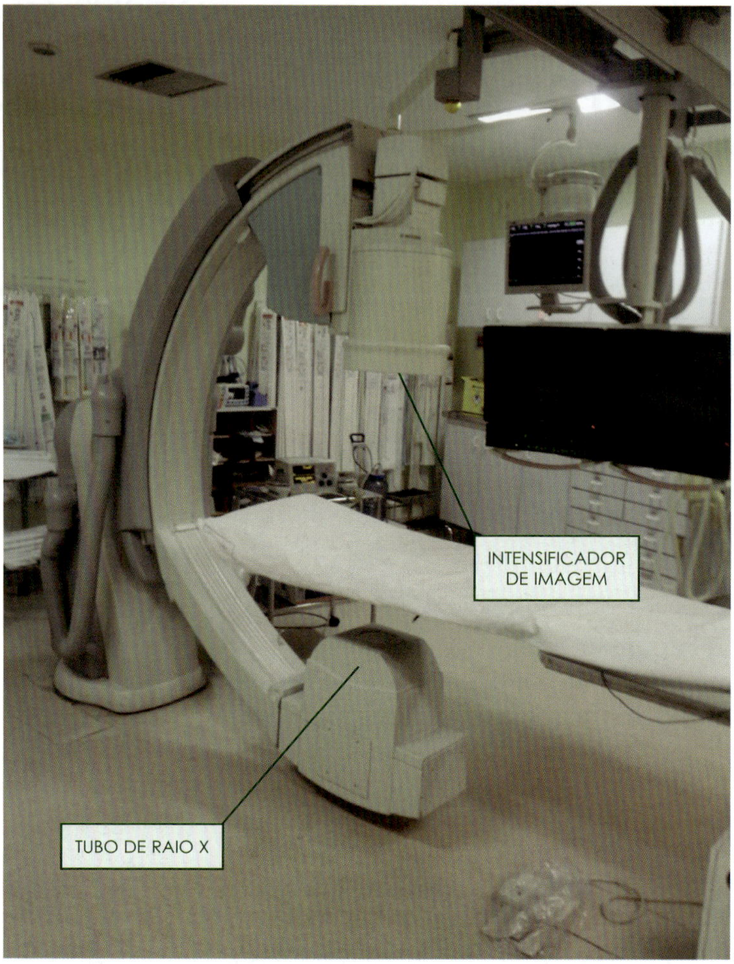

Figura 19.4.1 – Laboratório de hemodinâmica, com destaque para o tubo de raios X e o intensificador de imagens.

As vias de acesso utilizadas, em geral, são a dissecção da artéria braquial e, mais comumente, a punção da artéria femoral ou radial[2].

Uma vez cateterizadas as artérias coronárias, a injeção de contraste em seu interior desenha a luz do vaso, por lumenografia, demonstrando anormalidades como calcificações, dilatações ou ectasias, aneurismas e obstruções. Estas últimas, observadas como estreitamento da luz arterial, são quantificadas na dependência do grau de obstrução que produzem na luz arterial, em discretas, moderadas ou graves. A presença de obstruções coronarianas, sua gravidade, sua localização e complexidade anatômica vão nortear o tipo de tratamento que deve ser estabelecido para determinado paciente e condição clínica.

Projeções

Para melhor elucidação das alterações na circulação coronariana, incluindo definição da severidade de obstruções, é necessário o estudo da árvore coronária em diversas projeções. A rotação do intensificador de imagens fornece projeções oblíquas anteriores direita ou esquerda; seu movimento em relação ao plano sagital fornece as projeções craniais e caudais[3].

ANATOMIA CORONÁRIA

Artéria Coronária Direita

Originária em 97% dos casos no seio de Valsalva direito, percorre o sulco atrioventricular até o *crux cordis* em 70% dos casos, definindo a dominância coronariana. Emite o ramo do cone, o ramo do nó sinusal e o ramo marginal direito. Nos indivíduos com circulação coronária de dominância direita, origina os ramos ventriculares posteriores, além do ramo descendente posterior[2] (Figura 19.4.2).

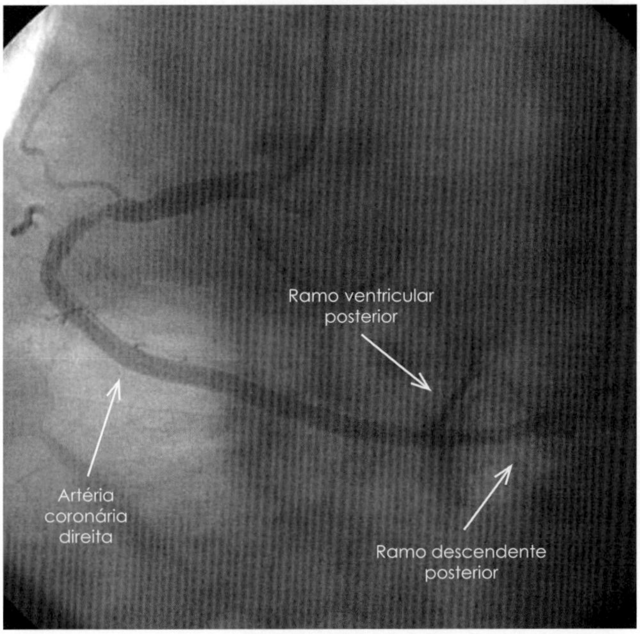

Figura 19.4.2 – Angiografia de artéria coronária direita, destacando seus ramos distais: ventricular posterior e descendente posterior.

Artéria Coronária Esquerda

Nasce no seio de Valsalva esquerdo em 88% dos casos. O tronco da artéria coronária esquerda origina a artéria descendente anterior, que percorre o sulco interventricular anterior fornecendo perpendicularmente ramos perfurantes septais, e obliquamente, ramos diagonais. Emite a artéria circunflexa, a qual percorre o sulco atrioventricular esquerdo e fornece os ramos marginais[2] (Figuras 19.4.3 e 19.4.4).

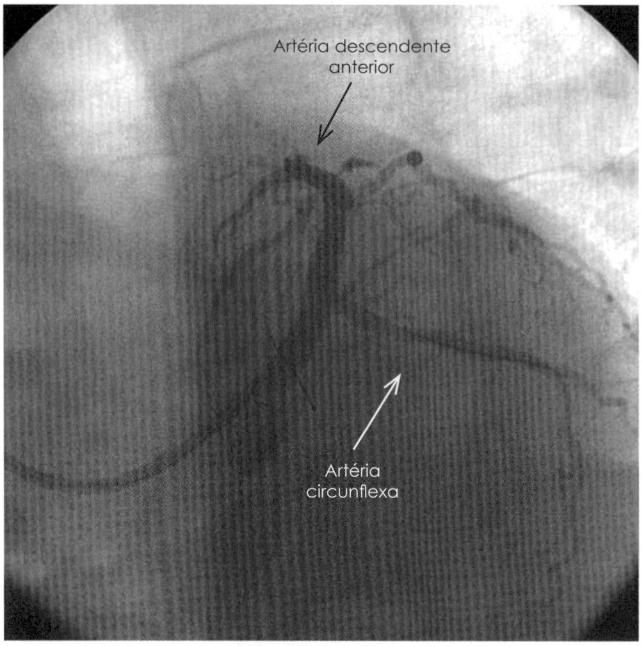

Figura 19.4.3 – Artéria coronária esquerda emitindo artérias descendente anterior e circunflexa.

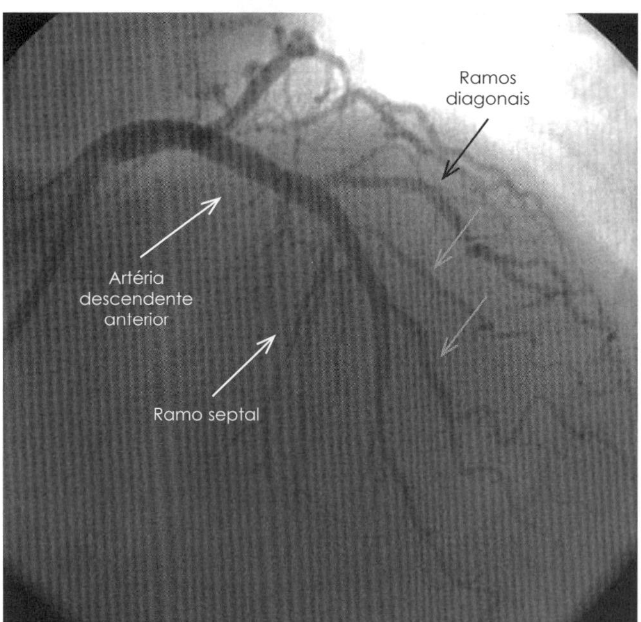

Figura 19.4.4 – Artéria descendente anterior emitindo ramos septais e ramos diagonais.

INDICAÇÕES E CONTRAINDICAÇÕES

A única contraindicação absoluta para cinecoronariografia é a recusa do paciente em realizá-la. As demais contraindicações são relativas, porém deve-se avaliar risco-benefício antes de submeter o paciente ao exame, quando estas estiverem presentes[4] (Tabela 19.4.2).

Tabela 19.4.2 – Contraindicações relativas para cineangiocoronariografia

- Insuficiência renal aguda
- Sangramento gástrico ativo
- Febre inexplicada, por possível infecção
- Infecção em atividade não tratada
- Endocardite de valva aórtica
- Acidente vascular cerebral agudo
- Hipertensão arterial não controlada
- Anemia severa (< 8 g/dL)
- Plaquetopenia (< 50.000/mm^3)
- INR > 1,5
- Distúrbios do potássio (6,0 mEq/L < K < 3,3 mEq/L)
- Distúrbios do sódio (155 mEq/L < Na < 125 mEq/L)
- Intoxicação digitálica
- Insuficiência cardíaca descompensada
- Taquiarritmia não controlada
- Distúrbio psiquiátrico grave descompensado

As indicações são vastas, estando a seguir listadas algumas das principais[5] (Tabela 19.4.3).

Tabela 19.4.3 – Principais indicações para cineangiocoronariografia

- Infarto agudo do miocárdio com supradesnivelamento do segmento ST , nas primeiras horas, visando angioplastia coronária
- Choque cardiogênico nas primeiras 36 horas do início da dor, em vigência de infarto agudo do miocárdio em pacientes com menos de 75 anos, para angioplastia em até 18 horas do início do choque
- Angina instável de alto risco
- Angina estável com sintomatologia limitante, refratária ao tratamento clínico otimizado
- Testes isquêmicos não invasivos positivos
- Episódios de taquiarritmia monomórfica sustentada
- Suspeita de trombose de *stent*
- Suspeita de angina de Prinzmetal
- Angina recorrente após angioplastia coronária
- Cardiopatia congênita em programação cirúrgica com anomalia coronária
- Previamente à cirurgia valvar em adultos com fatores de risco para doença arterial coronariana
- Pré-operatório de transplante cardíaco

COMPLICAÇÕES

As complicações em cinecoronariografia ocorrem em menos de 2% dos casos, porém são potencialmente graves e, portanto, o benefício da realização do exame deve preponderar seus riscos. Grupos com maiores chances de complicações são as crianças com cardiopatias congênitas complexas, os portadores de doença coronária triarterial, de disfunção ventricular, choque cardiogênico, valvopatia, doença vascular periférica, idade avançada e insuficiência renal, especialmente quando associada a diabete melito[6].

Na Tabela 19.4.4 são expostas as principais complicações e respectivas incidências.

Tabela 19.4.4 – Complicações maiores para cineangiocoronariografia e incidência

Complicações	%
Mortalidade	0,11
Infarto agudo do miocárdio	0,05
Acidente cerebrovascular	0,07
Arritmia	0,38
Complicações vasculares	0,43
Reação ao contraste	0,37
Complicações hemodinâmicas	0,26
Perfuração de câmara cardíaca	0,03
Outras complicações	0,28
Total de complicações maiores	1,70

Complicações Vasculares

Pseudoaneurisma

É uma das complicações vasculares mais comuns em sítio de punção, com incidência que varia de 0,05 a 0,4%. Caracteriza-se por dor e edema local, podendo apresentar massa pulsátil associada a sopro e frêmito. O diagnóstico é feito através de ultrassom Doppler.

Quando menores que 2 cm, a conduta é expectante. Nos casos de persistência do pseudoaneurisma por mais de 2 semanas, expansão ou naqueles de maior diâmetro, são três as opções de tratamento: compressão guiada por ultrassom, injeção direta de trombina e, menos frequentemente, a correção cirúrgica[7].

Fístulas arteriovenosas

Em geral são pequenas, com presença de sopro ou frêmito local e evoluem com fechamento espontâneo em sua maioria. Ocorrem em cerca de 0,04% dos casos. Nos casos de fístulas maiores, a correção é cirúrgica através de ligadura[7].

Trombose arterial

Ë um evento raro quando a via de acesso é femoral O diagnóstico é clínico, com quadro de oclusão arterial aguda, acometendo cerca 0,12% dos pacientes. Procede-se anticoagulação e abordagem cirúrgica, geralmente com a tromboembolectomia com utilização do cateter de Fogarty[2].

Hematoma de retroperitônio

Complicação grave e potencialmente fatal, ocorre em 0,05% dos casos, em geral quando a punção da artéria femoral é realizada acima do ligamento inguinal, quando sua localização é retroperitoneal. Os sinais clínicos são de choque hemorrágico, associado ou não a dor em flanco e neuropatia por compressão nervosa pelo hematoma. O tratamento em geral é conservador, com expansão volêmica, monitoração de hematócrito e hemotransfusão, caso necessária. A abordagem cirúrgica é reservada para os casos de choque refratário e queda persistente do hematócrito[2].

Nefropatia Induzida por Contraste

Detectada após cerca de 48-72 horas da exposição ao contraste iodado, sua incidência é em torno de 5%, sendo mais frequente em indivíduos diabéticos e portadores de disfunção renal prévia. É definida como o aumento absoluto de 0,5 mg/dL na creatinina basal ou em 25% de seu valor prévio[8].

Sua prevenção consiste na hidratação prévia ao procedimento, com solução salina isotônica de 1 a 1,5 mL/kg/hora, de 3 a 12 horas antes do procedimento e por 12 a 24 horas após, utilização de contrastes iso-osmolares ou de baixa osmolaridade. Pacientes com *clearance* de creatinina abaixo de 60 mL/min devem receber o menor volume de contraste possível[8,9].

A N-acetilcisteína foi recentemente avaliada em um grande estudo clínico randomizado e multicêntrico, não sendo indicada para prevenção de nefropatia induzida por contraste, por não ter demonstrado nenhum beneficio para este fim[10].

Reações Alérgicas ao Contraste

Reações desde anafilactoides até choque anafilático podem ser desencadeadas pelo contraste iodado e ocorrem em 0,37% dos casos. As manifestações são variadas e incluem prurido, eritema, náuseas, angioedema, broncoespasmo e choque.

Apresentam maior risco aqueles com reação alérgica prévia ao contraste e pacientes asmáticos. A dessensibilização é necessária e em nosso serviço adotamos como protocolo o uso de bloqueador H2, anti-histamínico H1 e corticosteroide por 72 horas antes do procedimento contrastado[11].

REFERÊNCIAS BIBLIOGRÁFICAS

1. Braunwald E, ed. Braunwald's Heart Disease: A Textbook of Cardiovascular Medicine. 9th ed. Philadelphia: W. B. Saunders Company; 2011.
2. Baim DS, Grossman W, editors. Grossman's Cardiac Catheterization, Angiography, andIntervention. 7th ed. Baltimore: Lippincott Williams & Wilkins; 2006.
3. Correia MB, Pimentel WA. Hemodinâmica, Angiocardiografia, Interpretação Clínica. São Paulo: Sarvier; 1988.
4. Scanlon PJ, Faxon DP, Audet AM, Carabello B, Dehmer GJ, Eagle KA et al. ACC/AHA guidelines for coronary angiography: a report of the American College of Cardiology/American Heart Association Task Force on Practice Guidelines (Committee on Coronary Angiography). J Am Coll Cardiol. 1999;33:1756–82.
5. Patel MR, Bailey SR, Bonow RO, Chambers CE, Chan PS, Dehmer GJ et al. ACCF/SCAI/AATS/AHA/ASE/ASNC/HFSA/HRS/SCCM/SCCT/SCMR/STS 2012 appropriate use criteria for diagnostic catheterization: a report of the American College of Cardiology Foundation Appropriate Use Criteria Task Force, Society for Cardiovascular Angiography and Interventions, American Association for Thoracic Surgery, American Heart Association, American Society of Echocardiography, American Society of Nuclear Cardiology, Heart Failure Society of America, Heart Rhythm Society, Society of Critical Care Medicine, Society of Cardiovascular Computed Tomography, Society for Cardiovascular Magnetic Resonance, and Society of Thoracic Surgeons. J Am Coll Cardiol. 2012;59:
6. West R, Ellis G, Brooks N, on behalf of the Joint Audit Committee of the British Cardiac Society and Royal College of Physicians of London. Complications of diagnostic cardiac catheterisation: results from a confidential inquiry into cardiac catheter complications. Heart. 2006;92:810-814.

7. Kresowik TF, Khoury MD, Miller BV, Winniford MD, Shamma AR, Sharp WJ et al. A prospective study of the incidence and natural history of femoral vascular complications after percutaneous transluminal coronary angioplasty. J Vasc Surg. 1991;13:328-33.
8. Levine GN, Bates ER, Blankenship JC, Bailey SR, Bittl JA, Cercek B et al. 2011 ACCF/AHA/SCAI guideline for percutaneous coronary intervention: executive summary: a report of the American College of Cardiology Foundation/American Heart Association Task Force on Practice Guidelines and the Society for Cardiovascular Angiography and Interventions. Circulation. 2011;124:2574-2609.
9. Silber S, Chairperson et al. Guidelines for Percutaneous Coronary Interventions. The Task Force for Percutaneous Coronary Interventions of the European Society of Cardiology European Heart Journal. 2005;26:804-847.
10. ACT Investigators. Acetylcysteine for Prevention of Renal Outcomes in Patients Undergoing Coronary and Peripheral Vascular Angiography Main Results From the Randomized Acetylcysteine for Contrast-Induced Nephropathy Trial (ACT). Circulation. 2011;124(11):1250-9.
11. Brockow K, Christiansen C, Kanny G, Clement O, Barbaud A, et al.; for ENDA and the EAACI interest group on drug hypersensitivity. Management of hypersensitivity reactions to iodinated contrast media. Allergy. 2005;60:150-158.

Capítulo 19.5

Exames Cardiológicos: Ecocardiografia

Jairo Montemor
Kamal Yasbek Junior
Rogério Krakauer

INTRODUÇÃO

O advento da ecocardiografia foi a maior revolução tecnológica da cardiologia após o eletrocardiograma. Desde seus primórdios no modo M até a ecocardiografia tridimensional transesofágica, várias tecnologias foram incorporadas, como o Doppler tecidual e o *strain*. Deste modo, os laudos se tornaram mais específicos, sendo necessário o uso de uma terminologia própria, que muitas vezes somente os especialistas na área conseguem compreender plenamente. Com a experiência acumulada na emissão destes relatórios em hospitais gerais, clínicas diagnósticas e no ensino da ecocardiografia no Hospital Universitário da Santa Casa de Misericórdia de São Paulo durante os últimos 20 anos, mostraremos neste capítulo as frases ecocardiográficas mais frequentes e que podem gerar dúvidas aos colegas não familiarizados ao método, de modo a facilitar o entendimento do mesmo e colaborar de forma mais efetiva na condução clínica dos pacientes. Não tivemos a pretensão de esgotar o assunto e sim de sinalizarmos as situações mais usuais dos laudos para que, do ponto de vista prático, alunos, residentes e médicos não especialistas possam ter o pleno entendimento do laudo ecocardiográfico.

Dividiremos de forma didática as frases, conforme uma sequência lógica que utilizamos no dia a dia.

- Hipertrofia concêntrica refere-se ao aumento uniforme da espessura miocárdica envolvendo todas as paredes do ventrículo esquerdo (VE) com consequente aumento de sua massa e manutenção das dimensões da câmara cardíaca.
- Hipertrofia excêntrica ocorre quando, além do aumento na espessura e na massa, ocorre também dilatação da câmara.
- O remodelamento concêntrico ocorre quando determinado estímulo, como a hipertensão arterial, Induz um aumento na espessura, sem o efetivo aumento da massa no VE.
- O coração do atleta é um fenômeno à parte, pois o esporte de alta *performance* gera aumento da espessura miocárdica da câmara de forma proporcional para preservar o estresse sistólico parietal ocasionado pela sobrecarga de pressão e volume. Estes aumentos em geral são pequenos e não alteram a geometria do VE.

- A espessura relativa da parede é a medida da proporção da espessura em relação ao tamanho da câmara, expressa pela fórmula:

2 x PP / Dd VE
onde PP = espessura diastólica da parede posterior
e Dd VE = diâmetro diastólico do VE

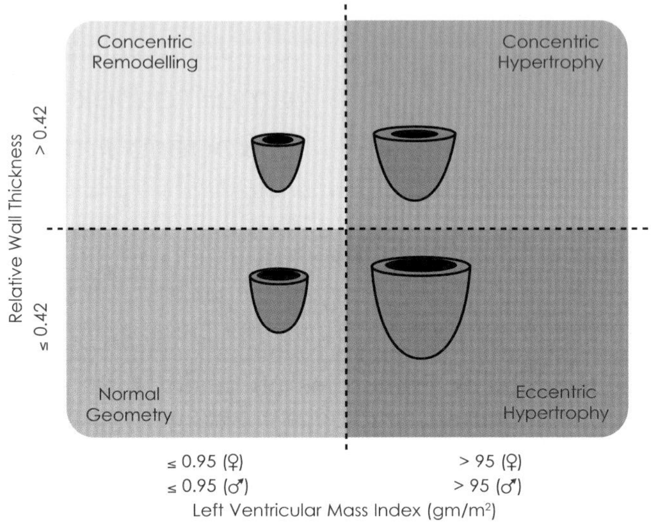

Válvulas

Valva mitral

A valva mitral normal é fina, tem ampla abertura e mobilidade, mas pode permitir pequenos refluxos por ser um tecido submetido a pressão sistólica do VE. Estes refluxos são descritos como escapes ou refluxos mínimos, quando aparecem apenas na protossístole e são fisiológicos. Algumas vezes refluxos holossistólicos descritos como discretos, na ausência de alteração morfológica da valva ou do anel também podem ser de caráter não patológico. Os refluxos maiores que discretos quase sempre acompanham patologias ou modificações anatômicas que devem ser identificadas pelo ecocardiografista, citando então a etiologia do vazamento que pode encontrar-se no anel (dilatação secundária), nas cúspides (degeneração reumática ou mixomatosa) e no aparelho subvalvar (músculos papilares ou cordas acometidos secundariamente por isquemia miocárdica).

A quantificação das insuficiências (Tabela 19.5.1) deve ser realizada por diversas metodologias combinadas para a conclusão (Doppler pulsado, área do jato regurgitante pelo colordoppler, comprimento do jato regurgitante, diâmetro da *vena contrata*, volume e fração regurgitante, orifício regurgitante efetivo e pelo PISA). Frequentemente os laudos descrevem quantificações intermediárias como "discreto a moderado" ou "moderado a grave", quando os diferentes métodos têm resultados limítrofes.

Tabela 19.5.1 – Resumo dos métodos e classificação de gravidade na insuficiência mitral			
	IM discreta	IM moderada	IM* grave
Área do jato	< 4,0 cm^2	> 4,0 cm^2 e < 10 cm2	> 10 cm^2
Rel. área do jato/área AE	< 20%	> 20% e < 40%	> 40%
OER (PISA)	< 0,2 cm^2	> 0,1 cm^2 e < 0,39 cm^2	> 0,4 cm^2
Largura vena contrata	< 0,3 cm	> 0,3 cm e < 0,69 cm	0,7 cm
Fluxo sist. rev. VP	-	-	+
Fluxo reg (ml/bat)	< 30	30 - 59	≥ 60

IM – insuficiência mitral; OER – orifício efetivo de refluxo (PISA); Rel – relação; sist – sistófilo; rev. – reverso; VP – veia pulmonar; reg – regugitante.

De interesse citamos o efeito "coanda", quando jatos regurgitantes permanecem colados à parede lateral (Figura 19.5.1) ou septal atrial, espalhando-se de forma laminar e descrevendo trajetória curvilínea, em geral considerados refluxos moderados ou importantes.

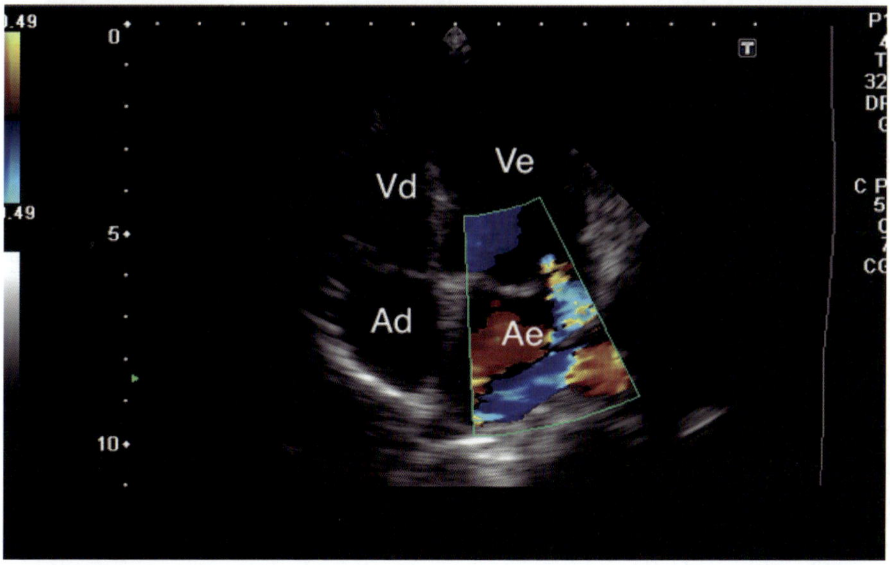

Figura 19.5.1 – Refluxo mitral ao colordoppler no corte bidimensional apical 4 câmaras 4C.

ETIOLOGIAS

- Alterações degenerativas senis: fibrose e calcificação do anel e da base dos folhetos, às vezes comprometimento subvalvar com retração das cúspides.

- Prolapso: (Figura 19.5.2) degeneração mixomatosa (vista como espessamento > 5-6 mm dos folhetos, de aspecto rugoso) associada a redundância e alongamento das cúspides, protrusão superior de uma ou ambas as cúspides. O prolapso pode ser primário (forma clássica) ou secundário à disfunção isquêmica de músculo papilar, ruptura de cordoalha, associado a processo reumático e doenças de depósito. Quando o acometimento das cúspides é desigual o refluxo tende a ser excêntrico.

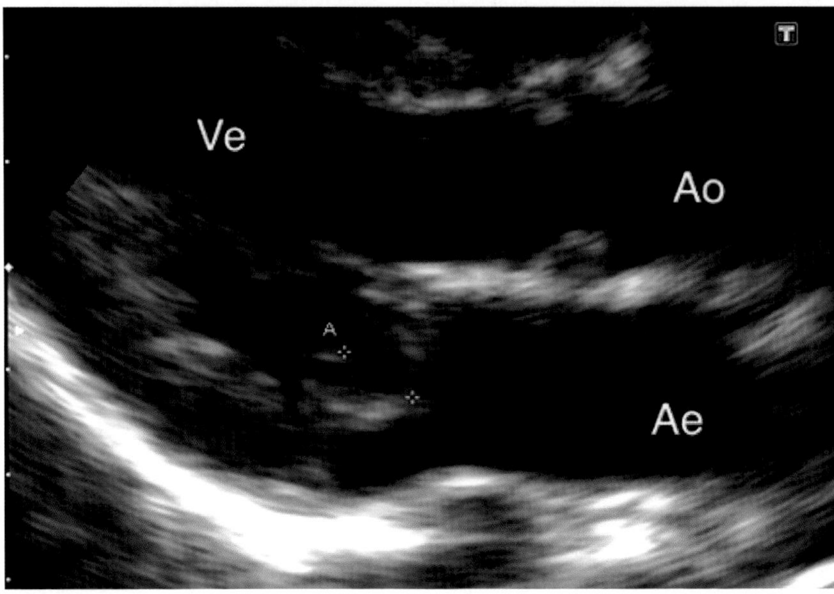

Figura 19.5.2 – Prolapso verdadeiro de valva mitral ao ecocardiograma bidimensional.

- Reumática: na fase crônica o acometimento é característico. Espessamento e calcificação das cúspides com fusão comissural e comprometimento do aparelho subvalvar (espessamento e encurtamento das cordoalhas, que tem variados graus de calcificação e fusão). Quase sempre o folheto posterior está imóvel ou com mobilidade muito reduzida e o folheto anterior tem abertura em "cúpula" ou *domus* (Figura 19.5.3), devido ao acometimento maior na porção livre da cúspide que no seu corpo. Mais comumente o acometimento mitral na doença reumática é a estenose com algum grau de insuficiência.

  A quantificação da estenose deve ser realizada por diversos métodos:

  a. PHT (*pressure half time*): quando em ritmo regular e exceto em BAV e refluxo aórtico e/ou mitral associados;
  b. equação de continuidade: leva em consideração o princípio de conservação de massa. O volume de fluxo que entra no ventrículo tem que ser igual ao que sai;
  c. planimetria direta da área valvar: cada vez mais recomendada devido à melhora na qualidade das imagens;
  d. PISA (*proximal isovelocity surface area*) – utiliza o colordoppler e o Doppler contínuo, mais indicado na presença de regurgitação mitral e aórtica significativas;
  e. medida dos gradientes diastólicos máximo e médio (Tabela 19.5.2).

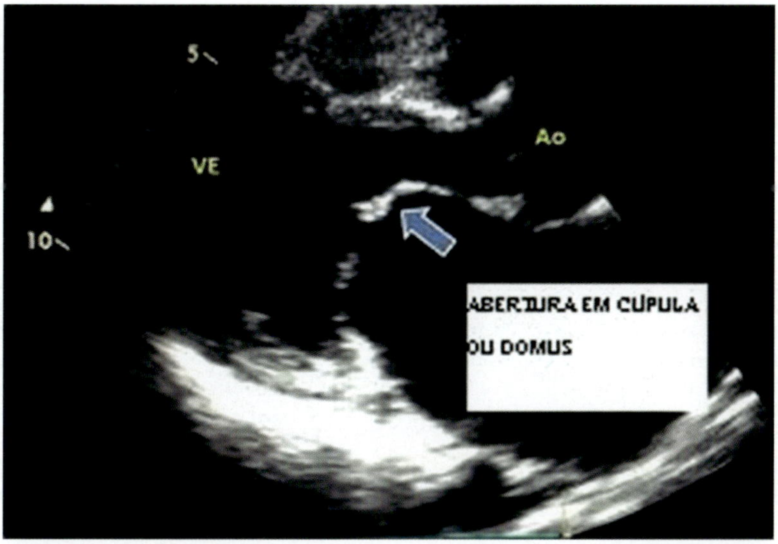

Figura 19.5.3 – Valva mitral ao ecocardiograma bidimensional.

Tabela 19.5.2 – Gradientes diastólicos máximo e médio

	Gradiente médio, mmHg	Área Valvar, cm²	Pressão Arterial Pulmonar Sistólica, mmHg
Normal	0	4,0 – 6,0	< 30
Leve	< 5	1,5 – 4,0	< 30
Moderada	5–10	1,0 – 1,5	30-50
Grave	> 10	< 1,0	> 50

Adaptada de Bonow RO, Carabello BA et al. ACC/AHA Guidelines for the Management of Patients with Valvular Heart Disease. Circulation. 2006.

O Escore de Wilkins (Tabela 19.5.3) avalia a mobilidade, o espessamento, o aparelho subvalvar e a calcificação das cúspides, fornecendo valores de 4 (mínimo acometimento) a 16 (máximo acometimento), corroborando dados clínicos para indicação terapêutica da estenose mitral.

- Valva Aórtica: a valva aórtica normal é fina, tricúspide e permite fluxo laminar para a aorta,. podendo ser acometida por diversas patologias levando a variados graus de estenose ou insuficiência.
- Reumática: a inflamação reumática na fase crônica (Figura 19.5.4) leva a espessamento e fibrocalcificação difusa com retração das cúspides, fusão comissural levando a estenose associada a insuficiência. Acompanha hipertrofia miocárdica e dilatação pós-estenótica da aorta e aumento gradativo do gradiente entre o VE e a aorta.
- Alterações degenerativas senis: este frequente achado ecocardiográfico apresenta fibrose, esclerose e calcificação difusa das cúspides e paredes da aorta, com retração levando a refluxo e/ou estenose em geral de grau discreto.

Tabela 19.5.3 – Escore ecocardiográfico (Wilkins)				
Escore	**Mobilidade**	**Aparelho Subvalvar**	**Espessamento das Cúspides**	**Calcificação**
1	Valva amplamente móvel, com discreta restrição das extremidades	Espessamento mínimo contíguo às cúspides	Espessura próxima à normal (4-5 mm)	Área única de brilho acústico
2	Porções basal e medial das cúspides móveis	Espessamento das cordas restrito a 1/3 do comprimento total	Espessamento mais acentuado (5 a 8 mm), porém restrito às bordas	Áreas esparsas de brilho confinadas às bordas das cúspides
3	Porção basal das cúspides se move na diástole	Espessamento estendendo-se ao terço distal das cordas	Espessamento de toda a cúspide (5 a 8 mm)	Brilho estendendo-se às porções médias das cúspides
4	Cúspides imóveis na diástole	Espessamento acentuado das cordas, ao longo de toda extensão, atingindo os músculos papilares	Espessamento acentuado de toda a cúspide (> 8 a 10 mm)	Brilho acústico extensamente disperso por toda a cúspide

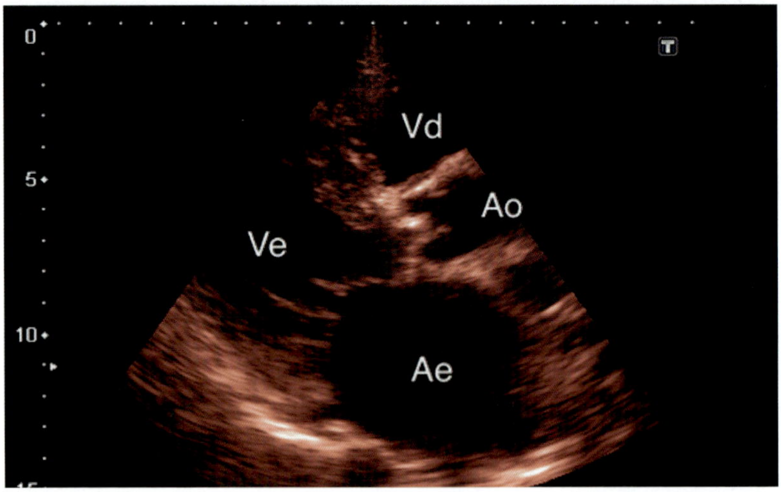

Figura 19.5.4 – Valva aórtica com fibrose e cálcio no ecocardiograma bidimensional.

- Congênita: a evolução natural da valva aórtica bicúspide é para estenose geralmente em indivíduos mais jovens. Quando calcificação e fibrose são prevalentes, dificultam a visibilização de duas ou três cúspides ou da abertura bicuspidizada.
- Outras: trauma, ruptura valvar, dilatação da raiz aórtica lúpus, artrite reumatoide, espondilite anquilosante, doença de Takayasu.

A quantificação da estenose (Tabela 19.5.4) é realizada pela medida dos gradientes máximo e médio pelo Doppler contínuo, a relação das velocidades da via de saída do VE em relação à velocidade na aorta e a área valvar pela equação de continuidade. Classicamente, o gradiente VE-AO ao ecocardiograma é instantâneo, medido pelo aumento da velocidade em uma sístole, diferente do gradiente medido no cateterismo, onde as medidas das pressões de pico sistólico no VE e na aorta são realizadas em sístoles diferentes. Por este motivo, em geral o gradiente máximo pelo ecocardiograma costuma ser um pouco maior do que pelo cateterismo. Desta forma, prefere-se o gradiente médio para quantificação, que minimiza esta diferença.

Tabela 19.5.4 – Gravidade da estenose aórtica (de: Suaide SCE)

	Área valvar normal – 4,0 cm^2		
	Discreta	Moderada	Grave
ÁV (cm^2)	> 1,5	1,0 – 1,5	< 1
Índice de AV (cm^2/m^2)	> 0,8	0,4 – 0,8	< 0,4
GS VE-Ao m (mmHg)	< 25	25 – 40	> 40
Vel. Máx. jato VSVE (m/s)	> 2,5	3,0 – 4,0	> 4

AV (cm^2) – área valvar em centímetro quadrado; Vel. Máx. jato VSVE – velocidade máxima do jato na via de saída de VE; GS VE-Ao – gradiente sistólico médio VE-Ao; hipert – hipertrofia

A quantificação do refluxo é realizada através da análise do mapeamento de fluxo a cores (que determina se o refluxo é central ou excêntrico, direcionado por exemplo ao folheto anterior da valva mitral), medida do PHT do refluxo pelo Doppler contínuo, diâmetro da *vena contracta*, largura do jato regurgitante na via de saída do VE, largura do jato regurgitante, volume regurgitante aórtico, fração regurgitante, presença de fluxo regurgitante no arco aórtico (Figura 19.5.5) e aorta abdominal (denotando refluxos moderado e grave, respectivamente). Classifica-se em escape quando o refluxo é mínimo, próximo ao plano valvar, sem turbulência ou comprometimento hemodinâmico e não é patológico. Pode ser classificado em discreto, moderado e grave e ainda em classificações intermediárias quando os valores encontrados nos diversos métodos citados são limítrofes.

Valva Tricúspide

A valva tricúspide normal permite refluxo mínimo ou discreto em aproximadamente 90% da população. A valva tricúspide pode ser acometida pela doença reumática, resultando em estenose e insuficiência, com a mesma classificação da valvopatia mitral. O PHT pode ser usado modificando-se o valor do numerador de 220 para 190. A dilatação do anel mitral nas sobrecargas de volume pode provocar dilatação secundária do anel tricúspide que, associada ao aumento da pressão capilar pulmonar, intensificam o refluxo tricúspide. A degeneração mixomatosa com prolapso tricúspide tem características semelhantes à mitral, já na síndrome carcinoide verificamos fibro-

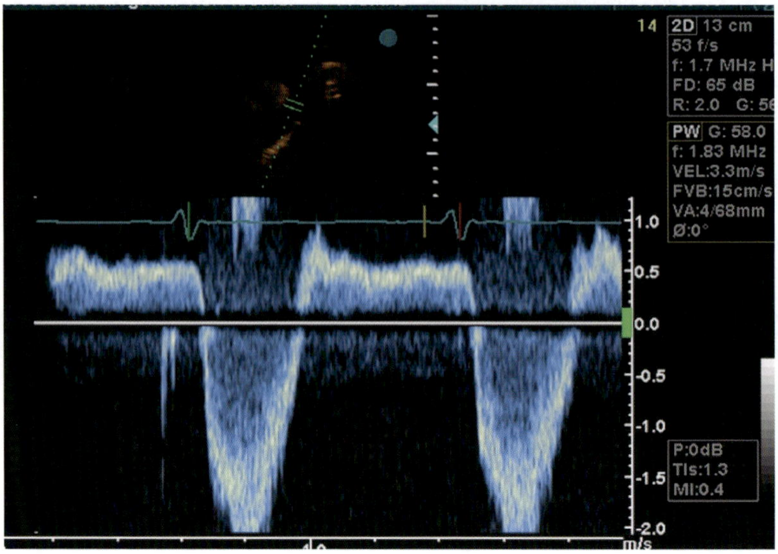

Figura 19.5.5 – Amostra de refluxo aórtico (sinal ascendente na diástole) em início da aorta descendente.

se na face ventricular valvar com espessamento e perda da mobilidade, que resultam em falhas na coaptação, resultando em refluxos graves. Pode associar-se ao acometimento da valva pulmonar.

Valva Pulmonar

O refluxo pulmonar mínimo ou discreto é fisiológico em mais de 90% da população. Pode estar presente no pós-operatório de cardiopatias congênitas ou na dilatação do tronco pulmonar.. A estenose pulmonar valvar é patologia congênita ou resultante da fibrose na síndrome carcinoide.

Próteses Valvares

Nesse tópico, definiremos: tipos de próteses, gradientes imediato e após 30 dias, *mismatch* e *leak*.

Próteses

- Tipo bola (Starr-Edwards): apresentam alto perfil, uso regular descontinuado.
- Disco único (Bjork-Shiley): baixo perfil, apresenta-se com dois orifícios de áreas desiguais, mas no mapeamento de fluxo a cores em geral se observa apenas o fluxo do orifício maior, também com uso regular descontinuado.
- Disco duplo (St. Jude) (Figura 10.5.6), as mais utilizadas hoje em dia, apresentam um orifício central (menor) e dois laterais (maiores), costumam apresentar dois ou três jatos de regurgitação leve com pouca turbulência de forma fisiológica. No mapeamento de fluxo a cores em geral se observam dois fluxos periféricos e eventualmente o terceiro central.

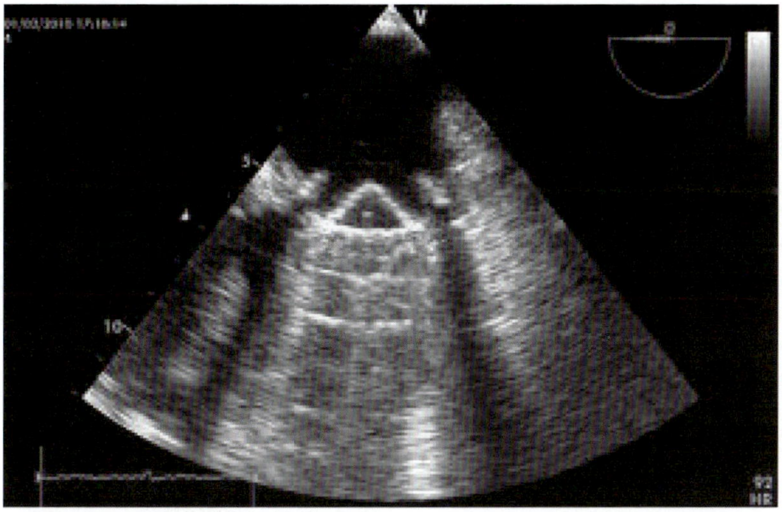

Figura 19.5.6 – Prótese metálica St. Jude em posição mitral ao eco esofágico.

- Biopróteses: podem ser montadas em um anel com revestimento homólogo (valva de cadáver ou dura-máter) ou heterólogo (pericárdio bovino ou de porco).
- Próteses teciduais: mais atuais, sem metal na estrutura (*stentless*) podem ser muito difíceis de diferenciar de valvas nativas. A presença de refluxo central mínimo costuma ser fisiológica.
- Leak: (Figura 19.5.7) – refluxo periprotético de alta velocidade correspondente a vazamento por endocardite ou deiscência de sutura.

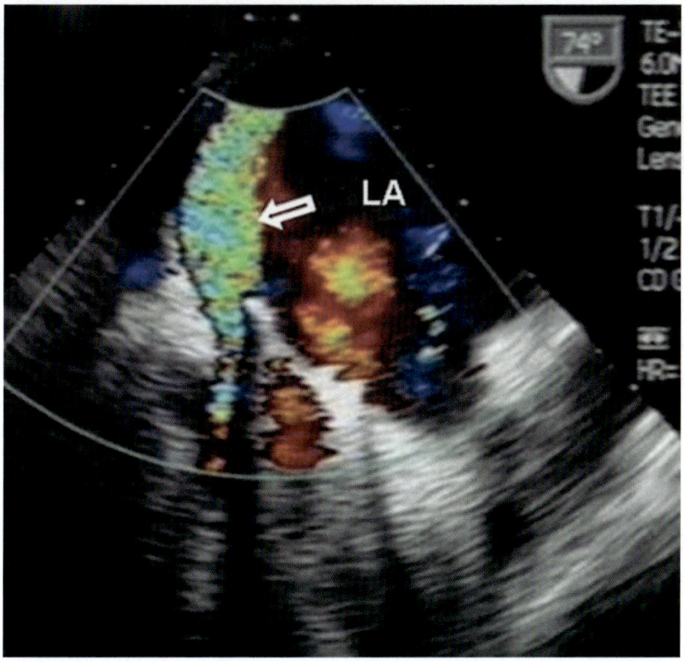

Figura 19.5.7 – Refluxo periprotético mitral em eco esofágico.

Gradientes e *Mismatch:* cada tipo e número de prótese tem previamente determinados os gradientes máximo e médio em tabelas confeccionadas pelo próprio fabricante. O *American College of Cardiology* recomenda que sejam aferidos os gradientes no pós-operatório imediato e aos 30 dias para evidenciar possíveis complicações precocemente. Quando a prótese implantada é desproporcionalmente menor que as dimensões da aorta ascendente do paciente, o fluxo pode acelerar e provocar elevação no gradiente em relação às tabelas de normalidade, determinando a persistência da estenose valvar, inclusive com evolução para um pior prognóstico.

Miocardiopatia Hipertrófica: nesta patologia ocorre a anteriorização do aparelho mitral pela mudança geométrica dos papilares associada ao movimento anterior sistólico da valva mitral (MAS ou SAM). Nota-se o alongamento do folheto anterior e seu movimento em direção ao septo na sístole, obstruindo a via de saída do VE, devido ao efeito Venturi, gerando tanto a insuficiência mitral quanto o gradiente dinâmico (obstrução) na via de saída do VE (Figura 19.5.8).

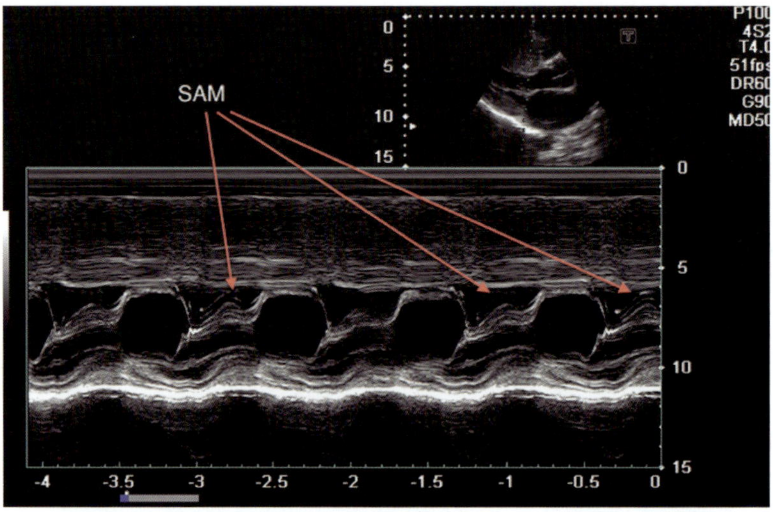

Figura 19.5.8 – Movimento anterior sistólico "SAM" em valva mitral causando obstrução dinâmica na via de saída do VE.

Endocardite: as vegetações típicas são massas de aspecto algodonoso nas valvas, no endocárdio ou endotélio vascular, com morfologia e dimensões variáveis, geralmente filamentares, móveis e aderidas à superfície de baixa pressão (Figura 19.5.9). As vegetações do lado direito do coração tendem a ser maiores. A doença pode apresentar-se com vegetações planas, verrucosidades pequenas, lesões inespecíficas fibrocalcificadas e até sem vegetações. Grandes vegetações (acima de 5-10 mm) e vegetações do lado direito têm maior potencial emboligênico. A ecocardiografia permite ainda o diagnóstico das complicações como abscessos, perfurações, ruptura de cordoalha, fístulas, derrame pericárdico e aneurismas valvulares.

O estudo transesofágico complementa o torácico e é imprescindível em próteses valvares.

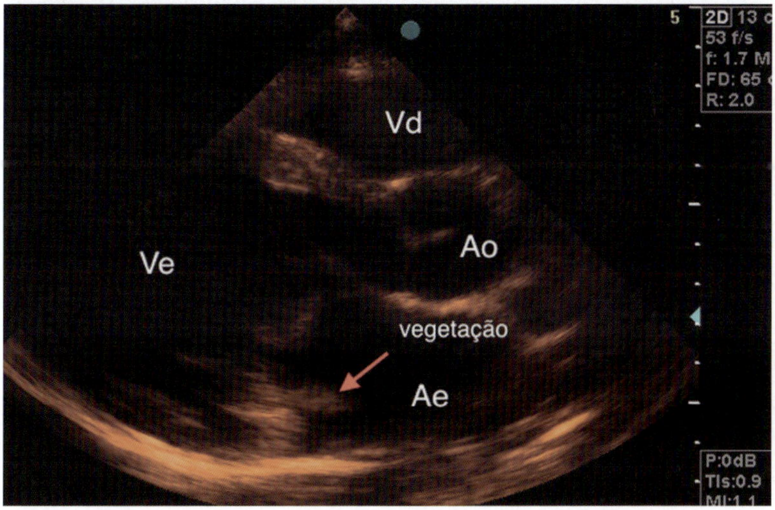

Figura 19.5.9 – Vegetação em face atrial de folheto posterior da valva mitral.

É importante o diagnóstico diferencial com as seguintes situações:

- excrescências de Lambl: pequenos filamentos correspondentes à degeneração normal das valvas e que não provocam destruição da mesma;
- rede de Chiari: restos embrionários da valva de Eustáquio, exuberantes no átrio direito;
- *strands*: filamentos (restos de suturas) no anel das próteses, presentes no pós-operatório recente;
- nódulos de Arantius: achados nas bordas das cúspides aórticas (coaptação);
- fibroelastoma pilífero: tumor benigno na face atrial da valva mitral, em geral bem delimitado;
- outros tumores e coágulos.

Aneurisma do septo atrial: achado comum, refere-se a redundância com hipermobilidade da lâmina da fossa oval, acima de 10 a 15 mm de mobilidade (Figura 19.5.10). Estão muitas vezes (50-60%) associados a *shunt* E-D (associação de forame oval pérvio) e são responsáveis por arritmia atrial clinicamente detectável. É uma anormalidade de prognóstico incerto e tem sido estudada sua relação com enxaqueca e isquemia cerebral, ainda sem definição de correlação entre estas ocorrências.

Aorta

Anatomicamente, dividimos a primeira porção da aorta em três partes:

- raiz aórtica (anel) – medida no nível da inserção dos folhetos;
- seio de Valsalva (porção mais dilatada);
- junção sinotubular (início da aorta ascendente).

- Ateromatose: a presença de placas ateroscleróticas em toda a extensão da aorta pode ser observada em todos os segmentos do vaso.

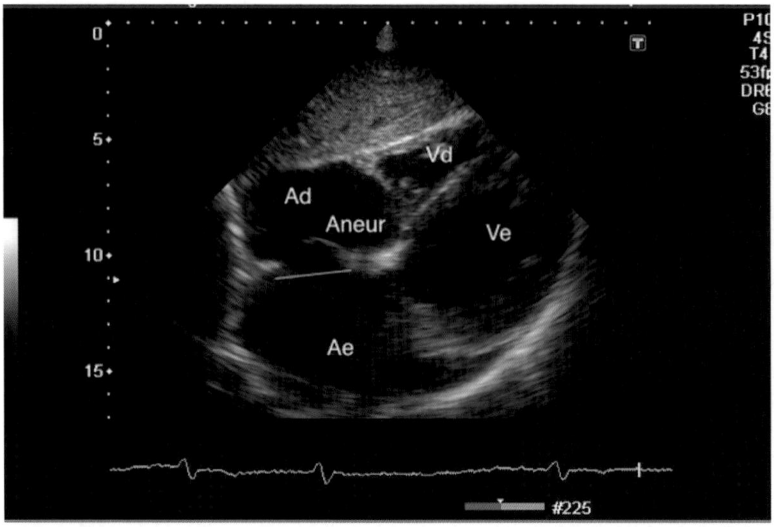

Figura 19.5.10 – Aneurisma do septo interatrial abaulado para a direita.

Tabela 19.5.5 – Medidas normais da aorta			
Limites Superiores das Dimensões Normais da Aorta de Adultos			
	Homem	Mulher	Índice de Acordo com a Área de Superfície Corpórea (Homem e Mulher)
Ánel aórtico	3,1 cm	2,6 cm	1,6 cm/m²
Selos de Valsalva	4,0 cm	3,6 cm	2,1 cm/m²
Junção sinotubular	3,6 cm	3,2 cm	1,9 cm/m²

Dados de Roman MJ et al.: Am J Cardiol 1989;64:507-512.

Equações para Cálculo da Dimensão Esperada do Seio Aórtico com Base no Peso Corpóreo	
Idade do Paciente	Dimensão Esperada do Seio (cm)
< 20 anos	1,02 + 0,98 (ASC)
20-39 anos	0,97 + 1,12 (ASC)
40 anos ou mais	1,92 + 0,74 (ASC)

ASC: área de superfície corpórea. Dados de Roman MJ et al: Am J Cardiol 1989; 64:507-512

- Aneurisma e Dissecção: a aterosclerose é sem dúvida a etiologia mais frequente das doenças da aorta. Cabe ressaltar que aneurisma refere-se a dilatações envolvendo as três camadas da aorta (íntima, média e adventícia) com expansão progressiva.

A dissecção (Figura 19.5.11B) pode ocorrer com ou sem a formação aneurismática e refere-se ao rompimento da íntima, permitindo que o sangue penetre na parede da aorta, destruindo a camada média e separando a íntima da adventícia. A íntima pode assumir movimento desordenado denominado *flap*. Esse sangue na parede da aorta forma a luz falsa que, como encontra menor pressão, tende a expandir-se e tomar proporções maiores que a luz verdadeira (Figura 19.5.11A). O baixo fluxo na luz falsa predispõe com frequência a trombose parcial ou total. O sangue pode prosseguir de forma anterógrada e retrógrada, pode achar pontos de saída e reentrada e o quadro clínico depende de todos esses fatores. O ecocardiograma transtorácico tem boa acu-

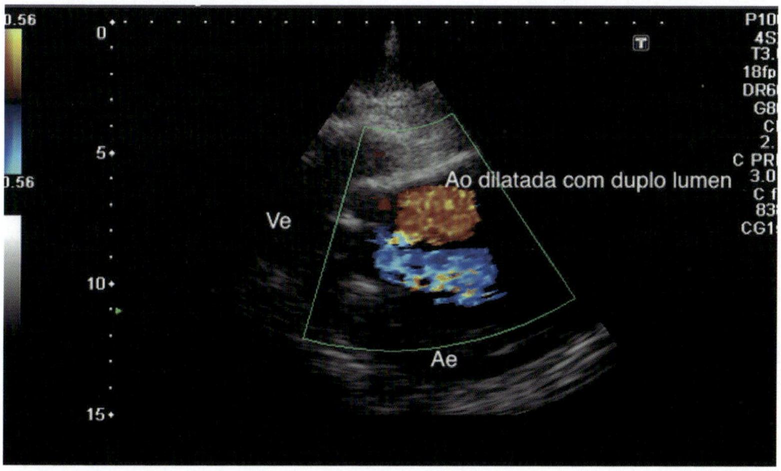

Figura 19.5.11A – Duplo lúmen na raiz da aorta.

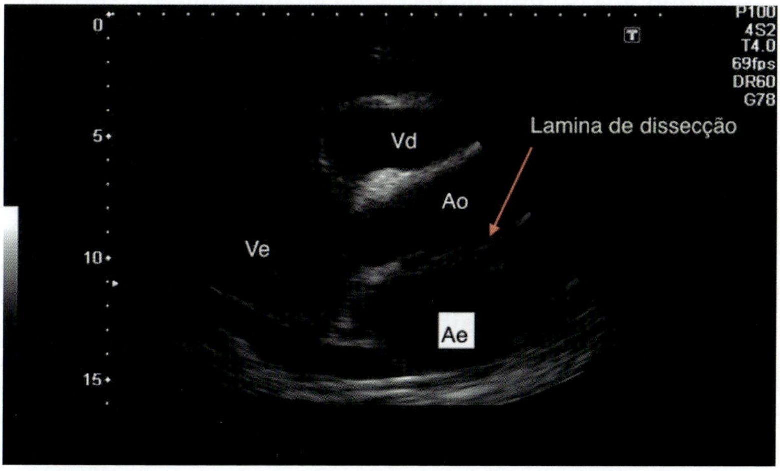

Figura 19.5.11B – Lâmina de dissecção em porção ascendente.

rácia na aorta ascendente e no arco aórtico. Já o transesofágico não permite boa visibilização do arco aórtico e é a escolha para a aorta ascendente e descendente.

- Hematomas intramurais: formados por hemorragias laminares na camada média, por trauma ou ruptura dos *vasa vasorum*. Ao ecocardiograma observa-se espaço livre de ecos entre a íntima e a adventícia, que estão bem delimitadas, podendo ocupar parte ou toda a circunferência do vaso.
- Úlcera Penetrante: a doença aterosclerótica pode formar placas na íntima que ocasionalmente sofrem hemorragia intraplaca com posterior formação de úlceras que podem evoluir com desenvolvimento de pseudoaneurismas, ruptura do vaso ou dissecção, quando direcionadas para a camada média.

Pericárdio

O pericárdio é uma lâmina com aproximadamente 1 mm de espessura, detectado pela ecocardiografia em situação de derrame pericárdico associado a derrame pleural ou quando há intenso espessamento e calcificação por patologias como tuberculose, por exemplo. Já os derrames pericárdicos, mesmo que mínimos, podem facilmente ser identificados pelo método. Pode ser um achado de exame em situação inflamatória sistêmica, colagenoses, hipotireoidismo ou doenças proliferativas. É definido como um espaço homogêneo, podendo por vezes confundir-se a gordura pré-pericárdica quando restrito à região anterior do coração.

O ecocardiograma pode fazer medidas semiquantitativas do volume do líquido pericárdico. Líquido nítido ao redor dos ventrículos equivale a cerca de 300 mL. Se a este aspecto se associar uma distância acima de 1,0 cm livre de ecos, o volume é superior a 500 mL e quando essa separação é superior a 2,0 cm, o volume supera 700 mL. O acúmulo de líquido na porção superior ao átrio esquerdo é denominado *swinging heart*, como se o coração estivesse flutuando no espaço pericárdico.

O diagnóstico de tamponamento cardíaco é feito através da análise do colabamento das cavidades (inicialmente do átrio direito e depois do ventrículo direito) e do padrão do fluxo de enchimento ventricular esquerdo (diminuição gradual do fluxo inspiratório aórtico e mitral (Figura 19.5.12B). Também são considerados o aumento significativo do fluxo nas cavidades direitas na inspiração e a análise do fluxo pela veia cava superior, que nos estados de restrição ao enchimento cardíaco perdem, durante todo o ciclo ou em alguma fase deste, o componente diastólico do enchimento. Estes achados determinam com alta especificidade e sensibilidade o estado de tamponamento instalado ou em curso, sendo importante método para definição da conduta clínica.

Contraste Espontâneo

O coração como fonte emboligênica é um capítulo isolado. Trombos, massas, placas ateroscleróticas e vegetações são frequentemente associados a fenômenos embólicos. O contraste espontâneo é a visibilização de uma "fumaça", *smoke* dentro das cavidades cardíacas (Figura 19.5.13), devido ao fluxo sanguíneo de baixa velocidade em câmaras dilatadas com pressões diastólicas elevadas. Esta imagem traduz um estado pré-trombótico, pois em várias séries de casos esteve associado ao aumento de quadros embólicos. Pode ser detectado ao ecocardiograma transtorácico, ficando mais evidente ao eco transesofágico, tanto nos átrios como nos ventrículos.

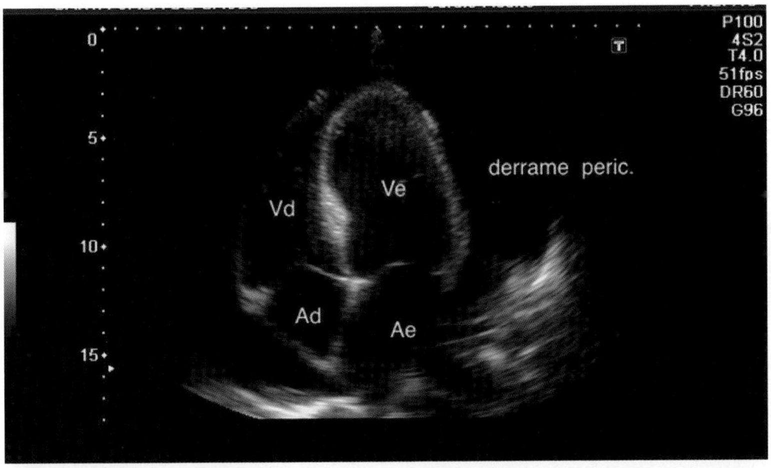

Figura 19.5.12A – Apical 4C em derrame importante.

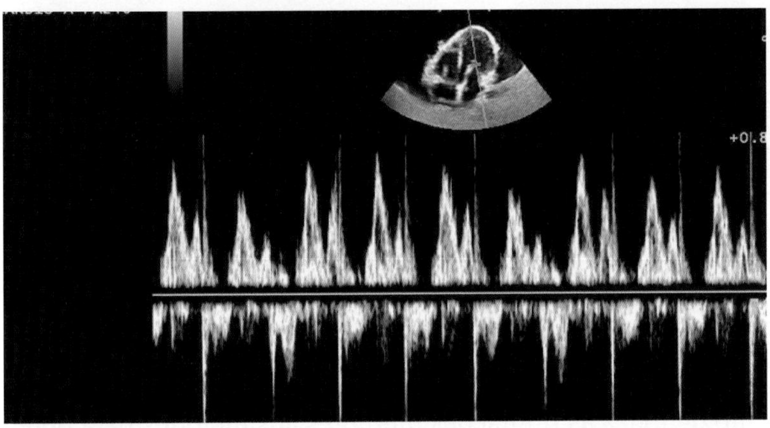

Figura 19.5.12B – Fluxo mitral em situação de derrame pericárdico importante.

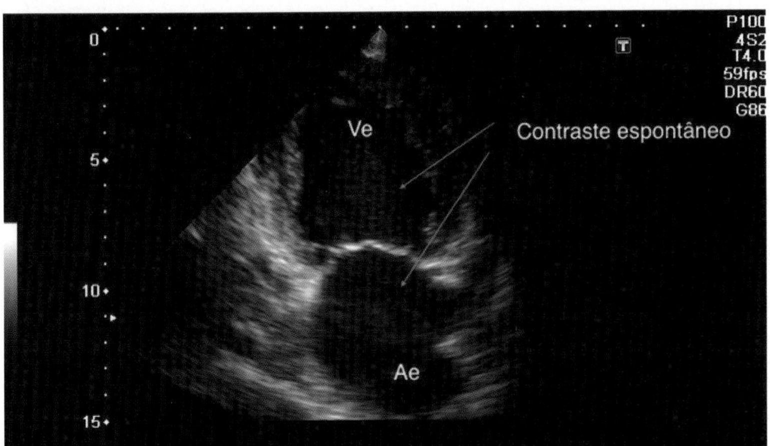

Figura 19.5.13 – Contraste espontâneo em câmaras esquerdas dilatadas.

Mixoma

Dentre os tumores cardíacos, o mixoma corresponde a 90% dos tumores primários benignos. Em geral são únicos, muito mais prevalentes no átrio esquerdo que no direito (dez vezes), arredondados, heterogêneos, pediculados e aderidos ao septo atrial, projetando-se para o orifício mitral na fase diastólica.

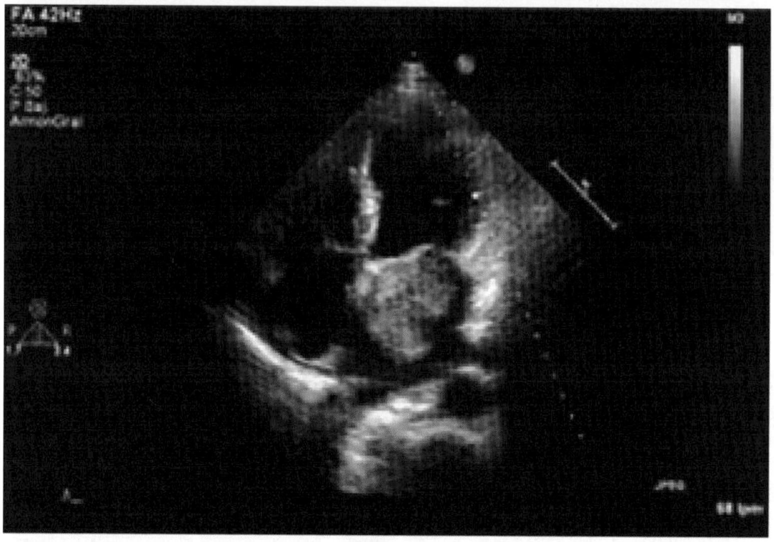

Figura 19.5.14 – Mixoma em átrio esquerdo.

Função Sistólica dos Ventrículos

A avaliação da função sistólica dos ventrículos é um dos pontos primordiais do estudo ecocardiográfico e sem dúvida a que suscita maior interesse do médico solicitante. A despeito de todas as limitações inerentes aos métodos para obtenção de seus valores, a fração de ejeção (FE) continua a ser importante no contexto clínico e de grande valor nos estudos científicos.

A análise da função global e regional do VE pode ser feita de forma qualitativa – visualmente – ou quantitativa, através de técnicas ao modo M (unidimensional), modo bidimensional, tridimensional ou estudo Doppler. As obtenções das medidas irão estimar, através de cálculos matemáticos, os volumes ventriculares necessários para a equação da FE. De todos os métodos, o tridimensional é o que melhor se aproxima do volume real dos ventrículos, porém ainda de baixa aplicabilidade clínica.

Na avaliação qualitativa examinamos o grau de contração e espessamento miocárdico através de vários planos, sendo classificada como normal, diminuição discreta, moderada ou importante. Quando realizada por examinadores experientes, possui grande correlação com os métodos quantitativos. Existem ainda várias outras maneiras de se inferir a função sistólica do VE qualitativamente, como por exemplo a distância entre o movimento anterior máximo do folheto anterior da valva mitral e o septo interventricular (Figura 19.5.15) ou através do grau de movimentação anteroposterior da raiz da aorta (Figura 19.5.16).

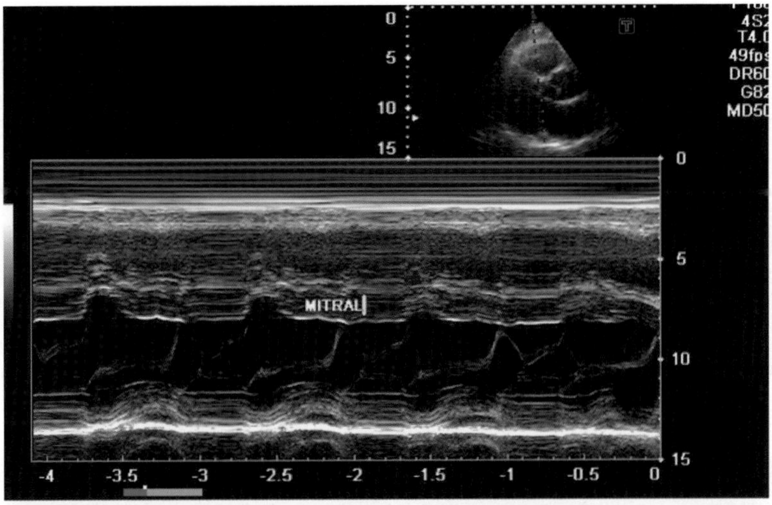

Figura 19.5.15 – Distância do ponto E da valva mitral ao septo ao modo M.

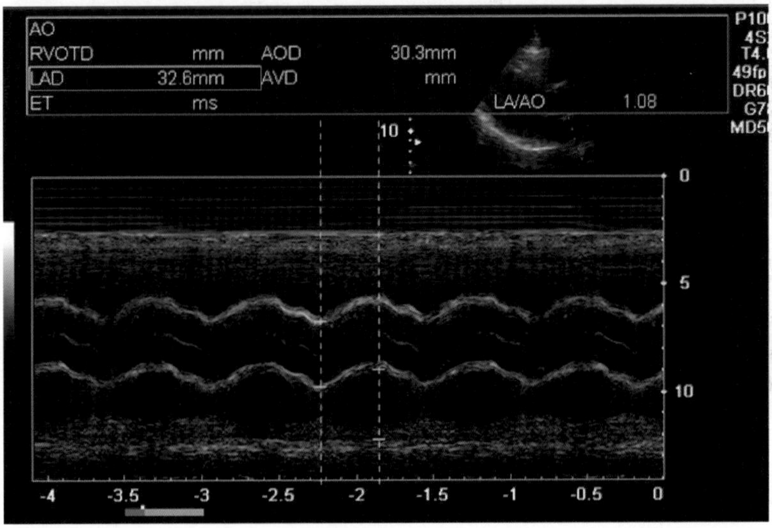

Figura 19.5.16 – Movimentação anteroposterior da raiz da aorta ao modo M.

São vários os métodos para se calcular a FE do VE quantitativamente. Linearmente, os mais utilizados na rotina clínica são o método de Cubo (ou Pombo) e Teicholz. Para tais medidas, assumimos que a contratilidade global é uniforme, pois a medida é realizada em apenas um ponto específico do VE (Figura 19.5.17). Já na presença de alterações segmentares, os métodos ao bidimensional são preferíveis, sendo o mais utilizado o método de Simpson, que calcula o volume ventricular do ápex à base (Figura 19.5.18). Na Tabela 19.5.6 podemos observar os valores de referência da FE.

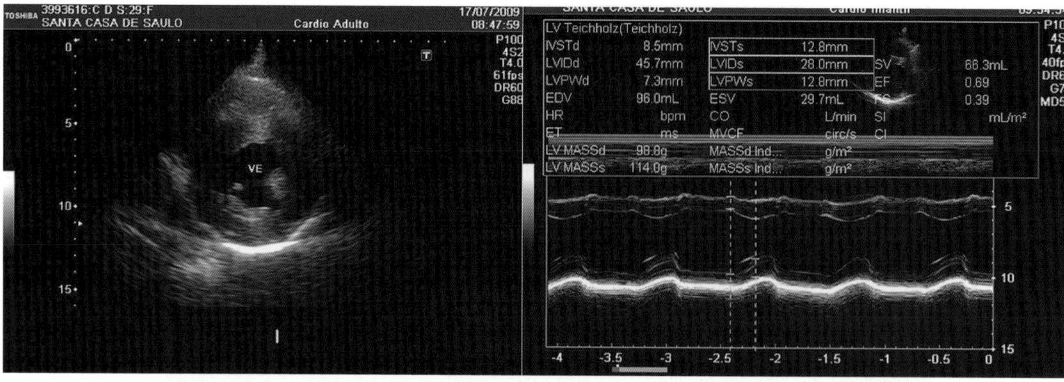

Figura 19.5.17 – Método linear para medida da FE do VE.

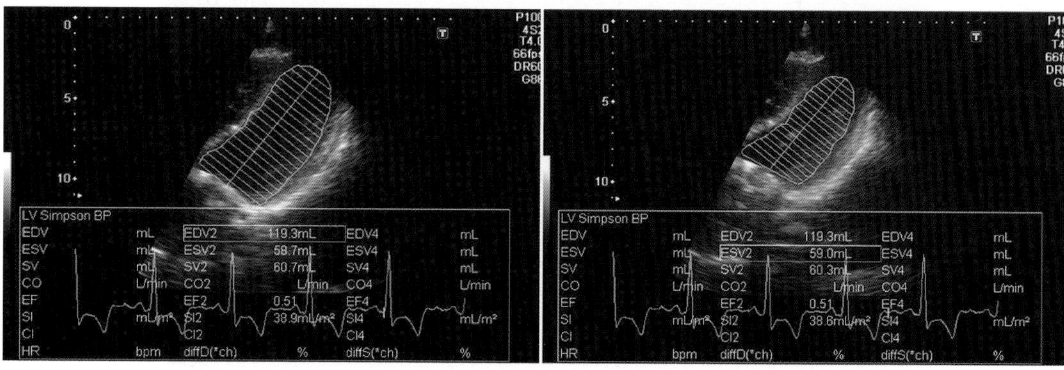

Figura 19.5.18 – Avaliação bidimensional do VE pelo método de Simpson.

Tabela 19.5.6 – Valores de referência da fração de ejeção do VE (Sociedade Americana de Ecocardiografia)			
Normal	Diminuição Discreta	Diminuição Moderada	Diminuição Importante
FE > 55	45–54	30–44	< 30

Dispomos ainda, das várias técnicas Doppler para avaliar a função do VE através, basicamente, do volume de ejeção e do débito cardíaco. A técnica do dP/dt é útil nos casos de insuficiência mitral, onde a função sistólica do VE pode estar superestimada pelos métodos descritos Figura 19.5.19.

O índice de *performance* miocárdica (índice de Tei) também é outra ferramenta que pode ser utilizada tanto para avaliação do VE quanto do VD (Figura 19.5.20).

As técnicas que utilizam o Doppler tecidual auxiliam na avaliação sistólica dos ventrículos, da função diastólica, contração segmentar e especialmente na análise das dessincronias (*tissue tracking, strain* e *strain rate*) (Figuras 19.5.21 e 19.5.22).

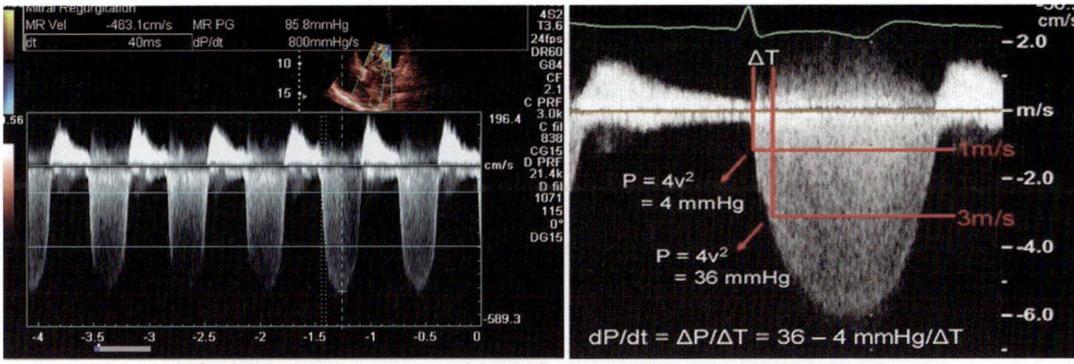

Figura 19.5.19 – Cálculo do dP/dt para estimativa da FE.

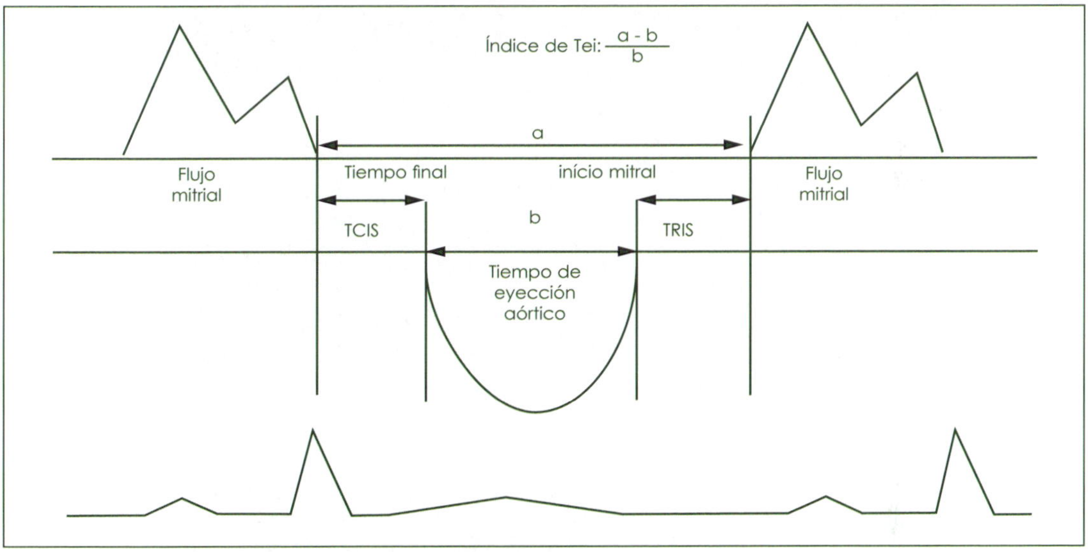

Figura 19.5.20 – Índice de Tei para cálculo da *performance* miocárdica.

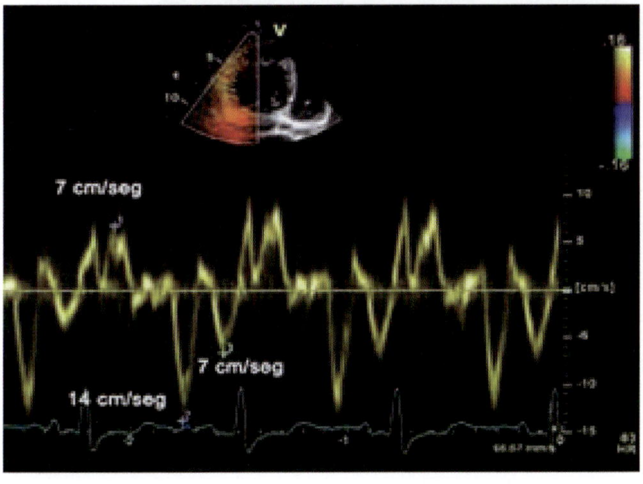

Figura 19.5.21 – Doppler tecidual do anel tricúspide.

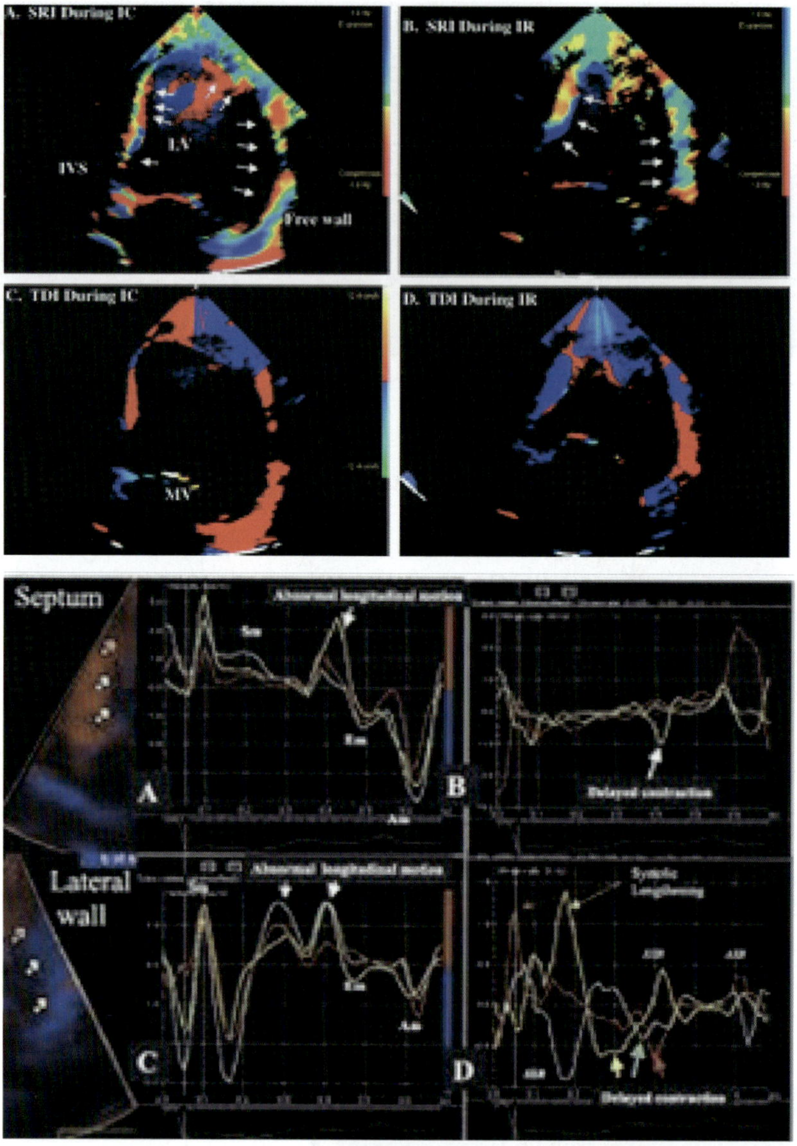

Figura 19.5.22 – *Tissue tracking e strain.*

Função Sistólica do Ventrículo Direito (VD)

O VD, devido a seu formato característico, possui dificuldade de visibilização completa em qualquer janela ecocardiográfica, devendo ser avaliado por todos os ângulos possíveis. Por esse aspecto, os resultados mais fidedignos de sua função são obtidos através do estudo tridimensional.

Na prática clínica, a função do VD pode ser avaliada de forma qualitativa e através de técnicas como a distância da excursão do anel tricúspide em direção ao ápex na sístole (TAPSE), pela medida da onda S' pelo Doppler tecidual do anel tricúspide, pela relação da área do VD na diástole e na sístole e pelo índice de Tei, conforme demonstrado anteriormente (Figuras 19.5.23 a 19.5.25).

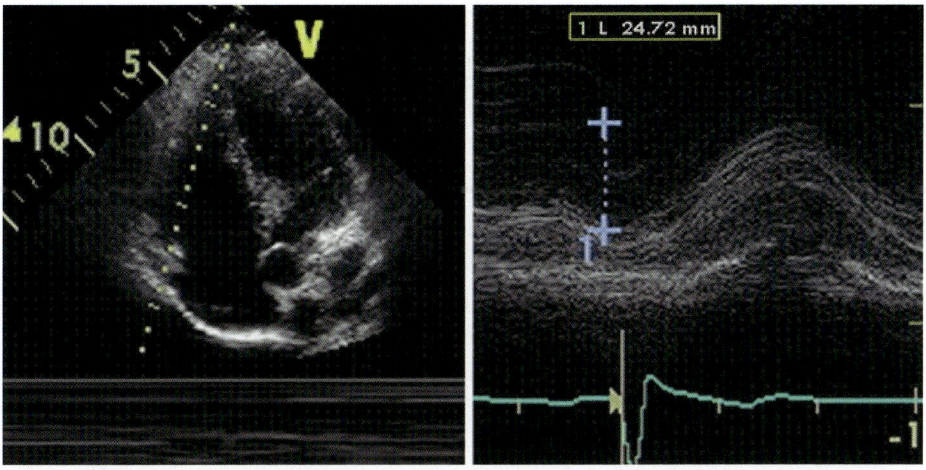

Figura 19.5.23 – Medida da excursão do anel tricúspide – TAPSE (normal > 16 mm).

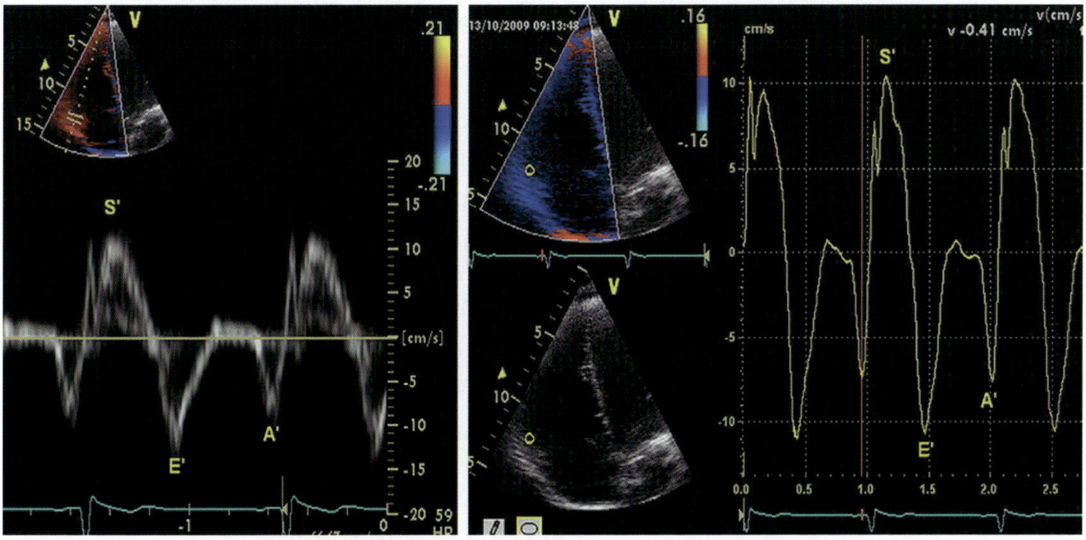

Figura 19.5.24 – Doppler tecidual do anel tricúspide – onda S' (normal > 10 cm/s).

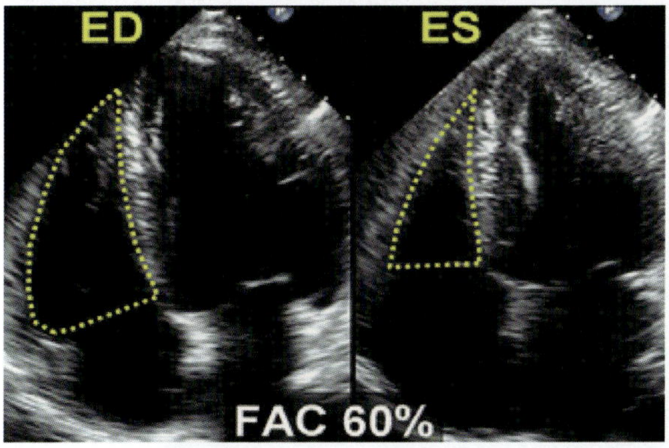

Figura 19.5.25 – Cálculo a partir da área do VD na diástole e na sístole (normal > 35%).

Para finalizar, devemos chamar a atenção de que os valores da FE são dinâmicos, pois sofrem interferências de vários fatores (pré-carga, pós-carga, FC, etc.) e pequenas alterações não refletem, necessariamente, melhora ou piora clínica, devendo sempre ser analisados em um contexto global.

Hipertensão Pulmonar

A estimativa da pressão da artéria pulmonar (PAP) é uma das formas de se avaliar a função sistólica do VD. O VD é uma câmara que não suporta de forma adequada sobrecargas de pressão e volume. A hipertensão pulmonar (HP) pode ser primária ou secundária a algumas cardiopatias (estenose mitral, insuficiência ventricular esquerda) ou doenças pulmonares. De forma aguda, como resposta ao tromboembolismo pulmonar (TEP), pode determinar dilatação e falência do VD. O ecocardiograma, por ser de fácil realização, inclusive à beira do leito, auxilia no raciocínio diagnóstico do TEP, no prognóstico e na resposta terapêutica.

Podemos encontrar dilatação das câmaras direitas, perda de função, movimento paradoxal do septo interventricular e HP. O achado de trombo em artéria pulmonar é raro e não constitui o principal objetivo do exame. Existem algumas formas de se quantificar a PAP. A mais confiável é através do refluxo tricúspide, onde calculamos a velocidade da regurgitação e o gradiente diastólico. A este valor somamos a pressão do átrio direito, conforme a dimensão e grau de colabamento inspiratório da veia cava inferior (Tabela 19.5.7). Podemos ainda estimar as pressões média e diastólica da artéria pulmonar pelo refluxo da valva pulmonar ou pelo tempo de aceleração do fluxo pré-valvar pulmonar (TAC) (Figura 19.5.26). Apesar de grande utilidade no TEP, o ecocardiograma normal (em até 50% dos casos) não afasta essa possibilidade assim como limita sua interpretação naqueles pacientes já portadores de hipertensão pulmonar de qualquer etiologia.

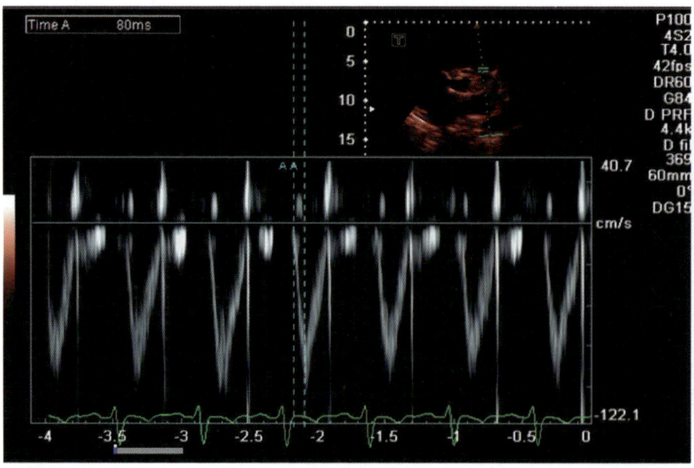

Figura 19.5.26 – TAC aferido em fluxo pré-valva pulmonar (PAP normal com TAC > 100).

Tabela 19.5.7 – Tamanho e variação de veia cava inferior na estimativa de pressão arterial pulmonar

Tamanho VCI	Variação no Ciclo	Pressão Estimada para AD
> 2,0 cm	< 50%	20 mmHg
> 2,0 cm	> 50%	15 mmHg
< 2,0 cm	< 50%	10 mmHg
< 2,0 cm	> 50%	5 mmHg

VCI: veia cava inferior; AD: átrio direito;

Função Diastólica do VE

A disfunção diastólica é um componente importante na insuficiência cardíaca e frequentemente precede a disfunção sistólica. Sua presença não necessariamente está relacionada a sintomas de insuficiência cardíaca e deve ser interpretada sempre num contexto global do paciente. Pode aparecer de forma isolada, mas frequentemente acompanha a disfunção sistólica. Ao ecocardiograma é classificada como normal, disfunção discreta, moderada ou grave.

Na análise ao bidimensional podemos encontrar aumento do espessamento parietal (remodelamento concêntrico) e dilatação atrial. Mas a análise mais completa se faz pelo estudo Doppler e suas técnicas derivadas, onde, entre outras, avaliamos o fluxo transvalvar mitral através da onda E de enchimento rápido (maior) e da onda A de contração atrial (menor), do tempo de desaceleração diastólico precoce (DT), do tempo de relaxamento isovolumétrico (TRIV), das ondas E' e A' do Doppler tecidual e dos fluxos das veias pulmonares. As principais alterações com a classificação da gravidade estão listadas na Tabela 19.5.8.

A avaliação da função diastólica pode estar limitada por diversos fatores, entre eles a respiração, a frequência cardíaca, idade, arritmias atriais, pré-carga e função sistólica do VE. Adicionalmente, a disfunção diastólica pode evoluir para piora ou melhora, podendo ser reversível como, por exemplo, quando normaliza após reperfusão pós-infarto. Em casos de diminuição da complacência e disfunção grave pode-se atingir um grau de irreversibilidade, caracterizado pela ausência de diminuição da velocidade da onda E durante a manobra de Valsava (Tabela 19.5.8).

Contração Segmentar do Ve

Neste tópico, tratamos das alterações observadas nas paredes miocárdicas do VE durante os processos de isquemia na insuficiência coronária crônica (ICO) e na insuficiência coronária aguda com o infarto agudo do miocárdio (IAM).

Durante o exame podemos observar os padrões contráteis das paredes nas diversas projeções ecocardiográficas, como ilustra a Figura 19.5.27. Ao identificarmos um padrão de hipocontratilidade (e portanto, isquemia) podemos pontuar estas regiões e determinar um escore para quantificarmos o quanto aquela câmara apresenta ou não de disfunção pela isquemia.

Tabela 19.5.8 – Classificação da disfunção diastólica segundo os achados do Doppler

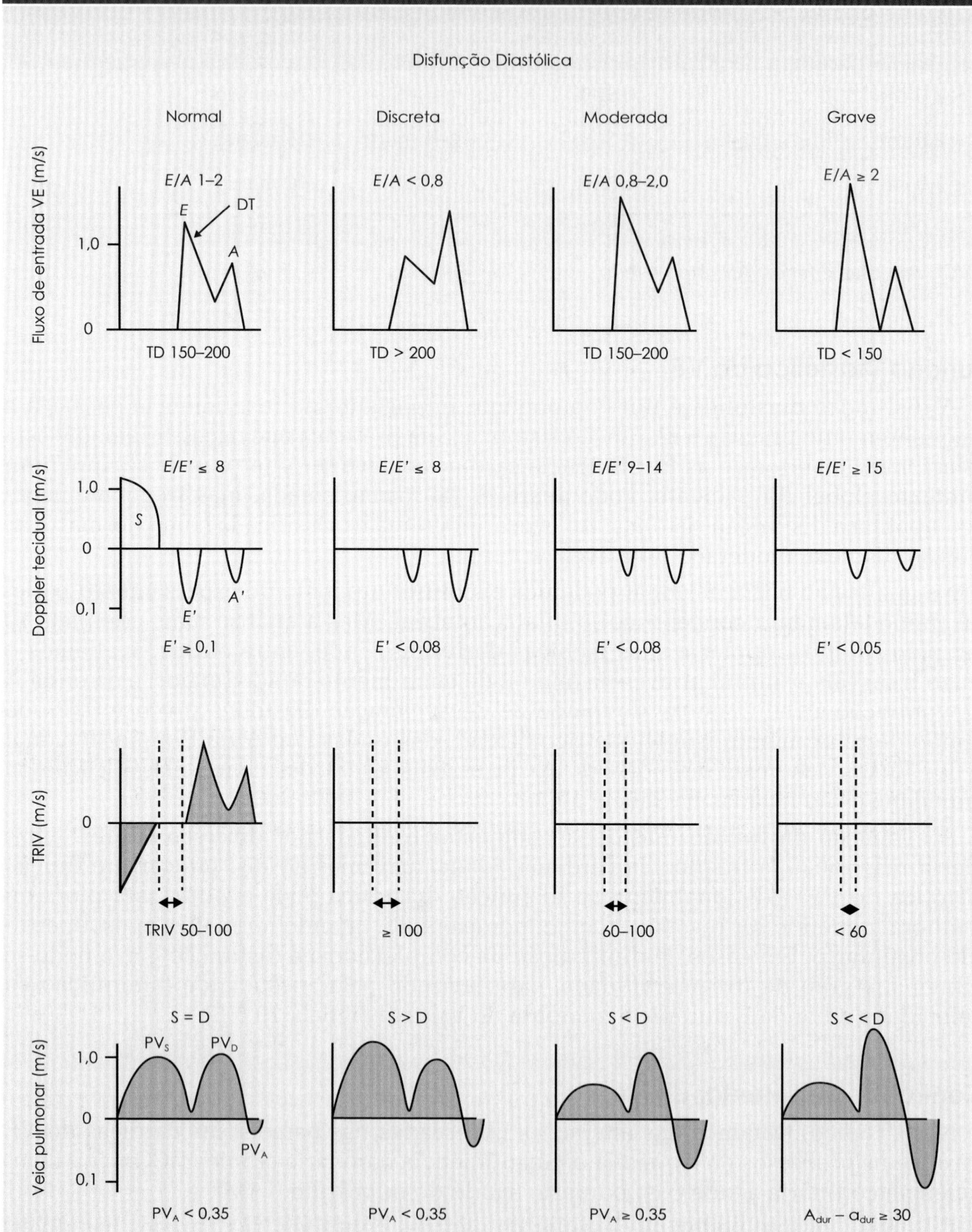

From Otto, Catherine M. Textbook of Clinical Echocardiography. 4th ed. Philadelphia: Elsevier/ Saunders; 2009.

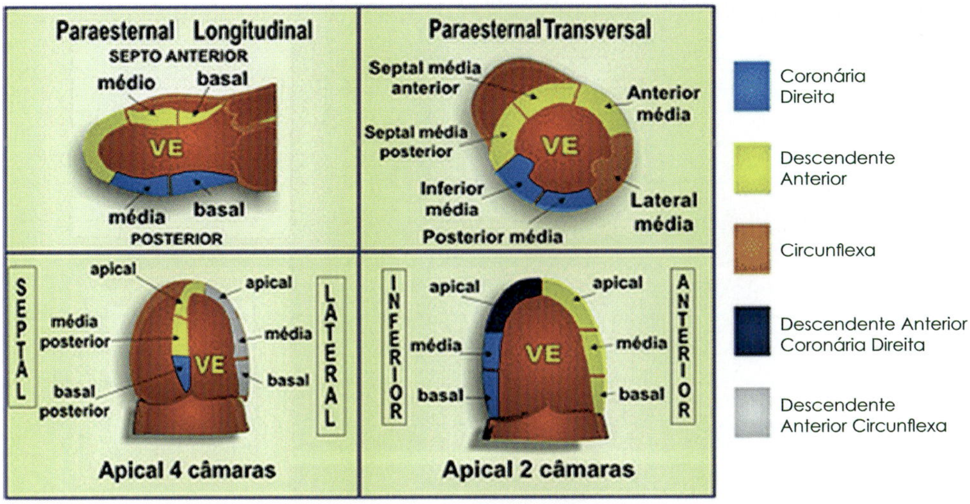

$$\text{Índice de Escore de Contratilidade} = \frac{\text{Soma dos Escores}}{\text{No. de Seg Analisados}}$$

Índice:

1 - função normal

1,1 a 1,6 - disfunção leve

1,61 a 2 - disfunção moderada

> 2 - disfunção importante

Figura 19.5.27 – Sistematização da análise de contração segmentar do VE ao ecocardiograma. De: Oliveira JLM et al., Rev Bras Cir Cardiovasc. 2004;19(1).

Nos casos de contratilidade normal dos segmentos em repouso, não podemos afastar o diagnóstico de coronariopatia obstrutiva, apenas afirmar que até aquele momento não tivemos infarto, e não estamos com quadro de isquemia em repouso.

Na identificação do infarto do miocárdico podemos observar áreas de acinesia, hipocinesia ou discinesia com diminuição no espessamento sistólico se o evento for agudo, e acinesia com fibrose, que mostra a região afetada com aspecto mais claro e brilhante, que denominamos de refringência aumentada do sinal ecocardiográfico, no caso de evento tardio (Figura 19.5.28).

Como as alterações segmentares ocorrem logo após a oclusão na coronária, o ecocardiograma permite a detecção precoce e a avaliação da extensão e da topografia da lesão, como nos exemplos de discinesias que observamos nas Figuras 19.5.29 e 19.5.30.

Nas complicações do infarto com insuficiência cardíaca ou choque, a realização do eco é imprescindível para o reconhecimento de situações como infartos extensos, comprometimento do VD, disfunção de músculo papilar com insuficiência mitral importante, ruptura muscular com CIV ou pseudoaneurisma e derrame pericárdico. Com isto, a escolha da melhor conduta fica facilitada no atendimento destas graves situações clínicas.

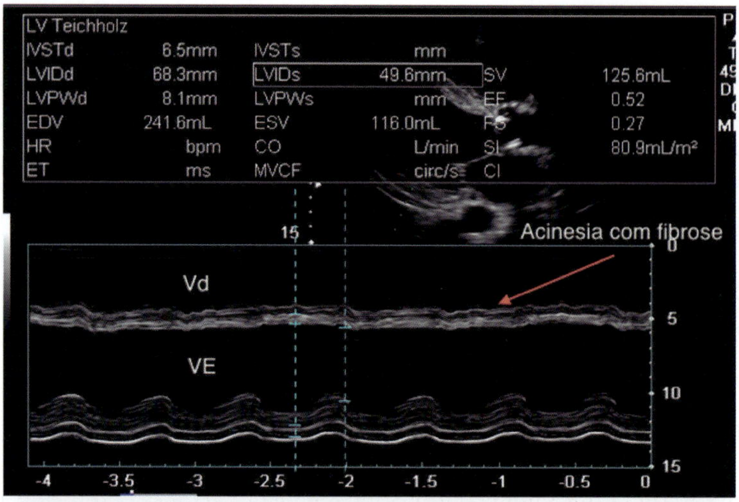

Figura 19.5.28 – Corte modo M do VE com fibrose e acinesia anterosseptal.

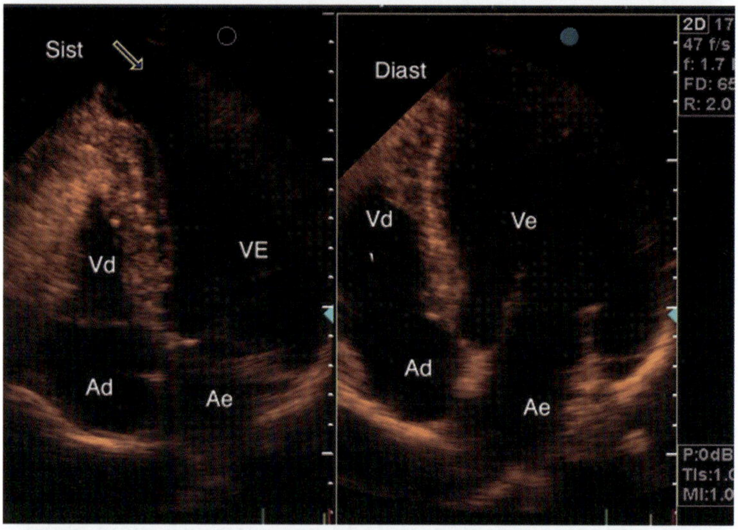

Figura 19.5.29 – Aneurisma apical após IAM.

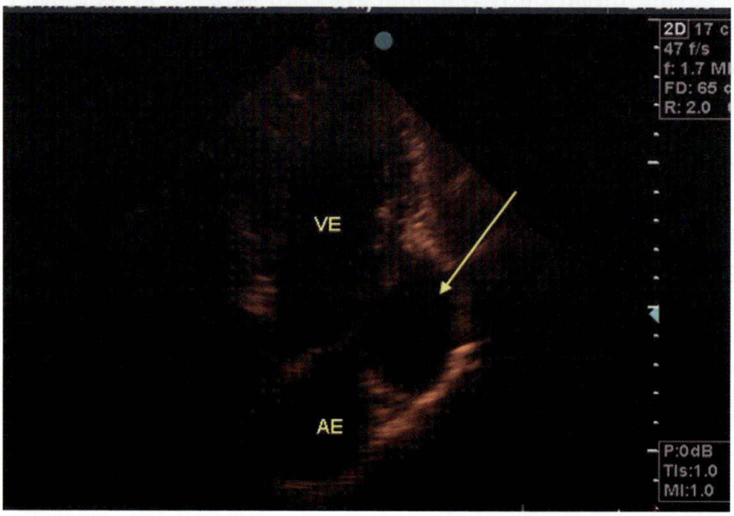

Figura 19.5.30 – Aneurisma basal de parede lateral.

BIBLIOGRAFIA CONSULTADA

1. Bocchi EA, Marcondes-Braga FG, Bacal F, Ferraz AS, Albuquerque D, Rodrigues D et al. Sociedade Brasileira de Cardiologia. Atualização da Diretriz Brasileira de Insuficiência Cardíaca Crônica - 2012. Arq Bras Cardiol. 2012;98(1 supl. 1):1-33.
2. Bonow, RO ; Carabello, BA ; Chatterjee, K et al. ACC/AHA Guidelines for the Management of Patients With Valvular Heart Disease. Circulation. 2006.
3. Chow C-M, Brawer E, Ho E. Cardiomath Online: Web-Based Echocardiography and Stress Test Calculators that Facilitate Knowledge Transfer and Increase Quantification in Interpretation and Reporting., University of Toronto, Toronto, Ontario, Canada. Disponível em: csecho.ca/ cardiomath/Acessado em: 02 2014
4. Horstkotte D, Follath F et al.; Task Force Members on Infective Endocarditis of the European Society of Cardiology; ESC Committee for Practice Guidelines (CPG); Document Reviewers. Guidelines on prevention, diagnosis and treatment of infective endocarditis executive summary; the task force on infective endocarditis of the European society of cardiology. Eur Heart J. 2004 Feb;25(3):267-76.
5. Lang RM, Bierig M, Devereux RB et al. Recommendations for Chamber Quantification: A Report from the American Society of Echocardiography's Guidelines and Standards Committee and the Chamber Quantification Writing Group, Developed in Conjunction with the European Association of Echocardiography, a Branch of the European Society of Cardiology. J Am Soc Echocardiogr. 2005;18:1440-1463.
6. Nagueh SF, Appleton CP, Gillebert TC et al. Recommendations for the Evaluation of Left Ventricular Diastolic Function by Echocardiography, 2009 Published by Elsevier Inc. on behalf of the American Society of Echocardiography. J Am Soc Echocardiogr. 2009;22:107-133.
7. Nishimura RA, Carabello BA. ACC/AHA 2008 Guideline Update on Valvular Heart Disease: Focused Update on Infective Endocarditis. A Report of the American College of Cardiology/ American Heart Association Task Force on Practice Guidelines Endorsed by the Society of Cardiovascular Anesthesiologists, Society for Cardiovascular Angiography and Interventions, and Society of Thoracic Surgeons
8. J Am Coll Cardiol. 2008;52(8):676-685. doi:10.1016/j.jacc.2008.05.008.
9. Otto CM; Textbook of Clinical Echocardiography, 4th ed. Philadelphia: Elsevier/Saunders; 2009.
10. Rudski LG. Wyman Guidelines for the Echocardiographic Assessment of the Right Heart in Adults: A Report from the American Society of Echocardiography. Endorsed by the European Association of Echocardiography, a registered branch of the European Society of Cardiology, and the Canadian Society of Echocardiography. J Am Soc Echocardiogr. 2010;23:685-713.
11. Suaide CES. Ecocardiograma no apoio à decisão clinica. Rio de Janeiro: Revinter; ANO 2003.
12. Tarasoutchi F, Montera MW, Grinberg M, Barbosa MR, Piñeiro DJ, Sánchez CRM et al. Diretriz Brasileira de Valvopatias - SBC 2011 / I Diretriz Interamericana de Valvopatias - SIAC 2011. Arq Bras Cardiol. 2011;97(5 supl. 1):1-67.
13. Vahanian A, Alfieri O, Guidelines on the management of valvular heart disease (version 2012). The Joint Task Force on the Management of Valvular Heart Disease of the European Society of Cardiology (ESC) and the European Association for Cardio-Thoracic Surgery (EACTS). Eur Heart J (2012) doi:10.1093/eurheartj/ehs109 First published online: August 24, 2012.

Capítulo 20.1

Exames Endoscópicos: Indicações de Broncoscopia

Fabio Marioni

DEFINIÇÃO

A broncoscopia consiste no exame endoscópico que abrange a laringe, traqueia e árvore brônquica. Logicamente, pelo fato de o broncoscópio penetrar pelas fossas nasais ou pela boca, é necessário o conhecimento anatômico destas estruturas que servem de passagem ao aparelho. É realizada geralmente em ambiente hospitalar sob sedação consciente ou anestesia geral, dependendo de cada caso.

Como exames pré-operatórios, é necessária uma avaliação radiológica do tórax (Rx, PA e perfil ou TC), bem como exames gerais: hemograma e coagulograma. Isto é particularmente importante se o paciente tiver histórico de coagulopatia ou fizer uso de anticoagulantes.

As indicações de broncoscopia podem ser divididas em:

Diagnóstica

- *Infiltrado pulmonar:* acompanhado de tosse ou febre, na ausência de secreção que possa ser enviada para exame de escarro. Neste caso, a broncoscopia pode ser o meio para se colher um lavado broncoalveolar (LBA) para exames microbiológicos: cultura, antibiograma, pesquisa e cultura para BAAR e fungos. Ainda, a realização de biópsia transbrônquica, em que se colhe tecido do parênquima pulmonar, pode ser de grande ajuda no diagnóstico para exame histopatológico ou para a cultura do material.
- *Massas e nódulos pulmonares:* devem ser investigados através de broncofibroscopia, em que se pode obter espécimes para biópsia de uma lesão central, isto é, de uma lesão acessível necessariamente pelo broncofibroscópio ou então por biópsia de uma lesão periférica, onde a biópsia broncoscópica é guiada com auxílio de radioscopia.
- *Hemoptise:* é uma indicação formal de broncoscopia, pois pode identificar a sede do sangramento. Mesmo que o ponto exato do sangramento não seja identificado, pode ser possível determinar o território pulmonar onde o sangramento se origina e fazer o tamponamento brônquico com balão, protegendo o restante da via aérea e

dando oportunidade que se realize uma angiografia com embolização ou tratamento cirúrgico.

- *Atelectasia:* persistente em pacientes com doença pulmonar adequadamente tratada, deve ser investigada por broncofibroscopia, cujo objetivo é identificar e diagnosticar a natureza da obstrução brônquica (corpo estranho, tumor, secreção etc.).
- *Tosse persistente:* deve ser investigada por broncofibroscopia, pois pode revelar a presença de um tumor de traqueia ou de grandes brônquios que ainda não tenha provocado atelectasia, corpo estranho com história nebulosa ou fístula aerodigestiva.
- *Fístula aerodigestiva:* fístulas traqueoesofágicas ou broncoesofágicas são mais bem diagnosticadas quando durante a broncoscopia se instala solução de azul de metileno no esôfago e observa-se seu aparecimento na via aérea. As fístulas aerodigestivas podem ser congênitas ou adquiridas (pós-cirurgia, neoplásicas ou como complicação de intubação prolongada).
- *Traumas torácicos:* fechados ou penetrantes podem causar laceração das vias aéreas e deve ser suspeitado em pacientes com pneumotórax e pneumomediastino. Habitualmente, a lesão de via aérea de grosso calibre apresenta enfisema subcutâneo facilmente palpável e geralmente envolve a porção distal da traqueia e proximal dos brônquios principais. A broncoscopia pode avaliar a extensão das lesões e orientar o tratamento que, na maioria das vezes, é cirúrgico.
- *Suspeita de rejeição do pulmão transplantado:* em um paciente com transplante pulmonar que cursa com uma sintomatologia sugestiva de infecção ou rejeição, a realização de broncoscopia com LBA e/ou BTB do pulmão transplantado pode distinguir uma entidade ou outra.
- *EBUS (Ecobroncoscopia):* consiste na associação entre um transdutor setorial de ultrassom adaptado à extremidade distal de um broncofibroscópio, que permite a localização ultrassonográfica de lesões mediastinais (linfonodos ou massas), as quais podem ser acessíveis a punção ecoguiada por agulha fina. O material obtido deve ser adequadamente processado pelo patologista, podendo fornecer dados anatomopatológicos relevantes e decisivos para a condução do caso.

Terapêutica

- *Broncoaspiração:* é a indicação mais comum e visa a remoção mecânica de secreções que dificultam a ventilação do paciente, esteja ele em ventilação mecânica ou não.
- *Remoção de corpo estranho:* é mais frequente em crianças. Nos adultos, a existência de doenças neurológicas e degenerativas (Parkinson, Alzheimer, sequelas de AVC, etc.) tem produzido aumento dos casos de aspiração de CE em pacientes adultos.
- *Dilatação de estenoses:* as estenoses traqueais e brônquicas podem ser dilatadas endoscopicamente através de balões utilizando o broncofibroscópio. Também podem ser usados broncoscópios rígidos e sondas de Chevalier-Jackson. A escolha do material endoscópico a ser utilizado depende da localização e do tipo da estenose e os procedimentos são realizados usualmente sob anestesia geral.
- *Cirurgia endobrônquica com eletrocautério:* utilizando-se cateteres de eletrocauterização ou alças que são introduzidas através do canal de trabalho do broncofibroscópio, possibilitando ressecções endoscópicas de lesões brônquicas, bem como estenotomias, isto é, secções radiais em áreas de estenose das vias aéreas de grande calibre.

- *Próteses traqueais e brônquicas:* vários modelos de próteses podem ser introduzidos ou removidos por via endoscópica utilizando broncofibroscópio ou broncoscópio rígido. Sua utilização pode ser necessária em pacientes com lesões benignas ou neoplásicas. A avaliação de cada caso é indispensável para escolha adequada do tipo de prótese (plástica, silicone, metálica autoexpansiva etc.).
- *Braquiterapia:* a colocação de cateter endobrônquico proporciona a possibilidade de a fonte ionizante ser instalada através do cateter até sua posição adequada. O cateter é posicionado após anestesia tópica da árvore brônquica e guiado utilizando-se o broncofibroscópio, sendo removido após a sessão de braquiterapia e recolocado na sessão seguinte.

Obtenção de via aérea difícil

A intubação oro ou nasotraqueal guiada por broncofibroscopia constitui-se no método mais difundido de obtenção de via aérea em pacientes com dificuldades para intubação de diferentes causas.

O critério mais utilizado para predizer a dificuldade de intubação é a classificação de Mallampati, que avalia visualização de estruturas faríngeas no pré-operatório. Além disto, pacientes com lesões craniofaciais congênitas ou adquiridas, obesidade mórbida, disfunções da coluna vertebral podem apresentar diferentes graus de dificuldade para intubação devido às alterações anatômicas presentes, e a utilização adequada do broncofibroscópio por um profissional habilitado pode resolver a maior parte destes casos.

Contraindicações da Broncofibrooscopia

São relativas e dependem de avaliação do risco-benefício feita em conjunto com o médico assistente e o endoscopista. Entretanto, algumas situações impedem a realização do procedimento, como:

- pacientes ambulatoriais com Sat.O_2 menor que 90% quando recebendo O_2 (5 L/min);
- ICC descompensada;
- broncoespasmo severo;
- paciente lúcido e orientado ou o acompanhante legal recusar-se a assinar o termo de consentimento informado.

BIBLIOGRAFIA CONSULTADA

1. Prakash U. Bronchoscopy. New York: Raven Press; 1993.
2. Wang K & Mehta A. Flexible Bronchoscopy. Cambridge: Blackwell Science; 1995.
3. Gomes M, Farnesin S. Pneumologia atualização e reciclagem. Sociedade Paulista de Pneumologia e Tisiologia. São Paulo: Editora Roca; 2007.

Capítulo 20.2

Exames Endoscópicos: Indicações de Endoscopia Digestiva Alta

Fábio Marioni

DEFINIÇÃO

A endoscopia digestiva alta (EDA) consiste num método diagnóstico e terapêutico de afecções do trato digestivo alto desde a orofaringe, hipofaringe, esôfago, estômago e a porção proximal do duodeno (bulbo duodenal e segunda porção). Os achados da endoscopia digestiva alta podem modificar a conduta médica de um caso, daí a importância de sua correta indicação.

DIAGNÓSTICA

- *Dispepsia:* a investigação através de EDA está indicada nos pacientes com distúrbios digestivos leves que não cederam ao tratamento clínico de rotina. A grande maioria dos exames realizados tem propósitos diagnósticos e é indicada com base em sintomas que incluem náusea, refluxo gastro esofágico, dor epigástrica persistente, isoladamente ou associados a sintomas de alarme, tais como perda de peso, disfagia, odinofagia, anemia.
- *Sangramento digestivo alto:* manifestado por hematêmese ou melena recentes, deve obrigatoriamente ser investigado através da EDA. Neste caso, o exame endoscópico deverá ter caráter de urgência, ser realizado em ambiente hospitalar, levando-se em conta as condições clínicas do paciente e suas comorbidades. Pacientes com perda crônica de sangue que apresentem anemia ferropriva de causa desconhecida devem ser submetidos a EDA após uma colonoscopia negativa.
- *Hipertensão portal:* a EDA pode ser usada no acompanhamento de pacientes com hipertensão portal, a fim de identificar a presença ou observar o aparecimento de varizes esofagianas e/ou gástricas. No caso de varizes esofagogástricas erradicadas, a EDA periódica tem a finalidade de acompanhar sua eventual recidiva, a fim de viabilizar terapêuticas que evitem episódios de sangramento.
- *Ingestão de corrosivos:* o exame endoscópico do trato digestivo alto está indicado em todos os casos de suspeita de ingestão de corrosivos (soda cáustica, amônia, ácido muriático, solução de cloro, etc.) porque permite avaliar com segurança a extensão e o grau de lesão provocados pela substância ingerida, quer seja ela de pH ácido ou básico. É importante ressaltar que o exame endoscópico deve ser realizado

entre 12 e 24 h após o momento da ingestão, pois é neste intervalo de tempo que as lesões corrosivas da mucosa se tornarão endoscopicamente identificáveis.

- A ausência de lesões no exame endoscópico indica a possibilidade de alta do paciente. A presença de lesões indica a necessidade de acompanhamento clínico e endoscópico.
- *Suspeita de ingestão de corpo estranho:* nos casos de ingestão de objetos radiopacos, o exame radiológico permite sua identificação topográfica adequada, porém, quando se trata de objetos radiotransparentes, apenas o exame endoscópico pode dar a certeza da presença ou não do corpo estranho.
- *Acompanhamento evolutivo de lesões pépticas:* pacientes já diagnosticados com esofagite, gastrite, úlcera péptica gastroduodenal devem ser acompanhados com exame endoscópico após o tratamento clínico a fim de comprovar a regressão e/ou cicatrização das lesões. Na ocasião da revisão endoscópica deve-se fazer coleta de material para controle da erradicação do *Hellicobacter pylorii*. A recidiva dos sintomas num paciente que se mostrava assintomático após o tratamento de doença péptica indica a necessidade de uma nova endoscopia.
- *Acompanhamento de pacientes com esôfago de Barrett:* com a realização de EDA e biópsia das áreas do epitélio metaplásico na busca de displasias. O fato de não ser demonstrada área de displasia no esôfago de Barrett permite aumentar o intervalo entre as revisões endoscópicas. Por outro lado, o achado de áreas de displasia pode indicar a necessidade de ressecção endoscópica da mucosa afetada ou de tratamento cirúrgico convencional. Cada caso deverá ser detalhadamente avaliado em conjunto com o médico assistente, o cirurgião, o endoscopista e o paciente, a fim de se escolher a melhor alternativa.
- Screening *de câncer:* a EDA pode ser usada para *screening* de câncer gástrico, entretanto não há consenso na utilização deste método. Alguns grupos de pacientes com diagnóstico de gastrite atrófica (idosos e orientais) além de gastrectomizados podem ser acompanhados com EDA para esta finalidade.
- *Trauma cervicotorácico penetrante:* a EDA está indicada nos ferimentos penetrantes cervicais e nos ferimentos torácicos cujo trajeto cruza a linha média para avaliar o comprometimento faringoesofágico.
- *EUS (ecoendoscopia digestiva alta):* trata-se da associação de um transdutor ultrassonográfico adaptado à extremidade distal de um endoscópio digestivo. Existem dois tipos principais:
  - *Radial:* que permite estudar as lesões subepiteliais do tubo digestivo, evidenciando e identificando a camada da parede do órgão de onde esta lesão se origina, possibilitando medi-la e avaliar sua ressecabilidade por métodos endoscópicos.
  - *Setorial:* que possibilita avaliar a lesão e áreas adjacentes a ela, isto é, suas relações anatômicas com estruturas (ex.: vasos) e órgãos vizinhos. Permite também a avaliação de linfonodos das cadeias mediastinais posteriores, para-aórtica, mesentérica e hepatoesplênica e de lesões expansivas do pâncreas. Além disso, permite a punção-biópsia aspirativa ecoguiada das lesões encontradas. Este fato torna a ecoendoscopia digestiva alta associada à punção ecoguiada a opção de escolha para diagnóstico e estadiamento de lesões pancreáticas.
  -

TERAPÊUTICA

Hemorragia Digestiva Alta

- *Varizes esofagianas:* o principal método terapêutico é endoscópico, com a realização de ligaduras elásticas e/ou escleroterapia, com resultados semelhantes. A ligadura elástica tem uma morbimortalidade menor que a da escleroterapia, entretanto é tecnicamente mais difícil de ser realizada em pacientes com sangramento de grande monta.
- *Varizes gástricas:* o tratamento é realizado com injeção de solução de cianoacrilato intravasal objetivando a trombose dos vasos sangrantes.
- *Úlcera gastroduodenal:* o tratamento endoscópico da lesão sangrante pode ser feito com hemoclipe, injeção local de substâncias vasoativas (adrenalina) e/ou esclerosantes, coagulação com plasma de argônio ou termocauterização. Recomenda-se o uso de terapia combinada, isto é, associação de dois métodos hemostáticos com o objetivo de diminuir o índice de ressangramento. Nas recidivas de sangramento os procedimentos podem ser repetidos, dependendo das condições locais da lesão.
- *Remoção de corpos estranhos:* a EDA permite a remoção de aproximadamente 95% dos corpos estranhos impactados no trato digestivo alto.
- *Dilatações de estenoses:* as estenoses de várias etiologias (cicatriciais, pós-cirúrgicas, corrosivas, pépticas) podem ser tratadas com sondas de Savary-Guilliard ou balões hidrostáticos. Geralmente são necessárias várias sessões de dilatação endoscópica para controle ou melhora da sintomatologia.
- *Tratamento endoscópico do megaesôfago:* realizado através de balão pneumático nos casos de megaesôfago graus I e II que não tenham sido submetidos a tratamento cirúrgico prévio, devido ao alto risco de perfuração.
- *Passagem de sonda nasoenteral guiada por EDA:* **é** um procedimento muito solicitado para evitar problemas aspirativos em pacientes que necessitam de alimentação enteral por tempo prolongado.
- *Gastrostomia endoscópica:* é um procedimento de baixo risco e baixa morbimortalidade, indicado a pacientes com impossibilidade de ingestão oral por tempo prolongado.
- *Ressecções endoscópicas:* as ressecções endoscópicas incluem as lesões epiteliais superficiais e profundas. Em alguns casos, é necessária uma avaliação prévia ecoendoscópica da lesão para definir sua ressecabilidade. Pode-se realizar polipectomias "a frio", com alça diatérmica, mucosectomias, e mais recentemente se desenvolveu o método ESD (dissecção endoscópica submucosa).
- *Colocação de balão bariátrico:* indicada no pré-operatório de cirurgia bariátrica em pacientes com obesidade mórbida e comorbidades que inviabilizam o imediato tratamento cirúrgico.
- *Colocação de próteses:* usadas geralmente em processos neoplásicos estenosantes e/ou fistulosos com finalidade paliativa. Atualmente existem indicações restritas em pacientes com estenoses ou fístulas não neoplásicas.

Contraindicações

Como em qualquer ato médico, a EDA não deve ser indicada se os riscos do procedimento superarem seus benefícios. Atualmente, o uso de modernas técnicas de sedação ou a sua realização por um anestesiologista permitem proceder o exame em quase todas as situações. É adequado discutir condições especiais, tais como pacientes com DPOC, obesidade mórbida, coronariopatas.

Uso prévio de medicações pelo paciente:

- medicações como anti-hipertensivos, anticonvulsivantes e hormônios –não há necessidade de serem suspensas previamente ao exame;
- geralmente a aspirina pode ser ministrada com segurança no pré-exame em pacientes que serão submetidos a EDA e a biópsia pode ser realizada.

COMPLICAÇÕES

As complicações dividem-se em complicação relacionada à sedação do paciente e ao procedimento propriamente dito, que incluem sangramento ocasionado por coleta de espécimes de tecido para exame hispotatológico, polipectomias, ressecção de lesões, dilatação de estenoses, etc.

Pacientes em uso de anticoagulantes devem ser avaliados previamente à realização de biópsias e procedimentos invasivos.

O risco de perfuração é baixo quando falamos de procedimentos diagnósticos e aumenta com a realização de procedimentos terapêuticos mais complexos. O risco de infecção é baixo na EDA diagnóstica, porém deve ser considerado quando se trata de procedimentos terapêuticos mais invasivos.

BIBLIOGRAFIA CONSULTADA

1. Averbach M. Endoscopia Digestiva. Diagnóstico e Tratamento, SOBED. Rio de Janeiro: Liruter; 2013.
2. Ferrari Junior AP. Técnicas em Endoscopia Digestiva. Rio de Janeiro: Editora Rubio; 2010.

Capítulo 20.3

Exames Endoscópicos: Colonoscopia

Paulo de Azeredo Passos Candelária
Peretz Capelhuchnik

HISTÓRICO

A colonoscopia é um exame endoscópico indicado para avaliar o reto, os cólons e o íleo terminal. A investigação das afecções do reto e dos cólons tem origem em vários povos antigos. Gregos, romanos, egípcios e árabes fizeram tentativas para acesso às cavidades naturais, como: boca, bexiga, vagina, ânus, reto e cólon. Vários instrumentos como afastadores, espátulas e espéculos foram utilizados. O histórico desta criatividade é muito antigo e impreciso. Entretanto, os pontos altos de referência são conhecidos.

O papiro de Ebers (3.000 a.C.) já continha dados referentes à investigação do reto. Hipócrates (400 a.C.) descreve um espéculo. Em Pompeia (79 a.D.), escavações encontraram espéculos vaginais e anorretais que não diferem muito dos atuais. No século XIX apareceram os primeiros instrumentos iluminados por luz refletida produzida por combustão de álcool e terebintina (Desormeaux, 1853) ou chama de vela (Bozzini, 1806). Howard Kelly (1895) descreveu o primeiro sigmoidoscópio com luz elétrica.

A verdadeira história da colonoscopia flexível tem o seu início com a descoberta da fibra óptica (1954). Hirchowitz (1954) realiza os primeiros exames com fibroscopia. No Japão, Matsunaga (1958) iniciou a exploração intracolônica com a gastrocâmera e Niwa desenvolveu a sigmocâmera. Os italianos Provenzale e Revignas (1965), e Fox (UK) conseguiram imagens do cólon proximal conduzindo o aparelho guiado por fio deglutido.

Overholt (1966) introduziu nos Estados Unidos a fibrocolonoscopia. Em 1969, o Ocidente foi surpreendido pela criatividade dos engenheiros japoneses de várias empresas (Olympus Optical, Machida) com a produção de notáveis instrumentos para endoscopia alta e colonoscopia utilizando uma fibra óptica superior. Os aparelhos tornaram-se mais flexíveis, e sua angulação antes limitada (70° a 90°) passou a 180° em quatro posições.

Em 1983, Welch-Allyn, nos Estados Unidos, criou a vídeocolonoscopia. As primeiras polipectomias foram realizadas por Deyer, na Europa, e Shinia e Wolf, nos Estados Unidos (1971). A colonoscopia passou uma longa história considerada como procedimento agressivo e arriscado de início. Hoje em dia é aceita como método sofisticado, seguro e de escolha para diagnóstico de afecções colorretais.

EQUIPAMENTO

A realização do exame necessita de colonoscópios e acessórios.

Colonoscópios

São tubos delicados e flexíveis que apresentam em sua extremidade distal uma ampla mobilidade que pode produzir angulações de até 180º nos sentidos anteroposterior e lateral. O aparelho pode avançar, recuar e rodar sob comando do operador. Possuem canais para aspiração, injeção de água e ar. Permitem a introdução de instrumentos para manipulação de lesões encontradas durante o exame.

Uma potente fonte luminosa transmite as imagens através de fibras ópticas ou microcâmeras para uma tela de televisão. São coloridas e têm boa definição. As lesões encontradas podem ser mais bem caracterizadas com o uso de corantes (cromoendoscopia) como azul de metileno ou índigo-carmim (Figuras 20.3.1 a 20.3.4).

Dispositivos de magnificação (Figura 20.3.3) podem ampliar as imagens de 40 até 140x (óptico), podendo chegar até 330x com recurso eletrônico (digital). Os aparelhos podem ser associados ao ultrassom (ecoendoscopia).

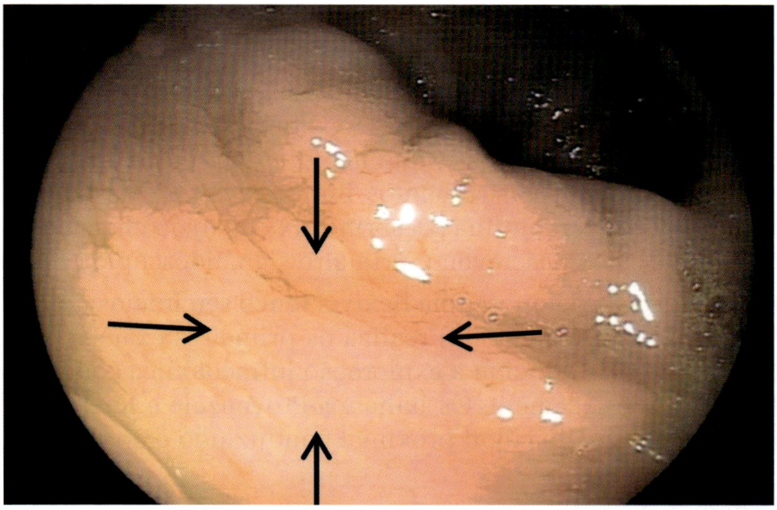

Figura 20.3.1 – Colonoscopia demonstrando a presença de pólipo de difícil visualização.

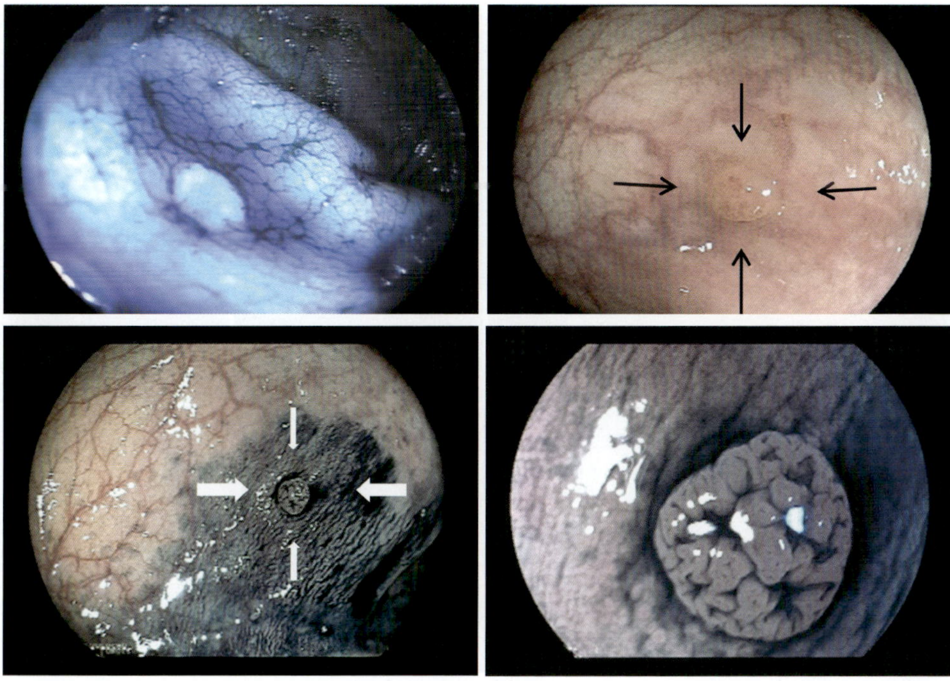

Figura 20.3.2 – Colonoscopia com aplicação de azul de metileno, realçando o pólipo intestinal.

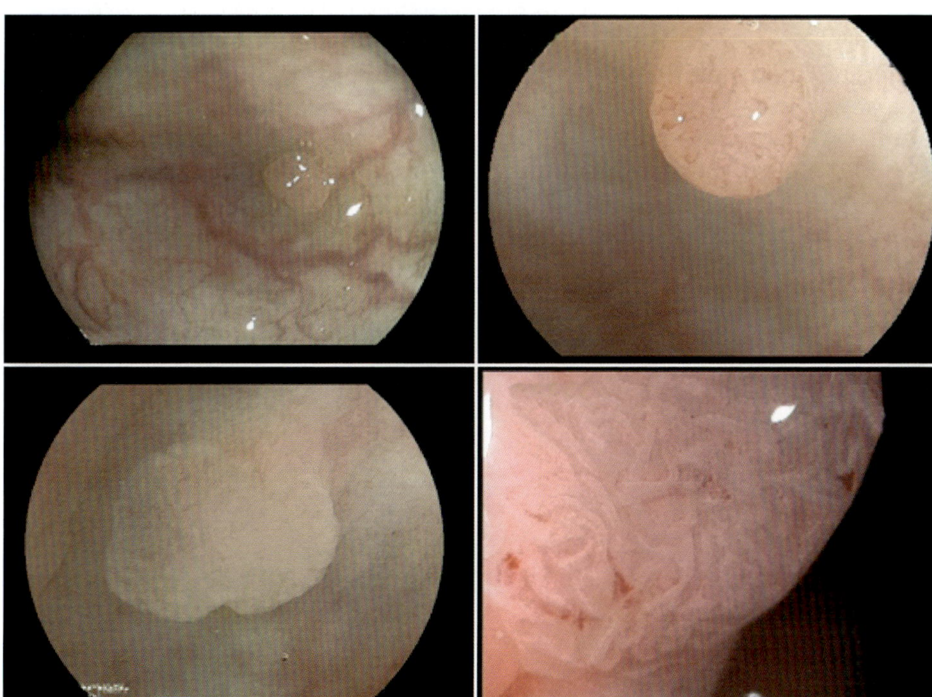

Figura 20.3.3 – Aumento progressivo de pólipo com características adenomatosas utilizando magnificação de imagem óptica e eletrônica.

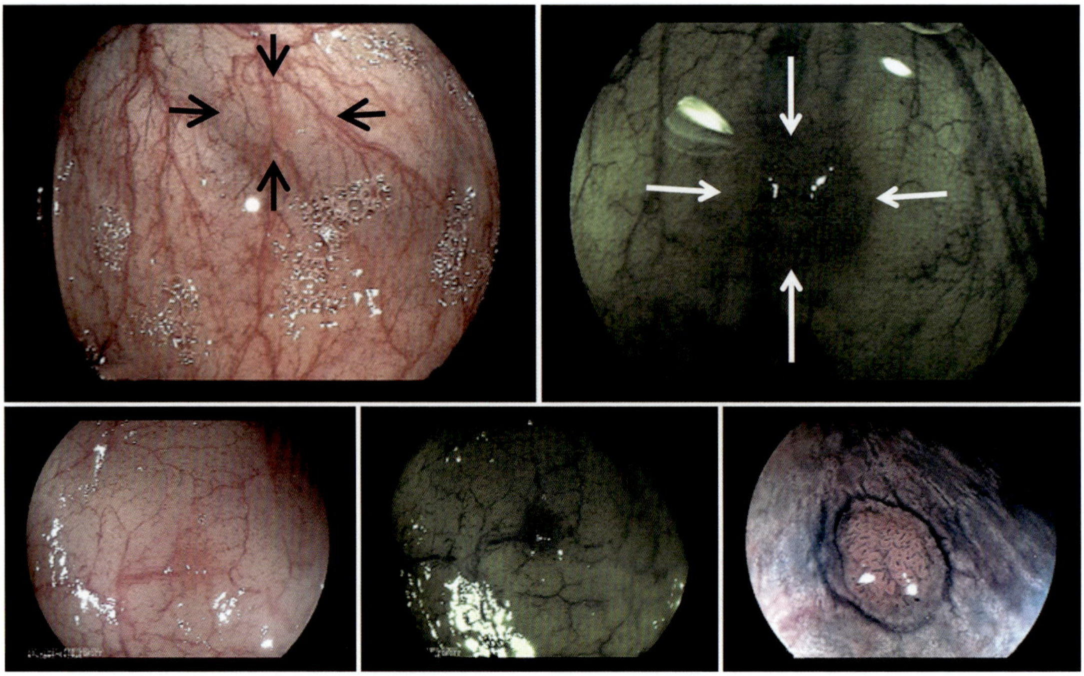

Figura 20.3.4 – Fotografias mostrando o mesmo pólipo com luz branca, com FICE (Fuji Intelligent Chromo Endoscopy) e cromoscopia com azul de metileno.

Acessórios

Os principais instrumentos necessários são os seguintes: pinças para biópsias, pinças *hot biopsy* para remover pólipos sésseis usando coagulação de alta frequência ou para cauterizar lesões vasculares ou sangramentos após biópsias ou polipectomias (Figura 20.3.5) e alças para polipectomias (Figura 20.3.6).

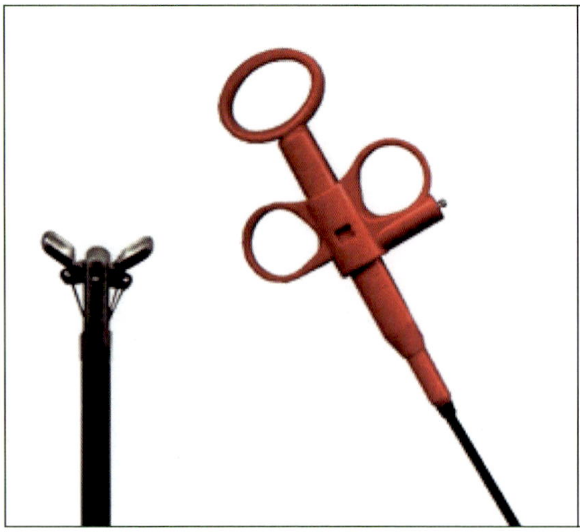

Figura 20.3.5 – Fórceps *Hot biopsy*.

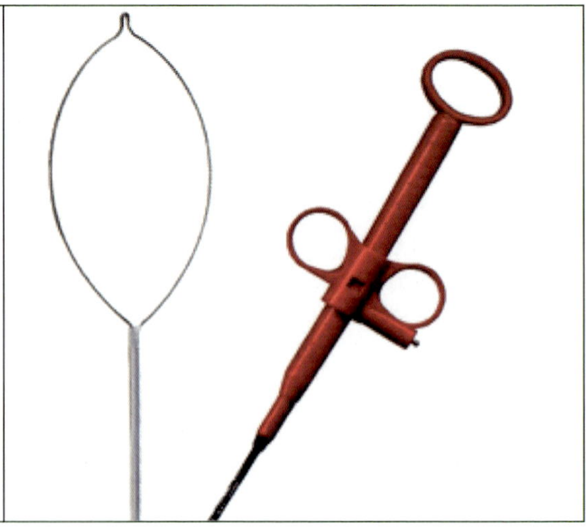

Figura 20.3.6 – Alça de polipectomia.

São também utilizados *basquets*, agulhas para esclerose, escovas citológicas, clipes metálicos para hemostasia de sangramentos (Figura 20.3.7) e balões para dilatação de estenoses.

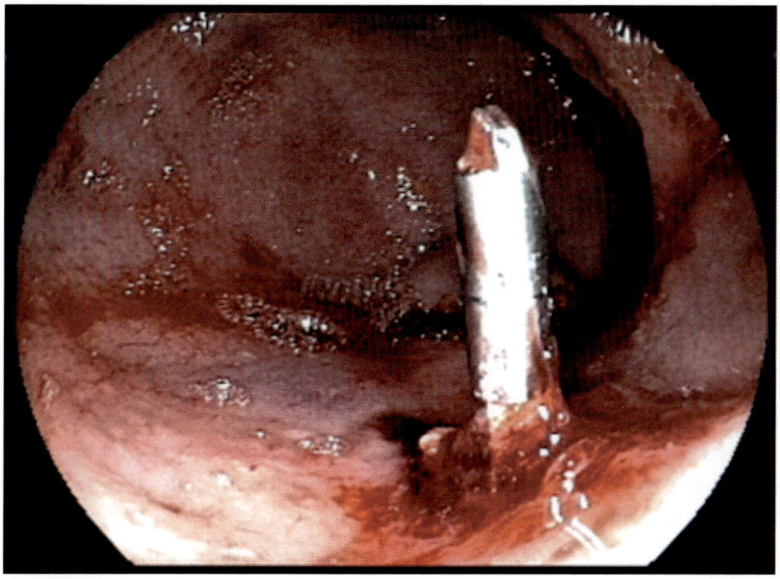

Figura 20.3.7 – Figura que mostra aplicação de clipe em sangramento de varizes retais com sangramento de grande monta.

A manutenção do equipamento é realizada de início pela limpeza, utilizando enzimas e detergentes não agressivos. O material acessório é esterilizado.

O colonoscópio é submetido à desinfecção e deve ficar imerso em solução bactericida de glutaraldeído em pelo menos 20 minutos após cada exame.

PREPARO INTESTINAL

O êxito de uma colonoscopia depende de uma boa limpeza intestinal. Para promovê-la dependemos de uma dieta adequada e do uso de laxativos.

A dieta deve ser rigorosa e sem resíduos na antevéspera e véspera do exame.

Quatorze horas antes do exame o paciente deve tomar quatro comprimidos de bisacodil (Dulcolax), no total de 20 mg.

Seis horas antes do exame recomendamos uma solução de lactulose xarope (120 mL com 667 mg) adicionados a 500 mL de água ou suco de laranja coado para completar 620 mL. O paciente deve tomar toda a solução em 30 minutos. Uma hora depois de ter iniciado o preparo com a lactulose deve-se fazer a ingestão de 1000 mL de água durante 1 hora.

Os pacientes idosos ou debilitados que não conseguem uma limpeza adequada com o procedimento anterógrado, devem ser submetidos a enemas (500 mL de solução glicerinada a 12%) até que o líquido evacuado esteja límpido e sem resíduos.

Os enfermos deverão continuar tomando líquido (água) até chegarem ao local do exame.

INDICAÇÕES E CONTRAINDICAÇÕES

Indicações – as indicações devem ser baseadas na história e no exame clínico. Deve-se pesquisar a causa das seguintes alterações:

Com Base em Manifestações Clínicas

Enterorragia (após afastar doença orificial) – Doentes que se queixam de sangramento às evacuações e que no exame proctológico não se esclareceu pela presença de hemorroidas, fissuras ou fístulas.

Alteração do hábito intestinal – A colonoscopia está indicada quando o doente apresentar queixa de alteração do ritmo intestinal. Considera-se alteração do hábito intestinal aquele doente que tinha evacuação diária, e nos últimos 2 ou 3 meses reduziu para cada 2 ou 3 dias. Pode também ser ao contrário, ou seja, o doente tinha ritmo diário e atualmente passou a ter duas, três ou mais evacuações por dia. Também é considerado aquele doente que passou a apresentar constipação alternado com diarreia (Figura 20.3.8).

1. *Anemia (após afastar outras causas mais comuns)* – A anemia e o cansaço são importantes manifestações de câncer do cólon direito. Entretanto, são manifestações para tumores grandes que comprometem quase toda a luz intestinal em fase mais avançada.
2. *Síndrome consumptiva (após afastar outras causas mais comuns)* – A perda de peso também é manifestação tardia do câncer colorretal (CCR). Quando presente, é acompanhada de outras queixas já descritas.

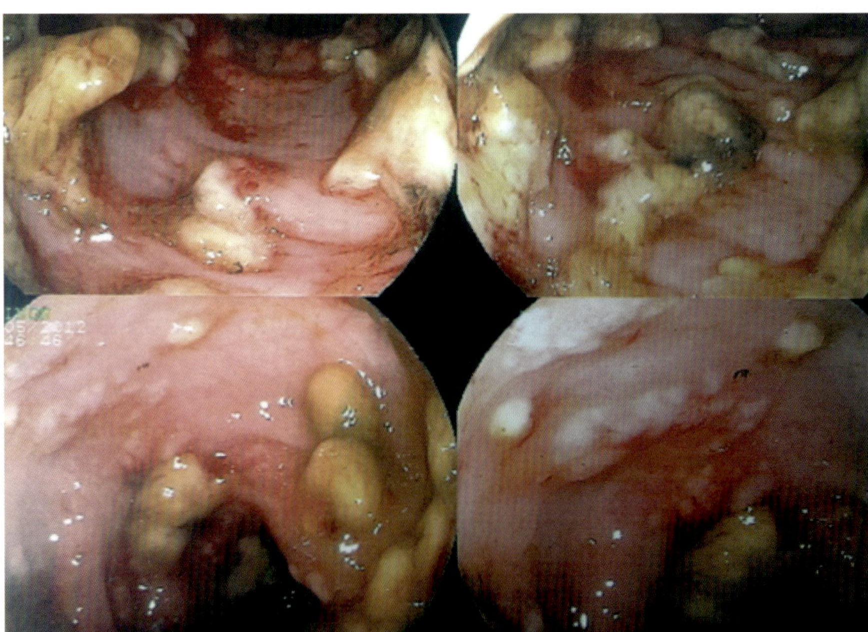

Figura 20.3.8 – Paciente com diarreia intensa após uso prévio de antibióticos, que determinou a infecção intestinal por *Clostridium difficile*. Caracteriza-se pela presença de placas branco-amareladas dispostas de forma contínua na mucosa cólica.

CONTROLE E SEGUIMENTO DE DOENÇAS

Controle pós-operatório de CCR – Os doentes operados por CCR (Figura 20.3.9) precisam de controle pós-operatório para avaliar eventuais recidivas em linha de anastomose, mas sobretudo para pesquisa de tumores sincrônicos e/ou metacrônicos (Tabela 20.3.3).

Controle pós-polipectomia – Após realização de colonoscopia com achado de pólipo adenomatoso (Figuras 20.3.10 e 20.3.11), será necessário um seguimento endoscópico (vide Tabela 20.3.2). Isto ocorre pelo risco de aparecimento de novos pólipos adenomatosos e, consequentemente, o desenvolvimento de CCR.

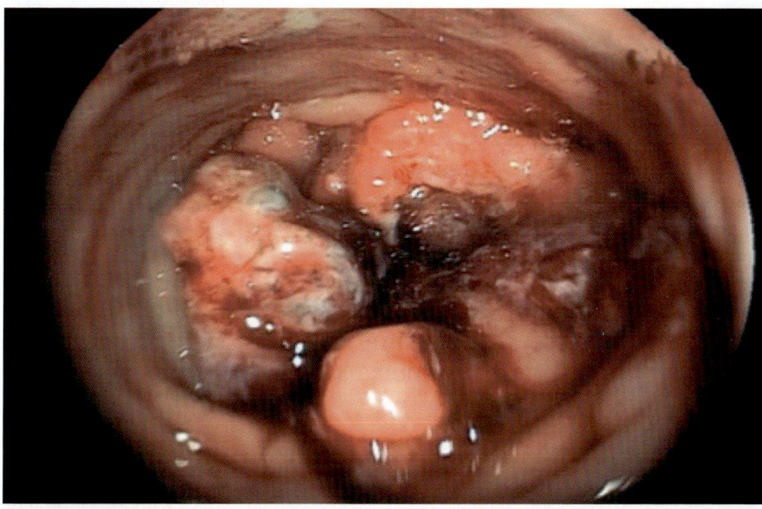

Figura 20.3.9 – Adenocarcinoma de cólon obstrutivo identificado na colonoscopia.

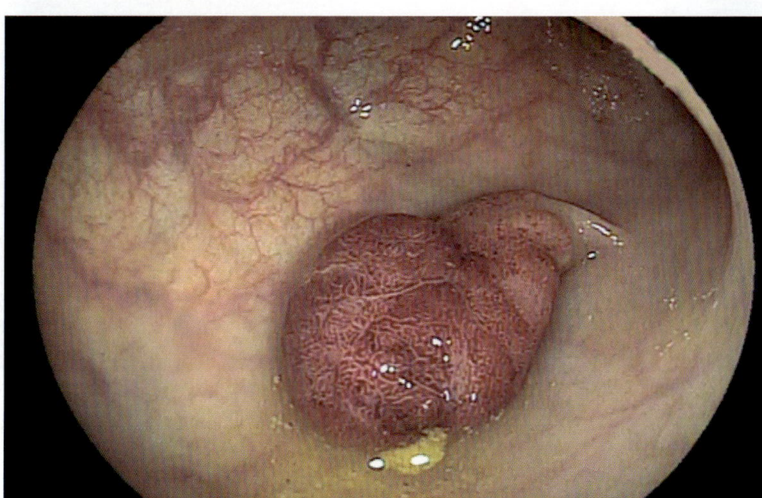

Figura 20.3.10 – Pólipo de cólon com características macroscópicas de adenoma tubular confirmado à microscopia.

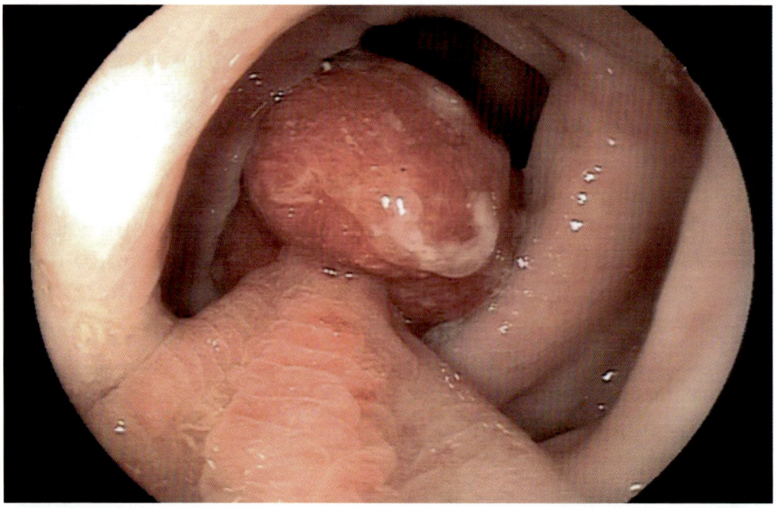

Figura 20.3.11 – Paciente com sangue oculto positivo que foi submetida a colonoscopia e encontrado pólipo adenomatoso que, removido, eliminou neste momento o risco de degeneração para câncer.

Controle de doença inflamatória doença de Crohn e RCUI (Figura 20.3.12) – São doenças inflamatórias que com 8 a 15 anos de evolução são consideradas de risco alto para o desenvolvimento do CCR e, portanto, precisam de vigilância (vide Tabela 20.3.4).

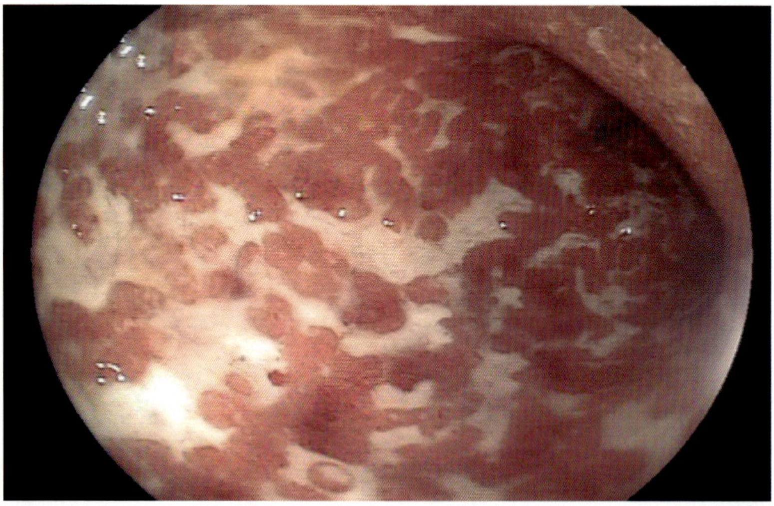

Figura 20.3.12 – RCUI em atividade.

BUSCA ATIVA OU PREVENÇÃO DE CCR EM ASSINTOMÁTICOS

1. Rastreamento de câncer.
2. História familiar de câncer (Tabela 20.3.1).

PARA PROCEDIMENTOS

Polipectomias e/ou mucosectomias (Figuras 20.3.13 e 20.3.14) – Cada vez mais frequentes, os procedimentos em colonoscopia ganham espaço por melhora dos recursos técnicos e também pelo conhecimento científico. Procedimentos que antes eram restritos a cirurgias, hoje são passíveis de remoção por via endoscópica, minimizando os riscos.

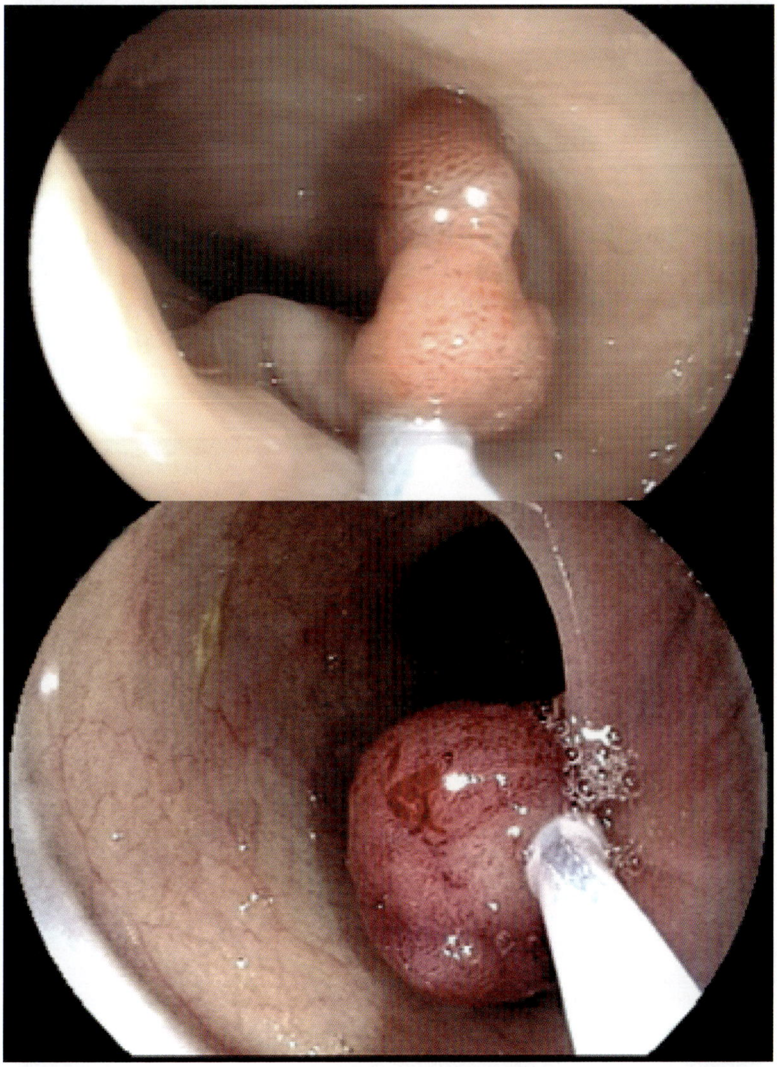

Figura 20.3.13 A e B – Realização da remoção de pólipo com alça de polipectomia.

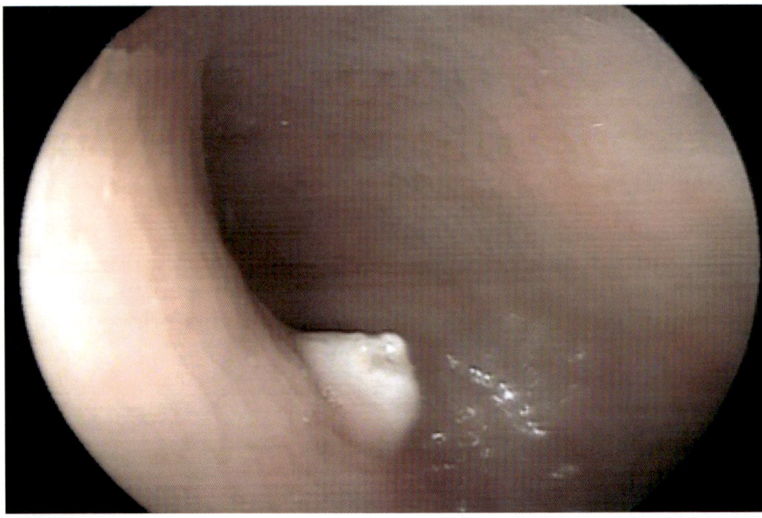

Figura 20.3.14 – Aspecto final depois da polipectomia.

Dilatação de estenoses (Figuras 20.3.15 a 20.3.17) – As anastomoses intestinais têm se tornado cada vez mais frequentes e não raramente algum paciente desenvolve uma estenose sintomática deste problema. Desta forma, através de balões dilatadores este problema tem sido resolvido de forma simplificada.

Hemostasia de sangramentos – Doença diverticular dos cólons (Figura 20.3.18), proctopatia actínica, ectasias vasculares do cólon (também conhecidas como angio-

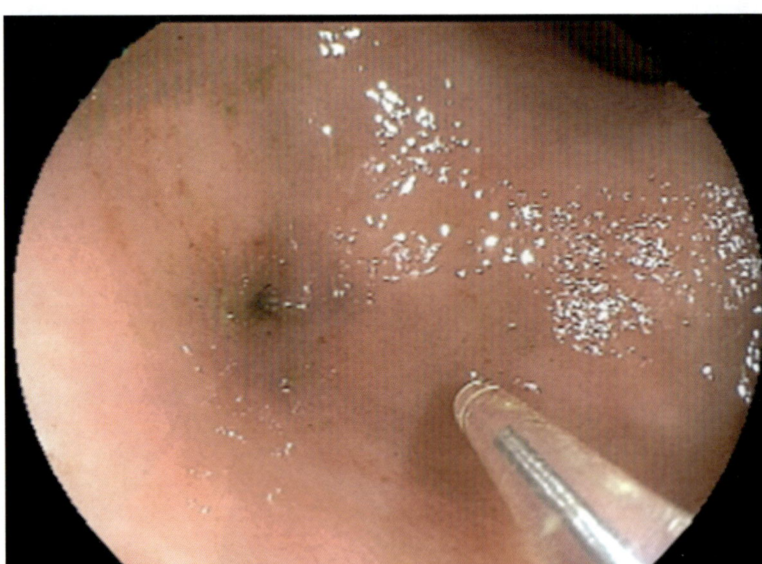

Figura 20.3.15 – Estenose pós-anastomose que fecha completamente a luz intestinal, provocando obstrução em doente de 72 anos. Impede inclusive a passagem do aparelho de colonoscopia. Passado cateter pelo orifício e realizada a dilatação.

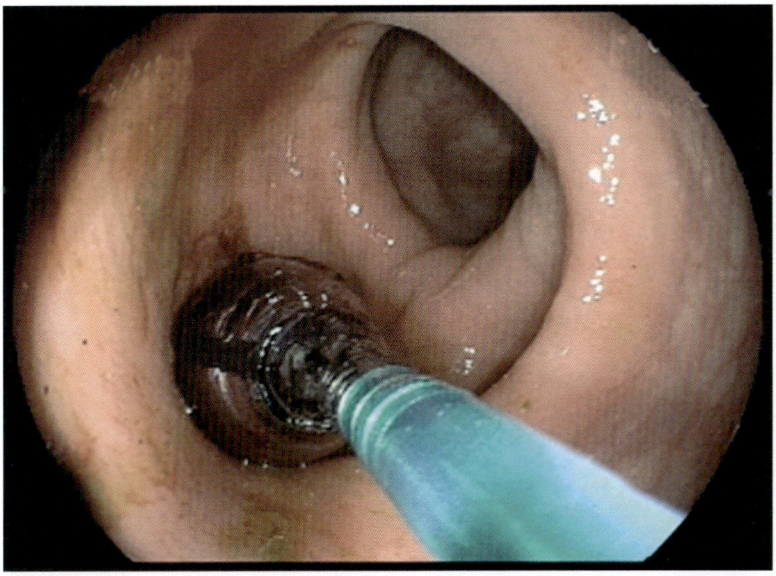

Figura 20.3.16 – Dilatação de estenose de cólon com balão pneumático.

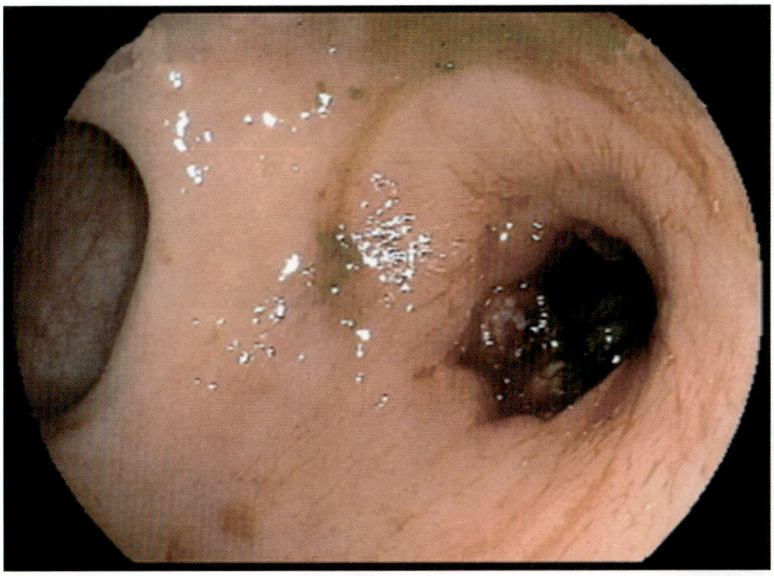

Figura 20.3.17 – Figura que mostra o resultado final da dilatação, com boa passagem do aparelho de colonoscopia.

displasias ou angiectasias) (Figura 20.3.19) são frequentes causas de sangramento baixo. A colonoscopia tem o recurso de tratar estas lesões através de substâncias químicas como adrenalina ou ethamolin, ou produtos físicos como cautérios (*hot biopsy*, *probe* bipolar – Figura 20.3.20, ou plasma de argônio) ou ainda produtos de compressão como clipes metálicos ou ligaduras elásticas.

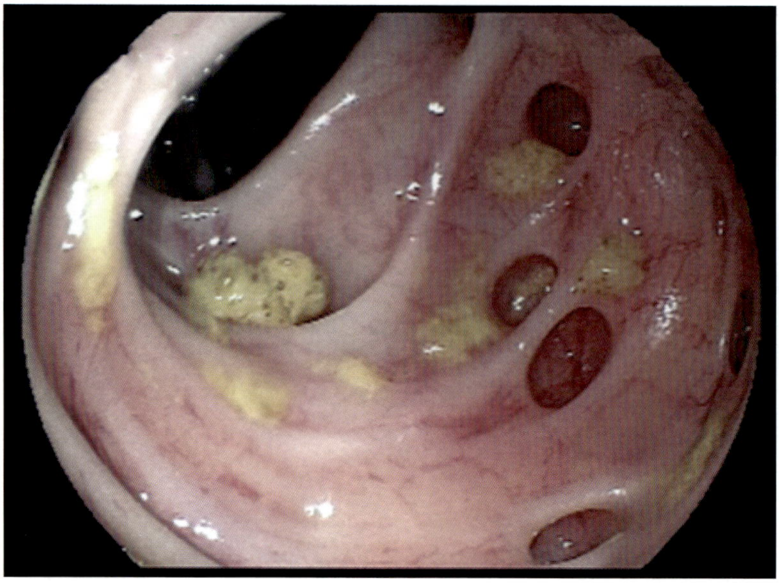

Figura 20.3.18 – Doença diverticular dos cólons. Uma das principais causas de sangramento digestivo baixo em adultos.

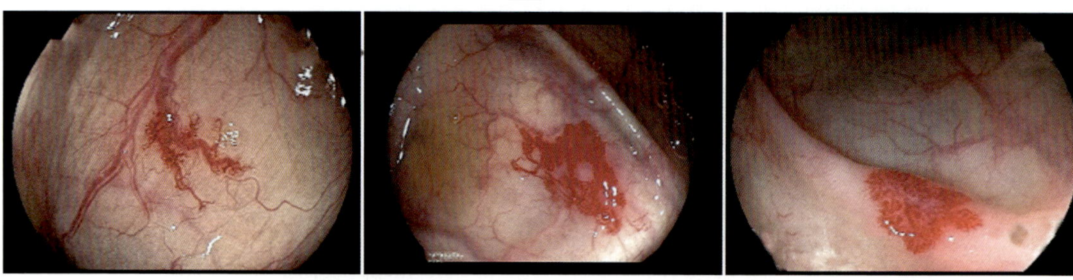

Figura 20.3.19 – Ectasia vascular do cólon demonstrando tortuosidade, alongamento e dilatação do vaso.

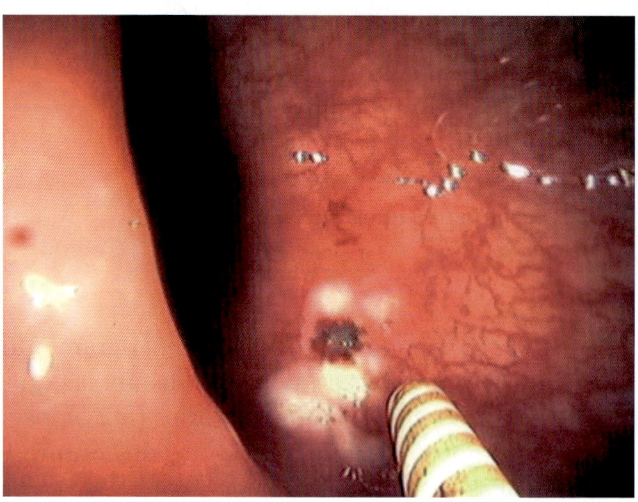

Figura 20.3.20 – Coagulação de ectasia vascular usando probe bipolar.

Colocação de stents *em tumores obstrutivos (Figuras 20.3.21 e 20.3.22)* – Em nosso meio é frequente a obstrução intestinal por câncer colorretal. Os pacientes chegam com grande distensão abdominal e muitas vezes com distúrbio hidroeletrolítico e, submetidos a cirurgia, ganham uma colostomia que muitas vezes não será fechada. Com a colocação do *stent* através do tumor promove-se um caminho alargado, permitindo a passagem das fezes e, desta forma, tira o doente da urgência, permitindo a realização de cirurgia em tempo único e em melhores condições clínicas e de preparo do cólon.

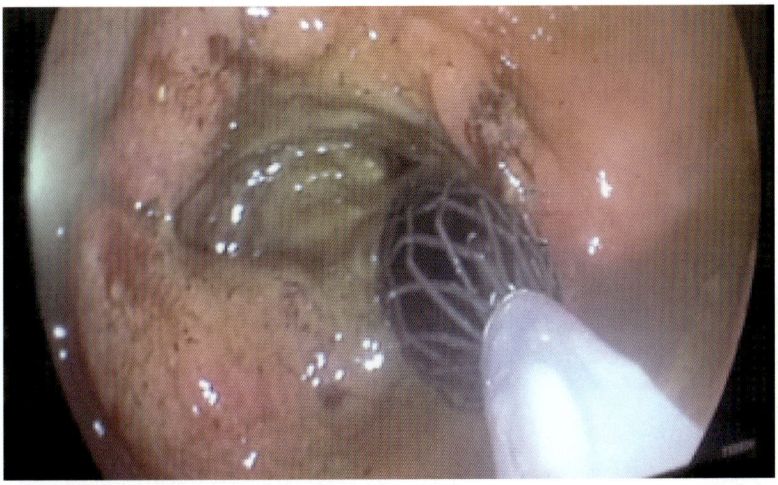

Figura 20.3.21 – Paciente que chegou no PS da Santa Casa de São Paulo com obstrução intestinal por tumor de sigmoide e foi submetido a colocação de *stent* transtumoral.

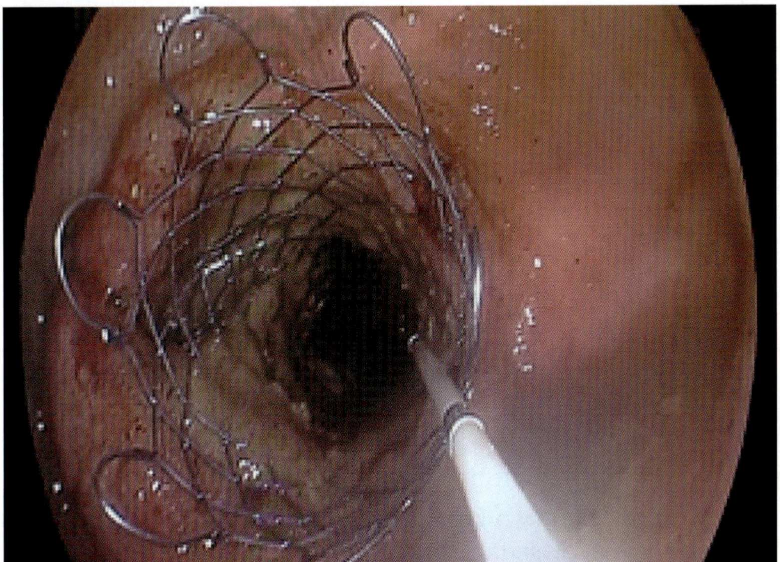

Figura 20.3.22 – *Stent* posicionado através do tumor obstrutivo.

1. Tunelização a *laser* (argônio) – Também pode ser realizada nos casos em que a cirurgia é contraindicada por problemas clínicos ou impossibilidade de se retirar o tumor.
2. Descompressiva – Pacientes que desenvolvem a síndrome de Ogilvie (dilatação aguda funcional do cólon) podem se beneficiar da colonoscopia para aspiração do conteúdo gasoso, que promove grande distensão do abdome. A mortalidade nestes casos sem complicação é de 15 a 30%. Quando existe complicação a mortalidade é de 50%. A colonoscopia estará indicada quando o diâmetro do ceco estiver maior que 12 cm ou houver falha do tratamento clínico com neostigmine (2 a 2,5 mg EV). A recidiva pode ocorrer em 40%. Pode ser necessária nova realização. O mesmo acontece nos casos de volvo (acotovelamento) de sigmoide em megacólon.

Contraindicações

Podem ser absolutas ou relativas.

Absolutas	Relativas
• Abdome agudo • Peritonite • Diverticulite aguda • Obstrução intestinal • Megacólon tóxico e • Não consentimento	• Abdome agudo obstrutivo/suboclusão intestinal • Infarto recente do miocárdio • Embolia pulmonar recente • Neutropenia importante • Gravidez após o 2º semestre • Grande aneurisma de aorta ou de ilíaca • Grande esplenomegalia • Inexperiência do colonoscopista • Preparo inadequado do cólon

SEDAÇÃO

A colonoscopia é um exame que provoca dor física e psíquica. A dor é física por causa da distensão gasosa necessária para progredir o aparelho, bem como da tração do meso, bastante inervado, para realização de manobras com o aparelho. A dor psíquica ocorre normalmente em função do preconceito social. Portanto, a solicitação do exame deve ser muito bem embasada considerando o sofrimento manifesto por estes doentes.

Normalmente, quando realizado por profissionais habilidosos, o exame é praticamente indolor. Entretanto existem situações em que a dor ocorre independentemente do examinador, como em pós-operatórios em geral, sendo a histerectomia uma das mais importantes, e a doença diverticular dos cólons que provoca uma intensa tortuosidade no cólon sigmoide. Nestas situações, a sedação é fundamental. A sedação se divide em leve, moderada e profunda.

A sedação leve tem por objetivo fazer a redução da ansiedade, mantendo o paciente acordado e colaborativo. A sedação moderada também diminui a ansiedade, mas altera os sinais vitais e o doente entra em estado de inconsciência, mas facilmente desperta ao menor estímulo do examinador. Já a sedação profunda provoca estas duas alterações, mas o doente não desperta mesmo com atitudes firmes e agressivas. Normalmente a sedação para colonocopia é realizada nos níveis leve e moderado. O objetivo da sedação é manter um estado depressivo e livre de ansiedade ou medo. Os estímulos devem ser entendidos e a comunicação, possível. Eventualmente o exame pode ser realizado, se necessário, com anestesia geral.

Utilizamos uma combinação de midazolan (5 mg) e petidina (50 mg). Cada um é diluído em 10 mL de água destilada. São injetados de forma fracionada conforme a necessidade. Esta associação é bem tolerada. Podemos utilizar o Diprivan (propofol) que tem vida curta. Por motivos de segurança devem estar presentes os antagonistas dos benzodiazepínicos (flumazenil) e dos narcóticos (naloxona), cujo efeito promove a regressão da sedação.

Durante o exame os pacientes devem ter monitorados o pulso, a pressão e a oximetria (digital).

COMPLICAÇÕES

As complicações são raras, geralmente acontecendo com os menos experientes, no início da sua formação. Podem, entretanto, ocorrer mesmo com colonoscopistas hábeis. As mais importantes são: perfuração e sangramento.

Perfuração

Pode ser produzida pelo uso de força excessiva para conseguir passagem por áreas estreitas ou fixas (doença diverticular dos cólons, tumores estenosantes). A fragilidade do cólon inflamado ou necrótico favorece o acidente.

A confusão de divertículo de boca larga com a luz intestinal pode ser catastrófica. O aumento excessivo da pressão do ar insuflado pode ser responsável pela perfuração (explosão de divertículo). A corrente elétrica usada para polipectomias pode causar uma perfuração tardia.

Sangramento

Acontece após procedimentos endoscópicos: polipectomias mucosectomias ou biópsias. As lesões devem ser revistas e convenientemente tratadas. Outras complicações durante o exame podem ocorrer. Pequenos acidentes como hipotensão, taquicardia ou hipóxia. São produzidos por sedação excessiva ou estímulo vagal. O exame deve ser interrompido e, tomadas as providências necessárias, podemos retornar ao exame. É importante a presença de um desfibrilador próximo à sala de exame.

RASTREAMENTO E VIGILÂNCIA (SEGUIMENTO) DO CCR

O rastreamento do CCR é um projeto institucional normalmente patrocinado pelo Gestor de Saúde. É realizado com o propósito de fazer busca ativa de pessoas *assintomáticas* na população, que já tenham câncer não diagnosticado ou tenham pólipos adenomatosos que são precursores do câncer, e por isto também tem objetivo preventivo. Portanto, o rastreamento tem duplo objetivo, busca ativa de câncer em população assintomática e realizar a prevenção do CCR com a remoção de pólipos adenomatosos.

A vigilância ou o seguimento envolvem a realização de exames em pessoas que já tiveram ou têm CCR, pólipos adenomatosos, doença inflamatória intestinal ou história familiar de CCR após o tratamento inicial, com o propósito de diagnosticar um novo câncer, sua recidiva ou seus precursores. Para fazer esta pesquisa é necessária uma ferramenta de baixo custo, que tenha boa penetração na sociedade e seja de fácil exequibilidade.

O Brasil não tem programa de rastreamento do CCR, ficando para os médicos a iniciativa de solicitar para esta ou aquela pessoa interessada, exames que possam atender a esta necessidade.

É importante lembrar que os indivíduos que tenham sintomas não entram em programa de rastreamento e devem ser submetidos a investigação diagnóstica. São sintomas que requerem investigação:

1. sangramento às evacuações, afastadas doenças orificiais;
2. alteração inexplicável e persistente do hábito intestinal (diarreia ou constipação);
3. cansaço inexplicável;
4. anemia (identificada através de exame de sangue) – pode ser sintoma de câncer intestinal;
5. dor abdominal em andar inferior;
6. sentimento persistente de plenitude.

Vários países têm programas de prevenção do CCR, como Inglaterra, Estados Unidos, Austrália, e desenvolvem protocolos (*guidelines*) próprios que servem como guia para a prática médica. A seguir encontram-se as várias ferramentas para busca e prevenção do CCR, com base em protocolos destes países que têm diferenças, mas se assemelham nos aspectos mais importantes.

Exame de Sangue Oculto nas Fezes

O teste mais simples para triagem do CCR detecta pequenas quantidades de sangue invisível nas fezes. Este teste está disponível há muitos anos, é barato e muito simples. Infelizmente, só detecta o câncer ou pólipos que sangram no momento do teste. Apenas cerca de 50% dos carcinomas e 10% dos pólipos sangram o suficiente para serem detectados por este teste. Portanto, a seleção ainda é necessária para a detecção precisa de carcinomas e pólipos.

A pesquisa de sangue oculto nas fezes é pouco aceita no Brasil. Cerca de 5% das pessoas para as quais o teste é positivo são diagnosticadas com câncer de intestino, enquanto 40-45% são diagnosticados com um pólipo adenomatoso. O restante apresenta sangramento de causa não cancerosa, como hemorróidas ou verminose. A probabilidade de encontrar o câncer de intestino é entre 12 e 40 vezes maior em alguém com sangue oculto positivo. No passado, o teste utilizado era o guáiaco, que tinha grande número de exames falso-positivos por causa de sua característica em identificar não só a hemoglobina humana, mas também hemoglobina animal e alguns corantes disponíveis nos alimentos.

Atualmente, está disponível um teste imunoquímico que identifica somente a hemoglobina humana. Desta forma, o número de falso-positivos diminui e confere ao teste alta sensibilidade. É exatamente o que se espera de um teste de rastreamento.

Sigmoidoscopia Flexível

Apesar de ser um exame de baixo custo, esta ferramenta só consegue diagnosticar os tumores do cólon esquerdo, deixando de diagnosticar as lesões do cólon direito. Sigmoidoscopia flexível, realizada no consultório médico, é um exame que permite ao médico olhar diretamente a mucosa do terço inferior do cólon e do reto. Este segmento é responsável pela maioria dos pólipos e carcinomas do intestino e reto. Quando a sigmoidoscopia flexível é combinada com os testes de sangue oculto, muitos cânceres e pólipos podem ser detectados. Sigmoidoscopia flexível permite o exame da área onde 55 a 60% dos carcinomas do intestino e adenomas avançados se manifestam. Estudos do Reino Unido, em abril de 2010, demonstraram redução na incidência de câncer em 33% e a mortalidade em 43% no grupo submetido à sigmoidoscopia.

Colonoscopia

Quando um pólipo ou câncer é detectado por sigmoidoscopia flexível, ou se uma pessoa tem alto risco de desenvolver CCR, ou ainda se existe positividade no exame de sangue oculto, a colonoscopia fornece um meio eficaz e seguro de examinar todo o cólon e reto, com sensibilidade de 95%. A colonoscopia é usada para diagnosticar doenças do cólon e reto e para realizar biópsias, bem como remover pólipos. A maioria das colonoscopias é realizada em regime de ambulatório, com o mínimo de inconveniência e desconforto.

Ainda não há nenhuma evidência de alto nível para suportar o uso da colonoscopia no rastreamento da população. Em 2001, a *Canadian Task Force on Preventive Health Care* afirmou que não havia provas suficientes para incluir ou excluir a colonoscopia como um teste de triagem inicial em pessoas com risco médio. Da mesma forma, em 2002, a *US Preventive Services Task Force* foi incapaz de encontrar evidência direta de que a colonoscopia seja eficaz na redução da taxa de mortalidade por câncer de intestino. Embora aparentemente eficaz para o lado esquerdo, estudos recentes do Canadá e da Alemanha indicam que a colonoscopia não consegue reduzir a prevalência e mortalidade de câncer do lado direito do cólon.

Enema Baritado

Enema de duplo contraste, é quase tão bom como a colonoscopia na detecção de tumores grandes, mas não é tão preciso para pequenos tumores ou pólipos. A combinação de enema e sigmoidoscopia é melhor do que qualquer um isoladamente, e não tão boa como a colonoscopia.

Colonografia, Pesquisa de DNA Fecal e Tomografia

São exames que ainda precisam de mais estudos para demonstrar evidências de seu valor para serem usados como métodos de rastreamento.

QUEM DEVE SER SUBMETIDO A RASTREAMENTO?

Estratificação dos Grupos de Risco

O programa de rastreamento para prevenção secundária ou detecção precoce do CCR deve ser oferecido a todos os pacientes de médio, aumentado e alto risco:

- ***Risco baixo:*** indivíduos abaixo de 50 anos sem antecedentes familiares são considerados de baixo risco.
- ***Risco médio:*** o risco de CCR aumenta com a idade e a história familiar. O CCR é raro antes dos 50 anos, mas depois deste limiar, sua incidência aumenta drasticamente. Os indivíduos acima de 50 anos sem antecedentes familiares são considerados de risco médio.
- Risco Aumentado:
  1. história pessoal de pólipos adenomatosos;
  2. pacientes com história familiar de CCR;
  3. história pessoal de CCR.
- ***Risco aumentado:*** esta categoria abrange os membros de famílias com FAP (*familal adenomatous poliposis*) definitiva ou suspeita ou HNPCC (câncer colorretal hereditário não polipoide). Pessoas com FAP geralmente têm centenas de pólipos pequenos em todo o seu intestino, alguns dos quais se tornam malignos se não forem removidos. HNPCC não está associado à polipose, no entanto, como a FAP, é causado por uma mutação genética herdada. Também fazem parte desta categoria doentes com história pessoal de doença inflamatória do intestino (colite ulcerosa ou doença de Crohn).

Frequência com que os Exames Devem Ser Realizados para Rastreamento do CCR em Pessoas com Risco Médio

Testes em que se encontram pólipos e câncer

Sigmoidoscopia flexível a cada 5 anos*
Colonoscopia a cada 10 anos
Enema de bário com duplo contraste a cada 5 anos*
Colonografia TC (colonoscopia virtual) a cada 5 anos*

Testes que principalmente encontram o câncer:

Exame de sangue oculto nas fezes (guaiaco) a cada ano* **
Teste fecal imunoquímico (FIT) a cada ano* **

** A colonoscopia deve ser feita se os resultados dos testes são positivos.*

*** Para exame de sangue oculto (guáiaco) e teste fecal imunoquímico usado como um teste de triagem, amostras múltiplas seriadas de uso doméstico devem ser usadas. Estes exames não são adequados para a seleção quando feitos após toque retal no consultório médico.*

Frequência com que os Exames Devem Ser Realizados para Rastreamento do CCR em Pessoas com *Risco Aumentado*

Ver Tabelas 20.3.1 e 20.3.2.

Tabela 20.3.1 – Frequência com que os exames devem ser realizados para prevenção ou pesquisa do CCR			
Risco aumentado – Pacientes com história familiar			
Categoria de risco	**Idade de início**	**Teste(s) recomendado(s)**	**Comentário**
CCR ou pólipos adenomatosos em qualquer parente de primeiro grau antes dos 60 anos, ou em dois ou mais parentes de primeiro grau em qualquer idade (se não uma síndrome hereditária)	Quarenta anos, ou 10 antes do caso mais jovem na família; o que ocorrer primeiro	Colonoscopia	A cada 5 anos
CCR ou pólipos adenomatosos em qualquer parente de primeiro grau com 60 anos ou mais, ou em pelo menos dois parentes de segundo grau em qualquer idade	Quarenta anos de idade	Mesmas opções para aqueles com risco médio	Mesmos intervalos para aqueles com risco médio

Fonte: American Cancer Society.

Particularidades do seguimento pós-polipectomia

Pólipos adenomatosos sésseis e de crescimento lateral

Altas taxas de adenoma residual são identificadas após uma ressecção fragmentada de adenomas grandes (geralmente considerado como > 2 cm de tamanho) e sésseis. Se há dúvida sobre se a lesão foi totalmente removida, a colonoscopia seguinte deve ser feita no prazo de 3 a 6 meses.

Em conclusão, se adenomas grandes e sésseis são removidos aos pedaços, acompanhamento colonoscopico deve ser de 3 a 6 meses e novamente aos 12 meses para assegurar a remoção completa. Se a remoção for concluída, vigilância subsequente deve ser baseada em achados histológicos, tamanho e número de outros adenomas.

Adenoma Serrilhado (SA) e Adenoma Serrilhado Séssil (SSA)

O adenoma serrilhado ou pólipo serrilhado (também denominado adenoma serrilhado séssil) corresponde a uma forma agressiva de pólipo hiperplásico, com potencial para malignidade, de maior tamanho, com localização predominante no cólon direito, que pode evoluir para o CCR com instabilidade microssatélite, através da metilação do DNA das ilhas CpG (causada por uma deficiência no gene de reparo *mismatch* MLH1) e mutação do gene BRAF no pólipo serrilhado, representando cerca de 15% dos casos de CCR esporádico. Este câncer apresenta histologia mucinosa, é localizado geralmente no cólon direito e diferencia-se do HNPCC por ocorrer em pacientes idosos > 65 anos e por ser derivado do pólipo serrilhado em vez do adenoma, por apresentar fenótipo de metilação nas ilhas CpG e mutação BRAF.

Tabela 20.3.2 – Frequência com que os exames devem ser realizados para seguimento pós-polipectomia			
Risco aumentado – Pacientes com história de pólipos em colonoscopia prévia			
Categoria de risco	**Idade de início**	**Teste(s) recomendado(s)**	**Comentário**
Pessoas com pequenos pólipos retais hiperplásicos	Semelhante à dos que estão em risco médio	Colonoscopiaou outras opções de rastreamento no mesmo intervalo, como para aqueles com risco médio	Aqueles com síndrome de polipose hiperplásica têm maior risco de pólipos adenomatosos e câncer, e devem ter acompanhamento mais intenso
Pessoas com um ou dois pequenos (menos de 1 cm) adenomas tubulares com displasia de baixo grau	Cinco a 10 anos após os pólipos serem removidos	Colonoscopia	O tempo entre os testes deve ser baseado em outros fatores, como achados em colonoscopias anteriores, história familiar e preferências do paciente e do médico
Pessoas com três a dez adenomas, ou um grande (+ de 1 cm) adenoma, ou quaisquer adenomas com displasia de alto grau ou características vilosos	Três anos após os pólipos serem removidos	Colonoscopia	Adenomas devem ter sido completamente removidos. Se a colonoscopia for normal ou mostrar apenas um ou dois pequenos adenomas tubulares com displasia de baixo grau, as futuras colonoscopias podem ser feitas a cada 5 anos
Pessoas com mais de dez adenomas em um único exame	Dentro de 3 anos após os pólipos serem removidos	Colonoscopia	Médico deve considerar possibilidade de síndrome genética (como FAP ou HNPCC)
Pessoas com adenomas sésseis que são removidos em pedaços	Dois a 6 meses após a remoção do adenoma	Colonoscopia	Se o adenoma foi removido inteiro, outros testes devem ser considerados com base no julgamento do médico

Fonte: American Cancer Society.

Sugere-se que a vigilância após a remoção completa de *pequenos pólipos adenomatosos serrilhados sésseis sem displasia* deva ocorrer em 5 a 10 anos como para pequenos adenomas tubulares.

Recomenda-se que 3 anos de vigilância são apropriados para *adenomas serrilhados tradicionais* de qualquer tamanho ou número. Para pacientes com grandes adenomas sésseis serrilhados com displasia de alto grau é necessário acompanhamento intenso entre 3 a 6 meses, embora isso dependa mais de sua natureza séssil do que de sua característica serrilhada.

Em resumo, no momento não há evidências suficientes para diferenciar protocolos de acompanhamento de adenomas dos adenomas sésseis serrilhados com base exclusiva em serem serrilhados.

Pacientes com adenomas múltiplos, com ou sem síndrome polipoide

Várias publicações sugerem que três ou mais pólipos síncronos (adenomas à colonoscopia inicial) requerem vigilância de 3 anos e de 3 a 5 anos depois.

Como mencionado, as porcentagens de doentes identificados com novos adenomas de alto grau no acompanhamento dentro de 3 a 5 anos aumenta com a multiplicidade de adenomas no estudo inícial, com 8,6%, 12,7%, 15,2%, 19,6% e 24,1% se um, dois, três, quatro e cinco ou mais adenomas foram encontrados na colonoscopia inicial.

Como a multiplicidade de adenomas é um forte determinante do risco de neoplasia metacrônica avançada e não avançada, o acompanhamento deve ser de 12 meses para aqueles com cinco ou mais adenomas. Também se justifica por causa da probabilidade de pólipos síncronos perdidos durante o exame inicial. Este tempo deve ser encurtado em pessoas com dez ou mais adenomas.

Sobre a participação dos pólipos hiperplásicos na gênese do CCR

Os pólipos hiperplásicos não são considerados fatores de risco para esta doença e não existem evidências de que sua presença em cólon esquerdo possa ser preditiva de neoplasia proximal, avançada ou não, em pacientes assintomáticos submetidos ao rastreamento de prevenção do CCR. Pacientes com diagnóstico de pólipos hiperplásicos não são considerados de risco aumentado para neoplasia colorretal e devem ter seu seguimento igual ao de pacientes de risco médio sem pólipos adenomatosos.

Polipose hiperplásica é considerada um fator de risco para o desenvolvimento do CCR

É caracterizada pela presença de múltiplos ou de grandes pólipos hiperplásicos, sendo definida por Burt R e Jass JR, em 2000, como:

1. pelo menos cinco pólipos hiperplásicos histologicamente diagnosticados proximais ao cólon sigmoide, sendo dois maiores de 1,0 cm de diâmetro ou;
2. qualquer número de pólipos hiperplásicos proximais ao sigmoide em um indivíduo que tenha um parente de primeiro grau com polipose hiperplásica ou;
3. mais de 30 pólipos hiperplásicos de qualquer tamanho distribuídos no cólon.

Tem seu diagnóstico na quinta ou sexta década de vida, podendo, entretanto, ocorrer mais precocemente, com suspeita de uma base de transmissão genética recessiva. Estes pólipos podem ser morfológica e geneticamente distintos, podendo evoluir para o CCR com instabilidade microssatélite, com relatos de aumento do adenocarcinoma sincrônico. Mutação BRAF e fatores de metilação do DNA das ilhas CpG (CIMP), que levam à instabilidade microssatélite, têm sido descritos em neoplasias serrilhadas de pacientes com polipose hiperplásica. A maioria destes pacientes também desenvolve adenomas no cólon e, apesar de ainda não existirem evidências científicas suficientes, é recomendado seguimento por colonoscopia a cada 1 a 3 anos dependendo do número e tamanho dos pólipos adenomatosos e hiperplásicos encontrados.

Polipose hiperplásica é uma doença rara, considerada de risco aumentado para o CCR com instabilidade microssatélite, sendo recomendado, nesta doença, seguimento por colonoscopia de forma individualizada, com intervalo de 1 a 3 anos.

Tabela 20.3.3 – Frequência com que os exames devem ser realizados para seguimento de doentes com CCR			
Risco aumentado - Pacientes com CCR			
Categoria de risco	**Idade de início**	**Teste(s) recomendado(s)**	**Comentário**
Pessoas diagnosticadas com CCR	No momento da cirurgia colorretal, ou 3 a 6 meses mais tarde, se a pessoa não tiver a propagação do câncer, que não pode ser removido	Colonoscopia para ver cólon inteiro e remover todos os pólipos	Se o tumor obstrui cólon/reto e impede a colonoscopia, TC colonografia (com contraste EV) ou enema com bário podem ser feitos para avaliar o resto do cólon
Pessoas que tiveram CCR removido por cirurgia	Dentro de 1 ano após a ressecção do câncer (ou 1 ano após a colonoscopia para certificar-se que o resto do cólon/reto estava limpo)	Colonoscopia	Se normal, repetir o exame em 3 anos. Se ainda normal, então, repetir o exame a cada 5 anos. Tempo entre os testes pode ser menor se pólipos forem encontrados ou se houver razão para suspeitar de HNPCC. Após a ressecção anterior baixa para o câncer retal, exames do reto podem ser feitos a cada 3 a 6 meses para os primeiros 2 a 3 anos, para procurar sinais de recidiva

Fonte: American Cancer Society.

Frequência com que os Exames Devem Ser Realizados para Rastreamento do CCR em Pessoas com *Alto Risco*

Ver Tabela 20.3.4.

Tabela 20.3.4 – Frequência em que os exames devem ser realizados para Seguimento da Doença Inflamatória Intestinal, PAF e HNPCC			
Alto Risco			
Categoria de risco	**Idade de início**	**Teste(s) recomendado(s)**	**Comentário**
Polipose adenomatosa familiar (FAP) diagnosticada por testes genéticos, ou suspeita de FAP sem testes genéticos	De 10 a 12 anos	Sigmoidoscopia flexível anual para procurar sinais de FAP; aconselhamento para considerar o teste genético, se não tiver sido feito	Se o teste genético for positivo, a remoção do cólon (colectomia) deve ser considerada
Câncer de cólon hereditário não polipoide (HNPCC), ou risco aumentado de HNPCC com base na história familiar sem testes genéticos	20 a 25 anos de idade, ou 10 anos antes do caso mais jovem na família	Colonoscopia a cada 1 a 2 anos; orientando a considerar os testes genéticos, se não tiverem sido feitos	Os testes genéticos devem ser oferecidos a parentes de primeiro grau de pessoas com mutações HNPCC diagnosticadas por testes genéticos. Também deve ser oferecido se um dos primeiros três critérios de Bethesda modificado é encontrado

Doença inflamatória intestinal: RCUI Doença de Crohn	O risco de câncer começa a ser significativo 8 anos após o aparecimento de pancolite (envolvimento de todo o intestino grosso), ou 12-15 anos após o início de colite do lado esquerdo	Colonoscopia a cada 1 a 2 anos com biópsias para displasia	Estes pacientes são mais bem conduzidos quando acompanhados por um centro especializado em doença inflamatória intestinal

Fonte: American Cancer Society.

Recomendação sobre Rastreamento de Prevenção do CCR em Pacientes com História Pessoal de Câncer de Mama, Endométrio ou Ovário

Não existem evidências científicas de melhor consistência para recomendar rastreamento diferenciado para CCR em pacientes com câncer primário de mama, endométrio ou ovário, devendo ser realizado como em pacientes de *risco médio*. Pacientes com câncer de endométrio ou de ovário sincrônico ou metacrônico com CCR devem ser encaminhados para investigação de HNPCC.

BIBLIOGRAFIA CONSULTADA

1. American cancer society – 2012. Disponível em: http://www.cancer.org/Cancer/ColonandRectumCancer/MoreInformation/ColonandRectumCancerEarlyDetection/colorectal-cancer-early-detection-acs-recommendations Acessado em: 2012,
2. Burt R, Jass JR. Hyperplastic polyposis. In: Hamilton SR, Aaltonen LA, eds. Pathology and genetics of tumours of the digestive system. Lyon: IARC Press; 2000. p. 135-6.
3. Campos FGCM, Regadas FSP, Pinho M. Tratado de Coloproctologia. São Paulo: Editora Atheneu; 2012.
4. Cancer Council Australia. National Cancer Prevention Policy. Disponível em: http://wiki.cancer.org.au/prevention/Bowel_cancer/Policy_context Acessado em: 2010-11.
5. Groff RJ, Nash R, Ahnen DJ. Significance of Serrated Polyps of the Cólon. Curr Gastroenterol Rep. 2008;10(5):490–498.
6. Quilici FA, Grecco EC. Colonoscopia. São Paulo: Lemos Editora; 2000.
7. Salaria SN, Streppel MM, Lee LA, Iacobuzio-Donahue CA, Montgomery EA. Sessile serrated adenomas: high-risk lesions? Hum Pathol. 2012 Jul 9,

Capítulo 21

Exames Laboratoriais

Stanley Nigro

O diagnóstico laboratorial, quando bem utilizado, auxilia o clínico no direcionamento de condutas e no acompanhamento de pacientes. Cerca de 60 a 70% dos diagnósticos são feitos com uma boa história clínica, estendendo-se a mais de 80% com a inclusão do exame físico. Contudo, os médicos, pela facilidade e rapidez dos ensaios laboratoriais, cometem o grave erro de esquecer a propedêutica médica não armada e iniciar o raciocínio inverso.

O leitor sabia que 5% dos pacientes apresentam FAN falso-positivo sem apresentar doenças autoimunes?

O leitor sabia que a gama-GT está presente em todas as células do organismo, exceção feita às células musculares?

O leitor sabia que o câncer de próstata pode aumentar os níveis séricos de gama-GT por produção endógena, sem que o fígado necessariamente esteja comprometido?

Questões como estas devem orientar o clínico quanto à sapiência em buscar fontes de alterações para os exames laboratoriais, e não julgar que o resultado está errado ou não compatível com a clínica. A grande tecnologia atual de automação dos processos analíticos permitiu que os erros praticamente desaparecessem nos laboratórios onde o controle de qualidade é praticado com seriedade.

Na Tabela 21.1 citamos algumas enzimas e os sítios anatômicos em que se encontram.

Para todos os ensaios clínicos, temos o que denominamos sensibilidade e especificidade dos métodos:

- Sensibilidade = A/(A + C)
- Especificidade = D/(B + D)
  a. Verdadeiro-positivo
  b. Falso-positivo
  c. Falso-negativo
  d. Verdadeiro-negativo

Os valores preditivos negativo e positivo são assim conceituados:

- Preditivo positivo = A/A + B
- Preditivo negativo = D/C + D

Tabela 21.1 – Enzimas e os sítios anatômicos em que se encontram enzimas

	Onde são encontradas
DHL	Fígado, hemácias, plaquetas, pulmão
TGO	Músculo liso, músculo estriado, fígado, pulmão
Fosfatase alcalina	Fígado, osso, placenta, intestino
Gama-GT	Fígado, rins, próstata
Amilase	Pâncreas, glândulas salivares, ovários

Os conceitos acima são de grande valia, uma vez que a seleção dos testes, bem como da metodologia empregada em sua realização, dependem da proposta clínica para o exame, bem como da população estudada.

Citamos como exemplo o valor preditivo negativo do D-dímero. Por se tratar de um derivado da fibrina, seu aumento está presente em situações de ativação do sistema da coagulação, como por exemplo, doenças inflamatórias e infecciosas, coagulação intravascular disseminada e pós-operatórios. Portanto, sua dosagem nestas condições não tem utilidade prática.

No entanto, o valor preditivo negativo do D-dímero, realizado pela metodologia ELISA para tromboembolismo pulmonar, é de 96 a 100%. Isto significa que, na ausência de alterações de seu valor, é grande a possibilidade de o paciente estudado não apresentar tromboembolismo pulmonar.

HEMATOLOGIA

O hemograma é um dos exames mais solicitados no laboratório clínico, pois fornece dados valiosos e esclarecedores no diagnóstico e acompanhamento de doenças. Sua totalidade contempla a análise da série vermelha, da série branca e a contagem global de plaquetas.

Utilizamos o hemograma para as seguintes finalidades:

- detecção de doenças hematológicas;
- auxílio no diagnóstico de doenças sistêmicas autoimunes, neoplásicas e infectocontagiosas;
- acompanhamento evolutivo no tratamento.

Como todo exame laboratorial, fatores pré-analíticos interferem no resultado final, exigindo do médico assistente conhecimento para determinar as condutas.

O hemograma de uma pessoa saudável é como sua cédula de identidade, varia muito pouco, tanto nos estados fisiológicos como no decorrer da idade. Portanto, o conhecimento prévio deste exame possibilita melhor acompanhamento dos pacientes.

Descargas adrenérgicas como choro excessivo, β_2-agonistas, estados de alerta e exercícios físicos mobilizam o compartimento marginal, podendo duplicar a contagem dos neutrófilos. O tabagismo precedente à coleta pode elevar em até 1.000 o número total. A influência positiva do cortisol está presente nos estados pós-operatórios, tratamento com corticosteroides, traumas e queimaduras. Em condições fisiológicas, a secreção deste hormônio segue o ritmo circadiano, influenciando também a contagem de eosinófilos. Após as 16 horas observamos um aumento do número circulante, pela diminuição do hormônio. Certas doenças, como por exemplo filariose, podem ter seu diagnóstico abreviado pela simples realização de um hemograma e esfregaço por punção digital no período matutino. Isto se deve ao ciclo evolutivo do parasita.

A influência dos hormônios sexuais determina valores de hemoglobina de 13 g/dL para os homens adultos, 12 g/dL para as mulheres adultas e crianças de 6 a 12 anos; 11 g/dL em crianças de 6 meses a 6 anos, segundo critérios da OMS.

Os andrógenos têm participação direta na resposta das células precursoras hemopoéticas à eritropoetina. Efeito inverso é observado com o estrogênio, explicando o menor valor da hemoglobina para as mulheres com vida sexual ativa e aumento nas menopausadas.

Indivíduos de etnia negra apresentam valores menores na leucometria, sendo muitas vezes considerados erroneamente leucopênicos por profissionais desavisados.

COLETA E ANÁLISE

Por tratar-se muitas vezes de um exame de emergência, frequentemente não é exigido jejum para a coleta do hemograma. No entanto, no período pós-prandial a turbidez do plasma com quilomícrons interfere positivamente nos valores da hemoglobina, pois a determinação da mesma é feita por espectrofotometria. O número de leucócitos também apresenta um ligeiro aumento, no entanto sem perigos para a decisão clínica.

Sempre o laboratório dever ser informado de possíveis medicamentos em uso pelo paciente.

Durante a coleta do hemograma, alguns cuidados devem ser tomados:

1. Utilizar tubos com EDTA (ácido etilenodiamino-tetracético – tubo tampa roxa). Conserva a morfologia dos elementos figurados, possibilitando sua contagem, seja pelo analista, seja pelo aparelho.
2. Coletar o volume necessário ao tubo.
3. Jamais coletar sangue com seringa e agulha e transferi-lo por vácuo, perfurando a tampa do tubo. Tal procedimento ocasiona hemólise devido à colisão brusca das hemácias com as paredes do recipiente.
4. Homogeneizar o conteúdo por inversão imediatamente após a coleta. A correta mistura do EDTA com a amostra evita agregação plaquetária *in vitro*, tendo como consequência uma queda da contagem. A formação de coágulos interfere também nos valores de hemoglobina e na contagem de eritrócitos.

Raramente nos deparamos com agregação plaquetária *in vitro* persistente, mesmo tomando os cuidados necessários à homogeneização do tubo. Nestes casos, devemos optar pela contagem de plaquetas utilizando o tubo com citrato de sódio (tubo de tampa azul), pois a presença antagonistas do EDTA no soro do paciente possibilita tal alteração. A persistência da condição pode ser resolvida pela adição de canamicina à amostra.

Agregações plaquetárias *in vitro* podem passar despercebidas por analistas clínicos menos experientes, ocasionando a emissão de laudos com plaquetopenia em pacientes saudáveis. A conservação da amostra pode ser em temperatura ambiente por até 2 horas e a 4°C por período máximo de 8 horas para análise morfológica em lâmina.

O estudo morfológico dos elementos figurados pode ser mais bem realizado através do esfregaço sanguíneo em lâmina (à beira do leito) colhido por punção digital.

Os índices hematimétricos são obtidos através de cálculos utilizando-se fundamentalmente o número absoluto de eritrócitos e o valor da hemoglobina. São eles:

- volume corpuscular médio (VCM): Htc x 1.000/número eritrócitos em milhões/μL,
- expresso em fentolitros ou micrômetros cúbicos;
- concentração da hemoglobina corpuscular média (CHCM): Hb (g/dL)/Htc,
- expressa em g/dL;
- hemoglobina corpuscular média (HCM): Hb (g/dL)/eritrócitos em milhões/μL,
- expresso em picogramas (1 pg = 10^{-12} g);
- RDW: estimativa da população eritrocitária anisocítica.

Série Vermelha

A anemia é a mais frequente doença hematológica observada na prática clínica. A queda dos valores hematimétricos pode ser por perda sanguínea, deficiência na síntese de hemoglobina, redução na produção medular ou destruição periférica. A deficiência de ferro é a causa mais prevalente de anemia em todo o mundo. *Não existe anemia ferropriva com estoques normais de ferro.* Portanto, para sua elucidação, o médico deve solicitar de forma complementar dosagens de ferritina, ferro sérico, transferrina e a capacidade total de ligação ao ferro. Estes exames não somente esclarecem a situação do mineral no organismo, como também rastreiam a possibilidade de outras doenças estarem presentes, influenciando seu metabolismo. O exame de eleição para verificarmos os estoques de ferro no organismo é o mielograma com coloração para ferro (Perls). Uma situação pontual deve ser detalhada: pacientes com hipotireoidismo podem apresentar anemia com macrocitose descrita e níveis de ferritina diminuídos com estoques de ferro normais.

A definição de anemia é baseada nos valores da concentração de hemoglobina. Não utilizamos a contagem global de eritrócitos para esta definição, uma vez que nas situações de hipocromia o organismo aumenta a produção de glóbulos vermelhos para compensar na quantidade a qualidade da oxigenação tecidual. No entanto, este aumento é efêmero, seguido pela queda dos demais valores.

Doenças metabólicas, doenças crônicas, deficiências de ferro,vitamina B_{12} e ácido fólico podem alterar os parâmetros eritrocitários, necessitando, portanto, de exames complementares.

O hipotireoidismo e as anemias megaloblásticas cursam com macrocitose (aumento do volume corpuscular – VCM), sendo as maiores observadas na deficiência de vitamina B_{12}. Ingesta alcoólica também aumenta o VCM por ação tóxica direta do álcool na medula óssea. Bebedores crônicos de cerveja jamais desenvolverão anemia por deficiência de ácido fólico, pois a cerveja é rica folato.

A ação de substâncias irritantes, bem como de anticorpos sobre a mucosa do antro gástrico, causa destruição de células produtoras de fator intrínseco, tendo como consequência baixa absorção de vitamina B_{12} no duodeno e na primeira porção do jejuno. O VCM nesta anemia pode chegar a valores superiores a 120 *fL* com presença concomitante de leucopenia e plaquetopenia. A cianocobalamina participa diretamente na replicação do DNA, fato que justifica a queda dos parâmetros anteriores.

Microcitose tem como principais causas a anemia ferropriva, síndromes talassêmicas e anemia de doenças crônicas. Esta última pode ser normocrômica e normocítica em seu estágio inicial, vindo a cursar com micro-hemorragias e tornar-se também ferropriva. Quarenta por cento dos pacientes alcoólatras com macrocitose podem apresentar deficiência de ferro concomitante.

A diferenciação entre as microcitoses ferropriva e talassêmica pode ter sua rastreabilidade iniciada pelo RDW. Este parâmetro mensura a porcentagem de hemácias anisocíticas (volumes diferentes) na amostra. Quadros ferropênicos apresentam altos índices de RDW, contrariamente a quadros talassêmicos, nos quais a desordem genética rege a produção uniforme de hemácias (RDW normal).

Na esferocitose hereditária, um erro genético permite a síntese defeituosa da anquirina e espectrina, duas proteínas do citoesqueleto das hemácias. Como consequência, hemácias com baixo VCM e CHCM maior que 0,35 são encontradas no sangue periférico. Os pacientes com esferocitose são diagnosticados quando recém-nascidos, embora tenhamos assistido a um paciente proveniente da Bahia com diagnóstico tardio.

Quando a medula óssea realiza eritropoese, encontramos no sangue periférico o seu precursor imediato, o reticulócito. A determinação deste parâmetro avalia o quanto a medula é funcionante. Por exemplo, no tratamento das anemias ferroprivas solicitamos reticulócitos entre o 8º e 14º dia, pois a reposição do ferro torna a medula responsiva. Doenças oriundas da medula óssea (leucemia) ou com invasão medular (metástases neoplásicas) causam queda deste parâmetro com consequente anemia.

No curso do tratamento da anemia, se não houver reticulocitose prontamente com a reposição de ferro ao paciente, *a anemia não é ferropriva.*_Portanto, não insista na administração do mineral. Procure outras causas para o baixo valor de hemoglobina. Ferro em excesso torna-se prejudicial ao organismo.

A medida correta da reticulocitose faz-se pelo índice reticulocítico. Para tal, torna-se necessário conhecermos a meia-vida do reticulócito, que varia conforme o hematócrito (Tabela 21.2).

Tabela 21.2 – Vida média do reticulócito

Hematócrito	Vida Média do Reticulócito
> 40	1 dia
30 a 40%	1,5 dia
20 a 30%	2 dias
< 20%	2,5 dias

Em seguida,calcula-se o índice aplicando-se duas correções:

- Primeira correção: *% de reticulócitos do paciente x Htc do paciente*
- Htc normal para o sexo (47 masc/42 fem)
- Segunda correção: valor obtido na primeira correção/vida média do reticulócito
  Ex:
  - Paciente sexo feminino com hematócrito de 20 e 5% de reticulócitos na contagem em sangue periférico:

- Primeira correção: 5 x 20/42 = 2,38
- Segunda correção: 2,38/2 = 1,19

No exemplo descrito, a paciente não apresenta boa resposta reticulocítica, pois consideramos *boa resposta medular índices superiores a 2.*

Grandes hemorragias e anemias hemolíticas mostram índices entre 3 e 6.

Alterações da forma – poiquilocitose pode ser vista em doenças de curso crônico, sendo tais pacientes frequentemente assistidos por médicos. A Tabela 21.3 exemplifica alguma destas alterações e seu significado clínico.

Tabela 21.3 – Alterações da forma

Nome	Forma	Doenças/Condições clínicas
Esferócitos (microesferócitos)	Esfera	Esferocitose hereditária Anemias hemolíticas autoimunes (microesferócitos)
Ovalócitos (eliptócitos)	Oval, elíptica	Síndromes mielodisplásicas, anemias ferroprivas, megaloblásticas, eliptocitose hereditária
Estomatócitos	Estomato	Hepatopatias, RN normais, tratamento com asparaginase
Drepanócitos	Foice	Hemoglobinopatia S – anemia falciforme
Acantócitos	Projeções espiculares	Abetalipoproteinemia, hepatopatias, esplenectomizados
Dacriócitos	Lágrima	Síndromes mielodisplásicas, anemias megaloblásticas

Inclusões citoplasmáticas em hemácias raramente são encontradas em pacientes sem acompanhamento médico prévio. No entanto, quando reportadas num simples exame de rotina, podem sugerir uma investigação diagnóstica mais profunda (Tabela 21.4).

Tabela 21.4 – Inclusões citoplasmáticas

Inclusão eritrocítica	Significado clínico
Corpos de Howell-Jolly	Esplenectomizados
Pontilhado basófilo	Talassemia *minor*, intoxicação por chumbo
Siderossomas	Anemia sideroblástica

Quadros hemolíticos podem apresentar etiologia imunológica ou não. No entanto, independentemente da etiologia, exteriorizam-se muitas vezes com icterícia por aumento da bilirrubina indireta. Dosagens complementares de DHL e contagem de reticulócitos mostram-se elevadas. A participação imunológica é sugerida pelo teste de Coombs indireto.

Série Branca

Como descrito anteriormente, o número absoluto de leucócitos varia muito pouco em condições fisiológicas normais durante a vida. O conhecimento prévio da contagem global facilita o seguimento ambulatorial dos pacientes (Tabela 21.5).

Tabela 21.5 – Valores de referência – hemograma

Leucócito	Número absoluto	Porcentagem no sangue
Neutrófilo	1,8 a 7,7	56,0
Linfócito	1,0 a 4,8	34,0
Eosinófilo	0,0 a 0,45	2,7
Monócito	0,0 a 0,8	4,0
Basófilo	0,0 a 0,2	0,5
Neutrófilos bastonetes	0,0 a 0,7	3,0

Os leucócitos estão distribuídos em três compartimentos: vascular, marginal e medular. A contagem obtida no hemograma diz respeito ao compartimento vascular. Ressaltamos tal importância, pois podemos estar diante de processos infecciosos (aumento do *pool* total de leucócitos) mesmo com contagens baixas no hemograma. Bactérias Gram-negativas apresentam lipopolissacárides em sua parede (antígeno somático – O) que estimulam a migração leucocitária do compartimento vascular para o compartimento marginal (pseudoneutropenia). O excesso de cortisol (estresse operatório, traumas e processos infecciosos) provoca situação inversa.

Quadros infecciosos, neoplásicos (leucemias) e autoimunes muitas vezes têm seu diagnóstico abreviado com a realização de um simples hemograma de rotina.

Pessoas saudáveis apresentam contagens globais entre 3.600 a 12.600 leucócitos/mm. Nos negros, contagens entre 3.400 a 5.000 são comumente encontradas. Excluindo as influências medicamentosas e fisiológicas, doenças podem aumentar (leucocitose) ou diminuir (leucopenia) a contagem, sendo que variações dos tipos celulares também direcionam o médico no diagnóstico e acompanhamento evolutivo.

Contagens matinais são 5 a 10% inferiores às vespertinas, influenciadas pelo número de horas de sono e atividade da noite anterior. Substâncias como a cafeína causam leucocitose leve, ao contrário do exagero alcoólico.

Pacientes apresentam predomínio de linfócitos até os 7 anos de idade, sendo que após os 8 anos observa-se uma equivalência neutrófilica.A puberdade consolida o predomínio de neutrófílos.

O aumento das células leucocitárias está diretamente relacionado à produção de interleucinas. Estas, por sua vez, dependem do tipo de resposta imunológica do organismo ao fator de agressão. Exemplificando, interleucinas 3 e 5 influenciam o desenvolvimento de eosinófilos e basófilos.

Neutrófilos

O aumento absoluto do número de neutrófilos ($> 7{,}5 \times 10^9/L$) na maioria das vezes traduz processos infecciosos. Infecções por bactérias Gram-positivas (ex.: *Staphylococcus aureus, Staphylococcus* coagulase-negativo, *Streptococcus pyogenes, Streptococcus pneumoniae* e anaeróbios) produzem leucocitoses em pacientes imunocompetentes. A magnitude da leucocitose é proporcional ao tempo de evolução, extensão e profundidade do processo infeccioso, bem como liberação de endo e exotoxinas. Contagens entre 12 e 16 mil leucócitos com predomínio neutrofílico (70 a 90%) frequentemente são encontradas. Infecções intra-abdominais como apendicite aguda, colecistite aguda, peritonite bacteriana, pancreatite aguda, endometrite e salpingite, pneumonia, broncopneumonia, amigdalite bacteriana frequentemente mostram contagens acima de 15 mil leucócitos. Infecções do trato urinário baixo, ao contrário da pielonefrite aguda, raramente produzem leucocitose importante.

Medicamentos como adrenalina, noradrenalina, cloreto de lítio, glicocorticoides e beta-agonistas inalatórios, utilizados com frequência por pacientes asmáticos aumentam o número de neutrófilos por mobilização do compartimento marginal. O mesmo ocorre com a corticoterapia.

A produção de granulocitopoéticos (G-CFS, IL-5) pode muitas vezes revelar um processo neoplásico subjacente ao aumento dos neutrófilos: carcinoma gástrico, broncogênico, mamário, renal e melanoma.

Nas leucemias mieloides agudas observamos o hiato leucêmico: presença de células muito jovens adjacentes às células com maturação definitiva. Já nas leucemias crônicas, o hiato inexiste, observando-se uma crescente maturação celular.

Citamos a seguir outras causas de neutrofilia:

- cetoacidose diabética;
- acidose lática;
- tireotoxicose;
- hipóxia;
- gestação;
- anemias hemolíticas agudas e reações transfusionais;
- lesões térmicas, elétricas e por esmagamento.
-

Linfócitos

Os linfócitos apresentam grande importância nos processos infecciosos. Estas células,através da liberação de citocinas, produzem uma verdadeira "rede de comunicação intercelular", notificando as demais células do sistema de defesa sobre a presença de um novo intruso. Também desencadeiam a síntese de anticorpos específicos para infecções virais e bacterianas. Sua meia-vida é longa, onde permanecem em atividade nos órgãos do sistema reticuloendotelial, sangue e linfa.

Diversos fatores humorais colaboram para a produção de linfócitos:

- linfócito B: IL-4, IL-5, IL-6, IL-7 ,IL-10, IL-13, IL-14 e IL-15;
- linfócito T: IL-2, IL-3, IL-7, IL-15.

O aumento absoluto (5,6 x 10^9/L) primariamente deve ser investigado como um possível processo infeccioso de etiologia viral (Ex:hepatite viral, mononucleose). No entanto, procedimentos como esplenectomia causam linfocitose duradoura.

Raramente uma infecção bacteriana aguda provoca linfocitose, exceção feita à coqueluche, onde podemos encontrar os maiores números absolutos (até 60 x 10^9/L) em decorrência dos fatores solúveis próprios da *Bordetella pertussis*.

A proliferação de linfócitos B acompanha a proliferação de plasmócitos. Certas infecções virais podem cursar com linfócitos maiores, com citoplasma basofílico e bordas onduladas semelhantes às saias de bailarina: linfócitos atípicos. Infecções como mononucleose podem colaborar com mais de 20% destas células na contagem diferencial.

Outras causas de linfocitose:

- sífilis secundária;
- leucemia linfoide crônica;
- rubéola;
- sarampo;
- catapora;
- citomegalovirose;
- infecções por vírus influenza.

Eosinófilos

Uma das células mais potentes do organismo é o eosinófilo. Apresentando meia-vida de 18 horas no sangue periférico, podem permanecer por até 6 dias nos tecidos, preferencialmente epiteliais dos tratos respiratório e digestório.

Seus grânulos constituídos pela proteína básica principal, proteína catiônica, , neurotoxina e proteína X eosinofílica são extremamente tóxicos tanto ao agente agressor quanto ao organismo. Como exemplo desta toxicidade, citamos a síndrome hipereosinofílica idiopática, em que uma das complicações é a fibrose endomiocárdica.

Os grânulos, após serem liberados, podem assumir formas espiculares e ocasionalmente são encontrados em amostras de fezes ou secreção traqueobrônquica, denominados cristais de Charcot-Leyden (lisofosfolipase).

Ao contrário do neutrófilo, a elevação de eosinófilos ocorre com diminuição do cortisol. Na insuficiência adrenal (doença de Addison) o número de eosinófilos nos auxilia na hipótese diagnóstica. Quando citamos eosinofilia (0,4 x 10^9/L),, frequentemente nos lembramos de doenças parasitárias e processos alérgicos.

Dentre as parasitoses mais frequentes, cursam com eosinofilia somente aquelas com invasão tecidual, que facilmente decoramos como NASA (*Necator americanus, Ancylostoma duodenalis, Strongyloides stercoralis, Ascaris lumbricoides*). Não devemos esquecer também o *Toxocara canis*, encontrado frequentemente em crianças pela convivência íntima com animais.

Também não devemos nos esquecer das ectoparasitoses (escabiose). Dentre os processos alérgicos, citamos as dermatites de contato, rinossinusites, asma brônquica, síndrome de Churg-Strauss.

No entanto, numerosas outras causas (citadas a seguir) podem ser responsáveis por sua elevação:

- leucemia mieloide crônica;
- leucemia mieloide aguda;
- doença de Hodgkin;
- aspergilose broncopulmonar alérgica;
- coccidioidomicose;
- linfomas;
- escarlatina (fase de convalescença);
- pênfigo bolhoso;
- gastrite eosinofílica;
- retocolite ulcerativa inespecífica;
- mastocitose;
- leucemia mieloide eosinofílica;
- síndrome hipereosinofílica idiopática;
- vasculite de Churg-Strauss.

Eosinopenia é definida como contagens inferiores a $< 0,04 \times 10^9/L$.

Contagens de eosinófilos próximas de zero são vistas em todas as causas de elevação do cortisol, como no estresse presente nos abdomes agudos, infarto do miocárdio, cetoacidose diabética e nos quadros infecciosos como sepse. Eosinopenia, dor abdominal aguda e leucocitose acima de 15 mil indica possível causa cirúrgica.

Devemos ficar atentos aos pacientes com infecções graves que inicialmente apresentam queda no valor absoluto de eosinófilos e, durante a evolução, cursam com eosinofilia e hipotensão. Diante desta situação (principalmente em idosos), não devemos excluir a possibilidade de introduzirmos corticoide em seu tratamento, pois há falência das suprarrenais.

Na leishmaniose visceral (calazar), a resposta imunológica ao parasita causa praticamente o desaparecimento dos eosinófilos de sangue periférico. Seu reaparecimento pode ser visto durante o tratamento da doença.

Basófilos

Até prova em contrário, a detecção de basofilia no sangue periférico não é um bom sinal. Isto porque doenças como leucemia mieloide aguda, leucemia mieloide crônica e linfomas podem ser responsáveis por sua elevação. Raramente encontramos o aumento desta célula em quadros benignos. Sugerimos investigação diagnóstica e realização de mielograma nos casos de aumento.

Os basófilos apresentam meia-vida e resposta ao cortisol semelhantes aos eosinófilos, não sendo normalmente encontrados em tecidos. Seu citoplasma é abundante em glicogênio e contém grânulos de histamina, heparina e peroxidase. Sintetizam também a substância de ação lenta da anafilaxia (SRS-A), estando envolvidos em reações de hipersensibilidade imediata e tardia.

Os basófilos apresentam variação diurna em sua contagem, com números menores pela manhã e influência negativa do cortisol.

Encontramos basopenia em metade dos pacientes com hipertireoidismo.

Monócitos

Todas as doenças granulomatosas, de curso crônico ou em período de covalescença, podem cursar com monocitose ($> 1,0 \times 10^9/L$). Assim como os eosinófilos, estas células apresentam preferência tecidual.Doenças que cursam com abscedação frequentemente elevam a contagem global.

Descrevemos a seguir causas que devem ser cogitadas ao depararmos com alterações importantes da mesma:

- tuberculose (prognóstico desfavorável);
- sarcoidose;
- osteomielite crônica;
- endocardite subaguda;
- infecções por fungos, protozoários, riquetsíase e brucelose;
- leucemia mieloide crônica;
- enterite regional, retocolite ulcerativa;
- sífilis;
- mielodisplasia.

Valores abaixo de $0,2 \times 10^9/L$ (monocitopenia) são observados no início do tratamento com corticosteroides (valor retorna rapidamente ao normal) e em leucemias de células pilosas.

Finalizando o capítulo, mostramos a seguir alguns interferentes analíticos em métodos automatizados, que ocasionalmente podem causar erros na interpretação do hemograma (Tabela 21.6).

Tabela 21.6 – Interferentes analíticos em métodos automatizados que podem causar erros na interpretação do hemograma

Parâmetro	Causas de aumento espúrico	Causas de redução espúrica
Leucócitos	Crioglobulina, heparina, proteínas monoclonais, , eritrócitos nucleados, agregação plaquetária, plaquetas gigantes, eritrócitos não lisados	Coagulação. célula esfumaçada. uremia
Eritrócitos	Plaquetas gigantes, crioglobulina, contagem de leucócitos elevada	Autoaglutinação, coagulação, hemólise
Hemoglobina	Lipemia, hiperbilirrubinemia, contagem de leucócitos elevada, hemólise, heparina, crioglobulina	Coagulação
Hematócrito	Plaquetas gigantes, crioglobulina, hiperglicemia (> 600 mg/dL)	Auto-aglutinação. coagulação. hemólise (*in vitro*), excesso de EDTA
VCM	Autoaglutinação, contagem de leucócitos elevada(> 50 mil/µL), hiperglicemia, deformidade reduzida dos eritrócitos	Crioglobulina, plaquetas gigantes, hemólise *in vitro*
Plaquetas	Crioglobulina, inclusões eritrocitárias, fragmentos de leucócitos, eritrócitos microcíticos	Coagulação, plaquetas gigantes, agregação plaquetária, heparina
HCM, CHCM	Vide fatores pertinentes a hemoglobina e eritrócitos	Vide fatores pertinentes a hemoglobina e eritrócitos

BIOQUÍMICA – ASPECTOS LABORATORIAIS

Os exames bioquímicos prestam-se, em sua maior utilidade, ao acompanhamento evolutivo dos pacientes. Os diagnósticos devem ser sempre clínicos, tendo suporte nos dados laboratoriais confirmatórios.

Existem alguns mandamentos que devem ser seguidos na interpretação dos testes bioquímicos laboratoriais:

1. Saiba em quais sítios anatômicos o analito solicitado está presente.
2. Esteja atento aos valores de referência presentes no laudo, pois podem existir variações metodológicas entre os ensaios clínicos.
3. Correlacione os resultados dos exames. Exemplo prático pode ser dado quando obtemos valores aumentados tanto de AST quanto ALT. Destas enzimas, a mais específica para o fígado é a ALT, sendo a AST presente nos músculos, rins, pulmões, cérebro, coração, pâncreas, etc. Portanto, valores elevados de AST com valores normais de ALT não sugerem, a princípio, hepatopatia como causa subjacente.
4. Conheça a meia-vida das enzimas, evitando dosagens desnecessárias.

FUNÇÃO HEPÁTICA

Os testes rotineiramente solicitados no pronto socorro são *AST (TGO), ALT (TGP), gama-GT, fosfatase alcalina, dosagem de bilirrubinas, albumina e os fatores de coagulação.*

Destes últimos, sabemos que o fígado sintetiza sua totalidade, no entanto, os de queda mais precoce são os fatores V e VII, ambos pertencentes à via extrínseca. Portanto, o teste que mais representa esta via é o tempo de protrombina.

Os exames AST, ALT, FA, , gama-GT e bilirrubina total e frações estão relacionados ao dano hepatocelular, enquanto a dosagem de albumina e a quantificação do TP predizem a função hepática. Ressaltamos a presença de exames alterados em 1 a 4% da população assintomática. Alteração única em somente um dos testes não sugere lesão hepática.

Toda vez que uma célula sofre agressão, seus mecanismos bioquímicos são primeiramente lesados, tendo como consequência alterações na permeabilidade da membrana citoplasmática. A fase inicial de degeneração pode evoluir para necrobiose e finalmente necrose, onde temos ruptura total da unidade funcional e liberação de todo seu conteúdo.

Dentre as enzimas citadas, as de predomínio citosólico são a ALT (TGP), a gama-GT e a fosfatase alcalina, sendo DHL de predomínio mitocondrial. A AST (TGO) apresenta isoenzimas mitocondrial (meia-vida de 87 h) e citosólica (meia-vida de 17 h). Espera-se, portanto, que nas fases iniciais e de menor gravidade da lesão hepática ocorram aumentos mais expressivos da ALT frente à AST. Relação inversa é vista nas lesões de maior gravidade como hepatite alcoólica, hepatites fulminantes e nas cirroses hepáticas, onde nestas últimas a síntese de ALT está prejudicada. Obedecemos, na investigação, a seguinte relação:

- AST/ALT > 1 – cirrose de qualquer etiologia;
- AST/ALT > 2:1 – 90% álcool;
- AST/ALT > 3:1 – 96% álcool.

As enzimas gama-GT e a fosfatase são denominadas canaliculares. No entanto, vale ressaltar que a gama-GT está presente em todas as células do organismo, exceção feita às musculares. E por curiosidade, a célula que apresenta a maior concentração de gama-GT é a do túbulo proximal do rim.Tempos atrás, dosava-se gama-GT na urina nos pacientes pós-transplante renal, na tentativa de detectar algum grau de rejeição.

A gama-GT está elevada por ativação enzimática nos pacientes alcoólatras crônicos (até 28 dias após abstinência) e no uso contínuo de fenitoína e carbamazepina. Por ser a mais sensível enzima hepática, sua elevação é observada em qualquer obstrução canalicular e nos processos expansivos envolvendo o parênquima hepático. Apresenta meia-vida de 10 dias. Cirrose biliar primária, obstruções canaliculares, colangite esclerosante e lesões expansivas causam aumentos excessivos. Sem dúvida alguma, pelo tamanho do fígado, a maior representação de gama-GT no soro provém deste órgão.

A ideia implantada de solicitarmos a dobradinha fosfatase alcalina e gama-GT não tem utilidade prática, pois a existência de isoenzimas da fosfatase alcalina permite que a atividade da mesma seja detectada em outras alterações que não necessariamente hepatopatias ou obstruções canaliculares. As quatro principais isoenzimas são hepática, intestinal, placentária e óssea. Doenças como Paget, fraturas, processos inflamatórios envolvendo o trato gastrointestinal e até situações fisiológicas como estirão do crescimento e terceiro trimestre de gestação são responsáveis por aumento da atividade desta enzima.

A solicitação de gama-GT preferencialmente à fosfatase alcalina evita falsas interpretações sobre possíveis lesões hepáticas.

A ALT (TGP) ou alanina aminotransferase é a enzima hepática mais especifica solicitada na clínica médica. Sua meia-vida é de 42 horas. Quadros com elevação da mesma não obrigatoriamente cursam com elevação da AST (TGO), sendo as causas mais comuns de elevação assintomática a doença gordurosa hepática secundária à obesidade e/ou o abuso de álcool. Em contraste, a elevação isolada de AST deve orientar o clínico para lesões extra-hepáticas, como por exemplo musculares.

Nas hepatites virais, hepatites medicamentosas, isquemias e hepatites autoimunes observamos, na fase aguda, elevações de ALT e AST de 10 a 20 vezes o valor superior da normalidade (LSN), sendo que nas causas virais com evolução para convalescença o declínio é observado de forma lenta nas próximas 4 semanas. Valores com aumentos súbitos e extremos seguidos de queda brusca nas próximas 72 horas sugerem evolução fulminante.

Hepatites crônicas, esteato-hepatite, uso de medicamentos (AINE, drogas ilícitas, estatinas, tuberculostáticos, anabolizantes), hemocromatose, doença celíaca cursam com elevações mais modestas (até cinco vezes) e particulamente nas hepatites por vírus C observamos um padrão de flutuação das transaminases, ocasionalmente com valores normais.

Obstruções canaliculares com colestase cursam com aumentos de cinco a dez vezes o LSN, no entanto sua normalização em até 48 horas pode ser vista após eliminação do fator obstrutivo. Tumores de papila onde ocorre obstrução seguida de necrose (desobstrução) e novo crescimento tumoral podem mostrar padrão enzimático cíclico.

Nas hepatites não virais, a magnitude de elevação na fase aguda é proporcional ao dano hepático. Doenças como leptospirose elevam cinco a dez vezes o LSN, bem como em outras infecções como mononucleose infecciosa, citomegalovirose, sífilis e toxoplasmose.

Não devemos correlacionar gravidade de lesão hepática com o nível de icterícia. Nas hepatites virais ictéricas (somente 5 a 10% das hepatites virais) ocasionalmente encontramos, nas evoluções benignas, quadros com colestase prolongada e retorno habitual nos níveis de transaminases. A grande utilidade na dosagem das frações da bilirrubina está no fato de atribuirmos uma causa hepática ou hematológica para esta alteração.

Diariamente produzimos cerca de 250 a 350 mg de bilirrubina indireta, sendo rapidamente depurada pelo fígado. Esta eficiência de depuração é tamanha (400 mg/dia) que observamos 60% da bilirrubina indireta no interior dos hepatócitos, 5 minutos após infusão num individuo saudável.

Nos quadros de AST, , ALT e gama-GT normais com bilirrubina total elevada e predomínio da fração indireta, devemos seguir o algoritmo abaixo:

- BT > 6 mg/dL – Suspeitar de quadro hematológico – Solicitar hemograma, contagem de reticulócitos, DHL e haptoglobina;
- BT< 6 mg/dL – Indicativo de síndrome Gilbert (5 a 7% da população)

Clinicamente, a presença de colúria indica aumento da bilirrubina direta (hidrossolúvel) em contraste com a indireta (lipossolúvel). A presença de hipo ou acolia fecal reforça o diagnóstico de colestase. Na urina, a diferenciação do pigmento biliar com pigmentos medicamentosos pode ser feita ao agitarmos o frasco contendo a amostra. A formação de espuma amarelada sugere a presença de bilirrubina e não de urobilinogênio, como erroneamente é atribuído (mesmo porque o urobilinogênio é incolor; quem tem cor é a urobilina, produto de sua oxidação).

Tabela 21.7 – Diferenciação entre Lesão Hepatocelular e Colestase

Analito	Lesão Hepatocelular	Colestase
ALT (TGP)	> 10 x LSN, persiste por semanas	Aumento transitório para 10 x LSN, declinando rapidamente
Gama-GT	< 5 x LSN	> 5 x LSN
Bilirrubina	50 a 80% bilirrubina direta	50 a 80% bilirrubina direta
Tempo de protrombina	Normal ou ligeiramente aumentado; não responde a vitamina K	Normal na maioria dos casos, respondendo a vitamina K

O fígado é um órgão que atende a demanda metabólica do organismo com apenas 25% de sua capacidade, sendo a célula mais multifuncional do organismo e com grande poder regenerativo. Nas fases iniciais da disfunção hepática, os fatores inicialmente diminuídos são o V e VII (meia-vida de 6 horas). Como estão relacionados à via extrínseca, observamos um alargamento do tempo de protrombina.

Importante ressaltarmos que os fatores vitamina K-dependentes (II, VII, IX e X) não são corrigidos com a administração IM de vitamina K nos casos de insuficiência hepática, fato observado contrariamente nas situações de má absorção.

Marcadores Cardíacos

Para o diagnóstico clínico do infarto agudo do miocárdio, a OMS determina a presença de dois dos seguintes critérios:

1. alterações eletrocardiográficas sugestivas (supradesnivelamento do segmento ST, bloqueio de ramo não preexistente, etc.);
2. dor torácica típica;
3. alteração dos marcadores cardíacos.

Denominamos marcadores e não enzimas cardíacas, pois incluímos neste *menu* a recente troponina, proteína estrutural ligada às miofibrilas.

Para o clinico, o início da lesão miocárdica é de fundamental importância, pois as células cardíacas são muito resistentes à oligoemia, permanecendo viáveis em condições de isquemia aguda por até 1 hora. Após 3 horas nesta condição, 80% das células afetadas apresentam-se necrosadas, aumentando para 100% em 6 horas.

Neste contexto, o laboratório fornece ao clínico as consequências da degeneração (alterações de permeabilidade) e da necrose miocárdica secundária à injúria detectadas no sangue.

- Mioglobina – Enzima muito sensível e pouco específica para degeneração/necrose miocárdica. Por ser de pequeno tamanho molecular, difunde-se facilmente, sendo detectável após 2 horas do início do quadro isquêmico. No entanto, por estar presente também na musculatura esquelética e lias não cardíacas, apresenta um grande valor preditivo negativo, isto é, na ausência de sua elevação, o diagnóstico de IAM praticamente é descartado.
- CPK – A creatinoquinase apresenta-se sob três isoformas no sangue:
  - CK-BB ou CK-1: Isoforma encontrada no cérebro, trato gastrointestinal, próstata;
  - CK-MB ou CK-2: Isoforma presente na musculatura estriada cardíaca;
  - CK-MM ou CK-3: Isoforma presente na musculatura estriada esquelética e lisa.

A denominação numérica das enzimas deve-se à ordem de aparecimento das mesmas na embriogênese (craniocaudal). A maturação das células musculares tem como consequência a diferenciação enzimática, fato este que explica a grande quantidade de CK-MB nas doenças cromossômicas de cunho degenerativo, como por exemplo na distrofia muscular de Duschene.

A mensuração da fração MB pode ser feita por meios indiretos (atividade) ou por meios diretos, onde o método quantifica o número de moléculas presentes na amostra. Este último certamente é mais específico que o anterior, sendo menos frequentes os resultados falso-positivos.

Os métodos mais antigos, que determinavam a atividade da enzima, utilizavam substratos sobre os quais a enzima atuava, tendo como produto final o NADPH, , quantificado por espectrofotometria. No entanto, este método imunoquímico inativa o monômero M do dímero MB, permanecendo o monômero B com atividade sobre o substrato. Nas situações em que temos aumento de CK-BB (trauma craniano, tumores de próstata, injúrias do trato gastrointestinal), podemos ter interpretações errôneas nas determinações enzimáticas da CK-MB.

Para quantificação do NADPH, a sensibilidade torna-se aumentada quando a técnica química empregada potencializa o número de moléculas de NADPH formadas (técnica de *double sign*). Este recurso pode gerar resultados discordantes nas relações entre CPK e CK-MB quando temos uma elevação da primeira às custas de CK-BB, onde interpretamos valores de atividades de CK-MB maiores que o valor total de CPK.

A técnica imunológica tornou a mensuração das moléculas de CK-MB mais precisa. Neste ensaio, um anticorpo monoclonal fixado à placa de reação liga-se somente à porção M da molécula presente no soro. Em seguida, um novo anticorpo marcado com uma enzima reveladora é adicionado à reação, ligando-se à fração B livre. O excesso de conjugado enzimático é eliminado do sistema por lavagem. Um substrato reage com a enzima reveladora (peroxidase, fosfatase alcalina, etc.) e quantifica o número de moléculas presentes.

Existem situações em que moléculas de CK estão ligadas a anticorpos com IgG (CK tipo 1) e IgA (CK tipo 3). São as denominadas macro-CKs. Estas moléculas podem dar valores demasiadamente elevados para CK-MB pelos métodos enzimáticos, sem que o quadro clínico sugira isquemia aguda. Diante desta situação, solicite que o laboratório clínico realize a inativação enzimática do analito.

Quadros de macro-CK são vistos no IAM, quando a determinação de CK-MB massa e troponina em dosagens seriadas garante uma sensibilidade de 40% após 4 horas do início da dor e 90% após 12 horas.

Eletrólitos

A infusão de medicamentos e soluções endovenosas corresponde à maior parte dos distúrbios hidroeletrolíticos existentes em clínica médica não associados a doenças que classicamente alteram estes analitos, como diabetes melito, insuficiência cardíaca congestiva e uso de diuréticos. Portanto, quanto menos soluções forem infundidas sem necessidade, melhor para o paciente.

Hiponatremia – Sódio sérico menor que 135 mEq/L

O diagnóstico de distúrbios do sódio sempre deve ser acompanhado de uma avaliação criteriosa do estado volêmico do paciente e de sua osmolaridade sérica.

Estados hipervolêmicos com osmolaridade plasmática baixa (< 280 mOsm/kg) podem acompanhar ICC, síndromes nefróticas, hepatopatias e insuficiência renal avançada.

Estados normovolêmicos com osmolaridade plasmática baixa estão presentes no hipotireoidismo, na síndrome da secreção inadequada do hormônio antidiurético, na polidipsia psicogênica, e em reações idiossincrásicas a drogas.

Nos estados hipovolêmicos com osmolaridade baixa, devemos dosar o sódio urinário:

- sódio urinário menor que 20 mEq/L: Perdas extrarrenais como diarreias e vômitos;
- sódio urinário maior que 20 mEq/L: Perdas renais como uso de diuréticos, inibidores da ECA, nefropatias, queimaduras e perdas para o terceiro espaço (peritonites, obstrução intestinal).

Se a hipernatremia for acompanhada de osmolaridade normal (280 a 295 mOsm/kg), condições como hiperproteinemia e hiperlipidemia devem ser aventadas.

Osmolaridades séricas altas com hiponatremia podem ser decorrentes de estados como hiperglicemia, uso de medicamentos como manitol, glicerol ou contrastes.

Hipernatremia - sódio sérico maior que 145 mEq/L

Grande parte das hipernatremias é decorrente de perdas aquosas como desidratação ou ganho de sódio, tanto na forma de medicamentos (bicarbonatos) ou por retenção.

- Causas de perda de água livre: perdas insensíveis, hipodipsia, DI nefrogênico e neurogênico, diarreias, vômitos e drenagens de sondas nasoenterais podem também ser responsáveis.
- Causas de ganho de sódio : infusão de bicarbonato, ingesta de sal (água do mar), dieta enteral hipertônica, síndrome de Cushing, hiperaldosteronismo primário.

Hiperpotassemia – K sérico maior que 5,5 mEq/L

Ressaltamos que a hipercalemia, por ser uma situação de risco, é o principal estímulo para secreção de mineralocorticoides, sendo superior ao próprio ACTH.

Dentre as causas mais frequentes, citamos a insuficiência renal crônica e o uso de inibidores da ECA.

Rabdomiólise, queimaduras, hemólise, , síndrome de lise tumoral são outras causas de hipercalemia que não raramente nos deparamos nas enfermarias. Dentre as causas raras, citamos a paralisia periódica hiperpotassêmica e a paralisia muscular despolarizante.

Desvios transcelulares, como na cetoacidose diabética e nos bloqueios β-adrenérgicos, devem ser encarados com cautela, pois o *pool* pode estar normal ou diminuído.

Hipopotassemia – K sérico menor que 3,5 mEq/L

Para cada decréscimo de 1 mEq/L do potássio sérico, há uma redução de 100 a 200 mEq do *pool* total no organismo.

As perdas renais de potássio podem ser causadas por aumento de mineralocorticoides, alcalose metabólica ou respiratória, aporte aumentado de sódio para o ducto coletor e aumento do fluxo de líquido para o túbulo distal.

O uso de antibióticos como gentamicina, carbenicilina, anfotericina B e diuréticos com ação distal pode cursar com tal distúrbio.

Perdas gastrointestinais como vômitos e diarreia, particularmente as secretórias, podem acompanhar a perda de magnésio. Se este último não for corrigido, a hiperpotassemia pode ser refratária ao tratamento. Sua perda nos quadros de vômito não é justificada pelas perdas no conteúdo gástrico, e sim pela ação dos mineralocorticoides secretados em resposta à desidratação.

Ingestão de bário, insulinoterapia, , terapia com vitamina B_{12} e raramente tireotoxicose são também situações de decréscimo do íon.

Magnésio

Um dos eletrólitos mais solicitados de forma desnecessária, o magnésio justifica sua solicitação nas seguintes condições:

- Hipomagnesemia:
  - alcoólatras;
  - diarreias;
  - administração de lítio;
  - administração de aminoglicosídeos.
- Hipermagnesemia:
  - uso de sulfato de magnésio;
  - administração de sulfato de magnésio nos quadros de eclâmpsia.

Tabela 21.8 – Literatura recomendada sobre exames laboratoriais

Nome do Livro	Autor	Edição	Página Inicial	Página Final
Diagnósticos Clínicos e Tratamento por Métodos Laboratoriais	John Bernard Henry	20º	559	741
Diagnósticos Clínicos e Tratamento por Métodos Laboratoriais	John Bernard Henry	20º	185	305
Diagnósticos Clínicos e Tratamento por Métodos Laboratoriais	John Bernard Henry	20º	105	123
Urinálise – Fluidos Biológicos	Susan King Strasinger	3º	13	75
Fundamentos de Química Clínica	Carl A. Burtis Edward R. Ashwood	4º	275	325
Body Fluids	Carl Kjeldsberg Joseph Knight	3º	223	253
Body Fluids	Carl Kjeldsberg Joseph Knight	3º	159	193
Medicina Interna – Cecil	James B. Wyngaarden Lloyd H Smith Jr	23º	835	931

BIBLIOGRAFIA CONSULTADA

1. Altman PL, Dittmer DS: Blood and other Body fluids. Federation of American Societies for Experimental Biology, 1961; p 108.
2. Cecil. Tratado de Medicina Interna –22th ed.Elsevier. 2007.
3. Cornbleet J: Spurious results from automated hematology cell analyzers.
4. Failace R. Hemograma
5. Henry JB. Diagnósticos clínicos e tratamento por métodos laboratoriais. 20º ed.

SEÇÃO 3

DOENÇAS CARDIOVASCULARES

Capítulo 22

Bradiarritmias

Uelra Rita Lourenço
Argemiro Scatolini Neto

DEFINIÇÃO

Considera-se bradiarritmia uma frequência cardíaca menor que 60 batimentos por minuto (bpm), entretanto, este conceito é relativo à situação metabólica, à idade e ao quadro clínico do paciente. Uma frequência cardíaca de 50 bpm ou menos pode ser considerada normal durante o sono, assim como uma frequência de 70 bpm constitui bradicardia em recém-nascidos ou em paciente com febre.

ETIOLOGIA

As bradiarritmias podem ocorrer devidas a alterações consideradas fisiológicas, patológicas ou iatrogênicas (Tabela 22.1). Alterações autonômicas, ou seja, desbalanço entre sistema nervoso simpático e parassimpático, podem resultar em bradicardias consideradas fisiológicas. Neste caso, não há alteração estrutural do sistema de condução cardíaco. As alterações patológicas ocorrem devidas a fibrose, infiltração, degeneração e/ou isquemia, resultando em lesão estrutural do sistema de condução do coração. São consideradas alterações iatrogênicas as induzidas por drogas ou intervenções cirúrgicas ou percutâneas.

As bradiarritmias podem, também, ser consideradas congênitas ou adquiridas.

FORMAS DE APRESENTAÇÃO

As bradiarritmias podem se apresentar como: doença do nó sinusal (DNS), bloqueio atrioventricular (BAV), bloqueios interventriculares, síncope neurocardiogênica e síndrome do seio carotídeo hipersensível.

Doença do Nó Sinusal (DNS)

A disfunção sinusal caracteriza-se por alterações no nó sinusal e/ou da junção sinoatrial e parede atrial; e quando associada a sintomas denomina-se doença do nó sinusal.

Pode apresentar as seguintes manifestações:

Tabela 22.1 – Causas das bradiarritmias	
Fisiológicas	Convalescência de infecções, atletas, sono
Patológicas	Excesso de estimulação vagal (ex.: hipertensão intracraniana)
	Hipotermia
	Síndrome da apneia do sono
	Infecções: • Doença de Lyme, febre tifoide, brucelose, mononucleose infecciosa, doença de Chagas, endocardite, abscesso do anel valvar, pericardite, miocardite, febre reumática aguda
	Doenças infiltrativas e do colágeno: • Sarcoidose, amiloidose, hemocromatose, lúpus eritematoso sistêmico, esclerodermia, artrite reumatoide, mieloma múltiplo, doença de Hodgkin
	Distrofia miotônica, distrofia muscular de Becker, distrofia de Duchenne
	Hipersensibilidade do seio carotídeo
	Distúbios metabólicos • Hipercalemia, hipermagnesemia, hipoglicemia, hipóxia, hipotireoidismo
	Distúrbios degenerativos • Doença de Lev, doença de Lenègre
	Isquemia cardíaca
Iatrogênicas	Drogas • Reserpina, guanetidina, clonidina, metildopa, cimetidina, betabloqueadores, digoxina, bloqueadores dos canais de cálcio, tamoxifeno, agentes antiarrítmicos
	Cirurgia cardíaca
	Ablação por cateter de arritmias
	Alcoolização septal da miocardiopatia hipertrófica
	Implante percutâneo transvalvar aórtico

- Bradicardia sinusal – resulta da diminuição da automaticidade do nó sinusal (Figura 22.1).

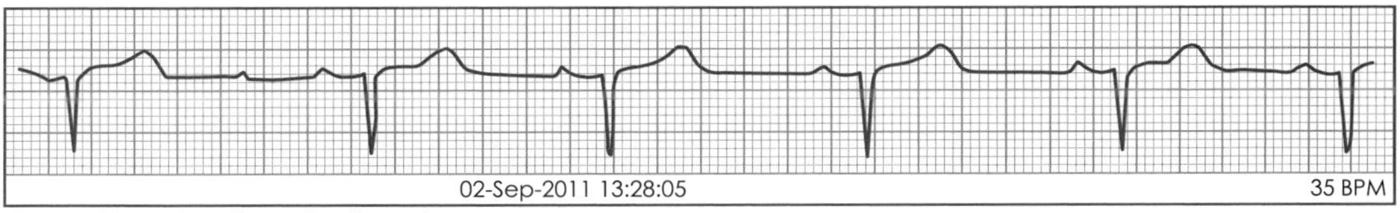

Figura 22.1 – Bradicardia sinusal.

- Bloqueio sinoatrial (BSA):
  » BSA de segundo grau do tipo I – ocorre encurtamento p-p progressivo com pausa menor que os dois p-p precedentes (Figura 22.2).

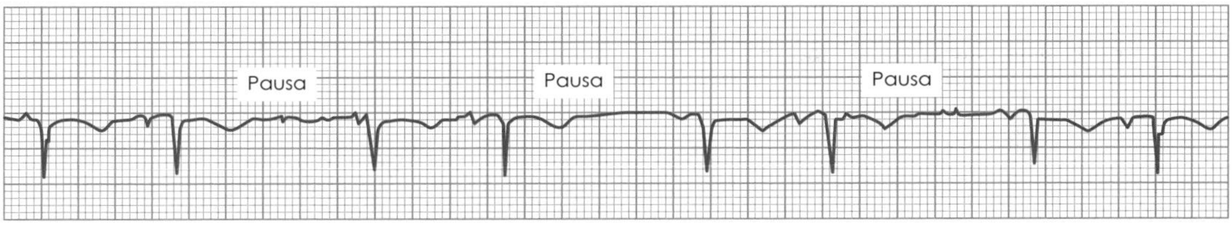

Figura 22.2 – BSA de segundo grau do tipo I.

  » BSA de segundo grau do tipo II – a pausa é múltipla dos p-p anteriores e acontece de modo abrupto (Figura 22.3).

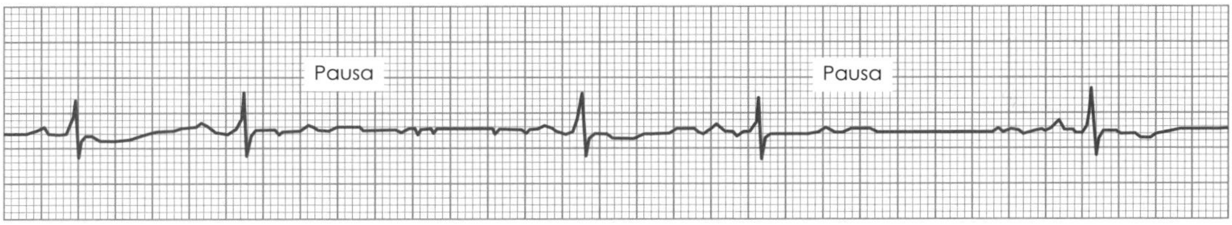

Figura 22.3 – BSA de segundo grau do tipo II.

  » BSA de terceiro grau – ausência de onda p com ritmo de escape (Figura 22.4).

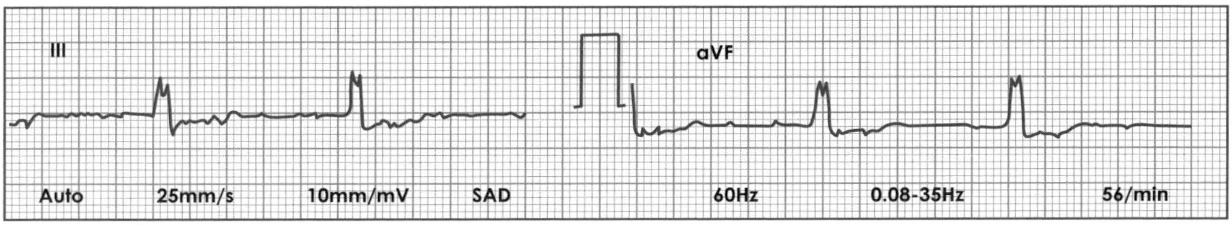

Figura 22.4 – BSA de terceiro grau.

- Parada sinusal ou pausa sinusal.

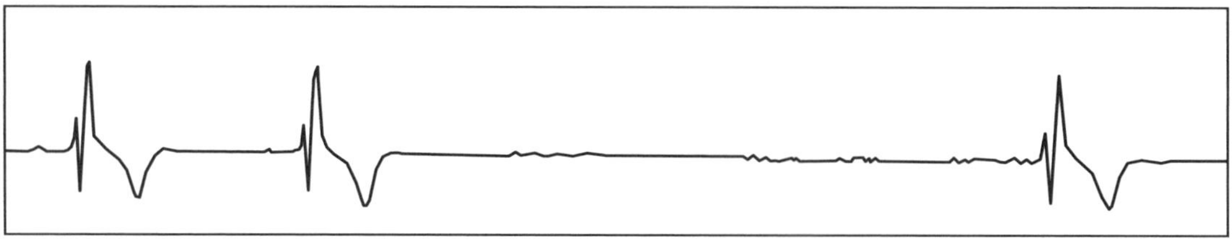

Figura 22.5 – Parada sinusal ou pausa sinusal.

- Ritmo de escape juncional, atrial ou ventricular.

Vide a Figura 22.6: bradicardia sinusal com escapes juncionais.

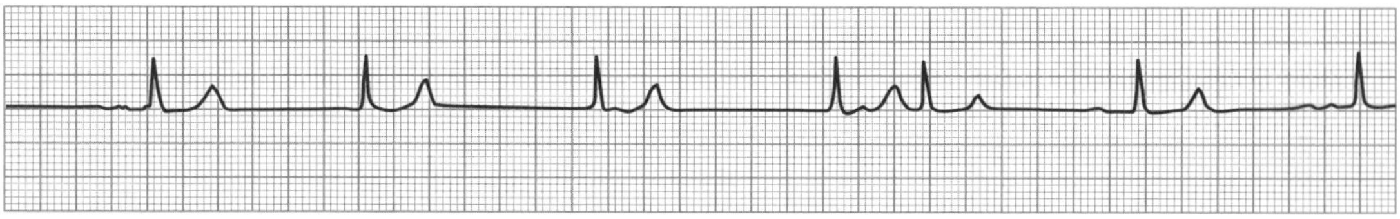

Figura 22.6 – Bradicardia sinusal com escapes juncionais.

- Pausas longas após extrassístoles supraventriculares – traçado da Figura 22.7 mostra bradicardia sinusal, bloqueio atrioventricular de primeiro grau, extrassístole supraventricular, pausa e escape atrial após extrassístole.

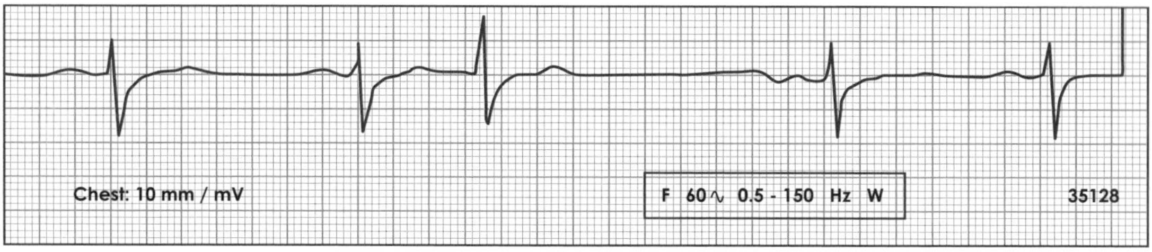

Figura 22.7 – Bradicardia sinusal com pausa após extrassístole supraventricular.

- Síndrome braditaquicardia – depressão exagerada do nó sinusal após o término espontâneo da taquiarritmia, geralmente fibrilação ou *flutter* atrial, gerando importante bradicardia (Figura 22.8).

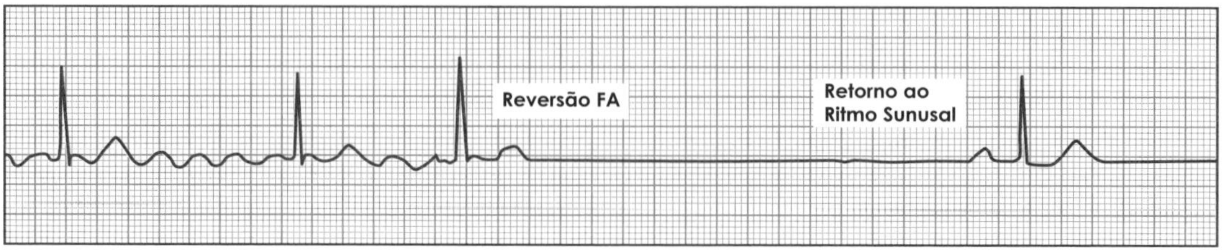

Figura 22.8 – Paciente com queixa de palpitações seguida de tontura. Fibrilação atrial seguida por bradicardia sinusal.

Bloqueios Atrioventriculares (BAV)

São causas de bradiarritmias decorrentes do atraso ou bloqueio na condução atrioventricular. Podem ser de etiologia congênita ou adquirida. De acordo com a localização do distúrbio de condução, pode ser: atrial, nodal, atrioventricular ou no sistema His-Purkinje. Do ponto de vista eletrocardiográfico, podem ser:

a. **Bloqueio atrioventricular de primeiro grau:** atraso na condução atrioventricular maior que 200 ms. Ocorre condução atrioventricular 1:1 (Figura 22.9).

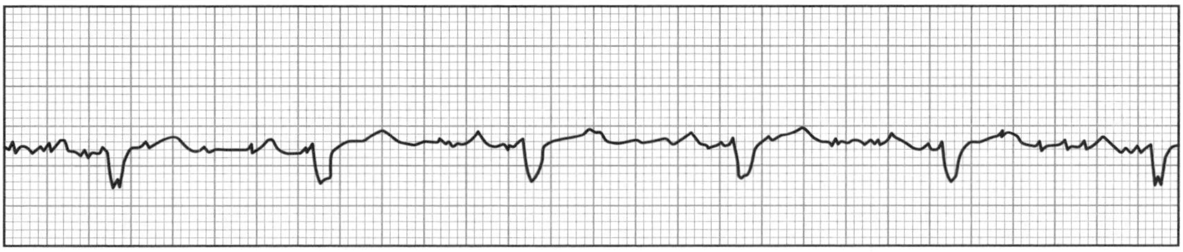

Figura 22.9 – Bloqueio atrioventricular de primeiro grau.

b. **Bloqueio atrioventricular de segundo grau:** Existe uma ou mais ondas P bloqueadas. Tipos:

» O tipo I, denominado Mobitz I ou Wenckebach: há aumento progressivo do PR até o bloqueio (Figura 22.10).

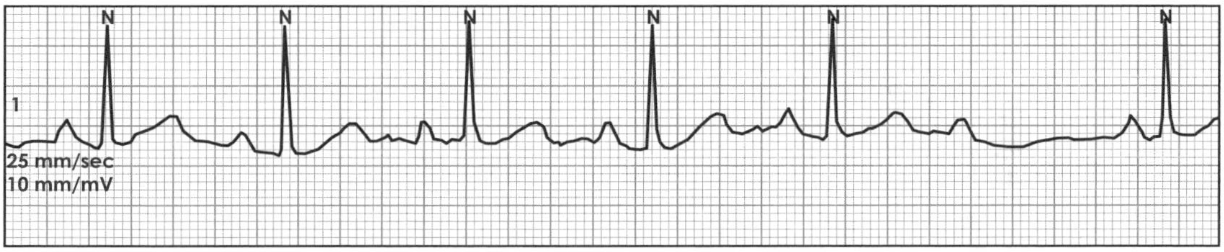

Figura 22.10 – Bloqueio atrioventricular de segundo grau do tipo I.

» O tipo II ou Mobitz II: há P bloqueada sem alargamento prévio do PR (Figura 22.11).

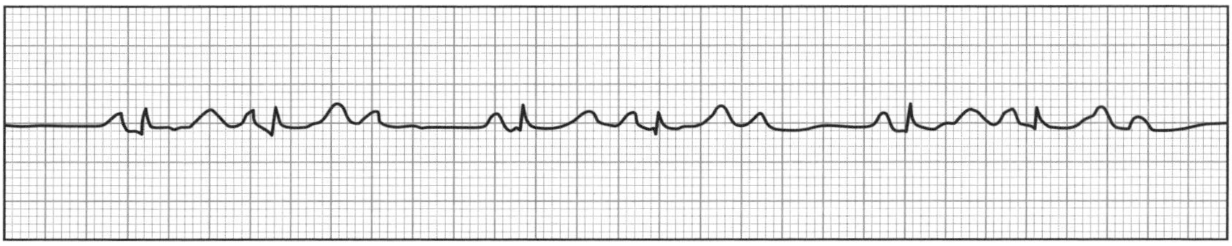

Figura 22.11 – Bloqueio atrioventricular de segundo grau do tipo II.

» O tipo 2:1: há ondas P bloqueadas e conduzidas de forma alternada (Figura 22.12).

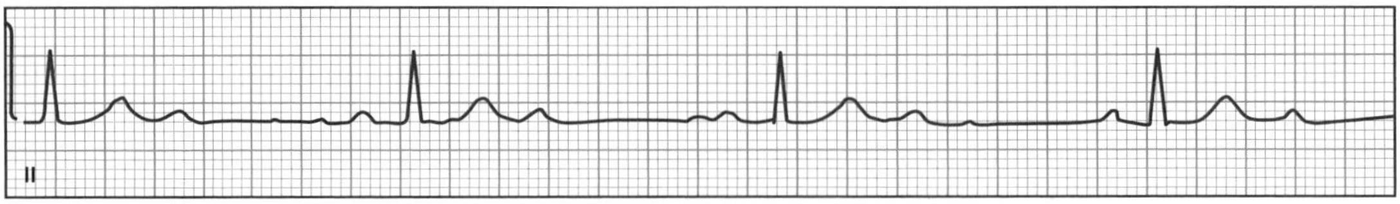

Figura 22.12 – Bloqueio atrioventricular de segundo grau do tipo 2:1.

» Bloqueio de alto grau ou de grau avançado: há várias ondas P bloqueadas consecutivas (Figura 22.13).

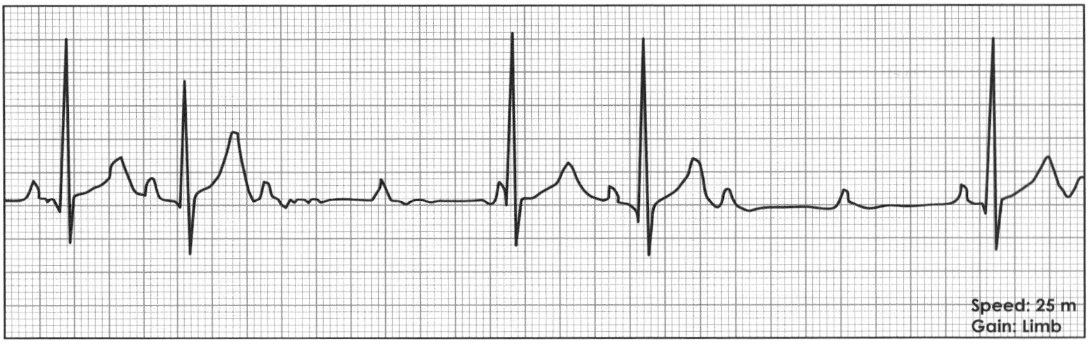

Figura 22.13 – Bloqueio atrioventricular de alto grau ou de grau avançado.

» **Bloqueio atrioventricular de terceiro grau ou total:** Quando não há correlação entre as ondas P e os complexos QRS e a frequência de P é maior que do QRS (Figura 22.14).

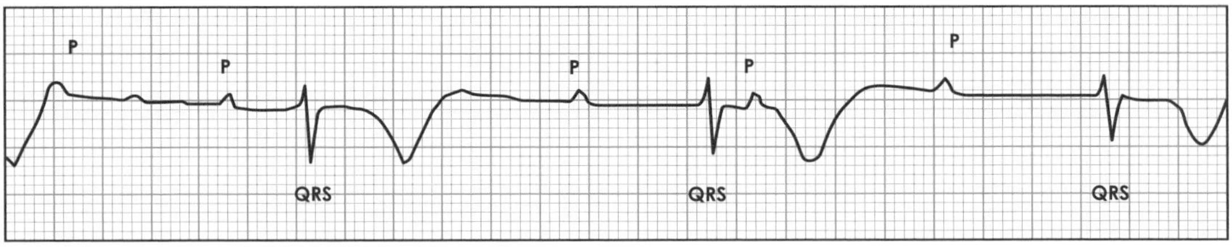

Figura 22.14 – Bloqueio atrioventricular de terceiro grau ou total.

Os BAVs podem ser classificados do ponto de vista temporal em permanentes ou intermitentes e do ponto de vista eletrofisiológico em supra-hissiano, hissiano e infra-hissiano.

Bloqueios Intraventriculares

Quando presente em paciente com cardiopatia ou sintomas de baixo fluxo cerebral, pode estar relacionado a maior incidência de BAV, disfunção ventricular e morte súbita.

Síncope Neurocardiogênica

Ocorre devido a bradicardia, assistolia e/ou vasodilatação severas, resultado da ação do sistema nervoso autônomo ativado por diversos estímulos, tais como dor, emoções, estresse, parada súbita de esforço físico, sangramento, permanência em posição ortostática, uso de drogas beta-agonistas, etc.

Síndrome do Seio Carotídeo Hipersensível

Ocorre, também, devido à ativação do sistema nervoso autônomo pelos pressorreceptores das artérias toracocervicais, resultando em bradicardia, assistolia e/ou vasodilatação severas.

A hipersensibilidade do seio carotídeo caracteriza-se por pausa > 3 segundos (resposta cardioinibitória) e/ou queda na pressão arterial sistólica maior ou igual a 30 mmHg (resposta vasodepressora) à estimulação do seio carotídeo.

INVESTIGAÇÃO

A investigação de um caso de bradiarritmia consiste em avaliação clínica, exame físico e exames complementares.

Avaliação Clínica

História clínica

A história clínica pode definir o diagnóstico e/ou direcionar a investigação da causa da bradiarritmia. As bradicardias frequentemente são assintomáticas. Entretanto, podem apresentar palpitação, tontura, síncope, pré-sincope, dispneia, dor torácica, intolerância aos esforços ou sintomas inespecíficos, como fadiga, mal-estar, alteração do nível de consciência. Sintomas pouco usuais: dor no pescoço, dor abdominal, zumbido, polaciúria.

- A idade do paciente é muito importante. A causa mais frequente de síncope em jovens é a neurocardiogência ou vasovagal, com bom prognóstico. Neste caso, geralmente a história clínica define o diagnóstico. Relata episódio de mal-estar, palpitação, seguido de turvação visual e perda de consciência, esta é fugaz, geralmente relacionada a longos períodos na posição ortostática, em ambientes quentes, ou ocorre após ou durante situações específicas, como: crise de tosse, defecação, deglutição. O idoso apresenta maior incidência de causas cardíacas para a bradicardia quando comparado com o jovem.
- Paciente com história de tontura, mal-estar, síncope após apertar gravata pode sugerir hipersensibilidade do seio carotídeo.
- Antecedentes pessoais: pacientes com antecedentes pessoais de hipertensão arterial sistêmica, diabete melito, dislipidemia, tabagismo pode sugerir causa isquêmica. Aqueles com problemas renais prévios são suscetíveis a distúrbios metabólicos que podem resultar em bradiarritmias.
- Antecedentes familiares: as bradiarritmias podem apresentar caráter familiar, embora raro, há doença do nó sinusal e bloqueios atrioventriculares familiares, por-

tanto deve-se pensar neste diagnóstico quando vários componentes da família são portadores de marca-passo cardíaco.

- A pesquisa de epidemiologia para doença de Chagas é muito importante, tendo em vista que a principal causa de bradiarritmia em nosso meio é doença de Chagas.
- O uso de medicações deve ser detalhado, pois é frequente a ocorrência de bradicardia relacionada ao uso de medicamento. A utilização de diuréticos, bloqueador da enzima de conversora da angiotensina ou bloqueador do receptor da angiotensina, por exemplo, pode predispor distúrbios metabólicos capazes de alterar a funcionalidade do sistema de condução do coração e consequente bradicardia.

Exame físico

O exame físico geralmente é inespecífico. Pode-se encontrar edema periférico, dispneia, alteração na perfusão periférica, cianose ou alterações do nível de consciência. Caso o paciente se encontre em bradicardia no momento do exame físico, este pode ser diagnóstico através da avaliação do pulso periférico, da ausculta cardíaca ou do pulso jugular.

- Pulso irregular bradicárdico pode ser sugestivo de fibrilação atrial de baixa resposta ventricular.
- Caso seja encontrada, na avaliação do pulso jugular, onda a (resulta da contração atrial) em canhão irregular, sugere dissociação atrioventricular. Onda a em canhão regular sugere ritmo juncional, ventricular, que tenha condução retrógrada para o átrio ou durante o bloqueio atrioventricular total, quando o átrio se contrai contra a valva tricúspide fechada durante a sístole ventricular. Ausência de onda a sugere fibrilação atrial. A onda v pode ser a única deflexão positiva visível no paciente com fibrilação atrial. A onda v resulta do retorno venoso da periferia para o átrio direito durante a sístole ventricular, quando a valva tricúspide está fechada.

Exames complementares

Exames laboratoriais

» **Dosagem do pH, potássio, cálcio, magnésio:** todas as alterações iônicas podem causar alterações na eletrofisiologia celular cardíaca. Na prática clínica as alterações que mais frequentemente resultam em bradiarritmias são a hiper ou a hipocalemia.

» **Dosagem de glicemia:** sua importância aqui está ligada ao diagnóstico do diabetes melito, o qual pode se associar a distúrbios neuroautonômicos variados e, ainda, doença coronariana severa, que podem ser causas de bradiarritmias.

» **Dosagem de creatinina:** alteração renal relaciona-se com a ocorrência de distúrbios hidroeletrolíticos que podem resultar em bradicardias.

» **Hormônios tireoidianos:** pacientes com quadros importantes de hipertireoidismo ou hipotireoidismo podem apresentar distúrbios no sistema de condução cardíaco.

» **Exame sorológico:** sorologia para Chagas deve ser realizada em todo paciente com epidemiologia para Chagas e é importante lembrar que pode ser necessária investigação especial através da imunofluorescência *in situ*.

Exames eletrofisiológicos

Eletrocardiograma – em vigência de bradicardia, é imprescindível para a definição do tipo da bradiarritmia. Se esta não se faz presente durante a consulta, este exame resulta em baixa sensibilidade, porém se o paciente se apresenta bradicárdico no momento da avaliação, o ECG é decisivo na definição diagnóstica e terapêutica. Diversas situações em que o eletrocardiograma foi diagnóstico foram demonstradas anteriormente, na descrição dos tipos de bradiarritmias.

- **Holter 24 h ou eletrocardiografia dinâmica** – é o exame mais indicado quando os sintomas são frequentes e não se conseguiu registrar a bradicardia através do eletrocardiograma. Permite identificação do tipo de bradiarritmia e correlação entre sintoma e ocorrência da mesma.
- **Teste ergométrico (TE)** – é imprescindível quando os sintomas ocorrem durante o esforço físico. Permite avaliar a resposta cronotrópica do nó sinusal, isquemia cardíaca e presença de arritmias durante o esforço. TE com frequência cardíaca de pico menor que 70% da frequência submáxima sugere disfunção do nó sinusal. Não obstante, teste ergométrico normal não exclui diagnóstico de patologias do sistema de condução.
- ***Tilt-test* (teste de inclinação)** – o paciente é colocado em decúbito dorsal numa mesa que posteriormente é inclinada entre 60 e 80 graus. A frequência cardíaca, o ECG e a pressão arterial são constantemente registrados. A ocorrência de sintomas e/ou alterações da FC, PA ou ECG podem ser decisivos no diagnóstico.
- **Massagem do seio carotídeo** – geralmente realizada durante *tilt test*. Consiste de massagem do seio carotídeo por 5 segundos. Quando ocorrem pausas maiores ou iguais a 3 segundos e/ou resposta vasodepressora, sugere hipersensibilidade vasovagal. Vale lembrar que pode ocorrer também em pacientes assintomáticos sem alteração do sistema de condução.
- **Estudo eletrofisiológico** – neste exame são colocados eletrodos em várias posições no coração, permitindo estudar o automatismo e a condução sinoatrial, a condução interatrial, a estabilidade elétrica das paredes atriais e a condução atrioventricular. Está indicado nos casos em que se suspeita de bradiarritmia pelo quadro clínico e não se conseguiu definir o diagnóstico através da investigação não invasiva.
- **Monitor de eventos não implantável (*looper* externo)** – consiste em um monitor do ritmo cardíaco do tipo Holter, porém com gravação durante 1 a 2 semanas. O paciente pode acionar o aparelho durante a ocorrência de sintomas. Há sistema que permite transmissão do registro eletrocardiográfico pelo telefone, através de sinais de áudio.
- **Monitor de eventos implantável (*looper* implantável)** – dispositivo que permite registro eletrocardiográfico durante sintomas; contém fonte de energia com duração de até cerca de 2,5 anos. Está indicado quando os sintomas ocorrem raramente.
- **Teste da atropina (1 a 2 mg) ou isoproterenol (2 a 3 μg/minuto)** – pode ser realizado quando se suspeita da DNS. Resposta anormal ocorre quando há elevação da FC $\leq$ 90 bpm ou 25% da FC basal. Apresenta sensibilidade e especificidade incertas.

TRATAMENTO

O tratamento do paciente com bradicardia dependerá do quadro clínico, do tipo de bradiarritmia e do fator causal, visando alívio dos sintomas, melhora da qualidade de vida e aumento da sobrevida. Quando se encontra a causa da bradiarritmia e esta é reversível, deve-se retirar o fator causal. Por exemplo: se o causador do distúrbio elétrico do coração é decorrente do uso de medicação betabloqueadora e esta não for insubstituível, deve-se suspender tal medicamento. Se o fator causal do distúrbio for irreversível, na maioria dos casos, o tratamento deverá ser realizado através de estimulação cardíaca artificial. Por exemplo: bradiarritmia causada por fibrose do sistema de condução, resultado da doença de Chagas.

Caso o tratamento proposto seja através dos dispositivos cardíacos eletrônicos implantáveis, deve-se definir o modo de estimulação adequado para cada caso, na tentativa de prevenir fibrilação atrial, eventos tromboembólicos, insuficiência cardíaca e consequente redução de morbidade e mortalidade. Para tal, deve-se consultar literatura especializada.

Segue-se o tratamento das bradiarritmias de acordo com o tipo de manifestação encontrada.

Tratamento da Doença do Nó Sinusal (DNS)

A forma mais comum da DNS é de etiologia indefinida, portanto não se consegue retirar a causa. A utilização de estratégia farmacológica no tratamento da DNS, através de atropina e agentes beta-adrenérgicos, deve ser desencorajada devido ao tempo de ação curto das drogas e efeitos colaterais importantes, consequentemente, deve-se optar pela estratégia não farmacológica ou cirúrgica através da estimulação cardíaca artificial. Seguem as recomendações para a indicação de marca-passo, de acordo com as diretrizes da Sociedade Brasileira de Arritmias Cardíacas e do Departamento de Estimulação Cardíaca Artificial (Tabela 22.2).

Tabela 22.2 – Recomendações para implante de marca-passo definitivo na doença do nó sinusal
Classe I
1. Espontânea, irreversível ou induzida por fármacos necessários e insubstituíveis, com manifestações documentadas de síncopes, pré-síncopes ou tonturas, ou com IC relacionadas à bradicardia (Nível de Evidência C)
2. Com intolerância aos esforços, claramente relacionada à incompetência cronotrópica (Nível de Evidência C)
Classe IIa
1. Espontânea, irreversível ou induzida por fármacos necessários e insubstituíveis, com manifestações de síncopes, pré-síncopes ou tonturas relacionadas com a bradicardia, mas não documentadas (Nível de Evidência C)
2. Síncope de etiologia indefinida, na presença de DNS documentada ao EEF (Nível de Evidência C)
Classe IIb
1. Bradiarritmia sinusal que desencadeia ou agrava IC, angina do peito ou taquiarritmias (Nível de Evidência C)
2. Pacientes oligossintomáticos com FC crônica < 40 min, durante vigília (Nível de Evidência C)
Classe III
1. DNS assintomática ou com sintomas comprovadamente não relacionados à bradicardia (Nível de Evidência C)
2. DNS na presença de bradicardia sintomática por uso de fármacos não essenciais ou substituíveis (Nível de Evidência C)

Tratamento dos Bloqueios Atrioventriculares (BAV)

O tratamento baseia-se na retirada da causa, se possível; ou através do implante de marca-passo conforme as diretrizes (Tabelas 22.3 a 22.5). Este apresenta vantagens clínicas e hemodinâmicas já demonstradas através de vários estudos, assim como o papel do modo de estimulação.

Atenção deve ser dada aos pacientes assintomáticos e nos casos de BAV congênito. Nos casos assintomáticos pode ser necessária a realização de estudo eletrofisiológico para definição do local do bloqueio, se supra, intra ou infra-hissiano. Paciente com BAV congênito apresenta particularidades na indicação do marca-passo, conforme citado nas Tabelas 22.3 e 22.5.

Tabela 22.3 – Recomendações para implante de marca-passo definitivo no bloqueio atrioventricular de primeiro grau
Classe I - Nenhuma
Classe IIa
1. Irreversível, com síncopes, pré-síncopes ou tonturas, de localização intra ou infra-His e com agravamento por estimulação atrial ou teste farmacológico (Nível de Evidência C)
Classe IIb
1. Com sintomas consequentes ao acoplamento AV anormal (Nível de Evidência C)
Classe III
1. Assintomático (Nível de Evidência C)

Tabela 22.4 – Recomendações para implante de marca-passo definitivo no bloqueio atrioventricular de segundo grau
Classe I
1. Permanente ou intermitente, irreversível ou causado por drogas necessárias e insubstituíveis, independentemente do tipo e da localização, com sintomas definidos de baixo fluxo cerebral ou insuficiência cardíaca conseqüentes à bradicardia (Nível de Evidência C)
2. Tipo II, com QRS largo ou infra-His, assintomático, permanente ou intermitente e irreversível (Nível de Evidência C)
3. Com flutter atrial ou FA, com períodos de resposta ventricular baixa, em pacientes com sintomas definidos de baixo fluxo cerebral ou insuficiência cardíaca, consequentes à bradicardia (Nível de Evidência C)
Classe IIa
1. Tipo avançado, assintomático, permanente ou intermitente e irreversível ou persistente após 15 dias de cirurgia cardíaca ou infarto agudo do miocárdio (IAM) - (Nível de Evidência C)
2. Tipo II, QRS estreito, assintomático, permanente ou intermitente e irreversível (Nível de Evidência C)
3. Com flutter atrial ou FA, assintomático, com frequência ventricular média abaixo de 40 bpm em vigília, irreversível ou por uso de fármaco necessário e insubstituível (Nível de Evidência C)
Classe IIb
1. Tipo avançado, assintomático, permanente ou intermitente e irreversível não relacionado a cirurgia cardíaca ou IAM (Nível de Evidência C)
2. Tipo 2:1, assintomático, permanente ou intermitente e irreversível associado a arritmias ventriculares que necessitam de tratamento medicamentoso com fármacos insubstituíveis depressores da condução AV (Nível de Evidência C)
Classe III
1. Tipo I, assintomático, com normalização da condução AV com exercício ou atropina IV (Nível de Evidência C)

Tabela 22.5 – Recomendações para implante de marca-passo definitivo no bloqueio atrioventricular de terceiro grau (total)
Classe I
1. Permanente ou intermitente, irreversível, de qualquer etiologia ou local, com sintomas de hipofluxo cerebral ou insuficiência cardíaca consequentes à bradicardia (Nível de Evidência C)
2.Assintomático, consequente a IAM, persistente > 15 dias (Nível de Evidência C)
3. Assintomático, com QRS largo após cirurgia cardíaca, persistente > 15 dias (Nível de Evidência C)
4. Assintomático, irreversível, com QRS largo ou intra/infra-His, ou ritmo de escape infra-His (Nível de Evidência C)
5. Assintomático, irreversível, QRS estreito, com indicação de antiarrítmicos depressores do ritmo de escape (Nível de Evidência C)
6. Adquirido, irreversível, assintomático, com FC média < 40 bpm na vigília, com pausas > 3 segundos e sem resposta adequada ao exercício (Nível de Evidência C)
7. Irreversível, assintomático, com assistolia > 3 segundos na vigília (Nível de Evidência C)
8. Irreversível, assintomático, com cardiomegalia progressiva (Nível de Evidência C)
9. Congênito, assintomático, com ritmo de escape de QRS largo, com cardiomegalia progressiva ou com FC inadequada para a idade (Nível de Evidência C)
10. Adquirido, assintomático, de etiologia chagásica ou degenerativa (Nível de Evidência C)
11. Irreversível, permanente ou intermitente, consequente à ablação da junção do nó AV (Nível de Evidência C)
Classe IIa
1. Consequente à cirurgia cardíaca, assintomático, persistente > 15 dias, com QRS estreito ou ritmo de escape nodal e boa resposta cronotrópica (Nível de Evidência C)
2. Consequente à cirurgia cardíaca sem perspectiva de reversão < 15 dias (Nível de Evidência C)
3. Congênito assintomático, com QRS estreito, má resposta cronotrópica, sem cardiomegalia, com arritmia ventricular expressiva ou QT longo (Nível de Evidência C)
Classe IIb
Congênito, com QRS estreito, boa resposta cronotrópica, sem cardiomegalia, com arritmia ventricular expressiva ou QT longo (Nível de Evidência C)
Classe III
1. Congênito, assintomático, QRS estreito, com frequência apropriada para a idade e aceleração adequada ao exercício, sem cardiomegalia, arritmia ventricular e QT longo (Nível de Evidência C)
2. Transitório por ação medicamentosa, processo inflamatório agudo, cirurgia cardíaca, ablação ou outra causa reversível (Nível de Evidência C)

Tratamento dos Bloqueios Intraventriculares (BIV)

Pacientes com BIV, cardiopatia e/ou sintomas de baixo fluxo cerebral após investigação criteriosa podem apresentar indicação de marca-passo definitivo, conforme recomendações citadas a na Tabela 22.6:

Tabela 22.6 – Recomendações para implante de marca-passo definitivo no bloqueio intraventricular
Classe I
1. Bloqueio de ramo bilateral alternante documentado com síncopes, pré-síncopes ou tonturas recorrentes (Nível de Evidência C)
Classe IIa
1. Intervalo HV > 70 ms espontâneo ou com bloqueio intra ou infra-His induzido por estimulação atrial ou teste farmacológico, em pacientes com síncopes, pré-síncopes ou tonturas sem causa determinada (Nível de Evidência C)
2. Pacientes assintomáticos com intervalo HV > 100ms espontâneo (Nível de Evidência B)
3. Bloqueios de ramo ou bifascicular, associados ou não a BAV de 1° grau, com episódios sincopais sem documentação de BAVT paroxístico, em que foram afastadas outras causas (Nível de Evidência B)
Classe IIb
1. Bloqueio de ramo bilateral, assintomático (Nível de Evidência C)
2. Bloqueio fascicular ou bifascicular em paciente com doença neuromuscular, como distrofia muscular miotônica, atrofia muscular peroneal ou distrofia muscular de Limb-Girdle, com ou sem sintomas (Nível de Evidência B)
Classe III
1. Bloqueios de ramo ou bifascicular em pacientes assintomáticos, de qualquer etiologia com ou sem BAV de 1° grau (Nível de Evidência C)

Tratamento da Síncope Neurocardiogênica

A terapêutica baseia-se em:

a. *Medidas gerais:* os pacientes são aconselhados a evitar os fatores predisponentes, tais como: ambientes quentes e fechados, depleção de volume, medicações vasodilatadoras, etc. Devem dormir com a parte superior da cama elevada em 45 graus e utilizar meias elásticas.

b. *Medidas dietéticas:* aumento da ingestão de líquidos e suplementação de sal para normotensos e naqueles com excreção de sódio < que 170 mmol/dia.

c. *Manobras de contrapressão física:* quando apresentar os pródromos da síncope, deverão cruzar as pernas com tensionamento da musculatura das panturrilhas e aperto das mãos e tensionamento dos braços. Estas manobras são capazes de elevar a pressão sanguínea.

d. *Treinamento postural:* sessões diárias em que o paciente permanece na posição ortostática com o dorso numa parede vertical, com os pés cerca de 15 a 20 cm da mesma. O objetivo é dessensibilização dos receptores cardiopulmonares.

e. *Condicionamento físico moderado:* estudos têm demonstrado melhora dos sintomas, do volume plasmático e sanguíneo e da tolerância ortostática.

f. *Tratamento farmacológico:* está indicado quando não há resposta às medidas gerais. Pode-se utilizar mineralocorticoides, midodrina, inibidores da recaptação da serotonina. Tópico amplamente abordado no Capítulo 32 (Síncope).

g. *Marca-passo cardíaco artificial:* deve ser indicado para os casos apresentando síncopes recorrentes associados a um importante componente cardioinibitório, de preferência detectado durante condição clínica espontânea (*looper recorder* ou monitor de eventos), claramente refratários ao tratamento com medidas gerais e farmacológicas.

Tratamento da Síndrome do Seio Carotídeo Hipersensível

Os casos sintomáticos com resposta cardioinibitória exclusiva deverão ser tratados através de marca-passo cardíaco artificial conforme recomendações da Tabela 22.7.

Tabela 22.7 – Recomendações para implante de marca-passo definitivo na síndrome do seio carotídeo hipersensível
Classe I
1. Síncope recorrente em situações cotidianas que envolvem a estimulação mecânica do seio carotídeo provocando assistolia > 3s documentada, na ausência de medicamentos depressores da função sinusal ou condução AV (Nível de Evidência B)
Classe IIa
1. Síncope recorrente, não documentada, em situações cotidianas que envolvem a estimulação mecânica do seio carotídeo e com resposta cardioinibitória à massagem do seio carotídeo (Nível de Evidência C)
2. Síncope recorrente de etiologia indefinida reprodutível por MSC (Nível de Evidência B)
Classe III
1. Resposta cardioinibitória à massagem do seio carotídeo na ausência de manifestações clínicas de baixo fluxo cerebral (Nível de Evidência C)
2. Resposta vasodepressora exclusiva, à massagem do seio carotídeo, independentemente das manifestações clínicas (Nível de Evidência C)

CONCLUSÃO

A bradicardia é um achado comum na prática clínica. O clínico deve determinar se há correlação da bradicardia com sintomas e diferenciar entre situação patológica e fisiológica. Nos casos de bradicardia sintomática de causa irreversível, a terapêutica através dos marca-passos cardíacos é altamente efetiva para correção do distúrbio, alívio de sintomas e em determinados casos, redução de morbidade e mortalidade.

BIBLIOGRAFIA CONSULTADA

1. Martinelli Filho M, Zimerman LI, Lorga AM, Vasconcelos JTM, Rassi A Jr. Guidelines for Implantable Electronic Cardiac Devices of the Brazilian Society of Cardiology. Arq Bras Cardiol. 2007;89(6):e210-e238.
2. Epstein AE, DiMarco JP, Ellenbogen KA, Freedman RA, Gettes LS, Gillinov AM et al.; ACC/AHA/HRS 2008 Guidelines for Device-Based Therapy of Cardiac Rhythm Abnormalities: a report of the American College of Cardiology/ American Heart Association Task Force on Practice Guidelines (Writing Committee to Revise the ACC/AHA/NASPE 2002 Guideline Update for Implantation of Cardiac Pacemakers and Antiarrhythmia Devices) developed in collaboration with the American Association for Thoracic Surgery and Society of Thoracic Surgeons. J Am Coll Cardiol. 2008;51:e1-e62.
3. Zipes DP, Libby P, Bonow RO, Braunwald E. Braunwald´s Heart Disease. 7 ed. Philadelpha: Elsevier Saunders; 2005.

Capítulo 23

Taquiarritmias

Argemiro Scatolini Neto

O capítulo das taquicardias é fascinante, porque vivemos na época que testemunha a mudança dos tratamentos paliativos para tratamentos curativos de muitas das taquicardias comuns na pratica clínica. Para as taquicardias mais desafiadoras, como a fibrilação atrial e a taquicardia ventricular complicando a cardiopatia estrutural, estes tratamentos encontram-se ainda em desenvolvimento. O objetivo deste texto é dar uma visão geral das arritmias mais comuns e sua abordagem, nesta época de poucos antiarrítmicos, de eficácia limitada, tendo em vista a crescente utilidade da ablação por cateter.

TAQUIARRITMIAS ATRIAIS

Taquiarritmias atriais são definidas como arritmias supraventriculares que não necessitam do nó AV para seu início e perpetuação. À medida que as formas não farmacológicas de tratamento incorporam-se rapidamente na prática clínica, faz-se necessária classificação que forneça informação anatômica e funcional, como na Tabela 23.1.

Tabela 23.1 – Classificação das taquiarritmias atriais
1. Taquicardia atrial focal
2. Taquicardia atrial multifocal
3. Taquicardia sinusal inapropriada
4. *Flutter* atrial tipico i. de rotação anti-horária ii. de rotação horária
5. Taquicardia atrial incisional
6. Taquicardia atrial macroreentrante
7. Fibrilação atrial

Os mecanismos envolvidos na gênese destas arritmias são o automatismo aumentado, atividade deflagrada e a reentrada. Seja isoladamente ou mesmo de forma associada, a presença destes mecanismos vai depender do contexto clínico, ou seja, da existência de cardiopatia, gravidade da disfunção ventricular, distúrbios eletrolíticos, isquemia, hipoxia, inflamação sistêmica ou miocárdica, etc.

Taquicardia Atrial Focal

Estas taquicardias que produzem ondas P claramente identificáveis no traçado eletrocardiográfico, com morfologia distinta da onda P sinusal, apresentam frequência usualmente inferior a 250 bpm e com morfologia que é dependente de sua origem (Figura 23.1).

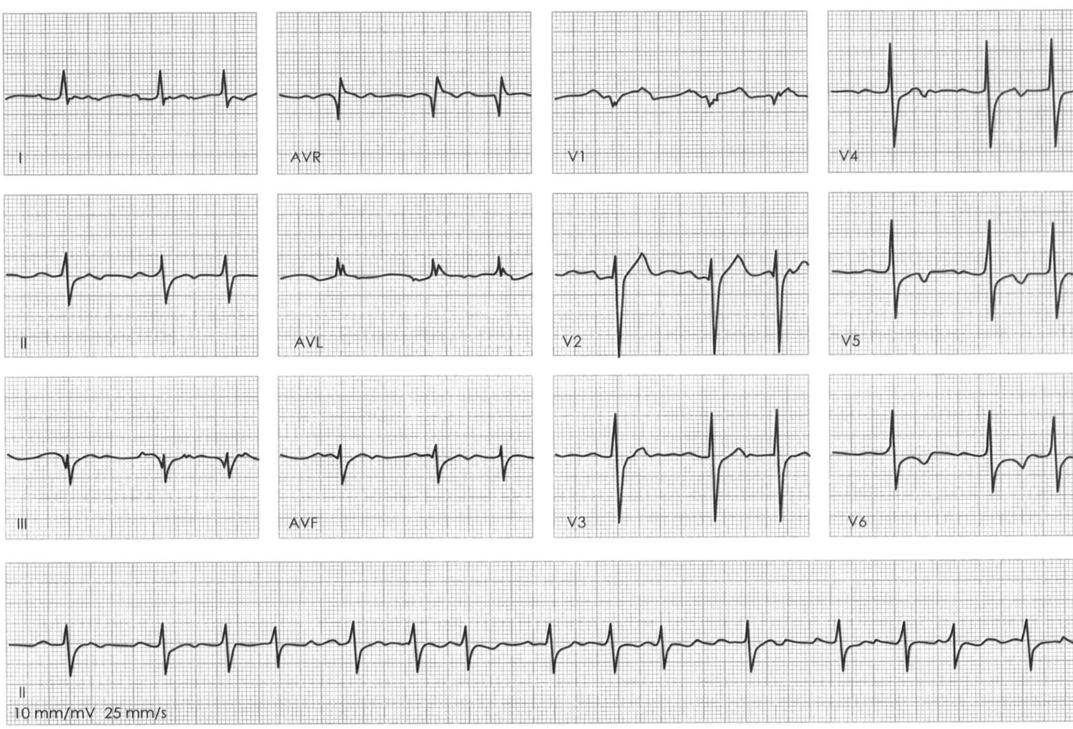

Figura 23.1 – Taquicardia atrial com condução AV variável.

Mais frequentemente estas arritmias se originam na *crista terminalis*, em veias pulmonares, anel tricuspídeo e septo interatrial. A possibilidade de prever o local de origem por meio da análise morfológica da onda P tem grande utilidade na programação da estratégia de tratamento.

A forma de apresentação mais comum é a paroxística sustentada, que geralmente é reentrante. As formas repetitivas ou incessantes são usualmente produzidas por automaticidade anormal. Os pacientes que apresentam a forma reentrante tendem a ser mais idosos e a apresentar cardiopatia estrutural, quando comparados àqueles que apresentam formas automáticas. As formas incessantes, quando sem adequado controle da frequência cardíaca média por muito tempo, resultam em taquicardiomiopatia, disfunção ventricular de gravidade variável e usualmente reversível quando da resolução da taquicardia.

Antiarrítmicos classe Ia, Ic e classe III podem ser usados no manejo destes pacientes. Betabloqueadores ou bloqueadores dos canais de cálcio podem ser usados no controle da frequência cardíaca. No entanto, atualmente a ablação por cateter é tratamento de primeira escolha, dado o alto sucesso deste procedimento para estas taquicardias.

Taquicardia Atrial Multifocal

Esta taquicardia é identificada pelo reconhecimento de ondas P com morfologia irregular e ciclos P-P também irregulares. Admite-se que três ondas P de morfologias distintas com ciclos P-P diferentes são suficientes para seu diagnóstico. Usualmente está associada à instabilidade clinica, sobretudo em pneumopatas crônicos, e denota instabilidade elétrica atrial, frequentemente resultando em fibrilação atrial. Comumente demanda tratamento farmacológico antiarritmico temporário e cede à medida que a instabilidade clínica é superada. A terapia antiarrítmica de escolha passa pelos bloqueadores de canal de cálcio, eventualmente sendo necessário o uso temporário de amiodarona.

Taquicardia Sinusal Inapropriada

Esta forma rara de taquicardia é pouco conhecida, com mecanismo de critérios diagnósticos ainda não muito bem estabelecidos. As ondas P têm morfologia semelhante à sinusal durante a taquicardia, não têm caráter paroxístico, e admite-se: 1) frequência cardíaca de repouso maior que 100 bpm ou elevação da FC acima de 100 bpm com minimos esforços; 2) correlação entre sintomas e taquicardia documentada e; 3) exclusão de causa secundária (ex.: hipertireoidismo, anemia, miocardite, etc.) auxilia no diagnostico.

A maioria dos pacientes é do sexo feminino, com idade em torno dos 30 anos. Aparentemente é comum um perfil emocional que amplifica os sintomas e estes pacientes costumam ser muito sintomáticos, com episódios frequentes de palpitações, tonturas, dispneia e ocasionalmente sincope. Observa-se, em muitos, a redução na capacidade de esforço, que pode ser incapacitante.

A abordagem preferencial destes pacientes é farmacológica, com betabloqueadores e antagonistas de canais de cálcio. Eventualmente antiarrítmicos das classes Ia, Ic ou III podem ser úteis. Recentemente, a ivabradina, um bloqueador do canal If, presente em células sinusais e que contribui para o automatismo destas células, tem sido testado com resultados iniciais promissores. Se todas as tentativas farmacológicas exaustivamente utilizadas se mostraram ineficazes em pacientes muito sintomáticos, a ablação por cateter pode ser realizada.

A modificação ou ablação do nó sinusal pode ser realizada. Quando isto falha, a ablação do nó AV produz o controle da frequência cardíaca, mas frequentemente estes pacientes necessitarão de marcapasso definitivo. Nestes casos, a ablação é sempre a terapia de última escolha, último recurso para casos muito sintomáticos e completamente refratários. É importante notar que mesmo após o controle da FC alguns pacientes ainda podem permanecer sintomáticos, denotando a complexidade desta entidade clínica.

Flutter Atrial Típico

A forma mais comum de *flutter* atrial é o tipo comum ou tipo I. A alça reentrante deste tipo de *flutter* é bem conhecida, tem rotação anti-horária e passagem obrigatória no istmo cavotricuspídeo. Esta porção muscular localizada entre a válvula tricúspide e a veia cava inferior é local obrigatório de passagem da frente elétrica. A seguir, a frente de ativação ascende pelo septo interatrial, passando então ao seu trajeto descendente final, entre a crista *terminalis* e o anel tricuspídeo. Esta sequência produz as ondas típicas no eletrocardiograma, em forma de dentes de serra, negativas nas derivações inferiores e positivas em V1 (Figura 23.2).

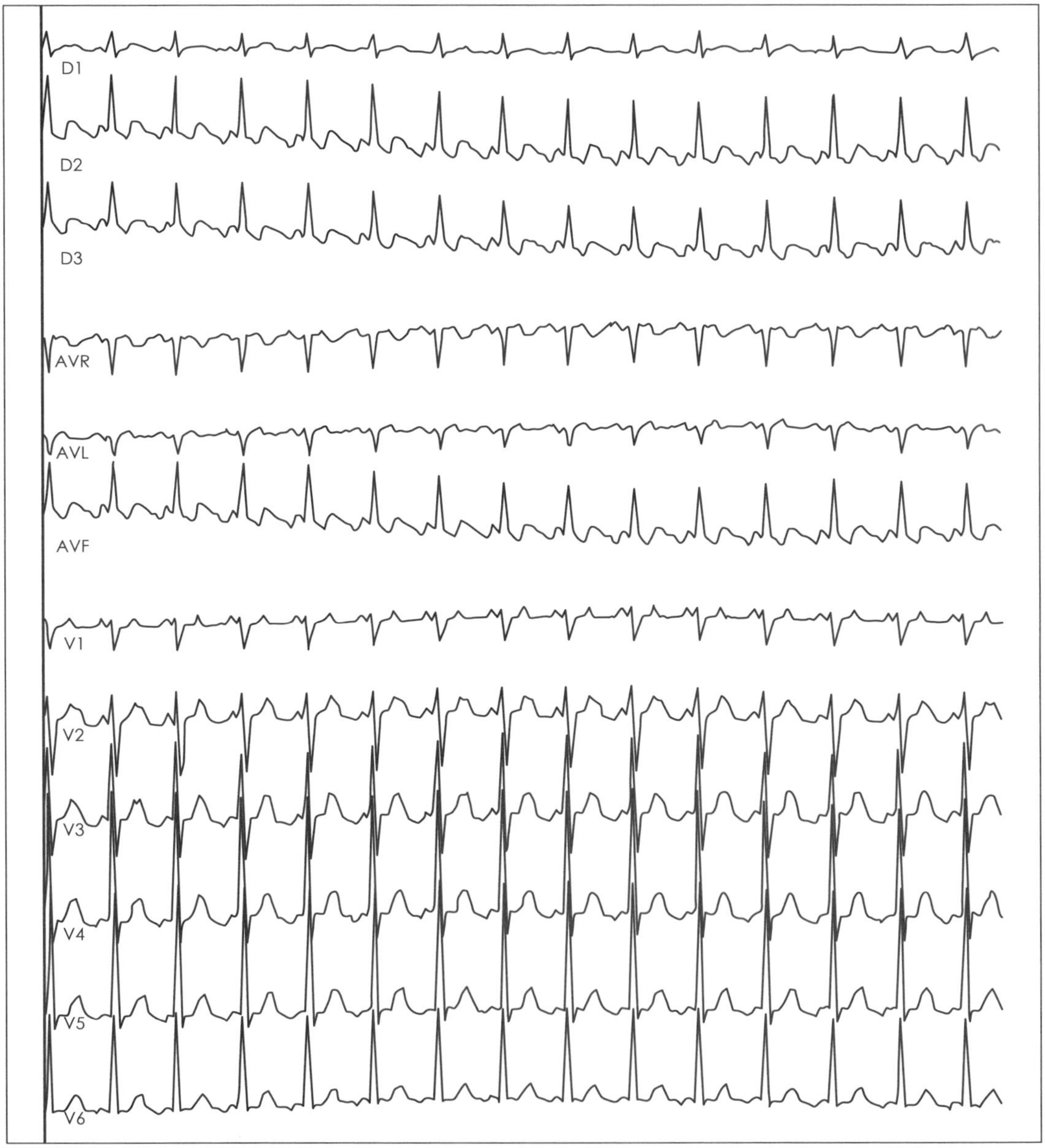

Figura 23.2 – *Flutter* atrial típico. Resposta AV 2:1 usual.

A forma menos comum, o *flutter* tipo II ou de rotação anti-horária, apresenta as mesmas características do tipo I mas com rotação oposta, ou seja, horária. Esta variedade apresenta ondas P positivas nas derivações inferiores e negativas em V1. Usualmente, o ciclo destas taquicardias oscila em torno de 200 ms (300 bpm). A frequência cardíaca resultante dependerá da capacidade de condução do nó AV. Tipicamente a resposta nodal é de 2:1, produzindo frequência cardíaca de 150 bpm. No entanto, esta resposta pode ser variável e bem menor, dependendo da presença de doença nodal AV e do uso de fármacos que deprimem a condução AV (Figura 23.3).

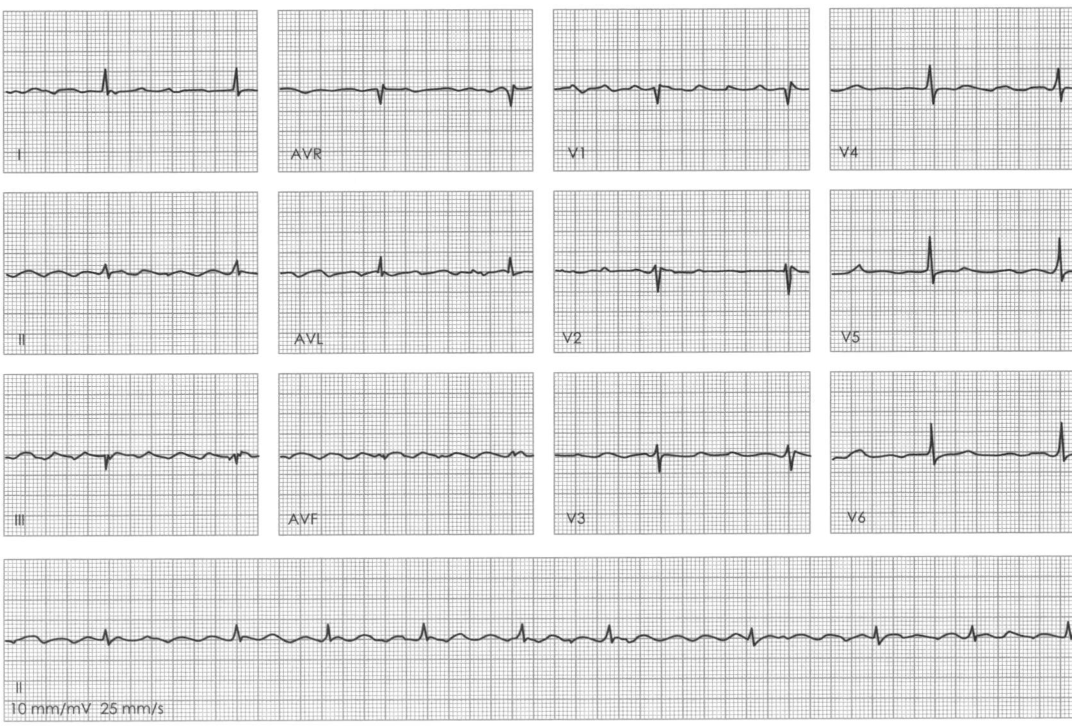

Figura 23.3 – *Flutter* atrial típico. Observar a baixa resposta ventricular e o ciclo P-P alongado pela ação de antiarrítmico.

É importante salientar que atualmente, em relação à trombogenicidade, considera-se o *flutter* atrial tão trombogênico quanto a fibrilação atrial. As mesmas medidas implementadas na prevenção da embolização em portadores de fibrilação atrial se aplicam também ao *flutter* atrial.

O paciente que apresenta paroxismos recorrentes pode ser manejado com antiarrítmicos das classes Ia, Ic e III. No entanto, o grande sucesso obtido na ablação por cateter do *flutter* atrial, torna os antiarrítmicos pouco atrativos.

Durante a ablação por cateter, pulsos de radiofrequência são sequencialmente aplicados desde a válvula tricúspide até o istmo cavotricuspídeo, de tal forma que seja produzida uma linha contínua e transmural de necrose de coagulação que, após a reparação, bloqueia a passagem da frente elétrica neste local, que é critico para a iniciação e manutenção do *flutter* atrial.

Naqueles pacientes que se apresentam em *flutter* atrial com longa duração, a reversão ao ritmo sinusal, seja por meio de antiarrítmicos, por cardioversão elétrica ou ablação por cateter, deve ser precedida por período mínimo de 4 semanas de anticoagulação eficaz com antagonista da vitamina K, dabigatrana ou rivaroxabana.

Fibrilação Atrial

A fibrilação atrial é atualmente uma das mais desafiadoras taquiarritmias. Incidência crescente à medida que a população mundial envelhece, ocorre em todas as faixas etárias. Apesar de ocorr em corações estruturalmente normais, sua incidência aumenta com a idade e a presença de cardiopatia estrutural ou outras comorbidades (Figura 23.4),

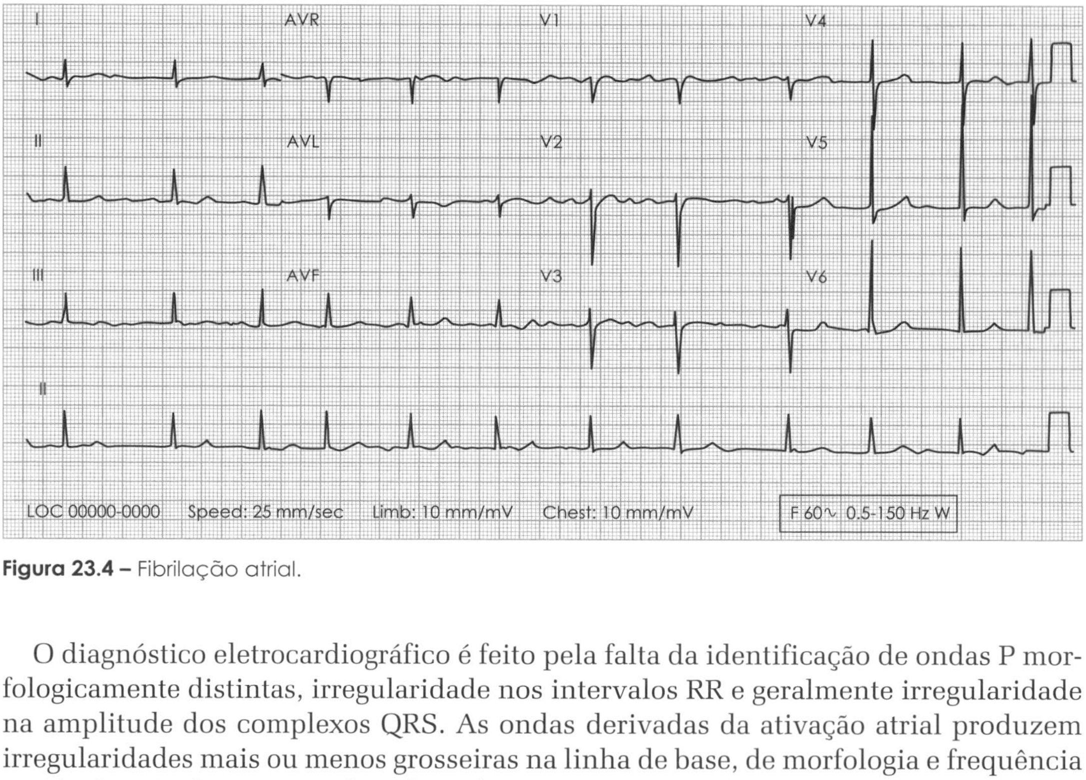

Figura 23.4 – Fibrilação atrial.

O diagnóstico eletrocardiográfico é feito pela falta da identificação de ondas P morfologicamente distintas, irregularidade nos intervalos RR e geralmente irregularidade na amplitude dos complexos QRS. As ondas derivadas da ativação atrial produzem irregularidades mais ou menos grosseiras na linha de base, de morfologia e frequência variável e rápida. Estas ondas "f" podem ou não estar presentes, e são derivadas da ativação atrial de alta frequência (400 a 600 ciclos por minuto) consequente a múltiplos circuitos reentrantes ativando os átrios de forma independente.

Muitos mecanismos foram propostos para explicar a gênese e manutenção desta arritmia. Ectopia originada nas junções venoatriais esquerdas ou direitas, com disparos rápidos e repetitivos, levam muitos pacientes à instabilização e desoganização elétrica dos átrios. A influência autonômica advinda de gânglios parassimpáticos localizados próximos às junções venoatriais esquerdas e na região posteroinferior do septo interatrial, a presença de fibrose produzindo substrato para reentrada são provavelmente só parte dos elementos necessários para a ocorrência da fibrilação atrial.

É importante notar que a gênese da fibrilação atrial é multifatorial e tem relação com todos os elementos clínicos de todas as naturezas, como hipertensão arterial sistêmica, diabete melito, inflamação sistêmica, reflexos viscerais, dislipidemia, fatores genéticos, apneia do sono e outros. Ao se instalar, a fibrilação atrial promove imediatas alterações na frequência cardíaca, ritmicidade, redução do débito cardíaco, anormalidades no regime e velocidade de fluxo nos átrios.

Em condições normais de função do nó AV, a frequência cardíaca eleva-se imediatamente para valores entre 150 a 180 bpm, a condução variável pelo nó AV promove a irregularidade típica dos intervalos RR. Embora este início possa passar despercebido, frequentemente os pacientes passam a perceber o ritmo rápido, irregular, comumente associado a dispneia, cuja intensidade depende da presença e gravidade da doença cardíaca. A tolerância ao esforço reduz-se. Se a frequência cardíaca média permanece elevada por muito tempo, vários fenômenos induzem remodelamento atrial e ventricular, elétrico e anatômico, que culminam no que é conhecido como taquicardiomiopatia. A gravidade da disfunção ventricular será função direta do tempo e da frequência cardíaca média, e claro, soma-se a outros mecanismos que produzem remodelamento quando já existe cardiopatia instalada.

A elevada frequência de ativação atrial (400 a 600 bpm) modifica o regime de fluxo atrial e reduz a velocidade de fluxo nas aurículas, aumentando a possibilidade da formação de trombos e de embolização. Os portadores de fibrilação atrial têm probabilidade aumentada em até sete vezes de acidente vascular cerebral, quando comparados aos pacientes em ritmo sinusal. Além dos acidentes clinicamente reconhecidos, sabe-se que um número maior de pacientes cursa com embolizações cerebrais assintomáticas, por vezes repetidas, fato que está relacionado à demência precoce.

Portanto, todos os esforços deverão ser feitos no sentido da manutenção do ritmo sinusal. Nos pacientes em que não foi possível manter ritmo sinusal, os esforços serão voltados no sentido do melhor controle possível da frequência cardíaca e da proteção contra o tromboembolismo.

É importante salientar que todas as anormalidades ou comorbidades identificadas devem ter o melhor controle possível, dada a origem complexa e multifatorial da fibrilação atrial.

Em consenso internacional recentemente publicado, uma nova classificação das formas de fibrilação atrial com implicações terapêuticas foi feita e é mostrada a seguir.

- **Episódio de fibrilação atrial:** Fibrilação atrial documentada que dura mais de 30 segundos. Se apresentar menos que 30 segundos, é necessário que esteja presente durante todo o traçado eletrocardiográfico. Novos episódios de fibrilação atrial só serão diagnosticados se houver período de ritmo sinusal entre os mesmos.
- **Fibrilação atrial paroxística:** Episódios recorrentes (dois ou mais) que revertem espontaneamente dentro de 7 dias. Os episódios revertidos com 48 h ou menos por cardioversão elétrica ou antiarritmicos também são considerados como fibrilação atrial paroxística.
- **Fibrilação atrial persistente:** Episódios que persistem por mais que 7 dias. Episódios nos quais se decide pela reversão elétrica ou farmacológica após 48 h e antes dos 7 dias também são caracterizados como persistentes.
- **Fibrilação atrial de longa duração:** Episódio que se sustenta por 12 meses ou mais.

- **Fibrilação atrial permanente:** situação na qual se decidiu não reverter o ritmo. No caso da indicação de ablação por cateter ou cirúrgica, o paciente deverá ser reclassificado.

É necessário julgar quais pacientes devem ser anticoagulados, com o objetivo de protegê-los da trombogênese e embolização. Existem critérios que avaliam o potencial embolígeno em termos incidência percentual/ano de acidente vascular cerebral isquêmico (CHADS2 e CHA2DS2VASc) e de sangramento maior (HAS-BLEB). A identificação daqueles com CHADS2 maior que 1 e risco de AVCi maior do que sangramentos maiores define a população a ser anticoagulada, seja com warfarina sódica, dabigatrana ou rivaroxabana (Tabelas 23.2 a 23.4).

Tabela 23.2 – Critérios de risco – CHADS2

		Valor
C	Insuficiência cardíaca congestiva	1
H	Hipertensão	1
A	Idade superior a 75 anos	1
D	Diabete melito	1
S2	AVC isquêmico transitório prévio	2

CHADS2	Taxa ajustada de AVC, %/ano
0	1,9 (1,2-3,0)
1	2,8 (2,0-3,8)
2	4,0 (3,1-5,1)
3	5,9 (4,6-7,3)
4	8,5 (6,3-11,1)
5	12,5 (8,2-17,5)
6	18,2 (10,5-27,4)

O manejo desta arritmia pode ser muito desafiador, e mais uma vez, a identificação de comorbidades, fatores predisponentes e desencadeantes, assim como o seu controle mais completo possível, têm papel determinante no sucesso do tratamento. Os antiarrítmicos utilizados em nosso meio reduzem-se aos betabloqueadores, propafenona, sotalol e amiodarona. A propafenona e o sotalol são contraindicados na presença de disfunção ventricular grave, e é sempre importante lembrar a incidência significativa de complicações com o uso de amiodarona.

A terapia ablativa por cateter para a fibrilação atrial tem evoluído, mas o sucesso ainda se encontra abaixo do desejado, assim como as complicações maiores ainda têm incidência significativa.

Tabela 23.3 – Características clinicas – CHA2DS2VASc

	Valor
Hipertensão	1
Função renal ou hepática anormal (1 ponto cada)	1 a 2
AVC	1
Sangramento	1
INRs lábeis	1
Idade superior a 65 anos	1
Drogas ou álcool (1 ponto cada)	1 a 2

CHA2DS2VASc	Taxa ajustada anual de TE, %/ano
1	0,0% (0,0%)
2	0,6% (0,0-3,4)
3	1,6% (0,3-4,7)
4	3,9% (1,7-7,6)
5	1,9% (0,5-4,9)
6	3,2% (0,7-9,0)
7	3,6% (0,4-12,3)
8	11,1% (0,3-48,3)
9	100% (2,5-100)

Taquicardias Supraventriculares

As taquicardias supraventriculares são agrupadas em uma categoria diferente das taquiarritmias atriais e são, na sua maioria, mediadas por reentrada utilizando uma via anômala ou dupla via nodal (Figura 23.5). Na infância, a prevalência de vias anômalas é maior. À medida que a idade avança, a prevalência da taquicardia reentrante nodal aumenta e predomina na terceira idade.

A via anômala mais comum é do tipo atrioventricular ou de Kent, que produz a conhecida síndrome de Woff-Parkinson-White, que na sua forma típica, leva a intervalo PR curto, QRS largo e empastamento na porção inicial do QRS. Pode ocorrer em quase qualquer ponta dos anéis mitral e tricúspide e a arritmia mais comumente associada é a taquicardia atrioventricular ortodrômica, regular, com QRS estreito e intervalo RP' superior a 70 ms (Figuras 23.6 e 23.7). As taquicardias supraventriculares podem apresentar QRS largo se houver bloqueio de ramo prévio ou aberrância funcional de ramo pela FC elevada.

A taquicardia reentrante nodal, mediada por dupla via nodal, também produz taquicardia regular, usualmente com QRS estreito e intervalo RP' menor que 70 ms ou

Tabela 23.4 – Critérios de risco – HAS-BLED		
		Valor
C	Insuficiência cardíaca ou FE menor ou igual a 40%	1
H	Hipertensão	1
A2	Idade igual ou superior a 75 anos	2
D	Diabete melito	1
S2	AVC, AVCi transitório ou tromboembolismo	2
V	Doença vascular	1
A	Idade entre 65-74 anos	1
Sc	Sexo feminino	1
	HAS-BLED	
Valor	Taxa de sangramentos maiores, %/ano	
1	1,02%	
2	1,88%	
3	3,74%	
4	8,70%	
5	12,50%	

então, indetectável. O manejo a longo prazo dos casos recorrentes é a ablação por cateter, com sucesso próximo a 100% e com poucas complicações. Os antiarrítmicos têm usualmente importância transitória na fase pré-ablação. Nos pacientes portadores de pré-excitação manifesta (intervalo PR curto e onda delta) é preferível utilizar a propafenona, já que a mesma atua na via anômala, alongando seu período refratário absoluto, conferindo maior proteção na eventualidade da ocorrência de fibrilação atrial, evento potencialmente grave nestes pacientes, dada a alta resposta ventricular conferida pela presença da via anômala.

Taquiarritmias Ventriculares

A relação entre taquicardia ventricular e morte súbita é muito bem estabelecida. Por este motivo é da maior importância o correto diagnóstico diferencial das taquicardias com QRS largo e a detecção de cardiopatia estrutural. A associação entre taquicardia ventricular e cardiopatia estrutural resulta na identificação de indivíduos com alto risco de morte súbita (Figura 23.8).

Vários algoritmos foram desenvolvidos com o objetivo de diferenciar as taquicardias com QRS largo. Entre eles, o protocolo de Brugada foi um dos mais difundidos na prática clínica. Recentemente o algoritmo desenvolvido por Vereckei resultou em maior eficácia na diferenciação das taquicardias com QRS largo (Figura 23.9).

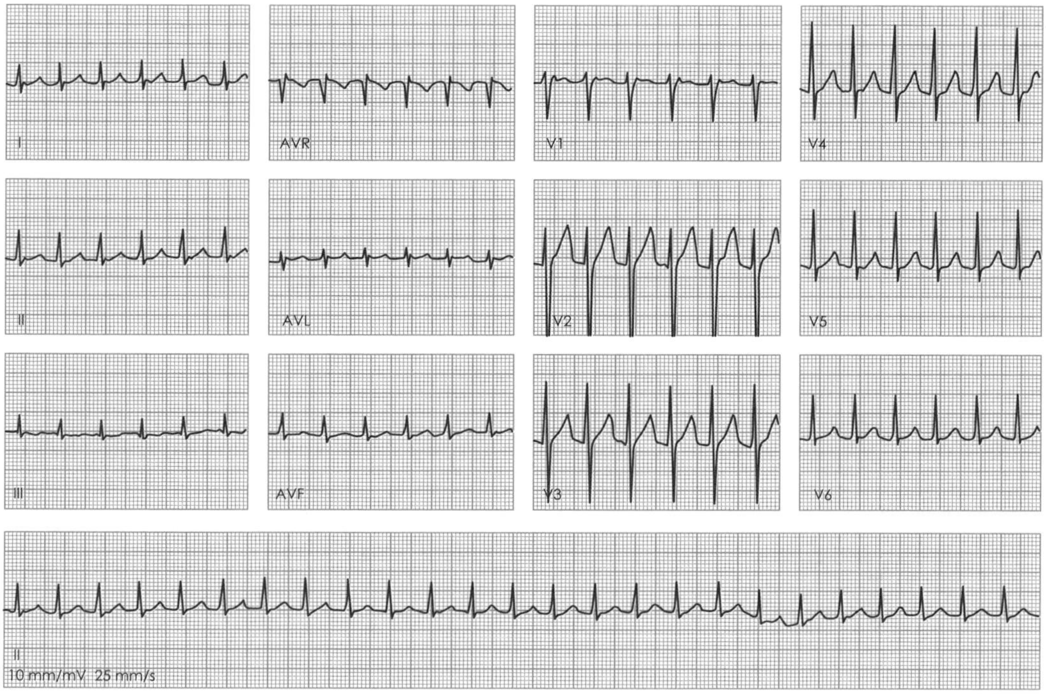

Figura 23.5 – Taquicardia reentrante nodal. Observar a pequena deflexão positiva na porção final do QRS de V1. Trata-se de onda P retrógrada que se apõe na porção terminal do QRS apresentando usualmente intervalo RP' inferior a 70-80 ms.

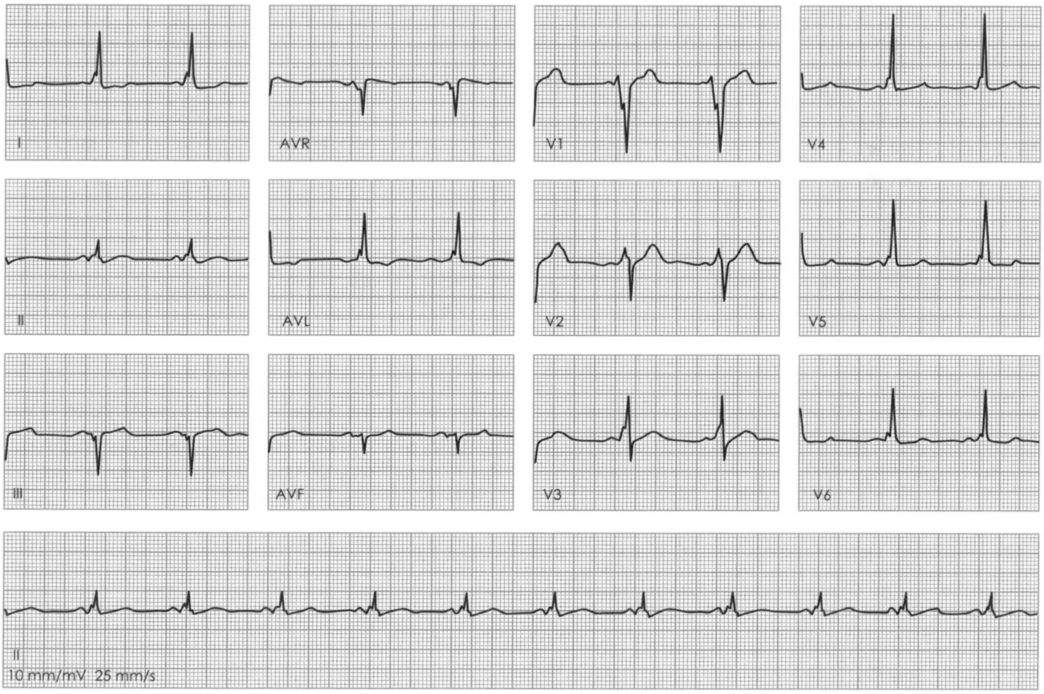

Figura 23.6 – Pré-excitação ventricular em paciente portador da síndrome de Wolff-Parkinson-White. Observe o intervalo PR curto, QRS largo e empastamento na porção inicial do QRS.

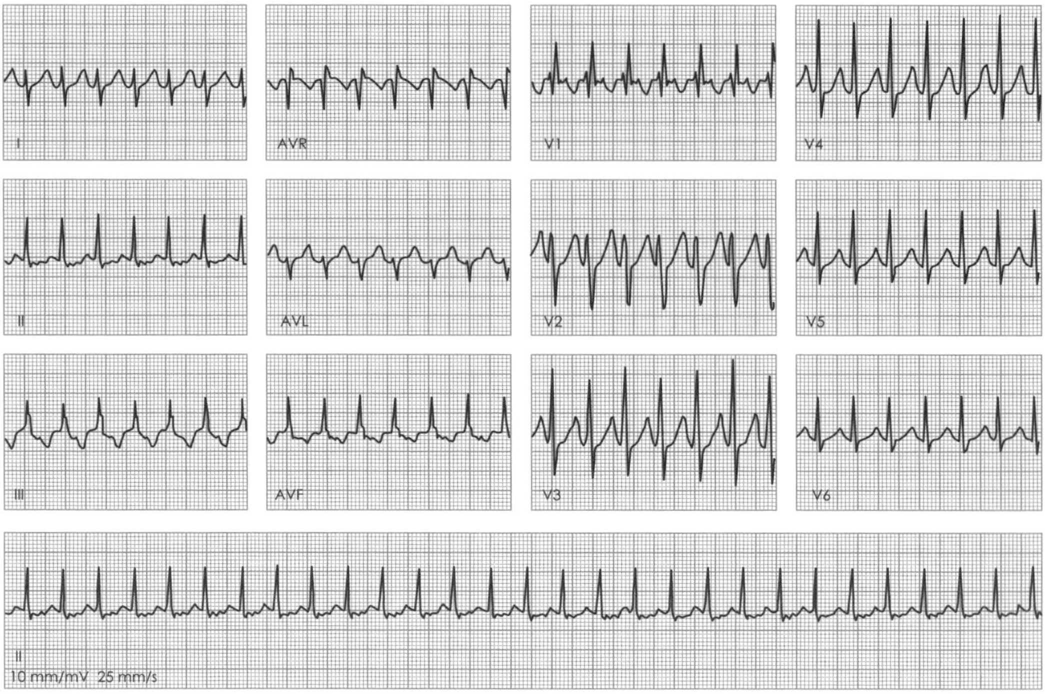

Figura 23.7 – Taquicardia atrioventricular ortodrômica. Observe o QRS largo com morfologia típica de bloqueio de ramo direito e intervalo RP' maior que 80 ms.

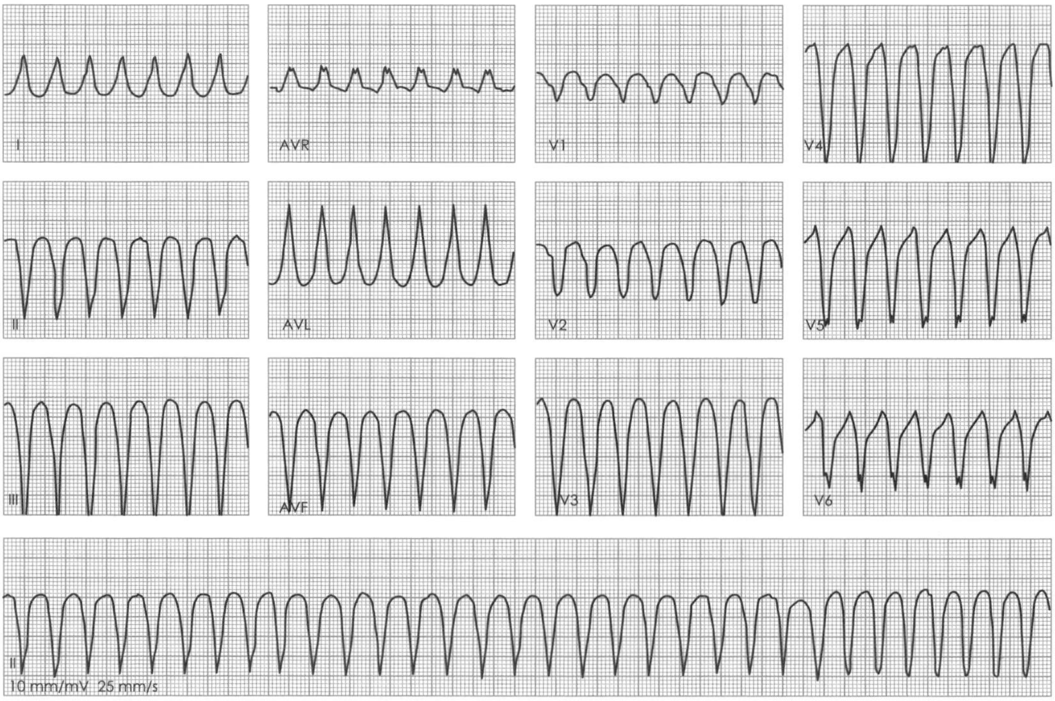

Figura 23.8 – Taquicardia ventricular. Neste traçado é possível observar vários elementos que levam a este diagnóstico.

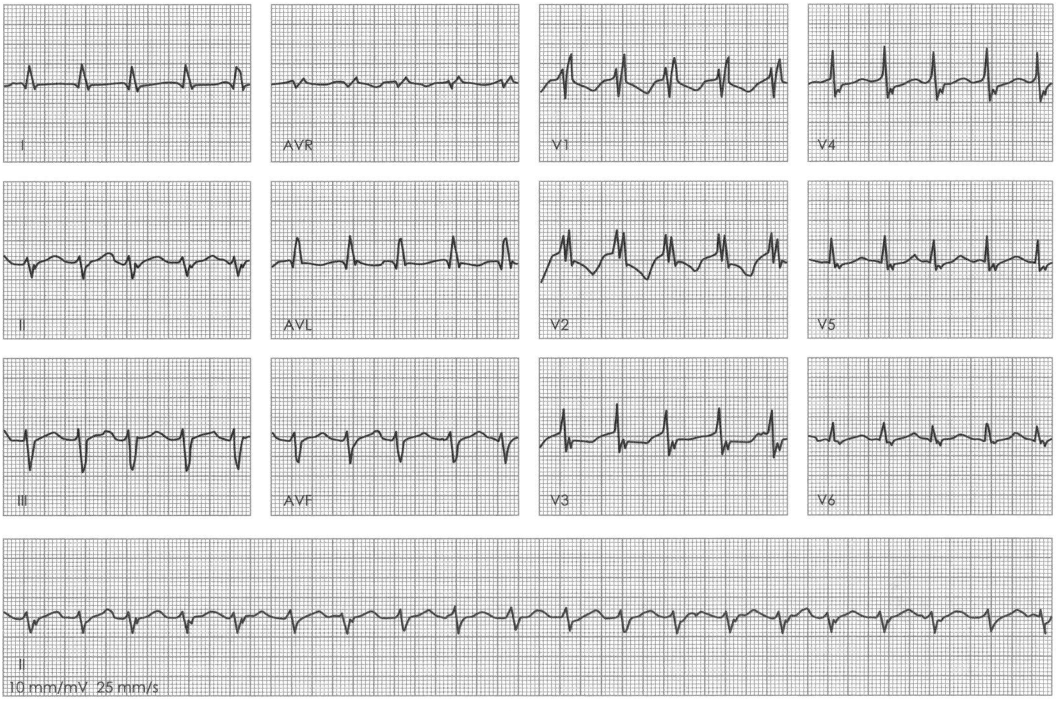

Figura 23.9 – Algoritmo de Vereckei para o diagnóstico diferencial das taquicardias com QRS largo.

No algoritmo de Vereckei, as três primeiras questões não deixam dúvida. Na quarta questão, as avaliações dos 40 ms das excursões inicial e final são comparadas a despeito de sua polaridade. O valor absoluto das excursões em milivolts deve ser considerado. Quando menor ou igual a 1, favorece o diagnóstico de taquicardia ventricular. Se a resposta for negativa, é então por exclusão, feito o diagnóstico de taquicardia supraventricular com aberrância.

O manejo dos pacientes portadores de taquicardia ventricular associada à cardiopatia estrutural é complexo e multidisciplinar. A investigação deve ser completa, dada a variedade de cardiopatias potencialmente envolvidas. As mais comuns em nosso meio são a cardiopatia isquêmica, cardiomiopatia dilatada idiopática, hipertrófica e a cardiopatia chagásica. Cardiopatia arritmogênica, miocárdio não compactado e doenças de depósito são menos comuns (Figura 23.10).

As terapias farmacológica e não farmacológica deverão ser esgotadas, incluindo a revascularização miocárdica e aneurismectomia, quando indicadas. A maioria destes pacientes necessitará de implante de cardioversor-desfibrilador automático (CDI), com ou sem ablação por cateter prévia. Esta necessidade decorre do fato de que mesmo com os melhores esforços, ainda assim, a recorrência da taquicardia ventricular é frequente e o CDI nos serve como terapia de resgate contra o insucesso terapêutico e, com ele, alta probabilidade de morte súbita.

A indicação de ablação por cateter de uma forma sistemática antes do implante de CDI ainda é controversa, embora haja evidências de que, quando realizada, retarda o aparecimento das primeiras terapias apropriadas, assim como reduz a incidência de tempestades elétricas, evento sempre devastador em qualquer aspecto.

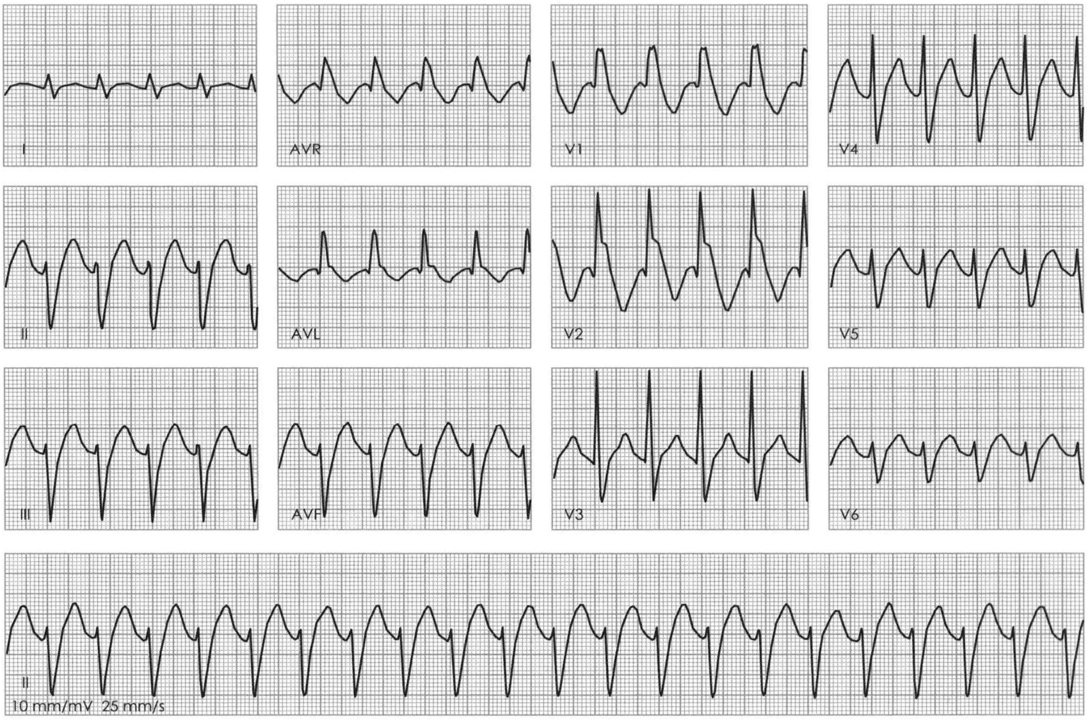

Figura 23.10 – Taquicardia com QRS largo em paciente portador de cardiopatia isquêmica e síncopes. A dissociação atrioventricular poderia passar despercebida facilmente. A morfologia sugere aberrância de ramo D, o que poderia levar ao perigoso engano diagnóstico de taquicardia supraventricular com aberrância de ramo D. O algoritmo de Vereckei diagnostica corretamente a taquicardia com a segunda pergunta do algoritmo.

O papel dos antiarrítmicos tornou-se limitado após a demonstração, em inúmeros trabalhos, do potencial pró-arrítmico da maioria. Nos pacientes com disfunção ventricular grave, a amiodarona pode ser utilizada com o objetivo de reduzir o número de paroxismos e possivelmente reduzir a frequência cardíaca dos episódios. A propafenona e o sotalol podem ser usados nos cardiopatas com depressão menos grave da função ventricular, devendo-se, sempre que possível, evitar o uso da propafenona na cardiopatia isquêmica, pela elevada incidência de pró-arritmia.

O uso de qualquer dos antiarrítmicos citados deve ser seguido por acompanhamento clínico-eletrocardiográfico cuidadoso. O intervalo QTc deve ser aferido sistematicamente, de forma que o prolongamento na sua duração nunca ultrapasse o valor de 500 ms. O prolongamento do intervalo QTc se associa a alta incidência de taquicardia ventricular polimórfica do tipo *torsades de pointes* e está ligado a elevada mortalidade.

Nem todos os pacientes que se apresentam com taquicardia ventricular têm risco aumentado para morte súbita. Como nas outras taquicardias expostas, as taquicardias ventriculares também podem ocorrer em corações estruturalmente normais. Usualmente estes pacientes toleram bem estas taquicardias e o acompanhamento a longo prazo dos mesmos em vários centros de investigação mostra boa evolução e nenhuma ou baixíssima incidência de morte súbita. Nestes pacientes, investigação extensa e completa deve ser feita no sentido de se detectar a presença de cardiopatia estrutural, mesmo que incipiente, colocando-os em outra categoria de risco (Figuras 23.11 e 23.12).

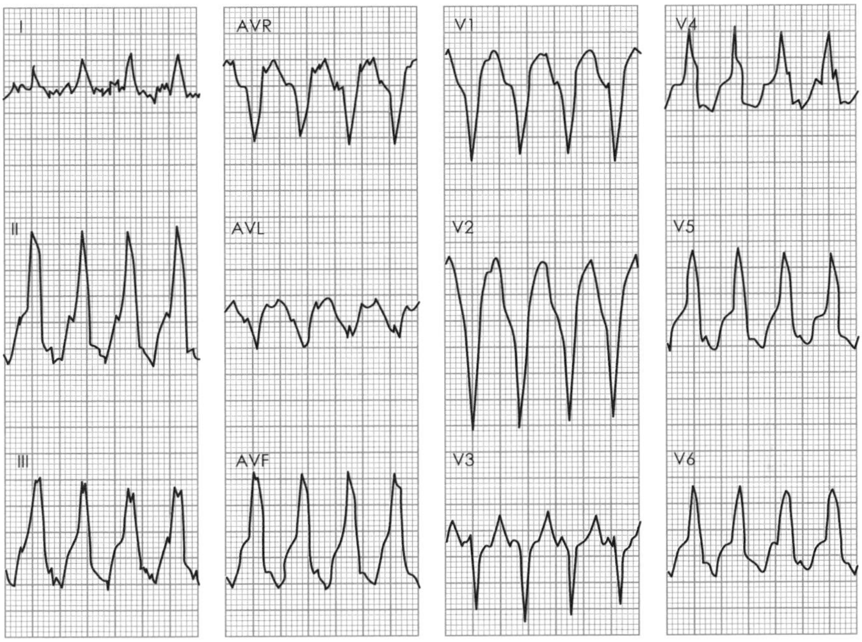

Figura 23.11 – Taquicardia ventricular que se origina no sistema fascicular de VE em coração estruturalmente normal.

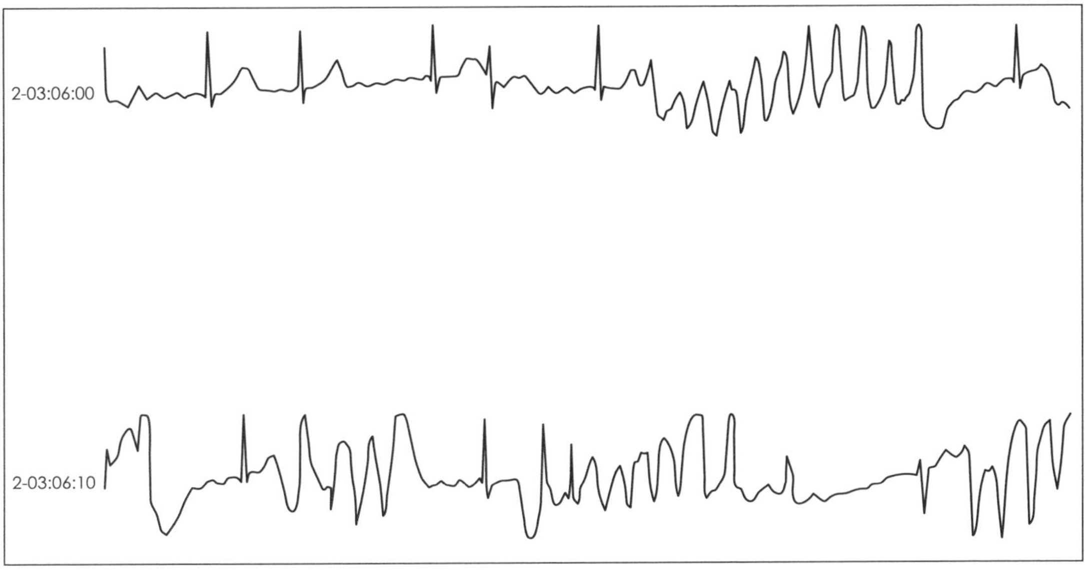

Figura 23.12 – Taquicardia ventricular que se origina na via de saída de VD em coração estruturalmente normal.

O manejo destes pacientes pode ser feito com antiarrítmicos, preferencialmente betabloqueadores. Quando do insucesso, de intolerância ou impossibilidade do uso, os bloqueadores de canal de cálcio, propafenona ou sotalol, podem ser utlizados. No entanto, a ablação por cateter tem excelentes resultados e é na maioria dos casos a primeira escolha terapêutica.

A taquicardia ventricular polimórfica é outro capítulo da ritmologia. Presente na fase final das cardiopatias, mas principalmente associadas às canalopatias. Estas cardiopatias que cursam tipicamente com coração estruturalmente normal são produzidas por mutações que expressam proteínas anômalas componentes dos canais iônicos, levando à hipofunção ou hiperfunção destes canais. A função anormal destes canais produz instabilidade elétrica muitas vezes intensa, que resulta em taquicardia ventricular polimórfica e fibrilação ventricular. As entidades mais comuns e mais conhecidas são a síndrome do QT longo e a síndrome de Brugada. Ambas se associam a significativa incidência de morte súbita e exigem manejo especializado, frequentemente necessitando do implante de dispositivos eletrônicos (Figura 23.13).

Onda R inicial em aVR?

Não Sim → TV

↓

Presença de r ou q inicial em aVR com mais de 40 ms?

Não SIm → TV

↓

Empastamento na porção descendente de onda negativa inicial de um complexo predominantemente negativo em aVR?

Não Sim → TV

↓

Vi/Vf<=1?

Não Sim → TV

↓

TSV com aberrância

Figura 23.13 – *Torsades de pointes* em paciente portador de fibrilação atrial em uso de amiodarona.

BIBLIOGRAFIA CONSULTADA

1. ACC/AHA/ESC Guidelines for the Management of Patients with Supraventricular Arrhythmias. 2003. European heart Journal. 2003;24:1857-1897.
2. ACC/AHA/ESC Guidelines for the Management of Patients with Supraventricular Arrhythmias. JACC. 2003;42(8):1493-531.

3. Diretrizes Brasileiras de Dispositivos Cardíacos Eletrônicos Implantáveis (DCEI). Arq Bras Cardiol. 2007;89(6):e210-e237.
4. Olesen JB, Torp-Pedersen C, Hansen ML, Lip GY. The value of the CHA2DS2-VASc score for refining stroke risk stratification in patients with atrial fibrillation with a CHADS2 score 0–1: a nationwide cohort study. Thromb Haemost. 2012;107:1172–1179.
5. Pisters R, Lane DA, Nieuwlaat R, de Vos CB, Crijns HJ, Lip GY. A novel user-friendly score (HAS-BLED) to assess 1-year risk of major bleeding in patients with atrial fibrillation: the Euro Heart Survey. Chest. 2010;138:1093-1100.
6. Vereckei A, Duray G, Szénási G, Altemose GT, Miller JM. Heart Rhythm. 2008 Jan;5(1):89-98.
7. Zipes DP, Jalife J. Cardiac Electrophysiology: From Cell to Bedside. 5th ed. Douglas P. Zipes and Jose Jalife, eds. 2009.
8. 2012 ACCF/AHA/HRS focused update incorporated into the ACCF/AHA/HRS 2008 guidelines for device-based therapy of cardiac rhythm abnormalities: a report of the American College of Cardiology Foundation/American Heart Association Task Force on Practice Guidelines and the Heart Rhythm Society. J Am Coll Cardiol. 2013 Jan 22;61(3):e6-75.
9. 2012 Focused update of the ESC Guidelines for the management of atrial fibrillation. Europace 2012;14:1385-1413.
10. Selecting Patients with Atrial Fibrillation for Anticoagulation. Stroke Risk Stratification in Patients Taking Aspirin. Circulation. 2004;110:2287-2292.

Capítulo 24

Doença Coronária Estável

Roberto A. Franken

DEFINIÇÃO

Insuficiência coronária é definida como o desequilíbrio entre consumo e oferta de oxigênio ao miocárdio, em geral devido à obstrução coronária secundária a doença aterosclerótica. Causas outras que promovem aumento do consumo de O_2, tais como hipertrofia ventricular, ou causas mistas como estenose aórtica, também cursam com clínica semelhante à doença coronária obstrutiva. Comorbidades, tais como, anemia, febre, taquicardia, hipotensão arterial, hipertireoidismo etc. podem agravar a doença, tornando manifestos seus sintomas.

CLASSIFICAÇÃO/CLÍNICA

A doença coronária pode evoluir de diferentes formas, dependendo das alterações da parede arterial, de complicações trombóticas e da extensão de comprometimento miocárdico (Tabela 24.1). Nos ambulatórios e consultórios, são atendidos em geral, pacientes com as formas assintomáticas, angina estável e miocárdio atordoado.

Tabela 24.1 – Formas de expressão da doença coronária

• Assintomática	• Miocárdio atordoado
• Angina estável	• Miocárdio hibernante
• Angina instável	• Morte súbita
• Enfarte do miocárdio com e sem supradesnivelamento do segmento ST	

O Paciente Assintomático

A doença permanece por muitos anos assintomática, é lentamente progressiva, no início sequer pode ser detectada através de exames subsidiários. Com o passar do tempo, apesar de assintomática, é possível sua detecção através de exames de imagem e/ou provas funcionais. A detecção da doença nesta fase pode prevenir sua evolução e complicações.

Aspecto importante que deve ser considerado é: quem e como devemos procurar a doença nesta fase. A população é classificada pelos escores de risco de Framingham ou Reynolds, em faixas de risco baixo, médio ou intermediário. Pacientes de baixo risco pouco se beneficiarão da procura ativa da doença subclínica; por outro lado, pacientes de alto risco têm grande benefício. Os doentes de risco intermediário deverão ser avaliados individualmente.

A avaliação inicial contempla história clínica, hábitos de higiene, antecedentes familiares, dosagem do perfil lipídico, glicemia, hemoglobina glicada, proteína C reativa ultrassensível e eletrocardiograma de repouso. Na história familiar é importante avaliar a presença de doença coronária em parentes de primeiro grau, homens antes dos 55 anos e mulheres antes dos 65 anos. Esta informação reclassifica um paciente do risco intermediário para alto risco.

Em hipertensos ou diabéticos, recomenda-se ainda detecção de microalbuminúria, e em hipertensos o ecocardiograma transtorácico.

Para doentes de risco intermediário indica-se o ultrassom de carótidas e sistema vertebrobasilar, a medida da relação de espessura íntima/média (indicação IIA, nível de evidência B). A medida ultrassônica da relação de pressão coxa-braço (indicação IIA, nível de evidência B) pode ser realizada, o que não exclui, no primeiro exame, a medida com esfigmomanômetro da pressão arterial nos membros superiores e inferiores. Finalmente, a tomografia computadorizada para avaliação do escore de cálcio em coronárias está indicada (IIA, nível de evidência B). Estas informações também reclassificam os doentes em relação ao risco de doença vascular.

O eletrocardiograma de esforço tem menor força de indicação em pacientes assintomáticos (IIB nível de evidência B), exceto para homens acima de 45 anos e mulheres de 50 anos assintomáticos, em programação para atividade física ou em pacientes de alto risco.

Pacientes diabéticos formam um grupo especial de doentes, pois devem ser considerados como doentes arteriais. Neste grupo, deve-se considerar a avaliação através do teste de estresse associado ao estudo de imagem de perfusão miocárdica (indicação IIB, nível de evidência C).

Em pacientes de risco intermediário e alto recomenda-se a intensificação das medidas de prevenção, buscando-se atingir os alvos indicados nas diretrizes. Em diabéticos está indicado o uso de ácido acetilsalicílico.

O Paciente Sintomático

Na evolução, a doença aterosclerótica obstrutiva das coronárias pode tornar-se sintomática. Define-se a angina estável sintomática, quando o desequilíbrio entre oferta e consumo de oxigênio do miocárdio se apresenta com sintomas, mesmo que atípicos ou de difícil interpretação e reconhecimento. O sintoma clássico é a dor precordial constritiva relacionada aos esforços físicos de modo previsível pelo paciente, dor descrita por Heberden, em 1772, como acompanhada de sudorese, palidez, às vezes dispneia e náuseas, com ou sem irradiação. Os sintomas desaparecem em geral em menos que 10 minutos de repouso. Observe-se que a dor pode apresentar outras características assim como localizações atípicas tais como ombros, dorso, epigástrio, mandíbula, palato e mesmo ouvidos.

É bom ressaltar a característica mais importante, a relação do sintoma com o esforço físico ou emocional. Em idosos, a dor é menos prevalente, a queixa habitual é dispneia ou canseira, desproporcional ao esforço e inexplicável, limitando suas atividades habituais1. O exame clínico é pobre, pode-se encontrar durante o episódio de isquemia 4ª bulha ou sopro de regurgitação mitral. Deve-se aferir a pressão arterial conforme indicado pelas diretrizes, calcular o índice de massa corpórea, medir a circunferência abdominal e pesquisar a presença de doença arterial em outros territórios.

De acordo com a *Canadian Cardiovascular Society*, a angina é classificada sob aspecto clínico conforme descrito na Tabela 24.2.

Tabela 24.2 – Classificação da angina (*Canadian Cardiovascular Society*)
• Grau 1: angina aos esforços intensos e/ou prolongados
• Grau 2: limitação para as atividades habituais do dia a dia ou estresse emocional
• Grau 3: limitação para atividades de baixo esforço
• Grau 4: limitação para qualquer atividade e mesmo em repouso

Outra forma de manifestação crônica da doença é a insuficiência cardíaca, como miocárdio atordoado ou hibernante ou como sequela crônica da doença isquêmica, aneurisma de ventrículo ou miocardiopatia dilatada. Os sintomas são classificados de acordo com a *New York Heart Association* em classes I, II, III, IV. O diagnóstico da doença é fundamentalmente clínico.

Diagnósticos diferenciais das dores no peito (Tabela 24.3). O diagnóstico da doença em mulheres e idosos é mais difícil, pois são mais comuns os sintomas atípicos.

A história natural da doença é seu agravamento, evoluindo para angina instável, infarto do miocárdio e morte. Dados do estudo Framingham2,3 mostram após 2 anos do diagnóstico de angina estável, incidência em homens de infarto não fatal e morte coronariana, respectivamente, de 14,3% e 5,5%, e para mulheres, 6,2% e 3,8%. Dados mais recentes indicam melhora nestes números graças aos progressos terapêuticos4.

O prognóstico é pior em pacientes com limitação física maior, disfunção ventricular, triarteriais, lesões de tronco de coronária esquerda ou terço proximal da artéria interventricular anterior, maior área de isquemia aos testes de imagem e funcionais e, finalmente, a idade.

Estabelecida a hipótese diagnóstica de angina estável, são recomendados exames bioquímicos conforme descrito na Tabela 24.4 e eletrocardiograma em repouso 12 derivações. O teste de esforço está indicado, de acordo com as diretrizes da Sociedade Brasileira de Cardiologia5, para pacientes com sintomas de angina e probabilidade pré-teste intermediária para doença coronária, com base em idade, sexo e sintomas. Indica-se o teste ainda para pacientes que serão submetidos a programa de condicionamento físico para avaliação da capacidade física e reserva coronária. O principal marcador prognóstico é baixa capacidade física, (igual ou inferior a 4 mets) e a depressão ou elevação do segmento ST em cargas baixas6.

Tabela 24.3 – Diagnóstico diferencial de dor torácica

Outras dores de origem cardíaca e aorta	• Pericardite • Miocardiopatias • Dissecção, úlcera, hematoma da aorta
Dor de origem pulmonar	• Pneumonia • Hipertensão pulmonar e embolia pulmonar • Pleuriz
Dor de origem digestiva	• Colecistopatia • Hérnia de hiato e esofagite • Gastrite e úlcera de estômago
Dor de origem ortopédica	• Artrite condroesternal • Artrose de coluna cervical e torácica • Miosite
Dor de origem neurológica	• Radiculopatias • Herpes zoster
Outros	• Síndrome de Da Costa (prolapso de válvula mitral)

Tabela 24.4 – Exames bioquímicos e hematológicos iniciais recomendados

• Colesterol total, HDL. LDL. VLDL	• Hemograma
• Triglicérides	• Creatinina
• Glicemia de jejum	• Provas de função (tireoidiana)

Cinecoronariografia está indicada de acordo com as diretrizes da SBC conforme Tabela 24.5.

Tabela 24.5 – Recomendações para Angiografia Coronariana em Pacientes com Angina Estável

Grau de Recomendação
I. Angina estável (CCS III ou IV) a despeito do tratamento clínico (B) • Alto risco para realização de testes não invasivos, independentemente da angina (B) • Angina e sobreviventes de parada cardíaca ou arritmia ventricular grave (B) • Angina e sintomas/sinais de insuficiência cardíaca congestiva (C)
IIa. Diagnóstico incerto após testes não invasivos, nos quais o benefício de diagnóstico preciso supera os riscos e custos da cinecoronariografia (C) • Impossibilidade de realização de testes não invasivos por incapacidade física, doença ou obesidade (C) • Profissões de risco, que requerem diagnóstico preciso (C) • Pacientes com informações prognósticas inadequadas após testes não invasivos (C)
IIb. Múltiplas internações por dor torácica, em que o diagnóstico definitivo é julgado necessário (C)
III. Comorbidades significativas, em que o risco da angiografia supera os benefícios do procedimento (C) • Angina estável (CCS I ou II) que responde ao tratamento medicamentoso e sem evidências de isquemia em testes não invasivos (C)

CCS – Canadian Cardiovascular Society Classification; as letras entre parênteses correspondem aos níveis de evidência.

TRATAMENTO

Deve contemplar de modo enfático mudanças no estilo de vida: hábitos alimentares, suspensão do tabagismo, estímulo a atividade física e mudança no comportamento. É fundamental o controle farmacológico dos fatores de risco através da prevenção secundária, que se mostrou efetiva na melhora prognóstica: tratamento da hipertensão arterial, obesidade, dislipidemia e diabetes, procurando-se atingir os alvos recomendados pelas diretrizes.

O tratamento da angina estável visa aumentar o fluxo coronariano, diminuir o consumo de oxigênio, prevenir a evolução e/ou instabilização da placa aterosclerótica e evitar trombose. As medidas para aumentar o fluxo coronariano são divididas em medidas clínicas e intervencionistas por cateter ou cirúrgicas,

Entre as medidas farmacológicas incluem-se os nitratos de ação rápida na fase de dor, com pronto alívio dos sintomas, e os nitratos de ação prolongada, na tentativa de se prevenirem os acessos anginosos. Os nitratos têm sua ação farmacológica mais importante dilatando os vasos sistêmicos e com isso diminuindo o trabalho e, consequentemente, o consumo de oxigênio do miocárdio. O nitrato sublingual tem indicação também para ser usado como profilático antes da realização de esforço que reconhecidamente irá provocar angina. Os bloqueadores de canal de cálcio, por sua ação vasodilatadora e inotrópica negativa, são indicados na angina de modo geral e em especial quando houver componente vasoespástico.

A intervenção cirúrgica, descrita por Favaloro em 1969, aumenta o fluxo sanguíneo na área isquêmica. A cirurgia tem por objetivo melhorar a sobrevida e os sintomas. Estudos mostraram que o tratamento cirúrgico é melhor que o clínico apenas em pacientes de alto risco[7], isto é, pacientes com obstruções avançadas em tronco de coronária esquerda, obstrução proximal de artéria interventricular anterior, obstruções em três ramos principais ou quando em dois ramos, um deles proximal de artéria interventricular anterior.

A presença de disfunção ventricular associada à doença aterosclerótica coronária é outro fator na indicação cirúrgica[8,9]. A disfunção ventricular pode ser parcial ou totalmente revertida dias ou semanas após a revascularização, se o miocárdio for viável e estiver hibernando ou atordoado[10]. O paradoxo da indicação cirúrgica é que quanto maior o risco, maior o benefício, isto é, idosos, multiarteriais e disfunção ventricular têm maior benefício. Obstruções significativas são consideradas aquelas acima de 70% ou 50% para o tronco de coronária esquerda.

A intervenção percutânea com implante de *stent* depende da anatomia coronária. O uso de *stents* revestidos com fármaco trouxe melhora nos resultados em relação ao risco de reestenose. Comparado ao tratamento clínico, há significativa melhora dos sintomas e da qualidade de vida com a dilatação arterial, conforme demonstrado no estudo COURAGE[11].

Os indicadores de intervenção percutânea são: gravidade dos sintomas e da isquemia, disfunção ventricular, arritmia de risco, falta de resposta ao tratamento clínico e gravidade da doença à cinecoronariografia[12]. Em relação à cirurgia, os resultados de sobrevida são semelhantes, porém a reintervenção ou reinternação é mais comum naqueles em que foi aplicada a intervenção percutânea[13].

Intervenção percutânea ou cirurgia em assintomáticos está indicada não para melhora de sintomas, que não existe, mas para melhorar o prognóstico. Neste caso, a cirurgia ou intervenção percutânea está indicada somente em situações de alto risco.

Com objetivo de diminuir o consumo de oxigênio pelo miocárdio, são indicados os betabloqueadores ou, como alternativa, bloqueadores dos canais de cálcio não di-hidropiridínicos (verapamil e diltiazem). Estes fármacos mostraram melhora na capacidade de exercício dos pacientes com angina estável. Betabloqueadores diminuíram em 30% o risco de infarto ou morte cardíaca em pacientes com angina14. Agem diminuindo a frequência cardíaca e a contratilidade miocárdica. Para prevenir a evolução da placa aterosclerótica, deve-se controlar os fatores de risco, respeitando-se as metas indicadas pelas diretrizes e usar estatinas em todos os pacientes.

Os inibidores da enzima de conversão da angiotensina (IECA) ou bloqueadores dos receptores da angiotensina (BRAs) foram analisados em vários estudos, com resultados inconstantes. O estudo inicial foi o HOPE15, que mostrou melhor resultado com o uso de IECA. Estes fármacos são indicados em pacientes com angina associada a disfunção ventricular sintomática ou não, hipertensão arterial, diabéticos ou angina pós-infarto do miocárdio16.

Para evitar a trombose indicam-se os antiplaquetários, aspirina, clopidogrel, prasugrel etc. A aspirina atua inibindo a ciclo-oxigenase 1, sua eficácia foi demonstrada em vários estudos de fase aguda e crônica da doença coronária. Está sempre indicado exceto em casos de sangramentos ativos, em hemofílicos, úlcera péptica ativa, alergia, intolerância). Doses menores são eficazes com menor risco de sangramento (75-100 mg)17 Os derivados tienopiridínicos bloqueiam as plaquetas através dos receptores da adenosina difosfato. Ticlopidina foi a primeira droga, posteriormente apareceram clopidogrel, prasugrel e ticagrelor.

São indicação classe 1 das diretrizes europeias18:

- aspirina desde que não haja contraindicação;
- estatina para todos;
- IECA se não houver contraindicação e houver fatores associados;
- Betabloqueadores;
- outros fármacos usados no tratamento da angina estável.

Outros fármacos:

Trimetazidina: Foi demonstrada melhora dos sintomas com este fármaco, que age por modificações metabólicas da fibra miocárdica. A ação ocorre pela diminuição da oxidação dos ácidos graxos e por aumento da oxidação de glicose, modificando o substrato energético do músculo cardíaco e protegendo o miocárdio da isquemia. Metanálise incluindo 23 estudos e 1.378 pacientes demonstrou o valor do fármaco quando comparado a placebo em relação ao número de episódios anginosos semanais e à capacidade física19.

Ranolazine: Seu efeito antianginoso independe de modificações hemodinâmicas, sua ação inicialmente foi explicada pela inibição da oxidação dos ácidos graxos livres. Atualmente, evidências indicam que a ação se faz por bloqueio do canal tardio de sódio e redução da sobrecarga de cálcio ao miócito isquêmico20.

Ivabradina: Diminui a frequência do nó sinusal por modificações na propriedade automática, portanto diminui o consumo de O_2, independentemente do sistema nervoso autônomo21.

Nicorandil: Ativador dos canais de potássio, tem ação vasodilatadora venosa e arterial, melhora a perfusão coronariana por ação semelhante à dos nitratos. Além dis-

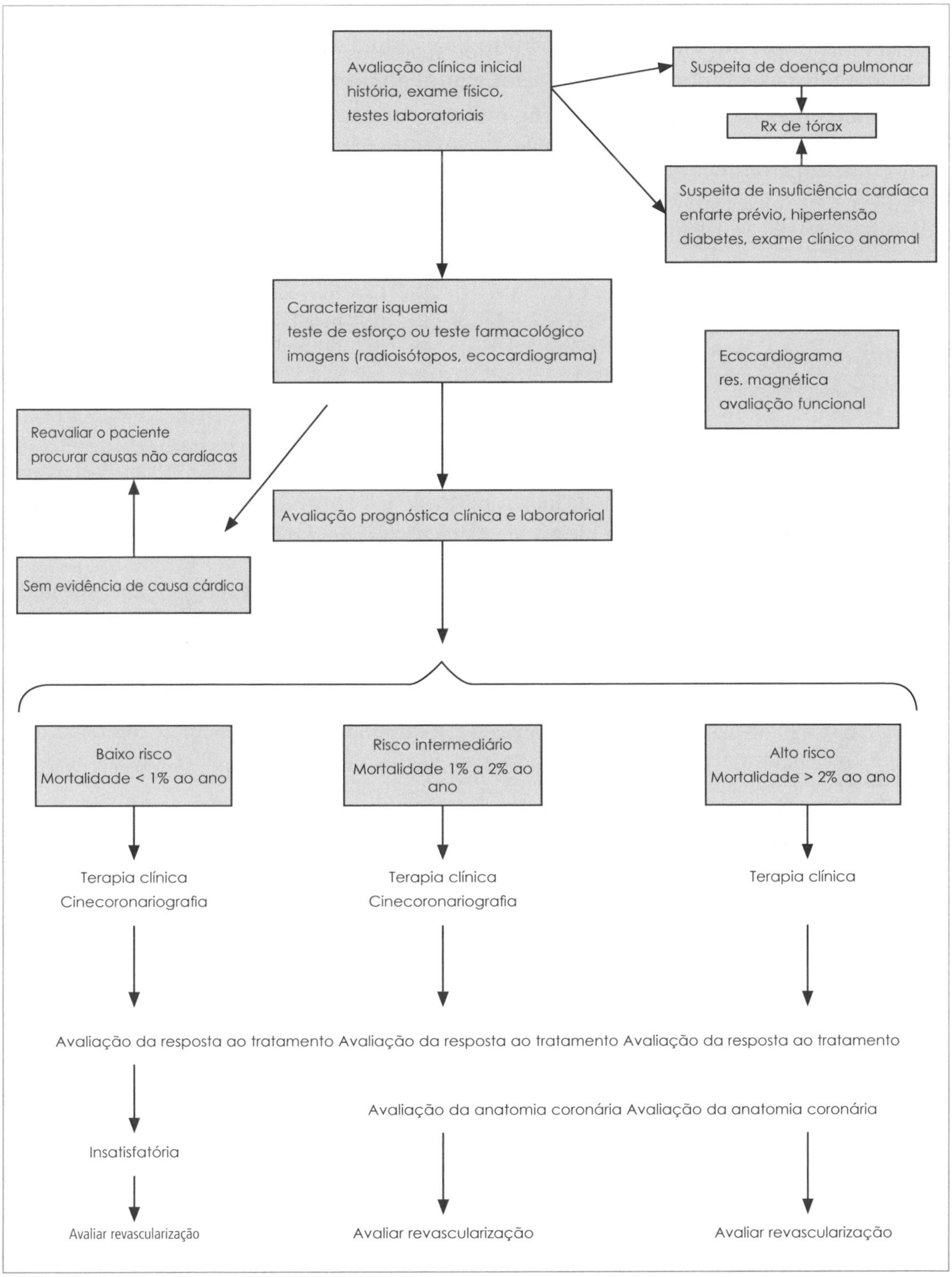

Figura 24.1 – Algoritmo para avaliação de pacientes com angina estável (diretrizes europeias).

so, tem ação tipo pré-condicionamento isquêmico, protegendo o músculo cardíaco. O medicamento foi analisado no estudo ION com 5.126 pacientes22.

Outros fármacos foram estudados: alopurinol e perhexilene.

Para pacientes com angina refratária, métodos pouco usuais são utilizados: estimulação elétrica transcutânea, estimulação da medula espinal, contrapulsação externa e revascularização transmiocárdica com *laser.*

Conclui-se que o tratamento *inicial* das síndromes coronarianas estáveis é farmacológico seguindo-se, dependendo da evolução, da avaliação individual de risco-benefício, assim como da presença de comorbidades e expectativa de vida, de intervenção percutânea ou cirúrgica.

REFERÊNCIAS BIBLIOGRÁFICAS

1. Gravina CF, Rosa RF, Franken RA, Freitas EV, Liberman A et al. Sociedade Brasileira de Cardiologia. II Diretrizes Brasileiras em Cardiogeriatria. Arq Bras Cardiol. 2010;95(supl.II):e1-e112.
2. Murabito JM, Evans JC, Larson MG, Levy D. Prognosis after the onset of coronary heart disease. An investigation of differences in outcome between the sexes according to initial coronary disease presentation. Circulation. 1993;88:2548-2555.
3. Kannel WB, Feinleib M. Natural history of angina pectoris in the Framingham study. Prognosis and survival. Am J Cardiol. 1972;29:154-163.
4. Henderson RA, Pocock SJ, Clayton TC, Knight R, Fox KA, Julian DG et al. 7 year outcome in the RITA-2 trial: coronary angioplasty versus medical therapy. J Am Coll Cardiol. 2003;42:1161-1170.
5. César LA, Mansur AP, Armaganijan D, Amino JG et al. Diretrizes de Doença Coronariana Crônica Angina Estável. Arq Bras. Cardiol. 2004;83(supl. II):e1-e43.
6. Califf RM, Armstrong PW, Carver JR, D'Agostino RB, Strauss WE. 27th Bethesda Conference: matching the intensity of risk factor management with the hazard for coronary disease events. Task Force 5. Stratification of patients into high, medium and low risk subgroups for purposes of risk factor management. J Am Coll Cardiol. 1996;27:1007-1019.
7. Jones RH, Kesler K, Phillips HR III, Mark DB, Smith PK, Nelson CL et al. Long-term survival benefits of coronary artery bypass grafting andpercutaneous transluminal angioplasty in patients with coronary artery disease. J Thorac Cardiovasc Surg. 1996;111:1013-1025.
8. Yusuf S, Zucker D, Peduzzi P, Fisher LD, Takaro T, Kennedy JW et al. Effect of coronary artery bypass graft surgery on survival: overview of10-year results from randomised trials by the Coronary Artery Bypass Graft Surgery Trialists Collaboration. Lancet 1994;344:563-570.
9. Eagle KA, Guyton RA, Davidoff R, Edwards FH et.al.; ACC/AHA 2004 guideline update for coronary artery bypass graft surgery: a report of the American College of Cardiology/American Heart Association Task Force on Practice Guidelines (Committee to Update the 1999 Guidelines for Coronary Artery Bypass Graft Surgery). American College of Cardiology, American Heart Association Circulation. 2004;110:e340-e437.
10. Elefteriades JA, Morales DL, Gradel C, Tollis G Jr, Levi E, Zaret BL. Results of coronary artery bypass grafting by a single surgeon in patients with left ventricular ejection fractions < or = 30%. Am J Cardiol. 1997;79:1573-1578.
11. Weintraub WS, Spertus JA, Kolm P, Maron DJ, COURAGE Trial Research Group, Effect of PCI on quality of life in patients with stable coronary disease. N Engl J Med. 2008;359:677-687.
12. Patel MR, Dehmer GJ, Hirshfeld JW, Smith PK, American College of Cardiology Foundation ACCF/SCAI/STS/AATS/AHA/ASNC 2009 Appropriateness Criteria for Coronary Revascularization: a report by the American College of Cardiology Foundation Appropriateness Criteria Task Force, Society for Cardiovascular Angiography and Interventions, Society of Thoracic Surgeons,

American Association for Thoracic Surgery, American Heart Association, and the American Society of Nuclear Cardiology Endorsed by the American Society of Echocardiography, the Heart Failure Society of America, and the Society of Cardiovascular Computed Tomography. Appropriateness Criteria Task Force, Society for Cardiovascular Angiography and Interventions, Society of Thoracic Surgeons, American Association for Thoracic Surgery, American Heart Association, and the American Society of Nuclear Cardiology Endorsed by the American Society of Echocardiography, Heart Failure Society of America, Society of Cardiovascular Computed Tomography. J Am Coll Cardiol. 2009;53:530-553.

13. Silber S, Albertsson P, Aviles FF, Camici PG, Colombo A, Hamm C et al. Guidelines for percutaneous coronary interventions. The Task Force for Percutaneous Coronary Interventions of the European Society of Cardiology. Eur Heart J. 2005;26:804-847.
14. Yusuf S, Wittes J, Friedman L. Overview of results of randomized clinical trials in heart disease. I. Treatments following myocardial infarction. JAMA. 1988;260:2088–2093.
15. The Heart Outcomes Prevention Evaluation Study Investigators. Effects of an Angiotensin-Converting–Enzyme Inhibitor, Ramipril, on Cardiovascular Events in High-Risk Patients. N Engl J Med. 2000;342:145-153.
16. Fraker TD Jr, Fihn SD, Gibbons RJ et.al. 2007 chronic angina focused update of the ACC/AHA 2002 guidelines for the management of patients with chronic stable angina: a report of the American College of Cardiology/American Heart Association Task Force on Practice Guidelines Writing Group to develop the focused update of the 2002 guidelines for the management of patients with chronic stable angina. Fraker TD Jr, Fihn SD, 2002 Chronic Stable Angina Writing Committee, American College of Cardiology, American Heart Association, Circulation. 2007;116: 2762-72.
17. Serebruany VL, Steinhubl SR, Berger PB, Malinin AI et.al. Analysis of risk of bleeding complications after different doses of aspirin in 192,036 patients enrolled in 31 randomized controlled trials. Am J Cardiol. 2005;95:1218-22.
18. Fox K, Garcia MAA, Ardissino D, Buszman P et.al.; The Task Force on he Management of Stable Angina Pectoris of the European Society of Cardiology. Guidelines on the management of stable angina pectoris: executive summary. Eur H J. 2006;27:1341-1381.
19. Ciapponi A, Pizarro R, Harrison J. Trimetazidine for stable angina. Cochrane Database Syst Rev. 2005;
20. Belardinelli L, Antzelevitch C, Fraser H. Inhibition of late (sustained/persistent) sodium current: a potential drug target to reduce intracellular sodium-dependent calcium overload and its detrimental effects on cardiomyocyte function. Eur Heart J. 2004;6(suppl I): 13-17.
21. Cesar LAM. Corrente I_f e o controle da freqüência cardíaca. Arq Bras Cardiol. 2007;88:e99-e102.
22. IONA Study Group. Effect of nicorandil on coronary events in patients with stable angina: the Impact Of Nicorandil in Angina (IONA) randomised trial. Lancet. 2002;359:1269-1275.

Capítulo 25

Diagnóstico e Tratamento da Hipertensão Arterial

Ronaldo Fernandes Rosa

INTRODUÇÃO

A hipertensão arterial sistêmica (HAS) é uma doença muito prevalente na população adulta, sendo o principal fator de risco cardiovascular, de acordo com a Organização Mundial de Saúde (OMS)[1], com perspectivas de manter-se elevada nas próximas décadas. A HAS está associada ao aumento da prevalência de insuficiência cardíaca, doença arterial periférica, acidente vascular cerebral e doença arterial coronária, com impacto mais importante na população idosa devido a sua maior prevalência[2]. No Brasil, dados do Sistema Único de Saúde (SUS) mostram elevada mortalidade e morbidade por doenças cardiovasculares associadas à HAS, sendo que alguns estados ainda estão em número crescente, principalmente nas regiões Centro-Oeste e Nordeste[3].

A elevação da pressão arterial já foi considerada uma adaptação ao processo natural de envelhecimento e como necessidade de aumento dos níveis pressóricos para manter uma boa perfusão tecidual. Entretanto, os estudos nas últimas décadas demonstraram redução da mortalidade e morbidade associadas à redução da pressão arterial em pacientes hipertensos. Com os benefícios do tratamento anti-hipertensivo, várias classes de medicamentos foram estudadas e diversas metas de pressão foram avaliadas[4], procurando reduzir ainda mais os eventos cardiovasculares. Além disso, o adequado tratamento da HAS reduz não somente os eventos cardiovasculares, mas também melhora a qualidade de vida, pois é descrita redução da prevalência de demência em pacientes hipertensos adequadamente tratados[5].

Embora o diagnóstico seja relativamente simples, baseado apenas em um estetoscópio e um esfigmomanômetro calibrado, o controle adequado da pressão arterial (PA) permanece baixo em vários países, inclusive nos Estados Unidos[6]. Além disso, dispomos de vários grupos de anti-hipertensivos que, isoladamente ou combinados, são muito eficazes em atingir as metas pressóricas e deveriam trazer melhor controle em nossa população.

DIAGNÓSTICO

O diagnóstico da HAS, de acordo com as Diretrizes Brasileiras de Hipertensão[7], é baseado na correta aferição da PA com preparo apropriado do paciente e no uso de técnica padronizada com equipamento calibrado. Aparelhos automáticos ou semiautomáticos podem ser utilizados, desde que sejam validados. Devem ser respeitadas as distintas dimensões do manguito para diferentes circunferências de braço em crianças e adultos. A aferição da PA deve ser feita nos membros superiores e, pelo menos a PA sistólica, em um dos membros inferiores.

Ainda segundo nossas diretrizes, o paciente deve ser classificado de acordo com seus níveis pressóricos, conforme descrito na Tabela 25.1.

Tabela 25.1 – Classificação brasileira diagnóstica da hipertensão

PAD em mmHg	PAS em mmHg	Classificação
<80	<130	Normal
85-89	130-139	Normal limítrofe
90-99	140-159	Hipertensão estágio 1
100-109	160-179	Hipertensão estágio 2
>110	>180	Hipertensão estágio 3
<90	>140	Hipertensão sistólica isolada

Quando a PAS e PAD situam-se em categorias diferentes, o paciente deve ser classificado pela mais alta.

Além da medida da PA, é importante avaliar o risco cardiovascular do paciente, pois diferentes riscos implicam em distintas estratégias no tratamento. Estão incluídos no grupo de maior risco os pacientes diabéticos, com lesão de órgãos-alvo e os idosos[8]. Nestes grupos, o tratamento deve ter metas de redução da PA diferenciadas, considerando-se que a redução drástica da PA pode aumentar a mortalidade[9].

Outro aspecto que sempre deve ser considerado é a possibilidade da chamada “hipertensão secundária”, cuja elevação da PA é uma das manifestações de uma doença cujo diagnóstico e tratamento pode curar a HAS. Um resumo bastante didático sobre as causas de HAS secundária pode ser observado na Tabela 25.2, extraída de nossa diretriz de hipertensão arterial[7].

Achados Clínicos Sugestivos de HAS Secundária

Os exames básicos do paciente hipertenso incluem: urina I, potássio, creatinina, glicemia de jejum, colesterol total e frações, triglicérides, ácido úrico e eletrocardiograma. Em situações individualizadas podem ser solicitados TSH, Rx de tórax, microalbuminúria, ecocardiograma e exames específicos quando houver suspeita de hipertensão secundária.

Nas últimas décadas, foram desenvolvidos equipamentos automáticos que permitem avaliar a pressão arterial fora do consultório médico, trazendo informações úteis que podem contribuir para o diagnóstico da ”hipertensão do jaleco branco”, em que existe aumento da PA na presença do médico, e também da “hipertensão mascarada” ou também chamada de “normotensão do avental branco”. Para nos auxiliar nestes diagnósticos, hoje dispomos de equipamentos de medida residencial da pressão ar-

Tabela 25.2 – Achados que sugerem hipertensão arterial secundária

Achados	Suspeita diagnóstica	Estudos diagnósticos adicionais
Ronco, sonolência diúrna, síndrome metabólica	Apneia obstrutiva do sono	Polissonografia
Hipertensão resistente ao tratamento e/ou com hipocalemia e/ou com nódulo adrenal	Hiperaldosteronismo primário	Relação aldosteronal/atividade de renina plasmática
Insuficiência renal, doença cardiovascular aterosclerótica, edema, ureia elevada, creatinina elevada, proteinúria/hematúria	Doença renal parenquimatosa	Taxa de filtração glomerular, ultrassonografia renal, pesquisa de microalbuminúria ou proteinúria
Sopro sistólico/diastólico abdominal, edema pulmonar súbito, alteração de função renal por medicamentos que bloqueiam o sistema renina-angiotensina	Doença renovascular	Angiografia por ressonância magnética ou tomografia computadorizada, ultrassonografia com Doppler, renografia, arteriografia renal
Uso de simpaticomiméticos, perioperatório, estresse agudo, taquicardia	Catecolaminas em excesso	Confirmar normotensão em ausência de catecolaminas
Pulsos em femorais reduzidos ou retardados, raios-x de tórax anormal	Coarctação da aorta	Doppler ou tomografia computadorizada de aorta
Ganho de peso, fadiga, fraqueza, hirsutismo, amenorreia, face em "lua cheia", "corcova" dorsal, estrias purpúricas, obesidade central, hipopotassemia	Síndrome de Cushing	Determinações: cortisol urinário de 24 horas e cortisol matinal (8h) basal e 8 horas após administração de 1 mg de dexametasona às 24h
Hipertensão paroxística com cefaleia, sudorese e palpitações	Feocromocitoma	Determinações de catecolaminas e seus metabólicos em sangue e urina
Fadiga, ganho de peso, perda de cabelo, hipertensão distólica, fraqueza muscular	Hipotireoidismo	Determinações de T4 livre e TSH
Intolerância ao calor, perda de peso, palpitações, hipertensão sistólica, exoftalmia, tremores, taquicardia	Hipertireoidismo	Determinações de T4 livre e TSH
Litíase urinária, osteoporose, depressão, letargia, fraqueza muscular	Hiperparatireoidismo	Determinações de T4 livre e TSH
Cefaleias, fadiga problemas visuais, aumento de mãos, pés e língua	Acromegalia	Determinações IGF-1 e de hormônio do crescimento basal e durante teste de tolerância oral à glicose

Quando a PAS e PAD situam-se em categorias diferentes, o paciente deve ser classificado pela mais alta.

terial (MRPA) e equipamentos de medida ambulatorial da pressão arterial (MAPA), sendo este último mais difundido. A MAPA não é indicada para o diagnóstico da HAS, porém nos permite avaliar variações da PA em diferentes fases do dia e durante o período de sono, demonstrando picos hipertensivos ou períodos de PA mais baixa, conforme pode ser observado no gráfico de um paciente de nosso serviço de cardiologia (Figura 25.1). Além disso, a MAPA nos fornece médias das 24 h e de diferentes períodos, podendo auxiliar no ajuste da medicação em uso[10].

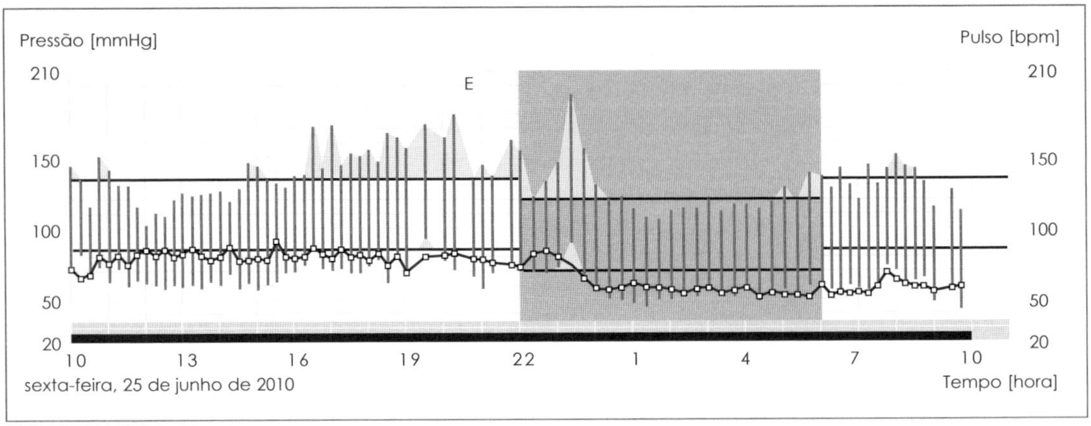

Figura 25.1 – Curva da pressão arterial de paciente do Serviço de Cardiologia da Santa Casa de São Paulo – 2010.

TRATAMENTO DA HAS

Modificações do Estilo de Vida

As modificações do estilo de vida demonstram redução dos níveis de pressão arterial e de eventos cardiovasculares em todas as idades, e fazem parte de todas as diretrizes de hipertensão arterial e da nossa Diretriz de Cardiogeriatria. Desse modo, serão apresentadas de maneira resumida com base nas diversas diretrizes:

- moderar ingestão de sódio de 4-6 g/dia;
- moderar ingestão de álcool ao limite máximo de 30 mL/dia para homens e 15 mL para mulheres;
- praticar atividade física: o modo mais fácil é a caminhada de 30 a 60 minutos, quatro a cinco vezes por semana;
- ingerir quantidades adequadas de potássio, magnésio, cálcio, fibras e alimentos pobres em gordura saturada;
- cessar o tabagismo, quando presente;
- listar e identificar todos os medicamentos em uso pelo paciente, pois alguns deles podem elevar a PA;
- controle do peso corporal para pacientes com sobrepeso e obesidade. Em idosos é conveniente observar que o índice de massa corpórea é aceitável até 27,8 kg/m^2 para homens e 27,3 kg/m^2 para mulheres.

Em pacientes idosos estas medidas podem e devem ser adotadas, pois também trazem benefícios[11], com o cuidado de não se restringir demais a alimentação que possa piorar o quadro nutricional e o prognóstico do paciente. Além disso, a prática da atividade física tem uma série de benefícios que vão além da redução da PA, pois diminuem os lípides, a glicemia, o peso corporal, a resistência a insulina e aumentam a densidade óssea e o equlíbrio, além da sensação de bem-estar.

Tratamento Farmacológico

Deve-se sempre enfatizar que as modificações do estilo de vida são mandatórias para todos os pacientes hipertensos e o tratamento medicamentoso deverá ser iniciado como um complemento.

O estudo ALLHAT[12], que examinou mais de 41.000 pacientes, demonstrou que diferentes classes de anti-hipertensivos (clortalidona, lisinopril e anlodipina) reduzem de maneira semelhante eventos cardiovasculares. Destaca-se que este estudo não teve patrocínio da indústria farmacêutica. Este fato, associado aos resultados consistentes, colaborou com a ideia de que o importante é baixar os níveis da PA utilizando um fármaco efetivo, independentemente de sua classe farmacológica.

Desse modo, hoje é aceito iniciar o tratamento medicamentoso com qualquer um das cinco classes principais de anti-hipertensivos:

- diuréticos;
- inibidores adrenérgicos;
- vasodilatadores diretos;
- bloqueadores dos canais de cálcio;
- medicamentos que atuam na angiotensina II:
    - » inibidores da enzima conversora da angiotensina II;
    - » antagonistas do receptor AT1 da angiotensina II;
    - » inibidores da renina.

As diretrizes também relacionam os medicamentos com possíveis efeitos benéficos e situações clínicas desfavoráveis, resumidas na Tabela 25.3.

Tabela 25.3 – Perfil de efeito dos anti-hipertensivos e sua relação com doenças comuns

Classe de anti-hipertensivo	Preferir em	Evitar em
Diuréticos tiazídicos	HSI, ICC, osteoporose	Gota, incontinência urinária, prostatismo
Antagonistas dos canais de cálcio	HSI, insuficiência arterial periférica, insuficiência coronariana sintomática	ICC (exceto anlodipino e felodipino)
Inibidores da ECA e antagonistas do receptor da angiotensina II	ICC, IAM ou AVC prévios, DM, IRC, HVE, microalbuminúria	Estenose de artéria renal bilateral, IRC grave
Betabloqueadores	ICC, insuficiência coronariana (principalmente pós-IAM), taquiarritmias, migrânea, tremor essencial, hipertireoidismo	Bradiarritmias, broncoespasmo, insuficiência arterial periférica grave

Legenda: AVC: acidente vascular cerebral; DM: diabete melito;ECA: enzima conversora da angiotensina II; HSI: hipertensão sistólica isolada; HVE: hipertrofia ventricular esquerda; IAM: infarto agudo do miocárdio; ICC: insuficiência cardíaca congestiva; IRC: insuficiência renal crônica.

As principais moléculas e suas doses são descritas em nossas diretrizes de hipertensão[7] e cardiogeriatria[8]. Em publicação recente[9], foram discutidos fatores que podem piorar a adesão do paciente ao tratamento e que consistem no grande desafio hoje para melhorar o controle pressórico:

1. paciente muito idoso;
2. baixo risco cardiovascular;
3. múltiplas comorbidades;

4. baixo nível socioeconômico;
5. raça não branca;
6. efeitos adversos;
7. tratamento complexo;
8. custo.

Outro aspecto que deve ser considerado é o ajuste posológico, pois grande parte dos pacientes não tem a PA controlada com a medicação inicial. A tendência é combinar doses baixas de dois ou mais anti-hipertensivos, de modo que não se atinjam as doses máximas, obtendo-se desse modo os benefícios e diminuindo os riscos de efeitos adversos, além de melhorar o potencial anti-hipertensivo quando se utilizam medicamentos de famílias diferentes.

Devemos, dessa maneira, atuar sempre procurando aferir adequadamente a PA, suspeitar de hipertensão secundária, realizar exames de maneira criteriosa, propor sempre aos nossos pacientes mudanças de estilo de vida e, na necessidade de tratamento medicamentoso, optar por um medicamento de eficácia comprovada, que seja adequado após individualização, com custo acessível e de fácil compreensão quanto ao seu esquema posológico.

REFERÊNCIAS BIBLIOGRÁFICAS

1. Organização Mundial de Saúde - OMS. Disponível em: www.who.int Acessado em: 30 jul 2012.
2. Taddei CFG, Ramos LR, Moraes JC, Wajngarten M, Liberman A, Santos SC et al. Estudo multicêntrico de idosos atendidos em ambulatórios de cardiologia e geriatria de instituições brasileiras. Arq Bras Cardiol. 1997;69:327-33.
3. Sistema Único de Saúde – SUS. Disponível em: www.datasus.gov.br Acessado em: 30 jul 2012.
4. Zanchetti A, Hansson L, Dahlof B et al. Effects of individual risk factors on the incidence of cardiovascular events in the treated hypertensive patients of the Hypertension Optimal Treatment Study. HOT Study Group. J Hypertens. 2001;19:1149-59.
5. Peters R, Beckett N, Forette F, Tuomilehto J, Clarke R, Ritchie C et al. Incident dementia and blood pressure lowering in the Hypertension in the Very Elderly Trial cognitive function assessment (HYVET-COG): a double-blind, placebo controlled trial. Lancet Neurol. 2008;7:683-689.
6. JNC VII. Hypertension. 2003;42:1206.
7. Sociedade Brasileira de Cardiologia / Sociedade Brasileira de Hipertensão / Sociedade Brasileira de Nefrologia. VI Diretrizes Brasileiras de Hipertensão. Arq Bras Cardiol. 2010;95(1 supl.1):1-51.
8. Gravina CF, Rosa RF, Franken RA, Freitas EV, Liberman A et al. Sociedade Brasileira de Cardiologia. II Diretrizes Brasileiras em Cardiogeriatria. Arq Bras Cardiol. 2010;95(3 supl.2):1-112.
9. Aronow et al. Hypertension in the elderly. JACC. 2011;57(20).
10. Sociedade Brasileira de Cardiologia. V Diretrizes de Monitorização Ambulatorial da Pressão Arterial (MAPA) e III Diretrizes de Monitorização Residencial da Pressão Arterial (MRPA). 2011;97(Supl 3).
11. Whelton PK, Appel LJ, Espeland MA. Sodium reduction and weight loss in the treatment of hypertension in older persons: a randomized controlled trial of nonpharmacologic interventions in the elderly (TONE). TONE Colllaborative Research Group. JAMA. 1998;279:839-46.
12. Cushman WC, Ford CE, Cutler JA, Margolis KL, Davis BR, Grimm RH et al. Success and predictors of blood pressure control in diverse North American settings: the antihipertensive and lipid-lowering treatment to prevent heart attack trial (ALLHAT). J Clin Hypertens (Greenwich). 2002;4(6):393-404.

Capítulo 26

Insuficiência Cardíaca

Talel Kadri

DEFINIÇÃO

Insuficiência cardíaca (IC) é a incapacidade do coração em bombear sangue em quantidade suficiente para suprir as necessidades metabólicas dos tecidos, ou manter o débito cardíaco (DC) adequado através de pressão de enchimento ventricular elevada.

A insuficiência cardíaca pode ser causada por insuficiência miocárdica (disfunção sistólica, disfunção diastólica ou ambas) ou por sobrecarga de volume (insuficiência aórtica aguda, insuficiência mitral aguda). Pode ser também por prejuízo no enchimento ventricular, sem que haja o comprometimento da função miocárdica como ocorre na estenose mitral e na pericardite constritiva ou no tamponamento cardíaco (Tabelas 26.1 e 26.2).

Tabela 26.1 – Avaliação dos pacientes com IC	
• HA	• Doenças do colágeno
• Diabetes	• Exposição a doenças sexualmente transmissíveis
• Dislipidemia	• Doenças da tireoide
• Doença valvar	• Feocromocitoma
• Doença vascular coronariana ou periférica	• Obesidade
• Miopatia	• História familiar
• Doença reumática	• Predisposição a doença aterosclerótica
• Irradiação mediastinal	• Morte súbita cardíaca
• História ou sintoma de apneia do sono	• Miopatia
• Exposição a agentes cardiotóxicos	• Doença do sistema de condução (necessidade de marca-passo)
• Consumo recente ou passado de álcool	• Taquiarritmias
• Tabagismo	• Miocardiopatias (IC inexplicada)
• Miopatias esqueléticas	

Tabela 26.2 – Diagnóstico diferencial da IC com função sistólica preservada
• Diagnóstico incorreto de IC
• Mensuração inacurada da fração de ejeção do ventrículo esquerdo
• Doença valvar primária
• Miocardiopatias restritivas (infiltrativa) – amiloidose, sarcoidose, hemocromatose
• Pericardite constritiva
• Disfunção do VE reversível ou episódica
• HA grave, isquemia miocárdica
• IC de alto débito – anemia, tireotoxicose, fístula arteriovenosa
• Doença pulmonar crônica com IC direita
• Hipertensão pulmonar associada a doença vascular pulmonar
• Mixoma atrial
• Disfunção diastólica de origem incerta

FISIOPATOLOGIA

A IC por disfunção miocárdica pode se apresentar através de dois padrões fisiopatológicos distintos, que às vezes se somam: insuficiência cardíaca com fração de ejeção reduzida (ICFER), que se caracteriza por apresentar redução da fração de ejeção (FE < 50%), geralmente dilatação do ventrículo esquerdo (VE), hipertrofia excêntrica do VE e baixa relação massa/volume; e o outro padrão seria a insuficiência cardíaca com fração de ejeção normal (ICFEN), que se caracteriza por apresentar disfunção diastólica do VE, geralmente sem dilatação do VE, com hipertrofia concêntrica ou remodelamento concêntrico do VE, fração de ejeção normal ou próxima do normal (FE ≥ 50%) e relação massa/volume aumentada.

Fisiopatologia da ICFER

Quando há dano primário do coração, comprometendo a função miocárdica, ou sobrecarga excessiva cardíaca ou ambas, existem mecanismos adaptativos para a manutenção do débito cardíaco e da perfusão tecidual. Os principais mecanismos de compensação são: Frank-Starling e neuro-hormonais (Figura 26.1).

O mecanismo de Frank-Starling baseia-se na manutenção do DC à custa do aumento do comprimento diastólico final das fibras e do volume diastólico final do ventrículo (pré-carga). A redução do DC ativa sistemas que aumentam a resistência periférica e promovem a retenção de sódio e água, tais como: sistema nervoso simpático (SNS), sistema renina-angiotensina-aldosterona (SRAA) e arginina/vasopressina, que inicialmente são benéficos na manutenção do DC e na perfusão tecidual e renal, mas tardiamente se tornam deletérios ao desempenho miocárdico, piorando a função cardíaca e comprometendo ainda mais o DC. Ocorre ainda redução na concentração

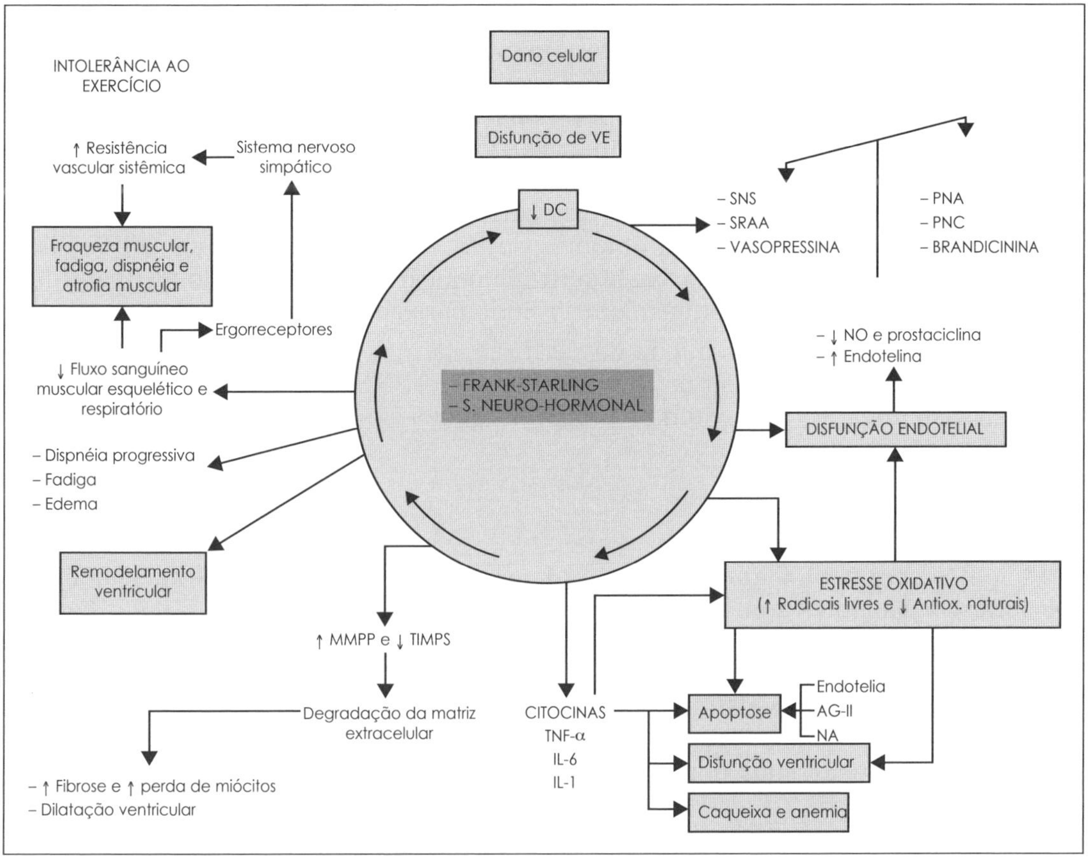

Figura 26.1 – Fisiopatologia da ICFER.

de noradrenalina no coração, assim como na quantidade de beta-receptores e na sua resposta aos beta-agonistas.

De outro lado, temos ativação de mecanismos que levam à vasodilatação e eliminação de sódio e água, como os peptídeos natriuréticos (atrial e cerebral), bradicinina e outros, que inicialmente contrabalançam com os mecanismos anteriores. Com a progressão da IC há predomínio dos mecanismos vasoconstritores e retentores de sódio e água.

Além dos mecanismos anteriores, existe disfunção endotelial na IC, com redução na produção de óxido nítrico, diminuindo a vasodilatação endotélio-dependente, facilitando a adesão e agregação plaquetária e a migração de leucócitos. Observa-se, ainda, aumento na produção de endotelina, que acentua a vasoconstrição e produz efeitos proliferativos. As alterações endoteliais na IC são atenuadas com a manutenção de exercícios regulares.

As citocinas, tais como o fator de necrose tumoral-alfa (TNF-α), a IL-l e a IL-6, também estão elevadas na IC. O TNF-α compromete a função cardíaca e também está implicado na fisiopatologia da anemia e caquexia.

O mecanismo de apoptose é deflagrado na IC principalmente pela atuação do TNF-α, de catecolaminas e angiotensina-II (AG-II). Estímulos como tensão mecânica sobre os miócitos, AG-II, noradrenalina, TNF-α, endotelina e estresse oxidativo produzem várias alterações celulares e moleculares, determinando o remodelamento cardíaco. A hipertrofia miocárdica é o processo inicial que procura atenuar o estresse da parede ventricular, e nos estágios mais avançados há dilatação e alteração na forma do ventrículo esquerdo (de elíptica para esférica) e dilatação do anel atrioventricular, levando a vários graus de insuficiência mitral. A atividade aumentada das metaloproteinases (MMPP), enzimas que degradam componentes da matriz extracelular como o colágeno, assim como a diminuição da ação dos inibidores destas enzimas (TIMPS), contribui para a dilatação das câmaras cardíacas. Na hipertrofia miocárdica há aumento na quantidade de colágeno na matriz extracelular, contribuindo para a rigidez ventricular.

A redução do DC produz queda da perfusão da musculatura esquelética e respiratória, ativando ergorreceptores que estimulam o SNS, aumentando a resistência vascular sistêmica (RVS), levando a fadiga, fraqueza e atrofia muscular, agravando a intolerância ao exercício.

Fisiopatologia da ICFEN

Pacientes com ICFEN apresentam sintomas e sinais de IC de maneira semelhante à ICFER. Os pacientes com ICFEN são mais idosos, predominantemente mulheres, e apresentam condições associadas como HAS, obesidade, isquemia miocárdica, insuficiência renal, anemia e fibrilação atrial (FA). Enquanto na ICFER há predomínio de anormalidade na função sistólica com alteração secundária da função diastólica, na ICFEN a fração de ejeção (FE) é normal, com predomínio de anormalidades das propriedades diastólicas, mas podendo ser encontradas alterações regionais da função sistólica.

À semelhança da ICFER, a ICFEN também apresenta ativação dos mecanismos neuro-hormonais. A disfunção diastólica é decorrente do lento relaxamento e da aumentada rigidez do VE. A ICFEN difere da ICFER por apresentar hipertrofia do tipo concêntrica do VE, e a nível ultraestrutural o diâmetro do cardiomiócito é 50% mais largo e a densidade miofilamentar é aumentada. A rigidez do miocárdio já está aumentada no repouso, devido à elevada tensão do cardiomiócito e ao aumentado volume de colágeno intersticial.

A titina, proteína do citoesqueleto cardíaco, é responsável pelo *recoil* elástico no início da diástole, gerando pressão negativa no VE, promovendo a sucção do sangue do átrio esquerdo (AE) através da valva mitral, contribuindo assim para o enchimento ventricular. Na ICFEN há expressão da isoforma N2B da titina, que é menos complacente, proporcionando aumento da rigidez do VE e menor *recoil* elástico, portanto, menor enchimento ventricular. Há diminuição da degradação da matriz extracelular, devido à menor produção das enzimas que degradam a matriz (metaloproteinases) e aumento das proteínas que inibem estas enzimas (TIMPs).

As proteínas que regulam os níveis de cálcio intracelular na ICFEN também estão alteradas. A SERCA2, proteína do retículo sarcoplasmático que possui atividade ATPase e capta o cálcio do citosol, está diminuída, e a proteína que regula a atividade da SERCA2 (fosfolamban) está alterada. Consequentemente, a captação de cálcio pelo retículo sarcoplasmático diminuí, levando ao aumento do seu nível no citosol e no sistema contrátil, desta maneira persiste a ativação da interação actina-miosina dificultando o relaxamento ventricular.

Em pacientes diabéticos pode haver deposição de produtos finais da glicação (AGEs) na matriz extracelular do miocárdio, ligando-se ao colágeno e promovendo rigidez do VE e disfunção diastólica. Este tipo de alteração também é encontrado em idosos.

As alterações descritas anteriormente proporcionam rigidez e relaxamento lento e incompleto do VE, aumentando a pressão diastólica precoce desta câmara e diminuindo seu enchimento, que se torna dependente do aumento da pressão do AE. A pressão aumentada e persistente do AE ocasiona o remodelamento do mesmo, e frequentemente aumento do índice de volume desta câmara. Na evolução, a pressão capilar pulmonar se eleva, podendo originar vários graus de congestão pulmonar.

No processo de remodelamento ventricular na ICFEN surgem alterações que podem contribuir para o desenvolvimento de déficit sistólico, tais como:

- apoptose e fibrose ativa;
- aumento de isoformas fetais da miosina com menor velocidade de encurtamento e menor atividade ATPase;
- isquemia subendocárdica decorrente da hipertrofia desenvolvendo focos de necrose.

QUADRO CLÍNICO E EXAME FÍSICO

O quadro clínico nos dois padrões fisiopatológicos são semelhantes. As manifestações clínicas dos pacientes com IC sistólica, tais como fadiga, intolerância aos exercícios, fraqueza muscular, palidez e sonolência se devem a redução do débito cardíaco e da perfusão tecidual. Dispneia, tosse, estase jugular, hepatomegalia, ascite, derrame pleural e edema de membros inferiores ocorrem devido à elevação do volume e da pressão diastólica final dos ventrículos esquerdo e direito, com consequente aumento de volume e pressões nos átrios, levando à congestão dos leitos capilar pulmonar e venoso sistêmico e transudação de líquido para o interstício. Há outras manifestações na IC, como noctúria, oligúria e sintomas relacionados à congestão hepática e gastrointestinal (náuseas e sensação de empachamento).

Existe uma classificação funcional com base nos sintomas e na capacidade em desenvolver atividades físicas, desenvolvida pela *New York Heart Association* (NYHA) (Tabela 26.3). A *American Heart Association* (AHA) e o *American College of Cardiology* (ACC) desenvolveram outra classificação por estágios da IC (Tabela 26.4).

O exame físico do paciente com IC dependerá da etiologia, do grau de comprometimento cardíaco, de sua adaptação e da classe funcional (Tabela 26.5).

Tabela 26.3 – Classificação da NYHA

Classe I	Pacientes com doença estrutural cardíaca, sem limitação da atividade física
Classe II	Pacientes com doença estrutural cardíaca, com leve limitação da atividade física habitual (dispneia, fadiga ou palpitação), assintomáticos no repouso
Classe III	Pacientes com doença cardíaca estrutural, com acentuada limitação da atividade física, menos que o habitual, mas assintomáticos no repouso
Classe IV	Pacientes com doença cardíaca estrutural sintomáticos para qualquer atividade física, mesmo em repouso

Tabela 26.4 – Classificação da AHA/ACC		
Estágios	**Descrição**	**Fatores etiológicos (exemplos)**
A (Pacientes de alto risco)	Pacientes com alto risco de desenvolver IC pela presença de condições clinicas associadas ao desenvolvimento dessa enfermidade. Tais pacientes não apresentam nenhuma alteração funcional ou estrutural do pericárdio, miocárdio ou de valvas cardíacas e nunca apresentaram sinais ou sintomas de IC	Hipertensão sistêmica, coronariopatia, diabete melito, histórico de cardiotoxicidade, tratamento por droga ou abuso de álcool; histórico pessoal de febre reumática; histórico familiar de miocardiopatia
B (Disfunção ventricular assintomática)	Pacientes que já desenvolveram cardiopatia estrutural sabidamente associada à IC, mas que nunca exibiram sinais ou sintomas de IC	Hipertrofia ventricular esquerda ou fibrose; dilatação ventricular esquerda ou hipocontratilidade; valvulopatia ou infarto agudo do miocárdio
C (IC sintomática)	Pacientes com sintomas prévios ou presentes de IC associados a cardiopatia estrutural subjacente	Dispneia ou fadiga por disfunção ventricular esquerda sistólica; pacientes assintomáticos sob tratamento para a prevenção de IC
D (IC refratária)	Pacientes com cardiopatia estrutural e sintomas acentuados de IC em repouso, apesar da terapia clinica máxima, e que requerem intervenções especializadas	Pacientes hospitalizados por IC ou que não podem receber alta; pacientes hospitalizados esperando transplante; pacientes em casa sob tratamento de suporte IV ou sob circulação assistida; pacientes em unidade especial para manejo da IC

Tabela 26.5 – Achados de exame físico		
Sinais de baixo débito	**Sinais congestivos**	**Outros**
• Extremidades frias • Pulso filiforme e taquicárdico • Palidez • Cianose • Confusão mental • Fraqueza muscular • Fadiga	• Estertores pulmonares • Sibilos • Estase jugular • Hepatomegalia • Refluxo hepatojugular • Pulso hepático • Ascite • Edema de membros inferiores • Edema sacral • Derrame pleural	• Icto desviado • Sopros e frêmitos • 3ª e 4ª bulhas • Atrito pericárdico • Hiperfonese de 2ª bulha no foco pulmonar • Icterícia • Respiração de Cheyne-Stokes

EXAMES COMPLEMENTARES PARA O DIAGNÓSTICO

Exames que, associados à história e ao exame clínico, auxiliam no diagnóstico da síndrome, da etiologia, assim como da gravidade e do prognóstico dos pacientes com IC.

1. Exames laboratoriais gerais: hemograma, glicemia, creatinina, urina I, eletrólitos, T4, TSH, exames de função hepática.

2. Exames laboratoriais específicos:
   - BNP (peptídeo natriurético cerebral);
   - ferro sérico, saturação de transferrina e ferritina (afastar hemocromatose);
   - anti-HIV (nos pacientes de alto risco);
   - avaliações laboratoriais específicas nas suspeitas de doença do tecido conectivo e feocromocitoma;
   - Machado Guerreiro quando epidemiologia for positiva para doença de Chagas;
   - ECG;
   - raios X de tórax;
   - ecocardiograma;
   - medicina nuclear:
     - cintilografia miocárdica de perfusão (MIBI ou tálio avaliando isquemia, necrose e viabilidade miocárdica);
     - tomografia com emissão de pósitrons (PET) – avalia perfusão e metabolismo de forma não invasiva (isquemia e viabilidade miocárdica);
     - ventriculografia radioisotópica (função ventricular);
     - gálio 67 (atividade inflamatória);
   - ressonância nuclear magnética (RNM) cardíaca – avaliação da viabilidade miocárdica, presença de displasia do ventrículo direito, doenças do pericárdio, miocardite, doenças restritivas);
   - angiotomografia (afastar doença coronária – tem valor preditivo negativo elevado);
   - coronariografia – naqueles com história de doença coronariana ou alto risco
   - para doença arterial coronária (DAC), ou cintilografia miocárdica sugerindo isquemia;
   - ergoespirometria – quantifica o consumo máximo de oxigênio, avaliando a gravidade e o prognóstico do paciente com IC, referindo ou não para transplante cardíaco;
   - biópsia endomiocárdica – na suspeita de miocardite;
   - estudo eletrofisiológico (avaliar arritmias que potencialmente podem levar a morte súbita);
   - polissonografia (na suspeita de apneia do sono).

DIAGNÓSTICO DA IC

A história, o exame físico, ECG e o Rx de tórax geralmente são suficientes para o diagnóstico da IC. Há situações em que o diagnóstico diferencial da dispneia se torna difícil, e o ecocardiograma e o BNP ou o seu produto inativo NT-pró-BNP podem auxiliar, confirmando ou afastando a presença de IC como causa da dispneia.

O ecocardiograma pode avaliar as dimensões das câmeras e seus volumes, a massa ventricular, a fração de ejeção, estruturas do coração (valvas, pericárdio), contratilidade regional e global do ventrículo, a função diastólica do VE, lesões valvares através do Doppler, pressão da artéria pulmonar. Através do ecocardiograma podemos definir o padrão fisiopatológico da IC (ICFER ou ICFEN). Na ICFER, a fração de ejeção (FE) é menor que 50%, geralmente há dilatação e aumento dos volumes do VE, hipertrofia excêntrica do VE, diminuição relativa da espessura da parede ventricular e baixa relação massa/volume do VE. A ICFEN apresenta-se com FE ≥ 50%, índice de volume diastólico final do VE (IVDFVE) menor que 97 mL/m^2, sinais de disfunção diastólica do VE e este geralmente não é dilatado, há hipertrofia ou remodelamento concêntrico do VE e a relação massa/volume é aumentada.

O peptídeo natriurético cerebral (BNP), que é produzido pelo miócito dos ventrículos, e o seu bioproduto inativo, NT-pró-BNP, são úteis na avaliação diagnóstica tanto da ICFER como na ICFEN, afastando (devido ao alto valor preditivo negativo) ou auxiliando a história e o exame físico a confirmar a presença da síndrome (Figura 26.2). Além disto, podem ser utilizados para critério de alta hospitalar e prognóstico. Deve-se tomar cuidado na interpretação destes exames, pois podem sofrer influências da idade, sexo, peso e insuficiência renal. Outras condições, além da IC, também podem elevar os níveis de BNP e NT-pró-BNP, tais como DPOC, embolia pulmonar, HAS ou isquemia miocárdica.

Algumas considerações devem ser feitas em relação ao diagnóstico de DAC nos pacientes com IC com função sistólica reduzida. Devemos avaliar inicialmente se o paciente é um potencial candidato a revascularização miocárdica (RM) cirúrgica ou percutânea, ou seja, que não apresente comorbidades importantes que possam comprometer o resultado do procedimento. Há de se levar em consideração também que os maiores benefícios obtidos com a RM ocorrem nos sintomáticos (angina), naqueles

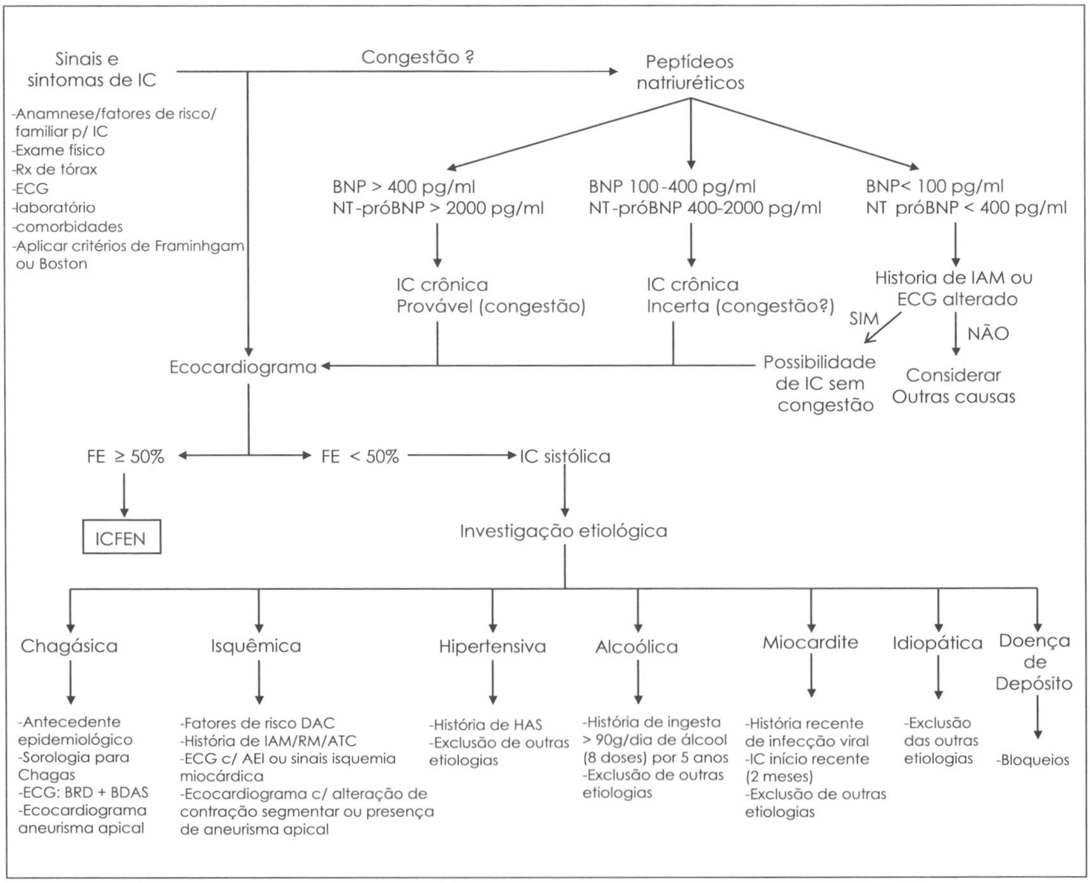

Figura 26.2 – Fluxograma de diagnóstico da IC crônica adaptado da Diretriz Brasileira de IC Crônica.

que apresentam isquemia importante ou nos que apresentam maior quantidade de miocárdio viável.

Aqueles com ICFER e que apresentam angina de peito, isquemia ou viabilidade miocárdica através de métodos não invasivos, são candidatos apropriados para a angiografia coronária. Aqueles pacientes com ICFER e sem angina de peito, mas que apresentam alto risco para DAC, história prévia de infarto ou revascularização miocárdica podem ser avaliados de maneira não invasiva para detectar isquemia (eco-estresse, medicina nuclear, RNM cardíaca) ou pela coronariografia. É controversa a escolha do método diagnóstico mais apropriado para este grupo de pacientes. Considerando os falso-negativos e as limitações dos métodos não invasivos, sugerimos inicialmente a coronariografia. Nos pacientes com ICFER, sem angina e considerados de risco baixo ou intermediário para DAC, a angiotomografia de coronárias pode ser útil para afastar a presença de doença coronária, devido ao seu alto valor preditivo negativo. O eco estresse, métodos em medicina nuclear e RNM cardíaca podem ser utilizados antes da angiografia coronária, para detectar miocárdio viável nos pacientes com antecedentes de infarto do miocárdio e ICFER.

Na Figura 26.3 temos o fluxograma para diagnóstico da ICFEN proposto pela Sociedade Europeia de Cardiologia.

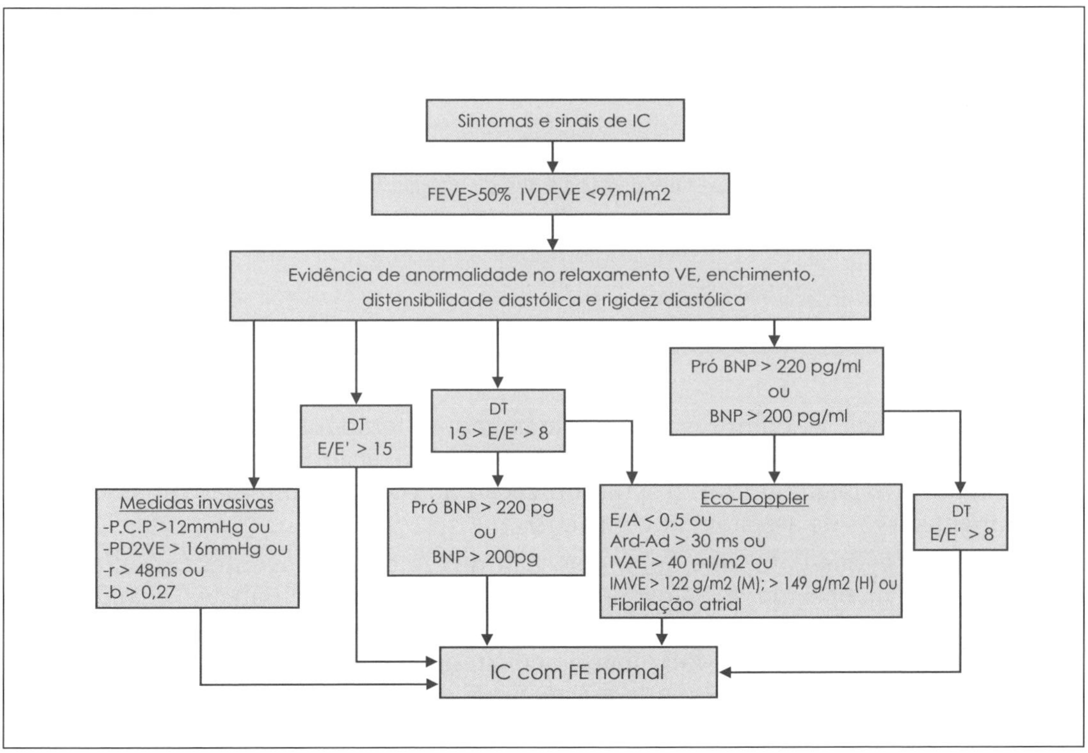

Figura 26.3 – Fluxograma para Diagnóstico de ICFEN proposto pela Sociedade Europeia de Cardiologia.

TRATAMENTO

Três são os pontos fundamentais a serem considerados no tratamento da IC: 1. o mecanismo fisiopatológico e o diagnóstico etiológico da IC, e se a causa pode ser corrigível (valvar, isquêmica, pericardite constritiva); 2. o reconhecimento e a correção dos fatores precipitantes ou agravantes da IC que estão relacionados na Tabela 26.6; 3. objetivar a dose-alvo preconizada de cada medicação ou aquela tolerável pelo paciente. A avaliação da melhora na classe funcional e o controle do peso diário são pontos importantes no seguimento do paciente com IC.

Tabela 26.6 – condições cardíacas e extracardíacas que precipitam ou agravam a IC
• Atividade reumática
• Endocardite infecciosa
• Tromboembolismo pulmonar
• Arritmias cardíacas e efeitos pró-arritmicos de outros medicamentos (taquiarritmias, bradiarritmias, extrassistolia ventricular frequente, bloqueio atrioventricular avançado)
• Anemia
• Infecções
• Tireotoxicose
• Gestação
• Estresse físico e emocional
• Administração excessiva de sal e líquidos
• Medicamentos com atividade inotrópica negativa (antiarrítmicos, antagonista dos canais de cálcio, antidepressivos tricíclicos, lítio)
• Medicamentos vasoconstritores e com efeito retentor de sódio e água (anti-inflamatórios)
• Medicamentos que deprimem a função cardíaca (álcool, cocaína)
• Não adesão ao tratamento

O tratamento da IC compreende medidas gerais, terapêutica farmacológica para ICFER e ICFEN, procedimentos invasivos (revascularização miocárdica, correção cirúrgica da insuficiência mitral, ressincronização do coração com marca-passos especiais e dispositivos de assistência ventricular).

As medidas gerais compreendem: correção dos fatores agravantes, orientação da dieta (correção da obesidade, da caquexia, da dislipidemia, do diabetes, e controle na ingestão de sal). Há controvérsia na literatura em relação à quantidade de sal recomendada no paciente com IC. Recomendamos uma ingesta de até 5 g/dia de sal, o que corresponde a 2 g/dia de sódio, que é a máxima quantidade preconizada pela OMS (Organização Mundial de Saúde) para a população adulta em geral. Aos pacientes congestos podemos restringir para até 3 g/dia de sal (cerca de 1,2 g/dia de sódio).

Normalmente não é necessária a restrição hídrica no paciente com IC, que só está indicada na forma congestiva (restringindo no máximo 600 a 700 mL/m^2/dia) ou em situações de hiponatremia. Bebidas alcoólicas devem ser evitadas, e a atividade física estimulada, porém de modo individualizado, exceto nos pacientes com exacerbação da IC ou nas suspeitas de miocardites. Oxigenoterapia é recomendada para manter a saturação de oxigênio ≥ 90% e, em algumas situações, recomenda-se a CPAP (congestão pulmonar e dispneia sem melhora com tratamento habitual). A imunização com vacinas contra influenza e pneumococos reduz o risco de infecções respiratórias.

A terapia farmacológica da IC deve seguir os seguintes princípios básicos: respeitar a indicação e contraindicação de cada fármaco, observar a interação entre as drogas e titular a medicação até atingir a dose máxima tolerada pelo paciente, objetivando a dose -alvo preconizada pelas diretrizes.

Na Tabela 26.7 estão listados os medicamentos utilizados no tratamento da IC e na Figura 26.4 temos as opções terapêuticas conforme o estágio de IC classificada pela AHA.

Os pacientes que se apresentam com ICFER e ainda assintomáticos devem receber inibidor da enzima conversora da angiotensina (IECA) e betabloqueadores (BB), tendo-se o cuidado principalmente com a hipotensão arterial. Quando ocorrer a hipotensão arterial, devemos dar preferência à manutenção ou ao aumento na dose de BB e ajustar as outras medicações como diuréticos, IECA ou bloqueadores dos receptores da angiotensina (BRA). Quando a pressão arterial sistólica for inferior a 85 mmHg, deve-se reduzir a dose de BB para a posologia anterior, e quando o nível de pressão arterial for intolerável deve-se avaliar a sua suspensão. Pode ocorrer aparecimento ou piora da dispneia com o uso de BB, devendo-se neste caso introduzir ou aumentar a dose de diuréticos, e se não houve melhora os BB devem ser reduzidos para a posologia anterior. Nas descompensações clínicas não é recomendável a suspensão do BB, salvo em situações de choque cardiogênico.

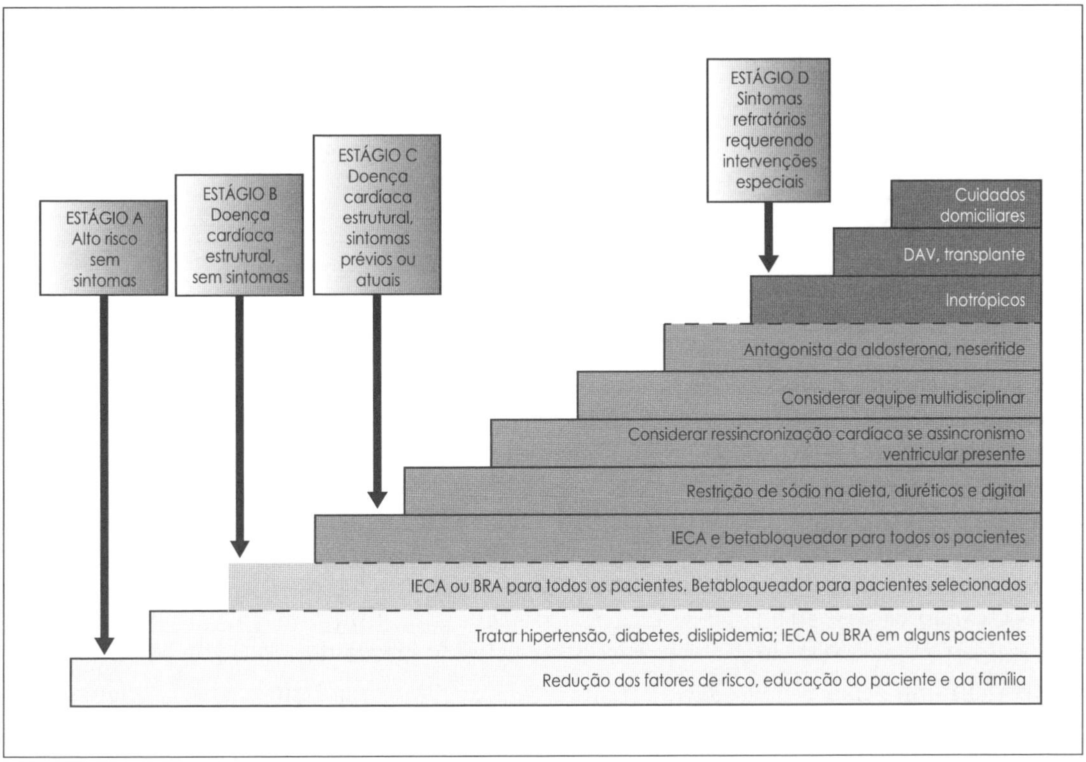

Figura 26.4 – Opções de tratamento conforme o estágio, segundo a classificação da AHA e ACC.

Tabela 26.7 – Medicamentos utilizados na IC

Diuréticos
- Furosemida (IV) (VO) → 20-160 mg/dia
- Hidroclorotiazida → 25-100 mg/dia
- Clortalidona → 12,5-50 mg/dia
- Espironolactona → 25-200 mg/dia

IECA
- Captopril → 12,5-150 mg/dia
- Enalapril → 5-40 mg/dia
- Lisinopril → 2,5-10 mg/dia

BRA
- Losartan → 25-100 mg/dia
- Valsartan → 40-320 mg/dia

Digitálicos
- Digoxina → 0,125-0,50 mg/dia (média – 0,25 mg/dia)
- Lanatosídio C (IV) → 0,4-0,8 mg/dia

Vasodilatadores
- Hidralazina → 75-150 mg/dia
- Mononitrato de isossorbida → 20-120 mg/dia
- Nitroprussiato de sódio (IV) → 0,5-10 µg/kg/min
- Nitroglicerina (IV) → 20-200 g/min

Betabloqueadores
- Carvedilol → 6,25-50 mg/dia (> 85 kg dar até 100 mg/dia)
- Metoprolol (succinato) → 12,5-200 mg/dia
- Bisoprolol → 1,25-10 mg/dia

Inotrópicos beta-agonistas
- Dopamina (IV) dose dopa → 0,5-2 µg/kg/min
  β → 5-10 µg/kg/min
  β + α → 10-20 µg/kg/min
  α → ≥ 20 µg/kg/min
  (Máxima → 50 µg/kg/min)
- Dobutamina (IV) → 2-20 µg/kg/min

Inotrópicos inibidores da fosfodiesterase
- Amrinona (IV) → 5-15 µg/kg/min

Sensibilizadores do cálcio
- Levosimendan (IV)
  Ataque → 12-24 µg/kg em 10 min
  Manutenção → 0,1-0,2 µg/kg/min 24 horas
  Cuidados: hipotensão arterial
  Alternativa para dobutamina nos pacientes descompensados com PA sistólica > 90 mmHg, principalmente naqueles que estejam usando betabloqueador

Inibidores dos Canais If
- Ivabradina (VO) → 5-7,5 mg (duas vezes)

Bradicardias e bloqueios atrioventriculares também podem ser devidos a efeitos dos BB. Nestas situações, devemos avaliar se já não há lesão do sistema de condução, quando estaria indicado implante de marca-passo, tornando possível a manutenção, ou até ajustar a dose destes fármacos com mais conforto. Os diuréticos devem ser utilizados quando sintomas e sinais de congestão tanto pulmonar quanto sistêmicos estiverem presentes. Nos pacientes sintomáticos que assim persistem apesar da dose ajustada de IECA e BB, podemos associar o BRA e digital. Aos pacientes em classe funcional III ou IV podemos associar os antagonistas da aldosterona aos IECA ou BRA, BB, digitais e diuréticos, respeitando a função renal e os níveis de potássio (contraindicados quando creatinina > 2,5 mg/dL ou potássio > 5,0 mEq/L). Devemos evitar a associação de antagonistas mineralocorticoides, IECA e BRA, pelo risco de hiperpotassemia e piora da função renal.

A ivabradina é uma nova classe terapêutica de medicamentos que atuam seletivamente inibindo correntes iônicas no nível do nódulo sinoatrial (canais If) reduzindo a frequência cardíaca. Está indicada nos pacientes com IC com disfunção sistólica, ritmo sinusal e FC maior que 70 bpm, ainda sintomáticos apesar da otimização quanto ao uso de IECA e/ou BRA, e BB (classe de recomendação IIa, nível de evidência A). Nos estudos a ivabradina foi utilizada na dose inicial de 5 mg duas vezes ao dia e conforme resposta da frequência cardíaca (FC) a dose foi otimizada para 7,5 mg duas vezes ao dia. O IECA, quando não for tolerado, poderá ser substituído por BRA.

Hidralazina associada ao nitrato tem indicação classe I para tratamento da ICFER em afrodescendentes que estejam em classe funcional (CF) III ou IV com terapia otimizada, e naqueles de qualquer etnia em CF I a IV, com contraindicação para IECA ou BRA devido à insuficiência renal progressiva e/ou hipercalemia. Esta associação também poderá ser utilizada nos pacientes refratários ao tratamento otimizado (classe de recomendação IIa, nível de evidência C).

O uso de inibidores da fosfodiesterase 5 (sildenafil), nos pacientes com IC, tem mostrado redução na pressão pulmonar, melhora no remodelamento ventricular e na fração de ejeção (FE).

Ômega 3 (ácidos graxos poli-insaturados) na dose de 1 mg ao dia, associado a terapêutica convencional otimizada para IC, reduziu a mortalidade e hospitalização (recomendação IIa pela Diretriz Brasileira).

Se, apesar deste arsenal farmacológico otimizado, o paciente persistir em classe funcional III, FE ≤ 35% e no ECG apresentar QRS alargado (> 120 ms) principalmente devido a BRE, podemos indicar o ressincronizador (ver Tabelas 26.8 e 26.12). Naqueles em classe funcional III ou IV que já se esgotou o arsenal terapêutico (farmacológico e invasivo), podemos considerar o transplante cardíaco. O cardiodesfibrilador implantável (CDI) é recomendável para grupos de pacientes de alto risco para morte súbita (ver Tabelas 26.9, 26.10 e 26.12). Existem diferenças nas indicações de CDI entre as duas diretrizes (HA e da SBC), isto se deve provavelmente a considerações de custo-efetividade.

A anemia na IC é um marcador da gravidade da doença. O efeito da eritropoetina na correção da anemia ainda não está bem esclarecido, necessitando de resultados de estudos mais contundentes. A correção da deficiência de ferro com ou sem anemia na IC, tem mostrado grande benefício. O manejo da anemia e/ou da deficiência de ferro na IC com função sistólica reduzida está orientado na Tabela 26.11, ditada pela diretriz brasileira de IC crônica.

Tabela 26.8 – Recomendações para terapia de ressincronização cardíaca na IC crônica pela diretriz brasileira de IC crônica

Classe de Recomendação	Indicações	Nível de evidência
Classe I	FE ≤ 35%, ritmo sinusal, CF III na vigência de tratamento clínico otimizado e com QRS ≥ 150 ms	B
Classe IIa	FE ≤ 35%, ritmo sinusal, CF III na vigência de tratamento clínico otimizado e QRS entre 120 a 150 ms com dessincronia ventricular	B
	Pacientes com FE ≤ 35%, ritmo sinusal, CF II, tratamento clínico otimizado e com duração do QRS ≥ 150 ms, em portadores de CDI, para reduzir morbimortalidade ou prevenir a progressão da doença	A
Classe IIb	Paciente com indicação formal de marca-passo FE ≤ 35%, ritmo sinusal, CF III ou IV na vigência de tratamento clínico otimizado e duração do QRS ≥ 120 ms	B
	Paciente com FA permanente, FE ≤ 35%, CF III/IV, na vigência de tratamento clínico otimizado e com QRS ≥ 130 ms e dependente de marca-passo após ablação do nó AV	B
	FE ≤ 35%, CF III ou IV na vigência de tratamento clínico otimizado, FA de baixa resposta ventricular e duração do QRS ≥ 130 ms	C
Classe III	Pacientes em IC sob tratamento farmacológico não otimizado ou com boa resposta terapêutica, independentemente da presença de distúrbio de conduçã	A

Tabela 26.9 – Recomendações de CDI para prevenção secundária de morte súbita em pacientes com disfunção ventricular, segundo a Diretriz Brasileira de IC Crônica

Classe de Recomendação	Indicações	Nível de Evidência
Classe I	Pacientes com cardiomiopatia isquêmica, sobreviventes de parada cardíaca devido a FV/TV ou TVS com instabilidade hemodinâmica, excluindo-se alguma causa totalmente reversível	A
	Pacientes com cardiomiopatia não isquêmica ou chagásica, sobreviventes de parada cardíaca devido a FV/TV ou TVS com instabilidade hemodinâmica, excluindo-se alguma causa totalmente reversível	C
	Paciente com doença cardíaca estrutural com documentação de TVS espontânea estável ou instável	B
Classe IIa	Síncope recorrente com indução de TVS instável ou FV no estudo eletrofisiológico	B
Classe III	Pacientes com pouca expectativa de vida em 1 ano ou comorbidades graves ou tempestade elétrica, ou na espera de um transplante cardíaco iminente	C

FV: fibrilação ventricular; TV: taquicardia ventricular; TVS: taquicardia ventricular sustentada.

Tabela 26.10 – Recomendações de CDI para prevenção primária de morte súbita em pacientes com disfunção ventricular sistólica, segundo a Diretriz Brasileira de IC Crônica

Classe de Recomendação	Indicações	Nível de Evidência
CLASSE I	Cardiomiopatia isquêmica com infarto do miocárdio com pelo menos 6 meses de evolução, FE ≤ 35%, CF II e III na vigência de tratamento clínico otimizado, sem indicação de revascularização miocárdica e sem comorbidades importantes	A
CLASSE IIa	Cardiomiopatia dilatada não isquêmica, FE ≤ 35%, CF II ou III na vigência de tratamento clínico otimizado	B
CLASSE III	Infarto do miocárdio com menos de 6 meses de evolução; cardiomiopatia isquêmica com indicação de revascularização; cardiomiopatia com FE > 35%; baixa expectativa de vida em 1 ano	B

Tabela 26.11 – Manejo da anemia e ou da deficiência de ferro na IC crônica sistólica

Classe de Recomendação	Indicações	Nível de Evidência
IIa	Ferro venoso em pacientes com deficiência de ferro (ferritina < 100 ou ferritina entre 100 e 299 com saturação de transferrina < 20%) para melhora de sintomas	B
	Transfusões de sangue em pacientes anêmicos (Hb < 7 g/dL) e cardiomiopatia dilatada de etiologia isquêmica ou não isquêmica	C
IIb	Eritropoetina/ferro venoso para correção de anemia (Hb < 12 g/dL) em pacientes com insuficiência renal crônica dialítica e/ou pré-dialítica e IC	B

Tabela 26.12 – Diretrizes da ACC/AHA: manuseio do paciente com IC e fração de ejeção reduzida (IC estágio C)

Classe I - Há evidência e/ou consenso geral de que as abordagens que se seguem são efetivas no manuseio do paciente com sintomas de IC e FEVE reduzida

- Diuréticos e restrição de sal quando há retenção de líquido
- IECA a todos os pacientes, a menos que seja contraindicado
- Betabloqueadores em todos os pacientes estáveis, a menos que haja contraindicação (carvedilol, bisoprolol ou succinato de metoprolol)
- Bloqueador do receptor da angiotensina II (BRAs) nos pacientes que não toleram IECA (candesartan ou valsartan)
- Evitar ou retirar, se possível, drogas que tragam efeitos adversos no status clínico do paciente (anti-inflamatórios não esteroides, várias drogas antiarrítmicas e muitos dos bloqueadores dos canais de cálcio)
- Exercício físico como uma abordagem coadjuvante para melhorar o status clínico do paciente ambulatorial
- Cardiodesfibrilador implantável (CDI) para prevenção secundária, prolongando a sobrevida do paciente com história de parada cardíaca, fibrilação ventricular ou taquicardia ventricular com instabilidade hemodinâmica
- CDI na prevenção primária para reduzir mortalidade total, por prevenir morte súbita cardíaca (MSC) em pacientes com cardiomiopatia dilatada não isquêmica ou doença cardíaca isquêmica que apresentem os seguintes critérios: no mínimo 40 dias após infarto do miocárdio, FEVE ≤ 35%, sintomas de IC classe II ou III da NYHA, apesar da terapia médica otimizada e uma razoável expectativa de sobrevida com um bom status funcional por mais do que 1 ano.
- Ressincronização cardíaca, a menos que haja contraindicação, em pacientes que se encontram dentro dos seguintes critérios: dessincronia cardíaca definida por um QRS com duração > 120 ms, FEVE ≤ 35%, ritmo sinusal e classe funcional III ou classe IV ambulatorial da NYHA, apesar da terapia médica otimizada, com ou sem CDI, a menos que haja contraindicação

Tabela 26.12 – Diretrizes da ACC/AHA: manuseio do paciente com IC e fração de ejeção reduzida (IC estágio C) (continuação)

Classe IIa - O peso das evidências e/ou opiniões são em favor das abordagens que se seguem, no manuseio do paciente com sintomas prévios ou atuais de IC e FEVE reduzida

- É razoável tratar pacientes com FA e IC com estratégia para manter o ritmo sinusal ou com a estratégia de só controlar a frequência cardíaca
- Teste de exercício máximo, com ou sem a mensuração dos gases respiratórios, para facilitar a prescrição de programa de exercícios apropriado para pacientes com IC
- BRA como uma alternativa para IECA no tratamento de primeira linha em pacientes com discreta a moderada IC, particularmente naqueles que já estejam fazendo uso de BRA por outras indicações
- Digitálicos nos pacientes com sintomas prévios ou atuais de IC para reduzir hospitalização por IC
- Adição da combinação hidralazina e um nitrato em pacientes com sintomas persistentes e que já estejam tomando um IECA e betabloqueador
- Adição de um antagonista do receptor da aldosterona em pacientes selecionados com sintomas moderadamente graves para graves de IC e FEVE reduzida e em quem a creatinina e o potássio sérico possam ser monitorados. A creatinina sérica basal deve ser ≤ 2,5 mg/dL em homens, ≤ 2,0 mg/dL nas mulheres e o potássio sérico deve ser < 5,0 mEq/L
- Ressincronizador com ou sem CDI para pacientes que tenham FE ≤ 35%, duração de QRS ≥ 0,12 segundo e FA, em classe funcional III ou classe IV ambulatorial, recebendo terapia médica otimizada
- Ressincronizador para pacientes com FE ≤ 35%, classe funcional III ou classe IV ambulatorial, que estejam em terapia médica otimizada e que tenham dependência frequente do estímulo de marca-passo

Classe IIb - O peso das evidências e/ou opiniões é menos bem estabelecido para as abordagens que se seguem, no manuseio do paciente com sintomas prévios ou atuais de IC e FEVE reduzida

- A combinação de hidralazina e um nitrato em pacientes que não podem fazer uso de IECA ou BRA por intolerância a droga, hipotensão ou insuficiência renal
- Adição de um BRA em pacientes com sintomas persistentes e que já estejam sendo tratados com IECA, betabloqueador e diuréticos

Classe III - Existem evidências e/ou consenso geral de que as abordagens que se seguem não são efetivas e até podem ser prejudiciais no manuseio do paciente com sintomas prévios ou atuais de IC e FEVE reduzida

- Uso rotineiro de terapia tripla com IECA, um BRA e um antagonista do receptor da aldosterona não é recomendado
- Administração rotineira de bloqueadores dos canais de cálcio não é indicada
- Infusão por longo prazo de uma droga inotrópica positiva pode ser prejudicial e não é recomendada, exceto como terapia paliativa para doenças terminais que não podem ser estabilizadas com a medicação-padrão
- Suplementos nutricionais não são indicados
- Terapia hormonal pode ser prejudicial e não é recomendada, a menos que seja adotada como reposição em deficiências hormonais

A AHA e o ACC propuseram diretriz para tratamento de pacientes com IC e fração de ejeção reduzida (estágio C), resumida na Tabela 26.12, e na Figura 26.5 temos o algoritmo de tratamento da IC crônica baseada na Diretriz Brasileira de IC crônica. Na Tabela 26.13 estão listados alguns medicamentos e associações que devem ser evitados na IC.

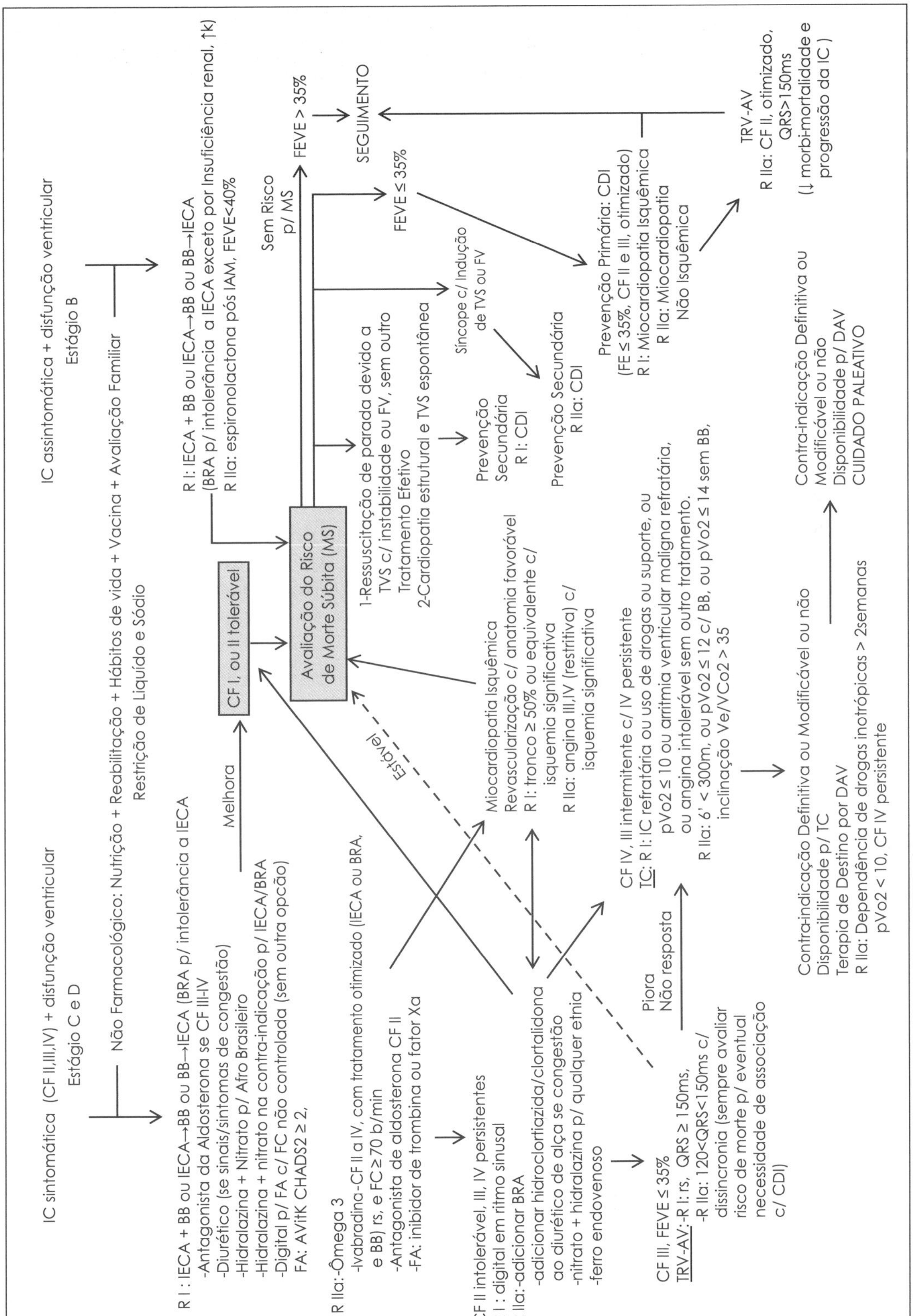

Figura 26.5 – Algoritmo para tratamento da IC crônica modificada da Diretriz Brasileira de IC Crônica atualizada.

Tabela 26.13 – Medicamentos e associações que devem ser evitados na IC crônica sintomática, segundo a diretriz europeia de cardiologia		
Recomendações	**Classe**	**Nível**
-Tiazolidinedionas (glitazonas) – causa piora da IC e aumenta o risco de hospitalização	III	A
-Muitos bloqueadores dos canais de cálcio (com exceção a anlodipina e felodipina) possuem efeito inotrópico negativo e podem piorar a IC	III	B
-AINH e inibidores COX-2 – devem ser evitados se possível, pois causam retenção de sódio e água, piorando a função renal e a IC	III	B
- A adição de um BRA (ou inibidor da renina) na combinação de um IECA e antagonista mineralocorticoide não é recomendada devido ao risco de disfunção renal e hipercalemia	III	C

A terapia racional da ICFEN é fundamentada no tratamento das condições associadas a esta síndrome, tais como HAS, diabetes, fibrilação atrial (FA) e doença isquêmica do coração. A abordagem da HAS objetivando a redução da hipertrofia do VE com uso de IECA, BRA, bloqueador dos canais de cálcio (BCa) e ou BB, o tratamento da FA (reversão a ritmo sinusal ou controle da FC através de BB ou BCa) e a terapia para isquemia miocárdica (BB, BCa), são medidas apropriadas para melhorar a disfunção diastólica. Além disto, medidas para reduzir a FC (BB, BCa) aumentando o tempo de diástole e o enchimento ventricular, podem ser úteis na ICFEN.

Os antagonistas da aldosterona têm a propriedade de reduzir a fibrose e hipertrofia do VE, podendo ser benéficos em melhorar a função diastólica na ICFEN. Os diuréticos podem ser empregados nesta síndrome, quando quadros congestivos estiverem presentes.

O avanço no tratamento da IC com IECA, BRAs e BB, tem melhorado o prognóstico nos pacientes com ICFER, mas o impacto na ICFEN não tem sido o mesmo, possivelmente pela divergência nas alterações estruturais, ultraestruturais e função miocárdica destas duas síndromes. Além disto, fatores menos reconhecidos podem estar participando na fisiopatologia da ICFEN, como a apneia do sono. A ICFEN pode estar associada à obesidade e nestes a apneia obstrutiva do sono é prevalente. A apneia do sono está associada a anormalidades cardiovasculares como hiperativação simpática, hipertensão arterial, hipertrofia e disfunção diastólica do VE, FA e IC. O tratamento com CPAP ou BIPAP pode reduzir as complicações cardiovasculares desta síndrome.

Mais ensaios clínicos deverão ser realizados com os fármacos já existentes na ICFEN, e novas estratégias terapêuticas deveram ser buscadas.

Na Tabela 26.14 estão listados os critérios de internação dos pacientes com IC segundo as Diretrizes Latino-Americanas para Avaliação e Conduta na IC Descompensada.

Tabela 26.14 – Critérios de admissão hospitalar
Critérios para hospitalização imediata
• Edema pulmonar ou desconforto respiratório na posição sentada
• Saturação arterial de oxigênio < 90%
• Frequência cardíaca > 120 bpm na ausência de fibrilação atrial crônica
• Pressão arterial sistólica ≤ 75 mmHg
• Alteração mental atribuída à hipoperfusão
• Descompensação na presença de síndromes coronarianas agudas
• IC descompensada aguda
Critérios para hospitalização de urgência
• Distensão hepática grave, ascite volumosa ou anasarca
• Descompensação na presença de condições não cardíacas agudamente descompensadas, como doença pulmonar ou disfunção renal
• Instalação rápida e progressiva de sintomas de IC
Considerar hospitalização
• Queda rápida do sódio sérico abaixo de 130 mEq/L
• Elevação rápida da creatinina acima de 2,5 mg/dL
• Sintomas persistentes em repouso, apesar de tratamento oral otimizado
• Comorbidade com esperada piora do quadro de IC

PROGNÓSTICO

Na Tabela 26.15 estão listados os determinantes de mau prognóstico na IC, de acordo com a I Diretriz Latino-Americana para Avaliação e Conduta na IC Descompensada.

Tabela 26.15 – Determinantes de mau prognóstico na IC crônica descompensada
• Idosos (> 65 anos)
• Hiponatremia (sódio < 130 mEq/L)
• Elevação progressiva da creatinina
• Anemia (hemoglobina < 12 g/dL)
• Sinais de hipoperfusão periférica
• Caquexia
• BRE
• Fibrilação atrial
• Padrão restritivo no Doppler
• Elevação persistente no BNP, apesar do tratamento
• Congestão persistente
• B3 persistente
• Taquicardia ventricular sustentada ou fibrilação ventricular

BIBLIOGRAFIA CONSULTADA

1. Atualização da Diretriz Brasileira de Insuficiência Cardíaca Crônica. Arq Bras Cardiol. 2012;98(1 Sup 1):1-33.
2. Colucci WS. Overview of the therapy of heart failure due to systolic dysfuction. UpToDate. 2007;15:2.
3. ESC Guidelines for the diagnosis e treatment of acute and chronic heart failure 2012. European Heart Journal. 2012;33:1787-1847.
4. Hunt SA, Abraham WT, Chin MH et al.; ACC/AHA 2005 Guideline Update for the Diagnosis and Management of Chronic Heart Failure in the Adult: a repport of the American College of Cardiology/American Heart Association Task Force on Practice Guidelines (Writing Committee to Update the 2001 Guidelines for the Evaluation and Management of Heart Failure): developed in collaboration with the American College of Chest Physicians and the International Society for Heart and Lung Transplantation: endorsed by the Heart Rhythm Society. Circulation. 2005 Sep 20;112(12):e154-235.
5. I Diretriz Latino-Americana para Avaliação e Conduta na Insuficiência Cardíaca Descompensada. Soc Bras Cardiol. 2005;85(Supl 3).
6. III Diretriz Brasileira de Insuficiência Cardíaca Crônica. Arq Bras Cardiol. 2009;93(1 Sup1):1-71.
7. Jessup M, Abraham WT, Casey DE et al.; 2009 Whiting Group to review evidence and update the 2005 Guideline for the Management of Patients with Chronic Heart Failure Writing on Behalf of the 2005 heart Failure Writing Committee. Circulation. 2009;119:1977-2016.
8. Jessup M, Brozena S. Heart failure. N Engl J Med. 2003;348:2007-18.
9. Libby P, Bonow RO, Mann DL, Zipes DP. Braunwald – Tratado de doenças cardiovasculares. 8ª ed. , vol. 1. Rio de Janeiro: Elsevier; 2010.
10. Maeder MT, Kaye DK. Heart Failure with Normal Left Ventricular Ejection Fraction. J Am Coll Cardiol. 2009;53:905-18.
11. Paulus WJ Tschöpe C; Sanderson JE; et al. How to diagnose diastolic heart failure: a consensus statement on the diagnosis of heart failure with normal left ventricular ejection fraction by the Heart Failure and Echocardiography Association of the European Society of Cardiology. European Heart Journal. 2007; 28(20):2539-2550.
12. Paulus WJ, Van Ballegoij JJM. Treatment of Heart Failure with Normal Ejection Fraction. J Am Coll Cardiol. 2010;55:526-37.
13. The American Heart Association and Colaboration with International LIAISON Committee on Resuscitation. Guidelines 2000 for Cardiopulmonary Resuscitation and Emergency Cardiovascular Care. Part 7: The Era of Reperfusion: Acute Coronary Syndromes (Acute Myocardial Infarction). Circulation. 2000;102(Suppl):I-172-203.

Capítulo 27

Síncopes

Bárbara Oliveira da Eira
Argemiro Scatollini Neto

DEFINIÇÃO

Síncope é a perda abrupta e transitória da consciência associada à perda do tônus postural, seguida por completa e usualmente rápida recuperação espontânea. A síncope pode ser um evento benigno, na maioria das vezes, porém pode ser um sinal premonitório de um evento fatal, especialmente em pacientes com doença cardíaca orgânica.

IMPORTÂNCIA

- Corresponde a 1-3% das visitas ao departamento de emergência.
- Abrange 3-6% de todas as admissões hospitalares por ano.
- Afeta mais que 6/1.000 pessoas a cada ano.
- Amplo espectro diagnóstico:
  - causas cardíacas = alta mortalidade;
  - causas benignas = pode resultar em lesões físicas.

FISIOPATOLOGIA

A fisiopatologia básica de todas as etiologias que causam síncope é a queda da pressão arterial sistêmica com diminuição do fluxo sanguíneo cerebral global. Hipoperfusões cerebrais com duração de 6-8 s são suficientes para causar síncopes.

ETIOLOGIA

- Síncope reflexa (neuralmente mediada) (Tabela 27.1):
  - vasovagal; situacional; síndrome do seio carotídeo; formas atípicas.
- Síncope por hipotensão ortostática (Tabela 27.2):
  - falência autonômica primária; falência autonômica secundária; induzida por drogas ou depleção de volume.

- Síncope cardíaca (Tabela 27.3):
  - arrítmica: bradiarritmias, taquiarritmias;
  - estrutural: cardíaca e outras (embolia pulmonar, dissecção aórtica aguda, hipertensão pulmonar).

Tabela 27.1 – Síncopes – características clínicas que sugerem síncope reflexa
• Ausência de cardiopatia estrutural
• Síncopes recorrentes de longa data
• Relação com sensações desagradáveis visuais, sonoras, do olfato ou dor
• Relação com posturas ortostáticas prolongadas e ambientes aglomerados e abafados
• Associação a náuseas, vômitos e epigastralgia, principalmente em crianças
• Ocorrência durante ou após a refeição
• Relação com postura ou movimentos do pescoço
• Ocorrência após o exercício

Tabela 27.2 – Síncopes – características clínicas que sugerem síncope por hipotensão ortostática
• Relação com o movimento de levantar-se
• Relação temporal com início ou ajuste de doses de drogas vasodepressoras
• Relação com posturas ortostáticas prolongadas e ambientes aglomerados e abafados
• Presença de neuropatias autonômicas (ex.: neuropatia diabética) ou Parkinson
• Ocorrência após exercício

Tabela 27.3 – Síncopes – características clínicas que sugerem síncope cardíaca
• Presença de cardiopatia estrutural
• História familiar de morte súbita inexplicada ou canalopatia
• Ocorrência durante o exercício
• Síncope precedida por palpitações
• Eletrocardiograma anormal

PROGNÓSTICO

O prognóstico dos pacientes com síncope é bastante variável, a depender da etiologia, sendo os pacientes com doença cardíaca subjacente e síncope cardíaca os de maior risco e aqueles com síncope reflexa apresentam prognóstico muito bom. Pacientes com síncope de origem indeterminada apresentam risco significativo.

Doença cardíaca estrutural e doença elétrica primária são os mais importantes preditores de mortalidade total e de morte súbita em pacientes com síncope.

AVALIAÇÃO CLÍNICA

A avaliação clínica dos pacientes com síncope deve responder a três questões essenciais: 1) o evento é realmente uma síncope ou é algum outro tipo de perda transitória da consciência? 2) a etiologia pode ser definida? 3) existem evidências que sugiram alto risco de eventos cardiovasculares ou morte?

História: a história dos eventos e dos antecedentes é diagnóstica da etiologia da síncope em mais de 50% dos casos. Algumas questões devem ser abordadas: quanto ao tipo do episódio (evento sincopal ou não?), número de episódios, sintomas associados, sintomas prodrômicos, início dos sintomas, posição prévia ao evento, fatores desencadeantes, duração dos eventos, comorbidades, história familiar, uso de medicações ou drogas ilícitas ou recreacionais.

Exame físico: avaliação da pressão arterial na posição supina, sentada e em ortostase, avaliação da regularidade do pulso e da frequência cardíaca, ausculta cardíaca e do pescoço, avaliação de sinais neurológicos.

Testes laboratoriais: na avaliação de síncope, testes laboratoriais, apesar de pouco valor diagnóstico, podem ser solicitados. Dentre eles: hemograma, função renal e eletrólitos, gasometria arterial e função tireoidiana.

Eletrocardiograma: deve ser obtido em todos os pacientes com síncope. Pode sugerir causa cardíaca. Nível de recomendação A (Tabela 27.4).

Tabela 27.4 – Síncopes – alterações eletrocardiográficas sugestivas de causa arrítmica
• Bloqueio bifascicular ou outras anormalidades da condução intraventricular
• Bloqueio atrioventricular do 2° e 3° graus
• Bradicardia sinusal (freqüência cardíaca < 50 bpm) ou pausas > 3 s na ausência de medicações inotrópicas negativas
• Taquicardia ventricular não sustentada
• Pré-excitação ventricular
• Intervalo QT longo ou curto
• Repolarização ventricular
• Padrão eletrocardiográfico de Brugada (padrão de BRD com elevação do ST de V1 a V3)
• Ondas Q patológicas, sugerindo áreas eletricamente inativas ou miocardiopatia hipertrófica
• Ondas épsilon ou inversão das ondas T de V1 a V3 (cardiomiopatia arritmogênica do ventrículo direito)

Holter: está indicado na presença de características clínicas ou eletrocardiográficas que sugiram síncope arrítmica, e nos casos de síncopes ou pré-síncopes muito frequentes. Pode confirmar ou excluir causas arrítmicas para os eventos.

Looper implantável: é um dispositivo com cerca de 2,0-3,0 cm, implantado subcutaneamente na região torácica anterior dos pacientes. São monitores de eventos que permitem gravação contínua, em alça, do ritmo cardíaco, e que retêm a informação ao serem ativados pelo paciente ou automaticamente, de acordo com parâmetros previamente programados. Os mais modernos têm duração de bateria de mais de 24 meses. Estão indicados na presença de síncopes recorrentes na ausência de cardiopatia aparente e de características sugestivas de síncopes neuromediadas (síncopes inexplicadas).

Teste ergométrico: está indicado nos casos em que os episódios de síncope ocorrem durante ou imediatamente após o exercício.

Ecocardiograma: na suspeita de cardiopatias, para avaliação do substrato e estratificação de risco.

Cateterismo cardíaco e outros testes indutores de estresse: devem ser solicitados quando há suspeita de doença coronariana e isquemia miocárdica como causas de arritmias.

Estudo eletrofisiológico (EEF): a eficácia diagnóstica do estudo eletrofisiológico para determinar a causa da síncope é bastante dependente do grau de suspeita clínica. Outro fator também importante é o protocolo do estudo realizado (Tabela 27.5).

Tabela 27.5 – Síncopes – indicações do estudo eletrofisiológico (EEF)
• Síncopes em portadores de cardiopatia isquêmica quando a avaliação clínica inicial sugere uma causa arrítmica da síncope, exceto quando já existe indicação para implante de um cardiodesfibrilador
• Síncopes em pacientes com bloqueios de ramo, quando os testes não invasivos forem negativos
• Síncopes precedidas de palpitações, também quando os testes não invasivos forem negativos
• Síncopes em pacientes com ocupações de alto risco

Teste de inclinação (*tilt test*): é um teste em que o paciente é submetido a estresse ortostático (inclinação a 60-70°, por 20-40 min) passivo ou sensibilizado com drogas (ex.: nitrato, isoprenalina) com objetivo de desencadear o reflexo vasovagal, naqueles com suscetibilidade. O exame tem uma boa especificidade para diagnóstico de síncopes neuromediadas, com sensibilidade satisfatória. A manobra de compressão dos seios carotídeos para diagnóstico de síndrome do seio carotídeo está indicada em pacientes maiores de 40 anos com síncope de origem inexplicada. Geralmente, é realizada durante o exame de *tilt test*, antes da sensibilização (Tabela 27.6).

Avaliação neurológica: deve ser solicitada a todos os pacientes nos quais a perda de consciência pode ser de origem convulsiva. Deve-se considerar etiologia convulsiva dos episódios de perda de consciência quando: houver história de aura, movimentos tônico-clônicos prolongados, automatismos, mordedura da língua, confusão prolongada, cefaleia ou sonolência após o evento e história familiar de epilepsia.

Tabela 27.6 – Síncopes – indicação do teste de inclinação (*Tilt test*)
• Síncopes recorrentes sem cardiopatia
• Quando a confirmação e demonstração de suscetibilidade à síncope reflexa é necessária
• Episódio isolado de síncope em paciente de risco (profissões de risco, atletas, traumatismo físico, idade avançada)
• Síncopes recorrentes em pacientes cardiopatas, desde que afastadas as causas relacionadas à cardiopatia, ou caso a história seja muito sugestiva de etiologia vagal
• Discriminação entre síncope reflexa e síncope por hipotensão postural
• Avaliação de pacientes com quedas recorrentes

Estratificação de risco: estratificação de risco, para avaliar a possibilidade de eventos cardiovasculares maiores e morte súbita, deve ser realizada em todo paciente com síncope de origem incerta após avaliação clínica inicial (Tabela 27.7).

Tabela 27.7 – Síncopes – critérios de alto risco a curto prazo e indicação de hospitalização
• Presença de insuficiência cardíaca ou história de cardiopatia estrutural ou doença arterial coronariana
• Eletrocardiograma anormal: isquemia aguda, arritmias, anormalidades de condução significativas
• Anemia severa (HT < 30%) ou distúrbio hidroeletrolítico
• Síncope com trauma
• Idade avançada (> 65 anos)

TRATAMENTO

Os objetivos do tratamento para pacientes com síncopes são prolongar a sobrevida, limitar possíveis lesões físicas e prevenir recorrências. Conhecer a causa e o mecanismo da síncope é essencial para que se estabeleça o tratamento adequado (Tabela 27.8).

Na maioria dos casos de síncopes reflexas e por hipotensão postural as medidas de esclarecimento dos pacientes e familiares, associadas a medidas higiênico-dietéticas e de estilo de vida, são suficientes para controlar os episódios. Tratamento adicional pode ser necessário quando os episódios se tornam muito frequentes com comprometimento na qualidade de vida, nos casos de síncopes recorrentes sem pródromos, expondo o paciente a risco de traumas e nos casos de síncopes em pacientes com atividade de alto risco (ex.: motoristas, operários, pilotos e atletas).

O tratamento das síncopes cardíacas deve ser direcionado à causa. Causas cardíacas primárias devem ser corrigidas sem necessidade de maior investigação, como: estenose aórtica severa, presença de tumores ou trombos oclusivos (ex.: mixoma atrial), tamponamento cardíaco, dissecção aórtica, anomalias congênitas de artérias coronárias e isquemia miocárdica aguda. As demais causas, cujo mecanismo das síncopes são as arritmias cardíacas, devem receber tratamento direcionado (Tabela 27.9).

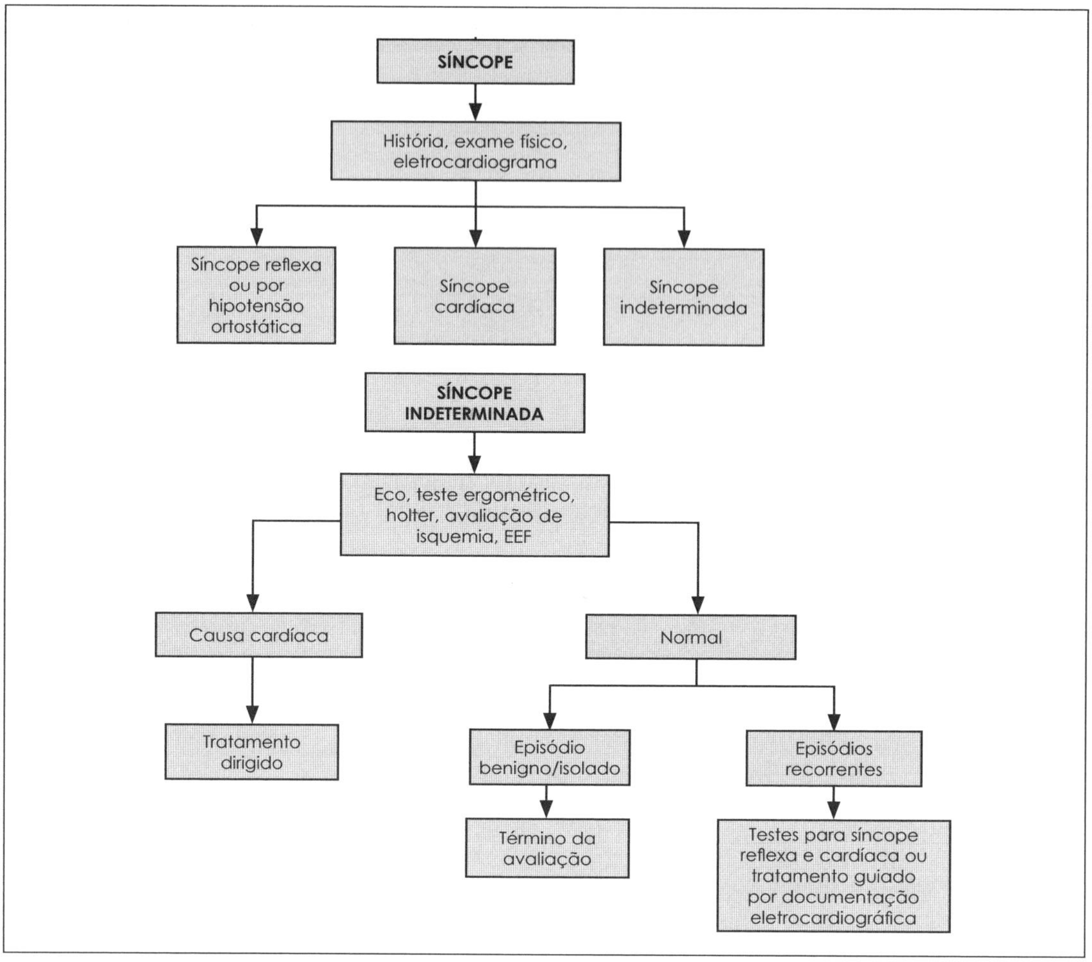

Figura 27.1 – Síncope.

Tabela 27.8 – Síncope reflexa e hipotensão ortostática - tratamento
• Tranquilizar o paciente, esclarecer o quadro e o risco de recorrências
• Medidas higiênico-dietéticas e modificação do estilo de vida: hidratação e ingesta de sal adequada, evitar bebidas alcoólicas e medicações vasodepressoras (diuréticos, betabloqueadores, dipirona), evitar ambientes aglomerados e quentes, buscar proteção sentado ou deitado quando do reconhecimento dos pródromos
• Utilização de meias elásticas e cintas abdominais nos casos mais severos
• Recomendar utilização de contramanobras isométricas naqueles com pródromos
• *Tilt training*
• Fludrocortisona ou midodrina nos casos refratários às medidas de orientação higiênico-dietéticas e de estilo de vida
• Marca-passo cardíaco artificial nas formas predominantemente cardioinibitórias, em casos selecionados
• Dormir com elevação da cabeceira da cama (> 10°) para pacientes com hipotensão postural importante

Tabela 27.9 – Síncopes arrítmicas – tratamentos
• Terapia com drogas antiarrítmicas: controle da frequência e do ritmo da fibrilação atrial, taquicardias supraventriculares ou ventriculares como adjuvantes à terapia por ablação ou em casos de insucesso da técnica
• Ablação por cateter: como terapia primária de taquicardias supraventriculares ou ventriculares em pacientes com coração estruturalmente normal, ou como terapia adjuvante ao cardiodesfibrilador implantável em pacientes cardiopatas
• Cardiodesfibrilador implantável (CDI): indicado como profilaxia secundária em pacientes cardiopatas com taquicardia ventricular documentada, como profilaxia primária em coronariopatas com taquicardia ventricular ou fibrilação ventricular induzida no EEF, como profilaxia primária em cardiomiopatias herdadas e canalopatias
• Marca-passo cardíaco artificial: doença do nó sinusal, bloqueios atrioventriculares, bloqueios bifasciculares com estudo eletrofisiológico positivo

BIBLIOGRAFIA CONSULTADA

1. Task Force for the Diagnosis and Management of Syncope, European Society of Cardiology (ESC), European Heart Rhythm Association (EHRA). Guidelines for the diagnosis and management of syncope (version 2009). Eur Heart J. 2009;30:2631.
2. Alboni P, Brignole M, Menozzi C et al. Diagnostic value of history in patients with syncope with or without heart disease. J Am Coll Cardiol. 2001;37:1921.
3. European Heart Rhythm Association, Heart Rhythm Society, Zipes DP et al. ACC/AHA/ESC 2006 guidelines for management of patients with ventricular arrhythmias and the prevention of sudden cardiac death: a report of the American College of Cardiology/American Heart Association Task Force and the European Society of Cardiology Committee for Practice Guidelines (Writing Committee to Develop Guidelines for Management of Patients With Ventricular Arrhythmias and the Prevention of Sudden Cardiac Death). J Am Coll Cardiol. 2006;48:e247.
4. Huff JS, Decker WW, Quinn JV et al.; American College of Emergency Physicians Clinical Policies Committee (Writing Committee) on Syncope. Clinical policy: critical issues in the evaluation and management of adult patients presenting to the emergency department with syncope. Ann Emerg Med. 2007;49(4):431-444.
5. Strickberger SA, Benson DW, Biaggioni I, Callans DJ, Cohen MI, Ellenbogen KA et al.; American Heart Association Councils on Clinical Cardiology, Cardiovascular Nursing, Cardiovascular Disease in the Young, and Stroke; Quality of Care and Outcomes Research Interdisciplinary Working Group; American College of Cardiology Foundation; Heart Rhythm Society. AHA/ACCF scientific statement on the evaluation of syncope. J Am Coll Cardiol. 2006;47:473-484.

Capítulo 28

Valvopatia Aórtica

Marcos Felipe Donini Souza Dias

ESTENOSE AÓRTICA

A estenose aórtica (EAo) é a obstrução da via de saída do ventrículo esquerdo (VE) pela calcificação das estruturas valvares. Trata-se da doença valvar adquirida mais frequente, e tem como suas três causas principais a calcificação de uma valva bicúspide congênita, a calcificação de uma valva aórtica normal de três folhetos e o acometimento valvar por febre reumática (FR). O envelhecimento da população, a prevalência relativamente alta de indivíduos nascidos com valva aórtica bicúspide e a presença ainda frequente de FR em nosso meio são os principais fatores que contribuem para a alta frequência da EAo, que deverá aumentar nas próximas décadas.

A calcificação da estenose aórtica tem muito em comum com a doença coronariana. Ambas são mais comuns em homens, indivíduos mais velhos e pacientes com hipercolesterolemia, diabetes, tabagismo, hipertensão arterial, e ambas derivam em parte de um processo inflamatório. Pacientes com calcificação aórtica frequentemente também apresentam insuficiência coronariana associada e maior risco de infarto do miocárdio.

A história clínica e o exame físico são a base do diagnóstico da EAo. Após um longo período assintomático, os sintomas clássicos costumam surgir na quinta e sexta décadas de vida e são: dispneia a esforços, angina, síncope, e finalmente sintomas de insuficiência cardíaca. A dispneia a esforços é o sintoma mais comum, e ocorre inicialmente por disfunção diastólica e consequente aumento da pressão diastólica final e congestão pulmonar. A angina ocorre em cerca de 2/3 dos pacientes com EAo severa, mesmo em pacientes que não apresentam doença coronariana associada, principalmente por aumento do consumo de oxigênio pelo músculo hipertrófico. A síncope na EAo ocorre pela perfusão cerebral reduzida frente à queda de pressão arterial que ocorre por vasodilatação sistêmica na presença de um débito cardíaco fixo. Também pode ocorrer por mau funcionamento do mecanismo barorreceptor.

O clínico frequentemente é alertado para a presença de EAo antes do surgimento dos sintomas, pelos achados ao exame físico. O principal achado é a presença de um sopro sistólico rude no foco aórtico, em crescendo e decrescendo, irradiando para o pescoço. A segunda bulha pode estar hipofonética pela ausência do componente do fechamento da valva aórtica. O pulso arterial nas estenoses mais graves aumenta lentamente e tem amplitude diminuída e sustentada (*pulsus parvus et tardus*).

A definição da gravidade da EAo segue critérios ecocardiográficos (Tabela 28.1). Com a progressão da calcificação valvar ocorre a hipertrofia ventricular concêntrica, elevação das pressões de enchimento e, finalmente, a disfunção ventricular.

Tabela 28.1 – Quantificação da estenose valvar aórtica

	Discreta	Moderada	Importante
Velocidade do jato (m/s)	< 3,0	3,0 a 4,0	> 4,0
Gradiente médio (mmHg)	< 25	25 a 40	> 40
Área valvar (cm^2)	> 1,5	0,8 a 1,5	< 0,8

Os pacientes com EAo importante tendem a ser assintomáticos do ponto de vista cardiovascular até um momento relativamente tardio da história natural da doença. Uma vez que surgem os sintomas, entretanto, a sobrevida média é de 1 a 3 anos.

Os pacientes assintomáticos, enquanto apresentam estenoses de grau leve ou moderado, têm prognóstico equivalente a pacientes normais da mesma idade. Os pacientes com EAo importante e assintomáticos também apresentam ótimo prognóstico, porém nos últimos anos vários estudos têm sido conduzidos para estratificar melhor este grupo. Necessitam de acompanhamento clinico mais frequente e rigoroso, dada a natureza progressiva da doença, com o cuidado de identificar pacientes que podem ser "pseudoassintomáticos", limitando progressivamente suas atividades.

O eletrocardiograma na EAo pode mostrar sinais de sobrecarga de VE e esporadicamente bloqueio de ramo ou bloqueio atrioventricular. O teste ergométrico não deve ser realizado em pacientes portadores de EAo importante sintomática, mas pode ser realizado com baixo risco em pacientes assintomáticos selecionados, com cautela, especialmente para identificar os pseudoassintomáticos.

O ecocardiograma é a mais importante ferramenta complementar na EAo. Permite avaliar a anatomia da valva, determinar gravidade e o prognóstico da doença através dos gradientes e a velocidade do jato transvalvar. Possibilita ainda verificar a repercussão hemodinâmica pela detecção de hipertrofia ventricular esquerda, disfunção sistólica e diastólica do VE. O ecocardiograma deve ser realizado no diagnóstico inicial, no caso de mudança nos sintomas, e repetido anualmente no caso de EAo importante, a cada 1 ou 2 anos nas estenoses moderadas e a cada 3 a 5 anos nas estenoses leves. Em alguns casos, o ecocardiograma transesofágico e a ecocardiografia tridimensional podem ser úteis na medida da área valvar. O ecocardiograma sob estresse com dobutamina pode ser útil para avaliar pacientes com estenose aórtica, baixos gradientes e função sistólica do VE reduzida, permitindo elucidar a gravidade da lesão valvar e também se há reserva contrátil, o que pode contribuir para avaliar o prognóstico.

Em quase todos os pacientes o ecocardiograma fornece as informações necessárias, e o cateterismo cardíaco é usado apenas raramente para realizar as medidas hemodinâmicas em pacientes sintomáticos, onde os testes não invasivos tenham sido inconclusivos. O cateterismo cardíaco deve ser realizado nos pacientes que serão submetidos a tratamento cirúrgico ou transcateter, e que tenham fatores de risco para doença coronariana (associação muito comum).

A tomografia computadorizada permite várias medidas adicionais da valva aórtica e raiz da aorta, auxiliando no planejamento cirúrgico. A ressonância magnética cardíaca é útil para realizar medidas duvidosas pela ecocardiografia e também para avaliar a raiz da aorta.

Tratamento

O princípio do tratamento clínico é a orientação dos pacientes quanto à evolução da doença e sintomas típicos, para que possam relatar imediatamente. Os pacientes com EAo importante devem ser orientados a evitar atividade física intensa ou esportes competitivos. Apesar de o tratamento clínico não mudar a progressão da doença, adultos devem tratar os fatores de risco associados à doença coronariana.

Pacientes sintomáticos com EAo importante são geralmente candidatos ao tratamento cirúrgico, pois o tratamento clinico tem pouco a oferecer. Mas o tratamento clínico pode ser necessário para os pacientes considerados inoperáveis, geralmente por comorbidades que contraindiquem a cirurgia, e que não sejam candidatos ao implante de valva transcateter ou que recusem estes procedimentos. Nestes pacientes a adoção de uma abordagem de cuidados paliativos pode trazer melhora na percepção de qualidade de vida. O uso de diuréticos de alça pode aliviar sintomas, porém pode causar hipotensão ortostática. Inibidores da ECA podem ser utilizados nos casos de disfunção sistólica de VE, devendo ser titulados lentamente, evitando hipotensão. O uso de betabloqueadores deve ser evitado.

A cirurgia de troca valvar aórtica (TVAo) é recomendada para adultos com EAo importante sintomática, mesmo que os sintomas sejam leves. Apesar de esta recomendação ser clara nas diretrizes, muitos pacientes demoram a ser encaminhados para cirurgia, mesmo quando o risco é baixo. A TVAo também é recomendada para a EAo importante com fração de ejeção do VE menor que 50% e para pacientes com EAo grave assintomática que irão realizar cirurgia cardíaca por outros motivos. A TVAo também pode ser indicada em pacientes aparentemente assintomáticos com EAo importante, que apresentem sintomas ou hipotensão no teste ergométrico ou nos casos com sinais de progressão rápida da doença, como calcificação valvar intensa (Figura 28.1).

A cirurgia de troca valvar aórtica é o procedimento de escolha para aliviar a obstrução ao fluxo da via de saída do VE nos pacientes com EAo. O reparo cirúrgico (valvoplastia) geralmente não é possível pela dificuldade em desbridar os pontos de cálcio. A valvotomia por cateter-balão não tem bons resultados a longo prazo, mas pode ser uma alternativa como ponte para cirurgia em pacientes instáveis ou como procedimento paliativo.

O implante de bioprótese valvar aórtica por cateter, por uma abordagem percutânea ou transapical, é um procedimento promissor que tem evoluído rapidamente. Atualmente é recomendado apenas para pacientes portadores de EAo importante e com indicação cirúrgica, mas que apresentem contraindicação à cirurgia convencional ou alto risco cirúrgico.

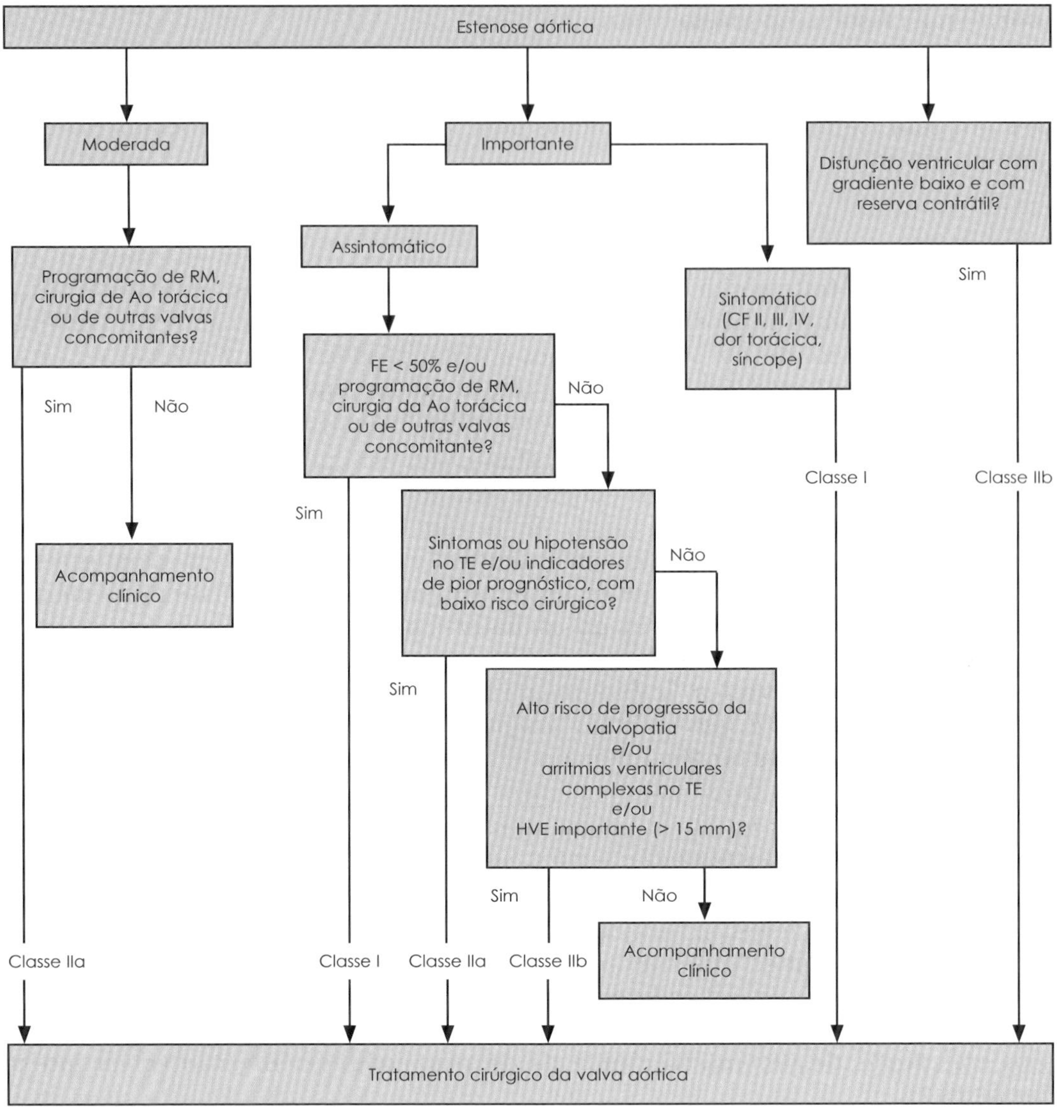

CF - classe funcional; FE - fração de ejeção do ventrículo esquerdo; RM - cirurgia de revascularização do miocárdio; Ao - aorta; TE - teste de esforço; HVE - hipertrofia de ventrículo esquerdo

Figura 28.1 – Fluxograma – Indicações de tratamento cirúrgico da Eao.

INSUFICIÊNCIA AÓRTICA

A regurgitação através da valva aórtica pode advir do acometimento dos folhetos ou da raiz da aorta, compreendendo um grande número de causas, destacando-se entre as de etiologia valvar as anomalias congênitas como a valva aórtica bicúspide, a calcificação da valva relacionada ao envelhecimento, febre reumática e endocardite infecciosa. Entre as causas de insuficiência aórtica (IAo) secundária a doença da raiz da aorta estão a dilatação da aorta ascendente devido ao envelhecimento, síndrome de Marfan, dissecção de aorta, osteogênese imperfeita, aortite sifilítica, espondilite anquilosante, artrite reumatoide, artrite psoriática, entre outras.

A IAo geralmente se desenvolve de maneira muito lenta e insidiosa, com morbidade muito baixa durante uma longa fase assintomática. Alguns pacientes com IAo discreta podem permanecer assintomáticos por décadas sem nunca precisarem de tratamento. Outros exibem progressão da lesão regurgitante com o surgimento gradual de IAo importante, disfunção sistólica do VE e insuficiência cardíaca.

A fisiopatologia da IAo é baseada no aumento do volume sistólico, da pressão diastólica final e da pré-carga, levando a uma compensação inicial. Ocorre progressivo aumento do volume e da massa do VE, levando a disfunção ventricular. Também ocorre isquemia pelo aumento do consumo de O_2 e redução da oferta pela menor pressão diastólica na aorta, culminando com insuficiência cardíaca.

Em pacientes com IAO crônica importante, o VE aumenta gradualmente enquanto o paciente permanece praticamente assintomático. As queixas geralmente se iniciam quando o paciente já apresenta considerável cardiomegalia e disfunção de VE, e são dispneia a esforços, ortopneia e dispneia paroxística noturna, que progridem gradualmente. Os pacientes podem se queixar da percepção dos batimentos cardíacos. Angina pode ocorrer nas fases mais avançadas.

No exame físico da IAo importante existem vários sinais clássicos. O *ictus cordis* costuma ser amplo e estar desviado para baixo e para a esquerda. Pode-se notar o movimento da cabeça a cada batimento cardíaco (sinal de Musset), o pulso pode ser amplo em martelo d'água, ou com dois picos palpáveis (pulso *bisferiens*). Vários achados confirmam o pulso amplo: O sinal de Traube se refere ao som de tiros de pistola ao se auscultar a artéria femoral, o sinal de Muller se refere à presença de pulsações da úvula, o sinal de Duroziez se refere ao sopro sistólico que se ausculta sobre a artéria femoral quando da sua compressão proximal, e diastólico quando de sua compressão distal. Pulsações capilares também podem ser visualizadas. O sinal de Quincke se refere à detecção destas pulsações através da vitropressão dos lábios ou transluminescência dos dedos.

A pressão sistólica frequentemente está elevada e a pressão diastólica é anormalmente baixa. Os sons de Korotkoff podem persistir até zero, mesmo quando a pressão diastólica intra-arterial está maior. O ponto onde estes sons mudam, ficando abafados, corresponde à pressão diastólica.

O sopro cardíaco da IAo é o principal achado do exame físico, tem alta frequência e pode ser mais bem auscultado no foco aórtico, com o diafragma do estetoscópio e com o paciente sentado e inclinado para a frente. Inicia-se imediatamente após a segunda bulha, e tem sua duração aumentada conforme a gravidade do refluxo, sendo holodiastólico na IAo importante. Um ruflar apical mesotelediastólico, o sopro de Austin Flint, frequentemente pode ser auscultado na IAo grave, mesmo na presença de uma valva mitral normal, e é causado pelo refluxo aórtico contra o folheto anterior da valva mitral.

O eletrocardiograma costuma apresentar desvio do eixo elétrico para a esquerda e sinais de sobrecarga ventricular esquerda, alterações que se relacionam com a presença de dilatação e hipertrofia, mas nem sempre com a severidade da IAo.

A radiografia de tórax nas regurgitações crônicas comumente mostra um grande aumento da área cardíaca e permite também a análise da aorta torácica quanto à presença de calcificações ou dilatações aneurismáticas.

O ecocardiograma é ferramenta importante, permitindo avaliar a anatomia e movimentação da valva, bem como a raiz da aorta, auxiliando assim na identificação da causa do refluxo. Permite ainda a medida da massa, do volume diastólico final e volume sistólico final do VE, medidas importantes na quantificação, no acompanhamento e na indicação cirúrgica da IAo. Em alguns casos, onde a visualização da valva aórtica e da raiz da aorta sejam inadequadas, o ecocardiograma transesofágico pode contribuir com uma imagem mais precisa.

A ressonância magnética do coração fornece medidas não invasivas ainda mais precisas e pode ser indicada quando a avaliação ecocardiográfica não for satisfatória.

Tratamento

Não existe tratamento específico para prevenir a progressão da insuficiência aórtica crônica. Pacientes assintomáticos, com IAo leve ou moderada sem aumento importante do VE, não precisam de medicamentos mas devem ser reavaliados clínica e ecocardiograficamente a cada 12 meses. Tais pacientes podem fazer atividade física aeróbica. No caso de pacientes com IAo grave mas sem sintomas e com função ventricular esquerda normal, valem as mesmas recomendações, porém o acompanhamento deve ser pelo menos semestral. Os pacientes com IAo grave e sinais de disfunção do VE devem evitar atividade física intensa. Estes pacientes, quando apresentam hipertensão diastólica, podem se beneficiar de vasodilatadores como nifedipina, hidralazina ou inibidores da ECA, porém o benefício destes agentes para prevenir a evolução da IAo em pacientes normotensos não foi claramente demonstrado.

A troca valvar aórtica é o tratamento de escolha para pacientes sintomáticos. Tais pacientes podem se beneficiar de medicamentos para insuficiência cardíaca como inibidores da ECA, diuréticos e betabloqueadores, enquanto aguardam a cirurgia, ou como paliativos quando a mesma não será realizada (por recusa do procedimento cirúrgico ou quando considerados inoperáveis devido às condições clínicas).

A cirurgia deve ser indicada nos pacientes com IAo grave sintomática e nos pacientes com IAo grave assintomática com fração de ejeção menor que 50% e dilatação grave do VE (diâmetro diastólico final maior que 75 mm ou diâmetro sistólico final maior que 50 mm), ou mesmo em dilatações menos graves que mostrem diminuição da tolerância ao exercício, conforme o fluxograma da Figura 28.2.

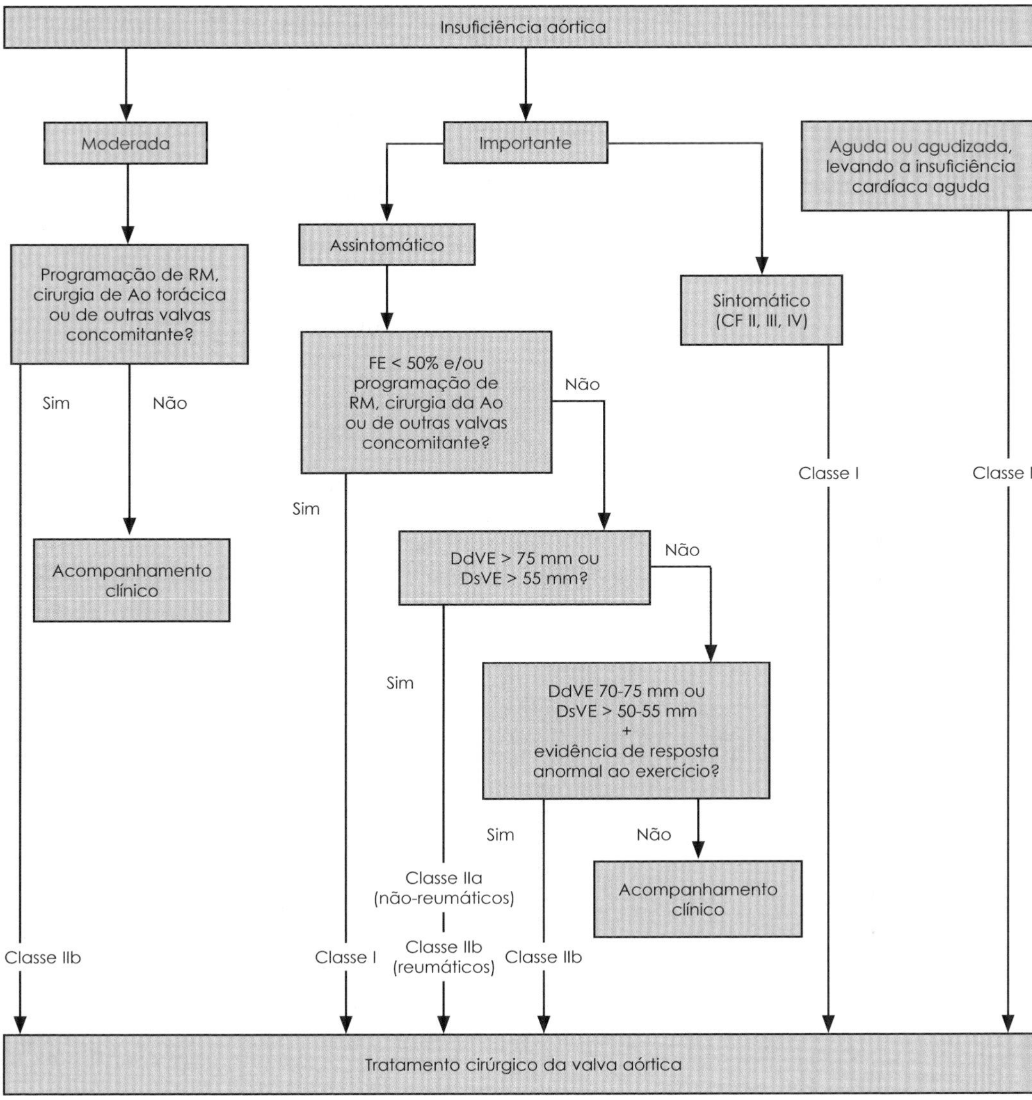

CF - classe funcional; FE - fração de ejeção do ventrículo esquerdo; RM - cirurgia de revascularização do miocárdio; Ao - aorta; DdVE - diâmetro diastólico final do ventrículo esquerdo; DsVE - diâmetro sistólico final do ventrículo esquerdo

Figura 28.2 – Fluxograma de indicação de tratamento cirúrgico em pacientes com insuficiência aórtica.

BIBLIOGRAFIA CONSULTADA

1. Bonow RO, Mann DL, Zipes DP, Libby P. Braunwald's Heart Disease, 9th ed. Philadelphia: Elsevier; 2011.
2. Tarasoutchi F, Montera MW, Grinberg M, Barbosa MR, Piñeiro DJ, Sánchez CRM et al. Diretriz Brasileira de Valvopatias - SBC 2011 / I Diretriz Interamericana de Valvopatias - SIAC 2011. Arq Bras Cardiol. 2011;97(5 supl. 1):1-67.
3. Smith CR, Leon MB, Mack MJ, Miller DC, Moses JW, Svensson LG et al. Transcatheter versus surgical aortic-valve replacement in high-risk patients. N Engl J Med. 2011;364:2187-2198.
4. Evangelista A, Tornos P, Sambola A et al. Long-term vasodilator therapy in patients with severe aortic regurgitation. N Engl J Med. 2005;353:1342-1349.

Capítulo 29

Valvopatia Mitral

Ronaldo Rabello
Yona Afonso Francisco

INTRODUÇÃO

A doença reumática (DR) é a principal causa das valvopatias no território brasileiro, responsável por até 70% dos casos (com incidência de 1 a 7 casos/1.000 escolares[1]). O aparelho valvar mitral compreende: os folhetos anterior e posterior (menor e mais alongada), cordoalhas tendíneas, músculos papilares e o anel mitral (Figura 29.1). Na insuficiência mitral (IM) ocorre regurgitação sanguínea para o átrio esquerdo durante a sístole ventricular, decorrente de anormalidades em diferentes locais do aparato valvar. A estenose mitral (EM) caracteriza-se pela resistência ao fluxo sanguíneo transmitral em razão de espessamento, fusão e imobilidade dos folhetos valvares.

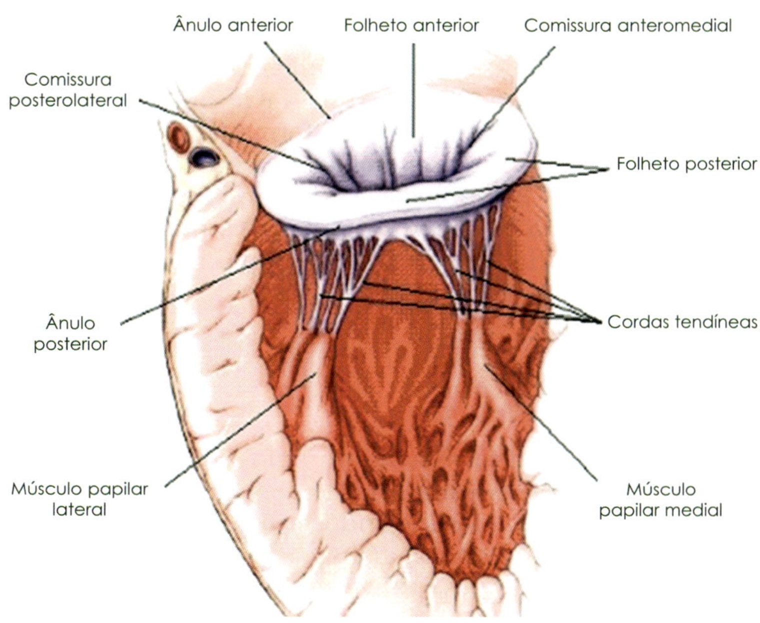

Figura 29.1 – Esquema anatômico da valva mitral normal.

A valvopatia mitral reumática mais comum é a dupla disfunção não balanceada (insuficiência e estenose em diferentes estágios de evolução) manifestada entre a segunda e a quinta década de vida. O prolapso da valva mitral é a segunda causa de IM, cuja evolução é dependente da intensidade do prolapso e tem idade média de apresentação em torno de 50 anos. As determinações das causas e do mecanismo da lesão valvar permitem a definição das medidas terapêuticas com o objetivo de alterar a história natural e antecipar a indicação cirúrgica. Além disso, medidas profiláticas são eficazes na prevenção da endocardite e surtos de atividade reumática, prevenindo a evolução desfavorável. O diagnóstico é elaborado tendo-se como base a anamnese, o exame físico, radiografia do tórax, eletrocardiograma, teste ergométrico, ecocardiograma e, em algumas situações, estudo hemodinâmico através de cateterismo cardíaco.

Insuficiência mitral

Mecanismo

Ocorre fluxo retrógrado de sangue ao átrio esquerdo durante a sístole ventricular. O átrio esquerdo passa a receber, a cada ciclo, sobrecarga de volume que consequentemente resulta em aumento da pressão e do volume que é transmitido para o interior dos vasos, que levam o sangue dos pulmões ao coração, resultando em congestão pulmonar. Simultaneamente, há redução do débito cardíaco, pois parte do volume total de ejeção do ventrículo esquerdo é desviada para o átrio esquerdo. A história natural depende da combinação do volume regurgitado, do estado do miocárdio e da causa da IM. A velocidade de instalação da IM, aguda ou crônica, determina manifestações clínicas que merecem abordagens distintas.

Etiologia

Primária, resultante de deformidade estrutural valvar, ou secundária, quando relacionada a outra doença cardíaca. Dentre as causas primárias, destacam-se: prolapso valvar mitral, endocardite infecciosa, doença reumática (DR), traumas e as deformidades congênitas. A prevalência do prolapso da valva mitral (PVM) na população geral varia de 1 a 2,5%. O PVM pode ocorrer de forma familiar ou não, sendo transmitido como traço autossômico. A história natural da evolução é variável, e é muito favorável na maioria dos casos. As etiologias secundárias estão relacionadas a isquemia miocárdica, cardiomiopatia hipertrófica e dilatada, onde a IM ocorre devido a remodelamento ventricular e dilatação do anel. A IM nas miocardiopatias dilatadas é importante marcador de má evolução.

Quadro clínico

Insuficiência mitral aguda

Há sobrecarga abrupta de volume sobre o ventrículo esquerdo (pré-carga), sem tempo suficiente para adaptação das câmaras cardíacas, gerando congestão e hipertensão pulmonar. As causas mais importantes são endocardite infecciosa com perfuração de cúspides ou ruptura de cordas tendíneas, disfunção ou ruptura de músculos papilares por isquemia e disfunção de prótese valvar mitral, além da ruptura de valva com degeneração mixomatosa. Dependendo da velocidade de instalação e da gravidade, o paciente pode apresentar dispneia rapidamente progressiva, chegando a dispneia de repouso e edema agudo de pulmão e/ou choque cardiogênico. No exame físico a ausculta cardíaca característica é o sopro holossistólico em foco mitral. Terceira e quarta bulhas podem ser audíveis. A perfusão periférica pode estar comprometida pelo baixo débito. A ausculta pulmonar mostra estertores crepitantes em intensidade variável.

Insuficiência mitral crônica

A regurgitação mitral crônica promove sobrecarga de volume ao ventrículo esquerdo de forma gradual e progressiva, desencadeando mecanismos adaptativos a fim de manter volume sistólico adequado. Há hipertrofia excêntrica com aumento do volume diastólico final de forma compensatória, permitindo aumento do volume sistólico e do débito cardíaco. O mesmo ocorre com o átrio esquerdo, acomodando o volume regurgitante sob baixas pressões de enchimento, sem gerar hipertensão pulmonar. Esta fase compensada tem duração variável, e o paciente pode permanecer assintomático por anos. Entretanto, a dilatação ventricular atinge um limite funcional quando se instala processo progressivo de disfunção, com dilatação do ventrículo esquerdo e incapacidade de manter volume sistólico adequado.

Ao lado da disfunção sistólica, estudos elaboraram a hipótese de que existem anormalidades diastólicas que se intensificam com o exercício e produzem aumento da pressão diastólica final do ventrículo esquerdo, bem como da pressão média do átrio esquerdo, que explicariam o sintoma de dispneia[2]. O átrio esquerdo, frente ao aumento da rigidez do ventrículo esquerdo, aumenta seu volume e a capacidade contrátil até certo limite; a partir daí a pressão média do átrio esquerdo aumenta e transmite-se para as veias e os capilares pulmonares. Ocorre aumento maior do volume diastólico final, com redução do débito cardíaco e congestão pulmonar. O paciente se apresenta desde assintomático, passando por queixa de dispneia progressiva, ou relacionada a condições associadas, como infecção, anemia ou gravidez, que desencadeiam o quadro clínico. A IM se apresenta com insuficiência cardíaca descompensada de instalação gradual.

Exames complementares

Eletrocardiograma

As principais alterações observadas na IM são sobrecarga atrial esquerda e fibrilação atrial (FA). Dos critérios utilizados para avaliar a sobrecarga atrial esquerda, o índice de Morris, que corresponde ao produto da duração pela amplitude da fase negativa da onda P em V1 (maior que 0,04 mm) guarda maior sensibilidade e especificidade[3]. Observam-se ainda o aumento da duração da onda P (maior que 0,1 s nas bipolares) e desvio do eixo do vetor médio de P para a esquerda (30º a 0º). A sobrecarga de ventrículo esquerdo ocorre em 30% dos casos. A sobrecarga ventricular direita pode ser detectada em 15% dos casos, o que indica hipertensão pulmonar e/ou tricuspidização, ponto-chave na indicação cirúrgica.

Radiografia de Tórax

Na incidência posteroanterior, o átrio esquerdo dilatado pode se projetar no ângulo formado pelo segmento da artéria pulmonar e pelo arco do ventrículo esquerdo, constituindo o chamado quarto arco (Figura 29.2). A elevação do brônquio-fonte esquerdo, com alargamento do ângulo da carina e aumento do ângulo costofrênico, pode ser visualizada. O sinal do duplo contorno é resultado do espessamento da parede e do maior volume de sangue no interior do átrio esquerdo. A redistribuição da trama vascular pulmonar (cefalização) é visualizada a partir de 10 mmHg de pressão capilar pulmonar. O crescimento do ventrículo esquerdo ocorre para o lado esquerdo, para baixo e para trás, resultando em aumento do seu eixo longitudinal em direção ao hemidiafragma esquerdo, que passa a encobrir sua ponta.

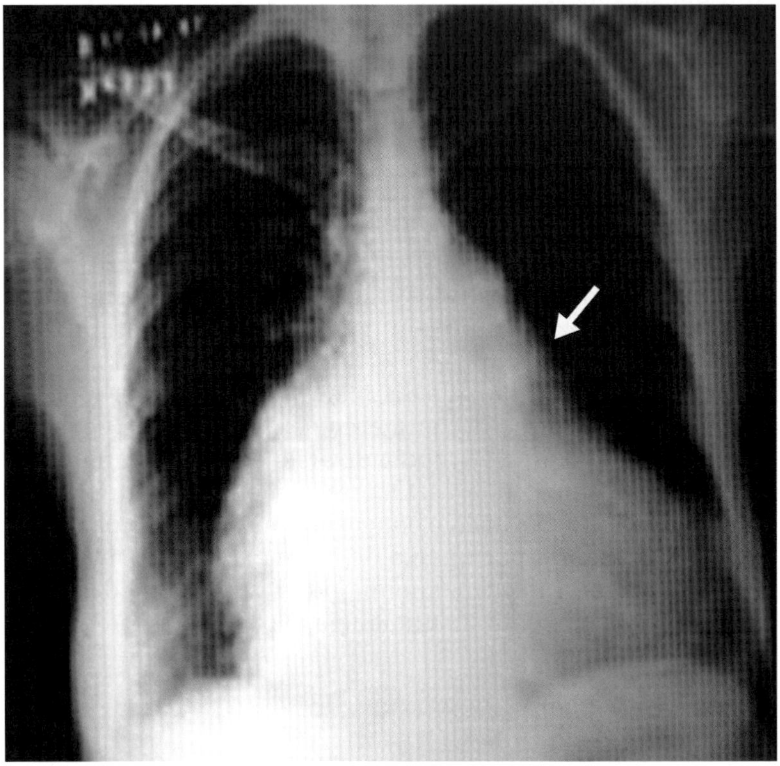

Figura 29.2 – Radiografia de Tórax, em incidência póstero-anterior, com quarto arco (seta) – retificação entre a silhueta do arco aórtico e a silhueta do ventrículo esquerdo decorrente de aumento atrial esquerdo.

Ecocardiograma

Fornece informações anatômicas e funcionais decisivas para o diagnóstico e a tomada de decisão terapêutica em tempo real e de forma não invasiva. Os principais métodos utilizados são: análise da relação entre a área do jato e a área do átrio esquerdo, medida do diâmetro da *vena contracta* (Figura 29.3), pesquisa da presença de fluxo reverso em veias pulmonares, medida do orifício efetivo de refluxo, volume e fração regurgitantes. Para a obtenção de medidas quantitativas são utilizadas técnicas derivadas da lei da conservação da massa, ou seja, equação de continuidade e método de PISA (*proximal isovelocity surfasse área*). Um diâmetro anteroposterior do átrio esquerdo maior que 50 mm apresenta risco para o desenvolvimento de fibrilação atrial

(Figura 29.4). A ecocardiografia transesofágica está indicada quando é necessário detalhamento anatômico – diagnóstico e localização de corda rota, perfuração de folheto ou vazamento periprotético.

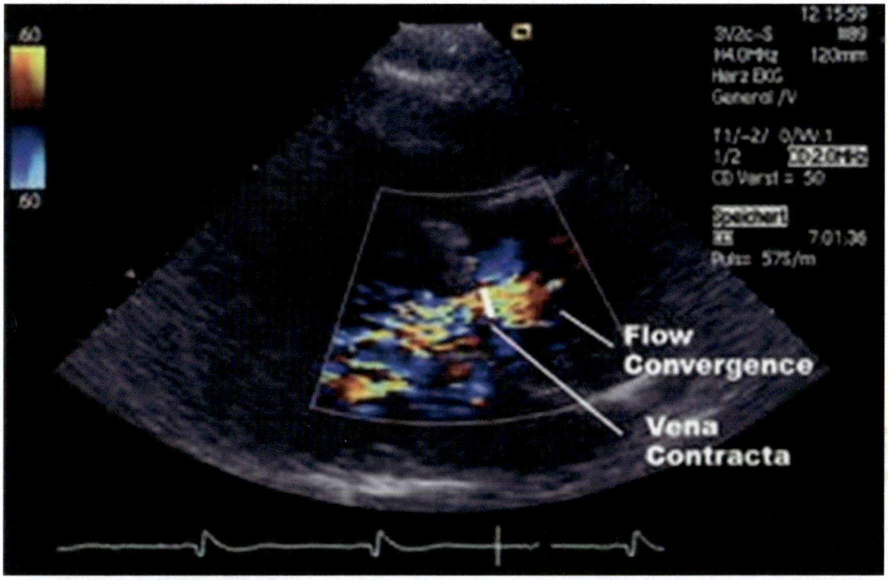

Figura 29.3 – Imagem de corte ecocardiográfico demonstrando a medida da "vena contracta", que corresponde a porção mais estreita do jato.

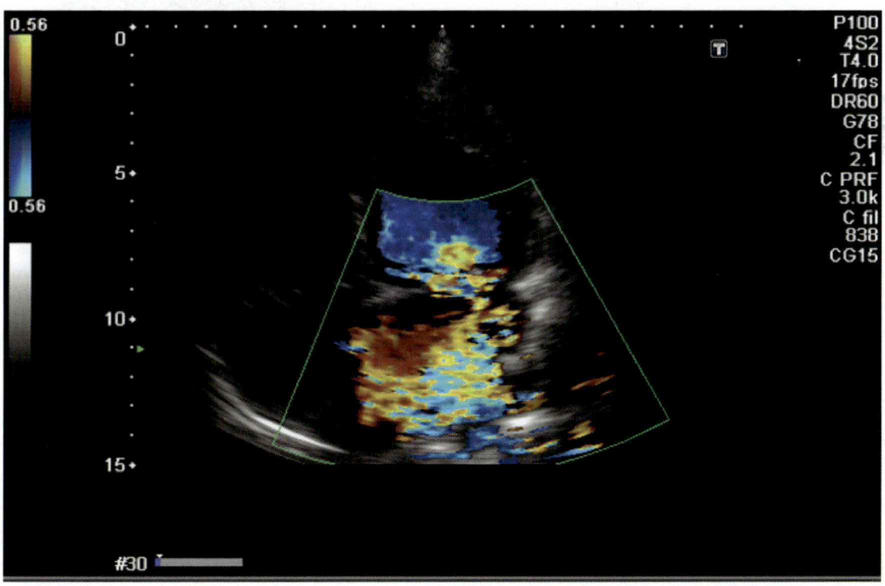

Figura 29.4 – Ecocardiograma demonstrando Insuficiência Mitral Importante.

Cateterismo cardíaco

As recomendações para indicação na insuficiência mitral são classificadas em grau de recomendação I e nível de evidência C:

- ventriculografia esquerda e medidas hemodinâmicas quando os testes não invasivos são inconclusivos em relação a gravidade da IM, função do ventrículo esquerdo ou necessidade de cirurgia;
- quando a pressão da artéria pulmonar é desproporcional à gravidade do refluxo mitral na avaliação por testes não invasivos;
- cineangiocoronariografia antes do tratamento cirúrgico da valva mitral em pacientes com fatores de risco para doença coronária.

Tratamento

Farmacológico

Nos pacientes com IM primária, assintomática e função de ventrículo esquerdo preservada não há indicação de tratamento farmacológico. O uso de vasodilatadores e diuréticos é recomendado na IM crônica sintomática, objetivando exclusivamente a melhora de classe funcional, enquanto o paciente aguarda o procedimento cirúrgico, sem demonstração de benefícios na mortalidade. A terapia anticoagulante é indicada na IM associada à fibrilação atrial (com INR-alvo entre 2,0 e 3,0). A frequência cardíaca deve ser controlada com betabloqueadores, bloqueadores de canais de cálcio do tipo não di-hidropiridínicos (diltiazem, verapamil), digoxina e amiodarona.

Cirúrgico

Há indicação cirúrgica assim que surgirem os sintomas de insuficiência cardíaca. Para os pacientes assintomáticos, o momento ideal para a intervenção cirúrgica é controverso[4]. Utilizam-se os seguintes critérios: fração de ejeção próxima de 60%, diâmetro sistólico final do ventrículo esquerdo maior que 40 mm, fibrilação atrial ou sinais de hipertensão arterial pulmonar.

A IM aguda sintomática é indicação de cirurgia de emergência, após a estabilização clínica. Na ocorrência de IM discreta a moderada, associada a sintomas exuberantes, faz-se necessária a consideração de outros possíveis diagnósticos, além de reavaliação da gravidade anatômica mediante diferentes métodos como ecocardiograma transesofágico, ressonância nuclear cardíaca (RNMC) e a ventriculografia convencional ou por radioisótopos.

Existem três modalidades cirúrgicas no tratamento da IM: 1) plastia da valva; 2) troca valvar por prótese biológica ou metálica, com manutenção do aparato valvar; e 3) troca valvar por prótese biológica ou metálica, com remoção do aparato valvar. A plastia da valva mitral com reconstrução é o procedimento de escolha quando as condições permitirem maior tempo cirúrgico (circulação extracorpórea), preferencialmente com comprometimento da cúspide posterior e sem calcificação. A IM de etiologia isquêmica está associada à disfunção ventricular e a valva pode ser anatomicamente normal. A ruptura ou disfunção do músculo papilar são responsáveis pela insuficiência valvar. A correção cirúrgica, a despeito de ser mais trabalhosa, é benéfica na maioria das situações. A idade, especialmente acima de 75 anos, aumenta o risco cirúrgico e deve ser indicada nesta faixa etária quando os sintomas são limitantes para as atividades diárias. A fibrilação atrial é preditora independente de menor sobrevida no pós-operatório. Por isso, o momento da indicação cirúrgica deve contemplar sua prevenção. O tratamento da IM está esquematizado no fluxograma da Figura 29.5.

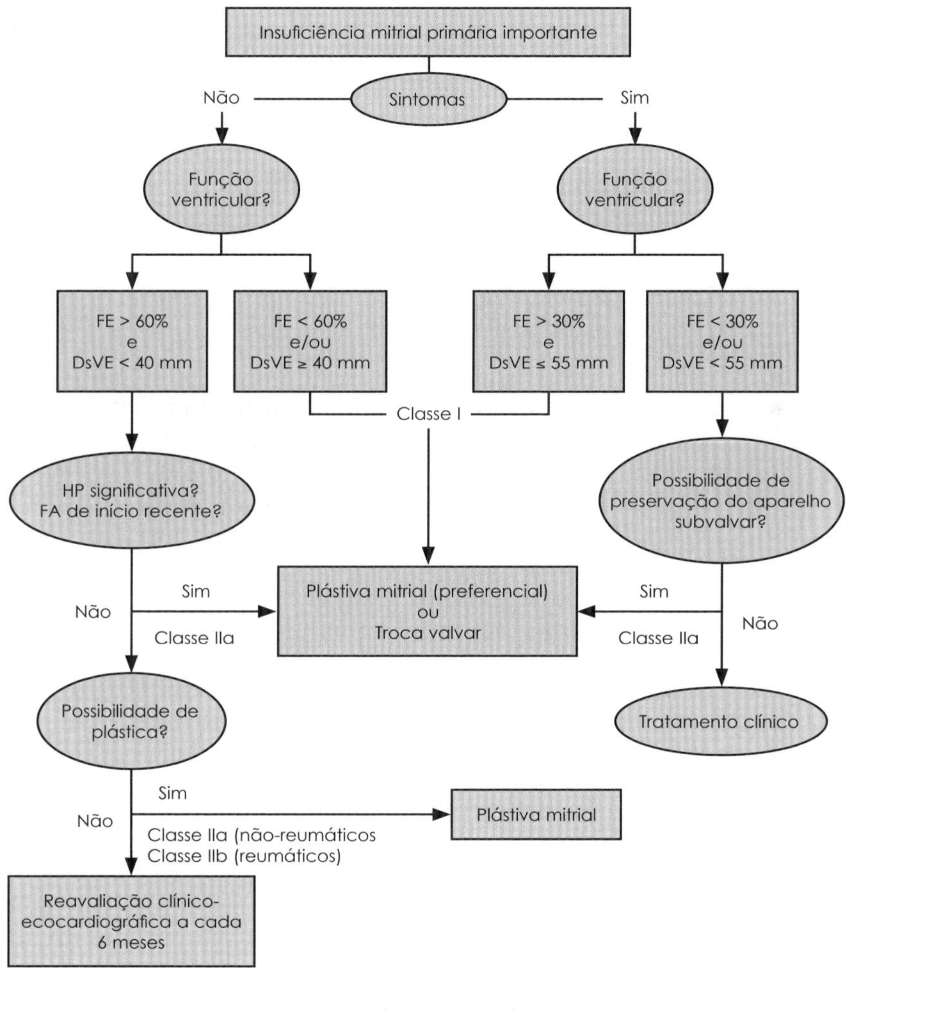

Figura 29.5 – Recomendações para tratamento cirúrgico na insuficiência mitral primária - I Diretriz Interamericana de Valvopatia.

Estenose Mitral (EM)

Mecanismo

A EM é caracterizada por resistência ao fluxo sanguíneo entre o átrio e o ventrículo esquerdos, resultado de espessamento, fusão e imobilidade dos folhetos, áreas de calcificação, fusão comissural e encurtamento de cordoalhas. A área valvar normal varia entre 4 a 6 cm². Os sintomas na EM ocorrem quando a redução desta área é superior a 50%. O orifício de abertura da valva adquire formato oval, simétrico central, associado ao padrão clássico de *domus* do corpo das cúspides da valva mitral durante a diástole, ocasionado pela fusão das comissuras (Figura 29.6). A gravidade da EM, de acordo com a área valvar, é classificada em leve, quando se encontra entre 1,5 e 2 cm², moderada, entre 1,0 e 1,5 cm², e grave quando abaixo de 1,0 cm². A fusão das comissuras e o encurtamento das cordas são devidos a repetidas crises de doença reumática, enquanto o espessamento e a calcificação são resultado do estresse pelo fluxo turbulento crônico através da valva deformada.

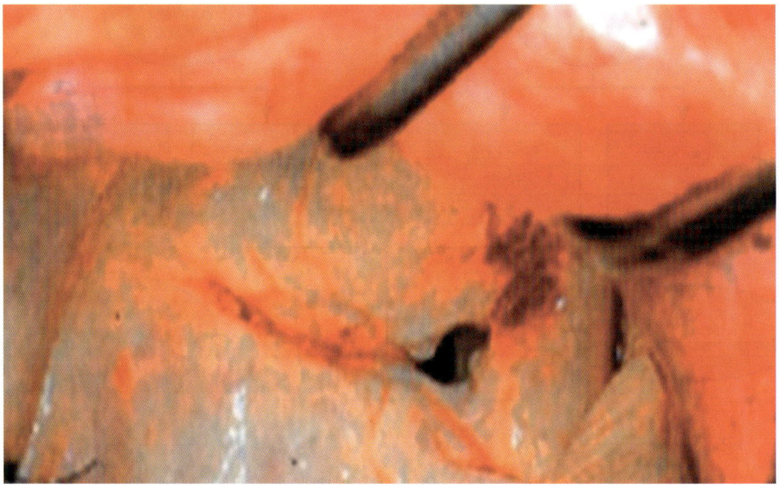

Figura 29.6 – Foto cirúrgica de estenose mitral com espessamento dos folhetos e fusão das cúspides.

Na valva mitral normal há pequeno gradiente de pressão entre o átrio esquerdo e o ventrículo esquerdo no início (abertura valvar) e no final (contração atrial). Na EM, surge crescente gradiente de pressão entre as duas câmaras, dependente do grau de redução da área valvar, e que, associado à pressão diastólica do ventrículo esquerdo, promovem o aumento da pressão e do tamanho do átrio esquerdo. Este aumento gradual da pressão intra-atrial é transmitido ao território pulmonar, desenvolvendo inicialmente a congestão. Com o tempo, a hipertensão pulmonar se torna fixa com hipertrofia da camada muscular, acompanhada ou não de falência do ventrículo direito. Na EM grave ocorre redução do enchimento ventricular esquerdo e do volume diastólico final, isto é, da pré-carga, resultando em redução do débito cardíaco. Na história natural da doença, a sobrecarga e dilatação do átrio esquerdo predispõem arritmias atriais, principalmente a fibrilação atrial, responsável pelos fenômenos tromboembólicos. O estudo de Framingham mostrou que pacientes com fibrilação atrial e EM têm risco 12 vezes maior de desenvolver embolia do que aqueles com fibrilação atrial sem EM[5].

Etiologia

A doença reumática é a principal causa de EM. Outras causas são a congênita, que se expressa mais em crianças, e aquela decorrente da calcificação do anel mitral em idosos. Causas menos comuns: lúpus eritematoso sistêmico, artrite reumatoide, drogas anorexígenas e síndrome carcinoide. Múltiplos componentes valvares estão frequentemente envolvidos, como, por exemplo, enrolamento das bordas das válvulas, espessamento dos folhetos, hipoplasia e fusão dos músculos papilares, cordas tendíneas curtas e espessadas. A presença de tecido valvar mitral acessório é outra causa congênita rara de estenose. Outras malformações do lado esquerdo do coração podem estar associadas, como a valva aórtica bicúspide, por exemplo. Situações que podem simular estenose mitral e fazem parte do diagnóstico diferencial são mixoma atrial esquerdo, calcificação do anel mitral e *cor triatriatum*. A trombose de prótese pode mimetizar o quadro de EM clinicamente, porém com evolução mais rápida e aguda.

Quadro clínico

Os sintomas iniciais são caracterizados por dispneia induzida por situações que desencadeiem aumento do débito cardíaco, que eleva o fluxo transmitral e/ou aumento da frequência cardíaca que, por sua vez, leva a redução do enchimento ventricular esquerdo e aumenta o gradiente entre o átrio esquerdo e ventrículo esquerdo. Pode ocorrer hemoptise derivada da hipertensão pulmonar. Os sintomas podem se exacerbar mediante exercícios físicos, estresse emocional, relações sexuais, febre e gestação, condições em que o aumento das demandas metabólicas exige aumento do débito cardíaco.

A dor precordial também pode estar presente, com características de angina típica. Pode ser provocada por doença coronária associada muitas vezes por embolia para as coronárias, porém é mais frequentemente causada por hipertensão pulmonar e hipertrofia ventricular direita. Outra causa para dor precordial são taquiarritmias atriais provocadas pela distensão do átrio esquerdo e dos vasos pulmonares. Na evolução da doença, sinais de insuficiência ventricular direita podem predominar com estase jugular, hepatomegalia e ascite. É característica a *facies mitralis,* hiperemia crônica dos maxilares, por vezes acompanhada por telangiectasia secundária à hipertensão pulmonar.

A palpação do tórax pode revelar frêmitos diastólicos. A avaliação do pulso venoso pode mostrar exacerbação da onda "a", que pode ser sinal de associação com estenose tricúspide, e a presença de onda "v" corresponde à insuficiência tricúspide presente nos quadros de hipertensão pulmonar. O *ictus cordis* não se altera de forma significativa na EM, porém pode ser desviado para a esquerda – permanecendo no quarto espaço intercostal – quando há disfunção do ventrículo direito. A palpação de pulso com frequência persistentemente irregular aumenta a probabilidade de fibrilação atrial ou outra taquicardia atrial[6]. A percepção tátil do sopro (frêmito), apesar de pouco comum, é muito específica de valvopatia importante. Na EM são característicos os seguintes sinais auscultatórios: o reforço pré-sistólico, o sopro diastólico em ruflar de tambor e o estalido de abertura da valva mitral, sinal patognomônico de sequela reumática.

Exames complementares

Eletrocardiograma

A sobrecarga atrial esquerda – onda p *mitralis*, e a fibrilação atrial são os achados mais frequentemente encontrados na EM com lesão moderada a importante. Em presença de hipertensão pulmonar, poderá haver desvio do eixo elétrico cardíaco para a direita e sinais de aumento das câmaras direitas. A Figura 29.7 exemplifica um eletrocardiograma na EM.

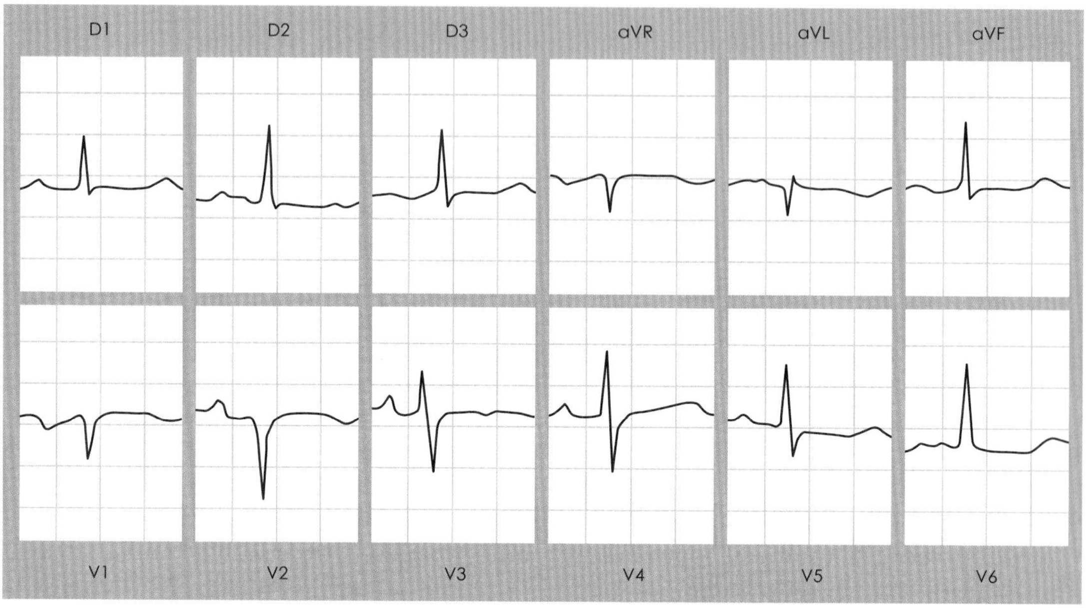

Figura 29.7 – Eletrocardiograma: aumento de átrio esquerdo na estenose mitral. Observe a onda P alargada e bífida em D2 e o índice de Morris em V1.

Teste ergométrico

Pode ser útil na avaliação da capacidade funcional em indivíduos com poucos sintomas, principalmente nos pacientes sintomáticos com área valvar > 1,5 cm^2 ou assintomáticos, com área valvar ≤ 1,5 cm^2.

Radiografia do tórax

Em Posição Posteroanterior (PA)

- Duplo contorno na silhueta direita do coração.
- Sinal da bailarina (deslocamento superior do brônquio-fonte E).
- Abaulamento do 4º arco cardíaco esquerdo.
  - *Perfil* – Deslocamento posterior do esôfago contrastado.
  - *Alterações pulmonares* – Inversão do padrão vascular, linhas B de Kerley e edema intersticial.
  -

Ecocardiograma

Os achados clássicos da EM reumática são espessamento e fusão das comissuras e cordoalhas. Ocorre a abertura em "cúpula" do folheto anterior e restrição da mobilidade do folheto posterior, promovendo a redução do orifício de fluxo do átrio para o ventrículo. A fusão comissural é patognomônica de doença reumática. O tamanho anatômico do orifício mitral pode ser medido por meio da planimetria, e o índice de separação dos folhetos é uma forma prática de se estimar a gravidade da EM (Figura 29.8). A determinação da gravidade da lesão valvar se faz pelo cálculo da área valvar através das técnicas do *pressure half time* (PTH), equação de continuidade e PISA.

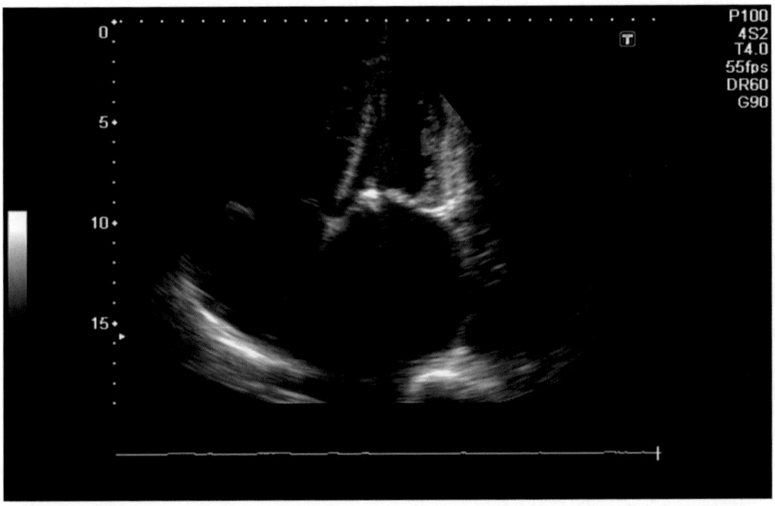

Figura 29.8 – Ecocardiograma - estenosa mitral com calcificação nas cúspides.

O escore de Wilkins (Tabela 29.1), descrito em 1988, consiste na avaliação ecocardiográfica da valva mitral com ênfase na descrição dos aspectos estruturais. Quatro parâmetros são considerados: mobilidade dos folhetos, espessamento valvar, grau de calcificação e acometimento do aparato subvalvar. Uma graduação de 1 a 4 pontos para cada item resulta num escore que pode variar de 4 a 16 pontos. Pacientes com escore de Wilkins inferior ou igual a 8 são candidatos a valvuloplastia mitral percutânea, na ausência de outras contraindicações. Outras medidas que demonstram a gravidade da EM são a medida da pressão sistólica da artéria pulmonar (PSAP), presença de trombos atriais e insuficiência tricúspide. A realização de ecocardiograma esofágico pode proporcionar informações adicionais como melhor avaliação do aparelho subvalvar e pesquisa de trombo em átrio esquerdo, que é fundamental antes da valvoplastia percutânea nos pacientes com fibrilação atrial.

Tabela 29.1 – Escore ecocardiográfico de Wilkins
Mobilidade dos folhetos:
1 - Mobilidade elevada da valva com apenas restrição nas extremidades dos folhetos
2 - Regiões medial e basal apresentam mobilidade normal
3 - A valva continua se movendo adiante na diástole, principalmente na base
4 - Nenhum ou mínimo movimento dos folhetos em diástole
Acometimento subvalvar:
1 - Mínimo espessamento subvalvar exatamente abaixo dos folhetos mitrais
2 - Espessamento de cordas estendendo-se por mais de um terço do comprimento
3 - Espessamento expandindo-se para o terço distal das cordas
4 - Espessamento extenso e encurtamento de todas as estruturas das cordas expandindo-se para os músculos papilares
Espessura dos folhetos:
1 - Espessamento dos folhetos com espessura próxima do normal (4-5mm)
2 - Camadas médias normais, espessamento considerável de margens (5-8mm)
3 - Espessamento expandindo através de toda a camada (5-8mm)
4 - Espessamento considerável de toda a camada do tecido (>8-10mm)
Calcificação valvar:
1 - Uma área única da ecoluminosidade aumentada
2 - Mínimas áreas de luminosidade confinadas às margens do folheto
3 - Luminosidade expandindo-se dentro da porção média dos folhetos
4 - Luminosidade extensa, além dos limites dos folhetos

Ecocardiografia com esforço

A ecocardiografia com exercício ou dobutamina é recomendada para avaliação de resposta ao estresse em pacientes com EM e discordância entre sintomas e dados hemodinâmicos no repouso. Se houver aumento significativo do gradiente diastólico médio (maior que 15 mmHg) ou aumento da PSAP > 60 mmHg, entre o esforço e repouso, esses pacientes terão benefício com a valvoplastia mitral percutânea.

Cateterismo cardíaco

Para a avaliação da gravidade da EM quando os testes não invasivos são inconclusivos e para os pacientes com fatores de risco para doença arterial coronária são as principais indicações de realização de cateterismo cardíaco.

Tratamento

Farmacológico

O alívio dos sintomas da EM e das complicações são os objetivos da terapia farmacológica. A prevenção de febre reumática deve ser mantida até os 40 anos de idade, inclusive naqueles que já se submeteram à correção da EM. Os β-bloqueadores e os bloqueadores dos canais de cálcio podem ser administrados para o controle da frequência cardíaca, sendo os digitálicos reservados para aqueles que evoluem com insuficiência cardíaca até a cirurgia ou intervenção. A cardioversão elétrica deve ser reservada para os casos de arritmia com instabilidade hemodinâmica. O uso de diuréticos (especialmente os de alça) associado à restrição hidrossalina é recomendado quando manifestações de congestão pulmonar estiverem presentes.

Nos estágios evolutivos finais da EM surgem sinais de insuficiência cardíaca direita (edema periférico, hepatomegalia, ascite), determinando hipovolemia relativa devido ao sequestro hídrico pelo terceiro espaço. Essas alterações hemodinâmicas promovem ativação do sistema renina-angiotensina-aldosterona, resultando em hiperaldosteronismo secundário. Nessas situações, os antagonistas da aldosterona, como a espironolactona, podem ser valiosos adjuvantes à terapia diurética habitual.

Valvoplastia mitral percutânea

Indicada nos pacientes com EM moderada ou grave sintomáticos e também nos pacientes sem sintomas, com área valvar $\leq$ 1,5 cm^2, com PSAP > 50 mmHg. As características anatômicas devem ser favoráveis, sem trombo em átrio esquerdo, nem IM moderada ou grave. Considera-se sucesso do procedimento quando a área valvar ficar > 1,5 cm^2, pressão de átrio esquerdo menor que 18 mmHg e ausência de IM grave. A taxa de sucesso é de 80 a 95%, e a reestenose mitral pode indicar nova intervenção.

Cirúrgico

É reservado para pacientes sintomáticos (CF III-IV) com alguma das seguintes contraindicações à valvoplastia percutânea: anatomia valvar desfavorável (escore de Wilkins superior a 8 associado a calcificação e comprometimento do aparelho subvalvar); presença de dupla lesão mitral com insuficiência moderada a importante; concomitância de valvopatia tricúspide ou aórtica significativa e trombo atrial esquerdo persistente (sem resolução após tempo adequado de anticoagulação oral)[7]. A comissurotomia aberta apresenta sobrevida média em 15 anos próxima a 96%, com sobrevida livre de complicações valvares em torno de 92%. Também é possível benefício da cirurgia em pacientes com EM moderada a importante e eventos embólicos, apesar de anticoagulação adequada, e naqueles com CF I a II com hipertensão pulmonar grave, sem anatomia favorável para valvoplastia.

Pacientes portadores de FA que irão se submeter a cirurgia valvar podem se beneficiar do tratamento cirúrgico concomitante da FA (como cirurgia de Maze ou ablação por radiofrequência). A preservação valvar deve ser a opção de escolha (comissurotomia cirúrgica) que, apesar de desejável, nem sempre é exequível. A mortalidade relacionada à troca valvar oscila entre 3 e 10%, sendo influenciada por idade, classe funcional, hipertensão pulmonar e doença arterial coronariana concomitante. O fluxograma da Figura 29.9 resume as indicações de intervenção na EM.

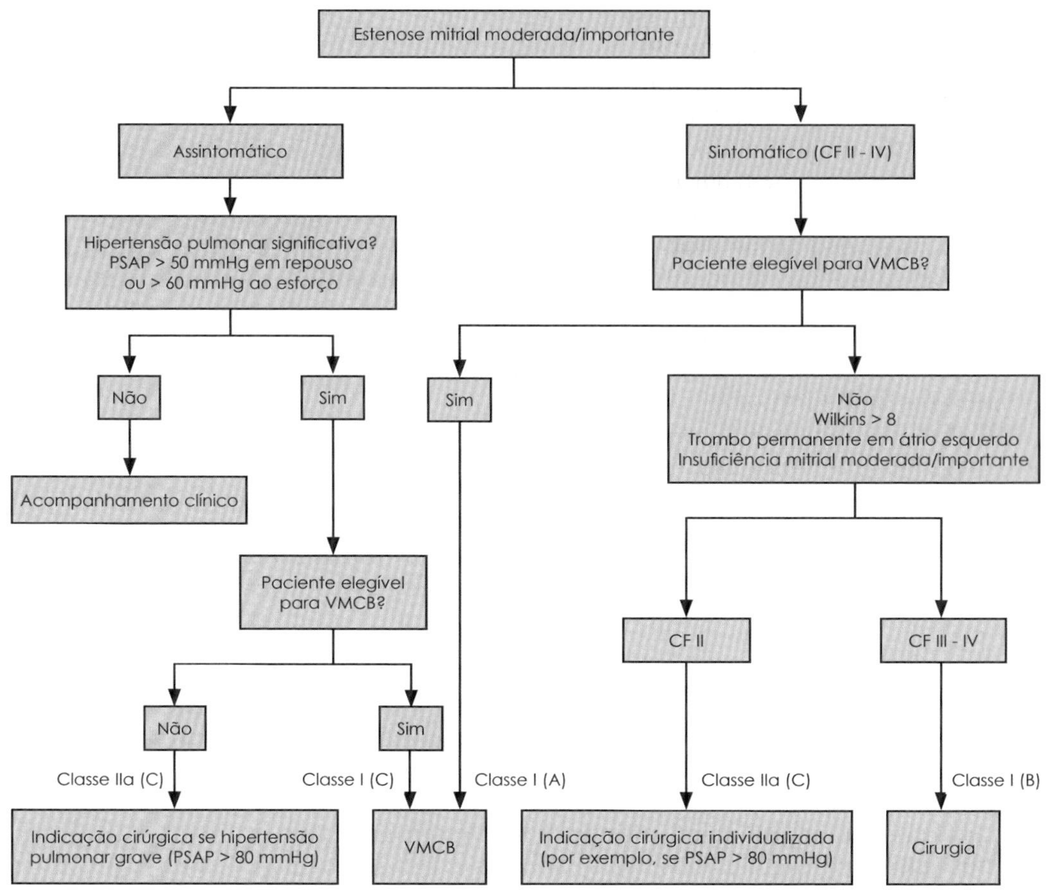

CF - Classe funcional; VMCG – valvuloplastia mitrial por cateter-balão; PSAP - pressão sistólica da artéria pulmonar.

Figura 29.9 – Fluxograma 2 . Estratégias de tratamento intervencionista na Estenose mitral

CONCLUSÃO

Os pacientes com valvopatia mitral devem ser avaliados com relação a sintomas, anatomia valvar e repercussões na árvore vascular pulmonar. A manutenção da função ventricular esquerda, do ritmo sinusal e da pressão arterial pulmonar deve ser o objetivo. A indicação de intervenção deve ocorrer no momento mais preciso, a fim de minimizar as perdas não reversíveis. A profilaxia da doença reumática continua a ser um problema de saúde comum no mundo. Uma vez que o paciente manifeste sinais de descompensação cardíaca, a intervenção é a melhor opção terapêutica. A preservação valvar é a opção adequada no tratamento cirúrgico, desde que o aparato valvar seja favorável. A substituição por prótese metálica ou biológica deve levar em conta a necessidade de anticoagulação e durabilidade, sendo importante a indicação individualizada.

REFERÊNCIAS BIBLIOGRÁFICAS

1. Tarasoutchi F, Montera MW, Grinberg M, Barbosa MR, Piñeiro DJ, Sánchez CRM et al. Diretriz Brasileira de Valvopatias – SBC 2011. I Diretriz Interamericana de Valvopatias – SIAC 2011. Arq Bras Cardiol. 2011;97(5 supl. 1):1-67.
2. Otto CM. Evaluation and management of chronic mitral regurgitation. N Engl J Med. 2001;345:740-46.
3. Braunwald E, Zipes DP, Libby P, Mann DL, Bonow RO. Braunwald's heart disease: a textbook of cardiovascular medicine. 8th ed. Philadelphia: W. B. Saunders Company; 2007.
4. Ramos AIO et al. Quando Intervir no Paciente Assintomático com valvopatia Mitral?. Rev Soc Cardiol Estado de São Paulo. 2008;4:348-53.
5. Otto CM. Pathofisiology of Mitral Stenosis. Pathophysiology, clinical features, and evaluation of mitral stenosis. Disponível em: www.uptodate.com/
6. Eur Heart J. 1993;14(1):122-128. doi:10.1093/eurheartj/14.1.122 1993;14(1):122-128 doi: 10.1093/eurheartj/14.1.122.
7. ACC/AHA. 2006 guidelines for the management of patients with valvular heart disease. J Am Coll Cardiol. 2006;28:E1-148.

Capítulo 30

Doença Arterial Periférica

Roberto Augusto Caffaro
Walkiria Hueb

INTRODUÇÃO

A doença arterial periférica (DAP) é a manifestação mais comum da doença aterosclerótica sistêmica, caracterizada pela presença de placas de ateroma que acometem a aorta, seus ramos e as artérias dos membros[1]. Tem prevalência na população geral de 3 a 10%, com aumento da taxa em 15 a 20% naqueles acima de 70 anos[2].

São fatores de risco o tabagismo, a dislipidemia e o diabetes. Ainda, ocorre associação com a raça negra, o sexo masculino, idade avançada, hipertensão arterial, marcadores inflamatórios alterados, estados de hipercoagulabilidade, hiper-homocisteinemia e insuficiência renal crônica[3].

Neste contexto, para o mesmo paciente pode ocorrer comprometimento das artérias dos territórios coronário e carotídeo, como mostra a Figura 30.1[4].

ETIOLOGIA

São causas de lesão arterial estenótica ou oclusiva: aterosclerose, arterite, coarctação da aorta, síndrome da artéria ilíaca em ciclistas, displasia fibromuscular, embolia, tromboembolismo de aneurisma, cisto adventicial, *entrapment*, tumor vascular primário, trauma, irradiação, doença de Takayasu e doença de Buerger.

QUADRO CLÍNICO

A DAP apresenta-se de maneira silenciosa ou sintomática. Esta última na forma de claudicação intermitente, dor isquêmica de repouso ou lesão trófica, num grau crescente de deterioração tecidual.

Define-se claudicação intermitente como desconforto muscular no membro inferior em decorrência de exercício, que apresenta melhora após repouso em até 10 minutos.

A dor isquêmica de repouso e a lesão trófica fazem parte da síndrome chamada isquemia crítica dos membros, descrita oportunamente neste capítulo. A formação de colaterais, adaptação metabólica à à isquemia muscular e modificação da caminhada

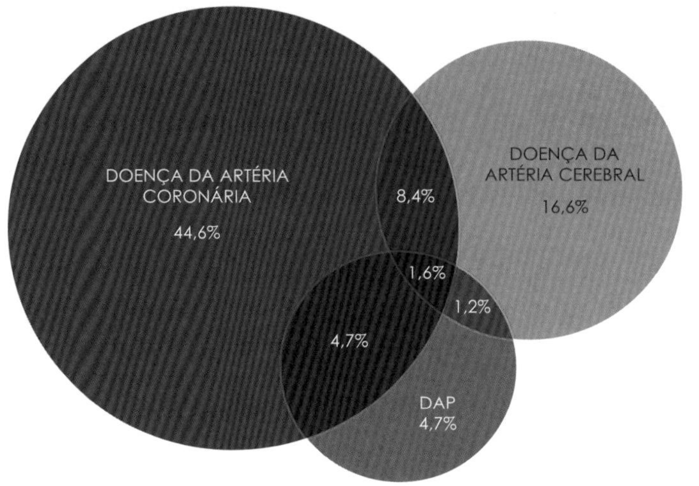

Figura 30.1 – Sobreposição da doença arterial afetando diferentes territórios.

com utilização de grupamentos musculares não afetados mantêm estes indivíduos assintomáticos. No entanto, 25% pioram e degradam para sintomatologia.

Nos sintomáticos, a deterioração do estágio clínico ocorre de 7 a 9% no primeiro ano após o diagnóstico, e 2 a 3% a cada ano que se segue. No entanto, o desfecho amputação é raro, apresentando taxas de 1 a 3% em 5 anos nos claudicadores não diabéticos[5]. São fatores preditivos de agravamento em sintomáticos recentes, a presença de fatores de risco, mudança do índice tornozelo-braço (ITB) e ITB menor de 0,5[5].

DIAGNÓSTICO

A história vascular dirigida e o exame detalhado dos pulsos são recomendados para todo indivíduo com fatores de risco de DAP, sintomas nos membros inferiores ao exercício ou redução da função do membro.

Nos casos sugestivos da doença, realizar testes objetivos, sendo o índice tornozelo-braço (ITB) o método de triagem[6]. Também está indicado ITB naqueles maiores de 70 anos sem fatores de risco até então investigados e em todos com escore de risco de Framingham entre 10 e 20%[7].

Para tal, utilizam-se esfigmomanômetro e aparelho Doppler. O primeiro é locado 10 a 12 cm do tornozelo do membro em estudo e o segundo, utilizado para medida da pressão sistólica das artérias pediosa dorsal e tibial posterior (Figura 30.2). Estes resultados são divididos agora pela pressão sistólica do braço, quando se obtém o resultado final. Índice < 0,9 em sintomáticos confirma a existência de doença arterial oclusiva entre o coração e o tornozelo.

Métodos de imagem como arteriografia, angiotomografia e angiorressonância ficam reservados para doentes com diagnóstico de isquemia crítica.

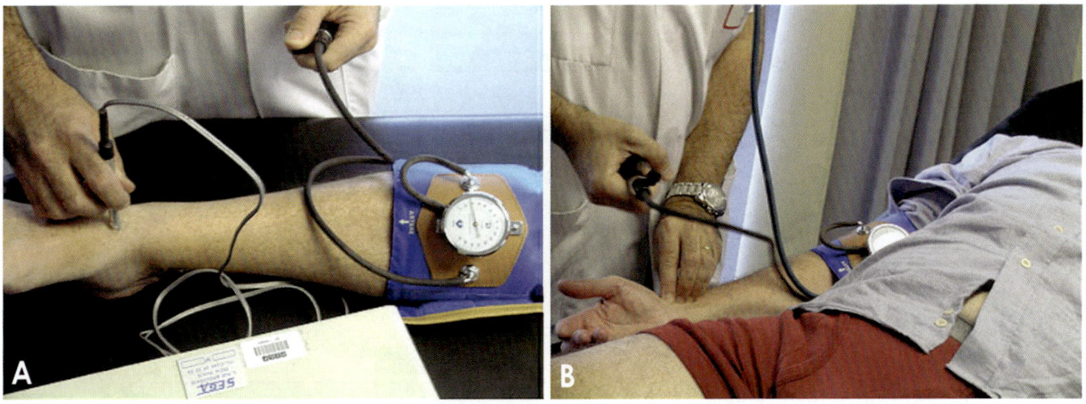

Figura 30.2 – Procedimento para realização do índice tornozelo-braço. A) Medida pressão sistólica da artéria pediosa dorsal; B) medida da pressão sistólica da artéria braquial.

TRATAMENTO

Para o tratamento da doença arterial periférica, sempre modificar fatores de risco[8]. Nos que permanecem assintomáticos, apenas monitorar. Já para os claudicadores, introduzir exercícios supervisionados e farmacoterapia[9]. Os exercícios devem ser executados de 30 a 60 minutos por sessão, três sessões por semanas, durante 3 meses.

Como medicamento de primeira linha utiliza-se o cilostazol, de 3 a 6 meses. Se não houver melhora dos sintomas ou ocorrer deterioração clínica, localizar lesão proximal arterial através de métodos de imagem e indicar revascularização[1,9,10].

Na Figura 30.3 encontra-se o algoritmo da estratégia do tratamento da doença arterial periférica[10].

ISQUEMIA CRÍTICA DOS MEMBROS

Conceito

Trata-se da doença arterial periférica com duração maior que 2 semanas, acompanhada de dor isquêmica de repouso ou presença de úlcera, portanto classificada entre estágio III e IV de Fontaine, categorias 4, 5 e 6 de Rutherford (Tabela 30.1).

Ocorre comprometimento do fluxo de sangue para o tecido, em decorrência de múltiplas lesões oclusivas da parede arterial, eventualmente multissegmentares, impedindo a manutenção do mesmo.

Quadro Clínico

Dor isquêmica de repouso

A dor é nos pés ou ao redor da lesão, caracterizada por piora à noite, melhora quando da pendência do membro, progressiva deterioração do sono e edema bilateral.

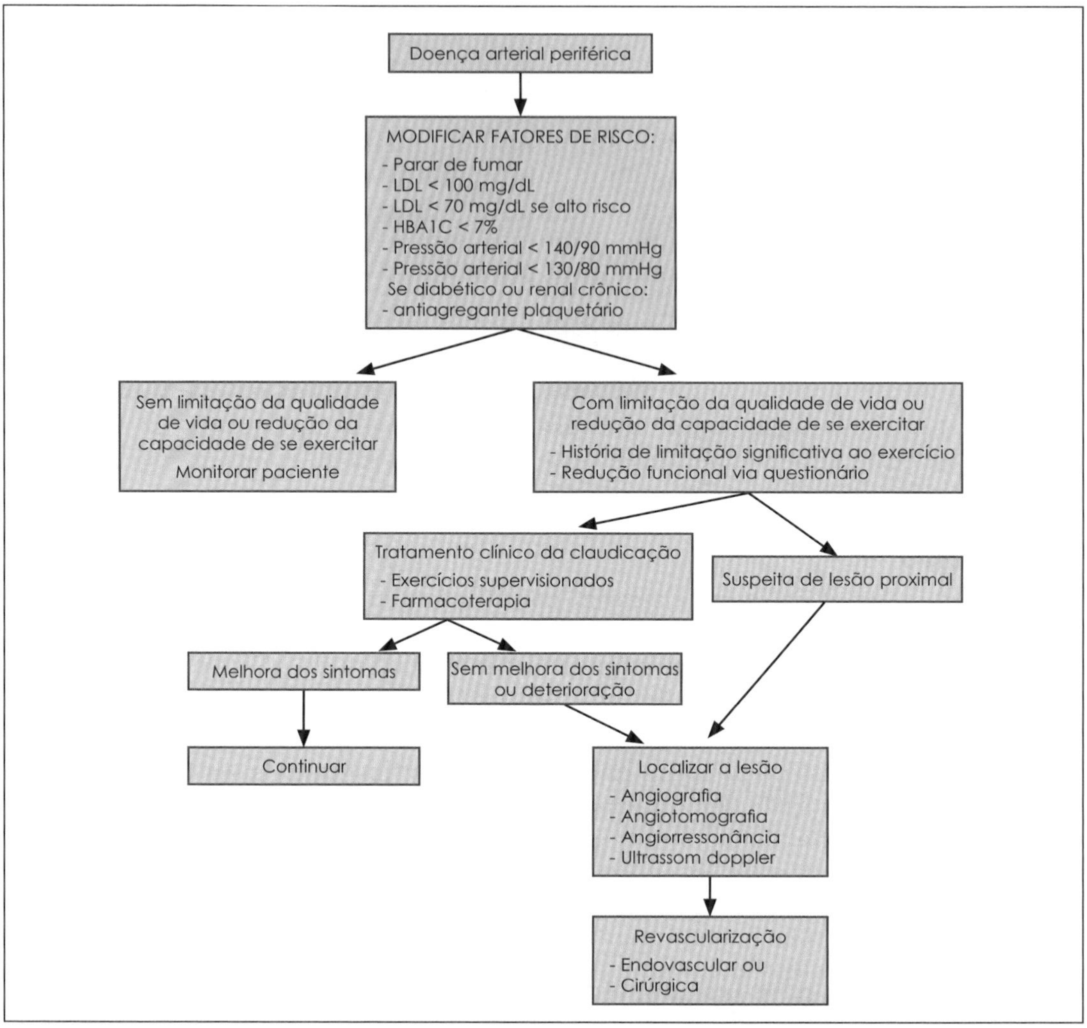

Figura 30.3 – Algoritmo da estratégia do tratamento da doença arterial periférica.

Tabela 30.1 – Classificação da doença arterial periférica

Fontaine		Rutherford	
Estágio	**Clínica**	**Categoria**	**Clínica**
I	Assintomático	0	Assintomático
Iia	Claudição média	1	Claudicação leve
Iib	Claudicação moderada / severa	2	Claudicação moderada
		3	Claudicação severa
Iii	Dor isquêmica de repouso	4	Dor isquêmica de repouso
Iv	Úlcera ou gangrena	5	Lesão tecidual menor
		6	Lesão tecidual maior

Úlcera e gangrena

Apresentam-se preferencialmente nos dedos; naqueles acamados, no tornozelo; nos graves, em antepé; e em decorrência de aquecimento inadequado, nas localizações atípicas (Figura 30.4).

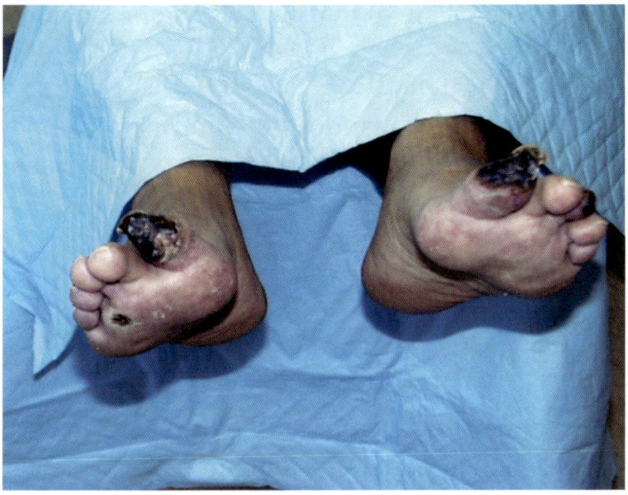

Figura 30.4 – Paciente com isquemia crítica dos membros inferiores, apresentando gangrena em dedos dos pés.

Diabetes e isquemia crítica dos membros

Raramente os pacientes diabéticos evoluem com dor; a clínica em geral é de lesão na pele com acometimento do dorso do pé. Isto se deve à neuropatia característica da doença.

Sabe-se que 15% dos doentes apresentam úlcera no decorrer da vida; destes, 14-24% têm como desfecho a amputação, sendo 85% potencialmente preveníveis, caso fossem submetidos à avaliação precoce[11]. São fatores de risco: neuropatia, deformidade e movimentos de repetição. Na maioria dos casos, a natureza da úlcera é neuropática, seguida de causa isquêmica, e como terceira em frequência, a neuroisquêmica[12].

O acometimento arterial é normalmente multissegmentar, com comprometimento distal da perna e preservação da artéria peroneira. Devido à calcificação da parede arterial característica da doença no diabético, o vaso torna-se incompressível, apresentando ITB com resultado próximo da normalidade.

Então, como não apresentam claudicação no início da doença, têm ITB normal e potencialmente podem evoluir para úlcera com risco de amputação, testes objetivos devem ser utilizados para confirmação da insuficiência arterial, conforme apresentamos a seguir.

Diagnóstico

Todos os doentes com dor isquêmica de repouso ou úlcera no pé devem ser considerados inicialmente portadores de isquemia crítica dos membros[13]. O diagnóstico é clínico, porém apoiado em testes objetivos. Na avaliação física, o local da dor e a palpação dos pulsos são fundamentais. Indicam o território da oclusão arterial.

Observar rarefação dos pelos, atrofia muscular e do tecido celular subcutâneo, fissuras, pele seca, palidez, cianose, hiperemia, edema e características da úlcera.

São testes objetivos para o diagnóstico:

- Colesterol e triglicérides: dislipidemia é fator de risco para aterosclerose, principal causa da isquemia crítica dos membros.
- Índice tornozelo-braço (ITB): ITB nas úlceras 50-70 mmHg; ITB na dor isquêmica de repouso 30-50 mmHg.
- Pressão sistólica do dedo: crítica quando < 50 mmHg.
- Tensão transcutânea de oxigênio ($tcPO_2$): crítica quando < 30 mmHg.
- Investigação da microcirculação: faz-se através de capilaroscopia. Pouco utilizada.
- Ultrassom Doppler.
- Arteriografia: realizar de rotina nas isquemias críticas.
- Angiotomografia.
- Angiorressonância.

Diagnóstico Diferencial

Considerar as doenças que evoluem com úlcera do membro inferior e dor. São elas:

- Úlcera arterial: doença de Buerger – acomete preferencialmente os pés e acompanha dor importante.
- Úlcera venosa: insuficiência venosa crônica – apresentação principal maleolar e dor leve.
- Úlcera mista: insuficiência venosa crônica mais doença arterial periférica – localização maleolar e dor leve.
- Infarto de pele: causa sistêmica, apresentação no terço distal da perna e dor importante.
- Úlcera neuropática: diabete melito ou hipovitaminose, localizada no pé, sem dor.
- Úlcera neuroisquêmica: apresenta características da úlcera neuropática com a lesão isquêmica.
- Causalgia ou distrofia simpático-reflexa: lesão nervosa de natureza periférica, apresentando ITB e pressão sistólica dos dedos normais.
- Compressão da raiz nervosa: associada à dor lombar mais distribuição a partir do dermátomo lombossacral.
- Neuropatia periférica diabética: inicialmente caracterizada por sensação de queimação nos pés com piora à noite, distribuição simétrica dos sintomas nas pernas, ausência de dor e decréscimo da percepção vibratória/reflexa.
- Neuropatia periférica não diabética: em decorrência de deficiência de vitamina B_{12}, siringomielia, hanseníase, alcoolismo, drogas e agentes quimioterápicos.
- Câimbras noturnas: raramente acometem o pé e normalmente são associadas à insuficiência venosa crônica.
- Doença de Buerger: a natureza da doença é inflamatória, acompanhando acometimento arterial e venoso.
- Miscelânea: trata-se de doença local inflamatória, como gota, artrite reumatoide, neuroma do dedo, síndrome do túnel do tarso e fasciite plantar.

Tratamento

Observar a avaliação do especialista vascular precocemente para o planejamento e a revascularização do membro através de técnica minimamente invasiva ou cirurgia aberta, principal recurso no tratamento destes doentes[14]. Nos candidatos à cirurgia, realiza-se método de imagem que auxilia no planejamento cirúrgico.

Nos não candidatos, sempre em decorrência de falta de condições técnicas ou clínicas, caso seja possível estabilizar dor e lesão, procede-se tratamento clínico; naqueles com dor incontrolável ou infecção em expansão, amputação.

Na Figura 30.5, segue o algoritmo da estratégia do tratamento dos pacientes com isquemia crítica dos membros[15].

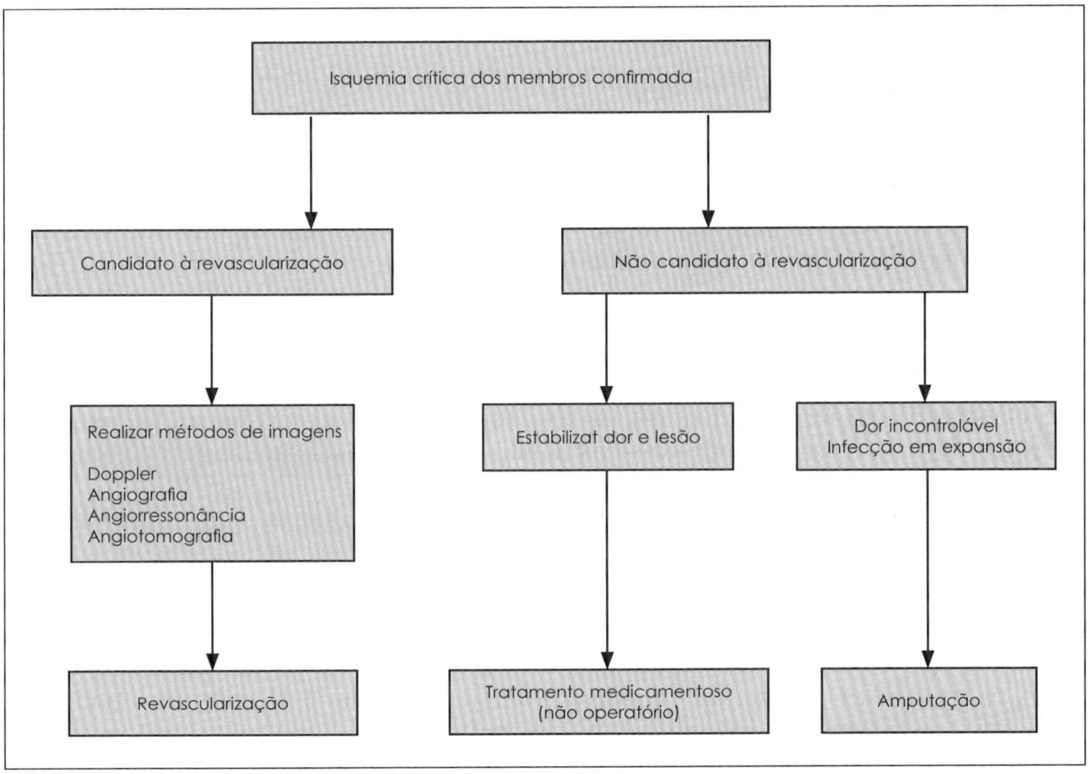

Figura 30.5 – Algoritmo da estratégia do tratamento dos pacientes com isquemia crítica dos membros.

De maneira geral, observar como metas do tratamento: alívio da dor, cuidados com a ferida, melhora da qualidade funcional do membro, melhora da qualidade e prolongamento da vida, manutenção do membro e tratamento das causas. Salienta-se a necessidade de acompanhamento multidisciplinar para controle da dor, equilíbrio dos fatores de risco cardiovasculares e tratamento das comorbidades.

Alívio da dor isquêmica

Atua favorecendo a funcionalidade do membro e a qualidade de vida. Como recursos, temos a revascularização naqueles em que existe esta possibilidade; ou analgesia de horário nos não candidatos à cirurgia.

Cuidados com a ferida

Remoção mecânica ou química de material necrótico, manter ambiente hidratado, utilizar gaze não aderente, diminuir a pressão sobre a ferida, reduzindo a carga (modificação dos sapatos) e tratar a infecção. A antibioticoterapia sistêmica é recomendada nos casos de celulite e infecção em expansão. No diabético, é comum associação de cocos Gram-positivos, Gram-negativos e anaeróbios.

Prevenção da perda do membro

Revascularização por cirurgia aberta ou procedimento endovascular.

Amputação

As amputações maiores (acima do tornozelo) estão indicadas quando há risco de vida por infecção, destruição do pé por necrose ou dor de repouso incontrolável. O nível de amputação deve ser determinado pela $tcPO_2$[16].

Farmocoterapia

Recurso utilizado na falência da revascularização ou impossibilidade técnica do procedimento[17]. Como única opção, e não totalmente bem estabelecida, temos os prostanoides. A seguir, encontram-se os medicamentos com ação na parede arterial e suas características na isquemia crítica[18-21].

- Prostanoide – previne a ativação das plaquetas e leucócitos, protegendo o endotélio. Efeito duvidoso na isquemia crítica dos membros.
- Vasodilatador – aumento da perfusão em áreas não isquêmicas, portanto não indicado em isquemia crítica.
- Antiagregante plaquetário – diminui a evolução da aterosclerose em artéria femoral, reduz o risco de eventos cardiovasculares e melhora a patência dos enxertos. Não atua revertendo ou estabilizando isquemias graves.
- Droga vasoativa – não melhora os sintomas.

Câmara hiperbárica

Recomendada para úlceras de natureza diabética, devido à comprovada diminuição do risco de perda do membro. Para as demais causas não está indicada, por ausência de estudos e aumento de custos.

Estimulação do cordão espinal

Apresenta melhor resultado para salvamento do membro, quando comparada ao tratamento conservador[22].

Prognóstico

Na isquemia crítica existe maior risco de evento vascular fatal e perda do membro, em comparação aos doentes com claudicação intermitente. O prognóstico daqueles não revascularizados após 1 ano do início da doença é: 25%, amputação do membro; 25%, morte; e 50% restantes, dor de repouso e/ou lesão da pele[23].

ISQUEMIA AGUDA DOS MEMBROS

Conceito

É qualquer decréscimo da perfusão do membro repentinamente, causando ameaça à viabilidade do mesmo.

As principais causas em ordem de frequência são trombose nativa, trombose de enxerto, embolia, trauma e aneurisma periférico. As manifestações clínicas apresentam-se precocemente (horas) na embolia, no trauma e aneurisma; e tardiamente (dias) na trombose nativa ou após revascularização.

Etiologia

Causa não aterosclerótica: síndrome compartimental, *entrapment*, doença cística arterial, trauma, dissecção, arterite, vasculite do HIV, trombolifilia e vasoespasmo.

Causa aterosclerótica: trombose em estenose prévia, trombose de enxerto, trombose de aneurisma e embolia originária do coração ou de placa arterial.

Quadro Clínico

A evolução natural e mais temida nestes quadros é da inviabilidade do membro, diretamente proporcional ao tempo de isquemia. Assim, toda a história e o exame físico são dirigidos para determinar o grau do comprometimento da perfusão.

História

Interrogar sobre a intensidade da dor, função do membro, claudicação intermitente, cirurgia ortopédica/trauma/vascular prévia, cardiopatia, aneurisma e fatores de risco para aterosclerose.

Exame físico

Os achados do exame físico podem incluir os 5 **P**s iniciais dos sinais e sintomas da doença, em inglês. São eles:

- *Pain* - Dor - analisar o tempo de início, a localização, intensidade e mudança da dor no decorrer do tempo.
- *Pulselessness* - Diminuição dos pulsos - devido à baixa acurácia da palpação do pulso ao exame físico, todos os pacientes com suspeita de isquemia arterial aguda devem ser submetidos a avaliação dopplerimétrica das artérias para determinação da presença de fluxo.
- *Pallor* - Palidez - mudança da cor e temperatura.

- *Paresthesia* - Parestesia - ocorre em mais de 50% dos casos.
- *Paralysis* - Paralisia - sinal de mau prognóstico.

Classificação

É baseada na viabilidade do membro, sendo o grau determinado pela presença de dor de repouso, diminuição da sensibilidade e impotência funcional. Assim, temos a categoria I viável, IIA ou B viável e III irreversível, conforme Tabela 30.2[24].

Tabela 30.2 – Classificação da isquemia arterial aguda de acordo com a viabilidade do membro

Categoria		Descrição/ Prognóstico	Achados		Sinais Doppler	
			Sensório	Impotência funcional	Artéria	Veia
I Viável		Tratamento não imediato	Não	Não	Normal	Normal
II Viável	A	Tratamento precoce	Não dedos	Não	Frequentemente inaudível	Normal
	B	Tratamento urgente	> Dedos dor repouso	Média	Sempre inaudível	Normal
III Irreversível		Lesão tecidual > lesão nervosa	Anestesia profunda	Paralisia profunda	Não	Não

Diagnóstico

Todos os casos suspeitos devem ser avaliados e encaminhados imediatamente ao cirurgião vascular, com o objetivo de intervenção rápida para minimizar o risco da irreversibilidade nervosa e lesão muscular maior[25].

Diagnóstico Diferencial

São condições que mimetizam o quadro da isquemia arterial aguda: choque circulatório, *flegmasia cerulea dolens* e neuropatia por compressão aguda.

Tratamento

Todos pacientes devem ser submetidos à anticoagulação parenteral imediata, com o objetivo de prevenir a propagação do trombo e piora da isquemia[25].

Está indicada revascularização do membro nas isquemias arteriais agudas, menos naqueles classificados na categoria III. Para estes, resta apenas a amputação.

Na Figura 30.6, está o algoritmo da estratégia do tratamento dos pacientes com isquemia arterial aguda[25].

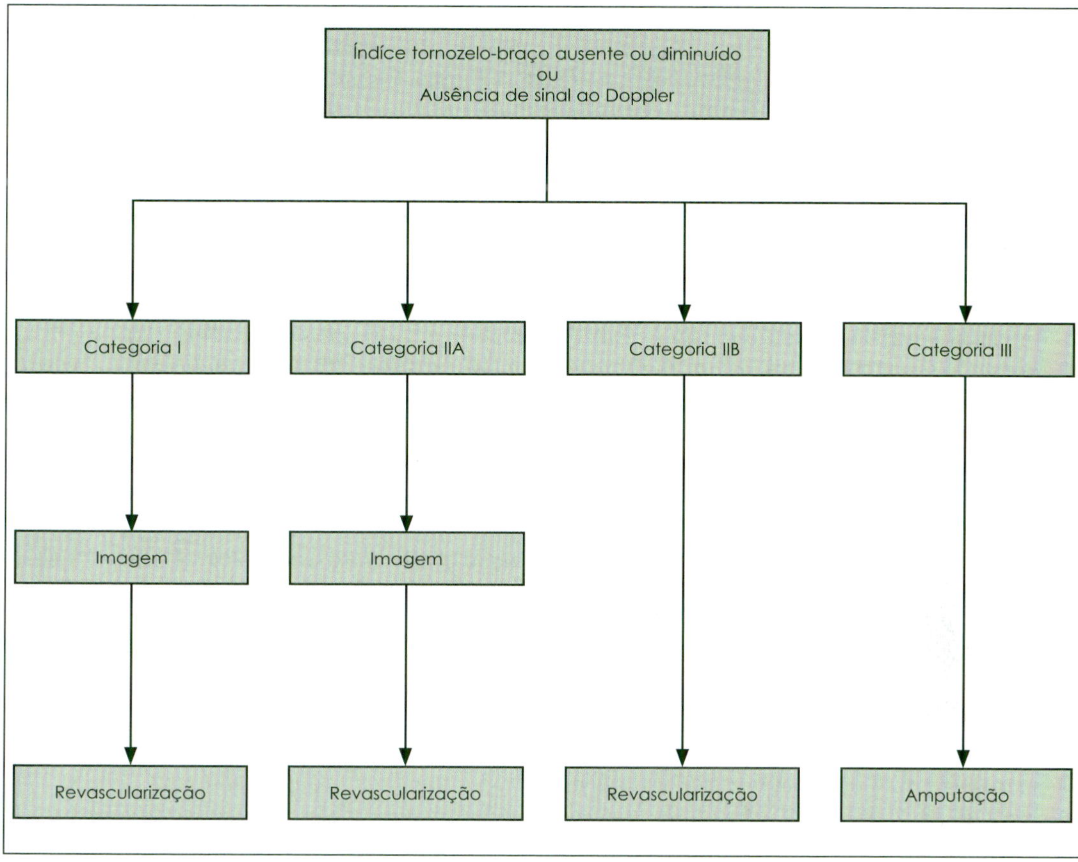

Figura 30.6 – Algoritmo da estratégia do tratamento dos pacientes com isquemia arterial aguda.

REFERÊNCIAS BIBLIOGRÁFICAS

1. TASC. Management of peripheral arterial disease (PAD). TransAtlantic Inter-Society Consensus (TASC). Eur J Vasc Endovasc Surg. 2000;19(Suppl A):Si-xxviii. S1-250.
2. Criqui MH, Fronek A, Barrett-Connor E, Klauber MR, Gabriel S, Goodman D. The prevalence of peripheral arterial disease in a defined population. Circulation 1985;71(3):510-51.
3. Selvin E, Erlinger TP. Prevalence of and risk factors for peripheral arterial disease in the United States: results from the National Health and Nutrition Examination Survey, 1999-2000. Circulation. 2004;110(6):738-43.
4. Clement DL, Boccalon H, Dormandy J, Durand-Zaleski I, Fowkes G, Brown T. A clinical approach to the management of the patient with coronary (Co) and/or carotid (Ca) artery disease who presents with leg ischaemia (Lis). Int Angiol. 2000;19(2):97-125.
5. Fowkes FG, Housley E, Cawood EH, Macintyre CC, Ruckley CV, Prescott RJ. Edinburgh Artery Study: prevalence of asymptomatic and symptomatic peripheral arterial disease in the general population. Int J Epidemiol. 1991;20(2):384-92.
6. Hirsch A, Criqui M, Treat-Jacobson D, Regensteiner J, Creager M, Olin J et al. Peripheral arterial disease detection, awareness, and treatment in primary care. JAMA. 2001;286(11):1317-24.
7. Kannel WB, Skinner JJ, Schwartz MJ, Shurtleff D. Intermittent claudication. Incidence in the Framingham Study. Circulation. 1970;41(5):875-83.

8. De Backer G, Ambrosioni E, Borch-Johnsen K, Brotons C, Cifkova R, Dallongeville J et al. European guidelines on cardiovascular disease prevention in clinical practice. Third Joint Task Force of European and other Societies on Cardiovascular Disease Prevention in Clinical Practice (constituted by representatives of eight societies and by invited experts). Atherosclerosis. 2004;173(2):381-91.
9. Hirsch AT, Haskal ZJ, Hertzer NR, Bakal CW, Creager MA, Halperin JL et al. ACC/AHA 2005 guidelines for the management of patients with peripheral arterial disease (lower extermity, renal, mesenteric, and abdominal aortic): executive summary a collaborative report from the American Association for Vascular Surgery/Society for Vascular Surgery, Society for Cardiovascular Angiography and Interventions, Society for Vascular Medicine and Biology, Society of Interventional Radiology, and the ACC/AHA Task Force on Practice Guidelines (Writing Committee to Develop Guidelines for the Management of Patients with Peripheral Arterial Disease) endorsed by the American Association of Cardiovascular and Pulmonary Rehabilitation; National Heart, Lung, and Blood Institute; Society for Vascular Nursing; TransAtlantic Inter-Society Consensus; and Vascular Disease Foundation. J Am Coll Cardiol. 2006;47:1239-312.
10. Hiatt WR. Medical treatment of peripheral arterial disease and claudication . N Engl J Med. 2001;344:1608-1621.
11. ADA Peripheral arterial disease in people with diabetes. Diabetes Care. 2003;26(12):3333-41.
12. Armstrong DG, Lavery LA. Diabetic foot ulcers: prevention, diagnosis and classification. Am Fam Physician. 1998;57(6):1325-32, 1337-8.
13. Labs KH, Dormandy JA, Jaeger KA, Stuerzebecher C, Hiatt WR. Trans-Atlantic conference on clinical trial guidelines in PAOD (Peripheral arterial occlusive disease) clinical trial methodology. Eur J Vasc Endovasc Surg. 1999;18(3):253-65.
14. Tunis SR, Bass EB, Steinberg EP. The use of angioplasty, bypass surgery, and amputation in the management of peripheral vascular disease. N Engl J Med. 1991;325(8):556-62.
15. Nehler MR, Hiatt WR, Taylor LM Jr. Is revascularization and limb salvage always the best treatment for critical limb ischemia? J Vasc Surg. 2003;37(3):704-8.
16. Poredos P, Rakovec S, Guzic-Salobir B. Determination of amputation level in ischaemic limbs using tcPO2 measurement. Vasa. 2005;34(2):108-12.
17. Moher D, Pham B, Ausejo M, Saenz A, Hood S, Barber G. Pharmacological management of intermittent claudication: a meta- analysis of randomised trials. Drugs. 2000;59(5):1057-70.
18. Pratt C. Analysis of the cilostazol safety database. Am J Cardiol. 2001;87(12A):28D-33D.
19. Cosmi B, Conti E, Coccheri S. Anticoagulants (heparin, low molecular weight heparin and oral anticoagulants) for intermittent claudication. Cochrane Database Syst Rev. 2001:CD001999.
20. Coffman J. Vasodilator drugs in peripheral vascular disease. N Engl J Med. 1979;300:713-717.
21. De Backer T, Vander Stichele R, Warie H, Bogaert M. Oral vasoactive medication in intermittent claudication: utile or futile? Eur J Clin Pharmacol. 2000;56(3):199e206.
22. Ubbink DT, Vermeulen H. Spinal cord stimulation for non-reconstructable chronic critical leg ischaemia. Cochrane Database Syst Rev. 2003(3):;CD004001.
23. Criqui M, Langer R, Fronek A, Feigelson H, Klauber M, McCann T, et al. Mortality over a period of 10 years in patients with peripheral arterial disease. N Engl J Med. 1992;326:381-6.
24. Rutherford R.B., Baker J.D., Ernst C., et al: Recommended standards for reports dealing with lower extremity ischemia: revised version. J Vasc Surg. 1997;26 (3):517-538.
25. Norgren L, Hiatt WR, Dormandy JA, Nehler MR, Harris KA, Fowkes FGR; on behalf of the TASC II Working Group. Inter-Society Consensus for the Management of Peripheral Arterial Disease (TASC II). Eur J Vasc Endovasc Surg. 2007;33(Suppl 1).

Capítulo 31

Varizes de Membros Inferiores

Walter Karakhanian

DEFINIÇÃO

São veias dilatadas, alongadas e tortuosas com alterações no seu sistema valvar. Embora possam ser encontradas em outros territórios, no presente capítulo serão abordadas apenas as veias varicosas dos membros inferiores.

Anatomia da Drenagem Sanguínea dos Membros Inferiores

A drenagem sanguínea dos membros inferiores é realizada através das veias dos sistemas profundo e superficial. As veias do sistema profundo que estão localizadas junto às artérias homônimas no chamado feixe vasculonervoso são responsáveis pela drenagem de aproximadamente 85 a 90%. O sistema superficial é constituído pelas veias safenas interna (magna) e externa (parva). A comunicação entre elas é realizada por veias denominadas de perfurocomunicantes. Em situação de normalidade, a direção do fluxo sanguíneo ocorre no sentido distal para proximal e do sistema superficial para profundo. Esse direcionamento é possível pela presença de estruturas valvulares que impedem o refluxo.

Fisiologia da Drenagem Sanguínea dos Membros Inferiores

O maior obstáculo para a drenagem sanguínea satisfatória dos membros inferiores é a força da gravidade. Para vencê-la temos os seguintes mecanismos: *vis a tergo* (a força que vem de trás), *vis a front* (a força que vem da frente), fator muscular e fator valvar. O chamado *vis a tergo* é o que resta da pressão arterial na rede capilar; *vis a front* é a pressão negativa que se estabelece na caixa torácica toda vez que ocorre uma inspiração, fazendo com que ocorra aumento no retorno venoso. Tanto um quanto outro têm contribuição pequena. Os fatores valvular e muscular irão efetivamente proporcionar um retorno satisfatório. Agem conjuntamente: a cada contração muscular ocorre uma "massagem" nas veias do sistema profundo, promovendo a subida da coluna de sangue; quando o relaxamento muscular ocorre após a contração, a tendência daquela coluna de sangue, pela influência da gravidade, é retornar ao ponto de partida, evitada pela presença do sistema valvular competente. Dessa maneira, pela repetição desse evento, ocorre o retorno sanguíneo em direção ao coração de maneira satisfatória (Figura 31.1).

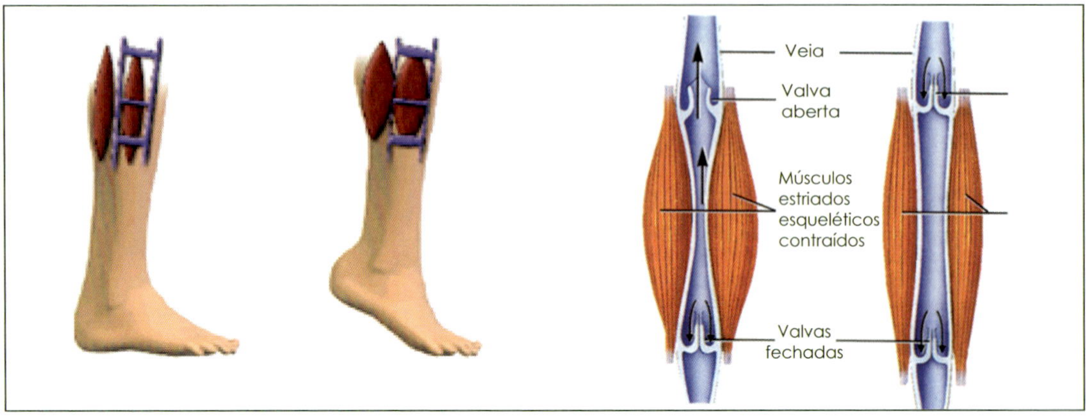

Figura 31.1 – Contração muscular e fator valvar contribuindo para o retorno venoso.

Fisiopatologia

Quando a drenagem sanguínea dos membros inferiores não for satisfatória, ocorre no leito capilar, onde são realizadas as trocas metabólicas, regime de hipertensão localizada condicionando alterações teciduais que caracterizam o quadro clínico e as complicações da doença.

Sabe-se que as trocas metabólicas realizadas no nível do leito capilar são regidas pela seguinte fórmula: $Pf = Ph - (Po + R)$ sendo Pf, a pressão de filtração resultante do equilíbrio entre a pressão hidrostática (Ph), cuja ação faz com que o plasma atravesse a parede capilar em direção ao interstício, e o conjunto de forças representadas pela pressão osmótica (Po) e a resistência (R) oferecida pela parede do vaso, que se opõem à saída do plasma. Em situação de normalidade temos que, na extremidade arterial do capilar, a pressão hidrostática é maior que o conjunto pressão osmótica mais a resistência, resultando em saída de plasma para o interstício. Na extremidade venosa ocorre diminuição da pressão hidrostática, resultando em absorção do plasma para dentro dos vasos (Figura 31.2). Quando, por algum motivo, a drenagem sanguínea não for satisfatória, essa relação filtração/absorção a nível capilar torna-se inadequada, isto é, a reabsorção do plasma não é completa na extremidade venosa do capilar, acarretando a série de eventos descritos a seguir:

- retenção de líquido no espaço intersticial implica no aparecimento do edema;
- a estase sanguínea, causa aumento do consumo de oxigênio e consequentemente aumento na produção de CO_2, gerando a cianose;
- degradação das hemácias no interstício, originando hemossiderina, que estimula a produção de melanoblastos e melanina resultando na hiperpigmentação;
- edema persistente e crônico estimula a produção de fibroblastos e fibrose, a pele se torna espessada caracterizando o fibroedema (dermatofibrose);

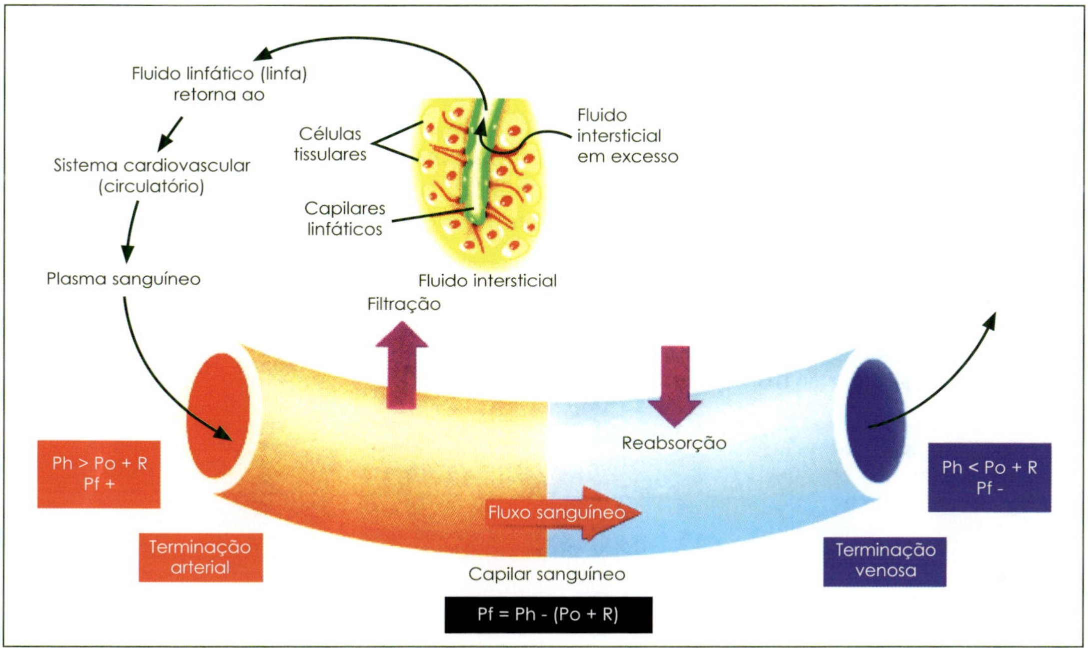

Figura 31.2 – Trocas metabólicas no nível capilar.

- a pele com as características descritas acima tem menor resistência a traumas e é mais suscetível a infecções, temos então celulite, eczema, exulceração e úlceras;
- essa menor resistência a infecções leva ao aparecimento de linfangite aguda (erisipela). Após vários surtos de linfangite aguda, a drenagem linfática também fica deficiente culminando com o assim chamado estado elefantiásico da insuficiência venosa crônica.

A sequência desses eventos, dependendo da etiologia e da gravidade da insuficiência venosa, pode ocorrer de 2 a 20 anos.

ETIOLOGIA

As varizes de membros inferiores podem ser classificadas em primárias e secundárias. As varizes primárias ou essenciais são aquelas em que não existe causa bem definida, e o seu aparecimento depende de fatores hereditários e desencadeantes dos quais se destacam principalmente a profissão, a gestação, a obesidade e o uso de anovulatórios.

As varizes secundárias, por outro lado, apresentam causa bem definida:

- síndrome pós-trombótica: trata-se de sequela de uma trombose venosa profunda. existe uma sobrecarga do sistema venoso superficial por ineficiência ou oclusão do sistema venoso profundo;
- fístulas arteriovenosas congênitas ou adquiridas: a presença da comunicação entre os sistemas arterial e venoso faz com que haja passagem de sangue do local de maior pressão (artéria) para o de menor pressão (veia), sobrecarregando essas últimas, tornando-as dilatadas e tortuosas. Essas fístulas arteriovenosas quando

congênitas são micro e múltiplas e fazem parte de uma síndrome denominada de Klippel-Trenaunay ou Parkes Weber, que, além das varizes, apresenta também hemangioma plano e aumento do membro comprometido (Figura 31.3). As fístulas arteriovenosas adquiridas são decorrentes de traumatismos nos quais ocorre a lesão da artéria e da veia, estabelecendo comunicação entre ambas. Quando não diagnosticadas e, portanto, não tratadas na fase aguda, determinam, após algum tempo, quadro de insuficiência venosa crônica (Figura 31.4);

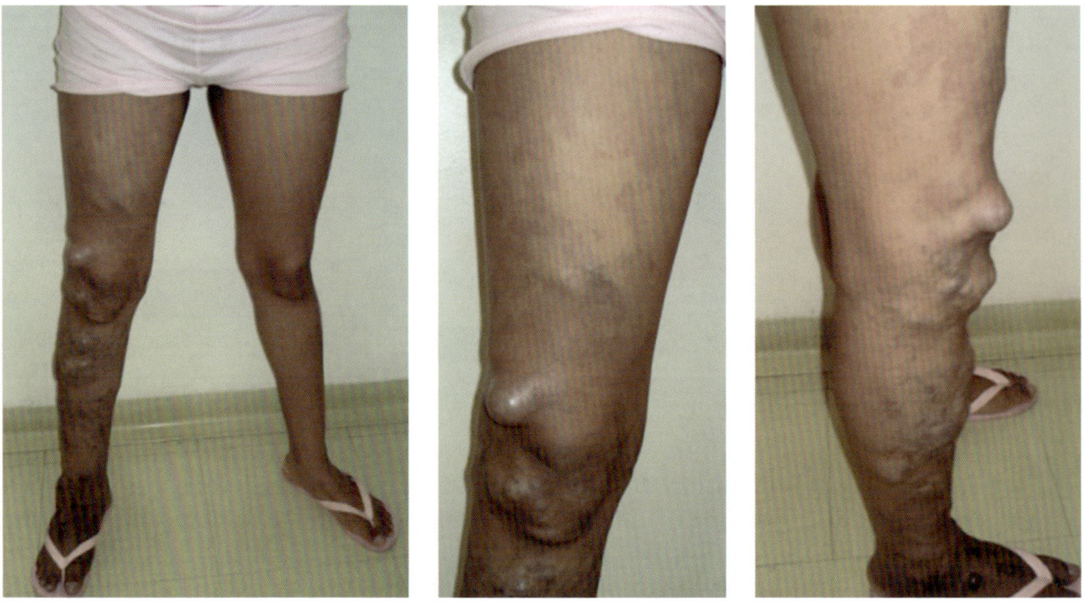

Figura 31.3 – Síndrome de Klippel-Trenaunay/Parkes Weber – observar as varizes, o hemangioma plano e o aumento do membro.

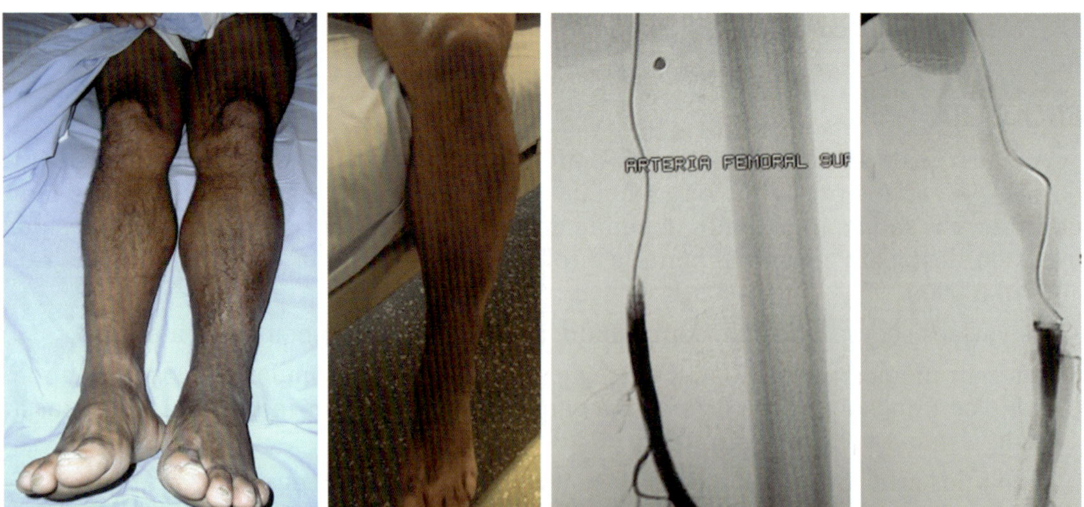

Figura 31.4 – Fístula arteriovenosa adquirida desenvolvida após 2 anos de ferimento por projétil de arma de fogo. Observar a opacificação precoce da veia femoral superficial durante a arteriografia.

- varizes ocasionadas pelas compressões extrínsecas ou intrínsecas (p. ex., tumores comprimindo veias e dificultando a drenagem).

Na prática médica, em torno de 80% dos pacientes portadores de varizes apresentam causa primária, 15% são sequelas da trombose venosa profunda e os 5% restantes são decorrentes de fístulas arteriovenosas e compressões extrínsecas.

QUADRO CLÍNICO

O indivíduo portador de varizes não complicadas de membros inferiores pode ser assintomático ou apresentar sintomas como sensação de peso, queimação ou cansaço acompanhados de edema vespertino. Todos esses sintomas pioram com a posição ortostática, calor e período pré-menstrual na mulher. Geralmente melhoram com repouso, deambulação e queda da temperatura. Outros sintomas podem ocorrer, como prurido, cãibras, formigamento e calor. Nem sempre a intensidade dos sintomas é proporcional ao tamanho e ao número de veias varicosas. Quando assintomáticos, e particularmente em mulheres, a principal queixa é o aspecto estético. A sequência de eventos que ocorre, se os cuidados não forem adequados, está descrita na Fisiopatologia.

Existe uma classificação do quadro clínico de varizes de acordo com a gravidade, denominada CEAP, na qual se leva em consideração a **C**línica, a **E**tiologia, a **A**natomia e a **P**atologia (Quadro 31.1).

Quadro 31.1 – Classificação clínica (CEAP das varizes)
1 - Teleangectasias/microvarizes
2 - Varizes
3 - Varizes com edema
4 - Alterações cutâneas
5 - Úlcera cicatrizada
6 – Úlcera aberta

Complicações Agudas

- Linfangite aguda (erisipela).
- Varicorragia.
- Varicoflebite.

A linfangite aguda é uma infecção provocada por agente bacteriano, geralmente estreptococo (erisipela), precedida por mal-estar, febre e cansaço generalizado. Após período de 24 horas se instalam no membro comprometido a hiperemia em "bota" e o edema, acompanhado de dor. A gravidade depende da resposta imunológica e do envolvimento de outros agentes, variando desde a forma edematosa, bolhosa ou necrosante, esta última nos indivíduos imunodeprimidos ou diabéticos.

A varicorragia é a ruptura de veia varicosa com hemorragia. Essa ruptura pode ser espontânea ou traumática e em ambos os casos o tratamento se faz com compressão com atadura e repouso com os membros inferiores elevados.

A varicoflebite é a trombose de veia varicosa acompanhada de processo inflamatório: a veia torna-se endurecida, avermelhada, quente e com muita dor à palpação. Geralmente esse quadro de flebite superficial melhora com calor local e anti-inflamatório.

DIAGNÓSTICO

É fundamentalmente clínico, e baseia-se na anamnese e no exame físico. O paciente deve ser examinado em pé, para que haja enchimento adequado das veias varicosas. São analisados o trajeto e a possível dependência dos grandes troncos venosos superficiais (safena interna, safena externa e perfurocomunicantes). Observa-se também a presença das alterações cutâneas acima descritas, desde o edema até as ulcerações eventualmente presentes ou cicatrizadas. Na palpação confirma-se a dermatofibrose, isto é, o espessamento cutâneo, indicando a cronicidade do processo. A palpação é muito útil na marcação pré-operatória dos trajetos varicosos e das veias perfurocomunicantes. A percussão e a ausculta têm pouca aplicabilidade no diagnóstico das varizes de membros inferiores. Ambas são úteis nos casos de varizes secundárias, decorrentes da presença de fístula arteriovenosa adquirida, na qual se podem sentir o frêmito e o sopro, respectivamente.

Além da anamnese e do exame físico, o diagnóstico pode ser concluído por exames complementares não invasivos, dos quais o mais utilizado na prática médica é o Doppler ultrassom colorido, que permite a confirmação da insuficiência valvular e a avaliação adequada do sistema venoso profundo, inacessível ao exame clínico (Figura 31.5). Exame invasivo, como a flebografia (Figura 31.6), útil no passado, é raramente solicitado.

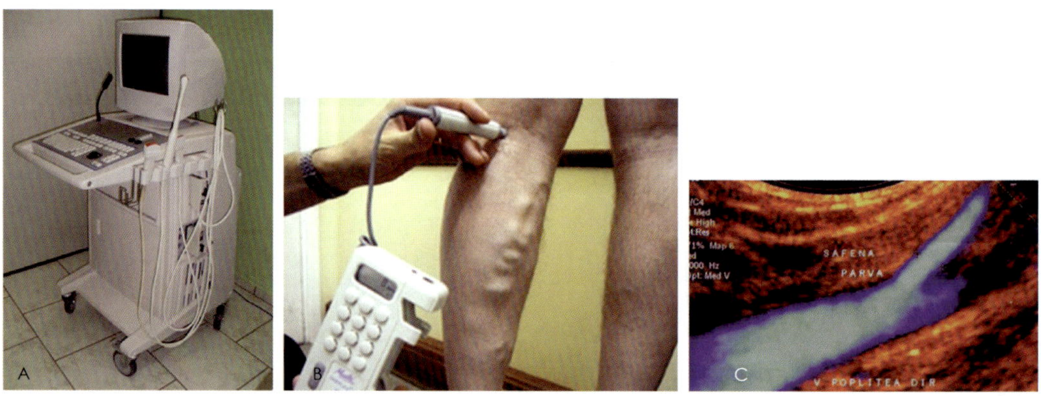

Figura 31.5 – (A) Aparelho de ultrassom para a realização do Doppler. (B) Detalhe da realização do exame. (C) Imagem obtida.

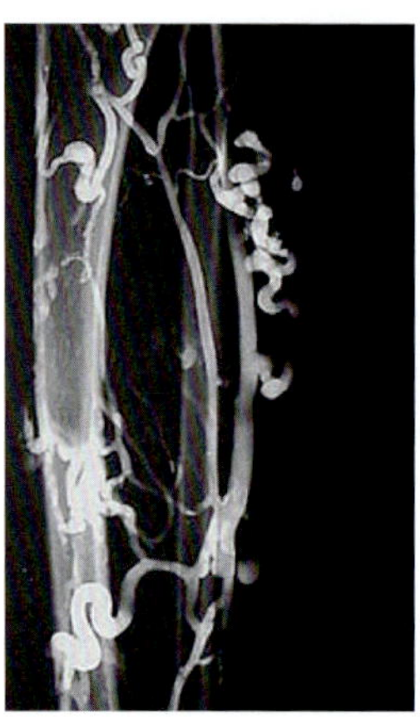

Figura 31.6 – Flebografia.

TRATAMENTO

Pode ser clínico ou cirúrgico. O tratamento clínico inclui orientações gerais, terapia medicamentosa e terapia compressiva.

a. Orientações gerais: evitar o ortostatismo por tempo prolongado, evitar o sobrepeso, os exercícios físicos, principalmente a deambulação, o repouso com as pernas elevadas.
b. Terapia medicamentosa: constituída principalmente pelas drogas flebotônicas, embora controversa, tem sido indicada para alívio dos sintomas como edema, cãibras, queimação, cansaço etc.
c. Terapia compressiva: uso de meias elásticas constitui ponto importante no controle dos sintomas, pois ajuda no retorno venoso, melhorando o mecanismo da bomba muscular e direcionando o fluxo sanguíneo para o sistema venoso profundo.

O tratamento cirúrgico consiste em retirada das veias varicosas previamente marcadas na véspera (Figura 31.7) através de microincisões escalonadas (Figura 31.8). A retirada da veia safena externa ou interna (fleboextração) (Figura 31.9) está na dependência do refluxo valvular dessas veias. A recuperação é rápida e o indivíduo volta a exercer suas atividades habituais em torno de 15 a 20 dias.

Recentemente se tem utilizado o *laser* ou a radiofrequência como alternativas ao tratamento cirúrgico convencional.

A escleroterapia, através da injeção de substâncias esclerosantes endovenosas, fica reservada para veias de pequeno calibre, denominadas telangiectasias ou microvarizes.

Na presença de úlceras varicosas, o tratamento clínico se impõe com repouso, limpeza local, curativos e uso eventual de antibióticos, anti-inflamatórios hormonais e não hormonais. Após a cicatrização, procede-se a avaliação quanto à indicação cirúrgica ou não, lembrando que as varizes secundárias têm formas diferentes de tratamento, cada uma com suas peculiaridades.

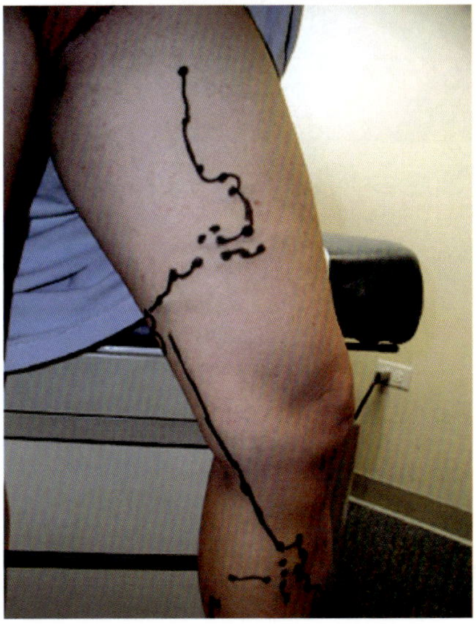

Figura 31.7 – Marcação pré-operatória de varizes.

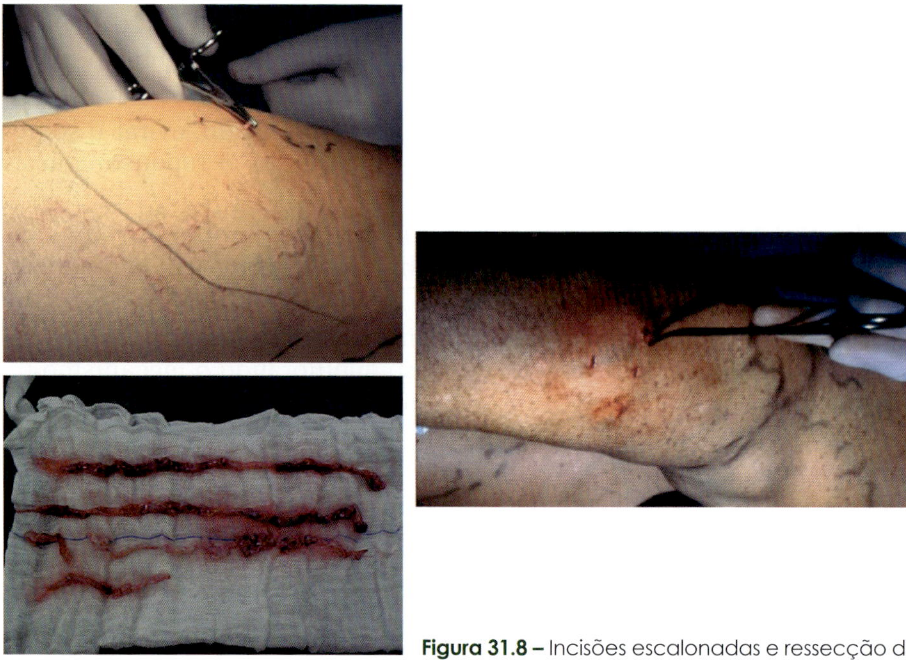

Figura 31.8 – Incisões escalonadas e ressecção de veias colaterais.

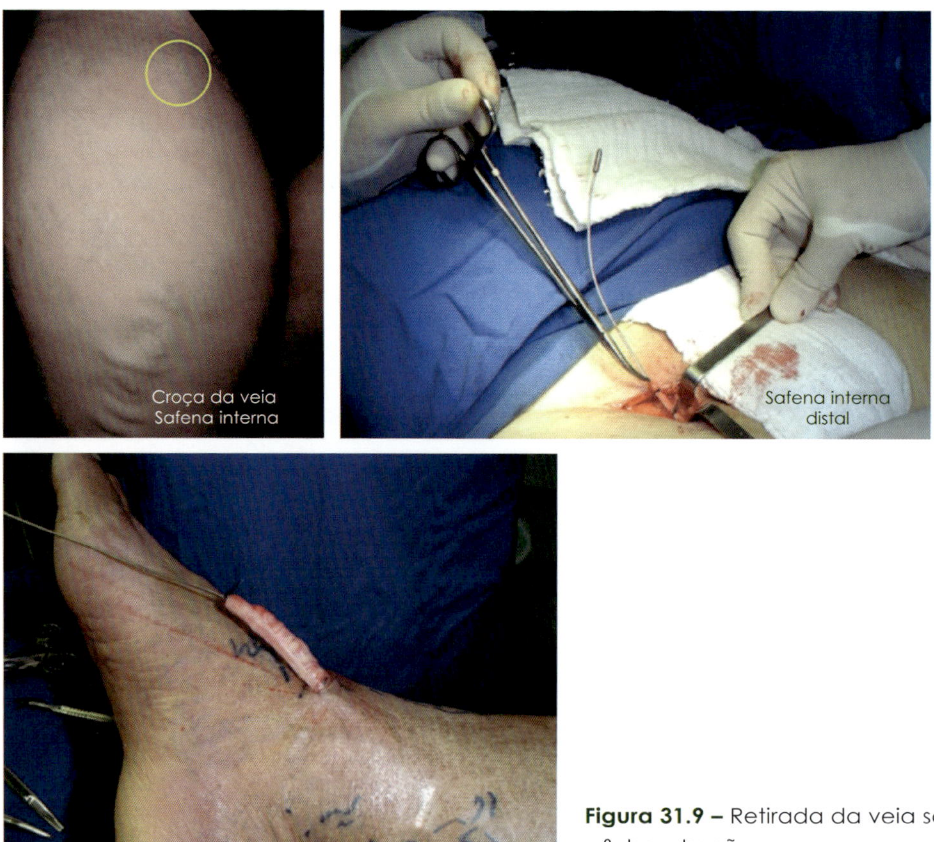

Figura 31.9 – Retirada da veia safena interna – fleboextração.

CONCLUSÃO

Apesar do grande avanço médico nos últimos 100 anos, o tratamento teve relativamente pequeno progresso. Ainda não existe tratamento definitivo, e o seu controle deve ser individualizado de acordo com a etiologia, os sintomas e desejos de cada paciente.

BIBLIOGRAFIA CONSULTADA

1. Brito CJ, Duque A, Merlo I, Murillo R, Lauria V. Cirurgia Vascular – Cirurgia Endovascular – Angiologia. 2ª ed. Rio de Janeiro RJ; 2008.
2. Maffei FHA, Lastoria S, Yoshida W, Rollo H. Doenças Vasculares Periféricas. 3ª ed. Rio de Janeiro RJ ; 2002.
3. Martorell F. Enfermedades Vasculares. Majjorca , Barcelona; 1967.
4. Rutherford RB. Cirurgia Vascular. 2ª ed. Philadelphia Pennsylvania; 2007.

SEÇÃO 4

DOENÇAS DERMATOLÓGICAS

Capítulo 32

Acne Vulgar

Elisete Crocco

INTRODUÇÃO

A acne é considerada uma desordem multifatorial da unidade pilossebácea, dermatose extremamente frequente na população, que acomete sobretudo adolescentes. Apresenta grande impacto econômico e psicossocial, muitas vezes levando a um isolamento social do indivíduo que possui os quadros mais graves de acne[1].

HISTÓRICO

Durante o século 6 d.C. esta doença foi primeiramente nomeada por Aetius Amidenus como: *acme*, que significa "pico", em grego[2]. Somente se ouviu falar novamente no termo acne nos dicionários médicos em 1800. Porém, em 1842, Erasmus Wilson separou os termos acne vulgar de acne rosácea, caracterizando-as como duas diferentes dermatoses.

EPIDEMIOLOGIA

A acne é causa frequente de tratamento pelo dermatologista, sendo que corresponde a cerca de 14% do atendimento realizado em consultórios, segundo a Sociedade Brasileira de Dermatologia. Seu pico ocorre na adolescência: cerca de 85% das pessoas entre 12 e 24 anos são afetadas por acne. Além disso, 12% das mulheres e 3% dos homens mantêm o quadro até por volta dos 44 anos. Sabe-se também que meninos caucasianos apresentam maior chance de desenvolvimento de acne nodulocística que os meninos negros[4].

PATOGÊNESE

A acne é doença que apresenta causas multifatoriais, inclusive com envolvimento genético. Sabe-se que a predisposição para apresentar mais glândulas sebáceas e em maior tamanho está diretamente relacionada com maior incidência de acne na juventude.

Existem alguns fatores fundamentais para o desenvolvimento da acne, são eles: aumento da secreção sebácea controlada por estímulo hormonal; formação do microcomedão; colonização por *Propionibacterium acnes* e inflamação.

Secreção da Glândula Sebácea Controlada por Estímulo Hormonal

Há receptores andrógenos na camada basal das glândulas sebáceas e na bainha radicular externa dos folículos. Alguns hormônios andrógenos têm papel fundamental no aumento da produção de sebo e acne comedoniana, como a de-hidroepiandrosterona sulfatada (DHEAS). A di-hidrotestosterona (DHT) tem cinco a dez vezes mais afinidade com o receptor androgênico, quando comparada com a testosterona.

Formação de Microcomedão

Ocorre queratinização do forro do infundíbulo, com formação de hiperqueratose no óstio folicular, que leva ao aumento de coesão entre as células e proliferação de ceratinócitos no infrainfundíbulo. Há aumento no número e tamanho dos grânulos querato-hialinos e diminuição dos grânulos lamelares e tonofilamentos, além de estímulo androgênico da secreção de sebo.

Enquanto o comedo se expande, o lóbulo sebáceo regride. Com a pequena abertura na superfície da pele, há acúmulo de queratinócitos e sebo, e ocorre então a ruptura do comedão com inflamação.

Colonização por *P. acnes*

O *Propionibacterium acnes* (Gram-positivo) faz parte da colonização do folículo sebáceo. Ele realiza a produção de coproporfirina III e lipases, que liberam mediadores pró-inflamatórios e enzimas que contribuem com a ruptura do comedão. São estas lipases que podem apresentar a sequela de perda de tecido subcutâneo após o processo inflamatório ser resolvido, levando a cicatrizes de acne deprimidas.

Inflamação

O tipo de resposta inflamatória determina o tipo de lesão clínica e de cicatriz que o paciente virá a desenvolver. Há aumento de CD4+ e IL-1 previamente à hiperqueratinização. Na formação de pústulas há predomínio de neutrófilos. Nas pápulas, nos cistos e nódulos, há predomínio de linfócitos T-*helper*, células gigantes tipo corpo estranho e neutrófilos.

QUADRO CLÍNICO

A acne vulgar pode ser dividida em não inflamatória e inflamatória.

O quadro com componente não inflamatório manifesta-se primordialmente por comedões fechados e comedões abertos, que apresentam pontos negros na superfície da pele devidos ao depósito de melanina e oxidação lipídica na superfície cutânea. É denominada acne comedoniana.

A acne inflamatória manifesta-se clinicamente por apresentar pápulas, pústulas, nódulos e cistos. Conforme a predominância das lesões elementares, pode ser classificada como: papulopustulosa, nodulocística e nodular/conglobata. Podemos, ainda, considerá-la de acordo com a acentuação da gravidade do quadro como leve, moderada e grave.

A forma papulopustulosa apresenta comedões abertos, comedões fechados, com predomínio de pápulas e pústulas.

A forma nodulocística apresenta pápulas, pústulas, comedões abertos e fechados, porém com predomínio de cistos e nódulos.

A forma nodular/conglobata apresenta quadro grave de predomínio de nódulos e cistos, levando a aglomerações destas lesões, com sequelas cicatriciais muito significativas.

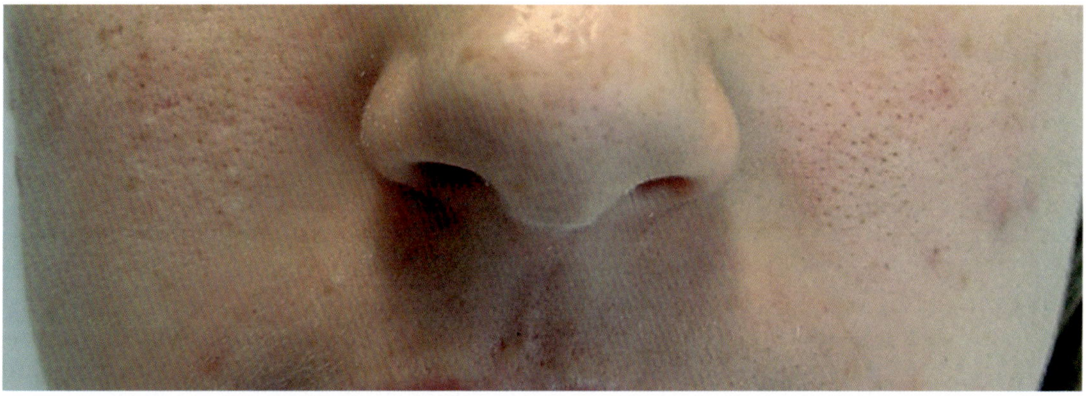

Figura 32.1 – Forma comedoniana da acne vulgar.

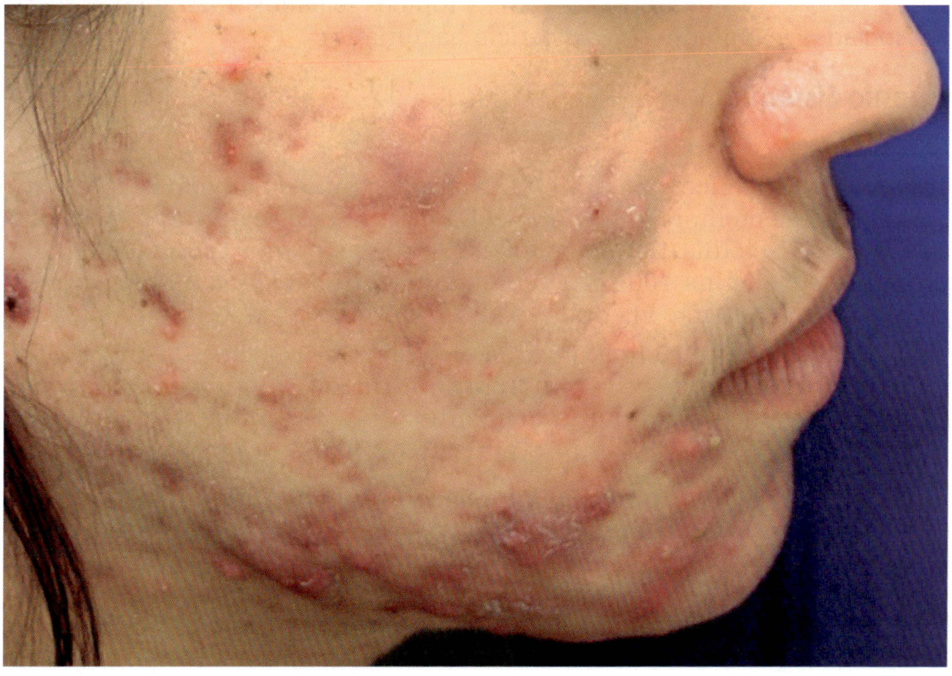

Figura 32.2 – Forma nodulocística grave de acne vulgar.

Tabela 32.1 – Classificação da acne vulgar		
Grau de Intensidade	**Tipo**	**Predomínio de Lesão Elementar**
Leve	Comedoniana	Comedões abertos e fechados
	Papulopustulosa	Pápulas e pústulas
Moderada	Papulopustulosa	Pápulas e pústulas
	Nodulocística	Nódulos e cistos
Grave	Nodular/conglobata	Nódulos e lesões ulcerativas

TRATAMENTO

O tratamento pode ser tópico ou sistêmico.

Tratamento Tópico

Para tratamento tópico da acne comedoniana as opções farmacológicas são: tretinoína, adapaleno, isotretinoína e atualmente é possível utilizar combinações de peróxido de benzoíla associado ao adapaleno.

A acne inflamatória pode receber tratamento tópico com os produtos citados, porém pode associar-se a ácido azelaico, peróxido de benzoíla eritromicina e clindamicina. As possíveis combinações são: peróxido de benzoíla associado ao adapaleno, peróxido de benzoíla + clindamicina, adapaleno + clindamicina e tretinoína + clindamicina.

Deve-se levar em conta que antibióticos tópicos isolados utilizados por longa data estão associados a aumento da resistência bacteriana.

Tratamento Sistêmico

Antibióticos

O tratamento sistêmico com antibioticoterapia tem o objetivo de diminuir a população de *P. acnes* e melhora no aspecto inflamatório[5]. As seguintes opções devem ser consideradas: limeciclina 150 mg a 300 mg, via ora, 1 x/dia, tetraciclina 500 mg, via oral, 2 x/dia, minociclina 100 mg,via oral, 1 x/dia, doxiciclina 100 mg, via oral, 1 x/dia, e eritromicina 500 mg, via oral, 2 x/dia.

A doxiciclina e a minociclina mostram-se mais efetivas que a tetraciclina[6], provavelmente por seu uso indiscriminado por longa data. A minociclina é considerada superior à doxiciclina para diminuir a quantidade de *P. acnes.*

A eritromicina é droga de escolha das gestantes e contraindicam-se as outras drogas.

É imperativo que o uso do antibiótico seja feito com muita cautela, pois um problema crescente é a resistência bacteriana aos antibióticos no mundo todo.

Antiandrógenos

Atuam sobre a produção de sebo e normalizam descamação folicular[5]. Para mulheres, existe a opção do uso de antiandrógenos com o objetivo de mediar a produção sebácea. Podem ser utilizados: acetato de ciproterona 2 mg/etinil-estradiol 0,0350 mg a 300 mg, via oral, 1 x/dia, espironolactona com dose até 100 mg/dia e drospirenona (progestágeno derivado da espirononoloactona) associado a etinil-estradiol.

Corticosteroide

Os corticosteroides apresentam benefício temporário na acne inflamatória grave, sendo utilizados principalmente em associação a isotretinoína, na fase inicial do tratamento. A dose recomendada é de 0,5 mg/kg.

Isotretinoína

Droga com atuação sobre redução da produção de sebo, normaliza a descamação no folículo, a redução indireta da quantidade de *P. acnes* no folículo, e a redução da inflamação[5]. Desde sua aprovação, definiu uma mudança no perfil de tratamento de pacientes com acne grave. A dose é de 0,5 a 1 mg/kg/dia, via oral, até atingir uma dose total de 120 a 150 mg/kg.

A principal indicação do tratamento são casos de acne nodulocística grave, refratários a tratamentos prévios e com grande chance de formação de cicatrizes. Há necessidade de controle de exames laboratoriais, principalmente relativos à avaliação da função hepática. Para gestantes há contraindicação absoluta do uso da droga, pelo seu risco teratogênico.

Há relatos de alterações de humor, mas sem relação direta estabelecida. A isotretinoína é droga com grande possibilidade de efeitos colaterais e deve ser prescrita com cautela e seguimento.

CONCLUSÃO

Acne é importante e frequente dermatose com impacto psicossocial significativo. Cabe ao dermatologista dominar etiologias, diagnósticos diferenciais e arsenal terapêutico, porém o médico, de qualquer especialidade, deve saber reconhecer a doença e seu tratamento.

REFERÊNCIAS BIBLIOGRÁFICAS

1. Zaenglein AL, Thiboutot DM. Acne vulgaris in Dermatology. Bologna J et al. CIDADE: Mosby; 2008. p. 495-507.
2. Goolamali SK, Andison AC. The origin and use of the word "acne". Br J Dermatol. 1977;96:291-4.
3. Sociedade Brasileira de Dermatologia. Perfil nosológico das consultas dermatológicas no Brasil. An Bras Dermatol. 2006;81(6):548-58.
4. Goulden V et al. Prevalence of facial acne in adults. J Am Acad Dermatol. 1999;41:577-80.
5. Gollnick H et al. Management of acne: a report from a global alliance to improve outcomes in acne. J Am Acad Dermatol. 2003 Jul;49(1 suppl):S1-37.
6. Simonart T, Dramaix M, De Maertelaer V. Efficacy of tetracyclines in the treatment of acne vulgaris: a review. Br J Dermatol. 2008 Feb;158(2):208-16.

Capítulo 33

Câncer de Pele

Marcus Maia de O. Ferreira

INTRODUÇÃO

O câncer de pele é o tipo de câncer mais comum e representa mais da metade dos diagnósticos de câncer. São mais de um milhão de novos casos por ano nos Estados Unidos e cerca de 120 mil novos casos no Brasil.Há dois tipos básicos de câncer de pele, os não melanoma, geralmente das células basais ou das escamosas, e o melanoma, que tem origem nos melanócitos.

Câncer da Pele Não Melanoma

O câncer da pele não melanoma representa 95% do total dos casos de câncer de pele e os dois tipos mais comuns são o basocelular e o espinocelular. Existem outros tipos de câncer não melanoma, mais raros e que representam apenas 1% do total de todos os cânceres da pele.O carcinoma basocelular tem origem nas células basais da epiderme e representa 75% dos casos de câncer de pele. É mais comum em pessoas de meia-idade e idosos e geralmente aparece em áreas muito expostas ao sol, como o rosto e o pescoço. O carcinoma basocelular apresenta comportamento biológico pouco agressivo, desenvolve-se lentamente e raramente produz metástases. Clinicamente se manifesta como pápula, nódulo ou placa de coloração rósea, perolada ou azulada, muitas vezes encimada por telangiectasias e de crescimento lento, porém progressivo (Figura 33.1).

O carcinoma espinocelular tem origem na camada espinhosa da epiderme e responde por 20% do total de casos. A localização preferencial é a face, as orelhas, os lábios, o pescoço e o dorso das mãos. Pode também surgir sobre cicatrizes antigas ou feridas crônicas da pele em qualquer parte do corpo. O carcinoma espinocelular tem maior potencial de produzir metástases em comparação ao basocelular.O clínico deve estar atento a lesões precursoras do carcinoma espinocelular invasivo, como as queratoses actínicas e a doença de Bowen (carcinoma espinocelular *in situ*) (Figura 33.2). Queratose actínica: são lesões pré-cancerosas provocadas pelo efeito cumulativo da exposição aos raios ultravioleta. Caracteriza-se pelo aparecimento de pequenas lesões ásperas, eritematosas em áreas fotoexpostas. São classificadas histologicamente em cinco tipos: hipertrófica, atrófica, bowenoide, acantolítica e pigmentada. Pode apre-

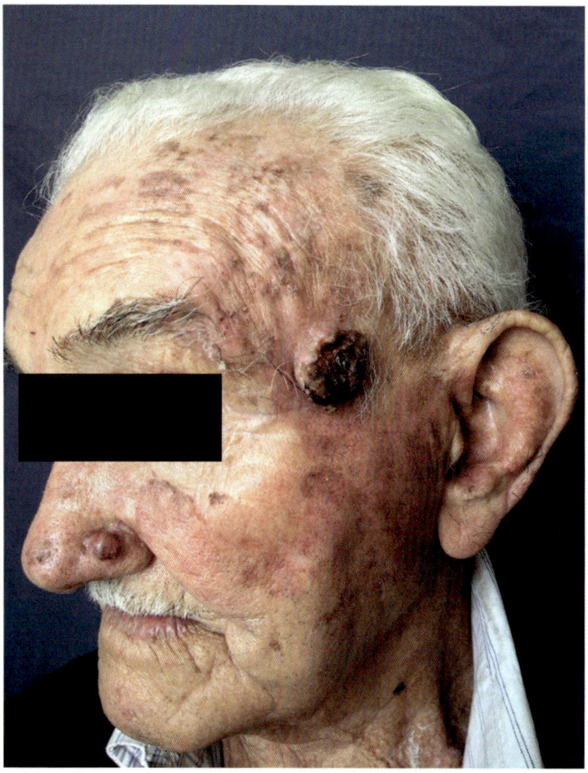

Figura 33.1 – Aspectos clínicos do carcinoma basocelular localizado no nariz e do carcinoma espinocelular na região temporal de paciente fototipo II.

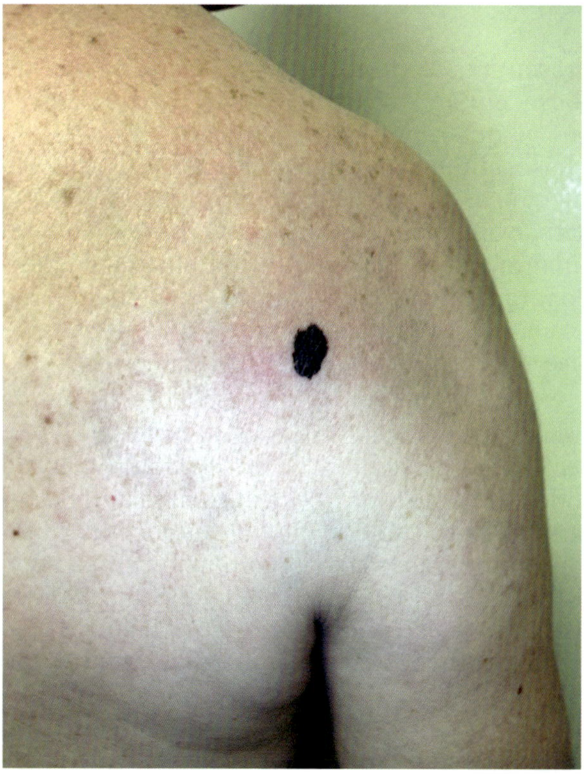

Figura 33.2 – Aspecto clínico do CEC *in situ*.

sentar transformação desenvolvendo o carcinoma espinocelular.Carcinoma espinocelular *in situ* ou doença de Bowen: é o estágio inicial do carcinoma espinocelular. Clinicamente, caracteriza-se por placa eritematosa com bordas irregulares e escamas na superfície.

Queratoacantoma: assemelha-se clínica e histopatologicamente ao carcinoma espinocelular. Localiza-se de preferência em áreas descobertas como face, antebraço, dorso das mãos e pescoço. Existem formas solitárias ou múltiplas. Há fase de crescimento rápido (4 a 8 semanas), período estacionário e involução espontânea (4 a 6 meses). A exérese total da lesão é importante para o diagnóstico e o exame histopatológico é imperativo.

Melanoma

O melanoma cutâneo é um tipo de câncer de pele que tem origem nos melanócitos e tem predominância em adultos brancos. Embora o câncer de pele seja o mais frequente no Brasil, o melanoma representa apenas 4% das neoplasias malignas do órgão, apesar de ser o mais grave por sua alta possibilidade de metástase. O prognóstico desse tipo de câncer pode ser considerado bom, se detectado nos estádios iniciais. Nos últimos anos, houve uma grande melhora na sobrevida dos pacientes com melanoma, principalmente com a detecção precoce do tumor.

Clinicamente, o melanoma em geral se apresenta como uma pinta de coloração preta, castanha, vermelha, azul ou da cor da pele. O que chama a atenção é seu crescimento rápido, bordas irregulares e normalmente múltiplas cores na mesma lesão. Pode surgir da pele sã ou de lesões pigmentadas preexistentes. O melanoma não tem sintomas na sua fase inicial, é frequente surgir como uma área de um nevo já existente que cresceu, mudou de cor, ganhou contornos irregulares; ou como um novo nevo que surge na vida adulta. Todas essas manifestações são altamente sugestivas de melanoma (Figura 33.3).

Pessoas que têm histórico familiar de melanoma devem procurar regularmente um dermatologista. Diferentemente de outros cânceres de pele, o melanoma surge sobretudo entre 30 e 45 anos de vida. Pessoas de pele clara que se expõem inadequadamente ao sol são as que apresentam maior risco de desenvolvimento.

DIAGNÓSTICO

Por ser um câncer que compromete inicialmente a pele, o diagnóstico precoce pode ser feito na maioria dos casos apenas com exame físico e dermatoscopia, dispensando a necessidade de exames sofisticados. O diagnóstico precoce é a chave para o tratamento de qualquer tipo de câncer, e também para o câncer da pele.Várias são as características que podem levar o médico a suspeitar de um câncer da pele: qualquer lesão de pele que apresente características semelhantes às descritas aqui deve ser valorizada pelo clínico geral e conduzida para seu correto diagnóstico e tratamento.

Pacientes de Risco para o Desenvolvimento de Câncer de Pele

Sinais que devem alertar os médicos quanto à possibilidade de um indivíduo vir a apresentar um câncer de pele:- pessoas com história pessoal e/ou familiar de câncer de pele;

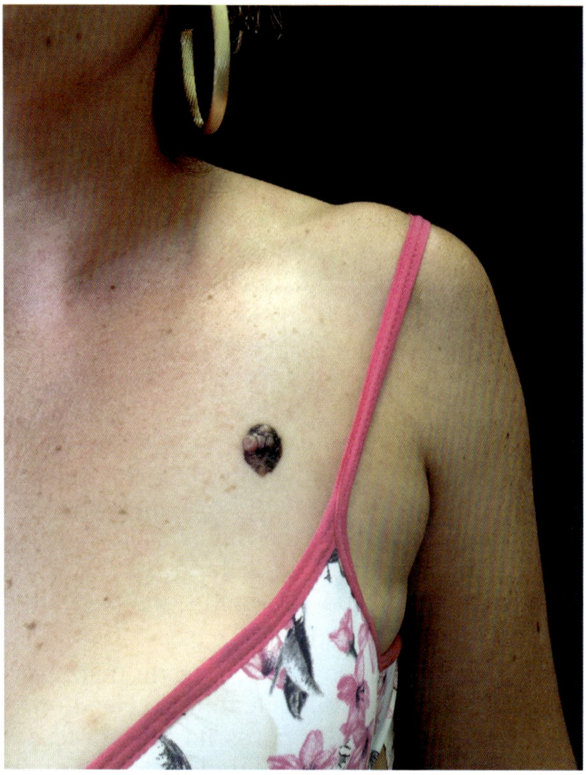

Figura 33.3 – Aspectos clínicos do melanoma.

- pessoas de pele clara, olhos azuis ou verdes, cabelos loiros ou ruivos;
- pessoas albinas;
- pessoas que já se expuseram ou se expõem ao sol excessivamente;
- pessoas expostas prolongadamente a raios X, raios ultravioleta, arsênico ou outros produtos químicos;
- pessoas que possuem uma quantidade grande de pintas, > 50 nevos;
- pessoas que possuem cicatrizes há muitos anos ou ulcerações crônicas;
- trabalhadores que lidam com arsênico (usado em alguns pesticidas), carvão, parafina, alcatrão e alguns óleos também correm risco maior de desenvolver câncer de pele;
- pessoas que fizeram tratamento com radioterapia;
- xeroderma pigmentoso: doença genética rara que acarreta erro no reparo do DNA celular. Os portadores podem ter vários cânceres de pele, começando já na infância;- imunossuprimidos;- infecções: há indícios de que alguns cânceres de pele podem estar associados a infecções por papilomavírus (HPV);- tabagismo: o fumo é fator de risco para vários tipos de câncer, entre eles o carcinoma espinocelular de lábio e boca.

São Sinais de Alarme para o Câncer da Pele

Lesão em forma de pápula ou nódulo de coloração rósea, perlada ou azulada, de crescimento lento, porém progressivo.- Qualquer pinta na pele de crescimento progressivo, que apresente prurido, ulceração, sangramento frequente ou mudança nas suas características (coloração, tamanho, bordas, consistência).- Qualquer ferida que não cicatrize espontaneamente em 4 semanas.- Qualquer mancha de nascimento que mude de cor, espessura ou tamanho. A avaliação dermatológica, o exame físico minucioso e os métodos diagnósticos auxiliares (dermatoscopia, microscopia confocal e biópsia da pele) devem ser realizados, quando necessários. A dermatoscopia é um método usado para diagnosticar lesões de pele, incluindo nevos e outras lesões benignas, carcinomas e melanoma cutâneo e, também, para indicar ou contraindicar excisões cirúrgicas. O dermatoscópio é um aparelho que emite luz halógena e amplia a lesão a ser examinada em dez a 70 vezes. Podemos assim identificar estruturas e avaliá-las, classificando-as em benignas, suspeitas ou malignas. A microscopia confocal reflectante a *laser* (MCR) *in vivo* é uma técnica diagnóstica não invasiva que emprega um feixe de *laser* de baixa potência de 830 nm para obter imagens de alta definição, com resolução celular das camadas superficiais da pele, em tempo real, até uma profundidade de 250 mm. Nessa técnica, o contraste é proporcionado pelas diferenças no índice de refração das diversas organelas celulares contidas no tecido e as imagens obtidas são comparáveis àquelas proporcionadas pela histopatologia convencional.

TRATAMENTO

Cancer da Pele não Melanoma

Cirurgias simples, que removem o tumor, costumam curar completamente os carcinomas basocelulares e espinocelulares. Em alguns casos de carcinomas espinocelulares, o especialista pode indicar radioterapia ou quimioterapia após a cirurgia, já que ele apresenta um risco levemente maior de se espalhar para outros órgãos. Outras opções terapêuticas incluem a criocirurgia, curetagem e eletrocoagulação, cirurgia micrográfica de Mohs, terapia fotodinâmica, imiquimod e 5-fluorouracil tópico.

A escolha do tratamento vai depender do tamanho e do tipo do câncer e de sua localização.

Melanoma

O tratamento primário do melanoma maligno é cirúrgico. A biópsia excisional com 2 mm de margem deve ser realizada em todas as lesões suspeitas. A biópsia deve incluir toda a espessura da derme para permitir a mensuração da profundidade da neoplasia (índice de Breslow). Uma vez que o diagnóstico foi estabelecido, a excisão cirúrgica com margens adequadas deve ser realizada. A Tabela 33.1 demonstra a correta aplicação das margens de segurança no melanoma.

Tabela 33.1 – Aplicação das margens de segurança no melanoma

Espessura do Tumor em mm	Margem Cirúrgica
Até 0,75 mm	1 cm
> 0,75 mm	2 cm

A pesquisa do linfonodo sentinela tem sido aplicada rotineiramente em todos os pacientes que apresentem os seguintes critérios: índice de Breslow maior que 0,75 mm; índice de Breslow menor que 0,75 mm se presença de ulceração, regressão ou índice mitótico diferente de zero. Caso haja detecção de um linfonodo afetado por células de melanoma neste exame, faz-se necessária a retirada de todos os linfonodos da região afetada. O tratamento do melanoma metastático consiste em quimioterapia e tratamentos com imunomoduladores.

BIBLIOGRAFIA CONSULTADA

1. Almeida FA, Almeida GOO, Michalany NS. Melanoma cutâneo. Aspectos clínicos. In: Neves RG, Lupi O, Talhari S, editores. Câncer de pele. Rio de Janeiro: Medsi; 2001. p. 226-32.
2. Cochran AJ, Bailly C, Eberhard P, Remotti F. Melanocytic tumors: a guide to diagnoses. Philadelphia: Lippincott-Raven; 1997.
3. Hendrix JD, Parlette HL. Duplicitous growth of infiltrative basal cellcarcinoma. Analysis of clinically undetected tumor extent in a paired case-control study. Dermatol Surg. 1996;22:535-539.
4. Huang CC, Boyce SM. Surgical Margins of Excision for Basal Cell Carcinoma and Squamous Cell Carcinoma. Semin Cutan Med Surg. 2004;23:167-173.
5. Lang PG, Maize JC: Histologic evolution of recurrent basal cell carcinoma and treatment implications. J Am Acad Dermatol. 1986;14:186-196.
6. Maia M, Russo C, Ferrari N, Ribeiro MCSA, Santos ABOS. Reflexões em relação à epidemiologia do melanoma cutâneo no Brasil. An Bras Dermatol. 2002;77:163-70.
7. Peris K, Ferrari A, Argenziano G, Soyer HP, Chimenti S. Dermoscopic classification of Spitz/Reed nevi. Clin Dermatol. 2002; 20(3):259-62.
8. Wolf DJ, Zitelli JA. Surgical margins for basal cell carcinoma. Arch Dermatol. 1987;123:340-344.

Capítulo 34

Dermatite de Contato

Ida Duarte
Andrey Augusto Malvestiti
Mariana de Figueiredo Silva

DEFINIÇÃO

A dermatite de contato (DC) é causada por substâncias exógenas, que entram em contato com a pele, levando a uma reação inflamatória.

EPIDEMIOLOGIA

A DC é mais frequente na faixa etária adulta, em ambos os sexos. Diferenças socioeconômicas e fatores ambientais parecem também influenciar na sua prevalência.

Pode ou não estar relacionada com a atividade profissional do paciente, correspondendo a cerca de 30% de todas as dermatoses ocupacionais.

As principais áreas corporais de acometimento são as com maior exposição aos agentes presentes no ambiente: mãos, face, pescoço, pés.

Embora a DC seja desencadeada por fatores externos, a capacidade do indivíduo em desenvolver a reação eczematosa está relacionada a fatores genéticos. Alguns trabalhos demonstram maior frequência de alguns antígenos leucocitários humanos (HLA) em portadores de dermatite alérgica de contato, principalmente ao níquel. Entre os antígenos detectados com maior frequência, têm-se: HLA-B7, -B21, -B12, -Bw22, -B35, -B40, -DR4 e -DRw6.

ETIOPATOGENIA

Com relação à etiopatogenia, a dermatite de contato é classificada em:

- Dermatite de contato por irritação primária.
- Dermatite alérgica de contato.
- Dermatite de contato fototóxica.
- Dermatite de contato fotoalérgica.

Dermatite de Contato por Irritação (DCI)

Representa uma resposta cutânea a estímulos externos, capazes de lesar a barreira de proteção da pele, resultando em inflamação local sem produção de anticorpos.

A DCI atualmente também é considerada uma reação imunológica. A ativação de linfócitos T não necessita de antígeno, de sensibilização prévia ou memória imunológica.

O agente causal pode ser um irritante primário absoluto, como ácidos ou álcalis, levando de imediato ao dano tecidual, ou ser um irritante primário relativo, em que a reação inflamatória ocorre de acordo com o tipo de substância irritante, o tempo de exposição ao agente e a periodicidade de exposição.

Dermatite Alérgica de Contato (DAC)

Substâncias de baixo peso molecular, com solubilidade lipídica, conjugam-se a proteínas, sendo capazes de penetrar na pele e provocar uma reação de hipersensibilidade tipo IV, com participação de linfócitos T e citocinas de predominância Th1. Os eventos que ocorrem são agrupados em três etapas: fase de indução ou imunização (via aferente), fase de elicitação (via eferente) e fase de resolução.

Fase de indução: Alguns clones de células T são formados, sendo responsáveis pelas células de memória, responsáveis pela sensibilização meses ou até anos após o último contato com o antígeno.

Fase de elicitação: O contato repetitivo com a substância promove a liberação de linfócitos T previamente sensibilizados para o local do contato, que são ativados, com liberação de grande quantidade de citocinas e fatores quimiotáticos (IL-2, INF y, TNF), resultando em prurido e eczema. Esta fase ocorre em 24 a 48 horas após o contato.

Fase de resolução: citocinas, como IL-10 e TGB, têm papel importante na indução da supressão de células T, agindo no fenômeno denominado tolerância. Nesta fase, linfócitos T CD4+ agem como reguladores, induzindo liberação de citocinas, que inibem a inflamação, promovendo o término do processo.

Dermatite de Contato Fototóxica

Ocorre por substância que, em contato com a pele e exposta ao sol, tem sua estrutura modificada pela luz solar, tornando-se irritante e desencadeando reação com os mesmos mecanismos da DCIP.

Clinicamente, evidencia-se a presença de eritema, edema e até bolhas em áreas expostas à luz, lembrando queimadura solar. Este processo pode ser seguido de hiperpigmentação. A reação pode surgir minutos ou horas após a exposição solar e não requer o contato prévio com o agente causador.

Como principais agentes fototóxicos têm-se os psoralênicos, que são encontrados principalmente em plantas como o limoeiro, a figueira e o cajuzeiro.

Dermatite de Contato Fotoalérgica

A formação da reação imunológica do tipo IV necessita da presença concomitante da radiação apropriada e do fotoalérgeno. Após a absorção da energia da luz, a substância torna-se um sensibilizante, levando a uma reação inflamatória semelhante à da DAC. Um exemplo comum é a dermatite de contato desencadeada por anti-histamínicos de uso tópico, perfumes, anti-inflamatórios não esteroides, antimicóticos tópicos.

QUADRO CLÍNICO

A manifestação clínica mais comum da DC é a forma de eczema, em sua fase aguda (eritema, edema e vesículas) (Figura 34.1), subaguda (lesões exsudativas, devido ao rompimento das vesículas, com formação de crostas) (Figura 34.2), ou crônica (presença de liquenificação – aumento da linearidade cutânea) (Figura 34.3).

Por se tratar de uma dermatite exógena, as principais localizações são as correspondentes às áreas com maior exposição aos materiais: mãos, seguidas de face, pescoço, pés e tronco.

Na dermatite de contato fototóxica, a localização se restringe ao local de contato com o agente associado à exposição solar, existindo limite preciso entre áreas afetadas e não comprometidas. No entanto, as DC com componente imunológico podem, se

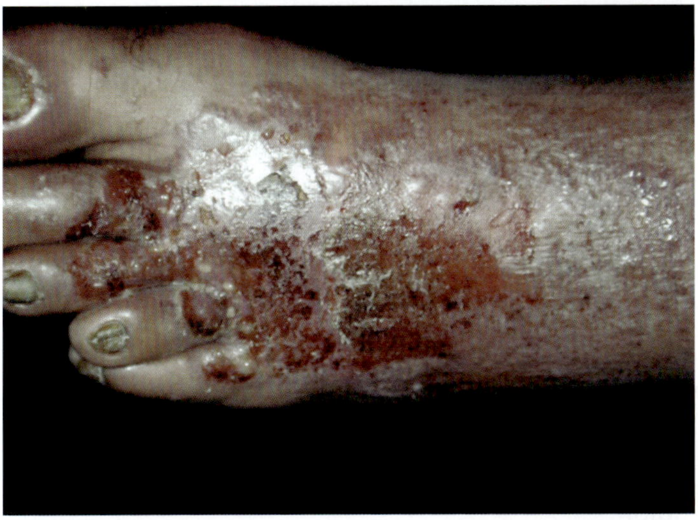

Figura 34.1 – Dermatite alérgica de contato: eczema agudo no dorso do pé por uso de timerosol tópico.

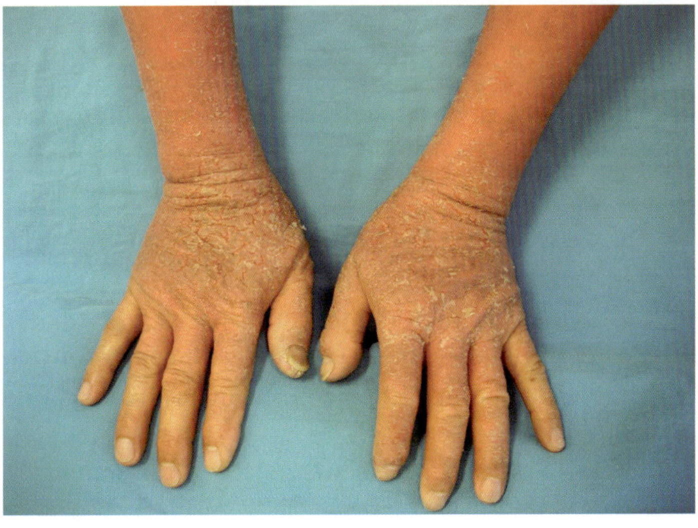

Figura 34.2 – Dermatite alérigica de contato: eczema subagudo com presença de eritema, edema e formação de crostas por uso de luvas de borracha.

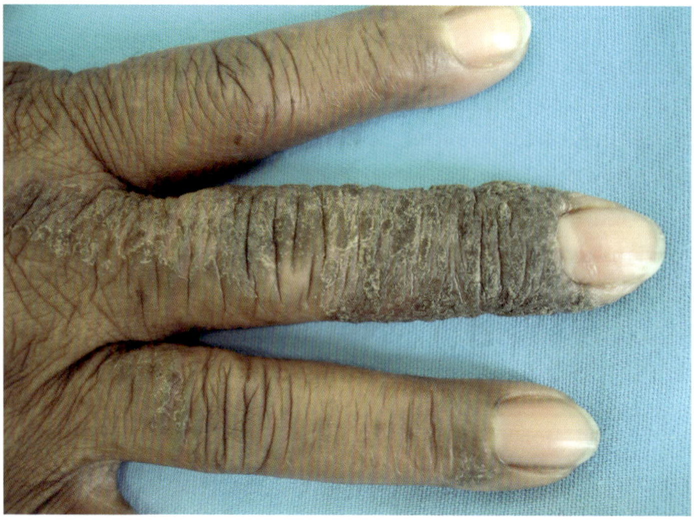

Figura 34.3 – Dermatite alérgica de contato: eczema crônico com espessamento cutâneo e liquenificação, por uso de luvas de borracha.

mantido o estímulo, ultrapassar o local de contato e até se estender para áreas distantes (autossensibilização), ou evoluir para a eritrodermia.

A localização da dermatose direciona a história, orienta o diagnóstico e auxilia a interpretação do quadro.

Em alguns casos, a dermatite de contato pode não ser eczematosa, assumindo os seguintes aspectos:

- dermatite de contato tipo eritema multiforme;
- dermatite de contato purpúrica;
- dermatite de contato hipercromiante;
- dermatite de contato hipocromiante;
- dermatite de contato liquenoide;
- dermatite de contato acneiforme;
- dermatite de contato hiperqueratósica;
- dermatite de contato pustulosa;
- urticária de contato – lesões urticariformes, desencadeadas pelo contato do alérgeno, podendo eventualmente até ocorrer anafilaxia.

DIAGNÓSTICO

O diagnóstico da DC é feito através de:

1. História clínica: observando o tempo de aparecimento das lesões, atividades profissionais, outras atividades habituais e contato com substâncias químicas.
2. Quadro clínico: na maioria das vezes como um eczema, em localizações de contato com a substância suspeita.
3. Exame histopatológico: indicado para auxiliar no diagnóstico diferencial de dermatoses não eczematosas, como psoríase.

4. Teste de contato e fototeste de contato: utilizados para confirmar o diagnóstico e investigar a etiologia da dermatite alérgica ou fotoalérgica de contato. Segundo o Grupo Norte-americano de DC (NACDG), a sensibilidade e a especificidade desta técnica são de mais de 85%. A ausência de testes positivos favorece a hipótese de dermatite de contato irritativa (DCIP).

Testes de Contato: Aplicação e Leitura

As substâncias utilizadas nas baterias de testes são sensibilizantes comuns, diluídas em veículo adequado e em concentrações já padronizadas. O teste é realizado através da aplicação de fitas adesivas com câmaras de papel, alumínio ou plástico, sobre as quais são colocadas as substâncias da bateria de testes. Um número de sistemas de aplicações está disponível, sendo o FINN Chambers (Epitest Ltd, Oy, Finland) o mais usado. O dorso é o local de escolha para a aplicação, pela conveniência da área disponível.

Recomenda-se a utilização de uma bateria de testes-padrão, como a preconizada pelo Grupo Brasileiro de Estudos em Dermatite de Contato, que contém 22 elementos também pertencentes às baterias internacionais, e mais oito substâncias relacionadas principalmente a medicamentos tópicos e de uso frequente em nosso meio (Tabela 34.1). De acordo com a profissão e a localização da dermatose, muitas vezes é necessário realizar baterias de testes adicionais com elementos relacionados a profissões, atividades de lazer, calçados, cosméticos, entre outros.

Após 48 horas, os testes são retirados e a primeira leitura é realizada. A segunda leitura é realizada após 96 horas da aplicação (Figura 34.4). No fototeste de contato, realizado quando há suspeita de dermatite fotoalérgica, a técnica é semelhante, com aplicação das séries em duplicata em ambos os lados do dorso superior, sendo que após 48 horas os testes são retirados e é realizada a primeira leitura. A seguir, um lado é irradiado com UVA 5 J/cm^2 e, após 48 horas, as leituras são feitas em paralelo, comparando-se os resultados entre o local irradiado e o não irradiado.

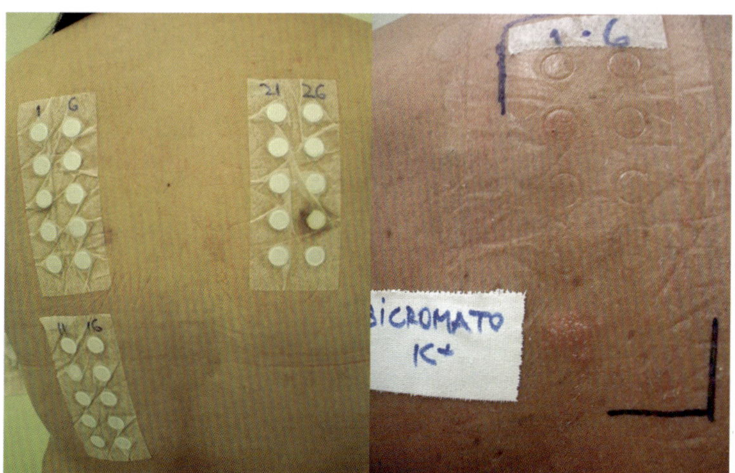

Figura 34.4 – À esquerda, aplicação da bateria-padrão de substâncias no teste de contato; à direita, teste positivo para bicromato de potássio (presente no cimento) após 96 horas (++/+++).

Tabela 34.1 – Bateria de testes de contato

Substância	Concent.	Veículo	Substância	Concent.	Veículo
Antraquinona	2,0%	VS	Neomicina	20,0%	VS
Bálsamo do Peru	25,0%	VS	Nitrofurazona	1,0%	VS
Benzocaína	5,0%	VS	Parabenos (2)	12,0%	VS
Bicromato de potássio	0,5%	VS	Parafenilenodiamina	1,0%	VS
Butil fenol p-terciário	3,0%	VS	Perfume-mix (3)	8,0%	VS
Carba-mix (1)	3,0%	VS	PPD-mix (4)	0,6%	VS
Cloreto de cobalto	1,0%	VS	Prometazina	1,0%	VS
Colofônia	20,0%	VS	Propilenoglicol	1,0%	VS
Etilenodiamina	1,0%	VS	Quaternium 15	2,0%	VS
Formaldeído	2,0%	Água	Quinolina-mix (5)	5,0%	VS
Hidroquinona	1,0%	VS	Resina-epoxi	1,0%	VS
Irgasan	1,0%	VS	Sulfato de níquel	5,0%	VS
Kathon CG	0,5%	VS	Terebintina	10,0%	VS
Lanolina	20,0%	VS	Timerosol	0,1%	VS
Mercaptobenzotiazol	1,0%	VS	Tiuram-mix (6)	1,0%	VS

VS: vaselina sólida.

Os critérios preconizados para leitura são:

(-) negativo.

(+) discreto eritema com algumas pápulas.

(++) eritema, pápulas e vesículas.

(+++) intenso eritema, pápulas e vesículas confluentes.

Diagnóstico Diferencial

Dermatite atópica, dermatite de estase, disidrose, farmacodermia, psoríase, entre outros.

TRATAMENTO

O manejo terapêutico da dermatite de contato alérgica e irritativa consiste no afastamento da substância irritante e no tratamento dos sintomas. A correta orientação do paciente em relação às substâncias suspeitas é um passo essencial para o sucesso do tratamento.

Medidas de proteção da pele (uso de luvas, redução do tempo de contato com água) são muitas vezes necessárias para obter melhora clínica e ausência de recidivas. Hidratantes são essenciais no tratamento da dermatite de contato alérgica e irritativa, auxiliando na recuperação da barreira cutânea e na prevenção da absorção de substâncias exógenas.

Corticosteroides (tópicos e sistêmicos) e fototerapia têm sido utilizados há décadas no tratamento desta patologia, com bons resultados. Mais recentemente, os imunomoduladores (pimecrolimo e tacrolimo) foram introduzidos na prática clínica, com especial importância nos casos crônicos que necessitam do uso de medicações por tempo prolongado. Ciclosporina e metotrexato são armas terapêuticas importantes e devem ser reservadas para casos de difícil controle.

O tratamento da dermatite de contato difere de acordo com a fase do eczema (agudo, subagudo ou crônico). No eczema agudo, devem-se utilizar compressas úmidas com água boricada, solução de Burow ou água de Alibour 1/10 ou 1/20 para adstringência. Nas fases agudas e subagudas, os corticoides devem ser prescritos preferencialmente sob a forma de creme, enquanto a fase crônica exige um veículo mais oleoso sob a forma de pomada ou unguento, já que as lesões são secas.

Os anti-histamínicos por via oral são úteis apenas no controle do prurido. Se houver infecção secundária, antibióticos devem ser prescritos, de preferência por via sistêmica, uma vez que os tópicos são sensibilizantes comuns.

BIBLIOGRAFIA CONSULTADA

1. Belsito DV. Allergic Contact Dermatitis. In: Freedberg IM, Eisen AZ, Wolff, K, et al, editors. Fitzpatrick's dermatology in general medicine. 6th ed. New York: McGraw-Hill; 2003. p. 1164-80.
2. Ritschel R, Fowler JF, editors. The Pathogenesis of Allergic Contact Hypersensitivity. In: Fisher's Contact Dermatitis. 6th ed. Philadelphia: Lippincott Williams & Wilkins; 2008. p. 1-10.
3. Lepoittevin JP. Mechanisms of ICD. In: Frosch PJ, Menné TJP, Lepoittevin JP, editors. Contact Dermatitis. 4th ed. New York: Springer Berlin-Heidelberg; 2006. p. 69-80.
4. Vocanson M, Hennino A, Rozières A, Poyet G, Nicolas JF. Effectors and regulatory mechanisms in allergic contact dermatitis. Allergy. 2009;64(12):1699-714.
5. Duarte I, Lazzarini R, Kobata CM. Dermatite de contato em idosos. An Bras Dermatol. 2007;82(2):135-140.
6. Smedley J, OHCEU Dermatitis Group, BOHRF Dermatitis Group. Concise guidance: diagnosis, management and prevention of occupational contact dermatitis. Clin Med. 2010;10(5):487-90.
7. Duarte I, Pires MC, Lazzarini R, Buense R. Dermatite de contato – artigo de revisão. An Bras Dermatol. 2000;75:1-20.
8. GBEDC (Grupo Brasileiro de Estudos em Dermatite de Contato). Estudo Multicêntrico para elaboração de uma bateria padrão brasileira de testes de contato. An Bras Dermatol. 2000;75:147-156.
9. Nelson JL, Mowad CM. Allergic Contact Dermatitis: Patch Testing Beyond the TRUE Test. J Clin Aesthet Dermatol. 2010;3(10):36-41.
10. Slodownik D. Lee A. Nixon R. Irritant contact dermatitis: a review. Australasian Journal of Dermatology. 2008;49:1-9.

Capítulo 35

Farmacodermias

Rosana Lazzarini

DEFINIÇÃO

As farmacodermias são reações cutâneas ou dos anexos, como unhas e cabelos, indesejáveis, causadas por medicamentos utilizados para investigação, prevenção ou tratamento de doenças reais ou imaginárias.

As erupções medicamentosas assumem um variado espectro de manifestações clínicas, desde reações discretas e autolimitadas até as graves e por vezes fatais.

EPIDEMIOLOGIA

A incidência dessas reações é desconhecida em nosso meio, havendo poucos relatos referentes a pacientes ambulatoriais na literatura. Estima-se que uma em cada 40 consultas aos clínicos é decorrente de reações adversas aos fármacos.

Essas erupções são mais comuns entre as mulheres e estariam relacionadas com diversos fatores, como diferenças de massa corporal, farmacodinâmica e farmacocinética das drogas, diferenças na resposta imunológica, além da maior exposição em determinadas fases da vida (contracepção, menopausa e gestação).

Alguns grupos de pacientes como crianças, idosos e portadores do vírus do HIV são mais propensos a apresentar estas reações. São pacientes que utilizam um maior número de medicações e apresentam alterações do sistema imunológico e dos sistemas de excreção e metabolização.

ETIOLOGIA

Qualquer fármaco é capaz de causar reações cutâneas e a sua frequência está diretamente relacionada com os hábitos de prescrição e fatores individuais.

As reações mais frequentes relacionam-se com o uso de fármacos comuns, muitas vezes aqueles que não necessitam de prescrição médica como os analgésicos e anti-inflamatórios não hormonais.

O tempo para aparecimento das manifestações cutâneas é variável, desde formas de instalação aguda (dias após a introdução do medicamento), subaguda (semanas ou meses) a reações de instalação tardia (anos). Como exemplos, podemos citar: antibióticos, causando exantema (aguda), carbamazepina, na síndrome DRESS (subguda), e amiodarona, causando hiperpigmentação da face (anos).

CLASSIFICAÇÃO E MECANISMOS DAS REAÇÕES ADVERSAS AOS FÁRMACOS

As reações medicamentosas podem ser classificadas em não imunológicas e imunológicas, como demonstradas no Quadro 35.1.

Quadro 35.1 – Classificação das reações aos fármacos

Não imunológicas	Imunológicas (imprevisíveis)
• **Previsíveis** — Superdosagem — Efeitos colaterais — Acúmulo — Toxicidade tardia — Efeitos facultativos — Interação medicamentosa — Alterações metabólicas — Teratogenicidade — Ativação não imunológica de vias efetoras — Exacerbação de doenças — Dano cromossômico • **Imprevisíveis** — Intolerância — Idiossincrasia	• Reações dependentes de IgE • Reações por imunocomplexos • Citotóxicas • Mediadas por células • **Miscelânia** — Jarish-Herxheimer — Reação mononucleose-ampicilina

As reações não imunológicas previsíveis correspondem a 80% de todas as reações adversas e geralmente são dose-dependentes, relacionadas com o uso contínuo das medicações, alterações metabólicas inatas, mudança temporária da biota normal, entre outras.

As reações imunológicas são sempre imprevisíveis e correspondem às reações alérgicas, como resultado de exposição prévia ao fármaco ou a uma substância quimicamente relacionada. Apenas uma pequena parcela dos indivíduos expostos as desenvolvem e sua duração é variável. Como exemplos podemos citar: anafilaxia e urticária (tipo I – dependente de IgE), púrpura trombocitopênica por quinidina (tipo II – reação citotóxica), urticária e anafilaxia, doença do soro, vasculites e reação de Arthus (tipo III – reações por imunocomplexos) e exantema morbiliforme, erupção medicamentosa fixa, reações liquenoides, reações tipo lúpus, eritema multiforme (tipo IV – mediadas por células).

Tipos Clínicos das Reações

O grande número de mecanismos envolvidos com diferentes citocinas, células inflamatórias e mecanismos regulatórios justifica a grande variabilidade de aspectos clínicos das reações medicamentosas. Elas variam desde reações transitórias e benignas, que surgem após 6-9 dias do início de uma nova droga, até formas graves, que afetam 1/10.000 usuários. É importante para o clínico reconhecer reações que possam evoluir para formas graves, quadros que em geral cursam com sintomas sistêmicos como mal-estar, febre alta e adinamia.

Reações de curso crônico induzidas por drogas podem confundir-se com diversas doenças dermatológicas necessitando da intervenção do especialista. Estas alterações incluem alterações da pigmentação, dermatoses bolhosas, erupções liquenoide e acneiforme, pseudolinfomas e lúpus eritematoso. O Quadro 35.2 resume as principais reações cutâneas decorrentes dos fármacos observadas a nível ambulatorial.

Quadro 35.2 – Formas clínicas mais comuns das erupções medicamentosas ambulatoriais	
• Urticária	• Alopecia
• Reação tipo pitiríase rósea	• Erupção eczematosa
• Púrpuras	• Reação de fotossensibilidade
• Hirsutismo e hipertricose	• Onicólise
• **Exantema maculopapular**	• Eritema nodoso
• Erupção medicamentosa fixa	• Erupções bolhosas
• Erupção liquenoide	• Vasculite necrosante
• Dermatite exfoliativa	• Reação fototóxica
• Anafilaxia e reações anafilactoides	• Hiperpigmentação

O exantema maculopapular é a forma mais comum de erupção medicamentosa e pode ocorrer durante o uso da medicação ou surgir até 2 semanas após a retirada da mesma. Pode ser acompanhado de febre, prurido e eosinofilia. A erupção caracteriza-se pela presença de pequenas pápulas eritematosas, de distribuição simétrica e difusa no tegumento. O tronco e as extremidades são mais acometidos, podendo poupar a face. Essa erupção resolve-se com descamação e algumas vezes com hiperpigmentação pós-inflamatória. A recorrência em exposições posteriores pode não acontecer. O diagnóstico diferencial mais importante são os exantemas virais, sendo necessária a investigação laboratorial adequada. Clinicamente eles se diferenciam das erupções medicamentosas, pois se iniciam na face e evoluem para o tronco, além de serem acompanhados de febre, linfonodomegalia e conjuntivite. O Quadro 35.3 mostra as drogas mais comumente relacionadas com o exantema maculopapular.

Quadro 35.3 - Drogas mais relacionadas com os exantemas maculopapulares	
• Ampicilina e peniclina	• Carbamazepina
• Fenilbutazona e outras pirazolonas	• Sais de ouro
• Sulfonamidas	• Gentamicina
• Fenitoína	

Diagnóstico

As erupções medicamentosas não apresentam características clínicas típicas, com exceção da erupção medicamentosa fixa, sendo impossível identificar o agente causador através do quadro clínico, principalmente quando o paciente está em uso de diversas medicações.

A avaliação inicial, na suspeita de uma erupção medicamentosa, baseia-se na anamnese detalhada. Ela deve conter dados relacionados com os medicamentos utilizados nos últimos 30 dias, por qualquer via (oral, injetável, intravenosa ou tópica). As medicações consideradas "naturais" e as de uso eventual também devem fazer parte do inquérito.

Na anamnese deve-se realizar um inquérito rigoroso relacionando o início do uso de cada droga com os sintomas apresentados.

Durante o exame clínico é fundamental a avaliação do tipo de lesões apresentadas pelo paciente e sua distribuição no tegumento (lesões localizadas ou disseminadas), a presença de lesões mucosas (ocular, oral e genital), comprometimento de áreas expostas (face, região pré-esternal, pernas nas mulheres e dorso dos pés). Alterações como edema da face, lábios e extremidades, presença de bolhas, eritema intenso e dor na pele podem ser indicativos de erupções graves como DRESS, síndrome de Steven--Johnson e necrólise epidérmica tóxica. Queixas como febre e mal-estar generalizado também devem ser considerados como possíveis indicadores de reações graves. Nesses casos, os pacientes devem ser monitorados com frequência.

Exames laboratoriais podem ser úteis para corroborar ou afastar outros diagnósticos, como as doenças virais. Exames como hemograma e sorologias para doenças virais, principalmente nas erupções exantemáticas, devem fazer parte da pesquisa.

O exame anatomopatológico da pele não confirma o diagnóstico da erupção medicamentosa, mas define aspectos histopatológicos importantes, que auxiliam na confirmação diagnóstica.

Testes específicos como teste de contato, realizado em erupções classificadas como alérgicas, têm sido desenvolvidos na tentativa de aprimorar a pesquisa etiológica. Esses testes baseiam-se em alguns pricípios, como a utilização de uma bateria padronizada por estudos multicêntricos.

Testes de reexposição são considerados os mais efetivos, mas esbarram em questões éticas tornando sua prática inadequada.

Testes *in vitro,* como o de transformação linfocitária, de liberação de histamina, desgranulação basofílica e da hemaglutinação passiva, têm seu uso limitado aos laboratórios de pesquisa até o momento.

TRATAMENTO

A prevenção é o melhor tratamento, portanto drogas implicadas anteriormente em reações adversas devem ser evitadas. Durante a prescrição, o paciente deve ser arguido sobre reações medicamentosas prévias e, caso elas tenham ocorrido, os fármacos com estruturas semelhantes ou pertencentes ao mesmo grupo químico devem ser evitados. Apesar de todos esses cuidados, as reações ainda podem ocorrer.

O tratamento está diretamente relacionado com o tipo de reação, a gravidade e a necessidade da manutenção do fármaco suspeito. Nos casos de reações leves, o uso de medicações sintomáticas, como corticosteroides tópicos associados a anti-histamínicos, podem ser suficientes, caso o provável culpado não possa ser retirado ou substituído.

Nos casos de reações mais intensas e em pacientes fazendo uso de múltiplas medicações, um passo importante é manter somente as drogas essenciais e muitas vezes se realizar a troca das estritamente necessárias por outras de categorias diferentes.

Como existem reações com características clínicas diferentes, o tratamento será individualizado para cada uma delas. Reações graves deverão seguir os critérios clínicos para a internação em enfermarias ou unidades de terapia intensiva.

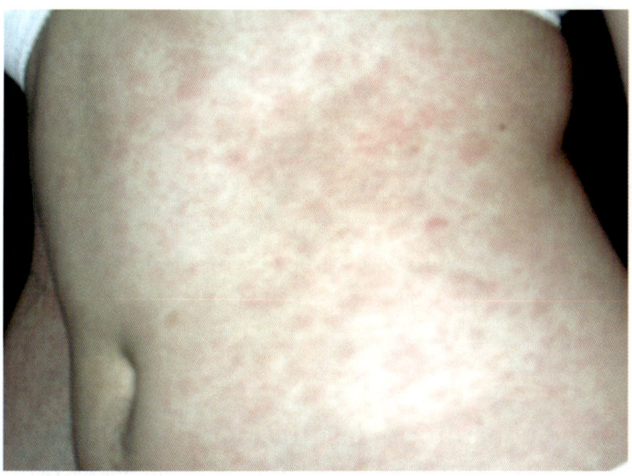

Figura 35.1 – Exantema maculopapular por amoxacilina, após 7 dias do início da medicação.

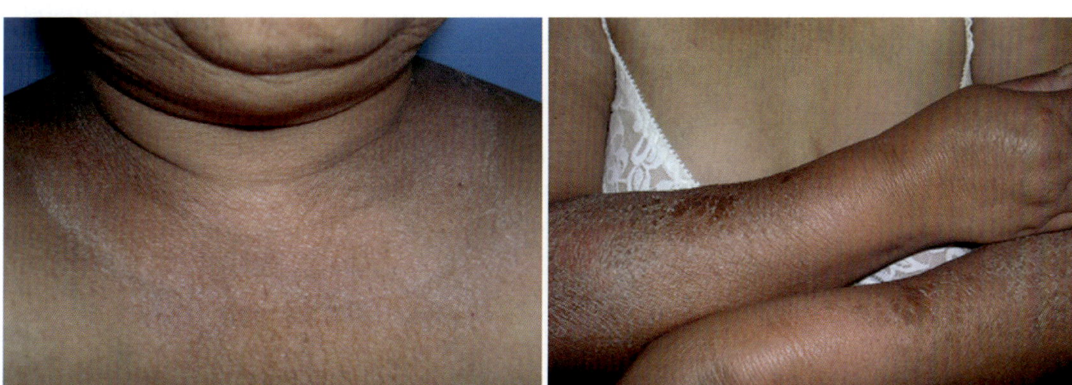

Figura 35.2 – Reação fototóxica por prometazina.

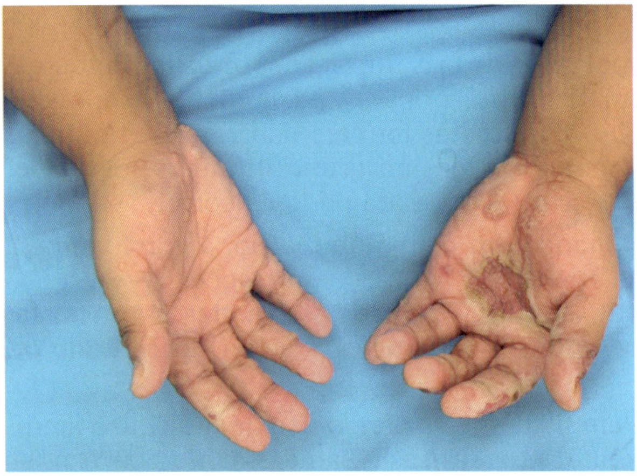

Figura 35.3 – Erupção vesiculosa localizada por piroxicam.

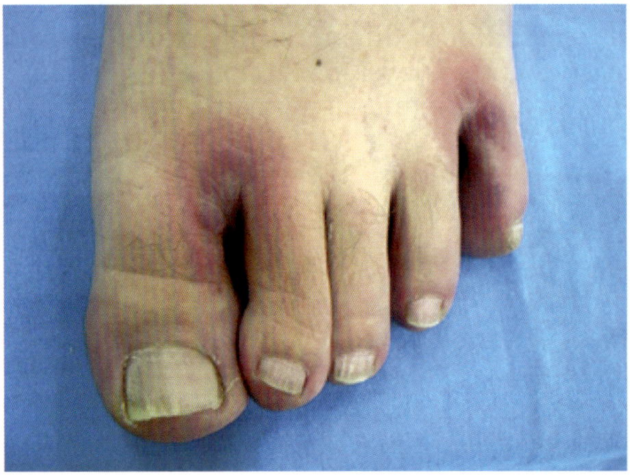

Figura 35.4 – Erupção medicamentosa fixa por sulfametoxazol-trimetoprim.

CONCLUSÃO

As farmacodermias são reações comuns no consultório das diversas especialidades médicas e merecem a devida atenção. Os tratamentos são variáveis de acordo com cada caso e tipo de manifestação. Com a crescente evolução da medicina e o consequente prolongamento da vida, novas reações estão surgindo implicando em constante vigilância por parte dos profissionais de saúde.

BIBLIOGRAFIA CONSULTADA

1. Apaydin R, Bilen N, Dökmeci Ş, Bayramgürler, Yildirim G. Drug eruptions: a study including all inpatients and outpatients at a dermatology clinic of a university hospital. J Eur Dermatol Venereol. 2000;14:518-20.
2. Breathmach SM. Drug Reactions *in* Rook's Textbook of Dermatology, 8° edição. Editado por DA Burns, SM Breathnach, NH Cox and CEM Griffiths. 2010. Blackwell Publishing Ltd.
3. Cotliar J. Approach to the patient with a suspect drug eruption. Semin Cutan Med Surg. 2007; 26:147-54.
4. Raksha MP, Marfatia YS. Clinical study of cutaneous drug eruptions in 200 patients. Indian J Dermatol Venereol Leprol. 2008;74:80.

Capítulo 36

Hanseníase

Valéria Maria de Souza Framil

DEFINIÇÃO

A hanseníase é uma doença sistêmica, endêmica no Brasil, de notificação compulsória, que acomete os sistemas nervoso periférico e tegumentar. Constitui um grave problema de saúde pública por causar incapacidade física permanente.

ETIOLOGIA

O *Mycobacterium leprae* é um parasita intracelular obrigatório encontrado em macrófagos na pele e nas células de Schwann nos nervos periféricos, na sua forma de bacilos isolados e em globias. É um bacilo álcool-ácido resistente (BAAR) quando submetido à coloração de Ziehl-Neelsen. Apresenta crescimento lento, em torno 12-14 dias, e possui uma parede celular rica em peptidoglicanos, polissacarídeos e ácidos micólicos, e uma cápsula com grande quantidade de componentes lipídicos que provavelmente são responsáveis pelo aspecto espumoso observado no interior dos macrófagos de pacientes na forma clínica virchowiana. Tem preferência por uma temperatura em torno de 35°C para se desenvolver e, assim, localiza-se no hospedeiro em regiões mais frias como nariz, testículos e lóbulos de orelhas.

Transmissão

A hanseníase é, predominantemente, transmitida pelas vias respiratórias e há dúvidasa respeito da transmissão pela via cutânea de lesões ulceradas ou traumáticas da pele. O paciente multibacilar é considerado a principal fonte de infecção e pode transmitir a hanseníase antes de iniciar o tratamento específico, mas é capaz de eliminar as cepas viáveis do bacilo de Hansen em até 99,99% de sua carga bacilar após receber a primeira dose de rifampicina.

Diagnóstico

O diagnóstico de hanseníase é clínico, epidemiológico e laboratorial.

Clínica

As formas clínicas da hanseníase, de acordo com a classificação de Madri (1953), são baseadas nos aspectos bacteriológicos, imunológicos e histopatológicos da doença determinando os grupos polares: forma tuberculoide (T) e forma virchowiana (V) ou lepromatosa (L); o grupo transitório e inicial da doença, a forma indeterminada (I); e o grupo instável e intermediário, a forma *borderline* (B) ou dimorfa (D).

Ridley & Joplin (1966) classificam as formas clínicas da hanseníase de acordo com os critérios clínicos e bacteriológicos, mas valoriza os aspectos imunológicos e histopatológicos. Utilizam as siglas TT para a forma tuberculoide-tuberculoide e LL para a forma clínica lepromatoso-lepromatoso consideradas formas polares. Os grupos intermediários utilizam as siglas BT *borderline*-tuberculoide, BB *borderline-borderline* e BL *borderline*-lepromatoso.

A Organização Mundial de Saúde (OMS, 1982) propôs uma classificação operacional, para a utilização em trabalho de campo, baseada na presença ou na ausência de bacilos no esfregaço de linfa em vários pontos definidos (lóbulos de orelhas, cotovelos, joelhos e lesões) e associou à classificação de Madri (1953) determinando as formas clínicas paucibacilares e multibacilares e, assim, indicar o tratamento adequado (Tabela 36.1).

Tabela 36.1 – Correlação entre as classificações de Madri (1953), Ridley & Joplin (1966) e da OMS (1982)

MADRI	Indeterminada (I) Tuberculoide (T) Borderline (B) Virchowiana (V)
Ridley & Joplin	TT BT* BB BL LL
OMS	Paucibacilares Multibacilares

TT: tuberculoide- tuberculoide; BT: borderline-tuberculoide, tem características da forma paucibacilar, mas operacionalmente tem sido classificada como multibacilar; BB: borderline-borderline; BL: borderline-lepromatoso; e LL: lepromatoso-lepromatoso.*

Hanseníase Indeterminada

A manifestação cutânea mais comum é o surgimento de uma ou mais máculas hipocrômicas com alteração da sensibilidade (hipoestesia) (Figura 36.1).

Hanseníase Tuberculoide

Considerado o polo de resistência da hanseníase. As lesões cutâneas são eritematosas ou acobreadas com bordas infiltradas, únicas ou em pequeno número, e assimetricamente distribuídas pelo tegumento. Os ramos neurais acometidos evoluem tanto com alterações sensitivas quanto autonômicas e expressam desde hipoestesia até anestesia, pele hipoidrótica com a superfície seca e diminuição ou ausência de pelos.

Os principais nervos acometidos são cubital, mediano, radial, peroneiro comum, tibial posterior, auricular e supraorbitário.

Nesta forma clínica pode ocorrer apenas o comprometimento neural, sem lesões cutâneas, denominada hanseníase tuberculoide neural pura (Figura 36.2).

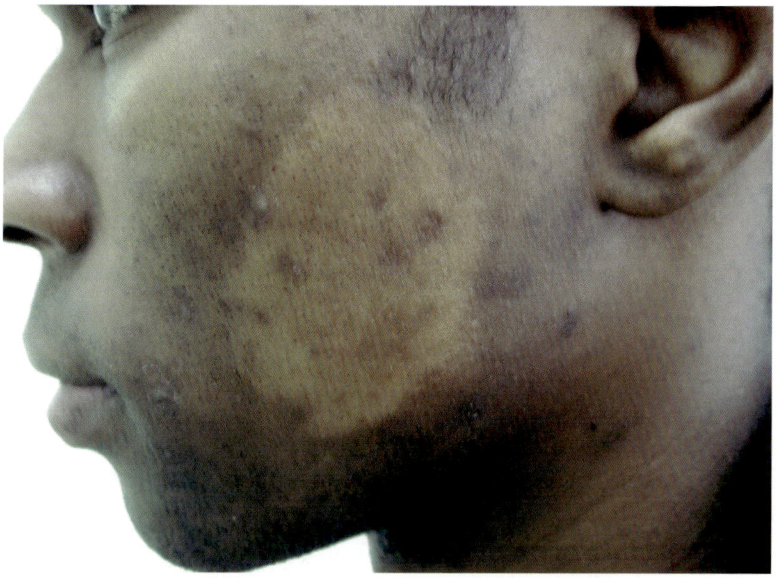

Figura 36.1 – Mácula hipocrômica com alteração de sensibilidade.

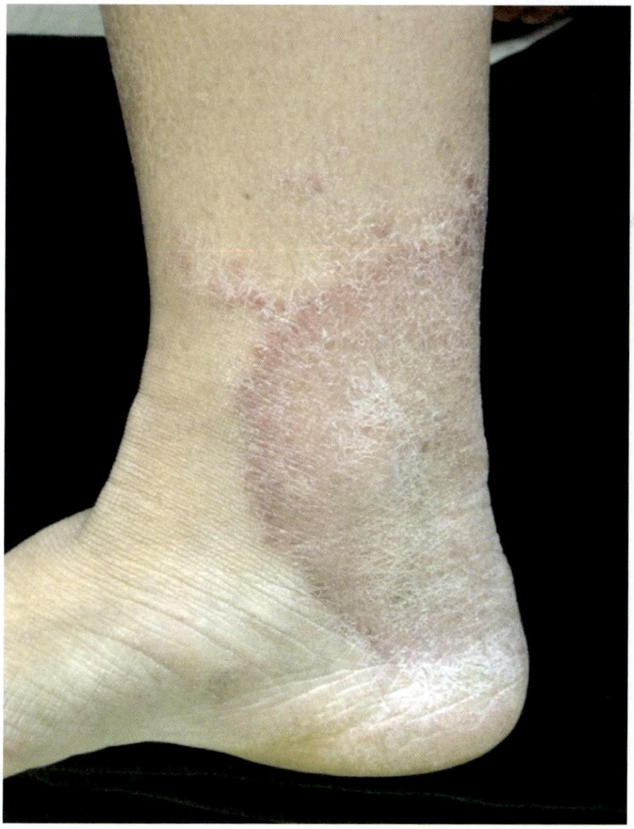

Figura 36.2 – Placa eritematosa com borda infiltrada e perda da sensibilidade local (anestesia).

A baciloscopia geralmente é negativa e ao exame histopatológico observamos infiltração de células epitelioides, gigantócitos circundados por linfócitos, na periferia, com presença de granuloma bem definido que invade a derme e acomete filetes nervosos, glândulas sudoríparas e aparelho pilossebáceo.

Hanseníase Virchowiana

Considerado o polo de anergia da hanseníase. Lesões cutâneas são simétricas atingindo extensas áreas do tegumento, múltiplos troncos nervosos e outros órgãos.

A característica da lesão é acentuação do eritema e infiltração, dando um aspecto em "casca de laranja", e presença de pápulas, nódulos e tubérculos.

Acomete principalmente a região frontal, o centro medial da face e os lóbulos de orelha, semelhante a fácies leonina. Apesar do acometimento de grandes áreas do corpo, geralmente poupa as regiões mais quentes como axilas, períneo e virilhas. Os membros inferiores e superiores são acometidos e observamos articulações e dígitos edemaciados.

As lesões cutâneas apresentam diminuição ou ausência de pelos e na face observamos o comprometimento da cauda da sobrancelha (madarose) (Figura 36.3).

O trato respiratório superior está comprometido com mucosa congesta, edemaciada, obstrução, coriza mucopurulenta, epistaxe, anosmia, perfuração septal e desabamento nasal.

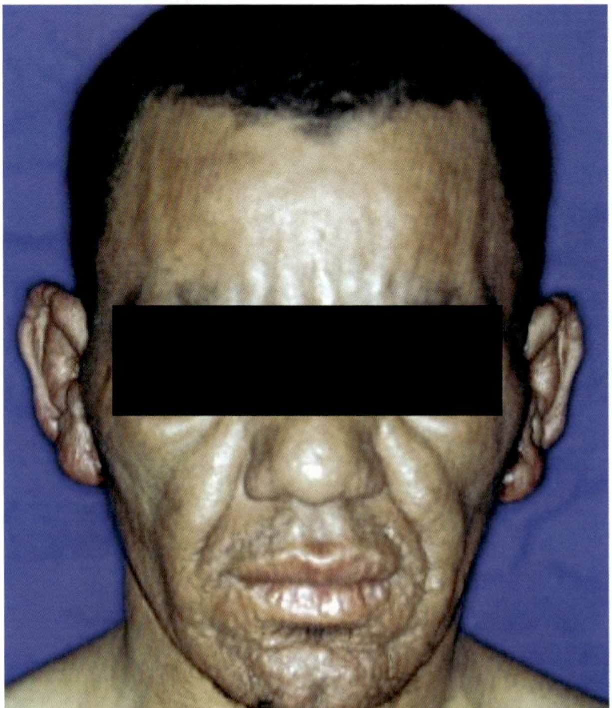

Figura 36.3 – Eritema, infiltração difusa na face e lóbulos de orelhas e madarose.

Outros órgãos são acometidos como olhos, rins, fígado, baço e testículos, em função da perda de sensibilidade e, consequentemente, de traumas constantes às lesões ósseas, como osteomielite recorrente, osteoporose, atrofia e absorção das falanges. As úlceras plantares ocorrem por má distribuição de sobrecarga.

A baciloscopia é positiva e ao exame histopatológico observamos epiderme atrófica, presença da faixa de Unna, que separa a epiderme da zona do infiltrado dérmico podendo chegar ao tecido subcutâneo, constituído por histiócitos, em diversos graus de evolução, que resultam, finalmente, em células espumosas denominadas células de Virchow.

Hanseníase *Borderline* ou Dimorfa

Esta forma clínica é considerada uma forma clínica que é avaliada dentro de um espectro imunológico do hospedeiro, onde pode evoluir para o polo virchowiano, para o polo tuberculoide ou se manter instável dentro deste espectro imunológico na sua forma *borderline-borderline* ou dimorfa-dimorfa.

A falta do diagnóstico precoce e, consequentemente, a falta do

tratamento específico para as lesões, podem evoluir para o polo virchowiano (DV), cujas características clínicas apresentam lesões mais numerosas, com perda da definição de limites, a perda da sensibilidade local não é tão intensa. A pesquisa de bacilos demonstra maior número de bacilos.

A característica clínica da forma dimorfa que evolui para o polo tuberculoide (DT) é a presença de lesões mais bem delimitadas, superfície seca e anestésica. A pesquisa de bacilos é negativa ou com raríssimos bacilos.

E a forma clínica denominada *borderline-borderline(BB)* ou dimorfa-dimorfa (DD) é considerada a mais instável dentro do espectro da doença. Apresenta lesões anulares, circulares, ovais e foveolares ou lesões do tipo "queijo suíço", onde nas placas eritematosas observamos limites externos mal definidos, com eritema que se esmaece, gradativamente, contrastam com a definição mais acentuada dos limites internos da borda da lesão.

TRATAMENTO

O tratamento é gratuito e realizado através de dois esquemas de tratamento recomendados pela OMS:

1. Paucibacilar (PB) – dose supervisionada – rifampicina – 600 mg e dapsona – 100 mg. Dose autoadministrada de dapsona 100 mg diários por 6 meses ou em até 9 meses.
2. Multibacilar (MB) – dose supervisionada – rifampicina – 600 mg, dapsona – 100 mg e clofazimina 300 mg. Dose autoadministrada de dapsona 100 mg diários e clofazimina 50 mg por 12 meses.

REAÇÕES HANSÊNICAS

As reações hansênicas representam episódios inflamatórios agudos que podem ocorrer antes, durante ou após o tratamento da hanseníase. Devem ser prontamente diagnosticadas e tratadas para a prevenção de incapacidades. Há dois tipos de reações hansênicas: reação tipo I ou reação reversa (RR) e reação tipo II ou eritema nodoso da hanseníase (ENH). Ocorrem de acordo com o equilíbrio entre o índice baciloscópico (IB) e a imunidade celular do indivíduo (IC). As principais formas clínicas de hanseníase que podem evoluir com reação tipo I são as dimorfas ou *borderlines* (tuberculoide, *borderline-borderline* e virchowiana). Esse tipo de reação ocorre em torno de 8 a 30% dos casos de hanseníase. A reação tipo II acomete principalmente as formas: BV – *borderline-* virchowiana e VV – virchowiana (Figura 36.4).

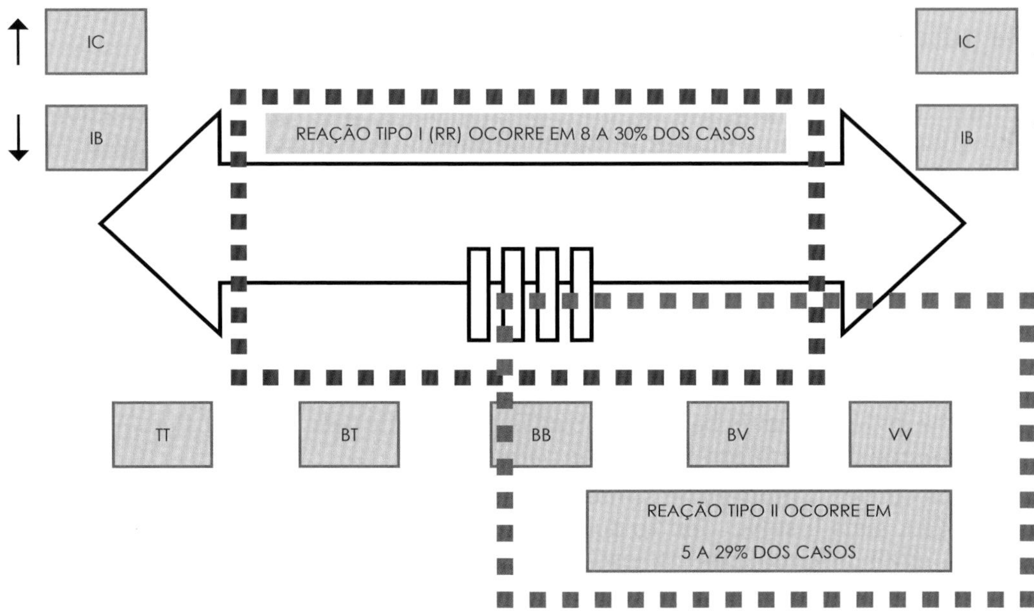

Figura 36.4 – Classificação de Ridley & Jopling – Formas clínicas da hanseníase – **Formas polares:** TT – tuberculoide (baixo índice baciloscópico e boa imunidade celular) e VV – virchowiana (baixa imunidade celular e alto índice baciloscópico). **Formas intermediárias**: BT – *borderline-* tuberculoide. BB – *borderline-borderline*. BV - *borderline*-virchowiana –, onde há uma grande oscilação entre a imunidade celular e o índice baciloscópico. Reação tipo I (RR) ocorre nas formas BT, BB e BV e a reação tipo II ocorre nas formas BB, BV e VV.

REAÇÃO TIPO I OU REAÇÃO REVERSA (RR)

Definição

São episódios inflamatórios agudos provocados pela reação exacerbada da resposta celular do hospedeiro diante do *Mycobacterium leprae.*

Quadro Clínico

Clinicamente, caracteriza-se pela exacerbação das lesões cutâneas preexistentes, que se tornam edemaciadas, eritematosas, brilhantes, podendo evoluir com ulcerações (Figura 36.5).

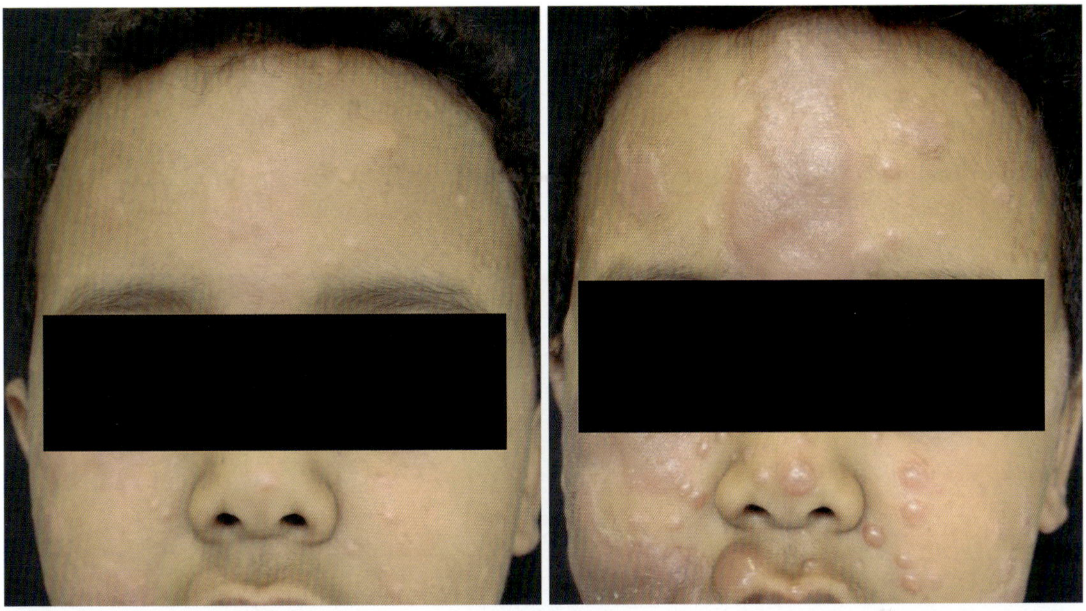

Figura 36.5 – Reação tipo I em paciente com hanseníase dimorfa (DD) após 5 meses de tratamento.

O acometimento neural que ocorre na reação tipo I é considerado emergência clínica, pois o dano aos nervos, principalmente o ulnar e o mediano, determina o estabelecimento das sequelas e deformidades (mão em garra). A intervenção terapêutica precoce previne essas sequelas.

Diagnóstico Laboratorial

Na reação tipo I, geralmente, não há alterações sistêmicas. É essencialmente clínico e anatomopatológico.

Tratamento

Manter, sem modificação, o tratamento específico para hanseníase. A droga de escolha para o tratamento da RR é o corticosteroide – na dose de 1 a 2 mg/kg/dia, principalmente nos casos com neurite. Após, evidência de melhora clínica do quadro reacional, a dose do medicamento deve ser diminuída lentamente. O esquema para a regressão do corticosteroide deve ser fixo tanto na quantidade quanto no intervalo empregado, geralmente, 5 a 10 mg a cada 7 a 15 dias. Nos casos de persistência das neurites tratadas com corticosteroides está indicada a imobilização do segmento afetado, com a finalidade de auxiliar a redução do edema e dos traumas do nervo decorrentes do movimento articular, levando ao alívio da dor.

REAÇÃO TIPO II OU ERITEMA NODOSO HANSÊNICO (ENH)

Definição

É uma complicação imunológica da hanseníase multibacilar que se apresenta como nódulos eritematosos subcutâneos dolorosos que podem ulcerar. Sinais de comprometimento sistêmico como febre, inflamação de linfonodos, neuropatia, envolvimento articular, testicular, ocular e outros.

Quadro Clínico

A manifestação clínica mais comum da reação tipo II é o eritema nodoso hansênico (ENH) (Figura 36.6).

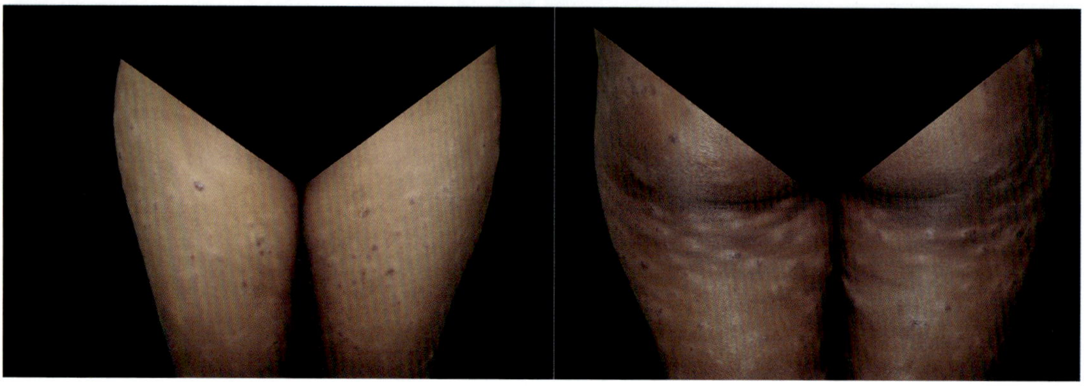

Figura 36.6 – Eritema nodoso hansênico – nódulos eritematosos disseminados.

Diagnóstico Laboratorial

Na reação tipo II, de acordo com a gravidade de cada caso, podem ocorrer alterações laboratoriais como: anemia, leucocitose, neutrofilia, plaquetose, aumento das proteínas da reação inflamatória aguda, aumento das bilirrubinas e das transaminases, proteinúria e hematúria. Presença de concentrações elevadas de TNF-α sérico e anticorpos específicos contra o *M. leprae*, como o anticorpo antiglicofosfolipídio-1 (anti-PGL-1).

Tratamento

Manter, sem modificação, o tratamento específico para hanseníase. Nas reações leves, os anti-inflamatórios não esteroidais (AINE), como ácido acetilsalicílico, 500 mg a 1 g ingeridos a cada 6 a 8 horas além de repouso. Nas reações moderadas ou graves, administrar talidomida na dose de 100 a 400 mg/dia, em dose única, à noite. A melhora clínica decorrente do uso da talidomida ocorre, geralmente, entre 8 e 48 horas, mas em alguns casos pode demorar até 7 dias. A redução da dose da talidomida é realizada, periodicamente, na dose de 100 mg conforme melhora clínica. Trata-se de uma droga com conhecido efeito teratogênico e, portanto, não deve ser prescrita para mulheres em idade fértil. A prednisona ou prednisolona, na dose de 1 a 2 mg por kg ao dia, deve ser administrada na presença de neurite, de acometimento osteoarticular das mãos e dos pés ("mãos e pés reacionais"), de iridociclite e orquidoepididimite. A clofazimina, com seu efeito anti-inflamatório, pode ser utilizada na dose de 100 mg, três vezes ao dia por 3 meses, e a redução da mesma deve ser de 100 mg a cada mês. Clofazimina é menos efetiva do que os corticosteroides e a talidomida. Está indicada para o tratamento de mulheres em idade fértil impossibilitadas do uso da talidomida, do ENH crônico ou recorrente, em geral, pacientes corticodependentes.

BIBLIOGRAFIA CONSULTADA

1. Brasil. Ministério da Saúde. Guia Para o Controle da Hanseníase – Cadernos da Atenção Básica Nº 10 Série A: Normas e Manuais Técnicos; Nº 111. 1ª ed. Brasília: ATDS/SPS/Ministério da Saúde – Brasil. ; 1989. p. 2002.
2. Framil VMS, Zaitz C;, Proença T. Reações Hansênicas. Condutas em Urgências e Emergências para o Clínico. 2ª ed. São Paulo: Atheneu; 2008. p. 735-738. 2ª ed. Rio de Janeiro.
3. Guerra JG, Penna GO, Castro LCM, Martelli CMT, Stefani MMA. Eritema nodoso hansênico: Atualização clínica e terapêutica. Anais Brasileiros de Dermatologia. 2002;77:389-407.
4. Jopling WH & Mc Dougall AC. A doença. In: Manual de hanseníase, 4ª ed, São Paulo: Editora Atheneu; 1991. p. 11-59.
5. Nery JAC, Garcia CC, Wanzeller SHO, Sales AM, Gallo MEN, Vieira LMM. Características clínico-histopatológicas dos estados reacionais da hanseníase em pacientes submetidos à poliquimioterapia (PQT). An bras Dermatol. 1999;74:27-33.
6. Souza CS. Leprosy: clinical forms and differential diagnosis. Medicina, Ribeirão Preto. 1997;30:325-334.
7. Opromolla DVA. Manifestações clínicas e reações. In: Opromolla DVA, ed. Noções de hansenologia. Bauru: Centro de Estudos Dr. Reynaldo Quagliato, 2000. p. 51-8.
8. Visschedijk J, van de Broek J, Eggens H, Lever P et al. Review: Mycobacterium leprae – Millenium resistant. Trop Med Int Health. 2000;5(6):388-99.

Capítulo 37

Manifestações Cutâneas de Doenças Sistêmicas

Karine Simone
Ana Estela Ribeiro

INTRODUÇÃO

As manifestações cutâneas das doenças sistêmicas são sintomas, sinais ou síndromes que permitem a associação com alguma doença interna e podem contribuir ou facilitar seu diagnóstico. Devido ao grande número de manifestações cutâneas das doenças sistêmicas, neste capítulo vamos abordar aquelas de maior interesse na prática do médico clínico: manifestações cutâneas do diabete, sinais cutâneos de cânceres sistêmicos e as manifestações cutâneas das colagenoses.

Manifestações Cutâneas do Diabete

As manifestações cutâneas do diabete podem ser o primeiro sinal ou até preceder em anos o diagnóstico de diabete. Até 30% dos pacientes diabéticos irão apresentar um problema dermatológico associado a sua doença. As principais alterações são devidas às alterações da microcirculação, do sistema nervoso e do colágeno. As alterações mais comuns são: úlcera do pé diabético, acantose *nigricans*, necrobiose lipoídica, dermopatia diabética, escleredema, bolhas diabéticas e granuloma anular.

Úlcera do Pé Diabético

São úlceras que se desenvolvem na proeminência dos ossos decorrentes de neuropatia periférica sensorial. Localizam-se preferencialmente no primeiro pododáctilo e na planta do pé. As úlceras são circundadas por um halo caloso e podem atingir a articulação e os ossos subjacentes (Figuras 37.1 e 37.2).

Acantose *Nigricans*

A acantose *nigricans* é uma erupção cutânea caracterizada pelo escurecimento da pele seguido de um espessamento de aspecto aveludado (Figura 37.3). É mais comum nas axilas e no pescoço, mas aparece em outras dobras do corpo. Pode ocorrer nas mucosas. Geralmente as lesões são assintomáticas. No diabete sua etiologia está relacionada com a resistência à insulina. O diagnóstico é clínico e deve-se tratar a doença de base.

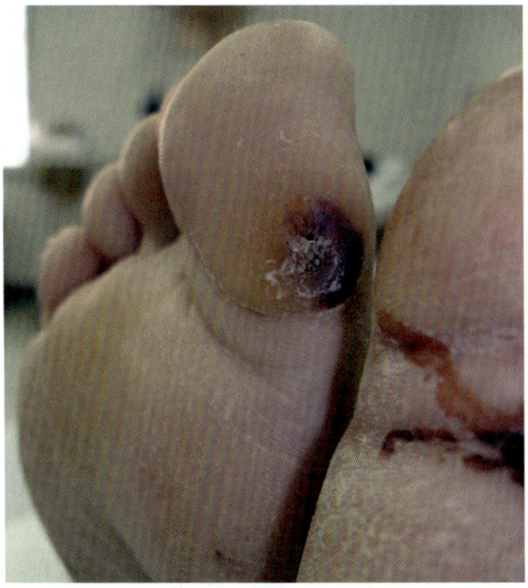

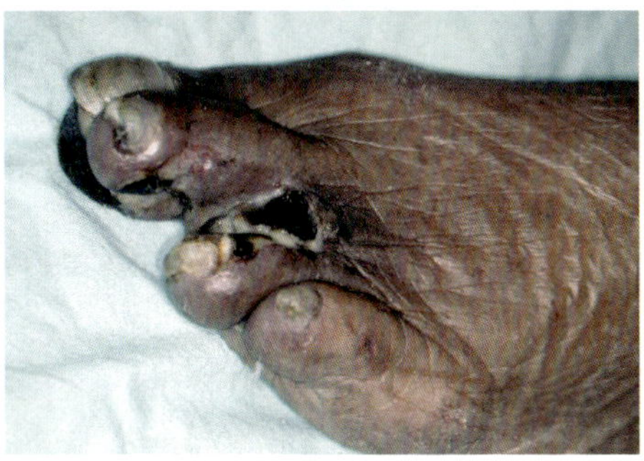

Figuras 37.1 e 37.2 – Pé diabético.

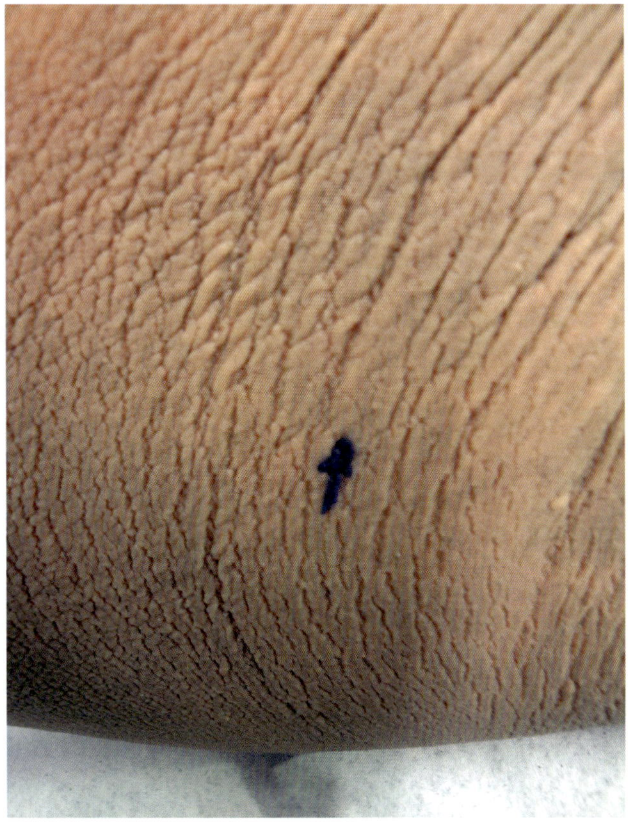

Figura 37.3 – Acantose *nigricans*.

Necrobiose Lipoídica (NL)

É um distúrbio cutâneo geralmente associado ao diabete melito, caracterizado por placas vermelhas cujo centro adquire uma coloração amarelo-alaranjada; são bem delimitadas e isoladas (Figura 37.4). Desenvolvem-se mais comumente nas superfícies anterior e lateral das pernas. Mais comum no adulto jovem com predileção pelo sexo feminino. Tem a etiologia desconhecida. A história de trauma na região acometida pode ser um fator desencadeante. A gravidade da NL não está relacionada com a do diabete. O controle do diabete não tem efeito na evolução da NL. O diagnóstico é clínico. O tratamento é realizado com corticosteroide tópico ou intralesional, antiagregantes plaquetários, drogas que melhoram o fluxo sanguíneo, como a pentoxifilina.

Dermopatia Diabética

É a alteração mais comum no diabético embora não patognomônica. São lesões atróficas, assintomáticas, que aparecem em grupos na superfície anterior das pernas e regridem espontaneamente (Figura 37.5). A etiologia é desconhecida e o tratamento não é recomendado.

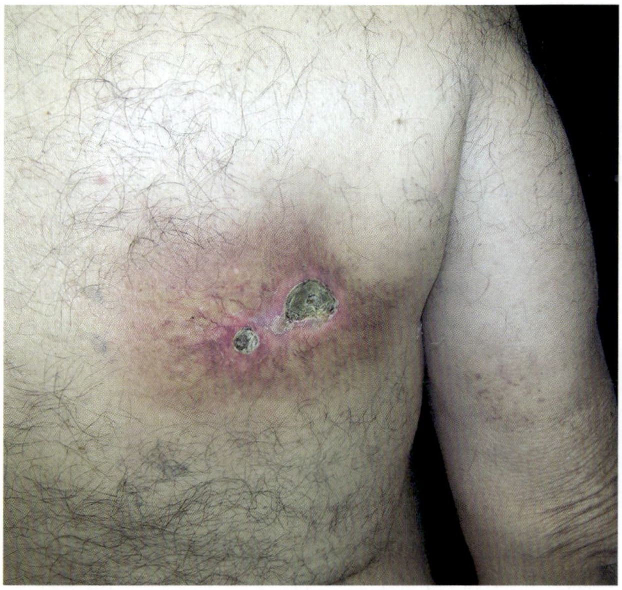

Figura 37,4 – Necrobiose Lipoídica (NL).

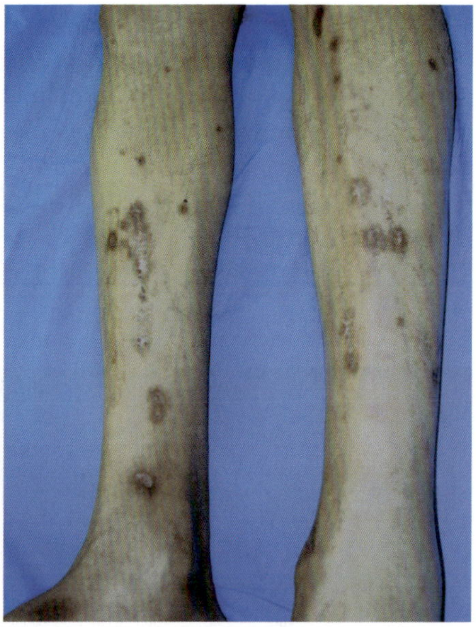

Figura 37.5 – Dermopatia diabética.

Bolhas Diabéticas

São bolhas grandes de aparecimento súbito e espontâneo nas extremidades distais. A base da bolha não é eritematosa, e quando rompe forma erosão vermelha (Figura 37.6). A cicatrização ocorre em semanas. Não há mecanismo de trauma nem imunológico. O tratamento é sintomático.

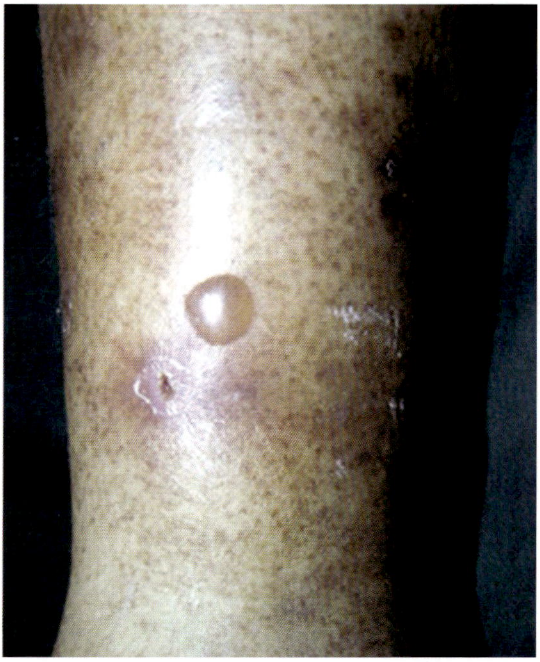

Figura 37.6 – Bolhas diabéticas.

Granuloma Anular

O granuloma anular é uma dermatose de etiologia desconhecida caracterizada por pápulas firmes, eritematosas, cor da pele ou acastanhadas que se dispõem formando anéis comumente no dorso das mãos e dos pés (Figuras 37.7 a 37.9). É assintomática, atinge adultos jovens e tem curso crônico. Pode haver recidivas. A histopatologia da lesão mostra essencialmente histiócitos epitelioides arranjados em paliçada ou distribuídos no interstício que depositam quantidades variáveis de mucina. O tratamento é semelhante ao da necrobiose podendo se optar por não tratar, apenas tranquilizar o paciente.

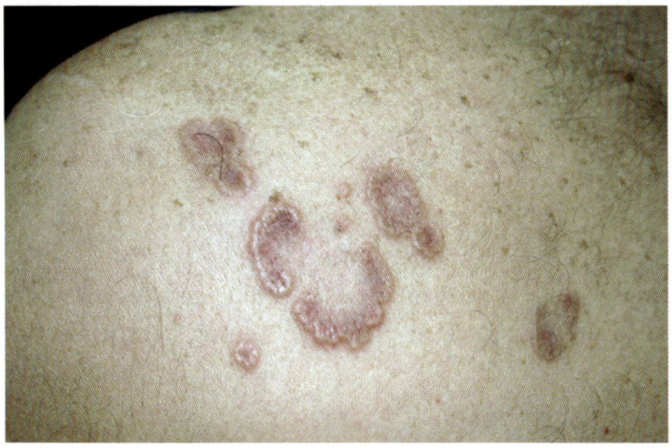

Figura 37.7

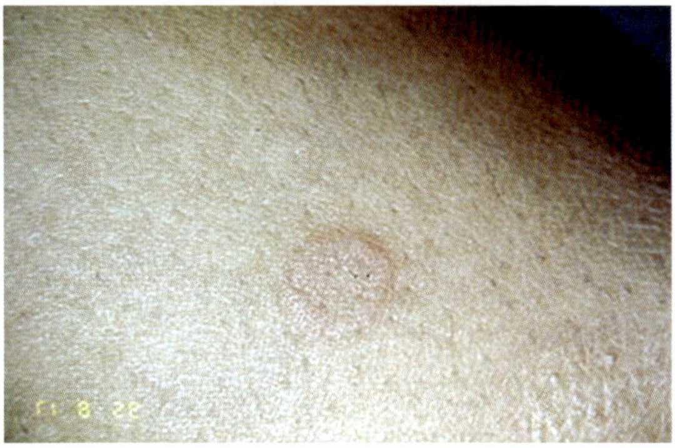

Figura 37.8

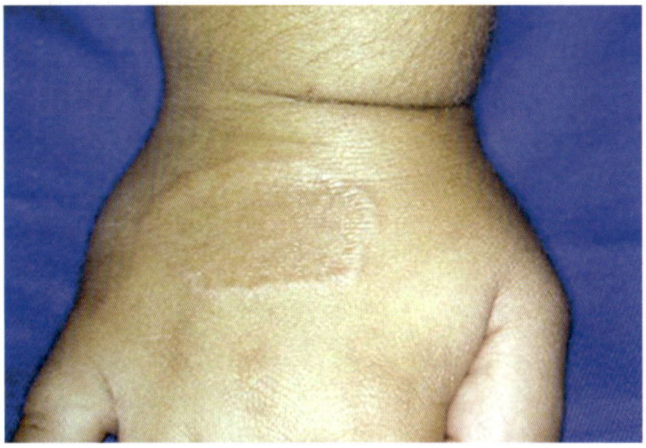

Figura 37.9

SINAIS CUTÂNEOS DOS CÂNCERES SISTÊMICOS

Existem várias formas pelas quais as anormalidades mucocutâneas podem sugerir cânceres sistêmicos: síndromes hereditárias associadas a neoplasias, síndromes paraneoplásicas ou por extensão direta para mucosas ou pele (metástases cutâneas).

Neste capítulo vamos abordar as síndromes paraneoplásicas: ação à distância da neoplasia.

Acantose *Nigricans* Maligna

A acantose *nigricans* (AN) pode ser benigna ou maligna. A AN maligna é rara, com aproximadamente 1.000 casos relatados na literatura mundial. Assim como ocorre nas outras formas de NA, a acantose maligna apresenta espessamento e hiperpigmentação aveludados da pele (Figura 37.10). Embora qualquer superfície possa ser acometida, envolve preferencialmente as dobras corporais como pescoço, virilha e axilas (Figura 37.11). Há lesões acentuadas das mucosas e comprometimento da junção mucocutânea, ocorre acentuação dos sulcos palmares e a mão adquire um aspecto semelhante a tripa de boi. Na AN maligna pode apresentar emagrecimento e consumpção em razão de neoplasia subjacente. A NA pode aparecer 5 anos antes dos outros sintomas da neoplasia, geralmente do trato gastrointestinal ou genitourinário, carcinoma broncogênico ou, menos comumente, linfoma.

O curso da AN maligna tende a ser paralelo ao do tumor sistêmico e tende a desaparecer com o tratamento da neoplasia associada. Tratamentos paliativos ajudam no controle do prurido, como a fototerapia associada ao psoralênico e os retinoides.

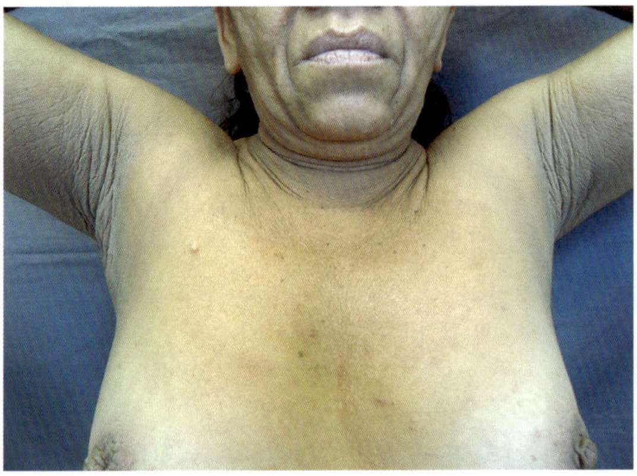

Figura 37.10

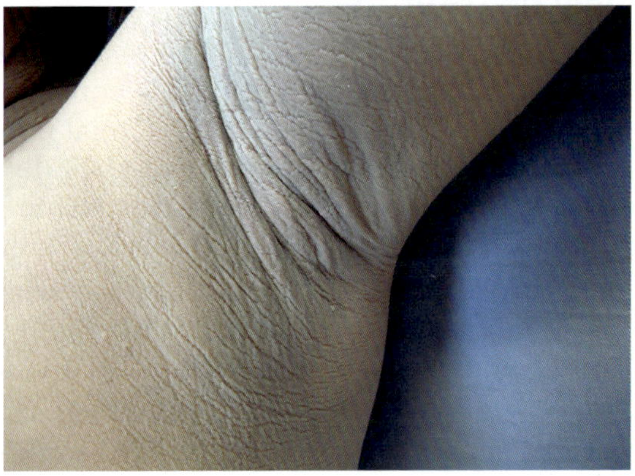

Figura 37.11

Tripe Palms (TP)

Sinonímia: ceratoderma palmar, hiperceratose palmar e paquidermoglifo. A TP é rara, com menos de 100 casos relatados e frequentemente associada a acantose *nigricans* maligna. Aparece exclusivamente no adulto.

Clinicamente, caracteriza-se pelo espessamento das palmas e frequentemente das plantas dos pés, com mamilonamento criando um aspecto aveludado ou rugoso, amarelado. Ocorre acentuação das linhas da pele (Figura. 37.12). Clinicamente, difere-se de outros ceratodermas, que têm o espessamento mais difuso e sem aspecto aveludado. Pode estar associada a baqueteamento digital e prurido.

TP está associada a tumor subjacente em 90% das vezes. Os cânceres mais associados à TP são os carcinomas gástricos e pulmonares. Existem outras dermatoses já descritas em associação à TP sem neoplasia associada, como psoríase.

Os tratamentos tradicionais como emolientes, retinoides, cremes de corticosteroides e ceratolíticos mostram-se ineficientes na TP associada a neoplasia maligna.

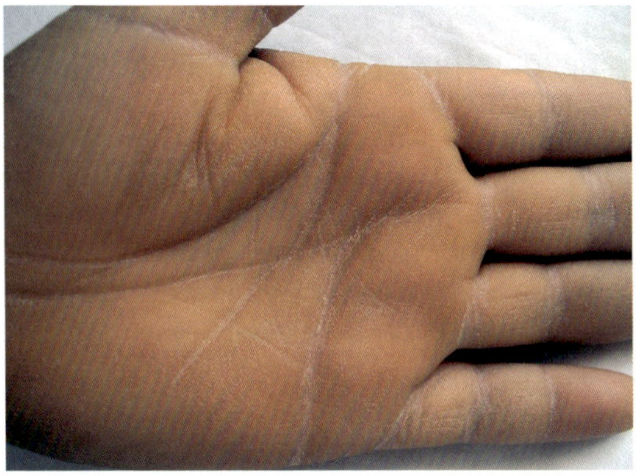

Figura 37.12

Sinal de Leser-Trélat

O sinal de Leser-Trélat (LT) é o aumento abrupto no número e no tamanho das ceratoses seborreicas que coincide com a presença de uma neoplasia maligna interna (Figura 37.13). O sinal de Leser-Trélat é raro, com cerca de 75 casos descritos na literatura.Afeta indivíduos idosos. Existe debate sobre o valor deste sinal, já que ambos, ceratoses seborreicas e neoplasias sistêmicas, são relativamente comuns nos idosos, tornando difícil separar este sinal de uma mera coincidência.

Múltiplas ceratoses seborreicas também podem estar associadas a outras condições não malignas incluindo HIV, transplante de coração e eritrodermia. Apesar destas outras associações e dos debates, se o sinal de Leser-Trélat for presente, deve-se pesquisar condição neoplásica associada.

Clinicamente, apresenta-se como múltiplas ceratoses seborreicas eruptivas no tronco e nas extremidades. A erupção tem sido descrita como padrão em "árvore de Natal". Prurido é um achado significativo. Aproximadamente a metade dos casos de neoplasias associadas ao LT são adenocarcinomas e 32% destes ocorrendo no trato gastrointestinal.

A patogênese exata de acantose *nigricans,* ceratoderma palmar e sinal de Leser-Trélat é desconhecida, mas pode resultar na liberação de produtos do tumor que agem nos receptores de crescimento epidérmico presentes nos ceratinócitos. O tratamento é direcionado ao tumor. Em 2/3 dos casos associados a LT, o curso da erupção não seguiu o curso da neoplasia.

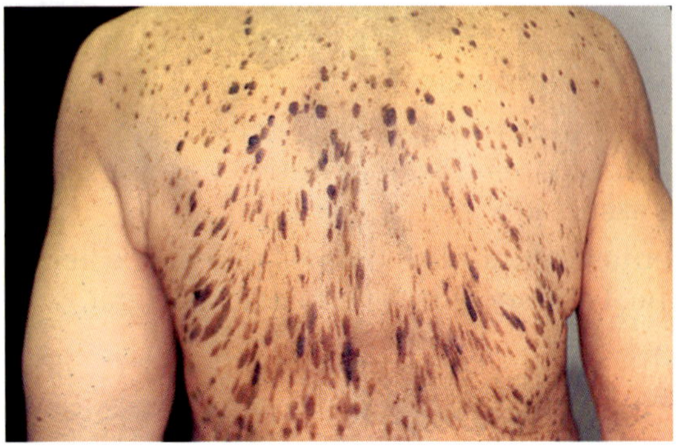

Figura 37.13

Ceratoderma Palmoplantar

Ceratoderma palmoplantar é o espessamento da pele nas palmas e plantas que resultam da ceratinização anormal. Os ceratodermas palmoplantares constituem um grupo de doenças que podem ser adquiridas ou hereditárias. Classificam-se conforme a histologia e o tipo de envolvimento (focal, difuso ou *punctata*).

Clinicamente se apresenta como placas hiperceratósicas bem demarcadas nas palmas e plantas e frequentemente associada a hiperidrose (Figura 37.14). O protótipo de um ceratoderma palmoplantar hereditário com neoplasia associada é a síndrome de Howel-Evans, que tem incidência aumentada de carcinoma de células escamosas do esôfago.

O tratamento é feito com ceratolíticos tópicos, emolientes, esteroides tópicos e retinoides. PUVA tópico e retinoides orais podem ser usados em casos mais graves da doença.

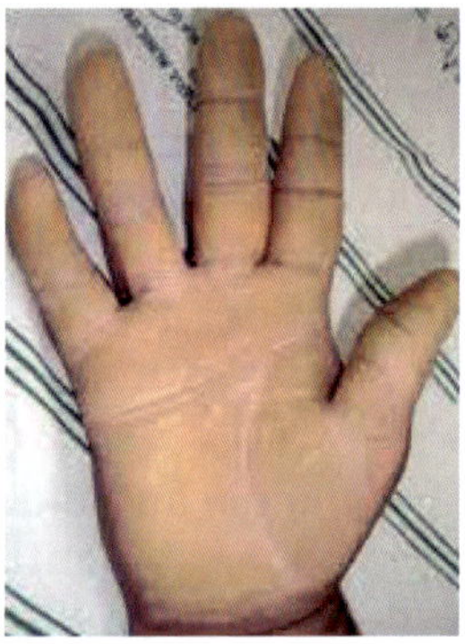

Figura 37.14

Síndrome de Bazex

Síndrome de Bazex ou acroceratose paraneoplásica é um processo no qual ocorrem lesões cutâneas descamativas nas orelhas, no nariz, nas bochechas e extremidades, associadas à neoplasia maligna primariamente do trato aerodigestivo alto (Figura 37.15).

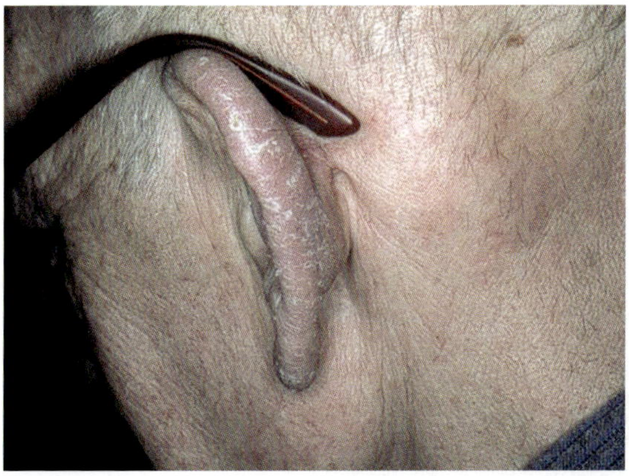

Figura 37.15

Como outras síndromes paraneoplásicas, é rara. Acomete geralmente homens acima de 40 anos de idade. As lesões são caracterizadas por placas descamativas eritematosas ou violáceas no nariz, nas orelhas e extremidades. Têm aspecto de psoríase, mas não a sua localização típica. O prurido está associado em 18% das vezes.

O processo paraneoplásico piora e estende-se com a evolução da neoplasia associada. Perto de 80% dos casos estão associados a tumores do trato aerodigestivo. A etiologia da síndrome de Bazex é desconhecida.

As lesões cutâneas são bastante resistentes ao tratamento. Há relatos de melhora do quadro com PUVA e retinoides orais. O curso da dermatose segue o curso da neoplasia; por isso, o melhor tratamento é a terapia do tumor associado.

Ictiose Adquirida

Ictiose é o termo usado para descrever escamas cutâneas romboides que lembram escamas de peixe. Pode ser adquirida ou genética. A ictiose adquirida geralmente se apresenta no adulto e pode estar associada a uma série de drogas e doenças sistêmicas.

Clinicamente, apresenta-se como escamas pequenas amarronzadas nas extremidades extensoras e no tronco. Geralmente as dobras do corpo são poupadas (Figura 37.16).

A malignidade mais comumente associada à ictiose adquirida é a doença de Hodgkin. Também está associada a outras doenças linfoproliferativas e outros cânceres. Ao contrário das outras paraneoplasias, a ictiose aparece geralmente semanas a meses após a descoberta do tumor.

A ictiose adquirida também tem frequência aumentada em outras doenças como na SIDA, sarcoidose, desnutrição, doença enxerto-contra-hospedeiro e medicamentos. O tratamento é direcionado para o tumor. Ureia, vitamina A oral, ácido salicílico e corticoesteroides tópicos podem ser tentados com resultados variáveis.

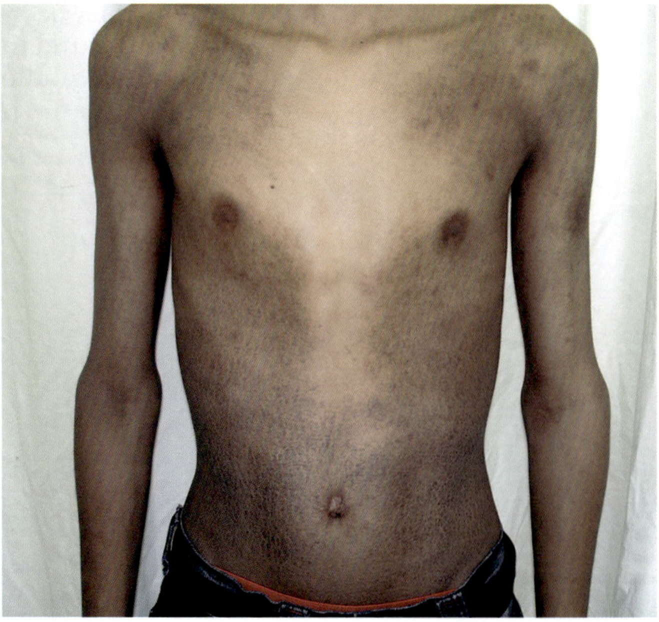

Figura 37.16

MANIFESTAÇÕES CUTÂNEAS NAS COLAGENOSES

Definição

Termo introduzido em 1942 para agrupar doenças sistêmicas com acometimento difuso do tecido conectivo (colágeno e substância fundamental), também sendo conhecidas com doenças do tecido conectivo. As principais colagenoses são: lúpus eritematoso sistêmico, dermatomiosite, esclerodermia e artrite reumatoide. As manifestações cutâneas são muito frequentes nas colagenoses, muitas vezes facilitando o seu diagnóstico.

Lúpus Eritematoso Sistêmico

O LES pode apresentar lesões cutâneas que são específicas, isto é, com o exame anatomopatológico pode-se fazer o diagnóstico da doença. Estas lesões específicas se dividem em três tipos: LECA (lúpus eritematoso cutâneo agudo), LECSA (lúpus eritematoso cutâneo subagudo) e o LECC (lúpus eritematoso cutâneo crônico).

LECA (lúpus eritematoso cutâneo agudo)

A lesão clássica é chamada de "asas de borboleta". Ela se apresenta como um edema e um eritema confluente nas regiões malares, estendendo-se para a pirâmide nasal (Figura. 37.17). Existe também distribuição generalizada, que é menos comum e se caracteriza por uma erupção exantemática ou morbiliforme disseminada no corpo.

As lesões do LECA são muito fotossensíveis, podem durar horas, dias e mais raramente semanas e normalmente não deixam cicatrizes Pode ocorrer ulceração em mucosa oral ou nasal acompanhando lesões de LECA. O local mais frequentemente acometido é a parte posterior do palato duro. O LECA está presente em 45% dos casos de LES.

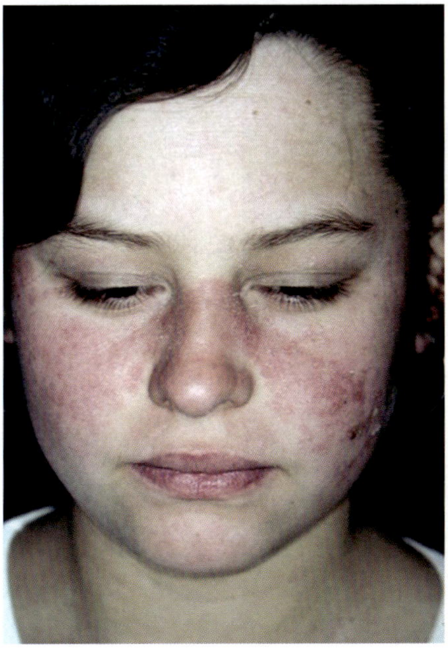

Figura 37.17 – Lúpus eritematoso agudo.

LECSA (lúpus eritematoso cutâneo subagudo)

As lesões típicas do LECSA são anulares ou papuloescamosas, não cicatriciais localizadas principalmente na face, no "v" do decote (Figura 37.18) e alto do dorso (Figura 37.19), sendo lesões extremamente fotossensíveis. Podem estar presentes em menor porcentagem de pacientes com LES.

Estas manifestações são mais frequentes em um tipo especial de lúpus, o LECSA, no qual as manifestações sistêmicas são mais brandas.

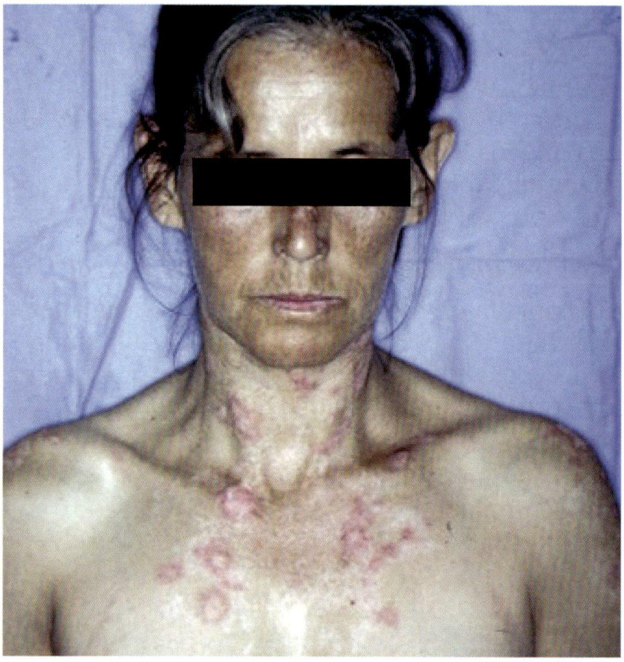

Figura 37.18 – Lúpus eritematoso cutâneo subagudo.

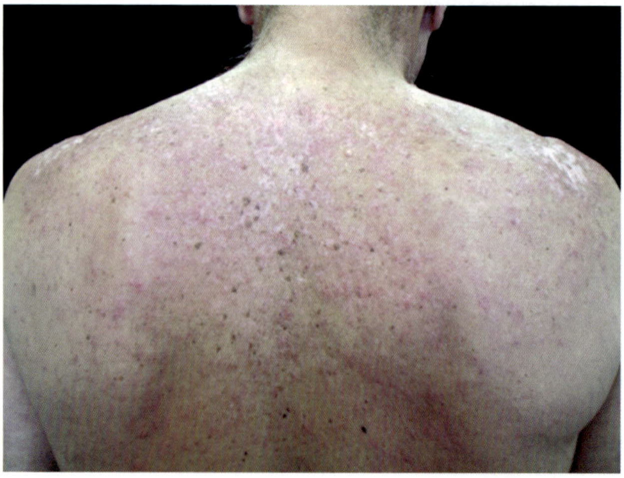

Figura 37.19 – Lúpus eritematoso cutâneo crônico.

LECC (lúpus eritematoso cutâneo crônico ou lúpus cutâneo discoide)

Estão presentes em raros casos de LES ativo, mas 5% dos pacientes que têm esta forma cutânea podem evoluir para a forma sistêmica. A apresentação clínica clássica do LECC é a placa discoide, caracterizada por placas eritematovioláceas com bordas bem definidas, cobertas por escamas aderentes, que se estendem até os folículos pilosos dilatados. Ao redor pode haver hipo ou hipercromia (Figura 37.20). Existem outras variantes do LECC menos comuns (verrucoso, paniculite lúpica, lúpus túmido).

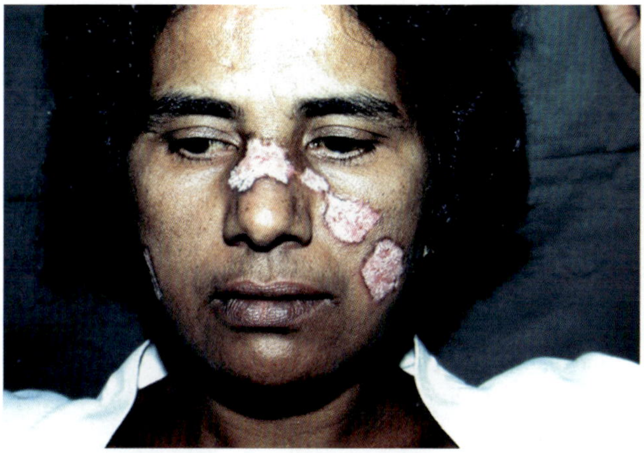

Figura 37.20 – Lesões específicas do LES.

Exames anatomopatológicos

As cinco alterações importantes são: (1) hiperceratose com "rolhas" córneas; (2) adelgaçamento e achatamento da camada de Malpighi; (3) degeneração hidrópica das células basais; (4) infiltrado mononuclear com tendência a disposição em torno dos apêndices cutâneos; (5) aumento da espessura da membrana basal (mais bem visualizada pelo método do PAS).

Os três tipos de lesões cutâneas do LE podem apresentam graus variados de hiperqueratose, degeneração da camada basal, edema dérmico e infiltrado mononuclear próximo da junção dermoepidérmica, extensiva à derme. As lesões do LECC têm o quadro anatomopatológico mais característico.

Imunofluorescência direta

Quando o material de biópsia, tomado de paciente com LECC, é submetido à técnica de imunofluorescência direta (IFD), uma faixa imunofluorescente é comumente encontrada ao longo da junção dermoepidérmica (JDE). Às vezes, esta faixa estende-se ao redor dos folículos pilosos. Diferentes classes de imunoglobulinas estão normalmente presentes nessa faixa (IgG, IgM, IgA), bem como componentes do sistema do complemento (C3, C4, C1q, properdina, fator B).

Lesões Inespecíficas Encontradas no LES

Existe uma grande quantidade de lesões cutâneas inespecíficas do LES. Podem estar presentes também em outras colagenoses ou doenças sistêmicas. Estas lesões, normalmente estão associadas à atividade da doença.

As lesões inespecíficas mais comuns são vasculites, púrpuras (Figura 37.21), urticárias, vasculites, livedo reticular (Figura 37.22), telangiectasias periungueais, fenômeno de Raynaud, alopecia não cicatricial, alopecia *areata* (Figura 37.23), calcinose (Figura 37.24), eritema multiforme e úlceras em MMII.

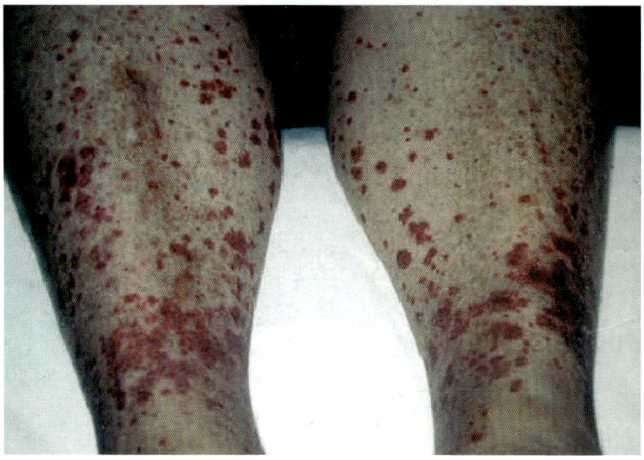

Figura 37.21 – Vasculite.

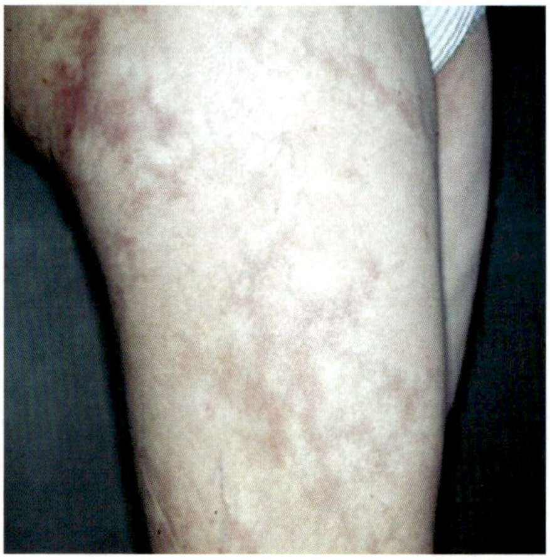

Figura 37.22 – Livedo.

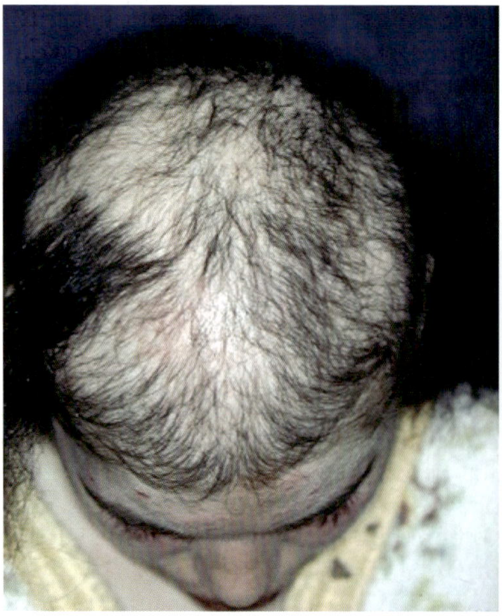

Figura 37.23 – Alopécia.

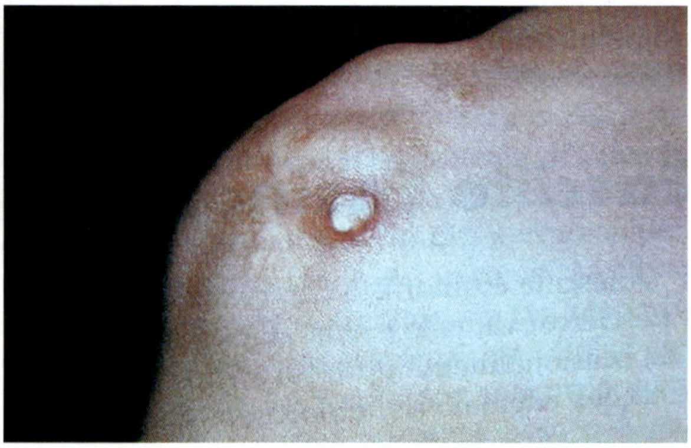

Figura 37.24 – Calcinose.

Dermatomiosite

É uma doença inflamatória de característica autoimune que acomete músculo estriado, pele e vasos. As lesões cutâneas são eritematoe-dematosas associadas a fraqueza e inflamação muscular. As lesões cutâneas que podem ser encontradas na dermatomiosite são:

- A – Patognomônicas: (pápulas de Grotton (Figura 37.25) e sinal de Grotton (Figura. 37.26).
- B – Características – Heliotrópio (Figura 37.27) e telangectasias periungueais (Figura 37.28) e eritema violáceo simétrico.
- C – Compatíveis: poiquilodermia atrofiante; calcinose cutânea.

As lesões cutâneas são de grande importância porque fazem parte dos critérios diagnósticos da doença.

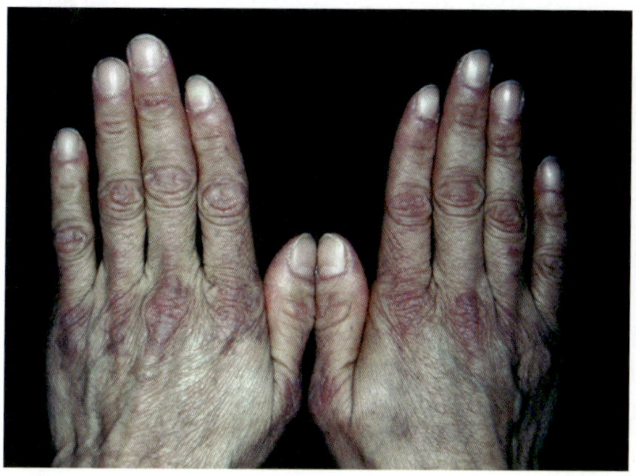

Figura 37.25 – Sinal de Grotton.

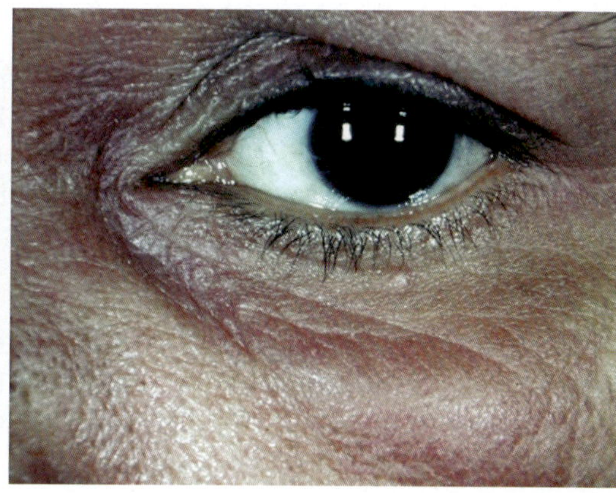

Figura 37.26 – Heliotrópio.

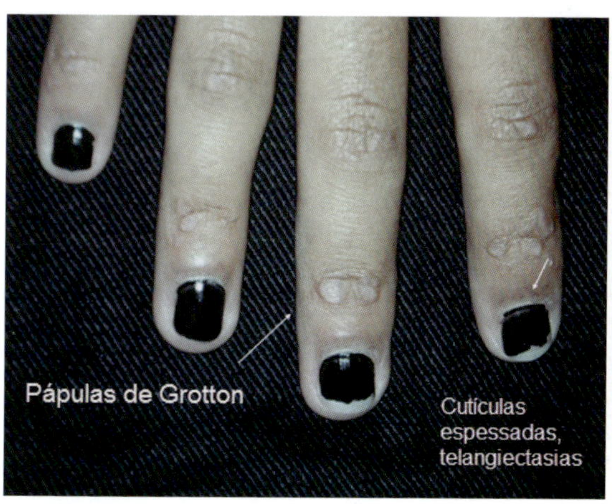

Figura 37.27

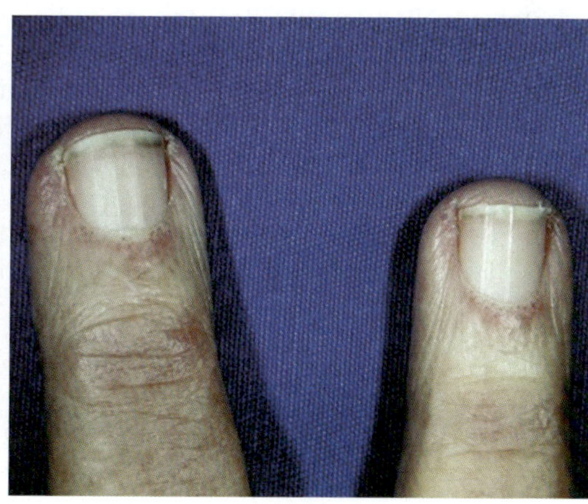

Figura 37.28 – Espessamento das cutículas com telangiectasias.

Esclerodermia

É uma doença crônica de etiologia desconhecida que afeta a microvasculatura e o tecido conectivo e é caracterizada por fibrose e obliteração dos vasos da pele, do trato gastrointestinal, do pulmão, dos rins e do coração. Pode ocorrer de forma localizada (só pele) ou sistêmica. Neste capítulo nos restringiremos às manifestações cutâneas que podem estar presentes na forma sistêmica.

As dermatoses mais comuns são o endurecimento da pele, que pode acometer dedos, mãos, tronco e face. O fenômeno de Raynaud é muito comum e normalmente precede o aparecimento do endurecimento cutâneo. Outras lesões comuns são as telangiectasias, a vasodilatação de capilares periungueais e as ulcerações digitais e calcinose.

Existem dois tipos de formas sistêmicas:

1. esclerose sistêmica difusa (mais agressiva): Nesta, o acometimento cutâneo é periférico e também do tronco. Anticorpo anti-scl-70 é positivo e o anticorpo anticentrômero é negativo;
2. esclerodermia sistêmica cutânea limitada (CREST): É uma forma mais branda, sendo o envolvimento cutâneo limitado (somente periférico – basicamente pés e mãos). Há calcificações, telangiectasias, dilatações dos capilares nas pregas ungueais. Neste quadro, o anticorpo anticentrômero é positivo.

Artrite Reumatoide

As lesões cutâneas não são comuns nesta doença. Entre elas se destacam: o fenômeno de Raynaud, nódulos reumatoides (que ocorrem principalmente sobre proeminências ósseas, na face ulnar dos antebraços, cotovelos); a vasculite reumatoide; e o pioderma gangrenoso.

BIBLIOGRAFIA CONSULTADA

1. Burrows NP & Lovell CR. Disorders of Connective Tissue. In: BurnsT, Bretathnach S. Cox NGriffthis C. Rook´s Textbook of Dermatology. 7th edition. 2004. p. 46.1- 46.71;.
2. MC Cash S, Emanuel PO. Definig diabetic dermopathy. Journal of Dermatology 2011;38(10)988-92.
3. Rachael L, Moore MD, Theresa S, Devere MD. Epidermal manifestations of internal malignanc . Dermatologic Clinics. 2008;26(1):17-29.
4. Sontheimer RD, Provost TT. Cutaneous Manifestations of Lupus Erythematosus. In: Dubois Lupus Erythematosus 5th edition. USA: Williams e Wilkins; 1997. p. 569-623.
5. Tecilazich F, Kafanas A, Veves A. Cutaneous alterations in diabetes mellitus. Wounds. 2011;23(7):192-203.

Capítulo 38

Micoses Superficiais

Valéria Maria de Souza Framil
Clarisse Zaitz

MICOSES SUPERFICIAIS PROPRIAMENTE DITAS

Pitiríase Versicolor

Definição

Pitiríase versicolor é uma infecção crônica da camada córnea causada por leveduras do gênero *Malassezia*, assintomática na maioria das vezes.

Etiologia

O gênero Malassezia é uma levedura antropofílica lipodependente e atualmente as principais espécies descritas foram *M. furfur, M. pachydermatis, M. globosa, M. obtusa, M. restricta, M. slooffiae* e *M. sympodialis.*

Manifestações clínicas

As manifestações clínicas da pitiríase versicolor caracterizam-se por lesões maculares múltiplas, inicialmente perifoliculares, com descamação fina. O estiramento da pele afetada pode facilitar a visualização da descamação. Essa manobra é conhecida por sinal de Zireli. A coloração é variável, do branco ao acastanhado, podendo mais raramente se tornar eritematosa, o que justifica a denominação pitiríase versicolor.

Diagnóstico laboratorial

Exame micológico

O exame direto, realizado a partir de material colhido através da raspagem da lesão ou com fita durex (sinal de Porto), mostra células leveduriformes agrupadas, assemelhando-se a "cachos de uva" e pseudo-hifas curtas e grossas.

Tratamento e prognóstico

O tratamento tópico pode ser feito com agentes queratolíticos, hipossulfito de sódio a 20%, sulfeto de selênio, derivados imidazólicos ou derivados morfolínicos. O tratamento sistêmico é possível, tanto com derivados azólicos (cetoconazol, 200 mg/dia, durante 10 a 20 dias) como com derivados triazólicos (itraconazol, 200 mg/dia durante 5 a 7 dias. O fluconazol pode ser utilizado em dose única de 450 mg.

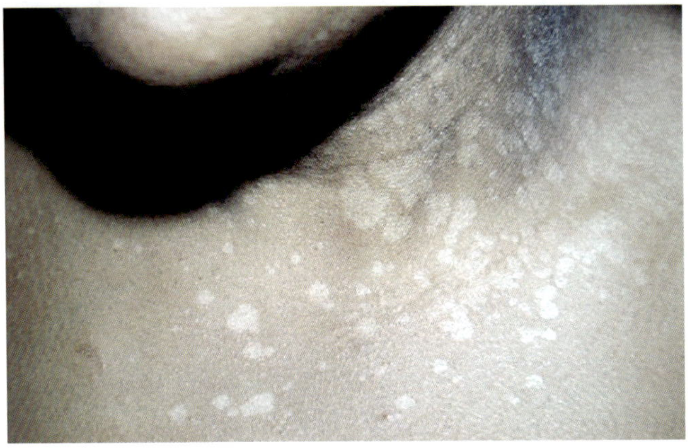

Figura 38.1 – Pitiríase versicolor. Lesões perifoliculares, hipocrômicas e descamativas em pescoço e tronco.

MICOSES SUPERFICIAIS CUTÂNEAS

Dermatofitoses

Definição

As dermatofitoses são causadas por fungos denominados dermatófitos. São capazes de invadir os tecidos queratinizados do homem e de animais, crescerem no tecido parasitado de modo centrífugo e assumirem aspecto circular. Por esse aspecto clínico, os gregos denominavam-nas *herpes.* Os romanos chamavam a infecção de *tinea,* que significa larva de pequenos insetos, pois relacionavam a doença a picadas de insetos. No Brasil, usamos o termo tinha ou dermatofitose (micose causada por dermatófitos).

Etiologia

Os dermatófitos pertencem a três gêneros: *Microsporum, Trichophyton,* e *Epidermophyton.* Esses fungos são queratinofílicos capazes de parasitar tecidos queratinizados do homem e de animais e restos de queratina (pelo, unhas, plumas). As principais espécies iisoladas são *Microsporum canis* (zoofílico), *Microsporum gypseum* (geofílico), *Trichophyton tonsurans* e *Trichophyton rubrum,* ambos, antropofílicos.

Manifestações clínicas

As dermatofitoses apresentam as principais variantes clínicas: tinha do couro cabeludo, iinha do corpo, tinha inguinocrural, tinha da unha e tinha do pé.

Tinha do Couro Cabeludo

A tinha do couro cabeludo afeta principalmente crianças e pode ser: *microspórica* (lesão única, causada por dermatófito zoofílico ou geofílico) e *tricofítica* (múltiplas lesões, causadas por dermatófitos antropofílicos). A duas formas são tonsurantes. Os dermatófitos mais frequentes são *M.canis* e *T. tonsurans.*

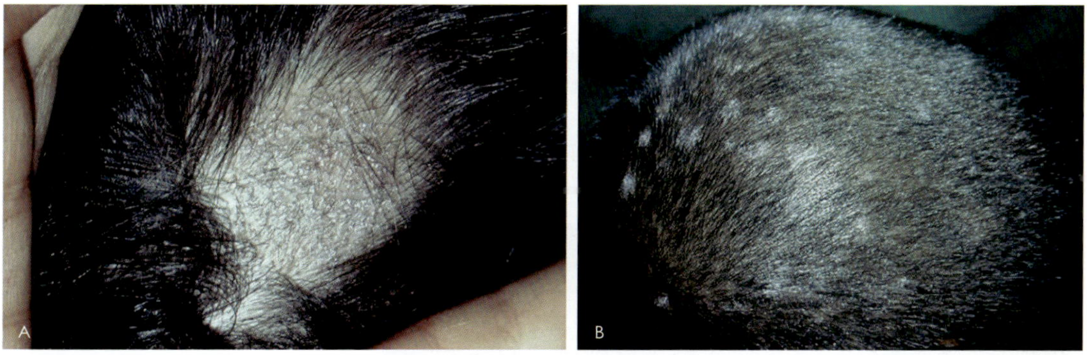

Figura 38.2 – (A) Tinha microspórica tonsurante; (B) tinha tricofítica tonsurante.

Tinha do Corpo

Pode acometer qualquer região de pele glabra do corpo. A forma mais comum é anular, de crescimento centrífugo e cura central.

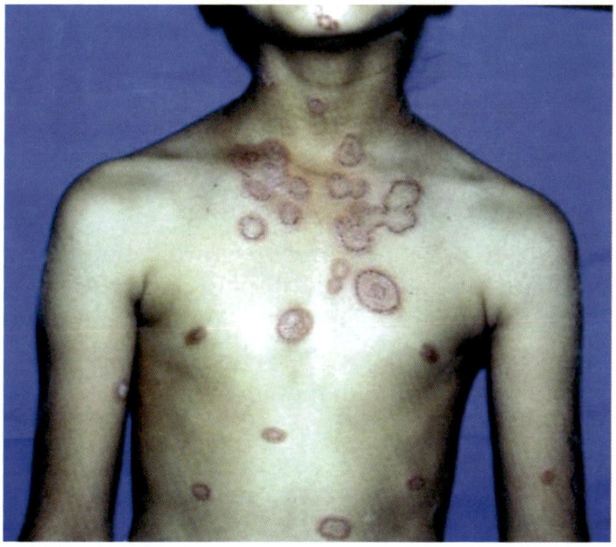

Figura 38.3 – Tinha do corpo. Forma anular, lesões circinadas múltiplas em criança.

Tinha inguinocrural

mais comum em homens adultos, tem as mesmas características da tinha do corpo anular. Existem as formas endêmica, crônica, causada por *T. rubrum*, e epidêmica, determinada pelo *E. floccosum*.

Tinha da unha

a tinha da unha é causada, essencialmente, por dermatófitos.O acometimento da unha por um dermatófito pode ser: subungueal distal e/ou lateral, subungueal proximal e superficial branca. Todas as três formas podem evoluir para a distrofia parcial ou total da unha.

Tinha do pé

o acometimento do pé por dermatófitos é muito frequente. Quatro tipos de lesões podem ser encontradas: *vesiculosas,* agudas, geralmente por fungos não adaptados; *interdigitais,* muitas vezes associadas a leveduras e bactérias; *escamosas,* crônicas, por *T. rubrum;* e *em placas,* anulares, com crescimento centrífugo e cura central.

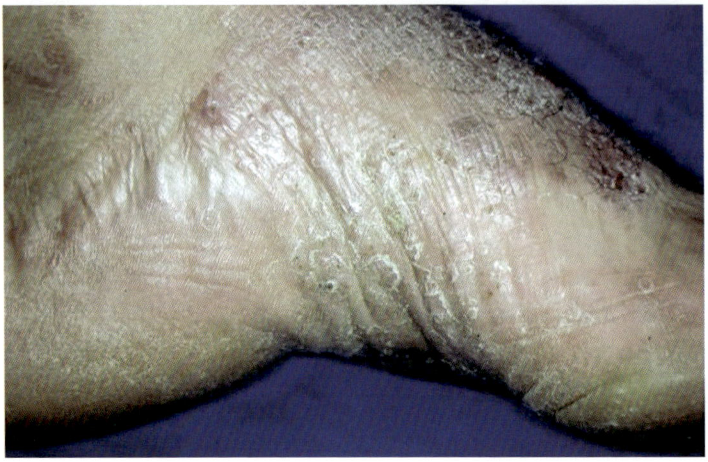

Figura 38.4 – Tinha do pé vesiculosa por *T. mentagrophytes.*

Diagnóstico Laboratorial

Exame micológico

O exame direto pode ser realizado a partir de pelos na tinha do couro cabeludo ou escamas nas outras variantes da tinha. O comprometimento do pelo pode ser: *ectothrix* (esporos fora do pelo), *endothrix* (esporos e/ou hifas dentro do pelo) ou *ecto* e *endothrix.* Em todas as outras formas clínicas encontram-se hifas hialinas septadas.

O crescimento do fungo em cultura ocorre em aproximadamente 2 semanas. Utiliza-se o meio de Sabouraud acrescido de ciclo-heximida e cloranfenicol.

Tratamento e prognóstico

a terapêutica das dermatofitoses pode ser tópica, sistêmica ou combinada. Os antifúngicos de uso tópico são, em geral, de amplo espectro como os derivados imidazólicos, a amorolfina, a terbinafina e o ciclopirox olamina, entre outros. Os sistêmicos, como a griseofulvina, são específicos para dermatófitos. A terbinafina age sabidamente contra dermatófitos, estando em estudo sua eficácia contra outros fungos. Cetoconazol, itraconazol e fluconazol têm amplo espectro de ação.

Lesões isoladas de dermatofitoses devem ser tratadas topicamente. Indicações absolutas de terapêutica sistêmica são: tinha do couro cabeludo (griseofulvina: 15 a 20 mg/kg/dia; terbinafina: 250 mg/dia, acima de 40 kg, 125 mg/dia, entre 20 e 40 kg e 62,5 mg/dia em crianças com menos de 20 kg; derivados azólicos: 10 mg/kg/dia; derivados triazólicos: 3 a 5 mg/kg/dia) e micoses em imunodeprimidos (doses maiores e tempo prolongado). Indicações relativas da terapêutica sistêmica são: tinha da unha de acometimento médio ou grave, dermatofitoses extensas e refratárias à terapêutica tópica e dermatofitoses crônicas por *T. rubrum* (antifúngicos e doses para crianças são as mesmas utilizadas na tinha do couro cabeludo, e, para o adulto, a griseofulvina é utilizada, na dose de 500 mg a 1 g/dia, terbinafina: 250 mg/dia, cetoconazol: 200 mg/dia, itraconazol: 100 a 200 mg/dia; fluconazol: 150 a 300 mg/semana).

O tempo de tratamento é variável, conforme a forma clínica da dermatofitose. Na tinha da unha, são necessários 3 a 12 meses,; na tinha do couro cabeludo, 2 meses, e na tinha do corpo, 1 mês . A tinha crônica por *T. rubrum*, seja no pé, na unha ou inguinocrural, é recidivante, e necessita de esquema de manutenção tópico ou sistêmico.

CANDIDÍASES

Definição

A infecção cutânea, da mucosa ou sistêmica causada por leveduras do gênero *Candida* é denominada candidíase. Está entre as infecções mais comuns da pele e das mucosas.

Etiologia

A distribuição das leveduras do gênero *Candida* é ampla, tanto no meio ambiente quanto fazendo parte da biota normal do homem. Frequentemente, isolam-se espécies de *Candida* da boca, dobras de pele, orofaringe, intestino, vagina e escarro em pacientes clinicamente saudáveis. A maioria das infecções por *Candida* tem origem endógena.

Manifestações Clínicas

Candidíase cutaneomucosa

é frequente e ocorre na maioria das vezes em indivíduos imunocompetentes. No entanto, tem sido observado aumento da incidência de infecções por *Candida* em pacientes imunodeprimidos.

Candidíase oral

a candidíase de mucosa oral, também denominada estomatite cremosa, é frequente entre os recém-nascidos. Ao nascimento, a microbiota é estabelecida, a partir do canal de parto, fômites em berçários ou amamentação. Ocorre também em adultos diabéticos, idosos e imunodeprimidos, podendo ser um indicador da AIDS. Caracteriza-se por placas cremosas, esbranquiçadas e eritema difuso sobre a língua e a mucosa orofaríngea.

Candidíase intertriginosa

a candidíase intertriginosa acomete preferencialmente as áreas de dobras da pele, desencadeada por umidade, má higiene, obesidade, gestação e diabetes. Caracteriza-se por áreas eritematosas com induto esbranquiçado, podendo haver exulceração e fissuras.

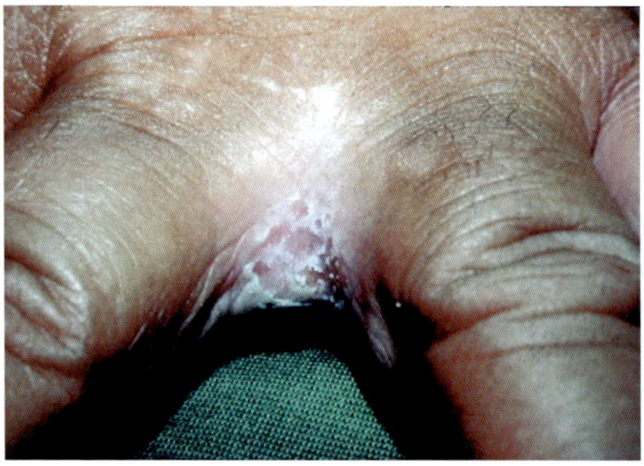

Figura 38.5 – Candidíase. Intertrigo. Lesão interdigital com eritema, exulceração e induto esbranquiçado.

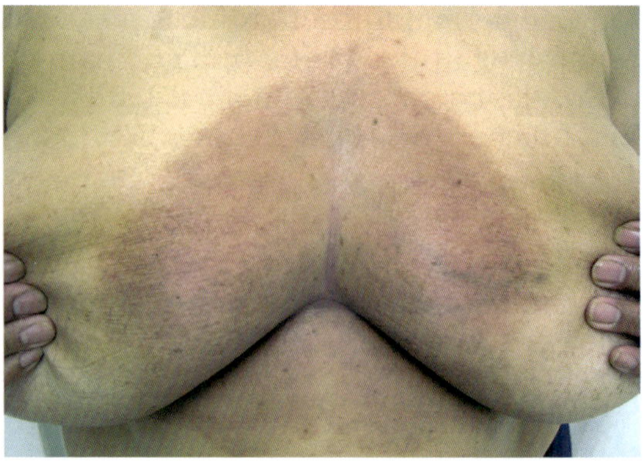

Figura 38.6 – Candidíase. Intertrigo. Placa eritematosa inter e inframamária.

Paroníquia e onicomicose

A paroníquia é a inflamação dos tecidos periungueais por ação de substâncias químicas, que atuam como irritantes primários levando ao processo inflamatório. Secundariamente pode ocorrer infecção por bactérias e leveduras do gênero *Candida*. No tratamento das paroníquias, é fundamental a remoção dos contactantes, uma vez que a terapia tópica leva a resposta parcial e temporária, com recorrência após a interrupção. O controle da inflamação é obtido com corticoides tópicos, sistêmicos ou intralesionais e o controle da infecção secundária com antifúngicos e antibióticos.

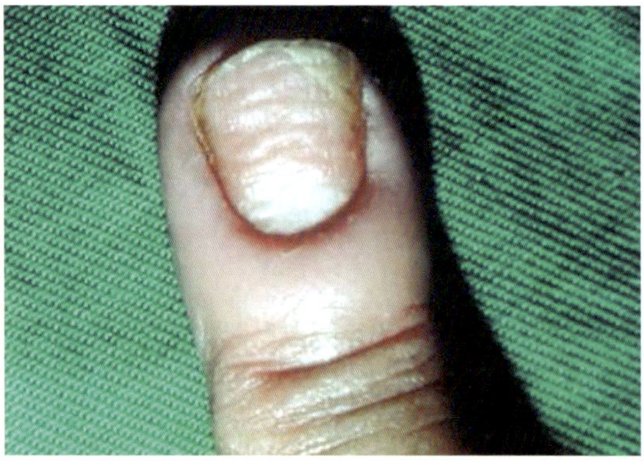

Figura 38.7 – Candidíase. Paroníquia e onicomicose. Eritema e edema das dobras ungueais, ausência de cutículas e distrofia da lâmina ungueal.

DIAGNÓSTICO LABORATORIAL

Exame Micológico

No exame micológico direto, realizado com KOH ou coloração de Gram, observam-se células leveduriformes arredondadas com brotamento único ou múltiplo, além de pseudo-hifas e blastoconídios. A cultura em ágar Sabouraud com cloranfenicol revela colônia branca a creme, de consistência cremosa. Para a identificação de *C. albicans*, podem ser utilizadas provas morfológicas e bioquímicas.

Tratamento

Nas candidíases superficiais, devem ser afastados os fatores que favorecem a patogenicidade da levedura e utilizados fármacos, geralmente de uso tópico, que quase sempre levam a bons resultados. Existem, na atualidade, agentes orais muito bem absorvidos e que são empregados nas candidíases oral e vaginal. Já nos processos sistêmicos, utiliza-se a medicação oral ou parenteral.

Na candidíase mucosa podem-se empregar derivados poliênicos, como a nistatina em suspensão oral para bochechos ou óvulos vaginais. Derivados imidazólicos tópicos, como clotrimazol, miconazol, oxiconazol, cetoconazol, são utilizados nas formas cutâneas. Nas formas extensas, a terapêutica sistêmica é indicada: cetoconazol: 200 mg/dia, itraconazol: 100 a 200 mg/dia, ou fluconazol: 150 a 300 mg/semana.

BIBLIOGRAFIA CONSULTADA

1. Bassanesi MC, Conci LA, Souza AP, Severo LC. Fonte de infecção na dermatofitose por Microsporum canis. An Bras Dermatol. 1993;68(1):11-13.
2. Crespo Erchiga V, Delgado Florêncio V. Malassezia species in skin diseases. Curr Opin Infect Dis. 2002;15:133-42.
3. Crocco EI, Mimica LMJ, Muramatu L, Garcia C, Souza VM, Ruiz LRB et al. Identificação de espécies de Candida e susceptibilidade antifúngica in vitro: estudo de 100 pacientes com candidíases superficiais. An bras Dermatol. 2004;79(6):689-97.
4. Framil VMS. Micoses causadas por leveduras do gênero *Candida*. In: Zaitz C, Campbell I, Marques SA, Ruiz LRB e Framil VMS. Compêndio de Micologia Médica. 2ª. Rio de Janeiro: Guanabara Koogan; 2010. p. 271-275.
5. Framil VMS. Dermatoses relacionadas às leveduras do gênero Malassezia. In: Zaitz C, Campbell I, Marques SA, Ruiz LR B, Framil,VMS. Compêndio de Micologia Médica. 2ª ed. Rio de Janeiro: Guanabara Koogan, 2010;259-265.
6. Gupta AK, Bluhm R, Summerbell R. Pityriasis versicolor. J Eur Acad Dermatol Venereol. 2002;16:19-33.
7. Gupta AK, Ryder JE, Johnson AM. Cumulative meta-analysis of systemic antifungal agents for the treatment of onychomcosis. Br J Dermatol. 2004;150:537-544.
8. Ruiz LRB, Zaitz C. Dermatófitos e dermatofitoses na cidade de São Paulo no período de agosto de 1996 a julho de 1998. An Bras Dermatol. 2001;76(4):391-401.
9. Zaitz C, Ruiz LRB, Souza VM. Dermatoses associadas às leveduras do gênero Malassezia.An bras Dermatol. 2000;75(2):129-142.
10. Zaitz C. Dermatofitoses. In: Zaitz C, Campbell I, Marques SA, Ruiz LRB, FramilVMS. Compêndio de Micologia Médica. 2ª ed. Rio de Janeiro: Guanabara Koogan. 2010; 157-167.

Capítulo 39

Urticária e Angioedema

Roberta Buense Bedrikow

DEFINIÇÃO

Urticária é uma erupção pruriginosa caracterizada pelo súbito aparecimento de lesões eritematoedematosas, de caráter transitório. A lesão elementar denominada de urtica é formada por uma pápula eritematoedematosa. A urtica é produzida pela liberação de histamina de mastócitos, localizados em torno de vasos da derme. As urticas podem confluir, assumindo tamanhos e formas variadas. A duração de cada lesão varia de minutos até algumas horas, não mais de 24 horas. O quadro evolui em surtos, com lesões desaparecendo e novas surgindo, podendo apresentar vários episódios durante o dia, e com predileção a determinados períodos (manhã, tarde, noite). O prurido que acompanha as lesões costuma ser intenso, interferindo na qualidade de vida do paciente.

A urticária é classificada em aguda quando a dermatose tem até 6 semanas de duração, e crônica quando as lesões surgem em surtos há 6 semanas ou mais.

O angioedema apresenta lesões edematosas localizadas, com início súbito, atingindo as camadas profundas das mucosas e da pele, incluindo o tecido subcutâneo. Localiza-se preferencialmente em extremidades, face, língua, laringe, epiglote e tratos respiratório e gastrointestinal. Os casos mais graves evoluem para dispneia, disfagia, dificuldade respiratória.

Na classificação, o angioedema é dividido em hereditário e adquirido. O angioedema hereditário ocorre por uma deficiência congênita da enzima inibidora da C1 esterase (C1INH) do sistema complemento. No angioedema adquirido, neoplasias e colagenoses podem levar a esse processo de alteração da via clássica do complemento.

Epidemiologia

A urticária é uma doença muito comum, 15% da população apresentam pelo menos um episódio ao longo da vida. Ocorre em qualquer idade, mas a frequência maior é em adolescentes e adultos jovens. Entre crianças e adolescentes a urticária aguda é mais comum que a crônica. A urticária crônica é duas vezes mais comum em mulheres do que em homens.

O angioedema está frequentemente associado à urticária. Um estudo realizado em 500 pacientes mostra que em 50% dos casos ocorre a associação de urticária e angioedema, 40% apresentam somente urticária e 10% dos casos, apenas angioedema.

Etiologia

Vários fatores causais estão envolvidos na produção da urticária e do angioedema (Tabela 39.1). Algumas causas são mais comuns na urticária aguda, enquanto em outras observamos maior relação com a crônica. Por exemplo, 80% das urticárias agudas são provocadas por drogas ou infecções; e em quase 80% das urticárias crônicas, não se consegue estabelecer uma etiologia de certeza, sendo classificadas como idiopáticas. Acredita-se que mais de 50% das urticárias crônicas idiopáticas tenham alguma relação com doenças autoimunes.

Tabela 39.1 – Etiologia da urticária e do angioedema	
1. Idiopática	
2. Alimentos	
• Alimentos • Aditivos	• Conservantes • Corantes
3. Drogas	
• Antibióticos: penicilina, cefalosporinas, sulfas e derivados • Inibidores da ciclo-oxigenase: ácido acetilsalicílico (AAS), anti-inflamatórios não esteroides • Vitaminas • Anti-hipertensivos • Psicotrópicos	• Opiáceos • Radiocontrastes • Relaxantes musculares • Hormônios • Quimioterápicos • Vacinas
4. Picadas de insetos	
5. Agentes físicos	
• Dermografismo • Colinérgica • Calor • Frio • Pressão	• Exercícios • Sol • Vibração • Água
6. Doenças endócrinas	
• Tireoide	• Diabetes
7. Colagenoses	
8. Infecções	
• Vírus • Bactérias – *Helicobacter pilori*	• Fungos • Parasitas

Tabela 39.1 – Etiologia da urticária e do angioedema (continuação)	
9. Doenças malignas	
• Linfomas	• Tumores
10. Vasculites	
11. Deficiência do inibidor da C1 esterase	
• Angioedema hereditário	• Angioedema adquirido
12. Contato	
• Látex • Alimentos	• Conservantes
13. Miscelânea	
• Urticária familiar ao frio	• Hipereosinofilias

Etipotatogenia

Os mastócitos cutâneos e seus mediadores exercem papel principal na urticária. Entre eles, destaca-se a histamina, responsável pelas alterações vasculares. A desgranulação do mastócito e a consequente liberação de mediadores podem ocorrer de modo imunológico e não imunológico.

A formação de urticária e angioedema pelo mecanismo imunológico pode ser mediada pela IgE como, por exemplo, na urticária alérgica; pelo sistema complemento, no angioedema hereditário; ou por autoan-ticorpos do tipo IgG, como na urticária autoimune.

No mecanismo não imunológico, o quadro clínico pode ser desencadeado pela liberação direta de histamina, por alguns alimentos ou drogas; pela alteração do metabolismo do ácido araquidônico no uso de medicamentos como AAS; ou pelo aumento das bradicininas no uso de inibidores da ECA (enzima inibidora da angiotensina) em alguns casos de angioedema adquirido, por exemplo.

Fatores moduladores, como bebida alcoólica, estresse, calor, entre outros, e fatores genéticos, como a atopia, influenciam os mecanismos etiopatogênicos acima citados.

Manifestações Clínicas

As urticas podem ter alguns milímetros a diversos centímetros em tamanho, chegando a formar placas extensas. As lesões atingem algumas regiões ou podem estender-se por quase toda a superfície cutânea. O centro de algumas lesões pode clarear, formando aspectos bizarros, contornos circulares, em arco, policíclicos e serpiginosos (Figuras 39.1 e 39.2).

O prurido está quase sempre presente, intensidade variável.

As lesões individuais persistem por algumas horas, surgindo em outras áreas novos elementos.

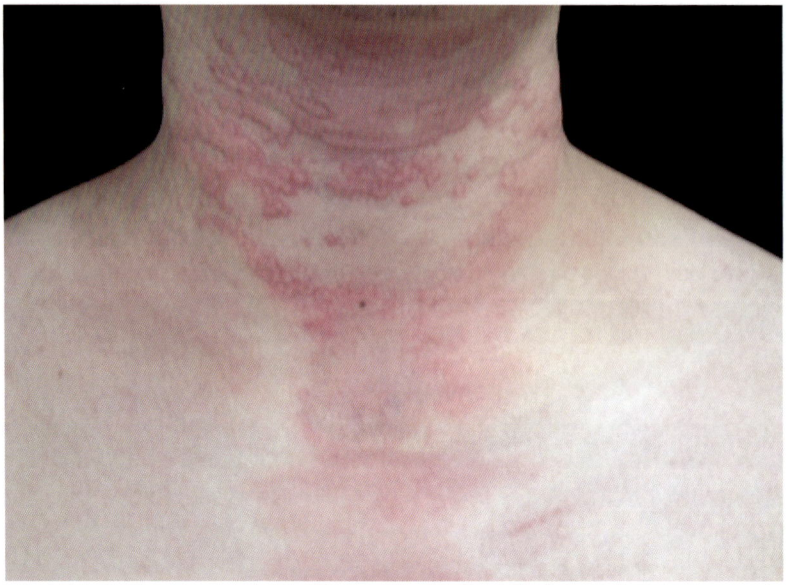

Figura 39.1 – Urticária.

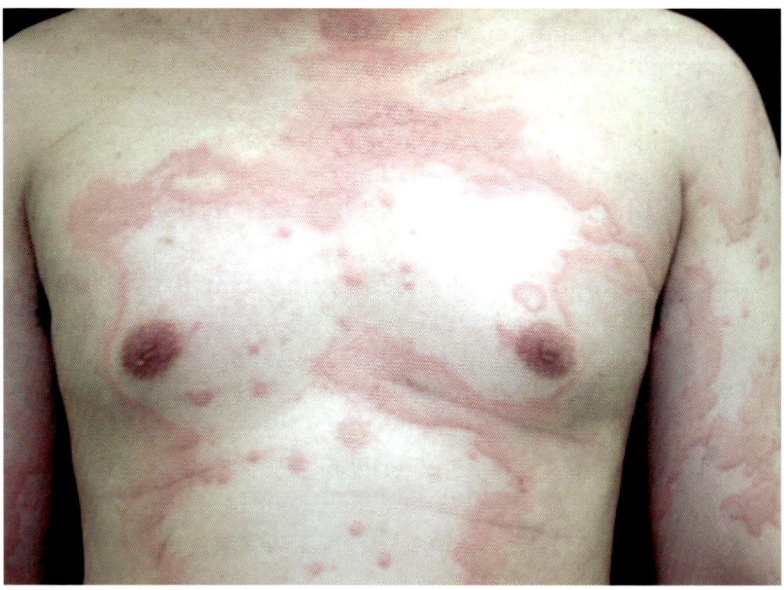

Figura 39.2 – Urticária.

No angioedema, os fenômenos anatomopatológicos localizam-se na derme profunda e no subcutâneo. Resulta clinicamente em edema agudo, intenso e localizado, que atinge mais frequentemente extremidades, pálpebras, lábios, língua e laringe, algumas vezes dificultando a respiração, constituindo risco de vida por obstrução mecânica. As lesões de angioedema podem eventualmente ter a duração maior de 24 horas (Figura 39.3).

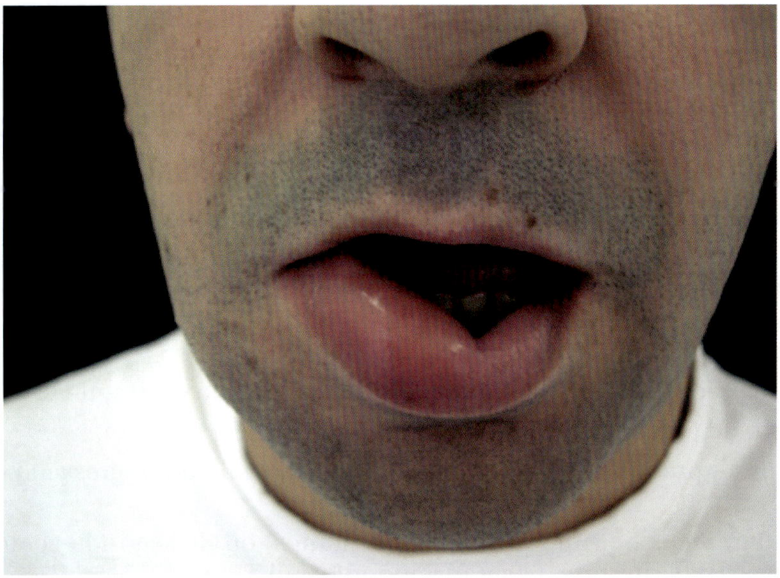

Figura 39.3 – Angioedema.

Diagnóstico

O diagnóstico da urticária é realizado através da história detalhada e do quadro clínico, principalmente. Os exames laboratoriais são utilizados para a pesquisa da etiologia da urticária. Recomendam-se exames de rotina tipo parasitológico de fezes, urina tipo 1, hemograma, VHS. Em casos de difícil controle sugere-se a pesquisa da função tireoidiana e dos anticorpos antitireoide. Outros exames a serem solicitados devem estar relacionados com a história e o exame físico do paciente, como já demonstrado em vários trabalhos publicados.

O exame histopatológico deve ser realizado nos casos de urticária crônica de difícil controle para diferenciá-los de outras dermatoses com lesões de aspecto urticariforme. O diagnóstico do angioedema é realizado através de sua história clínica, quadro clínico e história familiar. Os exames laboratoriais que devem ser solicitados para a investigação são: concentração plasmática e nível funcional da enzima inibidora da C1 esterase (C1 INH), concentração plasmática da fração C1 esterase (C1), concentração plasmática das frações C2 e C4.

Diagnóstico Diferencial

Como diagnóstico diferencial das urticárias tem-se: eritema polimorfo tipo urticariforme, mastocitose, penfigoide bolhoso com placas urticariformes, urticária vasculite. O diagnóstico diferencial deve ser feito com a síndrome de Melkersson-Rosenthal, anafilaxia, erisipela, celulite, linfedema, entre outros edemas profundos.

TRATAMENTO

O tratamento da urticária consiste em descobrir e afastar o agente causal, quando possível. Evitar os fatores moduladores, orientar dieta alimentar, administração de anti-histamínicos e/ou outras drogas com ação sobre os mecanismos etiopatogênicos. Ainda que não se determine a causa, as urticárias evoluem para a cura: em 6 meses, 50% de curas; em 1 ano, 70%; e em 5 anos, 90% dos casos estão curados.

Urticária Aguda

A terapia dependerá da gravidade da reação.

- Se houver risco de vida, com angioedema:
  - Epinefrina solução a 1:1.000 (1 mg/mL), subcutâneo, 0,5 a 1 mL a cada 2 a 3 horas. Se necessário via endovenosa (1 mL solução epinefrina em 10 mL solução fisiológica), aplicação lenta.
  - Administração de oxigênio, se necessária a intubação orotraqueal.
- Após terapia de urgência ou quadros disseminados:
  - Corticoides – prednisona 0,5 a 1 mg/kg, dose inicial com regressão posterior, via oral.
  - Anti-histamínicos – primeira geração (sedantes) ou de segunda geração (não sedantes), via oral, durante 3 semanas no mínimo.
  - Orientações: evitar medicamentos como analgésicos, anti-inflamatórios; alimentos com corantes e conservantes, chocolate, frutos do mar, embutidos, tomate, morango, entre outros considerados urticariogênicos.
- Casos leves: a administração de anti-histamínicos é suficiente para bloquear a ação da histamina liberada.

Urticária Crônica

- Corticoides: no início, em pequenas doses (prednisona 20 mg/dia), durante 5 a 10 dias.
- Anti-histamínicos: a escolha inicial de anti-h1 de segunda geração é a mais apropriada porque estas drogas não interferem na qualidade de vida dos pacientes. Os principais anti-H1 de segunda geração são: cetirizina, fexofenadina, loratadina, desloratadina, ebastina. Indicados em dose única (pela manhã) ou podem ser associados aos de primeira geração (sedantes), sendo estes ingeridos à noite. A média de tempo de tratamento é de 3 a 6 meses. Nos pacientes com urticária crônica de longo período de evolução, a terapêutica prolonga-se por até 12 meses.
- Outras drogas utilizadas: dapsona, ciclosporina, doxepina, montelucaste, metotrexate.
- Dieta alimentar: alguns alimentos podem desencadear ou agravar um surto de urticária. É difícil de fazer a relação entre alimento e urticária, principalmente quando existem outros fatores associados, mas, com evidências na história clínica, os alimentos devem ser evitados. Alguns estudos demonstraram melhora da urticária crônica em até 50% dos pacientes submetidos à dieta alimentar. A dieta deve ser instituída por um período de 3 a 6 meses (Tabela 39.2).

Tabela 39.2 – Dieta para urticária: alimentos e líquidos proibidos	
• Banana	• Comidas com corantes e conservantes
• Tomate	• Nozes
• Abacate	• Morangos
• Peixe e frutos do mar	• Melão
• Ovo	• Vinagre
• Champignon	• Bebida alcoólica
• Queijos e leite	• Refrigerantes
• Chocolate	• Sucos artificiais
• Enlatados	

Angioedema

- O tratamento do angioedema, assim como da urticária, consiste em afastar as causas prováveis.
- Em caso de ataque agudo são utilizados anti-histamínicos, corticosteroides em altas doses e drogas adrenérgicas.
- No caso de angioedema hereditário é fundamental a prevenção do risco de vida: evitando traumas, realizando profilaxia em procedimentos dentários com agentes antifibrinolíticos (ácido aminocaproico ou ácido tranexâmico), uso de cartão identificador com diagnóstico de angioedema hereditário e suas devidas precauções. A profilaxia deste tipo de angioedema pode ser realizada através de andrógenos atenuados.
- Se o estímulo for físico, pode-se tentar tratamento de tolerância através de repetidas exposições a este estímulo.

BIBLIOGRAFIA CONSULTADA

1. Cicardi and Zanichelli. Acquired Angioedema. Allergy, Asthma & Clinical Immunology. 2010;6:14.
2. Frigas E, Park MA. Acute Urticaria and Angioedema – Diagnostic and Treatment Considerations. Am J Clin Dermatol. 2009;10(4):239-250.
3. Kaplan A, Banov C. Urticaria and angioedema. JSC Med Assoc. 2000;96(5):232-3.
4. Longhurst H & Cicardi M. Hereditary angio-oedema. Lancet. 2012;379:474-81.
5. Zuberbier T, Asero R, Bindslev-Jensen C, Canonica GW, Church MK, Gimenez-Arnau AM et al. EAACI/GA2LEN/EDF/WAO Guideline: definition, classification and diagnosis of urticaria. Allergy. 2009;64:1417-1426.
6. Zuberbier T, Bindslew-Jensen C, Canonica W, Grattan CEH, Greaves MW et al. EAACI/ GA^{2}LEN/ EDF guideline: management of urticaria. Allergy. 2006;61:321-31.

SEÇÃO 5

DOENÇAS ENDÓCRINAS E METABÓLICAS

Capítulo 40

Diabete Melito Tipo 2

Letícia Iervolino
João Eduardo Nunes Salles

INTRODUÇÃO

O diabete do tipo 2 (DM2) é, fisiopatologicamente, uma associação de resistência insulínica e uma disfunção da célula beta, sendo que no momento do diagnóstico já ocorreu uma perda de 80-85%[1] da massa de células beta. Esta disfunção é dada pela presença de genes desfavoráveis à secreção de insulina, que podem apresentar uma variabilidade muito grande entre indivíduos da mesma família. Acredita-se, então, que o desenvolvimento do diabetes possa dar-se principalmente pela presença dos genes desfavoráveis à secreção de insulina que, interagindo de forma maior ou menor com o meio ambiente, no caso, a presença da síndrome metabólica, levarão ao aparecimento de tal doença.

Por esta razão, este tipo de paciente deve ser abordado não somente em função da perda de peso e da otimização do tratamento da síndrome metabólica, mas também quanto à secreção de insulina que, independentemente de o paciente ser ou não portador de obesidade, está diminuída, como demonstrado por Buttler e cols. em biópsias *post mortem* de pacientes portadores de DM2 obesos ou não[2]. Esta avaliação poderá ser feita pela dosagem do peptídeo C de jejum e estimulado, na qual valores abaixo do limite inferior da normalidade indicam falência da célula beta. Este exame complementar nos mostra uma secreção de insulina insuficiente para impedir o acréscimo da glicemia, havendo a necessidade de conduta terapêutica insulínica para melhorar a função da célula beta.

A indicação de insulinoterapia também deve ser feita naqueles pacientes que, sem diagnóstico prévio de diabetes, apresentarem sintomas agudos de descompensação glicêmica, como poliúria, polidipsia e polifagia, perda de peso espontânea e cetonúria[3]. Nestes pacientes, o fenômeno da glicotoxicidade está presente, e somente a insulinização apresenta potência suficiente para reduzir a glicemia.

Sabe-se, porém, que a hiperglicemia crônica é o principal mecanismo de lesão da célula beta, que, aliado à lipotoxicidade, TNF-α, IL-6 e leptina, favorece a apoptose destas células[4]. Desta maneira, a perda de função progressiva da célula beta é característica da história natural do DM2, no qual há produção decrescente de insulina, com necessidade de insulinização nesta fase da doença (Figura 40.1).

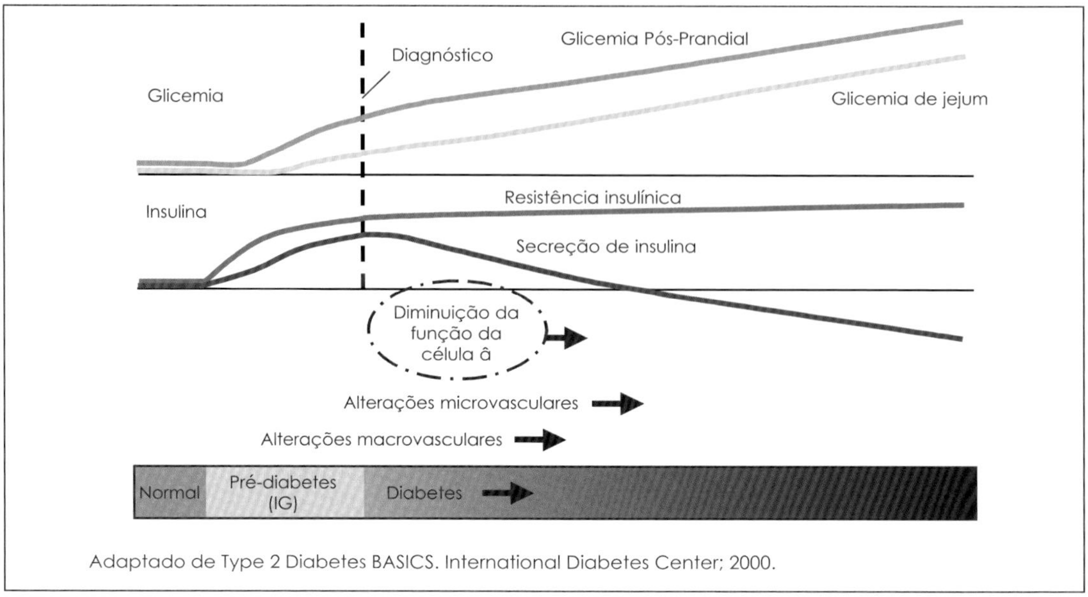

Figura 40.1 – História natural do diabetes tipo 2.

Importância do Controle Glicêmico

O tema controle glicêmico vem sendo muito estudado nos últimos anos. Os resultados dos grandes estudos como ACCORD, ADVANCE e VADT, que impuseram um controle glicêmico rígido, comparando-o com pacientes em controle glicêmico convencional, não mostraram menor incidência de doença cardiovascular ou mortalidade com significância estatística, a não ser os pacientes do grupo de tratamento intensivo do ACCORD que apresentaram maior mortalidade[5-7]. Porém, os resultados do UKPDS 80, estudo que avaliou os mesmos desfechos do UKPDS, publicado em 1998, mostrou que o grupo que mais se beneficiou na prevenção do infarto e da mortalidade, por todas as causas, foram os pacientes do grupo intensivo, que não tinham apresentado estes achados, em comparação com o grupo de tratamento convencional, na publicação de 1998[8]. Dados semelhantes foram encontrados no estudo EDIC, que foi uma continuação do DCCT, que acompanhou os pacientes portadores de diabetes tipo 1 após o término do estudo. Mesmo com os dois grupos com a mesma hemoglobina glicada, houve menor mortalidade e menor evolução para doença cardiovascular nos pacientes do grupo intensivo[9]. A este achado chamou-se de memória metabólica, ou legado da glicemia, no qual os pacientes que melhor se controlaram, desde o início da doença, apresentaram menor risco de complicações e menor mortalidade.

Recentemente, Cirelo e cols., publicaram o possível motivo pelo qual os pacientes com controle glicêmico insatisfatório em longo prazo não se beneficiaram de um melhor controle metabólico. Os autores acreditam que a formação dos AGEs oxidados produziria, na mitocôndria, espécies reativas de oxigênio, as quais denominamos ROS. Este, por sua vez, alteraria as proteínas da cadeia respiratória que são codificadas pelo DNA mitocondrial, que, após este dano, persistiriam formando ROS, independentemente da hiperglicemia, principal fator de formação dos AGEs. Sabe-se que a presença do ROS é fator desencadeante da formação das complicações diabéticas[10] (Figura. 40.2).

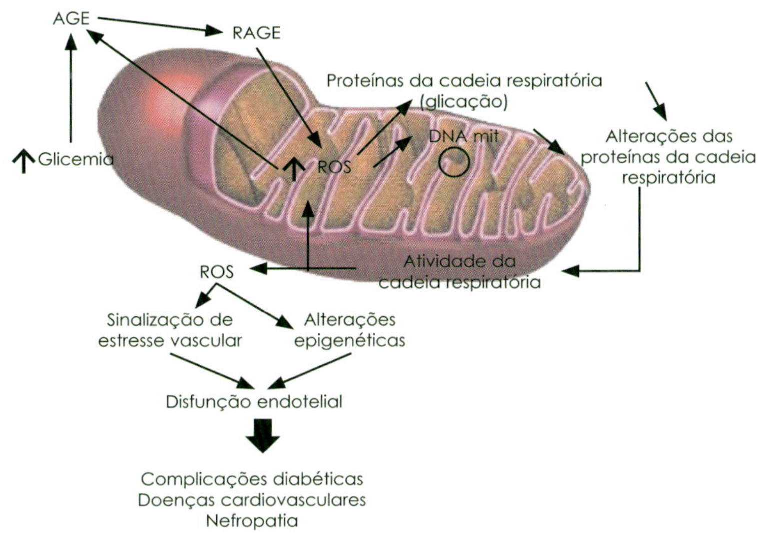

Adaptado de Cirelo A. J. Clin. Endocrin. Metab. 94(2):410-5, 2009

Figura 40.2 – Ciclo vicioso da memória metabólica.

Podemos concluir que o controle da glicemia intensivo e precoce constitui uma ferramenta importante na prevenção da mortalidade do paciente diabético.

Tratamento do Diabetes Tipo 2

O DM2 é doença de evolução ao longo de um período de tempo variável, passando por estágios intermediários. Tais estágios, subdivididos em quatro fases, seriam decorrentes da combinação de resistência à insulina e disfunção de células β. Fase 1, período inicial do DM2, caracterizada por hiperglicemia discreta, obesidade e insulinorresistência; fase 2, período de diminuição da secreção de insulina; fase 3, progressão para a perda de secreção de insulina; fase 4, predomínio de insulinopenia (Figura 40.3)[3].

O tratamento medicamentoso do DM2 varia de acordo com a fase na qual o paciente se encontra, norteando qual classe de antidiabético oral está indicada e o momento ideal e necessário de início da insulinização, nunca se esquecendo das orientações quanto à mudança de estilo de vida, dieta e atividade física, fundamentais para o sucesso terapêutico.

Tratamento Não Medicamentoso

O tratamento não medicamentoso inclui educação em diabetes, terapia nutricional e atividade física.

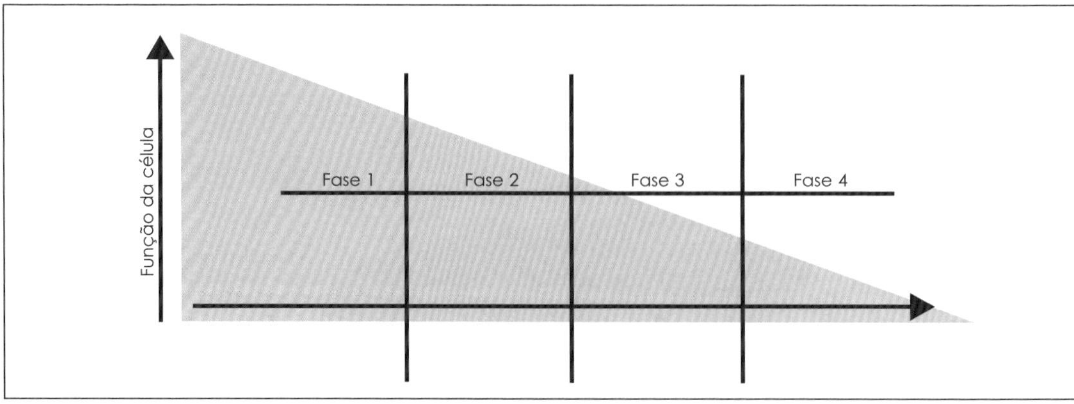

Figura 40.3 – Fases da secreção de insulina na evolução do DM2.

A educação dos pacientes com diabetes ou pré-diabetes deve incluir as seguintes áreas de conteúdo: conhecimento da doença, opções de tratamento, plano nutricional, atividade física, conhecimento dos medicamentos prescritos, monitoração da glicemia capilar, conhecimento das complicações agudas e crônicas, questões psicológicas e estratégias individuais de promoção de saúde[11].

Em relação ao plano nutricional, o cálculo da dieta é baseado no peso ideal, multiplicado por 10, para estabelecer um requerimento calórico basal, adicionado de 30 a 100% conforme a atividade física. Essa dieta deve constar de 50 a 55% de carboidrato, 30% de gordura, sendo que mais de 10% devem corresponder a gordura saturada, 15-20% de proteínas, assim como fibras[12].

A terapia nutricional é componente importante para o manejo no tratamento do diabetes, assim como para a sua prevenção. Foi demonstrado que essa medida promove redução sustentada da hemoglobina glicada no paciente diabético[11] e no paciente não diabético, melhora do perfil lipídico e da pressão arterial[13].

Um estudo europeu, que acompanhou grupos de indivíduos recebendo diferentes dietas, mostrou que a dieta moderadamente rica em proteínas e com ligeira redução do índice glicêmico apresentou a melhor taxa na intervenção e manutenção da perda de peso, além de ser ideal para a prevenção do reganho de peso[14].

A atividade física deve ser estimulada, pois o sedentarismo é um fator de risco modificável para o diabetes; quando associada ao plano alimentar, ajuda na manutenção do peso ideal[12].

Uma metanálise que investigou o efeito da atividade física no controle glicêmico dos pacientes diabéticos mostrou que atividade física moderada 50 minutos por dia, três vezes por semana, resulta na redução dos níveis de hemoglobina glicada em 0,7%, em 8 semanas[15]. Os mecanismos que provavelmente levam a essa melhora são o aumento da sensibilidade à insulina, a expressão de óxido nítrico sintetase pelas células endoteliais, a redução da obesidade e um melhor condicionamento físico.

Existem consequências adversas com a intervenção no estilo de vida e dificuldade de manutenção dessa medida em longo prazo; assim, problemas como lesão musculoesquelética e associados à neuropatia, como trauma nos pés e ulcerações, podem ocorrer na intensificação da atividade física[16].

Tratamento Medicamentoso – Antidiabéticos Orais

A escolha dos antidiabéticos deve ter base nas metas a serem alcançadas com o tratamento, nas necessidades médicas dos pacientes, na potência do agente em alcançar um controle glicêmico ótimo, na tolerabilidade e nos efeitos colaterais das medicações, na facilidade de administração e conveniência e nos efeitos extraglicêmicos de cada agente[12] (Tabela 40.1).

Tabela 40.1 – Intervenção e redução da 1c

Intervenção	Redução da A1c	Vantagens	Desvantagens
Mudança de estilo de vida	1,0-2,0	Muitos benefícios	Insuficiente em longo prazo
Metformina	1,0-2,0	Efeito neutro ou redução do peso	Efeito colateral gastrointestinal, contraindicado na insuficiência renal
Sulfonilureia	1,0-2,0	Efeito rápido	Ganho de peso, hipoglicemia
Acarbose	0,5-0,8	Efeito no peso neutro	Efeito colateral gastrointestinal, uso 3x/dia,
Pioglitazona	0,1-1,4	Melhora no perfil lipídico	Retenção hídrica,risco de fratura,
Inibidor do DPP- IV	0,5-0,8	Efeito no peso neutro	Segurança em longo prazo não estabelecida,
Agonista do GLP-1	0,5-1,0	Perda de peso	Parenteral, efeito colateral gastrointestinal, segurança em longo prazo não estabelecida
Glinidas	0,5- ,5	Efeito rápido	Ganho de peso, uso 3x/dia, hipoglicemia
Pramlitide	0,5-1,0	Perda de peso	Parenteral, segurança em longo prazo não estabelecida, efeito colateral gastrointestinal

Quando a glicemia está elevada, classes com maior potencial de redução da glicemia ou o início precoce de terapia combinada são recomendados, no entanto, pacientes com diagnóstico de diabetes recente frequentemente respondem adequadamente a medidas menos agressivas do que aqueles com doença de longa data[16].

Essa escolha deve levar em consideração a presença de resistência à insulina ou a sua deficiência. O paciente que se apresenta no início clínico do diabetes, com obesidade, hipertrigliceridemia, HDL baixo e hipertensão arterial, indicando a presença de resistência, os medicamentos mais indicados são os anti-hiperglicemiantes; na apresentação com perda de peso e hiperglicemia, a deficiência de insulina é o mais provável, sendo assim os secretagogos os mais indicados[3].

O DM2 é doença progressiva, caracterizada pela piora glicêmica. Altas doses e medicações adicionais vão ser necessárias durante o tratamento se as metas não forem alcançadas[17].

Inibidores da α-Glicosidase

O inibidor da α-glicosidase, acarbose, reduz a absorção de carboidrato no intestino delgado, levando à melhora da hiperglicemia pós-prandial, permitindo a secreção de insulina pela célula β na primeira fase, defeituosa no DM2, sem o risco de hipoglicemia[18]. A grande demanda de glicose no cólon provoca distensão gasosa e flatulência, levando à intolerância da medicação na maioria dos pacientes[18].

A acarbose é administrada no início de cada refeição e está contra indicada na doença gastrointestinal, como doença inflamatória intestinal, obstrução intestinal parcial, gestação e insuficiências hepática e renal graves[12]. Pode ser associada a outras medicações, quando não se alcança o controle glicêmico ideal em monoterapia. Tem potencial na redução da hemoglobina glicada frusta de até 0,8%, no entanto, pode levar à redução de peso[16].

Metformina

A metformina melhora a responsividade da célula β em relação à carga de glicose, melhora a utilização de glicose periférica pelo músculo esquelético, aumenta a atividade tirosina quinase do receptor de insulina e a translocação do glut-4[19].
Também tem efeito na redução da gliconeogênese hepática pela inibição da enzima principal dessa via e pela depleção de energia mitocondrial responsável pela gliconeogênese[20,21].

O *Diabetes Prevention Program* (DPP) mostrou redução de 31% na progressão de pré-diabetes para diabetes nos pacientes em uso de metformina[4], e o consenso da ADA indica o seu uso em pré-diabéticos que não obtiveram sucesso com mudança de estilo de vida[22].

A dose recomendada para uso é a de 2.000 mg/dia[23] e está liberada para a associação com inibidores da α-glicosidase, tiazolidinedionas, incretinomiméticos, incluindo os inibidores da DPP-IV e sulfonilureias[12].

Os principais efeitos colaterais são os gastrointestinais, incluindo náusea e diarreia, evitadas com o início gradual da medicação. A acidose lática, associada ao uso de metformina, é uma condição rara, porém pode ocorrer quando utilizada em pacientes com insuficiência renal ou outras doenças que predisponham a essa complicação, devendo ser evitada quando o *clearance* de creatinina é menor ou igual a 30 mL/min, na doença hepática crônica, doença pulmonar obstrutiva crônica, insuficiência cardíaca, sepse e etilistas com história de acidose lática[23]. A metformina reduz a absorção de vitamina B_{12}, e recomenda-se solicitar hemograma anual e se necessário iniciar tratamento de reposição[24].

Pelo seu custo-benefício e segurança é considerada droga de primeira linha para o tratamento do DM2. Tipicamente a monoterapia com metformina reduz a hemoglobina glicada em 1,5%[16].

Tiazolidinedionas

As tiazolidinedionas (TZD) são aprovadas para o uso em monoterapia ou em associação com outros anti-hiperglicemiantes. Atuam como moduladores do receptor proliferador-ativador dos peroxissomos γ (PPARγ), aumentando a sensibilidade à insulina no fígado e no tecido adiposo[25].

Foi evidenciada a redução do risco de incidência de diabetes em pacientes com pré-diabetes em mais de 60% com o uso dessa classe[26,27] e também se acredita na capacidade desse medicamento em preservar a função da célula nos pacientes com DM2[28,29]. Outro benefício da medicação é a melhora do perfil lipídico com o uso da pioglitazona[30].

O aumento do risco cardiovascular com o uso das TZD tem sido exaustivamente estudado. Essa suspeita de possível associação de risco começou em 2007, com a publicação de uma metanálise de Steven Nissen, na qual foi encontrado aumento de 43% de risco de infarto do miocárdio em diabéticos tipo 2 em uso da roziglitazona[31], obedecendo a princípios éticos e de interesse científico foram solicitados diversos estudos adicionais, o estudo mais importante chamado TIDE (*Thiazolidinedione Intervention With Vitamin D Evaluation*), compara rosiglitazona com pioglitazona e está ainda em curso. O estudo PROactive não mostrou benefício, nem risco quanto aos desfechos cardiovasculares quando comparado o uso da pioglitazona com o placebo. Os estudos *Diabetes Reduction Assesment with Ramipril and Rosiglitazona Medication* (DREAM), *A Diabetes Outcome Prevention Trial* (ADOPT), *Rosiglitazona Evaluated for Cardiac Outcomes and Regulation of Glycaemia in Diabetes* (RECORD), ACCORD e VADT não mostraram aumento do risco de evento isquêmico cardiovascular com o uso de TZD[12].

A *US Food and Drug Administration* recentemente restringiu o uso da rosiglitazona aos pacientes com DM2 que não alcançam controle glicêmico com outros medicamentos[32]. Tiazolidinedionas levam à redução na hemoglobina glicada em até 1%, no entanto, podem aumentar o risco de retenção hídrica e insuficiência cardíaca, não devendo ser usadas em pacientes com insuficiência cardíaca classes funcionais 3 e 4 de NYHA; aumentam o risco de fraturas, sendo prudente a avaliação da densidade mineral óssea dos pacientes candidatos ao uso dessa medicação com fator de risco para osteoporose[33,29]. O uso dessa medicação também está associado com ganho de peso; a média mostrada pelo ADOPT foi de 4,8 kg em 5 anos[29].

O desenvolvimento de moduladores seletivos do PPARγ, como alternativa aos agonistas menos seletivos, tem mostrado em estudos preliminares atividade antidiabética comparável com a pioglitazona, porém com menos efeitos colaterais[34].

Incretinas

Incretinas são peptídeos hormonais secretados pelas células entero- endócrinas que modulam o metabolismo da glicose por sua ação na secreção das ilhotas pancreáticas. Os hormônios intestinais GLP-1 e GIP são incretinas rapidamente inativadas pela ação do DPP- IV[17]. Sabe-se há mais de 30 anos que a secreção de insulina é muito maior quando a glicemia é aumentada pela ingestão de glicose que pela infusão de glicose endovenosa, isso se deve pelo efeito das incretinas[35].

Os análogos do GLP- 1 estimulam a secreção de insulina dependente de glicose e inibem a secreção de glucagon, diminuindo a produção hepática de glicose. Ainda têm efeito na redução do esvaziamento gástrico e promovem saciedade precoce, reduzindo a ingestão alimentar[12].

Os análogos de GLP-1 são de administração subcutânea. O exenatide diminui a hemoglobina glicada em aproximadamente 1% e pode ser usado em associação com metformina, sulfonilureia e TZD[16]. O efeito colateral mais importante é o gastrointestinal (náuseas e vômitos) e já foram descritos casos de pancreatite com seu uso, o que se pode dever ao risco inerente do paciente diabético a desenvolver essa complicação[36]. Essa droga é contraindicada nos pacientes com *clearance* de creatinina ≤ 30 mL/min, uma vez que 1/3 da medicação é excretado por via renal.

O liraglutide é outro análogo do GLP-1 que confere homologia estrutural com o GLP-1 humano em 97%. Esse tratamento reduz a hemoglobina glicada de 1 a 1,6%[12] e tem ação na perda de peso e na queda da pressão arterial dose-dependente nos obesos[37]. Os principais efeitos colaterais são náuseas e vômitos e também existe a possibilidade de pancreatite com seu uso.

Os inibidores da DPP-IV previnem a degradação do GLP-1 nativo aumentando os níveis de incretina. Estão liberadas para o uso em monoterapia ou em associação com outros antidiabéticos orais. Quando em monoterapia, levam à redução de hemoglobina glicada de 0,6-0,9%[38]. Têm como principal efeito colateral cefaleia e síndromes nasofaríngeas[35] e devem ter suas doses corrigidas conforme o *clearance* de creatinina.

Pramlitide

O pramlitide é um análogo do hormônio amilina, cossecretado, pelas células β, com a insulina. A amilina regula o esvaziamento gástrico, suprime a secreção inapropriada do glucagon e aumenta a saciedade[39]. Está indicado no paciente com DM2 que não conseguiu atingir as metas do controle glicêmico em esquema de insulinização otimizado associado ou não a metformina e/ou sulfonilureia[12]. O efeito colateral principal é a náusea e pode levar à redução de peso corporal[16].

Secretagogos de insulina

Os secretagogos de insulina, representados pelas sulfonilureias e pelas glinidas, estimulam a secreção de insulina pela célula β por sua ação no receptor de sulfonilureia[40]. Estão associadas a ganho de peso e parecem levar à apoptose de células β, pois apresentam taxas de insucesso de 20%, quando em terapia primária e falência secundária de 5 a 10% por ano[41]. O principal efeito colateral são as hipoglicemias, com maior risco nos idosos e com o uso de clorpropamida e glibenclamida[16].

Existem dois tipos de receptor de sulfonilureia, o SUR 1 e o SUR 2 a/b, o último presente nas células miocárdicas, podendo a sulfonilureia interferir na habilidade do coração de se adaptar à isquemia. Acredita-se que quanto maior a afinidade pelo SUR 2, maior o acometimento do pré-condicionamento isquêmico, porém, tal efeito não foi comprovado por estudos clínicos[12].

As glinidas se ligam a uma parte diferente do receptor, apresentam meia-vida mais curta e, assim, menor risco de hipoglicemia, devendo ser administradas pré-refeição. A nateglinida é a formulação mais potente, reduzindo a hemoglobina glicada de forma mais eficaz que a repaglinida; porém, o risco de hipoglicemia dessa também é maior[16,42].

As sulfonilureias são similares a metformina na redução da hemoglobina glicada (aproximadamente 1,5%) e têm seu efeito máximo alcançado com metade da dose total recomendada, devendo, assim, ser evitado o uso de altas doses dessa medicação[43,44].

Tratamento Medicamentoso – Insulinização

Após as publicações dos grandes estudos em DM2, cujos desfechos primários eram mortalidade e incidência de doença cardiovascular, podemos concluir que nossa abordagem terapêutica tende a ser mais agressiva no intuito de mantermos o paciente bem controlado metabolicamente para maior prevenção das complicações relacionadas com o diabete. Porém temos que ter em mente que podemos, por meio do controle metabólico precoce, agir sobre a função da célula beta bem como agir sobre a preservação da produção de insulina.

Em 2008, um artigo publicado por Weng e cols. mostrou que em pacientes recém-diagnosticados que usaram insulina de forma intensiva, por sistema de infusão contínua ou esquema *basal bolus,* com insulinas NPH ou regular, após a suspensão da terapêutica, 50% dos que usaram insulina ainda mantinham o controle metabólico adequado com dieta e atividade física sem nenhum outro antidiabético após 1 ano. Em comparação com o grupo que usou metformina ou sulfonilureia, a porcentagem de pacientes com controle metabólico adequado era significativamente menor, mostrando que a insulinização precoce foi eficaz na preservação da função da célula beta em um espaço de tempo razoável[45].

Levando em consideração que o controle metabólico precoce deve ser instituído, os consensos de tratamento das grandes associações que reúnem os estudiosos em diabetes, citam a metformina no primeiro momento associada a mudança do hábito de vida. Também preconizam que a associação de um segundo agente deverá ser feito o quanto antes, caso o valor da A1c seja superior a 7%, nos métodos que consideram valores normais inferiores a 6%, após 6 semanas de tratamento. A escolha do segundo agente fica a critério do médico assistente, sendo que os consensos, tanto da AACE (Associação Americana dos Endocrinologistas Clínicos) quanto da SBD (Sociedade Brasileira de Diabetes), sugerem que a A1c acima de 9 ou 10% respectivamente, seja indicação de insulinização.

Já o consenso da ADA[22] (Associação Americana de Diabetes) em conjunto com a EASD[16] (Associação Europeia de Estudos sobre Diabetes) não fala em valores de A1c, mas em um artigo de revisão sobre tratamento do diabetes tipo 2. Nathan e cols. citam um trabalho escrito por Monnier, em 2003, no qual o autor faz uma correlação dos valores de A1c e o período em que a glicemia estaria mais elevada. Neste artigo, os valores até 8,5% de A1c se correlacionaram mais com o componente pós-prandial, enquanto valores acima de 9,2% se correlacionaram mais com o período do jejum[46] (Figura 40.4). Em pacientes já em uso de dose máxima de antidiabéticos orais que apresentam valores de A1c acima de 9%, a terapêutica mais indicada para a redução da glicemia de jejum e consequentemente da A1c é a insulinização com uma insulina basal iniciada no período da noite, por volta das 22 horas.

Tipos de insulina

Atualmente existem dois tipos de insulina basal: insulina humana NPH e os análogos de insulina. Se formos avaliar sobre a eficácia das insulinas através do descenso

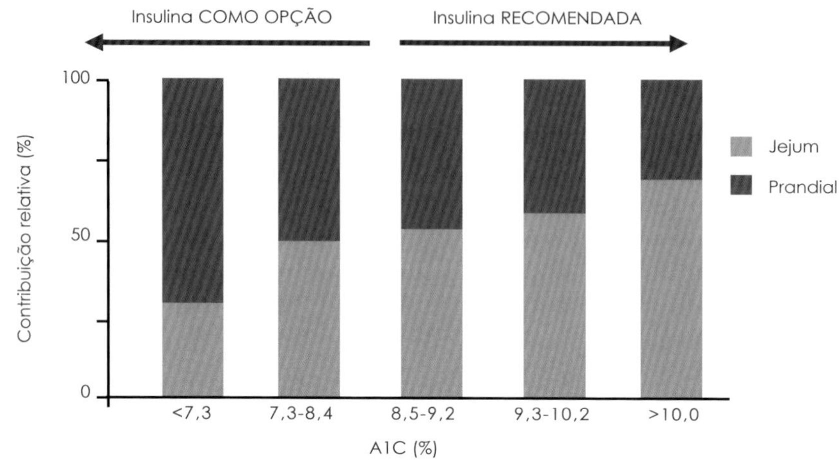

Adaptado de Monnier L, et al. Diabetes Care. 20013; 26(3):881-5. e Nathan DM, et al. Diabetologia. 2006;49(8):1711-21.

Figura 40.4 – Correlação entre A1c e o período da glicemia elevada.

da A1c, não encontraremos diferenças entre elas. Porém, pelo perfil de ação dos análogos, que não apresentam pico, o diferencial está no número de hipoglicemias e na variabilidade glicêmica, conseguindo, assim, menos eventos hipoglicêmicos e menor variabilidade da glicemia. O ideal é que o tempo de duração das insulinas basais análogas seja de 24 horas, com controle adequado não só do jejum como também do pré-jantar, com o uso de dose única, conferindo, dessa maneira, melhor controle metabólico. Esta durabilidade de ação no paciente portador de DM2 é maior com o uso da insulina glargina. Rosenstock e cols. publicaram estudo *head to head* comparando os tipos de insulina basal análogas. No grupo que utilizou a insulina detemir, 55% dos pacientes precisaram de uma segunda dose de insulina para melhor controle da glicemia no pré-jantar[47].

Da mesma forma que as insulinas basais, as insulinas prandiais também podem ser dividas em insulina humana regular ou rápida, e insulinas análogas ou ultrarrápidas. O grande diferencial frente à insulina humana regular é o tempo de início de ação, que, no caso dos análogos de insulina, faz-se de forma mais rápida permitindo maior comodidade ao paciente, uma vez que ele poderá aplicar a insulina imediatamente antes das refeições com menor aumento da glicemia pós-prandial, e consequentemente menor variabilidade glicêmica e uma provável redução da mortalidade cardiovascular (Figura 40.5).

Hipoglicemias

Os estudos que comparam os tratamentos entre análogos de insulina ou insulina NPH, mostraram como a principal diferença a incidência de hipoglicemia maior no grupo de pacientes com NPH.

Em uma recente metanálise publicada em 2008 por Monami e cols., os estudos que compararam a terapêutica com insulina glargina ou detemir *versus* NPH, no quesito

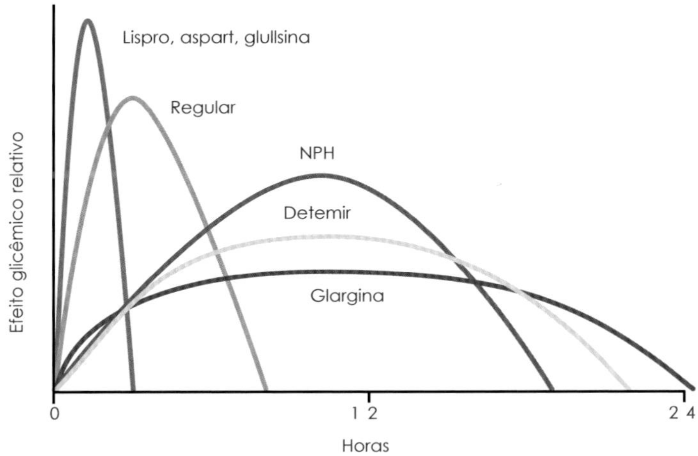

McMahon GT, et al. N Engl J Med. 2007;357(17):1756-61.

Figura 40.5 – Perfil de ação das insulinas humanas e análogos.

incidência de hipoglicemias, favorece a maior segurança com insulina glargina (Figura 40.6)[48]. Sabe-se que o paciente que frequentemente experimenta episódios de hipoglicemias, tem pior qualidade de vida, avaliado por questionários específicos, além do prejuízo no controle metabólico e maior risco de desenvolver as complicações macrovasculares.

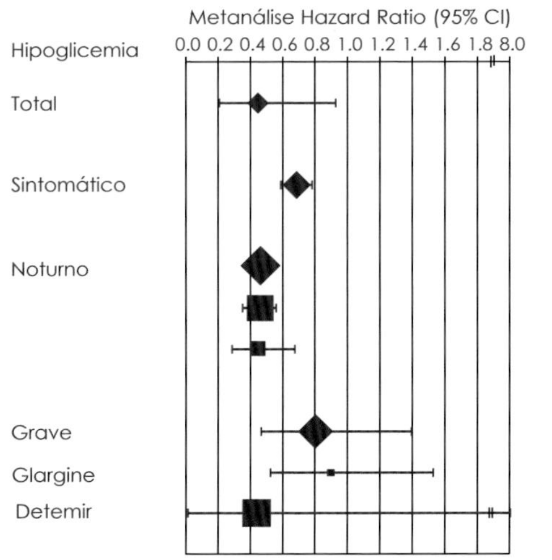

Monami, M. et al Diabetes Res Clin Pract 2008;8:184-189

Figura 40.6 – Metanálise NPH X Análogos em relação à hipoglicemia.

Insulinização Basal no DM2

A insulina basal no tratamento do DM2 pode ser pensada logo como segundo agente antidiabético, de acordo com as condições descritas no item *Insulinas no DM2*. Esta recomendação é citada tanto no algoritmo de tratamento do DM2 da *American Diabetes Association*[22] quanto no algoritmo proposto pela Sociedade Brasileira de Diabetes[3]. Este último também indica o uso de insulina basal para aqueles pacientes que diagnosticam diabetes tipo 2 com sintomas agudos de descompensação ou de forma intensiva quando houver hospitalização.

Devemos, quando optado pela insulinização basal, titular a dose de insulina até atingirmos nosso objetivo com esse tratamento, que é a normalização da glicemia de jejum. Uma maneira segura de iniciarmos a insulinização basal é com a dose de 0,2 UI/kg/dia, dose única, no período noturno ou pela manhã, se iniciado análogo, titulando essa dose a cada 2 UI, com o objetivo de atingirmos a meta de uma glicemia de jejum abaixo de 100 mg/dL (Figura 40.7). Vários trabalhos usaram essa titulação de dose, por vezes ajustada pelos próprios pacientes, com efetividade em diminuir a A1c, com menor incidência de hipoglicemia e menor dose quando utilizado análogo em comparação ao mesmo regime com insulina NPH[49].

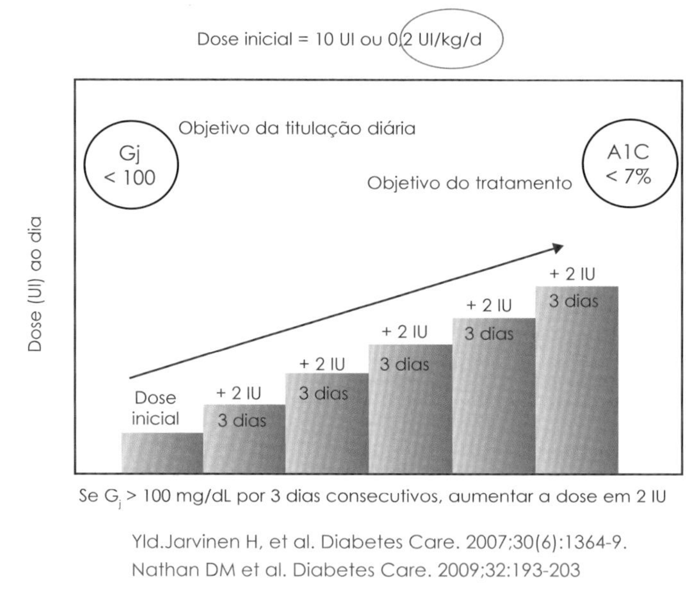

Figura 40.7 – Importância da titulação da insulina basal.

Insulinização Intensiva no DM2

Após a normalização da glicemia de jejum, não serão todos os pacientes que atingirão o controle metabólico ideal. Por sinal, esse número de pacientes não chega a 50%. Devemos avaliar as glicemias pós-prandiais, que é o período em que a excursões glicêmicas ocorrem com maior frequência, e são elas que apresentam grande correlação com a mortalidade cardiovascular[50].

Neste momento do tratamento já em uso de insulina basal e dois ou três antidiabéticos orais, devem-se associar ao tratamento as insulinas prandiais. Como já mencionado neste texto, os análogos de insulina prandial têm início de ação mais rápido do que a insulina regular, conferindo comodidade e segurança no tratamento do paciente portador de diabetes tipo 2.

No estudo denominado OPAL (*Orals Plus Apidra and Lantus*), pacientes em uso de glargina e antidiabéticos orais foram contemplados com glicemia de jejum abaixo de 120 mg/dL, porém, com A1c entre 6,5 e 9%. Esses pacientes passaram a usar uma dose de insulina apidra no café da manhã ou na principal refeição, sendo divididos em três grupos, com meta de manter a glicemia pós-prandial em 135 mg/dL. A dose média de glulisina neste estudo foi de 12 UI na refeição para a qual o paciente foi randomizado com incidência de hipoglicemia de 2,7 pacientes por ano. Em todos os grupos houve redução significativa da A1c com relação ao basal (Figura 40.7). A esse esquema terapêutico denominamos *basal plus*, ou seja, uma dose de insulina prandial com manutenção de outros fármacos[51].

O esquema *basal plus* é uma medida terapêutica interessante, pois prepara nosso paciente para, se necessário, melhorar o esquema de insulinização com doses de insulina prandial em todas as refeições, o que, na maioria das vezes, é a proposta terapêutica mais flexível, fisiológica e intensiva para o paciente portador de diabetes tipo 2 com falência na produção endógena de insulina.

CONCLUSÃO

O tratamento do DM2 deve ser intensivo, em razão da mortalidade potencialmente elevada dessa condição clínica, pelo alto risco cardiovascular. O controle glicêmico feito precocemente é mais efetivo na redução das complicações micro e macrovasculares. Para tal, existe hoje um arsenal terapêutico que age na fisiopatologia do DM2, na tentativa de correção dos principais componentes alterados nessa doença.

Estão disponíveis hoje a metformina, que tem ação principal na redução da gliconeogênese hepática e melhora da captação de glicose periférica; os inibidores da α-glicosidase, utilizados para melhorar a glicemia pós-prandial, pela redução da absorção de carboidrato no intestino delgado; as tiazolidinedionas que atuam no PPARγ, melhorando a sensibilidade à insulina; as incretinas que estimulam a secreção de insulina glicose-dependente e os secretagogos, que por ação no receptor de sulfonilureias conseguem estimular a secreção de insulina. Ainda estão disponíveis as insulinas NPH humana, regular, as insulinas ultrarrápidas e os análogos basais que têm ganhado espaço para o uso precoce na tentativa de preservação de célula β e melhora do perfil glicêmico em longo prazo.

O esquema proposto pela Sociedade Brasileira de Diabetes orienta a terapia conforme a apresentação clínica inicial, associando progressivamente o uso de outras classes de medicações até o controle ideal ser alcançado (Tabela 40.2).

Tabela 40.2 – Esquema SBD tratamento DM2

Etapa 1: Conduta inicial conforme a condição clínica atual			
Manifestações leves	**Manifestações moderadas**	**Manifestações → severas**	**Hospitalização se glicemia > 300 mg/dL**
↓	↓	↓	↓
• Glicemia < 200 mg/dL + • Sintomas leves ou ausentes + • Ausência de outras doenças agudas concomitantes	• Qualquer glicemia entre 200 e 300 mg/dL + • Ausência de critérios para manifestação leve ou grave	• Qualquer glicemia acima de 300 mg/dL = Ou =+ • Perda significante de peso = Ou = • Sintomas graves e significantes = Ou = • Presença de cetonúria	Nas seguintes condições: • Cetoacidose diabética e estado hiperesomolar = Ou = • Doença grave intercorrente ou comorbidade
↓	↓	↓	↓
Metformina (500 mg/dia, intensificando até 2.000 mg/dia) + modificações de estilo de vida. Se não atingir A1C < 7% em 4 a 6 semanas. → Nota: Em caso de intolerância à metformina, as formulações de ação prolongada podem ser úteis. Persistindo o problema, escolha uma das opções da Etapa 2.	Metformina (500 mg/dia, intensificando até 2.000 mg/dia) + modificações de estilo de vida + outros antidiabéticos orais. Critérios para inclusão de segundo ADO. ↓	Iniciar insulinoterapia imediatamente.	Iniciar a terapia de acordo com as recomendações do algoritmo e conforme o controle glicêmico obtido após a alta.

Etapa 2: Adicionar ou modificar segundo agente conforme nível de A1C(+)		
7-8 %	**8-10 %**	**> 10 %**
• Sulfonilureias • iDPP-4 • Glitazona • Glinidas (predomínio de hiperglicemia pós-prandial) • Acarbose (predomínio de hiperglicemia pós-prandial) • Exenatida (sobrepeso ou obesidade)	• Sulfonilureias • iDPP-4 • Glitazona • Insulina basal ao deitar • Exenatida (sobrepeso ou obesidade)	Insulinoterapia • Insulina basal + insulina prandial Com ou sem: • Metformina • Sulfoniluréia • iDPP-4 (estudos em andamento)

Etapa 3: Adicionar um terceiro agente oral ou intensificar o tratamento insulínico	
↓	↓
Adicionar um terceiro ADO com diferente mecanismo de ação. Se em 2 ou 3 meses não atingir as metas de A1C < 7%, glicemia de jejum < 130 mg/dL ou glicemia pós-prandial (2 horas) < 160 mg/dL, iniciar insulinização. →	Intensificar a insulinização até atingir as metas de A1C < 7%, glicemia de jejum < 130 mg/dL ou glicemia pós-prandial (2 horas) < 160 mg/dL.

REFERÊNCIAS BIBLIOGRÁFICAS

1. Defronzo RA. From the triumvirate to the ominous octet: a new paradigm for the treatment of type 2 diabetes mellitus. Diabetes. 2009;55:773- 795.
2. Butler AE, Janson J, Bonner-Weir S, Ritzel R, Rizza RA, Butler PC. Beta-cell deficit and increased beta-cell apoptosis in humans with type 2 diabetes. Diabetes. 2003;52(1:102-110.
3. Diretriz da Sociedade Brasileira de Diabetes. 2009
4. Walchenbeg BL. Beta-cell failure in diabetes and preservation by clinical treatment. Endocr Rev.2007;28(2: 187-218.
5. Dluhy RG, McMahon GT. Intensive glycemic control in the ACCORD and ADVANCE trials. N Engl J Med. 2008;358(24: 2630-3.
6. Advance Collaborative Group, Patel A, Macmahon S, Chalmers JN. Intensive blood glucose control and vascular outcomes in patients with type 2 diabetes. N Engl J Med. 2008;358(24:2560-72..
7. Duckworth W, Abraira C, Moritz T, Reda D, Emanuele N, Reaven PD, Zieve FJ, Marks J, Davis SN, Hayward R, Warren SR, Goldman S, McCarren M, Vitek ME, Henderson WG, Huang GD; VADT Investigators.Glucose control and vascular complications in veterans with type 2 diabetes. N Engl J Med. 2009;360(2):129- 39.
8. Holman RR, Paul SK, Bethel MA, Matthews DR, Neil HA. 10-year follow-up of intensive glucose control in type 2 diabetes. N Engl J Med. 2008;359(15):1577-89.
9. Nathan DM, Cleary PA, Backlund JY, Genuth SM, Lachin JM, Orchard TJ, Raskin P, Zinman B; Diabetes Control and Complications Trial/Epidemiology of Diabetes Interventions and Complications (DCCT/EDIC) Study Research Group. Diabetes Control and Complications Trial/Epidemiology of Diabetes Interventions and Complications (DCCT/EDIC) Study Research Group Intensive diabetes treatment and cardiovascular disease in patients with type 1 diabetes. N Engl J Med. 2005;353(25):2643-53.
10. Ceriello A, Ihnat MA, Thorpe JE. Clinical review 2: The "metabolic memory": is more than just tight glucose control necessary to prevent diabetic complications? J Clin Endocrinol Metab. 2009;94(2):410-5.
11. Funnell, MM, Brown, TL, Childs, BP, Haas, LB, Hosey, GM, Jensen, B, Peyrot, Piette, JD, Reader, D, Siminerio LM, Weinger K, Weiss MA. National standards for diabetes self-management education. Diabetes Care. 2010;33:s98- s96.
12. Nyenwe EA. Management of type 2 diabetes: envolving strategies for the treatment of patients with type 2 diabetes. Metabolism. 2011;60(1):1-23.
13. Goldhaber-Fiebert JD, Goldhaber-Fiebert SN, Tristán ML, et al.. Randomized controlled community-based nutrition and exercise intervention improves glycemia and cardiovascular risk factors in type 2 diabetic patients in rural Costa Rica. Diabetes Care. 2003;26: 24-9.
14. Larsen TM, Dalskov SM, Van Baak M, Jebb SA, Papadaki A, Pfeiffer AF, Martinez JA, Handjieva-Darlenska T, Kunešová M, Pihlsgård M, Stender S, Holst C, Saris WH, Astrup A; Diet, Obesity, and Genes (Diogenes) Project. Diets with High or Low Protein Content and Glycemic Index for Weight – loss maintence. N Engl J Med. 2010;363: 2102-2113.
15. Boulé NG, Haddad E, Kenny GP, Wells GA, Sigal RJ. Effects of exercise on glycemic control and body mass in type 2 diabetes mellitus: a meta-analysis of controlled clinical trials. JAMA. 2001;286:1218-27.
16. Nathan MD, Buse JB, Davidson MB, Ferrannini E, Holman RR, Sherwin R, Zinman B; American Diabetes Association; European Association for Study of Diabetes. Medical Management of Hyperglycemia in Type 2 Diabetes: A Consensus Algorithm for the Initiation and Adjustment of Therapy. Diabetes Care. 2009;32(1):193-203.
17. Zinman B. Initial Combination Therapy for type 2 Diabetes mellitus: Is It Ready for Prime Time? The American Journal of Medicine. 2011;124(1S):s19-s34.

18. Josse RG, Chiasson JL, Ryan EA, Lau DC, Ross SA, Yale JF, Leiter LA, Maheux P, Tessier D, Wolever TM, Gerstein H, Rodger NW, Dornan JM, Murphy LJ, Rabasa-Lhoret R, Meneilly GS. Acarbose in the treatment of eldery patients with type 2 diabetes. Diabetes Res Clin Pract. 2003;59:37-42.
19. Hundal RS, Inzucchi SE. Metformin: new understandings, new uses. Drugs. 2003;63:1879-94.
20. Bailey CJ, Turner RC. Metformin. N Engl J Med. 1996; 334:574- 579.
21. Goodarzi MO, Bryer-Ash M. Metformin revisited: re-evaluation of its properties and role in the pharmacopoeia of modern antidiabetic agents. Diabetes, Obesity and Metabolism. 2005;7:654-65.
22. American Diabetes Association. Standards of Medical Care in Diabetes – 2011. Diabetes Care. 2011;34(1):s11-s61.
23. Cusi K, Defronzo RA. Metformin: a review of its metabolic effects. Daibetes Rev.1998;6:89-131.
24. Clifford JB, Turner RC. Metformin. N Engl J Med. 1996;334:574-585.
25. Yki-Järvinen H. Thiazolidinediones. N Engl J Med. 2004;3511106- 1118.
26. The Dream Trial Investigators. Effect of rosiglitazone on the frequency of diabetes in patients with impaired glucose tolerance or impaired fasting glucose: a randomized controlled trial. Lancet. 2006;368:1096-105.
27. Defronzo R, Tripathy D, Schwenke DC et al. ACTos now for the prevention of diabetes (ACT NOW) study. Late breaking abstract 2008 – LB-4843 – Diabetes, program of 68th Annual Meeting, American Diabetes Association; 2008.
28. Gastaldeli A, Ferrannini E, Miyazaki Y, Matsuda M, Mari A, DeFronzo RA.Thiazolidinediones improve beta-cell function in type 2diabetic patients. Am J Physiol Endocrinol Metab. 2007;292: E871-883.
29. Kahn SE, Haffner SM, Heise MA, Herman WH, Holman RR, Jones NP, Kravitz BG, Lachin JM, O'Neill MC, Zinman B, Viberti G; ADOPT Study Group. Glycemic durability of rosiglitazona, metformin, or glybiride monoterapy. N Engl J Med. 2006;355: 2427-2443.
30. Goldberg RB, Kendall DM, Deeg MA, Buse JB, Zagar AJ, Pinaire JA, Tan MH, Khan MA, Perez AT, Jacober SJ; GLAI Study Investigators. A comparison of lipid and glycemic effects of pioglitazone and roziglitazone in patients with type 2 diabetes and dyslipidemia. Diabetes Care. 2005;25:1547-1554.
31. Nissen S, Wolski K. Effect of rosiglitazone on the Risk of Myocardial Infarction and death from Cardiovascular Causes. N Engl J Med. 2007;356(24:2457-71.
32. Spring S. FDA significantly restricts access to the diabetes drug Avandia. US Food and Drug Administration, 2010.
33. Loke YK, Furberg S. Long-term use of thiazolidinediones and fracture in type 2 diabetes: a meta-analysis. CMAJ. 2009;180:32-39.
34. Doshi LS, Brahma MK, Bahirat UA, Dixit AV, Nemmani KV. Discovery and development of selective PPARgamma modulators as safe and effective antidiabetic agents. Expert Opin Investig Drugs. 2010;19:489-512.
35. Phillips PJ, Twigg SM. Oral hypoglycaemics – A rewiew of the evidence. Australian Family Phisician. 2010;39(9):651-653.
36. Noel RA, Braun DK, Patterson RE, Bloomgren GL. Increased risk of acute pancreatitis and biliary disease observed in patients with type 2 diabetes: a retrospective, cohort study. Diabetes Care. 2009;32:834-8.
37. Astrup A, Rössner S, Van Gaal L, Rissanen A, Niskanen L, Al Hakim M, Madsen J, Rasmussen MF, Lean ME. NN8022-1807 Study Group. Effects of liraglutide in the treatment of obesity: a randomised, double-blind, placebo-controlled study. Lancet. 2009;374:1606-16.

38. Raz I, Hanefeld M, Xu L, Caria C, Williams-Herman D, Khatami H; Sitagliptin Study 023 Group. Efficacy and safety of the dipeptidyl peptidase- 4 inhibitor sitagliptin as monotherapy in patients with type 2 diabetes mellitus. Diabetologia. 2006;49:2564-3571.
39. Schimitz O, Brock B, Rungby J. Amylin agonists: a novel approach in the treatment of diabetes. Diabetes. 2004;53(3):s233-s238.
40. Davies MJ. Insulin secretagogues. Curr Med Res Opin. 2002;18(1):s22-s30.
41. UK Prospective Diabetes Study Group. Sulfonylurea inadequacy: efficacy of addition of insulin over 6 years. In patients with type 2 diabetes in the UK Prospective Diabetes Study (UKPDS 57). Diabetes Care. 2002;25:330-6.
42. Tentolouris N, Voulgari C, Katsilambros N. A review of nateglinide in the management of patients with type 2 diabetes. Vasc Health Risc Manag. 2007;3:797-807.
43. United Kingdom Prospective Diabetes Study (UKPDS): Intensive blood-glucose control with sulfonilureas or insulin compared with conventional treatment and risk of complicationsin patients with type 2 diabetes (UKPDS 33). Lancet. 1998;352:837-53.
44. Defilnes J, Radermecker R P, Jandrain BJ, Scheen AJ. Optimisation of pharmacological therapy in a patient newly diagnosed type 2 diabetes. Rev Med Liege. 2009;64:109-14.
45. Weng J, Li Y, Xu W, Shi L, Zhang Q, Zhu D, Hu Y. Effect of intensive insulin therapy on beta-cell function and glycaemic control in patients with newly diagnosed type 2 diabetes: a multicentre randomised parallel-group trial. Lancet. 2008;371(9626):1753-60.
46. Monnier L, Lapinski H, Colette C. Contributions of fasting and postprandial plasma glucose increments to the overall diurnal hyperglycemia of type 2 diabetic patients: variations with increasing levels of HbA(1c). Diabetes Care. 2003;26(3):881-5.
47. Rosenstock J, Davies M, Home PD, Larsen J, Koenen C, Schernthaner G. A randomised, 52-week, treat-to-target trial comparing insulin detemir with insulin glargine when administered as add-on to glucose-lowering drugs in insulin-naive people with type 2 diabetes. Diabetologia. 2008;51(3):408-16.
48. Monami M, Marchionni N, Mannucci E. Long-acting insulin analogues versus NPH human insulin in type 2 diabetes: a meta-analysis. Diabetes Res Clin Pract. 2008;81(2):184-9.
49. Yki-Järvinen H, Juurinen L, Alvarsson M, Bystedt T, Caldwell I, Davies M, Lahdenperä S, Nijpels G, Vähätalo M. Initiate Insulin by Aggressive Titration and Education (INITIATE). Diabetes Care. 2007;30:1364-1369.
50. Ceriello A, Colagiuri S. International Diabetes Federation guideline for management of postmeal glucose: a review of recommendations. Diabetic Medicine. 2008;25:1151-1156.
51. Lankirsch MR, Ferlinz KC, Leahy JL, Scherbaum WA, Orals Plus Apidra and LANTUS (OPAL) study group. Introducing a simplified approach to insulin therapy in type 2 diabetes: a comparison of two single-dose regimens of insulin glulisine plus insulin glargine and oral antidiabetic drugs. Diabetes Obes Metab. 2008;10(120):1178-85.

Capítulo 41

Doença Nodular da Tireoide

Nilza Maria Scalissi

INTRODUÇÂO

A doença nodular da tireoide é situação bastante frequente e seu diagnóstico é feito com a descoberta do nódulo pelo próprio paciente em achado incidental, no exame físico de rotina ou ainda durante realização de procedimento radiológico da região cervical, especialmente a ultrassonografia (US).

Estudos populacionais mostram a presença de nódulos em 6,4% das mulheres e 1,5% dos homens durante avaliação clínica geral. Esta frequência é, com certeza, subestimada, pois quando se avalia a tireoide por ultrassonografia (US), pode haver elevação de 20 até 70% de diagnóstico nas mulheres. Fatores como deficiência de iodo, faixas etárias mais elevadas e o sexo feminino aumentam a prevalência dos nódulos. Desta forma, entre 26 e 30 anos a prevalência observada nas mulheres é de 2,7% e nos homens é de 2,0%, enquanto acima dos 55 anos chega a 18% nas mulheres e 14,5% nos homens.

O mecanismo de formação dos nódulos da tireoide não é ainda totalmente compreendido, entretanto, aceita-se que, além do TSH, que tem importante ação estimulatória tanto no crescimento como na função dos tireotrofos, tenham ainda papel importante outros fatores de crescimento que também podem estar envolvidos em mutações que favorecem o aparecimento da doença nodular. Hoje, alguns estudos associam claramente os valores de TSH ao risco de carcinoma bem diferenciado da tireoide, mesmo que os valores estejam dentro do esperado, na variação normal ou próximos do limite superior.

O carcinoma (Ca) da tireoide corresponde de 4 a 6,5% de todos os nódulos da glândula e sua prevalência é maior na população de crianças e adultos jovens com menos de 20 anos, adultos acima de 60 anos, histórico pregresso de radiação cervical, histórico familiar de Ca de tireoide ou neoplasia endócrina múltipla tipo 2 (NEM 2). O risco de malignidade no sexo masculino é duas vezes maior que no sexo feminino, apesar de os nódulos serem oito vezes mais frequentes nas mulheres.

ETIOLOGIA

Na Tabela 41.1 está listada a maioria das causas de nódulos tireoidianos.

Tabela 41.1 – Causas de nódulos tireoidianos

- Nódulos Benignos
  - Bócio multinodular (adenoma coloide)
  - Tireoidite de Hashimoto (tireoidite linfocítica crônica)
  - Cistos: coloide, simples ou hemorrágico
  - Adenoma folicular
  - Adenoma de células de Hurthle
- Nódulos Malignos
  - Carcinoma papilífero
  - Carcinoma folicular
  - Carcinoma medular
  - Carcinoma anaplásico
  - Linfoma primário da tireoide
  - Metástases de outro carcinoma primário

A questão que se impõe frente ao diagnóstico da doença nodular da tireoide é relativa a seu caráter, benigno ou maligno, e se este(s) nódulo(s) determina(m) ou não alteração da função da glândula. Devemos sempre considerar que a maioria dos nódulos da tireoide é benigna e que o carcinoma diferenciado, que corresponde a 90% das neoplasias malignas da glândula, geralmente tem bom prognóstico. Isto é particularmente verdadeiro em adultos jovens com carcinoma papilífero que, acompanhados por mais de 25 anos, apresentam mortalidade menor que 2% com tratamento adequado.

Alguns fatores de risco já são conhecidos para o desenvolvimento do câncer de tireoide, como extremos da vida (idade menor que 20 anos e maior que 65 anos), sexo masculino e história de radiação cervical.

DIAGNÓSTICO CLÍNICO E LABORATORIAL

A maioria dos nódulos da tireoide tem evolução arrastada e geralmente é descoberta em exame de rotina ou acidentalmente, em avaliação radiológica da região cervical. Podem se apresentar como nódulos únicos ou múltiplos, com ou sem disfunção glandular, e na grande maioria dos casos a produção do hormônio tireoidiano está preservada.

Uma vez diagnosticado o nódulo da tireoide, devemos afastar a possibilidade de neoplasia maligna e avaliar o estado funcional e anatômico da glândula. Alguns dados da história clinica e do exame físico, apesar de não específicos, podem traduzir maior risco para o câncer, como os listados na Tabela 41.2.

Avaliação da função: TSH, T_4 Livre

Do ponto de vista clínico, o carcinoma não determina alteração de função, e nódulos hiperfuncionantes raramente correspondem a neoplasia maligna. Esta situação indica a realização da cintilografia da tireoide, que permite avaliar se a hiperfunção é decorrente ou não da autonomia do nódulo.

Tabela 41.2 - Condições que aumentam risco para carcinoma de tireoide
• História familiar de carcinoma medular da tireoide ou neoplasia endócrina múltipla
• Exposição à radiação prévialdade < 20 e > 65 anos
• Sexo masculino
• Crescimento rápido
• Nódulo duro e aderido a planos profundos
• Linfonodomegalia regional
• Sinais de compressão local (rouquidão, tosse, disfagia)
• Nódulos sólidos maiores que 4 cm

Cintilografia da Tireoide com Radiodo ou Tecnécio

Auxilia na avaliação do nódulo, quando há hipertireoidismo, para diferenciar se a tireotoxicose é por nódulo tóxico (nódulo capta mais radioisótopo que o parênquima adjacente = nódulo quente) ou o nódulo não capta (nódulo frio), com captação normal do restante do parênquima. O nódulo tóxico apresenta risco mínimo de lesão maligna.

Calcitonina

Não é avaliada de rotina em nosso meio, mas qualquer dado, como histórico familiar de carcinoma medular, NEM, episódios de diarreia, rubor cutâneo ou sudorese, indica sua solicitação.

Ultrassonografia

O melhor exame de imagem para avaliação da glândula tireoide é a US. Os dados isolados obtidos pela US não permitem distinguir com certeza lesões benignas das malignas, entretanto características como nódulo sólido, com baixa ecogenicidade em relação ao parênquima glandular (hipoecogênico), contornos irregulares, microcalcificações e tamanho maior que 4 cm são altamente sugestivas de malignidade. A avaliação de linfonodos cervicais deve ser detalhada, pois adenomegalia pode estar presente no carcinoma papilífero em 15-20% dos casos durante avaliação do nódulo, apesar de não ser exclusiva desta situação.

Punção Aspirativa por Agulha Fina (PAAF)

É com certeza o melhor exame para se diferenciar lesões benignas das malignas. A PAAF, tanto do nódulo como dos linfonodos suspeitos, complementa a pesquisa e possibilita o diagnóstico etiológico em número elevado de casos. A avaliação pré-operatória das cadeias linfonodais acometidas, quando a citologia do nódulo confirma a malignidade, é o padrão-ouro para determinar a conduta cirúrgica do CA da tireoide.

A PAAF, segundo a Associação Americana de Tireoide, é o procedimento de escolha para avaliar o nódulo tireoidiano e diferenciar lesões benignas de malignas e, com isto, selecionar os pacientes com indicação de cirurgia. A PAAF guiada por US melhora o resultado do exame e diminui o risco de falso negativo, tanto nos nódulos pequenos como nos nódulos grandes e heterogêneos.

Em pacientes sem fatores de risco, devem ser puncionados nódulos sólidos, hipoecogênicos, palpáveis ou não, com tamanho maior ou igual a 1 cm e ainda nódulos menores que 1 cm, mas suspeitos à US. Nódulos puramente císticos (sem nenhum componente mural) não necessitam ser puncionados. Na presença de fatores de risco para CA de tireoide, devem ser puncionados nódulos com tamanho igual ou maior que 0,5 cm.

Nódulos em bócio multinodular apresentam o mesmo risco de malignidade que o nódulo único, devendo ser valorizados com os mesmos critérios de avaliação do nódulo isolado. Se os nódulos são múltiplos e nenhum deles é suspeito, a PAAF deve ser dirigida para o nódulo dominante.

Pequenos nódulos que não tiveram indicação de punção ao diagnóstico devem ser monitorados com US periódica, inicialmente a cada 6 ou 12 meses e depois aumentando o intervalo no tempo, para avaliar seu crescimento. Se o nódulo crescer e apresentar características suspeitas na US, deve ser realizada a PAAF. A indicação da PAAF e a sequência dos exames para investigar o nódulo tireoidiano estão apresentadas na Figura 41.1.

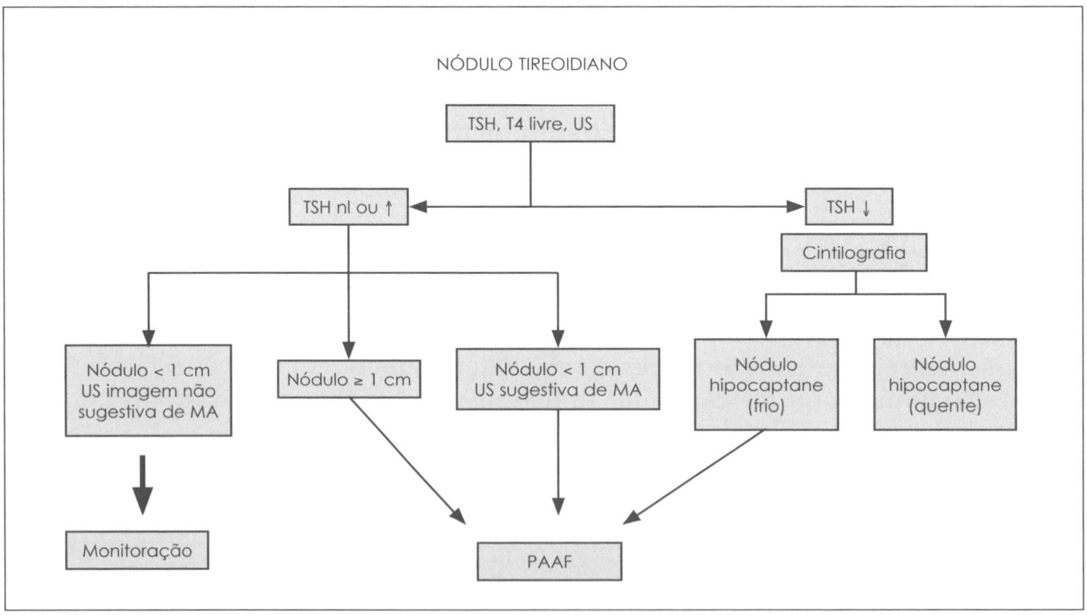

Figura 41.1 – Fluxograma para indicação da PAAF e sequência de exames para investigar o nódulo tireoidiano.

Categorias Diagnósticas da Citologia

A classificação citológica sugerida pela *The National Cancer Institute Thyroid Fine--Needle Aspiration State of the Science Conference* (*Bethesda Conference*) estabelece:

- *benigna:* inclui nódulos macrofoliculares ou adenomas hiperplásicos, adenoma coloide, bócio nodular e tireoidite de Hashimoto;
- *neoplasia folicular:* inclui nódulos microfoliculares (abrangendo lesões celulares tipo Hurhle);
- *suspeito de malignidade;*
- *maligna;*
- *não diagnóstica*: pobre celularidade ou problemas no preparo do material para avaliação diagnóstica.

A Figura 41.2 mostra as possibilidades dos achados histológicos obtidos pela PAAF e como podemos conduzir o seguimento do paciente.

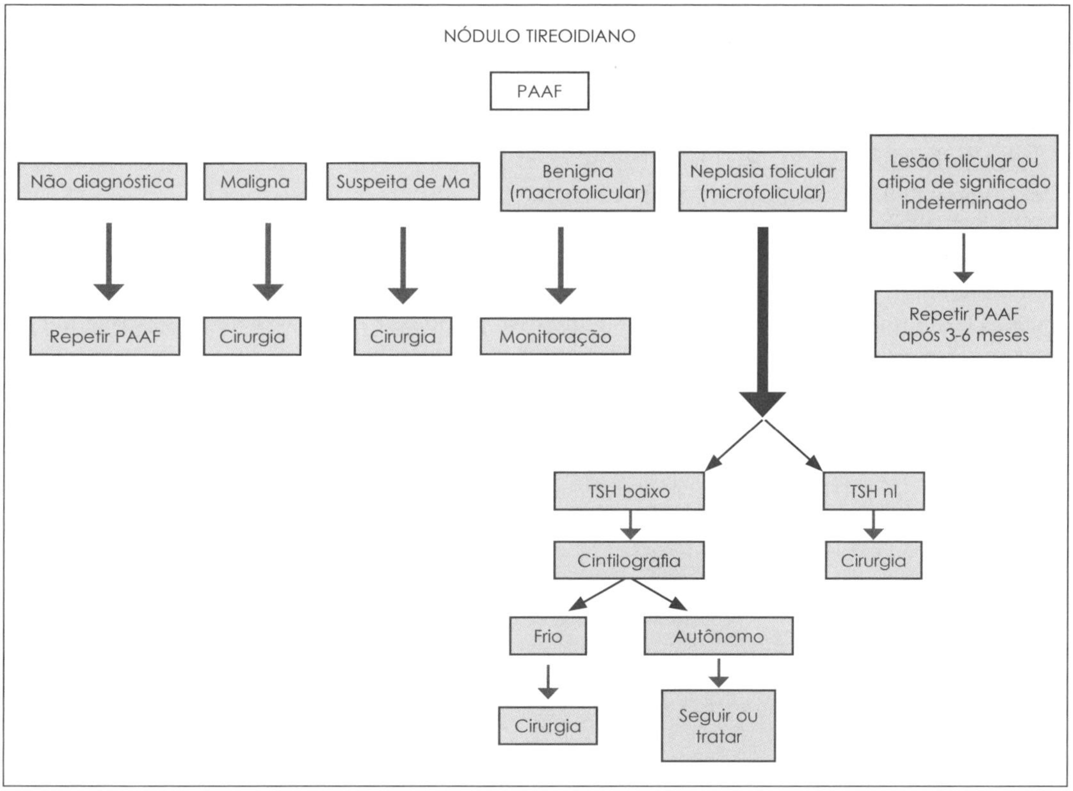

Figura 41.2 – Conduta baseada na citologia obtida pela PAAF.

O diagnóstico citológico do carcinoma papilífero da tireoide não costuma oferecer dificuldade ao citologista, caracterizando-se por células foliculares com arranjo em papila, com inclusões nucleares e ranhuras no citoplasma. A principal limitação diagnóstica da PAAF é a distinção entre as neoplasias foliculares e as de célula de Hurthle, quanto à possibilidade de benignidade ou malignidade. As lesões foliculares que englobam estes resultados citológicos correspondem de 15 a 30% dos resultados da PAAF. Nestes casos, a cintilografia com iodo radioativo mostrando nódulo frio é dado que favorece a indicação de procedimento cirúrgico, pois em média 20 a 30%

destes nódulos são malignos. Nesta situação, a possibilidade de avaliar presença de marcadores tumorais pode auxiliar na decisão da conduta. A presença de mutação para BRAF, RAS, RET/PTC e PAX8/PPAR-γ sugere malignidade e reforça a indicação de cirurgia. A ausência destes marcadores moleculares não invalida o diagnóstico de câncer e a cirurgia pode ser considerada.

BIBLIOGRAFIA CONSULTADA

1. American Thyroid Association (ATA) Guidelines Taskforce on Thyroid Nodules and Differentiated Thyroid Cancer, Cooper DS, Doherty GM et al. Revised American Thyroid Association management guidelines for patients with thyroid nodules and differentiated thyroid cancer. Thyroid. 2009;19:1167.
2. Baloch ZW, LiVolsi VA, Asa SL et al. Diagnostic terminology and morphologic criteria for cytologic diagnosis of thyroid lesions: a synopsis of the National Cancer Institute Thyroid Fine-Needle Aspiration State of the Science Conference. Diagn Cytopathol. 2008;36:425.
3. Ezzat S, Sarti DA, Cain DR, Braunstein GD. Thyroid incidentalomas. Prevalence by palpation and ultrasonography. Arch Intern Med. 1994;154:1838.
4. Guideline AACE/AME/ETA Thyroid Nodule Guidelines, Endocr Pract. 2010;16(Suppl 1).
5. Mazzaferri EL, Young RL. Papillary thyroid carcinoma: a 10 year follow-up report of the impact of therapy in 576 patients. Am J Med. 1981;70:511.
6. Ross DS. Diagnostic approach to and treatment of thyroid nodules. I. In: Rose BD, ed. UpToDate. Wellesley, MA: UpToDate. Last accessed Apr 2012.
7. Rossi R, Roti E, Trasforini G, Pansini G, Cavazzini L, Zatelli MC et al. Differentiated thyroid cancers 11-20 mm in diameter have clinical and histopathologic characteristics suggesting higher aggre ssiveness than those ≤ 10 mm. Thyroid. 2008;18(3):309-15.
8. Tunbridge WM, Evered DC, Hall R et al. The spectrum of thyroid disease in a community: The Whickham survey. Clin Endocrinol (Oxf). 1977;7:481-493.

Capítulo 42

Hipotireoidismo

Adriano Namo Cury

DEFINIÇÃO E CONCEITOS

A falta absoluta ou relativa da ação do hormônio tireoidiano (HT) nos órgãos, sistemas e tecidos define o hipotireoidismo. Ocorre principalmente na doença primária da glândula tireoidiana e mais raramente por afecções do eixo hipotálamo-hipofisário, conhecido como hipotireoidismo de origem central.

A tireoidite autoimune, tireoidite de Hashimoto, é a principal causa de hipotireoidismo primário em adultos e crianças. São raras outras causas primárias como hipoplasia, aplasia da glândula tireoidiana ou erros inatos na biossíntese dos HT. Também é frequente o hipotireoidismo pós-cirúrgico, na tireoidectomia total, especialmente com o aumento da incidência do carcinoma papilífero da tireoide na investigação de nódulos incidentais, ou em outras afecções nodulares da glândula com indicação de cirurgia, como no bócio multinodular.

É extremamente importante pensar no risco de hipotireoidismo, ou seja, suspeitar da possibilidade diagnóstica associada ou não a outras comorbidades. Devemos nos lembrar desta possibilidade nas seguintes situações clínicas: 1) presença de bócio; 2) doença autoimune prévia (diabetes tipo 1, vitiligo, doenças reumatológicas autoimunes), para composição da síndrome pluriglandular que frequentemente envolve a doença autoimune da tireoide; 3) cirurgia hipofisária; 4) radioterapia cervical; 5) história familiar de doença tireoidiana e 6) uso de fármacos compostos ou não com iodo, como a amiodarona, que podem precipitar a disfunção tireoidiana.

ETIOLOGIA

Principais Causas de Hipotireoidismo

1. Tireoidite de Hashimoto (tireoidite autoimune).
2. Hipotireoidismo pós-cirúrgico (total ou parcial).
3. Hipotireoidismo após radioidoterapia (I^{131}) no tratamento da doença de Graves,
4. Fase de hipotireoidismo nas tireoidites subaguda ou induzida por fármacos.
5. Doença hipofisária-hipotalâmica ou pós-cirurgia de adenoma hipofisário.

6. Uso de medicações: amiodarona, lítio, interferon-α ou tionamidas no tratamento do hipertireoidismo.

A Tabela 42.1 resume quando suspeitar do hipotireoidismo com as principais características e condições clínicas prévias ou associadas.

Tabela 42.1 – Etiologia do hipotireoidismo

Doença Tireoidiana	Características Principais		Características Associadas
T. Hashimoto	TSH elevado	AcTPO/AcTg ++	Lenta progressão
Tireoidectomia	TSH elevado	Cirurgia prévia	Cicatriz cirúrgica
Radioiodoterapia	TSH elevado	Iodo 131	Tireotoxicose prévia
Tireoidite pós-parto	TSH elevado	AcTPO ++	Gestação recente (6 a 12 m)
Tireoidite subaguda	TSH elevado	Provas inflam./dor	Tireotoxicose recente
Medicamentosa	TSH elevado	Amiodarona/lítio/INF-α	Uso crônico
Dç. pituitária (central)	TSH normal/alto	T_4 livre baixo	Sinais neuro-oftalmo/RT

Incidência e Prevalência

O hipotireoidismo, de etiologia primária e autoimune, é a causa mais frequente em qualquer faixa etária. Estudos epidemiológicos concordam que a prevalência do hipotireoidismo ocorre em aproximadamente 4,6% da população em geral assintomática e sem qualquer diagnóstico prévio de doença tireoidiana.

A prevalência é mais frequente na forma subclínica, quando o TSH está anormal com T_4 livre normal, em 4,3%, e apenas 0,3% na forma clínica quando, além do aumento do TSH há queda no T_4 para valores inferiores ao limite do ensaio. Em adultos com mais de 65 anos o hipotireoidismo pode ocorrer em até 10%, mesmo considerando que com o tempo é comum a elevação do TSH sem real significado diagnóstico de disfunção clínica ou subclínica da tireoide.

Outra consideração importante é a presença do anticorpo antitireoperoxidase (AcTPO) e do anticorpo antitiroglobulina (AcTg) em 10-15% da população, em absoluto eutireoidismo. Assim, como aproximadamete 80% dos pacientes com tireoidite de Hashimoto estão em eutireoidismo ao diagnóstico, por outro lado, dentre os que se apresentam com TSH acima de 10 -mU/L, 80% terão o diagnóstico de tireoidite de Hashimoto confirmado.

Apresentação

Normalmente, na etiologia primária, afecções da própria tireoide, a instalação é lenta e gradual, sendo possível desde a ausência de quadro clínico ou sintoma suspeito até o mixedema propriamente dito. Os clássicos sinais e sintomas, especialmente na terceira idade, como fadiga, constipação, intolerância ao frio, ganho de peso, queda de cabelos, edema duro em membros inferiores, macroglossia, rouquidão, pele seca, descativa e fria, fala e movimentos morosos, ocorrem em momentos de franca ausência da ação do HT nos tecidos.

Quando a deficiência hormonal é intensa, o hipotireoidismo está relacionado a um maior risco de doença cardiovascular, pela associação com aterosclerose prematura, hipertensão arterial, derrame pericárdico, insuficiência cardíaca congestiva e insuficiência coronariana. O hipotireoidismo clínico modifica o metabolismo dos lípides e mesmo na forma subclínica pode alterar o perfil do LDL-c, mas este dado ainda é discutido quanto a sua relevância clínica na literatura especializada.

Outras manifestações menos frequentes podem ocorrer. Devemos estar atentos quanto à presença da síndrome do túnel do carpo, alteração sensorial periférica simétrica com reflexos tendíneos diminuídos, miopatia (essencialmente com mialgia e redução da força em musculatura proximal e aumento da CPK) e hiponatremia (Tabela 42.2).

Tabela 42.2 – Manifestações clínicas e laboratoriais do hipotireoidismo

Sistema	Manifestação
Gastrointestinal	Constipação/possível associação com anemia perniciosa
Musculoesquelético	Artralgia, fadiga muscular, elevação da CPK
Pele e anexos	Pele seca, fria. Acúmulo de ácido hialurônico no subcutâneo, retendo sódio e água (mixedema)
Metabolismo	Intolerância ao frio e hipotermia (coma mixedemaso). Aumento do LDL-c pela redução do clearance do LDL colesterol
Cardiovascular	Bradicardia, hipertensão diastólica, hipofonse das bulhas com eventual derrame pericárdico. Redução do débito cardíaco
SNC	Depressão, alteração da memória, redução dos reflexos centrais, ataxia e parestesia em casos extremos
Reprodutivo	Amenorreia, ciclos anovulatórios, aumento da prolactina pelo estímulo do TRH
Hematopoiético	Anemia é rara, mas quando ocorre é do tipo normocitica ou megaloblástica, com associação a deficiência da vitamina B_{12}

DIAGNÓSTICO LABORATORIAL

Hipotireoidismo

O TSH é a grande ferramenta laboratorial de diagnóstico e triagem do hipotireoidismo primário. O TSH normal na maioria dos ensaios está em torno de 0,5 a 4,5 -mU/L. O hipotireoidismo clínico se define quando as concentrações séricas de TSH são elevadas e os valores de T_4 livre (T_4L) são baixos.

O diagnóstico do hipotireoidismo se baseia na avaliação da concentração sérica do TSH e T_4 livre. Deste modo, podemos diferenciar a forma central da doença primária, hipotireoidismo central, em que os valores de T_4 são baixos, para valores considerados inadequados de TSH, com uma concentração normal ou discretamente elevada. Nesta situação clínica a pesquisa da etiologia "central" determina a necessidade da realização de ressonância magnética da região selar e possíveis achados de imagem que justifiquem a disfunção hipofisária ou hipotalâmica.

Hipotireoidismo Subclínico

O hipotireoidismo subclínico é uma situação diagnosticada essencialmente por exames de laboratório, em que os valores séricos de T_4L são normais e os de TSH estão acima do valor normal para o método.

Sabe-se que normalmente um TSH acima de 20 mU/L está associado ao hipotireoidismo franco e maioria dos autores concorda que um TSH persistentemente acima de 10 mU/L deve ser tratado e se associa a doença autoimune da tireoide.

Apesar de não haver consenso, se aceita que os valores de TSH são mais elevados a partir da sexta década de vida, aceitando-se até 6 mU/L entre 60-70 anos, até 7 mU/L entre 70-80 anos e próximo de 10 mU/L acima de 80-85 anos.

A maioria dos indivíduos com TSH entre 5-10 mU/L evolui com normalização (até 50% dos casos) laboratorial no seguimento médico ambulatorial, traduzindo condição transitória que não configura o estado inicial da forma clínica da doença obrigatoriamente. Porém, ao persistir neste patamar e se for observada a presença da tireoidite de Hashimoto, a chance de progressão para doença clínica está em torno de 5% ao ano.

Questiona-se se o hipotireoidismo subclínico está associado a comorbidades coronarianas e, portanto, tratar visando benefícios cardiovasculares. Diferentemente do que ocorre no tratamento do hipotireoidismo clínico, para o hipotireoidismo subclínico não existem estudos que confirmem o benefício do tratamento em relação à diminuição de risco cardiovascular de maneira prospectiva, mas há associação entre a presença da doença cardiovascular ou mesmo de mortalidade quando o hipotireoidismo subclínico tem TSH > 10 mU/L e associação mais discreta com TSH > 7 mU/L.

Pacientes com mais de 80 anos de idade não devem ser tratados quando há hipotireoidismo subclínico, sob risco de aumento da mortalidade. Na população de octogenários a disfunção mínima parece ser protetora para doenças cardiovasculares.

Exames de Imagem

O uso do ultrassom para estudo da glândula é crucial para demonstrar que, além dos marcadores bioquímicos e presença de anticorpos com a TPO e anti tiroglobulina, pode haver modificação da textura, pseudonodulação ou mesmo a presença de um nódulo verdadeiro e, por vezes, redução do volume glandular.

No hipotireoidismo primário, a presença de um nódulo com características suspeitas deve ser estudada e sua citologia definida independentemente da presença de doença autoimune ou do número de nódulos definidos.

TRATAMENTO

Na maioria das vezes, o hipotireoidismo é condição permanente que necessita de tratamento por toda a vida. O objetivo do tratamento é normalizar a circulação dos hormônios tireoidianos (TSH), com recuperação das funções metabólicas, através da reposição hormonal com levotiroxina (LT_4), sem induzir o hipertireoidismo subclínico ou clínico pelo uso exógeno do HT.

Normalmente, a dose em torno de 1,5 μg/kg é suficiente para tratamento do hipotireoidismo. Os níveis de TSH costumam refletir com normalização a partir de 6 semanas do início do tratamento e observando rigorosamente o uso em jejum da LT_4.

No idoso, a administração de LT_4 deve ser lenta e progressiva, com pequenos aumentos da dose a cada 6 ou 8 semanas para evitar risco de arritmias cardíacas, descompensação de insuficiência cardíaca congestiva ou da angina *pectoris* latente. A dose total de LT_4 varia de 1,2 a 1,5 μg/kg. Habitualmente, inicia-se com 12,5 a 25 μg de levotiroxina, com gradual progressão da dose.

O ajuste da dose deve ser feito com avaliação de T_4 livre e TSH a cada 6 ou 8 semanas, obedecendo-se os valores de TSH aceitos para a faixa etária e mantendo-se T_4 livre dentro da normalidade.

É importante lembrar que diversos outros fármacos podem interferir na eficácia e absorção da levotiroxina, ou mesmo aumentando a sua metabolização. Na Tabela 42.3 citamos as principais interações medicamentosas com o uso da LT_4.

Tabela 42.3 – Interação medicamentosa com a levotiroxina

Reduz Absorção da LT_4
• Suplementos de ferro • Carbonato de cálcio • Suplementos de soja • Antiácidos • Resinas • Raloxifeno
Aumento do Metabolismo da LT_4
• Anitconvulsivantes • Rifampicina
Aumento da Afinidade LT_4 pela TBG
• Estrógenos

O hipotireoidismo em gestantes deve sempre ser tratado. Quando há diagnóstico e tratamento prévio à gestação, deve-se ajustar com aumento na dose da LT_4 em 25-50%. O objetivo é manter o TSH entre 0,5 a 2,5 mU/L durante a gestação, quando há hipotireoidismo preexistente ou quando se faz o diagnóstico na gestação, seja na forma clínica ou subclínica.

BIBLIOGRAFIA CONSULTADA

1. Beghi E, Delodovici ML, Bogliun G et al. Hypothyroidism and polyneuropathy. J Neurol Neurosurg Psychiatry. 1989;52:1420.
2. Cooper DS. Clinical practice. Subclinical hypothyroidism. N Engl J Med. 2001;345:260.
3. Davies TF, Larsen PR. Grave´s Disease. In: Kronemberg HM, Melmed S, Polonsky KS, Larsen PR. Williams textbook of Endocrinology. 11th ed. Philadelphia: Saunders Elselvier; 2008. p. 337-59.
4. Hak AE, Pols HAP, Visser TJ, Drexhage HA, Hofman A, Witteman JCM. Subclinical hypothyroidism is an independent risk factor for atherosclerosis and myocardial infarction in elderly women: the Rotterdam Study. Ann Intern Med. 2000;132:270-278.
5. Hollowell JG, Staehling NW, Flanders WD, Hannon WH, Gunter EW, Spencer CA, Braverman LE Serum TSH, T(4), and thyroid antibodies in the United States population (1988 to 1994): National Health and Nutrition Examination Survey (NHANES III). J Clin Endocrinol Metab. 2002.

6. Huber G, Staub JJ, Meier C et al. Prospective study of the spontaneous course of subclinical hypothyroidism: prognostic value of thyrotropin, thyroid reserve, and thyroid antibodies. J Clin Endocrinol Metab. 2002;87:3221-3226.
7. Martino E, Bartalena L, Bogazzi F, Braverman LE. The effects of amiodarone on the thyroid. Endocr Rev. 2001;22:240-254.
8. Surks MI, Ortiz E, Daniels GH et al. Subclinical thyroid disease: scientific review and guidelines for diagnosis and management. JAMA. 2004;291:228.
9. Weetman AP. Chronic autoimmune thyroiditis. In: Braverman LE, Utiger RD, eds. Werner & Ingbar's the thyroid: a fundamental and clinical text. 8th ed. Philadelphia: Lippincott Williams & Wilkins; 2000. p. 721-32.

Capítulo 43

Hipertireoidismo

Adriano Namo Cury

DEFINIÇÃO E CONCEITOS

O efeito clínico da ação excessiva do hormônio tireoidiano nos órgãos, sistemas e tecidos define o hipertireoidismo. Conhecido com tireotoxicose no seu termo mais consagrado, é sinônimo de qualquer etiologia de hipertireoidismo, seja de causa endógena ou exógena. O termo hipertireoidismo é mais aceito para as condições que envolvem somente a glândula tireoidiana em estado de hipersecreção dos hormônios tireoidianos.

A doença de Graves é o principal exemplo da tireoidite autoimune e corresponde a 80% dos casos de hipertireoidismo. A doença de Graves ocorre pela disfunção imune na leitura de autoantígenos do receptor de TSH dos tireócitos e produção de autoanticorpos (TRAb) com grande afinidade pelos receptores do TSH, que promovem estímulo lento e persistente dos tireócitos, hipersecreção de T_3 e T_4 e as típicas características clinicas da tireotoxicose.

Outras possíveis etiologias, além do uso exógeno em dose equivocada, são: adenoma tóxico e bócio multinodular tóxico (autonomia nodular), adenoma hipofisário secretor de TSH, *struma ovarii*/teratoma e secreção de gonadotrofina coriônica humana por mola hidatiforme. O uso de medicações como interferon-α, amiodarona e IL-2 também pode ser a causa da tireotoxicose.

Devemos pensar na possibilidade do hipertireoidismo em situações do dia a dia do clínico generalista, mas o seu diagnóstico nem sempre é óbvio. Os idosos podem não apresentar qualquer manifestação clássica da tireotoxicose, mas apenas depressão (hipertireoidismo apatético) ou fibrilação atrial.

Alguns sinais clínicos devem estar sempre na mente do clínico para suspeitar do risco de hipertireoidismo: 1) presença de bócio e/ou orbitopatia; 2) doença autoimune prévia (diabetes tipo 1, vitiligo, doenças reumatológicas autoimunes) para composição da síndrome pluriglandular que frequentemente envolve a doença autoimune da tireoide; 3) irritabilidade e tremor; 4) intolerância ao calor; 5) perda ponderal; 6) taquicardia sinusal ou fibrilação atrial.

ETIOLOGIA

A doença de Graves é a principal causa de hipertireoidismo em adultos e na faixa etária pediátrica. Acredita-se que o hipertireoidismo clínico e subclínico ocorra em aproximadamente em 1-2% da população geral.

Acima de 60 anos há certo predomínio da doença tireoidiana multinodular, ou bócio multinodular tóxico. Porém, a reposição excessiva de levotiroxina em idosos é a principal causa de hipertireoidismo subclínico, TSH abaixo do limite inferior (normalmente < 0,1 mU/L) com T_4 livre normal. É frequente a supressão do TSH por dose inadequada de levotiroxina durante o tratamento do hipotireoidismo clínico ou subclínico.

Outras causas de hipertireoidismo devem sempre ser consideradas no diagnóstico diferencial com a doença de Graves, em especial quando não há orbitopatia aparente, o tempo do início do quadro clínico é impreciso ou quando o TRAb não é identificado (negativo em ~5% dos casos de DG). Sendo assim, seguem as principais causas de hipertireoidismo e suas características mais relevantes para o diagnóstico etiológico (ver também a Tabela 43.1).

1. *Doença de Graves:*
   a. TRAb positivo em 90-95% dos casos;
   b. a orbitopatia define o diagnóstico da doença de Graves;
   c. bócio difuso hipercaptante na cintilografia.
2. *Adenoma tóxico:*
   a. em adultos jovens principalmente;
   b. nódulo único quente > 3 cm;
   c. nódulo hipercaptante e único na cintilografia com apagamento do restante da glândula.
3. *Bócio multinodular tóxico:*
   a. multinodularidade ao ultrassom;
   b. autonomia em regiões nodulares > 2,5-3,0 cm na cintilografia, concordante com o ultrassom;
   c. normalmente ausência de marcadores de autoimunidade;
   d. população idosa após longa data de bócio atóxico.
4. *Fase de hipertireoidismo na tireoidite subaguda:*
   a. marcadores inflamatórios presentes;
   b. cintilografia com apagamento da glândula.
5. *Tireotoxicose induzida pelo iodo (fenômeno de Jod-Basedow).*
6. *Uso de medicações: a amiodarona pode desencadear hipertireoidismo:*
   a. tipo 1 – excesso de iodo quando há doença prévia da tireoide, bócio nodular com aumento do Doppler na USG;
   b. tipo 2 – tireoidite destrutiva, sem bócio, sem doença prévia com redução do Doppler na USG.
7. *Condições que cursam com HCG acima de 200* UI/mL, sendo ele um estimulador fraco do receptor do TSH (mola hidatiforme).
8. *Resistência ao hormônio* tireoidiano e tumor hipofisário secretor de TSH, como causas raras.

Tabela 43.1 – Etiologia do hipertireoidismo

Causa	Características Principais	Características Associadas
Doença de Graves	TSH suprimido TRAb positivo	Orbitopatia em 50% Bócio difuso hipercaptante na cintilografia
Bócio multinodular	TSH suprimido USG nódulos TSH suprimido Nódulo único (> 3 cm)	Autonomia na cintilografia Fase atóxica prolongada População > 60 anos Nódulo quente único Apagamento da glândula restante
Tireoidite subaguda	TSH suprimido Provas inflamatórias Febre Eventual dor	Tireotoxicose recente Cintilografia com apagamento da tireoide
Medicamentoso	TSH suprimido Amiodarona	Tireoidopatia prévia
Adenoma produtor TSH	TSH normal/alto T_4 livre elevado	RM adenoma/subunidade α +++

TRAb: IgG estimuladora do receptor de TSH

DIAGNÓSTICO DIFERENCIAL

Conforme descrito anteriormente, para o diagnóstico diferencial do hipertireoidismo pode-se adotar os seguintes passos para a definição etiológica e o planejamento terapêutico (Figura 43.1).

A. *Quadro clínico e tempo do início da tireotoxicose.*
B. *Antecedente familiar de doença tireoidiana.*
C. *Confirmação bioquímica do hipertireoidismo:*
   a. supressão do TSH;
   b. T_4 total/T_4 livre e T_3 (normal) na fase subclínica;
   c. T_4 total/T_4 livre e T_3 elevados na fase clínica.
D. *Pesquisa de TRAb e demais anticorpos tireoidianos.*
E. *Independentemente da presença de bócio ao exame físico:*
   a. ultrassom para verificar a textura e presença de nódulos;
   b. Doppler tireoidiano pode corroborar com diagnóstico diferencial.
F. Cintilografia da tireoide:
   a. especialmente na possibilidade de tireoidite subaguda ou fase de tireotoxicose da tireoidite de Hashimoto (tireoidite linfocítica);
   b. verificar autonomia de nódulos ou áreas hipocaptantes;
   c. somente a doença de Graves apresenta bócio difuso hipercaptante.

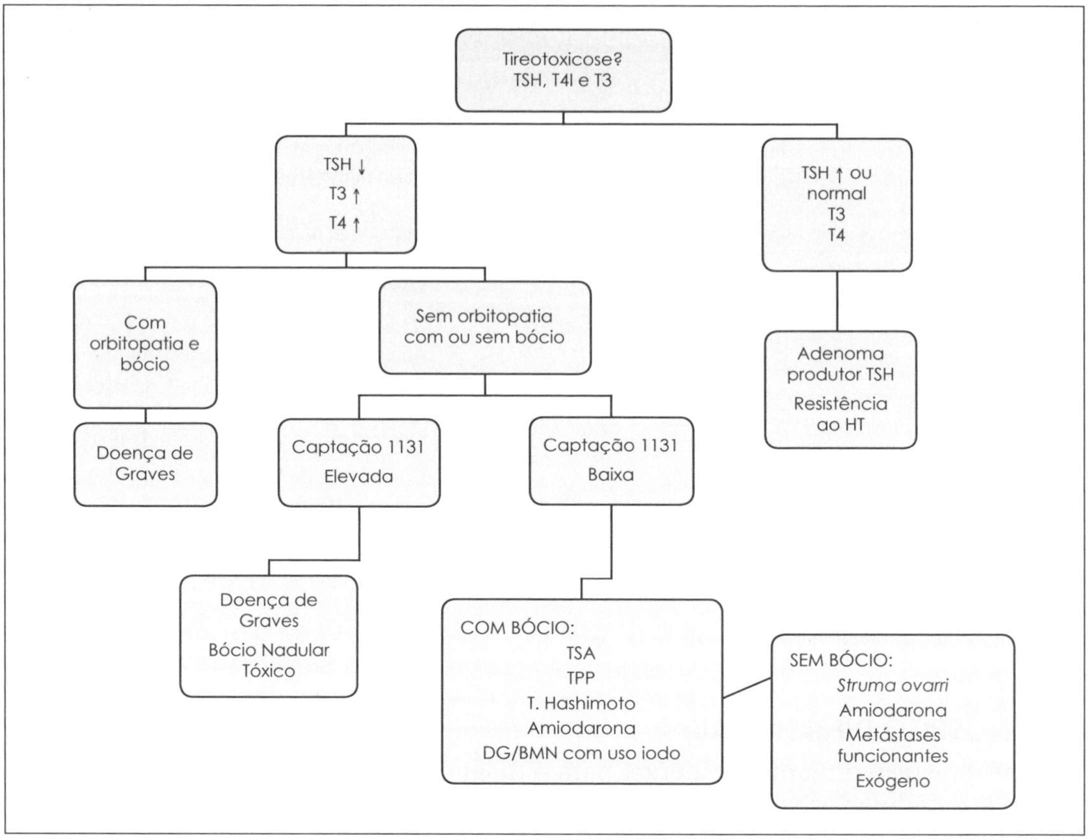

Figura 43.1 – Diagnóstico diferencial da tireotoxicose. TSA – tireoidite subaguda, TPP – tireoidite pós-parto, DG/BMN – donça de Graves/Bócio multinodular, HT – hormônio tireoidiano.

APRESENTAÇÃO CLÍNICA

Comumente em adultos jovens, a tireotoxicose deve ser investigada quando ocorre bócio, tremor, ansiedade, perda ponderal, intolerância ao calor, diarreia, fadiga, taquicardia e pele quente. A orbitopatia aparente ocorre em aproximadamente 50% dos casos de doença de Graves.

Em idosos não se encontram os sintomas e sinais típicos da tireotoxicose. As queixas como tremor, ansiedade, taquicardia e intolerância ao calor nem sempre estão presentes. A suspeita da disfunção tireoidiana pode ocorrer pela presença da fibrilação atrial, osteoporose, redução do apetite, perda de massa muscular (fraqueza proximal), diarreia ou constipação, alteração cognitiva, demência ou mesmo na depressão.

O diagnóstico da doença de Graves pode ser confirmado com a presença da orbitopatia, que pode ser desde uma discreta proptose ocular a sinais de inflamação em fase inicial da doença. A doença ocular pode ser subestimada e somente comprovada com um exame de imagem onde se observa proliferação do tecido, adipose na órbita ou espessamento da musculatura extrínseca. A Tabela 43.2 resume os principais achados clínicos e laboratoriais do hipertireoidismo.

Tabela 43.2 – Manifestações clínicas e laboratoriais do hipertireoidismo

Sistema	Manifestação
Gastrointestinal	• Hiperdefecação, aumento de ingestão alimentar, Aumento do apetite
Musculoesquelético	• Atrofia e fadiga muscular pelo intenso catabolismo • Possível associação com miastenia gravis • Perda de massa óssea de acordo com o tempo de exposição à tireotoxicose
Pele e anexos	• Pele quente e brilhosa • Dermatopatia de Graves (raro) • Onicólise
Metabolismo	• Perda de peso é possível de acordo com a gravidade da tireotoxicose • Sudorese e intolerância ao calor
Cardiovascular	• Taquicardia sinusal (palpitação) • Fibrilação atrial
SNC	• Depressão, irritabilidade, falta de atenção • Labilidade emocional e tremor
Reprodutivo	• Oligomenorreia e redução da contagem de espermatozoides no homem
Tireoide	• Bócio não obrigatório • Nódulo tireoidiano pode ocorrer frequentemente na doença de Graves, além de caracterizar o bócio multinodular

DIAGNÓSTICO LABORATORIAL

Hipertireoidismo

O TSH ultrassensível em valores subnormais reflete a supressão do eixo hipotálamo-hipofisário. As concentrações de T_4 e T_3 se elevam com a progressão da doença tireoidiana. Há predomínio na secreção de T_3 na doença de Graves, a proporção de secreção de T_3 e T_4 se relaciona com a gravidade da tireotoxicose, especialmente na relação $T_3/T_4 > 20$.

A IgG estimuladora do receptor de TSH (TRAb) está presente em mais de 90% dos casos de doença de Graves. O TRAb participa da fisiopatologia da orbitopatia de Graves, mas é raro a primeira manifestação da doença ser a afecção ocular, precedendo o hipertireoidismo.

Os anticorpos antitireoperoxidase e antitiroglobulina podem estar presentes na doença de Graves, demonstrando o espectro da doença autoimune na tireoide. São anticorpos presentes em 90-100% dos pacientes com tireoidite de Hashimoto, causam apoptose e inflamação crônica do parênquima tireoidiano, levando a infiltrado linfocitário difuso. Na doença de Graves este fenômeno pode ser coexistente, mas não há predomínio da apoptose celular, e sim hipertrofia e crescimento do folículo tireoidiano por afinidade e efeito biológico do TRAb sobre o tireócito.

O ultrassom pode demonstrar: 1) alteração da textura, típica na tireoidite autoimune; 2) pseudonodulação, mais característica na tireoidite de Hashimoto (tireoidite linfocítica); 3) nódulos tireoidianos únicos ou múltiplos, direcionando o raciocínio clínico para o adenoma tóxico ou bócio multinodular. Na presença do nódulo verdadeiro na doença de Graves, de acordo com as características, deve-se afastar a ocorrência do carcinoma diferenciado da tireoide (usualmente o carcinoma papilífero) através de aspirado celular e análise da citologia do nódulo; 4) bócio ou mesmo redução do volume tireoidiano; 5) sugestão de tireoidite subaguda; e 6) alteração do Doppler glandular na tireotoxicose ou no processo inflamatório da tireoidite subaguda ou induzida pela amiodarona.

A cintilografia é crucial quando a etiologia do hipertireoidismo não parece definida. Na doença de Graves, o padrão de captação é difuso e inequívoco; no bócio multinodular pode-se visualizar áreas nodulares quentes e autônomas, correlatas ou não com ultrassom e nódulo preexistente, ou mesmo captação de todo o radioiodo em um único nódulo (normalmente > 3 cm), com supressão da captação no resto de tecido tireoidiano normal, que se denomina adenoma tóxico ou doença de Plummer.

Os fatores como TRAb elevado, $T_3/T_4 > 20$ e bócio volumoso costumam ser preditores de menor resposta clínica ao bloqueio tireoidiano com os fármacos antitireoidianos.

Hipertireoidismo Subclínico

O hipertireoidismo subclínico, TSH suprimido ou com valores baixos frente ao perfil normal de T_3 e T_4 circulante, tem forte associação a mortalidade por doença cardiovascular e arritmia. Diversos estudos epidemiológicos demonstraram a correlação entre o risco cardiovascular (mortalidade) e o hipertireoidismo subclínico, com populações em estudos prospectivos com idade acima de 60 anos ou mesmo acima de 85 anos.

Os efeitos do hormônio tireoidiano no miocárdio são bem conhecidos. O hipertireoidismo subclínico foi estudado tanto quanto ao efeito direto sobre o miocárdio e sua função, bem como sobre risco de eventos arritmogênicos, especialmente aumentando o risco relativo de fibrilação atrial em idosos de 3,1 com TSH < 0,1 mU/L e risco relativo de 1,8 com TSH > 0,1-0,5 mU/L, além de associar-se a disfunção diastólica do miocárdio.

A progressão do hipertireoidismo subclínico para o hipertireoidismo clínico não é muito frequente, especialmente para o TSH entre 0,1 e 0,5 mU/L, sendo possível a normalização ou não progressão da supressão do TSH em 38-50% dos casos, quando o TSH está acima de 0,05-0,5 mU/L.

TRATAMENTO

Independentemente da etiologia do hipertireoidismo, dispomos de três modalidades de tratamento na prática ambulatorial: 1) fármacos antitireoidianos, as chamadas tionamidas; 2) radioiodoterapia com iodo 131 (I^{131}); 3) cirurgia para casos selecionados. Discutiremos, brevemente, as principais indicações de cada opção terapêutica.

Fármacos Antitireoidianos (Tionamidas)

Representados por metimazol (Tapazol®) e propiltiouracil (PTU), são a base do tratamento do hipertireoidismo, bloqueiam a biossíntese do hormônio tireoidiano e, segundo alguns autores, contribuem para o controle da doença autoimune. A dose usual do PTU está entre 200 a 600 mg/dia e de 20 a 40 mg/dia do metimazol. Inicialmente, deve-se monitorar a resposta individual mensalmente. Com o eutireoidismo estabelecido, pode-se reduzir a dose para metade ou 1/3 da dose inicial e manter o seguimento sob uso da medicação por pelo menos 12 a 18 meses, observando que a normalização do TSH deve acompanhar o T_3 e o T_4 livre também normal, sem tendência a queda e indução do hipotireoidismo medicamentoso.

O maior risco do uso das tionamidas é a agranulocitose (0,4-0,5% dos casos), condição adversa grave que requer internação, suporte clínico com antibióticos de largo espectro e recuperação leucocitária. Classicamente, a agranulocitose ocorre em pacientes que referem febre e odinofagia durante o uso dos antitireoidianos independentemente da dose e do tempo de uso do fármaco. Efeitos adversos comuns são *rash* cutâneo, urticária, artralgia e variação nas enzimas hepáticas. Recentemente foi contraindicado o uso do PTU em crianças, pelo maior risco de hepatite medicamentosa e insuficiência hepática grave.

A associação de betabloqueador como propranolol promove bloqueio β-adrenérgico, com melhora dos sintomas da tireotoxicose e modesta redução do T_3, pelo bloqueio da conversão periférica do T_4 em T_3. A dose usual é de 20 a 40 mg cada 8 horas ou a cada 6 horas, até que o controle da frequência cardíaca seja efetivo.

Radioiodoterapia (I^{131})

Considerado como terapia de escolha para os casos em que há recorrência do hipertireoidismo, efeitos adversos com antitireoidianos, baixa adesão ao tratamento, contraindicação para o procedimento cirúrgico, bócios volumosos com ou sem sinais compressivos. O tratamento é definitivo. Na maioria dos casos causa o hipotireoidismo, uma das desvantagens segundo alguns autores. É contraindicado em gestantes, mulheres que desejam gestar ou na presença de nódulo suspeito para o carcinoma de tireoide.

Deve-se seguir o perfil tireoidiano após a dose do I^{131}, pela provável evolução para hipotireoidismo 6 meses após a dose, quando é raro o hipotireoidismo transitório descrito no uso do I^{131}. O I^{131} é contraindicado para os pacientes com orbitopatia grave em fase inflamatória, sendo obrigatório o uso de glicocorticoides para prevenção da piora da doença ocular nas formas mais leves ou de moderada gravidade.

Cirurgia

A cirurgia será sempre bem indicada, quando há condição clínica para o ato cirúrgico, em bócios multi ou uninodulares com citologia suspeita ou indeterminada, nos bócios volumosos, compressivos e às vezes mergulhantes. De acordo com a experiência do cirurgião e do serviço, apresenta baixa morbidade e alta resolutividade do hipertireoidismo. A cirurgia também é opção para mulheres que desejam engravidar rapidamente e não querem o uso das tionamidas, sendo contraindicado formalmente o uso do I^{131}.

BIBLIOGRAFIA CONSULTADA

1. Bahn RS, Burch HB, Cooper DS, Garber JR, Greenlee MC, Klein I et al. Hyperthyroidism and other causes of thyrotoxicosis: management guidelines of the American Thyroid Association and American Association of Clinical Endocrinologists. Endocr Pract. 2011;17(3):456-520.
2. Cooper DS. Antithyroid drugs. N Engl J Med. 2005;352:905-917.
3. Cooper DS. Hyperthyroidism. Lancet. 2003;362:459-468.
4. Davies TF, Larsen PR. Grave´s Disease. In: Kronemberg HM, Melmed S, Polonsky KS, Larsen PR. Williams textbook of Endocrinology. 11th ed. Philadelphia: Saunders Elselvier; 2008. p. 337-359.
5. Gregory AB, Graves' disease Clinical practice. N Engl J Med. 2008;358:2594-605.
6. Hollowell JG, Staehling NW, Flanders WD, Hannon WH, Gunter EW, Spencer CA, Braverman LESerum TSH, T(4), and thyroid antibodies in the United States population (1988 to 1994): National Health and Nutrition Examination Survey (NHANES III). The Journal of clinical endocrinology and metabolism. 2002;87(2):489-99.
7. Read CH Jr, Tansey MJ, Menda Y. A 36-year retrospective analysis of the efficacy and safety of radioiodine in treating young Graves' patients. J Clin Endocrinol Metab. 2004;89:4229-4233.
8. Sgarbi JA et al. Subclinical thyroid dysfunctions are independent risk factors for mortality in a 7.5-year follow-up: the Japanese-Brazilian thyroid study. European journal of endocrinology/ European Federation of Endocrine Societies. 2010;162(3):569-77.
9. Traisk F, Tallstedt L, Abraham-Nordling M et al. Thyroid-associated ophthalmopathy after treatment for Graves' hyperthyroidism with antithyroid drugs or iodine-131. J Clin Endocrinol Metab. 2009;94:3700-3707.
10. Weetman AP. Graves' disease. N Engl J Med. 2000;343:1236-1248.

Capítulo 44

Afecções da Adrenal – Feocromocitoma

Nilza Maria Scalissi
José Viana Junior

INTRODUÇÃO

Feocromocitomas são tumores neuroendócrinos capazes de produzir, armazenar e secretar catecolaminas e uma plêiade de outras substâncias, como: VIP, PTHrp, opioides, peptídeo relacionado com a calcitonina, CRH, ACTH, histamina, cromogranina, IL-6, dentre outros[1,3,7,8A]. Aproximadamente 90% estão localizados nas adrenais e 10%, extra-adrenais, sendo chamados, nesse caso, de paragangliomas, que podem estar localizados desde a base do crânio até os testículos, sendo a grande maioria na região abdominal[11,19].

EPIDEMIOLOGIA

A prevalência do feocromocitoma é de 1.500-1.000 hipertensos; entretanto, em 75% dos casos o diagnóstico é feito *post mortem*, sendo que em 55% deles houve contribuição direta do feocromocitoma para o óbito. Em estudos de autópsias, a prevalência de feocromocitomas varia de 250-1.300 casos por milhão. Dessa forma, seu diagnóstico é ainda pouco considerado[4,19].

Quadro Clínico e Investigação

A sintomatologia dos pacientes com feocromocitoma é muito variável. Hipertensão arterial sistêmica (HAS) é a manifestação clínica mais frequente da doença, estando presente em 90% dos casos. No entanto, os paroxismos (cefaleia, palpitação e sudorese) são os achados mais característicos, consequentes à liberação de catecolaminas pelo tumor e subsequente estimulação dos receptores adrenérgicos. Com frequência são acompanhados de elevação da pressão arterial, tremor, palidez, dor torácica ou abdominal e, menos comumente, de rubor facial. Os paroxismos não ocorrem em todos os pacientes, mas quando presentes têm sensibilidade de 91% e especificidade de 94% para o diagnóstico de feocromocitoma. Em algumas séries, um ou mais componentes da tríade clássica estavam presentes em mais de 90% dos pacientes. A frequência dos paroxismos é bastante variável, podendo chegar a 30 vezes por dia ou um único episódio a cada 2 a 3 meses. Cerca de 75% dos pacientes apresentam um ou mais ataques semanais. A duração varia de poucos minutos a dias (em geral, 15 a 60 minutos). Podem surgir espontaneamente ou ser precipitados por atividades que comprimam o tumor ou determinem o aumento da secreção de catecolaminas pelo mesmo (exercícios, pressão sobre o abdome, micção, defecação, o ato de fumar, drogas como betabloqueadores, agentes anestésicos, contrastes radiológicos, metoclopramida, glucagon e antidepressivos tricíclicos)[1, 3, 4, 7, 10, 13, 17, 19].

A HAS pode ser paroxística ou, mais comumente, persistente (cerca de 60% dos casos). Tende a ser grave e/ou refratária às medicações anti-hipertensivas e apresentar-se com grandes oscilações. Súbita elevação da pressão arterial (associada ou não a outros sintomas) pode ocorrer durante manipulação abdominal, trabalho de parto, intubação, indução anestésica, cirurgia ou outros procedimentos invasivos. Tumores secretores de noradrenalina (NA) são geralmente associados à HAS mantida. Aqueles que secretam quantidades relativamente grandes de NA e adrenalina (A) acompanham-se de HAS episódica. Em contrapartida, quando secretam apenas A, podem cursar com hipotensão em vez de HAS; nesses casos, o quadro clínico pode ser um choque cardiogênico[4].

Cerca de 10% dos pacientes com feocromocitoma podem ser completamente assintomáticos, sobretudo aqueles com doença familial ou tumores císticos grandes (> 50 g)[4].

Hipotensão ortostática pode estar presente em 40% dos pacientes e seria devida a: 1) diminuição da volemia decorrente da vasoconstrição mantida e da sudorese persistente; 2) diminuição da sensibilidade e do número de receptores adrenérgicos devido à produção elevada de catecolaminas (dessensibilização adrenérgica), 3) produção de substâncias vasodilatadoras e 4) presença de falsos transmissores[4].

Alterações cardíacas, como hipertrofia ventricular esquerda, ocorrem muito comumente nos pacientes com HAS, e miocardites ou miocardiopatia dilatada podem resultar do excesso circulante de catecolaminas. Palpitações e arritmias são comuns e eventualmente fatais[4,10].

Intolerância aos carboidratos está presente em 50% dos casos e diabete melito clinicamente manifesto, em 10-20%. São secundários à supressão de secreção de insulina e ao aumento do débito hepático de glicose, induzido pelo excesso de catecolaminas. Hipercalcemia pode também ocorrer, por concomitância de hiperparatireoidismo ou produção tumoral da proteína relacionada ao PTH (PTHrp)[4].

Manifestações atípicas podem ocorrer esporadicamente, como síndrome de Cushing ACTH-dependente, abdome agudo, eventos cardiovasculares (choque, miocardite, arritmias cardíacas, edema agudo de pulmão, insuficiência cardíaca), neurológicos (alteração do estado mental, convulsões, acidente vascular cerebral e manifestações neurológicas focais), perda de peso, febre de origem indeterminada, diarreia aquosa ou constipação simulando pseudo-obstrução e íleo paralítico. Febre é muito comum e pode ser desde discreta a intensa, atingindo até 41°C e tem sido atribuída a secreção de interleucina-6[4].

É importante lembrar da existência da associação entre feocromocitoma e calculose biliar (15-20% dos casos), ainda não totalmente explicada; esse diagnóstico deve ser feito antes da retirada do tumor, já que a correção pode ser realizada no mesmo tempo cirúrgico[4].

Investigação

Os indivíduos candidatos para a pesquisa de feocromocitoma são[10]:

- hipertensos jovens, com menos de 30 anos de idade;
- hipertensos refratários ao tratamento com três classes de drogas anti-hipertensivas em doses efetivas, sendo um deles um diurético tiazídico, e mantendo a pressão arterial superior ou igual a 140 x 90 mmHg;
- hipertensos com: paroxismos (cefaleia, palpitação e sudorese), convulsões, choque inexplicável, neuromas mucosos, hipotensão ortostática, perda de peso, presença de neurofibromatose do tipo I, história familiar de feocromocitoma, carcinoma medular de tiroide, síndrome de Von Hippel Lindau;
- incidentalomas de adrenal;
- marcante labilidade da pressão arterial;
- choques ou graves respostas pressóricas com indução anestésica, cirurgias, procedimentos invasivos, trabalho de parto e uso de β-bloqueadores.

Genética

Aproximadamente 24% dos feocromocitomas são de origem genética. Os genes já conhecidos relacionados com feocromocitoma são o VHL, SDHD, SDHB, SDHC, NF-1, proto-oncogene RET e, mais recentemente, o TMEM127[3,5-8,8a,8b,14-17].

Síndrome de Von Hippel Lindau

Na síndrome de Von Hippel Lindau, o feocromocitoma ocorre em 10 a 30% dos pacientes. Essa síndrome é classificada em tipo 1, no qual não ocorre feocromocitoma e tipo 2, que é subdividido em três subtipos: 2A (englobando feocromocitoma, hemangioblastomas de retina e SNC e baixo risco para carcinoma renal), 2B (feocromocitoma, hemangioblastomas de retina e SNC e tumores de rim e pâncreas) e 2C (apenas feocromocitoma). Feocromocitoma extra-adrenal (paraganglioma) também pode ocorrer nessa síndrome. O gene mutado é o VHL, um gene supressor tumoral localizado no cromossomo *3p25*[3-5,7,8,8A].

Paragangliomas

Mutações do gene das subunidades D, B e C da succinato desidrogenase (SDH) estão relacionadas com a presença de paragangliomas. Essas subunidades estão relacionadas a sinais responsivos ao nível de oxigênio e mutações nos respectivos genes levariam a um estado crônico de hipóxia e, com isso, proliferação celular. Os paragangliomas são classificados em PGL4, PGL1 e PGL3, conforme abaixo:

- ***PGL4:*** ocorre por mutação na subunidade SDHB, localizado no cromossomo *1p36.3*, de herança autossômica dominante, com frequência de mutação que varia de 2 a 7%, penetrância de 50 a 70% e frequência de malignidade de 34 a 70%; esses paragangliomas costumam estar localizados no tórax, abdome e adrenais bilateralmente e são sempre funcionantes.
- ***PGL1***: resulta de mutação na SDHD, localizada no cromossomo *11q23*, com mecanismo de *imprint* materno e frequência da mutação variando entre 3 e 5%,

penetrância de 31 a 50% e frequência de malignidade inferior a 5%; esses paragangliomas costumam estar localizados na cabeça, no pescoço e nas adrenais bilateralmente, podendo ou não ser funcionantes.

- ***PGL3***: decorre de mutação na SDHC, localizada no cromossomo *1q21*, com transmissão autossômica dominante, e com frequência da mutação inferior a 0,1%, penetrância desconhecida e frequência de malignidade incerta; tais paragangliomas se localizam- na cabeça e no pescoço e não são funcionantes[1,3,4,6,7,9,13,14,17].

Neurofibromatose

Feocromocitomas podem estar relacionados com a neurofibromatose do tipo 1, cujo diagnóstico é clínico e em geral não oferece problemas. O gene NF-1 está localizado no cromossomo *17q11.2* e é responsável pela codificação de uma proteína denominada neurofibromina; sua herança é autossômica dominante. Mutações no NF-1 são inativadoras do gene, e ocorrem em 1 a 5% dos casos de neurofibromatose do tipo 1, quando o feocromocitoma não se acompanha de hipertensão, e em até 50% daqueles em pacientes hipertensos. O feocromocitoma relacionado à mutação no *NF-1* é muito semelhante aos casos esporádicos, ocorrendo em pacientes com idade mais avançada; com menor frequência são bilaterais e extra-adrenais[3,4,7,15].

Neoplasia Endócrina Múltipla

Nas neoplasias endócrinas múltiplas dos tipos 2A (carcinoma medular de tiroide, feocromocitoma e hiperparatireoidismo primário) e 2B (carcinoma medular de tiroide, feocromocitoma, neuromas mucosos/ganglioneuromatose intestinal e hábito marfanoide), feocromocitomas podem estar presentes em 50% das vezes. A mutação do proto-oncogene RET (*Rearranged During Transfection*, localizado no cromossomo *10q11.2*) é de linhagem germinativa do tipo *missense*. Esse gene codifica um receptor tirosina-quinase que está expresso em vários tecidos derivados da crista neural, incluindo os sistemas nervosos central e periférico, e tecidos neuroendócrinos. As mutações que causam NEM 2A e carcinoma medular de tiroide familiar (CMTF) estão localizadas predominantemente nos códons 609, 611, 618, 620 (no éxon 10) e 634 (no éxon 11). Embora os éxons mais afetados sejam: 10, 11 e 16, mutações nos éxons 13, 14 e 15 também já foram descritas. A frequência das mutações nos códons 618, 620 e 634 no CMTF é homogênea; no entanto, na NEM 2A o códon 634 é o mais acometido. Mutações no códon 918 no éxon 16 (metionina para treonina, M918T) se associam a 95% dos casos de NEM 2B[3,4,7,8A,13].

TMEM127

O gene *TMEM127,* descrito recentemente por Dahia e cols.[15], localizado no cromossomo *2q11*, é um supressor tumoral e, à semelhança do gene *NF-1*, ocorre inativação do gene. Numa coorte de 103 amostras, a mutação estava presente em 30% dos casos e em 3% dos feocromocitomas aparentemente esporádicos[15].

Diagnóstico Laboratorial

O diagnóstico laboratorial do feocromocitoma costuma ser feito pelas dosagens hormonais, no sangue e na urina, das catecolaminas, metanefrinas e do ácido vanilmandélico (VMA). Atualmente, o padrão-ouro é a dosagem das metanefrinas plasmáticas, que atinge valores de sensibilidade de 99% para feocromocitomas esporádicos e hereditários, e especificidade de 99% para hereditários e de 89% para os esporádicos. A combinação da dosagem de metanefrinas urinárias de 24 horas com metanefrinas plasmáticas apresenta sensibilidade e especificidade de 99%. Bravo e cols.[4] propõem a associação de metanefrinas urinárias de 24 horas e catecolaminas plasmáticas, revelando valores aceitáveis de sensibilidade e especificidade e uma taxa baixa de falso-negativos de aproximadamente 7%. Os valores de NA em urina de 24 horas superiores a 156 μg/24 h apresentam sensibilidade de 99% para o diagnóstico de feocromocitoma. O VMA tem sensibilidade e especificidade de 46% e 99% para feocromocitomas hereditários; já para casos esporádicos esses valores atingem apenas 77% e 86%, respectivamente. Entretanto, os valores falso-negativos chegam a 41%, sugerindo que esse exame não deve ser recomendado na investigação de feocromocitoma.

Na complementação da investigação laboratorial, pode-se utilizar a dosagem da cromogranina A, que é um glicopeptídeo cossecretado pelo feocromocitoma, que apresenta sensibilidade de 83-86% e especificidade de 76-98%. Não sofre alteração por medicamentos e, em associação com as metanefrinas plasmáticas, mostra um aumento do valor preditivo positivo. Entretanto, na insuficiência renal (*clearance* de creatinina < 80 mL/min) há uma falsa elevação de seus níveis. Além disso, como outros tumores neuroendócrinos podem produzir cromogranina, ela apresenta baixa especificidade[1-4,7,8B,12].

Tabela 44.1

Diagnóstico Laboratorial	Sensibilidade	Especificidade
Metanefrinas livres plasmáticas	99%	89%
Metanefrinas fracionadas urinárias	97%	69%
Catecolaminas urinárias	86%	88%
Metanefrinas totais urinárias	77%	93%
Ácido vanilmandélico (VMA)	64%	95%

Diagnóstico Localizatório

A localização de feocromocitomas/paragangliomas pode ser feita pelos seguintes exames: 1) ressonância magnética (RM) de abdome superior com protocolo para adrenais ou de corpo inteiro (na suspeita de paraganglioma); 2) tomografia computadorizada (TC) de abdome superior com protocolo para adrenais; 3) cintilografia de corpo inteiro com metaiodo-benzilguanidina (MIBG) marcado com I^{131} ou, preferencialmente, com I^{123}; 4) FDG-PET, (*positron-emission tomography*); e 5) cintilografia com ^{111}In-pentetreotídeo (Octreoscan).

Entre as vantagens da RM para o diagnóstico de feocromocitoma, incluem-se: 1) alta sensibilidade (93-100%) em detectar a doença adrenal; 2) não requer injeção endovenosa (EV) de contraste iodado, minimizando assim o risco de uma crise hipertensiva; 3) a presença de hipersinal na sequência T2 em comparação ao fígado, em pelo menos 75% dos feocromocitomas; 4) melhor sensibilidade para a localização de paragangliomas intracardíacos; 5) possibilidade de visualização e confirmação de metástases ósseas sugeridas pela cintilografia com MIBG e; 6) pode ser realizada em grávidas.

A TC tem sensibilidade de 93-100%, mas baixa especificidade (70%). A sensibilidade é menor para feocromocitomas adrenais pequenos ou para hiperplasia da medula adrenal. Também é menos sensível na detecção de: paragangliomas, pequenas metástases e recorrência precoce de tumores no leito cirúrgico adrenal. Antes do exame, recomenda-se o controle eficiente da pressão arterial, uma vez que a injeção EV do contraste iodado pode precipitar uma crise hipertensiva.

Cintilografia com MIBG marcado com I^{131} tem sensibilidade e especificidade diagnósticas de 77-90% e 95-100%, respectivamente. Quando marcado com I^{123}, a sensibilidade atinge valores maiores, de 83-100%, sem perda da especificidade. Resultados falso-negativos ocorrem em 15%, mas falso-positivos são extremamente raros, sendo esporadicamente descritos em adenomas e carcinomas de adrenal. As indicações da realização do MIBG pré-cirurgia são: confirmação diagnóstica, pesquisa de metástases (10% já apresentam metástases ao diagnóstico), quando os feocromocitomas são maiores do que 8 cm (maior chance de malignidade), doença familiar, tumores extra-adrenais e doença multifocal. As indicações pós-cirurgia referem-se à pesquisa de recorrência da doença e de metástases[1, 3, 4, 7, 9-11, 13, 16].

Poucos estudos compararam o Octreoscan e o MIBG; os disponíveis mostram que o Octreoscan foi negativo na maioria; entretanto, quando o feocromocitoma é maligno, o Octreoscan mostra-se superior ao MIBG[1,3,4,7,9-11,13,16].

FDG-PET é superior na avaliação de metástases de feocromocitomas malignos e paragangliomas (especialmente naqueles com mutação no gene da *SDHB* que têm um potencial de malignidade grande), comparados ao MIBG com I^{123}.

Tabela 44.2

%	TC	RM	MIBG
Sensibilidade	98	100	78
Especificidade	70	67	100
Valor preditivo positivo	69	83	100
Valor preditivo negativo	98	100	87

Patologia

O conceito histológico de malignidade do feocromocitoma é complexo, visto que características histológicas malignas podem ser identificadas em feocromocitomas benignos e presença histológica de malignidade pode não ser evidenciada em tumores malignos. Malignidade é definida quando há metástase evidente à distância; contudo, feocromocitomas maiores do que 8 cm, paragangliomas e aumento na produção de dopamina também sugerem malignidade[1,3,4,6,9,11,13,18,19].

A classificação histológica leva em consideração os seguintes itens (valendo um ponto cada):

- padrão difuso de crescimento ou em "grandes ninhos";
- necrose;
- alta celularidade;
- monotonia celular;
- componente fuso-celular;
- índice mitótico maior do que 3/10 CGA;
- mitoses atípicas;
- extensão ao tecido adiposo adjacente;
- invasão vascular;
- invasão capsular;
- pleomorfismo nuclear intenso;
- hipercromasia nuclear.

Feocromocitomas benignos têm pontuação de até 3 e os potencialmente malignos, maior que 4 pontos.

Tratamento Clínico

Sempre que possível, o tratamento é cirúrgico, visto que há possibilidade de reversão da hipertensão arterial e das manifestações clínicas. Além disso, complicações de um feocromocitoma não tratado podem ser fatais e existe uma chance de malignidade em 10% dos casos.

O preparo clínico pré-operatório é mandatório, por um período mínimo de 30 dias, com o objetivo de prevenir crises hipertensivas e arritmias cardíacas no intraoperatório e evitar a hipotensão após a retirada do tumor. As drogas preferenciais utilizadas para este fim são os alfabloqueadores, como: prazosina, doxazosina e terazosina; a fenoxibenzamina tem sido menos utilizada atualmente, pois apresenta meia-vida biológica mais longa e taquicardia reflexa após sua retirada.

A prazosina é a droga mais amplamente utilizada, em doses que variam desde 1 mg até 20 mg por dia, fracionadas. As doses de doxazosina variam de 1-16 mg por dia, fracionadas. O ideal é que prazosina, doxazosina e fenoxibenzamina sejam suspensas antes da cirurgia, respectivamente 8, 12 e 48 horas, com o intuito de se evitar a perpetuação da hipotensão do pós-operatório, que eventualmente pode acontecer. Consideramos um excelente alfabloqueio quando há controle da pressão arterial e da hipotensão ortostática (não permitindo pressão arterial inferior a 80 x 40 mmHg quando em pé). Bloqueadores de canal de cálcio (anlodipina, diltiazen, verapamil e nifedipina) e inibidores da enzima conversora de angiotensina (ECA) também podem ser utilizados complementarmente. O uso de betabloqueadores deve ser reservado para quando taquicardia e taquiarritmias estão presentes, mas sempre após o controle efetivo da hipertensão com o alfabloqueio, geralmente após 3 a 7 dias após a introdução do alfabloqueio[1,3,4,7,10].

A alfametilparatirosina (Demser) é outra medicação auxiliar no preparo pré-operatório, quando as drogas citadas não permitiram um controle adequado da pressão arterial, mas na maioria das vezes é reservada para o tratamento de hipertensão em pacientes com tumores inoperáveis ou naqueles com metástases. Essa medicação bloqueia a síntese de catecolaminas através da inibição da tirosina-hidroxilase, sendo capaz de reduzir a excreção de catecolaminas em 35-80%. Efeitos colaterais, como sedação, distúrbios psiquiátricos, sintomas extrapiramidais e urolitíase podem limitar o seu uso. A dose inicial é de 250 mg a cada 4 horas, sendo ajustada de acordo com a pressão arterial a cada 3-4 dias; a dose máxima é de 4 g/dia[1,3,4,7,10].

Para o tratamento da crise hipertensiva, recomenda-se o uso de nitroprussiato de sódio (0,5-1 g/kg/min em bomba de infusão contínua). Alternativamente, podem ser utilizados os bloqueadores de canal de cálcio, como nifedipina ou o bloqueio não seletivo $alfa_1/alfa_2$ como a fentolamina (1 mg em *bolus*, seguido de infusão contínua)[1,3,4,7,10].

Evitar medicações que possam desencadear crises adrenérgicas, como metoclopramida, hidrocarbonetos halogenados (potencial arritmogênico), fentanil e droperidol (aumenta risco de paroxismos). Os anestésicos seguros são barbitúricos de ação curta, pancurônio, succinilcolina, tiopental, enflurano e narcóticos[1,3,4,7,10].

Tratamento Cirúrgico

A via laparoscópica é a preferida para o acesso cirúrgico, excetuando-se os casos de suspeita de malignidade e a presença de tumores maiores que 10 cm, situações nas quais a via aberta clássica é mandatória. Em casos de feocromocitomas bilaterais, a adrenalectomia bilateral parcial pode ser uma boa alternativa, com o objetivo de manter a reserva cortical da adrenal; nesses casos, é necessária a presença de um cirurgião experiente e o ultrassom intraoperatório. Idealmente, todo pós-operatório imediato deve ser realizado em unidade de terapia intensiva (UTI), pois mesmo com o preparo adequado há risco de arritmias e oscilações da pressão, com possibilidade de crises hipertensivas e hipotensão no pós-operatório. No pós-operatório ainda há risco de hipoglicemia, sendo recomendada a instalação de solução glicosada a 10% por um período de 48 horas, com controles de glicemias capilares. O paciente ainda pode permanecer hipertenso por um período de até 2 semanas, após o qual é recomendada uma nova investigação[1,3,4,7,10].

Acompanhamento

Pacientes com feocromocitoma localizados à direita e paragangliomas devem passar por reavaliações anuais com dosagens bioquímicas; para tumores à esquerda, é suficiente uma avaliação bianual. Em casos de recidiva clínica e laboratorial, sem evidências radiológicas, uma nova cintilografia de corpo inteiro com MIBG marcado com I^{131} ou I^{123} deverá ser realizada[1,3,4,7,10].

REFERÊNCIAS BIBLIOGRÁFICAS

1. Crisoulidou A, Kaltsas G, Ilias I, Grossman AB. The Diagnosis and management of malignant pheochromocytoma and paraganglioma. Endocrine Related Cancer. 2007;14:569-585.
2. Algeciras-Schimmich A, Preissner CM, Young JRWF, Singh RJ, Grebe SKG. Plasma chromogranin A or Urine fractionated metanephrines follow-up testing improves the diagnostic accuracy of plasma fractionated metanephrines for pheochromocytoma. J Clin Endocrinol Metab. 2008;93(1):91-95.
3. Karagiannis A, Mikhaiholis DP, Athyros VG, Haisoulis F. Pheochromocytoma: an update on genetics and management. Endocrine-Related Cancer. 2007;14:935-956.
4. Bravo EL, Tagle R. Pheochromocytoma: state of the art and future prospects. Endocr Rev. 2003;24:539-53.

5. Friedrich CA. Von Hippel Lindau Syndrome. American Cancer Society Second National Conference on Cancer. Genetics. 1999;2478-282.
6. Benn DE, Gimenez-Roqueplo AP, Reilly JR et al. Clinical presentation and penetrance of pheochromocytoma/ paraganglioma syndromes. C. Endocrinol. Metab. 2003;91(3):827-836.
7. Erlic Z, Rybicki L, Peczkowska M et al. Clinical predictors and algorithmfor the genetic diagnosis of pheochromocytoma patients. Clin Cancer Res. 2009;15:6378-6385.
8. Sanso G, Garcia-Rudaz MC, Levin G, Barontini M. Familial isolated pheochromocytoma presenting a new mutation in the Von Hippel Lindau gene. Am J Hypertens. 2004;17:1107-1111.
8a) Eisenhofer G, Lenders JWM, Linehan WM et al. Plasma normetanephrine and metanephrine for detecting pheochromocytoma in Von Hippel Lindau disease and multiple endocrine neoplasia type 2. N Eng J Med. 1999;340:1872-1879.
8b) Eisenhofer G, Keiser H, Friberg O et al. Plasma metanephrines are markers of pheochromocytoma produced by catechol-O-methyltransferase within tumors. J Clin Endocrinol Metab. 2009;2175-2185.
9. Kaltsas GA, Mukheyer JJ, Buton KE et al. Treatment of metastatic pheochromocytoma and paraganglima with ^{131}I-MIBG. Endocrinologist. 2003;(113):321-335.
10. Bruynzeel H, Feelder RA, Groenland THN et al. Risk factors for hemodynamic instability during surgery for pheochromocytoma. J Clin Endocrinol Metab. 2010;95(2).
11. Pacak K, Eisenhofer G, Ahlman H et al. Pheochromocytoma: recommendations for clinical practice from the First International Symposium. Nature Clinical Practice Endocrinology & Metabolism. February 2007;3(2).
12. Ilias I, Paccik K. Current Approaches and Recommended Algorithm for the Diagnostic Localization of Pheochromocytoma. J Clin Endocrinol Metabolism. 2007;89(2):479-491.
13. Boyle JG, Davidson DF, Perry CG, Conell JM. Comparison of Diagnostic Accuracy of urinary free metanephrines, vanillyl Mandelic acid and catecholamines and plasma catecholamines for diagnosis of pheochromocytoma. The Journal of Clinical Endocrinol an Metabolism. 2007;92(12):4602-4606.
14. Adler JT, Meyer-Rochow GW, Chen H, Benn DE, Robinson BG, Sippel RS et al. Pheochromocytoma: current approaches and future directions. The Oncologist. 2008;13:779-793.
15. Dahia PLM, for the Familial Pheochromocytoma Consortium. Transcription Association of VHL and SDH Mutations Link Hypoxia and Oxidoreductase Signals in Pheochromocytomas. Annals New York Academy of Science. 2006;208-220.
16. Qin Y, Yao L, King EE, Buddavarapu K, Lenci RE, Chcron ES et al. Germline Mutations in TMEM127 confer susceptibility to pheochromocytoma. Nat Gen 2010;42:229-233.
17. Arao T, Okada Y, Tanikawa T, Inatomi H, Shuin T, Fujihira T et al. A Case of von Hippel-lindau Disease with Bilateral Pheochromocytoma, Renal Cell Carcinoma, Pelvic Tumor, Spinal Hemangioblastoma and Primary Hyperparathyroidism. Endocrine Journal. 2002;49(2):181-188.
18. Yeh T, Lenci RE et al. A germline mutation of the KIF1β gene on 1p36 in a family with neural and nonneural tumors. Hum Genet. 2008;124:279-285.
19. Scholz T, Eisenhofer G, Pacak K, Dralle H, Lehnert H. Current Treatment of Malignant Pheochromocytoma. The Journal of Clinical Endocrinology and Metabolism. 2007;92(4):1217-1225.
20. Sutton S. Prevalence of clinically unsuspected pheochromocytoma: review of a 50-year authopsy series. Mayo Clin Proc. 1981;56:354-60.
21. Lenders JW, Pacak K, Walther MM et al. Biochemical diagnosis of pheochromocytoma: which test is best? JAMA. 2002;287:1427-34.
22. Bouloux PMG, Fakeeh M. Investigation of pheocromocytoma. Clin Endocrinol (Oxf). 1995;43:657-64.

Capítulo 45

Doenças Osteometabólicas

Sergio Setsuo Maeda

HIPERPARATIREOIDISMO PRIMÁRIO (HPTP)

- Causa mais comum de hipercalcemia diagnosticada ambulatorialmente.
- Causas de HPTP:
  - adenoma único (85-90%);
  - hiperplasia (10%, síndromes de HPTP familiar: NEM 1, NEM 2A, síndrome de hiperparatireoidismo-tumor de mandíbula, hiperparatireoidismo familiar isolado);
  - adenoma duplo;
  - carcinoma (extremamente raro, geralmente se apresentando com massas palpáveis associadas a cálcio e PTH (paratormônio) muito elevados, manifestações renal e óssea frequentes).
- Quadro clínico:
  - assintomáticos (80-90%): cálcio elevado como achado de exame;
  - oligossintomáticos: astenia, cansaço fácil, depressão, distúrbio de memória;
  - sintomáticos: lesão renal (nefrolitíase, nefrocalcinose, insuficiência renal crônica), lesão óssea (fraturas patológicas, osteíte fibrosa cística, tumor marrom), úlcera gástrica (aumento da gastrina pela hipercalcemia).
- Diagnóstico laboratorial:
  - cálcio sérico (total e/ou iônico), PTH intacto, calciúria 24 h, fósforo, ureia, creatinina, *clearance* de creatinina, fosfatase alcalina, 25-hidroxivitamina D, densitometria óssea (coluna lombar, fêmur proximal e rádio 33%), ultrassonografia de rins e vias urinárias;
  - importante diferenciar HPTP de outras etiologias de hipercalcemia PTH-dependentes, como hipercalcemia, hipocalciúria familiar (pois esta última não tem indicação cirúrgica de tratamento) e o uso de lítio (alteração do *set point* de regulação cálcio-PTH):
    - » *clearance* de cálcio < 1% – hipercalcemia hipocalciúria familiar;
    - » *clearance* de cálcio > 2% – HPTP.

- Indicação cirúrgica no HPTP (Guideline 2009):
  - doença sintomática: nefolitíase ou osteíte fibrosa cística;
  - HPTP assintomático associado a uma ou mais condições:
    - » cálcio total sérico > 1 mg/dL do valor máximo de referência;
    - » *clearance* de creatinina < 60 mL/min;
    - » *T-score* < –2,5 desvios-padrão (coluna, fêmur e/ou antebraço);
    - » idade < 50 anos;
    - » fratura por fragilidade;
    - » quando o acompanhamento não é possível ou desejado.
- Exames de localização pré-operatórios:
  - confirmado diagnóstico de HPTP →:
    - » cintilografia com ^{99m}Tc-sestamibi: mais sensível. Falso-negativo: glândulas pequenas ou hiperplasia difusa, pouca intimidade do médico nuclear com a patologia. Falso-positivo: nódulo de tireoide, metástases ósseas de outros cânceres. Pode ser sensibilizado com: ^{99m}Tc isolado (mapeia apenas tireoide) e com SPECT (imagens tridimensionais);
    - » ultrassonografia: sensibilidade de 60%. Ideal é ser realizada com foco no achado da cintilografia;
    - » tomografia computadorizada;
    - » ressonância nuclear magnética.
- Tipos de cirurgia:
  - abordagem clássica: exploração cervical bilateral com identificação das paratireoides e retirada daquela(s) anormal(ais). O PTH intraoperatório pode auxiliar:
    - » quando a queda do PTH-IO é ≥ 50% (10 a 15' após retirada da glândula) = altamente indicativo de cura;
  - para hiperplasia: paratireoidectomia total com reimplante de tecido paratireoidiano (½ paratireoide), em antebraço;
  - para carcinoma: retirada do tumor com paratireoidectomia e hemitireoidectomia ipsolateral + esvaziamento cervical. A utilização de radioterapia pós-cirúrgica não é consensual.
- Complicações cirúrgicas:
  - lesão do nervo laríngeo recorrente;
  - hipoparatireoidismo transitório ou definitivo;
  - persistência do hiperparatireoidismo;
  - *síndrome da fome óssea:*
    - » fenômeno que ocorre no pós-operatório, no qual o osso vai remineralizar, e dura de 3 a 6 meses;
    - » laboratorialmente, o paciente se apresenta com cálcio e fósforo séricos baixos;
    - » o tratamento é feito com altas doses de cálcio e vitamina D.
- Acompanhamento dos pacientes não submetidos a cirurgia:
  - anualmente: cálcio sérico, creatinina sérica;

- a cada 1 a 2 anos: densitometria óssea (três sítios: coluna, fêmur e antebraço);
- não recomendado: calciúria de 24 horas, *clearance* de creatinina;
- *orientações gerais:*
  - hidratação oral vigorosa;
  - evitar diuréticos tiazídicos e terapia com lítio;
  - ingestão de cálcio ideal para faixa etária (1.000 a 1.200 mg/dia) proveniente da dieta;
  - se 25(OH)-vitamina D < 20 ng/mL → repor com colecalciferol 1.000 UI/dia (7.000 UI/semana), evitar em pacientes com cálcio muito elevado;
  - *agentes calcimiméticos:*
    - cinacalcet (*Sensipar®, Minpara®*): comp. 30, 60 e 90 mg ,
    - ↑ sensibilidade do receptor sensor de cálcio (CaR): ↓secreção PTH, ↓Ca;
    - HPTP ou HPTS a IRC: iniciar dose única diária 30 mg (dose máx. 300 mg/dia);
    - hiperparatireodismo primário devido a carcinoma de paratireoide: iniciar 30 mg 2 x/dia (máx. 90 mg 3-4 x/dia).

- Manejo clínico da hipercalcemia:
  - medidas gerais:
    - SF 0,9%: corrige desidratação;
    - diurético da alça (furosemida): iniciar somente após hidratação;
    - mobilização;
    - diálise nos casos graves;
  - inibição da reabsorção óssea:
    - bisfosfonatos:
      - pamidronato: 1 a 1,5 mg/kg (30 a 90 mg) EV, infusão em 4 a 6 h;
      - zolendronato (Zometa®, Aclasta®) 4 a 8 mg EV, infusão 5 min → normocalcemia mais duradoura devido à potência da droga;
      - queda do cálcio ocorre após 24-48 h;
    - calcitonina:
      - inibe a atividade osteoclástica e ↑ excreção urinária de cálcio;
      - início de ação rápido → 2 a 6 h;
      - efeito hipocalcêmico transitório;
      - dose 4 a 8 un/kg → via IM, SC ou intranasal a cada 8 a 12 h;
  - diminuição da absorção intestinal de cálcio:
    - glicocorticoides:
      - hipercalcemia por hiperabsorção de cálcio;
      - indicação em neoplasias hematológicas, doenças granulomatosas, intoxicação por vitamina D.

HIPOPARATIREOIDISMO

- O hipoparatireoidismo é decorrente da secreção e/ou ação deficiente do PTH.
- Quando investigar:
  - na presença de sintomas e sinais sugestivos de hipocalcemia:
    - » neuromusculares: cãimbras, tetania, mialgias, fraqueza muscular, sinais de Trousseau + e Chvostek +;
    - » neurológicos: parkinsonismo, disartria, alterações da marcha, instabilidade postural, crises convulsivas sem causa aparente, calcificação em núcleos da base;
    - » oculares: catarata, pseudopapiledema;
    - » cardiovasculares: prolongamento do segmento ST e do intervalo QT, arritmias, insuficiência cardíaca.
- Etiologia das hipocalcemias:
  - hipoparatireoidismo (cálcio baixo e PTH baixo);
    - » cirurgia (tireoidectomia e paratireoidectomia total): causa mais frequente;
    - » autoimune: isolado ou síndrome poliglandular autoimune (SPA tipo I);
    - » distúrbio na secreção do PTH (hipomagnesemia ou hipermagnesemia);
    - » distúrbios genéticos: síndrome de DiGeorge;
    - » raras: doenças infiltrativas (metástases, afecções metabólicas como hemocromatose e doença de Wilson), radioterapia da região cervical, terapia com I^{131};
  - resistência à ação do PTH (cálcio baixo e PTH alto):
    - » pseudo-hipoparatireoidismo;
  - hiperparatireoidismo secundário (cálcio baixo e PTH baixo):
    - » hipovitaminose D, insuficiência renal crônica, hipercalciúria, má absorção, pancreatite aguda, hiperfosfatemia (lise tumoral, rabdomiólise), fome óssea.
- *Diagnóstico laboratorial* (Figura 45.1):
  - cálcio sérico, fósforo, PTH, creatinina, calciúria de 24 horas, albumina:
    - » diagnóstico: Ca baixo (6-7,5 mg/dL) e P elevado (6-9 mg/dL), com PTH baixo ou indetectável, 25(OH)-vitamina D baixa ou nl (normal), calciúria baixa.
- Quadro clínico:
  - *hipocalcemia aguda* – arritmias, convulsão, insuficiência respiratória;
  - *hipocalcemia crônica* – catarata, calcificações em SNC (núcleos da base), nefrolitíase, calcificações ectópicas.
- Tratamento – hipocalcemia aguda:
  - pacientes sintomáticos (tetania ou convulsões) ou Ca sérico total < 7,5 mg/dL;
  - infusão endovenosa de cálcio;
  - gluconato de cálcio 10% (90 mg Ca em 10 mL):
    - » ataque: 1-2 amp. EV diluídas 50-100 mL de SG 5% em 5-10 min (administração lenta – risco de disfunção cardíaca);
    - » infusão contínua 24 h: 0,5-1,5 mg/kg/h (máx. de 100 mg/h) (*gluconato de cálcio 10%:* 10 amp = 900 mg em 900 mL de SG 5%);

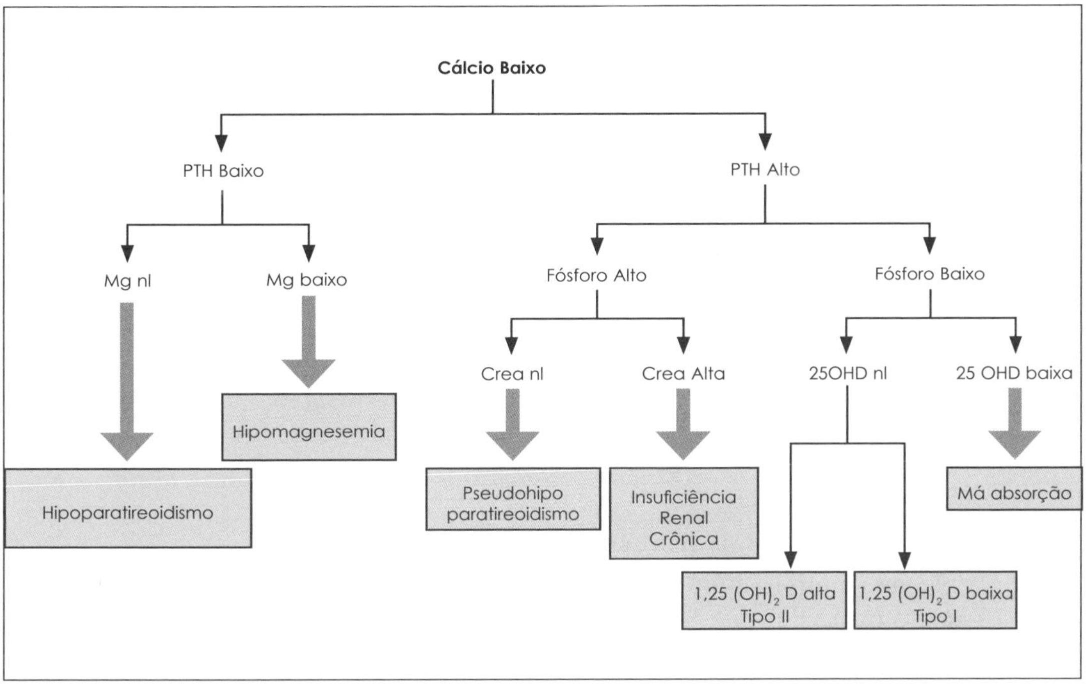

Figura 45.1 – Algoritmo de investigação das hipocalcemias.

- se hipomagnesemia – repor magnésio:
  - » sulfato magnésio 10% EV ou Pidomag VO;
- introduzir cálcio oral e calcitriol.

• Tratamento – hipocalcemia crônica:
- metas do tratamento:
  - » alívio dos sintomas;
  - » calcemia ao redor de 8,0-8,5 mg/dL;
  - » cálcio urinário < 300 mg/24 h;
  - » produto Ca x P < 55;
- reposição de cálcio:
  - » dieta: rica em cálcio, pobre em fósforo;
  - » sais de cálcio: 1,5-3,0 g/dia de cálcio elementar (nas refeições para quelar o fósforo);
  - » idosos, com acloridria ou gastrectomia: sais preferenciais citrato ou lactato;
- reposição de vitamina D:
  - » calcitriol ou $1{,}25(OH)_2D_3$: *Sigmatriol®, Ostriol® ou Rocaltrol®* cp 0,25 μg:
    - ◦ ação rápida, meia-vida curta (4-6 h), maior custo, não requer hidroxilação renal, risco menor de intoxicação;
    - ◦ Dose: 0,5 a 2,0 μg/dia;

- » vitamina D_3 (colecalciferol):
  - ◦ início e duração lentos, meia-vida maior, menor custo, necessita de metabolismo hepático e renal, maior risco de intoxicação;
  - ◦ dose: 10.000 a 50.000 UI por dia;
- reposição de cálcio e vitamina D – efeitos colaterais:
  - » devido à reposição com altas doses, recomenda-se monitoração a cada 3 a 4 meses;
  - » intoxicação: poliúria, polidipsia, hipercalcemia, hipercalciúria, hiperfosfatemia, constipação e anorexia;
- tratamento – outras medidas e medicações:
  - » medidas para hipercalciúria:
    - ◦ dieta pobre em sódio;
    - ◦ diuréticos tiazídicos;
  - » PTH(1-34)-teriparatida (Forteo®):
    - ◦ calcemia similar, com menor calciúria com $PTH_{1\text{-}34}$ em comparação ao tratamento com vitamina D, porém é um tratamento de alto custo;
  - » seguimento clínico:
    - ◦ cálcio, fósforo, creatinina, calciúria 24 horas;
    - ◦ ultrassonografia renal anual: avaliar nefrocalcinose e nefrolitíase;
    - ◦ tomografia de crânio: a cada 5 anos (calcificações em núcleos da base);
    - ◦ avaliação oftalmológica anual: verificar a presença de catarata subcapsular.

OSTEOPOROSE

- OMS (1994): Osteoporose é definida como uma doença caracterizada por diminuição na massa óssea e deterioração da microarquitetura do tecido ósseo, levando a um aumento da fragilidade óssea e a um maior risco de fraturas.
- Tipos de osteoporose:
  - primária:
    - » pós-menopausa ou senil;
  - secundária:
    - » medicações ou condições mórbidas.
- Diagnóstico – determinar a massa óssea:
  - densitometria óssea:
    - » coluna lombar (L1-L4);
    - » colo e fêmur total;
    - » rádio (33%) – na impossibilidade de avaliar sítios acima.
- *Diagnóstico – densidade mineral óssea* (Tabela 45.1):

Tabela 45.1 – Classificação diagnóstica de osteoporose para mulheres na pós-menopausa e homens > 50 anos	
Classificação	**T-score**
Normal	Até −1,0 desvio-padrão
Osteopenia	Entre −1,0 e −2,4 desvios-padrão
Osteoporose	< −2,5 desvios-padrão
Osteoporose grave	< −2,5 desvios-padrão mais fratura patológica

- *Diagnóstico – densidade mineral óssea* (Tabela 45.2):

Tabela 45.2 – Classificação diagnóstica de osteoporose para mulheres na pré-menopausa (20 anos até menopausa) e homens < 50 anos	
Classificação	**Z-score**
Dentro do esperado para a faixa etária	> −1,9 desvios-padrão
Abaixo do esperado para a faixa etária	< −2,0 desvios-padrão

Segundo a ABrASSO (Associação Brasileira para Avaliação Óssea e Osteometabolismo), o critério T-score pode ser utilizado em mulheres em transição menopausal (40-50 anos).
Diagnóstico de osteoporose = baixa DMO + diagnóstico de causa secundária.

- Causas de osteoporose secundária:
  - distúrbios endócrinos: hipogonadismo, síndrome de Cushing, hiperparatireoidismo, hipertireoidismo, diabete melito, deficiência de GH, acromegalia, osteomalacia;
  - distúrbios hematopoiéticos: mastocitose, mieloma múltiplo, linfoma/leucemia, doença de Gaucher, policitemia;
  - distúrbios neuropsiquiátricos: anorexia nervosa, depressão, paralisia cerebral;
  - drogas: corticoides, anticonvulsivantes, imunossupressores, quimioterapia, hormônios tireoidianos em doses excessivas, heparina;
  - doenças do tecido conjuntivo: *osteogenesis imperfecta*, síndrome de Marfan, homocistinúria;
  - síndromes má absorção: doença colestática, doença celíaca, moléstia de Crohn, hemocromatose, nutrição parenteral, pós-gastrectomia, escorbuto;
  - distúrbios renais: osteodistrofia renal, hipercalciúria, acidose tubular renal;
  - deficiências nutricionais: cálcio, vitamina D, vitamina C, proteína;
  - distúrbios reumatológicos: espondilite anquilosante, artrite reumatoide, lúpus eritematoso sistêmico;
  - estilo de vida: atividade física reduzida, tabagismo, alcoolismo;
  - distúrbios cromossômicos: síndrome de Turner, síndrome de Klinefelter.

- Avaliação inicial:
  - anamnese detalhada:
    - » história reprodutiva, avaliar ciclos menstruais, uso de anticonceptivos;
    - » padrão alimentar: cálcio, proteínas;
    - » antecedentes mórbidos;
  - exame físico detalhado (estatura em todas as consultas);
  - exames de imagem:
    - » densitometria óssea;
    - » radiografia simples (coluna torácica e lombar);
  - exames laboratoriais bioquímicos e hormonais:
    - » marcadores da remodelação óssea;
    - » investigação para causa secundária;
    - » hemograma completo, eletroforese de proteínas, VHS;
    - » TSH, PTH, cálcio e fósforo séricos, 25 hidroxivitamina D ;
    - » cálcio e creatinina em 24 h ou relação Ca/Cr em urina 2 h;
    - » fosfatase alcalina;
    - » função renal, urina tipo I (ver sedimento urinário), gasometria venosa;
    - » transaminases, albumina;
    - » homens: testosterona total;
    - » anticorpos para triagem de doença celíaca (antigliadina, antiendomísio e antitransglutaminase).
- *Marcadores bioquímicos de remodelação óssea:* não servem para diagnóstico, mas num momento inicial de avaliação podem direcionar sobre qual é a melhor droga para o paciente. P. ex.: se os marcadores estão elevados, considerar um antirreabsortivo. Podem ser solicitados 3 meses após inicio da terapia e auxiliam a avaliar aderência e absorção do fármaco. Sua interpretação neste momento deve ser baseada no mecanismo de ação da droga. P. ex., um antirreabsortivo deve diminuir os marcadores.
- Formação: (* dosáveis no soro/** dosáveis na urina):
  - osteocalcina*;
  - fosfatase alcalina (total e óssea)*;
  - pró-peptídeos do colágeno tipo 1*: aminoterminal – P1NP.
- Reabsorção: (* dosáveis no soro/** dosáveis na urina):
  - fosfatase ácida tartarato-resistente*;
  - desoxipiridinolina**;
  - N-telopeptídeo – NTX**;
  - C-telopeptídeo – CTX*.
- Tratamento farmacológico (Figura 45.2):
- *Tratamento farmacológico – cálcio:* ideal primeiramente checar a ingestão pela dieta e suplementar para completar o alvo (Tabelas 45.3 a 45.5). *Cuidado em paciente com risco cardiovascular.*

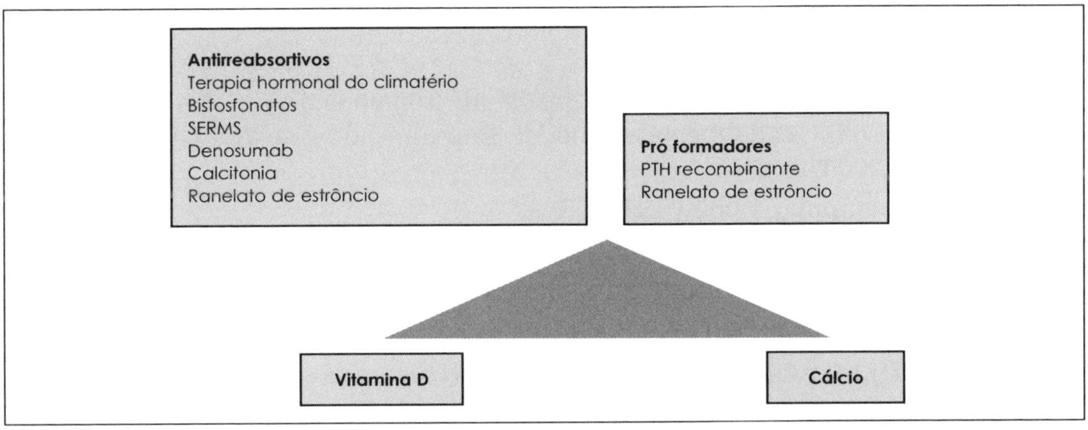

Figura 45.2 – Fluxograma do tratamento farmacológico da osteoporose.

Tabela 45.3 – Necessidades diárias de cálcio de acordo com o sexo e faixa etária

Faixa Etária	Quantidade de Cálcio Ideal
Adolescentes e adultos jovens (11 a 24 anos)	1,2 a 1,5 g/dia
Homens de 25 a 65 anos Homens > 65 anos	1,0 g/dia 1,5 g/dia
Mulheres pré-menopausa Mulheres pós-menopausa	1,0 g/dia 1,0 a 1,5 g/dia

Tabela 45.4 – Formulações de diferentes sais de cálcio

Formulação	Cálcio Disponível	Quantidade de Cálcio Elementar (mg) em 1.000 mg
Carbonato de cálcio	40%	400
Fosfato de cálcio tribásico	38%	380
Citrato de cálcio	21%	210
Lactato de cálcio	13%	130

- *Avaliação laboratorial – 25 hidroxivitamina D* (critérios da *Endocrine Society*)

Tabela 45.5 – Definição dos valores de normalidade da 25-hidroxivitamina D

Vitamina D (25 OHD)	Valores de Vitamina D (ng/mL)
Deficiência	< 20
Insuficiência	21-29
Suficiência	≥ 30
Intoxicação	> 150

- Tratamento farmacológico – reposição de vitamina D:
  - colecalciferol:
    - » apresentações comerciais: Ad-til (cada mL: 10.000 U de vit D3 e 50.000 de vit A), Addera D3: cada 8 gotas 1.000 UI, Depura: cada gota 200 UI, D-Fort: cápsulas de 200 UI;
    - » opção: manipular 1.000 UI/gota;
    - » menor custo, maior risco de intoxicação porque é lipossolúvel;
    - » dose de manutenção: 7.000 a 14.000 UI/semana;
    - » dose de ataque: 50.000 UI por semana durante 6-8 semanas;
    - » 1,25 $(OH)_2D$, calcitriol *(Rocaltrol®, Ostriol®, Sigmatriol®):* 0,25 μg;
    - » meia-vida curta, maior custo;
    - » não corrige hipovitaminose D.
- Tratamento farmacológico – terapia de reposição hormonal:
  - reduz a remodelação óssea e conserva a massa óssea → redução do risco de fratura;
  - atualmente reservada para sintomas da menopausa;
  - usar o estradiol ou 17β-estradiol (gel ou adesivo);
  - se paciente não for histerectomizada, obrigatório adicionar progestogênio;
  - não exceder 5 anos de tratamento.
- *Tratamento Farmacológico – Bisfosfonatos* (Tabela 45.6):

Tabela 45.6 – Tratamento farmacológico com bisfosfonatos

Agente	Potência	Dose e Posologia
Etidronato	1	Fora de mercado
Clodronato	10	Fora de mercado
Tiludronato	10	Fora de mercado
Pamidronato*	100	60 mg + SG 5% EV em 4 h, 4/4 meses
Alendronato Fosamax ®, Alendil ® e outros	100-1.000	5 a 10 mg/dia ou 70 mg/sem VO.
Risedronato Actonel ® Risedros ®	1.000-10.000	5 mg/dia, 35 mg/sem ou 150 mgmensal VO
Ibandronato Bonviva ®	1.000-10.000	150 mg/mês VO ou 3 mg EV de 3/3 meses
Zoledronato Aclasta ®	> 10.000	5 mg EV 1x/ano

- Não possui eficácia comprovada em osteoporose
  - drogas antirreabsortivas;

- previnem perda óssea e reduzem risco de fratura;
- contraindicados em pacientes com *clearance* de creatinina menor que 30-35 mL/min;
- tempo de tratamento:
  - pacientes de baixo risco – 5 anos;
  - pacientes de médio a alto risco – considerar se há benefício em continuar a medicação após 5 anos;
- bifosfonatos orais: baixa biodisponibilidade da medicação oral:
  - menos de 1% é absorvida;
  - cerca de 60% chega ao osso;
  - devem ser ingeridos com estômago vazio, 30-60 min após apenas água, NÃO deitar por 1 hora (náuseas, dispepsia, risco de esofagite; contra-indicação em doença esofágica grave: esôfago de Barret, megaesôfago, varizes de esôfago, acalasia, úlcera ativa, impossibilidade de ficar sentado ou em pé por 1 hora, uso de anticoagulante devido ao risco de HDA);
- bifosfonatos endovenosos:
  - reações de fase aguda = mialgia, indisposição, náuseas que duram 24 a 48 após a primeira infusão;
  - mecanismo: liberação de citocinas (reação *flu-like*);
  - insuficiência renal devido formação de complexos insolúveis com cálcio que se acumulam no rim → infusão rápida;
  - zoledronato: foram descritos casos de arritmias cardíacas, fibrilação atrial, hipocalcemia;
  - descrição de casos de osteonecrose de mandíbula (zolendronato) – quando em altas doses (tratamento de metástases ósseas) e de fraturas atípicas de diáfise de fêmur.

• Tratamento farmacológico – outros fármacos:
- moduladores seletivos dos receptores de estrogênio (SERMS):
  - antirrebsortivos menos potentes que os bisfosfonatos;
  - raloxifeno (Evista® 60 mg/dia VO);
  - indicado apenas para osteoporose de coluna (não diminui risco de fraturas não vertebrais);
  - risco de TVP;
- tibolona (Livial® 2,5 mg/dia e Livolon® 1,25 a 2,5 mg/dia VO);
- calcitonina (*spray* nasal 200 UI/dia):
  - antirreabsortivo (receptores nos osteoclastos);
  - potencial alergênico (proteína heteróloga, de salmão), *down-regulation* com o tempo;
  - maior ação na coluna (estudo PROOF);
  - efeito analgésico;
- teriparatida (Forteo® 20 μg/dia SC) – $rhPTH_{1\text{-}34}$ sintético:
  - pró-formador;

  - » indicado em osteoporose grave com fraturas, idosos, intolerância aos bisfosfonatos;
  - » alto custo;
  - » contraindicação: crianças (risco de osteossarcoma), Paget, metástase óssea, aumento de FA de origem desconhecida;
  - » durante o tratamento, ideal não estar em hipovitaminose D ou ter hiperparatireoidismo secundário;
  - » efeitos colaterais: aumento do ácido úrico (mecanismo desconhecido), câimbras, pode aumentar cálcio sérico e urinário de modo transitório;
  - » tempo máximo de tratamento: 2 anos;
  - » uso de bisfosfonato obrigatório após término;
  - » diminui risco de fraturas vertebrais e não vertebrais;
- ranelato de estrôncio (Protos® envelopes de 2 g/dia VO):
  - » inibe reabsorção e estimula formação óssea – mecanismo duplo;
  - » indicado em osteoporose grave, idosos, intolerância aos bisfosfonatos;
  - » depósito de estrôncio no osso interfere na interpretação da densitometria óssea;
  - » risco de TVP;, descrição de casos de infarto do miocárdio
  - » diminui risco de fraturas vertebrais (estudo SOTI) e não vertebrais (estudo TROPOS);
- denosumab (Prolia® 60 mg/SC a cada 6 meses):
  - » anticorpo monoclonal contra o RANK-L;
  - » inibe reabsorção;
  - » pode ser indicado em insuficiência renal;
  - » diminui risco de fraturas vertebrais e não vertebrais em homens e mulheres;
  - » estudos demonstraram risco maior de infecções (celulites).

BIBLIOGRAFIA CONSULTADA

1. Baron R, Hesse E. Update on Bone Anabolics in Osteoporosis Treatment: Rationale, Current Status, and Perspectives. JCEM. 2012;97(2):311-325.
2. Bilezikian JP, Khan AA, Potts Jr JT. Hypoparathyroidism in the Adult: Epidemiology, Diagnosis, Pathophysiology, Target-Organ Involvement, Treatment, and Challenges for Future Research. JBMR. 2011;26(10):2317-2337.
3. Bilezikian JP, Khan AA, Potts Jr. JT. Guidelines for the Management of Asymptomatic Primary Hyperparathyroidism: Summary Statement from the Third International Workshop. J Clin Endocrinol Metab. 2009;94:335-339.
4. Gallacher SJ, Dixon T. Impact of Treatments for Postmenopausal Osteoporosis (Bisphosphonates, Parathyroid Hormone, Strontium Ranelate, and Denosumab) on Bone Quality: A Systematic Review. Calcif Tissue Int. 2010;87:469-484.
5. Maeda SS, Fortes EM, Oliveira UM, Borba VC, Lazaretti-Castro M. Hypoparathyroidism and Pseudohypoparathyroidism. Arq Bras Endocrinol Metab. 2006;50:664-673.

6. Ohe MN, Santos RO, Barros ER, Lage A, Kunii IS, Abrahão M et al. Changes inclinical and laboratorial findings at the time of diagnosis of primary hyperparathyroidism in a University Hospital in São Paulo from 1985 to 2002. Braz J Med Biol Res. 2005;38:1383-87.
7. Ohe MN, Santos RO, Kunii IS, Carvalho AB, Abrahão M, Cervantes O et al. Usefulness of a rapid immunometric assay for intraoperative parathyroid hormone measurements. Braz J Med Biol Res. 2003;36:715-21.
8. Oliveira MA, Maeda SS, Dreyer P, Lobo A, Andrade VP, Hoff AO et al. Importância da complementação com SPECT e 99mTc na cintilografia das paratireóides e da correlação clínica, laboratorial, ultrassonográfica e citológica na localização pré-operatória do adenoma de paratireoide – ensaio pictórico. Arq Bras Endocrinol Metabol. 2010;54(4):352-61.
9. Saraiva GL, Cendoroglo MS, Ramos LR, Maeda SS, Lazaretti-Castro M. Prevalência da deficiência, insuficiência de vitamina D e hiperparatireoidismo secundário em idosos institucionalizados e moradores na comunidade da cidade de São Paulo, Brasil. Arq Bras Endocrinol Metab. 2007;51(3):437-442.
10. Shoback D. Hypoparathyroidism. NEJM. 2008;359:391-403.
11. Shoback D. Update in Osteoporosis and Metabolic Bone Disorders. JCEM. 2007;92:747-753.

Capítulo 46

Obesidade

Mariana Paro Alli
João Eduardo Nunes Salles

INTRODUÇÃO

A prevalência da obesidade (IMC > 30 kg/m^2) vem aumentando mundialmente, sendo acompanhada por maior incidência de diabetes tipo 2 e doenças cárdio e cerebrovasculares.

Estudos prospectivos demonstraram que o excesso de gordura na região abdominal (obesidade central) está mais relacionado com aumento de mortalidade, intolerância à glicose, resistência insulínica, dislipidemia e hipertensão. Tal influência seria mediada pelo acúmulo de gordura no tecido visceral, sem correlação com o tecido adiposo total e subcutâneo[1]. Alterações endócrinas que envolvem hormônios esteroides, hormônio de crescimento (GH) e insulina podem resultar no acúmulo de gordura abdominal[2].

A obesidade abdominal está associada à síndrome metabólica e é um fator independente para risco cardiovascular (DCV), assim como marcador de um tecido adiposo "disfuncional".

Entretanto, a presença isolada de síndrome metabólica não pode predizer risco global de DCV[4]. Estudo mais recente de Stefan e cols. demonstrou ser possível identificar em obesos um fenótipo de distribuição de tecido adiposo metabolicamente benigno, o qual poderia atuar como um fator protetor[1].

FISIOLOGIA DO TECIDO ADIPOSO

O tecido adiposo é composto por gordura subcutânea e intra-abdominal, a qual se divide em visceral (formada principalmente pela gordura mesentérica e do omento) e retroperitoneal (que engloba tecido adiposo da superfície ventral dos rins e ao longo do intestino)[1]. Märin e cols. demonstraram que o tecido visceral tem uma correlação mais forte com alterações metabólicas e pressão arterial do que o tecido retroperitoneal.

Em ambos os sexos, tanto o tecido adiposo subcutâneo como o visceral aumentam com a idade e a elevação do peso. Entretanto, enquanto nas mulheres há aumento de tecido adiposo subcutâneo até a idade entre 60 e 70 anos, quando há incremento da gordura visceral, nos homens obesos há redução da gordura subcutânea após os 50 anos.

O predomínio da gordura abdominal pode ser explicado pelo aumento do tamanho e número (nos casos de obesidade grau III) dos adipócitos. Em mulheres, as células do omento são menores e com menor atividade da lipoproteína lipase que as do tecido adiposo subcutâneo.

O tecido adiposo visceral possui adipócitos metabolicamente mais ativos e sensíveis à lipólise, levando a uma maior redução na gordura abdominal com a perda de peso[1].

O efeito genético na gordura visceral é de aproximadamente 50% de variância fenotípica. Estudos recentes sugerem um grande número de genes, *locus* ou regiões cromossômicas distribuídas em diferentes cromossomos, que poderiam ter um papel em determinar a distribuição do tecido adiposo em humanos[2].

AVALIAÇÃO CLÍNICA NA OBESIDADE

Durante a avaliação clínica e o seguimento do paciente obeso, é necessário investigar de forma detalhada a história de ganho de peso, incluindo a idade do início de ganho de peso, o peso máximo que o paciente já atingiu, se o próprio associa o ganho de peso a eventos específicos em sua vida, e à presença de distúrbios no seu padrão alimentar.

Dentre os padrões alimentares, existem algumas características que podem ser identificadas, a fim de direcionar o médico para a escolha do melhor tratamento para cada indivíduo obeso. Alguns padrões alimentares podem ser identificados:

- hiperfágico (exagera na quantidade de comida nas grandes refeições, repete refeição);
- beliscador (come em pequenas quantidades, diversas vezes, geralmente alimentos de alto índice glicêmico);
- compulsivo (o paciente ingere grande quantidade de alimento (mais de 50% das calorias do dia), sem controle, em um período curto de tempo, pelo menos duas vezes por semana, num período mínimo de 2 meses consecutivos);
- períodos do dia em que ingere mais comida – por exemplo, aquele que tem hábito noturno (verificar jornada de trabalho); e
- purgativo (sentimento de culpa profundo ligado à alimentação, com provocação de vômitos/náusea, abuso de laxantes ou até mesmo atividade física extenuante após o episódio de refeição exagerada).

Dependendo da gravidade dos transtornos alimentares detectados, uma avaliação psiquiátrica por especialista pode ser necessária, assim como o tratamento desse transtorno paralelamente ao endocrinológico.

É importante questionar sobre possíveis erros alimentares, hábitos familiares, prática de atividade física, tratamentos para perda de peso já realizados, uso prévio e atual de medicações, assim como doenças preexistentes. Detectar possíveis transtornos psiquiátricos, como o t. depressivo, t. ansioso, t. depressivo/ansioso pode ajudar a direcionar o tratamento posteriormente.

Outra doença prevalente na obesidade é a síndrome da apneia obstrutiva do sono, que pode estar presente nos pacientes com queixas como ronco excessivo e sono não reparador.

A expectativa do paciente quanto ao tratamento deve ser levada em consideração, a fim de esclarecer dúvidas e reiterar a importância de seguir orientações médicas.

Na investigação, antes de iniciar o tratamento, as causas secundárias de obesidade devem ser descartadas por meio de uma avaliação individual de sinais e sintomas sugestivos e alguns exames complementares, se necessário. Dentre estes, pode-se citar:

- HAS, obesidade central, estrias, fraqueza proximal, pletora: afastar *síndrome de Cushing* com exames laboratoriais;
- sinais e sintomas de hipotireoidismo – solicitar perfil tireoidiano;
- cefaleia crônica, sintomas neurológicos ou alteração visual – solicitar *imagem de crânio*;
- hirsutismo e amenorreia – solicitar LH, FSH, perfil *androgênico* (SOP).

O médico deve estar ciente de que existem medicações que facilitam o ganho de peso e dificultam a perda ponderal, portanto seu uso prévio ou atual pelo paciente deve ser investigado. Alguns exemplos são: amitriptilina, nortriptilina, paroxetina, carbamazepina, sulfas e betabloqueador.

COMORBIDADES

O paciente obeso deve ser sempre investigado e tratado de possíveis comorbidades, que são muito comuns ao diagnóstico de obesidade[5].

HAS

Comorbidade presente em 30-50% dos pacientes obesos. Seu tratamento deve ser iniciado e otimizado com drogas anti-hipertensivas, atividade física, ingesta adequada de sal e com a perda de peso, uma vez que esta costuma reduzir a pressão arterial em 1 mmHg/kg.

A medicação mais indicada para iniciar o tratamento deve ser do grupo dos IECA. Quando for necessária uma segunda droga, deve-se associar um diurético, de preferência tiazídico (hidroclorotiazida).

DM 2

Com o excesso de tecido adiposo, é possível que o paciente obeso apresente resistência insulínica, podendo levar ao DM2. Essa comorbidade também deve ser investigada e tratada com medicações, atividade física, dieta adequada e perda de peso.

Dislipidemia

A obesidade pode estar associada ao aumento de LDL (pequena e densa) e VLDL, hipertrigliceridemia e diminuição do HDL. Esses distúrbios de lípides estão também associados ao quadro de resistência insulínica e hiperinsulinemia, portanto, uma vez que essa for detectada, tratamento com metformina deve ser iniciado, associado ao tratamento das dislipidemias.

Doença Cardiovascular

Comorbidade mais associada à morbimortalidade do paciente obeso, portanto deve ser investigada sempre: doença coronariana, insuficiência cardíaca, arritmias (p. ex.: fibrilação atrial), e doença cerebrovascular isquêmica.

Doenças Respiratórias

A obesidade é o principal fator de risco para o desenvolvimento da síndrome da apneia da obstrutiva do sono (SAOS), além de estar associada a hiper-reatividade brônquica e asma.

Doença Renal Crônica

Mais prevalente nos pacientes obesos que têm HAS e DM2 associadas.

Osteoartrite

A sobrecarga contínua de peso sobre as articulações leva ao desgaste e à inflamação destas precocemente.

Sistema Gastrointestinal

A colelítiase pode estar presente nos pacientes obesos e deve ser investigada. Existe também uma correlação desta com a perda de peso rápida pós-cirurgia bariátrica.

Outro diagnóstico comum nesses pacientes é a esteatose hepática não alcoólica, consequência direta da resistência insulínica (síndrome metabólica e obesidade central). A perda de peso e as mudanças no estilo de vida têm forte impacto benéfico sobre essa comorbidade.

É controversa a associação de obesidade com doença do refluxo gastroesofágico, apesar de os pacientes obesos apresentarem mais comumente sintomatologia dessa doença, esofagite e adenocarcinoma de esôfago.

Câncer

Neoplasias malignas de mama, cólon e reto, endométrio, colo útero, rim e esôfago são as mais fortemente associadas à obesidade. No caso das neoplasias de mama e endométrio, o excesso de estrogênio circulante devido ao tecido adiposo explica o aumento da incidência desses tumores no paciente obeso, assim como o excesso de IGF-1 explica o aumento do câncer de cólon.

Além da maior incidência, há maior mortalidade em ambos os sexos decorrente das neoplasias de esôfago, cólon e reto, fígado, vesícula, pâncreas, rim, linfoma não Hodgkin e mieloma múltiplo. Nos homens as neoplasias associadas à obesidade que matam mais são as de estômago e próstata, já nas mulheres, as neoplasias que levam mais à morte são as de mama, colo, útero e ovário.

Complicações Ginecológicas e Obstétricas

O excesso de peso aumenta o risco de complicações na gestação: DM, HAS, macrossomia, distócia, defeito de tubo neural e morte fetal.

O desbalanço hormonal causado pelo tecido adiposo pode levar a um quadro de infertilidade, irregularidade menstrual e SOP.

EXAME FÍSICO E EXAMES COMPLEMENTARES DO PACIENTE OBESO

No exame físico do paciente obeso devem ser avaliados dados antropométricos, como:

- peso;
- altura;
- IMC;
- padrão de distribuição de gordura corporal:
  - tipo androide – abdominal ou central;
  - tipo ginecoide – glúteo-femoral ou periférica.

Outras medidas importantes para essa avaliação e seguimento do paciente são[5]:

- circunferência abdominal (medida na ½ entre o rebordo costal e o ilíaco);
- circunferência abdominal ≥ 88 cm ♀ e ≥ 102 cm ♂ (NCEP-ATPIII/DBSM);
- razão cintura/quadril > 0,8 ♀ ou 0,9 ♂;
- método de avaliação da gordura visceral – TC ou RNM.

Exames Complementares

A fim de investigar as comorbidades, na primeira consulta devem ser solicitados:

- glicemia, Hb glicada e insulina (realizar cálculo de HOMA para não diabéticos);
- perfil lipídico completo;
- hepatograma (TGO, TGP, FA e μGT);
- TSH e T_4L;
- hemograma completo;
- estudo do sono, caso existam sintomas de SAOS ou circunferência cervical > 40 cm;
- radiografia de tórax, ECG e avaliação cardíaca – necessária para os pacientes obesos > 50 anos,

De acordo com os resultados dos primeiros exames, na segunda consulta podem ser solicitados:

- TOTG, se A1c > 6,0% ou GJ > 100 mg/dL;
- USG abdome superior para avaliação hepática, se perfil hepático alterado.

TRATAMENTO DA OBESIDADE

O tratamento da obesidade pode ser dividido em não medicamentoso e medicamentoso. O tratamento não medicamentoso implica principalmente na mudança de hábito de vida, fazendo o paciente incluir na sua rotina atividade física aeróbica regular (três a seis vezes por semana, totalizando pelo menos 150 min/semana) e dieta com orientação nutricional:

- limitar ingestão total energética (AG saturados) – 1.200 a 1.500 kcal/dia;
- dieta balanceada (60% de CHO; 25% gordura, sendo < 7% de gorduras saturadas; 15% de proteínas);
- uso de substitutos de refeição.

O tratamento medicamentoso da obesidade deve ser apenas indicado para os pacientes que apresentarem insucesso do tratamento com dieta, AF e mudanças comportamentais e uma das seguintes condições[5]:

- IMC ≥ 30 kg/m^2; ou
- IMC ≥ 25 kg/m^2 associado a:
  - comorbidades (HAS, DM2, DLP, apneia do sono, gota, osteoartrite); ou
  - CA ≥ 102 cm ♂/ ≥ 88 cm ♀.

Com o tratamento medicamentoso otimizado, a perda máxima de peso ocorre entre 20 a 24 semanas após o início do mesmo, e a medicação deve ser mantida por pelo menos 2 anos. O resultado mínimo esperado é uma perda de peso maior que 5% do peso inicial, e que deve ser mantida. Perda de 5 a 10% do peso inicial, associada à melhora parcial dos fatores de risco, é considerada uma resposta razoável. Já a perda maior que 15% do peso inicial, com melhora dos fatores de risco e IMC atingido menor que 25 kg/m^2 é considerada o resultado ideal.

Desde o início do tratamento, é necessário que o paciente e o médico estejam cientes de que os medicamentos não curam a obesidade, e que quando os mesmos são descontinuados, poderá haver ganho de peso.

Drogas Autorizadas pela ANVISA

Sibutramina

Droga inibidora da recaptação de serotonina e noradrenalina nas terminações nervosas do SNC, com ação anorexígena e sacietógena. Nas pesquisas apresentou como resultado perda de peso média de 5%.

Pode ser usada em indivíduos dentro da faixa etária de 12 a 69 anos e os possíveis efeitos colaterais são: aumento da pressão arterial e frequência cardíaca dose-dependente (aumento de 3-5 mmHg na PAD e de 2 a 4 bpm na FC); cefaleia, boca seca, constipação, insônia, rinite, faringite, tontura, taquicardia, sudorese, dor abdominal, náusea, hipermenorreia e alterações da memória.

Essa droga está contraindicada para os pacientes com história de doença cardiovascular[6], dentre elas: coronariopatia, AVC, AIT, arritmia cardíaca, ICC, doença arterial periférica e HAS não controlada (> 145 x 90 mmHg). Uma vantagem é que pode ser usada em pacientes com diagnóstico de DM2 sem doença cardiovascular. Outra vantagem é que a droga não gera dependência.

Se o paciente nunca foi tratado com sibutramina, a dose inicial é de 10 mg, dose única diária, que pode ser progredida para 15 mg/dia posteriormente. Se já fez uso, a dose inicial pode ser de 15 mg/dia. Para ser prescrita, deve ser usado receituário B2, com validade de até 30 dias.

Orlistat

Esta medicação é um potente inibidor de lipases pancreáticas, capaz de reduzir aproximadamente 30% da absorção das gorduras ingeridas. Outro efeito desejado que a droga promove é a liberação precoce GLP1, causando uma ação incretinomimética e sacietógena. A perda de peso com o uso do orlistat apresentada nas pesquisas foi uma média de 3%, e pode ser usada em pacientes com idade a partir de 12 anos.

O orlistat é encontrado na forma de comprimidos de 60 e 120 mg. A dose máxima diária é de 360 mg, sendo que deve ser dividida e ingerida nas refeições. Dentre seus efeitos benéficos, este medicamento reduz a pressão arterial sistólica e diastólica, provoca queda da glicemia e da insulinemia em pacientes não diabéticos, melhora perfil lipídico, a circunferência abdominal e diminui a incidência de DM[7].

Seus principais efeitos colaterais são no trato gastrointestinal: flatulência, urgência fecal e fezes oleosas. Portanto, para diminuir esses efeitos, o ideal é iniciar o tratamento com doses mais baixas, como 60 mg 2 x/dia, e aumentar progressivamente após 4 semanas até a dose de 120 mg 3 x/dia. De qualquer maneira, esses efeitos costumam melhorar após 4 semanas de uso. Pode ser associado a outras terapias antiobesidade (exceto sibutramina) e suas contraindicações são: síndrome de má absorção, colestase, e uso de amiodarona, varfarina ou ciclosporina.

REFERÊNCIAS BIBLIOGRÁFICAS

1. Stefan N, Kantartzis K, Machann J et al. Identification and characterization of metabolically benign obesity in humans. Arch Intern Med. 2008;168(15):1609-16.
2. Wajchenberg BL. Subcutaneous and visceral adipose tissue: Their relation to the metabolic syndrome.Endocr Ver. 2000;21(6):697-738.
3. Abate N, Garg A, Peshock RM, Stray-Gundersen J, Grundy SM. Relationships of generalized and regional adiposity to insulin sensitivity in men. J Clin Invest. 1995;96:88-98.
4. Despre´s JP, Lemieux I. Abdominal obesity and metabolic syndrome. Nature. 2006;444(7121): 881-7.
5. Atualização das diretrizes para o tratamento Farmacológico da obesidade e do sobrepeso. Posicionamento Oficial da ABESO/ SBEM – 2010 – Disponível em: www.abeso.org.br/pdf/diretrizes2010.pdf .
6. James WP, Caterson ID, Coutinho W et al.; SCOUT Investigators. Effect of sibutramine on cardiovascular outcomes in overweight and obese subjects. N Engl J Med. 2010;363:905-917 Scout - Sibutramine Cardiovascular Outcomes Trial.
7. Torgerson JS, Hauptman J, Boldrin MN, Sjostrom L. XENical in the Prevention of Diabetes in Obese Subjects (XENDOS) Study: a randomized study of orlistat as an adjunct to lifestyle changes for the prevention of type 2 diabetes in obese patients. Diabetes Care. 2004;27(1):155-61.

Capítulo 47

Síndrome Metabólica

Osmar Monte
Jose Raul Cisternas

DEFINIÇÃO

A síndrome metabólica (SM) resulta de inter-relação complexa de vários fatores, incluindo influências genéticas, fisiológicas, comportamentais e ambientais. O grande aumento desta síndrome, hoje em dia, sugere que influências ambientais e comportamentais, e não apenas o fator genético, sejam as responsáveis por este surto. É uma entidade clínica que aparece com amplas variações fenotípicas. Caracteriza-se como uma associação de fatores de risco inter-relacionados que aumentam as chances da pessoa desenvolver doença cardiovascular (DCV).

Os fatores de risco incluem a resistência insulínica (RI) e o hiperinsulinismo compensador, associados a transtornos do metabolismo glicídico, hipertensão arterial (HA), alterações lipídicas (hipertrigliceridemia, diminuição do HDL-c, presença de LDL pequenas e densas (LDLpd), aumento de ácidos graxos livres e hiperlipemia pós-prandial. Existe, também, aumento do fator inibidor do ativador de plasminogênio (PAI-1), do fibrinogênio, hiperandrogenismo de origem ovariana em mulheres de idade fértil, esteatose hepática não alcoólica, marcadores pró-inflamatórios e obesidade central. Cada um dos componentes da síndrome metabólica é um fator independente de risco cardiovascular. A coexistência de vários destes componentes tem um efeito sinérgico no risco aterogênico.

Reaven sugeriu, em 1988, que dentre os fatores que ocorriam num mesmo indivíduo na forma de uma síndrome, que denominou "X", a RI constituía o mecanismo fisiopatológico básico. Posteriormente, vários critérios diagnósticos foram propostos objetivando englobar o maior número de pacientes com esta síndrome e facilitar seu diagnóstico.

Em 1998, um grupo consultor da OMS propôs a denominação de síndrome metabólica, na qual considerava obrigatória a presença de RI ou diabetes, somada à presença de pelo menos outros dois critérios, incluindo obesidade, hipertensão, dislipidemia e microalbuminúria (Tabela 47.1).

Em 2001 foi proposto, pelo *National Cholesterol Education Program* (NCEP-ATP III), e posteriormente revisado em 2005, um novo critério de classificação da SM. A definição do NCEP-ATP III foi desenvolvida para uso clínico e não exige a compro-

Tabela 47.1 – Classificação da síndrome metabólica de acordo com o critério de Organização Mundial da Saúde (OMS, 1999)	
Fator de risco	**Nível definido**
Hipertensão	Terapia anti-hipertensiva vigente e/ou PA^3 140/90 mmHg
Triglicérides	^{3} 150 mg/dL
HDL	< 35 mg/dL (homem) < 40 mg/dL (mulher)
Obesidade	IMC > 30 kg/m^2 ou cintura-quadril > 0,85 (mulher) e > 0,90 (homem)
Glicemia	Diabetes tipo II ou tolerância à glicose diminuída
Outros	Microalbuminúria

Inclusão: Resistência à insulina. Critério de diagnóstico: três dos componentes relacionados.

vação da RI, facilitando sua utilização, em vez disso, inclui como critério de corte a glicemia de jejum ≥ 110 mg/dL e aceita a inclusão de pacientes diabéticos ou em tratamento de hipertensão ou dislipidemia.

Segundo o NCEP-ATP-III, a SM representa a combinação de pelo menos três componentes presentes na Tabela 47.2. Pela sua simplicidade e praticidade, é a definição recomendada pela I Diretriz Brasileira de Diagnóstico e Tratamento da Síndrome Metabólica (I-DBSM).

Tabela 47.2 – Classificação da síndrome metabólica pelos critérios definidos pelo National Cholesterol Education Program's – Adult Treatment Panel III (NCEP-ATP-III, 2005)	
Fator de risco	**Nível definido**
Hipertensão	Terapia anti-hipertensiva vigente e/ou PA^3 130/85 mmHg
Triglicérides	^{3} 150 mg/dL
HDL	< 40 (homem) < 50 (mulher)
Obesidade (circunferência abdominal)	> 88 cm (mulher) e > 102 cm (homem)
Glicemia	^{3} 110 mg/dL

Inclusão: Nenhum. Critério de diagnóstico: três dos componentes relacionados ou mais.

A obesidade adquiriu tal importância que, em 2005, a Federação Internacional de Diabetes (IDF) propôs novo critério, similar ao do ATP-III, mas considerando a obesidade central como uma condição necessária para o diagnóstico da SM, sugerindo a necessidade de identificar um valor do perímetro da cintura específico para cada grupo étnico (Tabela 47.3). Este novo critério considera a obesidade abdominal como componente indispensável para o seu diagnóstico, somada a dois ou mais dos outros componentes (Tabela 47.4). O termo SM na realidade representa a associação de vários fatores de risco cardiovascular que se apresentam numa mesma pessoa.

Tabela 47.3 – Classificação da síndrome metabólica pelos critérios definidos pela Federação Internacional de Diabetes (2005)

Fator de Risco	Nível Definido
Obesidade (circunferência abdominal)	94 (homem) > 80 (mulher) ou IMC > 30 kg/m²
Dislipidemia (1)	TG > 150 mg/dL ou tratamento
Dislipidemia (2)	HDL: < 40 (homem) < 50 (mulher) ou tratamento
Hipertensão arterial	PAS > 130 PAD > 90
Hiperglicemia	Glicemia > 100 mg/dL ou DM tipo 2

Inclusão: Cintura > 94 cm (H) e cintura > 80 cm (M). Critério de diagnóstico: dois dos compnentes relacionados ou mais.

Tabela 47.4 – Valores de circunferência abdominal de acordo com o grupo étnico

Etnia/População	Circunferência Abdominal
Europeus	Homens ≥ 94 cm Mulheres ≥ 80 cm
Sul-Asiáticos	Homens ≥ 90 cm Mulheres ≥ 80 cm
Chineses	Homens ≥ 90 cm Mulheres ≥ 80 cm
Japoneses	Homens ≥ 85 cm Mulheres ≥ 90 cm
Americas do Sul e Central, África	Não definido

EPIDEMIOLOGIA

A prevalência da SM varia em dependência da definição empregada para determiná-la, assim como a idade, o sexo, a origem étnica e o estilo de vida. Quando se empregam critérios parecidos aos da OMS, a prevalência da SM varia de 1,6 a 15%, dependendo da população estudada e da faixa etária. Estima-se que a prevalência nos EEUU seja de 22%, variando de 6,7% em idades de 20 a 43,5 anos e de 43,5% nos maiores de 60 anos, que é similar em ambos os sexos (23,4% e 24%). Na Europa, a prevalência da SM em crianças é variável, desde 33% no Reino Unido até 27% e 9% na Turquia e Hungria, respectivamente.

A prevalência da SM ainda é pouco conhecida em amostras brasileiras. Pesquisas conduzidas em adultos nas cidades de Vitória – ES e Virgem das Graças – MG, revelaram prevalência de SM de 29,8% (homens: 29,3%; mulheres: 30,1%) e 21,6% (homens: 7,7%; mulheres: 33,6%), respectivamente.

Em populações com alto risco, como a de familiares de diabéticos, a prevalência aumenta consideravelmente até quase 50%, chegando a mais de 80% em diabéticos e a 40% em pessoas com intolerância à glicose. Nos obesos, esse valor é de 28% e nos com sobrepeso, de 6,8%. A importância deste fato se deve ao aumento da incidência de DM2, em três vezes, na idade adulta, naqueles indivíduos com SM na infância.

A idade dos indivíduos propensos a padecer da SM tem diminuído de forma dramática. Antes se diagnosticava em indivíduos na faixa dos 50 anos, hoje o grupo de risco está situado em torno dos 35 anos, influenciado por erros dietéticos desde a infância e pela diminuição da atividade física na população em geral. Sabe-se hoje que a prevalência aumenta com a idade, sendo de aproximadamente 24% aos 20 anos, de 30% ou mais nos maiores de 50 anos e maior de 40% aos 60 anos.

FISIOPATOLOGIA

A patogenia da SM não é bem conhecida, mas considera-se a RI como a principal responsável pela maioria das anomalias presentes nesta síndrome, fundamentalmente hiperglicemia, hipertensão, aumento na produção hepática de VLDL e triglicérides e a estimulação da proliferação endotelial pela ação em receptores endoteliais que dão início ao processo de aterosclerose.

O aumento do risco cardiovascular associado à SM deve-se à soma de suas partes, porque que cada um de seus componentes constitui um fator de risco independente: dislipidemia, obesidade, HA, estado pró-inflamatório e RI.

Resistência Insulínica

É definida como a incapacidade de uma quantidade conhecida de insulina endógena ou exógena em aumentar a entrada e utilização da glicose pelos tecidos periféricos, especialmente fígado, músculo esquelético, tecido adiposo e, também, o endotélio.

Os mecanismos moleculares que originam a RI e a SM não estão totalmente definidos, entre estes se propõem: má nutrição fetal, aumento na adiposidade visceral e anomalias genéticas de uma ou mais proteínas na cascata de ação da insulina, e redução dos receptores da insulina.

Do ponto de vista genético, uma variedade de genes foi associada ao desenvolvimento da SM: genes que codificam as proteínas envolvidas na sinalização de insulina, na secreção de insulina e no seu metabolismo; genes reguladores da lipólise e da termogênese. Alterações genéticas relacionadas às neurotransmissões serotonérgicas e dopaminérgicas podem favorecer o aumento de peso em alguns pacientes quando sob o uso de antipsicóticos.

Contudo, muitos outros polimorfismos genéticos relacionados ao sistema endócrino podem estar ligados à SM. Outro fator importante de enfatizar é a influência de fatores genéticos e ambientais sobre o peso ao nascer; porque a subnutrição fetal pode alterar o desenvolvimento das células B e dos tecidos sensíveis à insulina.

Na maioria dos pacientes que têm RI existem vários defeitos pós-receptor ocasionados por alterações genéticas, substrato do receptor de insulina (IRS-1), proteínas quinases, glicogênio sintetase, etc. A expressão clínica é favorecida pela ocorrência de fatores ambientais, entre os quais se destacam obesidade central, sedentarismo, tabagismo e alguns medicamentos como diuréticos, betabloqueadores, progestágenos, corticoides.

O principal fator patogênico é a obesidade, sendo que mais de 80% dos pacientes têm RI. A expansão dos adipócitos viscerais provoca maior secreção de ácidos graxos livres (AGL), fator de necrose tumoral (TNF-α) e outras adipocitocinas pró-inflamatórias, e diminuição de adiponectina. Os AGL provocam RI no músculo, ao promoverem a fosforilação do IRS-1 na posição serina (em vez da tirosina), acarretando menor translocação dos transportadores de glicose (GLUT-4) dependentes da fosfatidilinositol-3-quinase (PI3-K). A menor utilização da glicose nos adipócitos e células musculares, junto à maior neoglicogênese hepática, provocam hiperglicemia e hiperinsulinemia compensadora.

Em pessoas com SM, a concentração plasmática da adiponectina diminui em forma proporcional ao aumento da massa e quantidade do tecido adiposo e peso corporal. A redução da produção de adiponectina pelos adipócitos é associada à RI. A diminuição da sensibilidade à insulina das células musculares e hepáticas produz aumento compensatório de sua secreção e faz com que a tolerância à glicose se mantenha normal por vários anos. Contudo, a hiperinsulinemia acentua a RI mediante a *down regulation* de seus receptores e à dessensibilização de suas vias de sinalização intracelular. No fígado, o aumento do aporte de AGL através da veia porta estimula o processo de gliconeogênese e a síntese de triglicérides, diminuindo o efluxo de insulina pelos hepatócitos. Gera-se resistência hepática à insulina, que é mais importante para o aparecimento da SM que a resistência muscular previamente descrita.

A hiperleptinemia, junto com a hiperinsulinemia, fazem parte desse estado pró-inflamatório da SM e levam ao aumento da mortalidade cardiovascular. Recentemente, a hiperleptinemia foi associada ao aumento dos fatores pró-inflamatórios, como as moléculas de adesão vascular, trombomodulina solúvel, PAI-1, IL-6, receptor solúvel do TNF-alfa e MCP.

Estudos recentes indicam que a insulina, modulando a produção de leptina e adiponectina, estaria envolvida na gênese de certos tipos de câncer. A adiponectina teria efeito antitumoral, pela ação anti-inflamatória, inibição da angiogênese e estímulo apoptótico, enquanto a leptina teria efeito antagônico ao da adiponectina. É importante ressaltar que os valores de adiponectina diminuem e os de leptina aumentam na obesidade abdominal. A NFkB tem também papel preponderante na progressão tumoral, estimulando a transcrição de genes específicos que regulam a proliferação, invasão, sobrevivência e metástase de células tumorais.

A exposição crônica a altos valores de insulina e ao fator de crescimento semelhante à insulina (IGF-I) aumenta o risco de câncer dos mais variados tipos, sendo que a insulina funciona de modo integrado com o IGF-I, promovendo a proliferação celular maligna. Tanto a insulina como o IGF-I, ao se fixarem aos seus respectivos receptores de membrana, podem ativar duas vias intracelulares principais: MAPK e PI3K. A primeira via provoca estímulo mitogênico, por ativação do receptor de insulina IR-A. A segunda via, com efeitos principalmente metabólicos e antiapoptóticos, é ativada pelo receptor IR-B. Conclui-se que a via da MAPK tem papel fundamental no crescimento e na proliferação celular, enquanto a via da PI3K, por ativação da proteína cinase B (AKT), provoca efeitos antiapoptóticos.

Sabe-se que as células que expressam receptores IR e IGF-1R podem também apresentar receptores formados por combinação de duas subunidades desses receptores diferentes, conhecidos como "receptores híbridos", sendo que a insulina apresenta baixa afinidade pelo receptor IGF-1R, e muito menor pelo receptor híbrido, enquanto o IGF-1 apresenta alta afinidade tanto pelo seu receptor (IGF-1R) como pelo receptor híbrido. O fato de receptores híbridos estarem formados por subunidades do receptor de insulina (IR) e IGF (IGF-1R) faz com que a ativação deste receptor possa provocar efeitos marcadamente mitogênicos ou notavelmente metabólicos.

A inter-relação entre RI, obesidade e progressão tumoral pode ser explicada pela maior ativação dos receptores IR-A e receptores híbridos que aconteceria nas células tumorais. Estas células aparentemente aumentariam a síntese de receptores de insulina, sobretudo da isoforma IR-A (que é mais mitogênica) e de receptores híbridos, consequentemente, a hiperinsulinemia secundária à RI provocaria aumento simultâneo de IR-A e receptores híbridos, favorecendo a proliferação celular.

Numerosos trabalhos clínicos prospectivos mostram que indivíduos com altas taxas de IGF-1 e baixos valores de IGFBP-3 (principal proteína carregadora de IGF-1) aumentam a ligação da fração livre de IGF-1 ao seu receptor, acarretando maior risco de desenvolver câncer de mama, pulmão ou colorretal.

Sabe-se que a hiperinsulinemia inibe a produção hepática do IGFBP-3 e que este é antiproliferativo e pró-apoptótico, seu aumento provoca diminuição da proliferação celular e induz a apoptose de células tumorais, e sua diminuição acarreta aumento da proliferação de células cancerosas. Em recente revisão, mostrou-se que, além de induzir a apoptose, o IGFBP-3 possui efeitos diretos na inibição da proliferação celular.

A síndrome do ovário policístico (SOP) é uma das doenças endócrinas metabólicas mais frequentes entre mulheres jovens. É uma síndrome caracterizada por hiperandrogenismo clínico ou laboratorial e anovulação crônica, que afeta 6 a 10% das mulheres em idade fértil e leva à infertilidade na ordem de 50-60%.

A insulina tem papel direto e indireto na patogenia do hiperandrogenismo na SOP. Na adrenal, a hiperinsulinemia, pelo estímulo do receptor de insulina, aumenta a produção de DHEA e SDHEA, e no ovário leva a hiperplasia da teca ovariana e hiperandrogenemia. O excesso local dos androgênios ovarianos causa atresia prematura dos folículos, formando pequenos cistos e anovulação. Também inibe a síntese hepática da globulina transportadora dos hormônios sexuais (SHBG), aumentando assim a proporção de testosterona que circula em estado livre, biologicamente ativa. Por estas razões, a SOP tem sido vinculada a uma série de alterações não somente ovarianas, mas também cardiometabólicas, obesidade associada à intolerância a glicose e RI, dislipidemia aterogênica e HA.

A obesidade é um fator de risco conhecido para aterosclerose, mas nem todas as pessoas obesas apresentam o mesmo risco cardiovascular. Os estudos epidemiológicos das últimas 2 décadas demonstraram que o verdadeiro fator prognóstico independente de risco para a saúde não é o excesso de peso, e sim a distribuição de gordura corporal e a sua localização intra-abdominal em excesso. Sabe-se, também, que o estado pró-trombótico e pró-inflamatório contribui para o desenvolvimento da doença cardiovascular.

Os pacientes obesos apresentam altos valores de proteína C reativa (PCR), devido provavelmente ao aumento da produção de IL-6 pelos adipócitos. As altas taxas de PCR propiciam a instabilidade da placa do ateroma e aumentam o risco do infarto de miocárdio.

Um dos transtornos relacionados à RI é a disfunção endotelial. O endotélio vascular é considerado um órgão metabólico e endócrino intensamente ativo, devido à produção de peptídeos hormonais vasoativos, fatores de crescimento, citocinas, óxido nítrico etc. Esses fatores agem na regulação do equilíbrio entre vasoconstrição e vasodilatação, coagulação e fibrinólise, proliferação e apoptose das células endoteliais, adesão e diapedese de leucócitos, entre outros.

Os efeitos moleculares associados à RI na célula endotelial são múltiplos e complexos. Produzem um estado pró-inflamatório e pró- trombótico que explicaria o aumento do risco cardiovascular. Um elemento importante seria o aumento do estresse oxidativo devido à maior produção de espécies reativas de oxigênio (EROs), pelo aumento da oferta de AGL e glicose (na presença de hiperglicemia), que agiriam diretamente no endotélio através da ativação de fatores de transcrição (proteína cinase C, MAP-cinases).

A maior atividade do fator nuclear NFkB (por diminuição de seu inibidor) produz maior expressão de genes pró-inflamatórios. Como consequência, são produzidas múltiplas alterações, como mudanças do tônus e fluxo vascular devido à menor atividade da enzima óxido nítrico sintase (eNOS), aumento da endotelina-1, aumento de moléculas de adesão (VCAM-1, ICAM-1). Pelo aumento do fator de crescimento do endotélio vascular (VEGF), ocorre maior permeabilidade do endotélio. O aumento do PAI1 acarreta menor fibrinólise.

A microalbuminúria é marcador renal de dano endotelial e aterosclerose prematura e está associada a diabetes, RI e adiposidade central. Diversos estudos demonstram que sinais da disfunção endotelial prematura, manifestados por microalbuminúria, estão forte e independentemente associados a adiposidade central e devem ser considerados no contexto da SM.

A microalbuminúria estaria relacionada ao aumento da saída transcapilar de albumina e ao estresse oxidativo, que provocam alterações na hemodinâmica renal induzidas pela angiotensina II, que determina vasoconstrição da arteríola eferente, aumentando a pressão intraglomerular e o efluxo de proteínas de baixo peso molecular, como a albumina.

Dislipidemia

O perfil aterogênico, com aumento de VLDL, diminuição de HDL e presença de LDL pequenas e densas, está associado a aumento no risco da DCV. A redução do tamanho das LDL é resultado de mudanças na composição e no metabolismo das HDL.

Na presença de hipertrigliceridemia, o aumento da atividade da proteína transferidora de éster de colesterol (CETP) estimula a transferência de colesterol esterificado das HDL às lipoproteínas ricas em TG e LDL, levando à diminuição no conteúdo de colesterol esterificado e aumento dos TG do núcleo destas. A hidrólise posterior destes TG, pela ação da lípase hepática, leva à diminuição de seu tamanho e aumenta o *clearance* plasmático, acarretando a diminuição do conteúdo de HDL circulante. As LDL são modificadas em forma similar, aumentando o conteúdo das LDLpd, que apresentam maior conteúdo de apo B.

O predomínio das LDLpd caracteriza o denominado fenótipo lipoproteico aterogênico (padrão B), que desempenha função importante no processo aterogênico e emerge como importante fator de risco cardiovascular. Entre as características bioquímicas que elevam o potencial aterogênico destas LDLpd, citam-se o menor conteúdo de fosfolipídios e colesterol não esterificado na sua superfície, que induz mudanças na conformação da apo B-100 provocando maior afinidade destas partículas por proteoglicanos arteriais, além de maior facilidade para o transporte dentro do espaço subendotelial e maior facilidade de oxidação lipídica.

Hipertensão Arterial

Não se conhece com certeza a gênese da HA presente na RI. Entre os mecanismos implicados, citam-se a ativação simpática, disfunção endotelial e participação dos receptores de angiotensina II. A maior atividade simpática renal acarreta aumento da secreção de renina, troca Na^+/H^+ e aumento na reabsorção tubular de sódio. A hipertrofia do músculo liso vascular é secundária à ação mitogênica da insulina e à modificação do transporte de íons através das membranas celulares, que aumentam potencialmente os valores citosólicos de cálcio, acarretando vasoconstrição.

Vários estudos realizados em pacientes obesos têm evidenciado a presença de aumento da massa ventricular, da espessura da parede ventricular e do diâmetro da cavidade ventricular. O aumento da massa ventricular pode ser explicado através de vários mecanismos. Um deles é o aumento do volume sanguíneo circulante devido à retenção de sódio e água. Como consequência, eleva o débito cardíaco e o gasto cardíaco, que produz, em longo prazo, aumento do diâmetro da cavidade ventricular e hipertrofia ventricular excêntrica.

Exames anatomopatológicos realizados em pacientes obesos têm evidenciado a presença da infiltração gordurosa do sistema excitocondutor, aumentando o risco de arritmias. Finalmente, síndrome da apneia do sono (SAS) associada à SM pode também contribuir apara a gênese dos transtornos do ritmo cardíaco. Foi observado também que a SAS está associada à SM. Atualmente se considera que a causa principal do aparecimento da SAS é a RI e que a presença dos transtornos noturnos da respiração representa um fator de risco das DCV.

DIAGNÓSTICO

A SM é uma entidade clínica caracterizada pela associação de vários fatores de risco cardiovascular, cuja expressão clínica pode mudar com o tempo, segundo a magnitude da RI. Existe no inicio uma série de transtornos metabólicos que não cumprem com os critérios para se definir a presença da SM, mas que sua presença indica a existência da RI, que habitualmente precede a expressão clínica dos componentes da SM. A forma da apresentação clínica da SM é variável, podendo manifestar-se inicialmente com hipertensão arterial, obesidade ou alteração da regulação da glicose, ou dos lipídios.

Para definir a SM existem vários critérios, sendo os mais utilizados aqueles da OMS, do NCEP-ATP-III e o do IDF. O critério da OMS requer que o paciente apresente alguma alteração do metabolismo de carboidratos, como diabetes, intolerância à glicose ou RI, e pelo menos mais dois dos critérios: HA, obesidade central, dislipidemia e microalbuminúria (Tabela 47.1). Nesta definição restam críticas quanto aos pontos de corte elevados para HA e à necessidade de medir microalbuminúria. Esta definição dá muita importância às alterações do metabolismo dos carboidratos e à RI como elementos necessários para o diagnóstico da SM. Por isso, os critérios da OMS servem, sobretudo, para identificar indivíduos com alto risco cardiovascular e de desenvolver diabetes tipo 2.

Devido a sua característica mais simples, a classificação proposta pela ATP-III é muito mais utilizada na prática clínica. Usa a medida da cintura abdominal como marcador do excesso de gordura visceral, permitindo a inclusão de pacientes não obesos na classificação.

A identificação da SM adotada pela Primeira Diretriz Brasileira de Diagnóstico e Tratamento da Síndrome Metabólica baseia-se nos critérios definidos pelo NCEP-ATP--III: a presença de três ou mais dos componentes descritos na Tabela 47.2, que difere do critério utilizado pela OMS pelo fato de não considerar a presença de RI para o diagnóstico da SM. Contudo, essa proposta não considera a medida da circunferência abdominal conforme as etnias, o que torna seu ponto de corte elevado (Tabela 47.2).

Como se pode observar, os critérios do ATP-III são mais clínicos que os propostos pela OMS, mais fáceis de aplicar à população geral e identificando especialmente as pessoas com alto risco de DCV.

Recentemente, o IDF redefiniu padrões para SM, exigindo como necessária a presença de obesidade central de acordo com o grupo racial, além de dois ou mais dos outros componentes. Desta maneira, considerada a sua etiologia multifatorial, sobretudo pelo fato de ser desencadeada pela presença de obesidade central, sedentarismo, hábitos dietéticos errôneos e interação com fatores genéticos, o diagnóstico da SM parece identificar pacientes com risco adicional para desenvolver DM2 e DCV.

Assim, a proposta do IDF diz respeito à elaboração de uma nova definição, na qual se estabelecem os mesmos critérios da definição do ATP-III no qual a obesidade central representa um requisito necessário (Tabela 47.3) e que, pela primeira vez, são oferecidos valores limítrofes para definir a obesidade central nos diferentes grupos étnicos (Tabela 47.4).

TRATAMENTO

A prevenção primária da SM é a mais eficaz para reduzir o risco da DCV. Consiste na detecção precoce dos fatores de risco como a dislipidemia, HA, obesidade ou tabagismo, os quais podem ser reduzidos ou eliminados mediante programas preventivos específicos, como o estabelecimento e a manutenção de um estilo de vida saudável através de uma dieta apropriada, prática de exercício físico regular, atingir o peso ideal e, obviamente, o abandono do tabagismo.

Dieta e Atividade Física

A redução do peso com dieta adequada, associada ao aumento da atividade física, deve ser a primeira escolha para o tratamento de pacientes com SM, no sentido de reduzir a circunferência abdominal e a gordura visceral, melhorando a RI. O objetivo é prevenir ou retardar o aparecimento de DM2, reduzir a PA e os valores de triglicerídeos, com aumento do HDL-c.

Na dieta, recomenda-se redução calórica, redução das gorduras saturadas com aumento das insaturadas, diminuição dos carboidratos simples e aumento da ingestão de fibras alimentares. O exercício físico aeróbico regular deve ser recomendado a indivíduos com SM na ausência de outras complicações. O exercício melhora todos os componentes da SM, ademais, contribui apara a perda de peso. A recomendação mais estabelecida é a do exercício aeróbico moderado a intenso, pelo menos 30 minutos ao dia, e idealmente, mais de 1 hora ao dia no mínimo três vezes por semana.

Tabagismo

Estudos mostram que entre fumantes há maior consumo de gorduras saturadas, ácidos graxos trans e menor consumo de fibras, o que poderia contribuir para o aumento das VLDL e diminuição das HDL-c, as quais são alterações metabólicas características da SM.

Tratamento Farmacológico

Diabete melito

O uso de tratamento medicamentoso é indicado em indivíduos portadores de SM e obesos que apresentem outros fatores de risco, como HA, DM2, hiperlipidemia, SAS, osteoartrose, gota ou circunferência abdominal alterada, que não respondem ao tratamento não farmacológico. No Brasil, o tratamento da obesidade é iniciado com medicamentos como sibutramina e orlistat. Na presença de SM associada ao excesso de peso, os inibidores seletivos de recaptação de serotonina (fluoxetina e sertralina) podem proporcionar efeito de perda de peso. O tratamento farmacológico em pacientes com intolerância à glicose ou glicemia de jejum alterada, com drogas isoladas ou em associação, inicia-se com metformina.

Dislipidemia

O tratamento da dislipidemia se inicia com modificações do estilo de vida, fundamentalmente nos hábitos dietéticos, atividade física e controle do peso. O tratamento farmacológico deve ser iniciado 6 meses após, nos indivíduos de baixo risco, e 3 meses após, nos de risco intermediário, se não forem atingidas as metas.

Nos pacientes de alto risco, o uso de hipolipemiantes e as mudanças do estilo de vida devem ser iniciados simultaneamente. Os fármacos de eleição são as estatinas. Uma alternativa, em pacientes de elevado risco cardiovascular, é a coadministração de ezetimiba (que impede a absorção intestinal de colesterol). Nas hipertrigliceridemias com triglicérides superiores a 400 mg/dL, os fibratos são os medicamentos de eleição.

Hipertensão

O tratamento farmacológico visa reduzir as cifras de pressão arterial para atingir os objetivos propostos (PA < 130/85 mmHg). O uso de tiazidas reduz a tensão arterial e a morbimortalidade cardiovascular. Não se aconselham quando a função renal está deteriorada. Os inibidores da enzima conversora de angiotensina IECA e os BRAs reduzem os eventos cardiovasculares e a progressão da nefropatia diabética. O uso de betabloqueador reduz a mortalidade em pacientes com infarto do miocárdio; em diabéticos, podem interferir na percepção das hipoglicemias e piorar a sensibilidade à insulina.

Antiagregantes plaquetários

O estado pró-coagulante associado à SM é devido à presença de mediadores inflamatórios presentes nessa síndrome. Com o uso de antiagregantes como o ácido acetilsalicílico, alcançam-se reduções significativas das complicações da DCV no paciente com SM. As doses de ácido acetilsalicílico recomendadas são entre 75 e 325 mg/dia. Em caso de intolerância ou alergia ao ácido acetilsalicílico, pode-se utilizar clopidogrel (75 mg/día).

CONCLUSÃO

A SM é uma condição de alta e crescente prevalência, que se associa à obesidade e ao estilo de vida pouco saudável. Constitui um fator que aumenta em duas a quatro vezes o risco de DCV. Seu diagnóstico clínico é simples e os exames confirmatórios são de baixo custo, confiáveis e de fácil acesso.

O melhor tratamento da SM se baseia na prevenção, que consiste na mudança do estilo de vida (dieta saudável e atividade física), e no controle de todos os fatores de risco, que são de fácil aplicação para a população. Os componentes constitutivos da SM devem ser tratados integralmente, visando a diminuição do risco cardiovascular.

BIBLIOGRAFIA CONSULTADA

1. 1ª Diretriz Brasileira de Diagnóstico e Tratamento da Síndrome metabólica. Arquivos Brasileiros de Cardiologia.Abril 2005;84(Supl I).
2. Alberti KGMM, Zimmet P, Shaw J. Metabolic syndrome – a new world-wide definition. A Consensus Statement from the International Diabetes Federation. Diabetes med, 2006;23(5):455-475.
3. Chia-Chun WU, Hung-Hsiang Liou, Pei-Fang Su, Min-Yu Chang, His-Hao Wang, Meng-Jen Chen. Abdominal obesity is the most significant metabolic syndrome component predictive of cardiovascular events in chronic hemodialysis patients Nephrol. Dial. Transplant. 2011;26(11):3689-3695.
4. Cornier MA et al. The Metabolic Syndrome. Endocr Rev. 2008;29:777-822.
5. De Felipe J. O Fator de Crescimento Semelhante a Insulina (IGF-I) aumenta a proliferação celular, diminui a apoptose das células malignas, promove a angiogênese tumoral e facilita o aparecimento e a manutenção de vários tipos de câncer Revista Eletrônica da Associação Brasileira Medicina Complementar. Disponível em: www.medicinacomplementar.com.br.2011.
6. Godoy-Mattos AF, Moreira R. Síndrome Metabólica: Do diagnóstico ao tratamento. In: Lyra R e Cavalcanti N. Diabetes Mellitus. 1ª ed. Rio de Janeiro: Digraphic Editora; 2006.
7. Grundy SM, Brewer B Jr, Cheman JI et al. Definition of Metabolic Syndrome. Circulation. 2004;109:433-438.
8. Grundy SM. Metabolic syndrome: a multiplex cardiovascular risk factor. J Clin Endocrinol Metab. 2007;92(2):399.
9. Kohlmann Jr, O. Salles JEN. O paciente metabólico. 1ª ed. São Paulo: OMNIFARMA; 2011.
10. Lawrence C, Lawrence M. InnovAIT (2012) doi: 10.1093/innovait/ins071 First published online: May 2, 2012.

SEÇÃO 6

DOENÇAS GASTROINTESTINAIS

Capítulo 48

Câncer do Esôfago

Danilo Gagliardi
Celso de Castro Pochini
Ruy França de Almeida
Paulo Roberto Corsi

CONSIDERAÇÕES GERAIS

O esôfago é um órgão que une a faringe ao estômago, atravessando três segmentos corpóreos; pescoço, tórax e abdome. É de localização profunda, sendo protegido em toda sua extensão por diversos órgãos e estruturas; tais como: músculos da parede cervical, tireoide e traqueia no pescoço, plastrão esternal, costelas, traqueia, brônquios, coração e aorta no tórax, e musculatura da parede abdominal, abóbada diafragmática e membrana frenoesofagiana no abdome.

Quanto a sua embriologia, deriva do mesmo broto que a faringe e as vias aéreas, conferindo a estes órgãos características afins do ponto de vista do comportamento oncológico (lesões multicêntricas). Anatomicamente, sua mucosa é do tipo plano estratificada (não queratinizada), portanto semelhante à da pele, exibindo na sua porção distal, próxima à junção esofagogástrica, padrão misto (plano estratificado/glandular), dito transicional.

Apresenta duas camadas musculares (circular e longitudinal) e externamente a adventícia (tecido mesenquimal). Sua rede linfática submucosa é extensa e muito desenvolvida, em todo o órgão. O esôfago não tem serosa.

Na sua fisiologia, estão envolvidos os plexos nervosos intermusculares de Meissner e Auerbach, que propiciam "contrações esofágicas" em tempos diferentes, para que haja progressão do alimento no órgão.

As camadas musculares (circular e longitudinal) através de arranjo helicoidal, cuja tonicidade é mantida pela inervação autônoma (simpática e parassimpática) do órgão, são responsáveis pelo trânsito do alimento da faringe ao estômago. Apenas no seu terço proximal o esôfago apresenta musculatura estriada, sendo o restante do processo de descida do alimento no órgão, independente de nossa vontade (musculatura lisa).

É evidente, pelo que já afirmamos em parágrafos anteriores, que os tumores malignos originários da mucosa esofágica sejam com maior frequência o carcinoma espinocelular e o adenocarcinoma. Da mesma forma, os derivados da musculatura lisa (origem mesenquimal) compõem o grupo GIST (*gastro-intestinal stromal tumors*).

É um dos tumores mais agressivos do aparelho digestório, de distribuição mundial, sendo mais frequente em países como Irã, África do Sul, China, Rússia, Suíça, França, Índia, Japão, Inglaterra, Alemanha e Estados Unidos. Dados do INCA registram as lesões malignas do esôfago como a quinta causa de morte por câncer entre os homens no Brasil. No Rio Grande do Sul, ocorrem cerca de 20 casos por 100.000 habitantes no sexo masculino.

O perfil clássico do paciente portador de câncer do esôfago foi, durante décadas (até 1990 aproximadamente), de indivíduos inseridos nas classes sociais menos favorecidas (baixa renda, zona rural, hábitos higienodietéticos inadequados, dentes em mau estado de conservação, fumantes inveterados, ingestão significativa diária de álcool, antecedentes de ingestão acidental ou proposital de substâncias cáusticas ou corrosivas e portadores de megaesôfago). Durante este período, o carcinoma espinocelular foi mais frequente que o adenocarcinoma.

Nos dias atuais, com o aumento da frequência da DRG e a possibilidade de o doente apresentar esôfago de Barret longo (> 3 cm na endoscopia digestiva alta), assim como a "doença obesidade" (em seus diversos graus), algumas mudanças ocorreram no perfil dos pacientes portadores de câncer do esôfago. Hoje, podemos afirmar, com segurança, que o tumor mais frequente no esôfago é o adenocarcinoma.

A incidência nos EUA é de aproximadamente cinco casos novos por 100.000 habitantes. É mais frequente na raça branca, no sexo masculino e no terço distal do esôfago. O câncer do esôfago pode estar correlacionado com outros fatores; tais como: solo com baixo teor de molibdênio, regiões de alta salinidade (Mar Morto), ingestão de água calcária (dura) e alimentação com produtos defumados, principalmente peixe (3,4-dibenzopireno).

A literatura mundial relata incidência de até 30% de câncer de esôfago nos portadores de megaesôfago idiopático. Entre nós, onde há predomínio do megaesôfago chagásico, a incidência de câncer de esôfago, nos portadores de megaesôfago, varia de 3 a 5%. É mais frequente nas doenças que promovem irritação crônica da mucosa do esôfago.

QUADRO CLÍNICO

A disfagia rapidamente progressiva (sólidos, pastosos, líquidos) e de curta duração é a característica do paciente portador de câncer de esôfago. Com o acometimento maior da luz esofágica pelo tumor, o doente pode referir regurgitação. A sialorreia, relatada com frequência, é determinada pela estase alimentar no esôfago, proximal à lesão tumoral (reflexo esôfago-salivar).

É importante salientar que o período de tempo de existência da disfagia, referido pelo paciente, não deve ser utilizado como parâmetro para caracterizar doença precoce. Ao mesmo, devem ser acrescidos 4 a 6 meses, pois em função da característica helicoidal da musculatura esofágica (já descrita nos parágrafos anteriores), embora o tumor esteja presente, o paciente não manifesta disfagia (relaxamento da hélice). Assim sendo, o diagnóstico na maioria das vezes não é precoce, o que confere a uma doença agressiva, como é o câncer do esôfago, prognóstico ruim.

A microaspiração e a regurgitação, provocadas pela estase alimentar proximal ao tumor, podem determinar o aparecimento de manifestações respiratórias leves (laringite, traqueíte, bronquite) ou graves (broncopneumonia, pneumonia e até abscessos pulmonares, associados ou não a derrames pleurais).

Podem ser referidos inapetência e emagrecimento, relacionados à presença do tumor (doença de base) e à dificuldade de ingestão. A progressão da doença, inicialmente restrita à mucosa, ocorre por continuidade (devido à extensa rede linfática submucosa), contiguidade (órgãos e estruturas próximas) e à distância (vias linfática e hematogênica).

A disseminação por continuidade pode determinar a ocorrência de tumores simultâneos no próprio órgão (tumores síncronos/multicêntricos), além de acometimento ganglionar proximal e distal ao tumor. Quando o tumor ultrapassa a mucosa, podemos encontrar linfonodos justatumorais em até 40% dos casos.

A disseminação por contiguidade e sua gravidade ou repercussão guardam relação com a proximidade e nobreza de órgãos ou estruturas atingidos. Assim sendo, nos tumores dos terços superior e médio do esôfago a invasão traqueal e/ou brônquica pode ocorrer, determinando a presença de fistulas do aparelho digestório com as vias aéreas.

A manifestação clínica mais frequente é a tosse exuberante, após ingestão de líquidos, com expectoração de odor fétido. Estruturas mediastinais podem ser invadidas por contiguidade, como por exemplo o(s) nervo(s) recorrente(s) (laríngeo inferior), determinando paralisia da(s) corda(s) vocal(is) e consequentemente rouquidão. Esta ocorrência pode determinar o agravamento da microaspiração, pela manutenção da corda vocal parética em abdução (aberta).

A disseminação à distância (seja hematogênica ou linfática), leva ao aparecimento de metástases no fígado, pulmão e/ou ossos. Nas metástases hepáticas podem ocorrer hepatomegalia, ascite, derrame pleural, hipoalbuminemia e edema dos membros inferiores (compressão da veia cava e bloqueio por linfonodos ao nível do hilo hepático). Nas metástases pulmonares, insuficiência respiratória e nos ossos, fraturas patológicas. Linfonodos cervicais podem estar presentes, com maior frequência na fossa supraclavicular esquerda.

No paciente com suspeita clínica de tumor do esôfago, a anamnese bem feita, associada à colheita de informações positivas dos fatores de risco (etilismo, tabagismo, ingestão de cáusticos/corrosivos, megaesôfago e outros) é a chave para o diagnóstico. O exame físico do doente é pobre, já que, pela situação profunda e bem protegida do esôfago, a propedêutica clássica através de inspeção, palpação, percussão e ausculta é impossível de ser realizada.

É importante referir que o exame clínico deve ser criterioso, pois se pobre em relação ao esôfago, poderá trazer informações significativas quanto à presença ou não de doença metastática (linfonodos, alterações pulmonares, hepatomegalia, ascite e edema dos membros inferiores). O registro do peso atual e da altura faz parte do exame físico. A diferença entre o peso habitual e o atual do doente pode estimar a porcentagem de perda de peso, tanto quanto o cálculo do IMC (índice de massa corpórea) para avaliar o grau de desnutrição. Os dados acima referidos, associados ao fenótipo (aspecto macroscópico do paciente), em conjunto com a dosagem de albumina, são os mais significativos na avaliação nutricional do doente.

DIAGNÓSTICO

Uma anamnese bem feita e uma propedêutica de investigação armada do esôfago (endoscopia digestiva alta com biópsia e radiografia do esôfago, estômago e duodeno) propiciam o diagnóstico de certeza do câncer do esôfago). Da mesma forma, um exame físico criterioso, associado a exames de laboratório recentes (hemograma, urina I, glicemia, ureia, creatinina, TGO, TGP, gama-GT, fosfatase alcalina, proteínas totais e frações/eletroforese de proteínas e coagulograma), de imagem (ultrassonografia de abdome, tomografia computadorizada do pescoço, tórax e abdome, ressonância nuclear magnética, PET-*scan*, ecoendoscopia, ecocardiograma e radiografia de tórax), gráficos (eletrocardiograma) e broncoscopia, permitem o diagnóstico de comorbidades, complicações da doença de base (câncer do esôfago), doença locorregional ou doença avançada.

Em resumo, um exame físico cuidadoso associado aos exames de laboratório, imagem e gráficos anteriormente descritos, classifica a doença, ou seja, realiza seu estadiamento (Tabela 48.1). Um estadiamento bem conduzido, em conjunto com avaliação nutricional rigorosa do paciente portador de câncer do esôfago, define a terapêutica adequada, tanto nos casos de doença local, quanto avançada.

Tabela 48.1 – Classificação TNM

Estádio	T	N	M
Zero	Tis	N0	M0
I	T1	N0	M0
II A	T2	N0	M0
	T3	N0	M0
II B	T1	N1	M0
	T2	N1	M0
III	T3	N1	M0
IV	Qualquer T	Qualquer N	M1
IV A	Qualquer T	Qualquer N	M1a
IV B	Qualquer T	Qualquer N	M1b

Endoscopia Digestiva Alta

É o primeiro exame a ser realizado. Permite o diagnóstico macroscópico da lesão tumoral (Figura 48.1), se é isolada ou múltipla e se associada a lesões da orofaringe/língua (tumor multicêntrico). Além disso, realiza biópsias (quantas forem necessárias) para diagnóstico microscópico (anatomia patológica) da(s) lesão(ões). Não havendo estenose esofágica (provocada pelo crescimento do tumor) que impeça a progressão do endoscópio, pode avaliar o órgão abaixo da lesão tumoral, o estômago e a primeira porção do duodeno, afastando doenças preexistentes (gastrites e úlceras pépticas).

Nas lesões iniciais, podem estar indicados corantes ou métodos de magnificação de imagem, que orientam com precisão os locais a realizar biópsias. Ainda nas lesões iniciais (restritas à mucosa), pode ser de grande valia a ecoendoscopia, método misto endoscópico e de imagem, que avalia a profundidade das lesões tumorais na parede esofágica, como também a presença de linfonodos justalesionais. Pode ser inclusive terapêutica (tratamento definitivo endoscópico das lesões esofágicas).

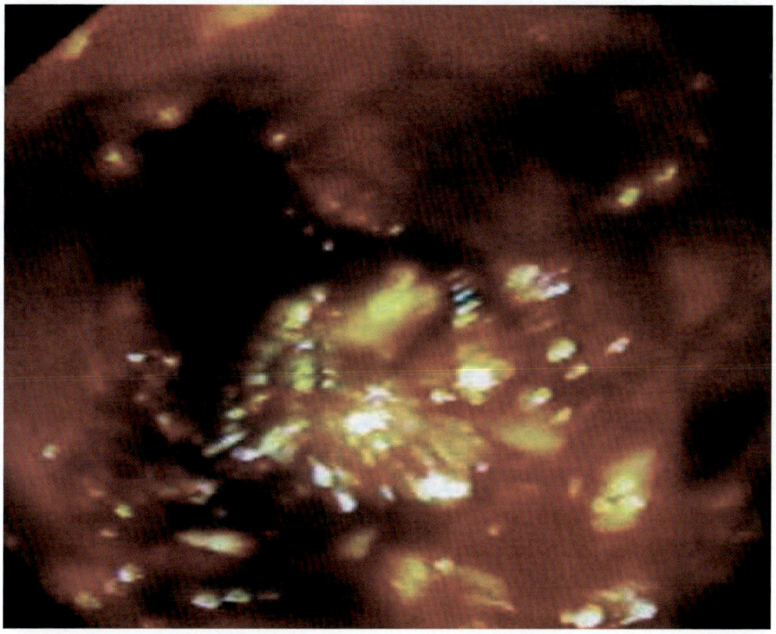

Figura 48.1 – Endoscopia digestiva alta mostrando carcinoma do esôfago.

Radiografia de Esôfago, Estômago e Duodeno

É de grande significância, fornecendo informações importantes a respeito da extensão do tumor, do desvio do eixo esofágico e quanto à presença de fistulas ou *sinus*, nas lesões avançadas (Figura 48.2). As informações fornecidas pelo esofagograma devem ser confrontadas com os critérios de Akyama (1970), que podem definir irressecabilidade da lesão tumoral; a saber:

a. lesões maiores ou iguais a 08 (oito) cm;
b. lesões que apresentam desvio significativo do eixo esofagiano;
c. lesões que apresentam sinus ou fistulas.

A indicação do esofagograma é absoluta nas lesões estenosantes, quando o endoscópio visualiza apenas a porção proximal do tumor, não conseguindo ultrapassá-lo.

Radiografia de Tórax

Fornece informações a respeito de comorbidades previamente existentes, como por exemplo a DPOC, frequentemente associada ao tumor do esôfago. Avalia a presença de imagens numulares (metástases pulmonares), assim como imagens suspeitas de BCP ou abscessos pulmonares, secundárias a fistulas aerodigestórias ou aspiração (Figura 48.3).

Pode demonstrar alargamento mediastinal (conglomerado de linfonodolos). Avalia a área cardíaca, assim como a presença de derrame pleural (seja inflamatório ou neoplásico).

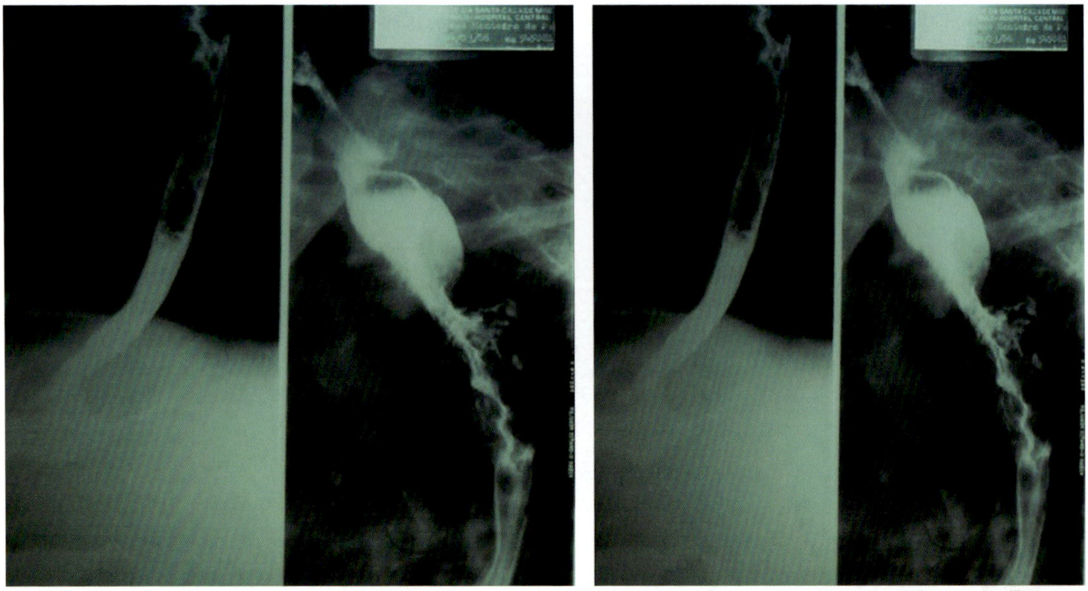

Figura 48.2 – Radiografia contrastada do esôfago mostrando estreitamento irregular (maça mordida) esofágico, desvio do seu eixo e fístulas/*sinus*.

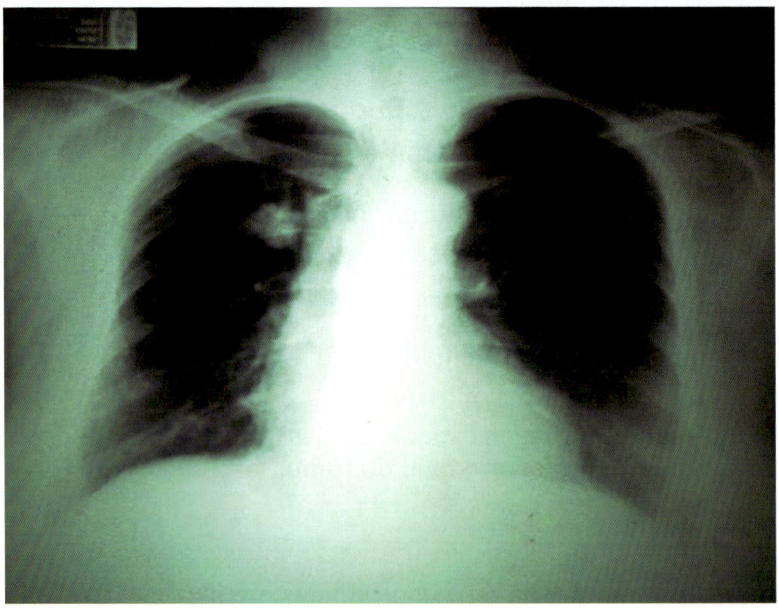

Figura 48.3 – Radiografia do tórax mostrando imagem numular (em moeda), no terço superior do hemitórax direito e alargamento do mediastino.

Ultrassonografia de Abdome e Pelve

Pode revelar a existência de hepatomegalia, imagens sugestivas de metástases, ascite e presença de linfonodos no hilo hepático, tronco celíaco, hilo esplênico e grandes vasos. Nem sempre a ascite é de origem neoplásica, sendo necessária a punção orientada pela própria ultrassonografia, para confirmação diagnóstica (pesquisa de células neoplásicas).

Tomografia Computadorizada do Pescoço, Tórax, Abdome e Pelve

Deve ser realizada com contraste iodado oral e endovenoso, desde que a função renal permita (ureia e creatinina normais). Permite avaliar as relações esofágicas com a traqueia e os vasos cervicais, a aorta em toda sua extensão, pericárdio, pilares diafragmáticos e linfonodos cervicais, mediastinais e abdominais (Figura 48.4). Faz parte do exame a janela pulmonar, para constatar a presença de doenças pulmonares prévias ou metástases.

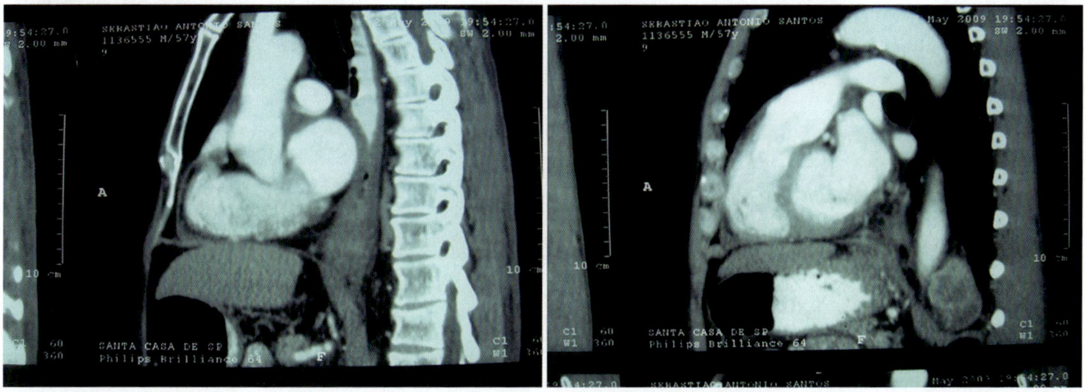

Figura 48.4 – Tomografia computadorizada de tórax e mediastino mostrando lesão espessada no esôfago distal.

Este método de imagem determina a presença ou ausência de plano de clivagem entre a lesão tumoral esofágica, a aorta ou as vias aéreas. A ausência de plano de clivagem deve ser interpretada na maioria das vezes como tumores esofágicos irressecáveis. Na avaliação abdominal são obtidos dados relativos à presença de linfonodos, hepatomegalia e ascite.

Ressonância Nuclear Magnética

Não traz vantagens em relação à tomografia computadorizada, porém nas lesões secundárias hepáticas mínimas com dúvida diagnóstica pode ser útil (Figura 48.5). Nos doentes com lesão renal pode estar indicada, pela utilização de contraste ferromagnético (gadolínio), menos lesivo à função renal.

Ecoendoscopia

Indicada nas lesões restritas à mucosa, para diagnóstico, estadiamento e terapêutica. Não está indicada nas lesões tumorais estenosantes (Figura 48.6A e B).

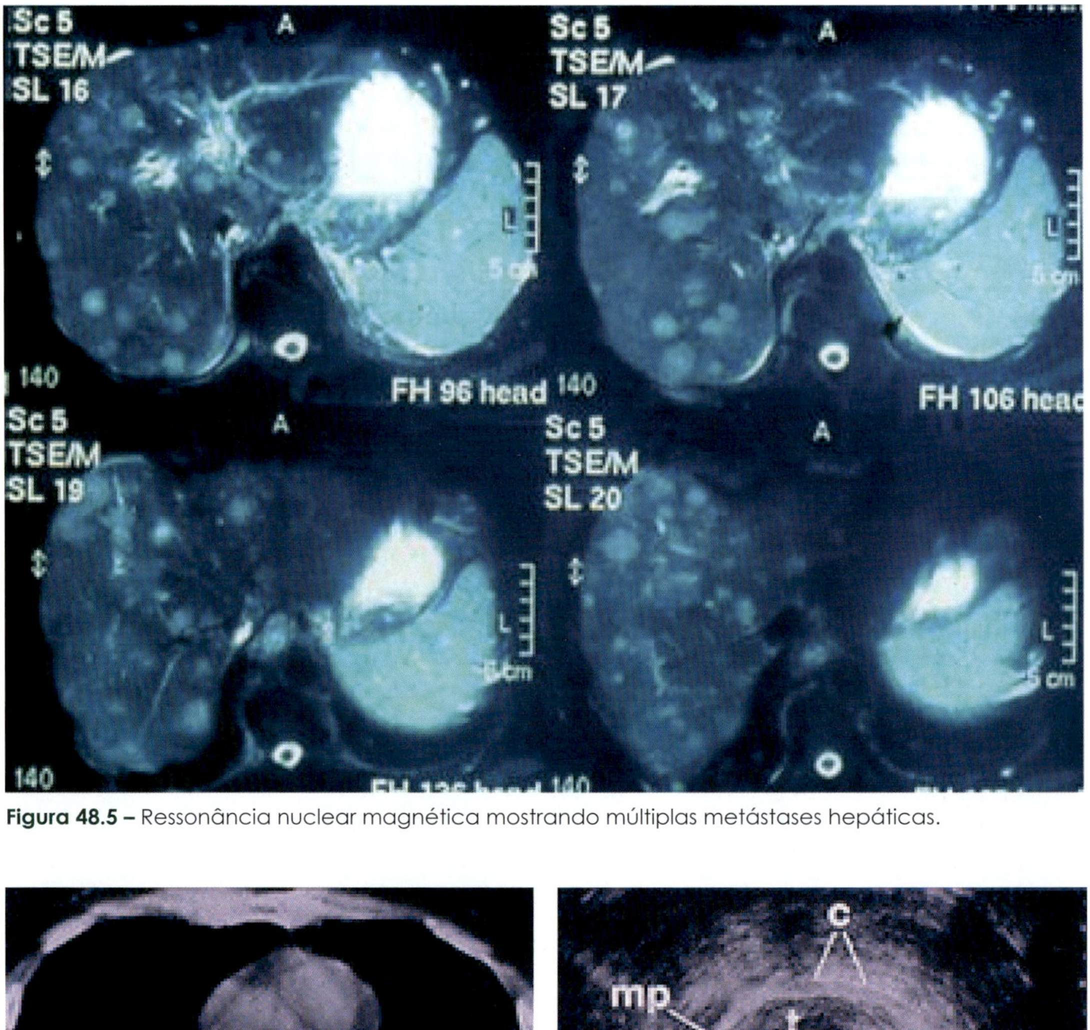

Figura 48.5 – Ressonância nuclear magnética mostrando múltiplas metástases hepáticas.

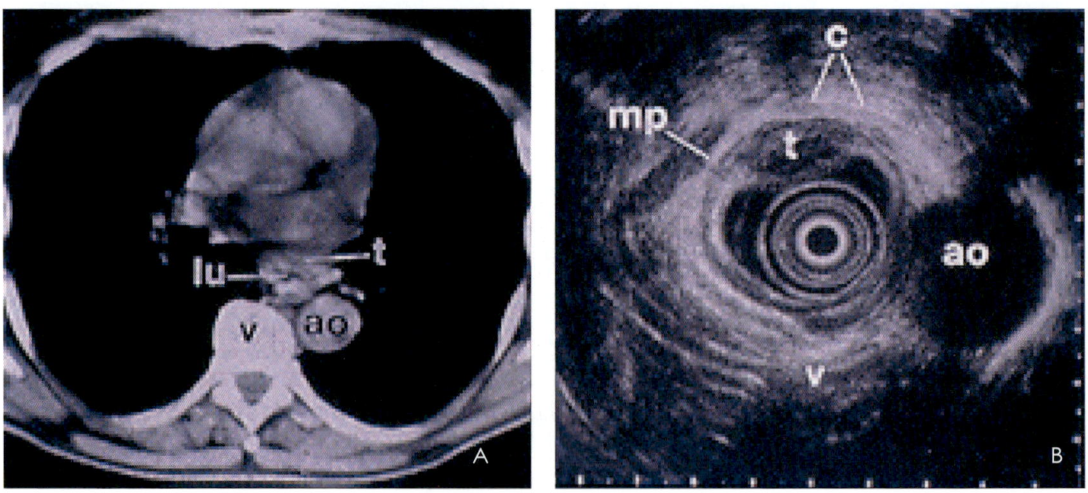

Figura 48.6A – Tomografia computadorizada do mediastino mostrando tumor (t) do esôfago com plano de clivagem com a aorta (ao) e dúvida em relação a comprometimento do pericárdio. **B** – Ecoendoscopia mostrando tumor (t) do esôfago que não acomete a muscular própria (mp), aorta (ao) ou pericárdio (c).

PET-*Scan* (PET-TC)

Apesar de não estar disponível na maioria dos serviços que tratam de pacientes portadores de câncer do esôfago, julgamos importante seu conhecimento. Sua indicação se faz no pré-operatório, para estadiamento, principalmente nos casos de doença localmente avançada ou metastática.

É importante também no pós-operatório, para avaliação das recidivas tumorais. Sua utilização no pós-operatório recente pode trazer dúvidas, pois como se utiliza glicose radioativa, a inflamação que ocorre nos tecidos manipulados (cirúrgica) pode mascarar os resultados.

Broncoscopia

Sua indicação é formal nas lesões dos terços superior e médio do esôfago, onde o órgão guarda estreita relação com as vias áreas. Nos casos em que há invasão das vias áreas, a broncoscopia pode ser normal, pois ela somente auxilia quando a lesão tumoral é visível na mucosa do aparelho respiratório. Nas lesões tumorais que se assestam no terço inferior do órgão, é de pouca serventia. Em resumo, a parede da via aérea pode estar infiltrada pelo tumor esofágico, sem haver lesão na mucosa da árvore respiratória.

Finalizando, diríamos: é importante para diagnóstico precoce das lesões malignas do esôfago, que seja realizada antes do paciente apresentar disfagia. Para tal fim, é necessário rastrear populações de risco; quais sejam: etilistas, tabagistas, portadores de megaesôfago, de esôfago de Barrett, com diagnóstico prévio de neoplasia maligna de cabeça e pescoço e antecedentes de ingestão de substâncias cáusticas (soda cáustica) e corrosivas (ácidos).

AVALIAÇÃO NUTRICIONAL

O exame mais fiel de avaliação nutricional é a bioimpedância. Evidentemente que peso, altura, porcentagem de perda de peso, índice de massa corpórea, dosagem de leucócitos, ferro, transferrina e proteínas totais e frações também são importantes.
Na prática clínica, utilizamos o aspecto global do paciente (macroscopia), a dosagem de albumina, a porcentagem de perda de peso ou IMC para classificação do grau de desnutrição, que seguramente terá implicações terapêuticas. Vale a pena lembrar que estes pacientes são cronicamente desidratados (baixa ingestão de líquidos), e suas amostras de sangue colhidas para exames de laboratório são concentradas, registrando resultados com valores acima da realidade.

TRATAMENTO (CARCINOMA ESPINOCELULAR DO ESÔFAGO)

O tratamento do carcinoma espinocelular do esôfago envolve:

- tratamento endoscópico curativo;
- cirurgia;
- quimioterapia/radioterapia (neoadjuvante ou adjuvante);
- cirurgia de resgate;
- tratamento endoscópico paliativo;

- realizados o estadiamento, a avaliação nutricional e o risco cirúrgico, podemos dividir os pacientes em três categorias:
  - doença localizada;
  - doença localmente avançada;
  - doença metastática.

Assim sendo, considerando a localização do tumor, podemos definir as categorias a seguir.

Doença Localizada

1. Para pacientes com tumores dos terços superior (até 24/25 cm da ADS), médio (até 32/33 cm da ADS) e inferior (até 40 cm da ADS) do esôfago com *doença localizada, avaliação cirúrgica de baixo risco e condição nutricional satisfatória*, está indicada a esofagectomia por toracotomia direita/videotoracoscopia e anastomose esofagogástrica cervical (tubo gástrico).
2. Para pacientes com tumores dos terços superior (até 24/25 cm da ADS), médio (até 32/33 cm da ADS) e inferior (até 40 cm da ADS) do esôfago com *doença localizada, avaliação cirúrgica de alto risco e condição nutricional satisfatória*, a cirurgia poderá estar indicada, porém com risco de complicações.
3. Para pacientes com tumores dos terços superior (até 24/25 cm da ADS), médio (até 32/33 cm da ADS) e inferior (até 40 cm da ADS) do esôfago com *doença localizada, avaliação cirúrgica de alto risco e condição nutricional insatisfatória*, não devemos a rigor indicar a cirurgia.

Eventualmente, após radioterapia/quimioterapia adjuvante e terapia nutricional, estes pacientes podem ser reestadiados, sendo a indicação cirúrgica revista.

Doença Localmente Avançada

1. Para pacientes com tumores dos terços superior (até 24/25 cm da ADS), médio (até 32/33 cm da ADS) e inferior (até 40 cm da ADS) do esôfago com *doença localmente avançada, avaliação cirúrgica de baixo risco e condição nutricional satisfatória*, podemos iniciar a terapêutica com quimioterapia/radioterapia neoadjuvante. Havendo boa resposta, pode-se optar pelo tratamento cirúrgico, através de toracotomia direita e anastomose esofagogástrica cervical (tubo gástrico). Não havendo boa resposta, quimioterapia/radioterapia definitivas ou prótese esofágica endoscópica. Em doentes especiais com doença localmente avançada, avaliação cirúrgica de baixo risco e condição nutricional satisfatória, apesar da má resposta a quimioterapia/radioterapia neoadjuvante, poderá estar indicado algum tipo de cirurgia de derivação (sem manipulação do tumor primitivo).
2. Para pacientes com tumores dos terços superior (até 24/25 cm da ADS), médio (até 32/33 cm da ADS) e inferior (até 40 cm da ADS) do esôfago com *doença localmente avançada, avaliação cirúrgica de alto risco, independentemente da condição nutricional*, a cirurgia não está indicada. Deve ser avaliada a possibilidade de quimioterapia/radioterapia ou prótese esofágica endoscópica.

3. Para pacientes com tumores dos terços superior (até 24/25 cm da ADS), médio (até 32/33 cm da ADS) e inferior (até 40 cm da ADS) do esôfago com *doença metastática, independentemente da avaliação do risco cirúrgico e da condição nutricional,* não há indicação cirúrgica, sendo as opções: avaliar a possibilidade de quimioterapia/radioterapia ou prótese esofágica endoscópica.

É importante lembrar que a indicação de prótese endoscópica não deve ser realizada nos tumores do terço superior do esôfago (intolerabilidade). Nos tumores do terço inferior do esôfago, a prótese deve ser valvulada, para evitar refluxo gastroesofágico.

Considerando lesões iniciais restritas à camada mucosa, sem atingir a submucosa, o tratamento endoscópico curativo é factível. Já nas lesões que atingem a submucosa, a taxa de linfonodos comprometidos pode atingir 40%, inviabilizando procedimento curativo endoscópico.

Devemos entender como cirurgia de resgate aquela que pode ser indicada nos doentes considerados previamente irressecáveis nos quais, após quimioterapia/radioterapia definitivas (dose plena), ocorreu regressão importante da doença localmente avançada, com desaparecimento total da lesão mucosa (reestadiamento). Nestes casos, com avaliação do risco cirúrgico baixo e condição nutricional satisfatória, está indicada a cirurgia (de resgate), com taxa de ressecabilidade podendo atingir 40%.

TRATAMENTO (ADENOCARCINOMA DO ESÔFAGO)

Da mesma forma que em relação ao carcinoma espinocelular, após estadiamento, avaliação do risco cirúrgico e condições nutricionais do paciente, podemos projetar as bases terapêuticas.

Assim sendo:

1. para pacientes com tumores em *estádio precoce (Tis, T1 e T2) com até cinco linfonodos aumentados, avaliação do risco cirúrgico baixa e condição nutricional satisfatória,* a indicação cirúrgica é formal: esofagectomia com ressecção dos tecidos de vizinhança (esofagectomia em bloco);
2. para pacientes com tumores em *estádio avançado (T2, T3 e T4) com mais de cinco linfonodos aumentados, avaliação do risco cirúrgico baixa e condição nutricional satisfatória,* a esofagectomia paliativa (higiênica) sem ressecção dos linfonodos pode estar indicada. A neoadjuvância (quimioterapia/radioterapia pré-operatória) deve ser considerada neste casos, pois pode aumentar a sobrevivência;
3. para pacientes com *doença metastática* não há indicação cirúrgica. Em função da condição nutricional, pode-se optar pela quimioterapia/radioterapia adjuvante ou prótese endoscópica esofágica (dependendo da localização do tumor).

PROGNÓSTICO

É ruim quando o paciente já se apresenta com disfagia. A ressecabilidade é baixa (aproximadamente 40%) e a sobrevivência em 5 anos, nos operados, pode atingir 20%. É importante que o diagnóstico seja precoce, nos pacientes sem disfagia, rastreando populações de risco (etilistas, tabagistas, portadores de megaesôfago, esôfago de Barrett com diagnóstico prévio de neoplasia de cabeça e pescoço e antecedentes de ingestão de substâncias cáusticas (soda) e corrosivas (ácidos), através de endoscopia digestiva alta com frequência.

Enfim, cuidado com doenças e situações que envolvam irritação crônica do esôfago.

BIBLIOGRAFIA CONSULTADA

1. Buzaid AC, Hoff PM, Maluf F. Manual prático de oncologia clínica do Hospital Sírio-Libanês. São Paulo: Dendrix; 2009.
2. Dubecz A, Molena D, Peters JH, Modern surgery for esophageal cancer. Gastroenterol Clin North Am. 2008;37(4):965-87, xi.
3. Gurski RR, Volkweis BS. Adenocarcinoma de esôfago. In: Rotinas em cirurgia digestiva. 2ª ed. Porto Alegre: Artmed; p. 259-64.
4. Postlethwait RW. Squamous cell carcinoma. In: Surgery of the esophagus. 2ª ed. East Norwalk (Connecticut). Appleton-Century-Crofs: 1986. p. 369-442.
5. Rosa ARP, Kruel CDP. Carcinoma escamoso do esôfago. In: Rotinas em cirurgia digestiva. 2ª ed. Porto Alegre: Artmed; p. 220-32.

Capítulo 49

Doença do Refluxo Gastroesofágico

Andrea Vieira

INTRODUÇÃO

A doença do refluxo gastroesofágico (DRGE) é uma condição que se desenvolve quando o refluxo do conteúdo procedente do estômago provoca sintomas desagradáveis e/ou complicações. Esta afecção apresenta prevalência bastante elevada. No Brasil, estudo populacional abrangendo 22 cidades representativas das diferentes regiões (amostra populacional de 13.959 indivíduos) identificou a prevalência de DRGE em aproximadamente 12% da população urbana, considerando apenas pacientes com manifestações típicas do refluxo.

Um aspecto importante desta enfermidade é a diminuição na qualidade de vida nos pacientes acometidos e o impacto negativo nas atividades sociais e laborativas, o que acarreta prejuízo financeiro.

FISIOPATOLOGIA E APRESENTAÇÃO DA DRGE

A fisiopatologia da DRGE é multifatorial e complexa, envolvendo relaxamento transitório do esfíncter inferior do esôfago (mecanismo mais comum), defeitos nos elementos anatômicos antirrefluxo, esvaziamento gástrico retardado, agressividade do material refluído, depuração ácida esofágica ineficiente, defeito na resistência epitelial esofágica, hipotensão do esfíncter inferior do esôfago, que não são efetivamente corrigidos com o tratamento. Assim, é de se esperar que, após o tratamento da fase aguda, possam ocorrer recidivas com a suspensão do tratamento.

Em relação â gravidade da inflamação, ela está relacionada diretamente com o tempo de exposição ácida da mucosa esofágica e o pH do refluxato. O refluxo ácido é muito mais comum e mais importante na etiopatogenia da DRGE. Recentemente, foi sugerido um papel para o refluxo não ácido (ou fracamente ácido) na gênese dos sintomas da doença, em especial, tosse, pigarro e *globus faríngeus*, na vigência do tratamento.

A DRGE possui duas apresentações: erosiva e não erosiva. A forma erosiva é caracterizada pela presença de sintomas associados ao refluxo gastroesofágico com presença de erosões ao exame endoscópico. Nesta situação geralmente a pressão do esfíncter inferior do esôfago é normal a baixa, as alterações motoras são frequentes e o refluxo ácido noturno e a exposição ácida são intensos. A forma não erosiva é definida por sintomas associados ao refluxo gastroesofágico, com ausência de erosões ao exame endoscópico.

DIAGNÓSTICO

O diagnóstico da DRGE se inicia com uma *história detalhada*. Esta deve identificar os sintomas característicos, bem como definir a sua intensidade, duração e frequência. Devem-se observar os fatores desencadeantes e de alívio.

Os sintomas típicos da DRGE são: *pirose* (sensação de queimação retroesternal), que costuma ocorrer 30 a 60 minutos após as refeições, especialmente quando estas são muito volumosas e/ou ricas em gordura, e *regurgitação* (percepção do fluxo gástrico refluído para a boca e hipofaringe). Apesar de estes sintomas sugerirem a presença da afecção, vale salientar que outras doenças (como úlcera péptica, gastrites e eventualmente neoplasias) podem cursar com um deles. Contudo, quando tais queixas coexistem, a possibilidade de o paciente ter DRGE é superior a 90%.

As principais manifestações atípicas são: *dor torácica não cardíaca, tosse, laringite, asma, rouquidão, pigarro, sensação de* globus. É importante lembrar que tosse, laringite e asma são processos multifatoriais que podem ter o refluxo como fator potencial de agravamento e, por isso, a DRGE pode não ser a única causa dessas manifestações.

Vale ressaltar que, diante de um paciente com sintomas de DRGE, é fundamental buscar os sinais de alarme como anemia, hemorragia digestiva, emagrecimento, disfagia, odinofagia. Sintomas de início recente e com grande intensidade, principalmente em idosos e com história familiar de câncer, merecem atenção redobrada.

Quando se está, no entanto, frente a manifestações típicas em pacientes com menos de 40 anos, sem manifestações de alarme, pode-se considerar a instituição do *teste terapêutico*. Nesses casos, é prescrito inibidor da bomba de prótons (IBP) em dose plena por 4 semanas, como conduta inicial. A resposta satisfatória, com remissão dos sintomas, sugere o diagnóstico de DRGE. Entretanto, a respeito do teste terapêutico, é necessário cautela, pois nem sempre ele estabelece o diagnóstico confiável desta afecção.

Pacientes com DRGE podem desencadear sintomas decorrentes da acidez do material refluído (p. ex., pirose), que melhoram com os medicamentos antissecretores. Contudo, podem também apresentar sintomas que são mais dependentes da presença física do refluxo que da acidez propriamente dita (p. ex., regurgitação, manifestações extraesofágicas), os quais não são adequadamente controlados por tais drogas. Assim, se houver melhora após o teste terapêutico, sugere-se fortemente a participação do refluxo; caso contrário, não se pode descartar tal diagnóstico, pois os sintomas podem ser decorrentes de refluxo não ácido, ou do refluxo ácido que não é adequadamente bloqueado pelos medicamentos antissecretores.

O III Consenso Brasileiro da DRGE, realizado em 2008, recomenda que todo paciente com suspeita de DRGE realize *endoscopia digestiva alta* para visualizar diretamente a mucosa e descartar complicações (Figuras 49.1 e 49.2). Além disso, por meio da endoscopia pode-se realizar biópsias, indispensáveis para o diagnóstico de esôfago de Barrett, do adenocarcinoma esofágico, bem como de um diagnóstico diferencial muito frequente nos últimos anos, que é a esofagite eosinofílica. Mas ao redor de 60%

das endoscopias de pacientes com DRGE são normais. Além disso, este exame não avalia o refluxo gastroesofágico, mas as consequências do mesmo.

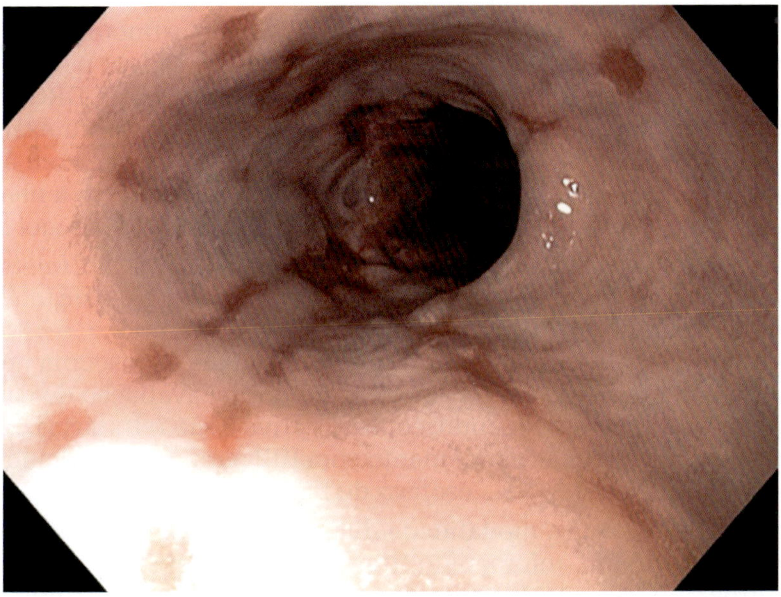

Figura 49.1 – Esofagite erosiva grau C de Los Angeles.

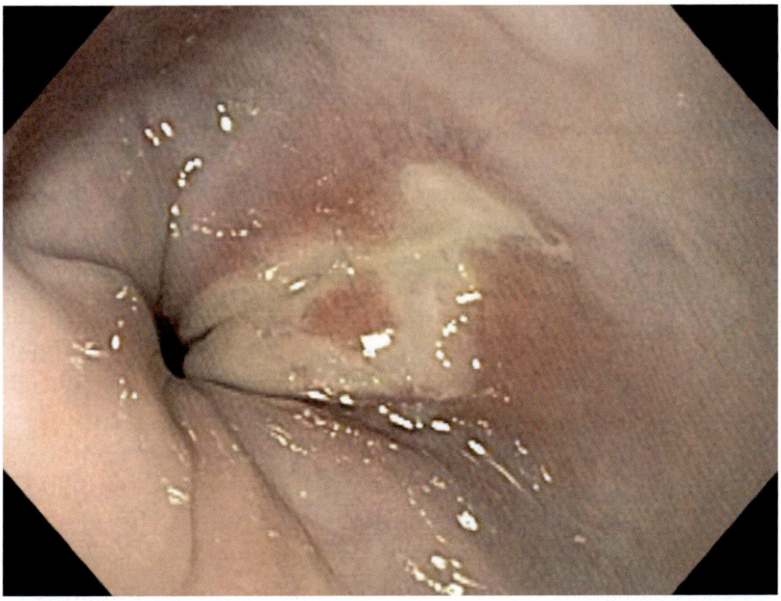

Figura 49.2 – Úlcera na transição esofagogástrica por impactação do alendronato.

A *radiografia contrastada de esôfago* tem baixa sensibilidade e especificidade, mas está bem indicada na investigação de pacientes com disfagia e odinofagia para avaliar a presença de estenose. A *cintilografia* é muito utilizada para diagnóstico da DRGE em crianças, por ser um método não invasivo. Pode demonstrar o refluxo do conteúdo gástrico após a ingestão de contraste marcado com Tc99.

A *manometria esofágica* avalia o tônus pressórico dos esfíncteres do esôfago e a atividade motora do corpo esofágico. Está indicada para localizar o esfíncter inferior do esôfago antes da realização da pHmetria e no pré-operatório da DRGE para afastar acalasia e distúrbios importantes da motilidade. A realização deste exame é fundamental para avaliar a suspeita de alterações motoras. Atualmente, com a introdução de novas tecnologias, como a impedâncio associada à manometria e a manometria de alta resolução, é possível avaliar mais adequadamente os distúrbios motores.

O método específico e sensível para o diagnóstico da DRGE é a *pHmetria esofágica de 24 horas*. Este exame é recomendado para documentar a exposição ácida em paciente com endoscopia negativa candidato ao tratamento cirúrgico, e na avaliação de pacientes com sintomas típicos de refluxo que apresentam endoscopia negativa e são refratários ao tratamento clínico. Também pode ajudar na avaliação de pacientes com sintomas atípicos que apresentam endoscopia negativa e são refratários ao tratamento clínico, bem como para adequar o tratamento com IBP para controle ácido gástrico em pacientes com complicações (p. ex., esôfago de Barrett).

A *impedanciometria* é outra modalidade diagnóstica nova que possibilita o acompanhamento do movimento anterógrado (transporte das substâncias ingeridas) e do movimento retrógrado (refluxo gastroesofágico) do conteúdo intraluminar esofágico. Quando associada à manometria esofágica, permite avaliar o transporte das substâncias ingeridas simultaneamente ao estudo da atividade pressórica intraluminar, que o promove. Com isso, pode-se relacionar a atividade pressórica intraesofágica (avaliada pela manometria) com a real capacidade de transporte do esôfago (avaliada pela impedanciometria).

Associando-se a impedanciometria com a pHmetria, pode-se avaliar o movimento retrógrado do material refluído e caracterizar sua natureza física (liquido, gasoso ou misto) e química (ácido, não ácido e levemente ácido). Estudos recentes, em adultos e crianças, sugerem que a impedanciopHmetria tem potencial para ser o novo padrão-ouro para o diagnóstico da DRGE.

TRATAMENTO

O tratamento da DRGE tem como objetivo o alívio dos sintomas, a cicatrização das lesões e a prevenção das recidivas e complicações. É fundamental uma boa relação médico-paciente para aumentar a aderência ao tratamento. Pode-se classificar a abordagem terapêutica clínica em medidas comportamentais (Quadro 49.1) e farmacológicas (Tabela 49.1), que deverão ser implementadas simultaneamente.

Apesar de não haver estudos sustentados por critérios de Medicina Baseada em Evidências em favor da utilização das medidas comportamentais, a experiência clínica tem sugerido fortemente a sua utilização (recomendação C).

A inibição da secreção ácida pelo estômago é benéfica no tratamento dos pacientes com DRGE, haja vista ocorrer melhora dos sintomas e a cicatrização da esofagite. Há vários fármacos disponíveis para o tratamento da DRGE, porém os inibidores da bom-

Quadro 49.1 – Medidas comportamentais no tratamento da DRGE

- Elevação da cabeceira da cama (15 cm)
- Moderar a ingestão dos seguintes alimentos, na dependência da correlação com os sintomas: gordurosos, cítricos, café, bebidas alcoólicas, bebidas gasosas, menta, hortelã, produtos de tomate, chocolate
- Cuidados especiais para medicamentos potencialmente "de risco": anticolinérgicos, teofilina, antidepressivos tricíclicos, bloqueadores de canais de cálcio, agonistas beta-adrenérgicos, alendronato
- Evitar deitar-se nas 2 horas após as refeições
- Evitar refeições copiosas
- Redução drástica ou cessação do fumo
- Reduzir o peso corporal

Tabela 49.1 – Inibidores da bomba de prótons – dose diária (mg)

Omeprazol	40 mg/dia
Lansoprazol	30 mg/dia
Pantoprazol	40 mg/dia
Rabeprazol	20 mg/dia
Esomeprazol	40 mg/dia

ba de prótons (IBPs) são considerados de escolha, por serem mais eficientes no que tange ao alivio dos sintomas e à cicatrização da mucosa (Tabela 49.4). Os alcalinos (ou antiácidos), alginatos e sucralfato são empregados para neutralizar a secreção ácida gástrica, servindo apenas para controle imediato dos sintomas.

Os bloqueadores dos receptores H2 da histamina (cimetidina, ranitidina, famotidina) ainda que apresentem resultados na esofagite leve, falham para o tratamento da doença moderada a intensa, ou quando longo período de tratamento é necessário. Atualmente são prescritos apenas nas situações em que o IBP não possa ser empregado.

Os procinéticos (metoclopramida, domperidona e bromoprida) devem ser empregados em associação com o IBP apenas em pacientes com quadro de dismotilidade associada a DRGE (empaxamento pós-prandial).

Aspecto importante a ser considerado é que os IBPs controlam adequadamente os sintomas ácido-dependentes da DRGE. Porém, não têm efeito no controle dos sintomas decorrentes da presença física do refluxo (independente da acidez do mesmo). Assim, é comum a manutenção da queixa de sintomas não ácido-dependentes nos pacientes em tratamento com IBP.

O grande problema com o tratamento clínico da DRGE não é controlar os sintomas, mas manter os pacientes assintomáticos a longo prazo. Frente ao paciente que necessita de tratamento farmacológico continuado para manter-se bem, deve-se cogitar e apresentar a alternativa do tratamento cirúrgico. Nesta indicação pesam vários fatores, tais como idade, condições clínicas do paciente, tipo de fármaco necessário para mantê-lo assintomático e análise das limitações impostas em relação à qualidade de vida do paciente submetido ao tratamento clínico por longo prazo.

Por muito tempo preconizou-se que o tratamento cirúrgico da DRGE estaria indicado nos casos de intratabilidade clínica e nas formas complicadas da doença. Com o significativo aumento da eficiência dos medicamentos utilizados no tratamento clínico da afecção, pode-se dizer que, atualmente, é menos frequente a observação de intratabilidade clínica e sim, como já fora falado anteriormente, a necessidade de manutenção de tratamento clínico prolongado, levando a intolerância do paciente. Nesta situação observam-se melhores resultados funcionais do tratamento cirúrgico nos pacientes que tiveram boa resposta ao tratamento clínico, mas que se tornaram dependentes do mesmo.

Apesar da indicação cirúrgica nas formas complicadas da DRGE (úlcera, estenose, esôfago de Barrett), não se deve indicar a cirurgia apenas pela presença da complicação. Estes pacientes devem ser cuidadosamente estudados buscando-se compreender a fisiopatogenia da complicação, indicando-se o tratamento mais adequado para cada caso.

Os pacientes com manifestações atípicas que têm as queixas decorrentes de refluxo não ácido e que, portanto, apesar de terem refluxo, não respondem bem ao tratamento com IBP, podem também se beneficiar do tratamento cirúrgico.

Por fim, várias modalidades de tratamento endoscópico da DRGE (plicatura endoscópica, aplicação de radiofrequência e injeção de polímeros na transição esofagogástrica) têm sido desenvolvidas. Porém, até o momento não há evidências favoráveis suficientes que autorizem a utilização de tais modalidades de tratamento na prática clínica. Os estudos relativos ao tema devem continuar restritos a centros de pesquisa e investigação, até que se produzam resultados mais consistentes.

BIBLIOGRAFIA CONSULTADA

1. Nasi A, Moraes Filho JPP, Cecconello I. Gastroesophageal reflux disease: an overview. Arq. Gastroenterol. 2006;43(4):334-341.
2. Kahrilas P. Gastroesophageal reflux disease. N Engl J Med. 2008;359:1700-7.
3. Vakil N, Zanten SV, Kahrilas P et al. The Montreal Definition and Classification of Gastroesophageal Reflux Disease: a Global Evidence-Based Consensus. AM J Gastroenterol. 2006;101:1900-1920.
4. Moraes-Filho JPP, Navarro-Rodriguez T, Barbuti R, Eisig J, Chinzon D et al. Guidelines for the diagnosis and management of gastroesophageal reflux disease: an evidence-based consensus. Arq, Gastroenterol. 2010;47(1):99-115.
5. Moraes-Filho JPP, Domingues G. Doença do refluxo gastroesofágico. Revista Brasileira de Medicina. 2009;66:303-309.
6. Kindt S, Imschoot J, Tack J. Prevalence of and impacto f pantoprazole on nocturnal heartbum and associated sleep complaints in patients with erosive esophagitis. Dis Esophagus 2011;24(8):531-537.
7. Tytgat GN. Recent developments in gastroesophageal reflux disease and Barrett's esophagus: ANNO 2012. J Dig Dis. 2012;13(6):291-5.
8. Lee JH, Park SY, Cho SB, Lee WS, Park CH, Koh YI et al. Reflux episode reaching the proximal esophagus are associated with chronic cough. Gut Liver. 2012;6(2):197-202.

Capítulo 50

Úlcera Péptica

Paulo Eugênio Araújo C. Brant

DEFINIÇÃO

Define-se a úlcera como a perda da superfície mucosa visível ao exame endoscópico e radiológico com uma profundidade maior que 5 mm. Histologicamente, as úlceras constituem a perda da superfície epitelial que acomete a muscular da mucosa. As úlceras pépticas constituem as lesões decorrentes da exposição às secreções pépticas (ácido clorídrico ou pepsina). Frequentemente elas ocorrem no estômago e duodeno, porém podem ocorrer no esôfago, intestino delgado, em anastomoses gastroentéricas e raramente em áreas de ectopia de mucosa gástrica.

ETIOLOGIA E FISIOPATOLOGIA

Inúmeros fatores contribuem para a formação das úlceras pépticas. Elas resultam dos efeitos cáusticos da secreção ácida e pepsinogênica na luz do trato gastrointestinal. Quando ocorre um desequilíbrio entre os fatores lesivos e os mecanismos de proteção, estabelece-se a úlcera péptica. A mucosa gastrointestinal apresenta mecanismos de defesa divididos em pré-epiteliais, epiteliais e pós-epiteliais.

Mecanismos Pré-Epiteliais

Os mecanismos pré-epiteliais são fatores que impedem o contato de agentes promotores de lesão com as células epiteliais. A mucosa é protegida por uma cobertura mucosa rica em fosfolípides e uma camada rica em bicarbonato. Na camada mucosa encontram-se glicoproteinas e íons bicarbonato que possibilitam a neutralização do ácido, mantendo assim um pH neutro mesmo quando o pH luminal atinge níveis menores que 2.

Mecanismos Epiteliais

Quando a secreção péptica rompe a barreira pré-epitelial, encontram-se mecanismos para a prevenção ou minimização dos seus efeitos. A exposição da membrana apical ao ácido leva a aumento da resistência à passagem dos íons hidrogênio. Excessos de íons hidrogênio em contato com a célula também são removidos pelas bombas iônicas na membrana basolateral, que incluem as de Na^+/H^+ e Cl^-/HCO_3^-. Quando estes mecanismos falham, estabelece-se um processo denominado restituição rápida, em que células mucosas migram para a membrana basal a fim de estabelecer o fechamento da região, mecanismo regulado por fatores de crescimento epidermal e, fatores de crescimento fibroblástico.

Mecanismos Pós-Epiteliais

O fluxo sanguíneo mucoso fornece quantidade energética e substratos necessários para a manutenção da integridade celular da região. O fluxo sanguíneo remove ácido que se difundiu através da mucosa lesada e fornece bicarbonato secretado na membrana basolateral.

Alterações Associadas às Úlceras Gástricas

A região antral gástrica normalmente apresenta um epitélio colunar que não secreta ácido, ao contrário da mucosa secretora oxíntica, abundante em células parietais localizadas no corpo e no fundo gástrico. A maioria das lesões ulceradas ocorre na região antral ou próxima da transição com a mucosa oxíntica, sugerindo que o epitélio não secretor é mais suscetível às lesões. Pacientes que apresentam úlceras localizadas no estômago proximal normalmente manifestam gastrite crônica e atrofia gástrica. Pacientes que apresentam úlcera gástrica somente no corpo e fundo (ulceração gástrica tipo I) manifestam hipossecreção de ácido clorídrico, possuem número menor de células parietais e níveis mais acentuados de pepsinogênio tipo II. Ao contrário, pacientes que apresentam úlceras do corpo gástrico e úlceras duodenais (ulceração gástrica tipo II) e aqueles com ulceração da região pré-pilórica do antro (ulceração gástrica tipo III) evidenciam anormalidades da secreção ácida gástrica de forma semelhante aos pacientes com ulceração duodenal com elevados níveis de pepsinogênio I.

Alterações Associadas às Úlceras Duodenais

Os pacientes com úlceras duodenais manifestam quadros de hipersecreção ácida. Os níveis de gastrina são mais elevados nos pacientes com úlcera duodenal, quando comparados com pacientes normais. Este fator pode estar associado à infecção pelo *H. pylori*. A infecção induz a secreção de fator de necrose tumoral-□, que estimula a liberação de gastrina pelas células G e diminui a expressão mucosa de somatostatina, peptídeo que suprime a liberação de gastrina.

Helicobacter pylori

O *Helicobacter pylori* é bactéria Gram-negativa, espiralada e flagelada. Seu cromossomo apresenta 1.400 genes. O organismo foi isolado por Warren e Marshall, em 1983, e demonstrado na patogênese da doença ulcerosa. Sua característica consiste na possibilidade de adaptação e sobrevivência em um ambiente hostil como o estômago. Produz grande quantidade de urease, capaz de hidrolizar ureia em dióxido de carbono e amônia, permitindo a alcalinização ao seu redor, criando um micronicho e protegendo-o de dano celular. Após a penetração da camada mucosa, é capaz de aderir através de esfingolípides à célula epitelial gástrica.

O *Helicobacter pylori* é adquirido na infância, em transmissão oral em contato pessoal, em áreas de péssimas condições sanitárias e dificuldade de acesso a água tratada. Principalmente em países em desenvolvimento, 50% da população são portadores da bactéria. Aproximadamente 80 a 90% das úlceras duodenais e 60 a 70% das úlceras gástricas estão relacionadas com a infecção pelo *H. pylori*.

Estabelece-se que a patogênese na úlcera péptica ocorre devido a mediadores celulares, como proteínas codificadas como CagA e VacA, que não só promovem danos celulares diretos, como ativam mediadores inflamatórios que amplificam a resposta inflamatória, levando ao dano celular direto. Reconhecem-se padrões distintos de infecção pelo *H. pylori*. Infecções que acometem principalmente a região antral poupariam a região secretora oxíntica e favoreceriam o aparecimento de úlceras duodenais. Infecções que acometeriam a porção oxíntica de corpo e fundo causam intensa inflamação, levando a gastrite atrófica, aparecimento de úlceras gástricas e predisposição a neoplasia gástrica.

AINES (Anti-inflamatórios Não Esteroides)

A maioria das úlceras pépticas não associadas à infecção pelo *H. pylori* está ligada à utilização de AINES. Notam-se dois mecanismos distintos pela agressão pelos AINES: o mecanismo mediado e o não mediado pela inibição da ciclo-oxigenase.

Mecanismo de ação envolvendo a lesão local, ocorre com a exposição da superfície epitelial por atenuação do conteúdo fosfolípídico do gel mucoso e aumento da permeabilidade mucosa, favorecendo a lesão tópica. Outro mecanismo consiste na inibição da ciclo-oxigenase tanto pela COX1 quanto pela COX2, com diminuição na produção de prostaglandinas gastroduodenais, resultando na perda do mecanismo de proteção pela mucosa, que favorece a agressão pelo conteúdo péptico.

Doenças Hipersecretoras

A maioria das úlceras pépticas é decorrente da infecção pelo *H. pylori* e da utilização de AINES. As condições hipersecretoras devem ser consideradas em pacientes descartados para as condições anteriores. As principais são Zollinger-Ellison (gastrinoma), mastocitose sistêmica, úlcera duodenal hipersecretora e hiperfunção de célula G antral.

QUADRO CLÍNICO

O principal sintoma das úlceras pépticas consiste em dor epigástrica ou síndrome dispéptica. O quadro doloroso da úlcera duodenal é frequentemente referido como uma queimação ou incômodo localizado na região epigástrica, que ocorre de 2 a 3 horas após a alimentação e alivia-se com a ingestão de alimentos ou antiácidos. Aproximadamente 2/3 descrevem quadro doloroso, com despertar no meio da noite, porém raros episódios ao acordar ou pela manhã. Podem ocorrer episódios intercalados por dias ou semanas, seguidos por períodos livres de quadro doloroso. Anorexia e perda de peso são infrequentes nas úlceras duodenais não complicadas.

Pacientes com úlceras gástricas também apresentam epigastralgia, que pode ser indistinguível da úlcera duodenal. A dor tende a ocorrer logo após a alimentação e pode piorar com ingesta alimentar. Somente 1/3 dos pacientes apresenta despertar noturno pelo quadro doloroso, e anorexia e perda de peso podem ocorrer em metade dos pacientes, consequentes ao retardo no esvaziamento gástrico. Apesar destas apresentações clássicas, notamos que os pacientes com doença ulcerosa péptica podem se apresentar de forma assintomática e em trabalhos endoscópicos identifica-se que não há correlação da sintomatologia com os achados endoscópicos.

DIAGNÓSTICO

A endoscopia digestiva alta (EDA) constitui o principal método diagnóstico na doença ulcerosa péptica, já que apresenta maior sensibilidade e permite a realização de biópsias para estudo anatomopatológico e pesquisa do *Helycobacter pylori*. Nas doenças hipersecretoras, deve-se dosar o valor da gastrina sérica. Os valores da normalidade encontram-se entre 50 até 100 pg/mL, e nos pacientes com síndrome de Zollinger-Ellison encontram-se valores acima 150 pg/mL até próximos de 1.000 pg/mL.

TRATAMENTO

O tratamento da úlcera péptica envolve as abordagens clinica e endoscópica. Clinicamente, espera-se a atenuação ou supressão dos sintomas, cicatrização da lesão ulcerada, evitar as complicações e prevenir as recidivas. Atualmente não há evidências que suportem o estabelecimento de dietas específicas e a necessidade de fracionamento da dieta. Deve-se evitar a ingestão de cafeína e bebidas alcoólicas, que apresentam poder estimulador da secreção ácida, assim como os refrigerantes.

O tratamento medicamentoso envolve a utilização de substâncias antissecretoras e pró-secretoras. Os antissecretores disponíveis são os bloqueadores da histamina H2, como ranitidina, 300 mg, cimetidina, 800 mg, famotidina, 40 mg, em doses diárias por 8 semanas, medicamentos que bloqueiam apenas um receptor da célula parietal, permitindo a estimulação gástrica pela acetilcolina e pela gastrina.

Nos anos 1980 houve o desenvolvimento de drogas antissecretoras mais eficazes, que bloqueiam a enzima K^+-ATPase, participante da etapa final da secreção do ácido clorídrico HCL. Estes medicamentos permitiram uma cicatrização mais eficiente das úlceras pépticas, em torno de 95% dos casos. Os bloqueadores da bomba de prótons são omeprazol, 20 mg, lanoprazol, 30 mg, pantoprazol, 40 mg, rabeprazol, 20 mg, esomeprazol magnésio, 20 mg, em dose diária por 4 semanas.

Pró-Secretores

O sucralfrato, 1 g, constitui um exemplo de droga pró-secretora capaz de se ligar aos cátions como proteínas e mucinas, formando complexos químicos que revestem e protegem o tecido regenerativo da úlcera, utilizados quatro vezes ao dia por 8 semanas.

Sais de bismuto coloidal, 120 mg, apresentam também propriedades de recobrir a base da úlcera, com formação de tampão proteico mucinoso, estimulação da produção de muco e bicarbonato e liberação de prostaglandinas, devendo ser utilizados em quatro vezes ao dia por 8 semanas.

Tratamento do *H. pylori*

II Consenso Brasileiro sobre Helicobacter pylori

Indicações

- Úlcera gastroduodenal, ativa ou cicatrizada.
- Linfoma MALT de baixo grau.
- Pós-cirurgia para câncer gástrico avançado, em pacientes submetidos a gastrectomia parcial.
- Pós-ressecção de câncer gástrico precoce (endoscópica ou cirúrgica).
- Gastrite histológica intensa.

  Outras situações:
  - pacientes de risco para úlcera/complicações, que utilizarão AINEs;
  - pacientes com história prévia de úlcera ou hemorragia digestiva alta (HDA) que deverão usar AINEs inibidores específicos ou não da COX-2;
  - indivíduos de risco para câncer gástrico;
  - pacientes de risco para úlcera ou complicações que deverão usar cronicamente derivados do ácido acetilsalicílico (AAS), mesmo em doses baixas.

Esquemas de tratamento

1. Inibidor de bomba protônica (IBP) em dose padrão + amoxicilina 1,0 g + claritromicina 500 mg, duas vezes ao dia, durante 7 dias.
2. IBP em dose padrão, uma vez ao dia + claritromicina 500 mg duas vezes ao dia + furazolidona 200 mg duas vezes ao dia, durante 7 dias.
3. IBP em dose padrão, uma vez ao dia + furazolidona 200 mg três vezes ao dia + cloridrato de tetraciclina 500 mg quatro vezes ao dia, durante 7 dias.

Controle da erradicação

Deverão ser verificados:

- úlcera duodenal;
- úlcera gástrica;
- linfoma MALT de baixo grau.

O controle da erradicação deve ser feito:

- oito semanas, no mínimo, após o final da medicação anti-*H. pylori*. Através do teste respiratório com ureia marcada, quando não houver indicação para endoscopia. Na eventualidade do exame endoscópico, através de teste da urease e histologia;
- antissecretores deverão ser suspensos 7 a 10 dias antes do exame de controle da erradicação;
- tratamento cirúrgico é indicado para pacientes intolerantes ou não aderentes aos regimes medicamentosos e aos pacientes com riscos de complicação:
  - pacientes transplantados;
  - pacientes dependentes de AINES;
  - úlceras que apresentem intratabilidade clínica após inúmeros regimes.

BIBLIOGRAFIA CONSULTADA

1. Coelho LGV, Zaterka S; II Consenso Brasileiro sobre Helicobacter pylori / Second Brazilian Consensus Conference on Helicobacter pylori infection. Arq gastroenterol. 2005;42(2):128-132.
2. Lanza FL et al. Guidelines for the prevention of NSAID-ulcer complications. Am J Gastroenterol. 2009;104(3):728-38.
3. Lanza FL et al. Practice Parameters Committee of the American College of Gastroenterology. Guidelines for prevention of NSAID-related ulcer complications. Am J Gastroenterol. 2009;104(3):728-38.
4. Malfertheiner P et al. Peptic ulcer disease. Lancet. 2009;374(9699):1449-61.
5. McColl KE. Clinical practice. *Helicobacter pylori* infection. N Engl J Med. 2010;362(17):1597-1604.

Capítulo 51

Câncer do Estômago (Adenocarcinoma)

Paulo Kassab
Osvaldo Antônio Prado Castro
Carlos Alberto Malheiros

EPIDEMIOLOGIA

O câncer do estômago ainda é a segunda ou terceira causa de morte por câncer no mundo, apesar de estar em diminuição nos países desenvolvidos, com uma incidência média de 20/100.000 habitantes por ano. Fica atrás apenas das neoplasias de traqueia, brônquios e pulmão e das neoplasias colorretais. A incidência é muito elevada no Oriente, particularmente na Coreia do Sul e no Japão, mas também em muitas regiões da China e Rússia. As estimativas globais mostram, no Extremo Oriente, uma incidência média de cerca de 42/100.000 habitantes por ano. Na Europa Central e do Leste é de aproximadamente 21/100.000 habitantes por ano, semelhante àquela observada nos países menos desenvolvidos. Na América Latina encontra-se elevada ocorrência nos países andinos, e especialmente na Costa Rica. No Brasil, o Instituto Nacional do Câncer faz estimativas prevendo cerca de 12 casos/100.000 habitantes por ano nos homens e 7/100.000 habitantes por ano nas mulheres.

Um levantamento realizado na Santa Casa de São Paulo, em 2011, mostrou que cerca de 40% dos casos eram oriundos da região Nordeste e 40% da região Sudeste. Apesar do viés, pelo levantamento ter sido feito na cidade de São Paulo, esta casuística serve para mostrar dois polos de incidência no País.

A doença é mais comum nos homens acima de 40 anos de idade.

ETIOLOGIA E FATORES DE RISCO

A maior causa é a ingestão, desde a infância, de alimentos ricos em nitritos (nitrosaminas) ou ricos em derivados do carvão. Como exemplo, temos o peixe conservado na salga no Japão e, em nosso meio, as carnes conservadas da mesma maneira. Os nutrientes submetidos à defumação são, por sua vez, ricos em benzopireno, também potente carcinógeno para o estômago.

O *Helicobacter pylori* também é considerado um carcinógeno tipo 1 para o câncer do estômago em áreas endêmicas, entretanto é importante lembrar que, a nosso ver, não se deve tratar indiscriminadamente todos os indivíduos portadores de infecção por esta bactéria. O grupo de maior risco é o dos portadores de gastrite atrófica, comumente encontrada em pacientes acometidos por doenças autoimunes. Em segundo lugar, os que foram previamente submetidos a gastrectomias, seja por doenças benignas ou malignas. Nesse último grupo, quanto mais tempo passado da gastrectomia, maior é a chance de ser desenvolver o câncer. Além desses grupos, deve-se rastrear cuidadosamente os indivíduos acima de 40 anos com sintomas dispépticos.

DIAGNÓSTICO

Sintomas

Costuma-se dizer que, quando o câncer do estômago provoca sintomas, praticamente se perdeu a chance de cura, assim, em vez de se esperar o sintoma, deve-se procurar cuidadosamente a doença em grupos de risco. Emagrecimento, vômitos, melena e dor epigástrica são os sintomas mais frequentes, entretanto anemia de causa indeterminada, diarreias, disfagia, pirose e sintomas dispépticos atípicos devem receber toda a atenção.

Sinais

O exame físico pode ser praticamente normal, mas alguns sinais devem ser levados em consideração, pois denotam doença avançada e, na prática, descartam o tratamento cirúrgico. São eles: sinal de Troisier, que consiste do infartamento dos linfonodos supraclaviculares esquerdos; sinal da Irmã Maria José, que consiste na palpação de nódulo em região umbilical; ascite, que pode refletir doença avançada se for hemorrágica ou simplesmente desnutrição se for citrina; prateleira de Blummer: é encontrada no toque retal quando se tem acometimento do peritônio pélvico. O toque mostra um "degrau" na reflexão peritoneal.

Exames Complementares

Endoscopia, macroscopia e histologia

Após uma detalhada história clínica, o padrão-ouro para o diagnóstico é a endoscopia digestiva alta com múltiplas biópsias. Especial atenção deve ser dada aos pacientes com úlcera gástrica. Qualquer úlcera localizada no estômago é potencialmente maligna e jamais deve ser tratada por um período maior que 2 meses, se não houver melhora.

À endoscopia, são classificados em precoces e avançados. Os tumores precoces, por definição, são aqueles que não ultrapassam a camada submucosa. Sua classificação se observa na Figura 51.1. Não se deve confundir com o vocábulo precoce em português, já que os tumores precoces podem apresentar metástases em linfonodos e até mesmo à distância.

Os tumores avançados são aqueles que já atingiram a camada muscular e obedecem uma outra classificação. O tipo 1 ou polipoide, o tipo 2 ou ulcerado, o tipo 3 ou ulceroinfiltrativo e o tipo 4, infiltrativo ou esquirroso. Quando o câncer esquirroso acomete todo o estômago, estamos diante de uma situação chamada linite plástica. A ilustração desses tipos pode ser notada na Figura 51.2.

É importantíssimo lembrar que uma biópsia negativa não exclui o câncer e deve ser repetida imediatamente se a lesão for suspeita ou após 2 meses, quando a opção for o tratamento clínico. Histologicamente, o adenocarcinoma pode ser de dois tipos: in-

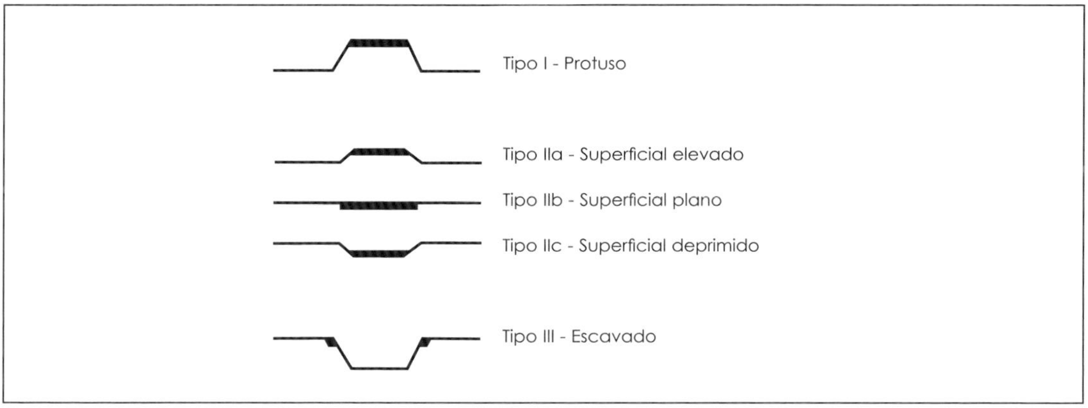

Figura 51.1 – Classificação do câncer precoce do estômago (Modificada de *Japanese Gastric Cancer Association*, 1998).

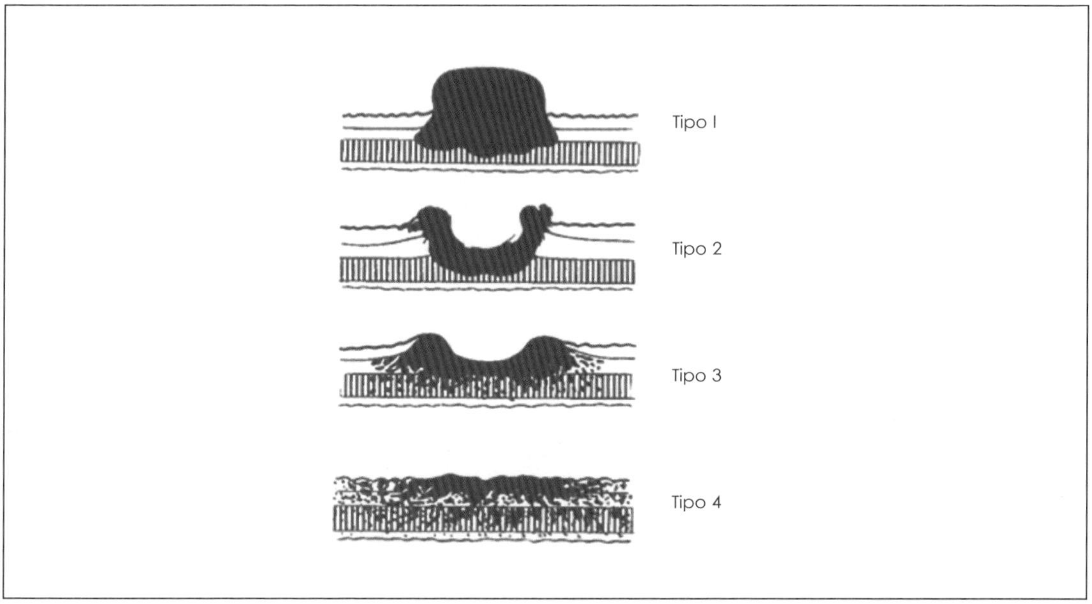

Figura 51.2 – Classificação do câncer avançado do estômago (Modificada de *Japanese Gastric Cancer Association*, 1998).

testinal ou difuso. O primeiro, em sua histologia, assemelha-se a glândulas intestinais e o segundo mantém o padrão gástrico, entretanto, na maior parte dos casos pode-se encontrar formas nas quais temos os dois tipos histológicos em maior ou menor grau, e outras nas quais a diferenciação é quase inexistente. Nesses últimos, em geral, o prognóstico é pior. A imunoistoquímica hoje vem sendo empregada rotineiramente, sobretudo para se detectar a presença de mutação no gene HER2, que poderá direcionar o tratamento para medicamentos mais específicos.

Exames complementares e estadiamento

Os exames devem ser realizados para a complementação do diagnóstico e o estadiamento. Para a complementação do diagnóstico pode-se, muitas vezes, recorrer à radiografia contrastada, sobretudo nos casos de tumores proximais, em que se deseja avaliar a extensão em direção ao esôfago.

Para o estadiamento, a radiografia de tórax pode revelar suspeita de linfangite carcinomatosa nas bases pulmonares, mas hoje é substituída com vantagem pela tomografia computadorizada. A detecção de metástases hepáticas pode ser realizada com relativa acurácia pelo ultrassom, mas nos casos de metástases menores que 1 cm, a tomografia também é superior. A tomografia é também um método eficiente para detectar a profundidade do tumor, o acometimento dos linfonodos e a invasão de órgãos adjacentes (fígado, pâncreas e cólon transverso principalmente).

A ultrassonografia endoscópica é útil para a determinação da profundidade e do acometimento linfonodal, sobretudo nos tumores precoces. Além disso, determina com boa precisão os limites craniais e caudais do tumor. A ressonância magnética tem eficácia bastante semelhante à tomografia. A tomografia por emissão de pósitrons (PET-TC) pode substituir a cintilografia óssea para a detecção de metástases, sendo também muito útil para se determinar lesões à distância, entretanto seu custo é elevado e sua disponibilidade, muito baixa.

O estadiamento baseia-se no conceito TNM (tumor, linfonodo, metástase). O T é classificado da seguinte forma: T1a – tumor restrito à mucosa, T1b – restrito à submucosa, T2 – invade a muscular própria, T3 – invade a subserosa, T4a – invade a serosa, T4b – invade órgãos adjacentes. Para o item N considera-se: N1 – acometimento de um a dois linfonodos regionais, N2 – de três a seis linfonodos regionais, N3a – de sete a 15 e N3b mais que 16 linfonodos regionais acometidos. O acometimento de linfonodos à distância é considerado metástase. Qualquer metástase é considerada M1. Elas podem ocorrer no peritônio, fígado, pulmões, cérebro, meninges, pleura, pele e ossos. O estadiamento final pode ser visto na Tabela 51.1.

Tabela 51.1 – Estadiamento do câncer do estômago (Modificada de *Japanese Gastric Cancer Association*, 2011)

	N0	N1	N2	N3
T1a, T1b	IA	IB	IIA	IIB
T2 (MP)	IB	IIA	IIB	IIIA
T3 (SS)	IIA	IIB	IIIA	IIIB
T4a (SE)	IIB	IIIA	IIIB	IIIC
T4b (SI)	IIIB	IIIB	IIIC	IIIC
M1 (qualquer T, qualquer N)	IV	IV	IV	IV

TRATAMENTO

O tratamento curativo só pode ser obtido através da ressecção do tumor. Essa ressecção pode ser até endoscópica em casos de tumores bem diferenciados, restritos à mucosa e menores que 1,5 cm. Nos demais tumores o tratamento é a gastrectomia, que pode ser total ou subtotal, sempre com margens de 2 cm para os tumores precoces e de 6 cm para os avançados.

Avaliação e Preparo Pré-Operatório

O preparo deve seguir normas rigorosas com avaliação nutricional, cardiovascular, pulmonar, renal e neurológica. Nos pacientes idosos, o cuidado deve ser redobrado. Deve-se realizar avaliação laboratorial que inclua hemograma completo, coagulograma, dosagens de sódio, potássio, ureia, creatinina, proteínas totais e frações. Acima de 40 anos, eletrocardiograma e radiografia de tórax, e em pacientes com suspeita de doença cardiovascular e idosos, uma investigação cardiológica mais acurada que geralmente inclui o ecocardiograma.

Nos doentes desnutridos muitas vezes é necessário que se realize nutrição parenteral ou enteral, cujo período ideal seria de cerca de 14 dias antes da cirurgia. Infelizmente, na maior parte das vezes a cirurgia se impõe antes de decorrido esse período.

Em alguns casos ocorre obstrução antro-pilórica, que aumenta demasiadamente o risco de pneumonia por aspiração. Nessas ocasiões deve-se realizar uma lavagem gástrica na véspera, através de sonda de Foucher, com o objetivo de se esvaziar o estômago. Além disso, alertar o anestesista para a realização de intubação com sequência rápida. Ainda nesses doentes, atenção aos distúrbios eletrolíticos, com a ocorrência de alcalose hipoclorêmica e hipopotassêmica, que deve ser previamente corrigida. É também prudente a realização de preparo de cólons, já que pode ocorrer invasão do mesocólon transverso, obrigando uma colectomia segmentar.

Cirurgia

A cirurgia padrão é a gastrectomia associada a linfadenectomia D2. A gastrectomia pode ser subtotal ou total, dependendo da extensão cranial do tumor. A reconstrução preferencial é em *Y de Roux*, mas pode-se realizar anastomose com o duodeno (Billroth I) ou em casos paliativos ou idosos, a reconstrução com o jejuno (Billroth II). A linfadenectomia D2 consiste, a grosso modo, no esvaziamento dos linfonodos perigástricos e ao longo das artérias hepática, esplênica e do tronco celíaco. Em tumores precoces pequenos, nos restritos à mucosa, ou nos pacientes com maior risco cirúrgico, pode-se realizar uma dissecção menor dos linfonodos (D1 ou D1+).

Quando os tumores forem inextirpáveis, a realização de uma gastroenteroanastomose pode ser útil. Quando os tumores forem muito proximais e esse procedimento não for possível, a jejunostomia deve ser aventada.

Pós-Operatório

Nos casos de gastrectomia subtotal, o paciente poderá ser realimentado assim que apresentar ruídos hidroaéreos em boa quantidade e estiver eliminando gases e evacuando. Inicia-se com dieta líquida e paulatinamente progride-se para dieta pastosa e, mais tardiamente, dieta geral. É importante lembrar que a dieta deverá ser fracionada (cerca de seis a seterefeições ao dia). Nos indivíduos submetidos a gastrectomia total o cuidado deve ser maior, já que a anastomose esofagojejunal é mais suscetível à deiscência. Esses doentes em geral já saem da cirurgia com sonda nasoenteral, e desse modo uma dieta enteral, rica em nutrientes, pode ser instituída, obedecidas as mesmas condições citadas. A alimentação oral só será retomada após a constatação de que a anastomose não apresenta deiscência. Esta constatação é feita em torno do oitavo dia de pós-operatório, através de radiografia contrastada (apenas usar contraste iodado).

Tratamento Complementar

O tratamento complementar consiste de quimioterapia e/ou radioterapia. Dois tipos de abordagem são possíveis: o tratamento pré-operatório ou neoadjuvante e o tratamento pós-operatório ou adjuvante. O tratamento neoadjuvante consiste apenas de quimioterapia e, a nosso ver, deve ser reservado para os doentes com tumores mais avançados, com comprometimento linfonodal maciço e de pior prognóstico. O tratamento adjuvante pode ser apenas químio ou químio e radioterápico. Deve ser escolhido para doentes de melhor prognóstico e com tumores menos avançados, ou ainda quando o exame anatomopatológico revelar acometimento linfonodal extenso, não demonstrado no pré-operatório. Nos indivíduos com tumores T1, T2 ou T3 sem acometimento linfonodal, ainda não há consenso sobre o tratamento complementar e a cirurgia isolada pode ser considerada suficiente.

SEGUIMENTO

O acompanhamento consiste em retornos ambulatoriais trimestrais no primeiro ano de pós-operatório e semestrais nos 3 anos seguintes, até o quinto ano. Nos casos em que há suspeita ou maior chance de recidiva, pode-se manter o seguimento trimestral no segundo ano. Deve-se solicitar exames laboratoriais de forma rotineira, com ênfase no aspecto nutricional e hematimétrico. Habitualmente, hemograma, ferro, ferritina, saturação de transferrina, proteínas totais e frações, TGO e TGP. O uso de marcadores tumorais como CEA, Ca 72-4, Ca 19-9, alfafetoproteína não são de grande utilidade quando utilizados isoladamente, podendo mostrar benefícios quando usados em conjunto.

Os exames de imagem, preferencialmente a tomografia de abdome e pelve, assim como a radiografia de tórax, devem ser solicitados semestralmente nos primeiros 2 anos e anualmente nos 3 anos seguintes, com o intuito de detectar precocemente uma eventual recidiva da doença ou aparecimento de uma metástase. Nas tomografias, principalmente nos tumores esquirrosos, não se deve esperar imagens tumorais, já que o acometimento peritoneal é difuso e de características desmoplásicas simulando fibrose, portanto, pouco evidenciável por métodos de imagem.

A reposição de vitamina B_{12} é em geral necessária, sobretudo nos doentes submetidos a gastrectomia total. Doses de 15.000 a 30.000 unidades podem ser administradas semestralmente, ou doses de 5.000 unidades mensalmente, de preferência por via intramuscular. Pode-se realizar também a dosagem de vitamina B_{12}, mas esse exame não está disponível em centros menores. A reposição do ferro também pode ser necessária, podendo ser realizada por via oral ou parenteral, preferencialmente venosa, evitando-se o uso intramuscular. Em mulheres, deve-se dar atenção à reposição de cálcio e vitamina D.

BIBLIOGRAFIA CONSULTADA

1. Bouché O, Penault-Llorca F. HER2 and gastric cancer: a novel therapeutic target for Trastuzumab. Bull Cancer. 2010;97(12):1429-40.
2. Japanese Gastric Cancer Association. Japanese Classification of gastric carcinoma – 2nd English edition. Gastric Cancer. 1998;1:10-24.
3. Japanese Gastric Cancer Association. Japanese Classification of gastric carcinoma. 3rd English edition. Gastric Cancer. 2011;14(2):101-112.
4. Malheiros CAM, Kassab P. Classificação, diagnóstico e estadiamento. In: Câncer do estômago. Aspectos atuais do diagnóstico e tratamento. São Paulo: Editora Andrei; 2002. p. 121-138.
5. Rahal F, Pereira V. Condutas normativas, Departamento de Cirurgia da Faculdade de Ciências Médicas da Santa Casa de São Paulo. 12ª ed. 2012. 164 p.

Capítulo 52

Cirrose Hepática

Perla Oliveira Schulz

DEFINIÇÃO

A cirrose hepática (CH) é uma doença crônica e quase sempre irreversível, sendo o processo final de reparação hepática de qualquer lesão mantida e contínua, independentemente da etiologia. Caracteriza-se histologicamente por regeneração nodular e fibrose difusas, associadas a necrose hepatocelular, desorganização das arquiteturas lobular e vascular do órgão.

ETIOLOGIA

É muito importante definir a etiologia da CH, para a escolha de terapêuticas específicas. Atualmente a doença hepática gordurosa não alcoólica é a principal causa de hepatopatia no mundo ocidental, seguida em frequência mundial pelas hepatites virais (hepatites B e C) e pelo álcool. Apesar dos avanços nos exames complementares, ainda hoje cerca de 20% dos casos de CH são considerados criptogênicos. As causas de CH estão relacionadas na Tabela 52.1.

QUADRO CLÍNICO

Mesmo comprometendo difusamente o fígado, a CH pode permanecer assintomática por anos, graças à reserva funcional e à capacidade de regeneração hepática. Portanto, não é incomum que os casos compensados sejam diagnosticados em exames ou cirurgias realizados por outras moléstias.

A CH é, porém, de caráter evolutivo, com comprometimento progressivo das funções vitais do fígado, e suas consequentes repercussões sistêmicas. A sintomatologia é variável, de acordo com o grau de disfunção hepática e a etiologia da doença, tais como: anorexia, astenia, fraqueza, fadiga, emagrecimento e caquexia; feminização (acúmulo de androstenediona) manifestada como ginecomastia, atrofia testicular, impotência sexual, irregularidade menstrual, amenorreia, esterilidade, rarefação de pelos, eritema palmar e telangiectasias; hálito hepático; icterícia; petéquias e equimoses; esplenomegalia; ascite; circulação colateral; *flapping*, alteração do nível de consciência, inversão do ciclo sono-vigília; hematêmese e/ou melena.

Tabela 52.1 – Causas de cirrose	
Hepatite autoimune	
Lesão hepática induzida por drogas ou toxinas	
Lesão hepática induzida pelo álcool	
Doença hepática gordurosa não alcoólica (DHGNA)	
Hepatites virais B, C, D, ou não B, não C	
Doenças metabólicas	Deficiência de alfa$_{1}$-antitripsina
	Doença de Wilson
	Hemocromatose
Distúrbios vasculares	Insuficiência cardíaca direita crônica
	Síndrome de Budd-Chiari
Cirrose biliar	Cirrose biliar primária
	Cirrose biliar secundária a obstrução crônica
	Colangite esclerosante primária
	Atresia biliar
	Insuficiência congênita de ductos intra-hepáticos (S. Alagille)
Cirrose criptogênica	

DIAGNÓSTICO

O diagnóstico de CH é histológico, caracterizado por presença de fibrose e nódulos regenerativos. Entretanto, a maioria dos pacientes cirróticos, na ocasião do diagnóstico, já está em fase avançada da doença, com coagulopatia e/ou ascite, que podem contraindicar tal procedimento invasivo. Nesses pacientes, o diagnóstico é feito presuntivamente, por meio de achados clínicos e exames complementares (laboratoriais, radiológicos e endoscópicos) característicos de insuficiência hepatocelular e hipertensão portal, sendo dispensada a avaliação histológica.

Diversos exames complementares podem ser utilizados no auxílio ao diagnóstico da CH e na avaliação do grau de disfunção hepática (exames inespecíficos) e para conseguirmos obter o diagnóstico etiológico da hepatopatia (exames específicos).

Exames Inespecíficos

- Aminotransferases (AST – aspartato transaminase; ALT – alanino transaminase): a elevação destas enzimas indica lesão hepatocelular:
  - razão AST/ALT > 2 e AST < 300 UI/L: sugerem lesão por álcool;

  - AST e ALT equivalentes, altas (> 1.000 UI/L): indicam necrose acentuada – hepatites virais, medicamentosas, isquemia e outros.
- Fosfatase alcalina (FA) e gama-glutamiltransferase (GGT): quando elevadas, indicam lesão ductal e colestase:
  - fosfatase alcalina > 4 vezes: altamente sugestiva de lesão ductal;
  - elevação isolada de FA: investigar ossos, córtex adrenal, placenta, intestino, rins e pulmões;
  - GGT eleva-se com o uso de álcool, barbitúricos e outras drogas.
- Bilirrubinas direta (BD) e indireta (BI):
  - elevação de BD: colestase;
  - elevação isolada de BI: síndrome de Gilbert e hemólise.
- Albumina e tempo de protrombina (TAP): avaliam a função do fígado:
  - albumina (meia-vida de 28 dias): a redução sustentada para menos de 3 mg/dL, associada a alteração de outros exames laboratoriais que indiquem lesão hepática, sugere hepatopatia;
  - hipoalbuminemia isolada: investigar enteropatia perdedora de proteínas, síndrome nefrótica e desnutrição;
  - TAP prolongado sugere hepatopatia ou síndrome disabsortiva com deficiência de vitamina K.
- Hemograma completo – trombocitopenia, bicitopenias ou pancitopenias podem ser secundárias ao hiperesplenismo.
- Exames de imagem:
  - ultrassonografia (US): permite a avaliação rápida, não invasiva e sem riscos para a avaliação hepática. A patência das veias porta, esplênica e hepáticas pode ser avaliada pelo uso concomitante do Doppler. Tem como limitações não permitir a caracterização de tumores menores e ser um exame operador-dependente;
  - tomografia computadorizada (TC) e ressonância nuclear magnética (RM): além dos achados também visualizados na US, estes exames são mais sensíveis e específicos no estudo de lesões hepáticas focais.
- Biópsia hepática: exame padrão-ouro para o diagnóstico de CH, pode ser útil na avaliação etiológica. Nos casos mais avançados, porém, não auxilia muito no diagnóstico nosológico da CH, visto que as alterações remanescentes são apenas de fibrose cicatricial.
- Endoscopia digestiva alta: muito útil para a visualização de varizes esofágicas (VE) ou gástricas (VG) e gastropatia hipertensiva.

Exames Específicos

(vide Tabela 52.2).

Tabela 52.2 – Exames específicos para diagnóstico de etiologias da cirrose	
Hepatites virais	Sorologias para hepatites B e C
Hemocromatose	Avaliação de cinética do ferro Pesquisa de mutações dos genes HFE, C282Y e H63D Avaliação de sobrecarga férrica hepática na RM Biópsia hepática
Doença de Wilson	Ceruloplasmina sérica e cobre urinário Pesquisa de anel de Kayser-Fleischer
Hepatite autoimune	FAN Eletroforese de proteínas séricas com hipergamaglobulinemia policlonal Antimúsculo liso Anti-LKM1
Colangite esclerosante	Colangiorressonância magnética Colangiopancreatografia retrógrada endoscópica
Cirrose biliar primária	Antimitocôndria Biópsia hepática
Deficiência de alfa$_1$-antitripsina	Dosagem de alfa$_1$-antitripsina
DHGNA	Avaliação de peso, circunferência abdominal e pressão arterial Glicemia, colesterol total e frações, triglicerídeos

COMPLICAÇÕES

Hipertensão Portal (HP)

É definida como um aumento do gradiente de pressão venosa hepática acima de 6 mmHg. O aumento da resistência venosa é a causa mais comum e pode ocorrer em vários pontos, tendo como referência os sinusoides hepáticos. Na CH, é principalmente sinusoidal, mas pode ocorrer em outros níveis.

As manifestações clínicas da HP serão discutidas adiante. O tratamento pode ser medicamentoso (betabloqueadores não seletivos reduzem o fluxo sanguíneo), cirúrgico (*shunts* portossistêmicos) ou por via percutânea (TIPS – *transjugular intrahepatic portosystemic shunt*).

Encefalopatia Hepática (EH)

Síndrome neuropsíquica secundária à insuficiência hepática, caracterizada por distúrbios da consciência, da personalidade e da capacidade intelectual, podendo evoluir para o coma. Sua patogenia é multifatorial. Clinicamente, a EH pode ser estagiada conforme a Tabela 52.3.

Geralmente a EH é desencadeada por algum fator precipitante tratável, sendo, portanto, fundamental rastrear tais fatores (Tabela 52.4).

Tabela 52.3 – Estágios da encefalopatia hepática – critérios de West Haven			
Estágio	Consciência	Intelecto e Comportamento	Achados Neurológicos
0	Normal	Normal	Exame normal; testes psicomotores prejudicados
1	Leve perda de atenção	Redução na atenção; adição e subtração prejudicadas	Tremor ou *flapping* leve
2	Letárgico	Desorientado; comportamento inadequado	*Flapping* evidente; fala arrastada
3	Sonolento mas responsivo	Desorientação grave; comportamento bizarro	Rigidez muscular e clônus; hiper-reflexia
4	Coma	Coma	Postura de descerebração

Tabela 52.4 – Fatores precipitantes da encefalopatia hepática	
Anemia	Infecção (urinária, peritonite, etc.)
Azotemia / uremia	Medicações (narcóticos, sedativos, etc.)
Constipação	Oclusão vascular
Desidratação	Hipocalemia e alcalose metabólica
Hepatocarcinoma	Excesso de proteínas na dieta
Hipoglicemia	Hemorragia gastrointestinal
Hipotireoidismo	Hipóxia

O tratamento da EH consiste: na reversão dos fatores precipitantes; administração de lactulose oral (acidifica a luz intestinal, promovendo menor absorção de amônia e modifica a flora intestinal) com o objetivo de o paciente apresentar três a quatro evacuações pastosas ao dia; administração de antibióticos orais ou retais, como o metronidazol e a neomicina (diminui a população bacteriana dos cólons); dieta com aminoácidos de cadeia ramificada (evitar dieta com restrição proteica, pois pode agravar quadros de desnutrição); flumazenil ou bromocriptina (têm duração de efeito muito curta); L-ornitina L-aspartato (eficácia na redução de níveis séricos de amônia).

Hemorragia Digestiva

As causas de HDA em portadores de CH são: rotura de VE ou VG; gastropatia hipertensiva; úlcera péptica. Clinicamente, manifesta-se por hematêmese e/ou melena, com instabilidade hemodinâmica, podendo desencadear o agravamento da reserva funcional hepática, caracterizado por encefalopatia hepática, ascite e insuficiência renal. Além disso, 44 a 78% dos cirróticos evoluem com varizes anorretais e colopatia hipertensiva, que se manifestam por hematoquezia ou enterorragia.

O tratamento na vigência do sangramento digestivo deve-se iniciar com a estabilização hemodinâmica, proteção de vias aéreas, reposição volêmica, hemotransfusão quando necessário (manter hemoglobina > 8 mg/dL ou hematócrito > 24%), e correção de distúrbios da coagulação (caso TAP < 50% repor plasma fresco 15-20 mg/kg, e se plaquetas < 50.000/mm^3 transfundir uma unidade para cada 10 kg de peso).

Devem-se então introduzir precocemente medicamentos vasopressores que promovam a vasoconstrição esplâncnica (terlipressina 1 a 2 mg de 4/4 h até 48 horas após o controle do sangramento, somatostatina 3,5 μg/kg/hora em infusão contínua, ou octreotide na dose de *bolus* de 50 a 100 μg IV seguida de infusão contínua de 25 a 50 μg/hora, todos devendo ser mantidos por 48 horas após o controle do sangramento). Enquanto o paciente estiver instável, pode-se passar o balão de Sengstaken-Blakemore para ocontrole temporário do sangramento. Após a estabilização clínica, deve-se realizar o tratamento endoscópico específico.

Com o objetivo de evitar esta complicação temida da cirrose, de acordo com o 1º Consenso de HDA Varicosa da Sociedade Brasileira de Hepatologia (2009), deve-se iniciar profilaxia primária para sangramento com betabloqueador ou ligadura elástica nos pacientes Child-Pugh A com VE de médio e grosso calibres com ou sem sinais da cor vermelha, e em pacientes Child B ou C com VE de qualquer calibre.

Em pacientes que já apresentaram sangramento digestivo prévio, a profilaxia secundária preconizada é a associação de betabloqueador com erradicação endoscópica das VE (ligadura elástica ou escleroterapia). Quando houver refratariedade aos tratamentos endoscópico e farmacológico, considerar a realização de cirurgias derivativas ou a passagem do TIPS.

Ascite

Os fatores envolvidos na formação da ascite são vários, sendo fundamentais: a presença da HP (com aumento da pressão hidrostática na área esplâncnica); a hipoalbuminemia, com diminuição de pressão oncótica do plasma; a ativação do sistema renina-angiotensina-aldosterona; a ativação do sistema nervoso simpático; a liberação do hormônio antidiurético e, consequentemente, a retenção de sódio e água no organismo.

O tratamento consiste em: dieta hipossódica (2 g de NaCl/dia); restrição hídrica apenas se o sódio sérico estiver menor que 130 mEq/L; paracentese de alívio (retirada de até 5 litros sem necessidade de reposição hídrica, mas, caso seja acima de 5 litros, deve-se repor albumina da dose de 6 a 8 g/L retirado); repouso; uso de diuréticos (espironolactona na dose máxima de 400 mg/dia e furosemida na dose máxima de 160 mg/dia). A introdução dos diuréticos deve ser gradual, com elevação da dose em intervalos médios de 3 dias, sempre com acompanhamento da função renal. A resposta esperada ao tratamento com diuréticos é a perda de peso média de 1 kg/dia, caso haja edema periférico associado, e de 300-500 mg/dia, caso haja apenas ascite.

Ascite refratária é quando há uma falta de resposta terapêutica às doses máximas de diuréticos, e ascite intratável é quando não se consegue atingir doses máximas de diuréticos, pois o paciente evolui com descompensação clínica (EH, insuficiência renal etc.). Nos casos de ascite refratária ou intratável, considerar a realização de cirurgias derivativas ou a passagem do TIPS.

Peritonite Bacteriana Espontânea (PBE)

Constitui complicação grave e frequente em cirróticos, e é definida como infeção do líquido ascítico na ausência de um sítio contíguo de infecção intra-abdominal. As bactérias aeróbicas Gram-negativas são responsáveis por 70% dos casos (*Escherichia coli*), seguidas pelos cocos Gram-positivos (*Streptococcus sp.* – 20%). Tal infecção ocorre por translocação de bactéricas colônicas, que ganham a circulação porta e se instalam no líquido ascítico com baixa capacidade de opsonização bacteriana, secundariamente à diminuição das proteínas totais, dos componentes do complemento e da fibronectina.

Os pacientes podem ser assintomáticos ou apresentar sintomas tais como dor abdominal, febre, distúrbios de motilidade intestinal, insuficiência renal ou EH de início recente. A Associação Europeia de Estudos do Fígado recomenda, por tais razões, que seja realizada paracentese diagnóstica em todo paciente cirrótico que apresente febre, dor abdominal, piora das condições gerais, alteração da função renal, EH ou HDA, assim como em todo paciente com ascite que seja internado por quaisquer outros motivos.

O diagnóstico é feito pela contagem de células do líquido ascítico (> 250 polimorfonucleares/mm^3) e por cultura positiva do líquido ascítico. A cultura não é um exame muito sensível, sendo negativa em 60% dos casos.

Recomenda-se o tratamento com cefalosporinas de terceira geração (cefotaxime ou ceftriaxone), amoxicilina com clavulanato ou ciprofloxacina, por 5-15 dias, dependendo da gravidade e da evolução do caso. Deve-se repetir a paracentese diagnóstica para controle 48 horas após o início do tratamento, sendo considerada resposta satisfatória se ocorrer queda de 25% do número de polimorfonucleares comparado com os valores pré-tratamento; caso contrário, deve-se trocar o antibiótico usado. Recomenda-se o uso de albumina humana (1,5 g/kg no 1º dia e 1 g/kg no 3º dia, via intravenosa) para prevenir a síndrome hepatorrenal, apesar de mais estudos se fazerem necessários.

Uma vez feito o diagnóstico de PBE, recomenda-se a profilaxia secundária com norfloxacina (400 mg uma vez/dia, via oral), ciprofloxacina (750 mg/semana por via oral) ou sulfametoxazol-trimetoprim (800 - 160 mg/dia, via oral) por tempo indefinido.

A profilaxia primária é recomendada para os pacientes com alto risco de apresentarem PBE, que são: os em episódio agudo de hemorragia digestiva e os pacientes com proteína do líquido ascítico baixa (< 10 gL). No primeiro grupo de pacientes, a profilaxia deve ser feita com ceftriaxone parenteral ou com norfloxacina 400 mg VO de 12/12 horas por 7 dias, e no segundo grupo a profilaxia deve ser feita com norfloxacina 400 mg/dia, uso contínuo.

Síndrome Hepatopulmonar (SHP)

É definida como uma tríade clínica caracterizada por: doença hepática; alteração da troca gasosa pulmonar caracterizada por elevação do gradiente alvéolo-arterial de oxigênio (AaO_2) com ou sem hipoxemia; e dilatações vasculares intrapulmonares (DVIP) ou comunicações arteriovenosas que resultam em *shunt* intrapulmonar direita-esquerda. Pode acometer adultos e crianças, não apresentando associação com fatores clínico-demográficos, tais como idade, sexo, tabagismo, e com a etiologia da CH. As principais manifestações clínicas são dispneia e platipneia (aumento da dispneia induzida pela mudança do decúbito supino para a posição ortostática), associadas à ortodeóxia (dessaturação arterial do oxigênio quando o paciente sai da posição supina para ortostase, com diminuição da $PaO_2 \geq 5\%$ ou ≥ 4 mmHg) e fadiga, além dos achados clínicos de cianose, hipocratismo digital e aranhas vasculares. No entanto, a maioria dos pacientes acometidos não apresenta sintomas e apenas 5 a 13% deles têm hipoxemia evidente.

Os critérios diagnósticos da SHP são: 1) pressão arterial de oxigênio menor que 80 mmHg ou o alargamento do AaO_2 maior ou igual a 15 mmHg ou ≥ 20 mmHg em indivíduos acima de 64 anos; 2) doença hepática; e 3) DVIP evidenciada por ecocardiograma com microbolhas ou por cintilografia perfusional usando macroagregados de albumina marcados por Tc^{99m} (positivo quando há aumento da captação em território cerebral > 6%). As alterações hemogasométricas devem ser obtidas por gasometria arterial coletada com o paciente sentado, em ar ambiente na ausência de doença cardiopulmonar associada, para calcular o AaO_2 (Figura 52.1).

$$AaO_2 = (PaO_2 - PaCO_2/0,8 - PaO_2)$$

Figura 52.1 – Equação de West: Cálculo de gradiente alvéolo-arterial de oxigênio (AaO_2).

Existem poucas alternativas terapêuticas disponíveis para o tratamento da SHP. Oxigenoterapia a longo prazo é indicada para pacientes com hipoxemia acentuada ($PaO_2 < 60$ mmHg). Várias alternativas terapêuticas já foram aventadas, com resultados negativos ou duvidosos. O transplante hepático (TxH) é, até o momento, a única alternativa eficaz associada à reversão da hipoxemia a longo prazo, que geralmente ocorre meses após o procedimento, apesar de vários estudos demonstrarem que esta morbidade é associada à maior mortalidade após a cirurgia (16-29%).

Síndrome Hepatorrenal (SHR)

É definida como quadro de insuficiência renal que ocorre em pacientes com doença hepática avançada e HP associada, sem causa identificável da falência renal. É secundária a distúrbios circulatórios. Os rins são estruturalmente preservados. As manifestações incluem azotemia, oligúria e hiponatremia. Outras causas de disfunção renal devem ser afastadas, como insuficiência renal pré-renal, necrose tubular aguda e uso de drogas nefrotóxicas (Tabela 52.5).

Tabela 52.5 – Critérios diagnósticos para síndrome hepatorrenal
• Presença de cirrose e ascite
• Creatinina sérica > 1,5 mg/dL (ou 133 µmol/L)
• Ausência de hipovolemia, definida por falta de resposta, após 48 horas de suspensão de diuréticos associada à expansão volêmica com albumina (1 g/kg/dia, dose máxima de 100 g/dia)
• Ausência de choque
• Ausência de história de uso de drogas nefrotóxicas atual ou recente
• Ausência de doença renal parenquimatosa, definida como exame do sedimento urinário normal, proteinúria < 500 mg/dia, sem hematúria, com ultrassonografia renal normal

Dois tipos de SHR são reconhecidos e provavelmente representam expressões distintas do mesmo mecanismo patogênico (Tabela 52.6).

Tabela 52.6 – Definição de tipos da SHR	
SHR tipo I	• Caracterizada por aumento rápido e progressivo de ureia e creatinina séricas (creatinina > 2,5 g/dL), oligúria, concentração de sódio urinário muito baixo e hiponatremia • Comumente se desenvolve em pacientes que já apresentam SHR tipo II expostos a algum fator precipitante, como infecções bacterianas, hemorragia digestiva, cirurgias, paracentese sem utilização de expansores plasmáticos etc. • Sem tratamento específico, a mortalidade de pacientes é de 90% em 10 semanas
SHR tipo II	• Caracterizada por redução moderada da função renal (creatinina sérica de 1,5-2,5 g/dL), com progressão lenta • Geralmente se apresenta espontaneamente, ocorrendo em pacientes com função hepática relativamente preservada, sendo que muitos desses apresentam ascite refratária

O tratamento pode ser feito com vasoconstritores esplâncnicos (terlipressina: 0,5-2 mg a cada 4-6 horas, via intravenosa) associados à albumina humana (1 g/kg no 1º dia e depois 20-40 g/dia, via intravenosa). O TIPS parece ser também efetivo. Ambas as terapêuticas têm efeito temporário, sendo usadas para estabilizar o paciente até o seu tratamento definitivo, que é o TxH.

Carcinoma Hepatocelular (CHC)

Tumor primário do fígado altamente fatal. Mais de 80% dos casos ocorrem em portadores de CH, principalmente as hepatites pelos vírus B e C e a doença hepática alcoólica. As manifestações clínicas incluem dor abdominal, massa palpável no hipocôndrio direito, perda de peso, icterícia e ascite.

A alfafetoproteína (AFP) é uma das ferramentas diagnósticas. O diagnóstico do CHC em cirróticos é feito quando se encontram níveis séricos de AFP maiores que 200 ng/mL e um exame de imagem dinâmico (TC ou RM com estudo trifásico, angiografia de tronco celíaco e de artéria hepática) mostrando lesão focal > 2 cm de diâmetro com hipervascularização arterial, ou dois exames de imagem conclusivos, independente dos níveis da AFP. Níveis crescentes de AFP também sugerem CHC ou recorrência do tumor após o tratamento.

O rastreamento de lesão focal hepática deve ser realizado a cada 6 meses com dosagem de AFP sérica e US de abdome, em pacientes cirróticos de qualquer etiologia ou em casos selecionados de portadores de infecção crônica pelo vírus da hepatite B.

A biópsia e a citologia do nódulo hepático também podem ser utilizadas no diagnóstico de CHC, ficando geralmente reservadas aos casos duvidosos, em que o nódulo seja pequeno, os exames de imagem não sejam conclusivos e a AFP seja < 200 ng/mL. Os principais locais de metástase do CHC são ossos, pulmão e adrenal.

O tratamento pode ser feito com ressecção cirúrgica em pacientes com cirrose hepática, desde que em fase compensada da doença e sem complicações (Child-Pugh A, com bilirrubina normal, tumor único menor que 5 cm e na ausência de HP, de invasão vascular macroscópica e metástases). Nos pacientes Child-Pugh A que tenham contraindicação à ressecção cirúrgica e nos casos de cirrose hepática Child-Pugh B e C, desde que o tumor seja único e menor que 5 cm ou existam até três tumores, nenhum maior que 3 cm, na ausência de invasão vascular macroscópica e de metástases, o T×H pode ser indicado. Como tratamento paliativo, nos casos em que o tratamento cirúrgico e o transplante estão contraindicados, pode-se realizar a alcoolização, a radiofrequência ou a quimioembolização arterial do tumor, ou realizar tratamento quimioterápico com sorafenibe.

PROGNÓSTICO

O prognóstico da CH depende, entre outros fatores, da possibilidade de se intervir em tempo hábil na patogenia da doença. Para padronizar a avaliação de gravidade de cada indivíduo cirrótico, foram desenvolvidas diversas classificações prognósticas. Ainda hoje, o sistema de pontuação mais conhecido e usado na prática clínica é a classificação de Child-Turcotte modificada por Pugh, que utiliza parâmetros clínicos e laboratoriais, os quais recebem valores (escores) (Tabela 52.7). Essa avaliação tem valor prognóstico e preditivo da taxa de sobrevida e da probabilidade de complicações da cirrose (Tabela 52.8).

Tabela 52.7 – Classificação de Child-Turcotte-Pugh

Dados Clínicos e Laboratoriais		1 Ponto	2 Pontos	3 Pontos
Encefalopatia (grau)		Ausente	1-2	3-4
Ascite		Ausente	Discreta (ou controlada com diuréticos)	Ao menos moderada, apesar do uso de diuréticos
TAP	segundos além do controle ou INR ou Atividade	< 4 < 1,7 > 50%	4-6 1,7-2,3 40-50%	> 6 > 2,3 < 40%
Albumina (g/dL)		> 3,5	2,8-3,5	< 2,8
Bilirrubinas (mg/dL)		< 2	2-3	> 3

Tabela 52.8 – Sobrevida de pacientes, de acordo com a classificação de Child-Pugh

Classe	Pontuação	Sobrevida em 1 ano	Sobrevida em 2 anos
A	5-6	100%	85%
B	7-9	80%	60%
C	10-15	45%	35%

A partir de 2006, houve uma mudança dos critérios de distribuição de fígado de doadores cadáveres para TXH, passando a ser adotado o critério de gravidade do estado clínico do paciente, e não mais a ordem cronológica de listagem, realizada até então. Para isso, utiliza-se um cálculo, chamado MELD (*Model for End-stage Liver Disease*), obtido a partir de exames laboratoriais e corresponde à evolução da doença no fígado (Figura 52.2). O valor do MELD aponta o risco de vida do paciente caso ele não seja transplantado, de modo que quanto mais alto, maior a gravidade do paciente (Tabela 52.9).

$$\textbf{MELD} = 9{,}57 \times \log_e \text{creatinina mg/dL} + 3{,}78 \times \log_e \text{bilirrubina (total) mg/dL} + 110{,}20 \times \log_e \text{INR} + 6{,}42$$

Figura 52.2 – Cálculo do MELD.

Tabela 52.9 – Mortalidade em 3 meses, conforme o MELD

Pontuação	Risco de Mortalidade
40 ou mais	100%
30-39	83%
20-29	76%
10-19	27%
< 10	4%

TRATAMENTO

Não há um tratamento específico para a CH, mas sim de suas etiologias, visando interromper a progressão da hepatopatia e, em alguns casos, levar também à reversão parcial do grau de CH e HP. Já foram experimentados diversos tratamentos para reverter especificamente o grau de fibrose na CH, mas nenhum com real eficácia até o momento. Atualmente, os campos mais promissores são o estudo das células estreladas do fígado (envolvidas no processo de cicatrização), e o uso de células-tronco, que poderiam diferenciar-se em hepatócitos e melhorar o funcionamento do fígado, mas os resultados ainda não são animadores e estes tipos de tratamentos não são realizados fora de pesquisas. O único tratamento definitivo para a CH é o TXH. Este tratamento tem uma taxa de sucesso cada vez maior com o seu aprimoramento.

BIBLIOGRAFIA CONSULTADA

1. European Association for the Study of the Liver. EASL clinical practice guidelines on the management of ascites, spontaneous bacterial peritonitis, and hepatorenal syndrome in cirrhosis. Journal of Hepatology. 2010;53:397-417.
2. Ferreira PP, Zollinger CC, Bittencourt PL. Síndrome Hepatopulmonar. GED. 2008;27(1):5-13.
3. Galizzi Filho J, Teixeira R. Cirrose hepática. In: Gastroenterologia – 2 volumes. Belo Horizonte: MEDSI; 2004. p. 1903-1915.
4. Ginès P, Schrier RW. Renal Failure in Cirrosis. N Eng J Med. 2009;361:1279-1290.
5. Sociedade Brasileira de Hepatologia. Hemorragia Digestiva Alta Varicosa: Relatório do 1º Consenso da Sociedade Brasileira de Hepatologia. GED. 2011;30(2):10-30.

Capítulo 53

Doença Inflamatória Intestinal

Andrea Vieira

INTRODUÇÃO

Ainda que várias doenças intestinais possam ter sua origem em processos inflamatórios, a denominação de doença inflamatória intestinal (DII) ficou restrita a duas entidades inespecíficas, representadas pela doença de Crohn (DC) e pela retocolite ulcerativa inespecífica (RCUI). São condições crônicas, idiopáticas, marcadas por episódios recorrentes de inflamação no trato gastrointestinal, intercalados por períodos de acalmia. Consideram-se como enfermidades heterogêneas com variedade de apresentações e manifestações clínicas.

A localização anatômica e o grau de inflamação determinam os sintomas predominantes destas afecções que podem incluir dor abdominal, diarreia e sangramento retal. Frequentemente lesões em regiões como pele, olhos, articulações, pulmão, genitália, fígado, que geram variados sintomas, também são descritas nestas afecções.

Retocolite ulcerativa é uma doença da mucosa que afeta o cólon, iniciando-se distalmente pelo reto, podendo-se estender até o ceco. A doença de Crohn afeta qualquer parte do tubo digestório, da boca ao ânus, e é mais comum no intestino delgado distal e/ou no cólon e no reto. Nesta doença há áreas doentes intercaladas por áreas sadias. A inflamação é transmural, pode acometer todas as camadas do intestino e ser caracterizada pela presença do granuloma epitelioide não caseoso.

A doença inflamatória intestinal afeta indivíduos de diversas partes do mundo. As taxas de incidência e prevalência da RCUI variam de 3 a 15:100.000 habitantes e 50 a 80:100.000 habitantes, respectivamente. Para a doença de Crohn a incidência na Noruega e nos Estados Unidos é similar, variando de 6 a 7,1:100.000 habitantes, e tem aumentado no mundo, provavelmente, também no Brasil, embora não existam estudos epidemiológicos concretos entre nós.

A diferenciação entre incidência e prevalência, de acordo com a base étnica, localizações urbana e rural da população, também é descrita. Estudos epidemiológicos têm consistentemente documentado maior incidência da DII na população dos judeus ashkenazi do que na população não judaica. Altas incidências de RCUI e DC têm sido mais identificadas na população urbana do que na população rural nos Estados Unidos, Suécia e Escócia.

FISIOPATOLOGIA

A fisiopatologia da doença inflamatória intestinal é pobremente entendida, mas mecanismos como resposta imunológica anormal à flora entérica normal, ou a componentes dietéticos, ou mesmo uma resposta imunológica anormal a patógenos específicos são citados. Muitos artigos têm focado interações entre células imunocompetentes da mucosa, suscetibilidade genética do hospedeiro e fatores ambientais, incluindo a microflora intestinal e fatores dietéticos. A doença inflamatória intestinal ativa é associada ao aumento relativo de citocinas pró-inflamatórias, como fator de necrose tumoral alfa (TNF-alfa) e interleucina 1 beta (IL1-beta), ou deficiências relativas de citocinas anti-inflamatórias, como interleucina 10.

É difícil entender a importância dos fatores ambientais no surgimento e na progressão da DC e da RCUI. Esta possível associação é suportada pelo aumento da incidência da DC no mundo desenvolvido, nos últimos 50 anos, e o reconhecido aumento da prevalência com a progressão da industrialização, nos países menos desenvolvidos. Mudanças ambientais, como melhora da higiene, consumo de alimentos estéreis, não fermentados, vacinação e idade da primeira exposição a patógenos intestinais, podem afetar o desenvolvimento do sistema imune da mucosa, da microbiota entérica ou ambos. Outros fatores como tabagismo, uso de anti-inflamatórios, estresse e apendicectomia também são descritos como envolvidos na patogênese da DII.

O antecedente de tabagismo é um fator repetidamente associado a DC, relacionando-se com maiores taxas de recorrência da doença após a resposta a terapia clínica/cirúrgica, e a maior gravidade da doença. O tabagismo tem demonstrado que afeta a imunidade celular e humoral, reduz a motilidade colônica e aumenta a produção de muco colônico. Para os pacientes com RCUI, o consumo de cigarro parece funcionar como fator de proteção no curso da doença. O consumo dos anti-inflamatórios bem como o estresse parecem relacionados com a recidiva da doença. A apendicectomia, especialmente em pacientes cuja cirurgia foi realizada antes dos 20 anos de idade, é considerada fator de proteção para RCUI.

Há forte evidência da influência genética em ambas as desordens. Nas últimas décadas identificaram-se alterações genéticas associadas à DC e à RCUI. A primeira mutação associada à DC foi identificada na região do cromossomo 16 (IBD 1) com CARD15/NOD2, que é encontrada em aproximadamente 30% dos pacientes. CARD15/NOD2 age como receptor intracelular nos monócitos, para componentes bacterianos, o que desencadeia a ativação do fator nuclear kappa B (NF kappa B) e leva à subsequente ativação da resposta inflamatória. A mutação do CARD 15 pode promover a distinção de subtipos clínicos da DC com envolvimento ileal, doença fibroestenosante, ou início precoce da doença. Estudos recentes sugerem alterações genéticas no gene DLG5 associadas à DII.

Apesar de menos evidente que na DC, a base genética está presente na RCUI. Uma forte associação pode existir entre os genes da região do antígeno leucocitário humano (HLA), incluindo a regulação da reposta imunológica. Apesar dos efeitos obscuros da origem étnica e da heterogenicidade da doença, esta forte associação nos pacientes com RCUI extensa, positiva com DR2 (em particular DRB1 1502 subtipo) e negativa com DR4 e DRw6, tem sido relatada. Entretanto as taxas de concordância entre gêmeos monozigóticos têm reduzida penetrância, o que sugere outros fatores relacionados com a gênese da RCUI além da genética.

Continua em debate o fato de espécies microbianas estarem relacionadas à gênese da DII. Neste contexto, a participação do *Mycobacterium avium paratuberculosis* como possível agente etiológico prossegue controverso.

DIAGNÓSTICO

O reconhecimento da doença inflamatória intestinal torna-se difícil para os médicos, pois a apresentação clínica é ambígua. Geralmente o diagnóstico desta afecção é baseado em sintomas, exames clínicos e nos indispensáveis exames endoscópicos, radiográficos e anatomopatológicos.

Tem-se dado importância a marcadores sorológicos para o diagnóstico da DII. Entre eles destacam-se o p-Anca e o Asca. O p-Anca é anticorpo anticitoplasma de neutrófilos perinuclear, identificado nos pacientes com RCUI em 1990. É produzido pelas células E da mucosa intestinal e pode refletir uma resposta local a antígenos. Apesar de estarem presentes em alguns pacientes com DC, títulos altos são específicos para a RCUI.

Asca é anticorpo anti-*Saccharomyces cerevisiae*. É encontrado em 50 a 70% dos pacientes com DC e em 6 a 14% daqueles com RCUI. Alguns autores também escreveram dados com relação ao Asca, que foi detectado em 55% dos pacientes com DC, comparado com 5% na RCUI, ou em pacientes sem DII. Neste estudo, a positividade do Asca (IgA e IgG) teve um valor preditivo de 100%. Os autores concluem que a combinação destes marcadores é útil para confirmar o diagnóstico da DII e diferenciar DC de RCUI.

Os exames de VHS, contagens de leucócitos séricos e principalmente a PCR, apesar de não serem específicos, são conhecidos por predizer a atividade da doença, alem de constituírem exames laboratoriais acessíveis e de menor custo no seguimento da DII. Já os marcadores fecais compreendem um grupo heterogêneo de proteínas produzidas pela mucosa intestinal acometida pelo processo inflamatório e que têm apresentado ótima correlação aos achados endoscópicos para avaliar a atividade inflamatória. Destacam-se a calprotectina e a lactoferrina, que são proteínas derivadas de neutrófilos capazes de diferenciar a doença ativa daquela inativa ou quiescente.

A ileocolonoscopia mostra-se extremamente importante no diagnóstico da DII, pois, além do aspecto endoscópico, é possível promover a coleta de material (biópsias) para a análise microscópica. As principais indicações da colonoscopia na DII são a avaliação da extensão da doença, o diagnóstico diferencial e o acompanhamento evolutivo.

A DC caracteriza-se por apresentar áreas de mucosa normal entremeadas por mucosa comprometida, acarretando um padrão dito salteado, sendo de forma contínua ou segmentar. Habitualmente, as lesões mais características da DC são representadas por úlceras aftoides e/ou úlceras maiores, que se podem confluir e/ou se apresentar no sentido longitudinal da luz do órgão, denominadas úlceras lineares (Figura 53.1).

A RCUI em atividade apresenta-se de forma contínua e difusa com edema, congestão e friabilidade e granularidade da mucosa, além de microulcerações, que podem ou não estar recobertas por fibrina (Figura 53.2).

A endoscopia digestiva alta com biópsias é útil, especialmente em pacientes pediátricos e em adultos com sintomas gastrointestinais altos para descartar acometimento da DC nesta topografia. Outras modalidades endoscópicas descritas são: a cápsula endoscópica, que é recomendada para auxiliar no diagnóstico de pacientes com ele-

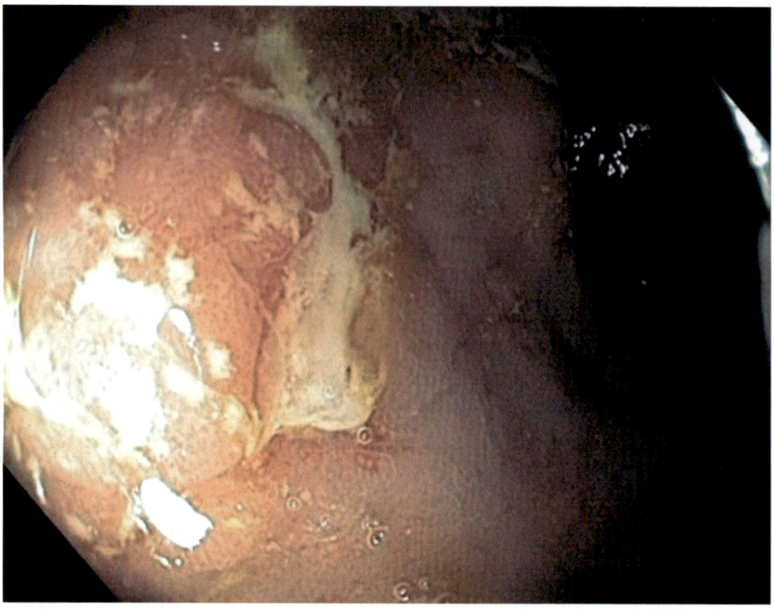

Figura 53.1

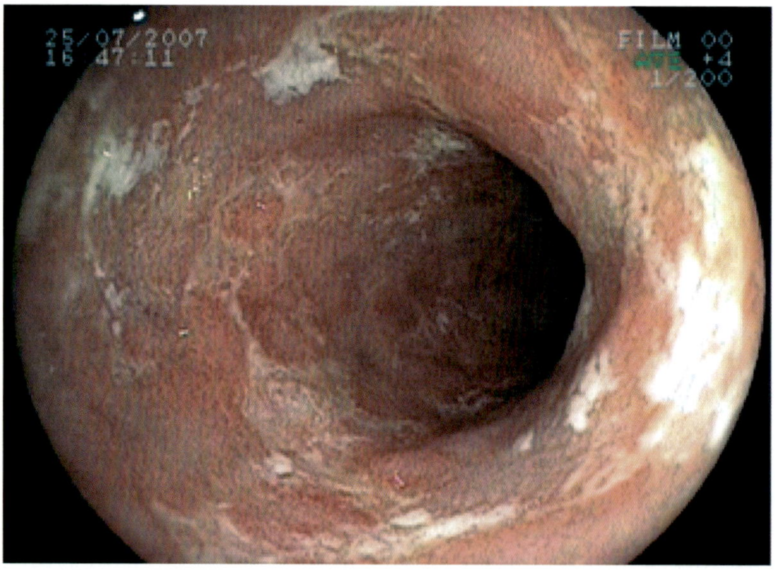

Figura 53.2

vada suspeita de DC com ileocolonoscopia, endoscopia digestiva alta e exames de imagem inconclusivos; e a enteroscopia, que deve ser realizada quando existem anormalidades nas áreas em que as biópsias não estejam ao alcance dos procedimentos tradicionais.

Com relação aos exames de imagem podemos utilizar desde a radiografia simples de abdome, muito útil na avaliação de pacientes com abdome agudo, até as técnicas mais modernas, como a enterografia por tomografia ou ressonância, que permite a avaliação detalhada das alças do intestino delgado. Mas, na ausência destas técnicas, o trânsito de intestino delgado pode trazer informações fundamentais para o diagnóstico da DC, como: presença de ulcerações aftosas; nódulos decorrentes de edema ou hiperplasia linfoide; granularidade, causada por edemas da mucosa e da submucosa; espessamento e irregularidades da mucosa, quando o edema se torna mais pronunciado.

O exame contrastado do cólon e do reto (enema opaco) está indicado na avaliação da extensão e nas complicações da DII. Além disso, pode auxiliar no diagnóstico diferencial entre a RCUI e a DC.

TRATAMENTO

Tratamento Medicamentoso

Derivados salicílicos

Neste grupo de medicamentos incluímos a sulfassalazina (SSZ) e a mesalazina (5ASA). A SSZ é desdobrada no cólon, por ação da enzima azoredutase bacteriana, em sulfapiridina e ácido 5-aminossalicílico (5-ASA), sendo este último o princípio ativo do medicamento, agindo de forma tópica. Entre os vários mecanismos de ação do 5-ASA estão a modulação da secreção de citocinas pró-inflamatórias, a inibição da produção de leucotrienos e prostaglandinas, a capacidade de assimilação de radicais livres e a diminuição do estresse oxidativo, a redução da atividade do fator nuclear kappa B (NFKB), a inibição da proliferação celular e a promoção da apoptose. A mesalazina tem ação tópica anti-inflamatória desde o íleo até o reto e está disponível para uso oral e tópico, por meio de formulações sob forma de comprimido, supositório e enema.

Em pacientes com RCU leve/moderada do hemicólon esquerdo ou extensa, a combinação de mesalazina oral e tópica é melhor que cada uma isoladamente. Na DC, o uso dos derivados salicílicos restringe-se somente na doença colônica.

Corticoides

Os corticoides (ex., hidrocortisona, prednisona, prednisolona, budesonida) constituem opções terapêuticas para casos moderados e graves da DII. Na RCU e DC ativas, de intensidade moderada a grave, a prednisona oral (0,75-1 mg/kg/dia, em geral, sem necessidade de ultrapassar 60 mg/dia) está indicada para induzir a remissão clínica da doença, mas deve ser evitada por longos períodos, ainda que em doses baixas. Em casos graves, internados, hidrocortisona, 100 mg IV a cada 6 ou 8 horas, pode ser administrada e, em seguida, substituída por prednisona oral (em doses equivalentes sem necessidade de ultrapassar 60 mg/dia) tão logo o estado do paciente assim o permita.

Apesar da eficiência dos corticoides em induzir a remissão, eles não devem ser usados no tratamento de manutenção. Os efeitos colaterais dos corticoides são bem conhecidos, particularmente quando utilizados por tempo prolongado, ainda que em baixas doses: aumento do apetite e do peso, edema, insônia, labilidade emocional, psicose, acne, Cushing, osteoporose, osteonecrose, retardo de crescimento, supressão do eixo hipotálamo-hipófise-adrenal, infecções, miopatia, catarata, atrofia de pele, estrias, equimose, fígado gorduroso, diabete, hipertensão, glaucoma e pancreatite aguda.

Imunossupressores

Neste grupo de medicamentos incluímos azatioprina (AZA), 6-mercaptopurina (6-MP), metotrexato (MTX) e ciclosporina.

Azatioprina (AZA) e 6-mercaptopurina (6-MP)

O exato mecanismo de ação da AZA e de seu metabólito, a 6-MP, ainda não está totalmente esclarecido. Sabe-se que os nucleotídeos tioguanina resultantes da metabolização da droga impedem a formação do DNA e do RNA. Mais recentemente, foi demonstrado que a AZA e a 6-MP agem via Rac1, bloqueando a sinalização da molécula CD-28, reduzindo a síntese de Bcl-x e favorecendo a apoptose de linfócitos CD4.

Os imunossupressores são eficazes na manutenção da remissão na DC e RCU e auxiliam na retirada do corticoide em pacientes corticodependentes. A AZA e a 6-MP constituem os imunossupressores de primeira escolha, seguidos pelo metotrexato (MTX). A dose de AZA e 6-MP é de 2-3 mg/kg/dia e 1-1,5 mg/kg/dia, respectivamente. Ambas são drogas de ação retardada, sendo necessário um tempo de uso de pelo menos 3 meses antes de qualificarmos a situação como insucesso terapêutico.

Os efeitos colaterais da AZA e da 6-MP estão relacionados com a supressão da medula óssea, o que pode ocorrer em 3% por paciente tratado/ano. A mielotoxicidade depende da dose utilizada e da capacidade do indivíduo de metabolizar adequadamente a AZA e a 6-MP e pode ser manejada com a redução ou a retirada da droga. Manifesta-se mais comumente como leucopenia. Dentre outras complicações da AZA e da 6-MP, a pancreatite aguda ocorre em 1,6% dos pacientes tratados, não depende da dose empregada e acontece principalmente nas primeiras 3 ou 4 semanas de tratamento. Além dos efeitos colaterais mencionados acima, também podem ocorrer náusea, vômito, dor abdominal, reações alérgicas como febre, *rash* cutâneo, mialgia e dor articular.

AZA e 6-MP devem ser usadas por tempo indeterminado, se o paciente apresentar boa resposta e não houver complicações. Não é necessária a sua suspensão para a realização de cirurgias eletivas.

Metotrexato (MTX)

O MTX é um antagonista do folato e interfere na síntese de DNA. Age sobre a atividade de citocinas e mediadores inflamatórios, bloqueando a ligação da IL-1 ao seu receptor e reduzindo a síntese de IL-2, IL-6, IL-8, interferon-gama e leucotrieno B4. O MTX está indicado em pacientes com indicação de imunossupressor que sejam intolerantes à azatioprina ou à 6-MP. A dose semanal de indução é de 25 mg por via intramuscular, com redução da dose para 15 mg/semana após 3 a 4 meses. Na fase inicial, deve ser realizado o controle mensal com hemograma, AST, ALT, FA e GGT e, posteriormente, a cada 3 meses durante todo o período de tratamento, que deve ser mantido por tempo indeterminado, enquanto o paciente apresentar boa resposta e não houver complicações. As reações adversas relacionadas com o uso do MTX ocorrem em 10 a 25% dos pacientes e incluem: náusea, diarreia, estomatite, leucopenia, queda de cabelo, elevação de transaminases, pneumonia por hipersensibilidade e fibrose hepática. A biópsia hepática não está recomendada de rotina, devendo ser realizada na evidência de hepatotoxicidade. O MTX é teratogênico e pode causar aborto sendo, portanto, totalmente contraindicado em mulheres que desejam engravidar.

Ciclosporina

Ciclosporina age reduzindo a produção de interleucina-2 (IL-2) pelas células T auxiliadoras (T *helper*). Mostrou-se eficaz no tratamento de resgate na RCU grave, não responsiva após 5-10 dias de corticoterapia intravenosa. A dose atual recomendada é de 2 mg/kg/dia, IV, infusão contínua, por 1 a 2 semanas, seguida da administração oral de outra droga de manutenção. Os efeitos colaterais são relativamente frequentes, podendo chegar a 50%. São eles, em ordem de frequência: parestesia, hipertensão arterial, hipertricose, insuficiência renal, cefaleia, infecções oportunistas, hiperplasia gengival, tonturas e anafilaxia.

Antibióticos

Ciprofloxacino e metronidazol são os mais utilizados, principalmente na DC complicada (fístulas, abscessos, doença perianal, supercrescimento bacteriano nas estenoses). Na RCUI, os antibióticos são efetivos apenas na colite fulminante.

Terapia Biológica

Os resultados com a terapia com anticorpo anti-TNF (anticorpo contra fator de necrose tumoral) são amplamente conhecidos. Nesta categoria, as drogas já disponíveis no Brasil são o infliximabe (anti-TNF quimérico 75% humano) e o adalimumabe (anti-TNF 100% humano) e o certolizumabe pegol (anti-TNF 95% humanizado). A terapia biológica vem sendo utilizada cada vez mais no tratamento da DC e RCUI, no entanto, na maioria das vezes, ainda deve ser reservada para casos moderados ou graves e refratários a outros tratamentos. Manifestações extraintestinais refratárias ao tratamento convencional também podem ser tratadas com anti-TNF, mesmo sem sinais de atividade inflamatória intestinal. Da mesma forma, situações com grande comprometimento da qualidade de vida, como no caso das fístulas anais e/ou perianais, ou ainda outras situações que sugerem riscos de pior prognóstico, como idade jovem, tabagismo, necessidade de corticosteroides na primeira crise, podem ser tratadas com terapia biológica mais precocemente.

Os efeitos colaterais mais comuns mencionados para o anti-TNF são: reações à infusão, infecções de vias aéreas superiores, bronquite, faringite, febre, cefaleia, náuseas, dor abdominal; menos comuns: tontura, dor torácica, artralgia, reações de hipersensibilidade tardia, abscessos (abdominais ou perianais), pneumonia, furunculose, obstrução intestinal, anemia hemolítica, disfunção cardíaca, lúpus induzido por droga (anti-DNA positivo) e aumento do risco de linfoma.

A reativação da tuberculose pode ocorrer após o uso de anti-TNF e, portanto, é mandatória a realização de PPD e radiografia de tórax antes da infusão. Pacientes com teste PPD > que 5 mm e radiografia de tórax normal devem receber isoniazida por 6 meses, podendo o anti-TNF ser iniciado após o primeiro mês de tratamento com isoniazida. Caso a radiografia de tórax mostre doença ativa, o tratamento com esquema tríplice está indicado antes da infusão. A droga também deve ser evitada em pacientes com insuficiência cardíaca classe funcional III/IV.

A dose recomendada de infliximabe (IFX) é de 5 mg/kg nos tempos 0, 2 e 6 semanas, por via intravenosa, seguida de manutenção a cada 8 semanas. A dose de indução do adalimumabe é de 160 mg por via subcutânea, seguida de 80 mg após 2 semanas. Durante a manutenção, a droga deve ser utilizada na dose de 40 mg a cada 2 semanas.

Tabela 53.1 – Resumo do tratamento da DII

	RCUI Distal	RCUI Extensa	DC
Leve	5 ASA VO e VR. Corticoide VR	5 ASA VO e tópico	5 ASA. Budesonida
Moderada	5 ASA VO e VR. Corticoide VR	5 ASA VO e tópico. Corticoide VO	Corticoide VO. AZA/6MP. MTX. Anti-TNF
Grave	5 ASA VO e VR. Corticoide VO, VR e IV	Corticoide IV. Ciclos IV. IFX IV	Corticoide IV. Anti-TNF
Refratária	Corticoide VO ou IV + AZA/6MP. IFX	Corticoide VO ou IV + AZA/6MP ou IFX ou Ciclos	Anti-TNF
Remanescente	5 ASA VO e VR AZA/6MT	5 ASA VO AZA/6MP	AZA/6MP MTX
Perianal			Antibióticos. AZA/6MP. Anti- TNF

BIBLIOGRAFIA CONSULTADA

1. Kornblüth A, Sachar DB & The Pratice Parameters Committee of the American College of Gastroenetrology. Ulcerative Colitis Practice Guidelines in Adults: American College of Gastroenterology, Practice Parameters Committee. Am J Gastroenterol. 2010;105:501-523.
2. Laharie D, Reffet A, Belleannee G, Chabrun E, Subtil C et al. Mucosal healing with metotrexate in Crohn's disease: a prospective comparative study with azatioprine and infliximab. Aliment Pharmacol Ther. 2011;33(6):714-721.
3. Lichtenstein GR, Hanauer SB, Sandborn WJ; The Practice Parameters Committee of the American College of Gastroenterology. Management of Crohn's disease in adults. Am J Gastroenterol. 2009;104(2):465-83.
4. Louis E, Mary JY, Vernier-Massouille G, Grimaud J-C, Bouhnik Y et al. Maintenance of remission among patients with Crohn's disease on antimetabolite therapy after infliximab therapy is stopped. Gastroenterolo. 2012;142(1):63-70.
5. Mendoza JL, Abreu MT. Biological markers in inflammatory bowel disease: practical consideration for clinicians. Gastroentérologie Clinique et Biologique. 2009; 33(3):S158-S173.
6. Stange EF, Travis SPL, Vermeire S, Reinisch W, Geboes K, Barakauskiene A et al. European evidence-based consensus on the diagnosis and management of ulcerative colitis: definitions and diagnosis. Jounal of Crohn's and colitis. 2008;2:1-23.
7. Van Assche G, Dignass A, Panes J, Beaugerie L, Karagiannis J, Allez M et al. The second European evidence-based consensus on the diagnosis and management of Crohn's disease: definitions and diagnosis. J of Crohn's and colitis. 2010;4:7-27.
8. Van Assche G, Dignass A, Panes J, Beaugerie L, Karagiannis J, Allez M et al. European Crohn's and Colitis Organisation (ECCO). The second European evidence-based Consensus on the diagnosis and management of Crohn's disease: Definitions and diagnosis. J Crohns Colitis. 2010;4(1):7-27. Epub 2010 Jan 1.

Capítulo 54

Afecções Colorretais

Paulo de Azeredo Passos Candelária
Wilmar Artur Klug

INTRODUÇÃO

A maioria das afecções colorretais é inicialmente avaliada no ambulatório de clínica médica e neste ambiente inicia o processo diagnóstico. É mais comum o doente coloproctológico dar início à investigação no consultório de clínica geral quando tem uma queixa desse tipo, pois tanto no sistema público de saúde quanto na clínica privada, o médico especialista habitualmente é referenciado posteriormente. Assim, a queixa inicial é o maior marcador do caminho diagnóstico, ficando a cargo do médico clínico avaliar a importância do problema, que, ao desencadear a investigação, orienta decisivamente os passos a seguir.

No caso de atuar de modo incompleto ou inadequado, fará com que o diagnóstico seja retardado ou poderá causar, por inadequação, desvios na orientação clínica ou mesmo falhar em solucionar adequadamente o caso. Há ainda a possibilidade, decorrente das condições em que trabalha, de solicitar em demasia recursos propedêuticos desnecessários, aumentando os custos do atendimento e retardando, desta vez por excesso, o diagnóstico correto. A boa orientação certamente depende da experiência e da habilidade do clínico, como também das condições e recursos disponíveis, além da orientação adequada e da compreensão por parte do paciente de eventuais riscos envolvidos. Isso é particularmente importante diante da possibilidade de falha diagnóstica em neoplasia do cólon, cuja incidência aumenta no Brasil. As principais queixas são: sangramento às evacuações; dor anal; prurido anal; alteração do hábito intestinal; constipação intestinal; diarreia; dor abdominal e incontinência fecal.

Este capítulo será baseado nas manifestações clínicas para orientar a condução de cada caso.

SANGRAMENTO ÀS EVACUAÇÕES

É muito frequente a queixa de sangramento às evacuações. Na grande maioria das vezes refere-se à presença de doenças anais, descritas a seguir.

Hemorroidas

Uma controvérsia a respeito do tema recai no conceito de doença. Muitos autores acreditam que não basta simplesmente existir a dilatação das veias do plexo hemorroidário para se chamar de "doença hemorroidária". Acreditam que há obrigatoriamente a necessidade da existência de sintomas ou sinais que promovam desconforto. Entretanto, fazendo uma analogia com outras doenças, como, por exemplo, a hipertensão arterial, que muitas vezes é de evolução silenciosa sem manifestações sintomáticas ou por sinais clínicos. Da mesma forma encontramos o diabete melito ou a doença diverticular, que são muitas vezes assintomáticas. As próprias varizes da perna são muitas vezes assintomáticas e nem por isto deixam de caracterizar uma doença. Por este motivo acreditamos que a dilatação venosa do plexo hemorroidário já traduz por si só uma entidade para caracterizar como doença. São classificadas em externas e internas (Figura 54.1).

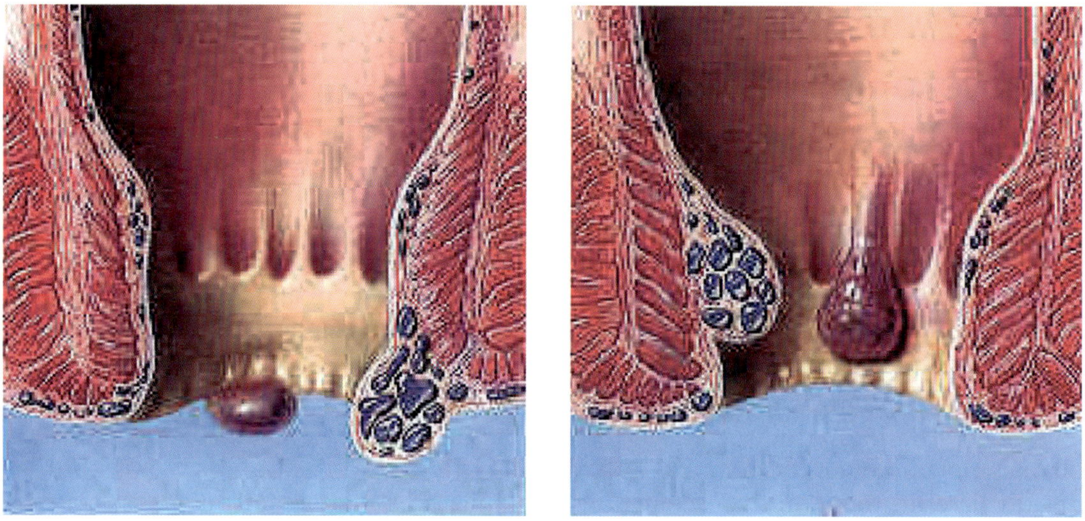

Figura 54.1 – À esquerda observamos a presença de hemorroida externa na borda anal abaixo da linha pectinea. À direita, a ilustração demonstra hemorroidas internas na altura da linha pectínea. Esta hemorroida é classificada como grau I.

Hemorroidas externas

As hemorroidas externas são percebidas clinicamente como nódulo doloroso de aparecimento súbito após esforço para evacuar em pacientes constipados ou em crise diarreica, ocasionado por uma trombose em veia perianal subcutânea (Figura. 54.2).

Tratamento da hemorroida externa

Seu tratamento se restringe a medidas dietéticas com alimentação laxativa e higiênica, com a proibição do uso de papel higiênico, uso de analgésicos/anti-inflamatórios não hormonais, aguardando a regressão do edema com resolução do caso. Alternativamente, pequena incisão com anestesia local e remoção do trombo trará alívio imediato, encurtando a duração do desconforto. Qualquer tentativa de tratamento com cremes e pomadas específicos é de pouca valia. Deve ser esclarecido ao doente que o ânus deve ser sempre lavado com água, evitando o emprego de papel, pois isso poderá levar ao agravamento por traumatismo ou higiene imperfeita.

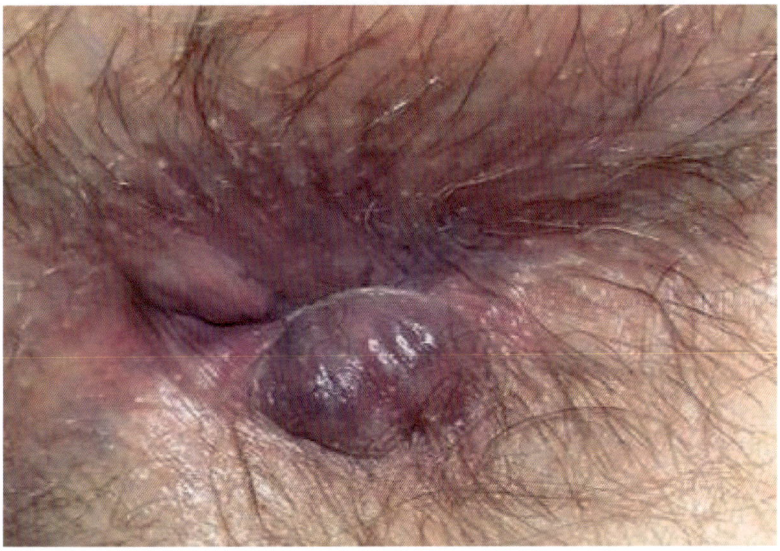

Figura 54.2 – Hemorroida externa.

Hemorroidas internas

As hemorroidas internas têm início insidioso e pouco preciso em data. Normalmente a queixa é de sangramento vermelho vivo às evacuações. O sangue fica depositado em forma de laivos aderidos no vaso sanitário, ou então ao se misturar com a água do vaso sanitário produz um visual de grande quantidade de sangue que assusta o doente e o leva imediatamente ao médico. O sangue também pode ser identificado pelas gotas que pingam no vaso sanitário ou no papel higiênico ao se limpar. *Não há dor.* Em casos mais avançados ocorre prolapso das hemorroidas, havendo pacientes que espontaneamente aprendem a reduzi-lo com manobras digitais de reintrodução.

Outros sintomas podem acompanhar o quadro, resultando sensação de desconforto como peso, prurido, *soiling* (mancha fecal nas roupas íntimas), descarga anal de secreção mucosa. *O diagnóstico das hemorroidas é exclusivamente visual e não pelo toque retal.* Por este motivo, ao se examinar o ânus, deve-se solicitar ao doente que faça esforço evacuatório para surpreender a saída das hemorroidas. Caso não exista saída, então é obrigatório realizar anuscopia para a confirmação diagnóstica.

As hemorroidas internas são tipicamente caracterizadas por sangramento e tumor que se exterioriza às evacuações (prolapso). E, nestas manifestações,baseia-se a sua classificação:

- grau I – existe somente sangramento;
- grau II – existe sangramento associado à exteriorização de mamilos hemorroidários que retornam espontaneamente;
- grau III – existe sangramento associado à exteriorização de mamilos hemorroidários que somente retornam com o auxílio dos dedos da mão (Figura 54.3);

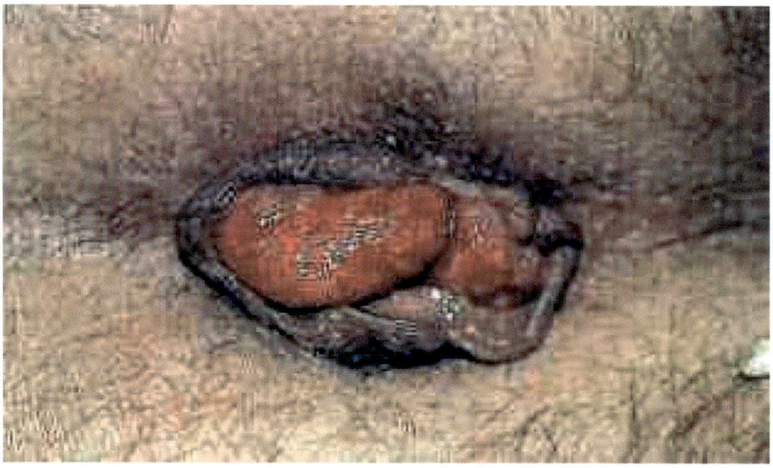

Figura 54.3 – Hemorroida interna grau III. Nesta classificação a hemorroida exterioriza-se após o esforço evacuatório e somente retorna ao lugar após a introdução com o dedo.

- grau IV – sangramento associado à exteririozação de mamilos hemorroidários que não retornam, mesmo com manobras digitais.

O problema mais temido em doente com sangramento e hemorroida é a concomitância de doenças como a neoplasia maligna colorretal. É muito frequente se atribuir a causa dos sintomas como sendo de doença hemorroidária, sem pesquisar um carcinoma simultâneo.

Neste momento é fundamental buscar o diagnóstico diferencial e, em vários momentos, é difícil de ser realizado. Portanto, em doentes com menos de 40 anos, com queixa de evacuação de fezes endurecidas em que há necessidade de fazer um grande esforço evacuatório, associado à eliminação de fezes com sangue vermelho vivo no vaso sanitário ou no papel, e sem outras queixas relacionadas com carcinoma como, por exemplo, alteração do hábito intestinal, perda de peso, dor abdominal ou anemia, a hipótese mais provável é a doença hemorroidária. Caso contrário uma investigação mais ampla deverá ser realizada, principalmente se não houver uma relação direta entre queixa/sintomas e achado do exame físico.

Tratamento das hemorroidas internas

O tratamento se baseia fundamentalmente na classificação evolutiva da doença. No grau I a opção de tratamento é baseada na orientação dietética e higiênica já esclarecida para a hemorroida externa. Eventualmente, quando há falha nesta orientação, pode-se optar pela utilização de agentes esclerosantes, ligadura elástica, cauterização com calor ou aplicação de *laser*. Na hemorroida grau II o tratamento baseia-se nas mesmas indicações da classe I.

Nos casos de hemorroida graus III e IV, o tratamento é cirúrgico. Deve ficar claro que a cirurgia nestes casos é decidida principalmente pelo doente, não se devendo em hipótese alguma forçar o doente. Em geral a pergunta que deve ser feita ao doente é "se as hemorroidas estão incomodando muito a ponto de tomar a decisão de operar.

Deve saber que o pós-operatório será muito conturbado." A cirurgia de hemorroida foi durante muito tempo estigmatizada por causa de indicações intempestivas não levando em conta o verdadeiro interesse do doente em ver resolvido seu problema.

Prolapso Mucoso

É uma afecção que acontece no ânus e é resultado da exteriorização de mucosa retal. O tratamento é na maioria das vezes cirúrgico.

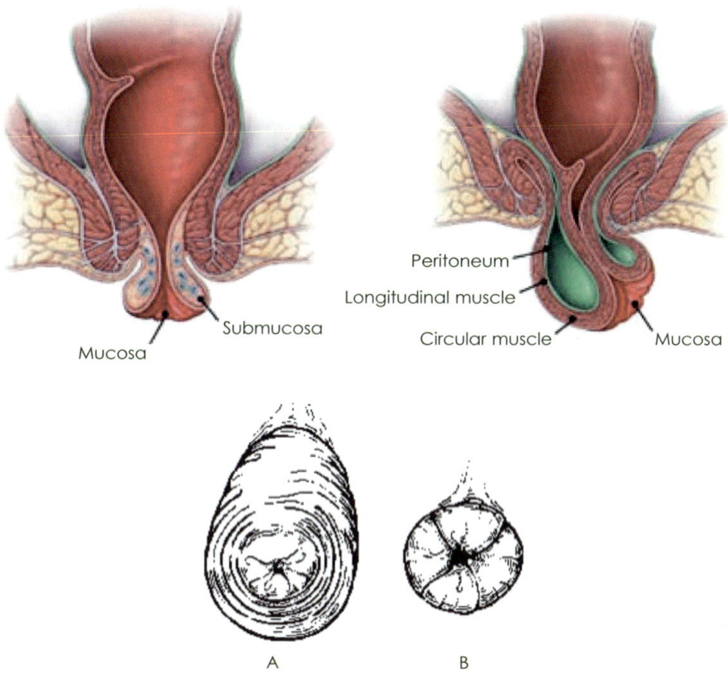

Figura 54.4 – O prolapso que se observa no ânus pode ser parcial, quando somente a mucosa está exteriorizada (A), ou total, quando todas as paredes do reto estão presentes (B).

Fissura Anal

O sangramento em gera é em pequena quantidade, de forma repetida, junto ou logo após as evacuações, com sangue vermelho vivo, e cessa espontaneamente na maioria dos casos. Normalmente o sangramento da fissura anal está associado a quadro agudo e tem a tendência a parar de sangrar com a melhora do quadro ou quando se torna crônica. Além do sangramento, também é um sinal de fissura anal a dor de grande intensidade associada ao quadro (vide Dor Anal).

Câncer Colorretal

O sangramento provocado por um carcinoma nem sempre é visível. Particularmente nos tumores do cólon direito, as perdas sanguíneas podem ser repetidas e em pequeno volume, sem chamar a atenção do paciente, sendo o diagnóstico feito na investigação de anemia. Nos tumores mais distais, como os da junção entre o reto e o sigmoide, normalmente, o sangue misturado às fezes é o que chama mais a atenção. Nestes pacientes também ocorre uma tendência à constipação, pelo estreitamento que o cólon sofre com o progressivo crescimento tumoral, podendo chegar às cólicas quando há estenose. Aí também há a alternância entre constipação/pseudodiarreia.

Nos tumores do reto, ocorre em geral sangramento constante misturado a muco. As alterações do estado geral, como inapetência, perda de peso, e mesmo tumor abdominal palpável podem ocorrer, mas em fase tardia. É importante a noção de que 1/5 dos pacientes pode apresentar história familiar. A importância do reconhecimento deste risco leva necessariamente à pesquisa de um tumor, caso os sintomas sejam sugestivos, de preferência, por colonoscopia. A suspeita de sangramento oculto pode ser esclarecida pelo exame de sangue oculto nas fezes.

Moléstia Diverticular

Na moléstia diverticular, principalmente na forma hipotônica e em pacientes idosos, o sangramento geralmente é abundante, podendo chegar a maciço, acompanhado de sinais de hipovolemia. Nesse caso, o atendimento deve ser imediato, em regime de urgência, necessitando de reposição sanguínea. O diagnóstico pode ser feito por colonoscopia de urgência e eventualmente arteriografia. Deve-se fazer o diagnóstico diferencial com angiodisplasia. Caso não seja possível o controle clínico do paciente, colectomias de urgência podem ser requeridas.

DOR ANAL

A dor anal pode ter caráter agudo ou crônico. A dor aguda geralmente é mais intensa e mais localizada, porém raramente consegue definir com precisão o seu local de maior intensidade. São causas de dor aguda no ânus: fissura anal; trombose hemorroidária; abscesso perianal; criptite aguda e proctalgia fugaz.

Fissura Anal

Entre as afecções proctológicas, poucas causam tanta dor e sofrimento quanto a fissura anal, que por sinal apresenta elevada incidência. É caracterizada por uma *rachadura* longitudinal no anoderma do canal anal, entre a linha pectínea e a junção mucocutânea. Dificilmente ultrapassa a linha pectínea ou localiza-se abaixo da linha anocutânea. É extremamente dolorosa, com intensidade máxima durante ou imediatamente após as evacuações (Figura 54.5). Sua localização predominante é na região posterior (85%).

Normalmente é resultado de trauma local pela passagem de fezes endurecidas (Figura 54.6).

A fissura anal aguda que não cicatriza em 4 a 6 semanas evolui para crônica. As bordas da ferida ficam elevadas e endurecidas (fibrose). O que se observa em resultado do processo inflamatório no canal anal e que pode associar-se a 30% dos doentes é a presença de uma prega cutânea, edemaciada ou não, na extremidade externa da linha anocutânea, chamada *plicoma sentinela*, e uma papila anal hipertrofiada (*papilite hipertrófica*), localizada na extremidade interna no nível da linha pectínea, ambas

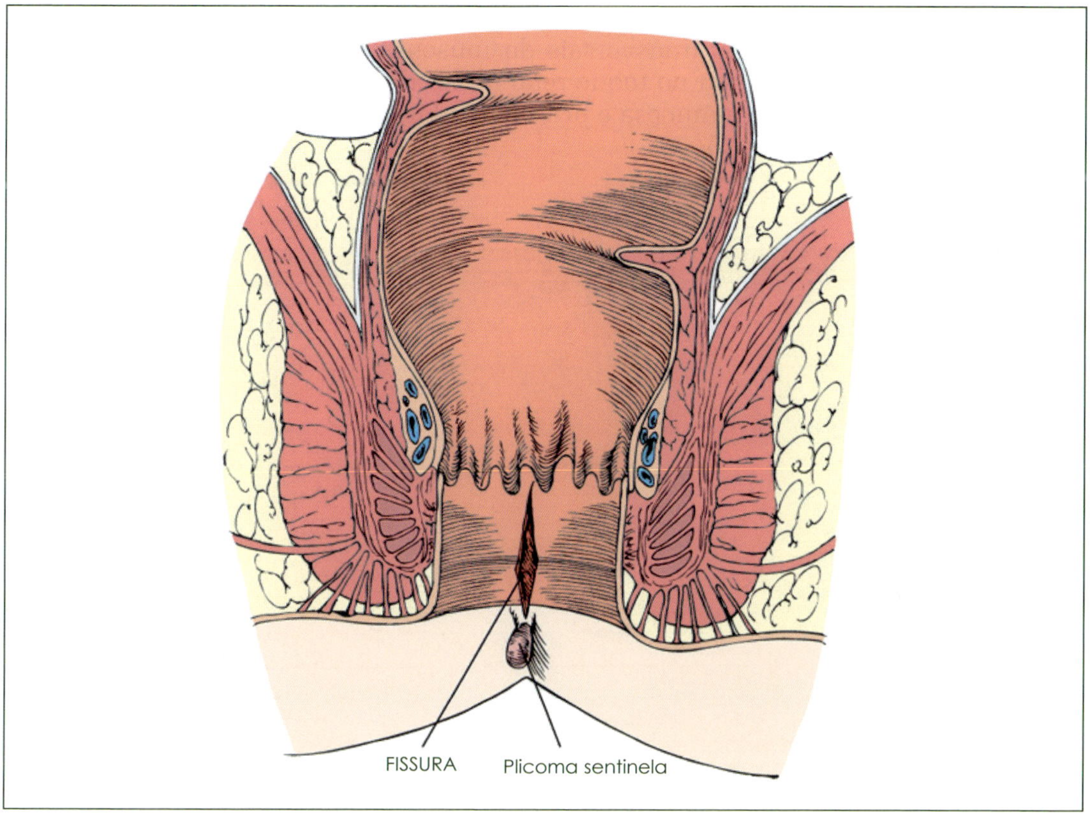

Figura 54.5 – Fissura anal e sua relação com o ânus.

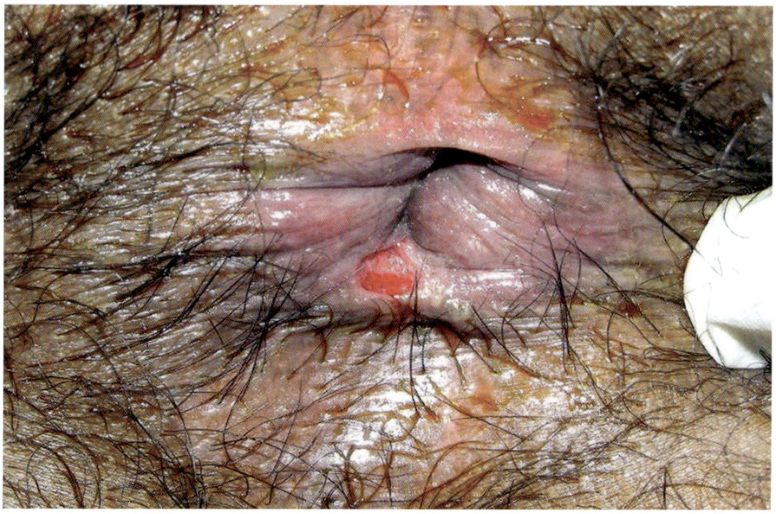

Figura 54.6 – Fissura anal aguda. Rachadura longitudinal, superficial, com bordas planas, bem delimitadas, sem enduramento e por vezes sangrante no anoderma do canal anal.

podendo ou não ocorrer simultaneamente. É possível com frequência observar-se a exposição das fibras brancas transversais do músculo esfíncter interno que leva à hipertonia reflexa identificada no toque retal muito doloroso. Pode estar associada à exsudação anal por descarga mucosa e prurido anal muito desconfortante resultantes da descarga anal (Figura 54.7).

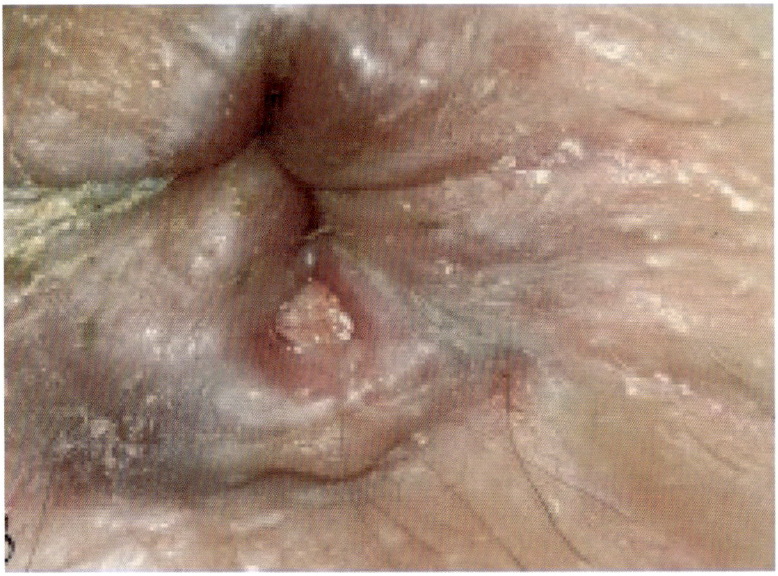

Figura 54.7 – Fissura anal crônica característica em região posterior do ânus, com bordos elevados e endurecidos.

O diagnóstico é feito pela inspeção estática após delicado afastamento das nádegas e abertura do ânus. O exame por vezes é muito doloroso. O tratamento inclui calor local, formadores de massa e anti-inflamatórios não hormonais. Para as fissuras crônicas (Figuras 54.8 e 54.9), a aplicação de diltiazem a 2% tem sido a preferência da Disciplina de Coloproctologia da Santa Casa de São Paulo. Também é possível, quando não houver cicatrização, a aplicação de toxina botulínica, e em último caso, a cirurgia com esfincterotomia do músculo esfíncter interno. Esta cirurgia tem como complicações precoce e tardia graus variados de incontinência fecal.

Trombose Hemorroidária

As hemorroidas normalmente não provocam dor. Quando a queixa é de dor anal às evacuações, é fundamental fazer o diagnóstico diferencial com fissura anal. Entretanto, existe uma apresentação muito dolorosa de hemorroida que ocorre na sua complicação, a trombose hemorroidária (Figura 54.10). É de início mais ou menos brusco e persistente, podendo ou não exacerbar com a evacuação. Esta complicação merece um atendimento rápido para sedar a dor que geralmente é muito intensa. Pode ser tanto de tratamento clínico, quando não existem sintomas muito exuberantes, quanto de tratamento cirúrgico. A preferência da disciplina é para o tratamento cirúrgico no

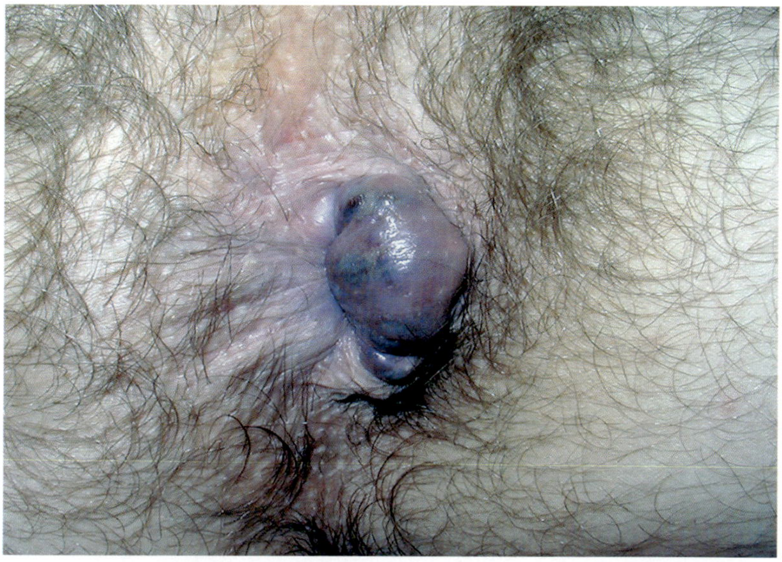

Figura 54.8 – trombose hemorroidária interna com endurecimento e edema do mamilo hemorroidário comprometido

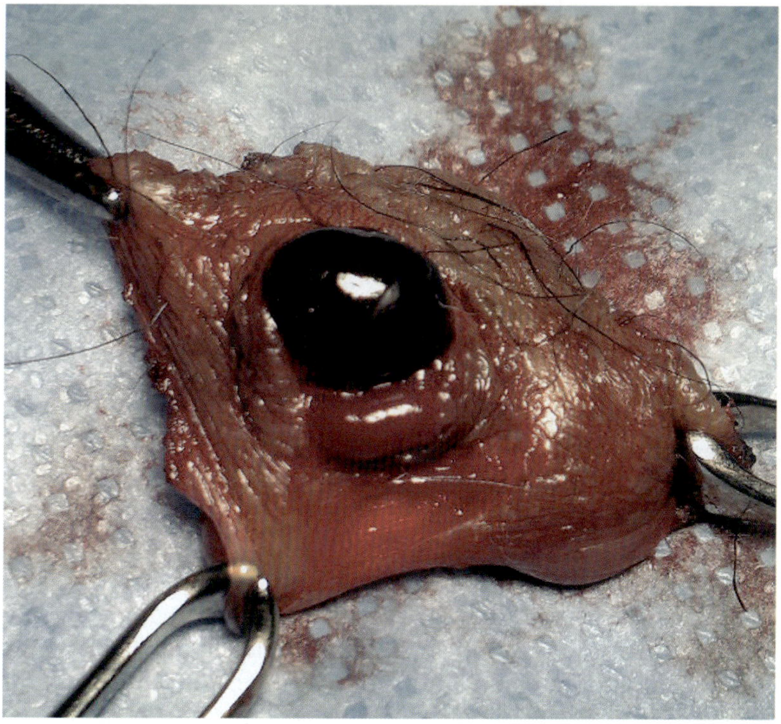

Figura 54.9 – Trombo em mamilo hemorroidario pos operatório

qual a dor é rapidamente resolvida, e o doente fica livre deste incômodo. *Em hipótese alguma os mamilos hemorroidários trombosados devem ser submetidos à tentativa de introdução para dentro do canal anal, pois o problema é subcutâneo, não será resolvido e causará dor intensa.*

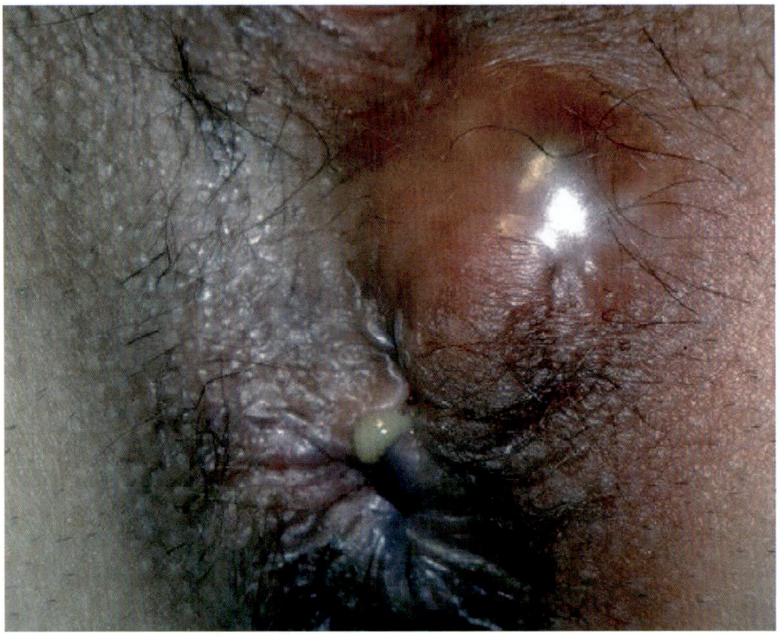

Figura 54.10 – Abscesso perianal.

Abscesso Anorretal

A dor também é de início rápido, e ao contrario da trombose hemorroidária, vai aumentando progressivamente até ficar insuportável, prejudicando as atividades do doente e obrigando-o a procurar atendimento médico (Figura 54.10). Também costuma alterar o hábito intestinal. O tratamento deve ser realizado com a drenagem cirúrgica do abscesso, se possível com anestesia peridural. Importante salientar que não é necessário esperar todos os sinais flogísticos, bem como a sua flutuação, para determinar sua imediata drenagem.

Criptite Aguda

Criptite é a inflamação das glândulas anais de Chiari na região criptoglandular. As glândulas anais localizam-se ao redor do canal anal, no nível da linha pectínea, uma linha imaginária localizada no espaço entre o esfíncter anal interno e o externo, são em torno de dez glândulas e seus ductos que desembocam nas bases das criptas anais. Pelos ductos é que pode ocorrer a contaminação glandular consequente a uma criptite criando um processo infeccioso agudo. A dor é de caráter agudo e exacerba-se quando o paciente contrai os esfíncteres anais, dando, às vezes, até a sensação de um corpo estranho no canal anal. A anuscopia pode mostrar a presença de sinais inflamatórios (tumoração, hiperemia, dor e calor local), e a passagem do anuscópio pode provocar a eliminação de pus pela cripta infectada. As criptites agudas, com frequência, têm cura espontânea. Entretanto, as mais intensas levam o paciente a procurar atendimento médico e, na sua grande maioria, o tratamento é clínico com pomadas analgésicas e anti-inflamatórias, antibioticoterapia oral, calor local e banhos de assento com água morna. O quadro deve regredir em 7 dias de tratamento. Caso isto não ocorra, pode-se indicar o tratamento cirúrgico com exploração das criptas anais com estilete, sob anestesia local ou bloqueio anestésico medular.

Proctalgia Fugaz

Geralmente é lancinante e muito acentuada, provoca sudorese, dura poucos minutos e costuma ser noturna, acordando o paciente. A etiologia mais frequente é um espasmo acentuado que produz tetania do feixe puborretal do elevador do ânus, de causa ainda não muito bem estabelecida. O tratamento consiste em exercitar a musculatura do elevador do ânus com contração e relaxamento para promover o reforço da musculatura perineal.

PRURIDO ANAL

É também uma das afecções mais frequentes em consultório de proctologia.

Sua etiologia é classificada em primária e secundária. A maioria dos casos é primária onde não se encontra, após exaustiva procura, a causa do prurido. O restante é de causa secundária sistêmica ou proctológica.

Entre as causas secundárias podemos citar as descritas na Tabela 54.1.

Tabela 54.1 – Causas secundárias de prurido anal	
a. Higiene pessoal	
b. Doenças anorretais	
c. Alterações dermatológicas	
— Dermatite de contato	— Líquen
— Psoríase	— Seborreia
d. Estados diarreicos	
e. Dieta	
f. Causas ginecológicas	
g. Doenças sistêmicas	
— Icterícia colestática	— Tireotoxicose ou mixedema
— Renais crônicos	— AIDS
— Diabete melito	— Doença inflamatória intestinal
— Deficiência de ferro	
h. Neoplasias	
i. Infecções	
— Virais	— Micóticas
— Parasitoses	— Bacteriana
j. Drogas	

Higiene Pessoal

- A má higiene pessoal expõe cronicamente as regiões anal e perianal à ação crônica de resíduos irritantes, como fezes e secreções, contribuindo para o surgimento do prurido. *O papel higiênico não limpa adequadamente a região anal, devendo ser substituído pela utilização de água.*
- Por outro lado, a limpeza excessiva com material abrasivo também pode ser causa de prurido, pela fricção constante aliada ao uso de sabões e materiais inadequados, que se tornam irritantes em uma pele traumatizada.

Dieta

- Componentes da dieta podem ser importantes causas de prurido secundário. A dieta pode provocar alteração na consistência das fezes, desenvolvendo *soiling*, ou pela presença de componentes químicos. O excesso na ingestão de água determinando fezes diarreicas também contribui para o aparecimento de prurido anal. Café, chocolate, cítricos, condimentados, chá, cerveja, leite e derivados entre outros, têm sido implicados como promovedores de prurido.

Alterações Dermatológicas

- O prurido anal pode causar coceira insuportável e em muitas vezes chegar até dor. Pode estar isolado ou associado a doenças proctológicas agravando os sintomas. A dermatite de contato é uma das alterações dermatológicas e é uma inflamação da pele causada pelo contato direto com uma substância irritante ou causadora de alergia (irritante ou alergeno). As reações podem variar na mesma pessoa com o passar do tempo. Um histórico de qualquer tipo de alergia aumenta o risco dessa condição. Vários são os alergenos que desencadeiam esta afecção, entre elas os tecidos sintéticos, o papel higiênico, os sabonetes e desodorantes íntimos. O uso abusivo de cremes à base de corticosteroides induz a uma fragilidade no anoderma, propiciando uma invasão secundária por fungos e perpetuando o prurido. Consequentemente, embora essas preparações sejam usadas com frequência para o tratamento do prurido anal, elas podem potencializar o sintoma ao invés de aliviá-lo, devendo os agentes tópicos ser eliminados imediatamente como primeiro pré-requisito para o tratamento do prurido.

Infecções Virais

Herpes simples

É uma das infecções virais mais comuns; 90% da população é portadora de anticorpos contra herpes vírus do tipo 1 e mais de 30% contra o herpes vírus do tipo 2. Apresenta-se como vesículas dolorosas que se rompem em 48 horas, transformando-se em úlceras. A cultura viral confirma o diagnóstico. O uso de aciclovir é o tratamento de escolha.

Condiloma (verrugas)

É a doença mais importante provocada pelo papiloma vírus humano (HPV), tanto no ânus quanto na região genital. É a causa mais frequente de prurido anal de etiologia viral. Atualmente, são conhecidos mais de 120 diferentes tipos de HPV, muitos deles relacionados diretamente com o desenvolvimento de lesões genitais sérias. O mais comum é a pessoa infectar-se e nunca desenvolver qualquer doença, pois elimina o vírus espontaneamente. Se a pessoa tiver boa resistência, terá maior facilidade de acabar com a infecção.

A condilomatose é considerada uma das doenças sexualmente transmissíveis (DST) mais comuns em todo o mundo: aproximadamente 2/3 das pessoas com relato de contato íntimo com indivíduos infectados pelo HPV desenvolvem condilomatose nos 3 meses seguintes. Apenas nos Estados Unidos são registrados 500.000 a 1 milhão de novos casos a cada ano.

Os principais medicamentos tópicos utilizados no tratamento da condilomatose incluem podofilina, fluorouracil, ácido tricloroacético, imiquimod e interferon alfa-2b. A escolha de um ou outro dependerá da experiência pessoal, do estágio da doença, do seu comportamento sexual e do estado do seu sistema de defesa, entre outros fatores.

Parasitoses

Escabiose (*Sarcoptes scabiei*) e pediculose pubiana (*Pthirus púbis*) estão entre as mais frequentes parasitoses da região anal, mas a enterobiose ou oxiurose (*Enterobius vermicularis*) é a mais conhecida pela intensa coceira que provoca. O oxiúro é um verme nemátode pequeno e fusiforme. As fêmeas têm cerca de 1 cm e cauda longa, enquanto os machos apenas 3 mm. É muito frequente em crianças, bem como a reinfestação resultada do baixo nível socioeconômico a que estão expostos (paciente se coça, não lava as mãos e manuseia seus alimentos). O diagnóstico laboratorial feito através do exame comum de fezes é falho, pois somente em 5% dos casos são encontrados ovos ou vermes adultos. O melhor método é feito através do *swab* retal (um palito com chumaço de algodão na ponta) ou pelo chamado método de Graham (fita adesiva transparente e lâmina de microscopia). A coleta deve ser feita pela manhã, antes de qualquer higiene. O tratamento é realizado com 100 mg de albendazol (dose única) para menores de 2 anos e 400 mg para idade superior. A dose deve ser repetida em 2 semanas.

ALTERAÇÃO DO HÁBITO INTESTINAL

A alteração do hábito intestinal é uma manifestação clínica que muitas vezes não chama a atenção do doente. Portanto, ela deve ser investigada ativamente pelo clínico. A importância disto se deve ao fato de que muitas vezes os doentes com câncer colorretal têm suas primeiras manifestações desta forma. Caracteriza-se basicamente pela mudança abrupta do ritmo intestinal. O doente conta claramente que tinha o intestino preso e agora, há 2 ou 3 meses, está mais solto ou o contrário. Desta forma, esta informação serve para o clínico suspeitar de câncer colorretal e promover a investigação adequada.

CONSTIPAÇÃO INTESTINAL

É sem dúvida a queixa mais comuns. Ocorre em qualquer idade, mas é mais frequente entre mulheres e em avançada idade. Tem muitas causas, predominando em pessoas cujas condições de vida levam-nas a não ter hábitos e alimentação apropriados. É preciso inicialmente verificar se a queixa é consistente. Para considerar um indivíduo como constipado, deve haver diminuição da frequência de evacuações (duas ou menos por semana), fezes endurecidas, dificuldade para evacuar, sensação de evacuação incompleta, dores abdominais, com uma combinação persistente de pelo menos dois desses sintomas.

Na avaliação dos pacientes, é preciso uma história minuciosa com diagnósticos precisos de doenças associadas. Há pacientes que, por idade avançada, cardiopatia, pneumopatia, doença neurológica, debilidade física, acamados, nem mesmo são aptos aos esforços exigidos para uma defecação eficaz. Existem também doenças endócrinas (diabete, hipotireoidismo) em que a constipação faz parte do quadro clínico. Inúmeros medicamentos também devem ser considerados, pois são capazes de levar à constipação (anticolinérgicos, hipotensores, antidepressivos, antiparkinsonianos etc.), dependendo de avaliação criteriosa para sua substituição ou interrupção.

É da maior importância a avaliação das condições de vida e o regime alimentar. Aceleração da vida, maior envolvimento em inúmeros afazeres, indisponibilidade de tempo, contribuem para a perda de adequados hábitos de frequentar o sanitário, fazendo com que a protelação das evacuações leve à adaptação da sensibilidade, passando a constipação "por hábito" a prevalecer em substituição ao regime fisiológico. Contribui para isso a perda de oportunidade de ir ao banheiro após a primeira refeição, a falta de ritmo adequado de refeições e, sobretudo, a alimentação moderna processada industrialmente, com remoção de fibras e a falta de ingestão de água, legumes, vegetais com talos e fibras, frutas e alimentos integrais de modo geral. Cabe especificamente ao clínico avaliar e separar todas estas circunstâncias e orientar sua correção ou equilíbrio. A correção desses desvios de conduta e hábitos alimentares é essencial, devendo-se evitar o uso indiscriminado de laxativos, que é a conduta mais simples, mais utilizada e claramente equivocada.

Do ponto de vista estritamente coloproctológico, e corrigidas ou afastadas todas as causas descritas precedentemente, distinguimos a constipação em primárias ou secundárias a outros processos patológicos. Cada situação deve ser analisada a partir da época do aparecimento, da evolução, da idade e se é ou não consequência de doença previamente existente. Assim, em crianças, podemos encontrar defeitos congênitos, como estenoses do intestino, malformações anais com estenoses, imperfuração ou fístulas abertas ectopicamente, bem como aganglionose da doença de Hirschprung. Em jovens encontramos a inércia colônica, por defeito funcional diagnosticado por alongamento de tempo de trânsito do cólon após a ingestão de marcadores radiopacos, talvez a única indicação justa para laxativos.

Também nesses há a curiosa encoprese, que é um distúrbio funcional característico, com queixa de diarreia ou incontinência disfarçando a constipação acompanhada de fecaloma com impacção fecal, de avaliação difícil e necessitando de orientação psicológica associada. Mas é em mulheres mais idosas, onde destacamos as defecações obstruídas, que está o maior contingente de obstipados (80%) de causa secundária. São os portadores de retocele volumosa, invaginação retorretal, sigmoidocele, contração paradoxal do músculo puborretal, além de indivíduos portadores de fissuras muito dolorosas, estenoses anais após procedimentos cirúrgicos, tumores benignos e malignos constringindo a luz retal ou anal e dificultando mecanicamente a passagem das fezes.

Nas regiões endêmicas, o megacólon adquirido continua existindo, havendo necessidade de conduzir com critério sua avaliação, sendo possível o tratamento conservador nos casos de constipação leve, mas cirúrgicos nos complicados com fenômenos obstrutivos. Nessas condições, os diagnósticos são orientados especificamente pelo coloproctologista, cabendo ao clínico atuar no sentido de perceber sua existência ou probabilidade, após a correção das situações clínicas previamente expostas.

DIARREIA

Apesar de ser um sintoma muito associado a doenças de tratamento clínico, deve-se chamar a atenção para as causas coloproctológicas de diarreia e entre elas a doença de Crohn, a colite ulcerativa, a doença diverticular, a síndrome do intestino irritável e o câncer do cólon ou do reto (alteração do hábito intestinal ou pseudodiarreia).

DOR ABDOMINAL

A dor abdominal é na maioria das vezes uma informação vaga quando isolada. Passa a ter importância fundamental quando associada a sangramento intestinal, sangue oculto nas fezes e alteração do hábito intestinal, que são manifestações já esclarecidas. A dor abdominal isolada é muitas vezes associada à síndrome do intestino irritável, já bem conhecida do médico clínico.

INCONTINÊNCIA ANAL

A incontinência anal é muitas vezes confundida pelo doente adulto de meia-idade ou idoso como diarreia. É a eliminação involuntária de gases e/ou fezes pelo doente e ocorre pela incapacidade dos esfíncteres anais de controlar esta perda. Os sintomas associados são facilmente identificados na história clínica, na qual o doente conta que perde gases esporadicamente numa fase inicial, passando em fase mais avançada para a presença de sujidade nas roupas íntimas (do inglês *soiling*), ou então a presença de conteúdo fecal em fase mais grave da doença. Pode acontecer em qualquer idade, mas é mais frequente em mulheres depois de parto por fórceps e prolongado.

O toque retal é muito importante para seu diagnóstico, mas será confirmado pela manometria anorretal, que medirá as pressões dos esfíncteres. O ultrassom endoanal é útil no diagnóstico da causa quando esta se relaciona -com ruptura traumática de esfíncteres. O tratamento tem sucesso bastante reservado, mas consegue em muitas vezes melhorar a qualidade de vida destes doentes.

BIBLIOGRAFIA CONSULTADA

1. Beck DE, Roberts PL, Saclarides TJ, Senagore AJ, Stamos MJ, Wexner SD. The ASCRS Textbook of Colon and Rectal Surgery. 2th ed. Springer; 2011.
2. Campos FGCM, Regadas FSP, Pinho M. Tratado de Coloproctologia. São Paulo: Editora Atheneu; 2012. .
3. CapelhuchnikP, Klug WA, Fatte S. Hemorroidectomia na trombose hemorroidária. Rev Ass Méd Brasil. 1978;24(2):61-2.

Capítulo 55

Constipação Intestinal

Jorge Alberto Ortiz
Paulo de Azeredo Passos Candelária
Maria Auxiliadora Prolungatti Cesar

"Boa tarde, Doutor. Passei no ginecologista semana passada e me queixei também de dificuldade para evacuar. Disse que devia me consultar com o senhor, pois tenho 34 anos, dois filhos, e meu intestino só funciona uma vez por semana, tendo que fazer muita força. Minha barriga fica estufada e fico indisposta. Tenho que tomar laxante diariamente se quero que meu intestino funcione todos os dias. O que eu devo fazer Doutor?"

INTRODUÇÃO

A constipação é uma das queixas mais frequentes em consultas ambulatoriais, com prevalência estimada de 27% na população de países ocidentais. É definida pelas características persistentemente alteradas do ritmo intestinal e pelo esforço evacuatório, tais como uma frequência menor que três evacuações por semana ou evacuação com dificuldade, esforço ou incompleta.

Esta definição explica porque um paciente que evacua diariamente pode ser considerado constipado. O diagnóstico correto da constipação depende muito das informações do paciente e os detalhes da sua queixa devem ser investigados rigorosamente [1-4].

CLASSIFICAÇÃO E CAUSAS

A constipação pode ser primária ou secundária. Quando ocorre sem uma causa conhecida, é dita funcional, e neste caso a constipação é uma doença. Quando a constipação é secundária a doenças orgânicas sistêmicas, localizadas ou erro alimentar, então passa a ser um sintoma.

Classificação de Roma III

A constipação primária é um distúrbio gastrointestinal funcional. Desta forma, um grupo de especialistas, fundamentado na premissa de que os distúrbios gastrointestinais funcionais apresentam alterações motoras e/ou sensitivas similares, sugeriu um novo sistema de classificação para eles. Tais desordens funcionais foram definidas e classificadas mediante critérios clínicos específicos consagrados em 1988 como Consenso de Roma, os quais foram revisados em 1999 (Roma II) e em 2006 (Roma III)

(Tabela 55.3). Esses critérios têm permitido uma importante padronização da linguagem científica sobre os distúrbios gastrointestinais funcionais, tanto em termos da aplicabilidade clínica como de investigação científica.

Tabela 55.1 – Possíveis causas e condições associadas à constipação	
Obstrução mecânica	
• Tumor colorretal • Diverticulose • Estenose • Compressão externa por tumor/outra causa	• Grande retocele • Megacólon • Anomalias pós-cirúrgicas • Fissura anal
Transtornos neurológicos/neuropatia	
• Neuropatia autonômica • Doença cerebrovascular • Deterioração cognitiva/demência • Depressão	• Esclerose múltipla • Doença de Parkinson • Patologia raquidiana
Condições endócrinas/metabólicas	
• Insuficiência renal crônica • Desidratação • Diabete melito • Intoxicação por metais pesados • Hipercalcemia • Hipermagnesemia • Hiperparatireoidismo	• Hipopotassemia • Hipomagnesemia • Hipotireoidismo • Neoplasia endócrina múltipla tipo 2 • Porfiria • Uremia
Transtornos gastrointestinais e afecções locais dolorosas	
• Síndrome do intestino irritável • Abscessos • Fissura anal • Fístula • Hemorroidas • Síndrome do elevador do ânus	• Megacólon • Proctalgia fugaz • Prolapso retal • Retocele • Vólvulo
Miopatia	
• Amiloidose • Dermatomiosite	• Esclerodermia • Esclerose sistêmica
Dietéticos	
• Dietas • Depleção de líquidos	• Pouca fibra • Anorexia, demência, depressão
Miscelânea	
• Doença cardíaca • Doença articular degenerativa	• Imobilidade

Tabela 55.2 – Medicamentos associados à constipação	
Medicamentos de receita	
• Antidepressivos • Antiepilépticos • Anti-histamínicos • Medicamentos antiparkinsonianos • Antipsicóticos • Antiespasmódico	• Bloqueadores dos canais de cálcio • Diuréticos • Inibidores da monoamino-oxidase • Opiáceos • Simpatomiméticos • Antidepressivos tricíclicos
Automedicação, medicamentos de venda livre	
• Antiácidos (contendo alumínio, cálcio) • Agentes antidiarreicos	• Suplementos de cálcio e de ferro • Agentes anti-inflamatórios não esteroidais

Tabela 55.3 – Critérios de Roma III. Classificação dos distúrbios funcionais gastrointestinais. Presença de sintomas durante pelo menos 12 semanas, que não precisam ser necessariamente consecutivos nos últimos 12 meses. É necessária a exclusão de desordens estruturais ou metabólicas	
Distúrbios GIs funcionais	
A. Distúrbios Funcionais Esofágicos	
A1. Azia funcional A2. Dor torácica funcional de origem esofágica presumida	A3. Disfagia funcional A4. *Globus* (dificuldade para engolir)
B. Distúrbios Funcionais Gastroduodenais	
B1. Dispepsia funcional B1a. Síndrome do desconforto pós-prandial (PDS) B1b. Síndrome da dor epigástrica (EPS) B2. Distúrbio de eructação B2a. Aerofagia B2b. Eructação excessiva inespecífica	B3. Distúrbios de vômito e náuseas B3a. Náusea idiopática crônica B3b. Vômito funcional B3c. Síndrome do vômito cíclico B4. Síndrome da ruminação em adultos
C. Distúrbios Funcionais Intestinais	
C1. Síndrome do intestino irritável (SII) C2. Distensão funcional C3. Constipação funcional	C4. Diarreia funcional C5. Distúrbio intestinal funcional inespecífico
D. Síndrome da Dor Abdominal Funcional (FAPS)	
E. Distúrbios Funcionais da Vesícula Biliar e do Esfíncter de Oddi	
E1. Distúrbio funcional da vesícula E2. Distúrbio funcional do esfíncter de Oddi da vesícula biliar E3. Distúrbio funcional do esfíncter de Oddi do pâncreas	

F. Distúrbios Anorretais Funcionais	
F1. Incontinência fecal funcional F2. Dor anorretal funcional F2a. Proctalgia crônica F2a1. Síndrome do levantador F2a2. Dor anorretal funcional inespecífica F2b. Proctalgia fugaz	F3. Distúrbios de defecação funcionais F3a. Defecação dissinérgica F3b. Propulsão inadequada na defecação
G. Distúrbios Funcionais: Recém-nascidos e Bebês	
G1. Regugitação infantil G2. Síndrome da ruminação infantil G3. Síndrome do vômito cíclico G4. Cólica infatil	G5. Diarreia funcional G6. Disquezia infantil G7. Constipação funcional
H. Distúrbios Funcionais: Crianças e Adolescentes	
H1. Vômito e aerofagia H1a. Síndrome da ruminação adolescente H1b. Síndrome do vômito cíclico H1c. Aerofagia H2. Dor abdominal relacionada aos DGIFs H2a. Dispepsia funcional H2b. Síndrome do intestino irritável (SII)	H2c. Enxaqueca abdominal H2d. Dor abdominal funcional na infância H2d1. Síndrome da dor abdominal funcional na infância H3. Constipação e incontinência H3a. Constipação funcional H3b. Incontinência fecal não retentiva

DIAGNÓSTICO DA CONSTIPAÇÃO FUNCIONAL

O primeiro passo na investigação deve incluir um recordatório alimentar com o objetivo de identificar alimentos constipantes da dieta. Igualmente importante é estabelecer o volume de ingesta hídrica, pois baixos volumes são constipantes, deixando as fezes ressecadas. Finalmente, a atividade física também contribui para a constipação, pois *"o intestino funciona se o corpo funciona"*.

Outro aspecto muito importante na investigação da constipação está em estabelecer o quanto o doente deixa que o contexto social interfira no ritmo intestinal (estado psicossocial). Isto é muito comum em nossa sociedade moderna, que nos obriga cada vez mais a ter vergonha da evacuação e da eliminação de gases de cheiro desagradável. Cada vez mais restritos, muitos só conseguem evacuar enclausurados em banheiros de suas casas. Dois momentos são muito importantes para a evacuação, como o despertar pela manhã e o estímulo pós-alimentar (reflexo gastrocólico). Se existe inibição deste momento, então as fezes ficarão acumuladas e expostas a maior perda de água, e consequentemente ao endurecimento das mesmas, gerando dificuldade evacuatória quando o momento for adequado. Consistência das fezes. Considerado melhor indicador do tempo de trânsito colônico que a frequência das fezes:

- tipo 1 – bolinhas separadas e duras, como amendoim (difíceis de passar);
- tipo 2 – forma de salsicha, mas segmentada;
- tipo 3 – forma de salsicha, mas com fendas na superfície;
- tipo 4 – forma de salsicha ou cobra, lisa e macia;

- tipo 5 – pedaços moles, contornos nítidos e fáceis de passar;
- tipo 6 – pedaços aerados, contornos esgarçados;
- tipo 7 – aquosa, sem peças sólidas.

• Descrição dos sintomas de constipação do paciente; uma espécie de diário de sintomas:
  - distensão abdominal, dor, desconforto;
  - natureza das fezes;
  - movimentos intestinais;
  - esforço defecatório prolongado/excessivo;
  - defecação insatisfatória.
• Uso de laxantes, passado e presente; frequência e dosagem.
• Condições atuais, histórico médico, cirurgia recente, doença psiquiátrica.
• Estilo de vida do paciente, fibra na dieta e ingestão de líquidos.
• Uso de supositórios ou enemas, outras medicações (de receita ou de venda livre).
• Exame físico:
  - tumoração gastrointestinal;
  - inspeção anorretal;
  - impactação fecal;
  - estenose, prolapso retal, retocele;
  - atividade paradoxal ou não relaxante do músculo puborretal;
  - tumoração retal.
• Se estiver indicado: exames de sangue – perfil bioquímico, hemograma completo, cálcio, glicose e função tireóidea.

O Consenso de Roma III estabeleceu critérios diagnósticos da constrição funcional (Tabela 55.4).

Tabela 55.4 – Critérios de Roma III para constipação funcional

Critério diagnóstico*
1. Deve incluir **dois** ou **mais** dos seguintes: **a.** Esforço evacuatório durante pelo menos 25% das defecações **b.** Fezes grumosas ou duras em pelo menos 25% das defecações **c.** Sensação de evacuação incompleta em pelo menos 25% das defecações **d.** Sensação de obstrução anorretal/bloqueio em pelo menos 25% das defecações **e.** Manobras manuais para facilitar pelo menos 25% das defecações (por exemplo, evacuação digital, apoio do assoalho) **f.** Menos de três evacuações por semana
2. Fezes soltas estão raramente presentes sem o uso de laxantes
3. Existem critérios insuficientes para síndrome do intestino irritável

* *Critérios preenchidos nos últimos 3 meses com início dos sintomas pelo menos 6 meses antes do diagnóstico.*

TRATAMENTO DA CONSTIPAÇÃO FUNCIONAL

Tratamento Inicial

O tratamento inicial da constipação é clínico, já na primeira consulta, sem a necessidade de exames complementares. Preconizamos uma dieta saudável, rica em fibras (20 a 35 g/dia), ingestão hídrica de pelo menos 2 litros de água por dia e exercícios físicos. Fundamental neste momento é suspender todos os laxativos que estejam sendo utilizados. Com estas simples orientações, cerca de 70 a 80% dos pacientes melhoram e não necessitam de retornos ou exames complementares.

Tratamento Medicamentoso

O tratamento medicamentoso da constipação fica restrito à falha do tratamento inicial e pode ser dividido em: agentes formadores de bolo fecal, agentes lubrificantes, laxantes osmóticos, laxantes irritativos e os enterocinéticos.

Os formadores de bolo fecal são: fibras solúveis (Psyllium, metilcelulose), farelo de trigo (fibra insolúvel) e a policarbofila cálcica. São agentes formadores de bolo fecal, pois levam a retenção de água nas fezes, facilitando a formação do bolo e o número de evacuações. O principal efeito colateral das fibras é a formação de gases e a consequente distensão abdominal.

Os agentes lubrificantes levam ao amolecimento do bolo fecal e facilitam a mobilização das fezes. Tem como principal exemplo o óleo mineral.

Os laxantes osmóticos consistem em íons ou moléculas pobremente absorvíveis que criam um gradiente osmótico no lúmen intestinal, retendo água; sendo seguros e efetivos, são recomendados como primeira escolha no tratamento da constipação. Os mais utilizados são o hidróxido de magnésio, o polietilenoglicol, a lactulona e o sorbitol.

O bisacodil, a senna e a cáscara sagrada são os fármacos mais utilizados dos laxantes irritativos. Os dois primeiros estimulam terminações nervosas sensitivas na mucosa colônica, afetando o transporte de água e os eletrólitos do epitélio intestinal. Têm como principais efeitos colaterais a dor abdominal e a diarreia, além de serem hepatotóxicos e provocarem reações alérgicas.

Os enterocinéticos mais conhecidos são o tegaserode, com uso restrito no Brasil a mulheres com menos de 55 anos e com SII com predomínio da constipação, em razão maior incidência de mortes por acidentes cardiovasculares, e a prucaloprida, um agonista serotoninérgico altamente seletivo do receptor 5-HT4, considerado para mulheres constipadas, principalmente naquelas que não respondem aos laxativos convencionais.

É necessário testar a medicação para cada doente. Estes pacientes desenvolvem tolerância de 2 a 3 meses. Pode existir associação de laxativos.

Sintomas de Alarme

No tratamento inicial ou no medicamentoso, é fundamental o correto diagnóstico da constipação como doença (constipação primária). Isto é muito importante porque um erro diagnóstico inicial pode trazer graves consequências ao doente, pois a constipação (mais especificamente a alteração do hábito intestinal) é um sintoma muito frequente no câncer colorretal. Pacientes constipados apresentam uma prevalência de neoplasias colônicas semelhante à dos indivíduos normais na mesma faixa etária. Assim, a realização de exames específicos, incluindo a colonoscopia, deve preceder a abordagem terapêutica para pacientes com:

- idade superior a 50 anos;
- sangramento retal;
- mudança no padrão dos sintomas;
- histórico familiar de câncer colorretal e doenças inflamatórias;
- anemias;
- massa palpável;
- perda de peso; e
- início dos sintomas de forma abrupta em idosos.

Investigação Diagnóstica com Propedêutica Armada

Afastado o diagnóstico de constipação funcional e para pacientes que não respondem ao tratamento clínico, exames complementares são necessários. Nesta investigação dividimos a constipação em dois grandes grupos: aqueles relacionados com o trânsito colônico lento (inércia colônica; hiper-reatividade colônica) e aqueles relacionados com os transtornos da evacuação (defecação obstruída).

Trânsito colônico lento (inércia colônica)

O trânsito colônico lento traduz uma doença funcional na qual a atividade intestinal está reduzida. Muitas explicações foram atribuídas, mas nenhuma de forma consistente. O que se sabe é que os doentes, mesmo depois de tratados inicialmente, não apresentam melhora e não têm nenhuma alteração mecânica nos exames de avaliação.

> *Bom dia Doutor. Passei no ginecologista semana passada e me queixei de dificuldade para evacuar. Disse que devia me consultar com o Senhor, pois tenho 38 anos, dois filhos e meu intestino só funciona uma vez por semana, tendo que fazer muita força. Preciso introduzir o dedo na vagina e empurrar para baixo e só assim consigo evacuar. O que eu devo fazer Doutor?*

Defecação obstruída

É a constipação por distúrbios da dinâmica da evacuação, como inabilidade para evacuar o volume do reto, sensação de plenitude retal, dor retal, descenso de assoalho pélvico, necessidade de digitação vaginal e esforço evacuatório acompanhado de trânsito intestinal normal, podendo manifestar-se com os seguintes sintomas: a extração manual de fezes, a digitalização, o suporte do períneo e o não relaxamento do músculo puborretal durante o esforço evacuatório. As causas mais conhecidas de defecação obstruída são retocele, intussuscepção retal, enterocele, prolapso retal, dissinergia pélvica e contração paradoxal do puborretal[1-3].

Para o tratamento ser eficaz, é necessário que as causas sejam definidas. É muito frequente a coexistência de causas entre principal e auxiliares. Na investigação é importante que a causa real não fique subdiagnosticada e, portanto, tratado somente as causas auxiliares. Nos distúrbios evacuatórios existem alguns testes diagnósticos que demonstram o que o exame físico não mostra. Entre eles destacamos a manometria anal, eletroneuromiografia, proctografia e ultrassonografia transretal[2-4].

Exames Diagnósticos

A *manometria anal* é exame frequentemente utilizado e baseia-se no estudo das pressões do canal anal para o diagnóstico de distúrbios da dinâmica evacuatória. Como um dos diagnósticos possíveis, a contração paradoxal da contração paradoxal do puborretal, é visualizada através do aumento das pressões de evacuação e pelo teste de expulsão do balão.

A *eletromiografia* é considerada padrão-ouro para o diagnóstico da contração paradoxal do puborretal através do aumento da atividade mioelétrica no movimento de esforço evacuatório.

A *proctografia* fornece informações de diferentes aspectos da anatomia do assoalho pélvico e da função anorretal. Utilizado no diagnóstico de retocele, contração paradoxal do puborretal, sigmoidocele, descenso perineal e enterocele.

Os *marcadores de trânsito colônico* são utilizados na investigação da constipação intestinal, sendo de fácil execução. A retenção de marcadores maior que 20% no quinto dia é considerada como constipação, podendo a distribuição sugerir trânsito colônico lento ou defecação obstruída. Possui baixa reprodutibilidade[1-4].

Diagnóstico de Constipação por Defecação Obstruída

Os diagnósticos mais frequentes determinando defecação obstruída são: retocele, contração paradoxal do puborretal, sigmoidocele e intussuscepção interna[1-3]

A *retocele* é uma herniação da parede anterior do reto para a parede posterior da vagina, sendo encontrada em 25% dos pacientes que são investigados por constipação através da proctografia[1-3]. Para o diagnóstico desta afecção, a proctografia é o método habitualmente utilizado, principalmente para realizar as medidas e o esvaziamento. Se for utilizado o contraste oral, vaginal e vesical, outras alterações associadas podem ser encontradas[1-3,5].

São sintomas da retocele o esvaziamento incompleto, a sensação de pressão retal, os sintomas vaginais e a dor retal. É achado comum e pode ser considerada uma variável normal, terá valor clínico quando maior que 2 cm associada à retenção de contraste. A verdadeira incidência e a patogênese são debatidas, assim como as indicações e técnicas para o reparo cirúrgico[1-5].

O papel da *contração paradoxal do puborretal* não é bem conhecido. Na eletromiografia é diagnosticada principalmente pelo aumento da atividade mioelétrica no esforço evacuatório e na manometria anal pela não expulsão do balão e pelo aumento da pressão de evacuação. A impressão do músculo na contração paradoxal do puborretal durante o esforço evacuatório na proctografia pode ser considerada como um sinal de contração paradoxal[1-3,5-9].

A contribuição da *intussuscepção interna* na defecação obstruída não é clara, pode representar o primeiro estágio de uma anomalia dinâmica que leva ao prolapso retal total. O significado clínico da sigmoidocele é desconhecido e tem sido considerado mais um achado. Os mecanismos de ação da sigmoidocele e da intussuscepção interna na constipação são discutíveis[1-3,5-9].

Tratamento da Constipação por Defecação Obstruída

É importante o conhecimento da real etiologia da constipação, pois isso implica, com certeza, no sucesso do tratamento. Não é incomum que situações não previamente diagnosticadas ou não valorizadas possam interferir nos resultados com persistência dos sintomas. Dentre as causas da defecação obstruída estão alterações anatômicas ou função anormal da musculatura pélvica, além das secundárias a procedimentos pélvicos como parto e histerectomia.

Tratamento clínico

Inicialmente deve ser feita a orientação de aumentar as fibras da dieta e evitar alimentos irritantes intestinais. O segundo passo é a orientação do paciente quanto ao mecanismo correto da evacuação (Figura 55.1), de atender sempre à primeira sensação retal, relaxar no momento evacuatório, evitando a contração paradoxal[1-3].

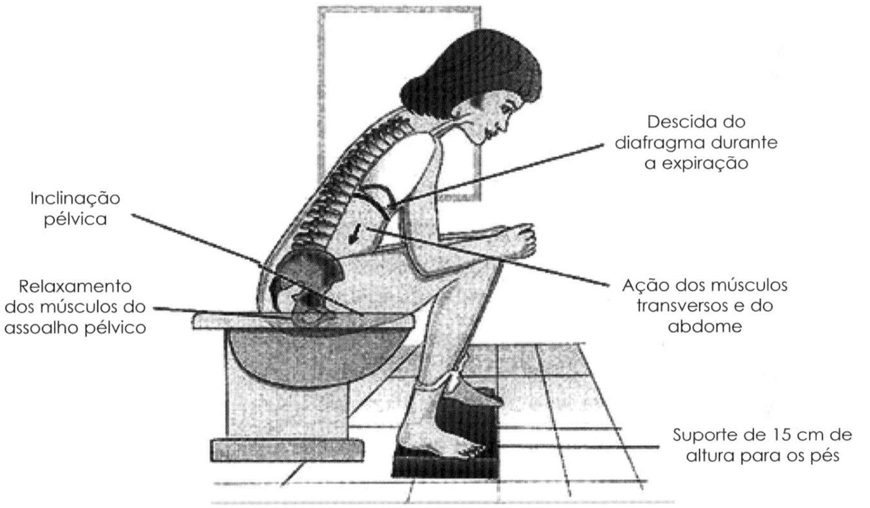

Figura 55.1 – Correta posição da evacuação.

Biofeedback

Durante a evacuação é necessário que exista um relaxamento coordenado da musculatura puborretal e do esfíncter externo. Em alguns pacientes existe uma falha desta coordenação, resultando em defecação obstruída por contração paradoxal do músculo puborretal. Estima-se que 25-50% dos pacientes com constipação por defecação obstruída tenham um tipo de dissinergia pélvica, dentre as quais a contração paradoxal do puborretal[1-3].

O *biofeedback* para tratamento da defecação obstruída é muito difundido atualmente, sendo utilizado para corrigir o mecanismo de evacuação. Consiste em coordenar o relaxamento da musculatura do assoalho pélvico com uma força propulsiva intra-abdominal direcionada para a pelve[(2-4)]. Pode ser utilizado o aparelho de manometria ou eletromiografia, onde se ensina o paciente a reconhecer a presença de fezes na ampola retal e a relaxar no momento da evacuação.

O *biofeedback* é uma opção terapêutica importante para pacientes com defecação obstruída[2,4]; foram tratados 60 pacientes constipados de 2004 a 2008 com *biofeedback*, ocorrendo melhora em 77%. Resultados semelhantes foram encontrados por outros autores afirmando que o *biofeedback* não apresenta os mesmos resultados para a inércia colônica[2-4,6,10].

Apesar de ser frequentemente utilizado como uma terapia de primeira linha para tratar constipação do tipo dissinergia pélvica, existem controvérsias quanto aos resultados e não existe um consenso sobre a melhor técnica, quantas sessões seriam necessárias ou o que seria necessário.

Durante o período de *biofeedback* é útil que o paciente faça um diário das evacuações, anotando o tipo de vontade que atendeu (leve, média ou forte), se evacuou e se realizou esforço evacuatório. A maioria dos autores entende que o *biofeedback* seria a primeira opção para pacientes com defecação obstruída associada de dissinergia pélvica por baixa incidência de efeitos adversos associados ao seu uso[1-10].

Tratamento Cirúrgico da Defecação Obstruída

A defecação obstruída é responsável por 25% dos casos de constipação crônica[1-6] e alguns autores acreditam que o *biofeedback* deve preceder qualquer tentativa de tratamento cirúrgico[6]. Seguem as opções de tratamento de acordo com o diagnóstico.

Retocele

A retocele é uma causa orgânica de constipação, com tratamento necessariamente cirúrgico[9]. A conduta é cirúrgica quando sintomática e o reparo pode ser realizado via vaginal, perineal ou endorretal. A conduta adotada em nossa instituição é o reparo perineal. Importante à exclusão de contração paradoxal da contração paradoxal do puborretal associado, pois pode ser a causa de insucesso para o tratamento cirúrgico. Em estudo realizado na Faculdade de Ciências Médicas da Santa Casa de São Paulo, encontramos que a retocele foi a única causa em 22,22% dos pacientes, estando associada à contração paradoxal do puborretal em 44,44% dos pacientes[3,5]. Esse dado é extremamente importante, pois com duas causas associadas não há como existir a certeza da causa real da constipação, podendo levar a maus resultados cirúrgicos.

O reparo cirúrgico é indicado quando a retocele é maior que 3 cm de profundidade, há retenção de bário na proctografia ou exista digitação vaginal, anal ou perineal para esvaziamento satisfatório, *embora isso não seja preditivo para melhores resultados cirúrgicos*[2,4,5]. Situações de trânsito colônico lento também devem ser excluídas, pois podem ser a causa real de constipação.

Contração paradoxal do pubo retal

É diagnóstico frequente e o tratamento é através do *biofeedback*, já descrito anteriormente.

Intussuscepção retal

Tem sido sugerido que o reparo cirúrgico da intussuscepção retal pode ser benéfico 2· As técnicas podem ser desde ligadura elástica e escleroterapia, com o propósito de fixação da mucosa, até a ressecção mucosa pela técnica de Milligan-Morgan. Recentemente, tem sido proposta a utilização de grampeadores para a fixação desta mucosa.

Há associação também de dissinergia retal de 7-26% dos pacientes, sendo mais fácil aceitar que a intussuscepção é mais uma consequência do esforço evacuatório excessivo que a causa, e que o *biofeedback* seria uma alternativa possível e aceitável, já que existe uma melhora que varia de 20-90% pois deve existir a contração paradoxal do puborretal associada[2,3].

Sigmoidocele

Os mecanismos de ação da sigmoidocele na constipação são discutíveis, assim como a realização de procedimento cirúrgico para o seu tratamento[2,3]. Na Santa Casa, quando encontramos casos de sigmoidocele, sempre coexiste outra causa que interpretamos como principal, sendo, portanto, tratadas.

Tratamento da Inércia Cólica

A inércia cólica tem sido atribuída a alterações nas células de Cajal[11], neuropatia entérica com redução das células ganglionares[12] ou na inervação autonômica[13]. O quadro clínico caracteriza-se por constipação com piora progressiva e de longa evolução, com perda da resposta aos laxativos. O diagnóstico é feito pelo tempo de trânsito colônico com marcadores radiopacos, que podem estar distribuídos por todo o colón ou preferencialmente à esquerda e todos os exames de fisiologia anorretal são normais, a não ser que haja associação de outras patologias.

O tratamento cirúrgico deve ser o último recurso após o esgotamento de todas as outras formas de tratamento, visto que a colectomia total, apesar de aumentar a frequência evacuatória, apresenta efeitos colaterais muito danosos. como alta taxa de mortalidade, incontinência fecal, diarreia, persistência de dor abdominal, episódios de suboclusão intestinal e recidiva da constipação com uso frequente de supositórios e enemas[14]. Realizamos apenas quatro destas cirurgias desde 1992 e os resultados estão muito aquém dos satisfatórios, além de também termos alguns pacientes operados de outros serviços com as mesmas complicações anteriormente citadas.

Síndrome do Intestino Irritável

Outra doença que deve sempre ser suspeitada em casos de constipação é a síndrome do intestino irritável (SII), que é uma doença funcional do trato gastrointestinal, não apresentando anormalidades bioquímicas, sorológicas ou estruturais e orgânicas. O diagnóstico da SII baseia-se nos critérios de Roma III, a saber, dor ou desconforto abdominal por pelo menos 3 dias/meses, nos últimos 3 meses, pelo menos 6 meses antes do diagnóstico, associado a pelo menos duas ou mais das seguintes características: alívio da dor abdominal após a evacuação, início associado com alteração na frequência das evacuações (ex.: diarreia ou constipação) e mudança na forma ou na aparência das fezes. As duas principais formas de SII são a forma diarreica, e a constipante. Acomete 10 a 20% da população, sendo mais frequente em mulheres que homens (2:1). Tem como fator desencadeante alterações ou quadros de ansiedade ou depressão, e realmente existe alteração nos neurotransmissores a nível intestinal e central (ex.: serotonina, dopamina, acetilcolina e GABA, que estão diminuídas e a substância P que está aumentada, sendo esta considerada a responsável pela dor). O tratamento da SII na disciplina de coloproctogia é com um fitoterápico (*Hypericum perforatum* 300 mg de 8 em 8 horas) por período de pelo menos 6 meses, sendo a taxa de melhora da dor superior aos medicamentos da indústria farmacêutica e com melhora em torno de 89%. Esta medida foi inicialmente apresentada no Congresso Mundial Cólon, de 2000, em São Paulo.

REFERÊNCIAS BIBLIOGRÁFICAS

1. Cesar MAP, Klug WA. Fisiologia anorretal e cirurgia – investigação dos distúrbios da evacuação (constipação intestinal e incontinência fecal). In: Speranzini MB, Deutsch CR, Yagi OK. Manual de diagnóstico e tratamento para o residente de cirurgia; 2009. p. 1465-72.
2. Neal E, Rahila E. Treatment of Obstructed Defecation Clinics in Colon and Rectal Surgery. 2012;25(01):24-33.
3. Cesar MAP. Diagnóstico da constipação intestinal por defecação obstruída através de exames no laboratório de fisiologia anal. Tese (Mestrado). São Paulo: Faculdade de Ciências Médicas Santa Casa de São Paulo; 2000.
4. Privitera AC, Oliveri CE, Randazzo G, Ohazuruike NL, Prumeri S, Politi A et al. Biofeedback therapy for outlet dysfunction: our experience. Chir Ital. 2009;61(3):281-8.
5. Cesar MAP, Klug WA, Aguida HAC, Ortiz JA, Bin FC, Kapelhuchnik P et al. A Presença de Retocele Interfere nos Resultados de Exames de Fisiologia Anal? Rev bras Coloproct. 2008;28(3):329-333.
6. Succi L, Oliveri CE, Privitera AC, Randazzo G, Ohazuruike NL, Prumeri Set al. Treatment strategies for chronic constipation: our experience. Chir Ital. 2008;60(4):509-18.
7. Zehler O. Vashist YK, Bogoevski D, Bockhorn M, Yekebas EF, Izbicki JRet al. Quo vadis STARR? A prospective long-term follow-up of stapled transanal rectal resection for obstructed defecation syndrome. J Gastrointest Surg. 2010;14(9):1349-54.
8. Titu LV, Riyad K, Carter H, Dixon AR. Stapled transanal rectal resection for obstructed defecation: a cautionary tale. Dis Colon Rectum. 2009;52(10):1716-22.
9. Guarnieri A, Cesaretti M, Tirone A, Vuolo G, Verre L, Savelli V et al. Stapled transanal rectal resection (STARR) in the treatment of rectocele: personal experience. Chir Ital. 2008;60(2):243-8.
10. Chiarioni G, Salandini L, Whitehead WE. Biofeedback benefits only patients with outlet dysfunction, not patients with isolated slow transit constipation. Gastroenterology; 129(1):86-97.
11. Lyford GL, Soffer E, Hull TL, Strong SA, Senagore AL et al. Pan colonic decrease in intestinal cells of Cajal in patients with slow transit constipation. Gut. 2002;51:496-501.
12. Di Nardo G et al. Review article: molecular pathological and therapeutic features of human enteric neuropathies. Aliment Pharmacol Ther. 2008;28:25-45.
13. Knowles CH, Scott SM, Lunniss PJ. Slow transit constipation: a disorder of pelvic autonomic nerves? Dig Dis Sci. 2001;46:389-401.
14. Kamm MA, Lennard-Jones JE. Outcome of colectomy for severe idiophatic constipation. Gut. 1988;29:969-73.

Capítulo 56

Diarreias

Maria Luiza Queiroz de Miranda

INTRODUÇÃO

Um hábito intestinal normal pode ser definido como a eliminação de fezes consistentes, uma ou mais vezes ao dia, ou ainda a cada 2 ou 3 dias. Desde que sejam fezes bem formadas, não endurecidas, e que não exista um esforço evacuatório muito importante. Por sua vez, a diarreia consiste em um aumento no volume das fezes (maior que 200 g/dia). Como, na prática, esse volume pode ser difícil de ser quantificado, podemos dizer que um indivíduo apresenta diarreia quando tem aumento da frequência evacuatória e diminuição da consistência dessas fezes.

As diarreias ainda podem ser classificadas em agudas e crônicas, sendo a diarreia aguda aquela que dura até 14 dias, e diarreia crônica a que se estende por um período maior que 4 semanas. Essa diferenciação se faz importante, pois dependendo do tempo de duração da diarreia, pode nos levar a pensar em diferentes causas para a mesma.

A diarreia é um sintoma comum e que pode estar presente em diversos tipos de patologias. Nesse capítulo, discutiremos seus principais mecanismos fisiopatológicos e a abordagem diagnóstica, não sendo possível comentar em detalhes cada uma das patologias que podem causar a diarreia, as quais, cada uma delas sozinhas, poderiam ser temas de um capítulo de livro.

FISIOPATOLOGIA

Aproximadamente 10 L de água passam diariamente pelo intestino delgado e cólon. Em uma situação habitual, 99% dessa água são absorvidos no intestino. A diarreia ocorre quando, por algum motivo, existe um aumento na secreção de fluidos e/ou diminuição da absorção dos mesmos pela mucosa intestinal. Existem cinco principais mecanismos fisiopatológicos causadores de diarreia, são eles: osmótico, secretor, inflamatório, motor e disabsortivo.

- *Diarreia osmótica:* acontece quando há a presença de um conteúdo hiperosmolar na luz intestinal. Por transporte passivo, ocorre a passagem de líquidos do enterócito para o interior do intestino, na tentativa de igualar a osmolaridade dos meios intra e extracelular. Esse líquido proveniente das células é então retido na região intraluminal do órgão. Exemplos: ingestão de substâncias osmoticamente ativas, como a lactulose e sais de magnésio; e as deficiências de enzimas responsáveis pela absorção de nutrientes, como a lactase. A lactose mal absorvida que permanece na luz intestinal, devido a uma deficiência da enzima lactase, promove uma diarreia osmótica.

- *Diarreia secretora:* é caracterizada por um aumento na secreção de água e eletrólitos pelo enterócito, através de transporte ativo. Ocorre também, nesse tipo de diarreia, uma diminuição da absorção de líquidos pelo intestino. Na maioria da vezes, a diarreia secretora é resultado da ação de toxinas bacterianas no enterócito. Exemplos: infecções virais, como por rotavírus; infecções bacterianas, como por *Shigella, Salmonella* e *E. coli*; além do uso abusivo de laxativos e tumores neuroendócrinos.
- *Diarreia inflamatória:* também conhecida como diarreia exudativa. Nesses casos pode ocorrer uma exudação de plasma, sangue e pus para a luz intestinal. Tal exudação acontece devido à presença de lesões na mucosa intestinal por processo inflamatório (erosões e/ou úlceras). Os enterócitos também passam a secretar mediadores inflamatórios como as interleucinas, as quais estimulam ainda mais a reposta inflamatória intestinal. Exemplos: colite ulcerativa, doença de Crohn, colite pseudomembranosa (infecção por *Clostridium difficile*).
- *Diarreia motora:* é resultado de um aumento de motilidade e tempo de trânsito intestinal ou de uma diminuição da área absortiva devida a grandes ressecções cirúrgicas do intestino. Exemplos: doenças metabólicas como o hipertireoidismo e ressecções intestinais cirúrgicas.
- *Diarreia disabsortiva:* existem diversas afecções que podem levar a uma má absorção intestinal. Elas se dividem basicamente em doenças intestinais e extraintestinais. As condições que acometem diretamente o intestino são caracterizadas por lesões nos enterócitos, as quais impedem a correta absorção e o transporte de nutrientes pela mucosa do órgão. Exemplos: doença celíaca e doença de Crohn. As situações em que o acometimento é extraintestinal, geralmente levam a uma falência na digestão enzimática dos nutrientes. Exemplo: pancreatite crônica com insuficiência pancreática exócrina.

É interessante lembrar que uma mesma doença pode causar a diarreia por mais de um mecanismo fisiopatológico. Exemplo: a doença de Crohn pode causar uma diarreia de caráter inflamatório e disabsortivo.

Diarreia Aguda

As diarreias agudas acometem tanto adultos quanto crianças, e apresentam uma prevalência mundial de três a cinco bilhões de casos por ano. Como já foi citado anteriormente, é considerada diarreia aguda aquela que dura um período menor do que 14 dias. Em sua maioria são autolimitadas e grande parte das pessoas acometidas não chega a procurar ajuda médica. Mas é necessário sempre ter em mente que uma diarreia aguda pode se manifestar de forma grave, levando em alguns casos ao óbito do paciente, principalmente nos extremos de idade (crianças e idosos).

As principais causas de diarreia aguda são a intoxicação alimentar e aquelas de origem infecciosa; seja viral, bacteriana ou parasitária (Tabela 56.1).

Tabela 56.1 – Causas de diarreia aguda

Bacterianas	Parasitárias	Virais	Medicações	Outras
C. difficile	*Entamoeba*	Adenovírus	Metformina	Intoxicação alimentar
E. coli	*G. lamblia*	Rotavírus	Quimioterapia	Impactação fecal
Shigella	*Strongyloides*		Laxativos	Isquemia intestinal
Salmonella	*Ascaris*		Antibióticos	Radioterapia

Quando um paciente procura o médico com um quadro de diarreia aguda, torna-se essencial uma detalhada história clínica e um atencioso exame físico. A partir dos dados colhidos, será possível determinar a necessidade de uma investigação com exames complementares e a introdução de um tratamento específico.

São dados relevantes da história clínica: aspecto das fezes (presença de sangue ou pus), número de evacuações por dia, febre, sintomas sugestivos de grandes perdas, história de viagem recente, uso de antibióticos, familiares também com quadro de diarreia, contato com água ou alimentos suspeitos, uso de medicações, idade e estado imunológico do paciente.

Alguns fatos podem nos levar a pensar em infecções por determinados agentes específicos, como por exemplo: uso recente de antibióticos (infecção pelo *Clostridium difficile*), fezes com sangue e pus (infecção por *E. coli*, *Salmonella*, *Shigella* ou *Entamoeba*), pacientes imunodeprimidos (infecção por agentes oportunistas).

No exame físico, o mais importante é descartar a existência de desidratação grave, principalmente em crianças e idosos. Nesses pacientes, a desidratação leva a um quadro mais grave, que pode evoluir, em alguns casos, com óbito dos mesmos. Ao examinar pacientes com diarreia aguda, devemos estar atentos para: o exame das mucosas, o turgor da pele e os sinais vitais (frequência cardíaca, pressão arterial, temperatura). Muitas vezes, o primeiro sinal de uma desidratação é o aumento da frequência cardíaca.

Então, em casos selecionados de diarreia aguda, podemos utilizar alguns exames complementares para nos ajudar no diagnóstico, principalmente se a causa suspeita for um agente infeccioso que necessita de tratamento específico com algum antimicrobiano. Exames complementares que podem ser úteis na investigação de um quadro de diarreia aguda:

- *hemograma completo* (presença de leucocitose pode significar uma infecção bacteriana, ou ainda, a presença de leucopenia pode apontar para infecção por bactéria Gram-negativa);
- *dosagem de eletrólitos, função renal e função hepática* (para a avaliação de distúrbios hidroeletrolíticos e insuficiência renal causados pela desidratação – principalmente nos pacientes idosos);
- *análise das fezes* (protoparasitológico, coprocultura, pesquisa de leucócitos fecais, pesquisa de vírus e toxinas produzidas pelo *Clostridium difficile*).

Com já foi dito anteriormente, a maioria dos casos de diarreia aguda é autolimitada, não necessitando, portanto, de nenhum tipo de tratamento específico, apenas de medidas de suporte (principalmente hidratação, seja ela via oral nos casos mais leves ou endovenosa nos casos mais graves).

Em algumas situações, porém, é necessária a introdução de um tratamento específico com antimicrobianos, geralmente em casos de diarreia aguda causada por infecção bacteriana ou parasitária. Dessa forma, será importante nestes a realização de exames complementares com o objetivo de se isolar o agente específico causador da diarreia.

Diarreia Crônica

A diarreia crônica é definida como aquela que se estende por mais de 4 semanas. É um sintoma bem comum e pode ser causado por diversos tipos de doenças, tendo cada uma delas investigação diagnóstica e tratamento específicos (Tabela 56.2).

Tabela 56.2 – Causas de diarreia crônica
• Uso de laxativos e medicamentos
• Deficiência de dissacaridases (lactase)
• Infecções bacterianas
• Neuropatia diabética
• Síndrome do intestino irritável
• Hipertireoidismo
• Neoplasias (adenocarcinoma de cólon, linfoma)
• Doenças inflamatórias intestinais (colite ulcerativa e doença de Crohn)
• Tuberculose intestinal, parasitoses
• Colite isquêmica, colite actínica (radioterapia)
• Doença celíaca, colites microscópicas
• Grandes ressecções intestinais
• Insuficiência pancreática exócrina, diarreia colerética (colecistectomia)
• Outras

Novamente, a história clínica e o exame físico detalhados são essenciais para o correto diagnóstico da situação responsável pela diarreia crônica. Mesmo porque as causas são tantas e tão distintas, que precisamos dessas informações para guiar nossa decisão em relação a quais exames complementares deverão ser solicitados, tentando assim evitar sobrecarregar o paciente com uma interminável lista de exames desnecessários. É muito importante que saibamos o que procuramos ao solicitar tais exames, do contrário não saberemos como interpretar seus resultados.

Existem alguns dados na história clínica e no exame físico do paciente que podem nos sugerir uma ou outra causa de diarreia crônica, como por exemplo fezes com a presença de sangue (condições inflamatórias, infecciosas ou neoplásicas), alternância de diarreia e constipação (síndrome do intestino irritável, neuropatia diabética ou obstrução intestinal), fezes oleosas e que boiam no vaso (má absorção de gorduras), aumento de flatos (má absorção de carboidratos), história familiar (doença celíaca, doença inflamatória intestinal), uso recente de antibióticos (colite pseudomembranosa), febre (linfoma, doença inflamatória intestinal), perda de peso (diarreia disabsortiva, neoplasia), uso de determinados medicamentos (diarreia crônica pelo uso de metformina). Outras informações também nos ajudam a classificar a diarreia crônica em alta ou baixa, ou seja, se ela é primordialmente proveniente de afecção do intestino delgado ou do cólon (Tabela 56.3). No caso das diarreias crônicas, os exames complementares são ainda mais importantes e bem-vindos durante o curso de investigação diagnóstica. Mas como o nome bem diz, são exames complementares e devem complementar as informações obtidas através da história clínica e do exame físico do paciente.

Tabela 56.3 – Diarreia crônica: alta x baixa

Características	Intestino Delgado	Cólon
Número	Pequeno	Grande
Volume	Grande	Pequeno
Consistência	Pastosa	Líquida
Cor	Normal ou brilhante	Normal
Odor	Normal ou rançoso	Normal ou fétido
Tenesmo	Não	Sim
Urgência fecal	Raramente	Frequentemente
Restos alimentares	Frequentemente	Raramente
Muco	Não	Sim
Sangue	Incomum	Comum
Dor	Difusa ou periumbilical	Difusa ou quadrante inferior esquerdo
Alívio da dor com evacuação	Não	Sim

- *Exames laboratoriais*: uma anemia ferropriva pode ser o primeiro achado em uma paciente com neoplasia maligna do cólon. Anticorpos positivos para doença céliaca (antiendomísio e antitransglutaminase tecidual) podem sugerir o diagnóstico da mesma.
- *Análise das fezes:* pesquisa de leucócitos positiva nas fezes pode indicar uma condição inflamatória como uma retocolite ulcerativa ou doença de Crohn. A pesquisa de gordura nas fezes pode levar a um diagnóstico de síndrome de má absorção intestinal.

- *Exames de imagem:* tomografia de abdome com contraste pode confirmar um diagnóstico de pancreatite crônica.
- *Exames endoscópicos:* endoscopia digestiva alta com biópsia de duodeno pode trazer o diagnóstico de doença celíaca. A colonoscopia pode mostrar, através da visualização direta da mucosa do cólon, uma doença inflamatória intestinal ou uma neoplasia.

O tratamento da diarreia crônica vai depender da doença de base. Cada uma delas apresenta um tratamento específico. O que existe em comum, em todos os casos de diarreia crônica, é a necessidade de uma boa relação médico-paciente, uma vez que se trata de indivíduos que, muitas vezes, já passaram por diversos profissionais da saúde e que podem não ter todas suas perguntas respondidas em um curto período. A investigação diagnóstica de uma diarreia crônica pode levar tempo, pois nem sempre a causa se mostra em um primeiro momento, por isso é necessário que haja paciência e confiança por parte do doente e também do médico.

BIBLIOGRAFIA CONSULTADA

1. Abraham C, Cho JH. Inflammatory Bowel Disease. New England Journal of Medicine. 2009;361:2066 -78.
2. Crowe SE. In the Clinic: Celiac Disease. Annals of Internal Medicine. 2011;ITC5-2-ITC5-16.
3. Juckett G, Trivedi R. Evaluation of Chronic Diarrhea. American Family Phisician. 2011;84(10):1119 -1126.
4. Maragkoudakis S, Poulidaki SR, Papadomanolaki E et al. Empiric antimicrobial therapy and infectious diarrhea. Do we need local guidelines? European Journal of Internal Medicine. 2011;22:e60 -e62.
5. Mohamed N, Marais M, Bezuidenhout J. Microscopic colitis as a missed cause of chronic diarrhea. World Journal of Gastroenterology. 2011;17(15):1996 -2002.

SEÇÃO 7

DOENÇAS HEMATOLÓGICAS

Capítulo 57

Anemias

Rodolfo Delfini Cançado

DEFINIÇÃO

Anemia é a alteração hematológica mais comumente encontrada na prática médica, e definida como um sinal ou uma manifestação de doença subjacente, e não como entidade clínica em si mesma. Isto quer dizer que a anemia não representa um diagnóstico definitivo e, sim, um achado laboratorial que demanda criteriosa investigação diagnóstica – detalhada história clínica e exame físico, seguidos da utilização de exames laboratoriais apropriados. Esta prática permite, na maioria dos casos, o diagnóstico correto da causa de anemia, possibilitando, portanto, tratamento adequado.

Há mais de 1 década, vários estudos clínicos vêm chamando a atenção sobre a importância da anemia como fator independente de pior prognóstico em relação ao paciente, bem como de pior prognóstico em relação à doença, ou seja, está associada a taxas mais elevadas de morbidade e mortalidade, pior qualidade de vida e piores resultados em relação aos tratamentos clínico, cirúrgico, quimioterápico e/ou radioterápico.

Anemia não é normal em nenhuma faixa etária ou gênero humano. Trata-se de uma condição patológica passível de tratamento que não deve, ou não pode, ser vista simplesmente como um parâmetro laboratorial anormal. Do ponto de vista fisiopatológico, o estado de anemia é decorrente da redução do número de hemácias ou da concentração da hemoglobina (Hb) circulante que, independentemente de sua causa, provoca diminuição da oxigenação tecidual consequente à menor capacidade de transporte de oxigênio (O_2) aos tecidos.

Segundo os critérios propostos pela Organização Mundial da Saúde (OMS), anemia é definida laboratorialmente como Hb menor que 13 g/dL para os homens, 12 g/dL para as mulheres e 11 g/dL para gestantes.

CLASSIFICAÇÃO MORFOLÓGICA DAS ANEMIAS

A classificação morfológica das anemias é a mais utilizada na prática clínica, por auxiliar o médico na conduta a ser tomada (Tabela 57.1). As Tabelas 57.2 e 57.3 apresentam o diagnóstico diferencial das anemias microcíticas e a classificação das anemias hemolíticas, respectivamente.

Uma vez identificado o mecanismo etiológico que ocasionou a anemia, o próximo passo consiste na identificação da(s) causa(s) por meio de investigação laboratorial apropriada, que resultará no direcionamento do tratamento específico para cada situação.

DIAGNÓSTICO LABORATORIAL

Os principais exames laboratoriais iniciais para a investigação etiológica da anemia são:

1. hemograma completo;
2. esfregaço do sangue periférico – é parte integrante e essencial do eritrograma, pois permite a verificação de anormalidades morfológicas específicas;
3. contagem de reticulócitos – é um parâmetro que auxilia na diferenciação entre anemia por diminuição da produção e por aumento da destruição, já que reflete a habilidade da medula óssea em responder ao estímulo anêmico;

Tabela 57.1 – Classificação morfológica das anemias

Anemia hipocrômica microcítica (VCM < 80 fL)
- Anemia ferropriva
- Talassemias
- Anemia de doença crônica (ADC) ou anemia da inflamação
- Anemia sideroblástica
- Intoxicação por chumbo

Anemia normocrômica normocítica (VCM entre 80 e 100 fL)
- Anemias hemolíticas (hemoglobinopatias)
- Anemia de doença crônica (ADC) ou anemia da inflamação
- Perda de sangue
- Doença primária da medula óssea (ex.: aplasia pura de série vermelha)
- Causa extrínseca à medula óssea (ex.: infiltração por células metastáticas)

Anemia macrocítica (VCM > 100 fL)
- Anemia megaloblástica
  - Deficiência de vitamina B_{12}
  - Deficiência de ácido fólico
- Medicamentosa
  - Hidroxiureia, metotrexato, pirimetamina, trimetoprim, zidovudina, fluorouracil, óxido nitroso e etanol
- Doenças da medula óssea
  - Síndrome mielodisplásica
  - Mieloma múltiplo
  - Anemia aplástica
  - Aplasia pura de série vermelha
  - Anemia diseritropoética congênita
- Uso crônico e excessivo de bebida alcoólica
- Hepatopatias
- Hipotireoidismo

VCM = volume corpuscular médio; fL = fentolitros.

Tabela 57.2 – Diagnóstico diferencial das anemias microcíticas

Variável	Anemia Ferropriva	Talassemia Beta Menor	Anemia de Doença Crônica	Anemia Sideroblástica	Intoxicação por Chumbo
IST	dim	nl	dim	nl ou dim	aum
Ferritina	dim	nl ou aum	nl ou aum	aum	nl
% de sideroblastos na MO	nl ou dim	nl ou aum	nl	aum (em anel)	nl (em anel)
Depósito de ferrona MO	dim	nl ou aum	nl ou aum	aum	nl

IST = índice de saturação de transferrina; dim = diminuído; nl = normal; aum = aumentado; MO = medula óssea.

Tabela 57.3 – Classificação das anemias hemolíticas

Defeito intrínseco aos glóbulos vermelhos

Hereditário
- Defeito da membrana eritrocitária
- Esferocitose hereditária
- Eliptocitose hereditária
- Piropoiquilocitose hereditária
- Defeito enzimático
- Deficiência de glicose-6-fosfodiesterase (G6PD)
- Deficiência de piruvato quinase
- Deficiência de glutationa redutase

Distúrbio da hemoglobina (hemoglobinopatias)
- Doenças falciformes
- Talassemias

Adquirido
- Hemoglobinúria paroxística noturna

Defeito extrínseco aos glóbulos vermelhos

Hereditário
- Deficiência de lecitina-colesterol aciltransferase
- Abetalipoproteinemia

Adquirido
- Imunomediado
- Agentes químicos e físicos
- Doença renal ou hepática
- Anemias microangiopáticas (púrpura trombocitopênica trombótica, síndrome hemolítico-urêmica)
- Hiperesplenismo

4. dosagem de ferro sérico, capacidade total de ligação de ferro e ferritina sérica – para avaliação do *status* de ferro do organismo;
5. ureia, creatinina e *clearance* de creatinina – para avaliação da função renal;
6. proteína C reativa;
7. dosagem de vitamina B_{12} e de folato – sobretudo quando há macrocitose e/ou a descrição de presença de neutrófilos hipersegmentados no sangue periférico;
8. eletroforese de proteínas – para investigação de gamopatias monoclonais e mieloma múltiplo.

A presença de bicitopenia ou pancitopenia geralmente sinaliza a necessidade de investigação da medula óssea por meio de mielograma ou biópsia, com o intuito de afastar doenças como leucemia aguda, doença linfoproliferativa ou mieloproliferativa, e síndrome mielodisplásica.

De maneira geral, a suspeita diagnóstica de anemia hemolítica se baseia na presença de anemia associada a icterícia e esplenomegalia. Nos casos agudos, pode-se observar a presença de sintomas e sinais de descompensação cardíaca, enquanto nas anemias de curso crônico são mais comuns sintomas e sinais relacionados à hemólise, tais como: icterícia, hemoglobinúria/hemossiderinúria, colecistite crônica calculosa e úlcera de membros inferiores.

Independentemente do tipo de anemia hemolítica, o diagnóstico inicial fundamenta-se nos seguintes exames laboratoriais:

1. desidrogenase lática (DHL) – para avaliação de lise celular;
2. bilirrubinas total e frações – para se avaliar o catabolismo da hemoglobina;
3. haptoglobina – para avaliação de hemólise intravascular;
4. contagem de reticulócitos – para avaliar a capacidade de resposta da medula óssea frente à situação de anemia, encontrando-se aumentada quando há hemólise ou sangramento;
5. eletroforese de hemoglobina – permite a identificação de hemoglobinas anormais (doença falciforme, talassemias);
6. teste de Coombs direto e indireto – permite identificar a presença de alo e/ou autoanticorpos dirigidos contra antígenos específicos da membrana eritrocitária.

Na ausência de anemia, o número absoluto de reticulócitos varia entre 25.000 e 75.000/μL. Na presença de anemia, contagem absoluta de reticulócitos menor que 75.000/μL é indicativa de processo hipoproliferativo, enquanto contagem absoluta de reticulócitos maior que 100.000/μL indica presença de hemólise ou resposta eritropoética apropriada (ex.: sangramento). A Tabela 57.4 relaciona a combinação de índices hematimétricos e a contagem de reticulócitos para o diagnóstico de anemia.

Em função dos quesitos importância e frequência, daremos ênfase, neste capítulo, à anemia ferropriva (AFe); à anemia de doença crônica (ADC) ou anemia da inflamação, e à anemia megaloblástica secundária a deficiência de vitamina B_{12} (cobalamina).

Tabela 57.4 – Combinação de índices hematimétricos e contagem de reticulócitos para o diagnóstico de anemia			
VCM	RDW	Contagem Absoluta de Reticulócitos < 75.000/μL	Contagem Absoluta de Reticulócitos > 100.000/μL
Diminuído	Normal	ADC	
Normal	Normal	ADC	
Elevado	Normal	Quimioterapia, álcool, anema aplástica	ADC
Diminuído	Elevado	Anemia ferropriva	Sem talassemia beta
Normal	Elevado	Deficiência de ferro, vitamina B_{12} ou folato, mielodisplasia	Anemia falciforme
Elevado	Elevado	Deficiência de vitamina B_{12} ou folato, mielodisplasia	Anemia hemolítica autoimune, doença hepática crônica

VCM: volume corpuscular médio; RDW (red blood cell distribution width): índice de anisocitose; ADC = anemia de doença crônica.

ANEMIA FERROPRIVA (AFE): CAUSAS, ESTÁGIOS, DIAGNÓSTICO E TRATAMENTO

A deficiência de ferro é a alteração hematológica mais comumente encontrada, acomete 20-30% da população mundial, sendo, portanto, um grave problema de saúde pública, particularmente nos países em desenvolvimento. A causa básica da deficiência de ferro é o desequilíbrio entre a quantidade absorvida e o consumo e/ou perdas, que ocorrem por diversas vias, resultando na redução do ferro corpóreo total, com exaustão dos estoques e algum grau de deficiência tissular.

A deficiência de ferro geralmente resulta da combinação de dois ou mais fatores, tais como:

1. necessidade aumentada de ferro (fatores fisiológicos: crescimento, menstruação, gestação, lactação);
2. diminuição da oferta ou da absorção de ferro (fatores nutricionais: baixa quantidade e/ou biodisponibilidade do ferro da dieta, doenças inflamatórias intestinais crônicas – doença de Crohn, doença celíaca, ressecção gástrica e/ou intestinal – gastrectomia, gastroplastia, infecção pelo *Helycobacter pylori*, gastrite atrófica, uso de antiácidos e inibidores de bomba de prótons);
3. "perda" de ferro (fatores patológicos: perda de sangue, principalmente pelo trato genital e gastrointestinal, cirurgia, trauma; doação de sangue, hemodiálise).

A deficiência de ferro desenvolve-se, na maioria das vezes, de maneira lenta e progressiva e, didaticamente, pode ser dividida em três estágios. A Tabela 57.5 apresenta os diferentes estágios da deficiência de ferro, bem como os testes laboratoriais utilizados para o diagnóstico de cada um deles.

Tabela 57.5 – Estágios e diagnóstico laboratorial da deficiência de ferro

Variável	Depleção dos Estoques de Ferro	Eritropoese Deficiente em Ferro	Anemia Ferropriva
Ferro sérico (μg/dL)	Normal	Diminuído	Diminuído
Capacidade total de ligação do ferro (μg/dL)	Normal	Aumentado	Aumentado
Saturação da transferrina (%)	Normal	Diminuída (< 20)	Diminuída (< 20)
Ferritina sérica (ng/mL)	Diminuída (< 30)	Diminuída (< 30)	Diminuída (< 15)
Hipocromia/microcitose	Não	Sim	Sim
VCM e HCM	Normais	Diminuídos	Diminuídos
Contagem de reticulócitos	Normal	Normal/ Diminuída	Diminuída em relação ao grau de anemia
Número de glóbulos vermelhos	Normal	Normal	Diminuído
Hemoglobina (g/dL)	Normal	Normal	Diminuída

VCM: volume corpuscular médio; HCM: hemoglobina corpuscular média.

Em resumo, o diagnóstico laboratorial de AFe pode ser confirmado quando observamos a associação de anemia, saturação da transferrina < 20% e ferritina sérica < 30 ng/mL. Com relação ao diagnóstico diferencial de AFe, vale a pena ressaltar as seguintes entidades, que também cursam com anemia microcítica: talassemias (alfa e beta) e outras hemoglobinopatias (E, C, Lepore), anemia de doença crônica (ADC) ou anemia da inflamação (AI), anemia sideroblástica e intoxicação por chumbo. O diagnóstico diferencial mais importante com AFe é a talassemia beta menor. A Tabela 57.6 relaciona os principais parâmetros que auxiliam o diagnóstico diferencial entre essas duas entidades clínicas.

A associação de deficiência de ferro no paciente com talassemia beta menor influi na dosagem da Hb A_2, diminuindo sua concentração. Desta forma, quando há suspeita desta associação, recomenda-se corrigir a deficiência de ferro e a anemia para, posteriormente, quantificar a Hb A_2. A pesquisa de resistência globular é exame auxiliar no diagnóstico de talassemia beta menor, sendo que, neste caso, encontra-se aumentada. Entretanto, em algumas situações, apenas a análise molecular do DNA pode fornecer o diagnóstico definitivo.

Tabela 57.6 – Diagnóstico diferencial entre anemia ferropriva e talassemia beta menor

Variável	Anemia Ferropriva	Talassemia Beta Menor
Número de glóbulos vermelhos	Diminuído	Normal ou aumentado
Hb	Diminuída	Diminuída ou normal
VCM	Diminuído	Diminuído
RDW	Aumentado	Normal ou diminuído
Contagem de reticulócitos	Normal ou diminuída	Normal ou aumentada
Morfologia do sangue periférico	Predomina a hipocromia	Predomina a microcitose, pontilhado basófilo
Saturação de transferrina	Diminuída	Normal ou aumentada
Ferritina (ng/mL)	Diminuída	Normal ou aumentada
Eletroforese Hb	Hb A_2 normal	Hb A_2 aumentada

Hb: hemoglobina; VCM: volume corpuscular médio; RDW (red blood cell distribution width): índice de anisocitose.

TRATAMENTO DA ANEMIA FERROPRIVA (AFE)

O tratamento da AFe consiste de orientação nutricional, administração oral ou parenteral de compostos com ferro e, eventualmente, transfusão de hemácias.

Orientação Nutricional

Recomenda-se aumentar a ingestão de carnes, principal fonte de ferro heme. O consumo concomitante de suco de fruta com vitamina C potencializa a absorção do ferro não heme da dieta, e o uso de panela de ferro para o preparo das refeições também faz parte das orientações.

Recomenda-se não misturar leite e chá na mesma refeição, evitar cereais integrais e chocolate como sobremesa no período de tratamento com sal ferroso. Estas orientações não são necessárias quando o tratamento é feito com sais férricos, pois, nestes compostos, o ferro é quelado com açúcar ou aminoácido, não havendo interação da sua absorção com os alimentos em geral.

Alimentos ricos em ácido ascórbico (caju, leguminosas, goiaba) e carnes em geral favorecem a absorção do ferro não heme, enquanto fitatos, fosfatos e carbonatos (abacaxi, hortaliças, leite), tanino (chá, café), fosfoproteína (gema de ovo) e medicamentos que elevam o pH gástrico (antiácidos, inibidores de bomba de prótons, bloqueadores histamínicos H_2) dificultam a absorção do ferro não heme.

Embora a absorção intestinal de ferro possa aumentar significativamente quando há deficiência deste metal (de menos de 1% para mais de 50% do ferro presente na dieta), via de regra, apenas a correção da dieta não é suficiente para o tratamento de pacientes com AFe.

Ferro por Via Oral

A via preferencial para o tratamento da AFe com ferro é a via oral, em função da sua elevada efetividade e baixo custo. A dose terapêutica recomendada é de 100-300 mg/dia de ferro elementar para adultos e de 3-6 mg/kg/dia em crianças por um período de tempo suficiente para normalizar os valores da Hb (de 1 a 2 meses) e restaurar os estoques normais de ferro do organismo (de 2 a 6 meses ou até a obtenção de ferritina sérica maior que 30 ng/mL).

Portanto, a duração do tratamento é de, no mínimo, 90 dias, podendo chegar a mais de 6 meses, dependendo da intensidade da deficiência de ferro, continuidade da perda de sangue, atividade eritropoética e fatores intraluminais que interfiram na absorção de ferro, ocorrência de eventos adversos (EAs) e, consequentemente, da adesão ao tratamento.

Os sais ferrosos administrados por via oral são rapidamente absorvidos, devendo ser ingeridos, de preferência, com o estômago vazio, ou 1 hora antes das refeições, entre as refeições ou antes de dormir, horário de maior produção de ácido gástrico. Apesar da elevada eficácia e da efetividade dos compostos com sal ferroso, eles estão associados a elevada frequência de EAs, que pode chegar a mais de 50%, sendo os mais frequentes: náusea, vômito, gosto metálico, epigastralgia, dispepsia, desconforto abdominal, diarreia, obstipação. Esses EAs determinam menor tolerância e pior adesão ao tratamento, e consequentemente, piores resultados. Entretanto, o sulfato ferroso é o composto disponível aos pacientes atendidos pelo Sistema Único de Saúde.

As principais medidas práticas para minimizar os EAs e melhorar a adesão ao tratamento com sais ferrosos são:

1. fracionar a dose total diária em duas ou três tomadas;
2. orientar o paciente para que tome o medicamento durante ou após as refeições, sendo que, neste caso, a diminuição da absorção poderá ser compensada pelo aumento da adesão ao tratamento;
3. administrar doses menores, por exemplo, começar com apenas uma dose diária, aumentando-as gradativamente, de acordo com a tolerância de cada paciente.

Os sais férricos (ferripolimaltose, ferro aminoquelato) podem ser administrados durante ou após a refeição. Eles apresentam menor incidência de EAs, proporcionando maior adesão ao tratamento. Portanto, o tratamento com os sais férricos confere melhores resultados em comparação com os sais ferrosos e deve ser considerado sempre que houver a possibilidade de utilizá-los.

Pacientes idosos são mais vulneráveis aos EAs quando a administração oral de ferro é feita na dose comumente indicada. Nestes casos, doses inferiores, até mesmo de 15 mg de ferro elementar por dia, podem ser efetivas, entretanto, o tempo de tratamento pode ser bem mais prolongado. A adequada orientação dos pacientes quanto aos possíveis EAs, a adesão ao tratamento, bem como sua duração, são fundamentais para o sucesso terapêutico.

As principais características farmacológicas e diferenças entre os suplementos com ferro disponíveis e comercializados no Brasil estão relacionadas na Tabela 57.7. A adequada orientação dos pacientes quanto aos possíveis EAs, a adesão e duração do tratamento são fundamentais para o sucesso terapêutico.

Tabela 57.7 – Principais características farmacológicas e diferenças entre os sais ferrosos, ferro aminoquelato e ferripolimaltose

Parâmetro	Sais ferrosos	Ferro aminoquelato	Ferripolimaltose
Absorção	Mais rápida, difusão ativa e passiva não controlada	Mais lenta, difusão ativa fisiologicamente controlada	
Administração	Jejum*	Durante ou após a refeição	
Eficácia#	Elevada	Elevada	Elevada
Frequência de Eventos Adversos**	Elevada (35%-55%)	Intermediária (30%-35%)	Baixa (10%-15%)
Estresse oxidativo nas células da mucosa do trato gastrointestinal	Maior	Intermediário	Menor/Ausente
Mancha nos dentes	Sim	Não	Não
Tolerância e adesão ao tratamento	Menor	Maior	Maior

*Jejum (1 hora antes das refeições, ou entre as refeições ou antes de dormir; # Observa-se eficácia semelhante em relação ao aumento da concentração da Hb circulante tanto com o sulfato ferroso quanto com a ferripolimaltose e o ferro aminoquelato. Entretanto, a eficácia em relação à reposição dos estoques de ferro é menor com o sulfato ferroso, intermediária com o ferro aminoquelato e maior com a ferripolimaltose. **Os EAs mais frequentes são: náusea, vômito, gosto metálico, epigastralgia, dispepsia, desconforto abdominal, diarreia e obstipação.*

Critérios Utilizados na Avaliação de Resposta ao Tratamento com Ferro Oral

Os principais critérios de boa resposta ao tratamento com ferro são:

- melhora ou desaparecimento dos sintomas como fadiga, cansaço, irritabilidade e melhor tolerância às atividades físicas já na primeira semana de tratamento. A queda de cabelo começa a melhorar a partir de 60 a 90 dias de tratamento;
- reticulocitose, que pode ser observada após 3 a 5 dias do início do tratamento e é máxima entre o oitavo e o décimo dia;
- aumento de pelo menos 2 g/dL após 2 a 3 semanas de tratamento.

A documentação de reticulocitose e a subsequente normalização da Hb confirmam o diagnóstico de deficiência de ferro. Nova dosagem sérica de ferritina deve ser reservada após a normalização do valor da Hb e a cada 2 ou 3 meses. Normalização da ferritina indica reconstituição das reservas normais de ferro e sinaliza a suspensão do tratamento.

Causas Frequentes de Falha no Tratamento com Ferro Oral

As causas mais frequentes de falha no tratamento com ferro oral são:

- continuidade da perda de sangue (por falha na identificação de sangramento e/ou de distúrbio de absorção de ferro);

- medicação usada inadequadamente (baixa adesão ao tratamento devido aos EAs gastrointestinais e/ou dose inadequada e/ou duração insuficiente);
- doença coexistente interferindo na resposta ao ferro oral (anemia por doença crônica, doença renal crônica);
- doença inflamatória ou infecciosa associada. Vale a pena ressaltar como causa de falha ou refratariedade no tratamento com ferro oral, doenças associadas ao distúrbio de absorção do ferro, tais como: doença celíaca (maioria dos casos), gastrite atrófica autoimune e infecção pelo *Helicobacter pylori* (70% dos casos);
- diagnóstico incorreto (ex.: talassemia beta menor);
- deficiências nutricionais combinadas.

Indicações para Administração de Ferro Parenteral

- Intolerância ao ferro oral determinada pela ocorrência de EAs que levaram ao abandono do tratamento.
- Resposta inadequada definida como incremento menor que 50% dos valores iniciais da Hb após 30 dias de administração oral de sulfato ferroso na dose de 5 mg/kg/dia de peso corporal (pós-gastrectomia e gastroplastia, doenças GI crônicas, hemorragia digestiva de repetição).
- Normalização mais rápida dos estoques de ferro.
- Anemia intensa (Hb < 8,0 g/dL) com o objetivo de resposta terapêutica mais rápida, sobretudo em pacientes com programação de cirurgia eletiva. Nestes casos, a correção mais rápida da anemia (2-3 semanas) reduz significativamente a necessidade de transfusão de hemácias no perioperatório.
- Para pacientes em diálise com ferritina sérica menor que 200 ng/mL, a fim de assegurar resposta ideal à administração de eritropoetina.

Ferro Intramuscular *versus* Ferro Endovenoso

A opção disponível no Brasil para administração de ferro intramuscular é o ferro sacarato (sacarato de hidróxido férrico, cuja ampola contem 2 mL e 100 mg de ferro elementar). Entretanto, devido à absorção irregular e EAs como dor, mancha hipercrômica e necrose muscular (rara) no local da aplicação, embora a ocorrência destes efeitos possa ser minimizada quando se utiliza a técnica de aplicação intramuscular em Z, esta via de administração tem sido menos utilizada e substituída pela via endovenosa.

Com relação ao ferro endovenoso (EV), a constatação de EAs graves incluindo casos de morte com o ferro dextran gerou grande temor na utilização de ferro EV na década de 1980. Reações anafiláticas constituem séria complicação mais grave da medicação EV, ocorrendo em 0,5 a 1% dos casos quando se utiliza o ferro dextran, além de reações urticariformes, artralgia e dor muscular.

Entretanto, desde o início da década de 1990, novos compostos com ferro para uso EV, como o gluconato e o sacarato, estão disponíveis e apresentam excelente perfil de eficácia e segurança. De fato, segundo a OMS, houve a notificação 31 óbitos em 12 milhões de doses administradas do ferro dextran *versus* nenhum óbito em 25 milhões de doses administradas de gluconato ou sacarato. No Brasil, a opção disponível de ferro para uso endovenoso é o ferro sacarato.

Para cada 200 mg de ferro sacarato EV administrados, estima-se um aumento médio do valor de Hb de 0,5 g/dL. Portanto, em condições fisiológicas (sem sangramento ativo), com a administração de 1.000 mg de ferro sacarato (ex., uma aplicação de 200 mg por semana, por 5 semanas consecutivas), espera-se um incremento médio de 2,5 g/dL Para efeito de comparação, a perda de 500 mL de sangue corresponde à perda de cerca de 250 mg de ferro e o aumento da Hb após a administração de uma unidade de concentrado de hemácias é de aproximadamente 1 g/dL

Nos últimos 5 anos, três novos compostos (carboximaltose férrica e ferro isomaltose na Europa e em alguns países da América Latina [Perú, Argentina e Brasil] e o ferumoxitol nos EUA) para uso EV foram aprovados para o tratamento da deficiência absoluta (anemia ferropênica) e/ou funcional (anemia de doença crônica) de ferro. Estes novos produtos não contêm dextran em suas formulações, são mais estáveis e menos imunogênicos que os demais compostos já utilizados anteriormente. A vantagem mais importante destes novos produtos é a possibilidade da administração de doses elevadas em alguns minutos. Por exemplo, pode-se administrar 1.000 mg (até 15 mg/kg de peso corpóreo) da carboximaltose férrica em uma única aplicação EV de apenas 15 minutos. A comodidade posológica destes novos produtos possibilita maior adesão ao tratamento e, consequentemente, uma resposta terapêutica mais favorável.

Orientações práticas para a utilização do sacarato de hidróxido férrico endovenoso:

- não há necessidade de dose teste;
- cálculo da dose (fórmula de Ganzoni) a ser reposta em mg: (Hb desejada [15 para homens e 13 para mulheres] – Hb encontrada) x peso corporal (kg) x 2,4 + 500;
- diluir apenas em solução fisiológica (SF) a 0,9%. *Não diluir em soro glicosado!*
- diluir cada ampola (5 mL, 100 mg) em, pelo menos, 100 mL de SF;
- infundir a solução de 100 mg de ferro + SF 100 mL EV em, pelo menos, 15 minutos; e 200 mg + 200 mL de SF em, pelo menos, 30 minutos. *Respeitar o tempo de infusão do medicamento!*
- dose máxima por aplicação de 200 mg (duas ampolas);
- intervalo entre as aplicações de, pelo menos, 24 horas.

ANEMIA DE DOENÇA CRÔNICA (ADC): CAUSAS, DIAGNÓSTICO E TRATAMENTO

ADC é uma síndrome clínica caracterizada pelo desenvolvimento de anemia em pacientes com doença infecciosa, inflamatória ou neoplásica. Esta síndrome tem como aspecto peculiar a presença de anemia associada à diminuição da concentração do ferro sérico e da saturação da transferrina e, paradoxalmente, ferritina sérica e quantidade do ferro medular normal ou aumentada.

ADC é a causa mais frequente de anemia em pacientes hospitalizados, particularmente quando se analisam pacientes com idade superior a 65 anos, e a segunda causa geral mais frequente de anemia após a AFe. As principais entidades clínicas associadas à ADC são: artrite reumatoide, doença de Crohn, doença renal crônica, insuficiência cardíaca, infecção, inflamação, câncer, trauma e cirurgia.

Os três principais mecanismos envolvidos na etiopatogenia da ADC são:

1. diminuição da sobrevida das hemácias;
2. resposta medular eritropoética inadequada frente à anemia (associada à secreção inapropriadamente baixa de eritropoetina (EPO), à diminuição da resposta da medula óssea à EPO e à diminuição da eritropoese consequente à menor oferta de ferro para a medula óssea, resultando na incapacidade da medula óssea em aumentar sua atividade eritropoética suficientemente a fim de compensar a menor sobrevida das hemácias;
3. distúrbio do metabolismo do ferro, que, sem dúvida, é o mecanismo mais importante.

Vários estudos demonstraram a participação do linfócito T ativado que. liberando interleucina (IL)-2, TNF- e INF-γ, promove a ativação dos macrófagos que, por sua vez, liberam IL-1, IL-6 e TNF-α e atuam promovendo a retenção do ferro nos macráfagos do sistema mononuclear fagocitário. Desta forma, o distúrbio do metabolismo do ferro deve-se, em última análise, à síntese hepática e liberação de hepcidina, que atua inibindo a ação da ferroportina presente nos macrófagos, hepatócitos e enterócitos, ocasionando redução da absorção duodenal de ferro e retenção ou "bloqueio" de ferro no interior dos macrófagos e consequente redução da biodisponibilidade de ferro à eritropoese.

A anemia na ADC é de intensidade leve a moderada (Hb entre 9 e 12 g/dL, raramente menor que 8 g/dL), com hemácias normocrômicas e normocíticas, embora em 30% dos casos sejam hipocrômicas e microcíticas. Entretanto, quando há microcitose, esta não costuma ser tão intensa (raramente o VCM é menor que 70 fL) quanto a observada no paciente com AFe. A contagem de reticulócitos é normal ou pouco elevada, ou melhor, inadequadamente aumentada em relação à intensidade da anemia.

A concentração sérica da ferritina encontra-se normal ou aumentada. Entretanto, como a ADC é considerada um estado inflamatório, a ferritina, como uma proteína de fase aguda, pode apresentar valores normais ou elevados, porém, que não expressam de maneira real a quantidade de ferro do organismo. Portanto, estes pacientes podem apresentar deficiência de ferro com valores normais, e até mesmo elevados, de ferritina.

Em resumo, ADC caracteriza-se por anemia associada a um processo inflamatório [evidência clínica ou biológica, como proteína C reativa (PCR) elevada], com valores de ferritina > 100 ng/mL e saturação da transferrina < 20%. Os testes laboratoriais, bem como seus respectivos resultados para o diagnóstico diferencial entre ADC e AFe, estão apresentados na Tabela 57.8.

Via de regra, valores de ferritina abaixo de 30 ng/mL são característicos de deficiência de ferro e valores acima de 100 ng/mL são contrários a este diagnóstico, mesmo na presença de inflamação. Valores de ferritina entre 30 e 100 μg/L devem ser interpretados com cautela na vigência de estado inflamatório, infeccioso ou neoplásico, porque podem ocultar a deficiência de ferro associada. Nestas situações clínicas, a história clínica detalhada, o exame físico e a dosagem de PCR são de grande valia.

A associação de anemia, ferritina < 30 ng/mL, ST < 20% e PCR normal praticamente confirma o diagnóstico de AFe, ao passo que, quando há anemia, ferritina normal ou elevada, ST < 20% e PCR elevada, provavelmente estamos diante de um caso com ADC, embora a confirmação da presença de deficiência de ferro só será possível se a concentração do sTfR e o índice sTfR/logF estiverem elevados (Tabela 57.8).

Tabela 57.8 – Diagnóstico laboratorial diferencial entre anemia de doença crônica e anemia ferropriva

Teste Laboratorial	Anemia de Doença Crônica	Anemia Ferropriva
Ferro sérico	**Diminuído** ou normal	Diminuído
Transferrina sérica	**Diminuída** ou normal	Aumentada
Saturação da transferrina	**Diminuído** ou normal	Diminuída
Ferritina sérica	Normal ou **aumentada**	Diminuída
Receptor solúvel da transferrina	Normal	Aumentado
Receptor solúvel da transferrina / Log ferritina	Diminuído (< 1)	Aumentado (> 4)

As palavras em negrito indicam a alteração mais frequentemente observada.

Tratamento da ADC

O tratamento da ADC consiste no tratamento específico da doença de base, com o objetivo de corrigir os mecanismos envolvidos no desenvolvimento da anemia. Entretanto, em 20-30% dos casos, recomenda-se reposição de ferro, administração de eritropoetina e, eventualmente, transfusão de hemácias. Tais medidas devem ser consideradas caso a caso.

Em virtude do quadro inflamatório que caracteriza a ADC, a administração de ferro oral é pouco efetiva na maioria dos casos. Na última década, vários estudos clínicos têm demonstrado que o uso de ferro EV é capaz de promover a normalização mais rápida da Hb e dos estoques de ferro em relação ao ferro via oral (4-6 semanas *versus* 12-24 semanas, respectivamente), tanto em pacientes com deficiência absoluta como funcional de ferro.

O uso de ferro EV se sobrepõe aos problemas de intolerância gastrointestinal, má absorção intestinal, lentidão de resposta e abandono do tratamento associados ao ferro oral. Além disso, a administração de ferro EV parece promover maior liberação do ferro "aprisionado" dentro dos macrófagos por mecanismos ainda não muito bem esclarecidos.

Três fatores importantes que asseguram bons resultados com risco mínimo de evento adverso são: valor de saturação da transferrina < 20%, ausência de infecção aguda/septicemia e administração da droga dentro das indicações e recomendações previstas em bula.

A eritropoetina (EPO) humana é sintetizada principalmente pelas células peritubulares do interstício renal em resposta a redução do hematócrito, hipoxemia e/ou aumento da afinidade da Hb pelo oxigênio; e tem como principal função regular a atividade eritropoética. A expressão gênica da EPO é regulada por vários fatores de transcrição, entre os quais se destaca a via do fator induzido por hipóxia (HIF – *hypoxia inducible factor*), que é ativada em reposta à hipoxemia.

A EPO estimula a eritropoese pela inibição da apoptose, bem como pelo estímulo à proliferação e maturação dos precursores eritropoéticos. A intensidade desta resposta depende da dose de EPO administrada, da presença de doença inflamatória e/ou sistêmica concomitante e da disponibilidade de outros substratos necessários para a ação da EPO e indispensáveis à eritropoese, tais como: ferro, vitamina B_{12} e ácido fólico.

Em geral, utiliza-se a dose de 150-300 U/kg de EPO (alfa ou beta) ou 30.000-40.000 U via subcutânea, uma vez por semana. A taxa de resposta favorável à EPO, ou seja, aumento significativo da Hb e/ou correção da anemia (em 2-6 semanas), varia entre 73-96%. O uso de EPO deve ser reservado aos pacientes com anemia moderada a grave e, como a melhor resposta à EPO depende de quantidades normais de ferro de depósito, a associação com ferro EV melhora sobremaneira os bons resultados já obtidos com a EPO isoladamente.

É importante salientar que, para os pacientes com EPO, a concentração-alvo de hemoglobina é de 12 g/dL, e este valor não deve ser excedido. Tal advertência está fundamentada em estudos que demonstraram que a manutenção inadvertida de Hb $\geq$ 13 g/dL está associada a maiores riscos de hipertensão arterial, evento tromboembólico agudo, progressão de doença neoplásica e óbito.

Transfusão de hemácias (TH) é uma opção terapêutica rápida e eficaz no restabelecimento dos valores normais da Hb e da capacidade de transporte de O_2, especialmente útil no contexto de anemia grave e/ou hemorragia ativa, sobretudo em pacientes com doença cardiovascular (DCV). Entretanto, a TH está associada ao aumento de complicações clínicas – infecção, tromboembolismo venoso e arterial, maior tempo de hospitalização, pior prognóstico, e como fator preditor independente de aumento de mortalidade. Além disso, apesar dos avanços incontestáveis quanto à melhoria da qualidade do sangue e da prática transfusional, a TH continua sendo um procedimento de risco associado a complicações previsíveis e, algumas vezes, imprevisíveis.

Na prática, os principais estudos clínicos recomendam que o valor de Hb indicativo de transfusão ("gatilho" transfusional) em pacientes normovolêmicos seja em torno de 7 g/dL (estratégia transfusional restritiva) para aqueles sem DCV e menos que 10 g/dL para aqueles com DCV e/ou com alteração hemodinâmica, sangramento ativo e septicemia.

Portanto, como para todo procedimento de risco, a TH não deve ser um recurso terapêutico de emprego universal e, muitas vezes, duvidoso, mas uma opção terapêutica reservada para os casos mais graves, especialmente em situações agudas, nas quais o risco de possível complicação clínica grave supera os riscos inerentes ao procedimento transfusional.

ANEMIA MEGALOBLÁSTICA POR DEFICIÊNCIA DE VITAMINA B_{12} (COBALAMINA)

Anemia megaloblástica (AM) compreende um grupo de doenças caracterizadas por retardo de maturação do núcleo das células hematopoéticas decorrente da insuficiência da síntese de DNA por bloqueio da conversão de monofosfato de uridina para monofosfato de timidina.

A AM tem como principal aspecto a eritropoese ineficaz, ou seja, a destruição intramedular de precursores eritropoéticos. O mesmo fenômeno também ocorre nas séries granulocítica e megacariocítica, o que justifica, além de anemia, a presença de leucopenia e plaquetopenia.

O protótipo de AM é a anemia perniciosa, caracterizada por deficiência de vitamina B_{12} (cobalamina) decorrente da falta de fator intrínseco necessário à sua absorção, e comum em pessoas idosas. Entretanto, outros fatores podem estar associados à deficiência de vitamina B_{12}, tais como: baixa ingesta (vegetarianos) e redução da absorção intestinal devida a gastrectomia/gastroplastia, gastrite atrófica e doenças intestinais (sobretudo que acometem o íleo terminal).

Quadro Clínico

Em geral, observa-se anemia de início insidioso e, quando se intensifica, é comum sintomas como: fraqueza, palpitação, dispneia e disfunção neurocognitiva. A pele adquire uma tonalidade amarelo-limão, pela palidez associada à icterícia. Pode ocorrer atrofia das papilas linguais, com língua lisa e vermelha.

A vitamina B_{12} atua como cofator na síntese de metionina e tetraidrofolato. A metionina é metabolizada em 5-adenosilmetionina, substância necessária para a metilação dos fosfolípides da bainha de mielina.

As principais manifestações neurológicas do paciente com AM são: degeneração combinada subaguda da medula, polineuropatia periférica, neuropatia óptica e alterações neuropsiquiátricas.

A deficiência de cobalamina pode ocasionar sonolência, perversão do paladar e do olfato, piora da acuidade visual; perda da memória, confusão, mudança de personalidade, parestesia, ataxia, demência ou psicose, impotência, incontinência urinária e fecal, convulsões, movimentos coreiformes e atetoides. Ao exame físico, é comum a constatação de alterações neurológicas, como sinal de Romberg, marcha atáxica, abolição da sensibilidade cinético-postural, abolição da sensibilidade vibratória, sensação parestésica nas mãos e atrofia do nervo óptico.

As alterações do sangue periférico e da medula óssea decorrentes da falta de ácido fólico e vitamina B_{12} são indistinguíveis (megaloblastose), mas só a deficiência de vitamina B_{12} causa alterações neurológicas graves, às vezes irreversíveis, independentemente da presença de anemia.

Quadro Laboratorial

Na maioria dos casos, a primeira suspeita do diagnóstico de AM costuma ser o achado do VCM aumentado (geralmente maior que 110 fL e, quanto mais elevado, maior a chance de AM), independentemente da presença ou ausência de anemia. Há outras condições que causam macrocitose além da AM (Tabela 57.1). Entretanto, em nenhum desses casos o VCM costuma exceder 110 fL. Por outro lado, a coexistência de deficiência de ferro, talassemia beta menor ou ADC pode mascarar a macrocitose, bem como o aspecto megaloblástico eritroide no paciente com AM.

As principais características clínicas e laboratoriais da AM são:

1. hiperplasia eritroide com a presença de megaloblastos e metamielócitos gigantes (Tempka-Braun) à aspiração da medula óssea; são células grandes com núcleo imaturo e citoplasma já em hemoglobinização, isto é, com assincronia nucleocitoplasmática. Os eritrócitos mostram anisopoiquilocitose acentuada,

com macro-ovalocitose e, em casos graves, pontilhado basófilo, corpos de Howell-Jolly e anéis de Cabot; eritroblastos com núcleo megaloblástico podem ser vistos no sangue periférico.;

2. contagem absoluta de reticulócitos é normalmente baixa frente ao grau de anemia;
3. o sinal mais precoce de megaloblastose é o aparecimento, no sangue periférico, de neutrófilos hipersegmentados, definidos quando o núcleo de mais de 5% dos neutrófilos tem mais de cinco lóbulos. Mesmo que haja a coexistência de deficiência de ferro, os neutrófilos hipersegmentados pesistem no sangue periférico e os metamielócitos e bastonetes gigantes, na medula óssea;
4. observa-se aumento da bilirrubina indireta, do ferro sérico e da ferritina. A desidrogenase lática (DHL) encontra-se marcamente elevada, normalmente entre 1.000 e 5.000 U/L, podendo chegar a mais de 10.000 U/L;
5. avaliação do trato gastrointestinal alto é sempre importante e frequentemente se observa gastrite atrófica e acloridria na maioria dos pacientes;
6. presença de pancitopenia com reticulocitopenia, comum na AM grave, exige o diagnóstico diferencial com anemia aplástica, síndrome mielodisplásica e leucemia mieloide aguda. Algumas drogas antineoplásicas, particularmente antagonistas dos folatos e hidroxiureia, podem ocoasionar alterações megaloblásticas assemelhadas às observadas no paciente com AM.

Os achados laboratoriais diagnósticos de AM incluem:

1. evidência de deficiência sérica e tecidual de cobalamina;
2. presença de anticorpos séricos dirigidos às células parietais (em 90% dos casos);
3. anticorpos séricos dirigidos ao fator intrínseco, presentes em cerca de 60% dos casos de anemia perniciosa;
4. gastrina sérica elevada;
5. a dosagem de vitamina B_{12} sérica é especialmente importante no diagnóstico de neuropatia secundária à deficiência desta vitamina, que pode ocorrer mesmo na falta de alterações hematológicas evidentes. Tanto o ácido metilmalônico como a homocisteína séricos estão aumentados na deficiência de cobalamina e auxiliam na confirmação diagnóstica. A homocisteína também aumenta na deficiência de folato.

Tratamento

Sem tratamento adequado, o paciente com AM pode progredir à ataxia espástica, por desmielinização das colunas posteriores e laterais da medula espinal, denominada doença sistêmica combinada.

O tratamento da AM consiste na administração intramuscular de cianocobalamina ou hidroxicobalamina em doses suficientes para a repleção dos estoques e suprir as necessidades diárias. Recomenda-se o uso de 1.000 μg diários por 7 a 10 dias, depois uma dose por semana até a normalização da hemoglobina, e depois a cada 60-90 dias até a correção da(s) causa(s) que determinaram a doença ou por toda a vida.

Monitoração da Resposta ao Tratamento

a. As alterações megaloblásticas da medula óssea desaparecem rapidamente. Em geral, após 12 horas do início do tratamento.
b. A melhora dos sintomas já se inicia após a primeira dose de cobalamina, com notável sensação de bem-estar.
c. A reticulocitose é máxima entre 7-10 dias e a Hb normaliza-se em 1a 2 meses.
d. As contagens de leucócitos e plaquetas normalizam-se em poucos dias, mas os neutrófilos segmentados persistem por 10 a 14 dias.
e. Normalização rápida da bilirrubina, do ferro sérico e da DHL.

O tratamento pode desencadear hipopotassemia grave e, portanto, o potássio deve ser mensurado regularmente e a reposição instituída, se necessária. A falta de resposta clínica e hematológica óbvia exige imediata reavaliação diagnóstica.

A neuropatia associada à deficiência de vitamina B_{12} pode ser desencadeada ou agravada quando se faz a reposição de folato de modo equivocado. Desta forma, a deficiência de cobalamina deve ser sempre excluída antes de se pensar na administração isolada de ácido fólico.

Se houver forte suspeita clínica de AM por deficiência de vitamina B_{12}, o tratamento deve ser instituído, independentemente da confirmação pelos testes laboratoriais específicos, sobretudo na presença de manifestações neurológicas inequívocas.

Transfusão de hemácias pode ser necessária se o quadro clínico exigir imediata melhora da anemia, sobretudo quando a Hb estiver abaixo de 7 g/dL ou em idosos com Hb < 9 g/dL e disfunção cardíaca, pulmonar, insuficiência coronariana e/ou instabilidade hemodinâmica.

CONCLUSÃO

Anemia é a alteração hematológica mais comumente encontrada na prática médica. Anemia deve ser sempre considerada como condição patólogica em qualquer gênero humano e faixa etária, e não apenas como um parâmetro laboratorial anormal.

Anemia não representa um diagnóstico definitivo e, sim, um achado laboratorial que demanda criteriosa investigação diagnóstica por meio da utilização de exames laboratoriais apropriados. Esta prática permite, na maioria dos casos, o diagnóstico correto da causa da anemia, possibilitando, portanto, tratamento adequado.

BIBLIOGRAFIA CONSULTADA

1. Andrès E, Loukili N, Noel E, Kaltenbach G, Abdelgheni MB, Perrin AE et al. Vitamin B12 (cobalamin) deficiency in elderly patients. CMAJ. 2004;171:251-259.
2. Auerbach M, Ballard H. Clinical use of intravenous iron: administration, efficacy and safety. Hematology. American Society of Hematology. 2010;338-347.
3. Barros MMO, Bordin JO. Anemias hemolíticas auto-imunes. In: Lopes AC, Neto VA, eds. Tratado de clínica médica. 1 ed. São Paulo: Roca; 2006. p. 1963-70.
4. Bokemeyer C, Aapro MS, Courdi A, Foubert J, Link H, Osterborg A, Repetto L, Soubeyran P. EORTC guidelines for the use of erythropoietic proteins in anaemic patients with cancer: 2006 update. Eur J Cancer. 2007;43:258-70.

5. Brugnara C, Beris P. Iron therapy. In: Beaumont C, Beris P, Beuzard Y, Brugnara C, editors. Disorders of erythropoiesis, erythrocytes and iron metabolism. Paris: European School of Haematology; 2009. p. 512-28.
6. Cançado RD, Chiattone CS. Anemia ferropênica no adulto: causas, diagnóstico e tratamento. Rev Bras Hematol Hemoter. 2010;32:240-246.
7. Cançado RD, Lobo C, Friedrich JR. Tratamento da anemia ferropriva com ferro via oral. Rev Bras Hematol Hemoter. 2010;32(supl.2):114-20.
8. Cançado RD, Lobo C, Friedrich JR. Tratamento da anemia ferropriva com ferro via parenteral. Rev Bras Hematol Hemoter. 2010;32(supl.2):121-8.
9. Cançado RD, Muñoz M. Intravenous iron therapy: how far have we come? Rev Bras Hematol Hemoter. 2011;33(6):461-9.
10. Cançado RD. Anemia na doença crônica. In: Lopes AC, Neto VA, eds. Tratado de clínica médica. 1 ed. São Paulo: Roca; 2006. p. 1915-19.
11. Carmel R. Current concepts in cobalamin deficiency. Annu Rev Med. 2000;51:357-75.
12. Carmel R. How I treat cobalamin (vitamin B12) deficiency. Blood. 2008;112(6):2214-21.
13. Cook JD. Diagnosis and management of iron-deficiency anaemia. Best Pract Res Clin Haematol. 2005;2:319-332.
14. Grotto ZWH. Diagnóstico laboratorial da deficiência de ferro. Rev Bras Hematol Hemoter. 2010;32:22-28.
15. Hersko C. Prevalence and causes of iron deficiency anaemia. In: Beaumont C, Beris P, Beuzard Y, Brugnara C, eds. Disorders of iron homeostasis, erythrocytes, erythropoiesis. Paris: European School of Haematology; 2006. p. 409-19.
16. Liumbruno G, Bennardello F, Lattanzio A, Piccoli P, Rossetti G. Recommendations for the transfusion of red blood cells. Blood Transfus. 2009;7:49-64.
17. Reynolds EH. Neurological aspects of folate and vitamin B12 metabolism. Clin Haematol. 1976;5:661-96.
18. Rimon E, Kagansky N, Kagansky M, Mechnick L, Mashiah T, Namir M et al. Are we giving too much iron? Low-dose iron therapy is effective in octogenarians. Am J Med. 2005;118(10):1142-7.
19. Tefferri A. Anemia in adults: a contemporary approach to diagnosis. Mayo Clin Proc. 2003;78:1274-80.
20. Toh BH, van Driel IR, Gleeson PA. Pernicious anemia. N Engl J Med. 1997;337:1441-8.
21. Vicari P, Figueiredo MS. Diagnóstico diferencial da deficiência de ferro. Rev Bras Hematol Hemoter. 2010;32:29-31.
22. Weiss G, Goodnough LT. Anemia of chronic disease. N Engl J Med. 2005;352:1011.
23. World Health Organization. Iron deficiency anaemia. Assessment, prevention and control – a guide for programme managers. 2001. Report No: WHO/NHD/01.3.

Capítulo 58

Linfoma de Hodgkin

Talita Maira Bueno da Silveira da Rocha
Carlos Sérgio Chiattone

INTRODUÇÃO

O linfoma de Hodgkin (LH) foi descrito no século 19 por Thomas Hodgkin e Samuel Wilks. Inicialmente era chamado de doença de Hodgkin, porém, na sua forma clássica, é caracterizado pelo surgimento de uma célula específica denominada célula de Reed-Stenberg. Já foi demonstrado que esta célula tem origem em células linfoides, principalmente do subtipo B. Com esta descrição, a denominação *linfoma de Hodgkin* é mais adequada para esta neoplasia.

Estudos clínicos e biológicos demonstraram que esta neoplasia deve ser dividida em dois subtipos distintos: linfoma de Hodgkin clássico e linfoma de Hodgkin com predominância linfocítica nodular. Estas entidades são bem distintas no seu comportamento celular e na apresentação clínica.

Na sua forma clássica, o linfoma de Hodgkin possui quatro subdivisões: esclerose nodular (subtipo mais comum); celularidade mista; rico em linfócitos e depleção linfocitária. A diferença entre estes subtipos é basicamente morfológica, já que são clinicamente semelhantes e apresentam taxas de resposta ao tratamento iguais.

Linfoma Hodgkin Predominância Linfocítica

Representa cerca de 5% dos linfomas de Hodgkin. Ocorre preferencialmente em pacientes do sexo masculino entre a terceira e a quinta década de vida. A maioria dos pacientes possui doença localizada ao diagnóstico, mais frequentemente se apresentando com envolvimento cervical.

Possui um subtipo específico de célula denominada *popcorn*, que expressa antígenos linfoides B (CD20, CD79a, BCL6e CD45) e não expressa os antígenos mais característicos da célula de Reed-Stenberg (CD15 e CD30). Apresenta um curso clínico bem indolente, com prognóstico muito bom, às vezes não necessitando de tratamento quimioterápico ou radioterápico.

Linfoma de Hodgkin Forma Clássica

Representa 95% do total de pacientes com linfoma de Hodgkin, com um pico bimodal de incidência. O primeiro pico ocorre entre 15-35 anos e o segundo após os

70 anos. Pessoas com histórico de mononucleose infecciosa clinicamente manifesta possuem discreta maior incidência desta neoplasia.

O vírus EBV tem papel importante na patogênese da doença, apesar de não ser encontrado em 100% dos casos. Outros vírus, como o HIV, já foram estudados, sem implicação direta na patogênese desta neoplasia. O aumento da incidência em pacientes portadores do vírus HIV se deve à depressão imunológica relacionada à doença e não à ação direta do vírus no linfócito.

CLÍNICA E ESTADIAMENTO

Classicamente, o LH possui uma progressão craniocaudal da doença. Inicia-se na região cervical, acomete mediastino e regiões axilares, para depois progredir para a cavidade abdominal. Raras vezes possui acometimento extranodal primariamente. Metade dos pacientes possui doença localizada ao diagnóstico (caracterizada por estádios I e II de Ann Arbor (Tabela 58.1) e 60% dos pacientes possuem massa mediastinal como apresentação clínica inicial. O envolvimento da medula óssea é pouco frequente (5% dos casos).

Tabela 58.1 – Sistema de estadiamento Ann Arbor (modificado Cotswolds)

Estádio	Descrição
I	Única área linfoide ou única área não linfoide
II	Duas ou mais regiões do mesmo lado do diafragma, com ou sem envolvimento localizado de uma área ou órgão não linfoide
III	Envolvimento de duas ou mais regiões em ambos os lados do diafragma
IV	Envolvimento difuso ou disseminado de um ou mais órgãos ou tecidos não linfoides, com ou sem envolvimento ganglionar associado
Designações aplicáveis a qualquer estádio	
A	Ausência de sintomas
B	Presença de febre, sudorese profusa ou perda ponderal
X	Grande massa, maior que 10 cm
E	Envolvimento de uma única área extranodal contígua ou próxima a uma área nodal acometida
EC	Estádio clínico
EP	Estádio patológico

A avaliação de extensão da doença, feita por métodos de imagem (tomografias helicoidais ou PET/TC-tomografia por emissão de pósitrons) e biópsia de medula óssea caracterizam o estádio de apresentação da mesma. Além do estádio, alguns índices prognósticos podem determinar maior ou menor sobrevida do paciente após o tratamento inicial quimioterápico e/ou radioterápico. É válido assinalar que o linfoma de Hodgkin é uma doença em que a indicação do exame PET/TC se faz de maneira mais concisa. Tanto no estadiamento quanto na avaliação de resposta ao tratamento, este exame se mostra superior, para determinar resposta e sobrevida em relação aos exames de tomografias helicoidais convencionais e ressonância magnética.

Para os casos denominados iniciais I e II sem doença *bulky* (acima de 10 cm no maior eixo), os mais utilizados estão descritos na Tabela 58.2, e para os pacientes com LH avançado, o melhor índice prognóstico é denominado IPS (*International Prognostic Score*), que estratifica os grupos com melhor ou pior sobrevida após tratamento inicial (Tabela 58.3).

Tabela 58.2 – Exemplos de fatores de risco desfavoráveis para estádio inicial

Fator de Risco	GHSG	EORTC	NCIC	NCCN
Idade		≥ 50	≥ 40	
Histologia			Celularidade mista/ depleção linfocítica	
VHS e sintomas B	> 50 se A; > 30 se B	> 50 se A; > 30 se B	> 50	> 50
Massa mediastinal	RMD > .33	RMD > .35	RMD > .33 ou > 10 cm	RMD > .33
Sítios nodais acometidos	> 2	> 3	> 3	> 3
Lesão extranodal	Presença			
Bulky				> 10 cm

GHSG: Grupo Alemão Estudo Hodgkin; EORTC: Organização Europeia para Estudo e Tratamento de câncer; NCIC: Instituto Nacional do Câncer do Canadá; NCCN: Instituto Nacional Câncer, EUA; RMD: relação massa tumoral/ diâmetro intratorácico.

Tabela 58.3 – Escore prognóstico internacional (IPS) para doença avançada

Albumina	< 4 d/dL
Hemoglobina	< 10,5 g/dL
Sexo	Masculino
Idade	≥ 45 anos
Estádio	IV
Leucócitos	≥ 15.000/mm³
Linfócitos	< 8% ou < 600/mm³

TRATAMENTO

Primeira Linha: Tratamento Padrão

O esquema de tratamento mais utilizado para pacientes recém-diagnosticados com a doença é denominado ABVD (adriamicina, bleomicina, vinblastina e doxorrubicina). Pacientes com doença avançada são tratados com seis ciclos de quimioterapia, associados ou não a radioterapia localizada e pacientes com doença inicial são tratados com dois a quatro ciclos combinados a radioterapia localizada. Uma alternativa para não se utilizar a radioterapia é realizar seis ciclos completos em pacientes com doença inicial.

Pacientes com doença avançada e IPS > 3 são tratados em nosso serviço (Santa Casa de São Paulo) com esquema mais intensivo, denominado BEACOPP escalonado (bleomicina, etoposídeo, adriamicina, ciclofosfamida, vincristina, procarbazina, prednisona). Este esquema apresenta melhores taxas de resposta e sobrevida livre de doença, porém com maior toxicidade e discutível melhor sobrevida global.

De maneira geral, com estes esquemas é esperada uma taxa de cura (sobrevida livre de progressão em 5 anos) de 90% para os pacientes com estádio inicial e 75% para pacientes com doença avançada.

Segunda Linha: Autotransplante de Medula Óssea

Uso de quimioterapia em altas doses associado ao transplante de medula óssea autólogo é o tratamento preconizado para os pacientes primariamente refratários e para aqueles que recidivam, com taxas de resposta entre 40 a 68% dos casos, melhor nos pacientes que realizam o transplante autólogo em remissão completa da doença.

Para os pacientes que recidivam após o transplante autólogo de medula, não há, no momento, tratamento curativo. Novas medicações (anti-CD30, panobinostat, lenalidomida, inibidores histona deacetilase) são ainda experimentais e sem comprovação de curabilidade a longo prazo.

BIBLIOGRAFIA CONSULTADA

1. Copeland A, Younes A. Current treatment strategies in Hodgkin lymphoma. Curr Opin Oncol, 2012;24:466-474,
2. Engert A, Horning SJ. Hodgkin Lymphoma. Heidelberg, Germany: Springer; 2011.
3. Kuppers R, Engert A, Hansmann ML. Hodgkin lymphoma. J Clin Invest. 2012;122(10):3439-3447.
4. Kuppers R. The biology of Hodgkin's lymphoma. Nat Rev Cancer. 2009;9(1):15-27.
5. Swerdlow SH, Harris NL, Pileri S, Stein H, Jaffe ES. WHO classification of Tumours of haemotopoietic and Lymphoid Tissues. 4th ed. Geneva, Switzerland: World Health Organization; 2008. p. 323-325.
6. Zago MA, Falcão RP. Hematologia-Fundamentos e Prática. São Paulo: Ed. Atheneu; 2001.

Capítulo 59

Leucemia Linfoide Crônica

Sérgio Costa Fortier
Carlos Sérgio Chiattone

DEFINIÇÃO

Leucemia linfocítica crônica (LLC) é uma neoplasia do grupo das doenças linfoproliferativas crônicas, composta por linfócitos pequenos, monomórficos, no sangue periférico, na medula óssea e nos tecidos linfoides (OMS, 2008).

EPIDEMIOLOGIA

A LLC é doença predominante no idoso, com idade mediana no diagnóstico de 64-70 anos, sendo rara em menores de 30 anos. Incide mais em homens, com relação de 1,9:1 entre os gêneros.

Compreende cerca de 22 a 30% de todas as leucemias em adultos ocidentais (a leucemia mais frequente neste grupo) e é rara entre orientais. Nos EUA, a LLC representa de 35-30% das leucemias em adultos, atingindo cerca de 1-2% da população, com uma incidência de aproximadamente 3,7 casos a cada 100.000 habitantes/ano. No Brasil há poucos estudos epidemiológicos relevantes, havendo relato de que 10% das leucemias em adultos brasileiros são LLC (Yamamoto, 2005).

ETIOLOGIA

A etiologia da LLC ainda é desconhecida. Não existe relação comprovada com radiação ionizante, tabagismo, agentes alquilantes ou outros agentes químicos, exceto o "agente laranja", herbicida usado pelas forças armadas americanas no Vietnam. Existe aumento no risco de desenvolver LLC em parentes de primeiro grau e irmãos gêmeos de paciente acometido e casos de LLC familiar, revelando a existência de algum fator genético hereditário ainda não esclarecido.

Galton e Dameshek sugeriram que a principal característica da LLC era o acúmulo progressivo de linfócitos funcionalmente incompetentes. Este processo cumulativo seria causado sobretudo por diminuição de apoptose, e não por aumento proliferativo. Trabalhos recentes demostraram a característica proliferativa da LLC (Chiorazzi, 2005).

A LLC pode ter origem em dois tipos de linfócitos B. A primeira, e reconhecida há mais tempo, é o linfócito B1 *naive*, que ainda não teve contato com antígenos e, portanto, não apresentaria hipermutação somática na cadeia pesada da imunoglobulina (IgVH). Recentemente, foi descrito que mais de 50% dos casos apresentam hipermutação somática da IgVH e, portanto, já devem ter tido contato com algum estímulo antigênico. Essa hipermutação somática não parece ser aleatória, sendo relatados poucos "grupos" de mutação, o que sugere que algum(ns) agente infeccioso estaria envolvido na patogênese da LLC. A origem da célula da LLC define, portanto, dois grupos diferentes de doentes com evolução e prognóstico diferentes.

MANIFESTAÇÃO CLÍNICA

Critério Diagnóstico

A OMS define como critério diagnóstico a presença de pelo menos 5.000 linfócitos por μL de sangue com imunofenótipo típico ($CD19^+/CD5^+/CD23^+$).

História

A maior parte dos pacientes é assintomática e descobre a LLC ao acaso, em hemograma de rotina solicitado por um clínico, geriatra ou cardiologista. Alguns pacientes se apresentam ao diagnóstico com sinais e sintomas associados ao acentuado acúmulo de linfócitos nos tecidos linfoides (linfonodomegalia, esplenomegalia) e na medula óssea (astenia, fadiga, sangramentos) de início insidioso meses antes do diagnóstico. Podem-se associar ao quadro sinais e sintomas ligados a eventos autoimunes, principalmente anemia e plaquetopenia, e condições relacionadas à imunossupressão, como infecções por agentes bacterianos e oportunistas. Podem estar presentes também sintomas B: sudorese noturna, perda de peso (e outros sintomas constitucionais) e febre de origem indeterminada.

Exame Físico

Os pacientes sintomáticos podem apresentar-se com linfodomegalias periféricas, esplenomegalia, palidez cutaneomucosa, petéquias e equimoses,

Achados Laboratoriais

Linfocitose variando entre 5.000 a mais de 200.000 células por μL de sangue é típica, com presença ou não de anemia e plaquetopenia. O linfócito costuma ser pequeno e maduro, mas algumas vezes se apresenta de maior tamanho e com cromatina mais frouxa. Pode ser visualizada com frequência no esfregaço de sangue periférico a distorção da célula da LLC, conhecida como mancha de Gumprecht. O distúrbio imune da LLC pode ser verificado com o teste de Coombs frequentemente positivo e hipogamaglobulinemia. Não existe alteração bioquímica claramente associada à LLC, mas hipercalcemia e alterações de provas de funções renal e hepática podem estar presentes.

Exames Complementares

A imunofenotipagem das populações linfocitárias do sangue periférico é obrigatória, demonstrando a população clonal de linfócitos com imunofenótipo típico

(CD19+/CD5+/CD23+). O estudo da medula óssea não é obrigatório, mas quando realizado por mielograma ou biópsia mostra normalmente hipercelularidade, com mais de 30% de linfócitos B.

Exames de imagem não são realizados de rotina. A avaliação de comprometimento nodal é feita de rotina pelo exame físico, mas em situações especiais pode ser solicitada para melhor avaliar o comprometimento linfonodal e extranodal, não alcançável pela palpação do examinador.

Diagnóstico Diferencial

O diagnóstico diferencial principal deve ser feito com outras doenças linfoproliferativas que se apresentam com linfocitose, como linfoma esplênico, leucemia prolinfocítica crônica, linfoma de células do manto.

Prognóstico

O prognóstico é variável, apresentando a maior sobrevida entre as leucemias. Até 1/3 dos pacientes nunca precisarão de tratamento específico para a LLC e apresentarão sobrevida semelhante à das pessoas normais da mesma faixa etária (> 10 anos). Entretanto, a maioria dos pacientes precisará de tratamento e morrerá em decorrência da LLC, ou do tratamento, em tão pouco quanto 2 anos.

Formas de estadiamento clínico e laboratorial (RAI, BINET) e fatores biológicos da LLC (β_2-microglobulina sérica, marcação positiva para CD38 e ZAP70 no linfócito acometido, estado mutacional da IgVH, citogenética convencional e FISH) ajudam a refinar o prognóstico do paciente. Pacientes com deleção do braço curto do cromossomo 17 (17p-, deleção p53) apresentam menor probabilidade de resposta aos quimioterápicos atualmente utilizados e progressão em menor tempo. Prognóstico pior também apresentam os pacientes com IgVH não mutado. Em contrapartida, a presença da deleção do braço longo do cromossomo 13 confere melhor prognóstico ao paciente.

TRATAMENTO

Antes de propor tratamento ao paciente, é preciso avaliar se existe necessidade de tratamento e qual a intensidade de tratamento que o paciente pode tolerar. Indicações clássicas de tratamento são: paciente sintomático, estadiamento RAI $\geq$_2, grandes massas linfonodais (> 5 cm), anemia e/ou plaquetopenia progressiva por comprometimento medular pela LLC, tempo de duplicação de linfócitos < 6 meses e desejo do paciente em tratar.

Cerca de 1/3 dos pacientes nunca precisarão de tratamento, outro terço apresentará progressão lenta com necessidade de tratamento durante o acompanhamento e os demais apresentarão doença sintomática já ao diagnóstico, precisando de tratamento. Os pacientes assintomáticos podem ser observados sem tratamento sem prejuízo à sua sobrevida. Fazer o paciente e seus familiares compreenderem que ele tem uma "leucemia" e não precisa tratar é tarefa difícil, sendo necessárias várias consultas para reduzir a ansiedade do paciente.

Naqueles pacientes com indicação de tratamento, jovens e sem comorbidades, opta-se pela imunoquimioterapia (ex.: rituximabe + ciclofosfamida + fludarabina). Em pacientes idosos e/ou com comorbidades podem ser usados esquemas menos tóxicos (porém menos efetivos) com associação de alquilantes (clorambucil, bendamustina), corticosteroides (prednisona, dexametasona, metilprednisolona) e rituximabe.

BIBLIOGRAFIA CONSULTADA

1. Chiorazzi N et al. In vivo measurements document the dynamic cellular kinetics of chronic lymphocytic leukemia B cells. J Clin Invest. 2005;115(3):755-64.
2. Dameshek W. Chronic lymphocytic leukemia: An accumulative disease of immunologically incompetent lymphocytes. Blood. 1967;29:566,.
3. Galton DAG. The pathogenesis of chronic lymphocytic leukemia. CMAJ. 1966;94:1005.
4. Hoffman R et al. Hematology: Basic Principles and Practice. 4ª ed. Elsevier; 2005.
5. Turk W. Ein System der Lymphomatosen. Wien Klin Wochenschr. 1903;16:1073.
6. WHO Classification of Tumours of Haematopoietic and Lymphoid Tissues., 4ª ed. IARC; 2008.
7. Yamamoto M et al. Epidemiologia da leucemia linfocítica crônica e leucemia linfocítica crônica familiar. Rev bras hematol Hemoter. 2005;27(4):229-232.

Capítulo 60

Linfomas Não Hodgkin

Sérgio Augusto Buzian Brasil
Carlos Sérgio Chiattone

INTRODUÇÃO

Os linfomas representam juntos 3% dos cânceres diagnosticados no mundo. Nos Estados Unidos, são a quinta neoplasia mais frequente e a sexta causa de morte por câncer – os dados mais recentes indicam incidência de 33,65 casos por 100.000 habitantes[1]. Estes cânceres podem ser divididos em linfomas não Hodgkin (LNH) e linfoma de Hodgkin (LH). No caso de LNH, a incidência varia de 1,6 a 17,1 casos por 100 mil homens/ano e de 0,7 a 11,7 casos por 100 mil mulheres/ano. No Brasil, dados epidemiológicos do Instituto Nacional do Câncer (INCA) estimam que ocorreram 4.200 casos novos em mulheres e 4.900 casos novos em homens em 2009[2].

A incidência dos LNH aumenta com a idade e tem crescido ao longo das últimas décadas, embora pareça ter se estabilizado nos últimos anos[1-3].

ETIOLOGIA

Linfomas são neoplasias do sistema imunológico e embora o entendimento de sua biologia ainda seja incompleto, alguns fatores de risco são conhecidos para seu aparecimento. Tais fatores são: imunodeficiências hereditárias (como síndrome de Wiskott-Aldrich, ataxia telangiectasia e hipogamaglobulinemia comum variável); uso de terapia imunossupressora (como azatioprina, metotrexate e bloqueadores do fator de necrose tumoral-α) e certos vírus, tais como vírus Epstein-Barr (EBV), vírus HTLV-1, herpesvírus 8, HIV e vírus da hepatite C. Além disso, outros estados de imunossupressão e alterações do sistema imunológico devidos à presença de outros vírus, alergias e doenças autoimunes como lúpus eritematoso sistêmico, artrite reumatoide e síndrome de Sjorgren podem alterar genes que influenciam elementos da resposta imune, como interleucinas e citocinas, proporcionando, em maior ou menor grau, oportunidade para o aparecimento de linfoma.

A complexidade para o entendimento da biologia destas doenças deve-se principalmente ao fato de se conhecer apenas parcialmente a fisiologia do sistema imunológico, apesar do grande avanço nos últimos anos. Estes avanços resultaram em várias nomenclaturas, possibilitaram atualizações de classificações, melhoria e maior sucesso nos tratamentos[3,4].

CLASSIFICAÇÃO E NOMENCLATURA

A classificação dos linfomas vem sendo aperfeiçoada desde a década de 1950, mas apenas recentemente houve um consenso internacional que resultou na classificação REAL (*Revised European-American Lymphoma classification*). Esta classificação foi atualizada e resultou na classificação da Organização Mundial da Saúde (OMS)[3], que atualmente reconhece cerca de 60 subtipos diferentes de linfomas, divididos entre linfoma de Hodgkin e linfomas não Hodgkin. Estas entidades são identificadas de acordo com suas características citomorfológica, histológica, imunofenotípica, genética, clínica e epidemiológica, sempre na tentativa de correlacionar uma determinada neoplasia com sua respectiva célula normal. Cada uma destas características é, mais ou menos, importante para o correto diagnóstico dos diferentes tipos de linfomas. A Tabela 60.1 mostra as principais entidades clínico-patológicas atualmente reconhecidas na classificação da OMS.

Os linfomas não Hodgkin, do ponto de vista clínico, podem ser agrupados em linfomas indolentes, linfomas agressivos e linfomas muito agressivos, e de acordo com a expectativa de vida dos pacientes, em sem tratamento, em anos, meses ou semanas, respectivamente. Do ponto de vista anatomopatológico e/ou imunofenotípico, eles podem ser divididos de acordo com a célula que lhes dá origem, isto é, linfócitos B,

Tabela 60.1 – Classificação dos linfomas não Hodgkin[3]	
Linfomas de células B	
Linfomas de células B precursoras	
• Linfoma linfoblástico	
Linfomas de células B periféricas	
• Linfoma linfocítico de pequenas células/LLC	• Linfoma de células do manto
• Leucemia prolinfocítica	• Linfoma difuso de grandes células
• Tricoleucemia	• Granulomatose linfomatoide
• Linfoma linfoplasmacítico	• Linfoma difuso de grandes células associado a inflamação
• Linfoma esplênico da zona marginal	• Linfoma difuso de grande células intravascular
• Linfoma de zona marginal extranodal tipo MALT*	• Linfoma difuso de grandes células ALK-positivo
• Linfoma de zona marginal nodal	• Linfoma de grandes células B associado a doença de Castleman
• Linfoma folicular	• Linfoma plasmablástico
• Linfoma primário cutâneo do centro folicular	• Linfoma primário de mediastino
• Linfoma de Burkitt	• Linfoma de cavidades
• Linfoma de células B inclassificável, intermediário entre difuso de grandes células e Linfoma de Burkitt	• Linfoma de células B inclassificável, intermediário entre difuso de grandes células e linfoma de Hodgkin clássico

Tabela 60.1 – Classificação dos linfomas não Hodgkin[3] (continuação)	
Linfomas de células T/NK	
Linfomas de células T precursoras	
• Linfoma linfoblástico	
Linfomas de células T periféricas	
• Leucemia prolinfocítica	• Linfoma hepatoesplênico gama-delta
• Leucemia linfocítica de grandes linfócitos granulares	• Linfoma subcutâneo paniculite-símile
• Leucemia de células NK	• Micose fungoide
• Linfoma hidroa vacciforme-símile	• Síndrome de Sezary
• Leucemia/linfoma de células T do adulto	• Linfoma anaplásico de grandes células, variantes cutânea e sistêmica
• Papulose linfomatoide	• Linfoma de células T periféricas não especificado
• Linfoma anaplásico cutâneo primário	• Linfoma angioimunoblástico
• Linfoma extranodal T/NK, tipo nasal	• Linfoma anaplásico de grandes células ALK-positivo
• Linfoma associado a enteropatia	• Linfoma anaplásico de grandes células ALK-negativo

linfócitos T ou NK. Os linfomas de células T/NK são caracterizados por uma grande diversidade morfológica e histológica e não apresentam, com poucas exceções, alterações genéticas ou moleculares recorrentes, além de não haver uma caracterização imunofenotípica clara que distinga os diversos subtipos, como ocorre com os linfomas de células B. Por isso, a classificação de seus subtipos baseia-se em sua apresentação clínica predominante[5] (Tabela 60.2). Optamos neste texto por utilizar a divisão sob o ponto de vista clínico[34].

Tabela 60.2 – Classificação OMS-2008 das neoplasias de células T/NK periféricas	
Apresentação leucêmica	
• Leucemia prolinfocítica de células T	• Leucemia de células NK
• Leucemia dos grandes linfócitos granulares	• Leucemia/linfoma de células T do adulto
• Doenças linfoproliferativas crônicas de células NK	• Doenças linfoproliferativas sistêmicas EBV positivas de células T da infância
Apresentação extranodal	
• Linfoma extranodal de células T/NK tipo nasal	• Linfoma de células T CD8+ agressivo epidermotrópico
• Linfoma de células T associado a enteropatia	• Linfoma de células T pequenas/médias CD4+ primário cutâneo
• Linfoma de células T hepatoesplênico	

Tabela 60.2 – Classificação OMS-2008 das neoplasias de células T/NK periféricas (continuação)	
Apresentação extranodal cutânea	
• Micose fungoide	• Linfoma de células T gama-delta primário cutâneo
• Síndrome de Sezary	• Linfoma de células T citotóxicas CD8(+) primário cutâneo epidermotrópico agressivo
• Doenças linfoproliferativas cutâneas CD30(+)	• Linfoma de células T CD4(+) pequenas/médias primário cutâneo
• Linfoma de células T tipo paniculite subcutânea	
Apresentação nodal	
• Linfoma de células T angioimunoblástico	• Linfoma anaplásico ALK- negativo
• Linfoma anaplásico ALK-positivo	• Linfoma de células T sem outras especificações

MANIFESTAÇÕES CLÍNICAS

Linfomas Indolentes

O linfoma folicular (LF) é o linfoma indolente mais frequente. Representa cerca de 25% de todos os LNH. Outros linfomas indolentes, como os linfomas da zona marginal, linfoma de pequenos linfócitos (LLC-B) e linfoma linfoplasmocítico, juntos, representam 15 a 20% dos casos de linfomas indolentes[3,4,6].

O linfoma folicular geralmente se apresenta com comprometimento linfonodal não volumoso, periférico, indolor, de consistência fibroelástica e crescimento lento, mas progressivo. Às vezes pode haver redução espontânea de seu tamanho, podendo sugerir para o paciente ou mesmo para o médico não especialista que não se trata de quadro neoplásico.

Embora o comprometimento linfonodal seja o mais frequente, há a possibilidade de envolvimento primário fora dos linfonodos (envolvimento extranodal). Esta situação é característica do linfoma de zona marginal, mas rara como manifestação inicial dos outros linfomas indolentes, embora possa ser observada durante sua progressão.

Sintomas como febre, sudorese noturna e perda de peso (chamados de sintomas B) não são frequentemente observados ao diagnóstico nos linfomas indolentes. Quando presentes, podem indicar a transformação da doença de indolente em agressiva.

O comprometimento da medula óssea é frequente nos linfomas indolentes, o que não significa mau prognóstico. Esplenomegalia como único local de comprometimento ou local de comprometimento mais destacado da doença é rara ao diagnóstico, embora característica de alguns subtipos de linfomas indolentes, como a tricoleucemia e o linfoma da zona marginal esplênica. Entretanto, durante a evolução a esplenomegalia é observada em cerca de 30 a 40% dos pacientes[3].

Linfomas Agressivos

O linfoma difuso de grandes células B é o modelo de LNH de comportamento clínico agressivo. Representa cerca de 40% de todos os LNH[3], sendo o tipo mais frequente.

As manifestações clínicas dos linfomas agressivos são mais variáveis do que as que ocorrem nos linfomas indolentes. Embora a maioria dos pacientes se apresente com linfonodomegalia, pode haver comprometimento extranodal, tanto primário e isolado, como associado à linfonodomegalia. Os sítios extranodais mais frequentemente comprometidos são: trato gastrointestinal (especialmente o estômago), medula óssea, seios da face, tireoide e sistema nervoso central. Além disso, diferentemente dos linfomas indolentes, em cerca de 30% dos pacientes os sintomas B estão presentes já ao diagnóstico[4]. Pode haver associação com o vírus HIV.

Linfomas Muito Agressivos

Os linfomas de comportamento clínico muito agressivo são representados principalmente pelo linfoma de Burkitt e pelo linfoma linfoblástico. São mais raros, correspondendo a cerca de 2% dos LNH[7]. Têm expressão clínica que se assemelha às leucemias agudas. Há frequente comprometimento da medula óssea e leucemização, mesmo na abertura do quadro.

O linfoma linfoblástico usualmente se apresenta com massa no mediastino anterior, algumas vezes acompanhada de síndrome da veia cava superior. O linfoma de Burkitt, observado principalmente em regiões endêmicas da África, costuma se manifestar como tumor na mandíbula ou nos ovários. Nas regiões não endêmicas, isto é, fora de região africana, a manifestação é mais variada e caracterizada por grandes massas abdominais e/ou comprometimento de órgãos extranodais. Muitas vezes estão associados à infecção pelo vírus HIV.

MÉTODOS DIAGNÓSTICOS

O paciente deve ser sempre submetido à biópsia excisional de linfonodo[3,4]. Punções do tipo *core* ou punção por agulha fina geralmente não permitem diagnóstico adequado e devem ser reservadas somente para situações excepcionais, mesmo nos locais em que haja patologistas e/ou citomorfologistas com grande experiência em linfomas[3].

A importância de obter-se material de boa qualidade advém da necessidade de analisar o padrão de arquitetura dos tecidos linfoides, bem como de fazer exames complementares de imunoistoquímica para a correta classificação diagnóstica e, algumas vezes, prognóstica. Os principais marcadores de imunoistoquímica empregados na classificação dos linfomas são vistos na Tabela 60.3.

Em casos selecionados, podem ser necessários outros exames, tais como análise citogenética e molecular. Entretanto, alterações genéticas primárias não devem ser usadas isoladamente como critério para classificação dos linfomas, pois uma mesma alteração cromossômica pode estar presente em mais de um tipo de linfoma, enquanto em outros casos se desconhece uma alteração cromossômica característica. Quanto à análise molecular, embora apresente grande sensibilidade, podendo inclusive ser utilizada para monitoração de doença residual mínima, há ainda dificuldades técnicas e econômicas para sua implantação em larga escala[34].

Tabela 60.3 – Principais marcadores imunoistoquímicos para diagnóstico de linfomas

Marcador	Linfomas Associados
Bcl-2	Linfoma folicular e linfoma difuso de grandes células B
CD3	Linfomas de células T
CD5	Linfoma de células do manto e linfoma de pequenos Linfócitos/leucemia linfocítica crônica-B
CD10	Linfoma folicular e linfoma de Burkitt
CD15	Linfoma de Hodgkin
CD20	Linfomas de células B maduras
CD25	Linfoma/leucemia de células T do adulto
CD30	Linfoma de Hodgkin e linfoma anaplásico de grandes células T
CD45	Grande parte dos linfomas
CD56	Linfomas NK
Ciclina D1	Linfoma de células do manto
EMA	Linfoma de Hodgkin e linfoma anaplásico de grandes células T

AVALIAÇÕES PROGNÓSTICAS

Para definição do prognóstico, a avaliação inicial de estadiamento é de fundamental importância e deve incluir pelo menos tomografias de pescoço, tórax, abdome e pelve. A ressonância nuclear magnética é útil em casos especiais, (ex., comprometimento do SNC). Endoscopia digestiva e colonoscopia são indicadas quando há suspeita ou risco de comprometimento do sistema digestório[7]. A cintilografia com gálio e, principalmente, a PET/TC, que já começa a ser amplamente utilizada nos linfomas não Hodgkin, sobretudo nos de comportamento agressivo, são úteis tanto no estadiamento inicial, na avaliação da resposta após dois ou três ciclos de quimioterapia como parâmetro prognóstico (PET interina) e na avaliação final da resposta ao tratamento. Entretanto, é importante salientar que o papel da PET/TC interina, para possível modificação precoce do tratamento, em casos de má reposta inicial, é ainda experimental.

A biópsia de medula óssea deve ser realizada idealmente em todos os pacientes, pois seu comprometimento indica estádio mais avançado, independentemente de outros exames. Raramente se pode prescindir deste exame[4].

Avaliação das funções hepática, renal e cardíaca é importante para verificar eventual comprometimento da doença e para análise de comorbidades do paciente, auxiliando na escolha terapêutica. Complementam a avaliação inicial a dosagem de níveis séricos de desidrogenase lática (DHL), beta$_2$-microglobulina, proteína C-reativa (PCR) e velocidade de hemossedimentação (VHS), cujos valores se correlacionam com o prognóstico e muitas vezes com a massa tumoral na maioria dos tipos de linfomas[3,4]. Outros exames são sorologias para HIV, HTLV-1 e hepatites B e C[3,4].

Embora o estadiamento dos pacientes com linfomas não Hodgkin siga os princípios do sistema Ann Arbor, desenvolvido inicialmente para o linfoma de Hodgkin (Tabela 60.4), este sistema mostrou-se insuficiente para a previsão de prognóstico em vários subtipos de linfomas. Deste modo, através de outros parâmetros clínicos e laboratoriais de fácil obtenção, conseguiu-se avaliar com sucesso o prognóstico de pacientes com alguns tipos de linfomas. Juntos, estes parâmetros recebem o nome de Índice Prognóstico Internacional.

Tabela 60.4 – Estadiamento Ann Arbor simplificado dos linfomas

	Descrição
I	Envolvimento de apenas uma região linfonodal ou estrutura linfoide, ou envolvimento de um sítio extranodal (IE)
II	Envolvimento de mais de uma região linfonodal ou estrutura linfoide, ou envolvimento localizado de um sítio extranodal e uma ou mais regiões linfonodais (IIE) do mesmo lado do diafragma
III	Envolvimento de regiões acima e abaixo do diafragma, com ou sem envolvimento localizado do baço (IIIS), de sítios extranodais (IIIE) ou ambos (IIIES)
IV	Envolvimento difuso ou disseminado de sítios extranodais (ex., fígado e medula óssea)
A	Ausência de sintomas sistêmicos
B	Febre (> 38°C), sudorese noturna ou perda não explicada de > 10% do peso nos 6 meses precedendo o diagnóstico

O Índice Prognóstico Internacional (IPI) classifica os pacientes com linfomas não Hodgkin agressivos em quatro subgrupos de prognósticos distintos[3-6]. Os parâmetros usados para classificar os pacientes são: idade, estadiamento Ann Arbor, *performance status*, nível sérico de DHL e número de sítios extranodais envolvidos (Tabela 60.5). No mesmo estudo que definiu o IPI, 1.274 pacientes com idade menor ou inferior a 60 anos foram avaliados, utilizando-se de um modelo prognóstico ajustado à idade. Neste modelo, somente o estadiamento Ann Arbor, o nível sérico de DHL e o *performance status* foram suficientes para também definir quatro subgrupos de prognósticos distintos[3-6] (Tabela 60.6).

Tabela 60.5 – Índice prognóstico internacional (IPI)[8]

Parâmetros	Pontos
Idade > 60 anos	1
Estádio Ann Arbor III ou IV	1
Envolvimento extranodal > um local	1
Performance status > 1	1
DHL acima do valor normal	1

Estratificação de grupo de risco de acordo com IPI:
0: Baixo risco;
1: Risco intermediário baixo;
2: Risco intermediário alto;
3: Alto risco.

Tabela 60.6 – Índice prognóstico internacional ajustado à idade (IPIaa)[8]

Parâmetros	Pontos
Estádio Ann Arbor III ou IV	1
Envolvimento extranodal > um local	1
Performance status > 1	1
DHL acima do valor normal	1

Estratificação de grupo de risco de acordo com IPI:
0: Baixo risco;
1: Risco intermediário baixo;
2: Risco intermediário alto;
3: Alto risco.

Um índice análogo para o linfoma folicular, denominado FLIPI (Índice Prognóstico para Linfoma Folicular)(Tabela 60.7), também teve sua utilidade demonstrada[6].

Um aspecto mais recente da avaliação de prognóstico é a tentativa de classificar os linfomas de acordo com seu perfil de expressão gênica, seja de modo direto, seja de modo indireto, isto é, através de alguns marcadores imunoistoquímicos como BCL-6, CD10 e MUM-1[6]. Atualmente, com a melhora das técnicas de diagnóstico, avaliação prognóstica e tratamento, as taxas de mortalidade anual por linfomas foram reduzidas.

Tabela 60.7 – Índice de prognóstico internacional para linfomas foliculares (FLIPI)[9]

Parâmetros	Pontos
Idade = 60 anos	1
Estádio Ann Arbor III ou IV	1
Hemoglobina < 12 g/dL	1
DHL acima do valor normal	1
Número de áreas nodais envolvidas = 5	1

Estratificação de grupo de risco de acordo com FLIPI:
0-1: Baixo;
2: Intermediário;
= 3: Alto.

TRATAMENTO DOS LINFOMAS NÃO HODGKIN

Considerações Gerais

Todas as diferentes modalidades de tratamento oncológico, como radioterapia, quimioterapia, imunoterapia e radioimunoterapia, e, excepcionalmente, a cirurgia, podem ser utilizadas no tratamento dos linfomas. Todavia, o tratamento geralmente envolve mais de uma das modalidades descritas e, embora haja razoável consenso no tratamento de muitas situações clínicas, ainda há controvérsia quanto à escolha de quimioterápicos, suas doses e a duração do tratamento em muitas outras.

A cirurgia tem papel muito restrito nos linfomas, pois conceitualmente os linfomas são considerados doenças sistêmicas. Na maioria das vezes, a cirurgia é reservada apenas para o diagnóstico, através da biópsia, geralmente de um linfonodo. A ressecção de sítios comprometidos pela doença só é indicada em situações excepcionais: doença comprovadamente localizada, risco de perfuração do trato gastrointestinal ou nos casos de linfomas de testículo, em que se faz a orquiectomia como tratamento inicial. Mesmo nos casos dos linfomas do tipo MALT (tecido linfoide associado à mucosa), comumente originários no estômago, e frequentemente associados à infecção pelo *H. pylori*, a cirurgia só é opção em casos excepcionais.

A radioterapia é útil também na doença localizada ou como terapêutica paliativa, ou ainda quando associada à quimioterapia. A quimioterapia é a mais importante modalidade terapêutica nos linfomas não Hodgkin. Recentemente, a introdução do rituximabe, o primeiro anticorpo monoclonal aprovado para uso clínico em oncologia, representou um dos maiores avanços no tratamento destes pacientes, pois nos países ocidentais cerca de 85% dos linfomas não Hodgkin são neoplasias que têm origem em linfócitos B[1-3,4]. Este anticorpo reconhece a molécula CD20, cuja presença na superfície de células linfoides de linhagem B deve ser avaliada em materiais de biópsia pela imunoistoquímica. Uma vez reconhecida a molécula CD20, ocorre ativação de mecanismos imunológicos que podem levar à destruição das células tumorais.

Com um perfil de toxicidade mais favorável que o da quimioterapia clássica, e sem toxicidade cumulativa, a imunoterapia, especialmente com o uso de anticorpo monoclonal anti-CD20 (rituximabe) nos linfomas de células B, tem se tornado importante elemento no tratamento destas doenças, principalmente quando combinada com quimioterapia (quimioimunoterapia).

Tratamento dos Linfomas Não Hodgkin Indolentes

O linfoma folicular é o tipo mais comum de linfoma indolente. Para abordagem terapêutica inicial, é importante a separação dos pacientes com doença localizada (estádios I e II) ou mais avançada (estádios III e IV).

Os raros pacientes com doença localizada possuem sobrevida mediana que se aproxima de 15 anos e pode haver longa sobrevida livre de doença pela radioterapia em até metade dos casos[3,4]. As outras modalidades terapêuticas são reservadas aos pacientes com recidiva da doença.

Para pacientes com linfoma folicular avançado, cuja sobrevida mediana varia entre 7 e 10 anos, o melhor tratamento ainda está por ser definido. Diversos estudos[4,7] têm demonstrado que nos casos assintomáticos e com doença estável não há impacto na sobrevida global se o tratamento é retardado até o paciente se tornar sintomático (Tabela 60.8). Este tratamento pode empregar apenas uma medicação (monoquimioterapia) ou combinações intravenosas (poliquimioterapia), como: CHOP (ciclofosfamida, doxorrubicina, vincristina e prednisona), CVP (ciclofosfamida, vincristina e prednisona) ou FND (fludarabina, mitoxantrona e dexametasona), pois não há definição quanto à melhor opção[3].

Tabela 60.8 – Critérios para iniciar tratamento de linfoma folicular[10]	
1	Acometimento de pelo menos três sítios nodais, cada um com diâmetro maior que 3 cm
2	Qualquer massa tumoral nodal ou extranodal com diâmetro superior a 7 cm
3	Presença de sintomas B
4	Presença de esplenomegalia ao exame físico
5	Presença de derrame pleural, derrame pericárdico ou ascite
6	Citopenias (leucócitos < 1.000/mL e/ou plaquetas < 100.000/mL)
7	Leucemização (> 5.000 células neoplásicas/mL)

A associação de rituximabe à quimioterapia (quimioimunoterapia) mostrou-se eficaz no tratamento de pacientes com linfomas indolentes, tanto nos casos de recidiva quanto nos casos recém-diagnosticados. Assim, a quimioimunoterapia tornou-se o tratamento padrão para os pacientes com linfoma folicular avançado e sintomático, porém ainda é objeto de investigação saber qual tipo de quimioterapia deva ser associada ao rituximabe. Mesmo em pacientes que já haviam recebido este anticorpo, há boa taxa de resposta quando novamente empregado, algo menos frequentemente observado com a quimioterapia clássica[3,6].

Mais recentemente, tem-se evidenciado a utilidade da manutenção por 2 anos com o rituximabe. Esta vantagem foi primeiramente observada nos pacientes após o tratamento com quimioimunoterapia na recidiva e, mais recentemente, foi também demonstrada vantagem após o tratamento inicial da doença. Atualmente, encontram-se em andamento estudos que poderão definir a eficácia comparativa entre o rituximabe e os novos anticorpos anti-CD20, associados ou não a radioisótopos[3,6].

Tratamento dos Linfomas Não Hodgkin Agressivos

O tipo mais comum de linfoma agressivo é o linfoma difuso de grandes células B. Durante os últimos 30 anos, o tratamento do linfoma difuso de grandes células B evoluiu da radioterapia isolada para o uso de poliquimioterapia associada ao rituximabe[2-4].

A radioterapia atualmente é utilizada apenas em pacientes com doença comprovadamente localizada. Até que outros estudos mostrem qual o melhor caminho para este grupo de doentes com doença limitada não volumosa, muitos consideram o tratamento de escolha um curso abreviado de quimioterapia com rituximabe (R-CHOP) associado à radioterapia nos campos envolvidos. Para pacientes com doença limitada e volumosa, o tratamento mínimo com seis ciclos de R-CHOP associado à radioterapia com doses entre 30 e 35 Gy dirigida aos campos envolvidos é o convencional[2-4].

Para pacientes com doença avançada, existe uma tentativa de estratificá-los segundo o risco de recidiva. Até recentemente, o tratamento mais comumente empregado era a quimioterapia isolada (CHOP: seis a oito ciclos). Mais recentemente, foi demonstrado que a combinação do rituximabe ao regime CHOP aumenta a taxa de resposta, a sobrevida livre de doença e a sobrevida global, sem aumento de toxicidade, o que fez deste regime o tratamento padrão para esta doença, independentemente da idade do paciente[2-4]. Entretanto, diferentemente do que acontece com LF, aqui a utilização de rituximabe como manutenção não apresentou vantagem.

Nos casos de recidiva de linfoma difuso de grandes células, o tratamento de escolha é o de regimes quimioterápicos que apresentem capacidade de promover uma segunda remissão (esquemas de salvamento). Estes esquemas podem ser suficientes para a obtenção de uma segunda remissão, mas quase que invariavelmente a doença apresentará recidiva. Deste modo, os pacientes devem ser submetidos à consolidação com tratamento com altas doses de quimioterapia (mieloablativa), seguida de resgate com células-tronco hematopoéticas (também denominado transplante autólogo medula óssea). Muitos desses regimes também podem ser combinados ao rituximabe com segurança, e sua eficácia vem sendo ativamente pesquisada e comparada, no que tange à maior capacidade de indução de remissão, menor toxicidade sistêmica e maior eficácia em mobilizar células- tronco hematopoéticas.

CONCLUSÕES

A incidência dos linfomas vem aumentando por motivos ainda não claramente conhecidos. Estas neoplasias são, provavelmente, as que tiveram o seu conhecimento biológico mais estudado e esclarecido nas últimas décadas. Estes novos conhecimentos resultaram em um extraordinário avanço em novas modalidades terapêuticas e, consequentemente, no prognóstico destas doenças. Pela sua complexidade, os linfomas devem ser abordados por equipe composta por profissionais com grande experiência nas suas respectivas áreas de atuação, incluindo hematologista/oncologista, hematopatologista, radiologista, médico nuclear, radioterapeuta e infectologista. Desta forma, as melhores opções terapêuticas serão aplicadas e melhores resultados poderão ser esperados.

REFERÊNCIAS BIBLIOGRÁFICAS

1. Jemal A, Tiwari RC, Murray T et al. Cancer statistics, 2004. CA Cancer J Clin. 2004;54:8-29.
2. Instituto Nacional do Câncer (INCA). Linfomas não Hodgkin. Disponível em: http//www2.inca.com.gov.br/wps/wcm/cnnect/tipos de cancer/site/home/Linfoma_nao_Hodgkin Acessado em:
3. Harris NL, Jaffe ES, Diebold J et al. World Health Organization classification of neoplastic diseases of the hematopoietic and lymphoid tissues: report of the Clinical Advisory Committee meeting-Airlie House, Lyon, 2011.
4. Van Besien K, Cabanillas F. Clinical manifestations, staging, and treatment of non-Hodgkin lymphoma. In Hoffman R, Benz EJ, Shattil SJ et al., eds. Hematology: basic principles and practice. 3rd ed. New York: Churchill Livingstone; 2000.
5. Savage KJ. Peripheral T-cell lymphomas. Blood Rev. 2007;21:201-216.
6. Coiffier B, Lepage E, Briere J et al. CHOP chemotherapy plus rituximab compared with CHOP alone in elderly patients with diffuse large-B-cell lymphoma. N Engl J Med. 2002;346:235-42.
7. Shipp MA, Ambinder RF, Applebaum FR, Cabanillas F, Harris NJ, Herzig GP et al. NCCN non--Hodgkins practice guidelines. 2009;281-346.
8. The International Non-Hodgkin's Lymphoma Prognostic Factors Project. NEJM. 1993;329:987-994
9. Solal-Celigny P, Roy P, Colombat P. NOME DO ARTIGO. Blood. 2004;104:1258-1265.
10. Solal-Celigny P, Lapage E, Brousse N. NOME DO ARTIGO. JCO. 1998:16(7) 2332-2338.

Capítulo 61

Mieloma Múltiplo

Edvan Crusoé
Manuella de Souza Sampaio Almeida
Angelo Maiolino
Vania Tietsche de Moraes Hungria

INTRODUÇÃO

As gamopatias monoclonais são um grupo de doenças caracterizado pela proliferação de um único clone de plasmócitos (Figura 61.1), que produz uma proteína monoclonal (M) homogênea. Cada proteína M consiste de duas cadeias de polipeptídeos pesadas, das mesmas classe e subclasse, e duas cadeias de polipeptídeos leves do mesmo tipo. Imunoglobulinas policlonais são produzidas por vários clones de plasmócitos. Os vários tipos de imunoglobulinas são designados pelas letras que correspondem ao isotipo de suas cadeias pesadas, as quais são designadas por letras gregas: gama (γ) constitui a imunoglobulina G (IgG), alpha (α) é a imunoglobulina A, mu (μ) está presente na IgM, delta (δ) ocorre em IgD, e épsilon (ε) caracteriza IgE; IgG1, IgG2, IgG3, e IgG4 são as subclasses de IgG, e as subclasses de IgA são IgA1 e IgA2. Kappa (κ) e lambda (λ) são os dois tipos de cadeia leve.

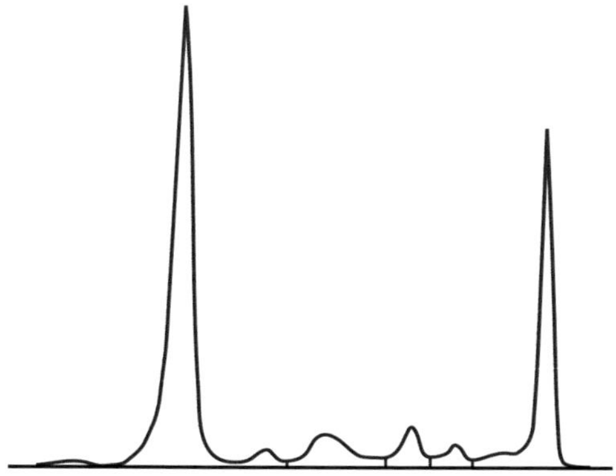

Resultado:
- Albumina: 5,09 g/dL (54,2%)
- Alfa 1: 0,23 g/dL (2,5%)
- Alfa 2: 0,81 g/dL (8,6%)
- Beta 1: 0,44 g/dL (4,7%)
- Beta 2: 0,27 g/dL (2,9%)
- Gama: 2,54 g/dL (27,1%)

Relação A/G: 1,18
Proteínas Totais: 9,38 g/dL

Figura 61.1 – Eletroforese de proteínas séricas por técnica de zona capilar demonstrando pico monoclonal na região das gamaglobulinas.

É importante distinguir o aumento de imunoglobulinas policlonal e monoclonal, porque o aumento monoclonal resulta de um processo clonal que é maligno ou potencialmente maligno, enquanto o aumento policlonal das imunoglobulinas é causado por um processo reacional ou inflamatório.

A análise do soro ou urina requer um método sensível e rápido para detectar a proteína M, além de específico para identificar o tipo da cadeia pesada e leve. A eletroforese por zona de capilar (capilorometria) é a técnica com melhor utilidade atualmente, apresentando superioridade à técnica por gel em agarose, uma vez que, além de identificar a banda monoclonal, pode-se quantificar especificamente o componente M. A eletroforese de proteínas é o método de escolha para a detecção do componente monoclonal (Figura 61.1). Após reconhecer a banda localizada na eletroforese, devem ser realizados a imunofixação de proteínas para confirmar a presença de uma proteína M e determinar o tipo de cadeia pesada e leve (Figura 61.2). Para quantificação das imunoglobulinas, o melhor método é a nefelometria. A análise urinária deve ser realizada por eletroforese e imunofixação de alíquota concentrada da coleta de urina de 24 horas. Em 2002, dos 1.056 casos de gamopatia monoclonal identificados na *Mayo Clinic*, 59% correspondiam a gamopatia monoclonal de significado indeterminado, 15% a mieloma múltiplo, 12% a amiloidose, 5% a mieloma múltiplo assintomático, 3% a doenças linfoproliferativas, 2% a macroglobulinemia de Waldenström, 1% a plasmocitoma solitário ou extramedular e 3% a outros diagnósticos[1]. Neste capítulo abordaremos o mieloma múltiplo.

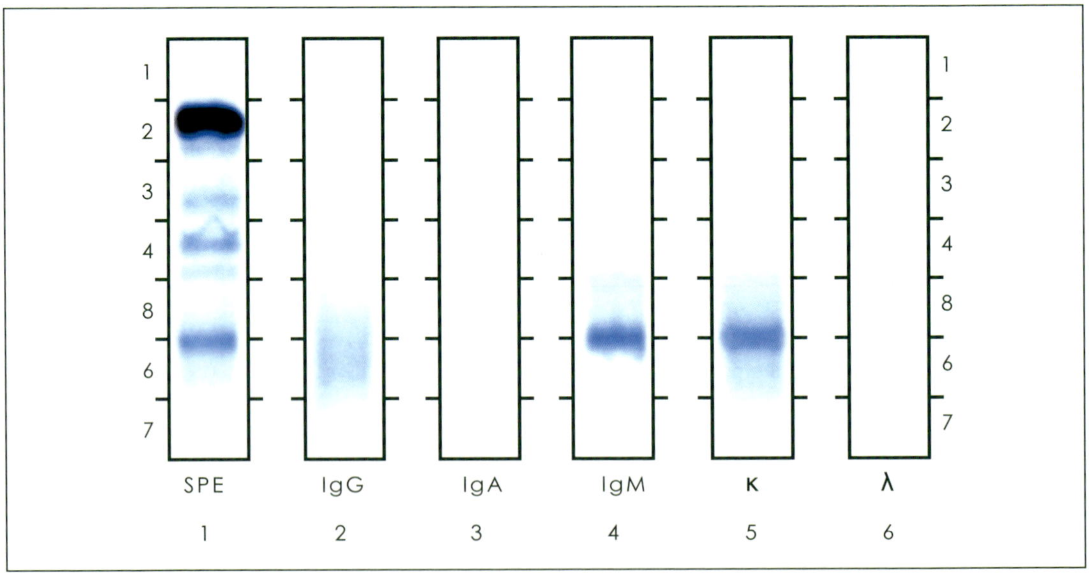

Figura 61.2 – Imunofixação sérica com presença de componente monoclonal IgM kappa

MIELOMA MÚLTIPLO

É uma neoplasia hematológica caracterizada pela proliferação clonal de plasmócitos malignos no microambiente da medula óssea associada ao surgimento de proteína monoclonal sérica e/ou urinária e presença de disfunção de órgãos-alvo[2].

Etiologia

A causa do mieloma múltiplo ainda não está bem estabelecida. Numerosos vírus e outros agentes infecciosos têm sido relacionados à patogênese do mieloma múltiplo, mas os mecanismos ainda não foram elucidados. Vários estudos associam o risco de mieloma à exposição a pesticidas, como por exemplo, as dioxinas. A taxa de mortalidade por mieloma múltiplo aumentou em países industrializados nas décadas de 1960 e 1970. Dados da *American Cancer Society* mostram um aumento de 82% da doença entre 1950 e 1980, período esse que coincide com o momento em que vários fatores de risco, como por exemplo, produtos químicos, foram lançados ao meio ambiente[3]. É relatada a ocorrência de mieloma múltiplo em grupos familiares de dois ou mais parentes de primeiro grau e em gêmeos idênticos.

Epidemiologia

Representa 1,0% de todas as doenças malignas, sendo a segunda neoplasia hematológica mais frequente, o que significa 13% das doenças malignas hematológicas. A incidência é de quatro por 100.000 aproximadamente, com predomínio discreto do sexo masculino. A idade mediana ao diagnóstico é de aproximadamente 70 anos, sendo assim distribuídos: 37% dos pacientes maiores que 75 anos, 26% entre 65 e 74 anos e 37% menores que 65 anos. Raramente é diagnosticado abaixo dos 35 anos (0,6% de todos os casos no período)[4]. Até recentemente, existiam poucos dados sobre a epidemiologia do MM na América Latina e no Brasil. Em estudo epidemiológico realizado em 21 centros da America Latina, Hungria e cols. (2011) constataram que os pacientes com MM apresentavam idade mediana de 65 anos ao diagnóstico, com discreta prevalência do sexo masculino (53%)[5]. Em 1.112 pacientes com MM no Brasil, 50,3% eram do sexo masculino, com idade mediana de 60,5 anos, e a maioria dos pacientes apresentava doença avançada em ambos os estudos[6].

Fisiopatologia

O desenvolvimento do MM é um processo com várias etapas. Alterações genéticas dos plasmócitos e mudanças no microambiente da medula óssea permitem o desenvolvimento tumoral[7]. As células mielomatosas apresentam uma combinação complexa de alterações genéticas. Podem ser observadas alterações cromossômicas múltiplas, com ganho e perda de vários cromossomos e anormalidades estruturais extraordinariamente complexas.

Translocação cromossômica primariamente precoce ocorre com a região *switch* no cromossomo 14 (q32.33), que é mais comumente justaposicionada ao MAF t(14;16) e MMSET no cromossomo 4p16.3, t(4;14). Translocações tardias secundárias e mutações gênicas implicadas na progressão da doença incluem anormalidades complexas cariotipicas no MYC, ativação do NRAS e KRAS, mutações no FGFR3 e no TP53, e inativação dos inibidores de ciclina dependentes de quinases CDKN2A e CDKN2C.

Outras anormalidades genéticas envolvem desregulações epigenéticas, como alterações na expressão do micro-RNA e modificações na metilação gênica. Os ganhos cromossômicos acontecem em mais de 30% dos casos e geralmente são encontrados nos 1q, 3q, 9q, 11q e 15q. Fonseca e cols. (2009) estratificaram os pacientes com MM quanto ao risco, de acordo com as alterações citogenéticas encontradas ao diagnóstico (Tabela 61.1)[8]. A complexidade cariotípica aumenta durante a progressão do tumor.

Hipodiploidia está associada a pior prognóstico do que a hiperdiploidia. Anormalidades genéticas alteram a expressão das moléculas de adesão nas células mielomatosas, assim como a resposta aos estímulos de crescimento do microambiente medular.

As interações entre as células do MM e as células do microambiente medular ou proteínas da matriz extracelular, que são mediadas por receptores de superfície celular (ex., integrinas, caderinas, selectinas e moléculas de adesão celular), aumentam o crescimento do tumor, a sobrevida, a migração e a resistência a drogas. A adesão das células do MM às células hematopoéticas e do estroma induz a secreção de citocinas e fatores de crescimento, incluindo IL-6, VEGF, IGF-1, membros da superfamília dos fatores de necrose tumoral, TGF-β_1 e IL-10. Essas citocinas e fatores de crescimento são produzidos e secretados pelas células do microambiente medular, incluindo as células do MM, estabelecendo uma regulação autócrina e parácrina. A adesão das células do mieloma às proteínas da matriz extracelular (ex., colágeno, fibronectina, laminina e vitronectina) induz o aumento das proteínas reguladoras do ciclo celular e antiapoptóticas[9]. A indução de moléculas pró-angiogênicas (ex., VEGF) aumenta a densidade microvascular da medula óssea e colabora para a estrutura anormal dos vasos tumorais no MM[9].

A IL-6 é o fator de crescimento mais potente do MM. Quando secretada pelas células da MO, potencializa a produção e secreção de VEGF pelas células do MM e vice-versa. A proliferação de células do MM pode ser inibida por anticorpos monoclonais específicos para IL-6[10]. A angiogênese, estimulada por fatores de crescimento do endotélio vascular, também tem um papel importante na patogênese do MM[7]. As lesões ósseas ocorrem devido ao desequilíbrio na função dos osteoblastos e osteoclastos. A inibição da via Wnt suprime os osteoblastos, enquanto a amplificação na via do RANK (aumento do RANKL e redução da osteoprotegerina) e a ação do MIP1-alfa ativam os osteoclastos[7].

Tabela 61.1 – Estratificação de risco dependendo da análise citogenética por FISH (Fonseca *et al.*, 2009)

Risco	FISH	Sobrevida Mediana (Meses)
Mau prognóstico	t(4;14), t(14;16), del17p13	24,7
Intermediário	del13	42,3
Bom prognóstico	Outras alterações e t(11;14)	50,5

Manifestações Clínicas

Anemia, fadiga e dores ósseas são achados comuns no diagnóstico de MM. Outras alterações também sugerem a doença, como fraturas patológicas, hipercalcemia, insuficiência renal, hiperglobulinemia e proteinúria de Bence-Jones. A dor óssea é o sintoma mais frequente e ocorre em 50 a 90% dos pacientes.[11] A compressão da medula espinhal pode ocorrer em até 10% dos pacientes (radiculopatia). A hipercalcemia, decorrente da reabsorção óssea ocorre entre 20 e 30% dos pacientes ao diagnóstico[11]. A anemia ocorre em 60% dos pacientes ao diagnóstico[11], devido à proliferação neoplásica da medula óssea, à inibição específica da eritropoese pelas citocinas do microambiente e à alteração renal. O comprometimento renal é relatado em 20 a 60% dos pacientes ao diagnóstico[12]. O principal fator desencadeante desta alteração são as cadeias leves monoclonais filtradas, que se precipitam e provocam uma disfunção tubular, devido à obstrução intratubular por cilindros. A hipercalcemia, desidratação, infecção e uso de anti-inflamatórios não esteroides são outros fatores que podem precipitar a insuficiência renal.

Amiloidose secundária ocorre em 10 a 15% dos pacientes, podendo produzir síndrome nefrótica e/ou insuficiência renal. A incidência de infecções em MM é 15 vezes maior do que em indivíduos normais, contribuindo com cerca de 25% das mortes em MM nos primeiros 6 meses após o diagnóstico[13]. Os patógenos mais comuns de infecção são *Streptococcus pneumoniae* e *Haemophilus influenzae*, porém, atualmente, os microrganismos Gram-negativos são responsáveis por mais de 50% das infecções[13]. A hiperviscosidade ocorre em 6% dos pacientes[11]. Os sinais mais frequentes são decorrentes de alterações da coagulação, sobretudo o sangramento de mucosas.

Diagnóstico

Os critérios diagnósticos de gamopatia monoclonal de significado indeterminado (MGUS), MM assintomático, MM sintomático, plasmocitoma ósseo solitário e plasmocitoma extramedular foram recentemente revistos pelo *International Myeloma Working Group* e estão descritos nas Tabelas 61.2 a 61.5[14].

Tabela 61.2 – Critérios diagnósticos para gamopatia monoclonal de significado indeterminado (MGUS) (IMWG, 2003)

Todos os três critérios são necessários:	
1.	Proteína monoclonal sérica e/ou urinária em baixa concentração: IgG sérica < 3 g/dL; IgA sérica < 2 g/dL Cadeia K ou λ urinária < 1 g/24 h
2.	Percentagem de plasmócitos na medula óssea < 10%
3.	Cálcio, hemoglobina e creatinina sérica normais Ausência de lesões ósseas ao Rx simples Ausência clínica e laboratorial de amiloidose, doença de depósito de cadeias leves e outros distúrbios linfoproliferativos

Tabela 61.3 – Critérios diagnósticos para mieloma múltiplo assintomático (IMWG, 2003)

Todos os três critérios são necessários:	
1.	Proteína monoclonal sérica e/ou urinária presente
2.	Plasmócitos monoclonais presentes na MO e/ou em tecido
3.	Ausência de critérios para MGUS, MM sintomático ou plasmocitoma solitário de osso ou extramedular

Tabela 61.4 – Critérios diagnósticos para mieloma múltiplo sintomático (IMWG, 2003)	
Todos os três critérios são necessários:	
1.	Proteína monoclonal presente, sérica e/ou urinária*
2.	Plasmócitos monoclonais presentes na MO ≥ 10% e/ou plasmocitoma
3.	Dano orgânico relacionado ao MM (presença de um ou mais) [C] Calcio sérico 0,25 mmol/L > normal ou > 11,0 mg/dL [R] Insuficiência renal: creatinina ≥ 2 mg/dL [A] Anemia: hemoglobina 2 g < normal ou < 10 g/dL [B] Lesões ósseas osteolíticas ou osteoporose com fraturas compressivas** Outros: hiperviscosidade sintomática, amiloidose, infecções bacterianas recorrentes (> 2 episódios/ano)

** Se a proteína monoclonal não é detectada (MM não secretor), a plasmocitose medular precisa ser ≥ 30% ou plasmocitoma deve ser documentado por biópsia.*
*** Se a lesão óssea decorre de plasmocitoma solitário ou somente osteoporose, sem fratura, a plasmocitose medular precisa ser ≥ 30%.*

Tabela 61.5 – Critérios diagnósticos para plasmocitoma ósseo solitário e extramedular (IMWG, 2003)	
Todos os três critérios são necessários:	
1.	Plasmocitoma em um único sítio ósseo ou em um único sítio extramedular, confirmado por exame de imagem* Proteína monoclonal sérica e/ou urinária ausente ou em baixa concentração: IgG sérica < 3 g/dL; IgA sérica < 2 g/dL; k ou urinária < 1 g/24 h
2.	Plasmócitos < 10% em MO
3.	Dano orgânico relacionado ao MM ausente

** Estudo radiológico de ossos longos para ambos e RNM de coluna.*

Exames Laboratoriais

A anemia normocítica normocrômica é o achado mais frequente no MM. A maioria dos pacientes apresenta produção de imunoglobulina monoclonal, sendo mais frequente a IgG em 60% dos casos, IgA em 20%, cadeia leve em 17% e IgD, IgE, biclonal e não secretores raros. A eletroforese de proteínas é um estudo fundamental para a detecção da proteína M no soro ou na urina (Figura 61.1)[15]. A imunofixação de proteínas deve ser realizada, preferencialmente, após a localização de banda ou pico monoclonal pela eletroforese de proteínas. A imunofixação urinária detecta proteína M em 75% dos pacientes[15].

A quantificação das imunoglobulinas é mais útil do que a eletroforese de proteínas para os casos de hipogamaglobulinemia, e deve-se preferir utilizar a técnica de nefelometria para tal procedimento[15]. A detecção de cadeias leves livres no soro complementa a imunofixação e permite a quantificação de cadeias leves livres[16]. O mielograma demonstra um aumento ≥ 10% de plasmócitos no MM. As radiografias mostram alterações ósseas, que consistem em lesões líticas em saca-bocado, osteopenia ou fraturas em 75% dos pacientes. Os locais mais frequentes de comprometimento são esqueleto axial e porções proximais do úmero e do fêmur. Estudos comparativos têm demonstrado que as radiografias convencionais detectam mais lesões líticas (sensibilidade de 74-82%) do que a cintilografia óssea (sensibilidade 37-60%)[17]. A ressonância magnética, útil para a investigação de pacientes que apresentam dores ósseas sem alterações à radiografia convencional, permite avaliar a extensão da infiltração da medula óssea, auxiliando na avaliação da resposta ao tratamento[18]. A tomografia computadorizada é altamente sensível na identificação de lesões líticas do esqueleto. Entretanto, é menos preconizada para a rotina, devido à superioridade da ressonância magnética, além do fato de não alterar o estadiamento ou decisões terapêuticas quando utilizada além da radiografia[19].

Prognóstico

A sobrevida do MM varia desde poucos meses a mais de 10 anos. O incremento na sobrevida foi mais impactante na ultima década, devido aos novos tratamentos e quimioterapia em altas doses, além da melhora nos cuidados de suporte[20]. A heterogeneidade da doença está relacionada às características do próprio MM e do hospedeiro. O estadiamento desenvolvido por Durie e Salmon, em 1975, ainda é utilizado para a identificação do risco[21].

Na última década, um painel internacional de investigadores apresentou o Sistema de Estadiamento Internacional (*International Staging System*, ISS) para o MM (Tabela 61.6)[22]. Comparado com o sistema de estadiamento de Durie-Salmon, o sistema ISS fornece uma distribuição mais equivalente dos pacientes nos três estágios e deve ser utilizado. Embora os estudos citogenéticos em MM sejam difíceis devido à baixa taxa de proliferação dos plasmócitos, fornece informações prognósticas importantes e independentes. Baseando-se nas alterações citogenéticas, Fonseca e cols., em 2009, mostraram que as diferentes translocações têm implicações prognósticas distintas[8]. Apesar da importância da citogenética molecular, devido ao custo e às dificuldades técnicas, ainda não é um exame realizado de rotina na maioria dos centros.

Tabela 61.6 – Sistema de estadiamento internacional do MM ao diagnóstico (Greipp *et al.*, 2005)

Estádio	Dosagem Sérica de β_2-microglobulina e albumina	Sobrevida mediana (Meses)
I	β_2-microglobulina ≤ 3,5 mg/L e albumina ≥ 3,5 g/dL	62
II	β_2-microglobulina ≤ 3,5 mg/L e albumina ≤ 3,5 g/d dL ou β_2-microglobulina entre 3,5-5,5 mg/L	44
III	β_2-microglobulina ≥ 5,5 mg/L	29

Tratamento

A terapia dever ser instituída quando houver sintomas. O MM assintomático requer observação clinica, uma vez que o tratamento com quimioterapia convencional não demonstrou benefício. Apesar de o MM ainda ser uma doença incurável, o grande progresso no conhecimento da sua patogênese está auxiliando e incrementando o desenvolvimento de novos agentes dirigidos ao alvo, com potente atividade antimieloma. Estas novas drogas estão alterando a história natural do MM, trazendo melhores resultados ao tratamento, inclusive aumentando a sobrevida dos pacientes[20].

Para estabelecer a estratégia terapêutica é importante considerar idade, *performance status* e presença de comorbidades. Os pacientes com boas condições clínicas devem ser submetidos a altas doses de quimioterapia, seguidas de transplante autólogo de células-tronco hematopoéticas. O transplante autólogo é considerado o padrão-ouro para tratamento de pacientes com MM abaixo de 65 anos[23-27].

Três a seis ciclos da terapia em combinação com dexametasona associada a talidomida, bortezomibe ou lenalidomida, vêm sendo utilizados extensivamente como regime de indução para transplante autólogo. As combinações triplas destes fármacos entre si e com outros agentes aumentaram as taxas de resposta completa pré-transplante autólogo[28]. Existe controvérsia sobre a vantagem na realização de um ou dois transplantes autólogos (*tandem*). O transplante alogênico, fora dos ensaios clínicos, deve ser realizado muito especificamente.

Os tratamentos de consolidação e manutenção após o transplante autólogo são aceitos, entretanto, não foi determinado nenhum guia específico[28].

Os pacientes não candidatos às altas doses de quimioterapia devem receber combinações com melfalano. O principal objetivo nesses casos é atingir resposta com mínima toxicidade. Atualmente, os esquemas quimioterápicos preconizados são MPT e VMP[29-31]. Com relação à lenalidomida, estudos estão em andamento para comparar o esquema melfalano e prednisona ao mesmo esquema associado à lenalidomida.

Tratamento para Pacientes Recidivados/Refratários

O tratamento do MM recidivado depende de vários fatores: do tratamento realizado como primeira linha, da resposta e sua duração, se a recidiva ocorreu com ou sem tratamento de manutenção, do *performance status* do paciente e da reserva medular. Na maioria dos casos, o objetivo terapêutico será controlar a doença, melhorar os sintomas e a qualidade de vida. Pode-se repetir o mesmo esquema de tratamento anterior, se o paciente permaneceu com reposta por período prolongado. Ao contrário, os pacientes com recorrência precoce de doença devem receber um tratamento diferente do anterior[32-39]. O transplante autólogo é uma opção para os que não receberam esta terapia inicialmente, ou para aqueles que realizaram e permaneceram em remissão por tempo prolongado.

Tratamento de Suporte

Os bisfosfonatos devem ser utilizados para reduzir as complicações ósseas, além de corrigir com eficácia a hipercalcemia. O ácido zoledrônico e o pamidronato são os bisfosfonatos mais utilizados no momento. Publicação recente demonstrou aumento da sobrevida nos pacientes que utilizaram zolendronato[40].

A avaliação dentária antes de iniciar bisfosfonatos e manutenção de uma boa higiene bucal, além de não realização de procedimentos invasivos, podem reduzir os riscos para desenvolvimento de osteonecrose de mandíbula. A eritropoetina recombinante humana deve ser considerada para pacientes com manutenção da anemia, a despeito de resposta tumoral ao tratamento. O uso de antibióticos deve ser imediatamente instituído se houver suspeita de infecção ativa e o uso profilático é indicado nos primeiros 3 meses de tratamento[13]. O aciclovir deve ser realizado por todo paciente em uso de bortezomibe.

Analgesia é importante para conforto e qualidade de vida, lembrando que o uso de anti-inflamatórios não esteroides deve ser abolido, devido ao potencial nefrotóxico. A plasmaférese deve ser indicada em pacientes com síndrome de hiperviscosidade (sangramento oronasal, borramento visual ou insuficiência cardíaca).

FORMAS VARIANTES DO MIELOMA

Plasmocitoma Solitário do Osso (Mieloma Solitário)

Os exames de imagem de todo o esqueleto mostram lesão única, e a biópsia desta evidencia tumor constituído por plasmócitos monoclonais idênticos àqueles observados no mieloma múltiplo. O aspirado da medula óssea apresenta número normal de plasmócitos, e a imunofixação do soro e da urina não revela proteína monoclonal. Existem exceções que apresentam proteína monoclonal, mas que desaparece após a terapia para a lesão solitária. Aproximadamente 50% dos pacientes com plasmocitoma solitário encontram-se vivos 10 anos após o diagnóstico, e a sobrevida livre de doença em 10 anos varia de 15 a 20%. O tratamento consiste em radioterapia. É frequente a progressão para mieloma múltiplo em 3 a 4 anos. Não há evidências de que a quimioterapia possa evitar a evolução para mieloma múltiplo.

Plasmocitoma Extramedular

O plasmocitoma extramedular é um tumor de plasmócitos que surge fora da medula óssea. A localização mais frequente são as vias aéreas superiores (80% dos casos), principalmente na cavidade nasal e nos seios paranasais, nasofaringe e laringe, podendo ocorrer plasmocitomas extramedulares também no trato gastrointestinal, sistema nervoso central, bexiga, tireoide, mama, testículos, glândulas parótidas e linfonodos. O diagnóstico baseia-se na presença de tumor dos plasmócitos em local extramedular e na ausência de mieloma múltiplo no exame da medula óssea, além de radiografias e estudos apropriados do sangue e da urina. O tratamento consiste em radioterapia. O prognóstico é favorável, 10 a 20% podem evoluir para mieloma múltiplo.

Leucemia Plasmocitária

A leucemia plasmocitária pode ser primária ou secundária, quando ocorre durante a evolução do mieloma múltiplo. Os pacientes com leucemia plasmocitária apresentam mais de 20% de plasmócitos no sangue periférico, com contagem absoluta dos plasmócitos de pelo menos 2.000/µL. Os pacientes com leucemia plasmocitária primária são mais jovens e exibem maior incidência de hepatoesplenomegalia e linfadenomegalia, contagem plaquetária mais elevada, menor número de lesões ósseas, menor componente de proteína monoclonal sérica e sobrevida mais prolongada do que os pacientes com leucemia plasmocitária secundária (mediana de 6,8 *versus* 1,3 mês). O prognóstico destes pacientes é ruim, com pouca resposta aos esquemas quimioterápicos convencionais, sem melhora significativa mesmo com as novas drogas. O transplante autólogo pode ser benéfico em alguns pacientes. A leucemia plasmocitária secundária raramente responde à quimioterapia, pois são pacientes que já receberam quimioterapia e muitas vezes já adquiriram resistência aos quimioterápicos.

Mieloma Osteosclerótico (POEMS)

A síndrome de POEMS é uma forma rara de discrasia dos plasmócitos. O acrônimo que foi taxado por Bradwick, em 1980, refere-se a alguns, mas não todos os achados da síndrome paraneoplásica: Polirradiculoneuropatia progressiva é o achado clínico mais comum (100%), Organomegalia em (50%), Endocrinopatia em (66%), desordem Monoclonal de plasmócitos em (75-85%), e alterações de pele (*Skin*) em (66%)[41]. Hipercalcemia, insuficiência renal e fraturas patológicas são raras. O laboratório evidencia proteína M usualmente IgG lambda ou IgA lambda na maioria dos casos. Mielograma apresenta plasmócitos geralmente abaixo de 5%. Em uma minoria dos pacientes com doença osteosclerótica mais intensa, pode-se identificar >10% de plasmócitos na MO[42].

POEMS corresponde de 1 a 2% das discrasias dos plasmócitos. Os homens são discretamente mais afetados que as mulheres, e a mediana de idade é de 50 anos ao diagnóstico. Apesar de o curso da síndrome ser crônico e a sobrevida mediana, maior de 5 anos, a qualidade de vida nesses pacientes muitas vezes é comprometida devido ao resultado da neuropatia periférica progressiva[43].

REFERÊNCIAS BIBLIOGRÁFICAS

1. Kyle RA, Rajkumar SV. Monoclonal gammopathies of undetermined significance: a review. Immunol Rev. 2003;194:112-39.
2. Kyle RA, Rajkumar SV. Multiple myeloma. N Engl J Med. 2004;351:1860-73.
3. Durie BGM. The epidemiology of multiple myeloma. Seminars in Hematology. 2001;38:1-5.
4. Altekruse SF, Kosary C, Krapcho M et al. SEER Cancer Statistics Review, 1975-2007, National Cancer Institute, Bethesda, MD. Disponível em: http://www.seercancergov/scr/1975_2007. Acessado em: May 21, 2011.
5. Hungria V, Maiolino A, Martinez G et al. Multiple myeloma profile in Latin America: a web-based clinical and epidemiological observational study (preliminary results). EHA (abstract 406), 2011.
6. Hungria V, Maiolino A, Martinez G et al. Confirmation of the utility of the International Staging System and identification of a unique pattern of disease in Brazilian patients with multiple myeloma. Haematologica. 2008;93(5):791-2.
7. Palumbo A, Anderson K. Multiple Myeloma: Medical Progress. N Engl J Med. 2011;364(11):1046-1060.
8. Fonseca R, Bergsagel PL, Drach J et al. International Myeloma Working Group molecular classification of multiple myeloma: spotlight review. Leukemia. 2009;12:2210-21.
9. Hideshima T, Mitsiades C, Tonon G, Richardson PG, Anderson KC. Understanding multiple myeloma pathogenesis in the bone marrow to identify new therapeutic targets. Nat Rev Cancer. 2007;7:585-98.
10. Kawano M, Hirano T, Matsuda et al. Autocrine generation and requirement of BSF-2/IL-6 for human multiple myelomas. Nature. 1988;332:83-85.
11. Anderson KC. Advances in disease biology: therapeutic implications. Seminars in Hematology. 2001;38:6-10.
12. Sanders PW. Pathogenesis and treatment of myeloma kidney. J Lab Clin Med. 1994;124:484-8.
13. Nucci M & Anaissie E. Infections in patients with multiple myeloma. Semin Hematol. 2009;46(3): 277-88.

14. Criteria for the classification of monoclonal gammopathies, multiple myeloma and related disorders: a report of the International Myeloma Working Group. Br J Haematol. 2003;121:749-757.
15. Kyle RA. Sequence of testing for monoclonal gammopathies. Arch Pathol Lab Med. 1999;123:114-8.
16. Bradwell AR, Carr-Smith HD, Mead GP et al. Highly sensitive, automated immunoassay for immunoglobulin free light chains in serum and urine. Clin Chem. 2001;47:673-80.
17. Woolfenden JM, Pitt MJ, Durie BGM, Moon TE Comparison of bone scintigraphy and radiography in multiple myeloma. Radiology. 1980;134:723-8.
18. Moupoulos LA, Dimopoulos MA, Alexanian R et al. Multiple Myeloma: MR patterns of response to treatment. Radiology. 1994;193:441-6.
19. Schreiman JS, McLeod RA, Kyele RA et al. Multiple myeloma: evaluation by CT. Radiology. 1995;154:483-6.
20. Kumar SK, Rajkumar SV, Dispenzieri A et al. Improved survival in multiple myeloma and the impact of novel therapies. Blood. 2008;111(5):2516-2520.
21. Durie BGM, Salmon SE. A clinical staging system for multiple mieloma. Cancer. 1975;36:842-54.
22. Greipp PR, San Miguel J, Durie BGM et al. International Staging System for multiple myeloma. J Clin Oncol. 2005;20:3412-20.
23. Attal M, Harousseau JL, Stoppa AM. A prospective, randomized trial of autologous bone marrow transplantation and chemotherapy in multiple myeloma. N Engl J Med. 1996;335:91-5.
24. Child JA, Morgan GJ, Davies FE et al. High-dose chemotherapy with hematopoietic stem-cell rescue for multiple myeloma. N Engl J Med. 2003;348:1875-1883.
25. Bladé J, Rosiñol L, Sureda A et al. High-dose therapy intensification compared with continued standard chemotherapy in multiple myeloma patients responding to the initial chemotherapy: long-term results from a prospective randomized trial from the Spanish Cooperative Group PETHEMA. Blood. 2005;106:3755-3759.
26. Fermand JP, Katsahian S, Divine M et al. High-dose therapy and autologous blood stem cell transplantation compared with conventional treatment in myeloma patients aged 55 to 65 years: long-term results of a randomized control trial from the Group Myelome-Autogreffe. J Clin Oncol. 2005;23:9227-33.
27. Barlogie B, Kyle RA, Anderson KC et al. Standard chemotherapy compared with high-dose chemoradiotherapy for multiple myeloma: final results of phase III US Intergroup trial S9321. J Clin Oncol. 2006;24:929-36.
28. Cavo M, Rajkumar SV, Palumbo A et al. International Myeloma Working Group consensus approach to the Treatment of multiple myeloma patients who are candidates for autologous stem cell transplantation. Blood. 2011;117:6063-73.
29. Palumbo A, Bringhen S, Caravita T et al. Oral melphalan and prednisone chemotherapy plus thalidomide compared with melphalan and prednisone alone in elderly patients with multiple myeloma: randomised controlled trial. Lancet. 2006;367:825-31.
30. San Miguel J, Schlag R, Khuageva N et al. Bortezomib plus melphalan and prednisone for initial treatment of multiple myeloma. N Engl J Med. 2008;359:906-17.
31. San Miguel J, Schlag R, Khuageva N et al. Updated follow-up and results of subsequent therapy in the phase III VISTA trial: bortezomib plus melphalan and prednisone versus melphalan-prednisone in newly diagnosed multiple myeloma. (abstract 650). Blood. 2008;112:242.
32. Garcia-Sanz R, Gonzalez-Fraile MI, Sierra M et al. The combination of thalidomide, cyclophosphamide and dexamethasone (ThalCyDex) is feasible and can be an option for relapsed/refractory multiple myeloma. Hematol J. 2002;3:43-48.
33. Richardson P G, Barlogie B, Berenson J et al. A phase 2 study of bortezomib in relapsed, refractory myeloma. N Engl J Med. 2003;348(26):2609-17.
34. Richardson PG, Sonneveld P, Schuster MW et al. Bortezomib or high dose dexamethasone for relapsed multiple myeloma. N Engl J Med. 2005;352:2487-2498.
35. Reece DE, Rodriguez GP, Chen C et al. Phase I-II Trial of bortezomib plus oral cyclophosphamide and prednisone in relapsed and refractory multiple myeloma. J Clin Oncol. 2008;26:4777-83.

36. Reeder CB, Reece DE, Kukreti V et al. Once-versus twice-weekly bortezomib induction therapy with CyBorD in newly diagnosed multiple myeloma. Blood. 2010;115:3416-7.
37. Einsele H, Liebisch P, Langer C et al. Velcade, intravenous cyclophosphamide and dexamethasone (VCD) induction for previously untreated multiple myeloma. Blood. 2009;114(22):59a (abstract 131).
38. Weber DM, Chen C, Niesvisky R et al. Lenalidomide plus dexamethasone for relapsed multiple myeloma in North America. N Engl J Med. 2007;357:2133-42.
39. Dimopoulos M, Spencer A, Attal M et al. Lenalidomide plus dexamethasone for relapsed multiple myeloma. N Engl J Med. 2007;357:2123-32.
40. Morgan GJ, Davies FE, Gregory WM et al. First-line treatment with zoledronic acid as compared with clodronic acid in multiple myeloma (MRC Myeloma IX): a randomised controlled trial. Lancet. 2010;376:1989-99
41. Bardwick PA, Zvaifler NJ, Gill GN et al. Plasma cell dyscrasia with polyneuropathy, organomegaly, endocrinopathy, M protein, and skin changes: the POEMS syndrome. Report on two cases and a review of the literature. Medicine. 1980;59:311-322.
42. Dispenzieri A, Kyle RA, Lacy MQ et al. POEMS syndrome: definitions and long-term outcome. Blood. 2003;101(7):2496-2506.
43. Dispenzieri A. POEMS syndrome: 2011 update on diagnosis, risk- stratification, and management. Am J Hematol. 2011;86:592-601.

Capítulo 62

Síndromes Hemorrágicas

Ana Clara Kneese Nascimento
Carlos Sérgio Chiattone

INTRODUÇÃO

A hemostasia é um sistema complexo cujo objetivo é manter o sangue fluindo dentro dos vasos. Os participantes que garantem esta função são múltiplos e envolvem vasos além de componentes celulares e proteicos sanguíneos. A normalidade anatômica e funcional de artérias e veias, a capacidade de formação de tampão pelas plaquetas e a rede estabilizadora de fibrina são igualmente importantes neste processo.

Sangramentos importantes, que façam o paciente procurar atendimento médico, podem ser decorrentes de alteração em um ou mais destes compartimentos. De forma didática, separamos em hemostasia de primeira fase, na qual estão incluídos vasos e plaquetas, responsáveis pela parada inicial da hemorragia, e em fase de coagulação ou formação de fibrina, um pouco mais demorada fisiologicamente, mas necessária para a manutenção do coágulo.

Facilita a investigação pensar de forma setorizada na hemostasia e indicar os exames e tratamento conforme a fase mais provavelmente afetada.

ETIOLOGIA

As causas de hemorragias podem ser as mais variadas, desde traumas a alterações próprias do sistema hemostático. De forma prática, vale separar conforme o setor comprometido (Tabela 62.1). As patologias congênitas tendem a se manifestar ainda na infância e as adquiridas, na vida adulta. Presença de familiares acometidos chama a atenção para patologia hereditária.

INVESTIGAÇÃO

A avaliação do paciente com sangramento requer pesquisa de antecedentes pessoais e familiares, presença de situação ou patologia desencadeante, uso de medicamentos regulares ou eventuais. O local de sangramento, se único ou múltiplo, se superficial ou profundo, tem importância na análise.

Tabela 62.1 – Causas de sangramento conforme o componente acometido

VASOS

- Telangiectasia de Osler-Weber-Rendu
- Alterações do colágeno
  - Ehlers-Danlos
  - Escorbuto
  - Púrpura senil
  - Síndrome de Marfan
  - Hipercortisolismo
  - Aneurismas

PLAQUETAS

Alterações numéricas

1. Diminuição de produção
   - Doenças da medula óssea (leucemias, linfomas, mieloma múltiplo, mielofibrose, mieloftise, aplasia, doenças de acúmulo)
   - Hipotireoidismo
   - Drogas
   - Irradiação
   - Congênitas
2. Alteração da distribuição
   - Hiperesplenismo
   - Aneurismas gigantes
3. Aumento da destruição
   - Imunológicas
     - Autoimune
     - Aloimune
     - Associada a HIV, HCV, HBV, LES, paraproteinemias
     - Síndrome do anticorpo antifosfolípide
   - Não imunológicas
     - Microangiopatias
     - Coagulação intravascular disseminada
     - Drogas

Alterações funcionais

- Congênitas (Bernard-Soulier, trombastenia de Glanzmann)
- Adquiridas
  - Drogas (ácido acetilsalicílico, anti-inflamatórios não hormonais, ácido valproico, antiagregantes plaquetários)
  - Uremia
  - Paraproteinemias
  - Doenças mieloproliferativas crônicas

COAGULAÇÂO

- Deficiência congênita de fator
  - Hemofilias A, B, C ou de qualquer outro fator, exceto o XII
  - Doença de von Willebrand
  - Deficiência combinada de fatores V e VIII
  - Hipo ou disfibrinogenemia
- Deficiência adquirida de fator
  - Insuficiência hepática
  - Coagulação intravascular disseminada
  - Inibidores específicos ou inespecíficos aos fatores de coagulação
  - Paraproteinemias
  - Hiperviscosidade sanguínea
  - Anticoagulantes orais ou parenterais

HIV: vírus da imunodeficiência humana; HCV: vírus da hepatite C; HBV: vírus da hepatite B; LES: lúpus eritematoso sistêmico.

Habitualmente, as hemorragias cutâneas superficiais e de mucosa, como epistaxe e gengivorragia, são provocadas por alterações de vasos ou plaquetas, enquanto as manifestações chamadas maiores, isto é, aquelas que acometem articulações, músculos, trato gastrointestinal ou genitourinário, sistema nervoso central ou que são de maior volume, são mais frequentemente causadas por alterações da formação de fibrina.

Frente ao paciente é crucial avaliar qual o risco de complicação grave pelo sangramento. Isto dependerá dos seguintes fatores:

1. Local do sangramento: há órgãos ou sistemas em que a hemorragia pode resultar em dados permanentes, como no caso do sistema nervoso central (SNC). Quando o músculo é acometido, deve-se estar atento para a possibilidade de síndrome compartimental. Hemorragias em orofaringe também são graves, pelo risco de obstrução de vias aéreas.
2. Intensidade: considera-se sangramento intenso se houver necessidade de reposição volêmica. Manifestações leves ou moderadas, mas contínuas, também devem chamar a atenção, como no caso de menorragia ou epistaxe. Algumas manifestações aparentemente brandas estão presentes em patologias com risco alto de comprometimento grave, como no caso de petéquias em púrpura trombocitopênica imunológica (PTI).
3. Patologias associadas: pacientes portadores de uremia, hipertensão arterial não controlada, aneurismas, instabilidade do equilíbrio e usuários de medicamentos que interfiram com a hemostasia são mais propensos a situações de maior gravidade ou exacerbação do quadro de base.
4. Medicações antiagregantes ou anticoagulantes: cada vez de uso mais difundido, conhecer a droga em uso é essencial para a adequada conduta de reversão. Existem diretrizes para a normalização da hemostasia, a depender da droga ou da combinação medicamentosa usada. O conhecimento do momento da ingestão passa a ser mais crucial com os novos anticoagulantes orais.

TESTES LABORATORIAIS

A análise deve ser direcionada para o setor mais provavelmente acometido. É interessante iniciar pelos testes de avaliação global e, se necessário, ampliar a investigação com testes mais específicos posteriormente. Contagem plaquetária, tempo de protrombina (TP) e tempo de tromboplastina parcial ativada (TTPA) são exames obrigatórios e sua análise pode já esclarecer ou direcionar a avaliação laboratorial (Tabela 62.2). A curva de agregação plaquetária, assim como o tempo de trombina (TT) e a dosagem de fibrinogênio (Fib) podem também fazer parte do rastreio inicial.

A pesquisa de anticoagulante circulante é um teste de fácil realização e de grande utilidade, se houver resultado prolongado de TP ou TTPA. Consiste na mistura do plasma do paciente com plasma normal, que é então submetida à repetição do exame alterado. Havendo correção do tempo, considera-se sugestivo de deficiência de fator. Caso continue prolongado, deve ser pesquisada apresença de inibidor específico ou não.

Tabela 62.2 – Testes laboratoriais e os componentes hemostáticos por eles avaliados
• Contagem plaquetária
• Curva de agregação plaquetária — Teste funcional de reatividade plaquetária frente a diferentes estímulosPode estar alterada mesmo com número normal
• Tempo de protrombina — Fatores VII, X, V, II e fibrinogênio
• Tempo de tromboplastina parcial ativada — Fatores XII, XI, IX, VIII, V, X, II e fibrinogênio
• Tempo de trombina — Fibrinogênio (alterações quantitativas e qualitativas)

A dosagem específica de algum fator da coagulação deve ser realizada se houver suspeita de deficiência. Testes de avaliação global da coagulação, como a tromboelastografia, são úteis em diversas situações, como em coagulopatias complexas, ambientes cirúrgicos ou de emergência. O resultado é mais rápido e de fácil compreensão, porém não está amplamente disponível.

TRATAMENTO

A conduta terapêutica é baseada em medidas gerais, que devem ser observadas em qualquer paciente, e medidas específicas, direcionadas ao tratamento da patologia de base.

Medidas Gerais

- Retirada do fator causal ou reversão da causa de base.
- Medidas locais de tamponamento.
- Evitar punção intramuscular.
- Evitar analgésicos ou medicações que interfiram com a hemostasia.
- Crioterapia.
- Uso de antifibrinolíticos locais ou sistêmicos.

Medidas Específicas

- Transfusão de plaquetas: em alterações numéricas (exceto PTI) e funcionais plaquetárias.
- Reposição de fator liofilizado de coagulação:
  - hemofilia A: fator VIII;
  - hemofilia B: fator IX;
  - doença de von Willenbrand: fator de von Willebrand ou fator VIII de pureza intermediária;
  - deficiência de fator VII e trombastenia de Glanzmann: fator VII ativado;
  - intoxicação por dicumarínicos: complexo protrombínico.

- Plasma fresco congelado:
  - insuficiência hepática;
  - deficiência de fatores V, XI, X, II;
  - deficiência combinada de fatores.
- Reposição de crioprecipitado:
  - hipo ou disfibrinogenemia.
- Imunossupressão: reservada para tratamento de PTI ou de inibidor adquirido da coagulação.
- Imunoglobulina humana: para PTI.
- Agonistas do receptor da trombopoetina: para PTI (segunda linha).
- Transfusão de hemácias: elevação do hematócrito para acima de 30% em uremia.
- Diálise: uremia, reversão de novos anticoagulantes orais em até 2 horas de sua ingestão.

O risco trombótico do paciente precisa ser considerado quando se institui tratamento coagulante, uma vez que o exagero na correção do distúrbio hemorrágico deixará o indivíduo mais propenso à complicação tromboembólica.

CONCLUSÕES

O paciente com sangramento representa um desafio diagnóstico, pela multiplicidade de possíveis fatores envolvidos e pela complexidade da pesquisa laboratorial necessária. A instituição rápida de medidas hemostáticas eficazes diminui a morbimortalidade nestas situações.

BIBLIOGRAFIA CONSULTADA

1. Agnelli C, Becattini C. New anticoagulants. Semin Thromb Hemost. 2006;32(8):793-802.
2. Provan D, Stasi R, Newland AC et al. International consensus report on the investigation and management of primary immune thrombocytopenia. Blood. 2010;115(2):168-186.
3. Srivastava A, Brewer AK, Mauser-Bunschoten et al. Treatment Guidelines Working Group on Behalf of the World federation of Hemophilia. Haemophilia. 2013 Jan;19(1):e1-47.
4. Toth P, Van Veen JJ, Robinson et al. Real world usage of PCC to "rapidly" correct warfarin induced coagulopathy. Blood Transfusion. 2012 Oct 10;1-7.

Capítulo 63

Síndromes Trombóticas

Ana Clara Kneese Nascimento
Carlos Sérgio Chiattone

O tromboembolismo é resultante da formação patológica e indevida de coágulos dentro da circulação. Nossa compressão sobre os processos envolvidos na geração de trombose são muito menores, se comparados ao entendimento a respeito de hemorragias. É certo, entretanto, que derivam da somatória de situações e condições que promovem a formação de grumos plaquetários ou de fibrina, de forma a atrapalhar a circulação. Não são apenas fatores hemostáticos que participam, mas também alterações do fluxo ou da composição sanguínea, como sua viscosidade.

ETIOLOGIA

A avaliação etiopatogênica do paciente com tromboembolismo pode ser abordada de várias formas, mas uma maneira é determinar o local de acometimento, se arterial, venoso ou em microvasculatura, e se a alteração que provoca o estado de hipercoagulação de base é adquirida (Tabela 63.1) ou hereditária (Tabela 63.2).

Tabela 63.1 – Estados de hipercoagulação adquiridos	
• Tabagismo	• Gestação
• Obesidade	• Varizes de grosso calibre
• Imobilização	• Doenças mieloproliferativas crônicas
• Sedentarismo	• Hemoglobinúria paroxística noturna
• Câncer	• Cateteres
• Dislipidemia	• Obstrução por massa
• Anticorpo antifosfolípide	• Trombocitopenia induzida pela heparina
• Síndrome nefrótica	• Hiper-homocisteinemia
• Estados inflamatórios (ex.: LES, infecções)	

LES: lúpus eritematoso sistêmico.

Tabela 63.2 – Estados de hipercoagulação hereditários	
• Deficiência de antitrombina	• Disfibrinogenemia
• Deficiência de proteína C	• Deficiência de fator XII
• Deficiência de proteína S	• Deficiência de plasminogênio
• Homocistinúria	• Deficiência do ativador tecidual do plasminogênio
• Fator V de Leiden	• Elevação de lipoproteína a
• Mutação no gene da protrombina	

INVESTIGAÇÃO

- Frente a um paciente com manifestação tromboembólica, a investigação deve incluir:
  - *idade:* a trombose é bem mais comum em indivíduos acima de 40-45 anos e sua ocorrência antes deste período indica investigação de causa hereditária;
  - *história pessoal ou familiar de trombose*: eventos prévios e em familiares sugerem causa hereditária e maior risco de retrombose. Também pode evidenciar alteração sugestiva de doença neoplásica ou reumatológica;
  - *exame físico*: avaliação cuidadosa visando pesquisa de massas, alterações de ritmo cardíaco, varizes ou presença de linfonodos que possam indicar causa básica;
  - *medicações em uso*: como por exemplo hormônios, quimioterápicos, álcool, tabaco ou drogas ilícitas.
- A pesquisa de evento trombótico em si exige exame cuidadoso, pois as manifestações podem ser sutis, com apenas descoloração de extremidades ou leve dispneia.

TESTES LABORATORIAIS

A investigação laboratorial cumpre aqui duas funções distintas: diagnosticar o episódio em si e identificar as causas subjacentes. Assim, podemos dividir os testes laboratoriais em diagnósticos e etiológicos.

- O primeiro grupo engloba:
  - dosagem de dímero D;
  - ultrassom com Doppler colorido;
  - angiotomografia ou angiorressonância.
  - A combinação destes exames determina excelente acurácia diagnóstica e a escolha será baseada no território possivelmente acometido.
- A avaliação de causa etiológica é importante para a programação terapêutica e o cálculo de risco de retrombose. Inclui:
  - investigação das causas clínicas possivelmente associadas (Tabela 63.1);
  - pesquisa de anticorpo antifosfolípide, através dos exames; anticoagulante lúpico, anticardiolipina e anti-β_2-glicoproteína I
  - dosagem de homocisteína;

- pesquisa de deficiências hereditárias de proteínas da coagulação, especialmente naqueles indivíduos jovens ou com parente de primeiro grau acometido (antitrombina, dosagem das proteínas C e S livre, pesquisa do fator V de Leiden e da protrombina mutante);
- avaliação cardiológica (alterações de ritmo ou função) para excluir possível fonte emboligência;
- pesquisa de doença aterosclerótica ou aneurismas: principalmente em eventos arteriais.

TRATAMENTO

A depender do momento de ocorrência do evento tromboembólico e do local de acometimento, é possível e desejável iniciar o tratamento por terapia trombolítica. Nas tromboses venosas ou embolias originadas em território venoso está indicado uso de anticoagulantes, seja heparina não fracionada, heparina de baixo peso molecular ou terapia oral. O tratamento deve ser mantido por 3, 6 ou 12 meses, conforme sua extensão e o local envolvido. A anticoagulação em longo prazo é normalmente feita com medicações orais, por sua maior comodidade, utilizando:

- antagonistas da vitamina K (dicumarínicos): com o objetivo de alcançar e manter RNI entre 2,0 e 3,0;
- inibidores orais diretos de fator X ativado (rivaroxabana): 15 mg 12/12 h nas primeiras 4 semanas seguidos por 20 mg ao dia até término do tratamento.

- Para a prevenção de embolia resultante de fibrilação atrial, além das medicações orais já citadas, pode ser utilizado também:
  - dabigatrana, um inibidor oral do fator II ativado.
- Para as ocorrências em ambiente arterial ou microvasculatura, são indicados antiagregantes plaquetários. A associação com estatina deve ser feita sempre que houver evidência de dislipidemia ou síndrome plurimetabólica.
- Anticoagulação perene fica reservada a pacientes com:
  - episódios múltiplos de trombose;
  - síndrome do anticorpo antifosfolípide;
  - trombose sem fator desencadeante reconhecido e parente de primeiro grau com trombose.

Pacientes que apresentaram trombose associada a patologia neoplásica devem ser tratados preferencialmente com heparina de baixo peso molecular até o término do tratamento, a remissão ou ao completar o prazo de tratamento recomendado para a trombose que se apresentou, o que ocorrer por último.

CONCLUSÕES

A suspeita de manifestação tromboembólica deve ser devidamente investigada quanto a sua presença e etiologia, dada a possibilidade de novo evento e complicações a longo prazo.

BIBLIOGRAFIA CONSULTADA

1. Ageno W, Gallus AS, Wittkowsky A et al. Oral Anticoagulant Therapy: Antithrombotic Therapy and Prevention of Thrombosis. 9th ed. American College of Chest Physicians. Evidence-Based Clinical Practice Guidelines. Chest. 2012 Feb;141(2 Suppl):e495S-530S.
2. Eikelboom JW, Hirsch J, Spencer FA et al. Antiplatelet drugs: Antithrombotic Therapy and Prevention of Thrombosis. 9th ed. American College of Chest Physicians. Evidence-Based Clinical Practice Guidelines. Chest. 2012 Feb;141(2 Suppl):e89S-119S.
3. You JJ, Singer DE, Howard PA et al. Antithrombotic Therapy for Atrial Fibrillation: Antithrombotic Therapy and Prevention of Thrombosis. 9th ed.American College of Chest Physicians. Evidence-Based Clinical Practice Guidelines. Chest. 2012 Feb;141(2 Suppl):e531S-75S.

SEÇÃO 8

DOENÇAS INFECCIOSAS E PARASITÁRIAS

Capítulo 64

Gripe e Resfriado Comum

Rodrigo Contrera do Rio
Zied Rasslan
Carlos Alberto da Conceição Lima

INTRODUÇÃO

A relação comportamental das pessoas com as doenças obedece limites culturais e temporais peculiares. Se em abril de 2009 nos deparássemos com alguém sem a devida proteção tossindo, espirrando, com congestão nasal, febre, prostração e, para agravar a situação, esta pessoa referisse que teve contato com outras pessoas com os mesmos sintomas, dentro de um avião, dois ou três dias antes, nosso sinal de alerta para a gripe suína H1N1 estaria lançado, e esta pessoa certamente seria alçada à condição de paciente e internada para a coleta de secreção nasal e introdução de medicação antiviral indicada.

Era a época crítica da pandemia de H1N1, época do medo de "contágio" (bem relatado em filme homônimo de 2011), época do uso difundido do álcool-gel, a partir do entendimento que a veiculação destes vírus, tão ou mais importante do que pela via aérea, se dá pelas mãos contaminadas de quem tossiu ou espirrou. Passado o período pandêmico, o qual foi comparado pela mídia como o da gripe espanhola (o que é na verdade incomparável, posto que a pandemia de gripe espanhola de 1818/1819 dizimou cerca de 20 a 40 milhões de pessoas da população do planeta à época), a gripe e o resfriado voltaram a ocupar seu lugar de menor destaque no midiático grupo das doenças alarmantes e letais. E isto pode ser grave erro. Não pela letalidade de um resfriado, que realmente é baixa, mas, sobretudo pela necessidade do clínico, que atende pacientes ambulatorialmente e internados, de diferenciar resfriado de gripe e gripe (influenza) de H1N1 (influenza pandêmica ou gripe suína), conhecer seus agentes etiológicos, identificar sintomas de maior gravidade, instituir terapêutica adequada em tempo hábil e fornecer orientações quanto às vacinações daquelas que são imunopreveníveis.

CONCEITO

O resfriado comum é a mais prevalente infecção respiratória do homem. Pode ser causado por mais de um agente viral, como veremos adiante. Caracteriza-se por sintomas mais brandos, de surgimento mais insidioso que os sintomas da gripe e cuja recuperação do quadro clínico tende a ser mais rápida e benigna. A gripe ou influenza caracteriza-se por ser infecção de um vírus específico, com alguns subtipos sazonais, de distribuição global e elevada transmissibilidade[1], que se manifesta por início abrupto dos sintomas[2], com maior morbidade e mortalidade que o resfriado, tendendo a resolução mais lenta dos sintomas. Todavia, no início do quadro muitas vezes os sintomas de uma ou outra infecção são os mesmos. Além disso, considerando a população de idosos e imunossuprimidos, as complicações decorrentes da gripe ou do resfriado podem ser as mesmas, o que dificulta a diferenciação.

ETIOLOGIA

Os principais agentes etiológicos relacionados ao resfriado comum são rinovírus, corona vírus, vírus parainfluenza, vírus sincicial respiratório (VSR), adenovírus e metapneumovírus, entre outros menos frequentes[3]. A maior prevalência de um ou de outro depende de condições geográficas, temporais e epidemiológicas. Devido à grande semelhança do quadro clínico causado por qualquer um deles, do ponto de vista prático seria dispendioso e irrelevante, exceto para situações epidêmicas de surtos ou quando da hipótese de novo agente infeccioso ser o causador destas doenças, o diagnóstico laboratorial de qual agente seria o específico causador do resfriado. De maneira geral, os mais comuns são os rinovírus, os VSR, os adenovírus e os vírus parainfluenza 1, 2 e 3[4].

A gripe é doença causada por RNA - vírus pertencentes à família Orthomyxoviridae, classificados como influenza A, B e C. O influenza A está associado a grandes epidemias e pandemias. O influenza B tende a ser menos epidêmico e cursar com quadros mais leves, e o influenza C não está associado a epidemias, mas pode ocasionar infecções em imunossuprimidos e crianças.

PATOGENIA

Para o entendimento da patogenia destas infecções, faz-se necessário compreendermos alguns conceitos relacionados aos aspectos epidemiológicos e virológicos, além da imunopatogenia e das condições do hospedeiro.

Epidemiologia

Do ponto de vista epidêmico, sabe-se que historicamente todas estas infecções só se tornaram tão prevalentes nos seres humanos graças a dois fatores principais: a formação de grandes centros urbanos, com ocupação desordenada e aglomeração de pessoas, associada a precárias condições de higiene e saneamento e ao hábito milenar da domesticação de animais, que contribuiu para a transmissão da gripe de animais (aves, suínos) para humanos ao longo dos séculos. Desta maneira, ainda e principalmente hoje, sempre que ocorrerem situações de aglomeração, falta de higiene e hábitos exóticos (de contato ou alimentares) que exponham homens a animais, cria-se o cenário para a disseminação dos vírus influenza e outros vírus respiratórios. Estima-se que mais de 80 milhões de consultas ao ano sejam realizadas somente nos EUA devido a sintomas de resfriado. No Brasil, os sintomas de resfriado e gripe representam grande motivo de absenteísmo no trabalho.

Virologia

Os vírus influenza A, B e C, os VSR, os parainfluenza e os coronavírus são RNA - vírus. Os adenovírus e rinovírus são DNA - vírus. Muito importante é o conhecimento de algumas características virais do vírus da gripe (influenza), que estão relacionadas à sua capacidade patogênica, de virulência. O vírus da gripe possui um envoltório com a presença de duas glicoproteínas: a hemaglutinina (HA) e a neuraminidase (NA), que apresentam grande variação antigênica, sobretudo a HA e no influenza A. A hemaglutinina liga o vírus aos receptores da célula hospedeira, ao passo que a neuraminidase é responsável pela facilitação do transporte do vírus pelo muco e pela consequente exposição da hemaglutinina, o que aumenta o poder patogênico. Além disso, estes vírus podem sofrer mutações dentro de um subtipo ou mutação maior do RNA viral, e desta forma, acabam por deflagrar as situações pandêmicas de gripe.

Imunopatogenia

A adesão e consequente infecção viral do epitélio nasal está associada à destruição de células epiteliais, sobretudo pelos vírus influenza e adenovírus, com menos danos histológicos quando do acometimento por vírus sincicial respiratório e *rinovírus*. Há uma resposta inflamatória desencadeada com a liberação de diversas citocinas inflamatórias, com o acometimento das mucosas locais, o que ocasiona boa parte dos sintomas das vias aéreas superiores. Há aumento da permeabilidade vascular nasal e incremento da produção de muco, o que é responsável pelos sintomas de obstrução e coriza nasais. A inflamação de vias aéreas inferiores pode ser responsável, juntamente com o mecanismo reflexo de defesa, pela tosse.

PROPEDÊUTICA

A anamnese do paciente com suspeita de gripe ou resfriado comum deve atentar para a queixa e duração, pois sintomas muito arrastados, de longo tempo de evolução, em geral não estão relacionados com estas doenças, de caráter agudo. Atenção especial deve ser dada para os antecedentes epidemiológicos de viagens recentes, contato prévio recente com pessoas com sintomas semelhantes, exposição a áreas sabidamente endêmicas e contato com animais ou hábitos que atestem a falta de higiene em locais aglomerados e de precárias condições de saneamento. O interrogatório sobre os diversos aparelhos deve ainda buscar sintomas predominantes em trato respiratório superior, sem esquecer dos sintomas associados, presentes em outros aparelhos e sistemas. O exame físico buscará a identificação de sinais e sintomas predominantes nas vias aéreas superiores, correlacionando-os com os dados clínicos da anamnese.

QUADRO CLÍNICO

Os sintomas típicos ocorrem de 1 a 3 dias após a infecção viral. Caracterizam-se por irritação e dor de garganta, sintomas de rinorreia e obstrução nasal. Tosse está presente em 30 a 50% dos casos, podendo ser seca ou com expectoração, sobretudo se o paciente tiver antecedentes de tabagismo ou alguma doença respiratória prévia, como DPOC. A febre e os sintomas de toxemia, como adinamia, taquicardia, desidratação, taquidispneia e hipotensão em geral estão presentes nos quadros gripais. As infecções por adenovírus podem cursar com conjuntivites associadas, enquanto as infecções por VSR acometem mais gravemente crianças menores de um ano de idade.

Uma maneira interessante de diferenciar os quadros de resfriado dos de gripe consiste na caracterização de alguns dos principais sintomas: a gripe (influenza) apresenta-se em geral com quadro sistêmico, paciente mais toxemiado, início abrupto, febre alta, calafrios, mialgia, com evolução mais arrastada, maior persistência da tosse, maior risco de complicações respiratórias (como pneumonias secundárias por *Staphylococcus* e outros germes encapsulados), guardando certa sazonalidade com os meses mais frios do ano (outono e inverno).

Já o resfriado comum se apresenta como doença de sintomas predominantemente reservados às vias aéreas superiores (nariz e garganta), com início dos sintomas mais gradual, poucas manifestações sistêmicas, predomínio de coriza e congestão nasal, tendo evoluções mais rápidas, menos complicações e ocorrência durante todo o ano. Enquanto o tratamento das gripes pode exigir internação e medicação antiviral específica, raramente os resfriados exigem internações e o tratamento limita-se, em sua grande maioria, ao uso de sintomáticos.

DIAGNÓSTICO

O diagnóstico é eminentemente clínico, a partir da identificação dos dados da anamnese e quadro clínico. O hemograma pode apresentar leucocitose discreta ou leucopenia, e os exames de atividade inflamatória, como proteína C-reativa e VHS em geral estão pouco elevados. A radiografia de tórax mostra-se normal na maioria dos casos, podendo haver infiltrado intersticial inespecífico, com sinais de pneumonite, raramente sendo vistas condensações ou derrames pleurais, estes muito mais comuns quando das complicações sobrepostas, como infecções bacterianas estafilocócicas.

São exames utilizados para o isolamento do vírus: técnicas de PCR (reação em cadeia da polimerase) e a cultura viral, úteis sobretudo na identificação de surtos e controle de epidemias. A imunofluorescência direta, o ELISA e os testes de inibição da hemaglutinação são bastante utilizados em pesquisa clínica. A coleta de material deve ser feita por *swab* nasal ou lavado nasofaríngeo, e o material enviado para análise, preferencialmente para PCR ou imunofluorescência direta.

O diagnóstico diferencial se dá com diversas doenças, infecciosas e não infecciosas. O objetivo de se fazer um bom conjunto de diagnósticos diferenciais é justamente descartar condições mais graves do que os resfriados comuns. Corpo estranho, inalação de substâncias tóxicas e rinite alérgica são alguns dos diagnósticos não infecciosos a se pensar, sobretudo em crianças pequenas. H1N1, traqueobronquites, pneumonias e complicações de fibrose cística, doenças pulmonares como bronquite, asma e DPOC, tuberculose e coqueluche são algumas das principais doenças infecciosas a se pensar. Uma boa história clínica, associada a identificação de antecedentes epidemiológicos e pessoais relevantes para estas doenças, bem como exames laboratoriais que indiquem maior probabilidade de doenças infecciosas bacterianas, como elevação das provas de atividade inflamatória e leucocitose significativa, são importantes para diferenciar os quadros. Atenção deve ser dada ao paciente imunossuprimido, o qual pode apresentar graves sinais de toxemia sem grandes alterações laboratoriais em qualquer das situações, do resfriado às infecções bacterianas, passando pelo diagnóstico de influenza.

TRATAMENTO

O tratamento do resfriado comum e da gripe envolve dois conjuntos de condutas: condutas gerais, relacionadas ao alívio e melhora dos sintomas, e condutas específicas, associadas ao uso de antivirais e medidas de prevenção/imunização. Quanto às condutas gerais, o primeiro ponto da avaliação é buscar os sinais de toxemia e queda do estado geral, que indiquem sepse pela infecção viral, qualquer que seja ela. Hipotensão, taquicardia e taquidispneia são indicadores clínicos de transferência para UTI. Sobretudo na gripe, a evolução tende a ser abrupta e desfavorável, sobretudo em idosos e imunocomprometidos.

Atenção também deve ser dada aos pacientes já internados por outros motivos de saúde, os quais podem adquirir gripes e resfriados dentro do ambiente hospitalar e evoluírem com complicações. Para estes pacientes mais graves está indicado o controle dos parâmetros cardiovasculares, oximetria de pulso, uso de máscaras de oxigênio, fisioterapia respiratória, uso de ventilação não invasiva e intubação orotraqueal se necessário. A hidratação deve ser por via endovenosa, objetivando reverter a hipotensão. Se necessário, drogas vasoativas, como a noradrenalina, deverão ser utilizadas para reversão do choque séptico.

Nos casos menos graves, sobretudo nos resfriados, o controle dos sintomas é a principal conduta. A hidratação via oral costuma ser suficiente, assim como o uso de analgésicos e antitérmicos, como dipirona, paracetamol ou ibuprofeno, para controle da dor e temperatura (se febre). Deve-se inclusive evitar o uso abusivo destas medicações, de forma a não mascarar outros quadros clínicos ou prejudicar a resposta imune. São utilizados ainda agentes adrenérgicos tópicos nasais para resolução da obstrução nasal, anti-histamínicos e inalações com brometo de ipratrópio para redução da rinorreia e coriza, bem como broncodilatadores e antitussígenos para resolução da tosse.

Em relação à terapia antiviral específica, as drogas aprovadas contra o vírus influenza A são a amantadina (em adultos 100 mg via oral duas vezes dia, por 3 a 5 dias, recomendando-se metade desta dose para idosos acima de 65 anos) e a rimantadina (de indicação profilática, nas mesmas doses que a amantadina), devendo ter seu uso precoce, no início dos sintomas, de forma a ser mais efetiva. Outras drogas utilizadas são os inibidores da neuraminidase, com ação contra os vírus influenza A e B, menos indutoras de resistência do que a amantadina, que são o oseltamivir (em adultos 75 mg via oral 2 vezes por dia por 5 dias) e o zanamivir (10 mg via inalatória duas vezes por dia por 5 dias, não liberado para menores de 6 anos), com a vantagem de o oseltamivir ser administrado por via oral. Os efeitos colaterais mais comuns da amantadina e rimantadina são os neurológicos, de insônia a convulsões, ao passo que os efeitos colaterais mais comuns do oseltamivir e do zanamivir são os gastrointestinais, como náuseas e diarreia, além de cefaleia[5].

A vacinação continua a ser a principal medida a ser orientada como forma de prevenção da gripe (influenza). Trata-se de vacina de vírus inativado, contendo antígenos de influenza A e B, sendo orientadas para idosos (acima de 60 anos de idade), portadores de doenças crônicas (como diabetes e cardiopatias), imunossuprimidos (AIDS, esplenectomizados e transplantados) e profissionais de saúde. Os efeitos colaterais são raros e em geral limitam-se a reações leves de hiperemia e dor no local da aplicação, e prostração que não excede 12 a 24 horas da aplicação.

CONCLUSÃO

Gripe e resfriado comum são doenças com manifestações clínicas semelhantes, embora a gripe seja uma infecção mais grave e imunoprevenível. O diagnóstico deve ser clínico, buscando identificar os pacientes de maior gravidade. O tratamento com antivirais deve ser orientado a estes, ficando aos demais as condutas para melhora dos sintomas. A vacinação deve ser recomendada a todas as pessoas preconizadas pelo Ministério da Saúde.

No ambiente hospitalar e ambulatorial deve-se sempre promover a vacinação dos profissionais de saúde, o tratamento adequado dos pacientes com influenza, cuidados respiratórios, como o uso de máscaras (precauções para gotículas), higiene das mãos com uso de álcool-gel a 70% e controle de visitantes[6], evitando grande e excessiva circulação de pessoas nos quartos e enfermarias.

REFERÊNCIAS BIBLIOGRÁFICAS

1. CDC. Sazonal influenza. Disponível em: http://www.cdc.gov/flu/index.htm Acessado em:12/01/2013
2. Ministério da Saúde. Guia de Bolso: doenças infecciosas e parasitárias. 8ª ed. Brasília – DF, 2010. p. 64-71.
3. Turner RB. The common cold. Chapter 53. Pág. 809 – 813. In: Mandell, Douglas and Benett's Principles and practice of Infectious Diseases. 7th ed. United States, Churchill Livingstone Elsevier; 2010.
4. Salles MJC. Gripe e resfriado comum. In: Condutas em Urgências e Emergências para o Clínico. Golin V, Sprovieri SRS, eds. 1ª ed. São Paulo: Ed. Atheneu; 2008. Cap 134. p. 833-36.
5. Cavalcante NJF. Gripe (influenza) e resfriado comum. Tratado de Infectologia. Veronesi-Foccacia, eds. 4ª ed. São Paulo: Ed. Atheneu; 2009. Vol. 2. Cap. 138.1. p. 2233-2237.
6. APECIH (Associação Paulista de Epidemiologia e Controle de Infecção Hospitalar). Precauções e Isolamento. 2ª ed. São Paulo – SP. 2012. p. 195-204.

Capítulo 65

Rinossinusites

Ivo Bussoloti Filho
Eduardo Landini Lutaif Dolci

INTRODUÇÃO

Rinite e sinusite normalmente coexistem e são concomitantes na maioria dos indivíduos. Devido ao envolvimento quase universal do nariz em condições inflamatórias sinusais, o termo *rinossinusite*, em vez de *sinusite*, foi recomendado pelo *1997 Task Force of the Rhinology and Paranasal Sinus Committee*. A grande variedade de sinais e sintomas associados a esta doença tem dificultado o estabelecimento de definição clínica adequada, visto que as rinossinusites são reconhecidas e tratadas por diferentes profissionais médicos, como generalistas, pediatras, alergologistas, médicos de família, pneumologistas e otorrinolaringologistas. Portanto, uma definição padronizada foi estabelecida para facilitar a comunicação entre médicos e promover abordagem mais uniforme para a doença.

A rinossinusite é consequência de múltiplos fatores. Os principais fatores responsáveis pelo seu desenvolvimento são: ambientais (infecções virais, bacterianas, fúngicas, alergia, atopia, asma, poluição), anatômicos (concha bolhosa, desvio septal, déficit mucociliar) e sistêmicos (desordens genéticas, imunodeficiências, distúrbios endocrinológicos e refluxo laringofaríngeo)[1]. A maioria dos casos infecciosos de rinossinusites é aguda, eventos virais autolimitados, também conhecidos como resfriado comum. Os adultos apresentam em média dois a cinco resfriados por ano, e as crianças, sete a dez por ano[2]. Os agentes virais mais comuns são rinovírus (mais prevalente em adultos), parainfluenza, vírus sincicial respiratório e influenza. Aproximadamente 0,5-2% dos pacientes com quadro de resfriado comum irão desenvolver rinossinusite aguda bacteriana.

A rinossinusite aguda (RSA) é infecciosa por natureza, enquanto a rinossinusite crônica é menos frequentemente bacteriana, apresentando causa multifatorial. Estudos sugerem que a RSC representa resposta imunológica e inflamatória do hospedeiro a uma infecção inicial, apresentando-se caracteristicamente como quadro inflamatório.

A prevalência das rinossinusites na população geral é bastante elevada. Porém, difícil de estabelecer corretamente, sobretudo porque boa parte dos episódios é autolimitada e pouco sintomática, não levando o paciente a buscar assistência médica. Calcula-se que as rinossinusites bacterianas acometam um em cada sete adultos nos EUA, resultando em 31 milhões de diagnósticos anuais. As rinossinusites são responsáveis por 9% do total de antibióticos prescritos para a população pediátrica e 21% do total prescrito para a população adulta nos EUA, acarretando gastos de cerca de 5,8 bilhões de dólares[3]. As infecções das vias aéreas superiores são a terceira causa mais comum de consultas primárias naquele país. Na Ásia, a prevalência de rinossinusite aguda foi de 6 a 10% em consultas de pronto-atendimento otorrinolaringológicas[4]. Na Europa, estudo recente multicêntrico estimou em 10,9% a prevalência de rinossinusite crônica (RSC), com forte associação entre asma e RSC em todas as idades, e esta associação com asma é ainda mais forte em pacientes com RSC e rinite alérgica5.

DEFINIÇÃO

A rinossinusite é definida como inflamação do nariz e dos seios paranasais, caracterizada por dois ou mais sintomas, sendo que um deles deve ser obstrução nasal ou rinorreia (anterior ou posterior), associado ou não a:

- dor/pressão facial;
- redução ou perda do olfato;

  acompanhados de:
  - um ou mais achados endoscópicos: pólipos, secreção mucopurulenta drenando do meato médio, edema obstrutivo da mucosa do meato médio;
  - ou alterações de mucosa do complexo ostiomeatal (COM) ou seios paranasais visualizadas na tomografia computadorizada (TC).

CLASSIFICAÇÃO

Dentre as classificações existentes, a mais utilizada atualmente está baseada nos sintomas e na duração dos mesmos[6]:

- rinossinusite aguda: duração até 12 semanas, com resolução completa e pode ser subdividida em:
  - resfriado comum/risossinusite viral aguda – duração dos sintomas menor que 10 dias; e
  - rinossinusite aguda pós-viral: piora dos sintomas após 5 dias ou persistência maior que 10 dias, com menos de 12 semanas de duração;
- rinossinusite crônica: duração maior que 12 semanas sem completa resolução dos sintomas. Pode ser subdividida em:
  - rinossinusite crônica com pólipos nasais;
  - rinossinusite crônica sem pólipos nasais.
- rinossinusite aguda recorrente: quatro ou mais episódios de RSA bacteriana no intervalo de 1 ano, com completa resolução dos sintomas entre eles.

GRAVIDADE

Outra forma de se classificar a doença é através da intensidade dos sintomas. Um meio prático de classificar a risossinusite em leve, moderada e severa é através de escala análogo-visual (EVA). Nesta, a ausência de sintomas é representada pelo 0 (zero) e o quadro mais severo é representado pelo 10 (Figura 65.1).

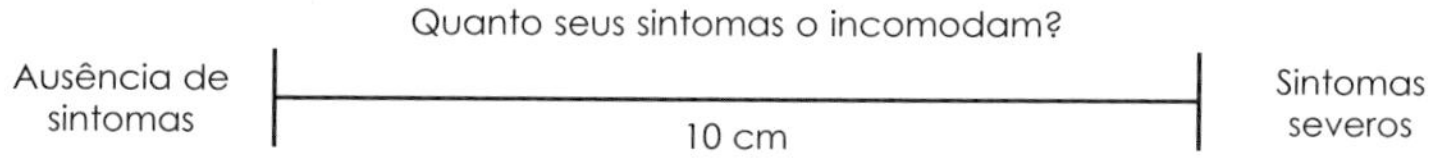

Assim, podemos classificar a rinossinusite, quanto à gravidade da seguinte forma:
leve: 0-3 cm;
moderada: > 3-7 cm;
grave: > 7-10 cm.

Valores da EVA maiores que 5 demonstram efeitos adversos na qualidade de vida.

Figura 65.1 – Escala análogo-visual da severidade dos sintomas de rinossinusite.

Rinossinusite Aguda

A prevalência das rinossinusites agudas varia de acordo com a estação do ano (sendo muito maior nos meses de inverno) e com as variações climáticas, e aumenta em ambientes úmidos e com poluição ambiental. Existem algumas evidências que suportam o papel da inflamação alérgica e exposição à fumaça de cigarro, como fatores predisponentes. Tal efeito ocorreria por alterações na função e mobilidade do sistema mucociliar. Alterações anatômicas, doenças crônicas (principalmente em crianças) e saúde mental deficitária são outros mecanismos associados com maior probabilidade de desenvolvimento de rinossinusites agudas[7]. Porém, o papel do refluxo laringofaríngeo ainda é incerto.

A RSA bacteriana inicia-se na maioria dos casos como infecção viral da via aérea superior (IVAS). Os agentes virais mais comuns são rinovírus (o mais prevalente em adultos), influenzae, parainfluenzae e vírus sincicial respiratório. Menos de 2% dos resfriados em adultos e até 30% dos resfriados em crianças evoluem para rinossinusites bacterianas.

Os mecanismos pelos quais a infecção viral predispõe a infecção bacteriana incluem lesão do epitélio nasal, aumento de bactérias patogênicas na rinofaringe, aumento na produção de histamina, bradicinina, citocinas e efeito supressor do vírus na função de neutrófilos, macrófagos e leucócitos. Ocorre efeito inflamatório com supressão de macrófagos e linfócitos, criando ambiente propício para a infecção e crescimento bacteriano.

Faltam estudos que comprovem a participação de rinite alérgica, tabaco e anomalias estruturais como fatores predisponentes na RSA. O diagnóstico de rinossinusite aguda é baseado primariamente na história clínica e auxiliada secundariamente pelo exame físico. Os principais sintomas são rinorreia purulenta (sintoma único mais comum) e pressão facial ou obstrução nasal. Outros sintomas incluem cefaleia, febre, fadiga, tosse, anosmia/hiposmia, pressão ou plenitude aural. Dor em arcada dentária superior é considerado o sintoma mais específico, porém ocorre em apenas 10% dos casos. Pressão facial ou dor na ausência de outros sintomas, como congestão ou rinorreia purulenta, não são desencadeados por infecção sinusal.

Diferenciar um quadro de resfriado de RSA não é simples. Como já citado, a forma mais comum de rinossinusite é a rinossinusite aguda viral. É estimado que 39 a 87%

dos quadros de IVAS acometam também a mucosa nasossinusal, resultando em rinossinusite aguda viral. Estas são tipicamente autolimitadas, podendo ser clinicamente indistinguíveis de IVAS sem rinossinusite. IVAS é um fator de risco primário para o desenvolvimento de RSA bacteriana, com aproximadamente 0,5% a 2% dos quadros, evoluindo para infecção bacteriana[8].

RSA bacteriana é um quadro geralmente autolimitado, com taxa de resolução espontânea entre 40 a 60%, demonstrado em revisão sistemática com casos-controle e placebo[9]. Entretanto, o uso de antibióticos em pacientes com RSA pode diminuir a duração da doença e proporcionar alta taxa de resolução, com remissão completa ou parcial dos sintomas[10]. Portanto, a distinção diagnóstica deve ser feita com base na duração e progressão dos sintomas. O curso clínico esperado de uma infecção viral é uma acentuada resolução dos sintomas até 10 dias após o início de IVAS, enquanto na RSA os sintomas permanecem por 10 dias ou mais. O diagnóstico de RSA também pode ser realizado se os sintomas estão presentes por menos de 10 dias, porém demonstram piora clínica após melhora inicial. No exame físico, a rinoscopia anterior revela hiperemia da mucosa nasal e congestão. Se secreção purulenta é visualizada, o diagnóstico é seguro. Irritação faríngea ou secreção purulenta na parede posterior da faringe pode também contribuir para o diagnóstico adequado.

Exames radiológicos não são utilizados de rotina para diagnóstico de RSA. A radiografia simples apresenta moderada especificidade e sensibilidade para infecções do seio maxilar e baixa sensibilidade e especificidade para os outros seios da face. A TC não diferencia entre quadro viral e bacteriano, pois demonstra os mesmos achados de opacificação completa ou incompleta e níveis hidroaéreos. Desta forma, sua utilização fica reservada para o diagnóstico de complicação de RSA.

A endoscopia nasossinusal não é considerada necessária para o diagnóstico de RSA, embora possa ser utilizada, se disponível. Quando não mostra alterações inflamatórias, contribui para evitar o uso de antibióticos. Pode ser utilizada em pacientes que não estão respondendo a terapia antimicrobiana, para coleta de secreção e orientação através de exames de cultura.

Os patógenos mais frequentemente associados a RSA são: *Streptococcus pneumoniae* (33%), *Haemophilus influenzae* (32%), *Staphylococcus aureus* (10%), *E Moraxella catarrhalis* (9%). Os agentes são os mesmos em crianças e adultos. O tratamento geralmente é realizado de forma empírica, com base em dados microbiológicos e trabalhos publicados na literatura. Para minimizar o uso inapropriado de antibióticos para infecções virais, a antibioticoterapia só deve ser iniciada quando houver alta probabilidade de RSA. Assim, pacientes que apresentam sintomas com duração menor do que 10 dias, sintomas leves e doença que não está progredindo, devem ser tratados sem antibióticos.

Para casos que necessitem de tratamento com antibióticos, a amoxacilina continua sendo a droga de primeira escolha. Amoxacilina com clavulanato, cefalosporinas de segunda geração, macrolídeos, quinolonas e sulfametaxazol-trimetoprima são outras opções[11].

Entre as medidas terapêuticas coadjuvantes não existem evidências na literatura que sustentem o uso rotineiro de mucolíticos, anti-histamínicos, descongestionantes, solução salina e corticosteroides. Os corticosteroides tópicos demonstraram em alguns estudos grande redução nos sintomas da RSA em associação com placebo, quando associados à antibioticoterapia[12].

Rinossinusite Crônica

A rinossinusite crônica é definida como inflamação da mucosa do nariz e dos seios paranasais, com duração de pelo menos 12 semanas consecutivas. É muito improvável que a inflamação causada por um episódio agudo de rinossinusite persista por até 12 semanas sem nenhum outro fator predisponente. Desta forma, as alterações inflamatórias nas RSC (incluindo pólipos nasais) representam o ponto comum entre diversos e potencialmente coexistentes fatores etiológicos.

Os diversos fatores etiológicos das RSC podem ser divididos em extrínsecos ou ambientais e intrínsecos ao hospedeiro. Entre as causas extrínsecas, podemos citar: infecciosas (bactérias, fungos, parasitárias), não infecciosas (alérgica mediada por IgE, hipersensibilidade não mediada por IgE, medicamentosa), alteração da aeração ou drenagem mucociliar sinusal (cirurgia, trauma, infecção). As causas intrínsecas são: genéticas (anormalidades mucociliares como fibrose cística e discinesia ciliar), e adquiridas (hipersensibilidade a aspirina associada a asma e polipose, neoplasias, pólipo antrocoanal, doenças granulomatosas, vasculites e imunodeficiência).

Os sintomas encontrados nos pacientes com RSC são muito semelhantes aos encontrados nos pacientes com RSA, embora menos frequentes. Os mais prevalentes são obstrução nasal e rinorreia. A tosse é sintoma comum, principalmente em crianças, sendo pior à noite. Dor facial, pressão e cefaleia são sintomas menos comuns.

Pólipos nasais são considerados como alteração inflamatória crônica focal e são definidos como subgrupo dentro da RSC. Geralmente surgem na parede nasal lateral e do meato médio, estando presentes em até 4% da população. O mecanismo que provoca a degeneração da mucosa em pólipos em alguns indivíduos é desconhecido. Estudos mostram que variações individuais na estrutura epitelial, mediadores inflamatórios e resposta imune contribuem para o desenvolvimento dos pólipos[13]. Embora nem todos os indivíduos com RSC tenham pólipos, todos os indivíduos com pólipos têm RSC, mesmo com sintomas leves.

Múltiplas teorias têm sido propostas para explicar o desenvolvimento da RSC (com ou sem pólipos nasais) na ausência de condição preexistente identificável. Estas teorias sugerem o papel da atopia, osteíte, de biofilmes bacterianos, superantígenos bacterianos e erros inatos na imunidade.

O papel desempenhado por bactérias no desenvolvimento e na manutenção das RSC ainda permanece incerto. A bacteriologia difere consideravelmente das RSA. Os patógenos mais comuns são: *Staphylococcus aureus, Staphylococcus* coagulase-negativos, anaeróbicos e Gram-negativos.

A antibioticoterapia tem sido a forma mais comum de tratamento da RSC, embora não exista na literatura nenhum estudo randomizado placebo-controlado sobre a eficácia do antibiótico. Desta forma, os tratamentos mais utilizados envolvem o uso de clindamicina, amoxacilina com clavulanato de potássio ou metronidazol associada a cefalosporina de primeira ou segunda geração[14].

Rinossinusite Fúngica

Os fungos são microrganismos que comumente colonizam a mucosa nasal e os seios paranasais. Assim como as bactérias e os vírus, representam uma das causas das rinossinusites, principalmente dos quadros crônicos. As rinossinusites fúngicas podem apresentar cinco diferentes formas: bola fúngica, alérgica, invasiva aguda, invasiva crônica e saprófita. O prognóstico e tratamento para cada forma histopatológica é diferente e baseado primariamente no estado imunológico do hospedeiro.

A bola fúngica é uma infecção comum encontrada em pacientes imunocompetentes. Pode permanecer assintomática durante muitos anos e ser descoberta incidentalmente. Seus sintomas são indistinguíveis dos sintomas causados por RSC. Os principais agentes etiológicos são: *A. flavus*, *A. fumigatus*, *A. alternaria* e *A. mucor*. O tratamento deve ser direcionado para a ressecção completa do fungo. Pode ser utilizada a técnica endoscópica, via externa ou combinada.

A rinossinusite fúngica alérgica (RSFA) é uma doença não invasiva caracterizada por atopia e acentuada resposta inflamatória a certos antígenos fúngicos. Os critérios diagnósticos mais utilizados para o diagnóstico de RSFA são: história de hipersensibilidade tipo I, polipose nasossinusal, alterações tomográficas características (áreas serpiginosas de alta atenuação), mucina eosinofílica e exame cultural ou direto positivo para fungos em material extraído de exploração cirúrgica. A mucina alérgica é caracterizada por eosinófilos necróticos e cristais de Charcot-Leyden, que são o produto da desgranulação de eosinófilos. A presença de reação inflamatória de hipersensibilidade mediada por IgG e IgE na mucosa respiratória, em resposta à presença de fungos, ocasionando recrutamento de eosinófilos e formação de mucina, é responsável pelo desencadeamento e pela manutenção dos sinais e sintomas da doença. Os agentes mais comuns são *Alternaria*, *Bipolaris* e *Curvularia*. O tratamento é basicamente cirúrgico e com associação de corticoide tópico e sistêmico. Devido à influência da atopia no desenvolvimento desta doença, a imunoterapia tem sido utilizada com sucesso. A recorrência é comum e os pacientes necessitam de acompanhamento a longo prazo.

A rinossinusite fúngica invasiva é quase sempre vinculada a pacientes com imunidade comprometida, como diabéticos, transplantados e com imunodeficiências adquiridas ou inatas. Os principais agentes são *Mucor sp* (em diabéticos) e *Aspergillus sp*. A rinossinusite fúngica invasiva aguda pode ser rapidamente progressiva e letal se não identificada de forma correta e prontamente tratada. Esta doença deve ser suspeitada quando pacientes imunocomprometidos desenvolvem febre e localização de sintomas nas áreas dos seios paranasais. Os principais achados ao exame físico são: edema orbital, dor facial, congestão nasal, áreas necróticas ou isquêmicas à endoscopia nasal, anestesia das áreas afetadas e ausência de sangramento à manipulação ou durante a realização de biópsia. Biópsia da área suspeita para histopatologia e cultura é essencial para o diagnóstico. TC e RM devem ser solicitadas prontamente nestes casos, para definição de comprometimento ósseo e suspeita de invasão do SNC, respectivamente. O tratamento de urgência é o desbridamento cirúrgico e a utilização de antifúngicos sistêmicos.

A rinossinusite fúngica invasiva crônica é extremamente rara. Esta subclasse pode ocorrer em pacientes imunocompetentes e permanecer meses sem diagnóstico. Os principais agentes são *A. fumigatus e A. flavus*. Os sinais e sintomas são geralmente similares aos da RSC: pressão, rinorreia, cefaleia, etc. Entretanto, características lentamente progressivas que sugerem processos invasivos podem se manifestar também, como proptose indolor, alterações visuais e paralisia de nervos cranianos. Assim como nas formas invasivas agudas, o diagnóstico é confirmado pela biópsia, demonstrando invasão tecidual ou necrose na presença de hifas fúngicas. Adicionalmente, formas granulomatosas não caseosas de rinossinusite crônica invasiva são caracterizadas por necrose tecidual, vasculite, infiltração eosinofílica e proliferação de células gigantes. O tratamento é baseado em desbridamento cirúrgico e utilização de antifúngico sistêmico, embora a utilização deste não tenha embasamento científico comprovando sua eficácia.

Infecções fúngicas saprófitas são comumente vistas após cirurgias endoscópicas nasais e ocorrem quando esporos fúngicos germinam em crostas mucosas e hematomas antigos. Esta condição pode ser prevenida com adequado desbridamento ambulatorial e irrigações nasais frequentes após as cirurgias. O tratamento consiste na simples remoção de crostas e hematomas, seguida de irrigação nasal periódica.

Complicações das Rinossinusites

Representam emergência médica e requerem identificação pelo médico generalista e seu encaminhamento imediato ao especialista. Dados mostram que estas complicações são raras, porém ocorrem em fase precoce do início da rinossinusite. A evolução para estas complicações não parece ter relação com o uso ou não de antibióticos.

As complicações das rinossinusites podem ser divididas em orbitárias, intracranianas e ósseas. Na Tabela 65.1 estão relacionados os sinais/sintomas de alerta para possíveis complicações de rinossinusite, que requerem imediato encaminhamento e hospitalização.

Tabela 65.1 – Sinais/sintomas de alerta para possível complicação de rinossinusite	
• Edema periorbital/eritema	• Cefaleia frontal intensa unilateral e/ou bilateral
• Visão dupla	• Edema frontal
• Oftalmoplegia	• Sinais neurológicos
• Diminuição da acuidade visual	• Alteração da consciência

Complicações Orbitárias

Acometem principalmente crianças, devido à maior incidência de rinossinusites nesta população. São as complicações mais comuns, devido à proximidade da órbita com os seios paranasais, em especial o etmoide. Ambas as estruturas são separadas por fina lâmina óssea, papirácea, e esta muitas vezes pode apresentar deiscências. Nestes casos, o periósteo que reveste a órbita, chamado de periórbita, atuaria como única barreira contra a propagação da infecção sinusal para o conteúdo orbitário.

Além disso, as veias oftálmicas superior e inferior comunicam a cavidade nasal, as células etmoidais, a órbita e o seio cavernoso, e por não conterem válvulas, facilitam a disseminação da infecção entre estas estruturas. Existem diversas classificações para as complicações orbitárias de rinossinusites, e talvez a mais utilizada seja a de Mortmore (Tabela 65.2).

Tabela 65.2 – Complicações de rinossinusites
Classificação das Complicações Orbitais de Rinossinusite
• Infecção pré-septal Celulite — Abscesso palpebral • Infecção pós-septal subperiosteal Celulite — Abscesso subperiosteal • Infecção pós-septal intraconal Celulite — Abscesso Trombose da veia oftálmica superior

Mortimore e Warmald, 1997.

O paciente com suspeita de complicações orbitárias deve ser submetido a tomografia computadorizada, que permite determinar o tipo de complicação e quais os seios acometidos. Recomenda-se avaliação oftalmológica para verificar se há comprometimento visual e da mobilidade ocular e internação hospitalar para administração de antimicrobianos endovenosos de amplo espectro. Descongestionantes nasais, anti-inflamatórios e lavagem com solução salina também auxiliam na melhora do quadro.

Procedimento cirúrgico deve ser indicado na presença de abscessos pós-septais e deve incluir a drenagem tanto da órbita quanto dos seios acometidos. Abscessos palpebrais podem ser drenados com anestesia local, sem a abordagem sinusal. Nos casos em que a tomografia revelar apenas celulite, a drenagem dos seios acometidos deve ser realizada se não ocorrer melhora nas primeiras 48 horas de terapia antimicrobiana ou se ocorrer comprometimento visual. Em caso de cirurgia, material sinusal deve ser colhido para exame de cultura microbiana.

Complicações Intracranianas

Os seios da face apresentam íntima relação com a base do crânio, o que possibilita complicações intracranianas. A infecção pode se disseminar para o sistema nervoso central por via hematogênica, através de veias diploicas que perfuram a base do crânio, ou de forma direta, através de porções ósseas deiscentes. Foramens neurovasculares, como os dos nervos olfatórios, por exemplo, podem facilitar essa disseminação.

As complicações intracranianas ocorrem principalmente em adolescentes, talvez pelo desenvolvimento dos seios frontal e esfenoidal presentes neste grupo, e não em pacientes mais novos, e são decorrentes principalmente de infecções sinusais crônicas. São exemplos de complicações intracranianas: meningites, abscessos subdurais, abscessos epidurais, abscessos intraparenquimatosos e tromboses de seios venosos como o seio cavernoso.

Sintomas de comprometimento neurológico como cefaleia occipital e retro-ocular, náuseas, vômitos, rigidez de nuca, flutuação do nível de consciência, papiledema e convulsões, associados a febre e outros sintomas de rinossinusites agudas ou crônicas, são indícios destas complicações. Na presença destes, o paciente deve ser submetido a exames de imagem, sendo a ressonância magnética com contraste o melhor método para diagnóstico de doença intracraniana, enquanto a tomografia computadorizada permite melhor avaliação nasossinusal.

Com o diagnóstico confirmado, pacientes com complicações intracranianas devem permanecer internados, recebendo terapia antimicrobiana de amplo espectro e que penetre a barreira hematoencefálica. O acompanhamento deve ser feito por equipe multidisciplinar, incluindo neurocirurgião, otorrinolaringologista, intensivista e infectologista.

Anti-inflamatórios hormonais normalmente são empregados para tratamento de edema cerebral. Anticonvulsivantes também podem ser necessários, além de medidas de suporte clínico. Abscessos intracranianos normalmente devem ser drenados, assim como seios venosos com tromboflebite. Concomitantemente, deve-se realizar drenagem dos seios acometidos, aproveitando-se para colher material para exame de cultura. O uso de anticoagulantes nos casos de trombose de seios venosos é controverso.

Os quadros de meningite podem ser tratados apenas com antibioticoterapia endovenosa e medidas de suporte clínico. A drenagem dos seios acometidos fica reservada para pacientes com má evolução. Muitas vezes, mais de um procedimento de drenagem faz-se necessário, assim como exames de imagem repetidos para acompanhamento da evolução da doença.

Complicação Óssea

Pode ocorrer o abscesso subperiosteal associado a osteomielite, em decorrência de sinusite frontal, que acomete a tábua externa do seio frontal isoladamente ou em conjunto com a tábua interna. Também conhecido como tumor de Pott, esse abscesso subperiosteal deve ser drenado e o osso infectado desbridado. Antimicrobianos endovenosos devem ser mantidos por tempo prolongado.

REFERÊNCIAS BIBLIOGRÁFICAS

1. Chan Y, Kuhn FA. An update on the classifications, diagnosis, and treatment of rhinosinusitis. Current opinion in otolaryngology & head and neck surgery. 2009 Jun;17(3):204-8.
2. Fokkens W, Lund V, Mullol J. EP3OS 2007: European position paper on rhinosinusitis and nasal polyps 2007. A summary for otorhinolaryngologists. Rhinology. 2007 Jun;45(2):97-101.
3. Bhattacharyya N, Grebner J, Martinson NG. Recurrent Acute Rhinosinusitis: Epidemiology and Health Care Cost Burden. Otolaryngology-head and neck surgery: official journal of American Academy of Otolaryngology-Head and Neck Surgery. 2011 Oct 25.
4. Wang DY, Wardani RS, Singh K, Thanaviratananich S, Vicente G, Xu G et al. A survey on the management of acute rhinosinusitis among Asian physicians. Rhinology. 2011 Sep;49(3):264-71.
5. Hastan D, Fokkens WJ, Bachert C, Newson RB, Bislimovska J, Bockelbrink A et al. Chronic rhinosinusitis in European underestimated disease. A GA(2)LEN study. Allergy. 2011 Sep;66(9):1216-23.
6. Fokkens W, Lund V, Mullol J. European position paper on rhinosinusitis and nasal polyps 2012. Rhinology. 2012;(Suppl.):23:1-299.
7. Meltzer EO, Hamilos DL. Rhinosinusitis diagnosis and management for the clinician: a synopsis of recent consensus guidelines. Mayo Clinic proceedings Mayo Clinic. 2011 May;86(5):427-43.
8. Gwaltney JM Jr. Acute community-acquired sinusitis. Clin Infect Dis. 1996;23(6):1209-1223, quiz 1224-1225.
9. Rosenfeld RM, Andes D, Bhattacharyya N et al. Clinical practice guideline: adult sinusitis 1. Otolaryngol Head Neck Surg. 2007;137(3)(suppl):S1-S31.

10. Falagas ME, Giannopoulou KP, Vardakas KZ, Dimopoulos G, Karageorgopoulos DE. Comparison of antibiotics with placebo for treatment of acute sinusitis: a metaanalysis of randomised controlled trials. Lancet Infect Dis. 2008;8(9):543-552.
11. Marple BF, Brunton S, Ferguson BJ. Acute bacterial rhinosinusitis: A review of U.S. treatment guidelines. Otolaryngology - Head & Neck Surgery. [Review]. 2006;135(3):341-8.
12. NaYak AS, Settipane GA, Pedinoff A, et al. Effective dose range of mometasone furoate nasal spray in the treatment of acute rhinosinusitis. Ann Allergy Asthma Immunol. 2002;89(3):271-278.
13. Meltzer EO, Hamilos DL, Hadley JA, Lanza DC, Marple BF, Nicklas RA et al. Rhinosinusitis: establishing definitions for clinical research and patient care. The Journal of allergy and clinical immunology. 2004 Dec;114(6 Suppl):155-212.
14. Bhattacharyya N. Contemporar y assessment of the disease burden of sinusitis. The economic burden and symptom manifestations of chronic rhinosinusitis. Am J Rhinol Allergy. 2009;23(4):392-5.

Capítulo 66

Hepatites Virais

Vasco Carvalho Pedroso de Vieira

HEPATITE A

Agente Etiológico

Hepacivírus RNA pertencente ao gênero *Heparnavirus* onde é o único membro; família Picornaviridae. Existe apenas um sorotipo e seu tamanho é de 27 nm, apresenta simetria icosaédrica e somente dois componentes estruturais, o genoma e o capsídeo. É desprovido, portanto, de um envelope e de uma estrutura interna complexa.

Período de Incubação

O período de incubação é de 2 a 6 semanas, em média de 25 a 30 dias.

Período de Transmissibilidade

Nas primeiras 2 semanas que antecedem os sintomas até o final da primeira semana de sintomas de doença.

Reservatório

Homem e alguns primatas não humanos, incluindo os chimpanzés. Questiona-se a possibilidade de esses animais serem reservatórios no estado silvestre.

Modo de Transmissão

Via fecal-oral, inter-humano direta ou indiretamente por veiculação hídrica ou alimentos contaminados. A transmissão pode ser via sexual entre homens que fazem sexo com homens e outra possível via de transmissão, porém pouco comum, seria a via parenteral, por compartilhamento de seringas e agulhas entre drogaditos.

Sua infectividade é alta, razão pela qual, no passado, foi denominada de "hepatite infecciosa". A difusão ocorre pronta e rapidamente em ambiente doméstico e em instituições fechadas como creches.

Patogenicidade

É baixa nos primeiros anos de vida, elevando-se com o passar dos anos, variando nos casos graves entre 0,1 e 1,5%, incluindo indivíduos de todas as faixas etárias. As diferenças nestes valores podem estar associadas com a maior ou menor inclusão de casos anictéricos no denominador, o que, por sua vez, reflete a idade em que predominam as infecções.

Mecanismo de Agressão Hepática

Os mecanismos responsáveis pelo dano hepatocelular ainda não estão totalmente caracterizados. A apoptose tem sido observada em células infectadas com cepas do vírus *in vitro*, porém a lesão hepatocelular parece ser devida à resposta imunopatogênica aos antígenos expressos nos hepatócitos.

Diagnóstico

Sorologia recomendada na fase aguda é o teste de ELISA anti-VHA fração IgM. Em associação ao marcador sorológico recomenda-se a solicitação dos demais exames: hemograma com contagem de plaquetas, alaninaminotransferase (ALT), aspartatoaminotransferase (AST), gamaglutamiltransferase (γ-GT), bilirrubinas totais e frações, tempo e atividade de protrombina (TAP) ou INR, glicemia de jejum, creatinina e ureia (Figura 66.1).

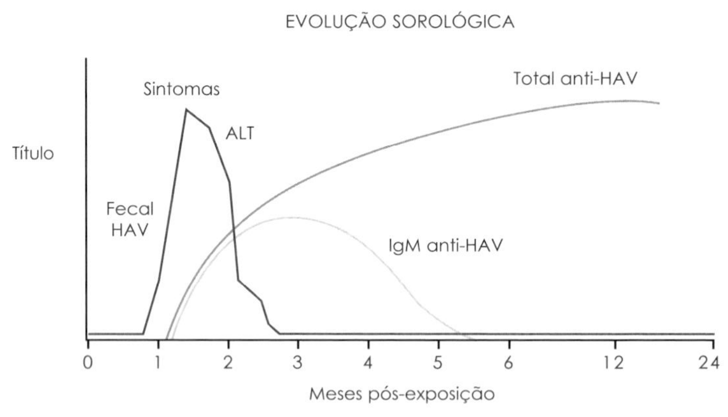

Figura 66.1 – Infecção pela Hepatite A.

Tratamento

Terapia de suporte durante a fase aguda. Caso se identifique a presença de alguma manifestação da forma aguda grave, existe a possibilidade de indicação do transplante hepático.

Prevenção/Profilaxia

Pré-exposição (viajantes às áreas endêmicas) em período < 3 meses – imunoglobulina 0,02 mL/kg. Período longo ≥ 3 meses – 0,06 mL/kg e repetir a dose após 4-6 meses, via de administração intramuscular.

Pós-exposição (intradomiciliar/contato íntimo, pessoas institucionalizadas) usar imunoglobulina 0,02 mL/kg até 2 semanas após a exposição, sendo sua eficácia de 80-90%, via de administração intramuscular.

Medidas de saneamento básico e higiene pessoal interrompem a difusão da doença (www.liverfoundation.org).

Recomendações para Vacinação

- Pessoas que irão trabalhar ou viajar para países de endemicidade elevada ou intermediária da doença.
- Vacinação de crianças.
- Crianças que vivem em comunidades de elevada endemicidade em Períodos de surto da doença.
- Crianças e adultos jovens que vivem em comunidades de endemicidade intermediária.
- Indivíduos que apresentam comportamentos de alto risco como homens que fazem sexo com homens e usuários de drogas intravenosas.
- Pacientes com doença crônica no fígado (ex.: hepatites B/C crônicas, hepatopatias crônicas e hepatite autoimune).
- Indivíduos com risco ocupacional para a doença (ex.: tratadores de primatas).

HEPATITE B

Agente Etiológico

Um vírus DNA de 42 nm pertencente ao gênero *Hepadnavírus* e à família Hepadnaviridae. Possui morfologia esférica e é resistente ao éter, à luz ultravioleta, a timerasol (1;2.000), ticresol (0,2%), ao armazenamento do plasma por 6 meses a 31,6°C e a temperaturas entre –80°C a 60°C por 39 minutos. Inativa-se a 100°C por 20 minutos em autoclave, calor seco (160°C por 60 minutos) e pela betapropiolactona. Em temperatura ambiente (20°C) sua inativação ocorre em um período de 10 minutos.

Período de Incubação

Entre 45 e 180 dias, com média de 50 a 90 dias.

Período de Transmissibilidade

Estudos mostram que a transmissão pode ocorrer semanas antes do quadro agudo e persistir por todo este período. Em pacientes que evoluem para formas crônicas da doença, a transmissão continua até o final da vida.

Pacientes que apresentam perfil sorológico com presença do AgHBe são mais infectantes do que pacientes que apresentam anti-HBe.

Tabela 66.1 – Vacinas de vírus inteiros inativados contra hepatite A				
Vacina, produtor	Idade	Antígeno	Esquema	Soroconversão
Havrix ™720 Jr, GSK	12 meses-18 anos	720 U ELISA*	2 doses (0,5 mL), IM, 0 e 6-12 meses	94-100% (> 18 anos) e 97-100% (2-18 anos) após 1ª dose; 100% após 2ª dose
Havrix ™ 1440 Adult, GSK	> 18 anos	1440 U ELISA*	2 doses (1 mL), IM 0 e 6-12 meses	
Vaqta™ Ped/ Adol, Merck	12 meses-18 anos	25 U**	2 doses (0,5 mL), IM, 0 e 6-18 meses	
Vaqta Adult, Merck	> 18 anos	50 U**	2 doses (1 mL), IM, 0 e 6-18 meses	
Avaxim Ped, Sanofi	12 meses-15 anos	80 U	2 doses (0,5 mL), IM 0 e 6-12 meses	99,4% após 1ª dose, 100% após 2ª dose
Avaxim, Sanofi-Pasteur	> 12 anos	160 U	2 doses (0,5 mL), IM 0 e 6-12 meses	
Epaxal Jr, Berna	> 12 meses-16 anos-	12 UI/ 0,25 mL	2 doses (0,25 mL), IM, 0 e 6-12 meses	93-100% após 1ª dose, 100% após 2ª dose
Epaxal, Berna	> 17 anos	24 UI	2 doses (0,5 mL), IM 0 e 6-12 meses	98-100% após 1ª dose, 100% após 2ª dose
Healive, Sinovac (China)	12 meses (até 8 anos, no ensaio clinico)	250 U	2 doses (0,5 mL), IM, 0 e 6 meses	94-98% após 1ª dose, 100% após 2ª dose

Reservatório

O homem infectado doente ou portador. Não identificou reservatório na natureza.

O período da vida mais propício para a evolução à cronicidade é durante os primeiros anos de vida, sendo este percentual em torno de 95%. Ao longo do crescimento este percentual tende a diminuir chegando a 10% após os cinco anos de idade.

Modo de Transmissão

A transmissão do VHB geralmente requer contato direto íntimo interpessoal. Pode ocorrer transmissão indireta por substrato constituído por secreções orgânicas contaminadas. Foi detectada a transmissão aos comunicantes domiciliares, principalmente em domicílios superlotados, onde o modo de transmissão nem sempre é bem estabelecido.

A transmissão decorre da exposição às secreções infectantes através de mucosas ou percutânea. Esta última pode ser intravenosa, intramuscular, subcutânea ou intradérmica. Estas exposições ocorrem no período perinatal (transmissão vertical por contato com secreções no canal de parto), nas relações sexuais, nos acidentes com agulhas e no recebimento de sangue ou derivados. Outra via de transmissão é a tatuagem utilizando materiais não descartáveis. O percentual de cronificação varia de 5 a 95%, dependendo da idade em que o indivíduo teve o contato. Crianças cronificam mais do que adultos.

Mecanismo de Agressão Hepática

Por ter características hepatotrópicas, ele provoca em casos agudos uma lesão citotóxica direta, após o acesso ao núcleo através do ribossoma, o vírus muda sua característica de agressão e passa a ter um perfil caracterizado pela agressão a linfócitos T *helper* CD4+ e T citotóxicos CD8+ aos epitopos expostos na superfície de células infectadas. A agressão imunomediada pode influenciar a evolução da doença, tanto no sentido de "clareamento" virótico, quanto na sua cronicidade.

Diagnóstico

Os marcadores recomendados para a fase aguda são: AgHBs e Anti-HBc fração IgM. Marcadores recomendados para pacientes assintomáticos e que descobriram a doença por acaso são: AgHBs, Anti-HBc fração IgG, Anti-HBe e AgHBe. Outros exames complementares são recomendados: hemograma com contagem de plaquetas, alaninaminotransferase (ALT), aspartatoaminotransferase (AST), gamaglutamiltransferase (γ-GT), bilirrubinas totais e frações, tempo e atividade de protrombina (TAP) ou (INR), glicemia de jejum, creatinina e ureia (Figuras 66.2 e 66.3).

Tratamento

Terapia de suporte durante a fase aguda. Caso se identifique a presença de alguma manifestação da forma aguda grave, existe a possibilidade de indicação do transplante hepático.

Nas formas crônicas há necessidade de caracterizar a existência de mutação pré-*core*, facilmente identificada pela presença do marcador anti-HBe associado à presença de ALT alterada e reação em cadeia da polimerase (PCR) para DNA do VHB > 2.000 UI/mL (Figura 66.4).

A biópsia hepática é opcional para estadiamento do grau de atividade da doença. O método de classificação do estudo anatomopatológico recomendado é o METAVIR. Dependendo do grau de atividade da doença, poderemos recomendar a utilização dos análogos de núcleo(t)sídeos: tenofovir, 300 mg ao dia ou entecavir, 0,5 mg ao dia. Ou-

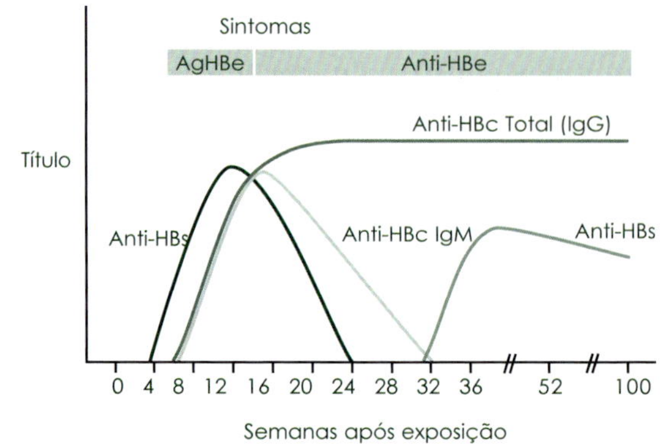

Figura 66.2 – Infecção aguda pelo HBV "curada".

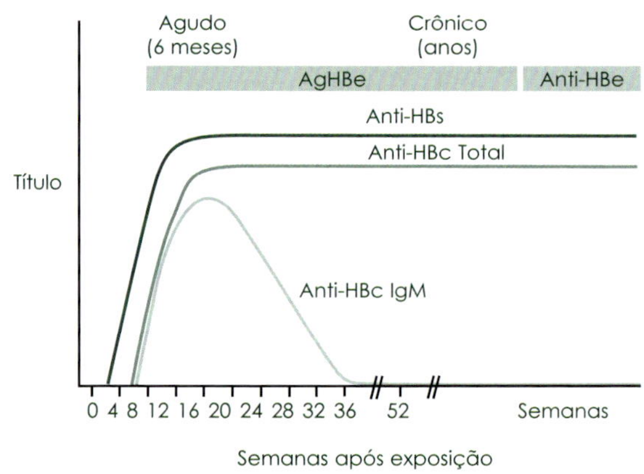

Figura 66.3 – Evolução para infecção crônica.

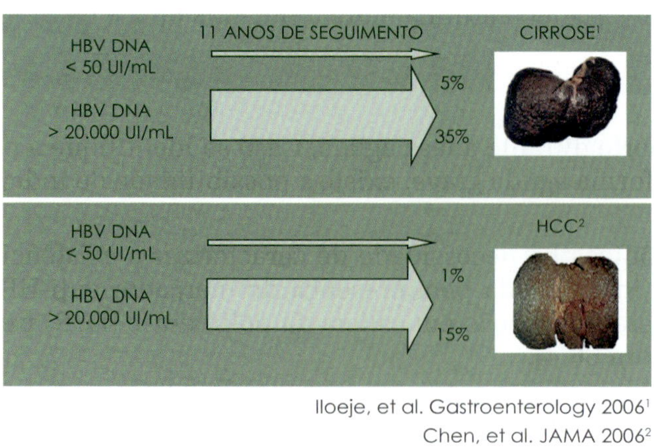

Figura 66.4 – DNA basal indica a chance de cirrose e HCC.

tra medicação que pode ser utilizada na terapia é o interferon peguilado-alfa 2a 180 μg, uma vez por semana por 48 semanas, entretanto, este medicamento não tem boa eficácia em pacientes com mutação pré-*core*, devendo nesses casos utilizar tenofovir ou entecavir.

Prevenção/Profilaxia

Solicitar o AgHBs para todas as mulheres que estiverem grávidas. Se positivo, vacinar os neonatos e recomendar profilaxia pós-parto. Em crianças nascidas de mães AgHBs, recomenda-se a imunoglobulina (0,5 mL) nas primeiras 12 horas após o nascimento e no máximo até 7 dias. A primeira dose da vacina deve ser administrada simultaneamente com a imunoglobulina, mas em locais diferentes. O aleitamento materno de mães portadoras crônicas do vírus não está contraindicado. Pessoas expostas ao vírus e suscetíveis (sexual, acidente perfurocortante) podem receber a vacinação nas doses tradicionais associada à imunoglobulina nas doses de 0,06 mg/kg até 14 dias depois da exposição.

Vacinação

O esquema de vacinação recomendado é: menores de 20 anos, três doses de 0,5 mL intramusculares no deltoide ou vasto lateral da coxa em recém-nascidos, com intervalos de 0, 1 e 6 meses e idade acima de 20 anos 1,0 mL intramuscular no deltoide com intervalos de 0, 1 e 6 meses.

Recomendação para Vacinação

- Comunicantes sexuais e domiciliares de portadores crônicos do VHB.
- Profissionais da área de saúde com atividade considerada de risco para a aquisição do VHB.
- Alunos de cursos técnicos e universitários da área de saúde que têm ou terão atividade de risco para a aquisição do VHB.
- Pacientes renais crônicos.
- Pacientes hemofílicos e portadores de anemia falciforme.
- Profissionais em atividade de resgate (bombeiros, policiais militares, civis e rodoviários).
- Profissionais que têm contato com pessoas encarceradas (carcereiros).
- População penitenciária.
- Crianças e adolescentes institucionalizados.
- Profissionais que trabalham diretamente nos Institutos de Medicina Legal.
- Profissionais do sexo, homens que praticam sexo com homens e usuários de drogas intravenosas.
- Pacientes psiquiátricos institucionalizados.
- Portadores crônicos de hepatite C.

HEPATITE C

Agente Etiológico

Um vírus RNA de 30-50 nm, pertencente ao gênero *Hepacivirus* e à família Flaviviridae, clonado em 1989. Os efeitos dos agentes físicos ou químicos no vírus da hepatite C (VHC) ainda não foram tão exaustivamente esclarecidos. Adotam-se recomendações que consideram o VHC, quanto à resistência, próximo ao *Mycobacterium tuberculosis* variedade *bovis* e aos vírus não lipídicos (ex.: poliovírus), porém inferior à resistência dos esporos bacterianos.

Período de Incubação

Pode oscilar entre 2 semanas e 6 meses (média de 6 a 12 semanas).

Período de Transmissibilidade

Ao longo de toda a doença aguda e crônica, nos casos em que não há o "clareamento" viral. O percentual de cronificação é de 65% a 90% dos casos (Figura 66.5).

Mecanismo de Agressão Hepática

O mecanismo de agressão é imunomediado pelas células CD4+ e CD8+ específicas ao vírus, que podem ser detectadas nos sangue periférico após 3 a 4 semanas da infecção. Células T CD4+ *helper* reconhecem peptídeos das moléculas MHC classe II e CD8+ citotóxicos (CTL) e respondem a peptídeos presentes nas moléculas MHC classe I. Os peptídeos apresentados são derivados de fagocitoses e clivados em proteínas virais através da proteólise. Após o reconhecimento específico dos peptídeos virais, tanto T CD4+ *helper* quanto CTL podem exercer múltiplas funções efetoras, como: células CD4+ imunoreguladoras da síntese de citoquinas Th1 e Th2 e ativadoras de células apresentadoras de antígenos como as células dendríticas para ativação dos CTL, que exercem função efetora citotóxica, lise das células infectadas pelo VHC produzindo outras citocinas. Existem ainda algumas fases deste processo de reconhecimento que ainda não estão bem esclarecidas.

Diagnóstico

Recomenda-se a sorologia ELISA anti-HCV de 2ª ou 3ª geração, que pode ser confirmada com imunoblot, sendo que o mais específico é o de 3ª geração, que tem uma relação com a viremia de 95%. A reação em cadeia da polimerase (PCR) pode ser utilizada para diagnóstico precoce e em casos duvidosos. A aplicabilidade da PCR é mais efetiva nos casos de intenção de tratamento e acompanhamento do mesmo (Figura 66.6).

Tratamento

Alguns critérios mínimos devem ser respeitados para a indicação do tratamento, como:

- elevação persistente dos valores das enzimas hepáticas igual ou superior a 6 meses;

HCV – TRANSMISSÃO (SANGUE CONTAMINADO)

- Transfusão de sangue antes de 1992/1993
- Uso de drogas com seringas compartilhadas
- Pacientes em hemodiálise
- Acidentes de trabalho (profissionais de saúde)
- Trabalho de parto – mãe para filho (< 1%)
- Uso compartilhado de lâminas de barbear, alicates...
- Relação sexual sem proteção (rara)

Figura 66.5 – HCV – Transmissão (sangue contaminado).

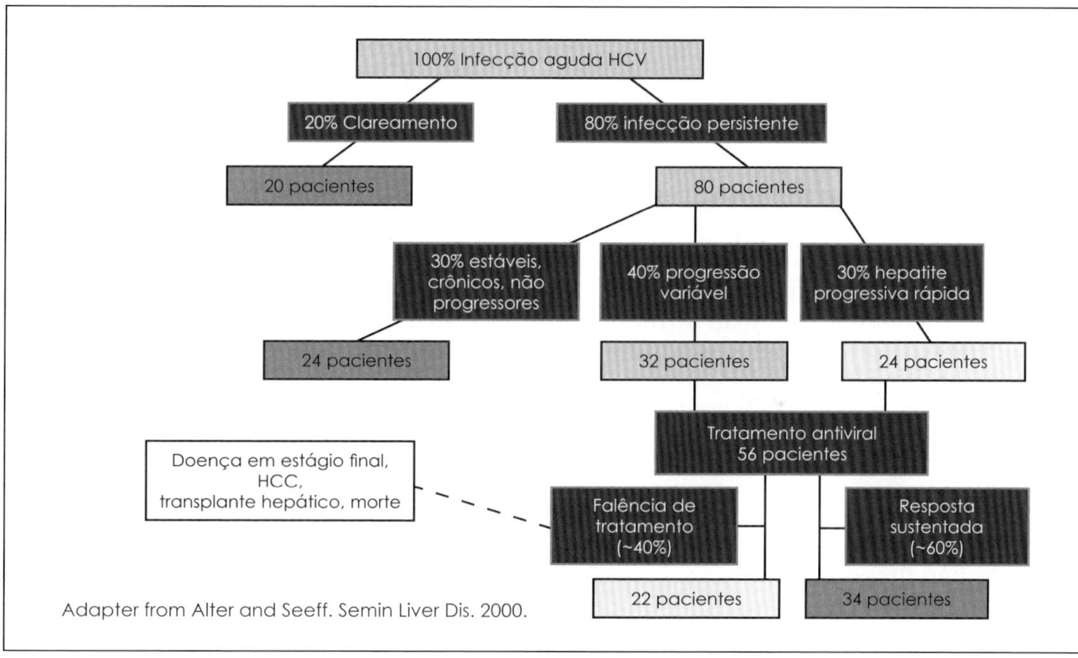

Figura 66.6 – Projeções da evolução na infecção pelo HCV.

- PCR detectável no sangue periférico;
- presença de doença hepática crônica compensada;
- aceitação do tratamento por parte do paciente;
- abstinência de álcool e drogas ilícitas por um período superior a 6 meses;
- presença de fibrose portal (METAVIR ≥ F2 ou ≥ A2) na biópsia hepática.

Os medicamentos utilizados são: interferon peguilado alfa 2a ou 2b semanal subcutâneo, associado à ribavirina na dose de 13 a 15 mg/kg/dia, via oral para genótipo 1, por 48 semanas. Para os genótipos 2 e 3, as doses e os medicamentos utilizados são os mesmos, entretanto, o tempo de tratamento varia de 24 a 48 semanas (Figura 66.7).

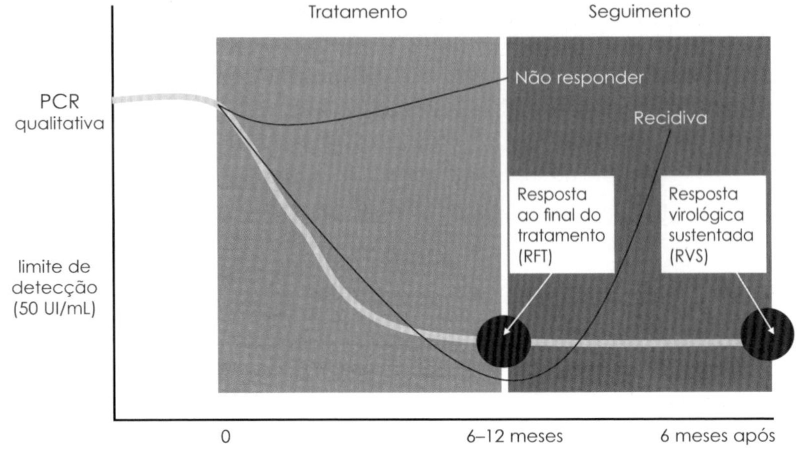

Figura 66.7 – Objetivo do tratamento.

Prevenção/Profilaxia

A prevenção dever ser focada nos grupos de pessoas usuárias de drogas intravenosas, profissionais da área de saúde, profissionais do sexo e pessoas que residem com pacientes portadores do VHC. Em casais monogâmicos ainda não está comprovada a transmissão exclusivamente sexual do VHC. Estudos caso-controle de contatos domiciliares revelam associação entre contato não sexual e risco de aquisição do VHC, pois as taxas de prevalência costumam ser o dobro das identificadas para a população em geral. Os mecanismos presumidos de transmissão incluem exposição sanguínea inaparente. Não há contraindicação para o aleitamento materno em crianças nascidas de mães portadoras crônicas do VHC.

Vacinação

Ainda não disponível.

HEPATITE D (DELTA)

Agente Etiológico

É um RNA incompleto, de 35 a 37 nm de diâmetro, e incapaz por si próprio de causar infecção. Para tal, necessita da cápsula do vírus da hepatite B. A infecção pelo vírus da hepatite D (VHD) pode ser simultânea ao VHB ou na presença de infecção crônica pelo VHB, denominadas de coinfecção e superinfecção, respectivamente. Após encapsular-se dentro do antígeno de superfície do VHB, o antígeno D passa a constituir-se em agente citopático para os hepatócitos. Por necessitar do VHB para torna-se infectante, é considerado um vírus defectivo e, apesar de ter sido primeiramente descrito em 1977, ainda não foi classificado.

Período de Incubação

O período de incubação em infecção natural no homem não foi estabelecido. Em chimpanzés infectados experimentalmente, foi de 2 a 10 semanas, com média de 35 dias.

Reservatório

É o homem.

Modo de Transmissão

Acredita-se que seja transmitido da mesma maneira que o VHB. Estima-se que, nos Estados Unidos, 2% das hepatites agudas são ocasionados pelo VHD (www.americanliverfoundation.org) (Figuras 66.8 a 66.10).

HEPATITE D - ASPECTOS GERAIS

Coinfecção

- doença aguda grave
- baixo risco de cronicidade

Superinfecção

- frequente desenvolver infecção crônica
- risco elevado de evoluir para doença hepática crônica e hepatocarcinoma (HCC)

Figura 66.8 – Hepatite D - Aspectos gerais.

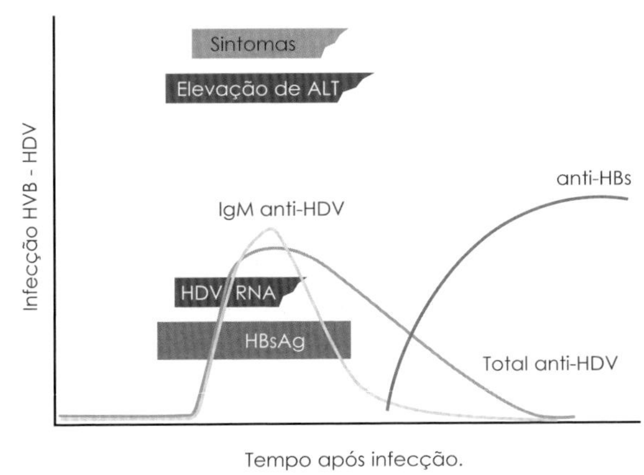

Figura 66.9 – Infecção HVB – HDV.

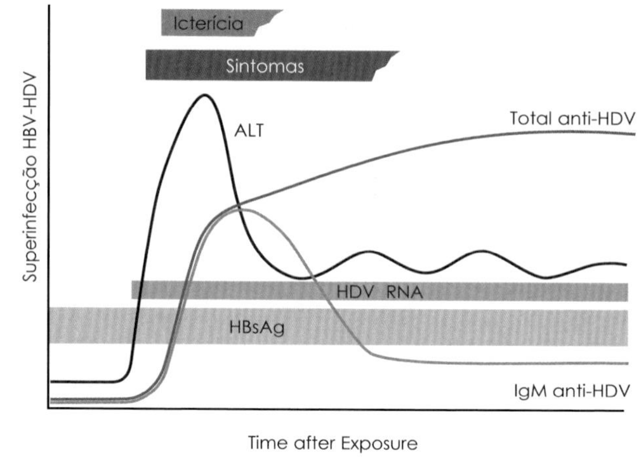

Figura 66.10 – Superinfecção HBV-HDV.

Diagnóstico

Presença no soro do AgHBs e anti-VHD IgM (> 1:100) e confirmatório com a pesquisa do antígeno do VHD por PCR.

Tratamento

Interferon peguilado alfa 2a 180 μg/semana por 48 semanas.

Prevenção/Profilaxia

A prevenção da hepatite D prevê a prevenção da hepatite B, utilizando-se a vacina. Nos portadores crônicos do AgHBs, orientar quanto a viagens a áreas endêmicas do VHD.

Vacinação

A vacinação para o VHB previne a infecção do VHD, no esquema habitual preconizado.

HEPATITE E

Agente Etiológico

É um RNA classificado no Gênero *Hepesvirus*, onde é o único membro, e na Família *Calciviridae*. Trata-se de uma partícula esférica, não envelopada, cuja superfície possui espículas que originam uma simetria icosaédrica. Em sua passagem pelo intestino, sofre digestão proteolítica que pode alterar seu tamanho, habitualmente de 27 a 34 nm.

Período de Incubação

Varia de 2 a 9 semanas, com média de 20 a 42 dias.

Reservatório

Ainda não se identificou um reservatório, mas há fortes indícios de que as baixas condições socioeconômicas favorecem sua disseminação. Em alguns mamíferos, como os suínos, já foram isoladas cepas viróticas semelhantes às humanas.

Modo de Transmissão

Até o momento, predomina a transmissão fecal-oral, porém existem estudos em relação a contato inter-humano observado em algumas epidemias e por contato sexual, principalmente entre homens que fazem sexo com homens. Outra possível forma de transmissão é a parenteral, que somente foi demonstrada em áreas endêmicas, em que indivíduos na fase pré-ictérica apresentam viremia e podem transmitir por transfusão sanguínea, hemodiálise e compartilhamento de drogas intravenosas. A forma de transmissão vertical contribui para a morbidade e letalidade fetal. Em gestantes, a infecção pelo vírus da hepatite E (VHE) durante o terceiro trimestre tem uma significativa importância, pois pode resultar em forma aguda grave entre 10% a 20% dos casos.

Mecanismo de Agressão Hepática

Tem ação citopática direta sobre o hepatócito. A patogênese da hepatite E ainda não é bem compreendida. Apesar de a via principal de infecção ser a via fecal-oral, ainda não foi determinado o local primário da replicação viral, que pode ser o trato intestinal. O acesso do vírus ao fígado presumivelmente seria através da veia porta e a replição seria no citoplasma dos hepatócitos, contudo, os vírus iriam para a bile e a corrente sanguínea por mecanismo ainda pouco compreendido.

Diagnóstico

Os métodos utilizados são: microscopia imunoeletrônica, teste de anticorpos fluorescentes, ELISA, IgM para fase aguda, IgG para estudo de soroprevalência da infecção e a PCR, porém como existem vários genótipos, há uma preocupação na utilização do teste diagnóstico para que não ocorra um resultado falso-negativo, pela variedade dos genótipos (Figura 66.11).

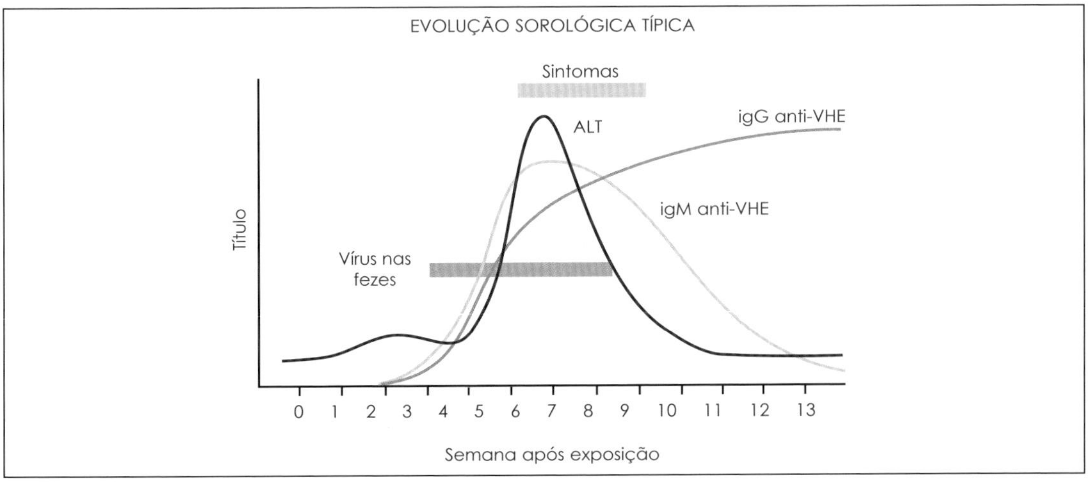

Figura 66.11 – Infecção pelo vírus da Hepatite E.

Tratamento

Suporte na fase aguda e investigação laboratorial em pacientes com imunodeficiência, para avaliar a cronificação deste vírus, já foram descritos em pacientes portadores de HIV e renais crônicos em programa de hemodiálise.

Prevenção/Profilaxia

Estão associados aos surtos e alta prevalência das doenças as baixas condições socioeconômicas, sendo que cuidados de higiene pessoal e melhores condições de saneamento básico poderiam diminuir a sua incidência. Até o momento, a vacinação não está disponível.

CRITÉRIOS CLÍNICOS DE GRAVIDADE DAS HEPATITES VIRAIS AGUDAS

Pacientes que durante a fase aguda evoluem com algum dos seguintes critérios, caracterizando hepatite aguda grave:

- presença de encefalopatia hepática de qualquer grau;
- atividade de protrombina menor ou igual a 30%, não responsiva a administração de vitamina K ou INR superior a 2,2 na mesma condição descrita anteriormente;
- episódios de hipoglicemia ou a necessidade de aporte calórico com infusão contínua;
- redução dos níveis séricos de ureia;
- redução abrupta dos níveis de aminotransferases, durante a fase aguda, associada a redução da hepatimetria.

Capítulo 67

AIDS

Marinella Della Negra

CONCEITO

Doença infectocontagiosa causada por vírus. A primeira descrição da síndrome da imunodeficiência adquirida (AIDS) como uma nova entidade clínica, foi em 1981; com a observação do aumento de casos de sarcoma de Kaposi e pneumonia por *Pneumocistis* (PCP) em jovens do sexo masculino previamente hígidos, e muitas vezes acompanhados de candidíase oral.

Considera-se AIDS quando o paciente portador do vírus HIV (vírus da imunodeficiência humana) apresenta doenças definidoras de AIDS como por exemplo: neurotoxoplasmose, criptococose, pneumocistose, sarcoma de Kaposi, candidíase esofágica, tuberculose disseminada e citomegalovirose.

Essas infecções oportunistas surgem em média 7 a 10 anos após a infecção pelo HIV, quando o portador apresenta número de células CD4 menor que 500 céls/mL.

ETIOLOGIA

É uma infecção causada pelo vírus da família dos retrovírus, da subfamília dos lentivírus, denominado HIV (vírus da imunodeficiência humana). São vírus RNA que possuem enzimas que têm a capacidade de transformar o RNA em DNA, para que a célula hospedeira infectada consiga replicar o vírus e assim infectar outras células. Para sua replicação, o vírus possui ainda mais duas enzimas, a integrase e a protease. As três enzimas, transcriptase, integrase e protease, são responsáveis pela replicação viral e a consequente entrada do vírus em outras células, produzindo queda de células CD4 e invasão de vários órgãos.

PATOGENIA

A patogenia da AIDS é multifatorial, o vírus infecta os linfócitos utilizando os receptores CD4 e correceptor CXCR4 e os macrófagos utilizando os correceptores CCR5.

A replicação viral leva, a longo prazo, a uma destruição das células CD4 responsáveis pela resposta Th1. Além da própria replicação viral, a ativação da célula CD8 citotóxica para a destruição da CD4 infectada contribui para a maior queda de linfócitos.

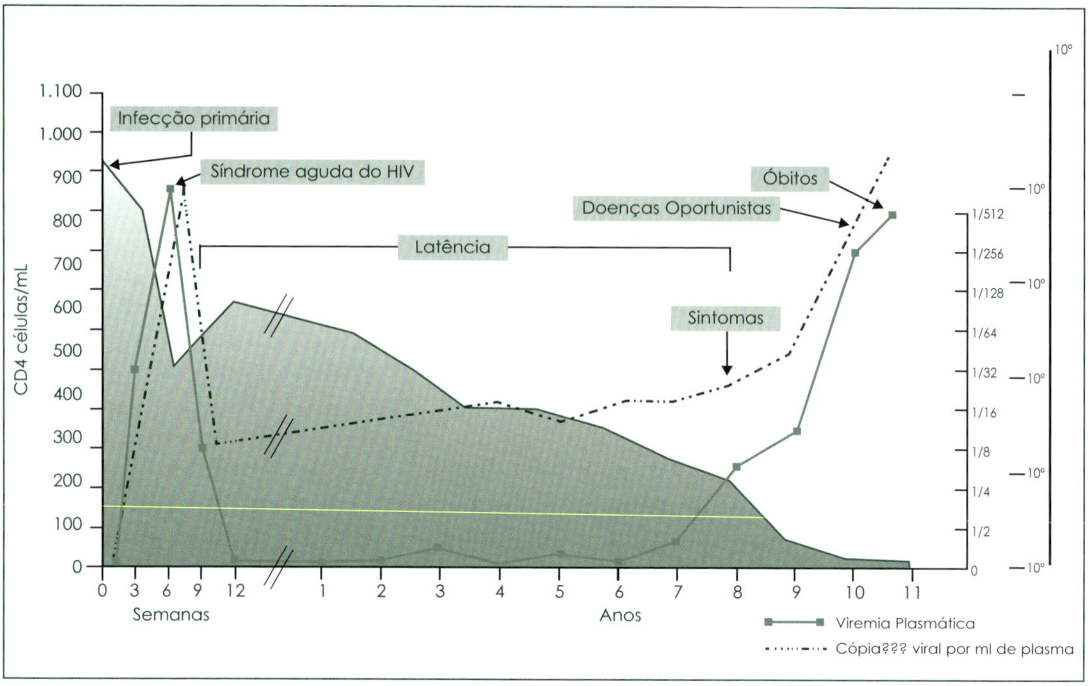

Figura 67.1 – A evolução da doença pelo HIV.

Outros fatores são responsáveis pela depleção de células CD4, como o aumento da apoptose por fatores que são liberados na reação inflamatória. Estudos recentes mostram que, na patogênese da infecção pelo HIV, um importante paradoxo se apresenta: de um lado, o grande marcador da infecção pelo HIV – a perda de células CD4 que levam a uma imunodeficiência e condições relacionadas à AIDS (infecções oportunistas) – por outro lado, a hiperatividade imunológica (inflamação), o maior responsável pelo direcionamento da patogênese do HIV, incluindo a perda de células CD4.

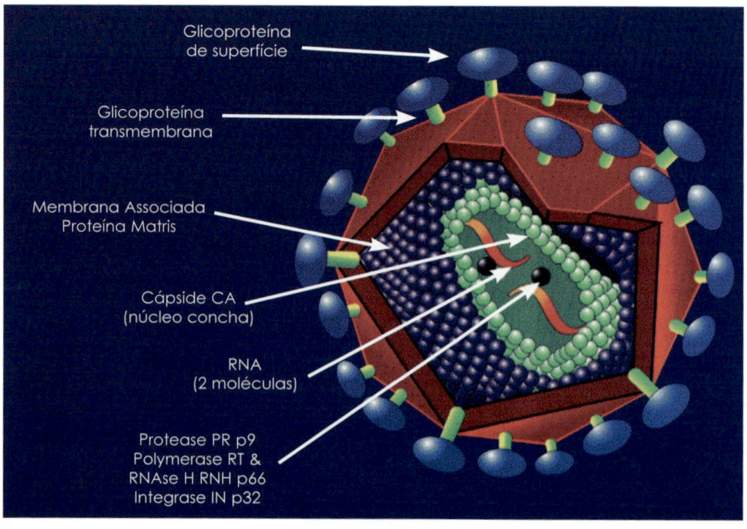

Figura 67.2

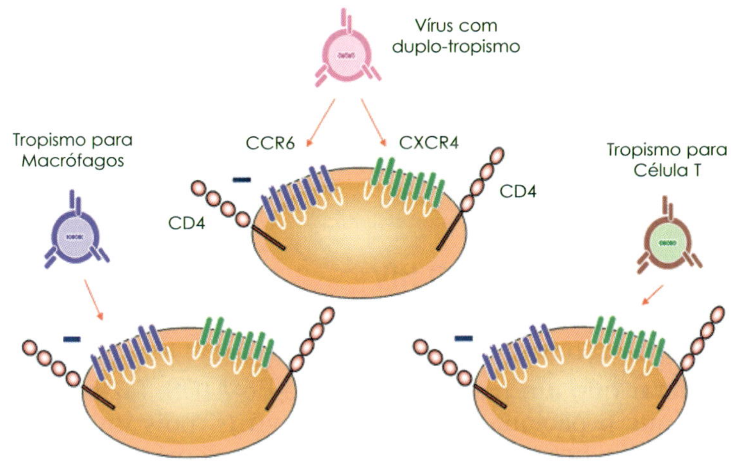

Figura 67.3 – A Infecção da célula-alvo pelo HIV depende de CD4 e receptores de quimoquinas.

Alguns fatores parecem contribuir para a disfunção imune e ativação do processo inflamatório:

- efeitos direto e indireto do vírus e dos produtos virais;
- resposta do hospedeiro à infecção pelo HIV;
- lesões intestinais produzidas pelo HIV levam a translocação microbiana;
- coinfecções com TB;
- drogas antirretrovirais;
- abuso de droga (cocaína);
- replicação residual do vírus, apesar da supressão pelos antirretrovirais (evidente no intestino).

Na fase aguda da infecção, o organismo, naturalmente, ativa a resposta imune. A resposta imune inata é mediada por sensores de células do sistema imune, denominados receptores *toll*. Existem diferenças entre a ativação do sistema imune da infecção pelo HIV e a de outras infecções.

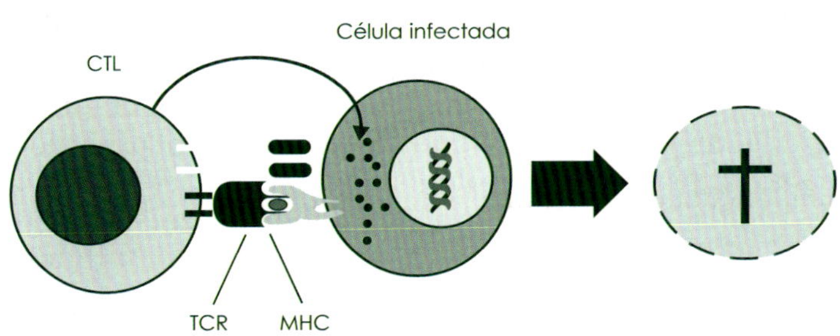

Figura 67.4 – Células T citotóxicas.

- na maioria das doenças infecciosas, inclusive naquelas cujo patógeno persiste de forma indefinida (HCV), a ativação imune diminui drasticamente após a fase aguda;
- na infecção pelo SIV (vírus da imunodeficiência símia) e pelo HIV, a ativação imune persiste durante a fase crônica.

A evolução para progressão da doença parece ser o resultado do balanço entre ativação imune e exaustão imune.

DIAGNÓSTICO DA INFECÇÃO PELO HIV

Não existem grupos de risco, portanto, não devemos nos basear somente nos comportamentos de maior risco para suspeitar que o paciente tem HIV/AIDS.

Antes de considerar que um paciente é doente de AIDS, faz-se necessário o diagnóstico de certeza que o paciente é portador do vírus, pois uma série de infecções comuns na AIDS podem ocorrer em pacientes imunodeprimidos por outras causas. Os exames utilizados rotineiramente são:

- detecção de anticorpos anti-HIV – ELISA, imunofluorescência e teste confirmatório de *western blot*;
- carga viral – RNA plasmático;
- DNA pró-viral.

QUADRO CLÍNICO

Infecção Aguda

Ocorre de 8 a 12 semanas após a infecção pelo vírus e o quadro clínico é constituído de uma síndrome mono-*like* (febre, linfadenopatia, exantema, artralgia, fraqueza). Neste período há uma grande perda de células CD4 e carga viral muito elevada.

Após a infecção aguda existe um período de latência clínica de mais ou menos 7 anos, em que o paciente não apresenta quadro clínico que induza a um diagnóstico de infecção pelo HIV, permanecendo nesse período sem sinais e sintomas.

É importante que o diagnóstico seja feito o mais precoce possível, para que o paciente possa ser acompanhado de forma adequada com determinação de células CD4 e carga viral para eventual tratamento, antes que sintomas compatíveis com a AIDS se estabeleçam. De acordo com a contagem de CD4, existem infecções oportunistas mais prevalentes. Na síndrome da imunodeficiência adquirida (AIDS) os quadros clínicos mais comuns que levam o paciente a procurar o serviço de urgência são:

- pneumonias por *Pneumocistis girovecci* (PCP): quadro de infecção respiratória que deve ser identificado com presteza, pois pode levar a óbito ($PO_2 \downarrow$ + DHL ↑) + Rx e tomografia. Tratamento com cotrimoxasol e corticosteroide;
- neurotoxoplasmose: processo neurológico que se inicia, na maioria das vezes, com sinais de localização, deficiência neurológica, paresias, perdas sensoriais ou confusão mental. Tomografia com lesões simples ou múltiplas com captação de contraste e edema perilesional. Tratamento: sulfadiazina + pirimetamina e corticosteroide;
- candidíase oral e esofágica: paciente refere dificuldade em deglutir e dor retroesternal. Diagnóstico: clínico + endoscopia. Tratamento: anfotericina ou fluconazol.

Esses quadros são a evidência clinica de uma imunodeficiência grave e o paciente deve ser tratado de urgência, porém um plano rápido para tratamento da imunodeficiência deve ser prontamente discutido com o paciente.

A Figura 67.5 apresenta as infecções oportunistas relacionadas à contagem de CD4.

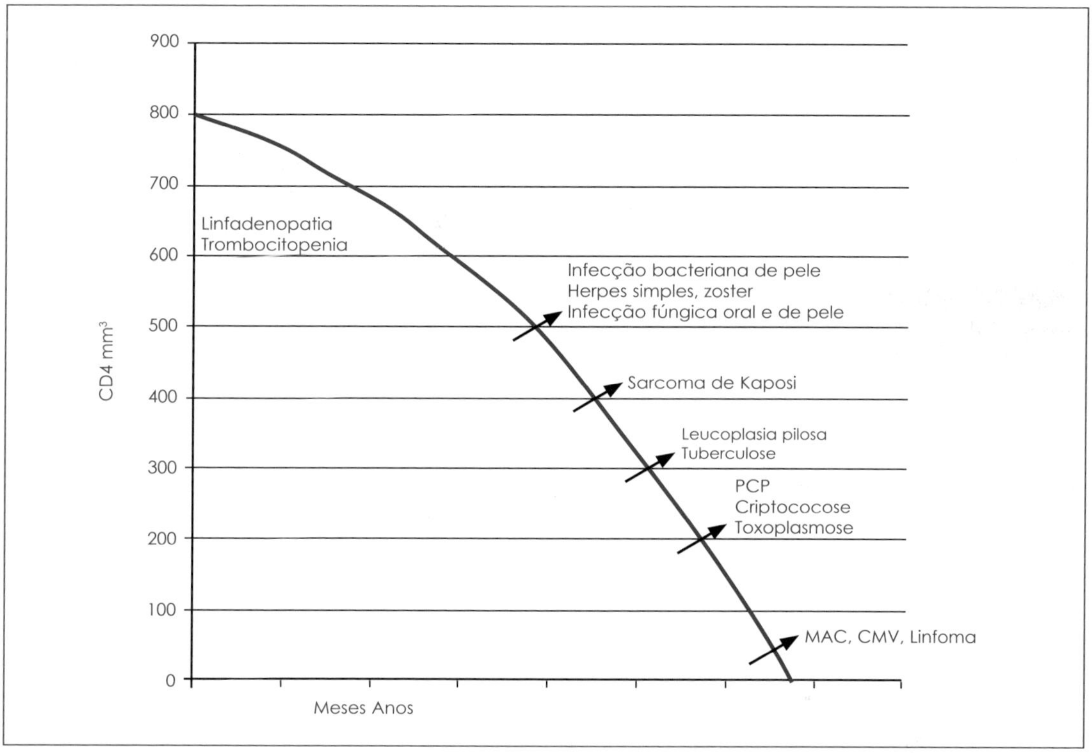

Figura 67.5 – Infecções oportunistas relacionadas ao CD4.

Tratamento Específico AIDS

As novas diretrizes terapêuticas de 2012 para o tratamento da AIDS estão na Tabela 67.1.

Tabela 67.1 – Tratamento antirretroviral	
Assintomáticos com CD4 < 500 céls/mm³	Tratar
Carga viral ≥ 100.000 cópias/mL	Tratar
Sintomáticos Independente da carga viral e CD4	Tratar

BIBLIOGRAFIA CONSULTADA

1. Blanco F. San Román J, Vispo E et al. Management of metabolic complications and cardiovascular risk in HIV-infected patients AIDS Rev. 2010;12(4):231-41.
2. Brasil. Ministério da Saúde. Programa Nacional de DST e AIDS. Recomendações para terapia antirretroviral em adultos infectados pelo HIV - 2008 - Suplemento III - Tratamento e prevenção Brasília - DF 2010.
3. Brasil. Ministério da Saúde. Secretaria de Vigilância em Saúde. Departamento de DST, AIDS e Hepatites Virais. Recomendações para Terapia Antirretroviral em Adultos Infectados pelo HIV - 2008, Suplemento IV: Manejo da Falha Terapêutica – Critérios de Indicação de Etravirina para Pacientes Experimentados em Terapia Antirretroviral. Brasília: Ministério da Saúde, 2010.
4. Smith DK, Neal JJ, Holmberg SD. Unexplained opportunistic infections and CD4+ T-lymphocytopenia without HIV infection. An investigation of cases in the United States. The Centers for Disease Control Idiopathic CD4+ T-lymphocytopenia Task Force. N Engl J Med. 1993;328(6):373-379.
5. Thompson MA, Aberg JA, Hoy JF et al. Antiretroviral treatment of adult HIV infection: 2012 recommendations of the International Antiviral Society-USA panel. AIDS Research Consortium of Atlanta, 131 Ponce de Leon Ave NE, Ste 130, Atlanta, GA 30308, USA. drmt@mindspring.com.

Capítulo 68

Dengue

Mauro José Costa Salles
Ricardo Cantarim Inacio

ETIOLOGIA

A dengue é uma arbovirose (doença viral transmitida por um vetor) que tem como principal transmissor o mosquito *Aedes aegypti*; é causada por um vírus RNA da família Flaviviridae, o vírus da dengue[1]. Existem quatro sorotipos distintos do vírus: DEN-1, 2, 3 e 4; uma vez contaminado com um dos quatro sorotipos, adquire-se imunidade contra o mesmo, podendo ser contaminado pelos outros três sorotipos e apresentar um segundo quadro da doença, geralmente associado a maior gravidade[2-4].

EPIDEMIOLOGIA

O número de casos de dengue se multiplicou por 30 em todo o mundo, disseminando-se por vários países, principalmente nas regiões tropicais, onde vivem 2,5 bilhões de pessoas em áreas de risco de contrair a doença[4]. Estima-se um número de 50 milhões de casos por ano em cerca de 100 países[2,3] (Figura 68.1). Nas décadas de 1960 e 1970, esforços foram feitos para a erradicação e o controle do mosquito vetor nas Américas, o que melhorou o controle dos casos de dengue; após este período, o número de mosquitos voltou a aumentar, com consequente aumento dos casos de doença nas regiões da América Latina, e aumento no número de doenças graves e mortes. No Brasil, há prevalência da circulação dos sorotipos 1, 2 e 3 [2].

CLASSIFICAÇÃO

A maioria dos casos de doença são oligossintomáticos e autolimitados, e erroneamente diagnosticados como resfriados comuns; no entanto, alguns evoluem para quadros de maior gravidade, podendo ou não apresentar hemorragias. Segundo a Organização Mundial da Saúde (OMS), os casos podem ser classificados como[2]:

- dengue clássica;
- dengue hemorrágica:
  - grau I;
  - grau II;
  - grau III; } choque hemorrágico
  - grau IV. }

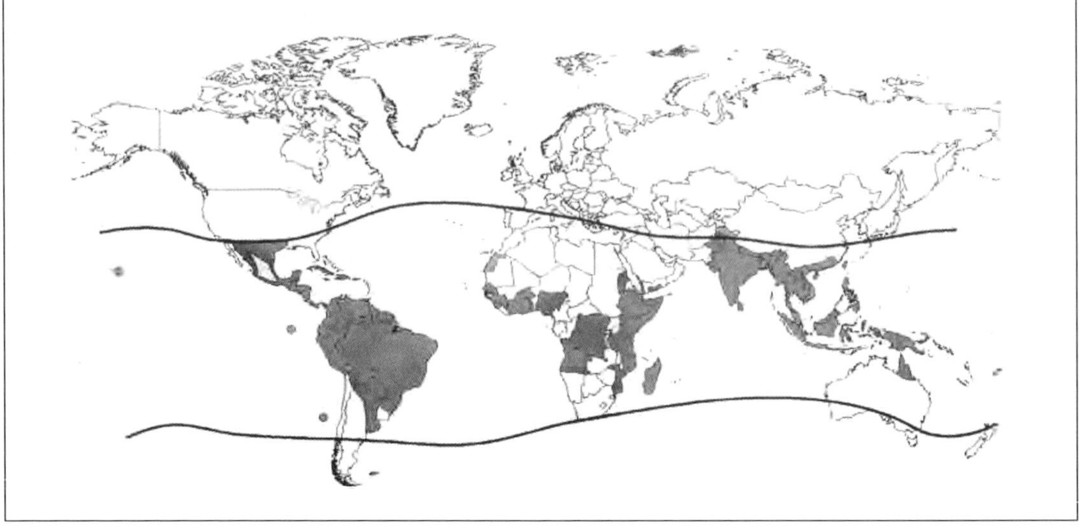

Figura 68.1 – Países/áreas de risco para transmissão de dengue, 2008 (Organização Mundial da Saúde 2009)

PATOGENIA

A transmissão do vírus ocorre através da picada geralmente da fêmea do mosquito *Aedes aegypti*. O período de incubação é de 4 a 10 dias, até o aparecimento dos sintomas. A doença geralmente é oligossintomática, mas em alguns casos pode evoluir para formas graves e que estão associadas a fatores genéticos do hospedeiro, aos extremos de idade, e à presença comorbidades[2].

QUADRO CLÍNICO

A dengue é uma doença autolimitada, de início abrupto e composta por três fases: febril, crítica e convalescente.

- *1ª Fase: Febril:* caracterizada por viremia intensa, febre alta de início abrupto, geralmente por 2 a 7 dias, eritema facial, *rash* cutâneo (50%), mialgia, artralgia, diarreia (48%), cefaleia e dor retro-orbitária e raramente hiperemia conjuntival e odinofagia. Sangramentos podem ocorrer, tais como: petéquias, sangramentos nas mucosas, e quadros mais graves, como metrorragia, hematêmese, melena e hematúria[2,5].
- *2ª Fase: Crítica:* marcada pela diminuição da temperatura corpórea, entre os dias 3 e 7 da evolução natural da doença, associada a aumento da permeabilidade capilar e elevação do hematócrito. Há uma progressiva leucopenia associada à plaquetopenia. Em decorrência do aumento da permeabilidade capilar, pode haver ascite e outros derrames cavitários (pleural e pericárdico). O choque ocorre pelo excessivo extravasamento plasmático através dos capilares. Desta fase, o paciente pode evoluir para fase de convalescença ou evoluir para uma forma grave da doença associada ao choque hemorrágico[2,5].
- *3ª Fase: Convalescença:* se o paciente ultrapassar as primeiras 24-48 h durante a fase crítica, evolui para a fase de convalescença, caracterizada por melhora do apetite e dos sintomas gastrointestinais, estabilização dos parâmetros hemodinâmicos

(pela reabsorção do plasma para o espaço extracelular) e melhora da diurese, além da normalização do número de leucócitos e das plaquetas[2,5].

- *Dengue Grave (Choque Hemorrágico):* dengue grave é caracterizada por: choque e/ou dispneia grave e/ou sangramento importante, como hematêmese, metrorragia, melena e enterorragia e/ou falência de múltiplos órgãos. O choque ocorre devido ao aumento da permeabilidade vascular, que se inicia na fase febril e é mais acentuada na fase crítica da doença. Clinicamente se manifesta com: taquicardia, redução da perfusão periférica e extremidades frias, consequente à vasoconstrição periférica; no início do quadro, a pressão arterial é normal, e com a piora clínica ocorre redução da pressão diastólica, geralmente com pressão sistólica normal. Se o paciente não receber cuidados médicos imediatos e mantiver tempo prolongado de hipoxemia e hipoperfusão tecidual, pode evoluir para falência de múltiplos órgãos e morte. Encefalopatia, cardiopatia, alterações pulmonares e hepatopatias podem ocorrer mesmo na ausência de choque[5]

DIAGNÓSTICO

O diagnóstico é muito importante não somente para a introdução de terapia eficaz, mas também para tomadas de decisões no âmbito de saúde pública local.

Para um diagnóstico correto de dengue são necessários exames laboratoriais, e dependo da fase da doença na qual o paciente se encontra, utiliza-se a pesquisa viral através de técnicas de biologia molecular ou técnicas sorológicas. Até o quarto e o quinto dia do início dos sintomas da doença, o vírus pode ser detectado por técnicas de biologia molecular (fase febril, em que há viremia). A partir deste período a viremia cessa e a técnica sorológica passa a ser o método de escolha para o diagnóstico de dengue. Em pacientes nunca infectados, entre o terceiro e o quinto dia de doença há 50% de positividade para anticorpos do tipo IgM; após o quinto dia, a positividade atinge cerca de 80% e após o décimo dia pode alcançar 99% de positividade. Já os anticorpos da classe IgG podem ser detectados após a primeira semana de doença, com aumento progressivo nos títulos séricos, podendo permanecer positivo por toda a vida do paciente. Em pacientes que já tiveram a doença, o IgG aumenta rapidamente após a reinfecção, mesmo na fase aguda da doença, e permanece com titulação elevada. O IgM, no entanto, pode apresentar valores baixos ou permanecer negativo[2,3,5].

TRATAMENTO

A maioria dos pacientes não necessita de internação hospitalar, sendo a terapia realizada com medicações sintomáticas e fundamentalmente hidratação oral e repouso. Uma parcela dos pacientes, no entanto, evolui com plaquetopenia grave, sangramentos e até choque, necessitando de intervenção médica e tratamento intra-hospitalar; nestes casos, medidas simples podem salvar a maioria dos pacientes. Tais medidas são descritas a seguir.

Reconhecendo o Paciente com Dengue[5]

- Casos suspeitos de dengue: Toda doença febril com no máximo 7 dias de evolução, acompanhada de cefaleia, dor retro-orbitária, mialgia, artralgia e *rash* cutâneo, podendo ou não apresentar sangramentos (epistaxe, gengivorragia, sangramentos conjuntivais, hematomas, metrorragias, hematêmese, melena) em pacientes com epidemiologia positiva (estadia em local de transmissão de dengue nos últimos 15 dias antes de iniciados os sintomas).

Exame Físico

- Geral: Deve-se avaliar o nível de hidratação e os sinais vitais do paciente (pressão arterial, frequência cardíaca, frequência respiratória e temperatura). Avaliar presença de sinais de sangramento.
- Sistema nervoso central: Avaliar sonolência e irritabilidade.
- Sistema cardiovascular: Avaliar pulso periférico (fino ou cheio, ausente ou presente, rápido ou normal). Avaliar perfusão periférica (enchimento capilar menor ou maior que 2 segundos: relação direta com hipoxemia periférica).
- Aparelho respiratório: Avaliar desconforto respiratório, sinais de derrame pleural e congestão pulmonar.
- Abdome: Pesquisar sinais de dor abdominal intensa e ascite.
- Prova do laço: A prova do laço deve ser realizada na triagem, obrigatoriamente, em todo paciente com suspeita de dengue, e que não apresente sangramento espontâneo. A prova do laço deverá ser repetida no acompanhamento clínico do paciente apenas se previamente negativa (Tabela 68.1).

Tabela 68.1 – Orientações para realização da prova do laço (Fonte: Ministério da Saúde – 2011)

Prova do Laço
Verificar a pressão arterial (PA) e calcular o valor médio pela fórmula (PAS + PAD)/2; por exemplo, PA de 100 x 60 mmHg, então 100 + 60 = 160, 160/2 = 80; então a média da pressão arterial será de 80 mmHg
Insuflar o manguito até o valor médio e manter durante 5 minutos nos adultos e 3 minutos em crianças
Desenhar um quadrado com 2,5 cm de cada lado no antebraço e contar o número de petéquias formadas dentro deste espaço; a prova do laço será positiva se houver 20 ou mais petéquias em adultos e 10 ou mais em crianças. Atenção para o surgimento de possíveis petéquias em todo o antebraço, dorso da mão e nos dedos
Se a prova do laço apresentar positividade antes do tempo preconizado para adultos ou crianças, poderá ser interrompida
A prova do laço frequentemente pode ser negativa em pessoas obesas e durante a fase de choque

Classificação de Risco

De acordo com estudos realizados em pacientes com dengue que evoluíram com doença grave, o Ministério da Saúde propôs um fluxograma para classificação destes pacientes nos serviços de urgência, de fácil utilização pelo clínico, e com dados que podem ser obtidos no exame físico[5] Tabela 68.2.

Tabela 68.2 – Classificação de risco de acordo com os sinais e sintomas
Azul: Grupo A – atendimento de acordo com o horário de chegada
Verde: Grupo B – prioridade não-urgente
Amarelo: Grupo C – urgência, atendimento o mais rápido possível
Vermelho: Grupo D – emergência, paciente com necessidade de atendimento imediato

Fonte: Ministério da Saúde. Diretrizes nacionais para prevenção e controle de epidemias de dengue. Brasília-DF, 2009.

Tratamento de acordo com a classificação de risco segundo protocolo do Ministério da Saúde[5].

Grupo A

- Febre por até 7 dias, acompanhada de dois ou mais sinais ou sintomas (cefaleia, prostração, dor retro-orbitária, *rash* cutâneo, mialgia e/ou artralgia), história epidemiológica compatível, sem sinais de alerta, com prova do laço negativa e/ou sem sinais de sangramento espontâneos e sem comorbidades.
- Conduta:
  - Solicitar isolamento viral ou sorologia de acordo com o tempo de doença do paciente, e sempre seguindo orientação da vigilância epidemiológica local.
  - Solicitar hemograma completo: (queda no hematócrito pode indicar hemorragias e hemoconcentração, alteração da permeabilidade capilar e necessidade de hidratação endovenosa imediata; a queda das plaquetas pode indicar inicio de uma evolução grave).
  - Deverá ser encaminhado para acompanhamento ambulatorial e realização de hidratação por via oral. Orientar o uso de medicamentos sintomáticos e evitar medicações à base de ácido acetilsalicílico (AAS) ou anti-inflamatórios não hormonais.

Grupo B

- Febre por até 7 dias, acompanhada de dois ou mais sintomas (cefaleia, prostração, dor retro-orbitária, *rash* cutâneo, mialgia e/ou artralgia), história epidemiológica compatível, presença de sangramento espontâneo visível (hematomas) ou induzível (prova do laço positiva) e paciente com comorbidades ou condições clínicas especiais (lactentes, gestantes, adultos > 65 anos, presença de hipertensão arterial sistêmica ou outras doenças cardiovasculares, diabete melito, doença pulmonar obstrutiva crônica ou outras doenças pulmonares, doenças hematológicas crônicas, doença renal crônica, doenças acido-pépticas, hepatopatias e doenças autoimunes).
- Conduta:
  - Sempre solicitar exames confirmatórios (sorologias ou isolamento viral, dependendo do tempo da doença do paciente).
  - Solicitar hemograma completo: (avaliar hemoconcentração). Se hematócrito estiver dentro dos valores normais, deverá ser encaminhado para o acompanhamento ambulatorial. Se houver hemoconcentração (até 10%), iniciar hidratação

oral supervisionada ou se houver recusa da ingesta ou vômitos, deve-se iniciar hidratação endovenosa com soro fisiológico ou Ringer lactato 40 mL/kg em 4 horas.

Grupo C

- Febre por até 7 dias, acompanhada de dois ou mais sintomas (cefaleia, prostração, dor retro-orbitária, *rash* cutâneo, mialgia e/ou artralgia), história epidemiológica compatível, com a presença de algum sinal de alarme (Tabela 68.3) e com manifestações hemorrágicas presentes ou ausentes.

Tabela 68.3 – Sinais de alerta na dengue (Fonte: Ministério da Saúde – 2009)
Dor abdominal intensa e contínua
Vômitos persistentes
Hipotensão postural e/ou lipotimia
Hepatomegalia dolorosa
Sangramento de mucosa ou hemorragias importantes (hematêmese e/ou melena)
Sonolência e/ou irritabilidade
Diminuição da diurese
Diminuição repentina da temperatura corpórea ou hipotermia
Aumento repentino do hematócrito
Queda abrupta de plaquetas
Desconforto respiratório

- Conduta:
  - Iniciar hidratação endovenosa vigorosa rápida (20 mL/kg nas primeiras 2 horas com soro fisiológico ou Ringer lactato e avaliar os níveis de hematócrito após 2 horas; se não houver retorno aos níveis normais, considerar o paciente no grupo D).
  - Solicitar os seguintes exames: Hemograma completo, albumina sérica, dosagem das transaminases, glicemia, dosagem de ureia, creatinina e eletrólitos, realizar gasometria e exames de imagem para avaliar possíveis derrames intracavitários (ultrassonografia de abdome e radiografia de tórax).
  - Solicitar exames confirmatórios de dengue: Pesquisa viral e/ou a sorologia (dependendo do tempo da doença);
  - Internar o paciente pelo tempo mínimo de 48 horas para observação.

Grupo D

- Febre por até 7 dias, acompanhada de dois ou mais sintomas (cefaleia, prostração, dor retro-orbitária, *rash* cutâneo, mialgia e/ou artralgia), história epidemiológica compatível com dengue e presença de sinais de choque, desconforto respiratório ou disfunção grave de órgãos (Tabela 68.4), com manifestações hemorrágicas presentes ou ausentes.

Tabela 68.4 – Sinais de choque (Fonte: Ministério da Saúde: 2009)
Choque
Pressão arterial convergente (PA diferencial < 20 mmHg)
Extremidades frias, cianose
Pulso rápido e fino
Enchimento capilar lento (maior que 2 segundos)
Hipotensão arterial

- Conduta:
  - Hidratação endovenosa vigorosa rápida (20 mL/kg em até 20 minutos e repetir até por três vezes se necessário).
  - Internação hospitalar em unidade de terapia intensiva.
  - Solicitar exames: Hemograma completo, albumina sérica, dosagem das transaminases, glicemia, dosagem de ureia, creatinina e eletrólitos, realizar gasometria e exames de imagem (radiografia de tórax, ultrassonografia de abdome e ecocardiograma).
  - Solicitar exames confirmatórios de dengue: Isolamento viral ou sorologia (dependendo do tempo da doença).
  - Para pacientes com resposta adequada à hidratação inicial, considerá-los no grupo C e acompanhá-los por mais 48 horas. Se houver resposta inadequada, com hematócrito em ascensão e choque, utilizar expansores plasmáticos, com albumina a 5% (a cada 100 mL de solução utilizar 25 mL de albumina a 20% e 75 mL de soro fisiológico a 0,9%). Na falta desta, utilizar coloides sintéticos, na velocidade de 10 mL/kg/hora. Para hematócrito em queda e choque, investigar hemorragias e coagulopatias de consumo (se houver hemorragia, transfundir concentrado de hemácias e se houver coagulopatia de consumo, avaliar a necessidade de iniciar a transfusão de plasma, vitamina K e crioprecipitados: 1 U para cada 5-10 kg de peso).

É muito importante salientar que, nos casos de pacientes dos grupos B, C e D, deve-se notificar o caso para a vigilância epidemiológica o mais rápido possível.

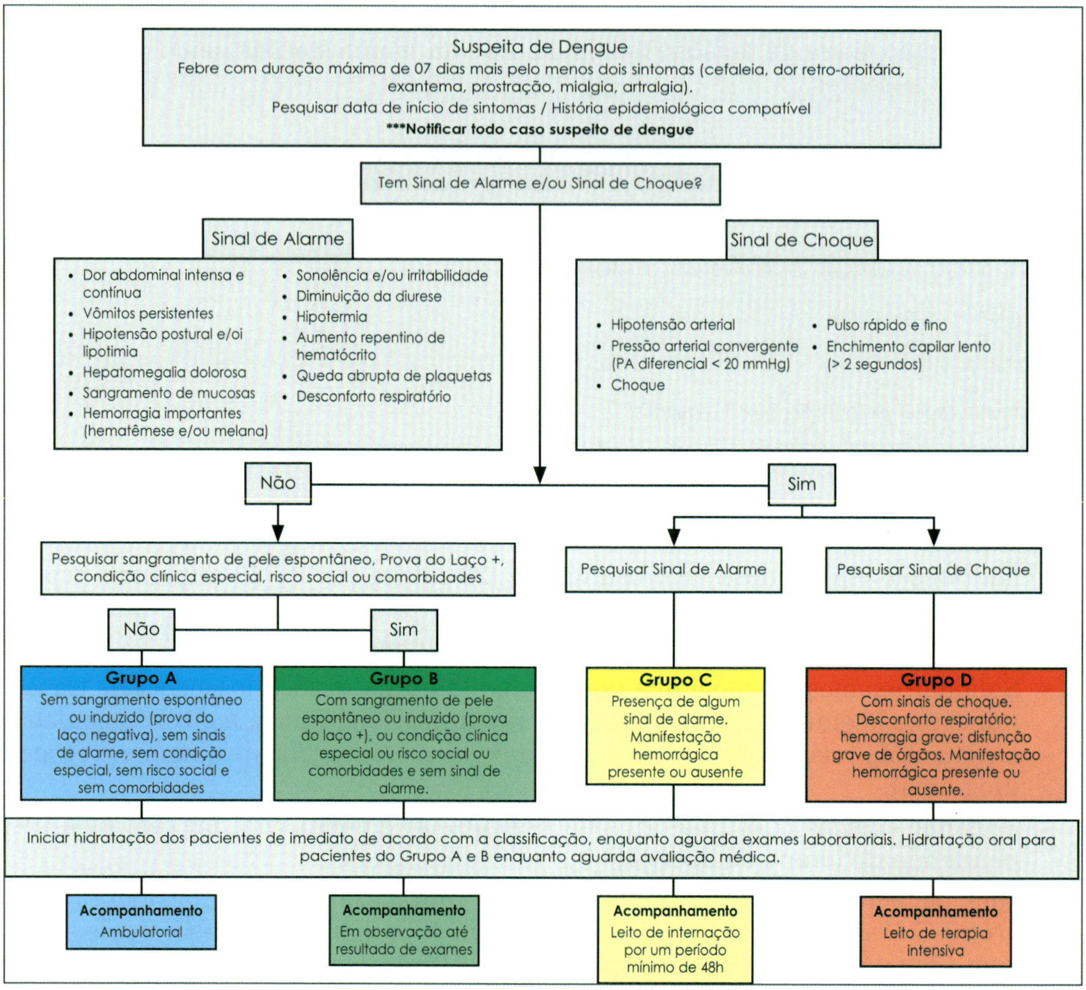

Figura 68.2 – Fluxograma para classificação de risco da dengue (Fonte: Ministério da Saúde: 2011).

REFERÊNCIAS BIBLIOGRÁFICAS

1. WHO. Dengue: Guideline for diagnosis, treatment, prevention and control. New Edtion 2009. World Health Organization.
2. Brasil. Dengue: Diagnóstico e manejo clínico Adulto e Criança. 4° edição. Ministério da Saúde, 2011.
3. Gulati S, Naheshwari. Dengue fever-like illnesses: How different are they from each other?. Scandinavian Journal of Infectious Diseases. 2012;44:522–530.3.
4. Simmons CP, Farrar JJ, Vinh Chau NV, Wills B. Dengue, Currents Concepts. The New England Journal of Medicine, 2012;366:1423-32.
5. Racloz V, Ramsey R, Tong S, Hu W. Surveillance of Dengue Fever Virus: A Review of Epidemiological Models and Early Warning System. Plos. Neglected Tropical Diseases. May 22, 2012: Issue 5;e1648.
6. Meltzer E. Arboviruses and Viral Hemorragic Fever. Infectious Disease Clinical of North America. 2012;26:479-496.
7. Misra UK, Kalita J. Syam UK, Dhole TN. Neurological manifestations of dengue virus infections. Journal of Neurological Sciences. 2006;244: 117-122.

Capítulo 69

Celulite

Rodrigo Contrera do Rio

CONCEITO

Calor, rubor, edema e dor. Qual médico nunca ouviu tal sequência de sinais e sintomas para descrever uma celulite. Entretanto, nem sempre a referida tétrade se encontra presente nos pacientes e, mais do que isso, em muitos casos estes achados ao exame físico correspondem a outras doenças. Entende-se por celulite uma infecção que compromete a pele e o tecido celular subcutâneo, portanto mais profunda que as erisipelas, causada por diferentes agentes etiológicos e de variável morbimortalidade, a depender do patógeno e das doenças de base do indivíduo acometido.

ETIOLOGIA

Os *Streptococcus* do grupo A e os *Staphylococcus aureus* são os agentes causadores mais comuns, embora a infecção possa ser causada por outros agentes Gram-positivos, por bacilos Gram-negativos não fermentadores de glicose, como *Pseudomonas aeruginosa* e *Acinetobacter baumannii* e até mesmo por fungos. Em alguns casos, sobretudo em pacientes diabéticos e com doenças vasculares periféricas, a infecção pode ser polimicrobiana, exigindo terapêutica de maior espectro, como será discutido adiante.

PATOGENIA

Embora a maior parte das celulites ocorra nos membros inferiores, qualquer parte do corpo está suscetível a esta infecção. As celulites de acometimento periorbital e de face merecem especial atenção, pelo risco aumentado de complicações, como tromboses venosas e acometimento do sistema nervoso central, dada a proximidade destas estruturas. A condição básica para que a doença ocorra é a chamada quebra de barreira da pele. Quando, seja por um trauma prévio (laceração, abrasão), seja por uma lesão de pele precedente (furúnculos, úlceras, ferimentos puntiformes, picadas de insetos), há a quebra da integridade da pele, os agentes patogênicos penetram no tecido celular cutâneo e subcutâneo e iniciam a sequência de eventos inflamatórios que resultam na infecção.

Em geral, a resposta inflamatória desencadeada leva de 12 a 36 horas para se manifestar visivelmente com os sintomas descritos no início deste capítulo, sendo que uma característica importante que difere as celulites das erisipelas é a maior dificuldade em determinar a extensão da lesão, posto que a erisipela é uma infecção mais superficial e, portanto, de mais fácil delimitação. Linfedemas ou linfangites, assim como úlceras venosas, vasculopatias, queimaduras e pés diabéticos são condições que elevam o risco de celulites de repetição.

Atentar ainda para as celulites que surgem após procedimentos cirúrgicos, como nas infecções de sítio cirúrgico, após radioterapia e nos usuários de drogas injetáveis, pois nestes casos os agentes etiológicos podem ser aqueles encontrados nas unidades hospitalares, como bactérias multirresistentes, como o *Staphylococcus aureus* meticilino-resistente (MRSA) e Gram-negativos multirresistentes. Também não é incomum em nosso meio a admissão de pacientes que autoinjetam substâncias tóxicas em tecido subcutâneo, como anabolizantes e até mesmo silicone industrial, acarretando graves e profundas infecções, das quais a celulite é uma delas.

PROPEDÊUTICA E QUADRO CLÍNICO

O que motiva a procura do atendimento médico de um paciente com celulite nem sempre é a visualização imediata da doença. Sintomas inespecíficos como prostração, adinamia e febre podem preceder o surgimento dos achados clássicos de calor, rubor, dor e edema da área acometida. A anamnese deve atentar para o histórico de ferimentos, picadas ou lesões que possam representar quebras de barreira e portas de entrada de patógenos, bem como avaliar os antecedentes pessoais de imunossupressão, diabetes, vasculopatias, cirurgias prévias, linfangites e quaisquer outras condições que possam agravar ou predispor a infecção.

O exame físico em geral evidencia o local anatômico de acometimento com edema, elevação da temperatura, vermelhidão e dor local, podendo alguns destes sintomas estar ausentes nos quadros iniciais, lembrando sempre que a celulite é uma infecção mais profunda que uma erisipela e menos profunda que uma fascite ou uma miosite. Tal característica anatômica faz com que, embora a delimitação da mesma seja mais difícil que a de uma erisipela, deve-se esperar o encontro dos sinais de hiperemia, edema e calor, diferentemente das outras infecções mais profundas, onde muitas vezes o único sintoma relatado pelo paciente é a dor no local acometido, sem manifestações externas visíveis.

De acordo com as características dos agentes etiológicos principais, tanto os *Staphylococcus* quanto os *Streptococcus* são organismos virulentos, com capacidade de produzir exotoxinas causadoras de lesões esfoliativas, o que pode corresponder a síndromes do choque tóxico e da pele escaldada, diagnósticos diferenciais de celulites e erisipelas.

DIAGNÓSTICO

O diagnóstico das celulites é eminentemente clínico, baseado em adequada anamnese e exame físico acurado. Os exames complementares prestam-se mais ao acompanhamento do tratamento do que ao diagnóstico. Os achados clássicos do exame físico já descrito devem seguir-se da orientação terapêutica, a qual não deve ser postergada à espera de um exame de imagem ou de uma cultura de tecido profundo ou de hemoculturas, que pouco trarão benefício nestas situações.

Os exames laboratoriais solicitados mais comumente são o hemograma e a dosagem de provas de atividade inflamatória, como a proteína C-reativa (PCR). Nestes exames em geral encontra-se leucocitose, com ou sem bastonetose, bem como elevação do PCR, que pode variar muito dependendo da capacidade de resposta inflamatória do indivíduo. Uma PCR baixa ou um hemograma sem leucocitose não necessariamente representam uma infecção mais branda, podendo assim se apresentar, por exemplo, em doentes com algum grau de imunossupressão (como naqueles em tratamento com quimioterapias causadoras de neutropenia, por exemplo), assim como exames muito alterados podem ocorrer em pacientes clinicamente estáveis.

Os exames de imagem, como a ultrassonografia ou a tomografia computadorizada de partes moles não são diagnósticos, ficando reservados para os casos em que a suspeita seja de uma infecção mais profunda, como as fascites e as miosites. As hemoculturas têm baixos índices de positividade nestas infecções e, embora possa haver disseminação hematogênica dos agentes etiológicos, a positividade destes exames em geral não ultrapassa os 5% nas celulites comunitárias. A cultura de tecidos profundos nestas infecções só está indicada quando da suspeita de infecções de sítio cirúrgico em doentes previamente manipulados e hospitalizados, pois nestes casos a suspeita de infecção relacionada à assistência à saúde sugere presença de patógenos multirresistentes, cujo isolamento e antibiograma permitirá a adequação terapêutica. Fora desta situação, não deve ser indicada. Demais exames, como ureia, creatinina, TGO, TGP, eletrólitos, são de maior utilidade no acompanhamento de possíveis efeitos colaterais das drogas antimicrobianas que serão instituídas no tratamento.

São diagnósticos diferenciais das celulites condições infecciosas e não infecciosas. Dentre as condições infecciosas, encontram-se as fascites necrosantes, as gangrenas gasosas e as erisipelas, cujas diferenças relacionadas à profundidade de acometimento já foram explanadas. Dentre as causas não infecciosas, encontram-se as respostas alérgicas às picadas de insetos, as reações adversas a drogas, as urticárias, o angioedema, crises de gota, tromboflebites, linfedemas sem infecção cutânea, edemas de partes moles relacionados a cardiopatia ou nefropatia, doenças inflamatórias, doença de Kawasaki, síndromes paraneoplásicas, entre outras.

TRATAMENTO

O tratamento das celulites passa pela necessidade da antibioticoterapia. Embora existam diversas medidas adjuvantes para conforto do doente, que variam do repouso à profilaxia para eventos trombóticos, a base do tratamento é a escolha adequada e introdução precoce do antibiótico. Quando se fala em escolha adequada, uma série de questionamentos deve ser feita pelo médico. O primeiro deles é determinar as indicações de internação e quais pacientes podem ser tratados domiciliarmente. Pacientes com comorbidades descompensadas (como o diabetes) e imunossuprimidos, ou com sinais de sepse (taquicardia, taquipneia, febre ou hipotermia e leucocitose, com foco infeccioso definido) devem ser internados. Aqueles com lesões pequenas e imunocompetentes devem preferencialmente ser tratados em casa com antibióticos orais.

Como estamos lidando com uma doença de diagnóstico puramente clínico e que quase sempre não terá seu tratamento direcionado por culturas, a terapêutica empírica deverá basear-se nos agentes etiológicos principais (o que obrigatoriamente passa pela necessidade de drogas com ação contra Gram-positivos), em algum aspecto da anamnese e do exame físico que indique a presença de uma infecção polimicrobiana ou nosocomial (o que exigirá uma terapêutica de amplo espectro) e na escolha do antibiótico analisando os princípios de farmacocinética e farmacodinâmica, eventos adversos, espectro de ação, indução de resistência e custo.

Há um princípio na infectologia que diz não haver droga antimicrobiana ideal (que supostamente seria de excelente penetração tecidual e biodisponibilidade, isenta de eventos adversos, pouco indutora de resistência, com amplo espectro de ação e além de tudo, barata). Dessa forma, para a adequação terapêutica devemos considerar as condições clínicas do doente e de sua patologia. Em geral, os tecidos acometidos pelas celulites, devido ao edema e às próprias comorbidades do paciente (linfedemas, vasculopatias, diabetes), oferecem certa dificuldade à chegada das drogas em quantidades adequadas, o que exige antibióticos que preferencialmente tenham baixo peso molecular e boa capacidade de concentração e difusão tecidual.

Somado a isso, a necessidade do uso de drogas com ação antiestafilocócica e antiestreptocócica, as drogas de primeira escolha para o tratamento destas infecções continuam sendo os betalactâmicos, representados pelas penicilinas e cefalosporinas, principalmente (as doses citadas a partir deste momento referem-se a pacientes adultos, com mais de 70 kg de peso e com função renal normal). São drogas indicadas a penicilina cristalina, na dose de 3 a 4 milhões de unidades intravenosas (IV) de 4 em 4 horas, a oxacilina 2 g IV de 4 em 4 horas ou cefalosporinas de terceira ou quarta geração, como o ceftriaxone 1 g IV de 12 em 12 horas, o ceftazidime 1 g IV de 8 em 8 horas ou o cefepime 2 g IV de 12 em 12 horas.

Faz-se importante neste momento reiterar que a oxacilina é a droga de primeira escolha contra *Staphylococcus* meticilino-sensíveis (MSSA). Outros betalactâmicos importantes como opções terapêuticas no paciente internado são amoxicilina-clavulanato 500 mg a 1 g IV de 8 em 8 horas ou piperacilina-tazobactam 4,5 g IV de 8 em 8 horas. Para o tratamento domiciliar são indicações a amoxicilina-clavulanato 500 mg via oral de 8 em 8 horas ou 875 mg IV de 12 em 12 horas ou o cefadroxil 500 mg via oral de 12 em 12 horas.

Em diversas situações orienta-se o uso de uma droga com ação sinérgica com os betalactâmicos, para os pacientes internados, sendo a gentamicina uma opção para curto intervalo de tempo, não devendo exceder 5 dias de uso, na dose máxima de 240 mg IV uma vez ao dia. Nos casos de maior gravidade está indicado o uso de carbapenêmicos, como o imipenem, na dose de 500 mg IV de 6 em 6 horas, sobretudo nos doentes em choque séptico, bem como a associação de drogas com ação contra Gram-positivos multirresistentes, que discutiremos a seguir.

Com o aumento do número de pacientes com infecções nosocomiais por germes Gram-positivos multirresistentes, algumas drogas ganharam espaço na terapêutica das infecções de pele e partes moles, como as oxazolidinonas (linezulide), as glicilciclinas (tigeciclina) e a daptomicina. Todas estas drogas têm em comum o fato de serem efetivas contra infecções por Gram-positivos multirresistentes, como os MRSA, os *Staphylococcus* com resistência intermediária ou total aos glicopeptídeos, os *Enterococcus* resistentes à vancomicina e os *Streptococcus* resistentes à penicilina, germes que podem estar implicados nas celulites em pacientes hospitalizados e submetidos a procedimentos cirúrgicos. Também têm em comum o seu alto custo, o que faz com que devam ser utilizadas criteriosamente.

Algumas drogas, como as quinolonas e a clindamicina, são opções nos casos de infecções em extremidades de pacientes diabéticos e com insuficiências venosas, não sendo consideradas a primeira linha terapêutica para tratamento das celulites comunitárias, salvo contraindicações ao uso dos betalactâmicos.

Por fim, o uso da penicilina benzatina não deve ser indicado como terapia usual no tratamento das celulites. Por tratar-se de droga de depósito, de uso intramuscular, seu uso deve ficar reservado para os casos em que se adota a profilaxia com doses mensais em pacientes com linfedemas crônicos, com erisipelas e celulites de repetição.

BIBLIOGRAFIA CONSULTADA

1. Boucher H, Miller LG, Razonable RR. Serious Infections Caused by Methicillin-Resistant Staphylococcus aureus. Clinical Infectious Diseases. 2010;51(S2):S183-S197.
2. Correa L, Wey SB. Infecção de pele e partes moles.In Infectologia, guia de medicina ambulatorial e hospitalar da UNIFESP. 2006. Cap. 8. p.111-121.
3. Dryden SM. Linezolid pharmacokinetics and pharmacodynamics in clinical treatment. J Antimicrob Chemother. 2011;66(Suppl 4):iv7-iv15.
4. Florescu I, Beuran M, Dimov R, et al. Efficacy and safety of tigecycline compared with vancomycin or linezolid for treatment of serious infections with methicillin-resistant Staphylococcus aureus or vancomycinresistant enterococci: a phase 3-multicentre, double-blind, randomized study. J Antimicrob Chemother. 2008;62(suppl 1):i17-28.
5. Pasternack MS, Swartz MN. Cellulitis, necrotizing fasciitis and subcutaneous tissue infections, in Mandell, Douglas and Bennet's Principles and Practice of Infectious Diseases, 7th ed. Philadelphia: Ed. Churchill Livingstone; 2010. Cap. 90. p.1289-1299.
6. Tavares W. Antibióticos e quimioterápicos para o clínico. 2ª edição. São Paulo: Ed. Atheneu; 2009.

Capítulo 70

Esquistossomose

Perla Oliveira Schulz

INTRODUÇÃO

Doença parasitária causada pelo trematódeo *Schistosoma mansoni*, cujas formas adultas habitam os vasos mesentéricos do hospedeiro definitivo e as formas intermediárias se desenvolvem em caramujos gastrópodes aquáticos do gênero *Biomphalaria*. Trata-se de uma doença, inicialmente assintomática, que pode evoluir para formas clínicas extremamente graves e levar o paciente ao óbito. A magnitude de sua prevalência, associada à gravidade das formas clínicas e a sua evolução, conferem à esquistossomose uma grande relevância como problema de saúde pública.

EPIDEMIOLOGIA

É uma das parasitoses de maior distribuição mundial, com cerca de 600 milhões de pessoas expostas e 200 milhões de infectados em 76 países. O Brasil constitui uma das mais importantes zonas de distribuição no mundo, estimando-se 6 a 7 milhões de pessoas infectadas. Dezenove estados brasileiros apresentam áreas endêmicas da doença (Figura 70.1).

A forma hepatoesplênica ocorre em 7% dos indivíduos infectados em áreas endêmicas (cerca de 500.000 brasileiros), regiões em que a mortalidade devida à infecção atinge 600 casos/ano. A faixa etária de maior incidência da doença é dos 10 aos 40 anos.

TRANSMISSÃO E EVOLUÇÃO DA INFECÇÃO

O ciclo evolutivo do *S. mansoni* ocorre em dois hospedeiros, o definitivo e os hospedeiros intermediários.

Hospedeiro Definitivo

O homem é o principal hospedeiro definitivo e nele o parasita apresenta a forma adulta, reproduz-se sexuadamente e, por meio da eliminação dos ovos do *S. mansoni* no ambiente, através das fezes, promove a contaminação das coleções hídricas.

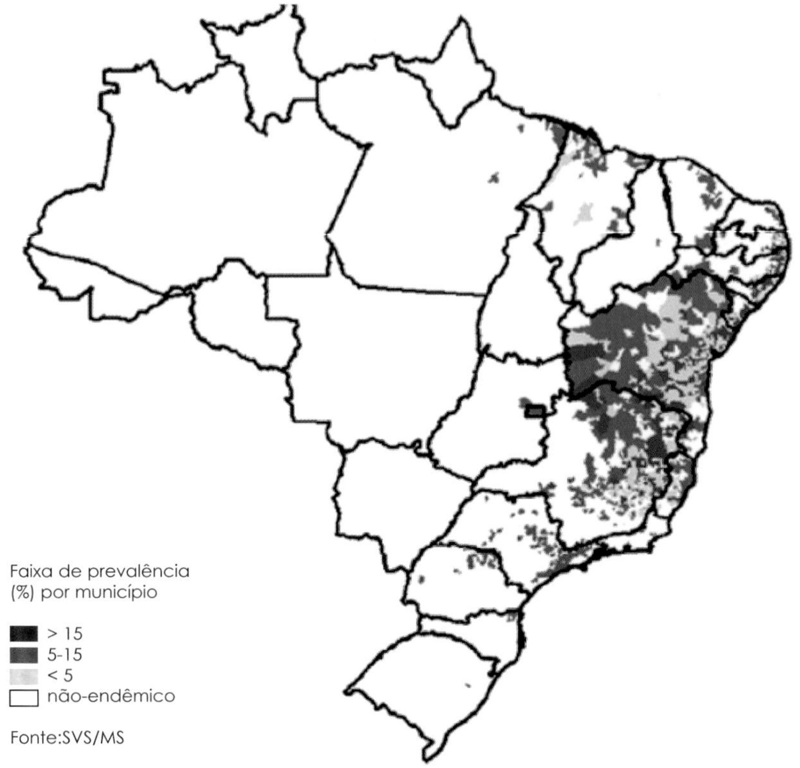

Figura 70.1 – Áreas endêmicas e focais da esquistossomose no Brasil, 2008.

Os primatas, marsupiais (gambá), ruminantes, roedores e lagomorfos (lebres e coelhos), são considerados hospedeiros permissivos ou reservatórios, porém, não está clara a participação desses animais na transmissão e epidemiologia da doença, apesar da capacidade de todos em eliminar ovos nas fezes.

Hospedeiro Intermediário

O ciclo biológico do *S. mansoni* depende da presença do hospedeiro intermediário no ambiente. Os caramujos gastrópodes aquáticos, hermafroditas, pertencentes à família Planorbidae e gênero *Biomphalaria*, são os organismos que possibilitam a reprodução assexuada do helminto, e eles habitam coleções de água doce com pouca correnteza ou parada. No Brasil, as espécies *Biomphalaria glabrata*, *Biomphalaria straminea* e *Biomphalaria tenagophila* estão envolvidas na disseminação da esquistossomose. Há registros da distribuição geográfica das principais espécies em 25 estados, localizados, principalmente, nas regiões Nordeste, Sudeste e Centro-Oeste.

Ciclo Evolutivo

Os ovos do parasita eliminados com as fezes, quando em contato com a água doce, liberam os miracídios, embriões ciliados com meia-vida de 5-24 horas, que nadam ativamente até encontrar seu hospedeiro intermediário, penetrando pelas partes moles expostas. No caramujo, os miracídios se transformam em esporocistos primários e posteriormente em secundários. Após 20 a 30 dias, principalmente no horário das 11 às 17 horas, inicia-se a eliminação dascercárias, larvas com cauda bifurcada, infectantes para o homem. Estas têm sobrevida máxima de 3 dias, e ao encontrarem o hospedeiro definitivo, penetram a pele ou mucosas, em 2-15 minutos.

Após a infecção, as cercárias perdem a cauda, transformando-se nos esquistossômulos, que migram, via circulação sanguínea e linfática, até atingir o coração e em seguida os pulmões, entre o primeiro e o terceiro dia. Em torno do sexto dia começa a migração para o fígado, através da circulação, e neste órgão permanecem no sistema porta intra-hepático até a maturação completa, cerca do trigésimo dia, quando se acasalam e migram para as veias mesentéricas, nos seus ramos mais finos, ao nível da submucosa intestinal, fase em que se inicia a postura de ovos, reiniciando-se então o ciclo (Figura 70.2).

Entre a penetração das cercárias no homem e a eliminação de ovos pelas fezes, decorrem cerca de 45-60 dias. A postura é feita principalmente ao nível do reto e sigmoide, podendo, porém, ocorrer em toda a extensão do intestino delgado e grosso. Cada fêmea do *S. mansoni* produz em torno de 300 ovos/dia e, destes, estima-se que 25 a 30% são eliminados nas fezes, o restante ficando retido nos tecidos dos intestinos e no fígado, e excepcionalmente em outros órgãos.

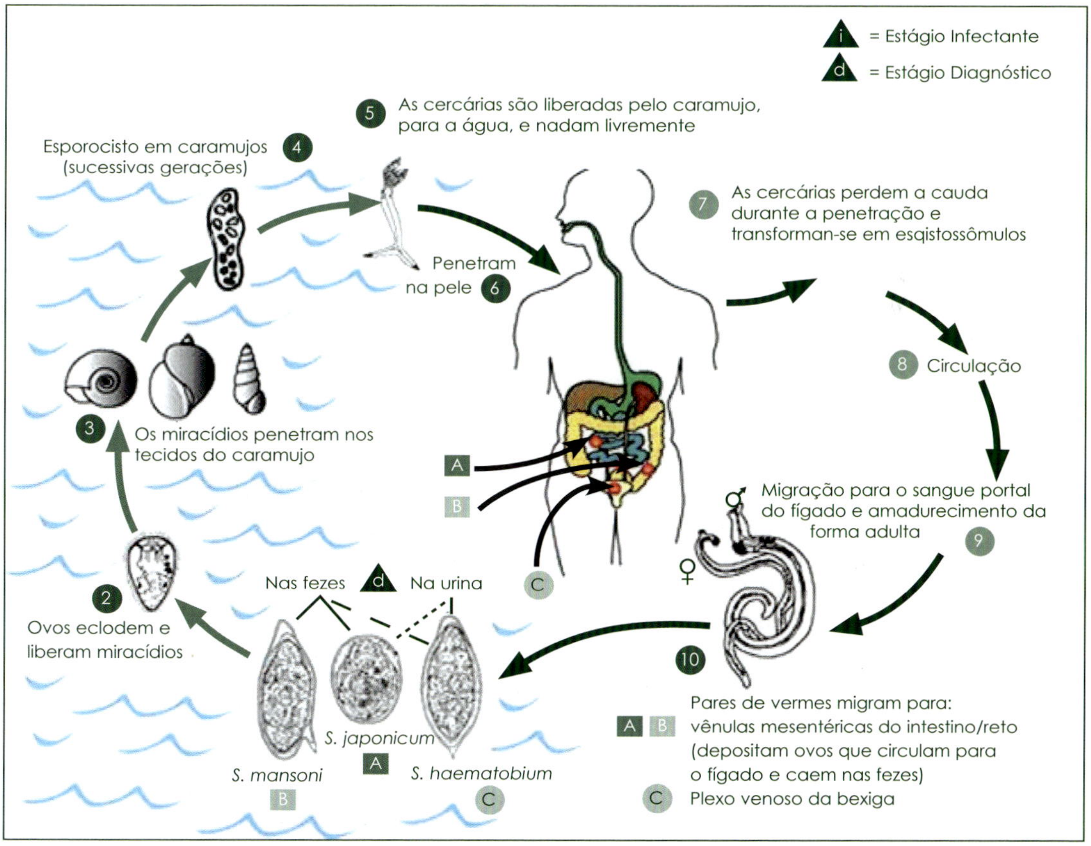

Figura 70.2 – Ciclo evolutivo do *S. mansoni*.

Transmissão

O homem infectado pode eliminar ovos viáveis de *S. mansoni* a partir de 5 semanas após a infecção e por um período de 6 a 10 anos, podendo chegar até mais de 20 anos. Quanto aos hospedeiros intermediários, eles começam a eliminar cercárias após 4 a 7 semanas da infecção pelos miracídios. Os caramujos infectados eliminam cercárias por toda a vida, que é aproximadamente de 1 ano.

PATOGÊNESE

Na gênese das lesões hepáticas causadas pela esquistossomose mansônica, o papel primordial cabe aos ovos do parasita, que representam carga antigênica quantitativamente grande e contínua sobre o fígado. As lesões causadas pelo verme morto são autolimitadas pelo seu pequeno número, apesar de serem exuberantes pelo seu grande tamanho.

Os ovos promovem extensa embolização dos finos ramos portais, levando à dilatação a montante dos ramos proximais maiores da árvore portal, determinando a abertura de colaterais ao longo desses ramos. Além disso, os ovos ganham acesso a essas colaterais, gerando uma extensa reação granulomatosa e finalmente fibrose em torno desses canais (fibrose periportal ou fibrose de *Symmers*). A gênese das lesões descritas depende de uma elevada carga de ovos chegando ao fígado, e por isso a forma hepatoesplênica ocorre apenas em áreas de mais alta endemicidade, com hospedeiros intermediários mais "eficientes", e em indivíduos sujeitos a reinfecções.

FATORES IMUNOLÓGICOS

O estado imunológico do hospedeiro constitui outro grande fator controlador da infecção, pois o sistema imune é diretamente relacionado à persistência do parasito no hospedeiro, ao desenvolvimento da doença, principalmente da fibrose hepática, e à resistência parcial contra a infecção e reinfecção.

A doença causada pelo *S. mansoni* é principalmente resultado da reação granulomatosa do hospedeiro contra os ovos depositados nos órgãos, principalmente o fígado e intestino. O granuloma é uma reação de proteção do hospedeiro aos antígenos do ovo e do miracídio, bloqueando a disseminação desses antígenos e prevenindo danos celulares, sendo uma reação de hipersensibilidade tardia, mediada por células T, CD4+. Algumas vezes esse processo se torna acentuado, ocorrendo a produção de fibrose hepática.

A modulação dessa resposta granulomatosa é dependente das linhagens de linfócitos T e do balanço das citocinas liberadas, quer do tipo Th1 (IL-2. IL-12, interferon-gama), quer do tipo Th2 (IL-4, IL-5, IL-10, IL-13). Pacientes assintomáticos e com forma intestinal têm altos níveis de IL-10, enquanto os portadores de forma aguda grave e forma hepatoesplênica têm baixos níveis desta interleucina.

A resistência imune adquirida se desenvolve lentamente, após meses de exposições repetidas ao parasita, nas áreas endêmicas. Isto porque há lento desenvolvimento de anticorpos protetores, principalmente da classe IgE, promovendo imunidade protetora, que é fundamental na estabilização da carga parasitária. Por isso observa-se reinfecção mais acentuada e precoce em crianças que nos adultos, já que essa resistência, em grau variável, faz com que grande parte das pessoas continuamente expostas não desenvolva infecções com grandes cargas parasitárias.

Os vermes vivos causam poucos efeitos patológicos, mas secretam diversos antígenos, podendo, em alguns pacientes, formar complexos antígeno-anticorpos que são responsáveis por algumas alterações patológicas, como as manifestações da forma aguda, as glomerulopatias e a artropatia.

FATORES GENÉTICOS

Os indivíduos negros são mais resistentes ao desenvolvimento da forma hepatoesplênica. Há relatos de maior ocorrência desta forma da doença também em grupo sanguíneo A do sistema ABO e em indivíduos com antígenos A1 e B5 do sistema de histocompatibilidade (HLA). Ainda, diversos pesquisadores descreveram a ocorrência familiar da forma hepatoesplênica.

QUADRO CLÍNICO

O espectro clínico da esquistossomose é muito amplo, podendo variar desde a forma assintomática até as formas graves de acometimento hepático e extra-hepático. A evolução clínica depende da resposta imunológica do hospedeiro à invasão, ao amadurecimento e à oviposição do verme. A maioria das pessoas infectadas pode permanecer assintomática, dependendo da intensidade da infecção. Clinicamente, a esquistossomose pode ser classificada em fases aguda e crônica.

Fase Aguda

Corresponde à penetração das cercárias através da pele. As manifestações clínicas são secundárias a uma resposta imunoalérgica, sendo mais intensas nos indivíduos hipersensíveis e nas reinfecções. As formas agudas podem ser assintomáticas ou sintomáticas.

- **Assintomáticas** – nas áreas endêmicas, onde geralmente o primeiro contato com o verme ocorre na infância. Na maioria dos portadores, a doença é assintomática, passa despercebida e pode ser confundida com outras doenças dessa idade. Exames laboratoriais demonstram eosinofilia e ovos viáveis de *S. mansoni* nas fezes.
- **Sintomáticas** – em indivíduos adultos que migram para áreas endêmicas, com contato esporádico ao foco de infecção. A dermatite cercariana corresponde à fase de penetração das larvas (cercárias) através da pele. Caracteriza-se por micropápulas eritematosas e pruriginosas, semelhantes a picadas de inseto e eczema de contato, e pode durar até 5 dias após a infecção. A forma aguda grave pode ocorrer após 3 a 7 semanas de exposição, e é caracterizada por alterações gerais como: linfadenomegalias, febre, cefaleia, anorexia, dor abdominal, tosse seca, dispneia, diarreia, náuseas, vômitos, graus variados de acometimento renal e hepatoesplenomegalia. Exames laboratoriais demonstram leucocitose com eosinofilia, hipergamaglobulinemia policlonal e VHS aumentado.

Fase Crônica

Os sintomas iniciam-se a partir dos 6 meses após a infecção, podendo durar vários anos. As manifestações clínicas variam, a depender da localização e carga parasitária, da capacidade de resposta imunológica do indivíduo ou do tratamento instituído. Apresenta-se nas seguintes formas:

- *hepatointestinal* – caracteriza-se pela presença de diarreia periódica, por vezes mucossanguinolenta, desconforto abdominal e epigastralgia. Ao exame físico, o paciente apresenta fígado palpável, com nodulações que correspondem a áreas de fibrose de *Symmers*. Na ultrassonografia, verifica-se a presença de fibrose hepática, moderada ou intensa;
- *hepatoesplênica compensada* – a característica fundamental desta forma é a presença de hipertensão portal, levando à esplenomegalia e ao aparecimento de varizes no esôfago. Os pacientes costumam apresentar sinais e sintomas gerais inespecíficos, como dores abdominais atípicas e sensação de peso ou desconforto no hipocôndrio esquerdo, devido ao crescimento do baço. Às vezes, o primeiro sinal de descompensação da doença é a hemorragia digestiva com a presença de hematêmese e/ou melena. A função hepática está preservada, com albumina sérica e tempo de atividade de protrombina (TAP) normal, transaminases normais ou discretamente elevadas. Ao exame físico, o fígado encontra-se aumentado, com predomínio do lobo esquerdo, e o baço está aumentado, endurecido e indolor à palpação. A forma hepatoesplênica predomina nos adolescentes e adultos jovens.
  - Complicações da forma hepatoesplênica:
  - *colangiopatia esquistossomótica:* fibrose periductal, hiperplasia e/ou degeneração do epitélio ductal e proliferação ductular, com dilatações de vias biliares intra-hepáticas diagnosticadas aos exames colangiográficos ou pela colangiorresonância magnética. Tais lesões promovem o aumento dos níveis de fosfatase alcalina e gamaglutamiltransferase;
  - *coagulopatia de consumo:* alargamento do TAP resistente à vitamina K, que normaliza após esplenectomia;
  - *trombose da veia porta:* complicação descrita em 20,6% de pacientes hepatoesplênicos, devido ao baixo fluxo venoso e ao estado pró-trombótico do esquistossomótico;
  - *hipertensão pulmonar:* presente em 25% dos pacientes hepatoesplênicos, ocorre devido a uma arterite pulmonar. Clinicamente, apresenta-se como dispneia progressiva, palpitações, dor torácica e síncope de esforço;
  - *nefropatia:* em áreas endêmicas, observa-se proteinúria em 24,6% dos hepatoesplênicos e em 4,6% dos hepatointestinais, podendo-se evoluir com síndrome nefrótica e insuficiência renal secundárias a uma glomerulopnefrite membranoproliferativa relacionada à deposição de imunocomplexos nos glomérulos;
  - *síndrome cianótica:* forma vasculopulmonar devida a fístulas arteriovenosas pulmonares relacionadas com a hipertensão portal. Caracteriza-se por cianose e dispneia não responsivas à oxigenoterapia.
- *Hepatoesplênica descompensada* – inclui as formas mais graves de esquistossomose mansônica. Caracteriza-se por diminuição acentuada do estado funcional do fígado. Essa descompensação relaciona-se à ação de vários fatores, tais como os surtos de hemorragia digestiva e consequente isquemia hepática e fatores associados (hepatites virais, alcoolismo, etc.).
- *Outras localizações* – são formas que aparecem com menos frequência. As mais importantes localizações encontram-se nos órgãos genitais femininos, testículos, na pele, na retina, tireoide e no coração, podendo aparecer em qualquer órgão ou tecido do corpo humano. A forma ectópica mais grave é a neuroesquistossomose (mielorradiculite esquistossomótica), caracterizada pela

- presença de ovos e de granulomas esquistossomóticos no sistema nervoso central.
- *Forma pseudoneoplásica* – a esquistossomose pode provocar tumores, causados por grande quantidade de ovos associada a desproporcional reação fibrótica, que parecem neoplasias, principalmente no intestino e peritônio.
- *Doenças associadas que modificam o curso da esquistossomose* – salmonelose septicêmica prolongada, abscesso hepático piogênico em imunossuprimidos (AIDS, infecção pelo vírus T-linfotrópico humano – HTLV, pessoas em uso de imunossupressores) e outras hepatopatias: virais – hepatites B e C, alcoólica, entre outras. Tem sido encontrado o linfoma folicular gigante do baço em pacientes hepatoesplênicos.

DIAGNÓSTICO

O diagnóstico é suspeitado em função do quadro clínico e dos dados epidemiológicos, e confirmado pelos exames complementares.

- *Métodos diretos:* detectam o parasito, suas partes, ovos, substâncias antigênicas ou fragmentos celulares, sendo os mais frequentes os exames de fezes, a biópsia retal, pesquisa de antígenos circulantes e reação em cadeia de polimerase (PCR).
  - » *Exame parasitológico de fezes* – método qualitativo, de sedimentação espontânea de ovos (Hoffman), ou técnica quantitativa de sedimentação (Kato-Katz). Esta última permite que seja feita sua contagem por grama de fezes, fornecendo um indicador quantitativo que permite avaliar a intensidade da infecção e a eficácia do tratamento.
  - » *Biópsia retal* – pode ser útil em casos suspeitos e na presença de exame parasitológico de fezes negativo.
  - » *Biópsia hepática em cunha* – não é indicada de rotina, por ser invasiva, mas pode auxiliar no diagnóstico em casos suspeitos.
- *Métodos indiretos:* dependem de marcadores bioquímicos, radiológicos e imunológicos associados à infecção.
  - » *Testes imunológicos* – reação intradérmica e testes sorológicos (ELISA, radioimunoensaio, etc.). Possuem especificidade baixa, pois podem resultar em falso-positivos devido à resposta cruzada com outras infecções helmínticas ou devido a contato prévio com o *Schistossoma*.
  - » *Ultrassonografia com ou sem Doppler* – método tão sensível quanto a biópsia hepática para o diagnóstico de fibrose de Symmers (hiperecogenicidade periportal e perivesicular), detecta os sinais de hipertensão portal, a presença de vasos colaterais, hipertrofia de lobo caudado com atrofia relativa do lobo direito hepático e esplenomegalia.
  - » *Endoscopia digestiva* – método fundamental para o diagnóstico e tratamento das varizes gastroesofágicas e da gastroenteropatia hipertensiva.

DIAGNÓSTICO DIFERENCIAL (TABELA 70.1)

Tabela 70.1 – Diagnósticos diferenciais das várias formas clínicas de esquistossomose	
Dermatite cercariana	Dermatite por larva de helmintos (Ancylostoma duodenale, Necator americanus, Strongyloides stercoralis, Ancilostoma brasiliensis) Dermatite química
Esquistossomose aguda	Febre tifoide, malária, mononucleose infecciosa Tuberculose miliar, hepatites virais Ancilostomíase aguda, brucelose, estrongiloidíase Doença de Chagas aguda
Esquistossomose crônica	Amebíase, estrongiloidíase, giardíase Calazar, salmonelose prolongada Leucemia e linfomas Forma hiper-reativa da malária (esplenomegalia tropical) Cirrose hepática

TRATAMENTO

Pode ser dividido em tratamento específico, tratamento das complicações e cirúrgico.

Tratamento Específico

Utilização de medicamentos específicos para a cura da infecção, tendo também importância no controle e na profilaxia da transmissão da esquistossomose. Existem dois medicamentos disponíveis para tratamento de crianças e adultos portadores de *S. mansoni.*

O *praziquantel,* na apresentação de comprimidos de 600 mg, é administrado por via oral, em dose única de 50 mg/kg de peso para adultos e 60 mg/kg de peso para crianças. Os efeitos colaterais são leves, não existindo evidências de que provoque lesões tóxicas graves no fígado ou em outros órgãos. Dentre as reações adversas observadas, predominam diarreia e dor abdominal. Recomenda-se que a pessoa permaneça em repouso por, pelo menos, 3 horas após a ingestão do medicamento, prevenindo assim o aparecimento de náuseas e tonturas, que podem incomodar o paciente, embora sejam sintomas passageiros. É o medicamento preferencial para o tratamento da esquistossomose em todas as suas formas clínicas.

A *oxamniquina* é apresentada em cápsulas com 250 mg e solução de 50 mg/mL, para uso pediátrico. A dose recomendada é de 20 mg/kg para crianças e 15 mg/kg para adultos, tomadas de uma só vez, cerca de 1 hora após uma refeição. Dentre as reações adversas, podem ser observadas náuseas, tonturas e reações urticariformes.

As contraindicações ao uso de ambas as drogas encontram-se relacionadas na tabela 70.2.

Na esquistossomose aguda, na forma pseudoneoplásica e na mielopatia, deve-se associar, ao tratamento específico, o uso de *corticosteroides,* para aumentar a porcentagem de cura, melhorar a sintomatologia e reduzir o tempo da doença.

Tabela 70.2 – contraindicações ao uso de tratamento específico
Contraindicações do Praziquantel e da Oxamniquina
Gestação
Desnutrição ou anemia acentuadas
Na fase de amamentação
Crianças menores de 2 anos
Insuficiência hepática grave (forma hepatoesplênica descompensada)
Insuficiência renal
Qualquer doença associada mais grave ou invalidante que a própria esquistossomose
Crises convulsivas (oxamniquina)
Infecções agudas ou crônicas intercorrentes

Tratamento das Complicações

Utilização de medicamentos, tratamento endoscópico ou cirúrgico para evitar o sangramento digestivo secundário à hipertensão portal.

- *Profilaxia primária:* de sangramento por varizes gastroesofágicas de médio e grosso calibres, com ou sem sinais da cor vermelha, com propranolol ou ligadura elástica endoscópica das varizes.
- *Profilaxia secundária:* em caso de sangramento digestivo prévio, manter o uso do betabloqueador, associando-o com o tratamento endoscópico das varizes (escleroterapia ou ligadura elástica).

Tratamento Cirúrgico

Quando ocorre ressangramento, mesmo na vigência de tratamento medicamentoso e endoscópico das varizes gastroesofágicas, pode-se considerar o tratamento cirúrgico, com técnicas que promovam a redução da pressão do sistema porta ou a interrupção do fluxo porta para as varizes esofagogástricas. As técnicas atualmente mais utilizadas são a anastomose esplenorrenal distal (Warren), a derivação ázigo-portal com esplenectomia, e menos frequentemente a esplenectomia isolada. As duas primeiras técnicas derivativas têm como principais riscos de complicação a trombose de veia porta e a encefalopatia hepática. A esplenectomia isolada reduz a pressão porta apenas temporariamente, podendo haver retorno posterior da hipertensão portal.

BIBLIOGRAFIA CONSULTADA

1. Domingues, AL, Pereira LMMB, Barreto VST. Esquistossomose. In: Condutas em Gastroenterologia. Rio de Janeiro: Ed. Revinter; 2004. p. 462-474.
2. Pordeus LC, Aguiar LR, Quinino, LRM, Barbosa CS. A ocorrência das formas aguda e crônica da Esquistossomose mansônica no Brasil no período de 1997 a 2006: uma revisão de literatura. Epidemiol Serv Saúde. 2008;17(3):163-175.
3. Prata A. Esquistossomose mansoni. In: Gastroenterologia – 2 volumes. Belo Horizonte: Ed. Medsi; 2004;295-324.
4. Secretaria de Vigilância em Saúde/MS. Esquistossomose Mansônica. In: Guia de Vigilância Epidemiológica – Caderno 10, 2009. Disponível em: http://portal.saude.gov.br/portal/arquivos Acessado em: 30 maio 2012.

SEÇÃO 9

DOENÇAS NEUROLÓGICAS

Capítulo 71

Demências

Maria Fernanda Mendes
João Francisco Villanova Figueiredo

INTRODUÇÃO

Com o aumento da expectativa de vida da população mundial, principalmente nos países em desenvolvimento como o Brasil, o correto reconhecimento e diagnóstico das demências tornam-se obrigatórios para os profissionais de saúde. A Organização Mundial de Saúde estima que no ano de 2050 o número de idosos no mundo chegue aos dois bilhões. A prevalência das demências começa a aumentar a partir dos 65 anos e dobra a cada cinco anos, chegando a atingir 40% dos idosos acima dos 85 anos em alguns estudos. Os gastos do governo com a saúde dos idosos poderão atingir espantosos 70% do total de recursos no futuro.

Demência é definida como uma alteração cognitiva ou comportamental que interfere no trabalho ou nas atividades diárias do paciente, causando um declínio em relação a um nível de funcionamento anterior, desde que não seja explicado pela presença de *delirium* ou doença psiquiátrica. O comprometimento cognitivo deve ser baseado em informações obtidas do paciente, juntamente com uma pessoa próxima que conheça bem sua história clínica, e confirmado por uma avaliação cognitiva. Os déficits cognitivos devem abranger ao menos dois dos seguintes domínios: memória, funções executivas, linguagem, habilidades visuoespacias e alterações de personalidade ou comportamento.

Dentro destas características, a demência deve ser entendida como uma síndrome, que pode ocorrer como manifestação principal de uma doença ou um sintoma associado. Embora seja considerada progressiva e irreversível, em algumas situações pode ser reversível com o tratamento específico da doença de base. Diversos critérios diagnósticos foram apresentados ao longo do tempo, visando sistematizar o diagnóstico, dentre eles o DSM IV, descrito acima e adotado pela Academia Brasileira de Neurologia; o da Classificação Internacional das Doenças (CID), que exige que o declínio de memória esteja presente no mínimo há seis meses; o de Mesulam, mais abrangente, que considera o declínio progressivo de uma única função e/ou alterações de comportamento suficientes para o diagnóstico de demência. Isoladamente, todos os critérios apresentam falhas e devem ser adotados conjuntamente com o acompanhamento clínico do doente.

ETIOLOGIA

Existem dezenas de condições clínicas que podem levar ao aparecimento da demência e a sua classificação pode seguir diversas sistematizações. Os critérios mais relevantes para classifica-las são: localização cerebral das estruturas mais acometidas, principais alterações histopatológicas, apresentação clínica e etiologia.

Todas as formas utilizadas para classificar as demências, embora úteis, mostram-se incompletas. Assim, diante de um paciente com esta suspeita diagnóstica, faz-se necessário identificar inicialmente os sintomas e sinais apresentados, correlacionando-os com as diversas possibilidades diagnósticas e afastando os possíveis diagnósticos diferenciais.

Dentre as possibilidades diagnósticas, a doença de Alzheimer é o tipo de demência mais comum, seguida da demência vascular, das demências focais e da demência por corpos de Lewy (Tabela 71.1). As demências potencialmente reversíveis, embora menos frequentes, têm grande relevância em função da possibilidade de tratamento.

Tabela 71.1 – Principais causas de demência

Neurodegenerativas	Doença de Alzheimer, demência por corpos de Lewy, demência do Parkinson, degeneração lobar frontotemporal, doença de Huntington
Vasculares	Múltiplos infartos ou infarto estratégico encefálico, doença de Binswanger, CADASIL*, angiopatia amiloide cerebral, vasculites
Endócrinas	Doença da tireoide ou paratireoide, diabetes, doença de Cushing, doença de Addison
Deficiência nutricional	Deficiência de vitamina B_{12}, tiamina ou ácido fólico
Infecções	Neurossífilis, encefalites, HIV, doença de Creutzfeldt-Jacob
Neurológicas	Hidrocefalia de pressão normal, tumores, hematoma subdural crônico
Doenças sistêmicas	Insuficiência hepática, insuficiência renal, anemia, distúrbio hidroeletrolítico
Outras	Medicações, depressão, alcoolismo, drogas ilícitas, intoxicações

**Arteriopatia cerebral autossômica dominante com infartos subcorticais e leucoencefalopatia.*

A *doença de Alzheimer* (DA) é causada pelo acúmulo de placas amilóides e de novelos neurofibrilares predominantemente no córtex cerebral. Alguns genes são associados à DA como: presenilina 1, presenilina 2, proteína precursora amiloide, apolipoproteína E4. Cursa com um longo período pré-clínico, onde há um aumento progressivo destas substâncias nos neurônios, com consequente degeneração neuronal. A manifestação inicia desta demência surge com comprometimento isolado de memória, muitas vezes não reconhecido pelo paciente, familiares e médicos.

Quando instalada a demência da doença de Alzheimer, o sintoma inicial é usualmente o comprometimento progressivo da memória recente e desorientação no tempo e espaço. No estágio leve, o paciente sofre interferência em suas atividades laborais e sociais, mantendo-se independente para as tarefas mais simples do dia a dia, como: alimentação, autocuidado, tarefas cotidianas, sendo capaz de organizar as atividades do dia a dia com o uso de estratégias. No estágio moderado, o paciente necessita de supervisão para as atividades básicas da vida diária, como escolher a roupas adequadas, lembrá-lo de tomar banho e de tomar remédios. Nesta fase, o paciente torna-se incapaz de gerir sua própria vida e deixa de participar das atividades cotidianas. No estágio grave, os pacientes necessitam de auxílio constante em todas as atividades, podendo ser necessário o uso de fraldas, ajuda para deambulação e alimentação .

A *demência vascular* (DV) é causada por eventos vasculares cerebrais, isquêmicos ou hemorrágicos, que são recorrentes e produzem déficits cognitivos e funcionais que se somarão ao longo do tempo. A DV pode ocorrer devido a infartos múltiplos de grandes vasos, infartos em áreas estratégicas, doença isquêmica de pequenos vasos, hipoperfusão cerebral, hemorragias ou por uma combinação desses mecanismos. As manifestações cognitivas têm início súbito e evolução em degraus, sempre associadas a um evento vascular e predominando a disfunção executiva (capacidade de iniciar, planejar e executar atos e manipular informações). Geralmente está relacionada a sinais e sintomas motores e sensitivos.

A *demência por corpos de Lewy* (DCL) é caracterizada por parkinsonismo simétrico (rigidez muscular, tremor em repouso, bradicinesia, instabilidade postural) que responde mal ao uso de levodopa, associado a alucinações visuais elaboradas, usualmente envolvendo pessoas ou animais e flutuação cognitiva. As alterações do sono REM são observadas frequentemente nestes pacientes. Há perda da atonia normal que ocorre durante esta fase do sono, o que resulta em uma série de atos motores correlacionados ao sonho. As funções cognitivas mais inicialmente afetadas são: função executiva, visuoespaciais e atenção. A demência da doença de Parkinson possui o mesmo padrão cognitivo, mas se diferencia da DCL por ter um intervalo maior que 1 ano entre o início dos sintomas motores e o início dos sintomas cognitivos, pelo parkinsonismo ser assimétrico e responder bem ao uso de levodopa. Ambas apresentam corpos de Lewy disseminados pelo córtex cerebral.

A *degeneração lobar frontotemporal* (DLFT) é um termo abrangente que engloba doenças degenerativas, cujas manifestações iniciais envolvem comportamento e linguagem que afetam predominantemente os lobos frontais e temporais. A doença de Pick, a degeneração corticobasal e a paralisia supranuclear progressiva apresentam inclusões celulares tau-positivas. Outros tipos de DLFT podem apresentar inclusões de ubiquitina, TAR DNA-*binding protein* 43 (TDP-43) ou *fused in sarcoma* (FUS). Em comum, todos os tipos apresentam atrofia frontal e/ou temporal assimétrica circunscrita. Mais comumente se inicia com predomínio de alterações comportamentais, mudança de personalidade, declínio da conduta social, perda da autoconsciência e embotamento emocional. Na afasia progressiva primária o déficit é exclusivo de linguagem nos dois primeiros anos da demência. A demência semântica se caracteriza por dificuldade na nomeação de objetos, pessoas e comprometimento do conhecimento de palavras isoladas com discurso fluente e parafasias semânticas.

A *hidrocefalia de pressão normal* é uma síndrome definida por distúrbio da marcha, incontinência urinária e alteração cognitiva. O início é insidioso, com evolução lentamente progressiva. A imagem mostra dilatação ventricular sugestiva de hidrocefalia e sem obstrução do fluxo liquórico. A punção lombar não apresenta pressão de abertura maior que 20 cmH2O.

Um importante grupo, que deverá ser sempre objeto de investigação, é o das demências potencialmente reversíveis. Suas manifestações podem ser completa ou parcialmente revertidas após tratamento específico da sua etiologia. Podemos citar como causas: alterações metabólicas ou eletrolíticas, medicações, infecções, encefalopatia hepática, encefalopatia urêmica, distúrbios da tireoide, déficit de B_{12} e ácido fólico, hidrocefalia de pressão normal, hematoma subdural crônico, tumores cerebrais.

ANAMNESE E EXAME NEUROLÓGICO

O paciente não tem entendimento de seus déficits cognitivos na grande maioria das vezes, por isso é fundamental que a anamnese seja feita juntamente com o acompanhante, que deverá ser bem informado da história do paciente. A postura, a fluência do discurso, o modo de caminhar, vestir-se e as condições de higiene podem sugerir a presença de demência. Queixas de perda de memória, alterações de comportamento e prejuízo das atividades da vida diária deverão ser confirmadas com o acompanhante. Saber se o início foi súbito ou insidioso, se o curso é flutuante ou constante e qual o déficit cognitivo predominante na abertura do quadro é fundamental para o raciocínio (Tabela 71.2). Os antecedentes patológicos, as medicações em uso, o abuso de substâncias, a exposição profissional e os antecedentes familiares nos ajudam bastante a chegar a um diagnóstico.

Tabela 71.2 – Principais diferenças entre as demências mais frequentes

	Evolução	Cognição	Exames
Doença de Alzheimer	Início insidioso, esquece fatos recentes, desorientação no tempo e espaço	Predomina déficit de memória, atenção e linguagem	Ressonância com atrofia de hipocampo. Líquor com diminuição de proteína β-amiloide 42 e aumento de proteína Tau
Demência vascular	Início súbito, evolução em degraus. Alterações motoras e sensoriais unilaterais, afasia	Predomina déficit de função executiva e menos intenso da memória	Ressonância com lesões que comprometem mais de 25% da substância branca
Doença de Lewy	Início insidioso acompanhado de sintomas e sinais parkinsonianos dentro do primeiro ano da demência. Flutuação cognitiva e alucinações visuais	Predomina déficit de atenção, função executiva e visuoespacial	Sem alterações em imagem
Demência frontotemporal	Início insidioso, afeta predominantemente pessoas mais jovens, alterações de comportamento e de personalidade	Predomina déficit de funções executivas e afasia	Ressonância com atrofia de lobo frontal e/ou temporal

O exame neurológico avalia a fácies, a fala, a linguagem, a atitude. Devemos testar o equilíbrio estático e dinâmico, o tônus muscular, a motricidade voluntária e involuntária (tremores, mioclonias, distonias, movimentos coreiformes) e os reflexos. *Grasping*, *grouping*, *snout*, reflexo da sucção, nasopalpebral e palmomentual são reflexos primitivos que desaparecem com a mielinização do cérebro no primeiro ano de vida.

Se presentes, sugerem danos difusos nos lobos frontais. A sensibilidade superficial e profunda e o exame dos nervos cranianos, quando alterados, podem ser decisivos na diferenciação das diversas síndromes demenciais.

A avaliação cognitiva feita pelo médico pode ser suficiente para uma triagem da maioria dos casos. O miniexame do estado mental, o teste do relógio, a lista de palavras, o *span* de dígitos, o teste de Boston, o teste de MoCA e o teste de fluência verbal são rápidos e de fácil execução. Em casos mais complexos, é necessária a avaliação neuropsicológica e de linguagem. As principais funções cognitivas avaliadas são: memória, praxias, gnosias, funções executivas e linguagem.

EXAMES COMPLEMENTARES

Exames laboratoriais e de imagem são imprescindíveis para separar as demências potencialmente reversíveis das degenerativas e vasculares (Tabela 71.3). Em todos os pacientes com quadro clínico de demência, é necessário realizar busca ativa das possíveis etiologias.

A pesquisa de HIV, hepatites e o exame do líquido cefalorraquidiano devem ser realizados sempre que o quadro tiver o seu início abaixo dos 65 anos. O eletroencefalograma é útil em algumas situações específicas, como na hipótese de estado de mal não convulsivo, encefalites, doenças priônicas, entre outras. Dentre os exames de imagem, a tomografia computadorizada ou a ressonância magnética de crânio são obrigatórias. Os demais exames de imagem são solicitados em caso de dúvida diagnóstica.

Tabela 71.3 – Exames complementares

Laboratoriais	Hemograma, hormônios tireoidianos, dosagem de vitamina B_{12} e ácido fólico, enzimas hepáticas, creatinina, ureia, glicose, sorologias para sífilis, hepatites, HIV Exame do liquido cefalorraquidiano (LCR)
Imagem	Tomografia de crânio, ressonância magnética de encéfalo, tomografia por emissão de pósitrons (PET), tomografia por emissão de fóton único (SPECT), eletroencefalograma

TRATAMENTO

A abordagem interdisciplinar é a tônica do tratamento. O médico é auxiliado pela neuropsicologia, fonoaudiologia, fisioterapia, terapia ocupacional, enfermagem e assistência social. O tratamento não farmacológico visa melhorar o comportamento, aumentar a independência do paciente e ajudar o cuidador a lidar com os desafios diários. A correção das causas potencialmente reversíveis deve ser uma medida prioritária, apesar de frequentemente não reverter de forma completa os déficits cognitivos.

O tratamento medicamentoso que visa retardar a progressão da demência é escasso. Excetuando as demências potencialmente reversíveis, nas quais é possível atuar ativamente na evolução da doença, o tratamento mostra-se pouco satisfatório. Para as demências vasculares, o tratamento visa a prevenção de injúria ao sistema nervoso central, com o controle dos fatores associados, como diabetes, hipertensão arterial sistêmica, hipercolesterolemia, entre outros. Os quadros infecciosos e inflamatórios devem receber tratamento específico.

Dentre os quadros degenerativos, para a doença de Alzheimer existem drogas que visam apenas retardar a evolução da doença, sem parar o seu curso de progressão. Podemos utilizar a rivastigmina, a galantamina e o donepezil nas fases iniciais e a memantina na fase tardia (Tabela 71.4). Todas estas drogas devem ser tituladas visando minimizar os efeitos colaterais, sendo, porém fundamental realizar o aumento da dose de acordo com as especificações de cada medicamento.

Tabela 71.4 – Medicamentos na doença de Alzheimer

	Dosagens Máximas	Posologia	Fases da Doença
Rivastigmina	6 mg	1 cápsula de 12 em 12 horas	Leve e moderada
Galantamina	24 mg ER	1 cápsula no almoço	Leve e moderada
Donepezil	10 mg	1 comprimido à noite	Leve e moderada
Memantina	10 mg	1 comprimido de 12 em 12 horas	Avançada

O uso de neurolépticos e antidepressivos é importante para controlar os sintomas de agitação, agressividade e alterações comportamentais. As alterações do sono, as alucinações visuais, o comportamento agressivo e delirante causam grande incômodo aos familiares, e devem ser adequadamente abordados. Busca-se o controle destes com a menor dose possível da medicação escolhida, visando minimizar o aparecimento de efeitos colaterais. A abordagem interdisciplinar também se mostra de grande valia no controle destes sintomas.

BIBLIOGRAFIA CONSULTADA

1. Brucki SMD, Ferraz AC, de Freitas GR; Working Group on Alzheimer's Disease and Vascular Dementia of the Brazilian Academy of Neurology. Treatment of vascular dementia – Recommendations of the Scientific Department of Cognitive Neurology and Aging of the Brazilian Academy of Neurology. Dement Neuropsychol; 2011;5(4):275-287.
2. Frota NAF, Nitrini R, Damasceno BP et al. Diagnostic criteria for AD in Brazil. Dement Neuropsychol. 2011;5(3):146-152.
3. Ramos AM, Stein AT, Castro Filho ED, Chaves MLF, Okamato I, Nitrini R. Demência do Idoso: Diagnóstico na Atenção Primária à Saúde. Projeto Diretrizes – Associação Médica Brasileira e Conselho Federal de Medicina; 2009.
4. Vários editores. Demências – enfoque multidisciplinar: das bases fisiopatológicas ao diagnóstico e tratamento. São Paulo, Atheneu, 2011.
5. Burns A, O'Brien J, Ames D. Dementia, 3rd ed. London: Edward Arnold Ltda.; 2005.

Capítulo 72

Doenças Neuromusculares

Berenice Cataldo Oliveira

CONCEITO

O termo doença neuromuscular (DNM) compreende um conjunto muito vasto de patologias que afetam o sistema nervoso periférico (SNP) em todo o seu trajeto. As lesões podem acometer o neurônio motor inferior localizado no corno anterior da medula, as raízes nervosas, os neurônios sensitivos do gânglio dorsal da raiz, os plexo braquial e lombossacral, os nervos periféricos, a junção neuromuscular e o músculo.

As DNM estão entre os distúrbios neurológicos mais comuns. Ressalta-se que nas últimas décadas os avanços no conhecimento da genética, imunologia, epidemiologia, neurofisiologia, imagem, histopatologia e farmacologia culminam com várias perspectivas de abordagens diagnósticas e tratamento.

Embora a classificação das DNM, de acordo com as diferentes topografias dentro da unidade motora, seja pouco utilizada do ponto de vista prático, ela constitui uma forma didática de descrevê-las (Tabela 72.1).

PROPEDÊUTICA

As doenças neuromusculares se manifestam principalmente através de uma combinação de sintomas atribuídos à disfunção do neurônio motor inferior e aos nervos sensitivos (doenças neuromusculares).

A avaliação de um paciente com doença neuromuscular começa com uma minuciosa anamnese, registrada cronologicamente desde o início dos sintomas, com a duração da doença atual, história das doenças pregressas, antecedentes familiares, dados sobre a história ocupacional do paciente, hábitos e vícios. Os sintomas motores, sensitivos e autonômicos precisam ser abordados em detalhes.

Embora existam muitas doenças neuromusculares, os pacientes apresentam relativamente poucos sintomas. No paciente adulto, os sintomas mais frequentes podem incluir fraqueza muscular, fadiga, câimbras, atrofia muscular e movimentos anormais como fasciculação e mioquimias. A disfunção motora é usualmente a manifestação mais objetiva da DNM, devendo-se dar importância não apenas a sua existência, mas também ao seu padrão de distribuição.

Tabela 72.1 – Doenças do sistema nervoso periférico
Neuronio motor inferior no corno anterior da medula • Esclerose lateral amiotrófca • Atrofia muscular espinhal • Poliomielite
Neuronopatia sensitiva • Paraneoplásica • Autoimune • Tóxica
Radiculopatia • Compressão • Inflamatória
Plexopatia • Trauma • Inflamatória • Infecciosa
Neuropatia periférica • Hereditária • Charcot Marie Tooth • Adquirida • Neuropatia metabólica • Neuropatia tóxica • Neuropatia droga-induzida • Neuropatia inflamatória desmielinizante aguda ou crônica • Vasculite
Doença da junção neuromuscular • Botulismo • Miastenia grave • Síndrome de Lambert-Eaton
Miopatia • Hereditária • Distrofia muscular progressiva • Miopatias congênitas • Miopatias metabólicas • Miopatias mitocondriais • Adquirida • Miopatias inflamatórias • Miopatias tóxicas • Miopatias endócrinas • Miopatias infecciosas • Miopatias associadas a doenças sistêmicas

Frente a um paciente com fraqueza muscular, devemos pensar em duas síndromes, que devem ser diferenciadas com base nos sinais neurológicos encontrados durante o exame clínico: síndrome do neurônio motor superior e síndrome do neurônio motor inferior. A primeira se expressa com fraqueza muscular associada a hipertonia, hiper-

-reflexia e sinal de Babinski, ao contrário da segunda, na qual a fraqueza muscular é mais acentuada e associa-se a hipotonia e a hiporreflexia ou arreflexia osteotendínea (Tabela 72.2).

Tabela 72.2 – Diferença propedêutica entre a síndrome do neurônio motor inferior e a síndrome do neurônio motor superior

Sinais	Síndrome do Neurônio Motor Superior	Síndrome do Neurônio Motor Inferior
Fraqueza muscular	Presente	Presente e mais acentuada
Distribuição da fraqueza	Em grupo/distal	Focal/generalizada
Reflexos osteotendinosos	Hiperativos	Hipoativos ou abolidos
Tônus	Aumentado (hipertonia)	Diminuído (hipotonia)
Trofismo	Pouca atrofia (tardia)	Atrofia leve a grave
Reflexo cutâneo abdominal	Ausente	Presente (ausente nas lesões dos nervos)
Reflexo cutâneo plantar	Em extensão (sinal de Babinski)	Em flexão ou abolido
Fasciculação	Ausente	Presente (nas lesões do corno anterior da medula)

As DNM manifestam-se clinicamente como a síndrome do neurônio motor inferior. De acordo com os sinais e sintomas encontrados, podemos elaborar uma hipótese diagnóstica da localização da lesão no sistema nervoso periférico. Por exemplo, o predomínio proximal da fraqueza muscular sem sintomas e sinais sensitivos é observado principalmente nas miopatias, já a fraqueza muscular de predomínio distal associada a sintomas sensitivos sugere um envolvimento do nervo. A presença de fasciculação indica lesões no corno anterior da medula e a fatigabilidade pode estar associada às doenças da junção mioneural (ex.: miastenia grave) (Tabela 72.3).

Neste capítulo, daremos enfoque especial às neuropatias periféricas e às suas principais etiologias, que mais frequentemente são observadas no ambulatório de clínica médica.

NEUROPATIA PERIFÉRICA

Conceito

Neuropatia perirérica é um termo genérico que se aplica à existência de lesão dos nervos periféricos, qualquer que seja a sua etiologia. A disfunção do nervo periférico é uma situação relativamente frequente, com expressão clínica limitada, mas com causas etiológicas que podem ser muito variadas. Isto faz com que, na prática clínica, mais difícil que o reconhecimento de uma neuropatia é a descoberta da sua etiologia. Em cerca de 20 a 30% dos casos, o diagnóstico etiológico assume um desafio, mesmo para os neurologistas mais experientes, permanecendo sem um diagnóstico definiti-

Tabela 72.3 – Propedêutica das doenças do neurônio motor inferior				
	Corno Anterior da Medula	Nervo	Junção Mioneural	Músculo
Fraqueza	Focal pode ser assimétrica	Distal pode ser focal	Proximal	Proximal
Sensibilidade	Ausente	Presente	Ausente	Ausente
Reflexos osteotendinosos	Diminuídos ou ausentes	Diminuídos ou ausentes	Normais	Diminuídos ou ausentes
Tônus	Flácido	Flácido	Normal	Flácido
Atrofia	Presente e precoce	Presente	Ausente	Presente e tardia
Fasciculação	Presente	Ausente	Ausente	Ausente
Fatigabilidade	Ausente	Ausente	Presente	Ausente

vo. A importância da descoberta das causas reside no encontro de causas potencialmente tratáveis.

As neuropatias podem estar presentes em qualquer faixa etária, mas são mais frequentes nas idades mais avançadas. A prevalência mundial é cerca de 2.400 por 100.000 (2,4%) habitantes, aumentando com a idade a 8.000 por 100.000 (8%).

Classificação

As neuropatias podem ser classificas de diversas maneiras. Podemos classificá-las quanto ao modo de instalação dos sintomas em agudas, subagudas e crônicas. Os casos agudos evoluem em menos de 1 semana, os subagudos em menos de 1 mês e os crônicos em mais de 1 mês. A sua evolução pode ser de uma forma monofásica, recorrente ou progressiva.

Quanto à localização dos nervos acometidos, as neuropatias serão classificadas como:

- **mononeuropatia:** quando há o acometimento isolado de um único tronco nervoso. A etiologia mais frequente é trauma e compressão. Podemos citar como exemplo a síndrome do túnel do carpo, na qual há a compressão do nervo mediano ao nível do punho;
- **polineuropatia periférica:** existe o acometimento de vários nervos, de forma simétrica, com predomínio distal e progressão ascendente (distal para proximal). Exemplo: polineuropatia periférica metabólica ou tóxica (diabetes e álcool);
- **mononeuropatia múltipla:** comprometimento de vários nervos de forma isolada e assimétrica, sendo as etiologias mais frequentes: vasculites, principalmente nas doenças do colágeno: poliarterite nodosa, lúpus eritematoso sistêmico, esclerodermia, sarcoidose e artrite reumatoide e infecciosa (doença de Hansen).

A classificação quanto ao tipo de fibras nervosas acometidas está relacionada basicamente à presença ou não da bainha de mielina, sua espessura e, consequentemente, à velociade de condução do impulso nervoso. Fibras mielinizadas de grosso calibre

(Aα e Aβ) possuem velocidade de condução elevada. As fibras mielinizadas finas (Aδ) possuem velocidade intermediária. As fibras amielínicas (C) têm velocidade de condução baixa. Em relação à fisiopatologia, as neuropatias podem ser axonais, desmielinizantes ou mistas.

Quadro Clínico

Devido à fragilidade das fibras nervosas sensitivas, os sintomas sensitivos são os primeiros a se manifestar, pode ocorrer perda da sensibilidade, parestesias, disestesias, dor e ataxia sensorial. Com a evolução da doença ocorre o acometimento das fibras motoras, levando a sintomas de fraqueza e atrofia muscular. A disfunção autonômica pode resultar em hipotensão postural, impotência, sudorese, disfunção gastrointestinal e genitourinária.

O acometimento das fibras nervosas finas, nas neuropatias sensitivas, tipicamente leva à perda da sensibilidade à dor e à temperatura, adormecimentos e paresetesias dolorosas tipo ardor, frio e formigamento. Quando as fibras nervosas sensitivas de grosso calibre são comprometidas, levam a alteração da sensibilidade vibratória, do tato e da propriocepção (Tabela 72.4).

Tabela 72.4 – Tipo de envolvimento das fibras nervosas relacionado ao sintoma

Fibra nervosa				
Sensitiva grosso calibre	Tato	Vibratória	Propriocepção	
Sensitiva fina	Dor	Temperatura	Adormecimentos	Parestesias dolorosas
Motora	Fraqueza	Atrofia	Hipotonia	Câimbras fasciculação
Autonômica (fibras c)	Hipotensão postural	Disfunção gastrointestinal	Disfunção genitourinária	Sudorese excessiva

A forma mais comum de polineuropatia periférica é a de predomínio distal, simétrica e ascendente, que usualmente se inicia por queixas sensitivas nas extremidades dos pés (dedos dos pés), evolui para as extremidades das mãos, e se dissemina proximalmente. Pode-se demonstrar sinais objetivos de uma distribuição sensitiva em luva e bota. A grande maioria apresenta forma insidiosa, com curso progressivo, especialmente as relacionadas às doenças metabólicas e hereditárias, quando crônicas, além das alterações sensitivas, cursam com atrofia e fraqueza muscular distal e ausência ou diminuição dos reflexos osterotendinosos.

Diagnóstico

O diagnóstico se inicia por uma anamnese detalhada, que frequentemente revela uma doença sistêmica, tal como diabete melito, doença renal, alcoolismo, neoplasias, sarcoidose, etc. O exame físico pode revelar indícios de um distúrbio sistêmio, como por exemplo: fenômeno de Raynaud, úlceras cutâneas, emagrecimento, febre, linfadenopatia, etc. Desta forma. estabelecer a causa da neuropatia é essencial para o sucesso do tratamento dos sintomas e sinais.

Também é importante definir se há um acometimento simétrico ou assimétrico dos nervos, pois isto pode nos sugerir a etiologia da polineuropatia. As neuropatias mais frequentes, as de etiologia metabólica e tóxica, geralmente apresentam um padrão simétrico, e as assimétricas sugerem uma mononeuropatia múltipla, como por exemplo nas vasculites e na doença infecciosa (doença de Hansen).

Deve-se verificar o uso de medicamentos e as atividades profissionais, porque algumas medicações (como por exemplo fenitoína, nitrofurantoína, metronidazol, amiodarona, isoniazida e alguns quimioterápicos) e a exposição a substâncias tóxicas (como por exemplo, organofosforados, solventes, chumbo e arsênico), podem levar a polineuropatia periférica. Hábitos e condições alimentares são iguamente importantes, a deficiência de vitamina B frequentemente é uma causa e pode ocorrer no alcoolismo, na anemia perniciosa, nas deficiências de piridoxina induzida por isoniazida e síndromes de má absorção.

Após a anamnese, o exame físico e a caracterização do padrão de fraqueza muscular, pois podemos relacionar alguns padrões clínicos de polineuropatia com as principais etiologias das polineuropatias:

- fraqueza proximal e distal: pensar em polineuropatia desmielinizante inflamatória aguda (síndrome de Guillain-Barré);
- fraqueza distal simétrica com alteração da sensibilidade: considerar doenças metabólicas, uso de drogas, tóxicos e hereditariedade;
- fraqueza distal com assimetria: vasculites, doenças infecciosas (doença de Hansen, infecção por HIV, CMV e doença de Lyme).
- perda sensitiva simétrica sem fraqueza muscular: considerar doenças metabólicas, uso de drogas e causas tóxicas.
- perda sensitiva com arreflexia distal e sinais de comprometimento do primeiro neurônio: pensar em deficiência de B_{12}.

Os estudos eletrofisiológicos, principalmente a eletroneuromiografia (ENMG), têm um papel fundamental no diagnóstico da maioria dos casos de neuropatia. A ENMG deve sempre ser considerada uma extensão do exame neurológico. Ela nos fornece dados relevantes, como: a) localização exata da lesão; b) o tipo de fibra envolvida (sensitiva, motora ou ambas); c) a fisiopatologia da lesão (axonal *versus* desmielinizante); d) avalia a gravidade e a evolução temporal da neuropatia (aguda ou crônica), auxiliando na identificação e investigação etiológica das neuropatias.

Várias neuropatias periféricas dolorosas se limitam inicialmente ao comprometimento das fibras nervosas finas, passando a comprometer as fibras grossas mais tardiamente. Nesta fase incial não serão encontradas alterações clínicas e a ENMG é normal. Isto ocorre porque este exame não avalia as fibras nervosas sensitivas finas, só avalia as fibras nervosas mielinizadas de grosso calibre. Cabe lembrar que, nestes casos, onde há exclusivamente o envolvimento das fibras finas, os reflexos osteotendinosos estão preservados, mas com o evoluir da neuropatia poderá ocorrer hipo ou arreflexia, indicando extensão da lesão para as fibras grossas. Podemos citar inicialmente os pacientes portadores de diabete melito, que apresentam queixas puramente sensitivas dolorosas, e nestes casos podem apresentar uma ENMG normal.

A biópsia do nervo pode ser útil em alguns casos específicos, especialmente nos de vasculite, na suspeita de doença de Hansen e em algumas neuropatias de depósito, por exemplo amiloidose, quando ela pode confirmar a suspeita clínica. Nas neuropatias metabólicas e tóxicas, a biópsia do nervo apresenta alterações inespecíficas, não auxiliando no diagnóstico. Ela deve ser realizada em serviços com experiência na análise do material e não dever ser um exame diagnóstico de rotina, pois é invasivo.

Outra maneira de tentar facilitar a elucidação do diagnóstico etiológico na polineuropatia é correlacionando os achados clínicos com os eletrofisiológicos, classificando e agrupando as várias neuropatias segundo a sua evolução temporal, o tipo de fibras envolvidas e o processo fisiológico (axonal-desmielinizante).

NEUROPATIAS AXONAIS

- Sensitivo-motora simétrica e aguda: têm como principais etiologias as deficiências vitamínicas (B_1, B_6 e B_{12}), toxicidade (álcool) e as induzidas por drogas. Podem resultar também de processos vasculíticos rapidamente progressivos.
- Sensitivo-motora simétrica e crônica: são as neuropatias mais frequentes, geralmente secundárias a doenças sistêmicas: diabete melito, carência nutricional, hipotireoidismo, sarcoidose, mieloma múltiplo, processos infecciosos como no HIV e na doença de Lyme. As síndromes paraneoplásicas podem cursar com uma neuropatia subaguda ou crônica, e às vezes têm um predomínio sensitivo. As neuropatias hereditárias (Charcot-Marie-Tooth tipo II) têm uma evolução lentamente progressiva e crônica.
- Sensitivo-motora assimétrica: tanto as agudas como as crônicas têm como principal etiologia a vasculite, que pode ser secundária a uma doença sistêmica ou isolada do sistema nervoso periférico. Outra etiologia importante e não infrequente no nosso meio é a doença de Hansen.

NEUROPATIAS DESMIELINIZANTES

- Simétricas ou assimétricas agudas: a neuropatia desmielinizante adquirida mais frequente, com padrão de desmielinização não uniforme, é a síndrome de Guillain-Barré, a qual pode apresentar um envolvimento simétrico ou assimétrico.
- Simétricas ou assimétricas crônicas: podem ser adquiridas ou hereditárias. Os principais exemplos das neuropatias adquiridas são: as polirradiculoneurite desmielinizante crônica (CIDP), a neuropatia motora multifocal e a síndrome de Lewis Summer. As neuropatias desmielinizantes crônicas hereditárias têm como característica a desmielinização uniforme, ao contrário das adquiridas, em que a desmielinização é segmentar. O principal exemplo da neuropatia hereditária é a doença de Charcot-Marie-Tooth.

Tratamento

Como já foi discutido anteriormente, o tratamento das polineuropatias periféricas deve ter dois focos: primeiro: eliminar ou controlar o fator causal da polineuropatia; segundo: tratar o principal sintoma da polineuropatia, que é a dor. O tratamento da dor neuropática costuma ser difícil e muitas vezes desapontador. O estabelecimento da causa é essencial para o sucesso do tratamento da dor. Ela pode ser um fator incapacitante, por este motivo, além do tratamento medicamentoso, que visa o alívio do sintoma da dor, devemos encaminhar o paciente para as terapias fisiátricas, psicológicas e ocupacionais, que têm a finalidade de ajudá-lo a conviver com a dor e ter uma recuperação funcional.

De um modo geral, devemos optar pela monoterapia, porém, em determinados casos, teremos que indicar múltiplas drogas. Os analgésicos anti-inflamatórios não esteroides praticamente não funcionam, por este motivo não devem ser prescritos. As principais drogas utilizadas na dor neuropática são os antidepressivos tricíclicos e os bloqueadores dos canais de sódio. Trabalhos mais recentes têm preconizado o uso de drogas com atividade no sistema GABA.

A carbamazepina atua na dor neuropática bloqueando os canais de sódio voltagem-dependentes. Em dores paroxísticas e lancinantes ela é nitidamente mais efetiva que na dor em queimação e alodínea. A combinação dela com antidepressivo tricíclico melhora seu efeito. Seus principais efeitos colaterais são visão borrada, diplopia, sonolência, tontura, ataxia, cefaleia, náuseas, vômitos e epigastralgia. Às vezes, estas reações adversas podem estar relacionadas à superdosagem, sendo aconselhável monitorar os níveis plasmáticos da droga. A maior parte dos pacientes requer de 600 a 1.600 mg por dia, dividida em três tomadas, sendo que deve ser iniciada em doses baixas, com incremento de 100 a 200 mg a cada 7 dias, até a obtenção de um resultado satisfatório.

A amitriptilina, um antidepressivo tricíclico, é uma das drogas mais eficazes e de baixo custo. Os principais efeitos colaterais são a hipertrofia prostática e o ganho de peso. Deve-se iniciar com 25 mg em uma única tomada à noite, e aumentar gradativamente até no máximo 150 mg por dia.

A gabapentina, um convulsivante de última geração, é um análogo estrutural do neurotransmissor GABA, mas não atua por ação gabaérgica direta. Tem a propriedade de aumentar os níveis de GABA e serotonina no sistema nervoso central (SNC) e diminuir o glutamato, o que explica a sua eficiência nas dores neuropáticas. Do ponto de vista famacocinético, é uma das drogas mais seguras no tratamento da dor neuropática. A dose terapêutica situa-se entre 1.800 e 2.400 mg por dia, dividida em três tomadas. Seus efeitos adversos são sonolência e tontura. Hoje é considerada droga de primeira escolha para o tratamento da dor em geral, particularmente no idoso, mas seu custo financeiro deve ser levado em conta.

A pregabalina é uma droga análoga estrutural do GABA, com propriedades semelhantes às da gabapentina. Ela tem poucas interações com outras drogas e mostra rápido início de ação. A dose terapêutica está entre 150 e 600 mg por dia. Seus efeitos colaterais são sonolência, tontura, cefaleia e boca seca. A pregabalina é uma droga muito promissora para o tratamento da dor neuropática, com poucos efeitos colaterais e mostra eficácia em doses mais baixas que a gabapentina.

BIBLIOGRAFIA CONSULTADA

1. Bromberg MB. An Approach to the evaluation of peripheral neuropathies. Semin Neurol. 2005;25:153-9.
2. Dumitru D, Amato AA, Zwarts M. Generalized peripheral neuropathies; focal peripheral neuropathies.
3. In: Electrodiagnostic medicine. 2nd ed. Philadelphia: Hanley & Belfus, Inc. 2001; caps. 17 e 18.
4. Felix EPV, Oliveira ASBMA. Diretrizes para abordagem diagnóstica das neuropatias em serviço de referência em doenças neuromusculares. Rev Neurocienc. 2010;18(1):74-80.

5. Galvão ACR. Dor neuropática: tratamento com antivonvulsivante. São Paulo: Segmento Farma; 2005.
6. Guimarães J, Silveira F. Abordagem diagnóstica das neuropatias periféricas. Acta Med Port. 2008;21:83-8.
7. Manzano GM, Giuliano LMP, Nóbrega JAM. A brief historical note on the classification of nerve fibers. Arq Neuropsiquiatr. 2008;66:117-9.
8. Nascimento OJM, Quintanilha GS. Polineuropatias dolorosas: diagnóstico e tratamento clínico. Rev Dor. 2006;7(4):905-914.
9. Sanvito WL. In: Síndromes Neurológicas. 3 ª ed. São Paulo: Atheneu; 2008.
10. Vital C, Vallat JM. Nerve biopsy is still very useful: a personal view. J Periph Nerv Sys. 2008:13:103-4.

Capítulo 73

Crises Epilépticas, Epilepsias e Estado de Mal Epiléptico

Christina M. Funatsu Coelho

Para o adequado manejo do evento epiléptico, fundamental é o reconhecimento prático da possibilidade de tratar-se de crise epiléptica como sintoma agudo, mesmo que em episódios repetidos (*crise epiléptica sintomática aguda*), ou de eventos epilépticos recorrentes na ausência de fator deflagrador de causa tratável e curável (*crise epiléptica do paciente epiléptico, epilepsia*) ou ainda de crise epiléptica como sintoma agudo que ocorrem em indivíduo previamente epiléptico (*crise epiléptica sintomática aguda em paciente epiléptico*).

DEFINIÇÃO – CRISE EPILÉPTICA

É uma condição médica frequente, podendo ser observada em 0,5 a 1% da população em alguma época da vida como evento isolado. Em condições mais específicas e considerando-se os dois extremos da faixa etária (crianças e idosos), indivíduos menos resistentes às oscilações do equilíbrio físico/metabólico/iônico, especialmente quando o comprometimento envolve o segmento cranioencefálico, estes valores podem ser bem mais elevados.

As crises epilépticas são definidas como manifestações clínicas transitórias, determinadas pela disfunção de um grupamento de neurônios, ou simultaneamente de todos os neurônios do córtex cerebral. Esta disfunção é caracterizada por despolarização exacerbada, autolimitada e de curta duração (segundos a poucos minutos). Os sintomas, sinais e mal-estar pós-crítico dependerão da extensão do comprometimento neuronal cortical. Habitualmente, não necessitam de intervenção médica no momento da crise, dada a sua duração, podendo ser resultantes de agentes agressores identificáveis, variados e multifatoriais passíveis de planejamento terapêutico, agredindo direta ou indiretamente o córtex cerebral.

As variadas manifestações clínicas das crises epilépticas, dependem da região do córtex cerebral onde se originam e se propagam. Os locais mais comuns de origem das crises epilépticas são os lobos temporais, respondendo por 60 a 70% das epilepsias. Os lobos frontais respondem por 25 a 30% e os lobos parieto-occipitais respondem por 5 a 10% das epilepsias. Podem ficar restritas às sensações de quem as descreve, podendo permanecer imperceptíveis do início ao final para as pessoas ao redor, caso não ocorra comprometimento motor exacerbado, e neste caso são chamadas de crises epilépticas focais. No entanto, podem tomar maior importância ou ter uma apresentação que não permita que a sua experiência seja tão subjetiva ou particular, tornando evidente o mal-estar, mesmo que o indivíduo assim não o deseje e, muitas vezes, inevitavelmente exigindo o auxílio de quem estiver mais próximo (crises focais com automatismos motores). Este auxílio poderá ser peremptório quando a crise já se iniciar por alteração de comportamento ou por queda ao solo secundária à perda de consciência, muitas vezes associada a movimentos corpóreos, arroxeamento de lábios e face, reviramento ocular e perda de urina (crises epilépticas generalizadas).

ABORDAGEM NO MOMENTO DO EVENTO EPILÉPTICO CRÍTICO

A atitude da pessoa que presencia o momento da crise epiléptica em qualquer ambiente, incluindo o ambiente hospitalar, deverá ser unicamente a de atenuar ou aparar a queda e retirar objetos contundentes próximos que possam ferir o paciente durante os movimentos de repetição ou de alteração comportamental. Não deverão ser colocados materiais ou objetos em sua boca; o simples ato de colocar o paciente deitado de lado para que não ocorra aspiração pulmonar de líquidos e secreções constitui-se em fator protetor suficiente para aquele momento.

Se os eventos recorrerem ou se no momento da crise apenas os cuidados observacionais não forem suficientes devido ao prolongamento do evento, o paciente deverá ser direcionado a atendimento hospitalar. Neste local, benzodiazepínico por via endovenosa, em lenta infusão (tempo superior a 2 minutos), deverá ser a opção de escolha.

Caso o(s) evento(s) persistam, iniciar conduta para estado de mal epiléptico (ver sessão).

Observando-se o término do evento, deve-se restabelecer os diagnósticos diferenciais e fatores desencadeantes. Através de apropriada história clínica com o próprio paciente e/ou pessoas a ele relacionadas, identificar se que as crises epilépticas já eram presentes de maneira recorrente ao longo de dias, meses ou anos.

Identificando-se os fatores sintomáticos, atuar sintomaticamente na causa precipitadora e perpetuadora.

Não havendo fatores precipitantes agudos identificáveis no exame físico geral e nos exames laboratoriais, o indivíduo deverá ser direcionado para uma apropriada investigação ambulatorial para introdução de medicamentos, momento então em que o prognóstico evolutivo poderá ser sugerido, privilegiando-se a região cerebral primariamente envolvida, considerando-se a idade do paciente, os exames complementares (ressonância magnética, tomografia, eletroencefalograma, videoeletroencefalograma), a influência genética e os diversos tipos de manifestações clínicas (Figura 73.1).

DEFINIÇÃO – EPILEPSIA

A epilepsia é uma das causas mais frequentes de distúrbio neurológico crônico em todas as idades, com picos de maior observação nos extremos da curva etária. É caracterizada quando houver a possibilidade de determinar que os eventos epilépticos, súbitos e imprevisíveis, já de caráter repetitivo e indeterminados na frequência, ocorrem na não identificação de fator provocador tratável em natureza.

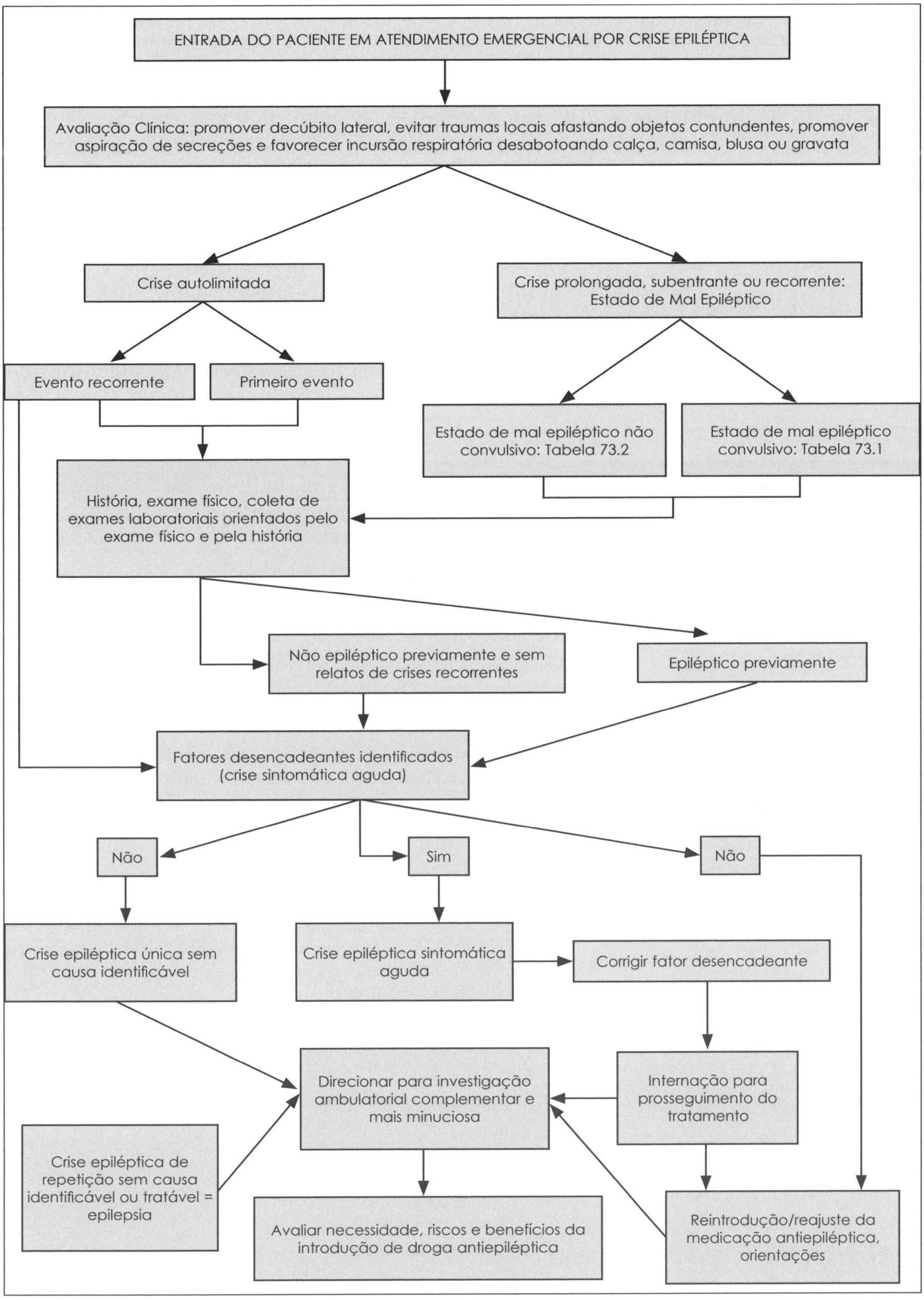

Figura 73.1 – Organograma de atendimento do paciente com crise epiléptica.

A prevalência apresenta grande variação (0,9 a 57 casos/mil habitantes) por relacionar-se às condições socioeconômicas de cada país e região, tratando-se mesmo de um problema de saúde pública, podendo ser considerada um indicador de desenvolvimento social, por impactar no índice de produção econômica. No Brasil, compromete cerca de 1% da população geral tendo incidência ao redor de 0,5% casos/novos/ano/mil habitantes. Trata-se de condição grave, senão pela dificuldade de controle clínico, potencialmente pelo comprometimento cognitivo, social, laborativo e, lamentavelmente, pela condição comumente estigmatizada.

- A *classificação das síndromes epilépticas* (Tabela 73.1) leva em consideração a *classificação clínica das crises epilépticas* (Tabela 73.2), a idade de início, etiologia e as características dos exames complementares (neuroimagem, neuroimagem funcional, eletroencefalograma por vezes com videomonitoração e estímulos diferenciados, pesquisa imunoistoquímica, líquor). A classificação sindrômica apresenta como interesse imediato o estabelecimento do prognóstico evolutivo e a determinação da possibilidade de outros tipos de tratamento.

Tabela 73.1 – Apresentação das principais síndromes epilépticas

Grupos de síndromes	Síndromes específicas
Epilepsias focais idiopáticas	• Crises neonatais benignas (não familiares) • Epilepsia benigna da infância com descargas centrotemporais • Epilepsia benigna da infância com paroxismos occipitais de início precoce (tipo Panayiotopoulos) • Epilepsia com paroxismos occipitais de início tardio (tipo Gastaut)
Epilepsias focais familiares	• Crises neonatais benignas familiares • Crises benignas familiares do lactente • Epilepsia do lobo frontal autossômica dominante noturna • Epilepsia do lobo temporal familiar • Epilepsia focal familiar com focos variáveis*
Epilepsias focais sintomáticas (ou provavelmente sintomáticas)	• Epilepsias límbicas • Epilepsia mesial do lobo temporal com esclerose hipocampal • Epilepsia mesial do lobo temporal definida por etiologias específicas • Outros tipos definidos segundo a localização e etiologia • Epilepsias neocorticais • Síndrome de Rasmussen • Síndrome de hemiconvulsão-hemiplegia • Outros tipos definidos segundo a localização e etiologia • Crises parciais migratórias da infância precoce
Epilepsias generalizadas idiopáticas	• Epilepsia mioclônica benigna do lactente • Epilepsia com crises mioclono-astáticas • Epilepsia ausência da infância • Epilepsia com ausências mioclônicas • Epilepsias generalizadas idiopáticas com fenótipos variáveis • Epilepsia ausência juvenil • Epilepsia mioclônica juvenil • Epilepsia com crises generalizadas tônico-clônicas

Tabela 73.1 – Apresentação das principais síndromes epilépticas (continuação)

Grupos de síndromes	Síndromes específicas
Epilepsias reflexas	• Epilepsia idiopática do lobo occipital fotossensível • Outras epilepsias sensíveis a estímulos visuais • Epilepsia primária da leitura • Epilepsia do sobressalto
Encefalopatias epilépticas	• Encefalopatia mioclônica precoce • Síndrome de Ohtahara • Síndrome de West • Síndrome de Dravet (previamente conhecida como epilepsia mioclônica severa da infância) • Status mioclônico nas encefalopatias não progressivas* • Síndrome de Lennox-Gastaut • Síndrome de Landau-Kleffner • Epilepsia com ponta-onda contínua durante sono lento
Epilepsias mioclônicas progressivas	• Doenças específicas
Crises que não exigem necessariamente o diagnóstico de epilepsia	• Crises neonatais benignas necessariamente o diagnóstico • Crises febris de epilepsia • Crises reflexas • Crises da retirada do álcool • Outras crises induzidas por drogas ou substâncias químicas • Crises pós-traumáticas imediatas ou precoces • Crises únicas ou grupos isolados de crises • Crises de repetição rara (oligoepilepsias)

Tabela 73.2 – Sugestão de tratamento com droga antiepiléptica (DAE) segundo o tipo de crise epiléptica pela classificação clínica

Tipo de crise epiléptica	DAE de 1ª opção	DAE de 2ª opção
Generalizada tônico-clônica, clônica	• Valproatos • Carbamazepina • Oxcarbazepina • Fenitoína • Fenobarbital	• Lamotrigina • Topiramato • Clobazam • Clonazepam
Generalizada tônica, atônica	• Valproatos • Vigabatrina • Gabapentina	• Topiramato • Clobazam • Clonazepam
Generalizada mioclônica	• Valproatos • Clonazepam	• Topiramato • Primidona • Lamotrigina
Generalizada ausência	• Valproatos • Etossuximida • Clonazepam	• Topiramato • Lamotrigina

Tabela 73.2 – Sugestão de tratamento com droga antiepiléptica (DAE) segundo o tipo de crise epiléptica pela classificação clínica (continuação)		
Tipo de crise epiléptica	**DAE de 1ª opção**	**DAE de 2ª opção**
Parcial	• Carbamazepina • Oxcarbazepina • Valproato • Fenitoína • Fenobarbital • Lamotrigina	• Topiramato • Primidona • Clonazepam • Clobazam • Vigabatrina • Gabapentina
Especial – crise febril	• Valproatos • Fenobarbital	• Clobazam • Clonazepam
Especial - catamenial	• Acetazolamida • Clonazepam	• Hormônios estrogênios
Especial – epilepsia fotossensível e reflexa	• Valproatos • Clonazepam	

TRATAMENTO CLÍNICO DAS EPILEPSIAS – PRINCÍPIOS PARA O MANEJO GERAL DAS DROGAS ANTIEPILÉPTICAS (DAES)

O objetivo do tratamento sintomático, quer seja agudo (crises epilépticas sintomáticas agudas) ou crônico (epilepsia), converge-se indubitavelmente no impedimento das despolarizações exacerbadas e indesejadas nas crises epilépticas sintomáticas agudas ou nas crises epilépticas da epilepsia. A história clínica, o exame neurológico e a busca do fator etiológico são fundamentais para a definição do direcionamento terapêutico apropriado para cada caso.

Nas epilepsias, o controle clínico pode ser considerado quando os sinais e sintomas epilépticos deixam de ser presentes ou, se ainda presentes, com frequência, tipos de sinais/sintomas e horários de ocorrência não impeditivos ao exercício satisfatório das funções física, mental, social e econômica a que se propõe o indivíduo. Cerca de 70% dos indivíduos apresentam controle satisfatório dos eventos epilépticos com a administração diária de única droga antiepiléptica (DAE); outros 30% dos pacientes necessitam de duas ou mais DAEs em administração em doses máximas toleradas e combinadas para que possa ser observada uma melhora da frequência dos sinais e sintomas epilépticos.A opção terapêutica dependerá da idade do paciente e das condições clínicas que possam contraindicar a aplicação de determinado composto ou sal, mas também da classificação clínica das crises epilépticas. Contudo, essencial se faz relembrar que a classificação sindrômica, por si, somente sugere a reserva de diferentes prognósticos evolutivos por englobar a classificação clínica das crises epilépticas, idade, etiologia e exames complementares de imagem e neurofisológicos, sendo que estes últimos podem fornecer informações suficientes para alterar a classificação clínica, e portanto, obrigar-nos a reavaliar a opção medicamentosa aplicada.

Interessante seria relembrar a necessidade de estar familiarizado com os conhecimentos básicos da farmacologia, farmacodinâmica e farmacocinética das drogas a serem aplicadas, bem como da possível interação entre outras substâncias que o paciente já venha utilizando por doenças associadas (Tabelas 73.3 e 73.4). Muitas vezes, o sucesso terapêutico poderá não ser atingido devido à administração da DAE em doses e intervalos inapropriados, à não valorização da possível interação e competição entre drogas e ao desconhecimento da cinética de absorção, metabolização e eliminação. Em outras ocasiões, o desconhecimento a respeito da biodisponibilidade das apresentações, afinidade as ligações proteicas (distribuição nos fluidos corporais e competição entre várias substâncias) e dos principais mecanismos de ação e efeitos colaterais (politerapia com o mesmo sítio de ação), poderá atuar muito mais como uma infelicidade e prejuízo ao paciente e a seus envolvidos. Sem o conhecimento destas características farmacológicas, torna-se bastante comum o julgamento de falha terapêutica, como avaliar o paciente anteriormente ao tempo necessário para se atingir o nível sérico da referida etapa (em geral cinco meias-vidas), aumentando novamente ou trocando precocemente (ou seja, sem atingir a dose adequada ou máxima tolerada); com a utilização de doses elevadas sem necessidade, ou associando mais de uma substância precoce e desnecessariamente; com a promoção de efeitos tóxicos por desconhecimento da cinética de absorção (não linear ou de ordem zero).

Tabela 73.3 – Principais drogas antiepilépticas (DAE) segundo mecanismo de ação, dose e metabolização

DAE	Mecanismo de ação predominante	Dose sugerida em mg/dia	Metabolização e excreção
Valproatos	Agonista receptor GABA	250 a 3.000	Hepática
Carbamazepina	Bloqueio de canais de sódio	100 a 2.400	Hepática
Oxcarbazepina	Bloqueio dos canais de sódio	150 a 3.600	Hepática
Fenitoína	Bloqueio dos canais de sódio	200 a 400	Hepática
Fenobarbital	Bloqueio de receptor glutamato/agonista receptor GABA	50 a 200	Hepática
Lamotrigina	Bloqueio dos canais de sódio; bloqueio de receptor glutamato/agonista receptor GABA	50 a 600	Hepática
Topiramato	Bloqueio de receptor glutamato/agonista receptor GABA; bloqueio dos canais de cálcio; prolonga tempo de abertura dos canais de cloro	50 a 300	Renal
Clonazepam	Bloqueio de receptor glutamato/agonista receptor GABA	0,5 a 6	Hepática
Clobazam	Bloqueio de receptor glutamato/agonista receptor GABA	5 a 30	Hepática
Primidona	Bloqueio de receptor glutamato/agonista receptor GABA	125 a 1.500	Hepática
Vigabatrina	Bloqueio GABA transaminase	500 a 2.000	Não metabolizado e eliminação renal
Gabapentina	Modulação dos canais de cálcio; eleva o tempo de abertura dos canais de cloro	300 a 3.600	Não metabolizado
Acetazolamida	Acidose; inibição da anidrase carbônica	250 a 1.000	Renal
Etossuximida	Modulação dos canais de cálcio	250 a 3.000	Hepática

Legenda: GABA: ácido gama-aminobutírico; mg: miligrama.

Tabela 73.4 – Descrição da meia-vida e principais efeitos colaterais tóxicos e idiossincrásicos das DAEs

DAE	Meia-vida (horas)	Efeitos tóxicos	Colaterais idiossincrásicos
Valproatos	6-24 Cinética de ordem zero	Tremor, epigastralgia, anorexia, vômito aumento de peso, queda de cabelo, ovários policísticos	Reação cutânea, depressão da medula óssea, plaquetopenia, pancreatite, hepatotoxicidade
Carbamazepina	6-24 Cinética linear	Diplopia, sonolência, cefaleia, náusea, ataxia, hiponatremia	Reação cutânea e depressão da medula óssea, alteração de função hepática
Oxcarbazepina	12-24 Cinética linear	Diplopia, sonolência, cefaleia, náusea, hiponatremia	Reação cutânea e depressão da medula óssea, alteração de função hepática
Fenitoína	10-100 Cinética de ordem zero	Ataxia, disartria, tremor, nistagmo, hipotensão, atrofia cerebelar, bradicardia	Hipertrofia gengival e da derme, hirsutismo, reação cutânea e depressão da medula óssea, lifadenopatia
Fenobarbital	50-150 Cinética linear	Sedação, fadiga, ataxia, dificuldade na concentração	Reação cutânea e depressão da medula óssea, distúrbio do tecido conjuntivo
Lamotrigina	10-50 Cinética linear	Diplopia, ataxia, cefaleia, vômito, tremor	Reação cutânea, linfoadenopatia
Topiramato	12-24 Cinética linear	Sonolência, parestesia, alentecimento psicomotor, déficit de atenção, perda de peso, glaucoma, miopia aguda, nefrolitíase	Raro
Clonazepam	12-60 Cinética linear	Sedação, fadiga, ataxia, dificuldade na concentração, hipotensão, depressão respiratória, alteração comportamental	Raro
Clobazam	15-25 Cinética linear	Sedação, fadiga, ataxia, dificuldade na concentração, hipotensão, depressão respiratória, agitação psicomotora	Raro
Primidona	12-60 Cinética linear	Sedação, fadiga, ataxia, dificuldade na concentração	Raro
Vigabatrina	5-7 Cinética linear	Fadiga, sonolência, tontura, fadiga	Microvacuolização da bainha de mielina, anormalidades retinianas
Gabapentina	5-7 Cinética de ordem zero	Sonolência, tontura, ataxia, agitação psicomotora	Raro
Acetazolamida	4-12 Cinética linear	Miopia, glaucoma, nefrolitíase, parestesia	Raro
Etossuximida	30-70	Anorexia, vômito, perda de peso, tontura, alteração comportamental	Reação cutânea e depressão da medula óssea

Certeza do Diagnóstico

O estabelecimento dos diagnósticos diferenciais (Tabela 73.5) e a certeza de que se trata de epilepsia, e não apenas de crises epilépticas sintomáticas agudas, norteia o início deste tratamento. Principalmente ao se considerar que, nas epilepsias, estaremos nos referindo à abordagem de controle e não da cura da queixa do paciente, às custas de uso de medicação a longo prazo, senão por prazo indeterminado, em várias tomadas ao dia e carreadas dos riscos de efeitos colaterais, alguns até irreversíveis e com sinais e sintomas muito mais graves que a própria doença. Os casos de primeiro evento, mesmo que na ausência de fator deflagrador tratável, deverão aguardar a evolução.

Tabela 73.5 – Sugestões de diagnósticos diferenciais para estabelecimento de metas terapêuticas

Sugestão para diagnósticos diferenciais mais frequentes	
Doenças vasculares	Ataque isquêmico transitório, acidente vascular medular, síncopes, arterites, taquicardia paroxística, claudicação, disautonomias
Distúrbios álgicos	Cefaleias vasculares, neuralgias, *cluster*, hemicrania paroxística, cefaleia pós-punção
Distúrbios neuromusculares	Hipertonia, hipotonia, mialgia, ptose palpebral, câimbras
Distúrbios do movimento	Tiques, tremores, distonias, coreia, câimbras
Distúrbios do sono	Distúrbio comportamental do sono REM, sonambulismo, sonilóquio, bruxismo, distonia paroxística noturna, ronco e apneia, movimento periódico de membros, pesadelos, mioclonias, terror noturno, enurese noturna, *jactatio capitis/head banging*, cataplexia
Distúrbios metabólicos/inflamatórios	*Delirium*, estados confusionais, torpor e rebaixamento do nível de consciência, vertigem, doenças desmielinizantes, polineuropatias, *flappping*, refluxo gástrico, paralisia facial periférica, interação com medicamentos/intoxicação, polineuropatias, distúrbios hipopotassêmicos, tireoidopatias, paraneoplasias
Distúrbios psiquiátricos	Crise de pânico, esquizofrenia, conversão, histeria, ansiedade, depressão, psicose
Distúrbios demenciais	Carenciais, lacunares, degenerativos, infecciosos priônicos, inflamatórios autoimunes, traumáticos, hipoxêmico

Monoterapia

Determinada a DAE de acordo com o tipo clínico e a síndrome epiléptica, a monoterapia deverá sempre ser o alvo a ser almejado incessantemente, mesmo que isso possa exigir tentativas sucessivas. Jamais uma segunda DAE deverá ser considerada como troca ou como associação enquanto não se obtiver a certeza da não resposta medicamentosa à droga de primeira escolha, ou seja, não antes de atingir a dose máxima necessária ou tolerada.

Dose Máxima Tolerada

O início deverá ser sempre gradual, seguido de lenta titulação após a estabilização da faixa terapêutica e observação clínica, até a dose necessária ou máxima tolerada, determinada por efeitos colaterais tóxicos ou idiossincrásicos.

A Troca de Medicação

Esta será motivada pela não observação do controle clínico almejado ou por efeitos colaterais impeditivos. Nesta ocasião, uma segunda escolha deverá ser associada à opção anterior, igualmente em doses tituladas até o tempo de obtenção da faixa terapêutica, quando somente então a droga inicialmente selecionada poderá ter o início de sua retirada, também de modo gradual.

Adesão

Certificar-se de que o paciente apresenta adesão às orientações em termos dos fatores favorecedores de suas crises, assim como da ingesta das DAEs nos intervalos e quantidades prescritas.

Não Controle Clínico

Sugere-se rever a história do paciente e os diagnósticos diferenciais. Reavaliar as classificações clínicas das crises epilépticas e das síndromes epilépticas. Rever a opção medicamentosa e os itens "dose máxima tolerada' e "adesão".

Nível Sérico das DAEs

Não se observa uma correspondência entre a dosagem sérica e a eficácia no tratamento das epilepsias. Poderá ser de importante valor para o item "adesão" quando for evidenciada a presença da substância, representando uma constatação laboratorial de que realmente o indivíduo em questão realiza a ingesta da substância. Poderá também auxiliar no raciocínio a respeito de qual substância seria a responsável por efeitos colaterais tóxicos (no caso da associação de drogas com efeitos colaterais semelhantes), assim como a competição e o deslocamento de ligação às proteínas (também no caso da aplicação de mais de uma substância). As faixas subterapêutica e tóxica não deverão servir de orientação para o acréscimo ou a retirada da DAE enfocada, devendo estes parâmetros ser guiados por fina observação e acompanhamento clínico.

Associação de DAEs

O uso em associação de duas DAEs estará autorizado em cerca de 20 a 30% dos pacientes que não apresentaram controle satisfatório de suas crises epilépticas após o uso reiterado de múltiplas medicações em monoterapia. O uso em associação de três DAEs estará autorizado nos pacientes que não apresentaram controle satisfatório de suas crises epilépticas após o uso reiterado de múltiplas medicações em terapia duplamente associada, e assim sucessivamente. Importante lembrar que nesta fase do tratamento é fundamental o cuidado em procurar associações de medicações com mecanismos de ação diferentes (Tabela 73.3), tanto quanto a afinidade por ligações proteicas, potencializações e interações. Também nesta fase importante se faz o reforço da adesão às orientações prescritivas, trabalhando os processos de aceitação, conscientização e adaptação laborativos, sociais/culturais e psicológicos.

Por Quanto Tempo

Esta dúvida somente será pertinente quando o paciente obtiver controle clínico por período superior a 2 anos. A retirada da medicação deverá ser sempre lenta, e extremamente lenta se for o caso de barbiturato ou benzodiazepínico (período de 6 meses ou superior), objetivando evitar possíveis crises por abstinência e atrapalhar a avaliação e o raciocínio clínico. Se houver mais de uma DAE aplicada, eleger a retirada lenta de uma por vez. Se houver o retorno dos eventos, a dose mínima anterior à observação da recorrência dos eventos epilépticos deverá ser reinstituída. Nova tentativa, com igual ou superior cuidado, poderá ser realizada após 5 anos de tratamento e controle clínico. Havendo a recorrência dos eventos, o período de 10 anos deverá ser considerado. Na falha desta última tentativa, o uso da(s) DAE(s) deverá ser por tempo indeterminado. Seja qual for o momento em que se considerar a possibilidade de retirada da DAE, esta deverá vir sempre compartilhada com o paciente, valorizando-se a sensação de insegurança imposta pelos riscos sociais e profissionais.

Casos Especiais

- Epilepsia com crises pouco frequentes, raras e ocasionais – levar em consideração o tipo de crise epiléptica, fatores favorecedores e deflagradores, profissão e hábitos sociais. Referindo-nos a crises exclusivamente parciais simples, bem caracterizadas e típicas, sem generalização subsequente, poderá ser considerada a possibilidade de não tratamento químico, de acordo com o risco envolvido na perda da atenção durante a atividade laborativa e direção de máquinas móveis. O mesmo raciocínio vale para crises epilépticas de ocorrência exclusivamente durante o período do sono.
- Epilepsia relacionada e desencadeada no catamênio – são assim consideradas quando as crises epilépticas têm 80% ou mais de sua apresentação no período menstrual e perimenstrual. Se os ciclos forem muito irregulares, a consideração da elevação de dose da DAE em uso contínuo será inquestionável. Contudo, se previsíveis, algumas opções terapêuticas poderão ser consideradas apenas para os períodos menstrual e perimenstrual: acetazolamida, clobazam, clonazepam. Outra opção consta da complementação hormonal, mantendo-se ciclos amenorreicos.
- Epilepsia na gestação – a frequência das crises epilépticas não se altera durante o período gestacional em 50%, e em cerca de 13 a 25% dos casos poderá ser observada até mesmo a redução no número dos eventos críticos. Acréscimo ou piora na ocorrência das crises poderá ser observado em 5 a 37% das pacientes, mas este valor poderá ser mais elevado (75%) nas pacientes que se apresentam com crises refratárias ao tratamento clínico anteriormente ao período da gravidez.

Todas as medicações antiepilépticas aumentam o risco para o desenvolvimento de malformação fetal, embora esse risco seja fator inerente à gestação. Contudo, nenhum dos riscos anteriormente citados é superior à presença das próprias crises epilépticas, senão pelas alterações metabólicas e hipoxemia materno-fetal, pelo aumento da possibilidade de ruptura uterina, descolamento placentário e/ou prolongamento do período expulsivo, com consequente risco de evolução para sofrimento e óbito fetal. *Portanto, não se justifica a troca de DAE perante a uma gestação* e à DAE deverá ser associada a administração de ácido fólico, 5 mg/dia. Ao contrário, ajustes de doses serão necessários no decorrer dos meses gestacionais determinados por hemodiluição e ganho de peso. Exceção ocorre para as gestações programadas (quando ainda não houve a nidação do saco embriogênico) e para os eventos exclusivamente focais e sem generalização subsequente, onde a interrupção da medicação poderá ser cuidadosamente avaliada para o primeiro trimestre. Nos casos em que a gestação é coincidente com a epilepsia, a droga de eleição deverá ser o fenobarbital.

- A gestação e o trabalho de parto habitualmente decorrem sem complicações, mas as complicações epilépticas podem ocorrer em baixo percentual de casos (1 a 2%), parecendo criteriosa e de importância a consideração do acompanhamento multidisciplinar das gestantes com história de epilepsia ou crises epilépticas deflagradas nesse período.
- O profissional assistente poderá sugerir a preferência por parto cirúrgico e programado, podendo até mesmo ser antecipado para as pacientes com história de crises epilépticas frequentes, principalmente se focais com automatismos ou generalizadas, nas quais a capacidade de colaboração é comprometida. A equipe deverá estar atenta para atuar frente à hipoatividade do neonato, determinada pela toxicidade e sedação pelas drogas maternas, prolongamento do período expulsivo e hemorragia, determinados pela atonia uterina secundária à difenil-hidantoína, bem como risco às hemorragias maternas e neonatais determinadas pelo bloqueio que a maioria das drogas antiepilépticas exerce sobre os fatores II, V IX e X da cascata de coagulação com reposição de vitamina K.

TRATAMENTO CIRÚRGICO DAS EPILEPSIAS

Esta opção deverá ser reservada aos casos de refratariedade do controle das crises epilépticas, após tentativas com DAEs variadas em aplicação isolada ou em associação, nos pacientes com inquastionável adesão à terapia medicamentosa. Serão necessários estudos eletroencefalográfico minucioso e videoeletrencefalográfico para certificação absoluta da natureza e localização das descargas corticais anormais.

A abordagem pré-cirúrgica do paciente deverá ser multidisciplinar. É imperiosa a localização da área epileptogênica, determinação da extensão e presença ou não de lesão macroscópica, correlação com área eloquente e estado cognitivo.

A estratégica cirúrgica poderá variar entre ressecções seletivas, lobectomias, lobotomia, calosotomia, ressecção subpial ou implante vagal.

ESTADO DE MAL EPILÉPTICO (EME)

Trata-se de uma emergência clínica, envolvendo não somente o neurologista, mas qualquer profissional que atue na área de emergência. Para a compreensão deste, necessário se faz brevemente rever a definição de crise epiléptica. O EME (definição inicialmente aceita pela Liga Internacional de Combate à epilepsia e pela Organização Mundial de Saúde) é apresentado como um evento de natureza epiléptica, fisiopatológica e clinicamente de localização anatômica focal ou generalizada, contudo de duração suficientemente prolongada, subentrante ou repetida, capaz de levar a uma condição fixa e duradoura, por perder o caráter autolimitado de sua apresentação.

Trata-se de evento com ou sem manifestações motoras de significância (convulsivo ou não convulsivo), não se observando a obrigatoriedade da epilepsia como doença prévia, assim como a apresentação do EME não define a doença epiléptica.

Roteiro de Tratamento do Estado de Mal Epiléptico Convulsivo (Tabela 73.6)

- **Etapa 1** – Tempo Zero: manutenção da permeabilidade das vias aéreas superiores e obtenção de acesso venoso de grosso calibre, acoplado a coleta de material para a pesquisa de eletrólitos, pesquisa toxicológica.
- **Etapa 2** – Tempo 1': aferição e equilíbrio da pressão arterial com drogas vasopressoras ou reposição de volume.
- **Etapa 3** – Tempo 2'-3': administração de tiamina na dose de 100 mg, previamente à administração de glicose para os pacientes com suspeita de carência alimentar e alcoolismo.
- **Etapa 4** – Tempo 4'-5': administração de diazepam endovenoso na dose de 0,2 mg/kg de peso, obedecendo a velocidade máxima de infusão de 2 mg/minuto.
- **Etapa 5** – Tempo 10': repetir a administração de benzodiazepínico endovenoso na dose de 0,2 mg/kg de peso, obedecendo a velocidade máxima de infusão de 2 mg/minuto.
- **Etapa 6** – Tempo 15': promover intubação orotraqueal e administração de difenil-hidantoína endovenosa em solução salina na proporção de 1:10. Este deverá ser o meio eleito, pois a administração direta pode promover a perda do vaso e a administração intramuscular, necrose local. Doses adicionais na proporção de 5 mg/kg de peso poderão ser administradas até dose máxima e total de 30 mg/kg peso. *Ou*
- **Etapa 6** – Tempo 15': a administração de fenobarbital endovenoso.
- **Etapa 7** – Tempo 45': midazolam em infusão contínua titulada até a observação do término da apresentação epiléptica, acompanhada do controle eletroencefalográfico com a interrupção das descargas ou silêncio elétrico cerebral. *Ou*
- **Etapa 7** – Tempo 45': tiopental titulado até a observação do término da apresentação epiléptica clínica e eletrográfica. *Ou*
- **Etapa 7** – Tempo 45': propofol na dose de ataque de 1 a 3 mg/kg de peso infundidos em 2 minutos, seguido da infusão contínua na dose de 1 a 6 mg/kg peso /hora, titulada até a observação do término da apresentação epiléptica clínica e com registro eletrográfico.
- **Etapa 8** – Tempo 90': tratamento das complicações: rabdomiólise, hipertermia e acidose. Investigação, correção e tratamento do possível agente deflagrador dos eventos epilépticos subentrantes.
- **Etapa 9** – Cuidados intensivos com a manutenção da respiração assistida, o controle da pressão arterial, adequada higiene pulmonar e prevenção das escaras. *Controle eletroencefalográfico* após 24 a 48 horas, com titulação decrescente da droga eleita. No caso de recorrência do quadro, retornar para a dose mínima anterior por mais 24 e 36 horas. Atenção para a administração e o reajuste das doses das DAEs de manutenção, de acordo com o tipo de crise, controle dos fatores desencadeantes e das doenças associadas, para prevenir a recorrência do evento.

Tabela 73.6 – Abordagem terapêutica do estado de mal epiléptico

Tempo (minutos)	Atuação/droga	Dose
Zero	**Observar**	
	Promover decúbito lateral	
	Afastar objetos contundentes	
3	Direcionar para serviço de pronto-atendimento	
	Preparar benzodiazepínico	
5	Verificar permeabilidade das vias aéreas superiores	
	Controle de PA	
	Estabelecer venóclise de amplo calibre	
	Análise bioquímica e toxicológica	
	Administrar tiamina	100 mg/dose IV
	Solução glicosada	50 mg/50 ml/dose IV
10	Lorazepam ou	0,1 mg/kg/dose IV (< 2 mg/min)
	Diazepam ou	0,1-0,3 mg/kg/dose IV (< 2 mg/min)
	Midazolam	0,1 mg/kg /dose IV (< 2 mg/min)
15	Lorazepam ou	0,1 mg/kg/dose IV (< 2 mg/min)
	Diazepam ou	0,1 mg/kg/dose IV (< 2 mg/min)
	Midazolam	0,1 mg/kg/dose IV (< 2 mg/min)
20	Difenil-hidantoína	15-20 mg/kg (< 50 mg/min) em solução salina
40	Difenil-hidantoína	5-15 mg/kg IV (< 50 mg/min) em solução salina
	Dose máxima total de 30 mg/kg	
	Manutenção	3-5 mg/kg/dose
60	Intubação orotraqueal	
	Fenobarbital	20 mg/kg/dose IV (< 100 mg/min)
80	Fenobarbital	20 mg/kg/dose IV (< 100 mg/min)
90	Tiopental	5 mg/kg/dose IV
	Manutenção por 12-24 horas	0,5-2 mg/kg/h IV
100	Monitorar silêncio elétrico pelo EEG	
	Associar drogas antiepilépticas para manutenção por via ora ou sonda nasoenteral (DPH, CBZ, ox-CBZ, VP, TPX)	
	DPH = difenil-hidantoína	5-7 mg/kg/dia
	CBZ = carbamazepina	15-50 mg/kg/dia
	Ox-CBZ = oxcarbazepina	20-75 mg/kg/dia
	VP = valproato	15-60 mg/kg/dia
	TPX = topiramato	5-25 mg/kg/dia

Legenda: mg: miligrama; mL: mililitro; <: menor; kg: quilograma de peso; IV: intravenosa; hr: hora; min: minuto; EEG: eletroencefalograma

Tratamento Estado de Mal Epiléptico Focal e Estado de Mal Epiléptico não Convulsivo

- Deverá seguir o princípio do manejo da escolha da DAE para controle das crises epilépticas conforme descrito na Tabela 73.2, com menor preocupação em termos de titulação da substância, procurando atingir o nível sérico o mais rapidamente possível, mas sempre atento às contraindicações clínicas referentes aos efeitos colaterais dose-dependentes.
- Também considerado emergência clínica. A perpetuação do evento conduz a lesão neuronal, contudo, por se tratar de ocorrências de natureza mais localizada, evolui com repercussões metabólicas menos exuberantes, não havendo justificativa para procedimentos mais invasivos e de risco maior.
- *Controle eletroencefalográfico* obedecendo a meia-vida para ajuste medicamentoso ou associação de droga.

ABORDAGEM DOS ASPECTOS SOCIAIS, PROFISSIONAIS E CASOS ESPECIAIS

- Direção máquinas móveis: envolve veículos aquáticos, aéreos, elétricos e máquinas com duas ou mais rodas, destinados a deslocamento de pessoas e objetos variáveis (máquinas empilhadoras, tratores, e não somente veículos de passeio). A lei brasileira permite carteira não profissional para portadores de epilepsia focal sem generalização e eventos epilépticos de ocorrência exclusivamente noturna, desde que em uso regular, apropriado e comprovado de medicação, e controle clínico dos eventos por no mínimo 6 meses. Para epilepsias focais com generalização e epilepsias generalizadas é necessário o tempo comprovado de medicação e controle clínico dos eventos por no mínimo 2 anos. A recorrência de qualquer episódio exige nova avaliação e período de observação. Em qualquer situação, deverá preponderar o bom senso e a responsabilidade individual de risco lesional a si próprio e a terceiros, muitas vezes irreparáveis, elevando ainda mais os custos dos investimentos particulares e públicos.
- Atividades laborativas: o indivíduo epiléptico pode e deve trabalhar. Deve procurar qualificar-se, ser produtivo e competitivo o máximo possível para satisfação pessoal e comunitária. Como para qualquer outro indivíduo, poderá ser necessária a orientação para a identificação capacitativa ou de adequação das limitações, caso presentes.
- Muitas das atuações não são impeditivas em si, mas deve-se buscar evitar e remanejar as atuações em alturas (andaimes, postes, escadas), locais de elevado movimento (ruas, plataformas de metrôs, trens e veículos coletivos), maquinário cortante (moedores/trituradores, esmeril, serras, lâminas, estiletes), ações de vigilância armada, trabalhos em turnos (pela irregularidade dos horários), em locais com gases e substâncias inflamáveis, soldas e cocção.

Neste aspecto, deseja-se que os profissionais de saúde, pessoas envolvidas, educadores e meios de comunicação exerçam o papel de incentivadores para a divulgação informativa e de redução dos estigmas e preconceitos relacionados à doença, com o objetivo de que os empregadores, gestores e administradores facilitem o remanejamento de local de risco e/ou de função no caso de seus empregados manifestarem epilepsia. As metas deveriam constituir-se em favorecer a capacitação e adequação e desestimular a demissão e o estímulo à aposentadoria por doença crônica e invalidez definitiva.

- Atividades sociais: com maior rigor, o uso de álcool, substâncias estimulantes e ilícitas não é recomendado, pelo risco de deflagrar evento epiléptico e estado de mal epiléptico. Moderadamente e com bom senso, todas as atividades sociais são permitidas, exceto as atividades previamente já conhecidas como agentes deflagradores para o indivíduo em questão: estimulação com luz estroboscópica intermitente, privação do sono e jejum.
- Namoro e casamento não devem representar impedimentos para pacientes epilépticos, excessão quando associados a encefalopatia crônica. A gestação também não constitui fator impeditivo, mas deverá cercar-se de cuidados especiais (ver sessão Epilepsia e Gestação). Havendo apropriada formação e informação pública a respeito da doença, não será observado o processo de estigmatização ou, opostamente, de superproteção e hipervalorização da doença, comprometendo o individualismo.
- Amamentação: evitar aleitamento deitada e semipronada sobre o puérpero. Independentemente do tipo de crise, uma posição segura é sentada com ambos os braços seguramente apoiados. Como todas as drogas antiepilépticas apresentam concentrações variáveis no leite materno, a amamentação deverá ser evitada se houver cardiopatia, hepatopatia, miopatia, distúrbio respiratório grave ou dificuldade de ganho de peso do neonato determinada por sonolência excessiva.
- Esportes e atividades físicas com caráter de lazer devem ser estimulados para os indivíduos em controle clínico. Nos indivíduos com crises ainda presentes, dependendo do tipo e da frequência, é possível a prática aplicando-se os apropriados aparatos protetores e com a observação de acompanhante que possa identificar um momento inesperado de mal-estar. Em controle clínico ou não, vale o bom senso para evitar: os excessos, as alterações abruptas das sensações, as diversões que tenham o esportista como o agente principal condutor, tais como *jumps*, mergulho de profundidade, corridas motorizadas de velocidade, artefatos aéreos (paraquedismo, *paragliding, parapenting, jet skiing* entre outros tantos.

BIBLIOGRAFIA CONSULTADA

1. Commission on Classification and Terminology of the International League Against Epilepsy. Proposal for revised clinical and electroencephalographic classification of epileptic seizures. Epilepsia. 1981;22:489-501.
2. Crawford P. Epilepsy and pregnancy. Seizure. 2001;10: 212-219.
3. Elkis LC. Farmacologia das drogas antiepilépticas. In: Costa JC, Palmini A, Yacubian EMT, Cavalheiro EA. Fundamentos neurobiológicos das epilepsias - aspectos clínicos e cirúrgicos. São Paulo: Lemos; 1998, v. 2, p. 721-45.
4. Engel J, Pedley PA, Aicardi J. A comprehensive textbook. 2nd ed. Philadelphia: Lippincot Willians & Wilkins -- 2008, 2860 p.
5. Johannessen LC, Larsson PG, Rytter E, Johannessen SI. Antiepileptic drugs in epilepsy and other disorders - a population-based study of prescriptions. Epilepsy Res. 2009;87(1):31-9.
6. MacDonald RL, Meldrum BS. General principles: principles of antiepileptic drug action. In: Levy RH, Matson RH, Meldrum BS, eds. Antiepileptic drugs. 4. ed. New York: Raven Press; 1995, p. 61-7.
7. Min LL, Sander JWAS. - Projeto demonstrativo em epilepsia no Brasil. Arq Neuropsiquiatr. 2003;61(1):153-156.
8. Perucca E. When clinical trials make history: demonstrating efficacy of new antiepileptic drugs as monotherapy. Epilepsia. 2010;51(10):1933-5.
9. Report of the Quality Standards Subcommittee and Therapeutics and Technology Assessment Subcommittee of the American Academy of Neurology and American Epilepsy Society. Practice

Parameter update: Management issues for women with epilepsy — Focus on pregnancy (an evidence-based review): Obstetrical complications and change in seizure frequency. Neurology. 2009;73;126-132.

10. Sander JW. Global Campaign against epilepsy: overview of the demonstration projects. Epilepsia. 2002;43(Suppl 6):34-36.
11. Tan RYL, Neligan A, Shorvon SD. The uncommon causes of status epilepticus: A Systematic Review. Epilepsy Research. 2010; 91:111-122.

Capítulo 74

Esclerose Múltipla

Charles Peter Tilbery

INTRODUÇÃO

A esclerose múltipla (EM) é uma doença autoimune do cérebro, da medula e dos nervos ópticos, caracterizada por inflamação do sistema nervoso central, perda de mielina e neurodegeneração (incluindo transecção axonal e atrofia cerebral) e, eventual disfunção neurológica permanente, de etiologia desconhecida.

A incidência da doença ocorre entre os 30 a 50 anos, predomina no sexo feminino e indivíduos residentes em áreas distantes da linha do Equador são mais suscetíveis em adquirir a EM. São também fatores de risco baixos níveis séricos de vitamina D ou pouca exposição à luz solar e o tabagismo. Admite-se ainda que o contato com o vírus Epstein-Barr e antecedentes familiares de EM contribuem como fatores de risco. Estudos genéticos revelam a presença de suscetibilidade em várias áreas do genoma humano, como responsáveis pela fisiopatologia na EM.

A EM é mais prevalente em certos grupos étnicos, notadamente em europeus e menos em asiáticos, africanos e latino-americanos. Estudos nacionais revelam que a prevalência da doença no Sudoeste é de 15 pacientes para 100.000 habitantes e de aproximadamente 30.000 pacientes no Brasil.

CLÍNICA

A EM manifesta-se com uma variedade grande de sintomas e sinais entre os pacientes que, com a evolução da doença, tendem a se agravar. Sintomas mais habituais são paresias, incoordenação motora, espasticidade, perdas sensitivas, alterações visuais, esfincterianas, fadiga e depressão.

O quadro clínico da EM, no início da doença, pode se apresentar com determinados sintomas sugestivos (Tabela 74.1).

A esclerose múltipla se apresenta com clínicas bem definidas (Tabela 74.2).

A forma remitente-recorrente, que abrange 85% dos casos no início da doença,caracteriza-se por períodos alternados de quadros agudos de disfunção neurológica (surtos) seguidos de melhora espontânea ou após medicação em alguns dias (remissão) e diminuição de lesões à ressonância magnética de crânio. Os sintomas se

Tabela 74.1 – Sintomas sugestivos
• Neurite óptica
• Mielite transversa
• Síndromes isoladas de tronco cerebral ou cerebelares
• Sinal de Lhermitte

Tabela 74.2 – Formas clínicas	
Apresentação	%
Remitente-recorrente	85
Secundariamente progressiva	50
Primariamente progressiva	10
Progressiva com surtos	5

iniciam de maneira subaguda ou insidiosa e podem ser autolimitados ou provocar incapacidades neurológicas de graus variados. A forma remitente-recorrente, em geral, evolui para a secundariamente progressiva em 50% dos pacientes não tratados, em aproximadamente 19 anos. A forma primariamente progressiva ocorre aproximadamente em 10% dos portadores de esclerose múltipla, caracterizada por piora gradativa dos sintomas neurológicos com o tempo. Estes pacientes não apresentam surtos. Por fim, a forma progressiva com surtos se caracteriza por progressão dos sintomas com eventuais exacerbações (surtos).

As incapacidades neurológicas com a evolução da doença são mesuradas pela Escala de Incapacidade Funcional (EDSS), que varia de 0 (função neurológica normal) a 10 (morte pela doença). Assim, o escore 3 indica moderada incapacidade, escore 6 indica que o paciente necessita de auxílio) e o escore 8 descreve pacientes que estão confinados à cadeira de rodas ou á cama.

DIAGNÓSTICO

O diagnóstico na esclerose múltipla requer evidência de doença ativa, que inclui disseminação no tempo (isto é, aparecimento de dois ou mais surtos) e disseminação no espaço (evidência de pelo menos duas lesões cerebrais à ressonância magnética do crânio). Habitualmente, observam-se nestes casos a presença de bandas oligoclonais no líquido cefalorraquidiano.

Diagnóstico Diferencial

A esclerose múltipla é uma doença que apresenta paradoxalmente muita facilidade ou extrema dificuldade para estabelecer seu diagnóstico. Estima-se que em torno de 5% dos casos falso-positivos, o que significa que um em cada 20 pacientes com EM tem diagnóstico incorreto. Deparamos, por outro lado, que pacientes com EM têm seu diagnóstico confirmado em até 3 anos após o início do quadro. O diagnóstico é baseado na exclusão de diversas moléstias que podem se assemelhar à EM, tornando-se necessário uma série de testes laboratoriais para o diagnóstico diferencial (Tabela 74.3).

Tabela 74.3 – Testes laboratoriais
Hemograma e VHS
Proteína C-reativa
Dosagem de vitamina B_{12}
Testes de função tireoidiana
Atividade da enzima de conversão da angiotensina
Anticorpos anticardiolipina
Tempo de protrombina
Anticorpos SS-/RO
Anticorpos SS-B/La
Sorologia para *Borrelia*
Sorologia para brucelose
Sorologia para HTLV-1, HIV e lues
Anticorpos paraneoplásicos
Dosagem de vitamina E

O número de doenças a ser lembrado no diagnóstico diferencial é muito extenso. Nenhuma das técnicas utilizadas atualmente é específica para o diagnóstico de EM e, muitas vezes, elas induzem ao erro. Diversas doenças apresentam bandas oligoclonais ou imagens semelhantes à IRM de crânio. As principais doenças que devem ser investigadas estão na Tabela 74.4.

PATOGÊNESE

As pesquisas relativas à patogênese da esclerose múltipla revelam a complexidade desta enfermidade. As manifestações clínicas na doença refletem um desequilíbrio na função imune normal. Há muito tempo se reconhece que células Th1-*helper* autorreativas migram pela barreira hematoencefálica para o sistema nervoso central, onde liberam uma variedade de citocinas inflamatórias. Estas causam inflamação, desmielinização, e neurodegeneração. Estas células imunes aparentemente respondem a antígenos proteicos estruturalmente semelhantes à mielina do sistema nervoso central. Pesquisas mais recentes revelam que, na fisiopatologia da esclerose múltipla, há envolvimento anormal de outras populações imunes, incluindo células Th17, B, dendríticas e *natural killer*.

Tabela 74.4 – Doenças assemelhadas à EM
Doenças inflamatórias/granulomatosas
• Vasculite primária do SNC
• Lúpus eritematoso sistêmico
• Doença de Beçhet
• Síndrome de Sjogren
• Miastenia grave
• Sarcoidose
• Granulomatose de Wegner
Doenças infecciosas
• Doença de Lyme
• AIDS
• Neurolues
• Brucelose
• Meningites virais
• Meningites por fungos
• Panencefalite esclerosante subaguda
Leucodistrofias
• Início na vida adulta
Síndromes medulares isoladas
• Degeneração combinada de medula
• Malformação de Arnold-Chiari
• Mielopatia compressiva
• Mielopatia associada ao HTLV-1
Outras
• CADASIL
• Doença de Leber
• Porfiria aguda intermitente
• Tumores intracranianos
• Doença mitocondriais
Vasculites
• Arterite temporal
• Acidente vascular cerebral
• Encefalomielopatia
• Periarterite nodosa

Tratamento

Na fase aguda (surtos) a recomendação é de pulsoterapia, utilizando metilprednisolona na dose de 500 mg a 1 g por via endovenosa por 3 a 5 dias, seguida do uso de prednisona em doses variáveis de 40 mg por dia, em doses decrescentes, por aproximadamente 3 semanas. Desde o fim da década de 1990 os neurologistas dispõem de drogas imunomoduladoras que, modificaram o curso da doença, pelas características anti-inflamatórias das mesmas, reduzindo a ocorrência de surtos. Os interferons beta-1a e 1b, de uso parenteral, modulam a ativação das células T, sua proliferação e apoptose ao nível da barreira hematoencefálica. O acetato de glatirâmer, outro imunomodulador, é um composto formado por um agregado de polipeptídeos que mimetizam a estrutura da proteína básica da mielina, intervindo na conversão de células Th1 para Th2 (anti-inflamatórias). Após anos de uso destes medicamentos, notou-se que a resposta terapêutica em apenas 40% dos pacientes. Assim, atualmente dispomos de drogas mais eficientes (anticorpos monoclonais).

BIBLIOGRAFIA CONSULTADA

1. McDonald W, Halliday A. Diagnosis and classification of multiple sclerosis. Br Med Bull 1997;33:4-8.
2. McDonald WI, Compston A, Edan G, Goodkin D, Hartung HP. Recommend diagnosis criteria for multiple sclerosis: guidelines from the International Panel on the diagnosis of multiple sclerosis. Ann Neurol 2001; 50 (1) : 121-127
3. Paty DW, Noseworthy JH. Diagnosis of multiple sclerosis. In: Paty DW, Ebers GC. Multiple sclerosis. Philadelphia: FA Davis Company; 1998. p. 48-123.
4. Polman CH, Reingold SC, Edan G, Filippi M, Hartung L, Kappos L. Diagnostic criteria for multiple sclerosis: 2005 revisions to the "McDonald criteria". Ann Neurol. 2005;58(6):840-846.
5. Poser CM. Multiple sclerosis. Observations and reflections: a personal memoir. J Neurol Sci. 1993;3(1):127-134.
6. Tilbery CP, Felipe E, Baldauf C. Análise clínica e evolutiva de 214 casos. Arq Neuropsquiatr. 1995;53(2):203-207.

Capítulo 75

Acidente Vascular Cerebral

Rubens José Gagliardi

O acidente vascular cerebral (AVC) é um dos principais líderes de morte e de incapacidades em todo o mundo. É uma doença complexa, multifatorial e das mais importantes da medicina, devido a sua alta incidência, mortalidade e morbidade. É uma urgência neurológica. O conceito *time is brain* é uma máxima bastante difundida e seguida nos meios neurológicos nacionais e internacionais. Reflete a importância de agirmos de modo rápido e adequado, para evitarmos lesões definitivas.

CONCEITO

AVC como uma manifestação clínica e/ou anátomo-patológico, devido a comprometimento da circulação cerebral.

EPIDEMIOLOGIA E IMPACTO DO AVC

O impacto do AVC é bastante elevado, tanto do ponto de vista individual como familiar e social. No Brasil, é a principal causa de óbitos. Nos países desenvolvidos, acredita-se em uma incidência de 350 a 500 casos por 100.000 habitantes. A prevalência do AVC no Brasil tem taxas que variam segundo diferentes regiões. Em São Paulo, aproximadamente 172/100.000 habitantes, em Salvador 168/100.000 adultos, em Joinville, 156/100.000 habitantes adultos e em Veranópolis (RS), de 32/100.000 indivíduos com idade igual ou superior a 80 anos. A mortalidade varia de 44,7 a 128,9/100.000 habitantes; estatísticas do DATASUS mostram taxas médias de mortalidade de 50,9/100.000 habitantes, sendo em São Paulo 40,5/100.000 habitantes. Após 1 ano, aproximadamente 31% dos pacientes com AVC evoluem para óbito, 28% para déficit neurológico grave, 11% para invalidez moderada, 11% para transitória e apenas 17% evoluem sem sequelas.

O acidente vascular cerebral hemorrágico (AVCH) corresponde de 10 a 20% de todos os acidentes vasculares cerebrais. Como qualquer forma de ACVl, é uma emergência neurológica. A incidência média anual do AVCH varia entre 10 e 20 casos por 100.000 habitantes; aumenta com a idade e é mais comum em homens. Predomina em negros (provavelmente relacionado à maior incidência de hipertensão arterial), seguido dos asiáticos, hispânicos e é menos frequente em caucasianos.

Os dados sobre esta doença no Brasil são em geral provenientes de formulários de autorização de internações ou de registros hospitalares, pois as doenças cerebrovasculares não são consideradas agravos de notificação compulsória. Importantes estudos populacionais realizados em nosso meio, nas cidades de Joinville (estado de Santa Catarina) e Matão (estado de São Paulo) observaram que casos de AVCH correspondem a 12 e 19% do total dos casos de acidente vascular cerebral, com uma incidência ajustada de aproximadamente 20 por 100.000 habitantes.

A mortalidade em 30 dias dos pacientes com ACVH é de 35 a 52% sendo que metade dos óbitos ocorre nos 2 primeiros dias. A mortalidade em 1 ano é de até 63,6%; apenas 20 a 40% dos pacientes com AVCH ficam independentes após 6 meses. A sobrevida a longo prazo também fica reduzida nos doentes com AVCH.

O prognóstico do doente com AVCH depende da localização da hemorragia, do tipo de hematoma, nível de consciência na entrada, idade do paciente, hiperglicemia, hipertermia e condições dos cuidados específicos oferecidos. Pacientes que sofrem AVCH em uso de anticoagulantes e possivelmente também de antiagregantes estão associados a pior prognóstico.

Recorrência do AVCH ocorre em aproximadamente 5% dos casos, sendo mais comum após 2 anos da hemorragia e predomina nos pacientes sem controle dos fatores de risco. Nos casos de cavernoma, o riso de recorrência é de 18,3% no primeiro ano, cai para 9,22% no segundo ano e declina significativamente nos 3 anos seguintes.

FISIOPATOLOGIA DA ISQUEMIA CEREBRAL

O fluxo sanguíneo cerebral (FSC) normal, para uma adequada função tecidual, é em torno de 100 a 50 mL/min/100 g de cérebro. Taxas de 22 a 50 mL/100 g/min provocam oliguemia. Índices de 22 a 10 mL/100 g/minuto caracterizam uma área de penumbra e níveis inferiores a 10 mL/100 g/minuto levam a infarto e morte celular. A área de penumbra é uma região de particular interesse no campo dos AVC, pois é uma região com hipofluxo, em que as funções cerebrais estão deficitárias, há o correspondente aparecimento de sintomas clínicos, porém o pequeno fluxo ainda é suficiente para manter as células vivas e passíveis de recuperação. O grande desafio no tratamento destes doentes é reverter esta zona de penumbra, pois assim seria possível a recuperação dos neurônios e, consequentemente, menos sequelas. O quadro todo é progressivo, com tendência de evolução para infarto em poucas horas depois do seu início.

Na instalação da isquemia cerebral, vários fatores interagem contiguamente, de modo distinto, em tempos diferentes, porém inter-relacionados. Os principais fatores são a excitotoxicidade, os processos inflamatórios, processos imunológicos e a apoptose. As manifestações da isquemia se fazem por sequências bioquímicas que conduzem à destruição do parênquima cerebral.

Nos neurônios o quadro se inicia devido a falha nas bombas de sódio e potássio, por comprometimento do metabolismo energético consequente à queda do ATP na isquemia, que induz a despolarização das membranas. Nesta situação há liberação de aminoácidos excitatórios, principalmente o glutamato e o aspartato, que agirão em receptores específicos, como o NMDA (N-metil-D-aspartato) abrindo portões de cálcio na parede celular. Haverá um aumento intracelular de cálcio iônico, aproximadamente o dobro do seu valor inicial, concentração que é capaz de provocar uma série de reações em cadeia intracelular que podem levar à morte dos neurônios. O cálcio em excesso no espaço intracelular ativa uma série de enzimas, como sintase do óxido nítrico, lípases, proteases, endonucleases, proteína quinase C, proteína-fosfatases e condiciona a expressão de vários genes de ação imediata.

Estas enzimas são responsáveis por uma série de reações, chamadas de "cascata isquêmica", que têm como denominador final comum a fosfolipase das membranas neuronais, com consequente quebra da sua estrutura fosfolipídica, sua destruição, exposição das organelas e morte celular. A morte neuronal na zona de penumbra isquêmica também é, em parte, consequência do processo apoptótico. Esta sequência, apresentada de modo bastante simplificado e resumido, é classicamente chamada de excitotoxicidade, pois tem uma função inicial e fisiológica de estimular a célula em sofrimento, mas como ocorre de modo intenso, desordenado e progressivo, leva a toxicidade e morte da célula.

A inflamação é um importante componente da fisiopatologia do AVC, especialmente no contexto da reperfusão. Obviamente a restauração do fluxo sanguíneo cerebral é o alvo principal quando se inicia o tratamento da fase aguda do AVC, mas a reperfusão pode desencadear uma sequência de lesões secundárias. Radicais livres podem ser gerados e o novo fluxo pode atuar sobre vasos com a barreira hematoencefálica comprometida, facilitando danos secundários. A isquemia e a reperfusão induzem uma resposta inflamatória que se inicia na microcirculação e contribuirá para a destruição tecidual. A resposta inflamatória é usual frente ao insulto isquêmico.

Ocorre liberação de citocinas inflamatórias por diferentes células, como endotélio, monócitos, leucócitos, glias e outras. As primeiras citocinas liberadas são a interleucina 1β e o fator de necrose tumoral, que atuam nas primeiras fases do processo. Em sequência, interagem outras interleucinas (IL), como a IL-6 e a IL-8. As principais ações das IL são: atraem leucócitos, estimulam a síntese de moléculas de adesão, facilitam a trombogênese por aumentarem os níveis do inibidor de ativador do plasminogênio, fator tissular e fator ativador das plaquetas e por inibir o ativador tecidual do plasminogênio. As citocinas provocam a infiltração de leucócitos, monócitos e macrófagos que, em sequência, distribuem-se ao redor das vênulas, aderem às células endoteliais e migram para o parênquima, tendo consequentemente um papel de aumentar o estado trombótico e o infarto. As principais moléculas de adesãoestimuladas pelas citocinas são: ICAM-1, E-selectina e P-selectina. Em condições normais são praticamente inexistentes.

Recentemente, tem se demonstrado a participação das enzimas matriz-metaloproteases (MMP) na lesão tissular. A ação destas enzimas pode degradar a constituição da matriz que envolve as placas ateroscleróticas e o tecido endotelial. Sabe-se que as IL-6 e o TFN-α estimulam a expressão da MMP (principalmente a MMP9) e assim são mais um fator de agressão e agravamento do quadro.

Na isquemia, podem também ser liberadas moléculas como a endotelina, que tem ação vasoconstritora, dificultando a passagem do sangue e comprometendo a irrigação tecidual. A microglia tem destacado papel nesta sequência fisiopatológica e imunológica da inflamação, atuando como sensora e efetora no cérebro normal e patológico. No cérebro adulto, contribui para a remodelação sináptica e neurogênese; pode também interagir com axônios e estar envolvida na formação de novos vasos e atuar na fagocitose de células mortas durante o processo de morte celular programada.

Os astrócitos também têm papel importante na definição da lesão definitiva e na reparação tissular. Os astrócitos têm função no controle de neurotransmissores, principalmente do glutamato; atuam na liberação e na sua recaptação. No interior dos astrócitos, o glutamato é transformado em glutamina, que por sua vez, poderá ser transformada novamente em glutamato ou GABA, dependendo das necessidades ou dos estímulos. Os astrócitos são as principais fontes de fatores do crescimento que comprometem a tolerância isquêmica. Durante a isquemia cerebral, o edema dos astrócitos é a primeira alteração morfológica observada.

A microglia, juntamente com os astrócitos, também contribui para a isquemia, com a produção de citocinas e de radicais livres. Os oligodendrócitos são pouco sensíveis aos mecanismos da excitotoxicidade.

FISIOPATOLOGIA DA HEMORRAGIA CEREBRAL

O AVCH é causado pela rotura espontânea (não traumática) de um vaso intracerebral, com extravasamento de sangue para o interior do cérebro (hemorragia intraparenquimatosa), para o sistema ventricular (hemorragia intraventricular) e/ou espaço subaracnóideo (hemorragia subaracnoide).

Sabe-se que o hematoma que se forma no AVCH não é estável e tende a crescer após o início do icto. A expansão do hematoma é um achado corrente, sendo salientado que quase todos os hematomas tendem a se expandir nas primeiras horas. HA e hiperglicemia são fatores que facilitam este processo. Os pacientes que apresentam expansão do volume do hematoma têm pior prognóstico. O mecanismo como o hematoma cerebral se expande não é totalmente conhecido. Há especulações de que a expansão do hematoma comprime muitos pequenos vasos, induzindo a isquemia local. Estudos com PET-*scan* demonstram áreas de isquemia circundando o hematoma. Ao mesmo tempo e agravando o quadro, o crescimento progressivo do hematoma pode romper outros vasos, agravando ainda mais a hemorragia.

Outro fator de piora do quadro é o edema cerebral que se forma ao lado do hematoma, aumentando a pressão intracraniana e comprometendo tecidos, levando a disfunções neurológicas relacionadas às áreas cerebrais envolvidas.

O mecanismo exato da hemorragia tem sido difícil de se comprovar. Muitos autores citam a formação, como consequência da HA crônica, de microaneurismas de Charcot & Bouchard como os responsáveis por desencadearem o sangramento. Por outro lado, Fisher constatou a presença destes microaneurismas em apenas 10% dos casos de AVCH.

A hemorragia cerebral hipertensiva ocorre devido a alterações nas artérias perfurantes, que emergem em ângulo quase reto de artérias cerebrais e de maior calibre. Estes vasos se submetem a efeitos prolongados da pressão arterial· A HA crônica induz importantes complicações nas artérias, em todas as suas camadas, como a lipo-hialinólise. Esta favorece o desenvolvimento de aterosclerose de vasos perfurantes maiores e arterioloscleose nos pequenos vasos (arteríolas). A aterosclerose provoca uma redução do calibre dos vasos, com tendência a causar infartos lacunares. Os vasos com ateroscleróticos têm tendência a se tornarem hialinizados e são mais sensíveis a rotura com consequente hemorragia.

Angiopatia amiloide é a segunda principal causa de AVCH, sendo responsável por mais de 20% dos casos; predomina em pacientes acima de 70 anos, normotensos.

Acredita-se que a sua incidência esteja aumentando, associada ao envelhecimento da população. A angiopatia amiloide que ocorre no cérebro é distinta da que ocorre sistemicamente; há uma infiltração de proteína amiloide nas camadas médias e adventícias de artérias corticais do cérebro.

Aproximadamente 5% dos AVCH são devidos a aneurismas e angiomas que, ao se romperem, causam a hemorragia. Predominam em pacientes jovens e adultos jovens.

Tem sido especulado que, durante os períodos de expansão do hematoma, mediadores químicos são liberados e agravariam o processo. Entre estes são citados o ferro como um dos elementos liberados, o que facilitaria a ação de radicais livres e a peroxidação lipídica, com dano celular. Outros elementos que podem ser liberados são leucotrienos e eicosanoides, que exacerbam a "cascata isquêmica".

FISIOPATOLOGIA DO EDEMA CEREBRAL ISQUÊMICO

O edema cerebral é o principal fator de piora e morte dos doentes após sofrerem um AVC, sendo então de conhecimento e abordagem obrigatórios na investigação e condução destes casos. Ao se instalar o processo isquêmico, imediatamente se inicia a formação de edema cerebral. O edema que ocorre no AVC tem características fisiopatológicas próprias e deve obrigatoriamente ser individualizado do edema cerebral que se apresenta em outras situações, como nos tumores, traumas, infecções, convulsões, etc. A sua manifestação, diferentemente das outras formas de edema cerebral, é bifásica, com uma primeira etapa intracelular (devida fundamentalmente a distúrbios eletrolíticos) e uma segunda fase intersticial (devida fundamentalmente a alterações nas macromoléculas).

A principal alteração na primeira fase é a falha na bomba do sódio nas membranas celulares, devido ao prejuízo na produção de energia. Acarreta grande entrada de sódio para o interior das células, elevando a osmolaridade e, consequentemente, induzindo a entrada de água e provocando o edema. A segunda fase se instala devido à passagem de macromoléculas, como proteínas, do espaço intravascular para o intersticial, elevando a osmolaridade neste espaço e assim acumulando água.

Esta sequência é progressiva, tem um pico do terceiro ao quinto dia após o icto, é significativa até aproximadamente o décimo dia e dura em média 30 dias. O edema cerebral pode ser agravado por febre, hipertensão arterial e hiperglicemia.

ETIOLOGIA

Os AVC podem ter, como causa, fenômenos obstrutivos ou hemorrágicos. Os obstrutivos desencadeiam os classicamente chamados AVC isquêmicos (AVCI); podem ser por trombose, embolia, dissecção da parede arterial, arterite, compressão, malformação.

A maior causa de trombose é a aterosclerose, sem dúvida o principal fator responsável pelos AVC. As embolias são também frequentes, tendo como principais origens o coração e as artérias aorta ou carótidas. As arterites são inflamações específicas das artérias cerebrais e constituem eventualidades raras e em geral de difícil caracterização, definidas por estudo histológico.

Os AVC hemorrágicos podem ser parenquimatosos ou subaracnóideos. São devidos à rotura de microaneurismas, aneurismas ou de outras malformações ou à discrasia sanguínea. A rotura dos microaneurismas em geral provoca uma hemorragia intraparenquimatosa, classicamente chamada de ACVH, e a rotura de um aneurisma em geral é causa de hemorragia subaracnóidea. Aneurismas micóticos também podem ser lembrados como causa de AVCH.

Fatores de Risco

A detecção e a correção dos fatores de risco para o AVC constituem um item de extrema importância no manejo desta doença. O AVC é uma doença normalmente previsível e passível de prevenção. O controle dos fatores de risco reduz significativamente a incidência desta doença, sendo assim de conhecimento e pesquisa obrigatórios.

Os principais fatores de risco são os ligados a aterotrombose, fontes embolígenas inflamações arteriais e hemorragias. Podemos listar:

a. hipertensão arterial: sem dúvida, o principal fator de risco. Aproximadamente 70% dos AVC estão relacionados à hipertensão arterial. Seu controle rigoroso reduz sensivelmente as taxas de AVC;
b. cardiopatias, principalmente a fibrilação atrial, importante fonte embolígena e as válvulas substituídas. Outras cardiopatias, tanto pelo potencial de embolização como por provocar hipofluxo, também podem ser causa de AVC;
c. diabetes;
d. tabagismo;
e. dislipidemias;
f. discrasias sanguíneas;
g. alcoolismo excessivo;
h. hiper-homocisteinemia;
i. alteração da proteína C, S, aPC resistência e síndrome do anticorpo antifosfolipídico;
j. obesidade;
k. síndrome metabólica;
l. uso de drogas ilícitas;
m. sedentarismo;
n. iatrogenias medicamentosas (ex., uso incorreto de anticoagulantes, hormônios, anorexígenos) ou procedimentos e intervenções nas artérias.

QUADRO CLÍNICO

No estudo do quadro clínico, para facilitar o diagnóstico, podemos dividir a investigação em duas partes: apresentação clínica e sintomatologia.

Apresentação Clínica

É a forma como o doente inicia a sua sintomatologia. Pode ser aguda, evolutiva (progressiva ou subaguda) ou intermitente (transitória). Cada uma destas formas tem uma explicação fisiopatológica e está relacionada com o grau de comprometimento arterial, a capacidade das artérias colaterais e a progressão da lesão.

a. A forma aguda é o icto clássico, onde o doente manifesta a sua sintomatologia de modo abrupto e se mantém com o quadro inicial, sem grandes alterações. A sintomatologia pode ser intensa ou moderada, dependendo da área afetada.
b. A forma evolutiva (ou progressiva ou subaguda) é caracterizada pela perda de alguma função (ex.; a instalação progressiva de uma hemiparesia, disfasia, etc.) de modo progressivo. Pode ser rapidamente progressiva ou lentamente; o quadro em geral se completa em questão de algumas horas, podendo durar, para as lesões do território carotídeo, até 24 horas e para o território vvertebrobasilar, até 72 horas.
c. A forma intermitente (ou transitória) se caracteriza por um quadro em que ocorre uma sintomatologia deficitária, que se instala de modo agudo, porém permanece por um período de tempo inferior a 24 horas, e desaparece espontaneamente. É o clássico "Ataque Isquêmico Transitório" (AIT).

Sintomatologia

Está relacionada ao local da lesão e a sua extensão. A relação entre a topografia da lesão original e a sintomatologia não é obrigatoriamente rígida, pois a lesão isquêmica pode se situar em um território distante da obstrução arterial e os sintomas estão ligados a vários fatores fisiopatológicos e hemodinâmicos, além do local específico original da lesão vascular.

Com finalidade didática, costuma-se dividir a sintomatologia segundo o território arterial envolvido, porém lembrando que não é obrigatória a relação topografia/ sintomatologia.

As manifestações mais importantes de cada território são descritas a seguir.

a. Terrritório carotídeo, responsável pela irrigação dos 2/3 anteriores do encéfalo, tem como principais sintomas e sinais:
   - hemiparesia;
   - disfasia;
   - hemi-hipoestesia;
   - disgrafia, dislexia, discalculia;
   - hemianopsia;
   - distúrbios de consciência;
   - distúrbio de comportamento ou de conduta;
   - cefaleia.
b. Território vertebrobasilar, responsável pela irrigação do terço posterior do encéfalo, incluindo o cerebelo, bulbo e tronco cerebral. Os principais sintomas e sinais desta região são:
   - ataxia;
   - vertigem;
   - disfagia;
   - distúrbio visual;
   - distúrbio respiratório;
   - cefaleia;
   - distúrbio de consciência.

Duas situações, dentro dos AVC, merecem destaque, sendo individualizadas: e hemorragia subaracnóidea (ou meníngea) e a trombose venosa.

A hemorragia meníngea é um quadro grave, agudo, que normalmente se inicia com cefaleia de fortíssima intensidade, podendo vir acompanhada de rigidez de nuca, náuseas, vômitos e eventualmente de sinais localizatórios. É um quadro bastante delicado, de grande risco, com forte tendência a recidiva e alto grau de morte e sequelas. A sua caracterização, investigação etiológica e tratamento são imprescindíveis, pois caso a hemorragia subaracnóidea não tenha sido diagnosticada, provavelmente recidivará com graves consequências.

A trombose venosa é uma situação mais frequente, em geral subdiagnosticada e que não possui um quadro clínico definido. Pode se manifestar de diferentes formas, desde uma simples cefaleia de intensidade variável, com ou sem sinais de localização neurológica, até o coma, passando por todos os níveis de comprometimento da consciência e sinais deficitários. A sua apresentação pode ser aguda ou subaguda, com evolução em até alguns dias. Dependendo da forma, pode ser de risco pequeno, moderado ou intenso. É importante que se pense nesta afecção, que muitas vezes não é diagnosticada devido ao seu quadro clínico ser polimorfo e às vezes discreto.

DIAGNÓSTICO

O diagnóstico é um item fundamental para a boa conduta. Deve ser estabelecido o mais rápido possível e visa confirmar o quadro, afastando os possíveis diagnósticos diferenciais. Como primeira medida no atendimento do doente, não é prioritário o diagnóstico etiológico, mas sim termos a certeza de se tratar de um AVC ou outra doença.

Para a confirmação diagnóstica, deve ser detalhada a história clínica, valorizando-se o início do quadro (uma das formas dentro das possíveis apresentações clínicas), os antecedentes (história familiar, fatores de risco), exame clínico, sendo a confirmação definitiva através de exames complementares.

Os principais exames para a confirmação do diagnóstico na fase aguda são a tomografia computadorizada (TC) e a ressonância magnética (RM) cranioencefálica.

A tomografia é um exame de relativa acessibilidade, baixo risco, e que dá ótimas informações. Mostra sinais de hemorragia imediatamente ao icto e áreas de hipodensidade na isquemia. Deve-se lembrar que as alterações na isquemia podem demorar até 7 dias para definição, e então uma TC normal, não afasta o diagnóstico de AVC.

A ressonância magnética tem ótima resolução para isquemias na fase aguda, permitindo um diagnóstico precoce. Métodos de aquisições pela RM, como a difusão e a perfusão, permitem visualização da área isquêmica e de edema cerebral isquêmico com poucos minutos de instalação, propiciando assim um diagnóstico preciso e bastante precoce. Trata-se de uma excelente ferramenta para o manejo destes doentes, porém deve-se considerar que é um procedimento de custo elevado, não disponível em todos os pronto-socorros e que necessita de um tempo maior (comparativamente à TC) para a sua realização, fatores que limitam a sua indicação.

Com esta sequência de procedimentos, em mais de 90% dos casos se consegue estabelecer o diagnóstico com precisão.

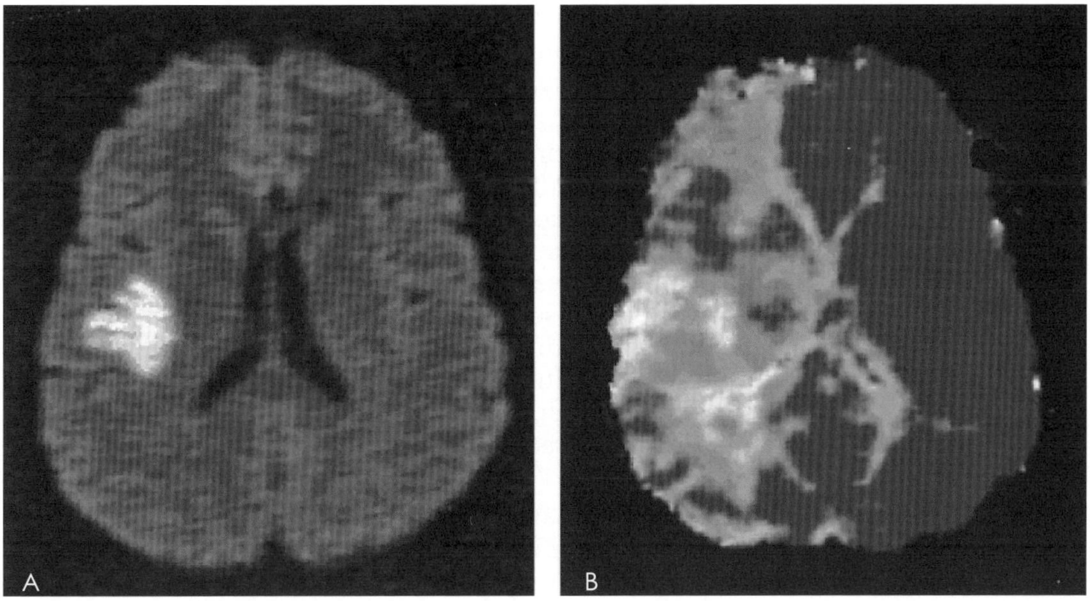

Figura 75.1 – Ressonância magnética cranioencefálica mostrando, em A, a fase de difusão (indica a região de isquemia ou infarto recente) e, em B, a fase de perfusão (indica a extensão da região com fluxo sanguíneo anormal, reversível).

DIAGNÓSTICOS DIFERENCIAIS

Várias situações podem se apresentar de modo assemelhado ao AVC, sendo a definição do quadro imprescindível para a tomada de decisão clínica. Enquadram-se nos diagnósticos diferenciais: trauma cranioencefálico, tumores, abscessos, hipo ou hiperglicemia, estado pós-convulsivo, meningite, paresia facial periférica, enxaqueca com aura.

TRATAMENTO

O AVC é uma emergência neurológica; o tratamento é tempo-dependente e deve ser instituído o mais rápido possível. Dispomos de pouco tempo para reverter as alterações desencadeadas pela isquemia cerebral e os resultados estão diretamente associados com a rapidez e qualidade do tratamento instituído.

O tratamento é normalmente complexo, envolve vários profissionais, comandados por um neurologista com treinamento em AVC, e deve ser realizado preferencialmente em unidades especializadas, chamadas "Unidades de AVC". Neste local se dispõe de infraestrutura apropriada que permite um diagnóstico correto e imediato, com condições de iniciar o tratamento específico com a devida monitoração.

O tratamento pode ser didaticamente dividido em fases aguda e tardia.

O tratamento visa cuidados gerais e específicos. Entre os cuidados gerais, tem grande destaque o controle da pressão arterial, que somente deverá ser manipulada farmacologicamente se estiver acima de 220 x 120 mmHg (ou 185 x 105 mmHg para os casos de AVCH ou se o doente for candidato a trombólise). Há tendência da literatura em manter a PA em níveis de 145 x 90 mmHg nos casos de AVCH. As drogas preferencialmente indicadas reduzir a pressão arterial são: metoprolol, labetalol, enalapril, captopril, clonidina ou, se necessário, nitroprussiato de sódio. A nifedipina é normalmente contraindicada nesta situação.

Deve-se combater, com rigor, a hipertermia e a hiperglicemia (que agravam o dano isquêmico). Consequentemente, toda medida que possa provocar elevação da temperatura ou da glicemia deve ser rejeitada. Controle hidroeletrolítico e das pressões parciais do O_2 e do CO_2 são fundamentais. A oxigenação deve ser controlada por oxímetro, mantendo-a acima de 95%. A avaliação cardíaca é de extrema importância; arritmias são fontes de êmbolos e devem ser revertidas ou controladas; insuficiência cardíaca pode comprometer o débito cardíaco e reduzir o fluxo sanguíneo cerebral, etc. Infecções e escaras devem ser combatidas, pois também comprometem a evolução do doente. Cuidados com possível aspiração traqueal devem ser tomados, pois esta é uma causa importante de complicação. deve-se procurar manter a cabeceira elevada a 40°.

A avaliação cardíaca é de extrema importância; arritmias são fontes de êmbolos e devem ser revertidas ou controladas; insuficiência cardíaca pode comprometer o débito cardíaco e reduzir o fluxo sanguíneo cerebral, etc. Infecções e escaras devem ser combatidas, pois também comprometem a evolução do doente.

Entre as medidas específicas, podemos citar:

- trombólise, antiagregação plaquetária, anticoagulação, neuroproteção, antiedematoso cerebral, embolectomia mecânica, cirurgia e fator VII recombinante na hemorragia cerebral.

Trombólise

Esta é tida atualmente como o único procedimento específico devidamente comprovado para o tratamento da fase aguda do AVC. O tratamento com o trombolítico deve ser instituído o mais rápido possível, pois se dispõe de um período (janela terapêutica) de até 4 ½ horas do início do icto isquêmico, para o início da administração da droga por via endovenosa. Depois deste período, segundo os dados atuais, não está autorizada a sua prescrição por via endovenosa.

Dentro do período proposto, quanto mais precoce for o início da introdução do trombolítico, melhor é o prognóstico. O ideal é instituir o procedimento em até 3 horas do início dos sintomas, reservando-se a janela de 3 a 4 ½ horas para casos selecionados, evitando-se os de maior risco de sangramento. O emprego do trombolítico por via intra-arterial é também uma possibilidade, que teria a vantagem de aumentar a janela terapêutica se empregar doses menores do medicamento. Ainda são necessários novos estudos para esta possibilidade.

Os critérios de inclusão e exclusão deste procedimento são muito claros e rígidos (descritos nos consensos e nas diretrizes específicas). A medicação somente poderá ser utilizada dentro destes parâmetros; fora deles é perigosa e pode causar hemorragia cerebral, agravando o quadro.

O trombolítico mais empregado e mais bem conhecido é o rt-PA, prescrito na dose de 0,9 mg/kg (até um máximo de 90 mg), sendo 10% da dose injetados intravenosamente sob a forma de *bolus* e o restante infundido em 60 minutos. Existe a possibilidade do emprego associado de diferentes trombolíticos ou através de diferentes vias, como iniciar-se por via endovenosa e concluir-se por via intra-arterial. Estas possibilidades são atraentes, têm mostrado bons resultados iniciais, mas ainda faltam estudos maiores para a sua devida comprovação.

A trombólise aumenta o risco de hemorragia cerebral sintomática, sendo este o grande obstáculo, o que impõe cuidados muito rígidos para a sua indicação. O risco de hemorragia aumenta em doentes com idade superior a 80 anos, hipertensão arterial (acima de 180 x 105 mmHg), hiperglicemia, comprometimento neurológico intenso (NIH > 22), isquemia de grande porte na tomografia e sinais precoces de isquemia por este exame.

Novos trombolíticos estão em fase de testes clínicos e existe a perspectiva de se conseguir uma janela terapêutica maior (até 9 horas) com segurança, porém ainda não dispomos desta confirmação, que está em fase de pesquisa clínica. A associação de trombólise química com Doppler transcraniano, que facilitaria a rotura do trombo, também se apresenta como uma perspectiva interessante.

Antiagregação Plaquetária

A grande indicação da antiagregação é para a prevenção secundária do AVC; pode ser utilizado o ácido acetilsalicílico (AAS) nas doses de 75 a 500 mg/dia. Clopidogrel, 75 mg/dia, dipiridamol, 100 mg/2 x dia, ticlopidina, 100 mg/2 x dia. Deve-se evitar associação de antiagregantes, pois aumentam significativamente o risco de hemorragia.

Poucos estudos têm analisado a ação dos antiagregantes na fase aguda do AVC; a grande maioria se volta para os efeitos na prevenção primária ou secundária. Dois grandes ensaios clínicos: o IST (*International Stroke Trial*) e o CAST (*Chinese Acute Stroke Trial*) mostraram benefício com o emprego do AAS e esta tem sido a recomendação atual.

Anticoagulação

A anticoagulação imediata na fase aguda do AVC é um assunto ainda controverso e não definido. Em que pese a falta de dados de grandes ensaios clínicos que apoiem esta ideia, a heparinização plena pode ser empregada em situação comprovada de fonte embolígena cardíaca com risco de reembolização, coagulopatias resistentes (deficiência de proteína C ou S), trombose em progressão, dissecção arterial selecionada e trombose venosa cerebral. Não há recomendação para o emprego de heparina de baixo peso molecular com finalidade de tratamento do AVC.

Para a prevenção primária ou secundária frente à fibrilação atrial, a anticoagulação tem forte indicação, pois reduz significativamente o risco de embolia cerebral. A medicação de escolha é a varfarina ou os novos anticoagulantes orais (inibidores da trombina ou do fator Xa).

Neuroproteção

Apesar de ser um grupo de fármacos bastante grande e com uma série extensa de ensaios clínicos, ainda não há a suficiente definição do benefício de seu emprego no tratamento do AVC.

Antiedematoso Cerebral

O edema cerebral é a principal causa de complicações e óbito após o AVC. Assim, consequentemente, a possibilidade de um tratamento específico deve ser considerada. Aqui também faltam ensaios clínicos duplo-cegos e com grandes casuísticas para a comprovação, porém uma metanálise mostrou benefício com o emprego de glicerol. O glicerol tem sido recomendado para o tratamento na fase aguda do AVC; a dose indicada é de 1 a 1,5 g/dia diluído em soro fisiológico, em três tomadas, por um período de 5 a 10 dias do icto. A dexametasona, que já foi bastante prescrita nesta doença, é contraindicada com finalidade antiedematosa no AVC.

Embolectomia Mecânica

Trata-se da remoção mecânica do êmbolo (ex., com os dispositivos *merci retriever*, *penumbra* ou *solitaire device*) na isquemia cerebral. Os resultados ainda são iniciais, devendo ser reservados para casos selecionados.

Cirurgia

Este procedimento pode ser indicado para a evacuação de um hematoma de grandes proporções, principalmente os de fossa posterior ou com finalidade descompressiva, nas situações de grande hipertensão intracraniana.

Fator VII Recombinante na Hemorragia Cerebral

O emprego desta terapia, que se apresentava nos ensaios clínicos iniciais como bastante promissora para o tratamento da hemorragia cerebral, não mostrou eficácia em recente estudo duplo-cego (estudo FAST), não sendo atualmente recomendada.

Terminada a fase do tratamento emergencial, é fundamental que se estabeleça um programa de tratamento preventivo (prevenção secundária), pois os AVC com grande frequência recidivam e agravam o prognóstico. Esta etapa exige cuidados clínicos e neurológicos na busca do fator desencadeante, na sua correção e no emprego de medicações e medidas preventivas.

BIBLIOGRAFIA CONSULTADA

1. Adams HP, Zoppo G, Albers MJ et al. A guideline for the early management of adults with ischemic stroke. Stroke. 2007;38:1665-1711.
2. Castillo J, Álvarez-Sabín J, Dávalos A et al. Revisión de consenso. Neuroprotección farmacológica en la isquemia cerebral: ¿es todavia una opción terapéutica? Neurologia. 2003;18(suppl 7):368-384.
3. Furie KL, Kasner SE, Adams RJ et al. Guidelines for the prevention of stroke in patients with stroke or transient ischemic attack. A guideline for healthcare professionals from the American heart association/Americam stroke association. Stroke. 2011;42:227-276.
4. Gagliardi RJ, Raffin CN, Massaro AR, Fabio SC (Sociedade Brasileira de Doenças Cerebrovasculares). Primeiro consenso brasileiro do tratamento da fase aguda do acidente vascular cerebral. Arq Neuropsiquiatr 2001;59:972-980.
5. Ginsberg MD. Injury mechanisms in the ischaemic penumbra. Approaches to neuroprotection in acute ischemic stroke. Cerebrovasc Dis. 1997;7(suppl 2):7-12.
6. Hacke W, Kaste M, Bluhmki E et al.; ECASS investigators. Thombolysis with alteplase 3 to 4,5 hours after acute ischemic stroke. N Engl J Med. 2008;359:1317-1329

7. Latchaw RE, Albers M, Lev MH et al. Recommendations for imaging of acute stroke: a scientific ststementfrom American heart association. Stroke. 2009;40:364-3678.
8. Raffin CN, Gagliardi RJ, Massaro AR, Fernades JG et al.; Sociedade Brasileira de Doenças Cerebrovasculares. Primeiro consenso brasileiro para a trombólise no acidente vascular cerebral agudo. Arq Neuropsiquiatr. 2002;60:675-680.Ministério da Saúde. Mortalidade–Brasil. Óbitos por Ocorrência por Sexo Segundo Causa CID–BR–10. Available at: http//:www.datasus.gov.br/ Estatísticas Vitais - Mortalidade e Nascidos Vivos/Mortalidade Geral/Abrangência Geográfica: Brasil por região e Unidade de Federação. Acessado 01.05.2010
9. Xing C, Arai K, Lo EH, Hommel M. Pathophysiologic cascades in ischemic stroke. Int J Stroke. 2012;7:378-385.

Capítulo 76

Doença de Parkinson

Emerson Gisoldi

ASPECTOS ESSENCIAIS

A doença de Parkinson (DP) compromete principalmente os movimentos involuntários, sendo anteriormente definida como uma doença do sistema extrapiramidal. O diagnóstico da DP é puramente clínico e os exames complementares apenas permitem o descarte de outras doenças. Caracteriza-se clinicamente por uma tétrade básica: tremor de repouso, bradicinesia, rigidez plástica e instabilidade postural. A combinação de bradicinesia com quaisquer dos outros sintomas da tétrade configura o diagnóstico. Assim, não é obrigatório que o paciente com DP apresente tremor.

Não se deve confundir o tremor de repouso, presente na DP, que melhora com a movimentação voluntária, com o tremor de postura ou movimento presente em outras enfermidades. A rigidez plástica da DP (ou rigidez em roda dentada) também deve ser diferenciada da rigidez elástica presente em outras doenças como no acidente vascular cerebral. A bradicinesia constitui um dos principais sintomas da DP e o mais incapacitante, caracterizado como uma pobreza e lentidão na realização dos movimentos. A instabilidade postural aparece sempre tardiamente, ao desenrolar da doença, indicando uma tendência á anteropulsão do paciente.

Atualmente, são descritas as manifestações não motoras (distúrbio da olfação, do sono e do sistema nervoso autônomo) que podem preceder os sintomas motores da DP. Na era da levodopaterapia (principal medicamento para tratamento da DP desde a década de 1960), algumas manifestações clínicas costumam ocorrer após alguns anos de tratamento: flutuações motoras, hipercinesias e/ou movimentos distônicos.

A prevalência da DP é avaliada, na terceira idade, em torno de 150 casos/100 mil habitantes. É a segunda doença neurodegenerativa mais comum depois da doença de Alzheimer. A DP é mais frequente e prevalente após os 60 anos. A causa da DP permanece obscura. Admite-se um processo degenerativo de certas estruturas do sistema nervoso central e um fator genético ainda não definido.

A DP pode ter aparecimento esporádico em 70% dos casos ou ter história familiar positiva em 30% dos casos. Estima-se que 25% da população de pacientes com DP têm uma das 13 mutações conhecidas. Até o presente momento foram descritos 13 genes associados à DP. As mutações são descritas como PARK1 até PARK13, sendo dominante e com penetrância variável em sete casos (1, 3, 4, 5, 8, 10, 11), recessiva em quatro casos (2, 6, 7, 9), ligada ao X em um caso (12) e ainda desconhecida na mutação PARK13. Diversos *loci* são descritos e várias proteínas são evidenciadas: alfa-sinucleína, parkin, ubiquitina, PINK1, DJ-1, LRRK2, ATP13A2, GYGF2 e OmiHtrA2. As idades de início são entre os 20 aos 60 anos e a neuropatologia ainda permanece obscura em muitos casos. Ainda não existe uma correção clínica entre o tipo de mutação conhecida e o quadro clínico e radiológico do paciente, não havendo ainda nenhuma mudança de conduta conforme a forma genética do caso.

A DP ocorre devido à depleção de dopamina nos núcleos da base. A porção compacta da substância negra é inicialmente envolvida, ocorrendo queda da oferta da dopamina para os núcleos da base. Quando a deficiência de dopamina excede 60%, aparecem os sintomas motores. A perda de dopamina na DP é progressiva e tem início alguns anos antes da instalação da doença, e prossegue não obstante o tratamento.

O diagnóstico da DP, nas suas fases iniciais, nem sempre é fácil. Às vezes, os primeiros sinais e sintomas são incaracterísticos: alterações da escrita, perda da agilidade, dores do tipo reumático, queixa de pernas amarradas, fraqueza num hemicorpo, lentidão para caminhar (às vezes arrastando os pés), para se despir, para se alimentar, para se barbear e quadro depressivo.

Existem situações clínicas que frequentemente mimetizam a DP, devendo ser consideradas e diagnosticadas. São elas: o hipotireoidismo, a ataxia cerebelar, o próprio tremor essencial, a hidrocefalia de pressão normal, a depressão e as fases iniciais das doenças do neurônio motor inferior.

No hipotireoidismo e na depressão pode ocorrer apatia, pouca expressividade facial e voz rouca com baixo volume, que podem ser confundidos com bradicinesia. O que faz o diagnóstico diferencial é ausência de tremor e rigidez muscular, além da melhora após correção do quadro tireoidiano e depressivo.

Na ataxia cerebelar ocorre marcha instável com tendência a quedas, associada a tremor de ação de extremidades. Neste quadro deve-se ter atenção ao quadro tremulante para a diferenciação do tremor de repouso da síndrome parkinsoniana. O próprio tremor essencial pode apresentar uma fase tremulante no repouso que dificulta o diagnóstico diferencial, sendo indicado observar a ausência dos outros sinais da tétrade parkinsoniana.

A hidrocefalia de pressão normal pode apresentar uma marcha de pequenos passos às vezes associada a um tipo de *freezing* secundário a apraxia da marcha. Neste caso, a presença precoce de incontinência urinária e demência pode ajudar no diagnóstico diferencial.

Nas fases iniciais das doenças do neurônio motor inferior pode-se observar a presença de dificuldade para movimentos finos em uma das mãos, causada pela perda de força muscular, e que pode ser confundida com a bradicinesia da tétrade parkinsoniana. A evolução para paresia, o aparecimento de fasciculações, amiotrofia e hiper-reflexia tendínea profunda ajudam do diagnóstico diferencial destas doenças.

É importante diferenciar a DP das outras síndromes parkinsonianas, dos quadros de parkinsonismo *plus* e síndromes heredodegenerativas (Tabela 76.1). A DP constitui a síndrome parkinsoniana de causa idiopática, ou DP, onde se observa a degeneração do circuito nigroestriatal sem outra causa evidente ou especificada. Dentro das síndromes parkinsonianas podem ocorrer os quadros secundários a eventos agressores do sistema nervoso central (mais precisamente do circuito nigroestriatal) e medicamentos que impregnam os gânglios da base do cérebro. Nos quadros chamados de Parkinson *plus* ocorrem diversos processos degenerativos, levando a um parkinsonismo associado a outros sintomas piramidais, cognitivos e até com comprometimento de núcleos de nervos cranianos. Ocorrem ainda as doenças heredodegenerativas com quadros de parkinsonismo associados a diversos outros sintomas extrapiramidais, piramidais, cognitivos e não neurológicos.

Tabela 76.1

Parkinsonismo Idiopático	Doença de Parkinson
Parkinsonismo Secundário	Medicamentoso (antivertiginosos; neurolépticos) Tóxico (pesticidas; MPTP) Vascular (AVC) Traumático (traumatismos cranianos) Pós-encefalítico (AIDS-demência; meningites) Outras (tumores; hidrocefalia;...).
Parkinson Plus	Paralisia supranuclear progressiva Atrofia multissistêmica (tipo P e tipo C) Degeneração estriatonigral
Síndromes Heredogenerativas	Doença de Huntington Doença de Wilson Doença de Hallervorden-Spatz Doença priônica (Creutzfeldt-Jakob) Outras: doença de Machado-Joseph...

TRATAMENTO

Aspectos Gerais

O tratamento deve ser sempre individualizado, multiprofissional e com grande esclarecimento do paciente e de seus cuidadores a respeito da intratabilidade do quadro degenerativo da DP. Faz-se mister claramente expor que o tratamento é sintomático, multiprofissional e composto de três modalidades: tratamento farmacológico, não farmacológico e terapia neuroprotetora.

O tratamento farmacológico será mais alongadamente discutido a seguir.

Sobre o tratamento não farmacológico citamos a avaliação social e principalmente as terapias: fisioterapia, fonoterapia e terapia ocupacional. Tais terapias incluem tratamentos específicos para a DP com grande importância na evolução da doença e na adaptação do paciente aos diversos comprometimentos motores que a doença impõe. É necessário frisar a importância destes tratamentos, principalmente nas fases mais tardias, visando diminuir as complicações, prevenir lesões e quedas, melhorar a deglutição, evitar engasgos e broncoaspirações. Cita-se ainda com grande importância o aspecto social, sendo sugerida a intervenção e avaliação conjunta com um assistente social visando adaptação da família e dos cuidadores para as novas realidades às quais o paciente será exposto, quais sejam: medicações de uso contínuo, acesso a medicações de alto custo, adaptação do lar às novas limitações do paciente, incapacidade ao trabalho do paciente, necessidade de um cuidador, necessidades especiais de transporte e cuidados previdenciários, dentre outros.

TRATAMENTO FARMACOLÓGICO

O tratamento medicamentoso pode ser desdobrado em dois grandes grupos: drogas com ação direta no sistema dopaminérgico (levodopa, agonistas dopaminérgicos, inibidores da degradação da dopamina); drogas sem ação dopaminérgica (amantadina, anticolinérgicos).

Alguns autores optam, de início, por avaliar clinicamente os pacientes e dividi-los em três grupos antes de instituir a terapia antiparkinsoniana: pacientes com sintomas leves e sem incapacitação; pacientes com algum grau de incapacitação e menos de 70 anos; e pacientes com incapacitação ou profissionalmente ativos ou com mais de 70 anos.

No primeiro grupo com sintomas leves e sem incapacitação, o tratamento sugerido inclui desde observação clínica sem medicação até o uso de inibidores da MAO-B, anticolinérgicos ou amantadina.

No segundo grupo com algum grau de incapacitação, porém com menos de 70 anos, sugere-se iniciar a terapia com o uso de agonistas dopaminérgicos (dando sempre preferência pelos não ergolínicos).

Já no grupo dos pacientes incapacitados ou ativos profissionalmente ou com mais de 70 anos, sugere-se o uso de LD. Nas fases intermediárias da doença, sugere-se a associação, na ordem, dos agonistas dopaminérgicos, seguidos da LD e por último dos inibidores da COMT. Já nas fases mais tardias onde já se observam as flutuações motoras, deve-se individualizar o tratamento e considerar a análise criteriosa do tipo de flutuação encontrada e assim definir a terapia medicamentosa a ser seguida.

Levodopa

É o carro-chefe das drogas antiparkinsonianas porque repõe a dopamina nos núcleos da base. A levodopa (LD) é a droga mais eficaz no controle da bradicinesia e da rigidez muscular, e menos eficaz no controle do tremor. Está indicada nas formas completas da doença (bradicinesia, rigidez, tremor), nas formas avançadas, nas formas com alguma dificuldade para deambular ou para realizar atividades da vida diária e também nos indivíduos idosos é uma opção válida.

Existe uma melhora significativa do parkinsonismo com o uso da LD nos primeiros anos da terapia ("os 5 anos da graça"), período em que o controle da doença é satisfatório. A partir daí começam a surgir efeitos adversos de difícil controle (flutuações motoras, discinesias). Após aproximadamente 5 anos de levodopaterapia, mais de 30% dos pacientes desenvolvem queda da eficácia, com encurtamento do efeito (*wearing-off*), discinesias ou ambos, e cerca de 10% desenvolvem fenômeno *on-off* (perda súbita da eficácia).

Não se sabe se a LD, com o uso prolongado, pode ser neurotóxica ou se as complicações motoras seriam decorrência da ação pulsátil da droga nos receptores dopaminérgicos. É provável que nas fases avançadas da doença, com a progressão da degeneração dos neurônios, boa parte da LD seja convertida em dopamina fora da célula dopaminérgica, não sendo, então, estocada em vesículas. Esta pode ser parte da explicação da redução da eficácia de LD nas fases mais avançadas da DP.

A LD deve ser administrada juntamente com um inibidor da dopa-descarboxilase, para não ser ativada no sangue periférico e assim atingir o sistema nervoso central (existem dois inibidores da dopa-descarboxilase: benserazida na Prolopa® e carbidopa no Sinemet®). Os principais efeitos colaterais da LD, no curto prazo, são anorexia, náusea, vômitos, hipotensão ortostática, alucinações.

As apresentações da LD são várias: LD convencional (comprimidos com 200 mg + benserazida 50 mg); LD convencional (comprimidos com 250 mg + carbidopa 25 mg); LD liberação lenta (cápsulas com 100 mg + benserazida 25 mg); LD dispersível (comprimidos com 100 mg + benserazida 25 mg); LD liberação lenta (comprimidos com 100 mg + carbidopa 25 mg).

A LD deve ser iniciada com doses baixas (1/4 de comprimido duas vezes ao dia e as doses devem ser ajustadas lentamente de acordo com a resposta e a tolerabilidade do paciente). As doses devem ser distribuídas ao longo do dia e a droga deve sempre ser tomada com o estômago vazio, para sua melhor absorção (a proteína do alimento pode inativar, em parte, a ação da droga). Tomar o comprimido 30 minutos antes ou 2 horas após as refeições.

A LD de liberação gradual pode ser utilizada nos pacientes com distúrbios do sono por acinesia ou rigidez, distonia noturna ou matutina. A LD dispersível pode ser usada como terapia de resgate nas acinesias ou no *freezing*. Também tem indicação na acinesia matutina ou no ajuste fino do fim de dose.

Anticolinérgicos

A utilização destas drogas tem seu embasamento na presença da acetilcolina no estriado e sua relação com a dopamina, nos pacientes parkinsonianos. O efeito antiparkinsoniano é leve na rigidez muscular, mais intenso no quadro tremulante e praticamente não atua na bradicinesia.

Estão disponíveis no mercado farmacêutico brasileiro duas drogas: biperideno (Akineton® – comprimidos com 2 e 4 mg) e triexifenidila (Artane® – comprimidos com 2 e 5 mg). O tratamento deve ser iniciado com doses baixas, com aumentos graduais de acordo com a tolerabilidade do paciente. Os principais efeitos colaterais são: secura da boca, turvação visual, retenção urinária e obstipação intestinal. Recomenda-se cautela no uso dos anticolinérgicos, principalmente nos pacientes idosos, devido o risco de desenvolvimento de déficit cognitivo. Nos pacientes que manifestam quaisquer sintomas de comprometimento cognitivo durante o uso da terapia medicamentosa está recomendada a suspensão do anticolinérgico.

Amantadina

É uma opção para o tratamento nas fases iniciais da DP; podendo, também, ser usada em associação com outras drogas antiparkinsonianas em fases mais adiantadas da doença. Sua principal ação é antiglutamatérgica, sendo a ação bloqueadora de receptores N-metil-D-aspartato (NMDA) que facilita a transmissão de dopamina no estriado.

A amantadina atua bem no tremor e menos na rigidez e bradicinesia. Em alguns pacientes há uma perda da eficácia da droga após algum tempo de uso. A suspensão temporária da droga pode reverter a situação. A droga (Mantidan® – comprimidos de 100 mg) deve ser iniciada com 100 mg/dia, podendo-se atingir a dose de 300 mg/dia. Os principais efeitos colaterais são o livedo *reticularis*, edema de tornozelo e pacientes idosos podem apresentar confusão mental e agitação. Da mesma forma dos anticolinérgicos, recomenda-se prudência e cautela no uso de amantadina para os pacientes idosos e suspensão caso ocorra qualquer déficit cognitivo.

Agonistas Dopaminérgicos

São principalmente de duas ordens: derivados ergolínicos (bromocriptina, pergolida) e derivados não ergolínicos (pramipexol, ropinirol).

Os agonistas dopaminérgicos ergolínicos atualmente são muito pouco utilizados devido aos seus efeitos colaterais e grande risco de fibrose pulmonar.

Os agonistas dopaminérgicos não ergolínicos não apresentam os mesmos efeitos colaterais, sendo amplamente usados (sobretudo o pramipexol). Deve-se iniciar com doses baixas até atingir doses terapêuticas em aproximadamente 3 semanas, divididas em três tomadas ao dia. Os principais efeitos colaterais são náuseas, vômitos e sonolência diurna. O ropinirol (Requip®) apresenta-se sob a forma de comprimidos de 0,25, 1, 2 e 5 mg, enquanto o pramipexol (Sifrol®) apresenta comprimidos de 0,125, 0,25 e 1 mg. Estes medicamentos, de forma isolada, são uma boa alternativa para o tratamento das formas iniciais da DP. Outro agonista dopaminérgico é o piribedil (Trivastal® retard) com drágeas de 50 mg (deve ser administrado na dose de duas a quatro drágeas/dia). A eficácia desta droga é bastante discutida atualmente.

Inibidores da COMT

O uso de inibidor da catecol-O-metil transferase (COMT) inibe a degradação da dopamina a nível periférico e central, aumentando a biodisponibilidade de dopamina. Duas drogas apresentam este efeito: entacapona e tolcapona. A entacapona (Comtan®), mais utilizada atualmente, apresenta-se sob a forma de comprimidos de 200 mg e deve ser administrada junto com a LD. Deve ser evitada em associação com inibidores da MAO-A e usada com prudência com a selegilina (esta nunca deve ultrapassar a dose de 10 mg). Os efeitos colaterais são: diarreia, tontura, boca seca, náusea e discinesia. O seu uso deve ser monitorado com dosagens periódicas das transaminases. Está indicada nas flutuações motoras da DP. A tolcapona (Tasmar®), em comprimidos de 100 e 200 mg, tem a mesma indicação, entretanto o seu potencial efeito hepatotóxico limita muito o seu uso.

Os inibidores da MAO-B (monoamina oxidase tipo B) inibem a degradação periférica da dopamina e também aumentam a biodisponibilidade de dopamina. Seu efeito é bastante limitado, sendo utilizados mais nas fases iniciais da doença. A selegilina (ou L-deprenil) é dosada em comprimidos de 5 mg e deve ser administrada na dose de 5 a 10 mg/dia, sempre nas primeiras horas do dia para não prejudicar o sono. Esta droga, além de inibir a MAO-B, pode ser convertida em derivados anfetamínicos e exercer um efeito sintomático na DP. A rasagilina é uma droga da classe dos inbidores da MAO-B que leva vantagem sobre a selegilina, por ter um efeito sintomático mais potente com menos efeitos colaterais. Pode ser empregada tanto isoladamente como em combinação com a levodopa ou a outros medicamentos. Este medicamento é comercializado na Europa e nos Estados Unidos desde 2006, com o nome de Azilect®.

Neurolépticos Atípicos

Nos distúrbios comportamentais da DP (agitação, alucinações, delírios), que podem estar presentes nas formas avançadas da doença, o uso destas drogas pode ser útil. Duas drogas podem ser usadas: quetiapina e clozapina.

O fumarato de quetiapina apresenta-se sob a forma de comprimidos de 25, 100 e 200 mg. Sempre iniciar o tratamento com doses baixas e fazer um ajuste ao longo do tempo. A clozapina, em comprimidos de 25 e 100 mg, deve ser usada em doses baixas na DP. Esta droga exige um rigoroso controle, através de hemogramas semanais, em virtude de sua ação leucopenizante. Também a olanzapina (na dose de 5 a 10 mg/dia) pode ser utilizada.

ESTRATÉGIAS PARA TRATAMENTO DAS FORMAS AVANÇADAS (COM FLUTUAÇÕES MOTORAS)

Nas formas avançadas da DP, particularmente com o uso da LD por alguns anos, várias complicações podem ocorrer: encurtamento da eficácia da droga (fenômeno *wearing-off*), fenômeno *on-off*, *freezing*, discinesias, distonia do período *off*, discinesia do pico de dose, discinesias bifásicas.

O preenchimento de um diário pelo paciente e/ou por familiares/cuidadores pode ser extremamente útil e dele devem constar: horários das medicações, das refeições, de dormir e acordar, períodos *off* e períodos com discinesias.

As medidas relevantes nas estratégias devem incluir: administração da LD sempre com o estômago vazio, associar LD de liberação lenta, quando há presença de acinesia matinal associar à LD convencional a LD dispersível, uso associado de outras drogas sintomáticas e uso de inibidores da COMT.

Em certas formas avançadas da DP também o tratamento cirúrgico deve ser equacionado. A palidotomia, através da técnica estereotáxica, pode ser indicada. A estimulação cerebral profunda (*deep brain stimulation*) pode melhorar os sintomas cardinais da DP (tremor, bradicinesia, rigidez). Com este procedimento, as doses dos antiparkinsonianos podem ser reduzidas e, como consequência, pode ser reduzida a discinesia dopamina-induzida. Alguns sintomas da DP ou dependentes de efeitos colaterais de drogas devem receber tratamento pontual: obstipação (dieta rica em fibras, uso de laxativos); dores (analgésicos, acupuntura, fisioterapia); disfagia (dieta pastosa espessa, exercícios e manobras orientados por fonoaudióloga); disartria (tratamento orientado por fonoaudióloga); insônia (higiene do sono, uso de benzodiazepínicos).

TRATAMENTO NEUROPROTETOR

Diversos estudos já foram realizados avaliando as principais drogas usadas nas síndromes parkinsonianas sem evidências inequívocas e irrefutáveis de neuroproteção. Entende-se por neuroproteção o uso de um tratamento que determina uma parada no processo neurodegenerativo causador da DP. Podemos citar os estudos DATATOP com o uso de selegilina, ELLDOPA com o uso de levodopa e CALM-PD com agonista dopaminérgico, que interrogam o efeito neuroprotetor de cada droga sem a evidência inequívoca. Novos estudos com implante de células-tronco para a produção de dopamina e células heterólogas dopaminérgicas no estriado não demonstraram resultados animadores em humanos. Ainda se pode citar o uso de vetores virais para a produção de descarboxilase de aminoácidos aromáticos e fatores neurotróficos em animais, ainda sem resultados confirmados.

BIBLIOGRAFIA CONSULTADA

1. Chaudhuri KR, Healy DG, Schapira AHV; National Institute for Clinical Excellence. Non-motor Symptoms of Parkinson's desease: diagnosis and management. Lancet Neurol. 2006;5:235-245.
2. Frank C, Pari G, Rossiter JP. Approach to diagnosis of Parkinson's disease. Can Fam Physician. 2006;52:862-868.
3. Palone JA. Introduction to Parkinson's disease. Dis Mon. 2007;53:195-199.
4. Poewe W. The Natural history of Parkinson's disease. J Neurol. 2006;253:VII2-VII6.
5. Rao SS, Hofmann LA, Shakil A. Parkinson's disease: diagnosis and treatment. Am Fam Physician. 2006;74:2046-2054.
6. Tolosa E, Katzenschlager R. Pharmacological Management of Parkinson's disease in Jankovic J, Tolosa E, Parkinson's Disease & Movement Disorders 5th ed. 2007;10:111.

SEÇÃO 10

DOENÇAS PULMONARES

Capítulo 77

Asma

Roberto Stirbulov

DEFINIÇÃO

Asma é uma doença inflamatória crônica das vias aéreas, na qual muitas células e elementos celulares têm participação. A inflamação crônica está associada à hiper-responsividade das vias aéreas, que leva a episódios recorrentes de sibilos, dispneia, opressão torácica e tosse, particularmente à noite ou no início da manhã. Esses episódios são uma consequência da obstrução ao fluxo aéreo intrapulmonar generalizada e variável, reversível espontaneamente ou com tratamento 1.

EPIDEMIOLOGIA

A asma é uma das condições crônicas mais comuns que afeta tanto crianças quanto adultos, sendo um problema mundial de saúde e acometendo cerca de 300 milhões de indivíduos 2. Estima-se que, no Brasil, existam aproximadamente 20 milhões de asmáticos, se for considerada uma prevalência global de 10%3. As taxas de hospitalização por asma em maiores de 20 anos diminuíram em 49% entre 2000 e 2010. Já em 2011 foram registradas pelo DATASUS 160 mil hospitalizações em todas as idades, dado que colocou a asma como a quarta causa de internações4. A taxa média de mortalidade no País, entre 1998 e 2007, foi de 1,52/100.000 habitantes (variação, 0,85-1,72/100.000 habitantes), com estabilidade na tendência temporal desse período.

FISIOPATOGENIA

Asma é uma doença inflamatória crônica das vias aéreas, na qual diversas células e seus produtos estão envolvidos. Entre as células inflamatórias, destacam-se os mastócitos, eosinófilos, linfócitos T, células dendríticas, macrófagos e neutrófilos. Entre as células brônquicas estruturais envolvidas na patogenia da asma, figuram as células epiteliais, as musculares lisas, as endoteliais, os fibroblastos, os miofibroblastos e os nervos 2. Dos mediadores inflamatórios já identificados como participantes do processo inflamatório da asma, destacam-se quimiocinas, citocinas, eicosanoides, histamina e óxido nítrico.

O processo inflamatório tem como resultado as manifestações clínico-funcionais características da doença. O estreitamento brônquico intermitente e reversível é causado pela contração do músculo liso brônquico, pelo edema da mucosa e pela hipersecreção mucosa. A hiper-responsividade brônquica é a resposta broncoconstritora exagerada ao estímulo que seria inócuo em pessoas normais 5. A inflamação crônica da asma é um processo no qual existe um ciclo contínuo de agressão e reparo que pode levar a alterações estruturais irreversíveis, isto é, o remodelamento das vias aéreas.

DIAGNÓSTICO

O diagnóstico clínico da asma é sugerido por um ou mais sintomas, como dispneia, tosse crônica, sibilância, opressão ou desconforto torácico, sobretudo à noite ou nas primeiras horas da manhã. As manifestações que sugerem fortemente o diagnóstico de asma são a variabilidade dos sintomas, o desencadeamento de sintomas por irritantes inespecíficos (como fumaças, odores fortes e exercício) ou por aeroalérgenos (como ácaros e fungos), a piora dos sintomas à noite e a melhora espontânea ou após o uso de medicações específicas para asma. É importante destacar que a asma de início recente em adultos pode estar relacionada com exposições ocupacionais.

O exame físico do asmático geralmente é inespecífico. A presença de sibilos é indicativa de obstrução ao fluxo aéreo; contudo, pode não ocorrer em todos os pacientes.

Embora o diagnóstico clínico da asma em sua forma clássica de apresentação não seja difícil, a confirmação deve ser feita por um método objetivo 2, uma vez que os sinais e sintomas da asma não são exclusivos dessa condição6. O métodos objetivos mais utilizados na prática clínica são a espirometria e a medida do estado alérgico.

A avaliação funcional da asma, através da espirometria, tem três utilidades principais: estabelecer o diagnóstico; documentar a gravidade da obstrução ao fluxo aéreo; e monitorar o curso da doença e as modificações decorrentes do tratamento.

A confirmação do diagnóstico de asma usualmente é feita por espirometria, a qual fornece duas medidas importantes para o diagnóstico de limitação ao fluxo de ar das vias aéreas: volume expiratório forçado no primeiro segundo (VEF1) e capacidade vital forçada (CVF).

O diagnóstico de limitação ao fluxo aéreo é estabelecido pela redução da relação VEF1/CVF, e a intensidade dessa limitação é determinada pela redução percentual do VEF1 com relação ao seu previsto. O diagnóstico de asma é confirmado não apenas pela detecção da limitação ao fluxo de ar, mas principalmente pela demonstração de significativa reversibilidade, parcial ou completa, após a inalação de um broncodilatador de curta ação. Recomendações para a padronização da técnica de espirometria e sua interpretação estão publicadas em consensos específicos 7. A resposta ao broncodilatador é considerada significativa e indicativa de asma quando o VEF1 aumenta pelo menos 200 mL e 12% de seu valor pré-broncodilatador ou 200 mL de seu valor pré-broncodilatador e 7% do valor previsto2,5,7.

Existe uma forte associação entre asma, rinite e outras doenças alérgicas. Estas informações contribuem muito mais para o planejamento terapêutico do que para o diagnóstico da asma. A avaliação da atopia requer anamnese cuidadosa e confirmação da sensibilização alérgica por meio de testes cutâneos ou através da determinação das concentrações séricas de IgE específica por teste radioalergoabsorvente. Em nosso meio, os aeroalérgenos mais frequentes são ácaros, fungos e polens, assim como antígenos de cães, gatos e baratas.

CLASSIFICAÇÃO DE ACORDO COM OS NÍVEIS DE CONTROLE DA ASMA

O objetivo do manejo da asma é a obtenção do controle da doença. Controle refere-se à extensão com a qual as manifestações da asma estão suprimidas, espontaneamente ou pelo tratamento, e compreende dois domínios distintos: o controle das limitações clínicas atuais e a redução dos riscos futuros.

O controle das limitações atuais deve ser preferencialmente avaliado com relação às últimas 4 semanas e inclui sintomas, necessidade de medicação de alívio, limitação de atividades físicas e intensidade da limitação ao fluxo aéreo. Com base nesses parâmetros, a asma pode ser classificada em três grupos distintos: asma controlada, asma parcialmente controlada e asma não controlada (Tabela 77.1)1,2. A prevenção de riscos futuros inclui reduzir a instabilidade da asma, suas exacerbações, a perda acelerada da função pulmonar e os efeitos adversos do tratamento.

TRATAMENTO

O principal objetivo no tratamento da asma é alcançar e manter o controle clínico, e isso pode ser obtido na maioria dos pacientes 8,9, com uma intervenção farmacológica planejada e executada em parceria entre o médico, o paciente e sua família.

O tratamento tem sido dividido em cinco etapas, e cada paciente deve ser alocado para uma dessas etapas de acordo com o tratamento atual e o seu nível de controle (Tabela 77.2), devendo ser ajustado conforme as mudanças que vão ocorrendo de forma dinâmica. Esse ciclo engloba acessar, tratar para obter o controle e monitorar para manter o controle. Para melhorar o controle da asma, é importante identificar e reduzir a exposição a alérgenos e irritantes, bem como controlar os fatores capazes de intensificar os sintomas ou precipitar exacerbações de asma.

A exposição ambiental inclui alérgenos inalados, exposições ocupacionais e irritantes das vias aéreas, sendo muito difícil eliminar completamente esses contatos. O controle ambiental e dos fatores agravantes no manejo da asma são auxiliares no tratamento medicamentoso, pois os doentes com asma controlada tornam-se menos sensíveis a esses fatores. Por outro lado, a não valorização das medidas que reduzem a exposição e os fatores agravantes resulta em maior número de sintomas, exacerbações e necessidade de medicação controladora.

Na etapa 1, além de promover a educação do asmático e o controle ambiental, utiliza-se apenas medicação de alívio para pacientes que têm sintomas ocasionais (tosse, sibilos ou dispneia ocorrendo duas vezes ou menos por semana) de curta duração. Entre esses episódios, o paciente está assintomático, com função pulmonar normal e sem despertar noturno. Para a maioria dos pacientes nessa etapa, utiliza-se um beta2-agonista de rápido início de ação (salbutamol, fenoterol ou formoterol)10. As alternativas são anticolinérgico inalatório, beta2-agonista oral ou teofilina oral, mas esses têm um início de ação mais lento e um maior risco de efeitos adversos.

Na etapa 2, os corticoides inalatórios em doses baixas são a primeira escolha 1,2. Medicações alternativas incluem antileucotrienos11 para pacientes que não conseguem utilizar a via inalatória ou para aqueles que têm efeitos adversos intoleráveis com o uso de corticoide inalatório.

Na etapa 3, a associação de um corticoide inalatório em doses baixas com um β2-agonista inalatório de ação prolongada é a primeira escolha. Um β2-agonista de rápido início de ação é utilizado para o alívio de sintomas conforme necessário. Como alternativa, ao invés de associar um β2-agonista, pode-se aumentar a dose do corticoide inalatório 1,2. Outras opções são a adição de um antileucotrieno ao corticoide inalatório em doses baixas1,2 ou a adição de teofilina, nesta ordem.

Na etapa 4, sempre que possível, o tratamento deve ser conduzido por um médico especialista no tratamento da asma. A escolha preferida consiste na combinação de corticoide inalatório em doses médias ou altas com um $\beta 2$-agonista de ação prolongada. Como alternativa, pode-se adicionar um antileucotrieno ou teofilina à associação acima descrita 1,2.

Na etapa 5, adiciona-se corticoide oral às outras medicações de controle já referidas, mas deve-se sempre considerar os efeitos adversos potencialmente graves. Esse esquema somente deve ser empregado para pacientes com asma não controlada na etapa 4, que tenham limitação de suas atividades diárias e frequentes exacerbações e que tenham sido exaustivamente questionados sobre a adesão ao tratamento. Os pacientes devem ser esclarecidos sobre os potenciais efeitos adversos, e a dose do corticoide oral deve ser a menor possível para manter o paciente controlado. A adição de anti-IgE é uma alternativa na etapa 5 para pacientes atópicos, pois sua utilização pode melhorar o controle da asma e reduzir o risco de exacerbações 1,2.

O controle da asma implica no controle das limitações atuais e na prevenção dos riscos futuros. O reconhecimento e a prevenção desses riscos são obrigatórios na avaliação e no manejo dos pacientes com asma 2.

Os riscos futuros incluem desfechos que possam levar a mudanças irreversíveis na história natural da asma. Atualmente, quatro parâmetros são reconhecidos e usados:

1. prevenir instabilidade clínico-funcional: manter a asma controlada por longos períodos de tempo;
2. prevenir exacerbações da asma;
3. evitar a perda acelerada da função pulmonar ao longo dos anos;
4. minimizar os efeitos colaterais dos tratamentos utilizados.

O conceito de estabilidade como um desfecho importante no tratamento da asma recebeu pouca atenção no passado. Em estudos mais recentes, com a revisão de dados de ensaios clínicos já existentes, foi encontrada uma forte associação entre a falta de estabilidade e a ocorrência de riscos futuros [1,2,8]. A estabilidade no controle da asma pode ser vista como o contrário da variabilidade, sendo seus principais aspectos a variação diurna dos PFEs, a ocorrência de surtos de sintomas e o uso intermitente de medicação de resgate.

Existem evidências demonstrando que, uma vez que o controle seja obtido e mantido, o risco futuro de instabilidade, medido pelo percentual de semanas que o paciente não estava controlado, diminui de modo significativo. Deve ser destacado que a estabilidade da asma parece ser independente da sua gravidade. Quanto maior a estabilidade (menor a variabilidade), menor a chance de os pacientes necessitarem de atendimento de emergência e, provavelmente, menor será o risco de uma exacerbação. No longo prazo, esses achados podem traduzir-se por uma elevada qualidade de vida e menores custos no tratamento para os pacientes[1,2,6,8].

A prevenção das exacerbações no curso da asma tem sido identificada em todas as diretrizes de tratamento como um importante componente no estabelecimento do controle ideal da asma1,2. Pode-se considerar que as exacerbações representem o desfecho mais importante por ser o de maior risco para os pacientes, sendo causa de ansiedade aos mesmos e a suas famílias e gerando altos custos ao sistema de saúde.

As exacerbações são eventos comuns e previsíveis no curso da asma, ocorrendo principalmente nos pacientes com asma grave, mas também com taxas muito elevadas nos pacientes com doença mais leve. Devem ser investigadas, rotineiramente, tanto a gravidade quanto a frequência das exacerbações. Além disso, as informações obtidas sobre os seus cursos devem ser utilizadas para identificar fatores desencadeantes e individualizar planos de ação específicos para evitá-las.

A espirometria permite comprovar a presença de redução do fluxo aéreo e a perda de função pulmonar, desfechos importantes na avaliação do controle da asma. Implicada tanto nas limitações atuais quanto também em risco futuro, a medida da função pulmonar oferece informações complementares àquelas obtidas pelos sintomas. Nesse sentido, o VEF1 pré-broncodilatador, expresso como percentual do previsto, com valor baixo ou não estável em longo prazo, é um fator independente importante para predizer a ocorrência de exacerbações [1,2].

Tabela 77.1 – Classificação do estado de controle[1,2]

Avaliação do controle clínico atual (preferencialmente nas últimas 4 semanas)			
Parâmetros	**Asma controlada**	**Asma parcialmente controlada**	**Asma não controlada**
	Todos os parâmetros abaixo	Um ou dois dos parâmetros abaixo	Três ou mais dos parâmetros da asma parcialmente controlada
Sintomas diurnos	Nenhum ou ≤ 2 por semana	Três ou mais por semana	
Limitação de atividades	Nenhuma	Qualquer	
Sintomas/despertares noturnos	Nenhum	Qualquer	
Necessidade de medicação de alívio	Nenhum ou ≤ 2 por semana	Três ou mais por semana	
Punção pulmonar (PEE ou VEF_1)[b,c]	Normal	< 80% predito ou do melhor prévio (se conhecido)	

Avaliação dos riscos futuros (exacerbações, instabilidade, declínio acelerado da função pulmonar e efeitos adversos)

Características que estão associadas com aumento dos riscos de eventos adversos no futuro: maus controle clínico, exacerbações frequentes no último ano,[1] admissão prévia em UTI, baixo VEF_1, exposição à fumaça do tabaco e necessidade de usar medicação em altas dosagens

[1]Por definição, uma exacerbação em qualquer semana é indicativa de asma não controlada. Qualquer exacerbação é indicativa da necessidade de revisão do tratamento de manutenção. [b]Valores pré-broncodilatador sob o uso de medicação controladora atual. [c]Não aplicável na avaliação do controle da asma em crianças menores de 5 anos. Asaptação de Global Initiative for Asthma e Pedersen et al.[(1,2)]

Tabela 77.2 – Tratamento baseado no estado de controle[1,2]

NÍVEL DO CONTROLE	AÇÃO
CONTROLADA	Manter o tratamento e identificar a menor dose para manter o controle
PARCIALMENTE CONTROLADA NÃO CONTROLADA	Considerar aumentar a dose para atingir o controle Aumentar etapas até conseguir controle
EXACERBAÇÃO	Tratar como exacerbação

ETAPAS DO TRATAMENTO				
ETAPA 1	ETAPA 2	ETAPA 3	ETAPA 4	ETAPA 5
EDUCAÇÃO E CONTROLE AMBIENTAL				
BD de curta ação por demanda	**BD de curta ação por demanda**			
Opções de medicamentos controladores para as etapas 2 a 5[b]	**Selecione uma das opções abaixo**	**Selecione uma das opções abaixo**	**Selecione uma das opções abaixo**	**Adicionar um ou mais em relação à etapa 4**
	Dose baixa de CI	***Dose baixa de CI + LABA***	***Dose moderada ou alta de CI + LABA***	Corticoide oral na dose mais baixa possível
	Antileucotrienos	Dose média ou alta de CI	Dose moderada ou alta de CI + LABA + Antileucotrienos	Tratamento com anti-IgE
		Dose baixa de CI + teofilina de liberação lenta	Dose moderada ou alta de CI + LABA + teofilina de liberação lenta	

BD: broncodilatador; CI: corticoide inalatório; e LABA: long-acting beta agonist (β_1 - agonista de ação prolongada). [1]Os apêndices I eII discriminam a equipotência de medicamentos e de medicações controladoras; os medicamentos de resgate são comentados na Parte 5. [b]As opções preferenciais para as etapas 2, 3 e 4 estão evidenciados em negrito e itálico.

REFERÊNCIAS BIBLIOGRÁFICAS

1. Global Initiative for Asthma – GINA [homepage on the Internet]. Bethesda: Global Initiative for Asthma. Global Strategy for Asthma Management and Prevention, 2010. [Adobe Acrobat document, 119p.] Disponível em: http://www.ginasthma.org/pdf/GINA_Report_2010.pdf Acessado em: 1 abr 2011.
2. Diretrizes da Sociedade Brasileira de Pneumologia e Tisiologia para o Manejo da Asma – 2012. – J Bras Pneumol. 2012;38(supl. 1):S1-S46.
3. Solé D, Camelo-Nunes IC, Wandalsen GF, Pastorino AC, Jacob CM, Gonzalez C et al. Prevalence of symptoms of asthma, rhinitis, and atopic eczema in Brazilian adolescents related to exposure to gaseous air pollutants and socioeconomic status. J Investig Allergol Clin Immunol. 2007;17(1):6-13.
4. Ministério da Saúde do Brasil. Departamento de Informática do SUS. Brasília: DATASUS. Morbidade hospitalar do SUS – por local de internação – Brasil. Disponível em: http://tabnet.datasus.gov.br/cgi/tabcgi.exe?sih/cnv/miuf.defj Acessado em: 25 Jan 2012.

5. Cockcroft DW. Direct challenge tests: Airway hyperresponsiveness in asthma: its measurement and clinical significance. Chest. 2010;138(2Suppl):18S-24S.
6. National Heart, Lung, and Blood Institute. Bethesda: National Heart, Lung, and Blood Institute. Expert Panel Report 3: guidelines for the diagnosis and management of asthma. [Adobe Acrobat document, 440p.] Disponível em: http://www.nhlbi.nih.gov/guidelines/asthma/asthgdln.pdf Acessado em: 1 abr 2011.
7. Miller MR, Hankinson J, Brusasco V, Burgos F, Casaburi R, Coates A et al. Standardisation of spirometry. Eur Respir J. 2005;26(2):319-38.
8. Bateman ED, Boushey HA, Bousquet J, Busse WW, Clark TJ, Pauwels RA et al. Can guideline-defined asthma control be achieved? The Gaining Optimal Asthma Control study. Am J Respir Crit Care Med. 2004;170(8):836-44.
9. Bateman ED, Bousquet J, Keech ML, Busse WW, Clark TJ, Pedersen SE. The correlation between asthma control and health status: the GOAL study. Eur Respir J. 2007;29(1):56-62.
10. [No authors listed]. Using beta 2-stimulants in asthma. Drug Ther Bull. 1997;35(1):1-4.
11. Barnes NC, Miller CJ. Effect of leukotriene receptor antagonist therapy on the risk of asthma exacerbations in patients with mild to moderate asthma: an integrated analysis of zafirlukast trials. Thorax. 2000;55(6):478-83.
12. Bousquet J, Wenzel S, Holgate S, Lumry W, Freeman P, Fox H. Predicting response to omalizumab, an anti-IgE antibody, in patients with allergic asthma. Chest. 2004;125(4):1378-86.

Capítulo 78

Bronquiectasia

José Gustavo Barian Romaldini

Bronquiectasia é o termo utilizado para designar a dilatação ou o dano permanente dos brônquios. As manifestações clínicas mais frequentes incluem tosse crônica, expectoração frequentemente copiosa e infecções das vias aéreas inferiores recorrentes de evolução arrastada. Dispneia, hemoptise e sibilância também são sintomatologias frequentes.

As causas de bronquiectasias são diversas, podendo ser didaticamente separadas em causas adquiridas e congênitas. As principais causas encontram-se listadas a seguir (Tabelas 78.1 e 78.2).

Em países em desenvolvimento, as causas pós-infecciosas ganham maior importância pelo mais baixo índice de vacinação, pior acesso ao serviço médico e antibioticoterapia e maior prevalência de tuberculose. No Brasil, a tuberculose é a principal causa de bronquiectasia[1]. Na Santa Casa de São Paulo cerca de 35% das bronquiectasias são por sequela de tuberculose[2] e outras 15% por outras infecções prévias (Tabela 78.3).

A aspiração crônica e a inalação de gases tóxicos também são causa importante de bronquiectasias[3].

Em nosso serviço mais de 10% dos casos parecem estar relacionados com a aspiração crônica. Destaca-se a doença do refluxo gastroesofágico (RGE) pela alta prevalência na população. Neste caso, os pacientes aspiram cronicamente material esofágico para o pulmão, o que pode gerar as bronquiectasias; semelhante fato ocorre em pacientes com acalasia, com esofagopatia secundária a esclerodermia ou em pacientes com incordenaçao da deglutição em consequência de sequelas neurológicas.

Tabela 78.1 – Causas congênitas	
• Fibrose cística	• Síndrome de Marfan
• Discinesia ciliar primária	• Imunodeficiências primárias
• Síndrome de Mounier-Kuhn	• Deficiência de alfa$_1$-antitripsina
• Síndrome de Williams-Campbell	• Sequestro pulmonar

Tabela 78.2 – Causas adquiridas
• Pós-infeciosas — Bacterianas (pneumonia necrosante, coqueluche) — Virais (adenovírus, sarampo, VSR) — Fúngicas (ABPA) — Micobactérias (tuberculose, micobactérias N. Tb)
• Obstrução das vias aéreas — Corpo estranho — Neoplasia
• Aspiração — Inalação de substâncias tóxicas — Aspiração de conteúdo gástrico
• Doenças reumatológicas e inflamatórias — Artrite reumatoide — Esclerose sistêmica — Síndrome de Sjögren — Retocolite ulcerativa

VSR: vírus sincicial respiratório; ABPA: aspergilose broncopulmonar alérgica

Tabela 78.3 – Bronquiectasias (%)

Etiologia	N (%)
ABPA	2 (1,8%)
Deficiência α_1-antitripsina	2 (1,8%)
S. Willians-Campbell	5 (4,5%)
S. Kartagener/discinesia ciliar primária	10 (9%)
Imunodeficiências (IDCV)	2 (1,8 %)
Outras	2 (2,7%)
Aspiração crônica/RGE	13 (11,7%)
Colagenoses (AR/Sjögren)	3 (2,7%)
Pós-infecciosa Sequela de tuberculose	55 (49,5%) 38 (34,2%)
Micobactérias não tuberculosas	4 (3,7%)
Idiopática	14 (12,6%)
Total	111 (100%)

RGE: refluxo gastroesofágico; AR:artrite reumatoide.
Obs.: a tabela não inclui os pacientes com fibrose cística, que são acompanhados em ambulatório à parte.

A aspergilose broncopulmonar alérgica (ABPA) é uma reação de hipersensibilidade desencadeada pela colonização superficial da mucosa brônquica pelo *Aspergillus fumigatus*, ocorrendo geralmente em indivíduos atópicos. É caracterizada por asma grave, IgE em níveis muito elevados (normalmente acima de 1.000 ng/L) e eosinofilia. Alguns pacientes evoluem com bronquiectasia central[4] associada a áreas de impactação volumosa de muco.

Dentre as causas congênitas merece destaque a fibrose cística, doença autossômica recessiva mais frequente nos caucasianos. Caracteriza-se por mutações no gene que codifica a proteína transmembrana reguladora da FC (CFTR), o que determina alteração no transporte de cloro. Isso leva à hiperviscosidade das secreções glandulares e à consequente disfunção orgânica crônica, principalmente pulmonar e pancreática O paciente vai apresentar infecções pulmonares de repetição com bronquiectasia, síndrome desabsortiva, pansinusopatia e otite média aguda de repetição além de infertilidade. Em alguns casos com mutações mais brandas do CFTR, o diagnóstico pode só ocorrer na idade adulta, apesar de infrequente.

A discinesia ciliar primária é uma patologia autossômica recessiva com prevalência estimada em 1-15 ou 30 mil[5]. O paciente apresenta disfunção estrutural o funcional dos cílios levando a comprometimento do clareamento mucociliar e consequentes infecções pulmonares de repetição com bronquiectasias, sinusite e otite média de repetição. A infertilidade no homem é frequente por dismotilidade do espermatozoide e na mulher tem–se o aumento de gravidez ectópica. Em 50% dos casos o paciente pode apresentar *situs inversus totalis* associado, caracterizando a síndrome de Kartagener.

A síndrome de Williams-Campbell é uma causa de bronquiectasia primária (não secundária a infecção/inflamação recorrente) decorrente de deficiência qualitativa das cartilagens dos brônquios segmentares e subsegmentares. Caracteristicamente, o paciente apresenta bronquiectasias centrais com pouca impactação de secreção na tomografia de tórax.

Dentre as colagenoses, a que leva à bronquiectasia com maior frequência é a artrite reumatoide, com até 5% dos pacientes com diagnóstico de AR[6,7]. Outros exemplos são a síndrome de Sjögren e a esclerose sistêmica.

DIAGNÓSTICO

O diagnóstico de bronquiectasia é feito por tomografia de tórax com cortes de alta resolução (TCAR), na qual são observadas as dilatações brônquicas, notadamente com aumento de pelo menos 1,5 vezo diâmetro do brônquio com relação ao seu vaso.

É importante tentarmos esclarecer a causa etiológica, principalmente para saber se se trata de uma causa sistêmica ou localizada, para podermos avaliar o prognóstico e a possibilidade de tratamento específico, dependendo da etiologia.

No ambulatório da Santa Casa de São Paulo criamos uma rotina diagnóstica a fim de estruturar e facilitar a investigação etiológica.

- As etiologias congênitas devem ser consideradas em todo portador de bronquiectasias sem causa aparente.
- Pacientes com bronquiectasias localizadas sugerem mais quadros sequelares de processos infecciosos prévios, especialmente a tuberculose, ainda mais quando de topografia apical. Lembrar também de aspiração de corpo estranho e neoplasia endobrônquica nos casos mais localizados.

- Quando houver suspeita de corpo estranho ou tumor central (bronquiectasias bem localizadas) deve-se solicitar uma broncoscopia.

- Na presença da bronquiectasia difusa devemos aventar a possibilidade de uma síndrome clínica associada às bronquiectasias, portanto, em todos esses pacientes, sugerimos uma rotina de exames iniciais:
- dosagem de imunoglobulinas IgG, IgM, IgA e IgE para avaliar a possibilidade de imunodeficiência;
  - dosagem do cloro no suor (fibrose cística);
  - endoscopia digestiva alta. Lembrar que a EDA normal não afasta DRGE e nos casos em que houver uma alta suspeita deve-se prosseguir a investigação (ex.: pHmetria de 24 h, manometria esofágica, impedanciopHmetria de demora);
  - dosagem de alfa$_1$-antitripsina;
  - espermograma para avaliar o motilidade ciliar na suspeita de discinesia e azoospermia na suspeita de fibrose cística (azoospermia obstrutiva);
  - nas mulheres pode-se tentar realizar o teste da sacarina, porém com sensibilidade e especificidade menores para discinesia ciliar. Se disponível, a dosagem do óxido nítrico nasal expirado (NO) é útil, sendo esperados valores bastante baixos na discinesia ciliar primária (< 250 ppb);
  - tomografia de seios da face. A presença de sinusite crônica e especialmente de pansinusopatia podem sugerir-nos a possibilidade de alteração na consistência do muco ou na drenagem dos seios paranasais (fibrose cística e discinesia ciliar, respectivamente);
  - cultura de escarro para a aeróbio e micobactérias. A presença de bactérias como *Pseudomonas aeruginosa*, *Staphylococcus aureus* e *Acinetobacter baumannii* sugerem alteração estrutural importante. A presença de um padrão micronodular bronquiectásico na TCAR pode sugerir como causa micobacteriose não tuberculosa, que pode ser confirmada com cultura positiva de micobactérias;
  - a solicitação das provas reumatológicas deve ser feita se houver suspeita de colagenose, especialmente de artrite reumatoide;
  - a pesquisa de gordura fecal, a dosagem da amilase pancreática e da lipase podem ser úteis na suspeita de fibrose cística.
- Em paciente com IgE elevado, principalmente quando acima de 1.000 UI/mL, a investigação para ABPA, com o teste cutâneo ou o RAST para *Aspergillus fumigatus*, torna-se obrigatória.

TRATAMENTO

Um dos pilares do tratamento das bronquiectasias é a higiene das vias aéreas. O objetivo é mobilizar e eliminar secreções inflamatórias das vias aéreas e dos seios paranasais:

- fisioterapia respiratória com técnicas de clareamento traqueobrônquico:
  - » técnicas de ciclo respiratório ativo em conjunto com tapotagem e drenagem postural;
  - » uso de aparelhos com a técnica de oscilação de pressão expiratória positiva (PEP), como o *flutter* ou o *shaker;*
- medicações para auxiliar a mobilização do muco:

  - » uso de mucolítico (acetilcisteína);
  - » uso de broncodilatadores;
  - » inalação com soluções hipertônicas;
  - » uso de DNAse – alfadornase (exclusivamente para fibrose cística);
- ação anti-inflamatória:
  - » corticoides sistêmicos – uso limitado pelos efeitos colaterais;
  - » corticoides inalatórios – principalmente se há presença de hiperatividade brônquica;
  - » macrolídeos – benefício em pacientes com exacerbações frequentes e principalmente colonizados por *Pseudomonas aeruginosa;*

Medidas antiaspiração são fundamentais naqueles com suspeita de aspiração de conteúdo gástrico para os pulmões, incluindo avaliação de indicação cirúrgica em alguns casos, por exemplo, de doença do refluxo gastroesofágico e no megaesôfago chagásico.

Antibioticoterapia é fundamental no tratamento das bronquiectasias e deve ser usada precocemente na suspeita de exacerbação. Deve ser feita preferencialmente baseada na flora do paciente. Quando não disponível, devem-se cobrir as bactérias mais frequentes.

A avaliação da gravidade das bronquiectasias é importante para guiar a conduta terapêutica, já que nos pacientes com doença mais grave e extensa a cobertura antipseudomonas é frequentemente necessária. A presença de colonização por *Pseudomonas aeruginosa* é um marcador de gravidade da doença. Quanto mais grave a doença, maior a prevalência de colonização por esse patógeno[8], que se associa com a piora dos sintomas e a aceleração do declínio da função pulmonar[9].

No ambulatório da Santa Casa, dos cerca de 95 pacientes com cultura de escarro colhidos periodicamente, 43 (45%) tiveram positividade para Pseudomonas em uma ou mais vezes e, desses, 51% com positividade para a variante mucoide. Outras bactérias frequentemente isoladas são: *Acinetobacter baumani* (9,5%), pneumococo (4,2%), *Staphylococcus aureus* (4,2%), *Haemophilus influenzae* (6,3%) *Klebsiella pneumoniae* (4,2%) *Escherichia coli* (3,2%) micobactérias não tuberculosa (4,2%) (dados ainda não publicados).

Todos os pacientes com bronquiectasias devem receber vacinação anual para influenza e vacinação antipneumocócica.

A cessação do tabagismo deve ser insistentemente estimulada.

A ressecção cirúrgica deve ser limitada àqueles pacientes com sintomatologia importante, doença localizada e em que uma causa sistêmica tenha sido afastada ou naqueles com sangramento importante e refratário.

O transplante de pulmão bilateral é a alternativa atual para pacientes com insuficiência respiratória crônica grave.

REFERÊNCIAS BIBLIOGRÁFICAS

1. Bogossian M, Santoro IL, Jamnik S, Romaldini H. Bronquiectasias: estudo de 314 casos tuberculose x não tuberculose. J Pneumol. 1998;24(1):11-16.
2. Gomes M, Honda A, Barbosa AG, Ferrazzi MAT. Bronquiectasias: correlação entre exacerbação e sazonalidade. Jornal de Pneumologia. 2002;28:S112-S112.

3. Barker AF, Bardana EJ Jr. Bronchiectasis: Update of an orphan disease. Am Rev Respir Dis. 1998;137:969-78.
4. Greenberger PA, Miller TP, Reberts M et al. Allergic bronchopulmonary aspergillosis in patients with or without evidence of bronchiectaisis. Ann Allergy. 1993;70:333-8.
5. Bush A, Chodhari R, Collins N et al. Primary ciliary discinesia: current stat of the art. Arch Dis Child. 2007;92:1136-40.
6. Solonki T, Naville E. Bronchiectasis and rheumatoid disease: is there an association? Br J Rheumatol. 1992;31:691-3.
7. Pwrez T, Remy-Jardin M, Cortet B. Airways involvement in rheumatoid arthritis: clinical, functional, and HRCT findings. Am J Resp Crit Care Med. 1998;157:1658-65.
8. Martinez-Garcia MA, de la Rosa Carrilo D, Soler-Cataluña JJ et al. Prognostic value of bronchiectasis in patients with moderate-to-severe chronic obstructive pulmonary disease. Am J Resp Crit Care Med. 2013; 187(8):823-31.
9. Ho PL, Chan KN, Ip MS, Lam WK, Ho CS et al. The effect of Pseudomonas aeruginosa infection on clinical parameters in steady-state bronchiectasis. Chest. 1998;114:1594-8.

Capítulo 79

Câncer de Pulmão

Jorge Ethel Filho
Pedro Bes Nugué

HISTÓRICO

O câncer de pulmão corresponde ao conjunto de doenças que apresentava baixa incidência até a metade do século XX e praticamente inexistia no século XIX. O aumento do uso do tabaco associado ao desenvolvimento industrial, à urbanização e consequente elevação nos índices de poluição, tornaram-no uma das moléstias mais importantes e agressivas do nosso meio.

No passado, a doença acometia quase exclusivamente o sexo masculino, contudo, atualmente atinge homens e mulheres na mesma proporção. Noventa por cento dos pacientes com câncer do pulmão são tabagistas e, curiosamente, os 10% restantes são em sua maioria, mulheres.

Dentre as doenças neoplásicas, é a quarta em incidência na atualidade, porém é a primeira em mortalidade e a segunda em agressividade. O cigarro é o principal agente causal, havendo risco 20 vezes maior de desenvolvimento da neoplasia em fumantes. Os tabagistas passivos têm risco aumentado em cerca de 20% de desenvolver a doença. Exposição ocupacional a asbestos, metais pesados e gases tóxicos também favorece o aparecimento da neoplasia.

LOCALIZAÇÃO

Os carcinomas pulmonares podem ser centrais ou periféricos. Os tumores são centrais quando acometem as grandes vias aéreas e/ou suas vias subsequentes. O tabagismo intenso propicia o aparecimento dos tumores em tais sítios e, correspondentemente, são neoplasias da mucosa brônquica (tipo escamoso – CEC) e da submucosa (tumores neuroendócrinos de pequenas células). Estes tumores levam a sintomas mais exuberantes e precoces. Por sua vez, os tumores periféricos originam-se em bronquíolos distais e alvéolos, mais especificamente da mucosa glandular (adenocarcinomas e tumores indiferenciados de grandes células). Tais neoplasias são mais silenciosas, não sendo infrequente a manifestação clinica através da sua metástase.

TIPOS HISTOLÓGICOS

Atualmente, em decorrência da mudança no hábito de fumar (cigarros *light*, cigarros inteligentes e abandono do tabagismo), passamos a observar inversão na incidência dos tipos histológicos. No passado, prevaleciam os tumores centrais e, atualmente, há predominância dos periféricos.

Os principais tipos histológicos e as respectivas prevalências são:

1. adenocarcinoma (40-50%): forma acinar, papilifero, bronquíolo-alveolar (lepidica), micropapilar e papilar;
2. carcinoma espinocelular ou epidermoide (CEC), 25 a 30%;
3. carcinoma indiferenciado de pequenas células ou *oat cell* 15%;
4. carcinoma de grandes células, 10%;
5. carcinoma *in situ* (ex.: BAC) (< 5%);
6. tumores carcinoides < 5%.

HISTÓRIA NATURAL DA DOENÇA

A história natural dos carcinomas pulmonares deve ser compreendida do ponto de vista de sua localização. Tumores originados de sítios próximos a vasos sanguíneos apresentam disseminação mais precoce. É o que acontece com os adenocarcinomas e carcinomas indiferenciados de grandes células, e com o carcinoma indiferenciado de pequenas células, uma vez que a origem na submucosa é altamente vascularizada. As metástases são preferencialmente pela via hematogênica e, portanto, precoces, levando a estadiamento já avançado em cerca de 50%, quando realizado o diagnóstico da doença.

Os carcinomas espinocelulares, por sua localização mucosa, apresentam característica infiltrativa, com comportamento obstrutivo e acometimento dos linfonodos correspondentes. Os tumores pulmonares de disseminação hematogênica costumam acometer cérebro, fígado, ossos (principalmente longos e da coluna vertebral) e suprarrenais.

A disseminação linfática acomete principalmente linfonodos hilares (N1), mediastinais homolaterais (N2), mediastinais contralateral (N3), e quando extratorácicos, principalmente nas fossas supraclaviculares e cadeias cervicais. Há aqueles que, por contiguidade, infiltram estruturas vizinhas, como mediastino, pleura, pericárdio, grandes vasos, costelas, etc. Também ocorre a forma aerógena de disseminação, na qual o movimento respiratório é responsável pela translocação das células neoplásicas para áreas pulmonares distantes (BAC).

QUADRO CLÍNICO

Varia desde sintomas gerais, comuns a quaisquer neoplasias, como anorexia, perda ponderal e adinamia, até sintomas caracteristicamente respiratórios, dentre os quais a tosse é o mais comum. Nos portadores de DPOC pode ocorrer mudança nas características da tosse previamente existente.

Outras manifestações importantes, especialmente em tumores centrais, são dor torácica, sibilância localizada, dispneia e hemoptise. A dor pleurítica e a dispneia podem estar relacionadas com a propagação da doença para a pleura. Rouquidão pode estar relacionada com o comprometimento do nervo recorrente laríngeo, enquanto disfagia costuma ocorrer por acometimento esofágico.

Metástases ósseas manifestam-se por dor, principalmente na coluna vertebral, e metástases cerebrais causam sintomas neurológicos como cefaleia, confusão mental, convulsões, parestesias, paresias ou plegias. Quando o tumor ocupa o sulco superior e invade o corpo vertebral, com correspondente compressão da raiz nervosa e atrofia do membro superior, recebe o nome de tumor de Pancoast, que pode se apresentar na clínica com a síndrome de Claude Bernard Horner, causada pela compressão do gânglio simpático cervical, determinando ptose palpebral, miose, enoftalmia e anidrose de hemiface ipsolateral.

Os tumores, principalmente de lobo superior direito, podem causar invasão linofonodal mediastinal e comprimir a veia cava superior, provocando estase venosa do pescoço, edema facial, surgimento de circulação colateral torácica, dispneia e cianose, caracterizando a síndrome da cava superior, que constitui uma urgência oncológica.

Outra urgência médica que pode estar relacionada a tumor pulmonar é a síndrome de compressão medular, em que a metástase óssea ou a própria infiltração do tumor na vértebra comprime o canal medular, levando a sintomas como dor, paraparesia ou até paraplegias.

Há ainda os sintomas e sinais paraneoplásicos, que podem ocorrer independentemente da presença de metástases e podem até mesmo preceder as manifestações clínicas pulmonares. São exemplos o hipocratismo digital, tromboflebites migratórias (síndrome de Trousseau), crises hipoglicêmicas, diabete insípido, hipercalcemia, crises miastênicas (síndrome de Lambert-Eaton), dermatomiosite, acantose *nigricans* e outras (Figura 79.1).

Tanto a radiografia como a tomografia computorizada do tórax, que sucedem a história clínica e o exame físico nos pacientes com suspeita de neoplasia pulmonar, não determinam o diagnóstico da doença, mas irão fornecer os melhores caminhos para se diagnosticá-la. Importante ressaltar que uma radiografia de tórax normal não exclui a possibilidade de alteração em tomografia computadorizada. As principais alterações são: atelectasia, derrame pleural, pneumonia obstrutiva, nódulo ou massa pulmonar e lesão escavada (Figuras 79.2 a 79.8).

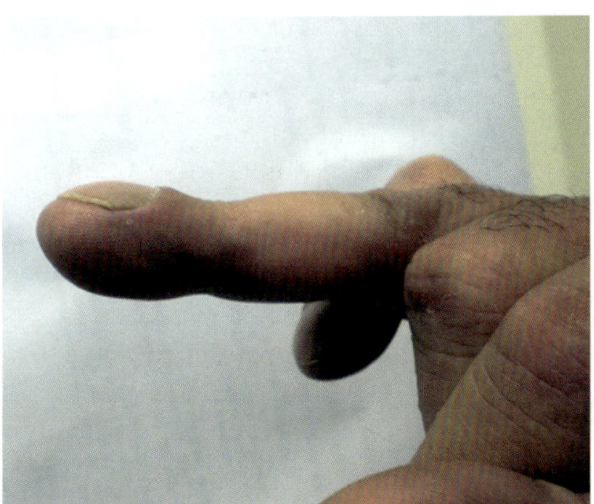

Figura 79.1A – Hipocratismo digital: dedo em baqueta de tambor, unha em vidro de relógio.

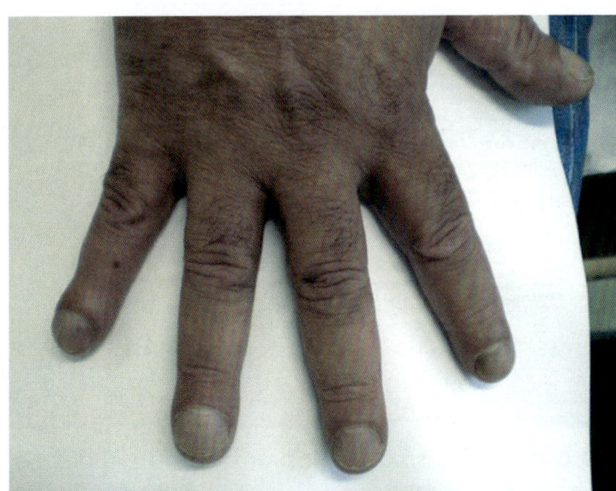

Figura 79.1B – Hipocratismo digital: dedo em baqueta de tambor, unha em vidro de relógio.

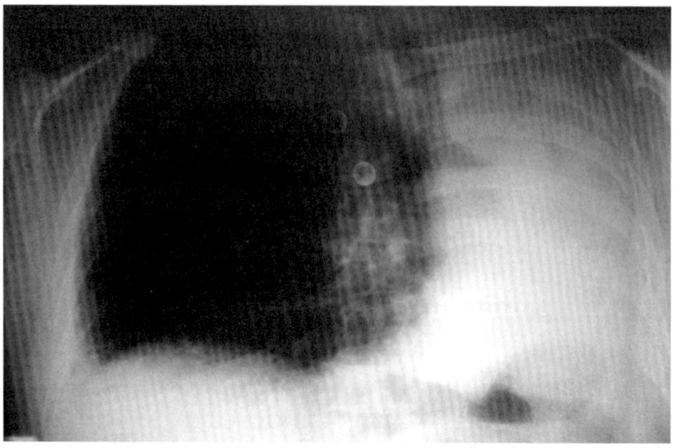

Figura 79.2 – Atelectasia de pulmão E, evidenciando stop em BFE. Tumor central com lesão vegetante em BFE detectada na broncoscopia. Exame anatomopatológico revelou carcinoma epidermoide.

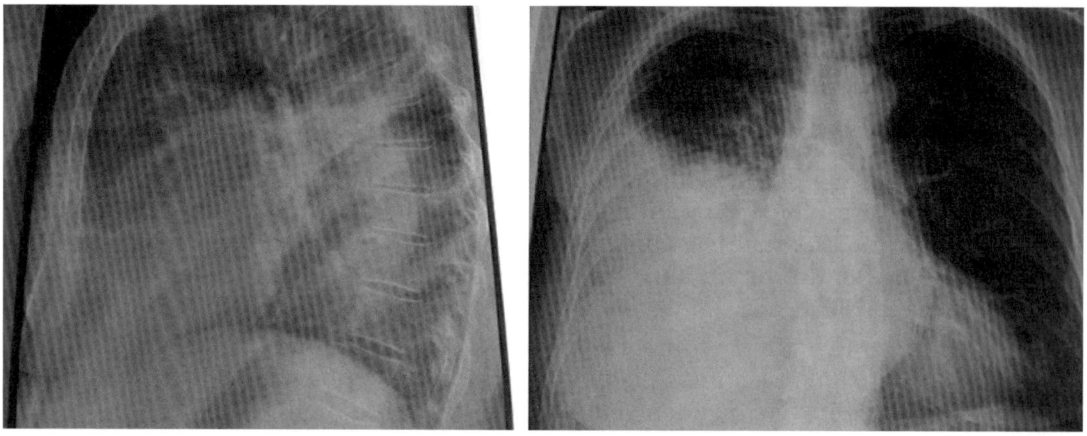

Figura 79.3 – Derrame pleural à direita (exame anatomopatológico revelou infiltração de adenocarcinoma de pulmão em pleura).

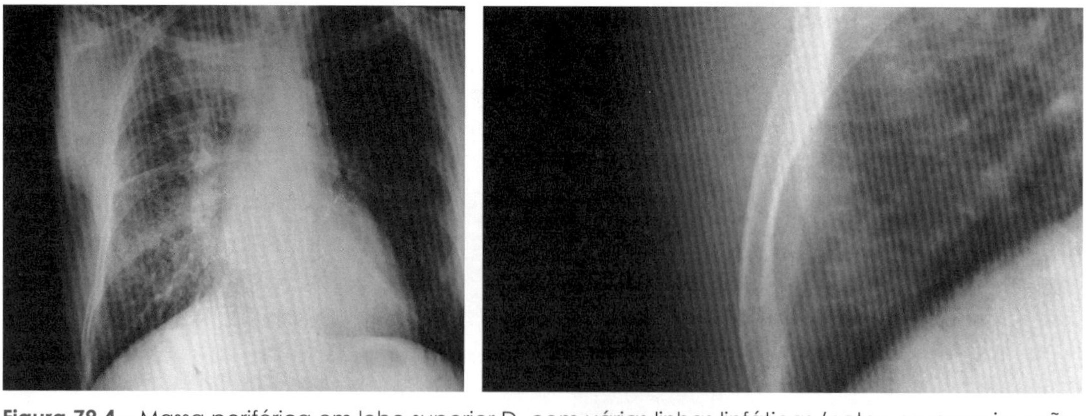

Figura 79.4 – Massa periférica em lobo superior D, com várias linhas linfáticas (notar, na aproximação, linhas de Kerley B). Broncoscopia normal, biópsia transbrônquica não revelou diagnóstico. No exame físico, linfonodo em fossa supraclavicular, exame anatomopatológico revelou metástases de adenocarcinoma de pulmão.

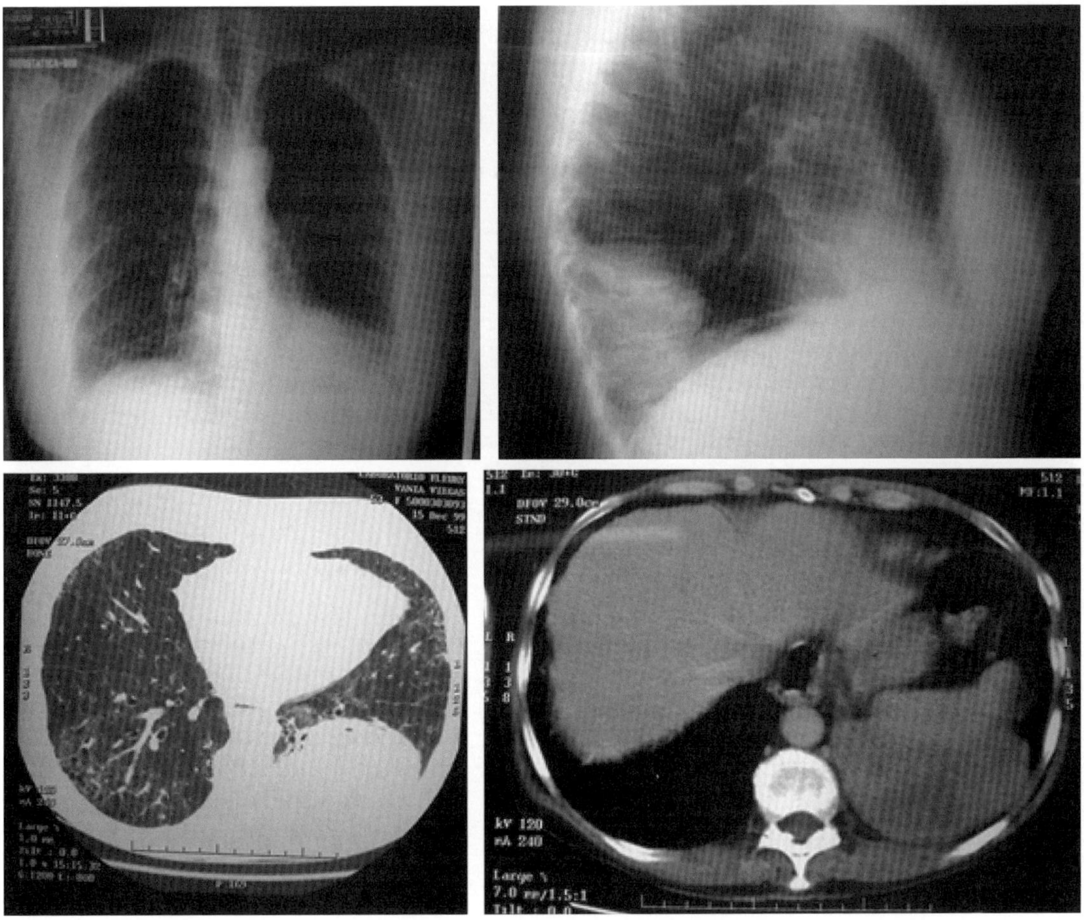

Figura 79.5 – Paciente com esclerodermia (massa em lobo inferior esquerdo, notar na TC massa necrosada, alterações no interstício pulmonar compatíveis com aspiração crônica, esôfago "aberto". Lesão periférica, broncoscopia normal, biópsia por punção transparietal, guiada pela TC e exame anatomopatológico revelou adenocarcinoma do pulmão.

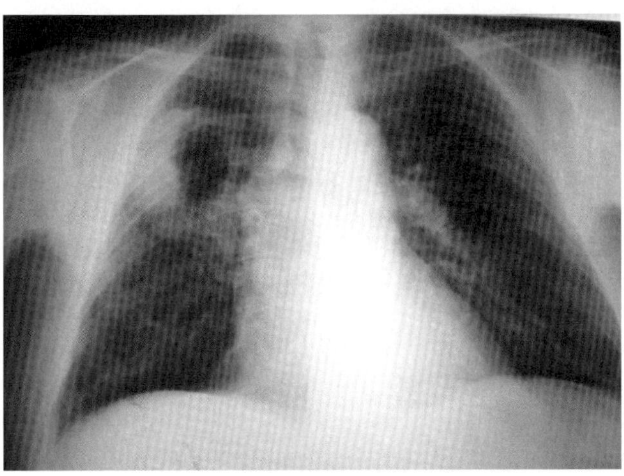

Figura 79.6 – Lesão escavada em terço superior de hemotórax D. Notar parede interna limites não nítidos. Broncoscopia lesão em brônquio de lobo superior D. AP carcinoma epidermoide.

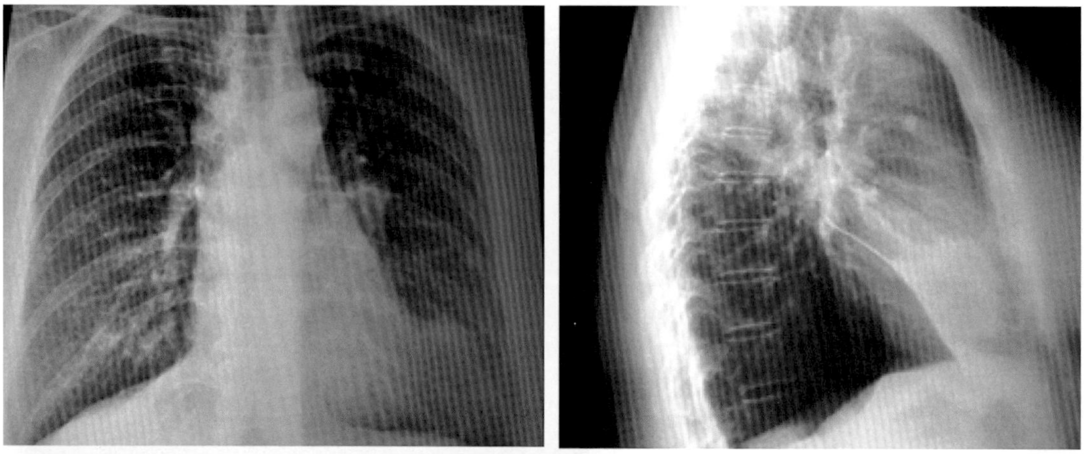

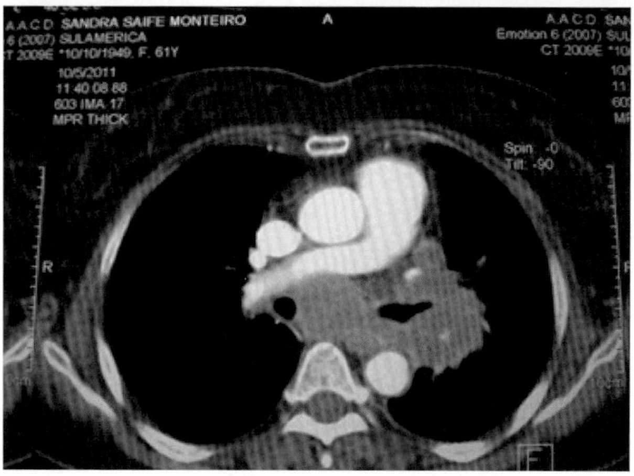

Figura 79.7 – Alargamento hilar à E, nódulos pulmonares, carina alargada, na TC massa hilar E, diminuição de calibre brônquios, adenopatia infracarinal, broncoscopia com lesão infiltrativa em ambos os brônquios principais, bx carcinoma indiferenciado de pequenas células em ambos os brônquios.

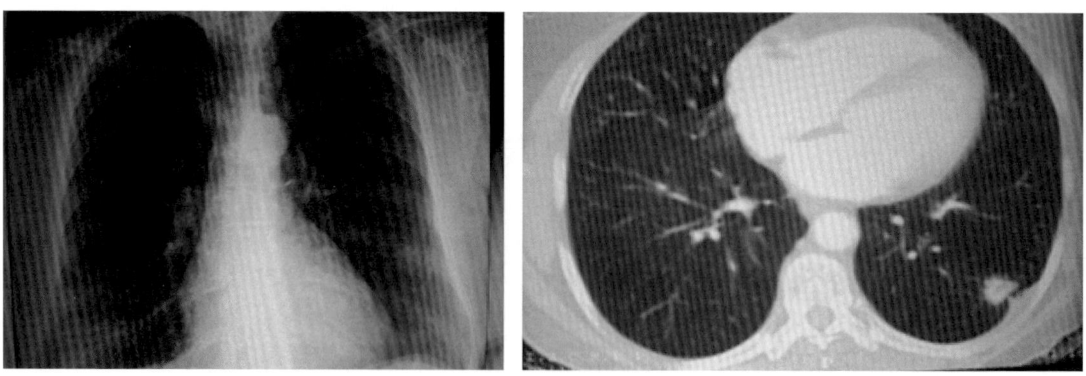

Figura 79.8 – Nódulo periférico, na TC com limites imprecisos, broncoscopia normal, toracotomia de adenocarcinoma pulmonar.

DIAGNÓSTICO

O diagnostico é confirmado através de exame anatomopatológico obtido por procedimentos sugeridos pelos achados de exame físico (ex., linofonodo extratorácico) e radiológicos. O exame broncoscópico, sempre utilizado, obtém maior sucesso de diagnostico nas lesões centrais, enquanto as punções transparietais são utilizadas nas lesões periféricas. Os exames broncoscópicos guiados por ultrassonografia (EUS, EBUS) podem ser utilizados, bem como biópsias pleurais, quando existir derrame pleural, não infrequentemente a toracotomia ou a videotoracotomia são realizadas para diagnóstico de lesões indeterminadas.

ESTADIAMENTO

Os tumores pulmonares devem ser estadiados, passo importante para avaliação do prognostico e decisão terapêutica. Devem ser estudados o tumor (T), comprometimento linfonodal (N) e a presença de metástases à distância (M) (Tabela 79.1).

Tabela 79.1 – Estadiamento dos tumores pulmonares
T Tis tumor
T1 até 3 cm de diâmetro, circundado por pulmão e pleura visceral • T1a até 2 cm • T1b entre 2 e 3 cm
T2 entre 3 a 7 cm ou localização há mais de 2 cm da carina principal, ou envolvimento de pleura visceral, ou associação com atelectasia ou pneumonia obstrutiva, sem envolvimento de todo o pulmão • T2a entre 3 a 5 cm • T2b entre 5 a 7 cm
T3 maior que 7 cm, ou que comprometa qualquer uma das seguintes estruturas: parede torácica, diafragma, nervo frênico, pleura mediastinal, pericárdio, localização a menos de 2 cm da carina principal, sem envolvê-la, presença de atelectasia ou pneumonite obstrutiva de todo o pulmão, ou nódulo(s) tumoral(ais) no mesmo lobo comprometido
T4 tumor de qualquer tamanho que comprometa mediastino, coração, grandes vasos, nervo recorrente laríngeo, traqueia, esôfago, corpo vertebral, carina principal, nódulo tumoral em outro lobo homolateral
N Linfonodos • N0 ausência de metástases em linfonodos • N1 metástases em linfonodo peribrônquico ou hilar homolateral • N2 metástases em linfonodo hilar homolateral e/ou subcarinal • N3 metástases em linfonodos contralaterais e/ou extratorácicos
M metástases à distância • M0 sem evidência de metástases à distância • M1 metástases à distância • M1a nódulo(s) tumoral(ais) em pulmão contralateral, derrame pleural maligno, derrame pericárdico maligno • M1b metástases à distância, extratorácica

Estádios Clínicos

Em correlação com a classificação TNM, podem ocorrer os seguintes estádios clínicos, passíveis de alterações quando ocorrer ato cirúrgico (Tabela 79.2).

Os carcinomas de pequenas células são estadiados em doença localizada quando comprometem um hemitórax, e em doença avançada. Para o estadiamento são utilizados exames de imagens, TC do tórax, para visualização de linfonodomegalias, TC do andar superior do abdome, mapeamento ósseo, e se possível, PET-*scan* e TC de corpo inteiro. Intervenções cirúrgicas, como as mediastinoscopias ou mediastinostomias, poderão ser utilizadas para o melhor estadiamento.

Tabela 79.2 – Estadiamento dos tumores pulmonares pela classificação TNM
E1a T1a N0 M0 • T1b N0 M0
E1b T2a N0 M0
E2a T2b N0 M0 • T2a N1 M0 • T2b N1 M0
E2b T2b N1 M0 • T1bN1 M0
E3a T1a N2 M0 • T1b N2 M0 • T2a N2 M0 • T2b N2 M0
E3a T3 N2 M0 • T4 N0 M0 • T4 N1 M0 • T4N1 M0
E3b T4 N2 M0 • T4 N3 M0
E 4 Qualquer T, Qualquer N, M1 (a ou b)

TERAPÊUTICA

Dependerá do estádio clinico da doença, do estado clinico do paciente, e constará de cirurgia, quimioterapia, radioterapia, combinadas ou isoladas, dependendo de cada indivíduo, e de sua relação com a doença,

BIBLIOGRAFIA CONSULTADA

1. Silvestri GA et al. Non Invasive Staging of non-small Cell lung Cancer. CHEST. 2007;132:178S-201S.
2. Ham L, Sondler AB. Lung Cancer. N Engl. J Med. 2008;359: 2505.
3. INCA. Câncer de Pulmão INCA Disponível em: www.inca.gov.br/:
4. Torres JP et al. Lung Cancer in patients with DPOC. Am J Resp Crit Care Med. 2011;184:913-919.
5. Navani N et al. Lung Cancer and Oncologic Disorders Am J Resp Crit Care Med. 2012;185:1316-1332.
6. Novaes FT et al. Cancer de Pulmão: histologia,estádio,tratamento e sobrevida. J bras Pnemol. 2008.34
7 .van Tilburg PMB et al. Pre Op. evaluation of Lung Cancer. Eur Respir J. 2009;33:1206-1215.
8. Younes R et al. Câncer de Pulmão Tratamento multidisciplinar. CIDADE: Dendrix Edição e Design; 2008.

Capítulo 80

Derrame Pleural

Marco Ricardo Russo

INTRODUÇÃO

O derrame pleural é uma afecção clínica muito frequente, sua etiologia é multifatorial, sendo encontrado em diversas patologias e, portanto, achado comum observado em muitas especialidades médicas. Pode refletir uma manifestação pleural de doença sistêmica ou patologia acometendo diretamente a pleura, entretanto o diagnóstico clínico e a condução inicial devem ser de domínio médico geral.

DEFINIÇÃO

É o acúmulo anormal de líquido na cavidade pleural, que é o espaço virtual entre as pleuras visceral e parietal, as quais deslizam uma sobre a outra, separadas por uma fina película de líquido.

ETIOLOGIA

Os derrames pleurais podem ocorrer a partir de doenças sistêmicas ou mediante o acometimento direto da pleura. No caso das doenças sistêmicas, ocorre um desequilíbrio da pressão motora resultante do gradiente entre a pressão hidrostática e a pressão oncótica, ocasionando a formação de uma quantidade anormal de líquido no espaço pleural. O líquido pleural pode ter baixo teor proteico, o "transudato", podendo ser unilateral ou mais frequentemente bilateral. Quando há uma lesão direta da membrana pleural, ocorre alteração em sua permeabilidade e, consequentemente, formação de líquido com alto valor proteico, o "exsudato", sendo geralmente unilateral. Logo, nas situações em que se observa o derrame bilateral supõe-se, primariamente, a existência de transudato, e consequentemente, doença sistêmica.

A determinação do tipo de líquido pleural é primordial para a condução do caso, pois no transudato deve-se direcionar a pesquisa de doença sistêmica associada, utilizando-se critérios clínicos e exames subsidiários.

Nos exsudatos, deve-se procurar patologia que afeta a pleura, sendo frequentemente necessária a análise do líquido pleural associada ao exame anatomopatológico da pleura, obtido através de biópsia pleural.

Os critérios de Light (Tabela 80.1) constituem a melhor maneira de diferenciação entre transudato e exsudato.

Tabela 80.1 – Critérios de Light para diferenciação de transudatos e exsudatos

Parâmetros	Transudatos	Exsudatos
Relação entre proteína do líquido pleural e sérica	< 0,5	> 0,5
Relação entre DHL do líquido pleural e sérica	< 0,6	> 0,6
DHL no líquido pleural > 2/3 do limite superior no soro	Não	Sim

DHL: desidrogenase lática.
A presença de qualquer um dos três critérios é suficiente para a caracterização de exsudato, e dos três critérios, para transudato.

As principais causas de transudatos são: insuficiência cardíaca congestiva, embolia pulmonar, atelectasias, hipoalbuminemia (cirrose hepática, síndrome nefrótica, glomerulonefrite), neoplasias, pericardite, urinotórax, obstrução da veia cava superior, mixedema, desnutrição.

As principais causas de exsudatos são: neoplasias, doenças infecciosas, tromboembolia pulmonar, revascularização miocárdica, síndrome de Dressler, pancreatite, abscesso subfrênico, intra-hepático ou esplênico, perfuração de esôfago, hérnia diafragmática, esclerose endoscópica de varizes de esôfago, pós-transplante hepático, doenças do colágeno, drogas, hemotórax, trauma, quilotórax, síndrome de Meigs, uremia, radioterapia, pós-parto, amiloidose, queimadura elétrica.

PATOGENIA

O movimento de fluidos em nosso organismo é regido pela "equação de Starling", sendo que o fluxo ocorre do meio de maior para o de menor pressão. Na circulação pleural os capilares sistêmicos chegam à pleura parietal com uma pressão de aproximadamente 30 mmHg, enquanto na circulação pulmonar a pressão é de aproximadamente 11 mmHg. Dessa forma, observa-se um movimento de fluidos da pleura parietal para a visceral, com uma resultante de líquido no espaço pleural de aproximadamente 3 a 5 mL, que proporciona o deslizamento entre os dois folhetos.

Iniciaremos a explanação de algumas patologias comuns na clínica médica, que estão mais frequentemente associadas ao surgimento do derrame pleural.

A insuficiência cardíaca congestiva é uma condição muito comum de apresentação do derrame pleural, sendo geralmente bilateral, frequentemente com volume maior à direita. São geralmente transudatos e excepcionalmente exsudatos, quando os pacientes estão em uso de doses elevadas de diuréticos e apresentam alteração na hemoconcentração.

O derrame pleural em indivíduos com ascite desenvolve-se pela passagem do líquido da cavidade peritoneal para o espaço pleural, através de comunicações naturais do diafragma. No caso de ascite por comprometimento neoplásico, pode ocorrer tanto a propagação do líquido ascítico para o espaço pleural pelos orifícios diafragmáticos, como também em alguns casos por implante metastático diretamente na pleura.

O derrame pleural pode ocorrer em 30 a 50% dos pacientes com tromboembolia pulmonar, sendo geralmente unilateral e de pequeno volume, observando-se com bastante frequência a desproporção entre o pequeno volume do derrame pleural e a acentuada dispneia. A tromboembolia pulmonar pode evoluir com derrame pleural a partir de dois mecanismos distintos. No primeiro, a hipertensão pulmonar determina uma falência cardíaca direita, com aumento na pressão hidrostática dos capilares pleurais e transudação do líquido para o espaço pleural. No segundo mecanismo, e mais frequente (80%), os mediadores inflamatórios liberados pelos trombos ricos em plaquetas alteram a permeabilidade de capilares pulmonares e da pleura visceral, promovendo extravasamento de líquido para o interstício pulmonar e para o espaço pleural, gerando por este mecanismo um exsudato.

A incidência de derrame pleural nas pneumonias varia de 36 a 57%, sendo sua presença considerada como um fator de pior prognóstico, com maior morbidade e mortalidade. Um dos objetivos da toracocentese na pneumonia é a tentativa do diagnóstico etiológico do agente infeccioso, e o outro é diagnosticar o estágio de evolução em que se encontra o derrame pleural. Atualmente, são considerados três estágios evolutivos dos derrames pleurais associados à pneumonia: derrame parapneumônico não complicado, derrame parapneumônico complicado e empiema pleural. Cada uma dessas fases tem características e implicações terapêuticas próprias, descritas na Tabela 80.2.

Tabela 80.2 – Características do derrame pleural parapneumônico características do derrame pleural parapneumônico

Fases	Características do líquido pleural	Conduta
Derrame não complicado	O líquido é estéril. Exsudato com predomínio de polimorfonucleares, glicose acima de 60 mg/dL, DHL menor que 500 U/L e pH maior que 7,30	Antimicrobiano para a pneumonia, não havendo necessidade de drenagem torácica
Derrame complicado	Aumento progressivo da celularidade, níveis maiores de proteínas (> 3,5 g/dL) e DHL (> 1.000 U/L), e menores de pH (< 7,10) e glicose (< 40 mg/dL ou relação glicose pleural e plasmática < 0,5).	Antibioticoterapia e drenagem precoce
Empiema	Líquido pleural purulento	Antibioticoterapia e drenagem. O procedimento cirúrgico proposto é quase sempre a drenagem pleural fechada

O líquido pleural na tuberculose é um exsudato, na maioria das vezes com predomínio de linfócitos, embora possa ocorrer predomínio de neutrófilos, sobretudo em suas fases iniciais. Os exames bioquímicos habituais não são suficientes para diferenciar a tuberculose de outras causas de derrame pleural linfocítico. O diagnóstico microbiológico também não é simples, pois o derrame é formado como uma reação de hipersensibilidade tardia à presença do antígeno do *M. tuberculosis* e a quantidade de bacilos no líquido é muito pequena, positiva em apenas 20 a 30%, enquanto na cultura do fragmento de pleura, obtido por biópsia, é um pouco maior. Muitas vezes o diagnóstico é feito pelo achado de granuloma com necrose caseosa na biópsia pleural. A identificação por reação em cadeia de polimerase (PCR) não é recomendada na tuberculose pleural, pois sua sensibilidade é baixa.

A dosagem da enzima adenosina desaminase (ADA), que é produzida por linfócitos e monócitos, está aumentada nas condições em que essas células estão ativadas, como na tuberculose, no linfoma, em neoplasias, artrite reumatoide e empiema. Mesmo sendo muito utilizada no diagnóstico da tuberculose pleural, a ADA não tem sensibilidade e especificidade de 100%, fazendo com que seja necessária cautela na sua interpretação. O ponto de corte a ser considerado varia, nos diferentes trabalhos, entre 40 e 60 U/L. A ADA pode estar elevada em outras situações, com destaque para o linfoma e outras neoplasias, empiema, colagenoses e derrame pleural após cirurgia cardíaca. Outro teste que vem sendo estudado no diagnóstico da tuberculose pleural é o interferon-gama, citocina produzida pelo linfócito Th1.

O câncer de pulmão é a neoplasia responsável pelo maior número de derrames pleurais neoplásicos. Entre os tipos histológicos de câncer de pulmão, o adenocarcinoma, seguido por carcinoma de mama, linfomas, carcinomas de ovário e estômago, sarcomas, incluindo o melanoma e leucemia. Outros tumores que menos frequentemente evoluem com derrame pleural metastático são: carcinoma de endométrio ou colo uterino, carcinoma de cólon, tumor de pâncreas, tumor de bexiga e outros carcinomas.

Em aproximadamente 6% dos pacientes com derrame pleural neoplásico metastático, o tumor primário não é encontrado. O achado de células neoplásicas na citologia fecha o diagnóstico definitivo de metástase pleural, entretanto muitas vezes é necessária a biopsia pleural, possibilitando melhor definição do tipo histológico. Nos casos sem diagnóstico, procedimentos invasivos devem ser realizados, como toracoscopia ou biópsia pleural a céu aberto. Alguns marcadores tumorais podem auxiliar no diagnóstico oncológico (CEA, CA-125, CYFRA-21), assim como as provas de imunohistoquímica.

O mesotelioma é um tumor raro, com incidência em torno de um a dois casos por milhão de indivíduos por ano. A exposição ao asbesto é o principal fator etiológico no desenvolvimento do mesotelioma pleural. O prognóstico do mesotelioma maligno não é bom e os resultados com as diferentes opções terapêuticas não são encorajadores.

As doenças do colágeno também podem apresentar manifestações pleurais, na seguinte frequência: artrite reumatoide (38 a 70%), lúpus eritematoso sistêmico (50%), Wegener (5 a 50%), Churg-Strauss (29%), sendo as demais extremamente raras.

O quilotórax é o derrame pleural caracterizado por altos níveis de lípides, em função da passagem do conteúdo do ducto torácico (quilo) para o espaço pleural. O quilotórax é um exsudato, com níveis de proteínas acima de 3 g/dL, pH elevado (entre

7,40 e 7,80) e com altos níveis de triglicérides, sendo que acima de 110 mg/dL praticamente fecha o diagnóstico.

O fibrotórax é o espessamento intenso da pleura visceral em grande parte de sua extensão, resultado da deposição crônica de tecido fibroso em resposta à inflamação, seja na evolução do hemotórax, da tuberculose pleural e do empiema.

O hemotórax pode ser ocasionado por trauma torácico aberto ou fechado, metástase pleural, hemotórax catamenial (endometriose) coagulopatias, rupturas vasculares, fístula arteriovenosa, sequestro broncopulmonar, telangiectasia hemorrágica hereditária (Osler-Rendu-Weber).

As principais causas de derrame pleural em pacientes com AIDS são: derrame parapneumônico e empiema, tuberculose pleural, sarcoma de Kaposi e linfoma não Hodgkin. Nesses pacientes, é necessária a abordagem precoce e agressiva, visando um tratamento mais específico e eficaz.

PROPEDÊUTICA

Os principais achados do exame físico relacionados à presença de derrame pleural são abaulamento do hemitórax acometido, redução da expansibilidade torácica, diminuição ou ausência do frêmito toracovocal, macicez ou submacicez sobre a região com líquido e, nas fases de pleurite, pode ser auscultado o atrito pleural. Outros achados menos frequentes são o desvio do *ictus* cardíaco e da traqueia para o lado contralateral do derrame.

QUADRO CLÍNICO

O derrame pleural pode evoluir com sintomas diretamente relacionados ao envolvimento da pleura e sintomas associados à doença de base que o determinou. Os principais sintomas decorrentes diretamente do envolvimento pleural são: dor torácica, tosse e dispneia. A dor torácica localiza-se na área pleural afetada, mas pode ser referida no andar superior do abdome ou na região lombar, quando porções inferiores da pleura são acometidas, ou no ombro, quando o acometimento ocorre na porção central da pleura diafragmática. A presença de derrame pleural, sobretudo com grandes volumes, isoladamente pode associar-se à tosse seca. A dispneia estará presente nos derrames mais volumosos ou associada a doença parenquimatosa.

DIAGNÓSTICO

O diagnóstico de derrame pleural pode ser realizado a partir da história clínica e achados propedêuticos, e confirmado por exames radiológicos. Entretanto, o diagnóstico etiológico poderá ser obtido por meio da punção do líquido pleural (toracocentose) e, em alguns casos, da biópsia pleural. Uma vez realizada a toracocentese, o objetivo inicial será a caracterização do derrame pleural como transudato ou exsudato. Nos transudatos, não há necessidade de futuros estudos do líquido pleural ou biópsias pleurais, e o diagnóstico deve ser conduzido na direção de doenças sistêmicas. Nos exsudatos, o derrame pleural é, em geral, consequência de processos infecciosos, inflamatórios ou neoplásicos da pleura, necessitando muitas vezes da realização de biópsia pleural para o diagnóstico.

ANÁLISE DO LÍQUIDO PLEURAL

O aspecto do líquido pleural direciona o raciocínio diagnóstico, podendo, em algumas situações, ser muito sugestivo, como ocorre no empiema, no abscesso amebiano, quilotórax e hemotórax, e em outras situações ser inespecífico, sendo necessária a complementação com exames subsidiários específicos e até mesmo com a biópsia pleural para elucidação.

A contagem total de células no líquido pleural não traz grandes respostas em relação à sua etiologia, entretanto a contagem diferencial dos leucócitos pode dar pistas diagnósticas importantes. O predomínio de neutrófilos é habitual no derrame parapneumônico, no empiema, nas fases iniciais da tuberculose pleural, nas colagenoses, na pancreatite, e pode ocorrer na embolia pulmonar. A tuberculose pleural caracteristicamente cursa com poucas células mesoteliais.

A mensuração do pH no líquido pleural tem sua grande indicação no seguimento do derrame parapneumônico, cujos valores menores que 7,20, sobretudo em conjunto com valores baixos de glicose e elevados de DHL, indicam a necessidade de drenagem do derrame. Nos derrames parapneumônicos, quanto menor o nível da glicose, maior a possibilidade de tratar-se de empiema. Da mesma forma, níveis mais baixos de glicose nos derrames neoplásicos habitualmente indicam doença mais avançada. No derrame pleural da artrite reumatoide, a maior parte dos pacientes apresenta níveis de glicose inferiores a 30 mg/dL.

A amilase está aumentada nos derrames pleurais por pancreatite, por ruptura de esôfago e nos neoplásicos (amilase salivar). A citologia oncótica faz parte da investigação rotineira de todo exsudato. Nos exsudatos sem diagnóstico após uma investigação inicial ou quando há uma suspeita de colagenose, alguns testes imunológicos podem auxiliar no diagnóstico etiológico, como o fator reumatoide, anticorpos antinucleares e células LE do líquido pleural.

DIAGNÓSTICO POR IMAGEM

A radiografia de tórax na incidência de PA pode ser normal (derrames com pequenos volumes), ter elevação ou alteração da conformação do diafragma, com obliteração do seio costofrênico a partir de volumes que variam de 175 a 500 mL, em adultos. O derrame pleural pode ser identificado mais precocemente na radiografia em perfil, com a obliteração do seio costofrênico posterior e o desaparecimento da cúpula diafragmática no mesmo lado do derrame. A radiografia de tórax em decúbito lateral com raios horizontais é mais sensível para a detecção do derrame pleural do que as incidências em PA e perfil.

A ultrassonografia tem alta sensibilidade na detecção de derrames pleurais, mesmo os pequenos, e pode quantificar seu volume; permite ainda identificar septações, espessamentos da pleura e presença de grumos de fibrina no líquido pleural, sendo também importante para o diagnóstico diferencial de consolidações e atelectasias associadas ao derrame.

A tomografia de tórax permite melhor contraste entre estruturas vizinhas com maior distinção entre derrame pleural e lesões sólidas da pleura e parênquima pulmonar. Pode identificar alterações do parênquima pulmonar e do mediastino, entretanto não deve ser considerada o exame inicial para o diagnóstico do derrame pleural.

PROGNÓSTICO

O prognóstico do derrame pleural está diretamente relacionado com seu fator causal, podendo ter um curso benigno, como nos derrames parapneumônicos não complicados, na tuberculose pleural e na grande maioria das doenças sistêmicas, quando tratadas. Entretanto, pode indicar pior prognóstico nos casos de acometimento metastático da pleura, em que a abordagem terapêutica do derrame passa a ser paliativa, visando somente a melhora da qualidade de vida, sem, portanto, interferir na sobrevida do paciente.

TRATAMENTO

Derrame Parapneumônico

O tratamento do derrame parapneumônico não complicado resume-se ao tratamento antimicrobiano da pneumonia, não havendo necessidade de drenagem torácica. O derrame parapneumônico complicado deve ser drenado precocemente. Caso contrário, procedimentos maiores podem ser realizados, incluindo videotoracoscopia, toracotomia e decorticação pulmonar. Alguns autores sugerem a utilização de trombolíticos em pacientes com empiemas pleurais que não foram resolvidos completamente com a drenagem torácica fechada, entretanto os resultados são questionáveis.

Tuberculose Pleural

O tratamento quimioterápico da tuberculose pleural é idêntico ao da pulmonar, ou seja, com a utilização do esquema quádruplo. Derrames pleurais de maior volume podem ser esvaziados, retirando-se geralmente entre 1,0 e 1,5 L. Embora ainda recomendado por alguns autores, o uso de corticoide é desnecessário.

Derrame Pleural por Insuficiência Cardíaca Congestiva

O derrame pleural devido à ICC resolve-se com o seu tratamento. Em casos isolados, com derrames volumosos e pacientes muitos dispneicos, a toracocentese evacuadora pode ser necessária. Em derrames refratários, também de maior volume e em pacientes sintomáticos, pode-se fazer a pleurodese e, mais raramente ainda, a derivação entre o espaço pleural e a cavidade peritoneal. É importante descartar a associação com o tromboembolismo pulmonar, pois o tratamento inclui o uso de anticoagulantes e/ou trombolíticos.

Derrame Pleural na Cirrose Hepática

Na cirrose hepática o tratamento do derrame pleural visa tratar a cirrose e reduzir a ascite. Nos casos refratários podem ser tentadas a pleurodese, a derivação peritoneovenosa ou a toracotomia com correção dos defeitos diafragmáticos. Devemos considerar a possibilidade de associação com a peritonite bacteriana espontânea (PBE) e consequentemente com o empiema espontâneo, que necessitam de tratamento antimicrobiano.

Derrame Pleural Metastático

A presença de derrame pleural metastático demonstra estágio avançado da doença, sendo o tratamento, portanto, paliativo, visando melhorar a qualidade de vida do paciente. A opção por quimioterapia ou por radioterapia poderá ser considerada pelo oncologista, não em função do derrame pleural, mas para controle da doença primária, na dependência do estado geral do paciente e da responsividade do tumor ao tratamento.

A pleurodese pode ser opção terapêutica não curativa para os pacientes e pode ser feita com talco, derivados da tetraciclina ou bleomicina. Sua eficácia é prejudicada em derrames crônicos (com pH < 7,20, glicose baixa) e nos casos em que a expansão pulmonar é impedida por obstrução brônquica.

A derivação pleuroperitoneal pode ser tentada nos derrames volumosos e sintomáticos em que houve falha na pleurodese. A abrasão pleural e pleurectomia podem ser realizadas em pacientes selecionados, com boa expectativa de vida e que não tiveram sucesso com a pleurodese. É necessária a realização de toracotomia que, nestes pacientes, pode ter uma mortalidade de 10% e tem eficácia acima de 90%.

Hemotórax

O tratamento inicial do hemotórax é a drenagem torácica fechada, que deve ser precoce, diminuindo o risco de evolução para empiema e fibrotórax. Nos casos de trauma torácico, uma avaliação sistemática e detalhada deve ser feita na busca de lesões associadas, que podem requerer tratamentos específicos, como no tamponamento pericárdico, na lesão de grandes vasos, contusão pulmonar e nas fraturas de múltiplos arcos costais.

Quilotórax

Muitos pacientes se beneficiam de um tratamento conservador inicial, com drenagem torácica e medidas para reduzir o fluxo através do ducto torácico, que incluem dieta sem gordura, associada ou não à nutrição parenteral. No quilotórax por neoplasias e linfomas, o tratamento radioterápico muitas vezes é suficiente para sua remissão. Nos casos refratários pode-se optar por pleurodese com talco e ligadura do ducto torácico.

Fibrotórax

O tratamento definitivo do fibrotórax é a toracotomia com decorticação pleural. Antes de se optar por essa conduta, o paciente deve ser observado, pois as formas mais recentes de fibrotórax por hemotórax, tuberculose ou empiema podem evoluir com melhora espontânea. Após seis meses de evolução, não havendo resolução espontânea, o procedimento cirúrgico deve ser realizado.

BIBLIOGRAFIA

1. Antony VB. Diseases of the pleura. Clin Chest Med. 1998;19(2):229-422.
2. Maskell NA. BTS guidelines for the investigation of a unilateral pleural effusion in adults. Thorax. 2003;58(Suppl II):ii17.
3. Light RW. Pleural diseases. 3rd ed. Baltimore: Williams & Wilkins; 1995. 361p.
4. Sahn AS. Management of complicated parapneumonic effusions. Am Rev Respir Dis. 1996;148:813-7.
5. Teixeira LR. Derrame pleural neoplásico. J Bras Pneumol. 2006;32(Supl 4):S182-9.
6. Strange C, Sahn AS. The clinician´s perspective on parapneumonic effusions and empyema. Chest. 1993;103:259-61.
7. Loddenkemper R, Antony VB. Pleural diseases. European Respiratory Monograph. 2002;7(22).
8. Seiscento M, Conde MB, D'Alcomo MMP. Tuberculose pleural. J Bras Pneumol. 2006;32(Supl 4):s174-s181.
9. Antman KH. Clinical presentation and natural history of benign and malignant mesothelioma. Seminars in Oncology. 1981,8:313-319.
10. Chibante AMS. Doenças da pleura. Rio de Janeiro: Revinter Ltda.; 1992. 325p.
12. Joseph J, Sahn AS. Connective tissue diseases and the pleura. Chest. 1993;104:262-270.
13. Vargas FS, Teixeira LR, Marchi E. Derrame pleural. São Paulo: Editora Roca Ltda.; 2004. 630p.

Capítulo 81

Doença Pulmonar Obstrutiva Crônica (DPOC)

Luiz Renato Cardinalli Breviglieri

DEFINIÇÃO

A doença pulmonar obstrutiva crônica (DPOC) é uma enfermidade comum, prevenível e tratável, caracterizada pela presença de obstrução crônica ao fluxo aéreo, que não é totalmente reversível, geralmente progressiva e associada a uma resposta inflamatória anormal dos pulmões à inalação de partículas ou gases tóxicos[1].

O processo inflamatório crônico pode originar alterações em brônquios (bronquite crônica), bronquíolos (bronquiolite obstrutiva) e no parênquima pulmonar (enfisema). A predominância de tais alterações varia em cada indivíduo e determina os sintomas apresentados pelo mesmo. Embora comprometa principalmente os pulmões, o processo inflamatório gerado pela DPOC exibe consequências sistêmicas significativas, as principais são a predisposição a doenças cardiovasculares, diabete melito, osteoporose, desnutrição e distrofia muscular[2].

EPIDEMIOLOGIA

A prevalência da DPOC estimada no Brasil é de 12% na população adulta acima de 40 anos. Dados do estudo latino-americano PLATINO mostram que, em São Paulo, a prevalência da DPOC varia entre 6-15,8% na população com mais de 40 anos. O impacto na saúde pública nacional é notório. A DPOC ocupa a quinta causa de internações hospitalares no sistema público de saúde e a sexta posição entre as principais causas de mortalidade.

ETIOLOGIA

Mundialmente, o tabagismo é reconhecido como o principal fator de risco, porém não o único. Não tabagistas também podem desenvolver DPOC. Inalação de partículas ou gases tóxicos (poeira ocupacional, queima de combustíveis sólidos e irritantes químicos), distúrbios genéticos (deficiências de alfa$_1$-antitripsina, alfa$_1$-antiquimiotripsina e glutationa transferase) e fatores que afetem o desenvolvimento pulmonar durante a gestação e infância (prematuridade, baixo peso ao nascimento, desnutrição, infecções respiratórias graves na infância) podem propiciar o desenvolvimento da DPOC.

DIAGNÓSTICO

A presença de DPOC deve ser aventada em todos os indivíduos com sintomas respiratórios crônicos e exposição a fatores de risco, principalmente nos adultos com idade igual ou superior a 40 anos.

Quadro Clínico

Tosse crônica, expectoração e dispneia constituem os sintomas mais comumente encontrados nos portadores de DPOC. A tosse é o sintoma mais frequente, podendo ser persistente ou intermitente, produtiva ou seca. Nos fumantes, a tosse crônica é muito prevalente e geralmente não é reconhecida como sintoma patológico, e sim como um "pigarro causado pela fumaça do cigarro".

A dispneia é o sintoma mais incapacitante e relaciona-se com redução da qualidade de vida e pior prognóstico. Caracteristicamente, associa-se com piora aos exercícios e geralmente é persistente e progressiva. Em fases iniciais da doença, não é reconhecida pelos pacientes, pois ocorre apenas aos grandes esforços físicos e é atribuída ao envelhecimento e sedentarismo.

Radiografia de Tórax

A radiografia de tórax em posições posteroanterior e perfil deve ser solicitada de rotina nos portadores de DPOC, porém não para definição diagnóstica, mas para afastar diagnósticos diferenciais, principalmente a neoplasia de pulmão. Os principais diagnósticos diferenciais da DPOC são: asma, insuficiência cardíaca congestiva, bronquiectasias, tuberculose, bronquiolites e neoplasia pulmonar.

Espirometria

A espirometria deve ser sempre solicitada em suspeita de DPOC, pois é o exame que define o diagnóstico e possui implicações prognósticas e terapêuticas. A definição de obstrução ao fluxo aéreo e, consequentemente, o diagnóstico de DPOC são caracterizados pela presença de uma relação entre o volume expiratório forçado no primeiro segundo (VEF_1) e a capacidade vital forçada (CVF) abaixo de 0,7, sendo a análise realizada com os valores obtidos após a administração de broncodilatador. O VEF_1 determina a severidade da obstrução ao fluxo aéreo e relaciona-se com pior prognóstico.

Estadiamento

O estadiamento da DPOC objetiva determinar a severidade da doença, o impacto na qualidade de vida do paciente e o risco de eventos futuros (exacerbações, hospitalizações e morte) com o intuito de estabelecer a melhor estratégia terapêutica.

Os parâmetros utilizados para definir o estadiamento são os sintomas, a severidade da obstrução ao fluxo aéreo e o risco de exacerbações. A mensuração dos sintomas deve ser realizada através do uso de questionários validados. Os questionários preconizados são a *Modified British Medical Research Council breathlessness scale* (MRC) (Tabela 81.1) e o COPD *Assessment Test* (CAT). A severidade da obstrução ao fluxo aéreo é determinada pelo valor do VEF_1 em relação ao predito após a administração de broncodilatador (Tabela 81.2).

Tabela 81.1 – Índice de dispneia modificado do MRC
0- Tenho falta de ar ao realizar exercício intenso
1- Tenho falta de ar quando apresso o meu passo ou subo escadas ou ladeiras
2- Preciso parar algumas vezes quando ando no meu passo, ou ando mais devagar que pessoas da minha idade
3- Preciso parar devido à falta de ar quando ando perto de 100 metros ou poucos minutos de caminhada no plano
4- Sinto tanta falta de ar que não consigo sair de casa, ou preciso de ajuda para me vestir ou tomar banho

Tabela 81.2 – Classificação GOLD da severidade da limitação ao fluxo aéreo em pacientes com $VEF_1/CVF < 0,7$
GOLD 1: leve $VEF_1 \geq 80\%$ do predito
GOLD 2: moderado $50\% \leq VEF_1 < 80\%$ do predito
GOLD 3: grave $30\% \leq VEF_1 < 50\%$ do predito
GOLD 4: muito grave $VEF_1 < 30\%$ do predito

O paciente que apresenta dois ou mais exacerbações por ano é definido como um exacerbador frequente. O principal fator preditor de exacerbações futuras é o antecedente de exacerbações frequentes. O risco de exacerbações também aumenta de maneira diretamente proporcional à severidade da obstrução ao fluxo aéreo.

A combinação das análises dos sintomas, obstrução ao fluxo aéreo e exacerbações determina o estádio dos portadores de DPOC em quatro níveis (Figura 81.1). O estádio A caracteriza indivíduos com baixo risco de exacerbações e poucos sintomas respiratórios; o estádio B, os com baixo risco de exacerbações e sintomas respiratórios significativos; o estadio C, os com alto risco de exacerbações e poucos sintomas respiratórios; e o estádio D os com alto risco de exacerbações e sintomas respiratórios significativos.

TRATAMENTO DA DPOC ESTÁVEL

Assim que o diagnóstico da DPOC é realizado, o paciente deve ser estadiado e receber estratégia terapêutica individualizada. O tratamento visa melhorar os sintomas e a qualidade de vida, prevenir a progressão da doença e os riscos futuros e reduzir a mortalidade, sem oferecer efeitos colaterais excessivos.

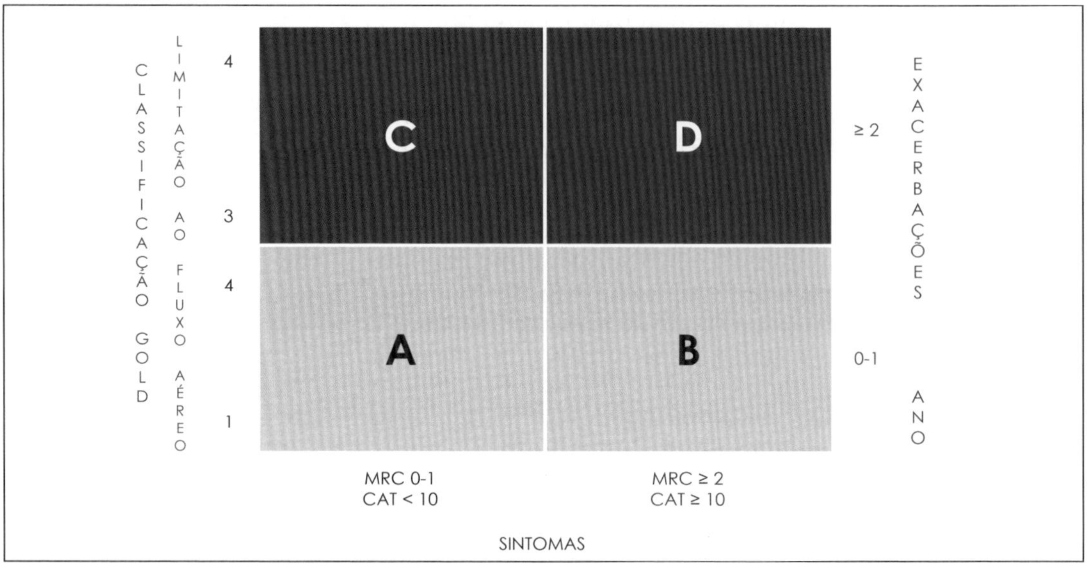

Figura 81.1 – Estadiamento da DPOC.

Medidas Não Farmacológicas

Cessação tabágica é a principal medida terapêutica, pois até o momento é a única capaz de reduzir a mortalidade e desacelerar a progressão da DPOC. Todos os portadores de DPOC devem ser encorajados a abandonar o tabagismo e, se necessário, deve ser instituída terapia farmacológica para alcançar tal objetivo.

A reabilitação pulmonar produz melhora da qualidade de vida, alívio da dispneia, reduz a intolerância aos exercícios e o número de exacerbações. É indicada para todos os pacientes com sintomas limitantes, especialmente aqueles em estádios avançados.

Vacinação anti-influenza anual e antipneumocócica a cada 5 anos são indicadas para todos os portadores de DPOC, com o intuito de prevenir a ocorrência das infecções respiratórias, que constituem a principal causa de exacerbações.

Terapia Farmacológica

A base do tratamento medicamentoso na DPOC são os broncodilatadores. Outras medicações utilizadas são os corticosteroides inalatórios, os inibidores de fosfodiesterase-4 (PDE-4) e as xantinas. A terapia medicamentosa promove redução da dispneia e da intolerância aos exercícios, melhora da qualidade de vida e redução das exacerbações, porém até o momento nenhum fármaco disponível foi capaz de reduzir a mortalidade ou a progressão da DPOC[3,4].

Broncodilatadores

São a base do tratamento sintomático da DPOC[3,4]. Devem ser administrados preferencialmente por via inalatória, devido à ação direta nas vias aéreas e menor incidência de efeitos colaterais. As drogas disponíveis são os $beta_2$- agonistas de curta duração (fenoterol, salbutamol e terbutalina) e de longa duração (formoterol, salmeterol e indacaterol), os anticolinérgicos de curta duração (ipratrópio) e de longa duração (tiotrópio) e as xantinas (teofilina, bamifilina e aminofilina). Todos os pacientes com dispneia e/ou redução da qualidade de vida e/ou intolerância aos exercícios devem receber broncodilatadores.

Os $beta_2$-agonistas atuam abrindo os canais de potássio e aumentando o AMP-cíclico intracelular. Os agentes de curta duração têm início de ação em 1-3 minutos, com duração de 4-6 horas, e são indicados para alívio imediato dos sintomas nos pacientes com limitação esporádica. Nos pacientes com sintomas persistentes, os agentes de longa duração são a primeira escolha, pois são mais eficazes. Salmeterol e formoterol possuem duração de ação de cerca de 12 horas, porém apenas o formoterol possui rápido início de ação e pode ser usado como alternativa para alívio imediato dos sintomas. O indacaterol foi recentemente introduzido no mercado nacional e trata-se de um beta-agonista de ação ultralonga, com duração de cerca de 24 horas e utilização em dose única diária[5]. Após iniciado um $beta_2$ de longa duração, se o paciente mantiver sintomas limitantes, pode ser associado um anticolinérgico de longa duração.

O brometo de ipratrópio é um antagonista inespecífico dos receptores muscarínicos com início de ação em 10-30 minutos, duração de ação de 4-6 horas e está indicado isolado ou em associação aos $beta_2$- agonistas de curta duração nos pacientes com sintomas esporádicos. O brometo de tiotrópio é um antagonista seletivo de receptores muscarínicos M1 e M3, possui duração de ação de cerca de 24 horas e está indicado nos pacientes com sintomas persistentes. Na manutenção de sintomas limitantes com o uso de tiotrópio isolado, pode ser associado um $beta_2$ de longa duração.

As xantinas possuem efeito broncodilatador inferior e causam número excessivo de efeitos adversos, devendo ser usadas apenas em indisponibilidade dos $beta_2$ agonistas e anticolinérgicos.

Corticosteroides Inalatórios

Os corticosteroides inalatórios(CI) têm como principal benefício a redução do número de exacerbações da doença, estando assim indicados em pacientes com elevado risco futuro para tais eventos[3]. Recomenda-se o uso dos CI nos pacientes com antecedente de exacerbações frequentes (duas ou mais por ano) e naqueles com VEF_1 inferior a 50% do predito. Os corticosteroides orais não estão indicados na terapia de manutenção da DPOC estável.

Inibidores da Fosfodiesterase-4

O inibidor da PDE-4, roflumilaste, é outra opção terapêutica para redução do número de exacerbações e está indicado nos pacientes com VEF_1 inferior a 50% do predito e bronquite crônica (tosse produtiva por pelo menos 3 meses ao ano, por pelo menos 2 anos consecutivos) e antecedente de exacerbações frequentes (duas ou mais por ano), a despeito do uso adequado de broncodilatadores de longa duração[6].

A Tabela 81.3 mostra as recomendações de terapia farmacológica na DPOC estável, de acordo com o estádio.

Tabela 81.3 – Terapia farmacológica recomendada para DPOC estável

Estádio	Primeira escolha	Segunda escolha	Alternativa
A	$Beta_2$ ou anticolinérgico de curta se necessidade	$Beta_2$ + anticolinérgico de curta ou $Beta_2$ ou anticolinérgico de longa duração	Teofilina
B	$Beta_2$ ou anticolinérgico de longa	$Beta_2$ + anticolinérgico de longa	$Beta_2$ e/ou anticolinérgico de curta ou Teofilina
C	CI + $beta_2$ ou anticolinérgico de longa	$Beta_2$ + anticolinérgico de longa	$Beta_2$ e/ou anticolinérgico de curta ou Teofilina ou inibidor de PDE-4
D	CI + $beta_2$ ou anticolinérgico de longa	$Beta_2$ + anticolinérgico de longa ou CI + $beta_2$ + anticolinérgico de longa ou CI + $beta_2$ de longa + inibidor de PDE-4 ou Anticolinérgico de longa + inibidor de PDE-4	$Beta_2$ e/ou anticolinérgico de curta ou Teofilina

Manejo das Exacerbações da DPOC

Exacerbação da DPOC é traduzida como uma piora da tosse e/ou dispneia e/ou expectoração que excede as variações usuais e implica em mudança na terapêutica regular do paciente. Fatores desencadeantes para as exacerbações podem ser pulmonares (infecções respiratórias, tromboembolismo pulmonar, pneumotórax, deterioração da própria doença de base) ou extrapulmonares. Dentre os últimos, as doenças cardíacas (arritmias, infartos, insuficiência cardíaca) são as principais, além do uso de drogas (sedativos, betabloqueadores) e a poluição ambiental. Em até 30% dos casos não é encontrada uma causa para a exacerbação.

As infecções respiratórias constituem a principal causa de exacerbações. Na maioria dos casos não se configura pneumonia e sim infecções restritas à mucosa brônquica (traqueobronquites). A etiologia pode ser viral ou bacteriana (1/3 e 2/3, respectivamente) e as bactérias mais frequentemente envolvidas são o *S. pneumoniae, H. influenzae* e *M. catarrhalis*. A frequência do agente infeccioso também se relaciona com a gravidade da doença. Em DPOC com $VEF_1 < 50\%$ os patógenos mais frequentes são o *H. influenzae* e *M. catarrhalis,* porém existe maior incidência de infecção por Gram-negativos e *P. aeruginosa*.

Antibioticoterapia

Antibioticoterapia está indicada na presença de pelo menos dois dos sintomas definidores de exacerbação (aumento da dispneia, maior volume de expectoração e purulência do escarro) e naqueles com exacerbação grave (indicação de ventilação não invasiva ou intubação orotraqueal).

Presença de comorbidades significativas associadas (insuficiência cardíaca, renal ou hepática e diabetes insulinodependente), idade acima de 65 anos, antecedente de exacerbações frequentes (> duas por ano), uso de antibiótico nos últimos 90 dias e hospitalização por exacerbação da DPOC no último ano são fatores de risco para evolução desfavorável. Tais pacientes devem receber terapia antimicrobiana mais agressiva.

A via oral é preferida na ausência de impossibilidade e o tempo de uso recomendado é por até 7 dias. Os patógenos mais frequentemente envolvidos em exacerbação da DPOC e os esquemas antimicrobianos propostos estão na Tabela 81.4.

Broncodilatadores

A opção preferencial são os agentes de curta ação, sendo os $beta_2$-agonistas a primeira escolha, devendo-se utilizar o brometo de ipratrópio em associação, nos casos de exacerbações graves ou ausência de resposta inicial satisfatória aos $beta_2$, ou em substituição aos mesmos na presença de efeitos adversos ou contraindicações. Não existem diferenças de eficácia entre a administração por aerossol dosimetrado com espaçador de grande volume ou por nebulizadores. Os $beta_2$ devem ser administrados inicialmente em três doses inalatórias de 2,5 mg cada (dez gotas por nebulização ou cinco jatos se aerossol dosimetrado) repetidas em 10-30 minutos e em seguida mantidas a cada 4-6 horas até estabilização do quadro. O brometo de ipratrópio pode ser associado aos $beta_2$ com posologia recomendada de 250 μg por dose (20 gotas ou três jatos). O uso de doses máximas de $beta_2$ (5 mg/dose – 20 gotas ou dez jatos) e ipratrópio (máximo 500 μg/dose – 40 gotas ou seis jatos) pode ser considerado em exacerbações graves.

As xantinas endovenosas proporcionam pouco efeito broncodilatador aditivo, com risco significativo de efeitos adversos. Devem ser consideradas apenas em casos de resposta insuficiente com os broncodilatadores de curta ação.

Corticosteroides

O uso dos corticosteroides sistêmicos está indicado em toda exacerbação, pois reduz as taxas de falha terapêutica, acelera o tempo de recuperação clínica, funcional (VEF_1) e da PaO_2, além de diminuir o tempo de internação hospitalar e o risco de recaída. Doses de 30-40 mg/dia de prednisona via oral são recomendadas, pois possuem eficácia comparável à de doses elevadas por via endovenosa, com menos efeitos adversos. O tempo de uso superior a 14 dias aumenta a ocorrência de efeitos colaterais e parece não produzir benefícios adicionais.

Ventilação Mecânica Não Invasiva (VNI)

A utilização precoce da VNI reduz a necessidade de intubação traqueal, o tempo de permanência na UTI, a ocorrência de pneumonia associada à ventilação mecânica e a mortalidade de pacientes com insuficiência respiratória por exacerbação da DPOC. Está indicada nos pacientes com hipoxemia não corrigida com oxigenoterapia suplementar e principalmente em hipoxemia associada à acidose respiratória.

Tabela 81.4 – Patógenos envolvidos nas exacerbações infecciosas da DPOC e antibioticoterapia recomendada

Grupo da DPOC	Patógenos mais Frequentes	Terapia Recomendada
VEF_1 > 50% e sem fatores de risco para evolução desfavorável	Pneumococo H. influenzae M. catarhalis Germes atípicos	β-lactâmico + inibidor de β-lactamase# Cefalosporinas de segunda ou terceira geração* Macrolídeo$
VEF_1 > 50% e fatores de risco	H. influenzae Pneumococo M. catarrhalis	Os anteriores mais: Moxifloxacino/Levofloxacino/ Gemifloxacino&
VEF_1 > 30 e < 50%	H.influenzae Pneumococo M. catarrhalis Gram entéricos	Moxifloxacino/Levofloxacino/ Gemifloxacino β-lactâmico + inibidor de β-lactamase
VEF_1 < 30%	H. influenzae Pneumococo M. catarrhalis Gram – entéricos P. aeruginosa	Moxifloxacino/Levofloxacino/ Gemifloxacino β-lactâmico + inibidor de β-lactamase Ciprofloxacino (suspeita de P. aeruginosa)&

 # Amoxicilina/Clavulanato: 500/125 mg via oral de 8/8 h ou 875/125 mg de 12/12 h; Ampicilina/Sulbactam 375/125 mg via oral de 12/12 h; Amoxicilina/Sulbactam 875/125 mg via oral de 12/12 h ou 500/125 mg de 8/8 h.
** Cefuroxima: 500 mg via oral de 12/12 h; Ceftriaxone 2 g/dia via endovenosa ou intramuscular.*
$ Claritromicina de liberação rápida: 500 mg de 12/12 h via oral de 12/12 h ou Claritromicina de liberação prolongada (UD): 500 mg 1 x ao dia; Azitromicina 500 mg via oral 1 x ao dia.
& Moxifloxacino:400 mg via oral 1 x ao dia; Gemifloxacino 320 mg via oral 1 x ao dia; Levofloxacino 500 mg via oral 1 x ao dia (em casos graves ou em suspeita de Pseudomonas aeruginosa, utilizar 750 mg 1 x ao dia); Ciprofloxacino 500 mg via oral de 12/12 h.

Ventilação Mecânica Invasiva

A indicação é fundamentalmente clínica e deve ser considerada nos pacientes com hipoxemia grave e/ou acidose respiratória não corrigidas com oxigenoterapia e VNI, e principalmente nos pacientes com hipoxemia e rebaixamento do nível de consciência. Não existem valores absolutos de pO_2, pCO_2 e pH que indiquem intubação orotraqueal, e desde que o paciente esteja acordado e colaborativo, mesmo em acidose respiratória grave, pode-se tentar VNI associada à terapia medicamentosa, a fim de evitar a ventilação mecânica invasiva.

REFERÊNCIAS BIBLIOGRÁFICAS

1. COPD. Global Iniciative for Chronic Obstrutive Lung Disease – 2011. Disponível em: http:www.goldcopd.org Outubro de 2012
2. II Consenso Brasileiro sobre Doença Pulmonar Obstrutiva Crônica – DPOC. 2004;vol 30:S1-S42.
3. Peter M.A. Calverley, Julie A. Anderson, Bartolome Celli, Gary T. Ferguson, Christine Jenkins, et al. Salmeterol and Fluticasone Propionate and Survival in Chronic Obstrutive Pulmonary Disease. N Engl J Med. 2007;356:775-89.

4. Donald P. Tashkin, Bartolome Celli, Stephen Senn, Deborah Burkhart, Steven Kesten, et al. A 4-Year Trial of Tiotropium in Chronic Obstrutive Pulmonary Disease 2008. N Engl J Med. 2008;359:1543-54.
5. James F. Donohue, Charles Fogarty, Jan Lötvall, Donald A. Mahler, Heinrich Worth, et al.Once Daily Bronchodilatadors for Chronic Obstructive Pulmonary Disease. Am J Respir Crit Care Med. 2010;182:155-162.
6. Peter MA Calverley, Klaus F. Rabe, Udo-Michael Goehring, Soren Kristiansen, Leonardo M Fabbri, et al Roflumilast in symptomatic chronic obstructive pulmonary disease:two randomised clinical trials. Lancet. 2009;374:685-94.

Capítulo 82

Pneumonia Adquirida na Comunidade

Irineu Francisco Delfino Silva Massaia
Adriana Weinfeld Massaia

DEFINIÇÕES

Define-se pneumonia adquirida na comunidade (PAC) como doença inflamatória aguda de causa infecciosa que acomete os espaços aéreos e é causada por vírus, bactérias ou fungos. A PAC se refere à doença adquirida fora do ambiente hospitalar ou de unidades especiais de atenção à saúde ou, ainda, que se manifesta em até 48 horas da admissão em unidade assistencial. Vale ressaltar que pacientes portadores de pneumonia que estiveram hospitalizados em unidades de pronto-atendimento por 2 ou mais dias nos 90 dias precedentes; aqueles provenientes de asilos ou de casas de saúde; aqueles que receberam antibióticos por via endovenosa, quimioterapia, ou tratamento de escaras nos 30 dias anteriores à doença; ou aqueles que estejam em tratamento em clínicas de diálise constituem atualmente um grupo especial que está incluído mais apropriadamente na classificação da pneumonia adquirida em hospital.

EPIDEMIOLOGIA

A incidência anual estimada de PAC gira em torno de 12:1.000 habitantes, sendo que, no ano de 2007, ocorreram 733.209 internações por pneumonia no Brasil, conforme o Sistema de Informações Hospitalares do Sistema Único de Saúde. Corresponde à primeira causa de internação por doença quando se exclui internação por partos. Essas internações tiveram maior predominância do sexo masculino e maior ocorrência nos meses de março a julho.

A internação de casos mais graves de pneumonia e o envelhecimento da população podem explicar o fato da taxa de internações por pneumonia estar diminuindo desde a última década, enquanto a taxa de mortalidade hospitalar mostra uma tendência ascendente. As maiores taxas de internação por pneumonia ocorrem nos menores de 5 anos e nos maiores de 80 anos, sendo que apresentam tendências temporais inversas: descendentes nos primeiros, e ascendentes nos segundos.

A PAC era a segunda causa de óbito no Brasil, com 35.903 mortes em 2005, sendo 8,4% delas em menores de 5 anos e 61% nos maiores de 70 anos. O mais recente dado disponível do Ministério da Saúde quanto a estatísticas de mortalidade mostra o coeficiente de mortalidade específica por pneumonia, que tinha uma tendência ascendente no período entre 2001-2004, diminuindo para níveis abaixo de 20/100.000 habitantes no ano de 2005. Atualmente, é a quarta causa de óbito no Brasil.

O coeficiente de mortalidade por pneumonia difere conforme a faixa etária. Nos últimos 5 anos, a taxa de mortalidade por pneumonia tem aumentado de forma importante nas faixas etárias acima de 70 anos, alcançando níveis acima de 500/100.000 habitantes nos maiores de 80 anos. Os menores coeficientes estão nas faixas etárias entre 5 e 49 anos (menos de 10/100.000 habitantes), sendo que, entre os menores de 5 anos, o coeficiente mantém-se em torno de 17/100.000 habitantes, com leve tendência a queda. Esses dados são semelhantes aos de outros países da América Latina.

ETIOLOGIA E FISIOPATOLOGIA

Em até metade das PACs não se consegue identificar o agente etiológico e a comprovação da etiologia da PAC não resulta em menor mortalidade, quando comparada com a antibioticoterapia empírica adequada e instituída precocemente. O pneumococo, patógeno humano de excelência, é a principal causa de PAC seguido de outros agentes menos prevalentes conforme demonstra a Tabela 82.1.

Tabela 82.1 – Patógenos mais comuns em pneumonia adquirida na comunidade, em ordem decrescente

PAC ambulatorial (leve)	Internados (não em UTI)	Internados em UTI (grave)
• *S. pneumoniae* • *M. pneumoniae* • *C. pneumoniae* • Vírus respiratórios • *H. influenzae*	• *S. pneumoniae* • *M. pneumoniae* • *C. pneumoniae* • Vírus respiratórios • *H. influenzae* • *Legionella* sp.	• *S. pneumoniae* • Bacilos gram-negativos • *H. influenzae* • *Legionella* sp. • *S. aureus*

PAC: pneumonia adiquirida na comunidade; e UTI: unidade de terapia intensiva.
J Bras Pneumol. 2009;35(6):574-601.

Em subpopulações específicas, o pneumococo ainda é o principal agente, porém outros microrganismos aumentam sua prevalência habitual, como visto na Tabela 82.2.

A partir da década de 1970, houve descrição de cepas de pneumococos resistentes à penicilina em vários países do mundo e a outros antibióticos comumente empregados no tratamento dessas. A resistência envolve alterações de proteínas ligadoras de penicilina (PBP), advindas de múltiplas mutações em vários genes, possivelmente ocorridas por vários caminhos genéticos. As PBPs são enzimas implicadas na síntese da parede bacteriana e constituem os locais de ação primária para os betalactâmicos. A resistência aos macrolídeos, antibióticos amplamente usados em infecções pneumocócicas, ocorre por meio de diversos mecanismos, principalmente pela modificação do sítio-alvo e por meio de uma bomba de efluxo.

Outro antibiótico usado amplamente nas infecções pneumocócicas atualmente é a fluoroquinolona. A resistência a esta opção terapêutica ocorre por alterações em

Tabela 82.2 – Situações especiais e agentes envolvidos	
Bacilos Gram-negativos	Residentes de casa de repouso, comorbidades associadas, uso crônico de corticoide, aspiração de material contaminado, pneumonia grave (PORT III, IV, V)
Pseudomonas	Internação recente (< 14 dias), doença estrutural pulmonar (fibrose cística, bronquiectasia, DPOC), neutropenia, imunossupressão, antibiótico de amplo espectro no último mês)
Staphylococcus aureus	Bronquiectasia, uso de drogas endovenosas, lesões em ponta de vasos na tomografia
Anaeróbios	Problemas dentários, alcoolismo, escarro pútrido, pneumonia necrosante e abscesso pulmonar
Pneumocystis jiroveci	Pacientes com HIV, cistos e pneumotórax
Mycobacterium tuberculosis	Tosse há mais de 3 semanas, cavitação, linfonodopatia peri-hilar, infiltrado em ápices pulmonares
Influenza, SARS, gripe aviária	Epidemia, viagem à Ásia
Hantavírus	Viagem interior de São Paulo ou áreas de risco
Histoplasma capsulatum	Exposição a morcegos

um ou em ambos os sítios-alvo (topoisomerases II e IV), que geralmente resultam de mutações nos genes *gyr*A e *par*C, respectivamente. No Brasil, foram avaliadas 6.470 cepas invasivas (pneumonias, meningites e no sangue) de *S. pneumoniae*, no período entre 1993 e 2004, pelo Programa de Vigilância Epidemiológica Nacional. Os resultados demonstraram que o número de cepas penicilino-resistentes variou de 10,2 a 27,9%. Em 1993, havia 9,1% de cepas intermediárias e 1,1% de resistentes, enquanto em 2004 essas taxas subiram para 22,0% e 5,9%, respectivamente.

Esses percentuais foram referendados com os critérios CLSI do ano da publicação e, se transportados para a interpretação segundo a modificação em 2008, precisam ser recalculados em suas categorias de resistência. É importante destacar, no entanto, que nenhuma cepa apresentou CIM maior que 4 mg/L. Logo, pelo novo critério interpretativo do CLSI, as cepas invasivas relacionadas à pneumonia, naquele estudo, não apresentaram nenhum resultado definido como resistente à penicilina, isto é, 8 mg/L.

Outras taxas de resistência apontadas no estudo foram: sulfametoxazol/trimetoprima (65%), tetraciclina (14,6%), eritromicina (6,2%), cloranfenicol (1,3%) e rifampicina (0,7%), sendo que nenhuma daquelas cepas apresentou resistência à levofloxacina. Com os novos critérios CLSI, a resistência aos macrolídeos apresenta, nos estudos brasileiros, maiores índices que a penicilina para cepas relacionadas à pneumonia.

Atualmente, diversos conceitos sobre a patogenia das pneumonias têm sido revistos. Enquanto a infecção resulta de um fenômeno microbiológico, a resposta inflamatória sistêmica traduz uma reação complexa do hospedeiro a estímulos diversos, dentre eles, a infecção. Fatores relacionados à senescência e à resposta imune compartimental do hospedeiro passaram a ser valorizados.

ACHADOS CLÍNICOS

A PAC tem sua manifestação clínica dependente de diversos fatores, incluindo a situação imunológica do paciente e a presença de comorbidades. Geralmente se manifesta com febre, acompanhada de tremores, calafrios e taquicardia. Tosse com expectoração purulenta, às vezes, com laivos de sangue, geralmente está presente. Até 46% dos pacientes se queixam de dor torácica e 20% apresentam sintomas gastrointestinais, como náusea, vômitos ou diarreia. Pacientes idosos podem ter os sinais e sintomas citados previamente mais brandos e sutis, privilegiando a manifestação de confusão mental flutuante (*dellirium*) e descompensação de suas comorbidades.

O exame físico pode revelar um paciente apático, cianótico, taquipneico, às vezes com dor pleurítica. A propedêutica pulmonar pode revelar, à percussão, um som submaciço quando houver consolidação pulmonar e um som maciço quando houver derrame pleural. Estertores, atrito pleural e alterações na broncofonia podem estar presentes. Nos casos de sepse, o paciente pode apresentar hipotensão e as manifestações de falência de órgãos, como oligúria, anúria, acidose metabólica, insuficiência cardíaca, icterícia, coagulação intravascular disseminada, gangrena periférica e até púrpura fulminante.

A anamnese e o exame físico são essenciais para a classificação de gravidade da PAC.

Exames Complementares

Radiograficamente, não existe uma apresentação patognomônica da infecção pneumocócica ou de qualquer outro agente, mas a radiografia de tórax é útil e custo-efetiva em demonstrar opacidades alveolares, intersticiais e em fornecer informações adicionais como o acometimento lobar (Figura 82.1), multilobar, complicação com derrame pleural, obstrução brônquica, pneumonia necrosante ou abscesso (Figura 82.2).

Ainda tem função de monitorar a resposta à terapia adotada, em especial aqueles sem melhora clínica após 48-72 horas. Algumas situações, mesmo com radiografia de tórax normal, impõem a repetição desse exame em 24 horas ou até mesmo a realização de tomografia computadorizada de tórax (Figura 82.3). São exemplos dessas situações: neutropenia, infecção pelo HIV, outra imunossupressão, desidratação, exame físico muito indicativo de infecção pulmonar, pesquisa de febre de origem indeterminada, avaliação de derrame pleural loculado, suspeita de neoplasia, abscesso, infecções fúngicas, corpo estranho ou obstrução brônquica.

Sendo o *Streptococcus pneumoniae* o agente bacteriano mais importante e principal causa de PAC, o desenvolvimento de metodologias diagnósticas rápidas é essencial na identificação desse microrganismo. Até recentemente, o único método rápido e não invasivo para o diagnóstico presuntivo de pneumonia pneumocócica era o exame bacterioscópico do escarro pelo método de Gram. Este teste é bastante específico e em determinadas situações pode ser bastante útil, revelando diplococos Gram-positivos em formato de lanceta em meio a grupos de polimorfonucleares. Entretanto, amostras

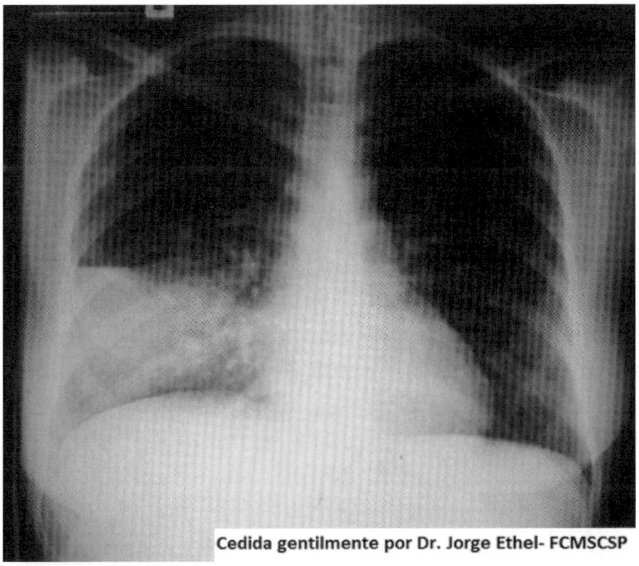

Figura 82.1 – Radiografia de pneumonia em lobo médio.

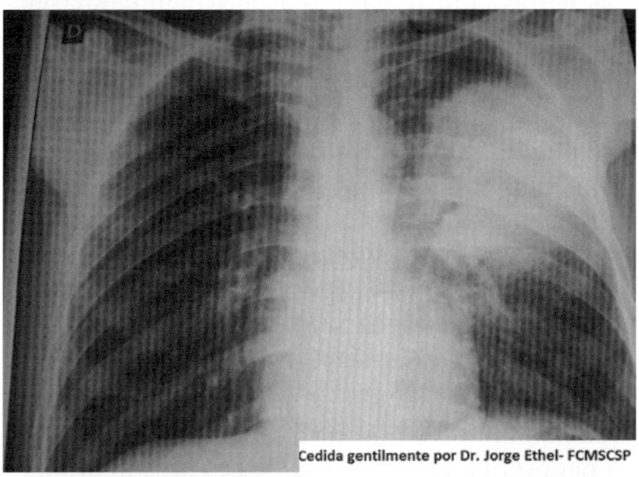

Figura 82.2 – Radiografia de pneumonia com abscedação.

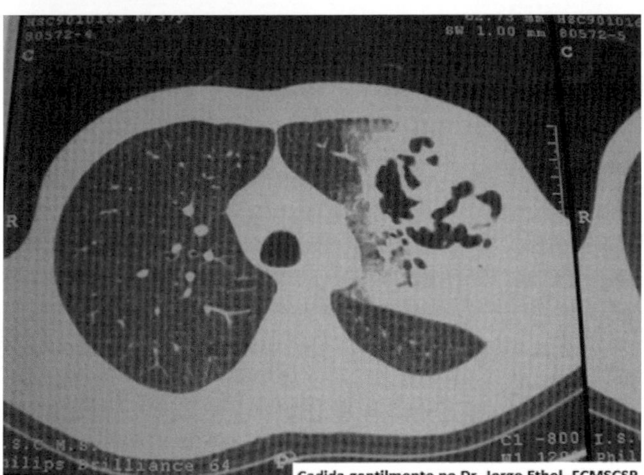

Figura 82.3 – Tomografia de pneumonia com abscedação,

de escarro de boa qualidade são fundamentais para o desempenho adequado do exame, sendo apenas 50% das amostras de pacientes com pneumonia adequadas para a análise.

Existe um teste rápido de detecção de antígenos na urina (Binax-NOW *Streptococcus pneumoniae* Urinary Antigen Test, Binax, Inc., Maine) que apresenta vantagens sobre os testes microbiológicos aplicados no escarro, entre elas a rapidez (cerca de 15 a 20 minutos para o resultado) e a não interferência do uso prévio de antibióticos. A sensibilidade desse teste é em torno de 80% nos casos de pneumonia e de até 90%, nos casos de bacteremia. Quanto à especificidade, a detecção de antígenos na urina não é útil para se distinguir crianças com pneumonia pneumocócica daquelas apenas colonizadas em orofaringe. Esse fato é menos frequente na população adulta.

O uso simultâneo do teste urinário e do Gram no escarro é capaz de detectar mais de 90% dos casos de pneumonia pneumocócica. As culturas de sangue são positivas em somente 5 a 14% dos pacientes com pneumonia pneumocócica e sofrem piora da sensibilidade caso tenha ocorrido uso prévio de antibióticos. A despeito disso, nos hospitais e mesmo nos centros universitários, o isolamento do pneumococo não é possível em metade ou mais dos pacientes com pneumonia, possivelmente, pela dificuldade de amostras adequadas de escarro, pela indisponibilidade e custo do antígeno urinário e pelo uso prévio de antibiótico, cada vez mais comum em nosso meio.

Os pneumococos também podem ser detectados pela reação em cadeia da polimerase, mas essa técnica, apesar de sensível e bastante específica, está limitada a laboratórios de pesquisa. Outros agentes como a *C. pneumoniae e M. pneumoniae* podem ser detectados por sorologia, além da *Legionella*, por detecção do antígeno urinário. Na prática, o conhecimento epidemiológico de que o pneumococo é o agente mais comum de PAC e dos demais agentes prevalentes envolvidos, orienta praticamente todos os regimes terapêuticos recomendados para a cobertura antibiótica e, por essa razão, a documentação do agente tem pouco ou nenhum efeito no resultado final.

Entretanto, em todas as PACs mais graves (PORT III, IV ou V) deve-se realizar uma rotina laboratorial especial, sempre que possível, com bacterioscopia, hemoculturas, sorologias, antígenos, além de critério para indicar broncoscopia com lavado broncoalveolar (PORT III, IV ou V que não responderam à terapêutica empírica inicial ou naqueles pacientes que necessitam de ventilação mecânica desde o início), pesquisa e cultivo de micobactérias (suspeita de tuberculose), pesquisa e cultura de fungos (neutropênicos), pesquisa de pneumocistose (pacientes com HIV) e toracocentese diagnóstica (derrames pleurais significativos com 5 cm ou mais, identificado na projeção lateral em ortostatismo a partir do sulco posterior).

Os exames complementares só devem ser realizados em pacientes selecionados e com o diagnóstico clínico-radiológico de PAC. Não se indicam, portanto, exames complementares em indivíduos com menos de 50 anos, ausência de comorbidades e de alterações marcantes no exame físico. Qualquer desses fatores presentes em um caso de PAC indica a realização de uma rotina mínima de exames laboratoriais que ajudarão na classificação da PAC e definição prognóstica e terapêutica: hemograma, ureia, creatinina, sódio, potássio, glicemia, oximetria de pulso e gasometria (quando saturação 90%).

ESTRATIFICAÇÃO DE RISCO DA PAC

Vários métodos de estratificação de gravidade foram elaborados, com o objetivo de predizer o risco de morte e auxiliar em determinar o local mais adequado para o tratamento da PAC. A Sociedade Brasileira de Pneumologia e Tisiologia (SBPT), através do escore CURP-65, atribui pontuação unitária para cada uma das variáveis, a saber: confusão mental (C), ureia (U), frequência respiratória (R), pressão arterial (P) e idade maior de 65 anos. A soma total de 2 ou mais pontos indica maior risco de morte e o paciente deveria ser internado para tratamento. Os pacientes com escore menor que 2 poderiam ser tratados ambulatorialmente. Também interferem na decisão clínica, de acordo com as diretrizes brasileiras, a avaliação da presença de doenças associadas, fatores psíquicos e socioeconômicos (Figura 82.4).

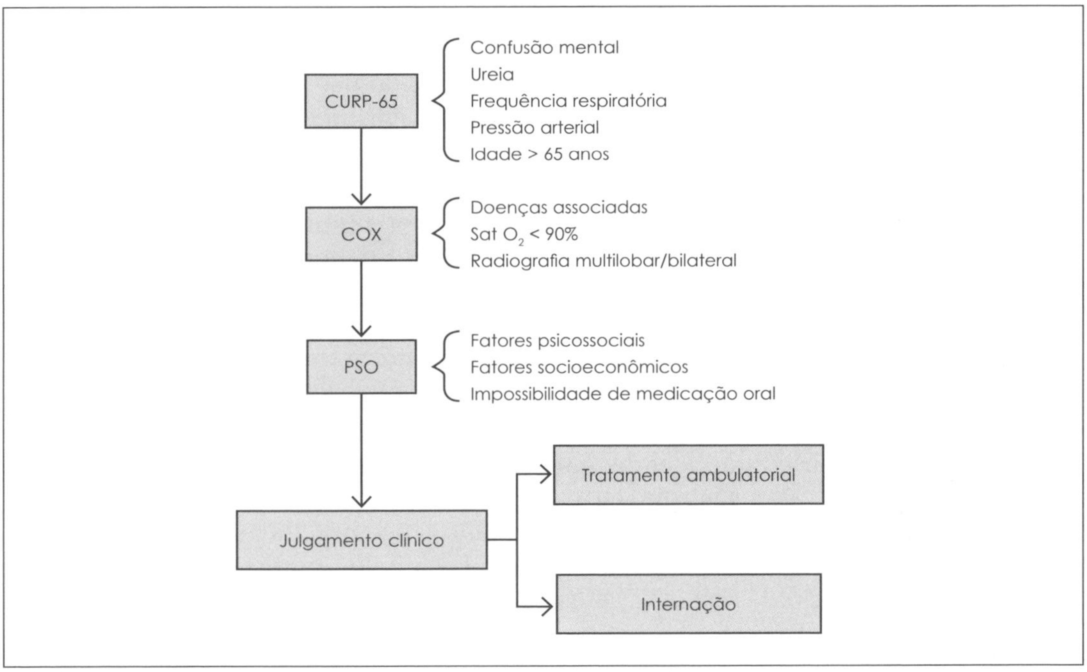

Figura 82.4 – Critérios de gravidade e internação das pneumonias adquiridas na comunidade preconizados pela SBPT.

Ewig indica o tratamento em UTI para a PAC grave, alto risco de morte, quando o paciente com PAC apresentar pelo menos um critério maior de gravidade ou dois critérios menores, conforme Tabela 82.3.

ESCOLHA ANTIBIÓTICA

Considerando que, no Brasil, não existe resistência plena do pneumococo à penicilina (CIM > 8 μg/mL) e que, também de acordo com o estudo SIREVA II, os antibióticos cloranfenicol, ceftriaxona e levofloxacina são extremamente eficientes em nosso meio, existem diversas opções de tratamento. Preferencialmente, pacientes ambulatoriais devem utilizar os macrolídeos (azitromicina, claritromicina ou eritro-

Tabela 82.3 – Critérios para definição de PAC grave	
Critérios maiores	**Critérios menores**
Necessidade de ventilação mecânica	$PaO_2/FiO_2 < 250$
Choque séptico	Envolvimento de mais de 1 lobo PA sistólica < 90 mmHg PA diastólica < 60 mmHg

micina – nível de evidência 1) ou as fluoroquinolonas respiratórias (levofloxacina e moxifloxacina – nível de evidência 1). Vale ressaltar a necessidade de poupar as fluoroquinolonas, dada a possibilidade de resistência bacteriana, porém, esta classe torna-se preferencial como monoterapia nos casos de associação com DPOC, diabetes, nefropatia crônica, insuficiência cardíaca, neoplasias ou uso de antibióticos recente.

Os betalactâmicos são opções no tratamento ambulatorial com: amoxacilina (1 g, três vezes ao dia), amoxacilina-clavulanato (2 g, duas vezes ao dia), amoxacilina-sulbactan (1 g, três vezes ao dia), ceftriaxona, cefpodoxima ou cefuroxime. Os pacientes internados devem receber terapia endovenosa de acordo com o agente mais provável após a classificação de gravidade e pela avaliação de doenças associadas. Quando possível o isolamento do agente, a terapia é direcionada. Quando o tratamento é empírico, preferencialmente, deve-se utilizar esquema com cobertura para pneumococo e agentes atípicos, seja com fluoroquinolona respiratória ou associação de betalactâmico a algum macrolídeo. A PAC grave, além do suporte clínico intensivo, deve receber a primeira dose de antibiótico em até 4 horas da admissão.

A decisão de mudar a terapia endovenosa para oral dependerá de estabilidade clínica e adequação do trato gastrointestinal. Faltam estudos determinantes do tempo ideal de tratamento da PAC. Ainda é recomendado o uso por 7 a 10 dias para agentes habituais e 14 a 21 dias para *C. pneumoniae* e *Legionella*, porém deve prevalecer o bom senso na avaliação da resposta parasito-hospedeiro.

BIBLIOGRAFIA CONSULTADA

1. AUTOR. Corrêa R A, Lundgren F L C, Pereira-Silva J L, Silva R L F, Cardoso A P, Lemos A C M Rossi F, Michel G, Ribeiro L, Cavalcanti M A N, Figueiredo M R F, Holanda M A, Valery M I B A, Aidê M A, Chatkin M N, Messeder O, Teixeira P J Z, Martins R L M, Rocha R T. Diretrizes brasileiras para pneumonia adquirida na comunidade em adultos imunocompetentes. Jornal Brasileiro de Pneumologia; 2009;35(6):574-601
2. Ewig S, Welte T. Evaluation of guidelines for community-acquired pneumonia: a story of confounders, surprises and challenges. Eur Respir J. 2008;32(4):823-5. PMid:18827148. Disponível em: http://dx.doi.org/10.1183/09031936.00105008
3. Gomes M. Pneumonias Adquiridas na Comunidade. Golin V, Sprovieri S R. Condutas em urgência e emergências para o clínico. 2 ed. São Paulo: Atheneu; 2008 ANO; cap. 62.p. 503-508.
4. Infectious Diseases Society of America/American Thoracic Society Consensus Guidelines on the Management of Community-Acquired Pneumonia in Adults. Clinical Infectious Diseases. 2007;44:S27-72.
5. Massaia I F D S e Bonadia J C A. Propedêutica Médica da Criança ao Idoso. 1ª ed. São Paulo: Editora Atheneu; 2009.

6. Ministério da Saúde do Brasil. Departamento de Informática do SUS [homepage on the Internet]. Brasília: DATASUS Sistema e Informações Hospitalares do SUS (SIH/SUS). Disponível em: http://www2.datasus.gov.br/DATASUS/index.php?area=0205&VObj=http://tabnet.datasus.gov.br/cgi/deftohtm.exe?sim/cnv/obt10. Acessado em: 12 mar 2012.
7. Waterer GW, Rello J, Wunderink RG. Management of community-acquired pneumonia in adults. Am J Respir Crit Care Med. 2011;183(2):157-64. PMid:20693379. Disponível em: http://dx.doi.org/10.1164/rccm.201002-0272CI
8. World Health Organization [homepage on the Internet]. Geneva: World Health Organization. The top 10 causes of death. Disponível em: http://www.who.int/mediacentre/factsheets/fs310/en/index.html Acessado em: 12 mar 2012.
9. World Health Organization [homepage on the Internet]. Geneva: World Health Organization World Heath Statistics 2011. Disponível em: http://www.who.int/gho/publications/world_health_statistics/en/index.html Acessado em: 12 mar 2012.

Capítulo 83

Tosse Crônica

Tânia Lopes da Silva

INTRODUÇÃO

A tosse, como mecanismo fisiológico, tem fundamental importância na remoção das secreções respiratórias, constituindo assim, um dos mecanismos de defesa pulmonar. No entanto, os quadros de tosse crônica representam uma das principais causas de procura por assistência médica no mundo, o que ressalta a importância da correta identificação e o tratamento dos fatores desencadeantes.

Quadro persistente de tosse induz uma série de complicações, como mudanças no estilo de vida, insônia, dores musculares, rouquidão, incontinência urinária e até mesmo quadros de síncope, promovendo assim grande absenteísmo ao trabalho e escolar, gerando altos custos com exames subsidiários e medicamentos.

CLASSIFICAÇÃO

Várias doenças pulmonares e extrapulmonares podem ser responsáveis por quadros de tosse, portanto a diferenciação inicial entre *tosse aguda, subaguda* e *crônica* é importante no estabelecimento das principais possibilidades diagnósticas a serem estabelecidas.

Tosse Aguda

Tempo de duração menor que 3 semanas.

As causas mais comuns de tosse aguda são as infecções virais das vias aéreas superiores, em especial a rinossinusite viral ou o resfriado comum. Outras causas frequentes são sinusite bacteriana, exposição a alérgenos e irritantes ambientais, exacerbação de doenças crônicas como asma e DPOC e as pneumonias (Tabela 83.1).

Na ausência de comorbidade significante, o quadro de tosse aguda é benigno e autolimitado. Recomenda-se a investigação diagnóstica minuciosa na presença de hemoptise, doença sistêmica, suspeita de aspiração de corpo estranho e neoplasia pulmonar.

Tabela 83.1 – Causas de tosse aguda
Doenças com baixo risco de complicações e morte
Resfriado comum
Sinusite aguda
Gripe
Rinite, laringite, traqueíte e faringite
Bronquite aguda
Exacerbação leve de doença preexistente • Asma/DPOC/bronquiectasias/ rinossinusites
Exposição a alérgenos ou irritantes • Ambientais ou ocupacionais
Drogas • Inibidores da enzima conversora de angiotensina • Betabloqueadores
Doenças com alto risco de complicações e morte
Pneumonia
Exacerbação grave de asma e DPOC
Edema agudo pulmonar
Tromboembolismo pulmonar

Tosse Subaguda

Tempo de duração de 3 a 8 semanas.

Diferente da tosse aguda, as causas infecciosas ocupam lugar lado a lado com as causas não infecciosas como DRGE (doença do refluxo gastroesofágico) e a STVAS (síndrome da tosse crônica das vias aéreas superiores).

No caso de *tosse pós-infecciosa*, alguns agentes etiológicos podem provocar aumento da reatividade brônquica, prolongando o período de tosse, como, por exemplo, o *Mycoplasma pneumoniae* e a *Chlamydophyla pneumoniae*. Outros como a *Bordetella pertussis*, principalmente em crianças, podem causar paroxismos que duram mais de 3 semanas.

A elucidação diagnóstica nesta fase pode incluir exames subsidiários mais detalhados a partir do raciocínio clínico.

Tosse Crônica

Tempo de duração maior que 8 semanas.

Dentre os vários fatores relacionados, alguns assumem papel de relevada importância, como: STVAS (síndrome da tosse das vias aéreas superiores), DRGE (doença do refluxo gastroesofágico) e as *síndromes asmatiformes* (asma, variante tussígena da asma e bronquite eosinofílica), já que, isolada ou conjuntamente, a esta tríade correspondem cerca de 90 a 95% das vezes a causa da tosse. O tabagismo ativo e o uso de inibidores da ECA foram encontrados como causa em uma minoria de casos e, mesmo em locais onde a tuberculose é endêmica, esta tríade continua sendo o fator causador mais comum. Outras causas responsáveis por tosse crônica: DPOC, bronquiectasias, carcinoma broncogênico, uso de medicamentos, doenças do parênquima pulmonar, doenças cardiovasculares, corpo estranho em vias aéreas e colapso traqueobrônquico (Tabela 83.2).

Uma avaliação sistemática dos pacientes com tosse crônica, levando em consideração o conhecimento dos mecanismos fisiopatológicos da tosse, as manifestações clínicas e os exames subsidiários, além das causas mais frequentes, permite determinar o fator causal em 88 a 100% das vezes e alcançar sucesso terapêutico em 84 a 98% dos casos. É importante salientar que o melhor parâmetro no diagnóstico da tosse crônica é a resposta ao tratamento instituído.

Tabela 83.2 – Causas de tosse crônica em pacientes com radiografia de tórax normal*

Causas frequentes	Prevalência
STVAS	8 a 87%
Asma/tosse variante/bronquite eosinofílica	29 a 59%
DRGE	21 a 41%
Tosse pós-infecciosa	11 a 25%
DPOC	5%
Outras causas	**cerca de 10%**
Uso de Inibidores da ECA	
Doença pulmonar intersticial em estágio precoce	
Pelos ou cerume em contato com a membrana timpânica	
Corpo estranho em via respiratória	
Cardiopatia incipiente	
Hipertireoidismo	
Tumores brônquicos centrais (malignos ou benignos)	
Fatores ocupacionais	
Colapso traqueobrônquico	
Discinesia de cordas vocais	

**Causas múltiplas de tosse em 25 a 75% dos pacientes dependendo das séries publicadas*

As causas principais de tosse crônica que merecem particular atenção quanto a fisiopatologia e tratamento estão descritas a seguir.

Síndrome da Tosse Crônica das Vias Aéreas Superiores (STVAS)

Anteriormente chamada de síndrome do gotejamento pós-nasal (GPN), refere-se à sensação de "gotejamento de secreções" na traqueia, rinorreia, congestão nasal com pigarro frequente, que são os principais sintomas relatados.

É a causa mais frequente de tosse crônica. A história clínica e o exame físico com secreções mucoides ou mucopurulentas em naso e orofaringe são úteis na investigação diagnóstica. No entanto, de forma isolada, esses achados são insuficientes para caracterizar determinada doença em particular, sendo necessária a complementação com exames laboratoriais, radiológicos e nasofibroscopia.

As causas mais comuns de STVAS são os quadros de rinite alérgica intermitente ou persistente, rinite infecciosa, rinite ocupacional, rinite medicamentosa, rinite hormonal e as rinossinusites.

A investigação laboratorial nas rinites tem por finalidade diagnosticar o estado atópico ou identificar outro provável agente etiológico. Nas rinites alérgicas é importante demonstrar a presença de Ac IgE específicos, por meio de testes *in vivo* (teste cutâneo) e/ou *in vitro* (RAST – *radioallergosorbant test*). A nasofibroscopia deve ser solicitada quando os pacientes apresentarem refratariedade ao tratamento para investigar alterações estruturais como causa de obstrução das vias aéreas, tais como tecido adenoideano, presença de pólipos isolados ou polipose nasal. O programa terapêutico no caso das rinites deve ser individualizado, com base na intensidade dos sintomas, e envolver o tratamento das complicações infecciosas e mecânicas associadas. São tópicos importantes: higiene do ambiente físico, higiene nasal, farmacoterapia (anti-histamínicos e corticoides nasais) e imunoterapia.

Quanto às rinossinusites, representam cerca de 30% das causas de tosse não produtiva e 60% das tosses produtivas que cursam com gotejamento pós-nasal. A expressão rinossinusite é a mais apropriada para descrever esta condição de inflamação da mucosa que reveste a cavidade nasal e os seios paranasais por contiguidade anatômica e fisiopatológica. A rinite existe isoladamente, mas a sinusite sem rinite é rara.

O diagnóstico das rinossinusites é baseado em sintomas e exame clínico, sendo que exames radiológicos só têm aplicação quando o diagnóstico clínico não for possível ou na resposta inadequada ao tratamento. A radiografia de seios da face tem maior utilidade na avaliação dos seios maxilares, esfenoidal e frontal, pela presença de opacidades ou velamentos, níveis hidroaéreos e espessamentos de mucosa superiores a 8 mm no interior das cavidades paranasais. Deve ser sempre interpretada à luz da história clínica, tendo em vista que variações anatômicas em pacientes assintomáticos e mesmo pacientes com resfriado comum podem exibir alterações à radiografia convencional. A tomografia de seios da face é o método de escolha na avaliação crítica das cavidades paranasais, com sensibilidade superior à radiografia convencional, devendo ser utilizada nos casos de rinossinusites crônicas e nas avaliações pré-operatórias do tratamento cirúrgico.

A nasofibroscopia tem importância, em especial nas rinossinusites crônicas, para a determinação de causas anatômicas, para avaliar a extensão da doença e para o diagnóstico diferencial com outros processos inflamatórios que causam obstrução nasal. Os objetivos do tratamento clínico das rinossinusites são: controlar a infecção (antibioticoterapia), restaurar a ventilação normal das cavidades paranasais, promovendo a drenagem de secreções e evitando, dessa forma, dano tecidual.

Asma de Tosse Variante e Bronquite Eosinofílica

A asma representa a segunda causa mais comum de tosse crônica em adultos não tabagistas. A história clínica quando presente de sibilos, dispneia, opressão torácica em associação à resposta terapêutica com β_2-agonista, é fator determinante no diagnóstico. A obstrução variável ao fluxo aéreo caracteriza o quadro de asma e pode ser avaliada através de variações nas medidas de VEF_1 (volume expiratório forçado no primeiro segundo) durante uma espirometria pré e pós-inalação de β_2-agonista. São aceitas, como indicativas de resposta a broncodilatadores, as seguintes variáveis do VEF_1:

- 200 mL e 12% de seu valor pré-broncodilatador;
- 200 mL de seu valor pré-broncodilatador e $\geq$ 7% do valor previsto.

No entanto, sabe-se que alguns pacientes com obstrução grave ao fluxo aéreo não apresentam variações significativas nas medidas do VEF_1 e que pacientes com a variante tussígena da asma também podem não apresentar essa variação. Medidas simples do pico de fluxo expiratório (PFE) em dois períodos (matinal e vespertino) diários devem ser obtidas, nesses casos, por 2 semanas. A diferença entre os valores matinais e vespertinos é dividida pelo maior valor e expressa em porcentagem, considerando-se positiva quando superior a 20%.

A asma pode estar presente em pacientes com espirometria normal e sem resposta broncodilatadora significativa, sendo que o diagnóstico nesses casos é confirmado através do teste da broncoprovocação (broncoconstrição em resposta inalatória a metacolina, carbacol e histamina).

A tosse crônica como sintoma isolado de asma pode ocorrer em 6,5 a 57% das vezes, sendo conhecida como *asma tosse variante*. A diferença entre essa apresentação e o quadro clássico é que o paciente não apresenta sintomas de broncoconstrição, embora apresente alívio com o uso de β_2-agonista. A caracterização funcional desses pacientes evidencia hiper-reatividade brônquica ao teste da broncoprovocação. Apenas 25 a 45% desses pacientes evoluem para asma.

O tratamento com corticoides inalatórios em associação com β_2 de longa duração quando necessário e as medidas ambientais são utilizadas no tratamento de manutenção da asma.

Dentre as doenças com apresentação clínica confundida com quadros de asma, a *bronquite eosinofílica* merece particular atenção, podendo apresentar-se como tosse crônica e aumento dos eosinófilos no escarro em semelhança com a asma. No entanto, a ausência de obstrução ao fluxo (espirometria normal), de hiper-reatividade das vias aéreas (teste de broncoprovocação negativo) e de infiltração de mastócitos no músculo liso das vias aéreas permite sua diferenciação com a asma. A melhora clínica é possível com a utilização de corticoides por via oral ou inalatória.

Doença do Refluxo Gastroesofágico (DRGE)

É a terceira causa mais frequente de tosse crônica, com prevalência variando de 5 a 41%. Os mecanismos pelos quais a DRGE desencadeia tosse são:

- refluxo esofagobrônquico (estimulação de receptores esofágicos inervados pelo nervo vago);
- alterações da mobilidade esofágica;
- estímulos ácidos e de enzimas na laringe e na faringe;
- síndromes de aspiração pulmonar (micro e macroaspiração).

Pode ocorrer queimação retroesternal ou qualquer outro sintoma digestivo ou ainda tosse como único sintoma, podendo também atingir a laringe e desencadear disfonia, dor de garganta e pigarro. A ausência de sintomas dispépticos pode ocorrer em 50 a 75% dos casos. A investigação diagnóstica da DRGE pode envolver vários métodos.

O exame contrastado do esôfago com o bário pode ser normal. A endoscopia digestiva tem utilidade na graduação da esofagite, mas quando normal não exclui a doença. A pHmetria esofágica prolongada tem importância em quantificar a exposição ácida do esôfago e documentar a correlação temporal entre os sintomas clínicos e os eventos de refluxo, mas não avalia a presença de refluxo não ácido (causado pela presença física do refluxo, independentemente de sua acidez) e o grau de esofagite. A laringoscopia direta pode ser utilizada para identificar e graduar as alterações inflamatórias agudas e crônicas que comprometem as estruturas posteriores da laringe (laringite posterior) nos pacientes com sintomas de rouquidão, pigarro e dor de garganta. Métodos mais sofisticados como a manometria esofágica (que avalia o tônus pressórico dos esfíncteres do esôfago e a atividade motora do corpo esofágico) e a impedanciometria associada ou não à pHmetria (avalia o movimento anterógrado e retrógrado do bolo alimentar, permitindo inclusive a detecção de refluxo não ácido), podem ser utilizados.

Frente a essa variedade de exames, duas condutas podem ser tomadas:

- tratamento empírico da DRGE;
- confirmação do diagnóstico por exames subsidiários.

Nessa decisão é importante considerar a idade ($\geq$ 40 anos), a gravidade dos sintomas e a presença de manifestações clínicas de alarme (disfagia, odinofagia, anemia, hemorragia digestiva, emagrecimento, antecedentes familiares de neoplasia digestiva).

O teste terapêutico é realizado através da prescrição de inibidores de bomba de prótons em dose plena diária por 4 semanas como conduta inicial. Convém salientar que medidas comportamentais e dietéticas associadas ao uso de inibidores de bomba de prótons por 2 a 3 meses são necessárias para concluir que o teste terapêutico realmente falhou.

Bronquite Crônica

Adultos com história de tosse crônica produtiva diária, por pelo menos 3 meses e por período de 2 anos consecutivos, recebem o diagnóstico de bronquite crônica quando outras causas respiratórias e cardíacas foram excluídas. A história clínica deve apresentar exposição a irritantes respiratórios como fumaças de lenha ou carvão e, mais frequentemente em nosso meio, o hábito de fumar cigarro, cachimbo, charuto e ~~o~~ tabagismo passivo. Representa aproximadamente 5% das causas de tosse crônica que procuram assistência médica. O principal tratamento nesses casos é a interrupção do tabagismo e da exposição ao tabaco.

Bronquiectasias

Consideradas como a causa de tosse crônica em aproximadamente 4% dos casos, são caracterizadas pela dilatação permanente dos brônquios, com destruição das camadas elástica e muscular de suas paredes. A tosse é frequente, porém o excesso de expectoração e a purulência são achados inespecíficos. No exame clínico podemos encontrar roncos, estertores e baqueteamento digital. O diagnóstico é confirmado pela tomografia de alta resolução. A broncoscopia não tem utilidade propriamente dita, podendo ser utilizada para a localização de pontos de sangramento, investigação de infecções associadas, pesquisa de imunoglobulinas e investigação de corpo estranho em vias aéreas no caso de bronquiectasias localizadas.

Tosse Induzida por Inibidores da Enzima Conversora de Angiotensina (IECA)

A enzima conversora de angiotensina possui efeito não só de converter angiotensina I em angiotensina II, como também de degradar alguns mediadores inflamatórios como a bradicinina, substância P e neurocinina A. Estas substâncias encontram-se diretamente relacionadas com a tosse, por interagirem com os receptores rapidamente adaptáveis e fibras C, ambos participando do ramo aferente do reflexo tussígeno (ação facilitadora do reflexo da tosse). Além disso, outro mecanismo relacionado com o efeito colateral é a elevação da síntese de prostaglandinas por estímulo da cascata do ácido araquidônico.

O aparecimento da tosse pode ocorrer em horas ou meses após a introdução da droga pelo acúmulo de substância P, bradicinina e prostaglandinas, estimulando as fibras C na mucosa respiratória. A tosse tem sido relatada em aproximadamente 3 a 20% dos pacientes que utilizam a droga, não sendo dose-dependente e podendo ocorrer com qualquer tipo de IECA (captopril, enalapril, lisinopril, ramipril etc.). Os inibidores da angiotensina II (losartan, valsartan) pelo fato de não agirem diretamente sobre a enzima conversora, não induzem ao aumento de cininas e, portanto, causam tosse com frequência muito menor. A cessação da tosse ocorre em período de 1 a 4 semanas após a retirada da medicação.

Carcinoma Broncogênico

Os tumores centrais produzem tosse com frequência de 70 a 90% no curso da doença. No entanto, apenas 2% dos pacientes procuram assistência médica por quadro de tosse pelo fato de atribuí-la ao tabagismo. Por outro lado, a mudança no padrão da tosse, a persistência da tosse após 4 semanas de interrupção do tabagismo ou a presença de hemoptise são causa de preocupação e requerem investigação mais acurada, mesmo quando a radiografia de tórax for normal. A tomografia de tórax e a broncoscopia estão indicadas na suspeita de neoplasia pulmonar.

Outras Causas

O *colapso traqueobrônquico* caracteriza-se por tosse crônica de difícil controle, acompanhada de sensação de asfixia e cujo diagnóstico se faz através da visualização de colapso expiratório das vias aéreas distais pela broncoscopia flexível. A *tosse pós-infecciosa*, embora considerada como causa de tosse aguda e subaguda, pode prolongar-se por períodos maiores. *Tosse secundária à aspiração* de conteúdo alimentar pode ocorrer nos idosos, pacientes com doenças neuromusculares ou após acidente vascular encefálico sendo que distúrbios de sensibilidade ou de motricidade de faringe, laringe ou esôfago podem ser os principais responsáveis. Nesses casos, a tosse geralmente ocorre durante a alimentação e se acompanha de mudanças na voz, perda ponderal e pneumonias de repetição.

A tosse pode acompanhar quadros de dispneia progressiva na *insuficiência cardíaca esquerda*, ou de hemoptise, derrame pleural, dispneia e dor torácica súbita na *embolia pulmonar*. Nas *doenças intersticiais pulmonares* a dispneia sobrepõe-se a tosse que não tem sido dessa maneira a queixa principal de procura por assistência médica nesses pacientes. *Compressão extrínseca de vias aéreas* por tumor ou malformação arteriovenosa pode ser causa menos frequente de tosse.

Causa rara de tosse, como aquela secundária à *irritação do nervo de Arnold* (ramo auricular do n. vago), responsável por parte da sensibilidade do conduto auditivo, tem sido relatada, com importância, na verdade, pela facilidade de diagnóstico. Uma simples otoscopia poderá visualizar um corpo estranho ou cerume no conduto auditivo. A tosse de natureza *psicogênica* deve ser considerada em último caso como diagnóstico de exclusão e é rara em adultos.

O passo fundamental para o sucesso terapêutico nos quadros de tosse crônica é a abordagem diagnóstica racional que investigue a tosse de forma progressiva, permitindo assim a instituição do tratamento adequado de forma mais custo-efetiva. Para isso, a proposta de algoritmo a ser seguido serve como base para a investigação da tosse crônica (Figura 83.1).

TRATAMENTO

Os medicamentos usados no controle da tosse incluem: broncodilatadores, drogas que atuam no sistema nervoso central (opioides como a codeína), no sistema nervoso periférico (levodropropizina), no muco (erdosteína, guaifenesina e acetilcisteína) e os anti-histamínicos.

Vale a pena ressaltar que o tratamento da tosse crônica só será eficaz quando sua etiologia for corretamente diagnosticada e os tratamentos específicos forem aplicados. O uso de sintomáticos está indicado apenas em casos de tosse intensa, com o intuito de promover maior conforto ao paciente.

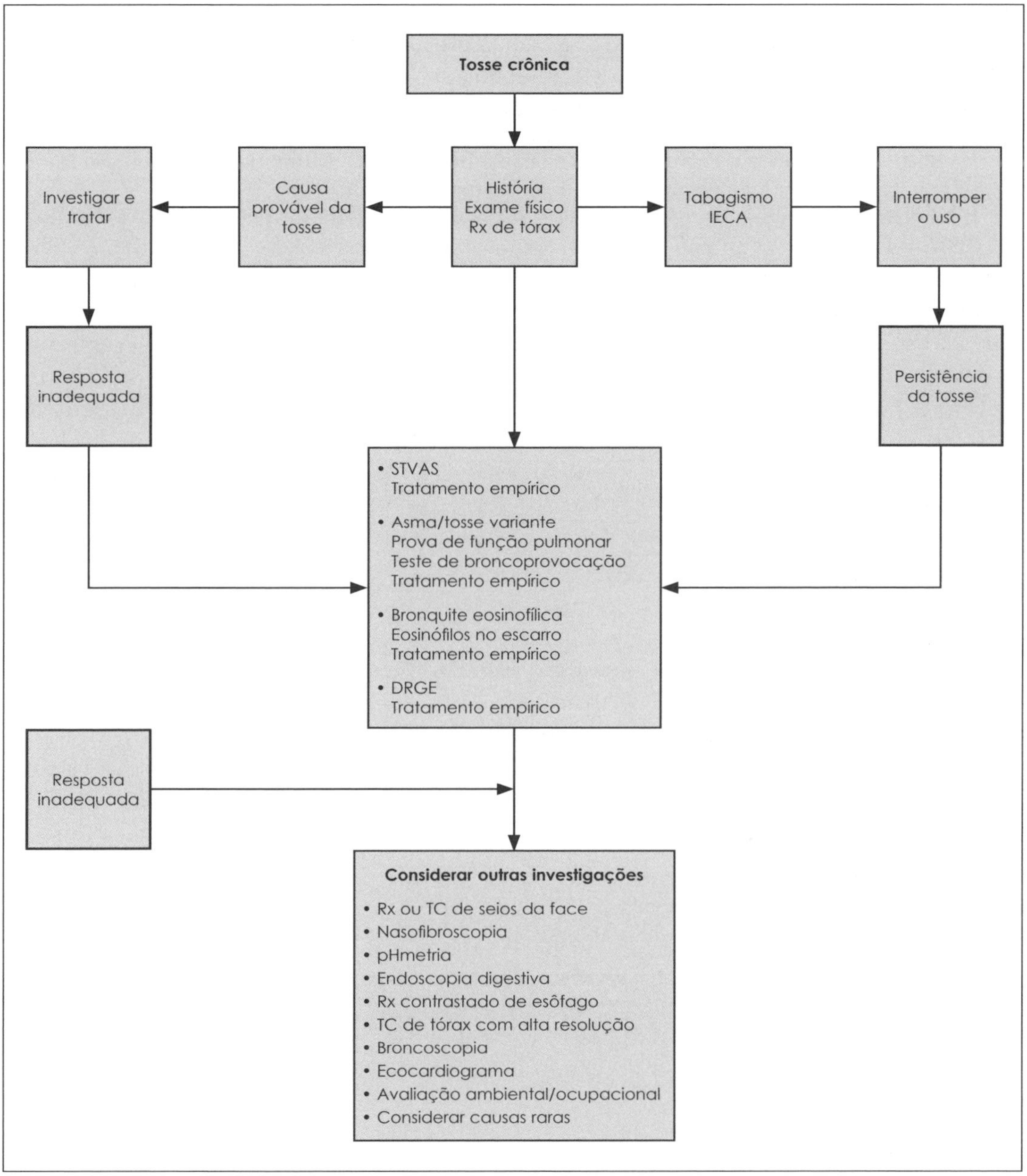

Figura 83.1 – Algoritmo de investigação da tosse crônica.

BIBLIOGRAFIA CONSULTADA

1. ACCP evidence-based clinical practice guidelines. Diagnosis and management of cough. Chest. 2006;129:1s-286s.
2. Chung KF, Pavord ID. Prevalence, pathogenesis and cause of chronic cough. Lancet. 2008;371:1364-1374.
3. De Blasio F, Virchow JC, Polverino M, Zanasi A, Behrakis PK, Kilinç G, Balsamo R, De Danieli G, Lanata L . Cough management: a pratical approach. Cough. 2011;7:7.
4. II Diretrizes no manejo da tosse – 2007 - Sociedade Brasileira de Pneumologia e Tisiologia. 2007.
5. Morice AH, McGarvey L, Pavord I. British Thoracic Society Cough. Guideline Group: Recommendatios for management of cough in adults.Thorax. 2006;61(suppl 1):i1-24.
6. Pavord ID, Chung KF. Management of chronic cough. Lancet. 2008; 371:1375-1384.

Capítulo 84

Tuberculose

Giselle Burlamaqui Klautau
Tuba Milstein kuschnaroff

CONCEITO

A tuberculose (TB) é doença infecciosa de transmissão aerógena de grande importância no Brasil, sendo o pulmão o órgão mais acometido. A forma pulmonar, especialmente a bacilífera, é a mais relevante para a saúde pública, pois é a forma responsável pela manutenção da cadeia de transmissão da doença. A busca ativa do sintomático respiratório é a principal estratégia para o controle da TB, uma vez que permite a detecção precoce das formas pulmonares.

ETIOLOGIA

O *Mycobacterium tuberculosis* (Mtb), pertencente ao gênero *Mycobacterium*, é um bacilo não formador de esporos, sem flagelos, não produtor de toxinas, aeróbio estrito e intracelular facultativo. O Mtb é destruído por agentes químicos como o calor e a radiação ultravioleta; sua transmissão se dá por via aérea.

PATOGENIA

A equação de Rich (1943) explica, sob o ponto de vista prático, a patogenia da doença, na qual a lesão tuberculosa (L) é diretamente proporcional ao número de bacilos (N), à virulência do bacilo (V) e à hipersensibilidade (Hy) e é inversamente proporcional à resistência natural (Rn) e à resistência adquirida (Ra).

$$L = \frac{N \cdot V \cdot Hy}{Rn \cdot Ra}$$

Após a inalação, os bacilos encontram a primeira linha de defesa nos alvéolos, onde são fagocitados por macrófagos. Se a infecção for contida, o bacilo permanece no interior do fagolisossomo, do contrário, pode ocorrer a primeira disseminação hematogênica, observada principalmente em imunodeprimidos e crianças. Se o sistema imunológico não for competente para eliminar os bacilos, esses alcançam a circulação linfática e os linfonodos regionais. O complexo primário de Ranke, característico da infecção tuberculosa, é composto por cancro de inoculação, linfangite e aumento dos linfonodos hilares. Na maioria dos casos, a infecção tuberculosa é silenciosa, sem manifestações clínicas ou radiológicas.

A partir dos linfonodos hilares, os bacilos alcançam os linfonodos paratraqueais e vertebrais e, através do duto torácico, a corrente sanguínea, podendo acometer regiões superiores do pulmão ou qualquer outro órgão. O bacilo encontra condições favoráveis para sua multiplicação em locais com baixa perfusão e oferta satisfatória de oxigênio. Os linfócitos T CD4+ que induzem a produção de citocinas com padrão Th1 como o IFN-gama e TNF-alfa, são fundamentais para o controle da infecção e para evitar a disseminação do bacilo.

No granuloma, importante defesa contra o bacilo, os linfócitos T e macrófagos atuam contendo a disseminação do bacilo. Na área central do granuloma, alguns bacilos são destruídos (necrose caseosa) e outros podem sobreviver na forma latente ou escapar dos mecanismos de defesa, levando a TB primária (quando a doença ocorre imediatamente após a infecção) ou TB pós-primária (quando ocorre tardiamente).

QUADRO CLÍNICO E FORMAS CLÍNICAS DA TUBERCULOSE

TB Pulmonar

A TB pulmonar é a forma clínica mais frequente da doença, sendo a forma pulmonar bacilífera responsável pela manutenção da cadeia de transmissão da doença. Definem-se como sintomáticos respiratórios (SR) os indivíduos com tosse por tempo igual ou superior a 3 semanas. A busca ativa do SR deve ser realizada permanentemente por todos os serviços de saúde (níveis primário, secundário e terciário) e tem sido uma estratégia recomendada internacionalmente.

Embora a TB pulmonar primária ocorra em adultos, é mais comum em crianças e adolescentes. Frequentemente, apresenta-se de forma insidiosa e raramente como doença aguda e grave. Febre baixa, sudorese noturna, anorexia, eritema nodoso, conjuntivite flictenular e artralgia de Poncet podem ser observados. O diagnóstico da TB primária baseia-se na história epidemiológica, na conversão do teste tuberculínico e na imagem radiológica, uma vez que a baciloscopia direta e a cultura do escarro são negativas na maioria dos casos.

A TB pulmonar pós-primária ocorre em qualquer idade, sendo mais frequente no adolescente e no adulto jovem. Tosse seca ou produtiva por 3 semanas, febre vespertina, sudorese noturna, anorexia e fadiga são comuns. Na radiografia de tórax, o achado clássico é a cavidade, que pode ser única ou múltipla, preferencialmente nos segmentos apicais e dorsais do pulmão.

A TB miliar representa a disseminação hematogênica do bacilo. Forma grave da doença que ocorre em 1% dos casos de TB em pacientes não infectados pelo HIV e em até 10% dos casos de paciente infectados pelo HIV. Classicamente é doença aguda; tosse, febre, astenia e emagrecimento ocorrem em 80% dos casos. A pesquisa do BAAR no escarro é frequentemente negativa.

Tuberculose Extrapulmonar (TBEP)

A TBEP corresponde a 15% dos casos de tuberculose. Nos pacientes imunodeprimidos, a incidência é maior especialmente naqueles com AIDS. Pode ocorrer em qualquer órgão ou tecido, comumente por disseminação linfo-hematogênica, linfática ou por contiguidade, sítios primários não pulmonares ocorrem raramente. A associação da forma pulmonar com a extrapulmonar pode ocorrer especialmente na TB das vias aéreas e do tubo digestivo e naqueles pacientes com imunodeficiência. Em imunocompetentes, no Brasil, a TBEP mais frequente é a pleural, seguida da linfonodal. A doença extrapulmonar é paucibacilar e os sintomas sistêmicos da TB geralmente não estão presentes. O teste tuberculínico é positivo. O diagnóstico baseia-se no isolamento do agente pelo exame microbiológico ou por exame anatomopatológico. Assim como em todas as formas de tuberculose, deve-se investigar imunodepressão e realizar radiografia simples de tórax.

TB pleural

A tuberculose pleural é a forma de TBEP mais frequente em imunocompetentes. O *pleuris* serofibrinoso é a apresentação mais comum e o empiema pleural com ou sem pneumotórax, mais raro, fruto do rompimento da cavidade do parênquima pulmonar e do esvaziamento no espaço pleural. Há comprometimento difuso e submesotelial parietal e visceral, com granulomas com bacilos ou sem bacilos, o que torna frágil a antiga hipótese de ser apenas forma de hipersensibilidade causada por bacilos provenientes do foco parenquimatoso. A disseminação linfática retrógada, principal mecanismo patogênico, é corroborada pela localização subpleural das lesões e pela ausência da doença em outros órgãos.

No espaço pleural, a primeira resposta é neutrofílica, com subsequente afluxo de células mononucleares. Os macrófagos predominam até o quarto dia e posteriormente os linfócitos. O acúmulo de líquido e células inflamatórias no espaço pleural, consequência do aumento da permeabilidade do endotélio vascular, é fruto da liberação de citocinas desencadeadas por estas células, como o fator de necrose tumoral alfa (TNF-α), as interleucinas 1, 6 e 12 (IL-1, IL-6 e IL-12), fator de crescimento do endotélio vascular (VEGF) e interferon-γ. A dosagem da adenosina desaminase (ADA), enzima produzida por monócitos e linfócitos ativados, está aumentada no líquido pleural.

A TB pleural apresenta algumas características peculiares que a diferenciam das outras formas da TB: raramente acomete crianças; a doença aparece alguns meses após a exposição a pacientes bacilíferos; raramente recidiva; os granulomas são submesoteliais; lesões parenquimatosas ocorrem em 20% dos casos; comprometimento linfonodal é frequente; raramente cursa com *pleuris* seco (sem derrame pleural); na fase inicial da doença, o teste tuberculínico pode ser negativo; após 8 semanas observa-se a viragem do TT; a cura espontânea ocorre frequentemente em meses; o aparecimento da doença pulmonar ocorre em até 5 anos.

No quadro clínico destaca-se dispneia, dor tipo pleurítica e tosse seca acompanhados de sintomas constitucionais como febre vespertina, sudorese noturna e emagrecimento. O derrame pleural tuberculoso é unilateral, de volume variável e após toracocentese e introdução da terapia específica não recidiva.

TB linfonodal (ganglionar)

A localização mais frequente é cervical e os gânglios são indolores, inflamatórios e tendem à fistulização. Em imunocompetentes, o comprometimento é unilateral e restrito a uma cadeia ganglionar. Nos pacientes infectados pelo HIV é a forma de TBEP mais frequente. Para o diagnóstico, a punção aspirativa por agulha ou a biópsia do gânglio devem ser feitas. O material deve ser encaminhado para pesquisa de BAAR, cultura e exame histopatológico. O exame anatomopatológico revela granuloma com necrose caseosa e a presença de BAAR. Na presença de secreção, o exame microbiológico e a cultura do material devem ser solicitados; especialmente naqueles com imunodepressão, o achado do bacilo é sensivelmente mais frequente.

TB meningoencefálica

Apesar de rara é a forma mais grave de TBEP, de alta letalidade e comumente deixa sequelas. As formas de apresentação mais importantes são a meningoencefalite e o tuberculoma. Os sintomas se instalam de maneira lenta, sendo eles febre, anorexia, adinamia, cefaleia, vômitos, confusão mental, alterações do estado mental, convulsões, alterações da fala e alterações visuais. Ao exame físico observam-se sinais de irritação meníngea, comprometimento de pares cranianos (II, III, IV, VI e VIII), alterações do equilíbrio, sinais de hipertensão intracraniana e até decorticação e descerebração. O exame de fundo de olho revela edema de papila e/ou a presença de tubérculos coroides na retina (presentes em até 80% dos casos). Os achados liquóricos revelam meningite linfocitária com pleocitose (geralmente < 1.000 cel/mm^3), predomínio de linfócitos, proteína alta (100-500 mg%) com dissociação proteinocitológica, glicose baixa (< 40 mg%) e cloreto diminuído.

A pesquisa de BAAR geralmente é negativa, embora possa chegar a 40% se o LCR for centrifugado. O cultivo pelo método BACTEC pode aumentar o rendimento diagnóstico e segue como padrão-ouro para o diagnóstico da doença. Os testes moleculares são promissores, a reação em cadeia da polimerase (PCR) pode ser realizada no LCR, todavia mais estudos são necessários; outros testes, como a determinação da atividade da ADA e a dosagem de interferon-gama, podem ser auxiliares para o diagnóstico; todavia a cultura segue com padrão-ouro para o diagnóstico de certeza. Os exames de imagem podem revelar realce meníngeo, edema, trombose vascular com infartos e hidrocefalia.

TB de vias urinárias

A TB das vias urinárias inicia-se com o implante do bacilo no córtex renal e o comprometimento secundário do sistema coletor. O processo inflamatório pode ser detectado na urina, com a presença de leucócitos e bacilos; a leucocitúria asséptica é achado laboratorial clássico. Disúria e polaciúria estão presentes e sintomas sistêmicos são raros. O achado do bacilo na cultura de urina define o diagnóstico. Recomenda-se a coleta de cinco amostras, da primeira urina matinal, que devem ser enviadas no mesmo dia da coleta para o laboratório.

A urografia excretora e a tomografia de abdome revelam desde pequenas alterações caliciais até fenômenos obstrutivos importantes com hidronefrose. Nas fases avançadas da doença, a bexiga tem sua elasticidade reduzida, com consequente redução de sua capacidade. A hematúria isolada não é comum, sendo mais encontrada nos tumores do que na tuberculose. A cistoscopia com biópsia é ferramenta importante para o diagnóstico diferencial, sobretudo na presença de hematúria. Cistite intersticial deve ser diagnóstico diferencial, quando o bacilo não é encontrado. A ADA não se presta ao diagnóstico e os testes moleculares (PCR), ainda não estão validados para uso rotineiro. O acompanhamento com ultrassonografia dos rins e das vias urinárias pode revelar, precocemente, estenose dos ureteres que, com frequência, acompanham a cicatrização das lesões durante o tratamento.

TB óssea

A espondilite por TB ou mal de Pott geralmente atinge duas ou mais vértebras na região dorsal, mais frequentemente as vértebras torácicas baixas e lombares altas. O comprometimento medular ocorre em geral quando acomete a coluna cervical e a torácica superior. À radiografia simples, observa-se lesão em saca-bocado, a RNM da coluna revela abscesso frio e espondilite, o teste tuberculínico é comumente reator forte e a biópsia da região acometida corrobora para o diagnóstico precoce. A cirurgia pode ser indicada para a estabilização da coluna e a complicação mais grave é a paraplegia.

O bacilo alcança o tecido osteoarticular por via hematogênica, linfática ou por contiguidade. Os ossos mais comumente comprometidos são as vértebras, seguidas das extremidades dos ossos longos e algumas articulações (joelho e quadril). Na vértebra, a porção anterior do corpo vertebral é preferencialmente acometida, pode evoluir para desabamento e cifose da coluna. A dor é sinal clínico frequente.

A saída do material caseoso leva a um acúmulo progressivo do cáseo nos espaços ligamentares, originando o abscesso paravertebral, que pode ser visto como uma estrutura em fuso, ao redor da vértebra comprometida nos exames de imagem. O abscesso, por contiguidade, pode acometer outras vértebras e tecidos moles adjacentes. O diagnóstico diferencial inclui espondilites bacterianas inespecíficas, fúngicas (sobretudo em imunodeprimidos) e metástases. Monoartrite revela o comprometimento articular, se presente, o derrame articular deve ser puncionado com pesquisa do bacilo, e mostra proteína alta e glicose baixa. A biópsia da membrana sinovial revela granuloma.

TB pericárdica

Doença de apresentação subaguda, os principais sintomas são dor torácica, tosse seca e dispneia. Muitas vezes, a dor não se apresenta como dor pericárdica clássica. O tamponamento cardíaco ocorre raramente. Podem estar presentes febre, emagrecimento, astenia, edema de membros inferiores, dor no hipocôndrio direito (congestão hepática) e ascite. Geralmente não associada à TB pulmonar, embora possa ocorrer simultaneamente à TB pleural.

DIAGNÓSTICO

Clínico-epidemiológico

O diagnóstico precoce da tuberculose é a chave para bloquear a transmissão que sustenta a epidemia da doença e consequentemente permite a rápida introdução do tratamento. É primordial o acesso ao diagnóstico para as populações mais vulneráveis e um grave problema é a ocorrência da multirresistência (MR).

Para o diagnóstico da MR os novos testes são na maioria moleculares ou baseados em técnicas de cultura que requerem considerável infraestrutura laboratorial. A coleta adequada do material contribui para o diagnóstico precoce e a cultura com o isolamento do *Micobacterium tuberculosis* é o padrão-ouro para o diagnóstico da doença. A tosse é o principal sintoma da doença, todavia a tuberculose pode revelar diferentes apresentações clínicas, relacionadas com o órgão acometido. Dessa forma, outros sinais e sintomas, além da tosse, podem ocorrer e devem ser valorizados na investigação diagnóstica.

Bacteriológico

Bacteriologia do escarro (baciloscopia)

O exame microscópico direto com a pesquisa de bacilos álcool-ácido-resistentes (BAAR) no escarro, pela técnica de Ziehl-Nielsen é de fácil execução, rápido e barato. Recomenda-se a coleta de duas amostras seriadas de escarro concomitante à realização da radiografia de tórax. A primeira amostra deve ser colhida no momento da consulta e a segunda na manhã do dia seguinte, em jejum. Pode-se utilizar a expectoração induzida, com solução hipertônica, naqueles pacientes sem escarro espontâneo. Esta técnica apresenta rendimento diagnóstico semelhante ao da broncoscopia com lavado brônquico alveolar. A técnica do escarro induzido utiliza nebulizador ultrassônico e solução salina hipertônica (5 mL de NaCl 3 a 5%). Para a obtenção da solução a 3% utilizam-se 5 mL de soro fisiológico 0,9% + 0,5 mL de NaCl 20%. A indução do escarro deve sempre ser realizada em condições adequadas de biossegurança.

Dois escarros positivos associados à história clínica e epidemiológica e radiografia de tórax compatível com tuberculose sustentam o diagnóstico da doença. A centrifugação e a sedimentação da amostra por uma noite aumentam a sensibilidade da baciloscopia de 18 a 23%. O método não permite a identificação da espécie da micobactéria e cora indistintamente outras bactérias como a *Nocardia* e micobactérias não tuberculosas.

Bacteriologia de outros espécimes clínicos

O exame microscópico direto com a pesquisa de bacilos álcool-ácido-resistentes (BAAR), pela técnica de Ziehl-Nielsen, pode ser realizado praticamente em qualquer material: sangue, urina, osso, material obtido de punção de linfonodo ou abscesso, LCR, aspirado de medula óssea, líquido pleural, materiais sólidos obtidos de biópsia etc.

Cultura para micobactéria, identificação e teste de sensibilidade

Método ideal para o diagnóstico da tuberculose com elevada especificidade e sensibilidade. Nos casos pulmonares com baciloscopia negativa, a cultura do escarro pode aumentar em até 30% o diagnóstico bacteriológico da doença. É possível cultivar qualquer material, entretanto, o escarro, a urina, o material de lesões abertas, os aspirados e lavados que são naturalmente contaminados devem, antes de serem semeados, submeter-se à descontaminação para evitar o crescimento de bactérias inespecíficas que dificultem o isolamento da micobactéria. Os materiais sólidos, como espécimes obtidos de biópsias, devem ser macerados antes da semeadura e não devem ser conservados em formol.

São indicações para a realização de cultura os casos suspeitos e que apresentam baciloscopia negativa; a persistência de baciloscopia positiva no segundo mês de tratamento; as formas paucibacilares e extrapulmonares; os pacientes infectados pelo HIV; os casos de retratamento após falência ou abandono do tratamento; a recidiva da doença; a suspeita de resistência aos fármacos, seguida do teste de sensibilidade; e a suspeita de micobacteriose não tuberculosa.

O meio mais utilizado para cultura e aprovado pela Organização Mundial de Saúde é o de Lowenstein-Jensen; meio sólido a base de ovo e assim como o Ogawa-Kudoh têm a vantagem de serem os de menor custo e um índice de contaminação menor. A desvantagem do meio sólido é o tempo de detecção do crescimento bacteriano que varia de 14 a 30 dias, podendo estender-se por até 8 semanas.

O sistema de leitura radiométrica, conhecido como sistema BACTEC®, tem a vantagem de revelar a presença do bacilo em um tempo menor que o meio de Lowenstein--Jensen, em média 15 dias. Os espécimes são semeados em meio líquido (Midlebrook 7H-12A e 7H12-B), ao qual se adiciona ácido palmítico marcado com carbono 14. Este sistema permite ainda que se obtenha o perfil de sensibilidade do bacilo. Resultados falso-positivos ocorrem entre 1,4 e 4%.

A tipificação da micobactéria é importante nos casos de falência do tratamento e nos indivíduos imunodeprimidos. A identificação da micobactéria pode ser feita através de testes bioquímicos associados aos meios sólidos de culturas.

Os métodos disponíveis para o *teste de sensibilidade* pelos laboratórios do país são: o método das proporções, que utiliza meio sólido e tem seu resultado após 42 dias de incubação, e os métodos que utilizam o meio líquido, com resultados disponíveis após 5 a 13 dias. Os antibióticos testados, em geral, são estreptomicina, isoniazida, rifampicina, etambutol e pirazinamida. A identificação da espécie é feita por métodos bioquímicos e fenotípicos ou pode ser analisada por meio de técnicas moleculares.

Recomendado pela OMS para uso na rotina, a fita GenoType®, que identifica o complexo Mtb e sua resistência à H e R, é baseado na detecção das mutações mais comuns nos genes rpoB e katG. Alguns métodos fenotípicos com base em indicadores colorimétricos podem ser utilizados por serem muito simples e apresentarem acurácia semelhante à do método das proporções. Dentre esses métodos, aquele denominado de ensaio do nitrato redutase é o mais promissor, em razão de gerar resultados mais rápidos do que os demais métodos fenotípicos clássicos.

Os *métodos moleculares* (genotípicos) avaliam os caracteres genéticos dos microrganismos, as variações fenotípicas não interferem na avaliação. São utilizados para a identificação de espécies e para estudar a sua variabilidade . São teste rápidos, reprodutíveis, que permitem analisar grande número de amostras, aplicáveis a múltiplas espécies e altamente discriminatórios. Baseados na análise do DNA, são exemplos a PCR convencional, a PCR em tempo real.

O XpertMTB/RIF, recentemente recomendado pela OMS para amostra de escarro negativa (BAAR-negativo), pacientes com TBMR e em infectados pelo HIV, parece ser revolucionário por sua simplicidade e promissor para países em desenvolvimento. Adiciona-se a amostra de escarro reativo bactericida, a amostra repousa por 10 a 15 minutos, agita-se e retira-se 2 a 3 mL, que são colocados em um recipiente com reagentes para a análise, a partir daí o teste é totalmente automatizado e persiste na máquina por 1 hora e 45 minutos, onde por PCR ocorre a amplificação do rpoB, responsável pela maioria das mutações que conferem a resistência à rifampicina. De fácil realização, detecta 99% dos casos em que a pesquisa de BAAR foi positiva e 80% daqueles em que a baciloscopia foi negativa, permite utilização de biologia molecular sem centros de referência, permite o diagnóstico rápido de resistência à rifampicina com sensibilidade de 95,1% e especificidade de 98,4%, todavia não elimina a realização da cultura e dos testes de sensibilidade para outros fármacos, permite aumentar o diagnóstico da TBMR, especialmente em coinfectados (HIV/TB) e necessita de eletricidade estável.

Radiológico

Os quatro principais métodos de imagem utilizados para o diagnóstico da tuberculose são, por ordem de importância, a radiografia simples de tórax, tomografia computadorizada de tórax, ultrassonografia de tórax e ressonância magnética. A tuberculose pulmonar se apresenta de múltiplas formas, todavia tem preferência por algumas localizações no pulmão como os lobos superiores (segmentos posteriores), segmentos apicais dos lobos inferiores e língula, lobo médio. A tuberculose deve ser diagnóstico diferencial quando as lesões se apresentarem nestas localizações. Dentre as inúmeras apresentações da tuberculose pulmonar, merecem destaque a presença de grande cavidade no LSD, o infiltrado no terço médio direito, o infiltrado no LSD, as grandes opacidades bilaterais, a cavidade no LSE e o padrão miliar.

A radiografia simples de tórax é método diagnóstico de grande importância na investigação da TB. Diferentes achados radiológicos sustentam o diagnóstico da doença ativa ou revelam doença no passado; também fornece informação sobre o tipo e a extensão do comprometimento pulmonar. Deve ser solicitada para aqueles com suspeita clínica de TB pulmonar. No entanto, até 15% dos casos de TB pulmonar não apresentam alterações radiológicas, preocupação ainda maior nos imunodeprimidos.

O estudo radiológico tem, ainda, importante papel na diferenciação das formas de TB de apresentação atípica, no diagnóstico diferencial de outras doenças pulmonares, permite avaliação da evolução radiológica dos pacientes, sobretudo naqueles que não respondem ao tratamento e para avaliação de sequelas.

A TB primária é mais comum na criança, embora ocorram relatos nos adultos. Pode apresentar-se como: opacidade parenquimatosa; linfonodomegalia; derrame pleural; atelectasia e doença miliar. A presença de broncogramas aéreos no seu interior pode ser confundida com pneumonia bacteriana. Linfonodomegalia mediastinal ou hilar e derrame pleural podem estar presentes de modo associado ou isoladamente. A forma miliar é mais rara. Nos adultos, a distinção entre as duas formas (primária e pós-primária) pode ser difícil,pois os padrões radiológicos se superpõem. Em 2/3 das vezes, a lesão parenquimatosa resolve-se sem sequelas radiológicas. No terço restante, uma cicatriz calcificada, conhecida como foco de Ghon, pode ser encontrada. Quando acompanhada por linfonodo hilar calcificado, forma o chamado complexo de Ranke. Focos pulmonares secundários calcificados são denominados focos de Simon.

A forma pós-primária ou de reativação caracteriza-se radiologicamente pela presença de opacidade parenquimatosa e cavidade; doença de via aérea; doença pleural e tuberculoma (nódulo pulmonar). As manifestações típicas da reativação da tuberculose são as opacidades heterogêneas localizadas nos segmentos superiores e posteriores dos pulmões, com tendência à cavitação. Linfonodomegalia é rara, assim como as formas miliares e pleurais, que costumam ser menos frequentes que na forma primária da doença.

A forma miliar pode ocorrer tanto na TB primária quanto na TB pós-primária e corresponde à disseminação hematogênica do bacilo, traduzida radiologicamente por pequenas opacidades nodulares medindo de 1 a 3 mm de diâmetro, distribuídas de forma simétrica em até 90% dos casos. Pode haver associação com opacidades parenquimatosas, em até 40% dos casos, em crianças. Linfonodomegalias são observadas em 95% das crianças e em cerca de 10% dos adultos.

A tomografia computadorizada de alta resolução (TCAR), ressonância magnética (RM) e tomografia com emissão de pósitrons (PET) são tecnologias propostas para o diagnóstico de TB ativa e latente, e podem auxiliar no diagnóstico de tuberculose pulmonar atípica ou extrapulmonar, frequente em pacientes infectados pelo HIV.

A TCAR pode ser indicada em pacientes sintomáticos respiratórios com BAAR negativo no escarro ou incapazes de fornecer material para exames bacteriológicos e naqueles em que a radiografia simples de tórax é insuficiente para o diagnóstico. Os principais achados são nódulos do espaço aéreo ou nódulos acinares associados a ramificações lineares, configurando o padrão de árvore em brotamento. As opacidades acinares traduzem as alterações inflamatórias granulomatosas do bronquíolo terminal e dos ductos alveolares. Nos casos de TB miliar, a TCAR é mais sensível do que a radiografia de tórax na definição e na distribuição dos micronódulos e na avaliação mediastinal; mas é pouco específica.

Na forma meningoencefálica da TB, a tomografia computadorizada e a ressonância magnética do SNC têm importante contribuição para o diagnóstico. Os três achados mais frequentes na meningite por TB são: hidrocefalia, espessamento meníngeo basal e infartos do parênquima cerebral.

Teste Tuberculínico (TT)

Aplicações do teste tuberculínico incluem o diagnóstico de TBIL, diagnóstico de TB ativa, reconstituição imune e em saúde ocupacional. A técnica consiste na aplicação intradérmica da tuberculina (PPD-RT 23) no terço médio da face anterior do antebraço esquerdo, na dose de 0,1 mL = 2 UT. A leitura do resultado deve ser realizada preferencialmente de 48 a 72 horas após a aplicação, podendo este prazo ser estendido para 96 horas. A medida é feita, em milímetros, pelo maior diâmetro transverso da área de enduração local (palpável). Considera-se reator quando o tamanho da enduração é $\geq$ 5 mm. A classificação isolada do TT em não reator, reator fraco e reator forte não está mais recomendada, pois a interpretação do teste e seus valores de corte podem variar de acordo com a população e o risco de adoecimento. O método é de fácil aplicação e baixo custo, todavia necessita de duas visitas para a sua realização. Vacinação prévia com BCG, infecção por micobactérias não tuberculosas e vacinação com vírus vivo, vírus do sarampo são causas de falso-positivo. Causas de falso-negativo são indivíduos anérgicos ou imunossuprimidos, gravidez, desnutrição, sarcoidose, neoplasias malignas, extremos de idade: crianças < 2 meses e adultos > 65 anos e infecção pelo HIV.

Anatomopatológico

Método empregado na investigação das formas extrapulmonares, ou nas formas pulmonares difusas, como a forma miliar, em que a baciloscopia é usualmente negativa. Classicamente, observa-se a presença de granuloma com necrose de caseificação, com a presença de BAAR. Nos pacientes imunodeprimidos observam-se granulomas malformados, frouxos e com grande quantidade de bacilos.

Dosagem de Interferon-gama

Esses testes, que vêm sendo avaliados em diferentes populações com resultados encorajadores, baseiam-se na secreção de IFN-gama por células T circulantes quando estimuladas *ex vivo* com antígenos específicos, os IGRAs (do inglês *interferon-gamma release assay*) foram desenvolvidos com o objetivo de auxiliar no diagnóstico da TBIL. Baseiam-se na observação de que a infecção pela micobactéria induz a uma forte resposta imunocelular do tipo T-*helper* 1.

O uso dos inibidores do fator de necrose tumoral (anti-TNF) revolucionou o tratamento de doenças reumatológicas e gastrointestinais. Todavia, esses indivíduos apresentam risco elevado de reativação de infecção tuberculosa latente (TBIL), com probabilidade de desenvolvimento de TB doença sete vezes maior, se não receberem a profilaxia antes do uso dos anti-TNFs. Nessas situações, o TT pode apresentar baixa especificidade; reação cruzada com antígenos vacinais e de outras micobactérias ambientais e resultado falso-negativo em alguns pacientes com doenças crônicas, como a artrite reumatoide, pela incapacidade de produzir uma resposta adequada por anormalidade na resposta de células T, característica da doença.

Vantagens dos IGRAs com relação ao TT são sua maior especificidade, especialmente em populações submetidas à vacinação com BCG, e a necessidade de apenas uma visita do indivíduo para a sua realização. Entretanto, estudos ainda são necessários para estimar o seu valor prognóstico na identificação dos indivíduos com TBIL que apresentam maior risco de desenvolvimento de TB doença, ou seja, aqueles que mais se beneficiariam do tratamento da TB latente, especialmente em populações como crianças e imunodeprimidos.

TRATAMENTO

Atualmente o tratamento da tuberculose no Brasil recomendado pelo Ministério da Saúde para todas as formas de tuberculose, válido inclusive para os casos de recidiva e abandono após tratamento, é o esquema quádruplo: rifampicina (R), isoniazida (H), pirazinamida (Z) e etambutol (E), os comprimidos contêm os quatro fármacos, com dose fixa combinada (DFC), e deve ser prescrito por 6 meses. As vantagens da dose fixa combinada são: maior conforto para o paciente (redução do número de comprimidos), impossibilidade de tomada isolada de fármacos e simplificação da gestão farmacêutica. Os comprimidos foram formulados com doses reduzidas de isoniazida (75 mg) e pirazinamida (400 mg), e o esquema quádruplo é válido só para crianças acima de 10 anos. Os esquemas IR e III não serão mais utilizados (Tabelas 84.1 e 84.2).

A transmissibilidade está presente desde os primeiros sintomas respiratórios, caindo após o início de tratamento efetivo. Com base nas evidências de transmissão da tuberculose resistente aos fármacos, recomenda-se que seja também considerada, além da melhora clínica e radiológica, a negativação da baciloscopia para que as precauções com o contágio sejam desmobilizadas, em especial para biossegurança nos serviços de saúde. Portanto, o conceito antigo de que, após 15 dias de tratamento o paciente não transmitia a doença, não deve ser considerado.

Tabela 84.1 – Esquema básico para adultos e adolescentes (2RHZE/4RH)

Regime	Fármacos	Peso	Unidades/dose	Meses
2RHZE Fase intensiva	RHZE 150/75/400/275 comprimido em dose fixa combinada	20 a 35 kg 36 a 50 kg > 50 kg	2 comprimidos 3 comprimidos 4 comprimidos: 600/300/1.600/1.100	2
4RH Fase de Manutenção	RH (150/75) comprimidos	20 a 35 kg 36 a 50 kg > 50 kg	2 comprimidos (150/75)3 comprimidos (150/75) 4 comprimidos (150/75)	4

Rifampicina (R); isoniazida (H); pirazinamida (Z): etambutol (E).

Tabela 84.2 – Esquema para meningoencefalite, adultos e adolescentes (2RHZE/7RH)

Regime	Fármacos	Peso	Unidades/dose	Meses
2RHZE Fase intensiva	RHZE (150/75/400/275) comprimido em dose fixa combinada	20 a 35 kg 36 a 50 kg > 50 kg	2 comprimidos 3 comprimidos 4 comprimidos	2
7RH Fase de Manutenção	RH (150/75) Comprimidos	20 a 35 kg 36 a 50 kg > 50 kg	2 comprimidos (150/75) 3 comprimidos (150/75) 4 comprimidos (150/75)	7

Rifampicina (R); isoniazida (H); pirazinamida (Z): etambutol (E).

Tuberculose Resistente

Com a descoberta da estreptomicina na década de 1940 e seu uso no tratamento da TB, o fenômeno da resistência bacilar foi identificado. Esse fenômeno ocorre naturalmente pelo mecanismo de mutação genética do *M. tuberculosis* no seu processo de multiplicação, especialmente no interior da cavidade pulmonar, na qual o bacilo encontra ambiente com condições favoráveis de nutrição, oxigenação e pH.

Classifica-se a resistência do *M. tuberculosis* aos fármacos antituberculose em: resistência natural, aquela que surge no processo de multiplicação do bacilo naturalmente; resistência primária, que se observa em pacientes nunca tratados para TB, contaminados por bacilos previamente resistentes; resistência adquirida ou secundária, em pacientes com tuberculose inicialmente sensível, que se torna resistente após a exposição aos fármacos.

As principais causas do surgimento da resistência adquirida são: esquemas inadequados; uso irregular dos fármacos por má adesão ou falta temporária dos medicamentos.

De acordo com o padrão de resistência do bacilo da tuberculose identificado pelo teste de sensibilidade, classificamos as resistências em: monorresistência, resistência a um fármaco; polirresistência, resistência a dois ou mais fármacos antituberculose, exceto à associação rifampicina e isoniazida; multirresistência, resistência a pelo menos rifampicina e isoniazida (MDR ou MR) e resistência extensiva, resistência a rifampicina e isoniazida acrescida à resistência a uma fluoroquinolona e a um fármaco injetável de segunda linha (amicacina, canamicina ou capreomicina), XDR (do inglês *extensively drug resistant* – TB).

O surgimento da MDR depende de vários fatores como a resistência prévia à H associada ao abandono do tratamento; irregularidade no tratamento da TB e a presença de um indivíduo suscetível. Dos 500.000 novos casos de TB resistente por ano, apenas 7% são detectados. Em 2010 foram 8,8 milhões de casos com 1,1 milhão de mortes por TB, com 350.000 mortes naqueles infectados pelo HIV. A falta do diagnóstico da MR resulta em tratamento inapropriado, morte e disseminação da resistência.

O tratamento de pacientes com TBMR deve ser baseado nos testes de sensibilidade, individualizado e poderá ser utilizado em casos especiais de acordo com a avaliação de profissional experiente no manejo dos esquemas para TBMR. O esquema para multirresistência deve ser composto por pelo menos quatro fármacos com atividade efetiva contra o *M. tuberculosis*, preferencialmente não utilizados anteriormente. Quando a efetividade dos medicamentos é imprecisa ou o padrão de resistência é duvidoso, mais de quatro fármacos podem ser utilizados.

O esquema de tratamento para multirresistência é indicado para os casos de resistência à RH, resistência à RH e outro(s) fármaco(s) de primeira linha e falência ao esquema básico; nestes casos, deve-se verificar cuidadosamente a adesão.

- *1ª fase (ataque) – 6 meses:* estreptomicina (> 50 kg = 1.000 mg/dia) ou amicacina; etambutol (1.200 mg/dia); quinolona (levofloxacino) (750 mg); pirazinamida (1.500 mg) e terizidona (750 mg a 1.000 mg).
- *2ª fase (manutenção) – 12 meses:* etambutol (> 50 kg = 1.200 mg/dia); quinolona (levofloxacina 750 mg); terizidona cápsula 250 mg (750 mg).

Tuberculose extensivamente resistente (XDR)

Define-se como tuberculose extensivamente resistente, XDR, do inglês *extensively drug resistant*, quando o *Micobacterium tuberculosis* é resistente a rifampicina, isoniazida, qualquer fluoroquinolona e um dos três fármacos injetáveis de segunda linha: amicacina, canamicina e capreomicina. Nesses casos, indicam-se esquemas individualizados com fármacos de reserva, avaliados por profissionais experientes no manejo deste tipo de paciente. A doença revela maior morbidade e mortalidade e o tratamento é por 18 a 24 meses.

Intolerância a um fármaco e esquema recomendado

Intolerância à rifampicina (2HZES/10HE)

A rifampicina será substituída por etambutol e estreptomicina e o tratamento prolongado para 12 meses. Os fármacos dos 2 meses iniciais são a isoniazida (H), pirazinamida (Z), etambutol (E) e estreptomicina (S) e nos 10 meses subsequentes utilizam-se a isoniazida (H) e o etambutol (E).

Intolerância à isoniazida (2RZES/7RE)

A isoniazida será substituída por etambutol e estreptomicina e o tratamento prolongado para 9 meses. Os fármacos utilizados nos 2 meses iniciais são a rifampicina (R), a pirazinamida (Z), o etambutol (E) e a estreptomicina (S) e nos 7 meses subsequentes utilizam-se a rifampicina (R) e o etambutol (E).

Intolerância à pirazinamida (2RHE/4RH)

A pirazinamida será substituída por etambutol e o tratamento será por 6 meses. Na primeira fase utilizam-se a rifampicina (R), a isoniazida (H) e o etambutol (E) e nos 4 meses subsequentes a rifampicina (R) e a isoniazida (H).

Intolerância a etambutol (2RHZ/4RH)

O etambutol será substituído pela pirazinamida e o tratamento será por 6 meses. Na primeira fase utilizam-se a rifampicina (R), a isoniazida (H) e a pirazinamida (Z), e nos 4 meses subsequentes a rifampicina (R) e a isoniazida (H).

Tratamento da Tuberculose em Condições Especiais

Hepatotoxicidade e doenças hepáticas

Hepatotoxicidade após início do tratamento

Quando ocorrer aumento de ALT maior que cinco vezes o limite superior da normalidade (LSN), com ou sem icterícia (com ou sem aumento de ALT), deve-se suspender o esquema de tratamento, investigar o abuso de álcool, a doença biliar e o uso de drogas hepatotóxicas.

A reintrodução dos fármacos deve ser feita apenas quando a ALT estiver menor que duas vezes o LSN. Reiniciar com RHZE, um fármaco de cada vez, exceto a rifampicina, que pode ser reintroduzida inicialmente com o etambutol. Após 3 a 7 dias, se os exames estiverem normais, reintroduzir a isoniazida e 3 a 7 dias após, se não houver aumento de ALT, reiniciar a pirazinamida.

No caso de doença hepática crônica estabelecida e quando a ALT for menor ou igual a três vezes o LSN e o paciente não apresentar evidências clínicas de doença hepática, utiliza-se o esquema básico (2RHZE/4RH). Todavia na presença de alterações laboratoriais com ALT maior do que três vezes o LSN e com evidências clínicas de doença hepática, recomenda-se os seguintes esquemas de tratamento: 2RHES/6HE ou 2HRE/6HE ou 2HSE/10HE ou 3SEO/9EO; neste esquema, a ofloxacina pode ser substituída pela levofloxacina.

Doença renal crônica

Nos pacientes nefropatas é necessário saber o *clearance* de creatinina antes de iniciar o esquema terapêutico, para que seja realizado o ajuste das doses.

Medicamento	Método	*Clearance* de creatinina		
		> 50-90	10-50	< 10
Rifampicina	Nenhum	100%	100%	100%
Isoniazida	Dosagem	100%	75-100%	50%
Pirazinamida	Tempo	24 h	24 h	48 a 72 h
Etambutol	Dosagem	100%	50-100%	25-50%
Estreptomicina	Tempo	24 h	24-72 h	72-96 h

Ajuste das doses dos medicamentos em nefropatas.

Gestação e aleitamento

As gestantes devem utilizar o esquema preconizado de primeira linha (RHZE), com especial atenção no monitoramento de efeitos adversos, e recomenda-se o uso de piridoxina (50 mg/dia) durante a gestação pela toxicidade neurológica da isoniazida. O diagnóstico precoce e o início do tratamento da TB são importantes para prevenir a tuberculose congênita, diminuir o risco de transmissão ao feto e ao recém-nato, bem como aos adultos que coabitam na mesma residência, diminuindo assim o risco de transmissão pós-natal. Não há contraindicação à amamentação, exceto na presença de mastite tuberculosa. É recomendável, entretanto, o uso de máscara cirúrgica ao amamentar e cuidar da criança.

Tratamento diretamente observado (TDO)

O tratamento diretamente observado constitui uma mudança na forma de administrar os medicamentos, porém sem mudanças no esquema terapêutico. O profissional treinado observa a tomada da medicação do paciente desde o início do tratamento até a cura. Essa estratégia justifica-se pelas taxas de cura inferiores à meta preconizada de 85% e de abandono superiores a 5%, demonstrando a necessidade de aumentar a qualidade na cobertura do tratamento diretamente observado no país.

Deve ser instituído para todo caso de tuberculose (novo ou retratamento), pois não é possível predizer os casos que irão aderir ao tratamento. O tratamento diretamente observado deve ser feito por equipe multiprofissional e ir além da supervisão do uso diário da medicação. É necessário construir um vínculo entre o paciente e o profissional de saúde, bem como entre o doente e o serviço de saúde, utilizando estratégias de reabilitação social, melhora da autoestima, qualificação profissional, entre outras demandas sociais.

Tratamento da Tuberculose Infecção Latente (TBIL)

Sabe-se que 10% dos adultos imunocompetentes infectados pelo *M. tuberculosis* não tratados adoecerão, esse risco é ainda maior em infectados pelo HIV (10% ao ano). O maior risco acontece nos primeiros 2 anos após a infecção, e aproximadamente 90% dos casos de TB secundária entre contatos ocorre neste período. Maior risco de desenvolvimento de TB em contatos inclui idade ≤ 10 anos ou > 60 anos, presença de imunossupressão, exposição intradomiciliar e exposição a caso de TB pulmonar com baciloscopia e/ou cultura positiva. O tratamento da tuberculose latente e o diagnóstico precoce da tuberculose ativa são fundamentais para bloquear a transmissão que sustenta a epidemia da TB e a introdução do tratamento precoce, por isso consideramos primordial esse tema, muitas vezes deixado em segundo plano.

Indicações para tratamento da tuberculose infecção latente (TBIL) de acordo com o tamanho da enduração do teste tuberculínico (TT) e com o grupo de risco

- *Indica-se o tratamento da TBIL naqueles com teste tuberculínico ≥ 5 mm* infectados com HIV; contatos recentes (< 2 anos) de TB pulmonar vacinados com a BCG há mais de 2 anos; indivíduos não tratados para TB e portadores de lesões sequelares (radiografia de tórax); pacientes candidatos a transplantes ou transplantados e imunossuprimidos por outras razões: uso de prednisona ≥ 15 mg/dia ou equivalente por tempo superior a 1 mês ou candidatos ao uso de bloqueadores de TNF-□.
- *Indica-se o tratamento da TBIL na presença de viragem tuberculínica* em trabalhadores do sistema prisional; cuidadores de idosos; trabalhadores de laboratórios de micobactérias; profissionais da área da saúde e contatos recentes de TB pulmonar de qualquer idade.
- *Indica-se o tratamento da TBIL naqueles com teste tuberculínico ≥ 10 mm* com história de contatos recentes (< 2 anos) de TB pulmonar vacinados com a BCG há 2 anos ou menos; usuários de drogas injetáveis; pacientes diabéticos insulino-dependentes, com silicose, linfomas, neoplasias de cabeça e pescoço, pulmão ou naqueles submetidos à gastrectomia, hemodiálise, *bypass* gastrointestinal e populações indígenas.
- *Indica-se o tratamento da TBIL independentemente do TT nos indivíduos infectados pelo HIV* com história de contato recente (< 2 anos) com TB pulmonar bacilífera

ou com imagem radiográfica de sequela de TB pulmonar sem história prévia de tratamento para TB, independentemente do valor do TT (mesmo com TT < 5 mm).

A radiografia de tórax e o TT devem ser feitos em todos os contatos de TB pulmonar ativa, bacilífera. Nas crianças que tiveram contatos de TB pulmonar, sem sintomas e com radiografia de tórax normal, considera-se o TT positivo quando ≥ 5 mm naquelas crianças não vacinadas com BCG ou vacinadas há mais de 2 anos e o TT ≥ 10 mm em crianças vacinadas com BCG há menos de 2 anos. Nos imunodeprimidos o TT ≥ 5 mm é positivo em qualquer faixa etária com *status* vacinal por BCG.

Para o tratamento da TBIL indica-se a isoniazida por 6 meses, na dose de 300 mg por dia. Recomenda-se monitoração dos efeitos colaterais do fármaco.

REFERÊNCIAS BIBLIOGRÁFICAS

1. Gomes M, Klautau GB. A tuberculose em situações especiais. In: Fernandes ALG, Stirbulov R; Sociedade Paulista de Pneumologia e Tisiologia (org.). Atualização e reciclagem em pneumologia. 4. ed. São Paulo: Vivali; 2001. v. 53, p. 1-12.
2. Gomes M, Saad Jr. R; Stirbulov R. Pulmonary Tuberculosis: Relationship Between Sputum Bacilloscopy And Radiological Lesions. Rev Inst Med trop S Paulo. 2003;45(5):275-81.
3. Klautau GB, Kuschnaroff TM. Clinical forms and outcome of tuberculosis in HIV-infected patients in a tertiary hospital in São Paulo – Brazil. Braz J Infect Dis. 2005;9(6):464-78.
4. Kritski AL, Conde MB, Souza GRM. Tuberculose – do ambulatório à enfermaria. 3ª ed. São Paulo: Atheneu; 2005. p. 259.
5. Sociedade Brasileira de Pneumologia e Tisiologia. III Diretrizes para Tuberculose da Sociedade Brasileira de Pneumologia e Tisiologia. Jornal Bras Pneumol. 2009; 35(10):1018-1048.
6. Boehme CC, Nabeta P, Hillemann D, Nicol MP, Shenai S, Krapp F et al. Rapid molecular detection of tuberculosis and rifampin resistance. N Engl J Med. 2010;363(11):1005-15.
7. Mazurek M, Jereb J, Vernon A, LoBue P, Goldberg S, Castro Ket al. Updated guidelines for using Interferon Gamma Release Assays to detect Mycobacterium tuberculosis infection – United States, 2010. MMWR Recomm Rep. 2010; 25;59(RR-5):1-25.
8. Pai M, Minion J, Steingart K, Ramsay A. New and improved tuberculosis diagnostics: evidence, policy, practice, and impact. Curr Opin Pulm Med. 2010;16(3):271-84.
9. Manual de Recomendações para o Controle de Tuberculose no Brasil. Ministério da Saúde, Secretaria de Vigilância em Saúde. Programa Nacional de Controle da Tuberculose. 2011, p. 1-284.
10. McNerney R, Maeurer M, Abubakar I, Marais B, McHugh TD, Ford N et al. Tuberculosis diagnostics and biomarkers: needs, challenges, recent advances, and opportunities. J Infect Dis. 2012;205(Suppl 2):S147-58.

SEÇÃO 11

DOENÇAS REUMATOLÓGICAS

Capítulo 85

Artrite Reumatoide

Dawton Yukito Torigoe

INTRODUÇÃO

A artrite reumatoide (AR) é uma doença articular inflamatória crônica que afeta aproximadamente 1% da população mundial. Sua importância, no entanto, vai além da frequência com que é encontrada. A AR é uma doença que leva a uma significativa perda da capacidade funcional, de maneira que mais de 50% dos indivíduos afetados apresentam-se impossibilitados de exercer suas atividades profissionais após 10 anos de doença. Além disso, a sobrevida dos pacientes com AR é 20% menor, quando comparada à da população geral.

A causa da AR é desconhecida, identificando-se a participação de fatores genéticos, hormonais e ambientais. Caracteriza-se pela inflamação da membrana sinovial, que se encontra hipertrofiada e hiperplasiada. A membrana sinovial infiltrada por linfócitos passa a produzir citocinas pró-inflamatórias, particularmente a interleucina 1 e o fator de necrose tumoral. O intenso processo inflamatório leva à destruição das estruturas cartilagíneas e ósseas, culminando no quadro de deformidade e perda funcional típico da AR.

QUADRO CLÍNICO

As manifestações clínicas da AR têm características distintas, dependendo da fase da doença. Na fase inicial, ou seja, nos primeiros 3 a 6 meses, o paciente pode apresentar sintomas inespecíficos como cansaço, febre baixa, perda de peso. A artrite nesta fase pode ser mono ou oligoarticular, tornando-se poliarticular com o passar do tempo. A rigidez matinal é uma característica típica da artrite reumatoide, sendo considerada presente quando tiver duração superior a 60 minutos. Mesmo nessa fase inicial, as articulações mais frequentemente acometidas são as das mãos e dos punhos (Tabela 85.1). É comum, na artrite inicial, não observarmos articulações com grande aumento de volume. Somente na palpação cuidadosa das articulações é que conseguimos detectar o processo inflamatório articular.

Na fase mais avançada da doença podemos observar as alterações mais características da AR. O punho alargado pela sinovite, a atrofia dos músculos interósseos, o

Tabela 85.1 – Envolvimento articular na artrite reumatoide	
Articulações	% de pacientes
Metacarpos e interfalangianas proximais	90
Punhos	80
Joelhos	65
Ombros	65
Tornozelos	50
Pés	45
Cotovelos	40
Quadril	20

aumento de volume das articulações interfalângicas proximais, além do desvio ulnar dos dedos, conferem um aspecto típico que chamamos de mão reumatoide.

Com o avanço da doença observam-se as deformidades clássicas, embora não patognomônicas, da AR: o chamado dedo em pescoço de cisne (hiperextensão da articulação interfalângica proximal e flexão da interfalângica distal) e o dedo em casa de botão (flexão da interfalângica proximal e hiperextensão da interfalângica distal).

A coluna cervical pode também ser acometida na AR, sendo que sua frequência varia entre 20 e 80%. A articulação temporomandibular é comprometida em cerca de 50% dos pacientes.

Uma importante manifestação clínica na fase mais avançada da AR são os nódulos reumatoides. Eles sobrevêm nas superfícies extensoras das articulações como os cotovelos e estão associados a um pior prognóstico da AR. Manifestações extra-articulares como vasculite, fibrose pulmonar, episclerite, pericardite constritiva e outras são raramente descritas na AR.

EXAMES LABORATORIAIS

Embora não haja nenhum exame específico para a AR, estes podem ser úteis tanto no diagnóstico quanto no acompanhamento da doença. O hemograma mostra, geralmente, uma anemia normo ou hipocrômica. Esta anemia mantém relação com a atividade da doença. As provas de atividade inflamatória, como a velocidade de hemossedimentação e a proteína C-reativa, estão elevadas e são importantes na monitoração da AR.

O fator reumatoide está presente em cerca de 70% dos pacientes com AR. Pelo fato de o fator reumatoide estar associado a diversas doenças, reumatológicas ou não (Tabela 85.2), seu papel no diagnóstico da AR é restrito. Sua maior importância reside no fato de que existe uma relação direta entre a positividade do fator reumatoide e a agressividade da AR.

Mais recentemente, foram desenvolvidos testes sorológicos por ELISA para a detecção de anticorpos antipeptídeo citrulinados cíclicos (anti-CCP). Estes testes apre-

Tabela 85.2 – Fator reumatoide em doenças reumáticas e não reumáticas

Doença	Prevalência (%)
Artrite reumatoide	70
Lúpus eritematoso sistêmico	40
Síndrome de Sjögren	40
Endocardite bacteriana	40
Hepatite viral	25
Hanseníase	25
Tuberculose	10

sentam excelente especificidade para a artrite reumatóide, 96 a 98,5%, e uma sensibilidade de 60 a 75%. Os testes de uma segunda geração de anti-CCP acrescentaram também uma maior sensibilidade a este exame, alcançando cerca de 82%. O anti-CCP está também associado a uma doença mais agressiva, sendo sua positividade um fator que prediz uma doença mais erosiva e grave.

EXAMES DE IMAGEM

Os exames de imagem são utilizados para realizar o diagnóstico, estabelecer prognóstico, auxiliar na monitoração da doença e são também úteis na tomada de decisão em relação ao tratamento da AR.

As alterações radiológicas encontradas na AR são extremamente importantes no seguimento dos pacientes com esta doença. As alterações mais precoces são o aumento das partes moles, visto à radiografia como um aumento da densidade na região periarticular, e a rarefação óssea justa-articular. Posteriormente, pode ser notada a diminuição do espaço articular, o que reflete a destruição da cartilagem das articulações. Nos estágios mais avançados observam-se os cistos subcondrais e a erosão óssea marginal. A radiografia seriada dos pacientes é importante para a avaliação do tratamento. Quando ocorre progressão das lesões à radiografia, isto indica a necessidade de mudança no tratamento.

Mais recentemente, o ultrassom e a ressonância magnética têm ganhado importância no manejo do paciente reumatoide. Estes exames possuem maior sensibilidade para detectar a presença de sinovite e erosões ósseas, principalmente em situações nas quais o exame físico não detecta o processo inflamatório. Com isso, é possível tratar o paciente que, ao exame clínico, não apresentava sinais de atividade de doença, mas na realidade apresentava uma atividade subclínica.

DIAGNÓSTICO

Em 1987, o *American College of Rheumatology* propôs os critérios de classificação para a AR (Tabela 85.3). Apesar de esta classificação não ter a função de diagnosticar a doença de um caso específico, e sim de garantir populações mais uniformes nos

Tabela 85.3 – Critério de classificação da artrite reumatoide de 1987	
Critério	**Definição**
Rigidez matinal	Rigidez matinal ao redor das articulações durando pelo menos 1 hora até a máxima melhora
Artrite de 3 ou mais áreas	Pelo menos 3 áreas articulares simultâneas com edema articular observado pelo médico
Artrite de mãos	Pelo menos 1 área com edema em punho, metacarpofalangiana ou interfalangiana proximal
Artrite simétrica	Envolvimento simultâneo de áreas articulares em ambos os lados do corpo (é aceitável o envolvimento bilateral de MCF, IFP e MTF sem simetria absoluta)
Nódulo reumatoide	Nódulos subcutâneos sobre proeminências ósseas ou superfícies extensoras ou em regiões justa-articulares observadas pelo médico
Fator reumatoide	Demonstração de quantidades anormais de fator reumatoide sérico por qualquer método
Alterações radiográficas	Alterações radiográficas típicas de artrite reumatoide em radigrafias posteroanteriores de mãos e punhos que incluam erosões ou rarefação óssea justa-articular

A presença de quatro ou mais critérios classifica como artrite reumatoide definida.

estudos clínicos e epidemiológicos, estes critérios refletem de maneira resumida as principais características da AR, inclusive destacando a importância do quadro clínico para o diagnóstico.

Recentemente, em 2010, foram publicados os novos critérios de classificação da AR (Tabela 85.4). Estes novos critérios têm como principal atributo o potencial para classificar a AR mais precocemente que os critérios antigos. Isto é um dado fundamental, pois evidências científicas atuais demonstram enfaticamente a importância do diagnóstico precoce da AR. Pacientes tratados em uma fase inicial de sua doença evoluem de maneira significativamente melhor, com menos erosões ósseas e menos deformidades.

A AR em sua fase inicial, entretanto, pode apresentar-se de forma atípica, o que dificulta o seu diagnóstico. Assim, é possível a AR iniciar-se como uma mono ou oligoartrite, ser assimétrica ou ter fator reumatoide negativo. Portanto, para o diagnóstico precoce da AR é fundamental a habilidade de detectar a sinovite ao exame físico, a correta interpretação dos testes laboratoriais e estar familiarizado com as alterações nos exames de imagem da AR inicial.

TRATAMENTO

A abordagem terapêutica dos pacientes com AR inclui as medidas físicas, terapia medicamentosa e o tratamento cirúrgico.

Tabela 85.4 – Critério de classificação da artrite reumatoide de 2010	
Envolvimento articular	Pontos
1 grande articulação	0
2-10 grandes articulações	1
1-3 pequenas articulações	2
4-10 pequenas articulações	3
> 10 articulações	5
Sorologia	
Fator reumatoide e anti-CCP negativos	0
Fator reumatoide ou anti-CCP em baixos títulos	1
Fator reumatoide ou anti-CCP em altos títulos	2
Provas de atividade inflamatórias	
VHS e PCR normais	0
VHS ou PCR elevadas	1
Duração dos sintomas	
< 6 semanas	0
> 6 semanas	1

O escore de 6 pontos ou mais é necessário para classificar o paciente como artrite reumatoide definida.

Medidas Físicas

A primeira medida a ser tomada no tratamento da AR é o repouso. O repouso da articulação inflamada proporciona analgesia e efeito anti-inflamatório. Ao mesmo tempo, as articulações não inflamadas devem ser exercitadas para a manutenção da amplitude de movimento e da força muscular. O uso de talas auxilia na prevenção das contraturas em flexão.

Terapia Medicamentosa

O controle da dor e da inflamação na AR pode ser alcançado com os anti-inflamatórios não hormonais (AINH). Não existe uma clara superioridade de um AINH sobre outro no que se refere à sua eficácia, portanto, a escolha do AINH deve ser feita, basicamente, analisando-se a segurança e o custo destas medicações. Os inibidores específicos da COX-2 oferecem melhor perfil de segurança gastrointestinal e devem ser a opção preferencial nos indivíduos acima de 65 anos. Entretanto, seu maior custo limita sua utilização.

Os corticosteroides são potentes anti-inflamatórios e podem retardar o surgimento das erosões ósseas. Recomenda-se a utilização de doses inferiores a 10 mg de prednisona na AR. O corticosteroide intra-articular é extremamente útil no controle da artrite refratária ao tratamento por via oral. A preparação que deve ser utilizada é o hexacetonido de triancinolona, pois é menos solúvel e, por isso, permanece por mais tempo dentro da articulação.

Conjuntamente com os AINH e os corticosteroides, devem ser iniciadas também as chamadas drogas de base. São fármacos que, além de retardarem as erosões ósseas, induzem a remissão da AR. A escolha da droga de base depende do prognóstico da

AR. A doença de pior prognóstico, ou seja, a que logo de início acomete muitas articulações, tem fator reumatoide positivo ou apresenta erosões nas radiografias, deve ser tratada com o metotrexato. Inicia-se na dose de 15 mg por semana e pode-se chegar até a dose de 25 mg. Na doença de melhor prognóstico pode-se optar pela cloroquina. Este medicamento, embora menos potente que o metotrexato, é bastante seguro, com poucos efeitos colaterais. Quando o paciente não apresenta a resposta adequada à droga de base escolhida, pode-se optar pela combinação de drogas. Além da cloroquina e do metotrexato, são utilizadas a sulfassalazina, azatioprina, ciclosporina, leflunomida e outras.

Mais recentemente, a chamada terapia biológica tem merecido destaque. Trata-se de anticorpos monoclonais que têm como alvo terapêutico elementos específicos do sistema imunológico, que desempenham funções centrais na patogênese da AR (Tabela 85.5). Estes fármacos demonstram a capacidade de retardar a progressão radiológica na AR e podem ser eficazes nos pacientes que não responderam aos fármacos tradicionais.

Tabela 85.5 – Agentes biológicos no tratamento da artrite reumatoide

Biológico	Mecanismo de Ação
Infliximabe	Anti-TNF-α
Adalimumabe	Anti-TNF-α
Etanercept	Anti-TNF-α
Golimumabe	Anti-TNF-α
Certolizumabe	Anti-TNF-α
Anakinra	Anti-interleucina-1
Tocilizumabe	Anti-interleucina-6
Rituximabe	Anti-CD20
Abatacepte	CTLA4-Ig

Tratamento Cirúrgico

A cirurgia na AR pode ser preventiva ou corretiva. A prevenção das lesões irreversíveis pode ser feita pela sinovectomia. Embora a sinovite possa recorrer, em muitos casos a resposta é bastante satisfatória. A cirurgia corretiva é realizada em pacientes com deformidades instaladas e pode trazer alívio da dor, benefícios estéticos e melhora da capacidade funcional.

BIBLIOGRAFIA CONSULTADA

1. Kaleb M, Wolfe F. Comorbidities in rheumatoid arthritis. Best Prac Res Clin Rheum. 2007; 21(5):885-906
2. Klareskog L, Catrina AC, Paget S. Rheumatoid arthritis. Lancet. 2009;373(9664):659-72.
3. Smolen J, Landewe R, Breedveld F et al. EULAR recommendations for the management of rheumatoid arthritis with synthetic and biological disease-modifying antirheumatic drugs. Ann Rheum Dis. 2010; 69(6):964-75.
4. Yoshinari N, Bonfa ESDO. Reumatologia para o clínico. 2ª ed; São Paulo: Roca; 2011.

Capítulo 86

Osteoartrite

Rogério Castro Reis

DEFINIÇÃO

A Osteoartrite (OA) é uma doença reumática que pode atingir todos os componentes articulares, tais como: ligamentos, osso subcondral, cápsula articular, membrana sinovial, músculos periarticulares e, particularmente, as superfícies cartilaginosas da articulação, que gradativamente vão tendo perda funcional, em decorrência de fenômenos biológicos relacionados com o metabolismo da cartilagem que, associados a desordens mecânicas, resultam em falências estrutural e funcional das articulações sinoviais.

É a mais prevalente entre todas as doenças articulares, estando intimamente relacionada com fatores genéticos e o envelhecimento. O alto índice de envelhecimento mundial, cada vez maior, eleva a importância da osteoartrite, levando em conta o impacto socioeconômico que ela pode atingir.

Com base em dados do senso do IBGE de 2010, estima-se que a prevalência total da OA na população brasileira seja de 5,2%, o que poderia corresponder a 9,9 milhões de habitantes, com projeções para que em 2015 atinja a faixa de 12,3 milhões de habitantes (crescimento projetado de 24%). Levando em consideração as faixas etárias, a OA é mais prevalente acima dos 40 anos, tendo sua maior significância na população com idade igual ou acima de 60 anos, com predileção pelo sexo feminino, acusando cinco pontos percentuais maior que o sexo masculino.

Durante a evolução da osteartrite, observa-se a formação de fissura, ulceração da cartilagem, acarretando o seu amolecimento, diminuição e perda do espaço articular, evoluindo para um processo de esclerose do osso subcondral, e de sinovite, além do aparecimento de cistos e osteófitos. Esta deterioração progressiva vai determinar o quadro clínico, de acordo com a sua fase de evolução.

Para o desenvolvimento da osteoartrite são identificados vários fatores de risco como obesidade, sexo, fatores genéticos, alterações anatômicas articulares, traumas, macrotraumas, microtraumas, atividade física, ocupação, senilidade, doenças do metabolismo sistêmico, doenças estruturais do colágeno, déficit de propriocepção. A interação desses fatores de risco vai ocasionar impacto no metabolismo dos condrócitos e seu efeito na matriz extracelular, na qual observamos mecanismos de degradação sobrepondo-se à ação de mecanismos de reparação da matriz extracelular cartilaginosa e obtendo, como resultado final, degradação progressiva da cartilagem articular, influenciando diretamente na sua função e levando ao quadro clínico característico da osteoartrite.

HISTÓRIA CLÍNICA

A osteoartrite, na maioria dos casos, inicia na meia-idade, manifestando-se por dor articular de instalação insidiosa de moderado grau, acompanhada de rigidez matinal fugaz, não ultrapassando 30 minutos, e também rigidez protocinética. A dor piora com movimentos e melhora com repouso. Associada a esses sintomas, o paciente percebe uma nítida redução da função da articulação atingida.

EXAME FÍSICO

Os sinais observados pelo examinador são bem característicos, como a crepitação sentida durante a flexão e a extensão da articulação atingida, além da redução da amplitude dos seus movimentos. Outra alteração observada é o aumento do tamanho da articulação à custa de formações osteofitárias, que apresentam uma consistência rígida ou pétrea, como o próprio osso. Durante a evolução da osteoartrite, podem-se observar crises de exacerbação inflamatória, notando-se também o aumento da articulação, que se dá por influxo de líquido sinovial dentro da cápsula articular, chamado derrame articular, que desta vez apresenta uma consistência reduzida, como é característica dos líquidos.

O observador nota que, com o passar do tempo, a dor se acentua aos movimentos impostos às articulações juntamente com a redução progressiva da sua função, podendo evoluir com deformidades. A piora dessa doença está relacionada com o uso progressivo dessas articulações, muitas vezes submetidas à sobrecarga, como ganho ponderal, hipersolicitação articular, traumas e alteração estrutural anatômica, causando desalinhamento articular (joelhos valgo e varo).

DIAGNÓSTICO

O diagnóstico definitivo da osteoartrite é determinado por critérios clínicos e alterações radiológicas.

A radiografia é utilizada para confirmar suspeita clínica e excluir outras condições. Quando a radiografia é usada junto com exame físico, a sensibilidade e a especificidade são de 91% e 86%, respectivamente, no diagnóstico da osteoartrite. As alterações radiológicas encontradas na osteoartrite são redução do espaço articular, presença de osteófitos, esclerose subcondral, formações de cistos, sendo que cada uma destas alterações apresenta diferentes níveis de gravidade, como descreve a escala de Kellgren-Lawrence (Tabela 86.1).

A ressonância magnética é um exame capaz de mostrar alterações anatômicas causadas pela osteoartrite com uma melhor definição, porém só deve ser solicitada para a realização de diagnóstico diferencial com outros processos que atingem as articulações, como a osteocondrite dissecante, a sinovite vilonodular pigmentada e a necrose avascular.

Tabela 86.1 – Escala de Kellgren-Lawrence	
Grau 1	Estreitamento do espaço articular e presença de osteófitos duvidosos
Grau 2	Osteófitos definidos, estreitamento do espaço articular definitivo
Grau 3	Presença de osteófitos moderados, estreitamento articular definitivo e presença de esclerose subcondral
Grau 4	Osteófitos grandes, importante estreitamento articular, esclerose subcondral importante e deformidades ósseas adjacentes

Os exames laboratoriais são usados para seguimento e resposta ao tratamento da osteoartrite. Nota-se que reagentes de fase inflamatória, como velocidade de hemossedimentação (VHS), proteína C-reativa (PCR), alfa$_1$-glicoproteína ácida podem estar discretamente aumentados no sangue. Todos esses exames são inespecíficos, porém a VHS é o mais sensível e, quando aumentada, sugere atividade inflamatória dessa doença reumática.

Recentemente têm sido descritos, em trabalhos científicos sobre a osteoartrite, alguns biomarcadores que podem ser dosados no sangue. São eles COMP (*Cartilage Oligomeric Matrix Protein*) e CTLX-II (*Cross-linked C-terminal Telopeptide II*), produtos da degradação de moléculas de glicosaminoglicanos da membrana sinovial e da cartilagem, e também das fibras de colágeno tipo II, ambos componentes da matriz extracelular da cartilagem. Os níveis séricos destes biomarcadores estão diretamente relacionados com a evolução da doença, isto é, aumentam com a evolução e a progressão e reduzem seus níveis com o tratamento e a estabilização do processo de degradação da cartilagem articular e da remodelação do osso subcondral.

TRATAMENTO

O objetivo do tratamento da osteoartrite é controlar a dor e manter, a longo prazo, a função articular. Antes mesmo de iniciar o tratamento propriamente dito, devem-se identificar os fatores de risco com o objetivo de controlá-los, evitando dessa forma que contribuam para a piora progressiva do quadro.

Por meio de programas educacionais, podemos mostrar aos pacientes que fatores modificáveis, como a perda de peso, a sobrecarga articular com relação à atividade cotidiana (ocupação, atividade esportiva etc.) são importantes para evitar a progressão da lesão articular. Para avaliar a articulação atingida com o objetivo de restabelecer sua função, levando em conta todas as estruturas diretamente relacionadas (ligamentos, musculatura periarticular, cápsula e cartilagem), necessita-se muitas vezes de equipe multidisciplinar formada por fisiatras, fisioterapeutas e reumatologistas.

Com relação ao tratamento medicamentoso, apesar de estudos atuais mostrarem várias classes de drogas a serem utilizadas em diversos mecanismos fisiopatológicos envolvidos na osteoartrite, o arsenal que se dispõem atualmente visa exclusivamente o controle da dor. Os analgésicos podem ser úteis e atualmente recomendados para iniciar o tratamento da dor leve a moderada na osteoartrite do joelho. No entanto, por causa de preocupações sobre o risco de hepatotoxicidade, um comitê consultivo da *Food and Drug Administration*, dos EUA, recomenda que a dose diária máxima de paracetamol (acetaminofeno), no adulto, deve ser inferior a 4 g/dia.

Uma revisão de ensaios clínicos randomizados, comparando a ação do paracetamol com a dos anti-inflamatórios não esteroides (AINEs) apresentou melhor eficácia e preferência dos pacientes para o uso dos AINEs, embora os efeitos secundários fossem maiores. Por isso nenhuma medicação é considerada mais eficaz para o controle da dor da osteoartrite que os anti-inflamatórios. Os analgésicos opioides podem ser empregados como drogas de segunda linha nos casos de dor refratária aos analgésicos comuns.

Outra classe de medicamentos que tem sido utilizada como coadjuvantes para o controle da dor são os inibidores da recaptação da serotonina, entre eles a duloxitina, que teria ação sobre a depressão associada à dor crônica e também no controle da dor de origem neuropática, muitas vezes presente no processo da osteoartrite.

Mais uma forma de tratamento que deve ser considerada é o uso de corticoides intra-articular. Esta modalidade de tratamento tem ação temporária, necessitando sua realização até três vezes ao ano, implicando também em complicações como infecção da articulação já deteriorada. Todas as formas de tratamento citadas até agora são recomendadas por sociedades internacionais de reumatologia, sendo fundamentadas por trabalhos de alto peso científico, com alto nível de evidência e recomendação.

Na prática clínica em consultórios reumatológicos, são largamente empregadas medicações consideradas condroprotetoras, como o sulfato de glicosamina, a associação de sulfato de glicosamina a sulfato de condroitina, diacereína e complexo de componentes da soja e do abacate. Essas medicações são utilizadas com a intenção de melhorar os sintomas de dor e rigidez articular, evitando assim o uso abusivo de anti-inflamatórios frequentemente feito pelos pacientes sem indicação médica, fato que leva a um alto índice de efeitos colaterais. Porém essa classe de medicação, segundo trabalhos científicos, mostrou pouca vantagem do seu uso quando comparada com o placebo, portanto não é recomendada por todas as sociedades de reumatologia.

Quando todos os recursos foram empregados para o controle e a prevenção da progressão da osteoartrite, e diante do quadro clínico já instalado, evoluindo para a incapacidade funcional total da articulação, deve ser considerado o tratamento cirúrgico com base na substituição da articulação totalmente destruída por próteses mecânicas. A artroplastia é um procedimento cirúrgico ortopédico que, na maioria das vezes, é de moderada a alta complexidade, e pode envolver riscos que levam a uma perda do equilíbrio do organismo como um todo, isto é, deve ser considerado o estado geral do paciente candidato a esse tipo de intervenção, que muitas vezes é indicada numa faixa etária elevada quando inúmeras comorbidades são comuns, aumentando a taxa de mortalidade e morbidade associada a esses tipos de procedimentos.

CONCLUSÃO

A osteoartrite é um processo progressivo de degradação que atinge a homeostase da articulação e está intimamente relacionada com mecanismos que levam à injúria do sistema osteoarticular somada ao envelhecimento. Até o momento não existem medidas totalmente eficazes capazes de impedir sua progressão; portanto, seu diagnóstico precoce é importante no sentido de identificar os mecanismos envolvidos em cada caso, com o objetivo de controlá-los da melhor forma.

BIBLIOGRAFIA CONSULTADA

1. Bennell KL, Hunter DJ, Hinman RS. Management of osteoarthritis of the knee. BMJ. 2012;345:e4934.
2. Mobasheri A. Osteoarthritis year 2012 in review: biomarkers. Osteoarthrites Cartilage. 2012;20:1451-1454.
3. Wick MC, Jaschke W, Klauser AS. Radiological imaging of osteoarthritis of the knee. Radiologe. 2012; 52:994-1002.
4. Zhang W, Dohorty M et al. EULAR. Evidence based recommendations for the diagnoses of knee osteoarthritis. Ann Rheum Dis. 2010;64:483-489.
5. Zhang W, Moskovitz RW et al. OARSI recommendations for the management of hip and knee osteoarthritis, Part II: OARSI evidence-based, expert consensus guidelines. Osteoarthritis Cartilage. 2008;16:137-162.

Capítulo 87

Cervicalgias

Cristiano Barbosa Campanholo

INTRODUÇÃO

Cerca de 10% da população adulta apresentarão dor na região cervical em algum momento de suas vidas[1], prevalência semelhante às lombalgias, entretanto com menor absenteísmo ao trabalho, e menos de 1% desenvolverá déficits neurológicos. Patologias da coluna vertebral são as principais causas de dor na região do pescoço, e podem ser relacionadas com dor e/ou disfunção neurológica. São causas de dor: tensão cervical, lesões discais, dor cervical relacionada com danos em facetas articulares, dor miofacial e lesões resultantes de traumas com mecanismo de chicote. Dor irradiada para as extremidades e/ou sintomas neurológicos podem resultar de radiculopatias e mielopatias.

ANATOMIA

A coluna cervical é composta por sete vértebras, sendo a primeira e a segunda vértebras diferentes morfológica e funcionalmente das demais. A articulação entre a base do crânio e a primeira vértebra cervical, atlanto-occipital, é responsável por 1/3 da flexão e da extensão e 50% da inclinação lateral cervical. A articulação entre a primeira e a segunda vértebras cervicais, atlantoaxial, corresponde a 50% da rotação. As articulações entre a segunda e a sétima vértebras cervicais correspondem a 2/3 da flexão e da extensão, 50% da rotação e 50% da inclinação lateral (Figura 87.1).

As lesões mais graves e a maior degeneração articular ocorrem entre as vértebras C4 e C7[2], acometendo as raízes nervosas de C5-C7 que passam pelos forames intervertebrais. Articulações uncovertebrais, também chamadas de articulações de Luschka, estão presentes no segmento C3-C7, localizadas na borda posterolateral do disco invertebral e na porção anteromedial do forame intervertebral. Apesar de não serem articulações sinoviais, pode haver hipertrofia associada à degeneração discal e resultar em diminuição do espaço no forame intervertebral, sendo causa comum de radiculopatia cervical[3].

Os dermátomos sensoriais cervicais são ilustrados na Figura 87.2.

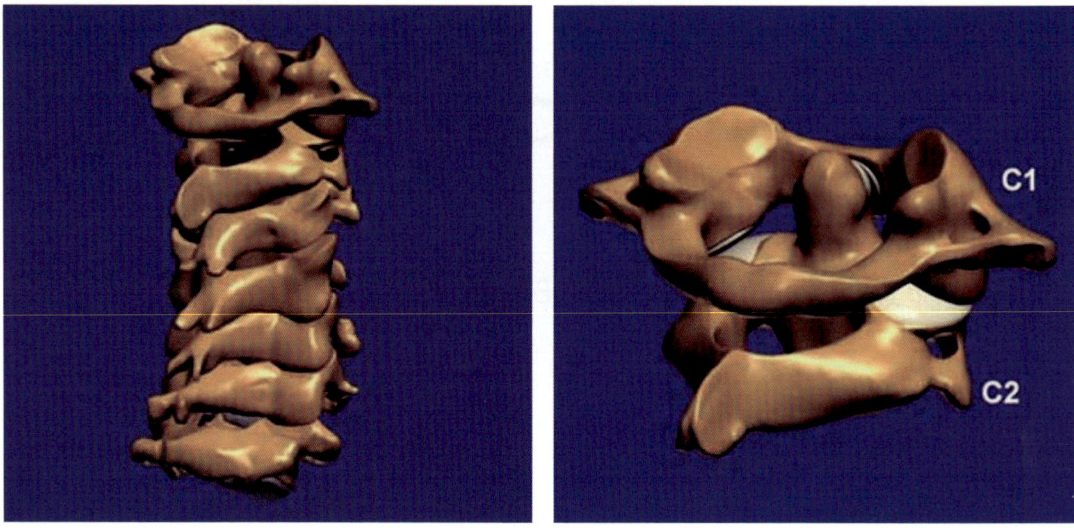

Figura 87.1 – Anatomia da coluna vertebral cervical.

Cervicalgias podem ser causadas por doenças sistêmicas como artrite reumatoide, espondiloartrites, polimialgia reumática, metástases ósseas. A abordagem diagnóstica em pacientes que não tenham evidências de etiologia reumatológica, infecciosa, oncológica é descrita a seguir.

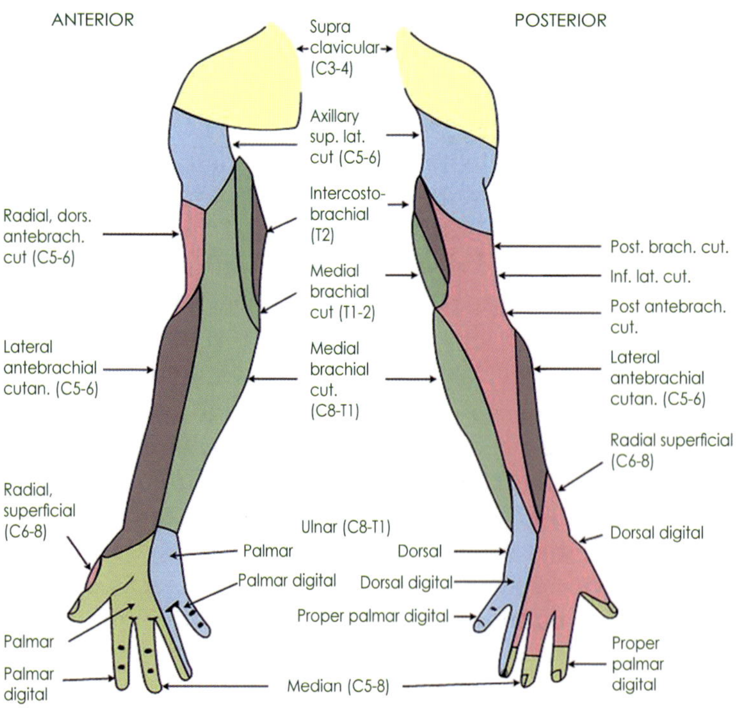

Figura 87.2 – Níveis sensitivos – dermátomos – membros superiores.

Tensão Cervical

É um diagnóstico inespecífico, classicamente utilizado para descrever injúrias em musculatura cervical paraespinhal, dorsal alta e ligamentos, que pode ser atribuída quando disfunções neurológicas são excluídas. Resulta de estresse físico de atividades diárias incluindo posturas inadequadas e hábito de dormir. Tipicamente os sintomas prevalentes são dor, rigidez e aperto na região dorsal alta e nos ombros por até 6 semanas.

Pacientes com sintomas crônicos que excedem esse período não devem receber esse diagnóstico. Podem estar relacionados com dor discogênica, dor facetária, mielopatia ou radiculopatia cervical, dor miofacial e dor neuropática central ou periférica. Alterações degenerativas da coluna vertebral relacionadas com as patologias discais com formação de osteófitos entre os corpos vertebrais e alterações em facetas e lâminas vertebrais são denominadas espondilose cervical. A correlação entre os achados radiográficos e a presença ou gravidade da dor é pobre[4], o que dificulta a distinção entre as diferentes entidades clínicas[5].

Dor Cervical Discogênica

Termo utilizado para descrever dor cervical relacionada com as discopatias, como degeneração e rotura discal, que são as causas mais comuns de cervicalgias. Em contraste com herniações cervicais, as dores discogênicas referem-se ao dano à arquitetura discal que resulta em dor mecânica com ou sem achados de inflamação. Esse processo degenerativo está associado à incapacidade de distribuição efetiva de pressões entre o disco, o platô vertebral e as articulações facetárias.

A dor discogênica cervical é mais intensa no eixo axial. Agravamento dos sintomas pode ocorrer quando o pescoço permanecer em uma mesma posição por longos períodos, como ocorre ao conduzir veículos, ler ou trabalhar ao computador. Muitas vezes há rigidez e espasmos musculares associados.

Exame clínico demonstra desconforto local com a movimentação, a diminuição da amplitude e o exame neurológico sem particularidades. As imagens da RM demonstrando degeneração são incapazes de precisar quais são os discos dolorosos, uma vez que as alterações degenerativas são comumente assintomáticas[6,7].

Síndrome Facetária

A articulação zigoapofisária ou facetária pode causar dor axial e provavelmente é a causa da cervicalgia relacionada com o fenômeno do chicote. Na história clínica, os pacientes geralmente referem trauma com flexão e extensão abruptas, ou ocupações que necessitam posicionar o pescoço em extensão repetidas vezes. A dor é localizada, geralmente mediana ou discretamente lateral, mas pode ser referida em ombros, região periescapular, occipital ou proximal dos membros superiores.

Não há dados específicos na história ou no exame físico, nem achados de imagem que confirmem o diagnóstico. O alívio dos sintomas com bloqueio anestésico da inervação periarticular pode ser considerado teste diagnóstico definitivo.

Fenômeno de Chicote

Causado por movimentos de flexão e extensão abruptas da coluna cervical. Pode ocorrer dor intensa, espasmos musculares, diminuição da amplitude de movimento do pescoço e cefaleia occipital, apesar da não identificação de anormalidades aos métodos de imagem. Cerca de 50% dos adultos com lesão em chicote relatam sintomas até 1 ano depois[8].

Sangramento microvascular e liberação local de mediadores inflamatórios podem explicar os sintomas agudos, mas alguns pacientes permanecem sintomáticos por meses até anos. Lesão de partes moles, particularmente do ligamento alar, estão associadas ao grau de disfunção[9].

Dor Miofascial

Dor regional com pontos-gatilho dolorosos, bandas tensas e sensibilidade à pressão. Inespecífica, pode corresponder a qualquer condição patológica que cause dor do pescoço ao ombro e não deve ser considerada um diagnóstico definitivo. Pode ser associada a depressão, ansiedade e insônia.

Tabela 87.1 – Causas musculoesqueléticas de dores cervicais
Tensão cervical
Lesões discais
Espondilose cervical
Dor cervical relacionada com danos em facetas articulares
Dor miofacial
Lesões resultantes de traumas com mecanismo de chicote

Fatores que Sugerem Doença de Significado Clínico

Alterações degenerativas da coluna vertebral são as causas mais comuns de dor aguda e crônica em região cervical. É importante o reconhecimento de sinais e sintomas que podem indicar patologias mais graves que necessitam de diagnóstico e abordagem específica:

1. dor cervical associada à cefaleia, dor em cinturas escapular e pélvica ou ainda sintomas visuais em pacientes idosos podem sugerir doença reumatológica, como polimialgia reumática ou arterite de células gigantes;
2. dor cervical com história de febre, calafrios ou perda ponderal inexplicada, imunossupressão, neoplasias ou utilização de drogas injetáveis podem ser causadas por infecções ou tumores;
3. dor cervical associada a sinais e sintomas neurológicos pode sugerir mielopatia cervical;

4. parestesia ou dor em choque que aparecem com flexão do pescoço (fenômeno de Lhermitte) sugerem compressão medular por herniação discal mediana ou espondilose, mas também podem ser sinal de patologia intramedular, como placa de esclerose múltipla;
5. dor cervical em região anterior não é apresentação típica de espondilose, devendo ser consideradas as causas não vertebrais como etiologias;
6. história de queda ou trauma recente requer imobilização, estabilização e remoção do paciente até um serviço de emergência para avaliação adequada.

Tabela 87.2 – Diagnósticos diferenciais de dores cervicais

Neoplasias	Tumores envolvendo coluna vertebral ou medula
Vasculares	Dissecção de artérias carótidas ou vertebrais
Cardiovasculares	Angina pectoris, infarto agudo do miocárdio
Infecção	Abscesso parafaríngeo, subdiafragmático; meningite; herpes zoster
Visceral	Obstrução esofágica, doença biliar, tumores em ápice pulmonar
Dor referida em ombros	Pinçamentos, capsulite adesiva, tendinite do manguito rotador
Neurológicas	Distonia cervical, cefaleia tensional
Reumatológicas	Polimialgia reumática, fibromialgia

A solicitação de exames de imagem faz-se obrigatória sempre que houver história de trauma. Nos demais casos, sugere-se complementação com imagens nas seguintes situações: idade superior a 50 anos; presença de sintomas constitucionais (febre, calafrios, perda ponderal inexplicada); dor moderada a grave por mais de 6 semanas; déficits neurológicos; risco de infecção (uso de drogas injetáveis, imunossupressão e neoplasias).

Na ausência de fatores de risco para doenças graves, a radiografia simples é o método de escolha. Ressonância magnética deve ser realizada em pacientes com sinais e sintomas de doença neurológica, em casos de suspeita de infecção ou neoplasia e ainda naqueles com sintomas há mais de 6 semanas, cuja radiografia foi inconclusiva.

Eletroneuromiografia pode distinguir síndromes nervosas periféricas de radiculopatias cervicais e pode ser considerada quando houver dor e disestesia mais proeminentes nas extremidades que no eixo axial.

Exames sanguíneos não são rotineiramente indicados em sintomas cervicais.

TRATAMENTO

Os objetivos do tratamento são reduzir a dor e os espasmos musculares, restabelecer a lordose cervical fisiológica e restaurar a função. A maioria dos casos é resolvida nas primeiras 2 a 3 semanas com medidas conservadoras, entretanto pacientes com dor axial intensa e lesões tipo chicote podem permanecer sintomáticos por longos períodos[10].

A terapia das cervicalgias agudas inclui modificação postural, medidas farmacológicas e fisioterapia. Aplicação de meios físicos como gelo ou calor pode proporcionar alívio temporário da dor e do espasmo muscular. Além disso, exercícios suaves de extensão, flexão e inclinação lateral da coluna vertebral visando alongamento são benéficos.

A postura deve respeitar o correto posicionamento do dorso e o alinhamento dos ombros, além de evitar carregar bolsas ou objetos sobre os ombros. Ao dormir, a cabeça e o pescoço devem ficar alinhados com o corpo, repousando sobre um travesseiro levemente elevado, relaxando assim a musculatura cervical. Extensão cervical é desaconselhada para situações de estenose foraminal, por hipertrofia uncovertebral ou herniações discais. Profissões sedentárias que exigem longos períodos de tempo sentado podem ser orientadas a movimentar cabeça e pescoço e até mudar de decúbito ou deambular periodicamente, quando possível.

O colar cervical rígido está indicado em casos de trauma, quando a imobilização se faz necessária, e o de espuma pode ser utilizado como medida de conforto, durante a fase álgica mais crítica (1 a 2 semanas), inclusive para dormir, evitando assim despertares pela dor. Para as demais causas musculoesqueléticas, seu uso vem sendo desencorajado, por atrasar a melhora clínica e não demonstrar melhora quanto ao alívio da dor, ganho de movimento e recuperação de função[11].

Analgesia com paracetamol e/ou anti-inflamatórios não esteroidais (AINEs) é eficaz em formas leve e moderada, sendo benéfica a associação desses fármacos. Dores mais intensas podem necessitar de associação de opioides fracos (codeína e tramadol) ou fortes (morfina, meperidina, oxicodona e hidromorfona).

Relaxantes musculares (ciclobenzaprina, carisoprodol e baclofeno) não são mais eficazes que AINEs, mas podem ser utilizados de forma associada, promovendo relaxamento e alívio do espasmo muscular.

A dor cervical crônica compreende componentes nociceptivos e neuropáticos, então antidepressivos tricíclicos (amitriptilina, nortriptilina) podem ser utilizados para modular a dor e restabelecer o sono. Outras terapias como inibidores da recaptação da serotonina (duloxetina e venlafaxina)[12] demonstraram eficácia para alívio da dor em pacientes nos quais coexista depressão, ansiedade ou fibromialgia. Gabapentina é outra opção.

Pacientes que apresentem cervicalgia associada a radiculopatia ou mielopatia cervical necessitam de avaliação do cirurgião de coluna (ortopedista ou neurocirurgião).

REFERÊNCIAS BIBLIOGRÁFICAS

1. Guzman J, Haldeman S, Carroll LJ et al. Clinical practice implications of the Bone and Joint Decade 2000-2010 Task Force on Neck Pain and Its Associated Disorders: from concepts and findings to recommendations. Spine (Phila Pa 1976). 2008;33:S199.
2. Monahan JJ, Waite RJ. Cervical spine. In: Orthopaedics in primary care, Steinberg GG, Akins CM, Baran DT, eds. Baltimore: Lippincott Williams Wilkins; 1999.
3. Anderson BC. Office Orthopedics for Primary Care: Diagnosis and Treatment, 3rd ed. Philadelphia: WB Saunders Company; 2005.
4. Teresi LM, Lufkin RB, Reicher MA. Asymptomatic degenerative disk disease and spondylosis of the cervical spine: MR imaging. Radiology. 1987;164:83.
5. Binder AL. Cervical pain syndromes. In: Oxford Textbook of Rheumatology, Maddison PJ, ed. Oxford: Oxford Medical Publications;1993. p. 1060.

6. Boden SD, McCowin PR, Davis DO et al. Abnormal magnetic-resonance scans of the cervical spine in asyntomatic subjects. A prospective investigation. J Bone Joint Surg Am. 1990;72:1178.
7. Schellhas KP, Smith MD, Gundry CR et al. Cervical discogenic pain. Prospective correlation of magnetic resonance imaging and discography in asymptomatic subjects and pain suffers. Spine (Phila Pa 1976). 1996;21:300.
8. Carroll LJ, Holm LW, Hogg-Johnson S et al. Course and prognostic factors for neck pain in whiplash-associated disorders (WAD): results of the the Bone and Joint Decade 2000-2010 Task Force on Neck Pain and Its Associated Disorders: from concepts and findings to recommendations. Spine (Phila Pa 1976). 2008;33:S199.
9. Krakenes J, Kaale BR. Magnetic resonance imaging assessment of craniovertebral ligaments and membranes after whiplash trauma. Spine (Phila Pa 1976). 2006;31:2820.
10. Gennis P, Miller L, Gallagher EJ et al. The effect of soft cervical collars on persistent neck pain in patients with whiplash injury. Acad Emerg Med. 1996;3:568.
11. Mealy K, Brennan H, Fenelon GC. Early mobilization of acute whiplash injuries. Br Med J. 1986;292:656.
12. Barkin RL, Barkin S. The role of venlafaxine and duloxetine in the treatment of depression with decremental changes in somatic symptoms of pain, chronic pain, and pharmacokinetics and clinical considerations of duloxetine pharmacotherapy. Am J Ther. 2005;12:431.

Capítulo 88

Espondiloartrites

Cristiano Barbosa Campanholo

INTRODUÇÃO

As espondiloartrites (EpA) compreendem um grupo de doenças fenotipicamente diferentes, que compartilham componentes epidemiológicos, genéticos e ambientais, bem como achados clínicos e radiográficos. São manifestações clínicas comuns às EpA: lombalgia inflamatória, artrites periféricas, dactilites, entesites e uveítes e fazem parte desse grupo a espondilite anquilosante (EA), artrite psoriásica (APs), artrite reativa, espondiloartrite associada à doença inflamatória intestinal (DII), artrite idiopática juvenil associada à entesite, uveíte associada ao HLA-B27 e ainda as espondiloartrites indiferenciadas. Neste capítulo vamos enfatizar as quatro primeiras doenças.

A lombalgia inflamatória pode ser definida quando quatro de cinco características estiverem presentes: início antes dos 40 anos de idade, de forma insidiosa, melhora com exercícios, não melhora com repouso e dor noturna que melhora ao levantar[1]. O envolvimento articular periférico geralmente é assimétrico e acomete preferencialmente os membros inferiores (MMII). Dactilites são caracterizadas pelo edema difuso de dedos das mãos ou dos pés, resultado do processo inflamatório em tendões flexores profundos e superficiais, articulações e estruturas periarticulares.

Ênteses, do ponto de vista anatômico, são sítios de inserção de ligamentos e tendões ou da cápsula articular ao osso, que têm como principais funções a ancoragem de tecidos moles em tecidos duros, promovendo resistência e integridade, ponto de apoio articular e dissipação de estresse mecânico[2]. Atualmente são consideradas o sítio primário da inflamação nas EpA.

O HLA-B27 é uma molécula do complexo de histocompatibilidade (MHC) classe I que contribui com 25 a 50% do risco genético total da EA e constitui a associação imunogenética mais fortemente observada entre as doenças reumatológicas. Em caucasianos saudáveis, cerca de 6 a 8% são positivos e o risco de desenvolver EA é de 2 a 5%, embora 80 a 98% dos pacientes com EA sejam HLA-B27 positivos. Em pacientes com outras EpA, como APs e artrite reativa, a prevalência do HLA-B27 é menor, entretanto, quando há envolvimento axial ocorre aumento significativo da positividade desse gene. Associa-se a pior prognóstico axial e maior risco de manifestações extra-articulares, uveíte e balanite circinada[3].

Na Tabela 88.1 apresentamos as principais diferenças entre lombalgias inflamatórias e mecânicas.

Tabela 88.1 – Diferenças entre dor lombar inflamatória e mecânica

	Dor Inflamatória	Dor Mecânica
Idade de início	< 40 anos	Qualquer idade
Tipo de início	Insidiosa	Aguda
Duração dos sintomas	> 3 meses	< 4 semanas
Rigidez matinal	> 30 minutos	< 30 minutos
Dor noturna	Comum	Ausente
Efeito de exercícios	Melhora	Exacerba
Dor em sacroilíacas	Frequente	Ausente
Mobilidade da coluna	Diminuída em alguns planos	Flexão anormal
Expansibilidade torácica	Geralmente diminuída	Normal
Déficits neurológicos	Incomuns	Possível

Na década de 1990, o Grupo Europeu de Estudo das Espondiloartrites (ESSG) estabeleceu critérios classificatórios para o grupo das EpA levando em consideração o fato de muitos pacientes apresentarem achados clínicos compatíveis, mas não fecharem diagnóstico definitivo para nenhuma das doenças específicas do grupo (Tabela 88.2).

Tabela 88.2 – Critérios classificatórios de EpA (ESSG, 1991)

Dor axial inflamatória ou sinovite assimétrica predominante em MMII e pelo menos um dos seguintes critérios
História familiar positiva (EA, APs, uveíte anterior, DII)
Psoríase cutânea
Doença inflamatória intestinal
Uretrite ou diarreia aguda até 4 semanas precedendo a artrite
Dor em nádegas alternante
Entesopatia (inserção do tendão de Aquiles ou fáscia plantar)
Sacroileíte (bilateral graus 2 a 4 ou unilateral graus 3 ou 4)

EA = espondilite anquilosante, APs = artrite psoriásica, DII = doença inflamatória intestinal. Sensibilidade: 86%; especificidade: 87%.

O início dos sintomas de dor lombar inflamatória geralmente ocorre na terceira década de vida, transcorrendo em média 6 a 8 anos até o diagnóstico definitivo, resultado da lentidão para o aparecimento da sacroileíte definida na radiografia simples[4]. A introdução da ressonância magnética (RM) permitiu o reconhecimento de processo inflamatório articular agudo, com ou sem dano estrutural prévio. Desta maneira foi possível identificar pacientes com EpA mais precocemente, em fase pré-radiográfica, o que motivou o desenvolvimento de novos critérios propostos pelo grupo ASAS (*Assesment of Spondilo Arthritis International Society*) para EpA axial, apresentados a seguir na Tabela 88.3 e definidos na Tabela 88.4.

Tabela 88.3 – Critérios de classificação de EpA Axial ASAS[5]

Pacientes com lombalgia ≥ 3 meses e idade < 45 anos	
Sacroileíte em imagem* E ≥ 1 achado de EpA**	HLA-B27 E ≥ 2 achados de EpA**
**Achados de EpA	*Sacroileíte na imagem:
• Lombalgia inflamatória • Artrites • Entesites (calcâneo) • Uveítes • Dactilites • Psoríase • Doença Inflamatória Intestinal • Boa resposta e AINEs • História familiar de EpA • PCR elevada • HLA-B27	• RM com lesão inflamatória ativa com edema de medula óssea/osteíte, sugestiva de sacroileíte associada a EpA OU • Bilateral graus 2 a 4 ou unilateral graus 3 ou 4 na radiografia simples, de acordo com critérios de Nova Iorque modificados

Sensibilidade de 82,9%, *especificidade de 84,4%.*
Imagem de sacroileíte apenas: sensibilidade de 66,2%, especificidade de 97,3%

Cada uma das doenças do grupo (espondilite anquilosante, artrite psoriásica, artrite reativa e artrite associada à doença inflamatória intestinal) tem características próprias que as diferem entre si (Tabela 88 5).

Espondilite Anquilosante

A EA é uma doença inflamatória sistêmica crônica, caracterizada pelo acometimento primário da coluna vertebral, com envolvimento das articulações sacroilíacas de forma geralmente simétrica. Pode ocorrer ainda artrite periférica, com predominância assimétrica e preferencialmente em MMII, entesites ligamentares e tendíneas que com frequência resultam em fibrose gradual e anquilose óssea[6].

Manifestações extra-articulares podem ocorrer em pacientes com EA, de forma isolada ou se associar[7]:

- uveíte anterior aguda: ocorre em 25-30% dos pacientes, principalmente nos HLA-B27 positivos. Geralmente agudas, resultam em dor, lacrimejamento, fo-

Tabela 88.4 – Definição de parâmetros propostos pelo ASAS para classificação de EpA[5]	
Achados	**Definição**
Lombalgia inflamatória	Quatro de 5 parâmetros: 1) idade de início dos sintomas < 40 anos; 2) início insidioso; 3) melhora com exercícios; 4) não melhora com repouso; 5) dor noturna - ASAS
Artrites	Sinovite, atual ou prévia, diagnosticada por médico
Entesites (calcâneo)	Dor ou edema, atual ou prévio, ao exame do sítio de inserção de tendão de Aquiles ou fáscia plantar no calcâneo
Uveítes	Uveíte anterior, atual ou prévia, confirmada por oftalmologista
Dactilites	Dactilite, atual ou prévia, diagnosticada por médico
Psoríase	Psoríase, atual ou prévia, diagnosticada por médico
Doença Inflamatória Intestinal	Doença de Crohn, atual ou prévia, diagnosticada por médico
Boa resposta a AINEs	Melhora significativa da dor lombar após 24-48 horas de uma dose adequada de anti-inflamatório não esteroidal (AINE)
História familiar de EpA	Familiares de primeiro ou segundo grau que apresentem: 1) EA; 2) psoríase; 3) uveíte anterior; 4) artrite reativa; 5) DII
PCR elevada	Concentração de proteína C-reativa (PCR) acima do normal, na presença de lombalgia inflamatória, depois de excluir outras causas de elevação de PCR
HLA-B27	Teste positivo
Sacroileíte à radiografia*	Bilateral graus 2 a 4 ou unilateral graus 3 ou 4 na radiografia simples, de acordo com critérios de Nova Iorque modificados
Sacroileíte à RM	Lesão inflamatória ativa com edema de medula óssea/osteíte, sugestiva de sacroileíte associada a EpA

**Graduação de sacroileíte à radiografia:*
Grau 0: normal.
Grau 1: alterações suspeitas.
Grau 2: anormalidades mínimas. Áreas localizadas com erosão ou esclerose, sem alteração do espaço articular.
Grau 3: anormalidades moderadas. Sacroileíte moderada ou avançada com presença de uma ou mais erosões, evidenciando esclerose ou anquilose parcial.
Grau 4: anormalidades graves com anquilose total.

tofobia e borramento da visão. Pode preceder o quadro articular e ocorrer em surtos;

- cardiovascular: ocorre em 3-10% dos pacientes, podendo manifestar-se como insuficiência aórtica, insuficiência valvar, cardiomegalia, pericardite e distúrbios de condução elétrica;

Tabela 88.5 – Comparação das EpA e achados relacionados				
Achado	EA	APs	Artrite Reativa	Artrite Associada a DII
Gênero (M:F)	2-3:1	1:1	8:1 (TGU) 1:1 (TGI)	1:1
Idade de início	< 40	35-55	20-40	Adultos jovens
Sacroileíte ou espondilite	100%	20%	40%	< 20%
Simetria da sacroileíte	Simétrico	Assimétrico	Assimétrico	Simétrico
Artrite periférica	25%	95%	90%	15-20%
Distribuição	Axial e MMII	Qualquer articulação	MMII	Variável
HLA-B27	85-95%	25%*	30-80%	7%#
Uveíte	25-40%	25%	25%	10-36%

TGI: trato gastrointestinal; TGU: trato genitourinário;
**: quando espondilite presente; #: quando espondilite presente.*

- pulmonar: ocorre em cerca de 1% dos pacientes, geralmente após longo período de doença, manifesta-se como intersticiopatia acometendo preferencialmente lobos superiores;
- enterite: pode ocorrer em até 30-60% dos pacientes com EA, de forma assintomática no terço proximal do íleo ou no cólon.

A positividade do HLA-B27 em pacientes espondilíticos varia entre 80 e 98%, sendo mais elevada em população branca não miscigenada do norte da Europa. No Brasil, país de intensa miscigenação étnica, a EA, assim como as EpA, costuma ser encontrada em mulatos e a frequência do HLA-B27 é de 69,5%.

Testes laboratoriais não são patognomônicos para o diagnóstico, mas podem auxiliar na evidenciação de atividade inflamatória, velocidade de hemossedimentação (VHS), PCR e anemia de doença crônica. O HLA-B27 pode auxiliar no diagnóstico e também ser fator prognóstico.

O tratamento da EA deve ser direcionado conforme a manifestação da doença. AINEs são indicados tanto para o envolvimento articular periférico quanto para o axial[8].

Drogas modificadoras de doença (DMARDs) como sulfassalazina, metotrexato e leflunomida são indicadas para o tratamento das artrites periféricas. O acometimento axial e das enteses deve ser tratado com AINEs. Os agentes anti-TNF estão indicados para a redução de sinais e sintomas de pacientes com EA ativa de moderada a grave intensidade com resposta inadequada a dois ou mais AINEs em período mínimo de observação de 3 meses e que não responderam à associação com metotrexato ou sulfassalazina[8].

Artrite Psoriásica

A APs pode ser definida como "artrite inflamatória associada à psoríase, que usualmente é fator reumatoide negativo". A incidência anual de APs é de 1 a 420 casos/100.000 e variação tamanha deve-se a diferentes critérios aplicados por reumatologistas e dermatologistas para a definição e o seguimento da doença. Sua prevalência é de 7-42% em pacientes com psoríase, podendo resultar em erosões e dano estrutural já nos primeiros 2 anos em cerca de 50% dos pacientes[9,10].

Ao contrário da artrite reumatoide (AR), em que prevalece o gênero feminino, na APs a distribuição é de 1:1. A média de idade ao diagnóstico varia de 30 a 55 anos e geralmente as manifestações musculoesqueléticas, caracterizadas por entesites, sinovites, dactilites e espondilite, são precedidas em até 10 anos por manifestações cutâneas em 75% das vezes. Em aproximadamente 15% as manifestações são concomitantes e em 10% dos casos os sintomas articulares precedem o envolvimento da pele por mais de 1 ano.

A patogênese da doença, tanto cutânea quanto articular, é calcada em estímulos proliferativos, numa base genética poligênica, com a participação do sistema imune inato e adquirido e fatores ambientais como trauma físico, infecções (estreptocócicas, estafilocócicas, HIV), estresse psicológico, medicamentos (lítio, betabloqueadores, inibidores da enzima conversora de angiotensina e AINEs), álcool e tabaco.

O critério classificatório atualmente utilizado para APs é o CASPAR (***ClASsification*** *criteria for* ***P****soriatic* ***AR****thritis*) (Tabela 88.6), que permite uma sensibilidade de 91,4% e especificidade de 97,8% para o diagnóstico de APs[11].

Tabela 88.6 - Critério CASPAR de classificação da artrite psoriásica[11]

Doença inflamatória articular (axial, periférica ou entesítica) e atingir ≥ 3 pontos, nas seguintes categorias	Pontos
Psoríase cutânea atual ou, História pregressa de psoríase ou, História familiar de psoríase	2 1 1
Dactilite	1
Distrofia ungueal	1
Fator reumatoide negativo	1
Neoformação óssea justa-articular	1

O envolvimento articular na APs é heterogêneo, variando desde monoartrite a extensas artrites destrutivas, podendo acometer articulações periféricas e coluna vertebral em frequências variáveis. Moll e Wright propuseram uma classificação descritiva aceita até hoje (Tabela 88.7). Sabemos, porém, que há elevado grau de sobreposição entre essas categorias e que o tempo de duração da doença influencia diretamente o número de articulações observadas.

Tabela 88.7 – Classificação de Moll e Wright para artrite psoriásica
• Artrite com acometimento predominante de interfalangianas distais
• Artrite mutilante
• Poliartrite simétrica semelhante a AR
• Oligoartrite assimétrica
• Forma predominantemente espondilítica

As formas oligoarticulares tendem a ser assimétricas, podendo acometer pequenas e grandes articulações, enquanto as poliarticulares simétricas tendem a acometer pequenas articulações, sendo comum o envolvimento das interfalangianas distais.

A coluna vertebral pode ser acometida de forma assimétrica, com alterações unilaterais e tendem a não ocorrer em vértebras consecutivas. O envolvimento das articulações sacroilíacas pode ser simétrico ou não.

Outros achados frequentes:

a. dactilites ou dedos em salsicha: achado comum nas EpA, em geral, caracterizado pelo edema difuso de um único dedo da mão ou do pé. É comum em APs, podendo ocorrer em 30-40% dos casos;

b. entesites: lesão inflamatória da inserção tendínea em ossos, sintomática em 20-40% dos casos; sítios principais de acometimento são o tendão de Aquiles, a fáscia plantar no calcâneo e inserções ligamentares de ossos pélvicos;

- lesões ungueais: podem ocorrer em 80% dos casos de APs. As lesões são caracterizadas por depressões puntiformes (*pitting*), hiperqueratose, onicólise, leuconíquia e manchas em óleo salmão.

Alterações osteoarticulares vistas nos exames radiográficos são erosões articulares, diminuição de espaço articular, proliferação óssea adjacente, periostite, osteólise, anquilose e formação de osso novo nas ênteses centrais e periféricas. RM e US explicam a relação entre entesite, dactilite, inflamação extracapsular, sinovite e osteíte.

O tratamento da APs deve ser direcionado conforme a apresentação da doença[12]. Envolvimento articular periférico tem como opções terapêuticas os AINEs, metotrexato, leflunomida e ciclosporina. O acometimento axial e das ênteses deve ser tratado com AINEs. Na falha terapêutica de quaisquer acometimentos axial, periférico ou entesítico, os agentes anti-TNF estão indicados. Não dispomos de estudos que comparem diretamente os diferentes agentes anti-TNF, infliximabe, etanercept e adalimumabe, mas os dados disponíveis na literatura sugerem equivalência de ambos para o tratamento das diversas manifestações de APs (cutânea, ungueal, ênteses, dactilites, artrites e axial).

Artrite Reativa

O termo artrite reativa (ARe) foi introduzido em 1969, como "artrite transitória não purulenta aparecendo durante ou após semanas de um processo infeccioso em outras partes do corpo, na qual os microrganismos não podem ser recuperados na articulação"[13].

As ARe são minoria conforme demonstrado na população brasileira (1.036 pacientes com EpA, cerca de 3,6% ARe) e espanhola (1.379 pacientes com EpA dos quais apenas 1,2% ARe) [14]. Geralmente estão associadas a patógenos dos tratos gastrointestinal (*Yersinia, Salmonella, Shigella* e *Campylobacter*) e urogenital (*Chlamydia trachomatis*). Em menor frequência são possíveis *Escherichia coli, Clostridium difficile* e *Chlamydia pneumoniae*[15].

A prevalência de HLA-B27, que é aumentada em pacientes com EpA, em geral é estimada em 30 a 50% em pacientes com ARe. São características clínicas das ARe um intervalo variando de alguns dias a semanas entre a infecção antecedente e a artrite, e um padrão geralmente mono ou oligoarticular, com frequência envolvendo as extremidades inferiores. Artrite é tipicamente descrita como oligoartrite, de início agudo, assimétrica, em geral afetando as extremidades inferiores, mas pode acometer extremidades superiores, inclusive as pequenas articulações, em até 50% dos casos. Entesite tem frequência variável entre 20 e 90%. Dactilites não têm frequência relatada[15].

A tríade clínica de artrite pós-infecciosa, uretrite e conjuntivite, que antigamente era chamada de síndrome de Reiter, representa apenas um subconjunto de doentes com ARe.

Sinais e sintomas extra-articulares podem ocorrer ainda que nenhuma destas manifestações seja específica para ARe. São elas:

- conjuntivite e, menos frequentemente, uveíte anterior. Úlceras de córnea e episclerite também são vistas ocasionalmente;
- sintomas do trato genitourinário, como disúria, dor pélvica, uretrite, cervicite, prostatite, salpingo-ooforite ou cistite;
- lesões orais, incluindo úlceras mucosas;
- sintomas constitucionais como febre, mal-estar, dores de cabeça e perda de peso, o que pode ocorrer durante a fase aguda da doença e, em seguida, geralmente, resolver;
- erupções cutâneas como ceratoderma blenorrágico (lesões na pele hiperqueratóticas em solas e palmas) e eritema nodoso;
- lesões genitais como balanite circinada;
- manifestações cardíacas são incomuns, mas incluem pericardite durante a fase aguda e doença valvar, com insuficiência aórtica, em fase crônica da doença.

A avaliação diagnóstica de um paciente suspeito de ARe depende dos sintomas apresentados e da etiologia infecciosa provável. Sugere-se então a realização de história clínica dirigida, para distinguir manifestações musculoesqueléticas características da artrite reativa; exame físico detalhado das articulações, incluindo calcâneos, dígitos e coluna, visando excluir outras doenças sistêmicas ou localizadas.

A análise do líquido sinovial é inespecífica, caracterizando apenas artrite inflamatória, com contagens elevadas de leucócitos, predominantemente neutrófilos.

Em casos de diarreia recente, podem ser obtidas culturas de fezes para testar *Salmonella, Shigella, Campylobacter* e *Yersinia*. O teste sorológico para patógenos entéricos, geralmente não é indicado por causa da especificidade limitada de tais testes[15].

Em pacientes com suspeita de infecção por *Chlamydia trachomatis* o melhor método para sua identificação é o ELISA, utilizando como antígeno peptídeos derivados de sua membrana externa[16].

Os achados observados em radiografias simples não permitem estabelecer um diagnóstico de ARe, mas auxiliam na exclusão de outras causas de dor articular, incluindo outras formas de artrite e fraturas de estresse. Em pacientes com doenças crônicas, estudos de imagem, como ultrassonografia (USG) ou RM, podem identificar alterações compatíveis com entesite ou sacroileíte.

No tratamento das ARe, os AINEs devem ser utilizados de modo sintomático em dose plena. Não há classe específica que ofereça melhor resultado e deve-se ter o cuidado de monitoramento de possíveis eventos adversos inerentes à terapêutica. Infiltrações articulares com corticosteroides são úteis em processos inflamatórios localizados e intensos, mono ou oligoarticulares. Na fase aguda são indicados antibióticos que devem ser escolhidos conforme o patógeno envolvido, sendo indicadas a doxiciclina para *Chlamydia* e as quinolonas para os enteropatógenos.

Na fase crônica, a antibioticoterapia está indicada por longos períodos, desde que o agente infeccioso tenha sido identificado (3 a 9 meses), além da associação com DMARDs como a sulfassalazina, que oferece bons resultados, principalmente em artrites periféricas. Atualmente não há fortes evidências dos agentes anti-TNF para tratamento de ARe.

Artrite Associada à Doença Inflamatória Intestinal

A retocolite ulcerativa e a enterite regional (doença de Crohn) são os tipos mais frequentes de DII associadas a artrite ou espondilite. A frequência de manifestações articulares associadas às DII varia de 2,8 a 62%, sendo que o acometimento axial ocorre em 1 a 26% e artrite periférica, em 9 a 53%[17].

O envolvimento articular pode ser subdividido em dois padrões: tipo I – oligoartrite assimétrica; tipo II – poliartrite simétrica. A artrite tipo I acomete menos de cinco articulações, pode ser aguda e autolimitada, e tem seu curso variável conforme a atividade inflamatória intestinal. A artrite tipo II acomete cinco ou mais articulações, não reflete a atividade da doença intestinal e raramente precede seu diagnóstico[18]. Cerca de 25% dos pacientes com artrite periférica apresentam envolvimento axial[19].

Os sintomas da espondilite associada à DII são similares àqueles vistos na EA idiopática. A faixa etária de início dos sintomas da forma idiopática é abaixo dos 40 anos, com predomínio do sexo masculino (2-4:1) e nos casos associados à DII pode ser em qualquer idade, com razão entre sexos de 1:1. Alterações radiográficas são semelhantes nos dois grupos e raramente o envolvimento axial ocorre na ausência de artrite ou sacroileíte. A frequência de entesites variou de 5,4 a 50%[20].

Outras manifestações extraintestinais possíveis são as lesões oculares, mais frequentemente a uveíte anterior, cuja incidência varia de 3,5 a 11,8%, e as manifestações cutâneas, como eritema nodoso, pioderma gangrenoso e psoríase[20].

O tratamento da artrite periférica e do envolvimento axial é semelhante àquele em pacientes com EA. Geralmente o tratamento da DII controla as manifestações da artrite periférica. Os AINEs aliviam a dor e controlam a inflamação articular, mas podem desencadear ou promover exacerbação dos sintomas intestinais ou causar ulcerações nos intestinos delgado e grosso. Corticosteroides podem reduzir a sinovite periférica, mas não têm efeito na doença axial e devem ser utilizados quando necessários para o controle da DII. Sulfassalazina e azatioprina são indicadas para o tratamento das manifestações intestinais e também das artrites periféricas, e o metotrexato não mostrou benefício, tanto para manifestações intestinais quanto articulares[20].

Entre os agentes anti-TNF, infliximabe e adalimumabe mostraram-se benéficos para o tratamento de manifestações intestinais moderadas a graves em curto e longo prazos. O etanercept é eficaz no tratamento das manifestações articulares, mas não controlou as manifestações intestinais em pacientes com DII[21].

REFERÊNCIAS BIBLIOGRÁFICAS

1. Sieper J, van der Heijde D, Landewé R et al. New criteria for inflamatory back pain in patients with chronic back pain: a real patient exercise by experts from the Assesment of SpondyloArthritis International Society (ASAS). Ann Rheum Dis. 2009;68:784-88.
2. Benjamin M, Toumi H, Ralphs JR et al. Where tendons and ligaments meet bone: attachment sites (entheses) in relation to exercise and/or mechanical load. J Anat. 2006;67(5):720-2.
3. Khan MA. Update: the twenty subtypes of HLA B-27. Curr Opin Rheumatol. 2000;12(4):235-8.
4. Mau W, Zeidler H, Mau R et al. Clinical features and prognosis of patients with possible ankylosing spondylitis: results of a 10 year follow-up. J Rehumatol. 1988;15:1109-14.
5. Rudwaleit M, van der Heijde D, Landewé R et al. The development of Assessment of SpondyloArthritis international Society classification criteria for axial spondyloarthritis (part II): validation and final selection Ann Rheum Dis. 2009;68:777-83.
6. Sieper J, Braun J, Rudwaleit M, Boonen A, Zink A. Ankylosing spondylitis: an owerview. Ann Rheum Dis. 2002;61(Suppl 3):iii8-18.
7. Gonçaves CR, Saad CG. Espondilite anquilosante: quadro clínico e diagnóstico. In: Sampaio-Barros PD. Fundamentos das espondiloartrites. Rio de Janeiro: Elservier; 2012. p. 23-34.
8. Sampaio-Barros PD, Azevedo VF, Bonfiglioli R et al. Consenso Brasileiro de Espondiloartropatias: Espondilite Anquilosante e Artrite Psoriásica. Diagnóstico e Tratamento – Primeira Revisão. Rev Bras Reumatol. 2007;47(4):233-42.
9. Gelfand JM, Gladman DD, Mease PJ et al. Epidemiology of psoriatic arthritis in the population of the United States. J Am Acad Dermatol. 2005;53:573.
10. Gladman DD, Mease PJ, Strand V et al. Consensus on a core set of domains for psoriatic arthritis. J Rheumatol. 2007;34:1167-70.
11. Taylor W, Gladman D, Helliwell P et al. Classification criteria for psoriatic arthritis: development of new criteria from a large international study. Arthritis Rheum. 2006;54:2665-73.
12. Gossec L, Smolen JS, Gaujoux-Viala C et al. European League Against Rheumatism recommendations for the management of psoriatic arthritis with pharmacological therapies. Ann Rheum Dis. 2012;71:4–12.
13. Toivanen A. Lessons from reactive arthritis. Ann Rheum Dis. 2002;61(Suppl.1):SP063.
14. Gallinaro AL, Ventura C, Sampaio-Barros PD et al. Espondiloartrites: Análise de uma série brasileira comparada a uma grande casuística ibero-americana (estudo RESPONDIA). Rev Bras Reumatol 2010;50(5):581-89.
15. Keiserman MW. Artrite reativa. In: Sampaio-Barros PD. Fundamentos das espondiloartrites. Rio de Janeiro: Elservier; 2012. p.117-40.
16. Bas S, Genevay S, Schenkel MC et al. Importance of species-specific antigens in the serodiagnosis of Chlamydia trachomatis reactive arthritis. Rheumatology. 2002;41:1017-20.

17. Damião AC, Sipahi AM. Doença inflamatória intestinal. In: Gastroenterolgia. Rio de Janeiro: MEDSI Editora Médica e Científica Ltda.; 2004. p. 1105-49.
18. Ochard TR, Wordsworth BP, Jewell DP. Peripheral arthropaties in inflammatory bowel disease: their articular distributions and natural history. Gut. 1998;42(3):387-91.
19. Khan MA. Update on spondyloarthropathies. Ann Intern Med. 2002;136(12):896-907.
20. Lanna CD, Carvalho MP. Artrites enteropáticas. In: Sampaio-Barros PD. Fundamentos das espondiloartrites. Rio de Janeiro: Elservier; 2012. p.141-60.
21. Mielants H, Van den Bosch F. Inflamatory bowel disease and spondyloarthritis: epidemiology, clinical features and treatment. In: Weissman, Revelle, Van der Heidje. Ankylosing spondylitis and the spondyloarthropathy. Mosby: Elservier; 2006. p.65-74.

Capítulo 89

Fibromialgia

Dawton Yukito Torigoe

INTRODUÇÃO

Embora a fibromialgia, com diferentes denominações, tenha sido descrita há séculos, ainda hoje ela permanece cercada de dúvidas e incertezas em relação à sua natureza. Os médicos frequentemente se veem diante de uma condição clínica marcada por múltiplos sintomas subjetivos na ausência de alterações anatômicas ou funcionais claras. Some-se a isso a importante participação de fatores psicogênicos no quadro geral do paciente com fibromialgia. E ainda, muitas vezes o médico interpreta a fibromialgia como um quadro psicogênico ou conversivo. No entanto, o progresso no conhecimento da fisiopatologia da fibromialgia tem permitido uma abordagem mais racional desta condição clínica e o desenvolvimento de medicamentos direcionados aos mecanismos que geram os sinais e sintomas da fibromialgia.

A fibromialgia é uma condição clínica muito comum, afetando cerca de 2% da população geral. Acomete mais mulheres, cerca de seis a nove mulheres para cada homem, habitualmente entre 20 e 55 anos de idade. Atualmente, a fibromialgia é considerada uma consequência das alterações nos sistemas de regulação da dor. Estímulos nociceptivos como calor, inflamação, forças mecânicas, agentes químicos, etc, podem induzir respostas dolorosas num limiar mais baixo no paciente com fibromialgia, quando comparado às pessoas normais.

Há numerosas evidências nas alterações do processamento da dor na fibromialgia. Existe um aumento de neurotransmissores da dor, como a substância P e o fator neurotrófico cerebral no líquor de pacientes com fibromialgia. Há também um decréscimo na produção analgésicos endógenos nestes pacientes. Outros achados, como altos níveis de glutamato na amídala e tálamo, elevação da GABA na ínsula, também são escritos.

Considerando a fibromialgia como parte de um processo de sensibilização central, fica claro que ela é parte de um espectro de entidades que compartilham algumas semelhanças clínicas ou então que apresentam certa sobreposição em suas manifestações clínicas (Tabela 89.1).

Tabela 89.1 – Espectro de condições clínicas relacionadas à fibromialgia
Síndrome da fadiga crônica
Sídrome do cólon irritável
Síndrome das pernas inquietas
Síndrome miofascial
Cistite intersticial
Disfunção da articulação temporomandibular
Dor pélvica crônica

QUADRO CLÍNICO

A fibromialgia caracteriza-se pela dor musculoesquelética difusa. A dor é predominantemente muscular mas, frequentemente, os pacientes queixam-se de dor nas articulações. Embora muitas vezes relatem edema articular, a sinovite não é observada pelo médico.

A fadiga é outro sintoma cardinal da fibromialgia. A fadiga, assim como a dor, agrava-se após atividade física. Tipicamente o paciente se queixa da fadiga pela manhã, ao acordar. É o chamado sono não restaurador. Os pacientes habitualmente têm o sono entrecortado, acordando com frequência e depois têm dificuldade para voltar a dormir. Insônia também é comum. Porém, mesmo dormindo a quantidade de horas normais, o paciente com fibromialgia sente-se cansado e dolorido pela manhã.

Parestesias ocorrem na maioria dos pacientes. Os pacientes relatam formigamento, dormência, pontadas, queimação ou câimbras. Habitualmente as queixas são mais frequentes em membros superiores, embora, também possam ocorrer nos membros inferiores.

Ansiedade e/ou depressão está presente na maioria dos pacientes. Distúrbios cognitivos como problemas de atenção e esquecimento são comumente relatados por pacientes com fibromialgia. Outros sintomas relatados incluem cefaleia frequente, polaciúria, dor abdominal e fraqueza.

O exame físico do paciente com fibromialgia deve ser cuidadoso. Exame articular e neurológico deve ser completo, para afastar doenças reumatológicas e neurológicas que podem ser confundidas com a fibromialgia. Os pontos dolorosos da fibromialgia devem ser testados para confirmar a maior sensibilidade dolorosa destes pacientes (Figura 89.1).

DIAGNÓSTICO

O diagnóstico da fibromialgia é baseado fundamentalmente na presença da dor generalizada crônica. É importante a ausência de inflamação articular e outras alterações ao exame físico. Os pontos dolorosos são, por vezes, superestimados em sua importância. Na prática clínica não é necessária a presença de um número predeterminado de pontos dolorosos para se confirmar o diagnóstico. Portanto, embora os

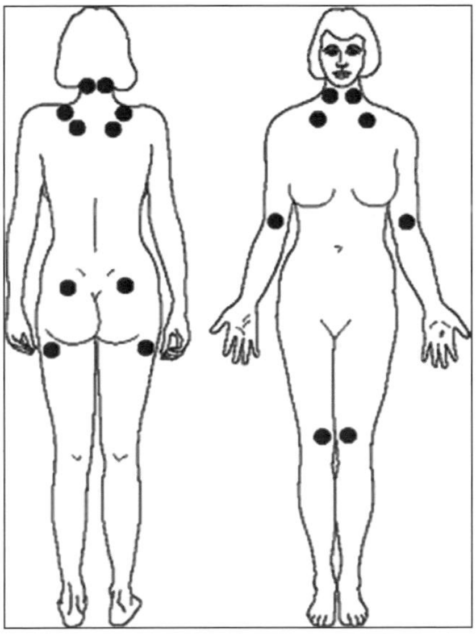

Figura 89.1 – Pontos dolorosos da fibromialgia.

critérios de classificação de 1990 determinem que o paciente seja classificado como fibromialgia caso apresente dor difusa e pelo menos 11 de 18 pontos dolorosos, muitas vezes o diagnóstico é feito mesmo com menor número de pontos, desde que as manifestações clínicas do paciente sejam características.

Como a lista de sintomas da fibromialgia é extensa e não específica, uma série de diagnósticos diferenciais existem (Tabela 89.2). Na maioria das vezes, no entanto, apenas uma série limitada de exames é suficiente para diferenciar a fibromialgia de outras doenças. Habitualmente, o hemograma completo, velocidade de hemossedimentação e proteína C-reativa são os testes iniciais realizados. O resultado normal ajuda a confirmar a ausência de processo inflamatório sistêmico. Os exames relacionados ao metabolismo do cálcio, como o cálcio sérico, magnésio, vitamina D e PTH podem auxiliar na investigação diagnóstica. A avaliação da função tireoidiana pode ser necessária caso haja sinais de hipotireoidismo. Na presença de sinais e sintomas de doença autoimune sistêmica, o fator antinúcleo pode se útil.

TRATAMENTO

O tratamento da fibromialgia tem por objetivo o alívio dos sintomas principais e de suas condições associadas. Portanto, a dor crônica, a fadiga, os distúrbios do sono e as alterações de humor e depressão são os alvos principais no tratamento da fibromialgia.

Contudo, é fundamental a educação do paciente, sendo o passo inicial o correto diagnóstico da fibromialgia. É comum a demora no diagnóstico da fibromialgia e, nestas situações, quando o paciente é finalmente diagnosticado, isto pode trazer uma maior sensação de segurança e também de alívio. É importante informar o paciente sobre o caráter benigno da sua condição clínica, e que se trata de uma condição real e não psicogênica.

Tabela 89.2 – Diagnósticos diferenciais da fibromialgia
Polimialgia reumática
Hiperparatireoidismo
Hipotireoidismo
Osteomalacia
Miopatia por estatina
Polimiosite

O exercício aeróbico regular traz benefícios significativos na dor e capacidade funcional. Habitualmente orientamos atividades aeróbicas de pelo menos 30 minutos de duração, três vezes por semana no mínimo. Muitas vezes, quando o paciente inicia um programa de exercícios, sente uma piora transitória da dor após os exercícios, por isso, é necessário que ele seja orientado a insistir no programa de exercícios até que os benefícios se tornem claros.

A ansiedade e depressão devem ser apropriadamente abordadas, muitas vezes por especialistas.

O tratamento medicamentoso inicia-se, geralmente, com os tricíclicos. Doses baixas de amitriptilina ou ciclobenzaprina ao dormir podem melhorar a dor, fadiga e o sono dos pacientes, quando comparados ao placebo. Caso não haja resposta inicial aos tricíclicos, a fluoxetina ou venlafaxina podem ser alternativas. Mais recentemente, a duloxetina e a pregabalina têm sido utilizadas, geralmente após falha com tricíclicos. Estudos demonstram a eficácias destes fármacos, inclusive com resposta mantida em estudos de mais longo prazo.

Para os pacientes que apresentam distúrbios do sono mais intensos a pregabalina pode ser a melhor opção, enquanto para o paciente cuja queixa predominante é a fadiga, optamos pela duloxetina. Nos pacientes para os quais o custo limita o uso da pregabalina ou duloxetina, outra opção pode ser a gabapentina. Embora as evidências sejam mais restritas, a gabapentina melhora a dor em pacientes com fibromialgia, quando comparada ao placebo.

BIBLIOGRAFIA CONSULTADA

1. Abeles M; Solitar BM; Pillinger MH et al. Update on fibromyalgia therapy. Am J Med. 2008; 121(7):555-61.
2. Bradley LA. Pathophysiology of fibromyalgia. Am J Med. 2009; S22-S33.
3. Goldenberg DL. Fibromyalgia syndrome a decade later: what have we learned? Arch Intern Med. 1999; 159(8):777-85.
4. Yunus MB. Fibromyalgia and overlapping disorders: the unifying concept of central sensitivity syndromes. Semin Arthritis Rheum. 2007; 36(6):339-56.

Capítulo 90

Gota

Rogerio Castro Reis

DEFINIÇÃO

Gota é uma doença inflamatória articular, considerada uma das mais prevalentes, causada por cristais de monourato de sódio depositados em estruturas do sistema osteoarticular, determinando processos inflamatórios agudos muito dolorosos, como artrites, bursirtes, tendinites, levando a impotência funcional das estruturas atingidas. Frequentemente acomete as articulações metatarsofalangeanas (podagra), o tarso, os tornozelos e joelhos.

É uma doença predominante no Ocidente, relacionada com costumes alimentares e estilo de vida sedentário. Alimentos ricos em purina e o consumo de bebida alcoólica, estão diretamente relacionados com sua alta prevalência, principalmente em pessoas com hiperuricemia, muitas vezes determinada geneticamente. Acomete preferencialmente pessoas do sexo masculino em proporção de 1:4 em relação ao sexo feminino, sendo que na mulher aparece em faixa etária elevada.

Evolui em duas fases:

- *gota aguda* – caracterizada por crises de artrite de início súbito, monoarticulares, muitas vezes iniciada no período noturno, tendo o seu ápice inflamatório em 24 horas. São crises inicialmente esparsas, tornando-se cada vez mais frequentes, atingindo outras articulações de forma simultânea;
- *gota crônica* – a principal característica desta fase é o acometimento poliarticular associado a depósitos de cristais de mono urato de sódio em estruturas periarticulares e tecidos moles (Tofo). Fase de difícil controle que leva a lesões irreversíveis e limitantes do sistema articular.

INVESTIGAÇÃO

História Clínica

Uma das principais características desta doença inflamatória é a rapidez com a qual se instala (menos que 24 horas). Os sintomas inflamatórios são exuberantes, levando a dor importante, com intolerância ao menor toque e limitação funcional notável. A maioria dos pacientes tem a primeira crise atingindo a primeira articulação metatarsofalangeana (podagra), marcada pelo acometimento monoarticular.

Na gota crônica são acometidas várias articulações simultaneamente, com preferência para as seguintes articulações: punhos, metacarpofalangeanas, cotovelos, tornozelos, metatarsofalangeanas. Sobre estas articulações instalam-se depósito de cristais de monourato de sódio (tofos), de diferentes proporções, envolvidos por cápsula fibrosa, com aspecto de tumefação articular, muitas vezes indolores, que levam a confusão com outras doenças reumáticas, como a artrite reumatoide.

Exame Físico

Gota Aguda – Verifica-se o acometimento, quase sempre, monoarticular. Sinais inflamatórios exuberantes, com aumento de volume, aumento da temperatura e hiperemia da articulação. Quase sempre, observa-se a limitação parcial ou total dos movimentos da articulação atingida.

Gota Crônica - Verifica-se que o acometimento é sempre poliarticular. Observamos tumefação sobre as articulações atingidas, às custas de tofos que apresentam consistência endurecida e são pouco dolorosos à palpação. Dependendo do tempo de instalação da doença, verificam-se deformidades importantes, que causam permanente perda das funções articulares.

Diagnóstico

O diagnóstico definitivo de gota é determinado por análise laboratorial do líquido sinovial aspirado da articulação inflamada, que, por meio de microscopia com luz polarizada, proporcionará a visualização de cristais de monourato de sódio. Estes cristais birrefrigentes negativos apresentam-se no formato de agulhas, de coloração amarelada, muitas vezes fagocitadas por leucócitos polimorfonucleares.

Na impossibilidade da análise do liquido sinovial, o diagnóstico pode ser baseado em critérios clínicos, laboratoriais e radiológicos (Tabela 90.1).

Tabela 90.1 – Critérios diagnósticos da gota, determinados pelo *American College of Rheumatology*, em 1980

1	Edema articular assimétrico em radiografia
2	Inchaço e dor da primeira metatarsofalangeana (podagra)
3	Hiperuricemia
4	Inflamação máxima atingida em 1 dia
5	Crise monoarticular
6	Mais de um ataque de artrite aguda
7	Vermelhidão sobre articulação
8	Acometimento unilateral do tarso
9	Acometimento unilateral e da metatarsofalangeana
10	Suspeita de tofos
11	Cistos subcorticais característicos de gota em radiografia

A presença de seis dos critérios acima citados confirma o diagnóstico de gota.

O ultrassom de alta frequência, que é menos invasivo e indolor, vem sendo amplamente utilizado como método diagnóstico. A visualização de depósitos de cristais de monourato de sódio é revelada pela imagem de duplo contorno.

Manejo do Paciente com Gota

O aparecimento e a evolução da gota estão diretamente relacionados a distúrbios metabólicos que resultaram no acúmulo e na hipersaturação do ácido úrico no sangue. A hiperuricemia pode ser causada pelo aumento da síntese do ácido úrico ou pela redução da sua excreção pelos rins e intestinos (Tabela 90.2).

Tabela 90.2 – Fatores de risco e comorbidades associados à gota	
1	Concentração de ácido úrico no sangue ≥ 6,8 mg/dL
2	Idade > 40 anos
3	Ser do sexo masculino ou do feminino pós-menopausa
4	Alta ingestão de frutos do mar e carne vermelha
5	Ingestão de álcool
6	Sedentarismo
7	Doenças cardiovasculares (doenças tromboembólicas, AVC, insuficiência cardíaca congestiva, doença coronariana, hipertensão arterial)
8	Doenças renais crônicas e urolitíase
9	Síndromes metabólicas (diabete, obesidade, resistência a insulina, dislipidemia – hipertrigliceridemia)
10	Deficiência da enzima HGPRT
11	Polimorfismo do SLC2A9 (GLUT9)
12	Uso de medicações: tiazídicos, diuréticos de alça, ciclosporina, aspirina, niacina, vitamina A, rifampicina, etambutol

TRATAMENTO

O tratamento consiste no controle rápido da crise inflamatória aguda, cessando a dor, restabelecendo as funções das estruturas articulares atingidas e na prevenção da instalação de novas crises, evitando a evolução para a fase crônica da doença.

Gota Aguda

Medicamentos utilizados para controle da crise de artrite aguda (Tabela 90.3):

- colchicina – medicação utilizada com sucesso há séculos, porém, pode levar a toxidade do trato gastrointestinal frequentemente. Reservamos sua utilização para

pacientes que têm hipersensibilidade aos anti-inflamatórios. A dose total vai de 1,5 a 4,5 mg, sendo a toxicidade diretamente proporcional ao aumento da dose;
- AINES – os anti-inflamatórios são os agentes mais indicados pelas diversas Sociedades de Reumatologia. São eficazes em controlar a crise, quando usados na sua dose máxima, porém, podem apresentar contraindicações para pacientes com antecedentes de sangramento gastrointestinal e insuficiência renal;
- corticosteroides – são potentes anti-inflamatórios, que devem ser utilizados, preferencialmente, em pacientes com acometimentos poliarticulares. Sua ação pode ser sistêmica ou local. Não recomendados aos pacientes diabéticos, sobretudo aqueles sem controle glicêmico.

Tabela 90.3 – Medicamentos utilizados para controle da crise de artrite aguda
Tratamento não medicamentoso
Repouso
Compressas geladas
Fisioterapia analgésica (com *laser* e ultrassom)
Tratamento medicamentoso
Colchicina 1,0 mg VO seguido de 0,5 mg VO a cada hora até melhora da crise (suspender se houver sinais de intoxicação: vômitos, diarreia, desidratação)
AINES **COX-2 seletivo**
Celecoxibe – 400 mg/dia VO – 5 a 7 dias
AINES **convencionais**
Naproxeno de sódio – 750 mg VO – dose de ataque, seguido de 200 mg VO de 8 em 8 horas, ou 500 mg VO de 12 em 12 horas por 5 a 8 dias Indometacina – 50 mg VO de 8 em 8 horas por 2 a 7 dias
Corticosteroides
Prednisona – 40 a 60 mg VO – uma dose diária por 3 dias. Após este período, reduzir a dose diária para 10 mg, por mais 3 dias Trianciolona – 60 mg IM ou intra-articular – Dose única

Profilaxia de Novas Crises

Após o controle da crise aguda, deve-se investigar as causas da hiperuricemia, com a intenção de controlar e manter os níveis de ácido úrico < 6,0 mg/dL. É necessário que sejam identificados todos os fatores de risco e comorbidades associados à gota. O estilo de vida é um fator modificável que pode contribuir para o controle da gota. A educação alimentar evitando dietas ricas em purina, a redução da ingestão de álcool (particularmente a cerveja), podem reduzir a hiperuricemia, evitando novas crises de gota. O controle da obesidade, mantendo o índice de massa corpórea abaixo de 27,5 kg/m^2, foge da estatística que multiplica por 16 vezes o risco de crise.

A investigação de distúrbios metabólicos, como a diabete, resistência periférica a insulina, dislipidemias, particularmente a hipertrigliceridemia, e também a síndrome metabólica, devem ser controladas com seus devidos tratamentos para, então, buscar o melhor controle da hiperuricemia. O fenofibrato, utilizado no tratamento da hipertrigliceridemia, aumenta *clearance* de ácido úrico, reduzindo este metabólito no sangue.

As doenças cardiovasculares devem ser tratadas e a hipertensão controlada com qualquer hipotensor, exceto os diuréticos, que aumentam a retenção do ácido úrico. Deve-se dar preferência ao losartan, que aumenta o *clearance* de ácido úrico, reduzindo seu nível no sangue.

A colchicina é utilizada com eficácia tanto para o controle como para a profilaxia da crise aguda. Deve ser ministrada por 2 semanas no mínimo antes da introdução de qualquer hipouricemiante, na dose única de 1 mg/dia ou fracionada em 0,5 mg , duas vezes ao dia, e deve ser mantida pelo período contínuo de 6 a 12 meses. Incluso na profilaxia está o uso de hipouricemiantes.

O alopurinol é inibidor da enzima xantina-oxidase, diminuindo a síntese do ácido úrico e reduzindo a reabsorção do mesmo no túbulo distal glomerular. É recomendado como primeira opção para o controle da hiperuricemia. Deve ser usado na dose de 300 a 900 mg/dia e monitorado em relação a função hepática, renal e hematopoese.

A benzobromarona aumenta a excreção do ácido úrico. Apesar de potente, esta medicação pode interagir com outras drogas, aumentando o risco de toxicidade das mesmas. A dose indicada varia entre 50 mg/dia inicialmente, podendo chegar a 100 mg/dia. Contraindicada para pacientes com nefrolitíase.

CONCLUSÃO

- O diagnóstico definitivo de gota é possível pela visualização direta dos cristais de monourato de sódio.
- O tratamento da crise aguda é feito com colchicina, AINE ou corticosteroide.
- O início da profilaxia é feito com a administração de baixas doses de colchicina.
- O paciente deve utilizar o hipouricemiante por toda a vida, com monitoração dos seus efeitos.

BIBLIOGRAFIA CONSULTADA

1. Chohan S. Hyperuricemia and gout. In: Bope ET, Kellerman R, Rakel RE, eds. Conn's Current Therapy 2011. 1st ed. Philadelphia, Pa: Elsevier Saunders; 2011. p. 615-617.
2. Doghramji PP. Managing your patient with gout: a review of treatment options. Postgrad Med. 2011;123(3):56-71.
3. Fang W, Zeng X, Li M et al. The management of gout at an academic healthcare center in Beijing: a physician survey. J Rheumatol. 2006;33:2041-9.
4. Neogi T. Gout. N Engl J Med. 2011;364(5):443-452.
5. Wortmann RL. Effective management of gout: an analogy. Am J Med. 1998;105:513-4.
6. Wortmann RL. Gout and hyperuricemia. In: Firestein GS, Budd RC, Harris ED Jr, et al., eds. Kelley's Textbook of Rheumatology. 8th ed. Philadelphia, Pa: Elsevier Saunders; 2009. p. 1481-1506.

Capítulo 91

Lombalgias

Cristiano Barbosa Campanholo

INTRODUÇÃO

Lombalgia é causa musculoesquelética frequente de procura por atendimento médico, podendo ocorrer em 84% dos adultos em algum momento de suas vidas[1,2]. A história natural da doença e sua morbidade são variáveis, desde episódios autolimitados de dor lombar com resolução espontânea, até recorrência ou cronificação da dor interferindo em capacidade laboral e qualidade de vida. Raramente as lombalgias podem predizer doenças graves como infecções, neoplasias ou doenças sistêmicas outras.

Dados epidemiológicos são variáveis conforme a população-alvo e também o tipo de dor lombar envolvida. Estudos revelam prevalência de ciatalgia nos EUA, entre 1980 e 2006, da ordem de 12-46%[3]. A prevalência de dor lombar crônica varia entre 2 e 6,5%[4,5]. Em população brasileira, estudo realizado em Pelotas, Rio Grande do Sul, observou prevalência de dor lombar crônica em 4,2%[6].

Os principais fatores de risco para lombalgias estão na Tabela 91.1[2].

São descritos ainda insatisfação profissional e fatores psicológicos, tais como desordens de somatização, ansiedade e depressão, fortes preditores de incapacidades a curto e longo prazos, enquanto alterações estruturais foram fracamente associadas.

AVALIAÇÃO CLÍNICA

As injúrias musculoligamentares parecem ser as causas mais comuns de dor lombar em pessoas jovens, enquanto os processos degenerativos, acometendo as articulações apofisárias e os discos intervertebrais, estão mais relacionados com pessoas de maior faixa etária. Em apenas 15% dos casos de lombalgia isolada, entretanto, um diagnóstico anatômico preciso pode ser estabelecido (Tabela 91.2)[7].

Embora cerca de 90% dos quadros de dor lombar sejam considerados de origem mecanicodegenerativa, causas infecciosas, inflamatórias, traumáticas, metabólicas e neoplásicas precisam ser lembradas e afastadas (Tabela 91.1). Para isso, sugere-se avaliar três aspectos na história clínica:

- evidência de doença sistêmica;

Tabela 91.1 – Fatores de risco para lombalgias
Tabagismo
Obesidade
Gênero feminino
Idade avançada
Menor escolaridade
Atividades laborais de grande esforço físico
Atividades laborais de grande esforço psicológico
Sedentarismo

- evidência de comprometimento neurológico;
- fatores sociais ou psicológicos que podem contribuir para que a dor se torne crônica ou incapacitante.

A não melhora da dor lombar com repouso em decúbito dorsal pode estar relacionada com neoplasias ou infecções. Uso de drogas injetáveis e infecções bacterianas recentes deve levantar a suspeita de infecção de coluna vertebral.

Trauma de maior energia ou trauma com menor energia em indivíduos idosos ou com outros fatores de risco para osteoporose pode resultar em fraturas na coluna vertebral.

O ritmo inflamatório da dor lombar é caracterizado por dor noturna, que melhora ao se levantar e com exercícios, de instalação lenta e progressiva e que geralmente acomete indivíduos com idade inferior a 40 anos[9]. Ele sugere espondilite anquilosante ou outras condições inflamatórias que acometem a coluna vertebral como a forma axial da artrite psoriásica ou artrite reativa.

O comprometimento neurológico pode ser caracterizado por três principais síndromes clínicas:

- **ciática**: evidência de irritação de raiz nervosa com dor tipo queimação ou adormecimento que se irradia pela face posterior ou lateral da perna, frequentemente até tornozelo ou pé. Quando associada à herniação discal, geralmente a dor aumenta ao tossir, espirrar ou na realização da manobra de Valsalva.
- **cauda equina**: disfunção intestinal ou vesical podem ser sintomas de compressão grave da cauda equina, que é uma emergência médica. Retenção urinária com incontinência por transbordamento é tipicamente presente, em geral com anestesia em sela, ciatalgia bilateral e fraqueza motora MMII. A síndrome da cauda equina é mais comumente causada por tumor ou herniação discal mediana maciça.
- **estenose espinhal**: situação na qual a raiz nervosa está comprimida por diminuição do espaço no forame intervertebral ou de conjugação, que pode ser congênita ou adquirida. Geralmente a diminuição do forame é causada por mudanças ósteo-hipertróficas nas facetas articulares e espessamento do ligamento

Tabela 91.2 – Diagnósticos diferenciais no paciente com dor lombar[8]

Condições mecânicas	Condições não mecânicas	Condições viscerais
Entorse ou distensão lombar (70%) Processo degenerativo do disco ou faceta, usualmente, relacionado com a idade (10%) Hérnia de disco (4%) Estenose do canal vertebral (3%) Espondilolistese (2%) Doença congênita (< 1%) • Cifose grave • Escoliose grave • Vértebra de transição	Fratura osteoporótica (4%) Fratura traumática (< 1%) Neoplasias (0,7%) • Mieloma múltiplo • Carcinoma metastático • Linfoma e leucemias • Tumores vertebrais • Tumores retroperitoneais • Infecção (0.01%) • Osteomielite • Discite séptica • Abscesso paraespinhal • Abscesso epidural Espondiloartropatias (usualmente associadas a HLA-B27) (0,3%) • Espondilite anquilosante • Espondilite psoriásica • Síndrome de Reiter • Doença inflamatória intestinal Doença de Scheuermann Doença de Paget	Doença de órgãos pélvicos • Prostatite • Endometriose • Doença inflamatória crônica da pelve Doença renal • Nefrolitíase • Pielonefrite • Abscesso perinefrético Aneurisa aórtico Doença gastrintestinal • Pancreatite • Colecistite • Úlcera penetrante

Modificado de Deyo RA & Weinstein JN. Low back pain. N Engl J Med. 2001 vol 344(5):363-370.

flavum, podendo também contribuir com abaulamento discal e espondilolistese. Os sintomas geralmente são dor lombar, parestesia das pernas e dor induzida pela deambulação, que melhora com repouso (referida como pseudoclaudicação ou claudicação neurogênica e que se diferencia da claudicação vascular pela presença de pulsos arteriais normais). Ainda que a pseudoclaudicação seja uma manifestação clássica, ela é relativamente incomum. Mais frequentes são dor lombar persistente e dor em pernas, que são aliviadas ao sentar ou fletir a coluna.

A história psicossocial ajuda a estimar o prognóstico e o planejamento terapêutico.

Exame Físico

- Inspeção da coluna e da postura.
- Variação da mobilidade (flexão, extensão, rotação e inclinação lateral).

- Força em MMII (em pacientes com sintomas sensitivo e/ou motores nas pernas).
- Avaliação neurológica das raízes de L5 e S1 (em pacientes com sintomas sensitivo e/ou motores nas pernas).
- Avaliação de malignidades (mama, próstata, exame de linfonodos) quando a dor for persistente ou a história fortemente sugestiva de doença sistêmica.

Adicionalmente, palpação de pulsos periféricos deve ser realizada em indivíduos idosos com dor induzida ao exercício, para diferenciar de claudicação vascular.

Inspeção pode revelar anormalidades anatômicas como escoliose ou cifose.

Variação da mobilidade na flexão e extensão não permite distinguir causas patológicas, mas pode servir de linha de base para uso como índice de resposta. Limitação de flexão lombar não é sensível nem específica para o diagnóstico de espondilite anquilosante.

Palpação da região lombar permite acessar a coluna vertebral e as partes moles dolorosas adjacentes. Dor à palpação vertebral é sensível, mas não achado específico em infecções espinhais. Entretanto, o achado de dor à palpação de partes moles é pouco reproduzido em casos-controle.

Elevação das pernas esticadas (manobra de Lasègue): é um teste utilizado para ajudar a confirmar radiculopatias. Realizado com paciente em decúbito dorsal supino, o examinador levanta a perna estendida do paciente com o tornozelo flexionado, com o cuidado de não permitir que o paciente ajude ativamente no movimento. O teste é considerado positivo quando o paciente refere dor tipo ciática entre 30 e 70 graus de elevação.

Teste cruzado da elevação das pernas esticadas refere-se à elevação da perna não acometida, sendo o teste positivo quando a elevação da perna não acometida resulta em dor na perna afetada. O teste de elevação da perna esticada é sensível, mas não específico, para hérnias discais. O teste cruzado é menos sensível para herniação discal, mas tem especificidade de 90%.

Para pacientes suspeitos de ter herniação discal, testes neurológicos podem focar nas raízes nervosas de L5 e S1, uma vez que 98% das herniações discais de importância clínica ocorrem entre L4-L5 e L5-S1. A raíz de L5 pode ser avaliada pela força do tornozelo e dorsiflexão do hálux e sensibilidade no médio pé e no espaço entre o 2º e o 3º pododáctilo. A raiz de S1 é testada avaliando reflexos em tornozelos e a sensibilidade posterolateral do pé. Quando comprometida, pode causar fraqueza para flexão plantar, o que é difícil de observar até que a doença esteja avançada. Uma estratégia é solicitar ao paciente levantar a ponta dos pés três vezes seguidas, em um pé só e depois o outro. A ausência de reflexos em tornozelos torna-se frequente com a idade, geralmente bilateral, sendo observada em 30% dos indivíduos entre 61 e 70 anos e próximo de 50% naqueles de 81 a 90 anos.

Quando Solicitar Exames de Imagem

Exames complementares, particularmente os de imagem, não são necessários na maioria dos pacientes com lombalgia aguda. Esses devem ser solicitados quando os "sinais de alerta", sinais ou sintomas que possam indicar enfermidades sistêmicas, estiverem presentes, ou se o paciente não estiver respondendo após 4 a 6 semanas de tratamento conservador[10,11] (Tabela 91.3).

Tabela 91.3 – Sinais e sintomas de alerta no paciente com dor lombar

Tumor ou infecção	Fratura	Síndrome da cauda equina
Idade acima de 50 ou abaixo de 20 anos	Trauma maior	Anestesia em sela
História de câncer	Trauma menor em idosos ou em osteoporóticos	Disfunção de bexiga
Sintomas como febre, perda ponderal, calafrios, inexplicados		Déficit neurológico progressivo ou grave em membros inferiores
Infecção bacteriana recente		
Dependentes químicos		
Imunossuprimidos		
Dor com piora noturna		
Dor com piora em decúbito dorsal		

Adaptado de American College of Radiology.

Exames Diagnósticos

- Raios X: solicitar incidências anteroposterior e perfil, como método de triagem, com o objetivo de afastar tumor, instabilidade, espondiloartrite e espondilolistese.
- TC e RM: são métodos mais sensíveis e indicados para déficits neurológicos progressivos, alta suspeição de processos infecciosos e neoplásicos e podem ser considerados quando a dor persiste por mais de 12 semanas. Podem mostrar ainda herniações discais e estenoses de canal espinhal.

Tratamento

A lombalgia mecânica comum é sempre de tratamento conservador. Se resistente e existindo um evidente substrato clínico-patológico para essa evolução atípica, podem ser feitas infiltrações nos pontos dolorosos, perifacetária, desnervação facetária e artrose do segmento vertebral[12].

O tratamento medicamentoso das lombalgias e lombociatalgias, após afastadas as causas específicas, como neoplasias, fraturas, doenças infecciosas e inflamatórias, deve ser centrado no controle sintomático da dor, para propiciar a recuperação funcional, o mais rapidamente possível[12].

O primeiro pilar do tratamento das lombalgias consiste na educação do paciente, informando-o a respeito da benignidade da história natural da doença e sua inespecificidade.

A orientação de repouso deve ser personalizada, preferindo sempre o repouso relativo que resulta em alívio da dor e retorno mais precoce ao trabalho [13]. Programas de exercícios podem incluir atividade aeróbica, instruções quanto à movimentação da coluna vertebral, fortalecimento muscular e controle postural.

Apesar de não haver estudo baseado em evidências quanto à eficácia do paracetamol nas lombalgias, seu uso é consagrado na prática clínica. Quando esta medida é insuficiente para alívio da dor podem ser associados anti-inflamatórios não esteroidais (AINEs) e/ou opioides fracos (codeína e tramadol), devendo-se levar em consideração os riscos de eventos adversos dos AINEs em população idosa ou naqueles indivíduos com maior probabilidade de complicações renais, digestórias ou ainda cardiovasculares.

Os AINEs podem ser convencionais ou seletivos da COX-2. Para indivíduos com antecedentes de dispepsia ou maiores de 45 anos sugere-se a associação de AINE com inibidor de bomba de prótons.

Relaxantes musculares de ação central promovem relaxamento e alívio do espasmo muscular. Exemplos de medicamentos dessa classe são ciclobenzaprina, carisoprodol e baclofeno. Revisões sistemáticas demonstram maior eficácia dos relaxantes musculares com relação ao placebo para alívio da dor lombar aguda em curto prazo. Também foi demonstrado que a combinação de relaxantes musculares com AINEs é melhor que o uso isolado desses fármacos.

Opioides fortes (morfina, oxicodona) podem ser indicados em quadros agudos quando houver dor intensa e limitante, devendo ser prescritos por curto período de tempo.

A dor lombar crônica geralmente compreende componentes nociceptivos e neuropáticos e várias monoterapias demonstraram eficácia parcial. Sendo assim, a terapia multimodal, combinando drogas com diferentes mecanismos de ação, representa uma abordagem racional. Em particular, a combinação de pregabalina (análogo do ácido gama-aminobutírico – GABA) com celecoxibe demonstrou ser mais efetiva que monoterapia e relativamente segura. A associação de paracetamol com tramadol ou oxicodona também foi efetiva em reduzir a dor lombar crônica mesmo que não estudados em monoterapia[14]. Considerar antidepressivos tricíclicos (amitriptilina, nortriptilina) se outras medicações forem insuficientes para alívio da dor crônica, iniciando em doses baixas que podem ser aumentadas gradativamente.

Pacientes podem ser encaminhados para tratamento clínico especializado quando houver persistência da ciatalgia, déficit sensorial ou perda de reflexo ou ainda déficit neuromotor por mais de 4 a 6 semanas de tratamento conservador[12].

Considerar acompanhamento psicológico combinado para pacientes que apresentaram falha a terapêutica física e farmacológica e que ainda tenham grandes incapacidades ou estresse psicológico.

Algumas situações necessitam de encaminhamento para o cirurgião de coluna (ortopedista ou neurocirurgião): síndrome da cauda equina; suspeita de compressão de cordão espinhal; déficit neurológico progressivo ou grave. Tratamento cirúrgico pode ser indicado ainda na claudicação neurogênica intermitente incapacitante e progressiva, mas no canal lombar estreito é feita em caráter individual, caso a caso[12].

Prognóstico

O prognóstico das lombalgias é geralmente favorável em longo prazo, com melhora da dor em cerca de 90% dos pacientes em até 3 meses[15]. Parte dos pacientes pode experimentar dor lombar sem necessitar de atendimento até 1 ano após o episódio inicial. Avaliação com ressonância magnética não melhora o prognóstico[10].

Recorrências são comuns, podendo ocorrer em 40 a 50% dos pacientes em 6 meses[16]. São preditores para cronificação da dor lombar em 1 ano de seguimento: perdas funcionais, estado de saúde debilitado, presença de sinais não orgânicos ou comorbidades psiquiátricas[17].

A história natural da dor ciática, tipicamente resultado de herniação discal, pode ser menos favorável, necessitando maior tempo para melhora (33% em 2 semanas e 75% em 3 meses) [18], sendo que 10% podem necessitar de tratamento cirúrgico[19]. A estenose de canal espinhal tende a permanecer estável em 50 a 75% dos casos com tratamento clínico conservador[20].

REFERÊNCIAS BIBLIOGRÁFICAS

1. Deyo RA, Tsui-Wu YJ. Descriptive epidemiology of low-back pain and its related medical care in United States. Spine. 1987;12:264.
2. Cassidy JD, Carroll LJ, Côté P. The Saskatchewan health and back pain survey. The prevalence of low back apin and related disability in Saskatchewan adults. Spine. 1998;23:1860.
3. Konstantinou K, Dunn KM. Sciatica: review of epidemiological studies and prevalence estimates. Spine. 2008;33:2464.
4. Frymoyer J. Back pain and sciatica. N Engl J Med. 1988;318:291-300.
5. Hoddevik GH, Selmer R. Chronic low back pain in 40 years old in 12 Norwegian conties. Tidsskr Nor Laegeforen. 1999;119:2224-8.
6. Silva MC, Fassa AG, Valle NJ. Dor lombar crônica em população adulta do Sul do Brasil: prevalência e fatores associados. Cad Saude Publica do Rio de Janeiro. 2002;20(2):377-85.
7. Deyo RA, Rainville J, Kent DL. What can the history and physical examination tell us about low back pain? JAMA. 1992;268:760.
8. Deyo RA & Weinstein JN. Low back pain. N Engl J Med. 2001;344(5):363-370.
9. Sieper J, van der Heijde D, Landewé R et al. New criteria for inflammatory back pain in patients with chronic back pain: a real patient exercise by experts from the Assessment of SpondyloArthritis international Society (ASAS). Ann Rheum Dis. 2009;68:784-8.
10. Chou R, Qaseem A, Owens DK et al. Diagnostic imaging for low back pain: advice for high value health care from the American College of Physicians. Ann Intern Med. 2011;154:181.
11. American College of Radiology. ACR Appropriateness Criteria. Low back pain. Available at:http://www.acr.org/SecondaryMainMenuCategories/quality_safety/app_criteria/pdf/ExpertPanelonNeurologicImaging/LowBackPainDoc7.aspx (Accessed on April 05, 2012).
12. Brazil AV, Ximenes Ae, Radu AS et al. Diagnóstico e Tratamento das Lombalgias e Lombociatalgias. Rev Bras Reu. 2004;4(6):419-25.
13. Macfarlane GJ, Thomas E, Papageorgiou AC et al. Employment and physical work activities as predictors of future low back pain. Spine. 1997;22:1143.
14. Romanó CL, Romanó D, Lacerenza M. Pain Research and Treatment. 2012, ID 154781, doi:10.1155/2012/154781.
15. Croft PR, Macfarlange GJ, Papageorgiou AC et al. Outcome of low back pain in general practice: a prospective study. BMJ. 1998;316:1356.
16. Bigos SJ, Boyer OR, Braen GR., et al. Acute low back problems in adults. Clinical Practice Guideline Number 4. US Department of Health and Human Services; Rockville, MD 1994.

17. Chou R, Shekelle P. Will this patient develop persistent diasabling low back pain? JAMA. 2010;303:1295.
18. Chou R, Qaseem A, Snow V et al. Diagnosis and treatment of low back pain: a joint clinical practice guideline from the American College of Physicians and the American Pain Society. Ann Intern Med. 2007; 147:478.
19. Gatchel RJ, Polatin PB, Mayer TG. The dominant role of psychosocial risk factors in the development of chronic low back pain disability. Spine. 1995;20:2702.
20. Carey TS, Freburger JK, Holmes GM et al. A long way to go: practice patterns and evidence in chronic low back pain care. Spine. 2009;34:718.

Capítulo 92

Lúpus Eritematoso Sistêmico

Branca Dias Batista de Souza
Fernanda Gomes Gonçalves Chaer

INTRODUÇÃO

O lúpus eritematoso sistêmico (LES) é uma doença inflamatória crônica, multissistêmica, de causa desconhecida e natureza autoimune, caracterizada pela presença de diversos autoanticorpos. Evolui com manifestações clínicas polimórficas e é caracterizada por apresentar períodos de exacerbações e remissões. A etiologia não é totalmente esclarecida e acredita-se que o desenvolvimento da doença esteja ligado a predisposição genética e fatores ambientais, como luz ultravioleta e alguns medicamentos.

É uma doença rara, acomete mais frequentemente mulheres jovens na fase reprodutiva, na proporção de nove a dez mulheres para um homem e com prevalência variando de 14 a 50/100.000 habitantes, em estudos norte-americanos. Pode acometer todas as raças em todas as partes do mundo, sendo observada como doença mais grave em negros.

Sua apresentação clínica é variável e o conhecimento das principais manifestações é muito importante, auxiliando no diagnóstico. Elas podem aparecer isoladamente ou em conjunto, principalmente nos primeiros anos da doença.

Na prática, para o diagnóstico de LES, utilizam-se os novos critérios de classificação propostos pelo *Systemic Lupus International Collaborating Clinics Classification Criteria* (SLICC), em 2012. O diagnóstico se fundamenta na presença de, pelo menos, quatro critérios descritos abaixo, sendo, ao menos, um critério clínico e outro imunológico ou a nefrite lúpica como único critério na presença de FAN ou anti-DNA de cadeia dupla.

Estes critérios foram desenvolvidos com o objetivo de uniformizar os estudos científicos da doença e não devem ser usados como um guia para o diagnóstico da doença. Apresentam vantagens com relação ao antigo critério ACR (*American College Rheumatology*), alcançando maior sensibilidade (94% *versus* 86%) e especificidade semelhante (92% *versus* 93%).

A avaliação laboratorial pode ajudar o diagnóstico por ocasião da constatação de alterações hematológicas (leucopenia e/ou linfopenia e/ou plaquetopenia e/ou anemia hemolítica) e alterações do sedimento urinário, além de avaliação dos autoanticorpos.

CRITÉRIOS DA CLASSIFICAÇÃO SLICC PARA O LES

Derivação e validação do *Systemic Lupus International Collaborating Clinics Classification Criteria* (SLICC) para o lúpus eritematoso sistêmico.

Critérios Clínicos

Pele

Qualquer dos seguintes são necessários para que se considere um critério: Rash *malar e fotossensibilidade, lúpus cutâneo agudo e subagudo, úlceras orais e alopecia que não deixe cicatriz.*

1. **Lúpus cutâneo agudo**

   Rash malar (não é válido o comprometimento malar devido ao lúpus discoide), lúpus bolhoso, necrólise epidérmica tóxica variante do LES, *rash* maculopapular lúpico, fotossensibilidade associada ao lúpus. Todos os anteriores na ausência de dermatomiosite ou lúpus cutâneo subagudo.

2. **Lúpus cutâneo crônico**

   Incluindo:

   **rash* discoide clássico localizado na região do colo ou generalizado (por cima e debaixo do colo), hipertrófico (lúpus verrucoso), paniculite lupica (lúpus profundo), lúpus mucoso, lúpus eritematoso *tumidus*, lúpus discoide.

3. **Úlceras orais**

   Palato-bucal-língua ou úlceras nasais. Estes critérios se cumprem na ausência de outras causas, como vasculite, doença de Behçet, infecções (herpesvírus), doença inflamatória intestinal, artrite reativa e ingesta de comidas ácidas.

4. **Alopecia não cicatricial**

   (Rarefação difusa ou fragilidade dos cabelos com visíveis cabelos quebrados). Na ausência de outras causas como alopecia *areata*, drogas, deficiência de ferro e alopecia androgênica.

5. **Sinovites**

   Comprometendo duas ou mais articulações, caracterizadas por edema ou dor em duas ou mais articulações associadas a rigidez matinal de pelo menos 30 minutos.

6. **Serosites**

   * Pleurite típica por mais de 1 dia ou derrame pleural ou fricção pleural.

   * Dor pericárdica típica (dor em decúbito e melhora em posição ereta) por mais de 1 dia ou derrame pericárdico ou fricção pericárdica ou pericardite pelo eletrocardiograma.

   * Na ausência de outras causas, como: infecção, uremia e pericardite de Dressler.

7. **Renal**

   Razão proteína-creatinina urinária (ou proteinúria de 24 horas) representando 500 mg de proteína em 24 horas ou cilindros hemáticos.

A relação *proteinúria/creatinúria* é suficiente para definir o critério sem requerer avaliação de urina de 24 horas.

8. **Neurológico**

   Convulsão, psicose ou mononeurite multiplex (na ausência de outras causas conhecidas, como vasculite primária).

   Mielite, neuropatia periférica ou craniana (na ausência de outras causas conhecidas, como vasculite primária, infecção e diabete melito).

   Estado confusional agudo (na ausência de outras causas, como alterações metabólicas, tóxicas, uremia e drogas).
9. **Anemia hemolítica ou Coombs direto positivo**
10. **Leucopenia (< 4.000/mm^3 ao menos uma vez)**

    * *Na ausência de outras causas conhecidas como síndrome de Felty, medicamentos e hipertensão portal.*

    Linfopenia (< 1.000/mm^3 ao menos uma vez)

    * *Na ausência de outras causas conhecidas como uso de corticosteroides, medicamentos e infecção.*
11. **Trombocitopenia (< 100 mil/mm^3 ao menos uma vez)**

    * Na ausência de outras causas conhecidas, como *medicamentos, hipertensão portal e púrpura trombótica trombocitopênica.*

    * Resultado de biópsia renal compatível com nefrite lúpica.

    * Leucopenia/linfopenia.

    * Trombocitopenia.

Critérios Imunológicos

1. FAN positivo.
2. Anti-DNA de dupla hélice positivo, exceto se for realizado pelo método ELISA: deverá ser duas vezes o valor de referência.
3. Anti-Sm positivo.
4. Anticorpos antifosfolipídio determinado por um dos seguintes:

   * anticoagulante lúpico;

   * VDRL falsamente positivo;

   * anticardiolipinas títulos médios ou altos (IgA, IgG ou IgM);

   * anti-B_2-glicoproteína I (IgA, IgG ou IgM).
5. Hipocomplementemia (C3/C4 ou CH50 baixos).
6. Coombs direto positivo na ausência de anemia hemolítica.

QUADRO CLÍNICO

O LES é mais prevalente no sexo feminino e os primeiros sinais e sintomas aparecem por volta da segunda e terceira décadas de vida. Não há um padrão típico de comprometimento, porém na fase inicial se observa uma maior prevalência de manifestações cutaneoarticulares. O diagnóstico baseia-se no quadro clínico, associado às alterações laboratoriais e sorologia de autoanticorpos. Pode estar associado a sinais e sintomas sistêmicos, tais como: fadiga, astenia, perda de peso, sendo que a febre pode estar presente em 50% dos casos.

Em um estudo na Santa Casa de Misericórdia de São Paulo foi avaliada a frequência das manifestações clínicas iniciais (Tabela 92.1), comparada com a literatura, e observou-se que as principais manifestações iniciais são cutaneoarticulares.

Tabela 92.1 – Frequência das manifestações clínicas iniciais do LES

Manifestações clínicas (%)	Dubois N: 520	S. Casa N: 150
Sintomas articulares	92	85
Erupção cutânea	72	61
Eritema malar	57	33
Lesão discoide	29	6
Fotossensibilidade	33	33
Alopecia	21	48
Úlceras orais	9	16
Fenômeno de Raynaud	18	30
Nódulos subcutâneos	-	6
Vasculite cutânea	-	34
Púrpura plaquetária	-	4

Manifestações Cutâneas

Mais de 90% dos pacientes apresentam lesões cutâneas em alguma fase da doença, em grande parte como manifestação inicial. As manifestações cutâneas apresentam-se de três formas clínicas: aguda, subaguda e crônica. As apresentações histológicas distribuem-se nas formas agudas, subagudas (anular e psoriasiforme) e crônicas (lúpus discoide, *tumidus* e *profundus*) (Tabela 92.2).

Lúpus Eritematoso Agudo

As lesões cutâneas mais comuns são o *rash* malar, o eritema maculopapular, a fotossensibilidade, a alopecia, as aftas orais e as lesões vasculíticas (Figura 92.1). Geralmente surgem durante a atividade sistêmica da doença. Os achados imunopatológicos típicos das lesões agudas são de dermatite, sem significativa hiperceratose ou atrofia da epiderme.

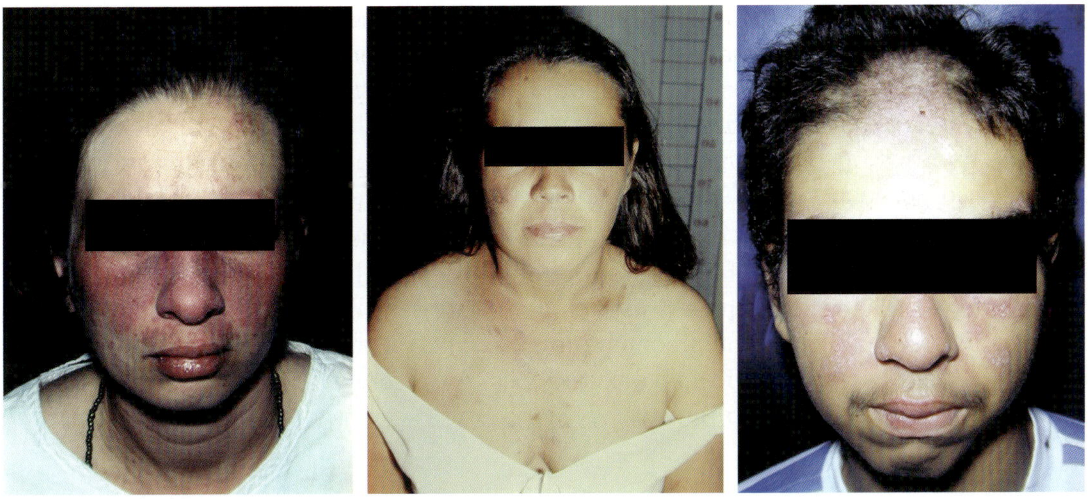

Figura 92.1 – Lúpus cutâneo agudo.

Lúpus Eritematoso Cutâneo Subagudo

Apresenta-se como placas não infiltrativas que preferencialmente envolvem as áreas expostas à luz, como ombros, tronco e extremidades superiores (Figura 92.2). São classificadas de duas formas: anular e psoriasiforme. As lesões regridem, deixando hiperpigmentação ou, mais frequentemente, hipopigmentação pseudovitiligoide com telangiectasias, porém sem atrofia. Geralmente, correlaciona-se com a presença de anticorpos anti-Ro. Exames histológicos revelam o envolvimento da derme e da epiderme.

Lúpus Eritematoso Crônico

As lesões crônicas clássicas são as lesões discoides. Caracterizam-se por lesões maculosas ou papulosas, eritematosas, bem definidas, com escamas firmes e aderentes à

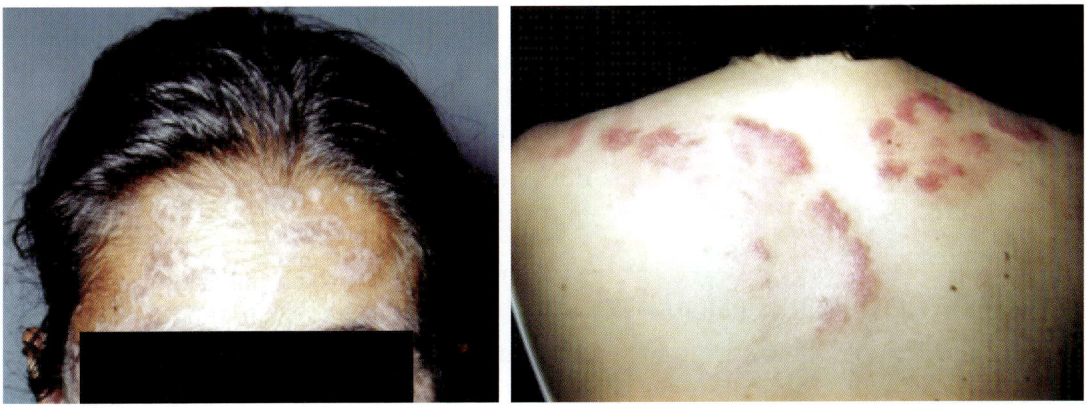

Figura 92.2 – Lúpus cutâneo subagudo.

superfície das lesões. Inicialmente podem ser hiperpigmentadas e, em sua evolução, podem regredir deixando áreas cicatriciais discrômicas, telangiectasias e alopecia cicatricial. A histologia mostra infiltrado predominantemente linfocítico na junção derme-epiderme. O lúpus *tumidus* é caracterizado por lesões tipo pápulas urticariformes, nódulos ou placas infiltrativas edemaciadas que atingem preferencialmente a cabeça, o pescoço e os braços. Achados histológicos revelam infiltrado linfocítico perivascular e perianexial e presença característica de mucina.

O lúpus *profundus* é também denominado paniculite lúpica. Suas lesões são mais profundas e caracterizadas pela presença de nódulos e placas. Acometem superfícies expostas a traumas, como bochechas, ombros, coxas e mamas. A progressão das lesões pode resultar em calcificação e ulcerações. A presença de paniculite linfocítica é o achado histológico predominante.

Tabela 92-2 – Classificação do lúpus eritematoso cutâneo
Lúpus eritematoso agudo
Localizado
Generalizado
Lúpus eritematoso subagudo
Anular
Psorisiforme
Lúpus eritematoso crônico
Discóide
Tumidus
Profundus

MANIFESTAÇÕES OSTEOARTICULARES

As manifestações articulares são frequentes nas fases iniciais da doença, podendo ser a principal queixa em aproximadamente 80% dos pacientes no momento do diagnóstico e comprometer até 95% deles no curso da doença. A artrite habitualmente é intermitente e não erosiva, entretanto, cerca de 10% dos casos podem evoluir com poliartrite ou oligoartrite crônica ou do tipo Jacoud, que se caracteriza por desvio ulnar do segundo ao quinto dedo e subluxação das articulações metacarpofalangianas, geralmente corrigidas voluntariamente pelos pacientes.

Mialgia pode ocorrer em até metade dos pacientes, entretanto, a miosite inflamatória ocorre numa porcentagem menor, em torno de 5 a 10%.

MANIFESTAÇÕES NEUROPSIQUIÁTRICAS

As manifestações neuropsiquiátricas representam um grande desafio, devido ao seu grande espectro clínico e pela apresentação variável. Podem estar presentes em 14-75% dos pacientes em qualquer fase da doença (Tabela 92.3).

Tabela 92.3 – Classificação das síndromes neuropsiquiátricas do LES pelo ACR	
Sistema Nervoso Central	**Sistema Nervoso Periférico**
Meningite asséptica	Polirradiculoneuropatia
Doença cerebrovascular	desmielinizante
Síndrome desmielinizante	inflamatória aguda
Cefaleia	Alterações autonômicas
Desordens do movimento (coreia)	Mononeuropatia
Mielopatia	Simples/múltipla
Desordens convulsivas	Miastenia grave
Estado confusional agudo	Neuropatia craniana
Desordens de ansiedade	Plexopatia
Disfunção cognitiva	Polineuropatia
Distúrbio de humor	
Psicose	

MANIFESTAÇÕES HEMATOLÓGICAS

Alterações hematológicas são comuns. Eventualmente podem preceder o diagnóstico de LES por anos. As alterações mais comumente encontradas são: anemia, leucopenia e linfopenia, trombocitopenia e a síndrome do anticorpo antifosfolipídeo (SAAF).

Anemia ocorre frequentemente no lúpus, afetando a maior parte dos pacientes no curso da doença. Pode ser decorrente de inflamação, anemia de doença crônica, insuficiência renal, perda sanguínea, dieta inadequada, medicações, hemólise, infecção e hiperesplenismo.

Leucopenia e linfopenia geralmente estão presentes quando há atividade de doença e sua monitoração é importante tanto para acompanhamento de controle de atividade quanto para verificar possíveis efeitos adversos ao uso de imunossupressores.

Trombocitopenia se apresenta em 8 a 32%, sendo grave (< 10.000) em somente 10% dos casos. Pode se apresentar de três formas:

1. aguda e severa: requer tratamento precoce e agressivo;
2. crônica: responde por pouco tempo aos corticosteroides, raramente produz sintomas;
3. púrpura trombocitopênica autoimune: pode-se apresentar até 10 anos antes do diagnóstico de LES.

MANIFESTAÇÕES CARDÍACAS

Pacientes podem apresentar inflamação nas três camadas do coração: pericardite, miocardite e endocardite. A endocardite é caracteristicamente não infecciosa (endocardite de Libman-Sacks) e pode envolver também a válvula mitral e tricúspide. Pacientes lúpicas tendem a desenvolver aterosclerose mais precocemente e com evolução mais rápida.

MANIFESTAÇÕES PULMONARES

As manifestações pulmonares mais comuns são: pleurite, pneumonite, doença intersticial pulmonar e hemorragia alveolar.

TRATAMENTO

Medidas Gerais

A abordagem inicial ao paciente com LES consiste em algumas medidas gerais, dentre elas:

1. educação: informar o paciente e seus familiares sobre a doença, evolução e riscos;
2. apoio psicológico;
3. atividade física e controle de fatores de risco cardiovasculares;
4. uso de fotoprotetor solar;
5. evitar tabagismo;
6. atualização do calendário vacinal.

TRATAMENTO MEDICAMENTOSO

O tratamento medicamentoso deve ser individualizado para cada paciente e depende dos órgãos ou dos sistemas acometidos, bem como a gravidade destes acometimentos. Diante do comprometimento de múltiplos sistemas, o tratamento deverá ser orientado para o comprometimento mais grave. Quando houver manifestação que não responda à droga, pode ser necessário o uso de diversos medicamentos. A Tabela 92.4 resume os principais tratamentos.

Tabela 92.4 – Principais tratamentos do LES

Manifestações cutâneas	• Corticoide, cloroquina, dapsona, talidomida
Manifestações osteoarticulares	• AINE, corticoide, cloroquina, metotrexate
Manifestações neuropsiquiátricas	• Corticoide e ciclofosfamida
Manifestações hematológicas	• Corticoide, cloroquina, azatioprina, danazol
Manifestações cardíacas	• Corticoide e cloroquina
Manifestações pulmonares	• AINE, corticoide e cicofosfamida
Manifestações renais	• Corticoide, azatioprina, micofenolato mofetila e ciclofosfamida

BIBLIOGRAFIA CONSULTADA

1. Borba EF, Bonfa E. Long term beneficial effect of chloroquine diphosphate on lipoprotein profile in lupus patients with and without steroid therapy. J Rheum. 2001;28:780-785.
2. Canadian hydroxichloroquine study group. A randomized study of the effect of withdrawing hydroxychloroquine sulfate in systemic lupus erythematosus. N Eng J Med. 1991;324:150-154.
3. Hochberg MC. Updating the American College of Rheumatology revised criteria for the Classification of systemic lupus erythematosus. Letter. Arthritis Rheum. 1997;40: 1725,.
4. Jónsdóttir T, Gunnarsson I, Mourão AF, Lu TY, van Vollenhoven RF, Isenberg D. Clinical improvements in proliferative vs membranous lupus nephritis following B-cell depletion: pooled data from two cohortsRheumatology (Oxford). 2010 Aug; 49(8): 1502-4.
5. Kirou KA, Boumpas DT. Systemic glucocorticoid therapy in systemic lupus erythematosus. In: Dubois Lupus Erythematosus. Wallace DJ, Hahn BH (eds.).6th Ed. Philadelphia. Lippincott Wiilians & Wilkins; 2002. p. 1173-94.
6. Lightstone L. Lupus nephritis: where are we now? Curr Opin Rheumatol. 2010 May;22(3):252-6.
7. M. Petri, Orbai AM, Alarcon GS et al. Derivation and validation of the Systemic Lupus International Collaborating Clinics classification criteria for systemic lupus erythematosus. Arthritis Rheum. Aug 2012;64(8):2677-86.
8. Meinão IM, Sato EI, Andrade LEC et al. Controlled trial with chloroquine diphosphate in systemic lupus erythematosus. Lupus. 1996;5:237-241.
9. Vigna-Perez M, Hernández-Castro B, Paredes-Saharopulos O, et al. Clinical and immunological effects of Rituximab in patients with lupus nephritis refractory to conventional therapy: a pilot study.
10. Ortega LM, Schultz DR, Lenz O, Pardo V, Contreras GN. Review: Lupus nephritis: pathologic features, epidemiology and a guide to therapeutic decisions. Lupus. 2010;19(5):557-74.
11. Petri M, Lakatta C, Magder L et al. Effect of prednisone and hydroxychloroquine on coronary disease risk factors in systemic lúpus erythematosus: a longitudinal data analysis. Am J Med. 1994;96:254-259.
12. Ramos-Casals M, Diaz-Lagares C, Soto-Cardenas MJ et al. Rituximab Therapy in Lupus Nephritis: Current Clinical Evidence. Clin Rev Allergy Immunol. 2011 Jun; 40(3): 159-69.
13. Tan EM, Cohen AS, Fries JF et al. Special article: The 1982 revised criteria for the classification of sytemic lupus erythematosus. Arhritis Rheum. 1982;25:1271-1277.
14. Wallace DJ, Linker-Israeli M, Metzger AL et al. The relevance of antimalarial therapy with regard to thrombosis, hipercolesterolemi

SEÇÃO 12

DOENÇAS DO SISTEMA URINÁRIO

Capítulo 93

Glomerulopatias em Adultos

Patricia Malafronte
Yvoty Alves dos Santos Sens

INTRODUÇÃO

As glomerulopatias ou glomerulonefrites são alterações funcionais e/ou morfológicas que comprometem os glomérulos. Essas alterações resultam direta ou indiretamente em: 1) modificação da permeabilidade das paredes dos capilares glomerulares causando proteinúria; 2) passagem de elementos figurados do sangue para a urina, expressando-se como hematúria, leucocitúria e cilindrúria; 3) redução da superfície de filtração glomerular com queda da filtração glomerular; e 4) diminuição da excreção renal de sódio e água que se manifesta como edemas e/ou hipertensão arterial. Associam-se de maneira e intensidade variáveis, originando as síndromes clínicas que caracterizam as glomerulopatias (Tabela 93.1).

EPIDEMIOLOGIA

As glomerulopatias são pouco comuns, entretanto se destacam como determinantes de doença renal crônica. A prevalência é maior em adultos jovens e de meia-idade, restringindo a qualidade de vida.

As glomerulopatias ocorrem como doença primária, restrita aos rins, ou secundária a doenças sistêmicas. No Brasil, a nefropatia secundária ao diabetes e as glomerulopatias primárias são respectivamente a segunda e a terceira causa de insuficiência renal crônica em pacientes que iniciam tratamento dialítico (Censo-2011, Sociedade Brasileira de Nefrologia). Entre as glomerulopatias primárias, a glomeruloesclerose segmentar e focal (GESF) é a mais frequente em adultos, nos países ocidentais e no Brasil[1]. Outras lesões glomerulares primárias incluem a nefropatia membranosa, nefropatia da IgA, nefropatia de lesões mínimas, glomerulonefrite membranoproliferativa e a crescêntica.

Entre as causas secundárias, a mais frequente é a nefropatia diabética seguida da glomerulopatia do lúpus eritematoso sistêmico (LES). Outras causas menos frequentes são associadas a doenças infecciosas, neoplásicas, fármacos, toxinas e doenças hereditárias. A Tabela 93.2 resume as causas secundárias das glomerulopatias.

Tabela 93.1 – Síndromes clínicas das glomerulopatias
1- Proteinúria e/ou hematúria assintomáticas
2- Sindrome nefrítica
3- Síndrome nefrótica
4- Glomerulonefrite rapidamente progressiva
5- Glomerulonefrite crônica

Tabela 93.2 – Causas secundárias de doença glomerular	
Doenças sistêmicas	**Infecções**
• Diabete melito	• Estreptococos, estafilococos
• Lúpus eritematoso sistêmico	• Sífilis, hanseníase
• Púrpura de Henoch-Schönlein	• Micoplasma, clamídia
• Granulomatose de Wegener	• HIV, hepatite B e C
• Vasculite sistêmica	• Malária, esquistossomose
• Amiloidose primária ou secundária	• Filariose, toxoplasmose
• Doença de cadeia leve e/ou pesada	• Citomegalovírus, Epstein-Barr
• Glomerulonefrite antimembrana basal glomerular	**Fármacos, toxinas, alérgenos**
• Crioglobulinemia	• Anti-inflamatórios não esteroides
Neoplasias	• Captopril, penicilamina, lítio
• Mieloma múltiplo	• Interferon, heroína, ouro
• Doença de Hodgkin	• Picada de abelha, veneno de cobra
• Leucemias e linfomas	• Pólen
• Carcinomas	**Outras**
Doenças congênitas	• Obesidade, refluxo vesicoureteral
• Síndrome de Alport, nefropatia da membrana fina	• Toxemia gravídica

PATOGÊNESE

Vários mecanismos imunológicos e não imunológicos são propostos para explicar a patogênese das glomerulopatias. Envolvem desde autoanticorpos a antígenos glomerulares, deposição de complexos imunes da circulação ou formados *in situ* nos glomérulos. A presença destes elementos nas paredes dos capilares glomerulares provoca inflamação, cuja gravidade é variável.

A inflamação é desencadeada pela resposta humoral mediada pelos linfócitos B e pela resposta celular mediada pelos linfócitos T, podendo ocorrer ativação do complemento, infiltração de leucócitos da circulação, que secretam citocinas, quimiocinas, fatores de crescimento e compostos vasoativos, especialmente a angiotensina II, levando à proliferação de células do próprio glomérulo. Se ocorrer esgotamento do antígeno, a resposta inflamatória glomerular regride sem maiores consequências. Ao contrário, se o estímulo antigênico persiste, ocorre fibrose progressiva dos glomérulos, do interstício, com atrofia tubular e perda contínua de néfrons.

Os mecanismos não imunológicos são responsáveis especialmente pela nefropatia diabética, glomeruloesclerose hipertensiva e glomeruloesclerose segmentar e focal. Nestes casos o estímulo primário é a agressão mecânica às paredes glomerulares consequente a hipertensão intraglomerular, que causa lesão das células que compõem as paredes dos capilares glomerulares e inicia processo de hialinose e esclerose progressiva, com perda da função glomerular.

Os néfrons remanescentes sofrem sobrecarga adicional, com aumento do fluxo sanguíneo renal, e desenvolvem hipertensão e hipertrofia glomerular com destruição progressiva do parênquima renal. Outros mecanismos descritos recentemente incluem a identificação de mutações genéticas de proteínas que compõem os podócitos (células que revestem a face externa do capilar glomerular) e os poros da barreira de filtração glomerular, causando proteinúria e, em alguns casos, progressão da doença renal. Estas mutações incluem genes da podocina, alfa-actina, nefrina, entre outras, e são identificadas na nefropatia de lesões mínimas familial e em casos esporádicos de glomeruloesclerose segmentar e focal[2].

De modo geral, nas glomerulopatias progressivas forma-se um círculo vicioso, e após a perda de número substancial de néfrons há sobrecarga dos remanescentes, com lesão mecânica e perda progressiva de néfrons, independente da agressão inicial.

QUADRO CLÍNICO

As glomerulopatias podem se apresentar como:

1. proteinúria e/ou hematúria assintomáticas: caracterizam-se pela presença de proteínas na urina que excedem o valor considerado normal, mas não atingem os níveis nefróticos de 3 g nas 24 h, são geralmente de origem glomerular e o principal componente é a albumina. Em geral, sua detecção é feita ao acaso em exames de triagem, e é sinal importante de doença glomerular. Considera-se como hematúria a presença de dez ou mais eritrócitos por campo de grande aumento (400x) ou 10.000/mL de urina. Hematúria macroscópica associada às glomerulopatias pode ocorrer em episódios isolados ou simultaneamente, com infecções do trato respiratório;
2. síndrome nefrítica: geralmente é de início agudo, caracterizada por hematúria macro ou microscópica, edema discreto e hipertensão arterial. Há tendência de redução da função renal em graus variáveis;
3. síndrome nefrótica: pode ocorrer de início súbito ou insidioso, com manifestações de edema discreto ou generalizado, hipoalbuminemia e proteinúria que excede 3,5 g/1,73 m^2 na urina de 24 h. Geralmente é acompanhada de dislipidemia, e pode ou não estar associada à redução da filtração glomerular.

4. glomerulonefrite rapidamente progressiva: caracteriza-se pela redução rápida da função renal (em dias ou semanas) levando a insuficiência renal aguda associada a hematúria e proteinúria em diferentes graus.
5. glomerulonefrite crônica: caracteriza-se por se apresentar já com redução importante da filtração glomerular, com início insidioso e assintomático por longos períodos. Pode se associar à diversos graus de proteinúria, hematúria e hipertensão arterial. Os sintomas e sinais de apresentação geralmente são da síndrome urêmica.

O quadro clínico das diferentes doenças glomerulares pode se sobrepor, como mostra a Tabela 93.3, e um diagnóstico apropriado requer a realização da biópsia renal com avaliação por microscopia ótica, imunofluorescência e eventualmente microscopia eletrônica.

Tabela 93.3 – Formas de apresentação clínica de glomerulopatias primárias

Tipo histológico	Síndrome nefrótica	Síndrome nefrítica
Nefropatia de lesões mínimas	+++++	-
Glomeruloesclerose segmentar e focal	++++	+
Nefropatia membranosa	++++	+
Nefropatia da IgA	+++	++
Glomerulonefrite membranoproliferativa	++	+++
Glomerulonefrite crescêntica (rapidamente progressiva)	+	++++

DIAGNÓSTICO LABORATORIAL

Os principais métodos de investigação nas glomerulopatias envolvem o exame de urina, a quantificação da proteinúria, creatinina sérica e a avaliação da filtração glomerular. Além do hemograma e testes imunológicos para identificar causas secundárias das glomerulonefrites, como a pesquisa de anticorpos antinucleares, complemento total e frações, anticorpos antineutrófilos, anticorpos antimembrana basal glomerular, sorologias para hepatite B, C e HIV.

O exame de urina I traz informações importantes para diagnóstico e seguimento das glomerulopatias, pela análise físico-química e do sedimento urinário. As tiras reagentes para avaliação da urina permitem testar o pH da urina, presença de proteínas, glicose, hemoglobina, leucócitos, cetonas e bactérias. O sedimento urinário identifica a presença de cilindros de proteínas (hialinos), leucócitos e hemácias, este último permite o diagnóstico de doença glomerular. A pesquisa da morfologia das hemácias urinárias por microscopia de contraste de fase, os eritrócitos dismórficos, apresenta boa sensibilidade e especificidade no diagnóstico diferencial entre sangramento glomerular e de vias urinárias extrarenais. O acantócito (eritrócito em forma de anel, com protrusões citoplasmáticas vesiculares) e o codócito (hemácias em alvo) são características da hematúria de origem glomerular.

Na proteinúria de origem glomerular, a albumina é o principal componente das proteínas que atravessam a parede do capilar glomerular lesado. Para avaliação mais precisa da proteinúria utiliza-se a análise quantitativa. O exame mais adequado é a medida na urina de 24 h. A determinação em amostra isolada de urina, pela relação entre a proteína/creatinina urinária tem boa sensibilidade e correlação com a proteinúria de 24 h. Pode-se ainda determinar a proteinúria na urina de 12 h diurna ou noturna. A microalbuminúria tem sido definida de forma variável, mas os valores são inferiores àqueles detectados por métodos laboratoriais de rotina. Os diversos métodos e valores de referência são apresentados na Tabela 93.4.

Tabela 93.4 – Microalbuminúria e proteinúria: métodos e valores de referência

	Urina de 24 h (mg)	*Amostra isolada (mg/g) Creatinina*	*Amostra de 12 h noturnas (µg/min)*
Normoalbuminúria	< 30	< 30	< 15
Microalbuminúria	30 a 300	30 a 300	150
Macroalbuminúria ou proteinúria	> 300	> 300	> 150

Observação: Quando o exame de urina I com fita reagente for negativo para albumina e a dosagem de proteína nas 24 h mostrar proteinúria, deve-se suspeitar de cadeias leves livres de imunoglobulinas monoclonais na urina.

É importante ressaltar que a investigação da hematúria microscópica pelo exame de urina I, e da proteinúria na urina de 24 h ou em amostra isolada, deve ser realizada duas, três ou mais vezes para confirmação diagnóstica.

A creatinina sérica é o marcador de filtração glomerular utilizado de rotina, mas sua dosagem pode sofrer interferência da massa muscular total, medicações como as cefalosporinas, idade, entre outros. A depuração de creatinina na urina de 24 h, com coleta rigorosa da urina é o método mais preciso para determinar a filtração glomerular na prática clínica. Outros métodos menos precisos, mas com maior sensibilidade que a creatinina sérica são as fórmulas de estimativa da filtração glomerular. As fórmulas mais utilizadas em adultos são:

1. Fórmula de Cockcroft-Gault[3]:

Depuração de creatinina = [(140 – idade) x peso]/creatinina sérica x 72 (x 0,85 no sexo feminino). Peso em kg, creatinina mg/dL

2. Fórmula simplificada MDRD (*Modification of Diet in Renal Disease*)[4]:

TFG = 186 x (creatinina sérica) – 1,154 x (idade) – 0,203 (x 0,742 no sexo feminino) e (x 1,212 negros)

Na síndrome nefrótica é importante a realização da eletroforese de proteínas, que permite avaliar a hipoalbuminemia e outras alterações que possam ser relevantes. São características a hipoalbuminemia e a elevação dos valores de alfa$_2$ e betaglobulinas. Os valores das gamaglobulinas podem ser normais, baixos ou elevados.

A nefropatia de lesões mínimas e a glomeruloesclerose segmentar e focal geralmente cursam com hipogamaglobulinemia, ao passo que as gamaglobulinas elevadas sugerem causa secundária da síndrome nefrótica: infecções crônicas, hepatopatias crônicas ou doenças autoimunes. Na presença de pico monoclonal na faixa das gamaglobulinas, deve ser investigado o mieloma múltiplo e as disproteinemias. Também na síndrome nefrótica é comum a dislipidemia, que deve ser investigada e se caracteriza pelo aumento de colesterol e triglicérides.

A ultrassonografia renal e das vias urinárias deve ser realizada de rotina para avaliação do sistema urinário: as alterações de forma, número e localização dos rins; alterações da estrutura do parênquima renal; da vasculatura e das vias excretoras.

A biópsia renal é importante para definir o tipo histopatológico da doença glomerular, avaliar o prognóstico e escolher o tratamento mais adequado. O método mais utilizado é a biópsia renal por via percutânea orientada pela ultrassonografia. Deve-se avaliar o risco-benefício, especialmente em pacientes com rins contraídos, pois dificilmente se chega ao diagnóstico da glomerulopatia inicial. São contraindicações diátese hemorrágica, hipertensão arterial grave não controlada, tumores ou abscessos renais, hidronefrose ou grandes cistos renais.

Em pacientes com rim único, a biópsia tem contraindicação relativa, mas se for necessário, seria indicada a abordagem cirúrgica *a céu aberto*, exceto nos pacientes com rim transplantado. Antes da realização da biópsia o paciente deve ser informado da necessidade e dos procedimentos que serão efetuados, a hipertensão arterial deve ser controlada, o perfil da coagulação sanguínea e a ultrassonografia renal devem ser avaliados. Para informação adequada, o tecido renal deve ser analisado pela microscopia óptica e de imunofluorescência, e em alguns casos, pela microscopia eletrônica.

TRATAMENTO

Vale salientar que são poucas as situações em que existem tratamentos consensuais para as glomerulopatias. A heterogeneidade dos desenhos dos estudos, esquemas de tratamento empregados, critérios de inclusão, desfechos estudados e as informações de seguimento disponíveis são fatores que dificultam a interpretação dos resultados dos estudos realizados sobre o tratamento das glomerulopatias.

De modo geral e numa visão simplificada, pode-se organizar o tratamento das doenças glomerulares em: preventivo/profilático, dietético e repouso, sintomático, renoprotetor e imunossupressor.

Tratamento Preventivo/Profilático

Faz-se rotineiramente o tratamento profilático para estrongiloidíase, em face da gravidade dos quadros observados diante dessa infestação, na vigência de imunossupressão. Nos casos em que a imunossupressão não será necessária ou não será iniciada de imediato, deve-se realizar a vacinação para prevenção da hepatite B, influenza, varicela e infecção pneumocócica.

Tratamento Dietético e Repouso

O tratamento do edema na síndrome nefrótica deve ser iniciado com a restrição de sódio na dieta para 3 a 5 g nas 24 h, considerando que nesta síndrome há aumento da reabsorção tubular de sódio por menor sensibilidade ao fator natriurético atrial. Em casos mais graves com hipoalbuminemia mais intensa (albumina sérica ≤ 2 g/dL), o edema é causado principalmente pela redução da pressão oncótica do plasma, que resulta em transudação de fluido do espaço intravascular para o extravascular, com diminuição do volume plasmático e acentuação da retenção de sódio e água.

A restrição de ingestão de líquidos deve ser incentivada, considerado que os próprios alimentos já contêm líquidos. O volume hídrico ingerido não deve exceder o da diurese. Deve-se realizar o balanço hídrico diário considerando a infusão de líquidos intravenosos, se houver.

Quanto ao conteúdo de proteínas, não há consenso, mas em pacientes com filtração glomerular normal, procura-se manter dieta normoproteica[5]. Deve-se recomendar para pacientes edemaciados o repouso relativo que diminui a proteinúria, enquanto os exercícios físicos de moderada a intensa atividade aumentam a proteinúria.

Tratamento Sintomático: Diuréticos

Devem ser utilizados com cuidado para evitar a insuficiência renal aguda pré-renal, controlando diariamente a perda de peso corporal, que não deve ser reduzida a mais de 2 a 3 kg por dia. Dá-se preferência para os diuréticos com ação na alça de Henle, que nos casos de anasarca podem ser administrados inicialmente por via intravenosa. Em casos de edemas de leve a moderada intensidade, os tiazídicos podem ser suficientes. Em pacientes com edema refratário, pode ser útil a associação com espironolactona. Os expansores plasmáticos devem ser usados nos casos de instabilidade hemodinâmica.

Tratamento Renoprotetor

Controle da Hipertensão Arterial

Está bem estabelecido nas doenças renais de modo geral e, sem dúvida, nas doenças glomerulares, para as quais a coexistência de hipertensão arterial é considerada fator de mau prognóstico. Assim, no que se refere à renoproteção, tratar a hipertensão arterial é ponto consensual.

Em pacientes proteinúricos, a meta a ser alcançada corresponde a níveis de 120/75 mmHg. Os medicamentos de preferência são os inibidores da enzima conversora da angiotensina e/ou bloqueadores de receptor AT1 da angiotensina II, associados aos diuréticos[6].

Controle da Dislipidemia

Deve ser tratada com os inibidores da hidroxiglutaril-CoA-redutase (estatinas) quando a proteinúria e a hipoalbuminemia forem persistentes cronicamente, em grande parte com o objetivo de prevenir o desenvolvimento de aterosclerose e doença arterial coronariana. No entanto, sabe-se que a estatina tem múltiplos efeitos, entre os quais propriedades anti-inflamatórias e imunomoduladoras; há relatos de que elas inibem a ativação de fatores de transcrição pró-inflamatórios e melhoram a disfunção da célula endotelial em síndrome nefrótica[7]. Logo, as estatinas podem ter efeitos benéficos, que vão além da redução dos níveis de lipídios, em doenças glomerulares inflamatórias[8].

Redução da Proteinúria

A intensidade e a persistência da proteinúria são importantes fatores de risco para progressão das glomerulopatias. Medidas terapêuticas que reduzem a proteinúria retardam a progressão da doença[9]. Os principais medicamentos antiproteinúricos são os inibidores da enzima de conversão da angiotensina e os antagonistas do receptor AT1 da angiotensina, que bloqueiam o sistema renina-angiotensina-aldosterona (SRAA). Estudos clínicos têm demonstrado que a combinação dessas drogas tem maior efeito antiproteinúrico e renoprotetor do que quando utilizadas isoladamente[10]. Entretanto, devem ser associadas com cuidado para evitar hipotensão.

Em pacientes com redução da função renal há tendência de aumento do potássio sérico e possível redução da filtração glomerular. O efeito pleno da associação pode ser lento, ocorrendo eventualmente em até dois meses. A restrição de sal e de proteínas, assim como a utilização cuidadosa de diuréticos pode aumentar o efeito antiproteinúrico do bloqueio do SRAA[11]. Mesmo com a inibição máxima do SRAA, a progressão ocorre em muitos casos, de modo que intervenções voltadas para outros mecanismos são frequentemente apropriadas, com vistas à prevenção para doença renal terminal e suas complicações. Tais recomendações incluem: perda de peso[12] e modificação do estilo de vida, como por exemplo, parar de fumar. Tem-se constatado que, em doença renal, especialmente nas glomerulopatias, o tabagismo tem ação deletéria sobre os rins primariamente por meio de lesão das arteríolas interlobulares[13].

Tratamento Imunossupressor

O tratamento específico das glomerulopatias com imunossupressores deve ser orientado conforme a idade, tipo histológico e se são formas primárias ou secundárias a doenças sistêmicas. Há esquemas específicos para cada tipo histológico com diversas drogas imunossupressoras, com efeitos colaterais importantes, e deve ser indicado e supervisionado pelo nefrologista[14].

REFERÊNCIAS BIBLIOGRÁFICAS

1. Malafronte P, Mastroianni-Kirsztajn G, Betônico GN, Romão JE Jr, Alves MA, Carvalho MF et al. Paulista Registry of glomerulonephritis: 5-year data report. Nephrol Dial Transplant. 2006;21:3098-105.
2. Zhang S, Audard V, Fan Q, Pawlak A, Lang P, Sahali D. Immunopathogenesis of idiopathic nephritic syndrome. Contrib Nephrol; 2011.169:94-106.
3. Cockcroft DW, Gault MH: Prediction of creatinine clearance from serum creatinine. Nephron. 1976;16: 31–41.
4. Levey AS, Coresh J, Greene T, Stevens LA, Zhang YL, Hendriksen S et al. Chronic Kidney Disease Epidemiology Collaboration. Using standardized serum creatinine values in the modification

of diet in renal disease study equation for estimating glomerular filtration rate. Ann Intern Med. 2006;145:247-54.
5. Burgess E. Conservative treatment to slow deterioration of renal function: Evidence-based recommendations. Kidney Int Suppl. 1999;(70):S17-25.
6. Diretrizes Brasileiras de Hipertensão VI. Jornal Brasileiro de Nefrologia, 2010;32 (Supl 1).
7. Dogra GK, Watts GF, Herrmann S, Thomas MA, Irish AB. Statin therapy improves brachial artery endothelial function in nephritic syndrome. Kidney Int. 2002;62:550-7.
8. Blanco-Colio LM, Tuñón J, Martin-Ventura JL, Egídio J. Anti-inflammatory effects of statins. Kidney Int. 2003;63:12-23.
9. Maschio G, Alberti D, Janin G, Locatelli F, Mann JF, Motolese M et al. Effect of the angiotensin--converting-enzyme inhibitor benazepril on the progression of chronic renal insufficiency. N Engl J Med.1996;334:939-45.
10. Nakao N, Yoshimura A, Morita H, Takada M, Kayano T, Ideura T. Combination treatment of angiotensin II receptor blocker and agiotensin converting enzyme inhibitor in non-diabetic renal disease (COOPERATE): A randomized clinical trial. Lancet. 2003;361(9352):117-24.
11. Praga M. Therapeutic measures in proteinuric nephropathy. Kidney Int Suppl. 2005 ;(99): S137-41.
12. Praga M, Morales E. Obesity, proteinuria and progression of renal failure. Curr Opin Nephrol Hypertens. 2006;15:481-86.
13. Lhota K, Rumpelt HJ, Kõnig P, Mayer G, Kronenberg F. Cigarette smoking and vascular pathology in renal biopsies. Kidney Int. 2002;61:648-54.
14. KDIGO clinical practice guideline for glomerulonephritis. Kidney Int. 2012;2:(Suppl 2):154-242.

Capítulo 94

Infecção Urinária

Pedro Jabur

INFECÇÃO URINÁRIA

A infecção urinária é a infecção bacteriana mais frequente diagnosticada em ambulatórios, que afeta todas as fases da vida. Tem maior impacto na mulher e nas classes sociais menos favorecidas, em que metade delas refere pelo menos um episódio de infecção do trato urinário baixo, geralmente sob a forma de cistite, sendo a pielonefrite muito menos comum. Na mulher sadia, 25% recorrem como bacteriúria assintomática e 5% como sintomática.

Às vezes estão relacionadas à sondagem vesical ou à manipulação do trato urinário, ou a comorbidades como diabetes, complicações neurológicas, litíase, lesões estruturais e funcionais do aparelho urinário, estado imunológico, higiene local e relação sexual.

Na mulher é facilitada pela uretra mais curta, proximidade com o ânus e a vagina e colonização do períneo por uropatógenos, e com a gravidez e menopausa. No homem a extensão da uretra e a secreção prostática são protetores. No idoso a hipertrofia prostática e a retenção urinária tornam a infecção frequente. No paciente institucionalizado é comum a bacteriúria assintomática.

Classificação

Para orientar a investigação diagnóstica, a evolução clínica e a escolha e duração do tratamento classifica-se a infecção urinária em: baixa, alta, não complicada, complicada e comorbidades (Tabela 94.1).

Patógenos – Vias de Infecção

O trato urinário é estéril e somente o terço inicial da uretra é contaminado em ambos os sexos e é pela via ascendente, em 94% dos casos, que o agente infeccioso chega à bexiga e ao trato urinário superior, rompendo a barreira de defesa do hospedeiro (Tabela 94.2).

Tabela 94.1 – Classificação da infecção urinária	
Baixa	• Cistite
Alta	• Pielonefrite
Não complicada	• Ausência de alterações funcionais ou estruturais
Complicada	• Com alterações funcionais ou estruturais do aparelho urinário
Comorbidades	• Diabetes, bexiga neurogênica, atividade sexual, AIDS, cateter urinário, infecções urinárias recorrentes, urolitíase

Etiopatogenia

O germe que mais frequentemente causa ITU em ambiente extra-hospitalar e infecções urinárias baixas não complicadas é a *E. coli* de origem entérica. Com frequência variável *Proteus sp*, *Enterobacter*, *Klebsiella sp* e *Staphylococcus saprophyticus*, sendo que este último vem se apresentando como a segunda causa mais frequente e por ter crescimento lento nas culturas, é fastidioso, podendo passar despercebido ou também confundido com o *Staphylococcus* coagulase-negativo.

Patogenia

Considera-se que a pielonefrite é rara em pacientes com cistite mesmo quando não tratada, assim como com bacteriúria assintomática tanto no homem como na mulher. O patógeno predominante é a *E. coli* que pode aumentar seu potencial virulento-agressivo pelas suas fímbrias, seus flagelos, adesinas e toxinas.

Muitos dos episódios de cistite recorrente envolvendo a mesma espécie de bactéria são devidos a uropatógenos que persistem na flora fecal por anos, mesmo após terem sido eliminados do trato urinário. Em algumas situações a *E.coli* invade o epitélio, resiste ao tratamento e cria um reservatório.

Quadro Clínico

As manifestações clínicas iniciais são: disúria, polaciúria, urgência urinária, dor suprapúbica e alteração do aspecto da urina, que poderá ser turva ou hematúrica, dor

Tabela 94.2 – Vias de infecção urinária	
Ascendente	• 94%
Uretra	• Colonização do períneo • Transuretral • Proliferação bacteriana da bexiga
Hematogênica	• 5%
Linfática	• 1%
Contiguidade direta do tubo digestivo	• Ciclo de Heitz-Boyer

em região lombar nos pontos renoureterais, febre e sintomas gerais quando compromete o bacinete e o rim. É necessário distinguir a cistite da uretrite e da vaginite por corrimento, odor, dispareunia.

Autodiagnóstico

A mulher reconhece a infecção urinária recorrente e pode iniciar o tratamento sem perda de tempo.

- ***Dados sugestivos de infecção urinária***: disúria, polaciúria, hematúria e dores nas costas; *sem* corrimento ou irritação vaginal; *tira reagente* – presença de leucocitúria e nitrito.
- ***Dados que diminuem a probabilidade***: ausência de disúria e dores nas costas; presença de corrimento e irritação vaginal.
- ***Preditivos***: relação sexual recente, histórico de ITU na infância ou materna, uso de espermicida.

O autodiagnóstico tem acerto de 90%.

Na suspeita de infecção urinária alta ou complicada com alterações funcionais ou estruturais do trato urinário deve-se colher urina para avaliar leucocitúria e realizar a cultura, complementando com exame de imagem como a ultrassonografia, podendo-se iniciar o tratamento a seguir.

Infecção Urinária Baixa Aguda Não Complicada – Cistite

É frequentemente relacionada com o ato sexual e uso de diafragma com espermicida. O agente infeccioso previsível é *E. coli*, seguido de *Staphylococcus saprophyticus* e ocasionalmente *Proteus sp*, e o tratamento antibiótico deve ser instituído independentemente do resultado de exames, que inclusive podem ser dispensados.

Pielonefrite Não Complicada

Pode evoluir com dores na região costovertebral, com febrícula e manifestação geral de estado infeccioso, em que 80% dos casos têm como agente a *E. coli*, uropatógeno que apresenta virulência suficiente para ascender ao trato urinário superior. Às vezes, evolui em surtos assintomáticos, com pequenas alterações no exame de urina, podendo desenvolver cicatrizes renais na evolução, e o tratamento antibiótico costuma resolver rapidamente a infecção sem deixar sequelas.

Infecção Urinária Recorrente

Cerca de 20% das mulheres apresentam recorrência após episódio de cistite simples, com intervalos de meses, sem que se identifiquem alterações funcionais ou estruturais do trato urinário, possivelmente por suscetibilidade genética, em mulheres não secretoras. Avaliar fatores de risco como higiene local, uso de diafragma, colonização perineal, urina residual e incontinência urinária, prescrevendo exercícios de contração do períneo.

Deve ser realizada avaliação laboratorial, ginecológica e ultrassonográfica do aparelho genitourinário. Após o tratamento, planejar a profilaxia com pequenas doses de antimicrobianos, administrados à noite, antes de dormir e após urinar. Na menopausa, pomada de estrógeno local é efetiva para restabelecer a microflora de lactobacilos e impedir a colonização por *E. coli*.

Infecção Urinária Complicada

Ocorre quando há alterações funcionais ou estruturais do trato urinário ou quando se associam a doenças sistêmicas como o diabetes ou alterações hormonais da menopausa, alterações da flora vaginal ou ainda quando o patógeno é resistente aos antimicrobianos (Tabela 94.3).

Tabela 94.3 – Infecção urinária complicada

Dados clínicos	• Disúria, dores na região renoureteral, cólica, febre
Sexo masculino	• Investigação imediata
Sexo feminino	• Tratamento empírico imediato
Situações	• Infecção urinária recidivante • Antecedente de doença urológica • Litíase renal • Cirurgia urológica • Gravidez • Anormalidades do trato urinário • Doença neurológica — Bexiga neurogênica • Sondagem vesical • Comorbidades — Diabetes — Anemia falciforme — AIDS — Tuberculose

O espectro clínico é variável, podendo ocorrer quadro grave, febre ou simplesmente disúria ou bateriúria assintomática em surtos, com tendência a evoluir com cicatrizes renais. A alteração do trato urinário deve ser corrigida, o agente bacteriano deve ser identificado, o tratamento antibiótico deve ser instituído. O tempo de administração e a posterior manutenção do tratamento devem ser determinados de acordo com o quadro clínico e os exames subsidiários. Pode-se esperar certa variabilidade do agente etiológico e mesmo mais de um germe presente em uma mesma urocultura, principalmente quando vários antibióticos já foram administrados.

Em jovens de sexo masculino, a infecção urinária é rara e, quando ocorre, é indicativa de alguma alteração anatômica ou funcional do trato urinário, que deve ser investigada de imediato. Fator de risco poderá ser a homossexualidade, associada ao sexo anal, com exposição a *E. coli*, colonização da glande e do prepúcio, mais frequente quando não circuncisado, e a seguir, com a relação heterossexual, a colonização da vagina por uropatógenos completa o ciclo.

A radiografia simples do abdome pode identificar litíase e o tamanho dos rins, sendo útil pela sua simplicidade. A ultrassonografia, tomografia e DMSA podem identificar alterações do trato urinário e cicatrizes do parênquima renal.

Diagnóstico Laboratorial

Exame de urina

A urina deve ser colhida preferivelmente pela manhã, ao acordar, para que se apresente mais concentrada, com pH urinário ácido, reduzindo a probabilidade de proteinúria ortostática, tendo permanecido na bexiga pelo menos 2 horas para dar tempo para as enterobactérias transformarem o nitrato em nitrito.

Em ambulatório ou no pronto-socorro, o exame de urina feito com as tiras reagentes (*Labstick ou Dipstick*) permite diagnóstico e orientação em 2 minutos, informando sobre pH, concentração urinária, presença de hemoglobina, glicose, proteinúria, leucocitúria e presença de nitrito.

O pH urinário alcalino na presença de leucocitúria, nitrito positivo, sugere infecção urinária por enterobactériácia, comumente pelo *Proteus* associado à litíase renal.

A proteinúria costuma ser discreta e a densidade urinária baixa sugere comprometimento do interstício renal e da osmolalidade medular renal.

Sedimento urinário

- *Leucócitos*: maior que 5 por campo de grande aumento ou 10.000 por mL.
- *Cilindros leucocitários*: indicam comprometimento do parênquima renal.
- *Hemácias:* mais de 5 por campo ou 10.000 por mL.

Hematúria e leucocitúria em urina que se mantém com pH ácido, com cultura negativa para germes comuns, sugere tuberculose renal, necessitando de pesquisa por metodologia específica.

A confirmação da infecção urinária é feita pela cultura de urina, identificação do germe e número de UFC (unidade formadora de colônias), considerando-se infecção quando a contagem for igual ou superior a 10^5 UFC por mL de urina e contaminação quando for 10^2 UFC/mL, ou inferior. Há necessidade de reavaliação quando entre 10.000/mL e 100.000/mL, de acordo com as manifestações clínicas e a presença ou não de leucocitúria. O exame bacterioscópico direto de urina centrifugada ou não, corada pelo método de Gram, e o encontro de um bacilo em campo de grande aumento corresponderá a cultura de urina com 10^5 UFC e que poderá ser mais significativo em urina colhida ao acordar, pela maior concentração de germes.

A infecção pode ser por germes de crescimento lento, fastidioso, como o *S. saprophyticus* e o número de colônias poderá ser menor. Em caso de leucocitúria "estéril" deve-se considerar a possibilidade de tuberculose, fungos ou protoplastos ou nanobactérias. Há indícios de que a piúria estéril seja manifestação de infecção urinária oculta com bacteriúria intermitente, com deterioração progressiva da função renal, em que o tratamento antibiótico eliminaria a bacteriúria e leucocitúria.

- *Radiografia simples*: de abdome pode avaliar o tamanho dos rins e a presença de calculose.

A ultrassonografia avaliará alterações da estrutura do aparelho urinário, litíase, hipertrofia prostática, dilatação das vias urinárias, por exemplo, e a *uretrocistografia miccional*, o refluxo vesicoureteral ou lesão uretral. A *tomografia computadorizada* fornecerá informações mais precisas quanto a alterações renais, abscessos, dilatação, estreitamentos. A *cintilografia renal* por radioisótopos identifica sequelas de infecção no parênquima renal. A *uretrocistoscopia* identificará alterações da bexiga e colherá material para os diversos exames, a fim de identificar a etiologia do processo.

Bacteriúria Assintomática

Na mulher, é definida como o isolamento do mesmo germe em duas culturas de urina, consecutivas, em concentração de 10^5 UFC/mL, ou uma cultura quando sondada. Na mulher jovem e sadia é comum ocorrer bacteriúria transitória assintomática, episódica.

No homem, a bacteriúria assintomática é considerada positiva quando uma única amostra de urina colhida de forma apropriada isola um único germe com contagem $\geq 10^5$ UFC/mL.

A prevalência da bacteriúria assintomática na mulher sadia é relacionada com a atividade sexual, com a idade ou quando reside em comunidade. Na diabética, é relacionada com a duração da doença e complicações do diabetes, mais do que com as alterações metabólicas. No homem, é rara mesmo no diabético e na comunidade.

A ausência de sintomas pode ser devida às características das fímbrias dos germes, ou de sua virulência, ou da reação imunológica do hospedeiro.

A infecção do trato urinário é comum na *grávida* e todas devem ser avaliadas, pois a bacteriúria assintomática não tratada tem alto risco de evolução para pielonefrite, prematuridade e mortalidade fetal. O risco é maior no final do segundo e início do terceiro trimestre, relacionado com alterações hormonais, dilatação das vias urinárias e estase.

A bacteriúria assintomática deve ser tratada em *procedimento invasivo urológico*, no qual se prevê possibilidade de lesão sangrenta da mucosa (Figura 94.1). Na ressecção transuretral da próstata, pesquisar e tratar previamente e interromper após o processo, salvo se continuar sondado. No refluxo vesicoureteral e na litíase renal está indicado o tratamento cirúrgico.

Bacteriúria Adquirida

Após cateterização vesical, se persistir após 48 horas de retirada do cateter, deve ser tratada de acordo com o germe e o antibiograma.

O tratamento da bacteriúria assintomática em *diabéticos* não reduz as complicações da doença e o diabete por si só não é indicação para pesquisa sistemática da bac-

BACTERIÚRIA ASSINTOMÁTICA
IDSA – *Infections Diseases Society of America* - 2005

Diagnóstico:
Mulher: 2 culturas consecutivas com 105 UFC, com o mesmo germe – (B-II)
Homem:1 cultura 105 UFC (B-III) Urina cateterizada: 1 cultura 102 UFC – (A-II)

Grávida:
Pesquisar no início da gravidez e se (+),
tratar 3 a 7 dias (A-I). - Pesquisa deve ser periódica

Procedimentos urológicos com possível lesão de mucosa:
É recomendado pesquisar e tratar (A-III)

Ressecção transuretral da próstata:
Pesquisa e tratamento prévio (A-I)
Interromper após o procedimento, exceto se permanecer sondado (B-II)

Bacteriúria adquirida após cateterização
Se persistente após 48 horas da remoção do cateter - Recomenda-se o tratamento (B-I)

Transplante renal ou de outros órgãos sólidos
Não há recomendações específicas (C-III)

Refluxo vesicoureteral
Tratamento cirúrgico
Cálculo renal de estruvita

Piúria: Não está indicado o tratamento (A-II)

Não se recomenda a pesquisa ou tratamento antibiótico:
- Mulher na pré-menopausa, não grávida (A-I)
- Mulher diabética (A-I)
- Idosos na comunidade (A-II)
- Idosos institucionalizados (A-I)
- Portadores de lesão medula espinhal (A-II)
- Sondas de demora (A-I)

Tratamento - Via oral por 3 ou 5 dias
- Amoxicilina (500 mg) 8/8 h
- Cefalosporina (500 mg) 12/12 h
- Sulfa-trimetoprim (160 mg-800 mg) 12/12 h
- Nitrofurantoina (100 mg) 8/8 h
- Norfloxacina (400 mg) 12/12 h
- Ciprofloxacina (500 mg) 12/12 h
- Levofloxacina (500 mg) 1x ao dia

Tratamento na gravidez – Via oral por 7 dias
- Amoxicilina (500 mg) 8/8 horas
- Cefalosporina (500 mg) 12/12 horas
- Nitrofurantoina (100 mg) 8/8 h
Fosfomicina 3 g dose única
- Sulfa-trimetoprim (160 mg- 800 mg) 12/12 h – Não usar no 1º e 3º trimestres

Quinolona – contraindicado
Tratamento Antimicrobiano
- Não previne a progressão da doença renal e da hipertensão arterial
- Tem efeitos secundários, gera bactérias resistentes e custos
- Não altera as manifestações clínicas de disúria e incontinência no idoso
- É consequência e não a causa da manifestação clinica
- Pode ser benéfico por impedir a colonização por outro patógeno

Medidas gerais de prevenção
- Cistocele
- Bexiga neurogênica
- Sonda vesical
- Idoso
- Doente na comunidade
- Doente institucionalizado

Estas recomendações não substituem a análise e as decisões do médico assistente.

Figura 94.1 – Recomendações de tratamento de bacteriúria assintomática.

teriúria e do seu tratamento. Apesar de a infecção urinária ser comum no diabético, não se observa que tenha origem na bacteriúria assintomática.

Na *artroplastia do quadril,* a conduta é incerta, porém é apropriado fazer exame de urina antes da cirurgia, se é esperada a colocação de cateter urinário no pós-operatório e caso a cultura de urina seja positiva, deve ser tratada por 3 dias antes da cirurgia.

Não tratar em *mulher não grávida*, nem na pré-menopausa, no diabético, no idoso, nem no sondado vesical ou com lesão da coluna espinhal, e no idoso residindo em comunidade. Evitar o tratamento antibiótico nesses pacientes, importante para reduzir a resistência bacteriana.

Tratamento da Infecção Urinária

Constata-se crescente resistência antimicrobiana, em que novos agentes rapidamente se tornam inefetivos, e é necessário que o uso do antibiótico seja judicioso e acompanhado de medidas gerais e de prevenção. Devem ser consideradas medidas preventivas gerais, terapêutica profilática, automedicação, infecção urinária alta e baixa, complicada ou não, penetração do antibiótico no local afetado e sua concentração na urina e no estado funcional do rim.

Virtualmente todos os uropatógenos Gram-negativos aeróbios são sensíveis às quinolonas, assim como muitos aeróbios Gram-positivos adquiridos da comunidade, com exceção do *Enterococcus*, tornando as fluoroquinolonas indicação comum para o tratamento da infecção urinária como automedicação de 3 dias. Sua concentração urinária é maior que 100 vezes a do plasma, tem boa penetração no parênquima renal e na próstata e na infecção complicada, e pode ser usado como medicação oral e endovenosa e em esquemas profiláticos e supressivos e com a propriedade de erradicação dos uropatógenos do reservatório fecal e vaginal.

Infecção Urinária e Bacteriúria Assintomática na Gravidez

A infecção urinária é comum na gravidez: os germes são similares aos da mulher não grávida e os mecanismos de entrada no trato urinário são os mesmos. A bacteriúria geralmente se desenvolve no primeiro mês e, pela dilatação do trato urinário, tem propensão a progredir para pielonefrite, com risco maior para mortalidade perinatal.

O tratamento da infecção urinária reduz a incidência dessas complicações e as sequelas renais que se seguem à bacteriúria.

A pesquisa da bacteriúria assintomática deve ser feita entre a 12ª e a 16ª semana de gestação, e reavaliada caso haja alguma alteração no trato urinário.

Terapia antibiótica curta é efetiva em erradicação da bacteriúria assintomática da gravidez – 7 dias:

- nitrofurantoína 100 mg – 8/8 h;
- amoxicilina 500 mg – 8/8h;
- amoxicilina + clavulanato 500 mg – 12/12 h;
- cefalosporina 500 mg – 12/12 h;
- fosfomicina 3 g – VO – dose única;
- quinolonas e tetraciclinas são contraindicadas na gravidez.

Ceftriaxona liga-se fortemente a proteínas e não é apropriada nos dias antes do parto, pela possibilidade de *kernicterus*. Evitar nitrofurantoína no início da gravidez. Sulfa deve ser evitada nos últimos dias antes do parto, porque aumenta a bilirrubina indireta. A sulfa passa pela placenta e retira a bilirrubina de sua ligação no plasma. Trimetoprim deve ser evitado no primeiro trimestre, por ser antagonista do ácido fólico, e já foram referidas, em animais, em experimentação, alterações embrionárias e defeitos no recém-nascido. Fosfomicina é segura na gravidez.

Uma semana após o término da medicação, repetir a cultura de urina que, se positiva, leva a repetir o esquema, de acordo com o antibiograma. Repetir a cultura de urina mensalmente até o término da gravidez e, caso positiva, tratar a infecção por mais tempo. Se na repetição o germe for o mesmo, considera-se bacteriúria recorrente e deve-se reavaliar a infecção. sendo adotado novo esquema.

No caso da infecção for por *Enterococcus*, tratar com amoxicilina 500 mg, 12-12 h, por 7 dias. No caso de histórico de infecção urinária recorrente antes da gravidez, recomenda-se profilaxia após o ato sexual com cefalexina 500 mg ou nitrofurantoína 100 mg.

O risco de bacteriúria assintomática na gravidez progredir para sintomática, incluindo pielonefrite, é reduzido em 70 a 80% se a bacteriúria for erradicada. A pielonefrite na maioria dos casos ocorre no segundo trimestre e, quando ocorre no primeiro trimestre, deve ser tratada agressivamente, para reduzir evolução adversa grave para a mãe e para o feto. A incidência de pielonefrite aguda na gravidez com anemia falciforme é significativamente elevada, consequente à dilatação das vias urinárias e a imunossupressão da gravidez.

Tratamento (Tabelas 94.4 e 94.5)

Tabela 94.4 – Esquema de tratamento da infecção urinária e pielonefrite na gravidez

Infecção urinária na gravidez – 7 dias VO			
Amoxicilina	500 mg	VO	8-8 h
Cefalosporina	500 mg	VO	12-12 h
Nitrofurantoína	100 mg	VO	8-8 h
Fosfomicina	3,0 g	VO	Dose única
Pielonefrite na gravidez – 7 dias VO			
Amoxicilina	500 mg		6-6 h
Cefalosporina	500 mg		6-6 h
Amoxicilina-clavulanato	(850)		8-8 h

Internar, avaliar alteração funcional ou estrutural do aparelho urinário e medicação endovenosa de acordo com as manifestações clínicas.
Nitrofurantoínas não têm penetração apropriada no parênquima renal.

Tabela 94.5 – Tratamento da infecção urinária			
Cistite não complicada – 3 dias – VO			
Amoxicilina	500 mg	VO	8-8 h
Norfloxacina	400 mg	VO	12-12 h
Ciprofloxacina	500 mg	VO	12-12 h
Levofloxacina	500 mg	VO	1 vez ao dia
Cefalosporina	500 mg	VO	12-12 h
Sulfametoxazol-Trimetoprim	800/160 mg	VO	12-12 h
Amoxicilina-clavulanato	875 mg	VO	12-12 h
Fosfomicina	3,0 g	VO	Dose única
Nitrofurantoína	100 mg	VO	12-12 h

Cranberry

O suco de *cranberry* é administrado em cápsulas ou suco a 27%, 200 a 600 mL, duas vezes ao dia.

A ação do suco de *cranberry* na infecção urinária seria de diminuir a adesividade do germe na mucosa do aparelho urinário, porém os seus resultados são polêmicos, em que alguns trabalhos não mostram redução da incidência de nova infecção com sua administração.

Pielonefrite

Os pacientes apresentam febre, dor no flanco, disúria, leucocitúria, urocultura positiva e a presença de bactérias revestidas por anticorpo e título elevado de aderência bacteriana e leucocitose. A perda da função renal nem sempre se correlaciona com a persistência da bacteriúria. São referidos pacientes com pielonefrite unilateral, cuja pressão é normalizada com a nefrectomia do rim comprometido.

O comprometimento inicial do parênquima renal é focal e não vem acompanhado de edema, hipertensão arterial ou redução da função renal, porém com novos focos que confluem, progridem para nefrosclerose e insuficiência renal.

Em algumas situações considera-se que a insuficiência renal progressiva na pielonefrite crônica está relacionada com a hipertensão arterial grave, e não com o dano parenquimatoso renal da infecção bacteriana.

Infecção Urinária pelo Uso de Cateter Vesical

Três a 4 dias após a colocação do cateter vesical, a infecção se instala e é difícil que o exame de urina se torne normal com a permanência do mesmo. A bactéria adere à superfície do cateter e há formação de biofilme, que facilita a colonização de bactérias, que se tornam resistentes aos antibióticos. O sistema de coleta deve ser fechado, a sonda vesical deve ser trocada a cada 2 semanas e a remoção do cateter deve ser providenciada logo que sua necessidade seja superada.

Os episódios de infecção sintomáticos devem ser tratados, porém é questionado o uso de antibióticos de forma permanente. A autocateterização intermitente tem menor número de complicações.

Transplante Renal

No pós-transplante renal imediato, a infecção urinária deve ser tratada por um período de 4 semanas. As manifestações assintomáticas são muitas vezes devidas à desnervação do rim transplantado.

Menopausa

A infecção urinária assintomática da menopausa não deve ser tratada com antibióticos, pelo risco de desenvolver germes resistentes, sendo indicado o uso de cremes vaginais contendo estrógenos.

Homem

A ITU não complicada no homem é rara e, quando ocorre, é prudente pesquisar alteração estrutural ou funcional, instrumentação urológica prévia, e o seu tratamento deve ser de 7 dias, no mínimo. Caso desenvolva febre, disúria ou lombalgia, avaliar infecção urinária alta, complicada.

Tuberculose Renal

Pode ser clinicamente silenciosa e, às vezes, iniciar com manifestações de cistite consequente à passagem do bacilo do rim para a bexiga. O exame mostra pH urinário ácido, leucocitúria, hematúria e a cultura para germes comuns é negativa. A pesquisa de bacilo deve ser feita em meios de cultura apropriados e mais de uma vez.

Diabetes

Não existem evidências de que infecções urinárias sejam mais frequentes no diabético, havendo referências de maior frequência de bacteriúria assintomática na mulher diabética, porém, sem se relacionar com os níveis de glicemia ou hemoglobina glicada, porém a infecção dificulta o controle do diabete, que em consequência diminui a resistência às infecções, favorece a bexiga neurogênica e é exacerbada pela sondagem vesical.

Relação Sexual

A ligação entre relação sexual e infecção urinária está estabelecida e já citada há muito, comentada como cistite de lua de mel. O uso de geleias espermicidas é predisponente de ITU, por alterar o pH e a flora bacteriana vaginal, que são protetores. Profilaxia da infecção urinária: sulfametoxazol-trimetoprim 400-800 mg, ciprofloxacina 500 mg, norfloxacina 400 mg, nitrofurantoína 100 mg, a serem administrados antes ou logo após o ato sexual.

Prostatismo

A hipertrofia prostática dificulta a emissão de urina e a presença de urina residual facilita a infecção.

Candidúria

Candidúria é achado de contaminação durante a coleta ou colonização da bexiga, que eventualmente ascende para o trato urinário superior ou tem origem hematogênica de local distante, sendo geralmente assintomática. Candidemia dificilmente se origina de candidúria, a não ser que haja obstrução ou manipulação do trato urinário. A candidúria, por si, não é considerada uma doença, sendo difícil distinguir colonização de infecção do trato urinário, e ocorre com frequência com o uso do cateter vesical.

Tratamento

Fluconazol – 200 mg/dia/14 dias – VO ou IV.

Irrigação da bexiga com anfotericina B ou administração endovenosa.

Prevenção da Infecção Urinária

- ***Mitos***: não influem roupa de algodão ou sintética, *jeans*, micções frequentes, micção após o ato sexual, ducha, dieta vegetariana, quantidade de ingestão de líquido.
- ***Influem***: menopausa, incontinência urinária, cistocele, urina residual.

Profilaxia da Infecção Urinária Recorrente

A longo prazo com medicação administrda quatro a cinco vezes por semana, à noite, antes de deitar e após urinar, para permitir maior tempo e concentração do antimicrobiano na bexiga em contato com os germes.

Nitrofurantoína 100 mg, trimetoprim 100 mg, sulfa-trimetoprim 400-800 mg, ciprofloxacina 250 mg, norfloxacina 200 mg.

Probióticos, *cranberry* ou vacinas sob a forma de óvulos de uso vaginal não apresentam resultados convincentes.

As infecções do trato urinário podem necessitar recomendações especifícas demonstradas na Tabela 94.6.

Tabela 94.6 – Infecções do trato urinário: recomendações específicas

Diagnóstico	Antibiótico	Dose/Intervalo	Duração
Cistite aguda	Sulfametoxazol-trimetoprim	800/160 mg / VO / 12-12 h	3 dias ou 5 a 7 dias se for recidivante ou com manifestações sistêmicas
	Amoxicilina	500 mg / VO / 8-8 h	
	Cefalexina	500 mg / VO / 8-8 h	
	Norfloxacina	400 mg / VO / 12-12 h	
	Lomefloxacina	400 mg / VO / 1 vez ao dia	
	Levofloxacina	400 mg / VO / 1 vez ao dia	
	Ciprofloxacina	500 mg / VO / 12-12 h	
	Nitrofurantoína	100 mg / VO / 8-8 h	
Uretrite por clamídia - micoplasma	Doxiciclina ou Minociclina	100 mg / VO / 12-12 h	7 dias
Anaeróbios	Clindamicina	300/600 mg VO ou IV 6-6 h	7 a 10 dias ou associados
	Metronidazol	400 mg / VO / 12-12 h Ou 500 mg / IV / 8-8 h	
Protoplasto	Eritromicina	1 g / VO / 12-12 h	5 dias
	Azitromicina	300 mg / VO / 1 vez ao dia	3 dias
Infecção urinária oculta	Trimetoprim	300 mg / VO / 1 vez ao dia	3 dias
Tratamento em dose única	Sulfametoxazol-trimetoprim	800/160 mg / VO	Dose única após micção ou ao deitar
	Fosfomicina	3 g / VO	
Infecção urinária no sexo masculino	Primeira apresentação Forma complicada	Esquema terapêutico igual ao quadro da cistite aguda	7 dias 10 a 14 dias
Pielonefrite não complicada	Ciprofloxacina	500 mg / VO / 12-12 h Ou 200 mg / IV / 12-12 h	7 a 14 dias Investigar Antibiograma
	Gentamicina	3 mg / Kg / IM / 24 h	
Pielonefrite complicada *E. coli* *Klebsiella* *Pseudomonas sp* *Enterobacter* *Proteus sp*	Ciprofloxacina	200 mg / IV / 12-12 h	10 dias Investigar alteração das vias urinárias Antibiograma
	Ceftriaxona	1 a 2g / IV / 12-12 h	
	Ceftazidima	1g / IV / 12-12 h	
	Meropenem	1g / IV / 8-8 h	
	Cefepima	1g / IV / 8-8 h	
	Aztreonam	1g / IV / 8-8 h	
Staphylococcus sp	Vancomicina	500 mg / IV / 6-6 h	5 a 10 dias. Dosagem de acordo com a função renal. Antibiograma
	Oxacilina	500 mg / VO ou 1 g / IV / 4-4 h	

BIBLIOGRAFIA CONSULTADA

1. Gupta K, Hooton TM, Naber KG et al. International clinical practice guidelines for the treatment of acute uncomplicated cystitis and pyelonephritis in women: a 2010 update by the Infectious Diseases Society of America and the European Society for Mycrobiology and Infectious Diseases. Clin Infect Dis. 2011;52:e103-e120.
2. Hooton TM, Scholes D, Gupta K et al. Amoxicillin-clavulanate vs ciprofloxacin for the treatment of uncomplicated cystitis in women: a randomized trial. JAMA. 2005;293:949.
3. Hooton TM. Clinical practice. Uncomplicated urinary tract infection. N Engl J Med. 2012;366:1028-1037.
4. Meilland R, Geerlings SE, Stolk RP et al. Asymptomatic bacteriuria in women with diabetes mellitus: effect on renal function after 6 years of follow-up. Arch Intern Med. 2006;166:2222.
5. Nicolle LE. Update in adult urinary tract infection. Curr Infect Dis Rep. 2011;552-560.
6. Nicolle LE, Bradley S, Colgan R et al. Infectious Diseases Society of America guidelines for the diagnosis and treatment of asymptomatic bacteriuria in adults. Clin Infect Dis. 2005;40:643.
7. Rubenstein JN, Schaeffer AJ. Managing complicated urinary tract infections. The urologic view. Infect Dis Clin N Am. 2003;17:333-51.
8. Vogel T, Verreault R, Gourdeau M et al. Optimal duration of antibiotic therapy for uncomplicated urinary tract infection in older women: a double blind randomized controlled trial. CMAJ 2004;170:469.
9. Wilson MD, Galdo L. Laboratory diagnosis of urinary tract infections in adult patients. Clin Infect Dis. 2004;38:1150.

Capítulo 95

Doença Renal Crônica

Luiz Antonio Miorin

CONCEITO

A doença renal crônica (DRC) pode ser definida como uma condição clínica em que o indivíduo apresenta diminuição da função renal, com filtração glomerular menor que 60 mL/min/1,73 m^2 por período maior do que 3 meses ou alteração urinária. O maior problema é que ela costuma ser pouco sintomática por muitos anos, até que a redução da função renal atinja valores que representam 15% ou menos do normal, e nessa situação fica praticamente impossível o controle hidroeletrolítico para manutenção da homeostase, pois o paciente tem que ser submetido a algum tipo de reposição da função renal para preservação da vida.

A prevalência da DRC em nosso meio está em 5%, e já temos no País mais de 90.000 pacientes em tratamento dialítico. A Tabela 95.1 resume as fases da DRC de acordo com a diminuição da filtração glomerular. Cada vez mais se considera a DRC um problema de saúde pública, e a classificação vai permitir o diagnóstico precoce em pacientes ainda com poucos sintomas mas já com DRC, nos quais o tratamento pode retardar a evolução para estágios mais avançados, com indicação de diálise ou transplante renal.

ETIOLOGIA

A DRC tem como etiologias principais a diabete, a hipertensão arterial e as glomerulonefrites. Outras causas podem ser malformações congênitas como hipoplasia, agenesia de componentes do trato urinário ou dos rins, doenças genéticas como rins policísticos, lúpus eritematoso sistêmico, neoplasias, uso de drogas nefrotóxicas, infecções crônicas em geral, obstruções do trato urinário e baixo peso ao nascer. O baixo peso ao nascer diminui o número de néfrons funcionantes e o paciente fica mais propenso a evoluir mais rapidamente para estágios finais da DRC.

PATOGENIA

Na DRC, o que ocorre é a diminuição progressiva dos néfrons funcionantes. Normalmente nascemos com um número de néfrons que varia de 700 a 1.200.000 uni-

Tabela 95.1 – Estratificação da doença renal crônica pela filtração glomerular		
Estágio	**Filtração glomerular (mL/min)**	**Grau de insuficiência renal**
0	> 90	Grupo de risco, ausência de lesão renal
1	> 90	Lesão renal com função renal normal
2	60 a 89	Leve
3	30 a 59	Moderada
4	15 a 29	Grave
5	< 15	Dialítica

Fonte: Sociedade Brasileira de Nefrologia.

dades em cada rim, portanto temos de 1.400.000 a 2.400.000 néfrons que dividem o trabalho da filtração glomerular e da reabsorção para controle da homeostase e do equilíbrio hidroeletrolítico. À medida que os rins vão sofrendo agressões inflamatórias ou não, isso vai levando à diminuição das unidades filtrantes, que inicialmente vai causar menor capacidade de concentrar a urina, além de ocorrer retenção de substâncias que normalmente seriam excretadas.

São conhecidas mais de 40 toxinas urêmicas, que são, em conjunto, responsáveis pelo quadro clínico da doença. Na pele acumulam-se metabólitos da melanina e os pacientes ficam com aspecto amarelo-palha. Ha também deposição de cálcio tecidual e menor funcionamento das glândulas sudoríparas, levando a xerose e prurido urêmico. Este acomete pelo menos 40% da população com doença renal crônica. Além disso, os pacientes ficam anêmicos pela falta da produção de eritropoetina, fator de crescimento produzido nas células do interstício renal, responsável pelo estímulo, na medula óssea, da célula progenitora de toda linhagem branca e vermelha. Outra causa da anemia é a tendência a sangramentos, porque esses pacientes retêm substâncias que diminuem a agregação das plaquetas. O exemplo clássico é o ácido guanidino succínico, que interfere com o fator intraplaquetário.

Também ocorre disfunção em relação ao fator de Von Willebrand do endotélio, um dos principais estimuladores da agregação plaquetária. Esse fator está diminuído na DRC. A importante queda da filtração glomerular que ocorre nos estados mais avançados é também caracterizada por disfunção da enzima sódio-potássio-ATPase. Com a disfunção dessa enzima vamos ter várias consequências na patogenia, como alteração do volume das células, já que essa enzima é responsável pela saída de sódio em troca pelo potássio, e a célula vai ficar mais túrgida.

Ocorre também menor produção de insulina efetiva pela célula beta pancreática, levando esses pacientes à resistência à insulina, que aumenta mais a retenção de sódio pelos rins e diminui a eficácia das enzimas lípases, que são hormônio-sensíveis e não funcionam bem na situação de resistência à insulina. Como consequência, piora o perfil lipídico, devido ao menor metabolismo das lipoproteínas de baixa densidade e à maior produção de ácidos graxos pelo fígado. Esse fato aumenta o risco de evento coronariano, já agravado pela hipertensão arterial que se estabelece nos pacientes que não tinham a hipertensão arterial essencial como etiologia da DRC. E piora o quadro daqueles que já apresentavam hipertensão como causa da doença.

Com a diminuição do funcionamento da sódio-potássio-ATPase também ocorre menor potencial de transmembrana e tanto o potencial de ação como a velocidade de condução nervosa estarão diminuídos. Todas as células do endotélio tenderão a ficar mais túrgidas. Essas condições culminam também com retenção e produção de interleucinas, caracterizando um processo de inflamação crônica que altera a permeabilidade capilar. Ocorre disfunção enzimática como um todo, que vai ser tanto mais grave quanto maior a acidose metabólica.

Os rins são responsáveis por eliminação de 75 mEq de H^+ por dia. A acidose metabólica envolvida na DRC fará com que o paciente apresente aumento da frequência respiratória. A amônia eliminada na respiração, por ser volátil, é responsável pelo hálito urêmico desses pacientes. Nas condições em que a etiologia envolva alterações não inflamatórias locais, o sedimento urinário poderá ser normal. Isso costuma ocorrer na hipertensão arterial essencial ou nas situações de hipoplasia renal, embora nos estágios finais possa ocorrer aumento da proteína urinária por hiperfiltração dos néfrons remanescentes, em geral menor do que 1 g por dia.

QUADRO CLÍNICO E TRATAMENTO

No estágio V, o paciente se apresenta descorado, com pele em tom amarelado, sonolento, hipertenso, confuso, com hálito urêmico e taquipneico pela acidose metabólica. Nesta fase também, aproximadamente 1/3 dos pacientes tem queixas importantes de anorexia, náuseas e vômitos, podendo levar a perda de peso.

Também é mais comum a diminuição do volume urinário e a hiperpotassemia. A hiperpotassemia pode ser sintomática ou agravar as queixas de fraqueza muscular e arritmias cardíacas, em geral com bradicardia que pode evoluir a parada cardíaca em assistolia. O eletrocardiograma vai apresentar rebaixamento da onda p, alargamento do complexo QRS e onda T apiculada. Essas alterações, quando presentes, revelam a importância do valor do exame de dosagem do K, que muitas vezes está pouco aumentado sem essas alterações eletrocardiográficas.

A hiperpotassemia em geral vai ocorrer nos indivíduos oligúricos ou que têm algum fator predisponente envolvido. Esse fator pode ser uma ingestão aumentada de potássio associada ao uso de inibidores da enzima de conversão da angiotensina ou bloqueadores dos receptores de angiotensina II.

Outra condição que pode surpreender é a chamada acidose tubular renal tipo IV, ou hipoaldosteronismo hiporreninêmico, que ocorre em alguns pacientes diabéticos. Há condições clínicas graves envolvendo as emergências dos pacientes no estágio V da doença renal crônica. Além da hiperpotassemia o paciente pode apresentar descompensação cardiocirculatória em geral, com hipervolemia e emergência hipertensiva, além de sangramentos e complicações infecciosas que frequentemente evoluem para sepse.

Nessa situação, é frequente a indicação do início do tratamento dialítico, ou a realização de tratamentos extras nos pacientes já em programa. Esses pacientes podem apresentar também pleuropericardites, com risco de tamponamento e óbito. A acidose metabólica, a hipertensão, a hipervolemia, a anemia e a hiperpotassemia vão fazer parte do quadro dos pacientes no estágio V da DRC. Algumas situações caracterizam emergência no atendimento desses pacientes, como vemos na Tabela 95.2.

Tabela 95.2 – Principais formas de apresentação de pacientes com doença renal crônica aos serviços de emergência
Uremia
Emergência hipertensiva
Descompensação cardiocirculatória
Distúrbio hidroeletrolítico
Sangramentos
Complicações relacionadas ao tratamento dialítico

Fonte. Unidade Renal Santa Casa de São Paulo.

Nos estágios menores, a queixa vai ser principalmente relacionada à anemia e fraqueza progressivas, em geral nos estágios 2 e 3. Inicialmente, o paciente apresenta poliúria e noctúria, pois urina mais à noite do que de dia. Dependendo da atividade desses pacientes, essas condições vão sendo adaptadas ao seu dia a dia, e eles tendem a procurar atendimento em fases mais avançadas. Já no estágio IV há importante diminuição da filtração glomerular e aumentos de escórias, como ureia e creatinina, além de importante anemia e acidose metabólica, e em geral o paciente precisa de cuidados clínicos e restrições da dieta para se manter estável.

A anemia deve ser corrigida com objetivo de manter a Hb entre 11 e 12 g/dL. Caso o paciente tenha critérios laboratoriais de anemia carencial, essa deverá ser corrigida previamente. O mais comum é termos que corrigir deficiências de ferro antes de iniciar a eritropoetina. Se o paciente já apresenta ferro sérico normal, com saturação de transferrina normal, ele deverá receber ferro se a ferritina for menor do que 200 mg% para manutenção de boa resposta. Caso a Hb atinja valores maiores do que 12 mg/dL, a dose deverá ser diminuída. Há indícios que a variabilidade dos valores de Hb possam ser prejudiciais ao paciente. Os ajustes podem ser feitos a cada 2 ou 3 meses nos pacientes ambulatoriais, e mensalmente naqueles em diálise.

Também é importante considerarmos as restrições da dieta, que vão se basear na diminuição da ingestão de proteínas de origem animal e sal. Estas proteínas possuem aminoácidos de metabolismo hepático, que aumentam o fluxo sanguíneo renal, elevando o trabalho renal, além de piorarem a acidose metabólica. Quanto maior a ingestão de proteínas de origem animal, os rins vão ter que aumentar o seu trabalho e durarão menos.

A restrição de proteínas deve ser orientada em todas as nefropatias, visando preservar a reserva renal, e essa conduta inclusive diminui a oferta de fósforo ao indivíduo que já tem redução da depuração desse íon, importante na patogenia das calcificações teciduais que vão ocorrendo à medida que progride a doença. Com a retenção de fósforo, vai ocorrendo deposição de fosfato de cálcio e a consequente queda do cálcio sérico e forte estimulo ao RNA mensageiro do hormônio das paratireoides.

Após a queda da filtração glomerular a valores menores que 30 mL/min, o paratormônio perde a sua capacidade de controlar a fosfatemia e o produto cálcio x fósforo tende aumentar. É difícil controlar a ingestão de fósforo, pois isso esbarra, como dissemos, na restrição proteica, mas não apenas nela, pois o parênquima renal reduzido diminui a capacidade do rim em controlar a hiperfosfatemia e, nesse momento, estão indicados os quelantes de cálcio, sendo o principal o sevelamer, que usaremos no intuito de manter a dosagem de fósforo de preferência entre 2,5 e 5 mg%. Outra possibilidade é usar quelantes com cálcio, cujo fator limitante é a presença do íon que, se absorvido, poderá facilitar as calcificações teciduais.

Em quaisquer estágios da DRC, deveremos otimizar o tratamento no sentido do controle da pressão arterial e da proteinúria, que são os principais fatores de progressão, além da orientação dietética com restrição de proteínas, tendo como meta entre 0,5 a 0,8 g/kg de peso por dia. Sempre a ingestão de sódio deve ser restrita a 2 g por dia, para que não piore a retenção de água e a sintomatologia relativa às condições cardiocirculatórias.

O fumo deve ser interrompido e deveremos controlar a dislipidemia com estatinas e dieta, embora haja estudos controversos em relação à progressão e o uso dessas drogas. O mais importante é iniciar com doses reduzidas de estatinas, para diminuir a chance de rabdomiólise e hiperpotassemia. À medida que progride a DRC, vai pirando a acidose metabólica, geralmente observada entre 12 e 20 mEq/L. A acidose deve ser tratada em todos os pacientes com DRC e diminuição de bicarbonato na gasimetria. Há evidências de melhora da condição óssea e diminuição do catabolismo muscular, fatores também relacionados com a evolução mais lenta para estágios finais da DRC. A dose deve ser entre 0,5 a 1,0 mEq/kg/dia, objetivando valores mais próximos do limite inferior do normal, ou seja, em torno de 22 a 23 mEq/L de bicarbonato.

DIAGNÓSTICO

Além dos dados referentes ao quadro clínico em si, teremos aumentos de ureia e de creatinina, acidose metabólica, grau variado de congestão pulmonar e infiltrado intersticial peri-hilar característico do chamado pulmão urêmico. A anemia costuma ser normocítica normocrômica nos pacientes sem outras carências nutricionais, que podem ocorrer concomitantes com a DRC. É muito importante o ultrassom dos rins e das vias urinárias, para afastar ou detectar um componente pós-renal obstrutivo, e também para análise do tamanho dos rins, que estão diminuídos na DRC, o que não ocorre na nefropatia diabética, por acúmulo de material acelular no parênquima renal.

Dependendo do tempo de doença e do estágio em que o paciente se encontra, teremos hiperfosfatemia e hipocalcemia com elevação do hormônio das paratireoides. Em geral, esse dado costuma ser mais pronunciado nos pacientes do estágio 4 ou maiores da DRC. O exame de urina com análise do sedimento é muito importante porque as suas alterações vão sugerir o tipo de nefropatia envolvido na etiologia da DRC. O exame de urina com proteinúria, leucocitúria e hematúria vai possibilitar o diagnóstico clínico de glomerulonefrite proliferativa crônica como causa da DRC. Nessa situação, o ultrassom mostrará rins diminuídos de tamanho.

O exame com proteinúria isolada vai sugerir o diagnóstico clínico de glomerulonefrite não proliferativa como causa, sobretudo nos pacientes com história de edema crônico além da hipertensão, que neste caso vai se agravando à medida que piora a função renal. Nos casos de DRC secundários à hipertensão arterial, em geral os pacientes apresentarão exame de urina normal, com eventual proteinúria, não muito importante.

BIBLIOGRAFIA CONSULTADA

1. National Kidney Foundation. K/DOQI Clinical Practice Guidelines for Chronic Kidney Disease: Evaluation, classification and estratification. Am J Kidney Dis. 2002;39(suppl 1):S1-S266.
2. KDIGO. Definition and classification of chronic kidney disease: A position statement From Kidney Disease: Improving Global Outcomes (KDIGO). Kidney Int. 2005;67:2089-2100.
3. Golin V, Sprovieri SRS. Condutas em urgência e emergência para o clínico. São Paulo: Ed. Atheneu; 2012.
4. Sociedade Brasileira de Nefrologia. 2012. Disponível em: www.sbn.org.br.

Capítulo 96

Cistos Renais

Celso de Oliveira

INTRODUÇÃO

Cistos são dilatações saculares revestidas por uma fina e única camada de células epiteliais, com conteúdo líquido, podendo ocorrer em vários locais do organismo humano, sendo os rins uma de suas principais sedes. Apresentam extrema variabilidade de número, localização e repercussão clínica. Podem localizar-se difusamente nos rins ou apenas em um segmento, uni ou bilateralmente.

Podem ser congênitos, esporádicos ou adquiridos, e geralmente se formam a partir dos néfrons ou ductos coletores, após a sua formação. A displasia multicística é uma exceção, pois neste caso os cistos crescem antes da formação do néfron, sendo um desenvolvimento anormal do blastema metanefrogênico.

A origem dos cistos simples não é muito clara, pois surgem em adultos que durante a vida têm, aparentemente, seus rins normais.

CLASSIFICAÇÃO

Podem ser classificados em congênitos e não *congênitos* e também de acordo com suas alterações clínicas, radiológicas e patológicas.

Principais Doenças Císticas do Rim

Congênitas

- Doença renal policística autossômica recessiva (infantil).
- Doença renal policística autossômica dominante (adulto).
- Síndromes com múltiplas malformações e cistos nos rins:
  - Esclerose tuberosa e doença de von Hippel-Lindau.

Não congênitas

- Displasia multicística renal.

- Cistos simples.
- Rim esponja medular.
- Doença cística renal adquirida.

É importante diferenciar os termos "multicísticos" e "policísticos", pois embora literalmente signifiquem a mesma coisa, "muitos cistos", a doença multicística é uma entidade própria com displasia renal, enquanto a alteração policística corresponde a entidades separadas, geralmente hereditárias, sem displasia, sendo a doença renal policística autossômica recessiva e a doença renal policística autossômica dominante seus principais exemplos. Geralmente evoluem com perda progressiva da função renal e insuficiência renal crônica.

Doença Renal Policística Autossômica Recessiva

No passado foi chamada de doença policística infantil. Trata-se de alteração renal grave, desenvolvendo-se intraútero ou na fase inicial da vida. Quando ainda não existe no recém-nascido, manifesta-se na infância, geralmente antes de 13 anos de idade. Apresenta-se bilateralmente e em quase todos os casos associados à fibrose hepática congênita. Sua incidência é de 1:5.000-40.000 nascidos vivos.

É secundária à mutação do gene PKHD1 no cromossoma 6. Este gene produz fibrocistina, uma proteína que existe de forma abundante nos ductos coletores dos rins dos fetos, porém está ausente nos casos de doença policística recessiva. O diagnóstico pode ser feito intraútero ou no recém-nato. A ultrassonografia mostra aumento importante dos rins, com acentuada hiperecogenicidade homogênea, conferida pelo grande número de ductos dilatados.

Apresenta-se clinicamente com grandes massas abdominais, insuficiências renal e respiratória, em razão de hipoplasia pulmonar grave, sendo esta a principal causa de morte nos primeiros anos de vida, atingindo cerca de 30%. A sobrevida até os 15 anos de idade é de 50%. Não existe cura para este tipo de doença e as crianças que sobrevivem apresentam hipertensão arterial, doença congestiva cardíaca, insuficiências renal e respiratória, além de alterações do sistema porta.

Doença Renal Policística Autossômica Dominante

É a doença policística do adulto, importante causa de insuficiência renal, correspondendo a cerca de 15% dos pacientes em programa de hemodiálise. A grande maioria dos casos é identificada em adultos compreendidos entre 3 e 50 anos de idade, porém existem descrições de diagnóstico desta doença em recém-nascidos.

A incidência é de 1:500-1.000 nascidos vivos, e está relacionada com a mutação do gene PKD1 no braço curto do cromossomo 16 e, em menos de 10% dos casos, no gene PKD2 do cromossomo 4, o que condiciona alteração na produção de duas proteínas, policistina-1 e policistina-2, que se localizam no epitélio tubular renal, e a deficiência destas proteínas causa, por mecanismos ainda não totalmente conhecidos, uma diferenciação terminal defeituosa nas células epiteliais e endoteliais.

As manifestações clínicas ocorrem geralmente após 30 anos de idade, caracterizando-se, principalmente, por dor leve em flanco, hematúria micro ou macroscópica, hipertensão arterial, alterações gastrointestinais, geralmente por causa da presença de divertículos do cólon, cólica nefrítica, pela eliminação de cálculos renais, cuja incidência está aumentada.

O diagnóstico é feito pela história familiar, visto que a penetrância é elevada, atingindo cerca de 90% dos adultos, sendo que 50% dos filhos de pais portadores da doença policística estão afetados. A ultrassonografia revela presença de grandes cistos renais, bilaterais e geralmente assimétricos. Cistos hepáticos são verificados com bastante frequência. Na elucidação diagnóstica são muito comuns os achados de aneurismas cerebrais saculares, bem como prolapso de válvula mitral.

Aproximadamente 60% dos pacientes comprometidos apresentam hipertensão arterial, mesmo aqueles sem alterações renais. Deste modo, são fundamentais o acompanhamento e o tratamento correto destes pacientes, pois o controle da hipertensão diminui as complicações futuras. Cuidados com o trato urinário também são primordiais, pois é alta a incidência de formação de cálculos e a presença de infecção.

Cerca de 50% dos portadores de rins policísticos apresentam dor lombar, quer pelo aumento do volume renal, ou pela eliminação de pequenos cálculos e coágulos em via urinária. A realização de punção e aspiração dos cistos mais volumosos é conduta de exceção.Motivo frequente de preocupação é a associação de carcinoma de células renais e doença policística do rim, porém vários estudos mostraram que a incidência deste tipo de tumor nos portadores de rins policísticos é igual à da população em geral.

Estudos em modelos animais estão em desenvolvimento com a finalidade de encontrar meios para reduzir a formação de cistos renais. Existem três linhas de pesquisas: uma com a inibição da atividade das quinases; outra com o uso de agonistas do receptor ativado por proliferadores de peroxissoma e uma terceira linha utilizando os agonistas dos receptores V2 de vasopressina. Existe descrição de tratamento de portadores de doença policística com análogo da somatostatina octreotide, inibindo a secreção de cloreto, resultando na lentificação da expansão cística renal, sugerindo bons resultados na proteção renal.

Os portadores da doença policística devem ser informados que existe a probabilidade de 50% de seus filhos apresentarem o mesmo problema. Desta forma, devem ser incentivados os exames por DNA para a identificação de mutações gênicas no período pré-natal.

Síndromes de Malformações Múltiplas com Cistos Renais

Cistos renais estão presentes em algumas malformações múltiplas, sendo a esclerose tuberosa e a doença de von Hippel-Lindau, doenças de transmissão autossômica dominante, as mais frequentemente vistas pelo urologista.

Esclerose tuberosa

Síndrome descrita em 1880, cuja incidência é de 1:10.000, é caracterizada classicamente pela tríade: epilepsia (80% dos casos), retardo mental (60% dos casos) e adenoma sebáceo (75% dos casos). Os rins destes pacientes podem ser normais, ou apresentarem cistos (20% dos pacientes), angiomiolipomas (60% dos pacientes) e ainda evolução com carcinoma de células renais (2% dos pacientes).

Doença de von Hippel-Lindau

Doença descrita em 1904 pelo oftalmologista alemão von Hippel e por Lindau em 1925, com incidência de 1:35.000, caracterizada por apresentar hemangioblastomas de cerebelo e retina; cistos renais, pancreáticos e dos epidídimos; feocromocitoma e incidência elevada (50%) de carcinoma de células renais.

Displasia Multicística Renal

A displasia multicística renal representa uma alteração não genética, severa dos rins, com intensa proliferação cística, o que faz com que o órgão perda a sua configuração riniforme, assumindo aspecto conhecido como "cacho de uvas" com pouco estroma entre os cistos e sem drenagem capilicial.

É uma das principais causas da presença de massa abdominal na infância, decorrente do crescimento dos cistos, uma vez que o rim se torna hipoplásico. A criança deve ser monitorada pelo menos nos primeiros 5 anos de vida, pois pode apresentar hipertensão arterial ou mais raramente o surgimento de tumor de Wilms. Cerca de 15% dos pacientes apresentam refluxo vesicoureteral contralateral.

Cisto Renal Simples

O cisto simples é uma formação oval ou arredondada, com borda fina e lisa, revestida por epitélio plano ou cuboidal, que pode surgir no interior do rim ou em sua periferia, na forma exofítica, com conteúdo homogêneo. Não está conectado ao néfron, embora a sua origem possa ser de uma parte do mesmo. Apresenta-se de maneira isolada ou múltipla, podendo ser uni ou bilateral. Sua incidência aumenta com a idade, sendo muito raro antes dos 25 anos. Aparece em cerca de 20% das pessoas com 40 anos de idade e em 50% das pessoas com mais de 50 anos. Apesar de raro, pode ser encontrado em fetos e recém-natos.

Sua manifestação clínica é rara e quando presente dá sintomas de leve intensidade, como dor lombar, hematúria, massa abdominal e eventualmente hipertensão arterial decorrente de isquemia renal segmentar. Na grande maioria das vezes. é achado de exame abdominal ultrassonográfico ou tomografia. O tamanho é muito variável, sendo mais frequente ao redor de 1 a 2 cm, porém pode atingir 15 cm ou mais. Muitas vezes ocorre o aumento de volume com a idade. O diagnóstico de cisto renal simples pode ser feito com toda segurança com um exame de ultrassonografia, desde que os seguintes critérios sejam observadas:

1. ausência de eco no interior do cisto;
2. margens finas, nítidas e definidas;
3. boa transmissão do som através do cisto;
4. forma esférica ou levemente oval.

Quando algum destes critérios não está presente, e existirem septações no interior do cisto, margens irregulares, calcificações ou áreas suspeitas, devemos realizar uma tomografia. Os critérios de análise para a tomografia são basicamente os mesmos citados para a ultrassonografia, acrescentando-se a avaliação da homogenicidade do conteúdo do cisto e sua densidade, que deve estar entre □10 a +20 UH (unidades

Hounsfield), e também se verificando a ausência de impregnação do contraste intravenoso, uma vez que o cisto não possui vascularização e não se comunica com os néfrons. Para os casos em que existam dúvidas, Bosniak criou, em 1997, e modificou em 2003, juntamente com Israel, uma classificação para os cistos simples complexos.

- *Categoria I* – Cisto simples típico, sem ecos, margens finas e homogêneas.
- *Categoria II* – Cisto com septações finas, pequenas calcificações e densidade pouco elevada.
- *Categoria IIF* – Cisto com calcificações mais grosseiras, nodulares e com leve impregnação pelo contraste.
- *Categoria III* – Cisto complexo, com calcificações extensas, septos espessos, sugerindo lesão multilocular, com sinais de infecção e espessamento da parede.
- *Categoria IV* – Cisto grande, complexo, com margens irregulares, componente vascular sólido, características de malignidade.

Esta classificação tem grande valor para orientar a conduta frente ao diagnóstico de cisto simples.

As categorias I e II não requerem qualquer tipo de intervenção.

A categoria IIF, não necessita de intervenção cirúrgica, porém se deve fazer um acompanhamento clínico rigoroso (por isso a letra "F" de *follow-up*).

A categoria III necessita de abordagem cirúrgica, e a conduta deve ser individualizada a cada caso.

A categoria IV necessita de cirurgia para a realização de nefrectomia parcial ou total.

Na maioria das vezes, o cisto simples não requer qualquer tipo de tratamento, pois quase sempre é assintomático, e mesmo o seu crescimento com a idade não é observado em todos os casos. Os cistos volumosos, que podem comprimir a via urinária, causando dor ou hipertensão arterial, devem ser tratados preferencialmente com punção percutânea, aspiração do seu conteúdo e injeção de substâncias esclerosantes, como álcool absoluto. Na impossibilidade de realizar este tipo de conduta, ou na falha da mesma, está indicada a cirurgia videolaparoscópica com ressecção ou marsupialização do cisto.

Rim Esponja Medular

Alteração renal não hereditária, caracterizada por dilatações da porção distal dos ductos coletores, associada a numerosos cistos e divertículos, de pequeno volume, geralmente com diâmetro entre 1 e 8 mm, o que confere um aspecto de esponja ao rim quando examinado após um corte longitudinal. Sua incidência está estimada em torno de 1:20.000. As manifestações clínicas mais frequentes são cólica nefrítica (50%), infecção do trato urinário (20%) e hematúria (10%). Cerca de 1/3 dos pacientes com rim esponja medular apresentam hipercalcemia.

O diagnóstico é feito com a realização de tomografia ou urografia excretora, que evidenciam aumento do volume renal, calcificações papilares, alongamento e dilatação tubular com impregnação persistente do contraste na região medular, muitas vezes dando o aspecto de "buquê de flores". O tratamento é direcionado para o quadro clínico e, pela alta incidência de hipercalciúria e formação de cálculos renais, o uso de diuréticos clortiazídicos está indicado.

Doença Renal Cística Adquirida

Alteração específica de paciente com insuficiência renal e em programa de diálise. Apresenta dilatações císticas principalmente na região cortical, embora a medular possa ser comprometida.

Geralmente são assintomáticos, podendo apresentar dor lombar, hematúria e infecção urinária. Porém a manifestação clínica mais importante é a alta incidência da transformação destes cistos em tumor maligno de células renais. A incidência de malignização é muito variada, com dados entre 10 e 25%, e geralmente ocorrem nos primeiros 10 anos de diálise.

O diagnóstico é relativamente simples e consiste na identificação, pela ultrassonografia ou tomografia, de cistos renais bilaterais, em pacientes que fazem diálise, sem história de doença cística familiar.

O tratamento visa principalmente cuidados com hematúria, pois tem sua incidência aumentada pelo uso de heparina durante a diálise. Quando os exames de imagem revelam qualquer alteração suspeita de malignização, está indicado o tratamento cirúrgico com realização de nefrectomia. É importante lembrar que após o transplante renal é comum ocorrer a regressão dos cistos.

BIBLIOGRAFIA CONSULTADA

1. Arnaout MA. Doenças císticas do rim. In: Cecil Medicina/Lee Goldman, Denis Ausiello, eds. 23th ed. Rio de JaneiroElsevier; 2009. cap. 128, p. 1042-1051.
2. Bosniak MA. The current radiological approach to renal cysts. Radiology. 1986; 158:1.
3. Gardner KD Jr. Pathogenesis of human cystic renal disease. Annu Rev Med. 1988;39:185.
4. Glassberg KI. Renal dysgenesis and cystic disease of the kidney. In: Campbell-Wash. Urology, 9th ed. Philadelphia: W.B. Saunders; 2007. cap. 114,p. 3313-3358.
5. Pope JC 4th, Brock JW 3rd, Adams MC et al. Congenital anomalies of the kidney and urinary tract. Role of the loss of function mutation in the pluripotent angiotension type 2 receptor gene. J Urol. 2001;165:196.
6. Torres VE, Harris PC, Pirsm Y et al. Autossomal dominant polycystic kidney disease. Lancet. 2007;369:1287-1301.

Capítulo 97

Litíase Urinária

Silvio da R. Pires

INTRODUÇÃO

A litíase do trato urinário é uma das doenças mais antigas descritas pelo homem. É doença crônica de caráter recidivante, que apresenta incidência global entre 10 e 15%. Acomete predominantemente o sexo masculino na proporção de três homens para cada mulher, principalmente na faixa etária entre 20 e 50 anos de idade.

A composição química da maioria dos cálculos urinários é mista. Somente 30% dos cálculos são compostos por um único mineral, o mais frequente é constituído por oxalato de cálcio.

EPIDEMIOLOGIA

É uma doença de elevada importância na prática clínica, pelo alto índice de recidiva. Admite-se que 50% dos doentes não tratados adequadamente têm recorrência em até 5 anos. Desta forma, a realização de estudos metabólicos tem grande importância, pois possibilita a identificação e a correção de desequilíbrios causadores da litíase urinária.

ETIOLOGIA

Sua origem está relacionada com distúrbios metabólicos que apresentam transmissão hereditária de penetrância variável. Outros fatores intrínsecos como idade, sexo e raça também estão relacionados com sua formação. Estes distúrbios metabólicos somente vão expressar-se quando sofrerem influência de fatores extrínsecos, como atividade profissional e hábitos alimentares. Fatores geográficos e climáticos também parecem estar relacionados com o seu desenvolvimento. Por este motivo, o desenvolvimento da litíase urinária é um processo complexo e multifatorial, sendo necessário que ocorra uma inter-relação entre fatores intrínsecos e extrínsecos (Figura 97.1).

PATOGENIA

Existem diversas teorias para explicar a formação dos cálculos urinários. O denominador comum é a excreção urinária aumentada de elementos constituintes dos

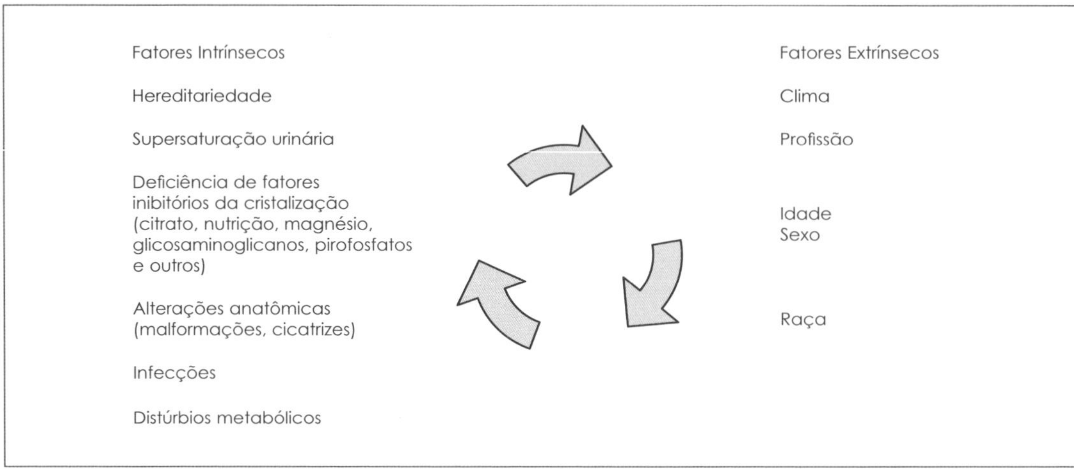

Figura 97.1 – Inter-relação entre fatores extrínsecos e intrínsecos

cálculos, associada a um baixo volume urinário e a uma diminuição da excreção dos inibidores da cristalização. Solutos em condições de supersaturação, isto é, acima do ponto de solubilidade, frente a variações físico-químicas da urina, tendem a sofrer um processo de precipitação com a formação de cristais. Como resultado, ocorre uma cristalúria anormal, com nucleação, agregação e crescimento dos cristais e consequente formação do cálculo urinário.

No fenômeno da nucleação ocorre agregação de moléculas de um soluto supersaturado sobre um núcleo proteico. Sequencialmente, ocorre o fenômeno de agregação, no qual há a adição de mais moléculas do soluto sobre o núcleo já formado, e finalmente o fenômeno do crescimento, em que várias partículas do cristal se unem, levando à formação de um verdadeiro cálculo urinário. Deve-se salientar que a formação de um cálculo tem relação direta com o baixo volume de diurese, bem como com a deficiência de fatores inibidores da cristalização.

QUADRO CLÍNICO

A cólica renal é a principal manifestação clínica dos portadores desta doença. Esta somente ocorre quando um cálculo formado no cálice renal migra e impacta em algum ponto do ureter. A obstrução súbita da passagem de urina produz dilatação ureteropiélica, aumento da pressão intrapiélica, distensão do parênquima e da cápsula renal, produzindo o quadro clínico denominado cólica renal.

Caracteriza-se por ser aguda, de forte intensidade, que acomete a região lombar com irradiação para o flanco, o hipogástro e a genitália. Em geral, está acompanhada por náuseas, vômitos e hematúria. Sintomas irritativos vesicais, como polaciúria e disúria, ocorrem quando o cálculo encontra-se impactado no ureter terminal. Atualmente, a cólica renal tem-se transformado na principal causa de atendimento urológico nos serviços de emergência.

DIAGNÓSTICO

Clinicamente, o paciente apresenta-se com palidez cutânea, sudorese fria, ansiedade e sensação de morte eminente. A punho-percussão lombar é fortemente dolorosa (sinal de Giordano +). O exame de urina demonstra a presença de hematúria microscópica (85% dos casos), podendo, inclusive, apresentar cristalúria. Cultura de urina e hemograma são importantes nos casos em que há suspeita de infecção urinária.

Exames por Imagem

No momento da cólica renal, o objetivo principal dos exames de imagem é caracterizar cálculo ureteral de forma precisa, determinar o tamanho e evidenciar sinais de complicações.

Radiografia Simples do Abdome

Possibilita identificar a imagem radiopaca na projeção da via urinária (cerca de 70% dos cálculos urinários são radiopacos). Cálculos radiotransparentes ou localizados sobre as estruturas ósseas ou, ainda, a interposição de alças intestinais e a presença deflebolitose fecalitos podem dificultar a análise deste exame.

Ultrassonografia

Método não invasivo, de baixo custo e rápida execução. Disponível em quase todos os serviços de emergência, mas é operador-dependente e apresenta limitações em obesos e em cálculos do terço médio do ureter. Os cálculos são visualizados com mais facilidade quando localizados no ureter distal e na junção vesicouretral.

Urografia Excretora

Exame bastante familiar ao urologista. Possibilita visualizar toda a anatomia da via urinária, bem como avaliar a função renal e o local da obstrução. No entanto, tem o inconveniente da radiação ionizante e o risco de reação alérgica ao contraste iodado. Tem indicação limitada nos casos de urgência.

Tomografia Computadorizada

Considerada o padrão-ouro no diagnóstico da litíase urinária, pois apresenta alto índice de sensibilidade (97%) e especificidade (96%). É de realização rápida, dispensando na grande maioria das vezes o uso de contraste. Permite, ainda, medir a densidade do cálculo, que tem implicações nas opções de tratamento, e afastar outras doenças, que fazem parte dos diagnósticos diferenciais. Tem como grande desvantagem o custo elevado e a indisponibilidade na maioria dos serviços de emergência. Atualmente é considerado o exame de eleição para o diagnóstico da litíase urinária.

Ressonância Nuclear Magnética

Cálculos urinários não são visualizados por este método, pois não produzem sinal. Podem ser identificados, indiretamente, pela falha de enchimento no sistema coletor urinário. Talvez a melhor indicação seja para grávidas com cólica renal.

DIAGNÓSTICO DIFERENCIAL

Deve ser feito no momento do atendimento inicial, com relação às doenças que causam dor abdominal e/ou lombar (Tabela 97.1).

Tabela 97.1 – Diagnóstico diferencial da cólica renal	
Alt. Digestivas	Apendicite, colecistite, diverticulite, gastrite aguda Pancreatite aguda e abscesso hepático
Alt. Vasculares	Dissecção da aorta, trombose de veia renal, infarto esplênico
Alt. Urológicas	Infecções urinárias
Alt. Ortopédicas	Dor óssea ou muscular lombar

TRATAMENTO

A formação de um cálculo tem relação inversamente proporcional à quantidade de diurese; desta forma, a hidratação adequada é fundamental para a prevenção de litíase urinária. É importante salientar que a diurese deve ser de 2 a 3 litros por dia, acima destes valores não há nenhum efeito adicional na prevenção da litíase, além de trazer desconforto ao paciente, que necessita urinar muitas vezes.

A atividade física regular (três a quatro vezes por semana), bem como uma dieta equilibrada, evitando excesso de sal, proteína de origem animal, sódio e oxalato, ajudam na prevenção da calculose urinária. Ressaltamos que a ingestão ocasional de alimentos ricos em substâncias litogênicas não cria condições suficientes para a formação de cálculos urinários.

A prevenção da formação de cálculos urinários ainda é a medida mais eficiente para o tratamento dos pacientes que apresentem predisposição a formação ou recorrência da litíase urinária. Diversos estudos têm demonstrado que a maioria dos cálculos menores ou iguais a 5 mm podem ser eliminados de forma espontânea. Desta maneira forma, o tratamento conservador e o seguimento devem ser recomendados inicialmente.

Pacientes com diagnóstico de cálculo ureteral, que apresentem razoável chance de eliminação espontânea, podem receber tratamento expectante desde que tenham controle efetivo da dor com sintomáticos. Devem ser controlados quanto à presença de infecção urinária e alteração da função renal. Também devem ser orientados sobre os possíveis riscos do tratamento. Intensidade da dor, tamanho do cálculo, sinais evidentes de obstrução, prejuízo da função renal e presença de infecção orientam a conduta.

A administração de alfabloqueadores tem potencializado a eliminação espontânea destes cálculos. A terapia expulsiva (TE) é extremamente atrativa aos pacientes, pois evita procedimentos invasivos, porém a presença de sinais ou sintomas de infecção urinária ou prejuízo da função renal são contraindicações absolutas. Dor de difícil controle, longo período de impactação (> 4 semanas) e desejo pessoal (pilotos, atletas etc.) são contraindicações relativas para a aplicação da TE.

Exames de imagem e análise da urina devem ser realizados semanalmente, até no máximo de 4 a 6 semanas, pois a partir desse período a incidência de complicações fica elevada e os danos à função renal podem se tornar irreversíveis.

A hiper-hidratação endovenosa proporciona maior diurese, com consequente aumento da pressão dentro da via urinária, que favorece a eliminação espontânea do cálculo; no entanto, se o cálculo não for expelido, poderá haver piora do quadro doloroso. Cálculos ureterais não devem permanecer impactados, no mesmo local, por mais de 4 semanas, pois o risco de estenose e infecção aumenta consideravelmente.

A presença infecção urinária associada a cálculo ureteral obstrutivo indica necessidade de tratamento imediato através da drenagem da via urinária com colocação de cateter ureteral tipo duplo J ou através de nefrostomia percutânea guiada por ultrassom. Em situações específicas, o cálculo pode ser removido por ureteroscopia antes da via urinária ser drenada com um cateter de duplo J.

Como existem diferentes opções para tratar o cálculo ureteral, é muito importante ter bom senso ao fazer a escolha terapêutica, levando-se em consideração o tamanho do cálculo, a intensidade da dor, presença de obstrução da via urinária, infecção, equipamentos disponíveis para o tratamento e experiência do cirurgião. O paciente deve ser informado quanto às vantagens e desvantagens de cada método terapêutico, de maneira que o mesmo possa participar ativamente da escolha.

Nos últimos 30 anos ocorreu um acentuado avanço tecnológico que possibilitou a incorporação de novos e eficientes métodos para o tratamento da litíase urinária de forma pouco invasiva. A cirurgia por via aberta passou a ser considerada uma opção

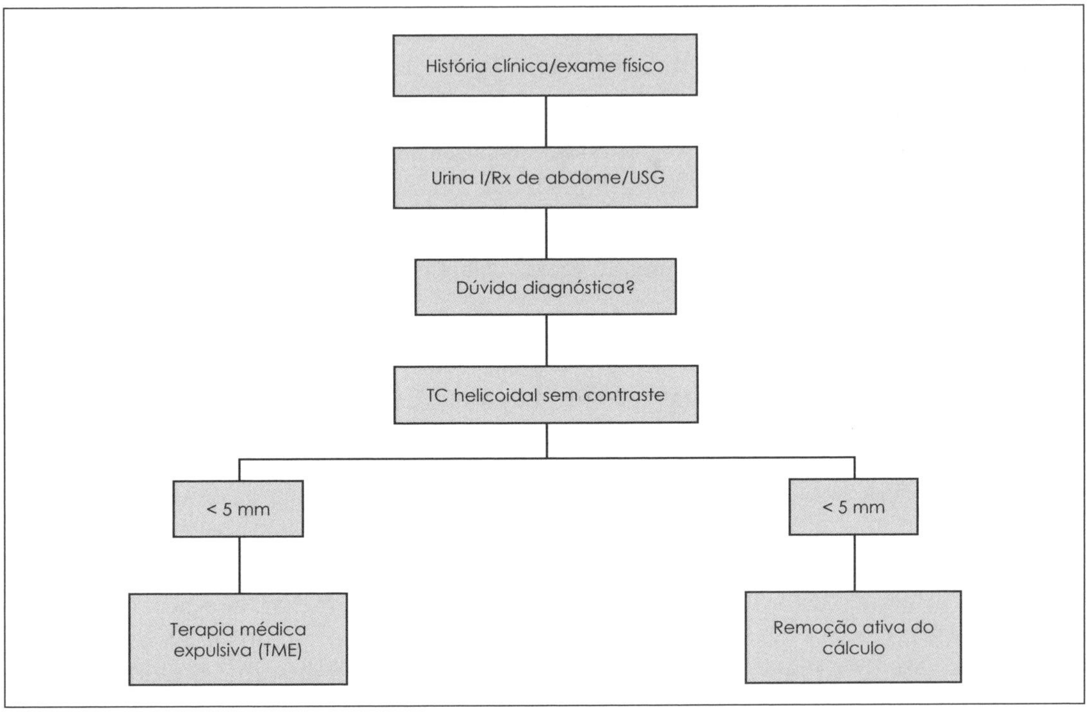

Figura 97.2 – Algoritmo de diagnóstico e tratamento conforme o tamanho do cálculo.

terapêutica de exceção, restrita apenas aos casos mais complexos ou quando há deficiência de material endoscópico específico.

A litotripsia extracorpórea por ondas de choque (LEOC), a nefrolitotripsia percutânea (NLP), a ureterolitotripsia intracorpórea (LICO), com modernos ureteroscópios semirrígidos de pequeno calibre e flexíveis, e eficientes fontes de fragmentação de cálculos (litotriptores a *laser*; ultrassônica; balístico-pneumático) e mais recentemente a utilização da videolaparoscopia possibilitam a retirada de cálculos localizados em qualquer segmento do trato urinário, através de procedimentos minimamente invasivos e com elevada taxa de sucesso e baixa morbidade.

Pacientes com evidências de infecção, dor intensa ou recorrente de difícil controle, acentuada hidronefrose, prejuízo à função renal, cálculo impactado por longo período, que apresente poucas chances de eliminação espontânea, ou ainda, por desejo pessoal, devem ser tratados de maneira cirúrgica. Obrigatoriamente devem ser informados sobre os possíveis riscos do tratamento cirúrgico.

BIBLIOGRAFIA CONSULTADA

1. Campbell W. Urinary Lithiasis and Endourology. 9th ed. PhiladelphiaSaunders; 2007.
2. Chambô JL.Tratamento clínico e profilaxia do cálculo urinário. In: Urologia Prática, 5ª ed. Netto Jr. NR, ed. São Paulo: Editora Roca 2008.
3. Ghalayini IF, Alghazo MA, Khader YS. ExtracorporealShockwave Lithotripsy versus Ureteroscopy for distal Ureteric Calculi Efficacy and Patient satisfation. Int Braz J Urol. 2006;32(6)656-67.
4. Mitre AI, Duarte RJ, Koff WJ. Consenso de litase urinária. Sociedade Brasileira de Urologia. Int Braz J Urol. 2005;31Suppl2.
5. *Parsons J KEfficacy of alpha-blockers for the treatment of ureteral stones.J Urol. 2007;177:983.
6. Preminger GM, Tiselius HG, Assimos DG, Alken P, Buck C, Gallucci M. Guideline for the Manegement of Ureteral Calculi. J Urol. 2007;178:2418-2434.
7. Schor N, Heilberg IP. Calculose renal fisiologia, diagnóstico e tratamento. São Paulo: -Ed Sarvier; 1995.
8. Segura JW, Preminger GM, Assimos DG, Dretler SP, Kahn RI, Lingeman JE. Ureteral stones clinical Guidelines Panel Summary Report on the management of ureteral calculi. The American Urology Association. J Urol. 1997;158:1015-21.
9. Springhar WP. Forced versus minimal intravenous hydration in management of acute renak colic: a randomized trial. Int Braz J. Urol. 2006;32:722.
10. Wroclawski ER, Bendhack DA, Damio R, Ortiz V. Guia Prático de Urologia. Rio de Janeiro: Ed Segmento;. 2003. p. 577-586.

Capítulo 98

Hiperplasia Prostática Benigna

Marjo Deninson Cardenuto Perez

INTRODUÇÃO

A hiperplasia prostática benigna (HPB) representa uma das patologias mais frequentes do homem e tem sido definida de várias formas. A HPB histológica traduz a evidência microscópica de hiperplasia dos componentes estromal e epitelial da próstata. A HPB macroscópica refere-se ao aumento do volume da próstata secundário à proliferação epitelial e estromal. Não existe consenso quanto ao grau de aumento necessário para o diagnóstico da doença. A HPB clínica indica a presença de manifestações clínicas atribuídas ao aumento prostático. Finalmente, alguns autores levam em conta o número de casos submetidos à cirurgia para caracterizar a existência de HPB.

Os estudos epidemiológicos, em termos mais simples, são utilizados para definir eventuais associações entre uma doença e variáveis biológicas ou ambientais. No caso da HPB, a interpretação dos estudos epidemiológicos tem sido prejudicada pela ausência de uma definição mais precisa dessa afecção.

EPIDEMIOLOGIA

HPB é um processo relacionado ao envelhecimento masculino, com prevalência histológica de 10%, 50% e 90%, respectivamente, aos 25, 60 e 80 anos de idade. Embora suas manifestações clínicas ocorram menos comumente que a HPB histológica, elas avançam com a idade. Aos 55 anos, cerca de 25% dos homens apresentam sintomas de esvaziamento e aos 75 anos, cerca de metade queixa-se de redução da força e do calibre do jato urinário.

Vários estudos clínicos sobre a história natural da doença evidenciaram que os sintomas urinários da HPB são oscilantes, com períodos de piora e de melhora espontânea. Entre 30 e 60% dos pacientes referem melhora subjetiva dos sintomas quando reavaliados num período de 3 a 7 meses após a consulta inicial, e em cerca de 1/3 dos casos o quadro clínico deteriorou, resultando em cirurgia.

A prevalência de HPB em autópsias começa a se elevar a partir dos 40 anos de idade, com lesões histológicas presentes em cerca de 50% dos homens com 50 anos e em quase 90% dos homens após os 80 anos. Quando a prevalência de HPB é avaliada por meio de palpação digital da próstata, cerca de 20% dos homens com 50 anos e 45% deles com 80 anos apresentam evidências de aumento da glândula. Finalmente, quando definida do ponto de vista cínico, cerca de 40% dos homens na oitava década de vida terão HPB.

A análise do número de cirurgias prostáticas representa outra maneira de se definir a frequência clínica da HPB. Conquanto essa forma de avaliação não seja precisa, já que os critérios de indicação de cirurgia e acesso ao tratamento são muito heterogêneos, ela possibilita definir grosseiramente parâmentros de interesse em Saúde Pública. Um estudo do *V.A. Normative Aging Study*, analisando o número de prostatectomias realizadas na área de Boston nas décadas de 1960 e 1970, demonstrou que 29% dos homens entre 40 e 80 anos são submetidos a intervenções prostáticas. A chance de um homem com idade entre 40 e 49 anos necessitar de uma intervenção cirúrgica é de cerca de 2%, e essa probabilidade eleva-se para aproximadamente 30% em homens na oitava década da vida.

ETIOLOGIA

Sua etiologia não é totalmente conhecida, mas parece ser multifatorial e estar sob controle endócrino.

Fatores de Risco

O envelhecimento é o principal fator de risco para o desenvolvimento da HPB e seus sintomas. Diversos estudos mostram a relação entre idade e sua progressão, como no estudo de Olmsted County, no qual 13% dos homens entre 40 e 49 anos de idade apresentavam sintomas moderados a severos, em comparação aos 28% com idade superior a 70 anos.

No envelhecimento masculino ocorre um processo de remodelação prostática significativo, especialmente na zona de transição. Interferência no delicado equilíbrio entre fatores de crescimento celular e morte celular programada (apoptose) provocaria aumento do volume prostático. A principal alteração ocorre no metabolismo intracelular da célula basal, que se torna hipertrófica. O processo acompanha-se também da formação de cálculos e de corpórea amilácea.

Duas proteínas (TGF-$beta_1$ e Bcl-2) envolvidas na regulação da apoptose prostática encontram-se aumentadas na HPB, quando comparadas a próstatas normais.

Alteração Hormonal

Embora o andrógeno testicular testosterona não cause HPB, ele é necessário durante o desenvolvimento prostático na puberdade e até no envelhecimento. Proliferação de células prostáticas ocorre pela ação intraglandular da di-hidrotestosterona (DHT), metabólito ativo da testosterona. A conversão de testosterona em DHT ocorre pela ação da isoenzima 5-alfa-redutase (5-AR), presente nos fibroblastos do estroma e das células epiteliais basais. Estudos em cadáveres mostraram valores aumentados de DHT no tecido prostático examinado. Esses achados conduzem à interpretação de que DHT estaria intimamente associada à HPB.

Síndrome Metabólica

A associação entre síndrome metabólica e HPB vem sendo muito estudada. Hammanrsten foi o primeiro a mostrar que o diabete melito não insulino-dependente (NIDDM), hipertensão, obesidade e baixos níveis de HDL são fatores de risco para desenvolvimento da doença. Outro estudo com 250 pacientes suecos com HPB mostrou também haver relação positiva com pressão arterial diastólica elevada, IMC acima de 30 e relação negativa com os níveis de HDL. Concluíram que a HPB seria um dos componentes da síndrome metabólica, um conjunto de anormalidades metabólicas relacionadas a um defeito na recaptação da glicose e secundário à hiperinsulinemia.

Inflamatório

Nos últimos anos, o papel da inflamação crônica tem se destacado na patogênese da HPB. Acredita-se que o processo inflamatório crônico induza o crescimento fibromuscular prostático. Nesse contexto, baseado na remodelação tecidual do processo inflamatório, a hipóxia resultante da maior demanda de oxigênio exigida pela inflamação tem papel importante na proliferação celular da próstata. Em ambiente com menor taxa de oxigênio ocorre neovascularização e aumento de fatores de crescimento endoteliais (FGF-7, FGF-beta, FGF-3 e IL-2).

Genético

Alguns estudos sugerem predisposição genética para HPB. Cerca de 50% dos homens com menos de 60 anos de idade submetidos a cirurgia prostática apresentariam consistente herança autossômica dominante. Parentes do sexo masculino têm risco relativo quatro vezes mais alto que a população normal para desenvolver a doença.

FISIOPATOLOGIA

Segundo McNeal, a próstata do adulto divide-se anatômica e funcionalmente em três zonas distintas: periférica, que corresponde a cerca de 75% do total da glândula, região de origem predominante do câncer; central, que corresponde a cerca de 20% do volume prostático, de origem e função pouco conhecidas; e zona de transição, que representa 5% do volume total junto às glândulas periuretrais.

HPB começa como proliferação do estroma fibromuscular e do epitélio glandular na região periuretral e na zona de transição. A relação estroma-epitélio, que normalmente é de 2:1, torna-se 4:1 na hiperplasia prostática e os sintomas decorrentes da HPB resultam de três componentes básicos:

1. componente mecânico, no qual o aumento volumétrico da próstata provoca diminuição do calibre e aumento da resistência uretral, com consequente dificuldade de esvaziamento vesical;
2. componente dinâmico, representado pela atividade alfa-adrenérgica aumentada nessa região, em virtude da presença, na cápsula, no estroma prostático e no colo vesical, de altos níveis desses receptores, causando elevação da resistência uretral;
3. componente vesical, decorrente das alterações secundárias à obstrução produzida pela HPB na musculatura detrusora, que se traduzem por hiperatividade

como resposta ao esforço contínuo, na tentativa de esvaziamento ou por hipoatividade, resultando em falência muscular detrusora em fases mais avançadas da doença.

Em geral, esses três fatores atuam simultaneamente e sua resultante promove o aparecimento e a gravidade da sintomatologia da HPB.

QUADRO CLÍNICO

Classicamente, os sintomas da HPB dividem-se em sintomas de armazenamento ou irritativos, que incluem frequência, urgência e nictúria, e sintomas de esvaziamento ou obstrutivos, representados por redução do calibre e da força do jato urinário, intervalo entre as micções inferior a 2 horas, esforço ou demora em iniciar a micção, jato intermitente e esvaziamento incompleto.

Jato urinário fraco e intermitência são sintomas de altíssima prevalência em indivíduos com HPB. Resulta do aumento da resistência uretral à passagem da urina, mas ocorre também nas situações em que a força contrátil vesical está comprometida. Podem ser igualmente observados nas estenoses uretrais, em patologias obstrutivas do colo vesical e nas disfunções da musculatura detrusora.

Hesitância é o intervalo aumentado entre o início do desejo miccional e a ocorrência efetiva do fluxo urinário. Nos indivíduos normais, esse intervalo representa alguns segundos. Na HPB, normalmente ocorre em associação a jato urinário fraco, mas pode ser desencadeada por estresse ou por ambiente desconfortável, como por exemplo um banheiro público.

Esforço abdominal é realizado voluntariamente, no intuito de aumentar a pressão intravesical para vencer a resistência uretral. Ocorre onde existe deficiência da contratilidade vesical, com ou sem resistência aumentada, e em alguns pacientes, com o simples hábito miccional. Polaciúria ou frequência urinária aumentada pode ser definida como mais de oito micções ao dia e com intervalo menor que 3 horas.

Noctúria é o número de micções durante a noite de sono, refletindo esvaziamento vesical incompleto ou hiperatividade detrusora. Algumas condições aumentam a diurese no período noturno, como aumento na ingestão hídrica, deficiência da secreção de ADH, diabete melito e insípido, ICC, insuficiência venosa periférica e uso de diuréticos.

Urgência e urgi-incontinência urinária decorrem de contrações involuntárias do detrusor. Refletem a resposta da musculatura vesical à obstrução crônica e a alterações neurológicas e sensoriais da bexiga, normalmente associadas à frequência e à noctúria. Disúria e algúria são sintomas inespecíficos que podem ocorrer em processos inflamatórios do trato urinário inferior, como cistites, prostatites e uretrites.

Classicamente, retenção urinária aguda é o evento final da obstrução crônica causada pela HPB. Obstrução por patologias uretrais, do colo vesical e de origem neurogênica também podem culminar nesse evento.

COMPLICAÇÕES

Pacientes com HPB podem evoluir com complicações como retenção urinaria, litíase vesical, infecção urinária, insuficiência renal e hematúria. Retenção urinária ocorre em 2 a 10% dos casos e está implicada não apenas com falência grave do detrusor mediante obstrução, mas também pode estar associada ao uso de alguns medicamentos, como os anticolinérgicos, antidepressivos, ansiolíticos e vasoconstritores nasais ou com a ocorrência de infartos na próstata ou prostatite aguda. Nessas duas ultimas situações, o quadro de retenção é temporário, não exigindo intervenção cirúrgica para sua resolução.

Litíase vesical está quase sempre associada a obstrução prostática, por isso tende a recidivar quando se realiza a intervenção apenas para a remoção de cálculos vesicais, sem cirurgia concomitante para alívio do processo obstrutivo.

Infecções urinárias recorrentes, em cerca de 5% dos pacientes com HPB, pioram os sintomas urinários e, por vezes, desencadeiam retenção urinária. Essas infecções resultam de colonização prostática ou urina residual e podem provocar quadros de bacteremia, o que justifica a remoção da próstata nos casos de infecção persistente.

Insuficiência renal obstrutiva (pós-renal) é observada em 2 a 3% dos pacientes com HPB e, em metade desses casos, o quadro instala-se silenciosamente, o que dificulta seu diagnóstico. Essa complicação obriga a realização de cirurgia, que deve ser executada após um período de sondagem vesical contínua. Esse cuidado promove melhora do quadro de insuficiência renal e, com isso, reduz a morbilidade cirúrgica.

Hematúria macroscópica surge em alguns pacientes com hiperplasia prostática por causa da ruptura de vasos submucosos locais. Essa manifestação tende a ceder espontaneamente, mas pacientes nessa situação devem ser explorados com cuidado, já que a hematúria se correlaciona com outras afecções, como tumores ou litíase.

Diagnóstico

A Organização Mundial da Saúde e as principais sociedades e associações urológicas do mundo estabeleceram a avaliação inicial mínima, que quantifica os sintomas urinários por meio de um questionário: de exame de urina tipo I, da determinação do antígeno prostático especifico PSA e do exame de toque retal. O intuito foi estabelecer um critério global para avaliação de pacientes com HPB.

O questionamento analisa os sintomas relacionados ao trato urinário inferior (LUTS), cuja sigla é da legenda inglesa, I-PSS, e corresponde a *International Prostate Score Symptoms.*

I-PSS tem sete questões e as respostas são quantificadas de 0 a 5, de acordo com a frequência com que a queixa ocorre naquele paciente. Uma única pergunta relativa à qualidade de vida (QV) é respondida separadamente no final, com notas variando de 0 a 6, sendo 0 – ótimo e sem queixas e 6 – péssimo com queixas acentuadas. De acordo com os pontos decorrentes da soma dos catalogados em leves (0 a 7), moderados (8 a 19) e severos (20 a 35), cabe o escore de 35 aos casos de retenção urinária. Os escores são usados para planejar e acompanhar o tratamento.

Toque retal avalia tamanho e consistência da próstata e existência de nódulos ou mesmo de tecido muito alterado, de consistência pétrea, sugestivo de neoplasia maligna da próstata. Exame de urina tipo I deve ser realizado para descartar infecção ou hematúria.

Determinação do antígeno específico prostático PSA é obrigatória na avaliação inicial. Com a inclusão do PSA associado ao toque retal, houve aumento na taxa de de-

Tabela 98.1 – Escore internacional de sintomas prostáticos e qualidade de vida

	Nenhuma vez	Menos de 1 vez em cada 5	Menos que a metade das vezes	Cerca de metade das vezes	Mais que a metade das vezes	Quase sempre
	0	1	2	3	4	5
1. No último mês, quantas vezes você teve a sensação de não esvaziar completamente a bexiga após terminar de urinar?						
2. No último mês, quantas vezes você teve de urinar novamente menos de 2 horas após ter urinado?						
3. No último mês, quantas vezes você observou que ao urinar, parou e começou várias vezes?						
4. No último mês, quantas vezes você observou que foi difícil conter a urina?						
5. No último mês, quantas vezes você observou que o jato urinário estava fraco?						
6. No último mês, quantas vezes você teve de fazer força para começar a urinar?						
7. No último mês, quantas vezes, em média, você teve de se levantar à noite para urinar?	Nenhuma	1 vez	2 vezes	3 vezes	4 vezes	5 ou + vezes
Escore de sintomas						ESPI =
	Ótimo	Satisfeito	Bem	Razoável	Descontente	Ruim
Se tivesse que viver toda a vida com os sintomas urinários que você sofre atualmente, como você se sentiria?	0	1	2	3	4	5
						QV =

tecção de câncer de próstata. Os métodos mais utilizados para determinação do PSA referem como normais valores inferiores a 2,5 ng/mL em indivíduos abaixo de 65 anos de idade. Como podem ocorrer resultados diferentes de acordo com a técnica utilizada na dosagem do PSA, para acompanhamento sugere-se a realização de exames sempre no mesmo local e, portanto, com a mesma metodologia. É muito importante lembrar que o PSA se altera em situações como toque retal intempestivo, biópsia de próstata, trauma local (ciclismo, motociclismo, hipismo e exames, como colonoscopia) e com o uso de medicações como antiandrogênicos e inibidores da 5-AR.

Ultrassonografia, urografia excretora, uretrocistoscopia e estudo urodinâmico não são incluídos na avaliação mínima inicial, pois seu uso deve ser restrito a casos duvidosos iniciais ou durante evolução não usual de tratamento instituído. Realização de estudo urodinâmico de rotina é controverso, apesar de auxiliar no diagnóstico de obstrução infravesical e na orientação do tratamento adequado.

DIAGNÓSTICO DIFERENCIAL

Como sintomas relacionados ao trato urinário inferior são inespecíficos e ocorrem em grande número de doenças, a Tabela 98.2 relaciona as principais doenças que devem ser lembradas no diagnóstico diferencial do HPB.

Tabela 98.2 – Diagnóstico diferencial da HPB

Patologias vesicais	Patologias prostáticas	Patologias uretrais
Cistites infecciosas	Prostatites	Estenose uretral
Cistite actínica	Prostatite crônica abacteriana	Uretrites
Cálculo vesical	Câncer da próstata	Divertículo uretral
Câncer de bexiga	Infarto prostático	Cálculo uretral
Hiperatividade vesical	Cálculo prostático	Dissinergia esfincteriana

TRATAMENTO

Tratamento da HPB tem dois objetivos principais: primeiro, aliviar as manifestações clínicas dos pacientes; segundo, corrigir as complicações relacionadas ao crescimento prostático. Consensualmente, pacientes com sintomas leves devem ser apenas acompanhados anualmente, enquanto aqueles com sintomas moderados a severos são inicialmente conduzidos com terapia medicamentosa, sabendo-se que aqueles com sintomas severos evoluem ao procedimento cirúrgico em 30% dos casos.

Tratamento Clínico

Muitos homens com HPB não apresentam queixas, portanto, são candidatos a seguimento clínico, que inclui orientação sobre a doença e monitoração anual. Essa modalidade terapêutica é a opção usada na maioria dos portadores de HPB e fundamenta-se em estudos nos quais a melhora sintomática espontânea sem tratamento foi da ordem de 42 a 45%.

Em grupos de fármacos, o mais prescrito para tratamento de HPB, atua bloqueando os receptores $alfa_1$-adrenérgicos no músculo liso existente no estroma prostático, na uretra e no colo vesical. Dessa forma, relaxa a musculatura lisa prostática e do colo vesical, diminuindo a resistência ao fluxo urinário e, por conseguinte, ocorre melhora dos sintomas. Adicionalmente, alguns alfabloqueadores atuariam induzindo apoptose celular prostática e melhora de 16 a 25% no fluxo urinário máximo.

Apesar de efeitos sobreponíveis no tratamento, existem diferenças no perfil de segurança de acordo com o alfabloqueador usado. Pelo caráter seletivo do bloqueio, a tamsulozina tem menor probabilidade de causar hipotensão ortostática, principal efeito colateral nessa classe de fármacos.

Inibidores da 5-AR

A testosterona é convertida pela enzima 5-AR numa forma mais potente, a di-hidrotestosterona (DHT). Existem duas isoenzimas de 5-AR: tipo 1, presente no fígado, na pele, no folículo piloso, na glândula sebácea e em pequena quantidade na próstata; e a tipo 2, responsável pela masculinização do feto e presente na próstata em maior quantidade.

Finasterida e dudasterida são os principais inibidores da 5-AR. A primeira inibe a enzima tipo 2, enquanto a segunda inibe ambos os subtipos da 5-AR. Ação inibitória provoca diminuição de 70 a 90% nos níveis intraprostáticos de DHT, reduzindo o volume prostático em cerca de 20% e os níveis de PSA em aproximadamente 50%. Trabalhos relatam melhora sintomática com diminuição do risco de cirurgia e da progressão clínica da doença.

Terapia combinada

Inibidores da 5-AR e alfabloquadores são tratamentos efetivos usados na HPB. Terapia hormonal atua sobre o componente estático, enquanto os alfabloqueadores agem na obstrução dinâmica da HPB. Os últimos consensos sobre essa disfunção colocam pacientes com próstata acima de 30 g ao USTR, com PSA acima de 1,5 ng/mL, volume residual moderado e I-PSS > 12 como sendo de risco para progressão da doença (retenção urinária e cirurgia). Dessa forma, a terapia combinada atuaria nos dois componentes obstrutivos da HPB, alterando a história natural da doença.

Fitoterápicos

O emprego de agentes fitoterápicos é muito comum na Europa para tratamento de HPB. Análise crítica da literatura, onde poucos estudos randomizados são encontrados, justifica seu emprego como tratamento de primeira linha.

Tratamento Cirúrgico

A cirurgia mais apropriada é uma decisão técnica que depende do cirurgião, com base em sua experiência pessoal, nas condições clínicas do doente e nas disponibilidades existentes, que devem ser sempre amplamente discutidas e ponderadas com o paciente. As principais indicações cirúrgicas para HPB são mostradas na Tabela 98.3.

Tabela 98.3 – Principais indicações cirúrgicas para HPB
Retenção urinária persistente
Infecções urinárias de repetição
Ureteroidronefrose
Insuficiência renal pós-renal
Falha do tratamento medicamentoso

A seguir, são analisadas as principais formas de tratamento cirúrgico.

Ressecção transuretral da próstata (RTUP)

É uma das cirurgias mais realizadas em urologia, e é a técnica-padrão no tratamento cirúrgico da HPB nos últimos 30 anos. O número de procedimentos vem diminuindo nas 2 últimas décadas, como reflexo da existência de tratamento sobre suas complicações e suas limitações. É uma técnica aplicada a próstatas de dimensões inferiores a 80 g, embora sua execução seja operador-dependente.

Tem excelente expectativa de melhora sintomática do I-PSS (85 a 90%) e do fluxo urinário (150%), com baixo índice de complicações.

Prostatectomia aberta

É realizada com incisão abdominal infraumbilical, com a enucleação do adenoma por via transvesical suprapúbica ou por via retropúbica. É reservada para próstatas de maiores dimensões (acima de 80 g) e é a técnica com melhores resultados a longo prazo nos parâmetros clínicos (95%) e no fluxo urinário (200%), além de menor taxa de reintervenção (2%). No entanto, é a forma terapêutica mais invasiva. Apesar disso, temos verificado, nos últimos anos, aumento em sua indicação. Tratamentos clínicos frequentemente postergam a cirurgia, acarretando operações em próstatas cada vez maiores.

BIBLIOGRAFIA CONSULTADA

1. Bushman W. Etiology, epidemiology, and natural history. Urol Clin N Am. 2009;36:403-15.
2. Commitee APG. AUA guideline on management of benign prostatic hyperplasia. Diagnosis and treatment recommendations. J Urol. 2003;170:530-47.
3. De La Rosete J, Alivizatos G, Madersbacher S, Rioja-Sanz C, Nordling J, Emberton M et al. EUA guidelines on benign prostatic hyperplasia. Disponível em: http://www.uroweb.org/fileadmin/tx_eauguidelines/2004/full/BPH_2004.pdf. Acessado em: maio 2010.
4. Emberton M, Fitzpatrick JM, Garcia-Losa M, Qizilbash N, Djavan B. Progression of benign prostatic hyperplasia: systematic review of the placebo arms of clinical trials. BJU Int. 2008;102(8):981-6.
5. Hering F et al. Diretrizes em Hiperplasia Prostática Benigna. SBU e AMB 2009.
6. Kirby R, Lepor H. Evaluation and nonsurgical management of benign prostatic hyperplasia. In: Walsh PC, Retik AB, Vaughan Jr ED, Wein AJ. Campbell's Urology. 9th ed. Philadelphia: WB Saunders: 2007. p. 2773-801.
7. Mundy AR. The prostate and benign protatic hiperplasia. In: Mundy AR, Fitzpatrick JM, Neal DE, George NJR. The scientific basis of urology. Oxford: Isis Medical Media; 1999. p. 257-73.
8. Rodrigues AO. Tratamento cirúrgico da HPB. In: Wroclawsky ER, Benshack DA, Damião R, Ortiz V. Guia prático de urologia. São Paulo: Segmento; 2003. p. 287-8.
9. Roehborn CG. BPH progression: concept and key lerning from MTOPS, ALTESS, COMBAT and ALF-ONE. BJU Int. 2008;3:17-21.
10. Roehrborn CG, McConnell JD. Etiology, pathophisiology, epidemiology and natural history of BPH. In: Walsh PC, Retik AB, Vaughan Jr ED, Wein AJ. Campbell's Urology. 9th ed. Philadelphia: WB Saunders; 2007. p. 2727-44.

Capítulo 99

Câncer da Próstata

Moacyr Fucs

O câncer da próstata é a neoplasia mais frequente do homem, embora precedida, na incidência de óbitos, pelo câncer de pulmão Os países desenvolvidos apresentam uma incidência maior, com mortalidade mais elevada que nos países asiáticos. A população afroamericana apresenta a maior incidência mundial.

Apesar da diferente incidência regional, estudos em autópsias mostram o achado do câncer idêntico ao redor do mundo. A manifestação clinica da neoplasia provavelmente se deve a fatores ambientais (vida sedentária, alimentação rica em gordura e o fator obesidade).

Os fatores de risco são a idade, a hereditariedade e o estilo de vida. Calcula-se que a incidência é de 80% aos 80 anos de idade e aos 90 anos, quase 100% são portadores da neoplasia. Cerca de 10% dos casos correspondem a neoplasias hereditárias.

PATOLOGIA DO CÂNCER DA PRÓSTATA

A neoplasia pode ser diagnosticada comumente pela biópsia transretal da próstata, orientada pela ultrassonografia. A classificação histológica de Gleason é a mais utilizada, sendo construída por cinco padrões. A soma de dois padrões predominantes é o escore de Gleason, que varia de 2 a 10. O resultado final é fornecido por um número e, entre parênteses, a soma de dois outros números. Exemplificando, o exame anatomopatológico mostrou um tumor com grau de diferenciação 3 e outro com diferenciação 4. O resultado final seria 7 (4+3), sendo o primeiro número entre parênteses, o predominante.

BIÓPSIA DA PRÓSTATA

Os achados mais comuns, de maior importância clínica, são: 1) benigno; 2) neoplasia intraepitelial de alto grau – PIN; 3)proliferação atípica de pequenas glândulas; 4) câncer (adenocarcinoma). A lesão descrita como PIN é a proliferação intraluminal das células secretoras com atipia e hipercromasia nuclear.

A proliferação de pequenas glândulas é caracterizada por um foco com glândulas menores que as habituais, porém com ausência de características para o diagnóstico definitivo.

Do ponto de vista prático, o achado destas lesões indica uma rebiópsia da próstata, que mostrará um índice de positividade para câncer variável, de 30 a 57%. A rebiópsia é habitualmente realizada até 6 meses após o primeiro procedimento.

A biópsia é realizada através de um transdutor transretal, com visualização da próstata e da vesícula seminal. A agulha de biópsia é introduzida e são realizadas cerca de 12 a 24 punções, de tal forma que o material retirado seja representativo de todo o órgão. Na maioria dos centros, este procedimento é realizado com anestesia geral.

PSA E CÂNCER DA PRÓSTATA

A maioria das neoplasias prostáticas, até 1990, era diagnosticada pelo toque retal. Desde então, estudos feitos com o antígeno prostático especifico (PSA), que é uma proteína quase que exclusivamente originada na próstata, mostraram uma mudança neste quadro.

Atualmente, o PSA representa uma análise importante na detecção, no estadiamento e na monitoração do tratamento desta moléstia[1]. O nível de PSA sérico considerado normal é de 2,6 ng/mL. Infelizmente, ocorre um aumento nos níveis de PSA em pacientes com hiperplasia benigna da próstata e prostatite, o que leva a um número elevado (75 a 80%) de biópsias com resultados negativos para neoplasia.

ESTADIAMENTO

Após a biópsia ter diagnosticado um adenocarcinoma da próstata, alguns exames podem ser utilizados no sentido de avaliar a extensão da neoplasia. Na análise da propagação local, utiliza-se a ultrassonografia, a tomografia computadorizada e a ressonância nuclear magnética, com bobinas endorretais. Contudo, a utilização deste método de imagem frequentemente é inconclusiva.

Como o câncer da próstata pode provocar metástases ósseas, comumente na bacia e coluna, um exame muito utilizado é a cintilografia óssea. Este exame, contudo, só deve ser realizado em pacientes com dores ósseas, câncer localmente avançado, PSA > 20 ng/mL ou escore de Gleason maior ou igual a 8[2].

TRATAMENTO

A neoplasia pode ser localizada ou disseminada. A neoplasia localizada apresenta várias modalidades de tratamento cirúrgico e radioterápico.

Tratamento da Neoplasia Localizada da Próstata

- Prostatovesiculectomia radical.
- Prostatovesiculectomia radical laparoscópica.
- Prostatovesiculectomia radical robótica.
- Ultrassonografia de alta intensidade.
- Crioterapia.

- Radioterapia externa conformacional.
- Braquioterapia intersticial transperineal.

A maioria dos pacientes é tratada através de técnicas cirúrgicas que visam a ressecção do órgão, tendo em vista a progressão da doença. Os métodos cirúrgicos utilizados têm complicações e efeitos colaterais muito semelhantes, tendo em vista a perda sanguínea no ato operatório, o índice de incontinência urinária e a disfunção sexual erétil[3].

A ultrassonografia de alta intensidade e a crioterapia são modalidades de tratamento indicadas em "tumores inocentes", pouco agressivos. Contudo, devido a frequentes complicações e à falta de estudos definitivos, são pouco utilizadas.

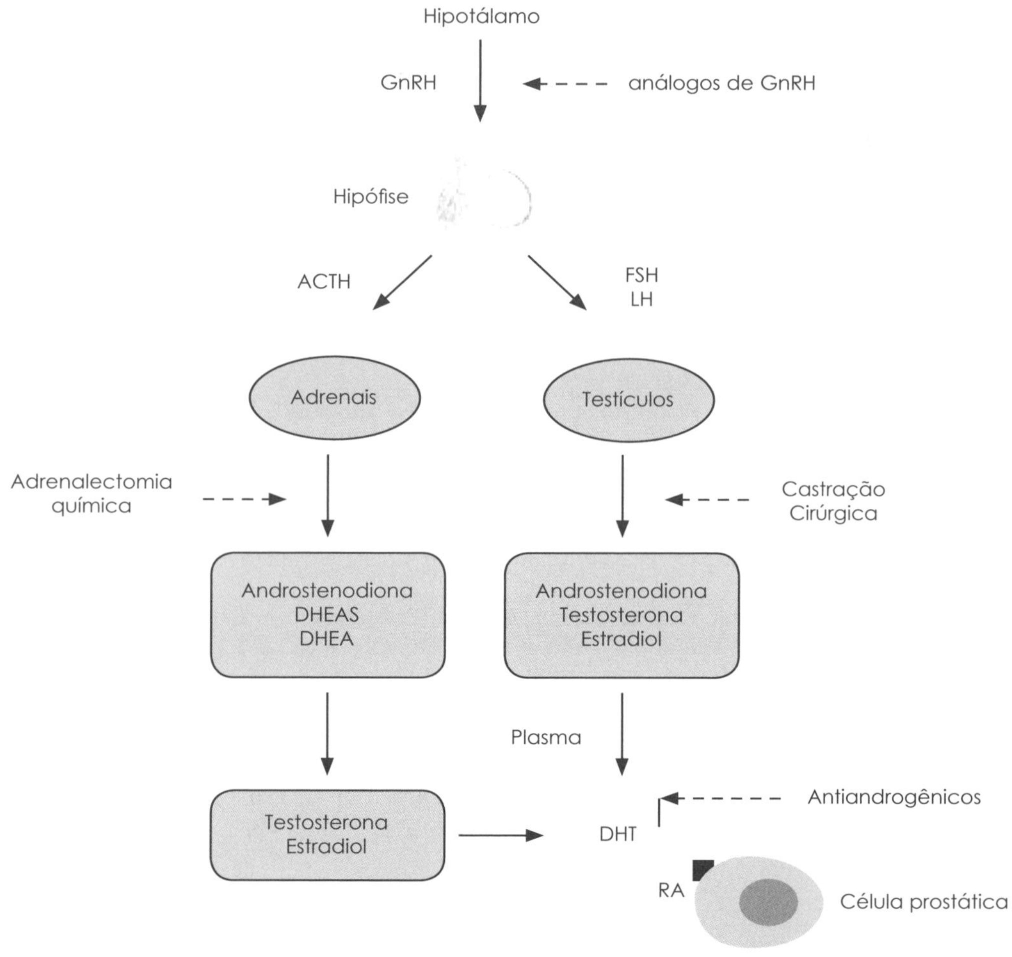

Abreviações: ACTH, hormônio adrenocorticotrófico; DHEA, di-hidroepiandrosterona; DHT, di-hidrotestosterona; FSH, hormônio folículo-estimulante; LH, hormônio luteinizante; RA, receptor de androgênio.
Fonte: Calabrich e Buzaid – Câncer Geniturinário – 2007.

Figura 99.1 – Potenciais pontos de bloqueio do eixo androgênico.

Em relação à radioterapia, um estudo clássico publicado por D'Amico e cols.[4] chegou às seguintes conclusões:

1. a braquiterapia intersticial com implante permanente de samário radioativo e a radioterapia externa são equivalentes à prostatectomia radical, no grupo de baixo risco (PSA menor ou igual a 10 e Gleason menor ou igual a 6).
2. a radioterapia externa é equivalente à prostatovesiculectomia radical no grupo intermediário (Gleason = 7).

Tratamento da Neoplasia Disseminada

O tratamento do tumor disseminado é baseado na hormonoterapia, inicialmente, devido ao fato de a célula prostática ser sensível à testosterona.

Tenta-se bloquear a ação da testosterona através da orquiectomia bilateral ou de medicamentos que induzem uma castração química. A hormonoterapia tem taxas de resposta de 80 a 90%, com tempo mediano de progressão de 2 anos. As medicações utilizadas podem atuar centralmente, agindo no eixo hipotálamo-hipofisário, ou perifericamente (terapia antiandrogênica) (Figura 99.1).

As medicações que provocam um bloqueio central na produção do LH (analógos de GNRH) são a leuprolida, a gosserelina e a busserelina. O bloqueio periférico, que visa a parada de formação da di-hidrotestosterona, é feito com flutamida, bicalutamida ou ciproterona. Contudo, os resultados com estas drogas são muito inferiores ao bloqueio central ou à orquiectomia.

REFERÊNCIAS BIBLIOGRÁFICAS

1. Pocascik TJ, Oestercing JE, Partin AN; Prostatic Specific Antigen. A decade of Discovery – What we have learned and where we are going. J Urol 1999;162:293-306.
2. Abuzzalou FS, Dayes, Lukka N. Baseline Staging of Newly Diagnosed Prostate Cancer. A Summary of the Literature. J Urol. 2004;171:2122-2127.
3. Stawford JL, Feng Z, Hamilton AS. Urinary and Sexual Function after Radical Prostatectomy for clinically localized prostate cancer. The prostate cancer outcomes study. JAMA. 2000;283:354-360.
4. D'Amico AV. Biomedical Outcome after Radical Prostatectomy, External Beam Radiation Therapy or Interstitial Radiation Therapy for clinically localized prostate cancer. JAMA. 1998;280:969-974.

Capítulo 100

Doenças Sexualmente Transmissíveis

Roni de Carvalho Fernandes
Deusdedit Cortez Vieira da Silva Neto

INTRODUÇÃO

As doenças sexualmente transmissíveis (DSTs) caracterizam-se pela transmissão preferencial por meio do ato sexual[1]. Historicamente, é um dos capítulos mais antigos da medicina. Nas primeiras civilizações havia o culto aos deuses e deusas da fertilidade, que eram considerados como uma dádiva. Uma das características presentes nessas sociedades era a promiscuidade, um dos motivos para o surgimento dessas doenças, que mais tarde seriam conhecidas como doenças venéreas, em referência a Vênus, considerada a deusa do amor. A prostituição era a forma principal de culto aos deuses[2].

A gonorreia foi citada na bíblia, mas a causa da doença só foi conhecida no século XIX. Além disso, no Egito antigo tumbas apresentaram alguns registros sobre a sífilis[2]. Em 1494 houve um surto de sífilis na Europa. A doença se espalhou rapidamente pelo continente, matando mais de cinco milhões de pessoas. Cada localidade em que ela passava recebia um nome diferente. Contudo, em 1536 foi publicado um poema médico em que um dos personagens da história havia contraído a doença. O nome do personagem era Sifilo.

Antes de serem inventados os medicamentos, as doenças eram consideradas incuráveis, e o tratamento se limitava a diminuir os sintomas. Todavia, no século XX surgiram os antibióticos, que se mostraram bastante eficientes. Em 1980 a herpes genital e a AIDS surgiram na sociedade como doenças incuráveis. Essa, por sua vez, tornou-se uma pandemia[2].

Em geral, os agentes etiológicos das DST têm o trato genital humano como o único reservatório, e sobrevivem mal ou não resistem fora do corpo humano. Não existe indivíduo com DST, mas casal com DST.

A associação entre dois agentes, ou seja, encontrar mais de uma DST no mesmo indivíduo é cada vez *mais frequente,* causando uretrite ou vaginite (gonorreia + uretrite por clamídia; gonorreia + tricomoníase; tricomoníase + uretrite por clamídia) e também incluindo doenças sistêmicas (sífilis + HIV; HPV + herpes; HPV + hepatites; etc.).

ETILOGIA

Classificação pelo Tipo de Agente

- **Bactérias:** *Haemophilus ducreyi, Chlamydia trachomatis, Donovania granulamatis, Neisseria gonorrhoeae, Treponema pallidum, Gardnerella vaginalis.*
- **Fungos:** *Candida albicans.*
- **Vírus:** Hepatite, herpes simples, HIV ou AIDS, HPV, molusco contagioso.
- **Parasitas:** piolho-da-púbis.
- **Protozoários:** *Trichomonas vaginalis.*

INVESTIGAÇÃO

A classificação tradicional baseada nos agentes etiológicos é didática, porém, na prática clínica ela pode dificultar o diagnóstico, quando é necessário considerar alguns tipos diferentes de agentes etiológicos no diagnóstico diferencial de um paciente. O objetivo deste capítulo é mostrar uma abordagem seletiva e prática utilizando os sinais e sintomas, enfatizando o diagnóstico e tratamento das síndromes clínicas. Os diagnósticos mais encontrados em urologia são: uretrite, úlceras e verrugas genitais. É necessário ressaltar a importância da realização de exames que comprovem a infecção causada pelos vírus da imunodeficiência humana (HIV) e as hepatites, doenças que foram abordadas em outros capítulos.

Abordagem Sindrômica

Uretrite

- *Sintomas comuns:* corrimento uretral, prurido, polaciúria, disúria e odor fétido.
- *Sinais frequentes:* edema de meato uretral e secreção (corrimento) uretral purulenta abundante ou escassa e clara.
- *Agentes etiológicos:* gonococo, clamídia, tricomonas, micoplasma, ureoplasma e outras bactérias de origem intestinal.

Úlcera genital

- *Sintomas comuns:* ulceração genital única ou múltipla, de aparecimento sem pródomos ou com prurido e ardência local.
- *Sinais frequentes:* úlcera, edema, secreção purulenta, odor fétido e linfonodos inguinais aumentados.
- *Agentes etiológicos:* sífilis, cancro mole, herpes genital e donovanose.

Verrugas genitais

- *Sintomas comuns:* prurido, irritação, sangramento e dor ao toque das lesões. Sangramento uretral quando as lesões estão na uretra.
- *Sinais frequentes:* pápulas e verrugas.
- *Agentes etiológicos:* poxvírus (molusco contagioso) e papilomavírus humano (HPV).

Exames Específicos

Uretrites

Cultura de urina de primeiro jato, cultura e bacterioscopia de esfregaço de secreção uretral e coleta de raspado uretral.

- *Gonocócicas:* identificação da *Neisseria gonorrhoeae* na bacterioscopia por achados de diplococos intracelulares Gram-negativos, cultura positiva para *N. gonorrhoeae* e testes de ampliação do ácido nucleico. O período de incubação é de 2 a 5 dias.
- *Não gonocócicas:*
  - *Chlamydia trachomatis* – pesquisa por PCR na urina de primeiro jato ou no esfregaço uretral. O período de incubação é de 14 a 21 dias.
  - *Ureaplasma urealyticum*, *Mycoplamsma genitalium* ou *Mycoplasma hominis:* a cultura e antibiograma ou pesquisa por biologia molecular do primeiro jato e esfregaço uretral não estão indicados rotineiramente o para esses microrganismos. O período de incubação é de 10 a 60 dias.
  - *Trichomonas vaginailis* e herpesvírus simples também podem ser causa de uretrite não gonocócica.

Úlceras genitais

Sífilis

É uma doença sistêmica, com sinais e sintomas de infecção primária, secundária ou terciária. A forma primária mucocutânea é a responsável pela transmissão sexual, também conhecida de *cancro duro* nas mulheres, em função de razões anatômicas, e pelo caráter não doloroso da úlcera primária poder passar despercebida. Já nos homens se apresenta com úlcera única, rosada, pouco dolorosa, acompanhada por adenopatia não supurativa. Neste estágio inicial, o diagnóstico é realizado por exame em campo escuro ou por teste de imunofluorecência direta com exsudatos da da lesão, porque os anticorpos podem estar ausentes. O período de incubação nesta fase é de 10 a 90 dias em média de 21 dias[3].

O diagnóstico sorológico deve ser feito através de dois tipos de teste: os testes de pesquisa de anticorpos indiretos contra fosfolípedes (VDRL) e rapid Plasma reagin (RPR) que são considerados positivos quando maior ou igual a 1/16. Estes testes são úteis para acompanhamento e controle da efetividade do tratamento instituído.

O outro tipo de teste é o de pesquisa de anticorpos diretos contra treponema: FTA-ABS, micro-hemaglutinação (MHA-TP) e Elisa. Estes testes confirmam os testes indiretos, mas não devem ser usados para o seguimento terapêutico (cicatriz imunológica permanente)[3].

Herpes

Os dois sorotipos herpesvírus tipos I e II causam infecção incurável e recidivante. Na primeira infecção as lesões genitais começam com pápulas ou vesículas dolorosas, que evoluem para úlceras genitais que persistem por 4 a 15 dias até a cicatrização. Sintomas sistêmicos de febre, cefaleias, mialgia e linfadenopatia dolorosa podem estar presentes. Ao contrário, nos episódios de infecção recidivante os sinais e sintomas estão localizados na região genital. A sorologia com dosagem de IgM e IgG ou pesquisa direta na lesão recente (*swab* ou citologia) são os exames que, somados à clínica, confirmam o diagnóstico. O período de incubação é desconhecido[3].

Cancro mole

O cancroide é uma doença ulcerativa aguda, geralmente associada à linfadenopatia inguinal ("bubão"); as características da úlcera são de fundo amolecido, dolorosas, com bordas irregulares e muito contagiosas, podendo formar outras úlceras. O agente etiológico é o bacilo Gram-negativo facultativo conhecido como *Haemophilus ducreyi*. A pesquisa no exsudato com culturas especializadas, que não estão amplamente disponíveis, e a baixa sensibilidade (80%) limitam o diagnóstico de certeza. Na prática, o diagnóstico provável é feito por exclusão da sífilis, ausência de *T. pallidum* no exame em campo escuro, ou há um teste de sorologia negativo para sífilis, teste para herpesvírus negativo e aspecto clínico característico de lesão ulcerada genital dolorosa com linfadenopatia inguinal supurativa. O período de incubação é de 3 a 14 dias[3].

Donovanose

O granuloma inguinal é importante agente de ulceração genital causada por *Calymmatobacterium granulomatis*, um bacilo intracelular Gram-negativo. Clinicamente, o granuloma inguinal evidencia-se por úlceras genitais indolores e progressivas. As lesões são profusamente vascularizadas e têm aspecto de "carne viva", raramente vêm acompanhadas de linfadenopatia inguinal. O agente etiológico não pode ser cultivado nos meios microbiológicos tradicionais. O diagnóstico depende da demonstração dos corpos de Donovan, que se coram em campo escuro nas preparações de macerados de tecido ou em biópsia. O período de incubação é de 2 a 5 semanas[1,3].

Linfogranuloma venéreo

As úlceras genitais em geral são autolimitadas e, na maioria dos pacientes, estão cicatrizadas no momento da consulta, ficando o relato da úlcera e o exame de linfadenopatia inguinal e femoral dolorosa. São causadas por sorotipos invasores da *Chlamydia trachomatis*, diagnosticados por testes sorológicos, e o isolamento em material aspirado dos linfonodos. O período de incubação é de 3 a 30 dias[3].

Verrugas genitais

HPV/condiloma acuminado

O *papilomavírus humano* (HPV) é um DNAvírus do grupo *Papilomaviridae*, com mais de 140 tipos genômicos diferentes, sendo que 20 deles podem infectar o trato genital[2]. O período de incubação é de 3 a 8 meses. É classificado de acordo com o tipo de lesão celular produzido pela presença do vírus:

1. alto risco (possuem alta correlação com as lesões intraepiteliais de alto grau e carcinomas de colo uterino, vulva, ânus e pênis – mais raro), como os subtipos 16, 18, 31, 33 e 35, entre outros;

2. baixo risco (estão associados às infecções benignas do trato genital, como condiloma acuminado ou plano e lesões intraepiteliais de baixo grau) subtipos 6, 11, 42, 43 e 44. Aproximadamente 90% das verrugas anogenitais associadas ao HPV são dos tipos 6 ou 11, que apresentam baixo potencial oncogênico.

Infecção latente

O paciente não apresenta nenhuma lesão clínica ou subclínica e questiona-se a possibilidade de transmissão, a detecção do HPV-DNA por exames moleculares e o tratamento. A literatura ainda não esclareceu todas as nossas dúvidas[2,4].

Forma subclínica

Visível apenas com técnicas de magnificação (lentes) e após aplicação de reagentes, como o ácido acético. Este tipo de manifestação corresponde a aproximadamente 80% dos casos de infecção pelo HPV[4].

Forma clínica

Lesões exofíticas, os chamados condilomas (lesões macroscópicas), são formações elevadas, únicas ou múltiplas, claras ou escuras, normalmente indolores. Frequentemente são verrugas esbranquiçadas, lembrando uma couve-flor. Ocasionalmente podem causar prurido e sangramento, como uretrorragia nas lesões intrauretrais[3].

Na maioria dos casos, o diagnóstico de verrugas genitais pode ser firmado à inspeção. Se for necessário, o diagnóstico pode ser confirmado por biópsia, nos casos duvidosos, quando as lesões não melhoram com o tratamento convencional, a doença piora durante o tratamento, o paciente está imunossuprimido ou as verrugas são pigmentadas, duras, fixas ou ulceradas [4].

Diagnóstico com genitoscopia (peniscopia) permite um mapeamento adequado das lesões, possibilitando avaliar suas características quanto a tamanho, localização e extensão. Permite a eliminação de todas as lesões neste mesmo momento[5].

Molusco contagioso

O poxvírus produz uma pápula com superfície lisa, perolada, com umbilicação central bem característica.

TRATAMENTO

Uretrites Gonocócicas

- Ofloxacina: via oral, 400 mg dose única.
- Ciprofloxacina: via oral, 500 mg dose única.
- Ceftriaxona: intramuscular, 250 mg dose única.
- Tianfenicol: via oral, 2,5 mg dose única.

Uretrites Não Gonocócicas

- Azitromicina: via oral, 1 g dose única.
- Doxaciclina: via oral, 10 mg de 12 em 12 horas por 7 dias.
- Eritormicina: via oral, 500 mg de 6 em 6 horas por 7 dias.

Sífilis

- *Primária:* penicilina G benzatina 2.400.000, intramuscular dose única.
- *Secundária:* penicilina G benzatina 4.800.000, intramuscular em duas doses, uma vez por semana.
- *Terciária:* penicilina G benzatina 7.200.000, intramuscular em três doses, uma vez por semana.

Herpes

- Aciclovir: via oral, 400 mg de 8 em 8 horas por 7 a 10 dias.
- Valaciclovir: via oral, 1 g de 8 em 8 horas por 7 a 10 dias.
- Famciclovir: via oral, 50 mg de 12 em 12 horas por 7 a 10 dias.

Cancro Mole

- Azitromicina: via oral, 1 g dose única.
- Ceftriaxona: intramuscular, 1 g dose única.
- Tianfenicol: via oral, 5 g dose única.
- Ciprofloxacina: via oral, 500 mg de 12 em 12 horas por 3 dias.
- Sulfametoxazol e trimetoprima: via oral, 160-800 mg 12 em 12 horas por 7 dias.
- Eritromicina básica: via oral, 500 mg de 6 em 6 horas por 7 dias.

Donovanose

- Doxaciclina: via oral, 100 mg de 12 em 12 horas por 21 dias.
- Sulfametoxazol e trimetoprima: via oral, 160-800 mg 12 em 12 horas por 21 dias.
- Ciprofloxacina: via oral, 500 mg de 12 em 12 horas até a cura.
- Tianfenicol: via oral, 2,5 g dose única no primeiro dia, a partir do segundo dia 500 mg de 8 em 8 horas por 21 dias.
- Tetraciclina: via oral, 500 mg de 6 em 6 horas por 30 a 40 dias.
- Eritromicina: via oral, 500 mg de 6 em 6 horas por 21 dias.

Linfogranuloma Venéreo

- Azitromicina: via oral, 1 g dose única.
- Doxaciclina 100 mg: vi oral de 12 em 12 horas por 21 dias.
- Eritromicina: via oral, 500 mg de 6 em 6 horas por 21 dias.
- Sulfametoxazol e trimetoprima: via oral, 160-800 mg 12 em 12 horas por 21 dias.
- Tianfenicol: via oral, 2,5 g dose única no primeiro dia, a partir do segundo dia 500 mg de 8 em 8 horas por 21 dias.

Condiloma Acuminado/HPV

O tratamento do HPV pode ser feito através de diversos métodos, cada um com suas limitações e com variados graus de eficácia e aceitabilidade por parte do paciente. Os princípios para o tratamento são eliminar as lesões HPV-induzidas com algum tipo de cauterização, com isto estamos estimulando o sistema imunológico na eliminação do vírus; sem as lesões estamos prevenindo a sua transmissão; e por último, a infecção pelo HPV é uma DST e como tal deve ser diagnosticada e tratada, além de aproveitarmos a oportunidade para pesquisar outras DSTs, avaliar e tratar os parceiros contaminados[5].

Tratar apenas as lesões visíveis é uma situação defendida em algumas diretrizes, e que merece algumas considerações. Não é raro encontrarmos lesões-satélite verrucosas, que passam despercebidas à vista desarmada e que durante uma genitoscopia são exuberantes e típicas, além de lesões papulares significativas, que somente são mais bem visualizadas após a aplicação de ácido acético e examinadas com magnificação. Essa situação pode explicar alguns casos que avaliamos como recidivantes e, na verdade, o que ocorre é o crescimento de lesões que não foram adequadamente localizadas e tratadas.

TRATAMENTO CLÍNICO

Agentes Antimitóticos

Podofilina

O podofilo é um derivado alcoólico impuro do *Podophyllum* (conhecido como *lignans*), composto por numerosas substâncias químicas. É um agente citotóxico de ação necrosante, que inibe a mitose das células epiteliais, porém tem ação corrosiva também na pele sã. A formulação utilizada é solução alcoólica ou oleosa a 25%, com aplicação uma a duas vezes por semana, até o desaparecimento das lesões.

Podofilotoxina

É um extrato purificado do grupo biologicamente ativo denominado *lignans*. É um agente citotóxico com ação necrosante, que resulta em destruição aguda da lesão verrucosa em poucos dias, sem alterações importantes da pele normal. Disponível em cremes que devem ser aplicados apenas em cima das lesões verrucosas externas, não sendo ainda liberado o seu uso para lesões vaginais, uretrais e intra-anais.

5-fluorouracil

Antineoplásico citostático da classe dos antimetabólicos, que age essencialmente sobre os tecidos com crescimento rápido. É utilizado como creme na concentração de 5%, e parece ser suportado mais na pele que na mucosa. Utiliza-se o 5-Fu a 5% de uma a três vezes por semana, avaliando o trofismo do epitélio. O tempo de aplicação é de até 4 horas, lavando-se a região a seguir.

Agentes Ceratolíticos

O mecanismo de ação é o da destruição tissular. São indicados para lesões externas. A posologia indicada é de duas a três vezes por semana, até o desaparecimento das lesões. Deve-se proteger as áreas sadias. Sua eficácia é de cerca de 70 a 90%.

Ácido acetilsalicílico

Seu uso é tópico (em cima das lesões verrucosas). Pode ser obtido em várias apresentações (gel, solução, tinturas etc.), com concentração variando de 10 a 50%. Dependendo da localização da verruga, pode ser utilizado associado a outras substâncias (podofilina 20%, ácido lático 4 a 16%, formaldeído 75%, glutaraldeído 10%).

Vitamina A (tretinoína)

Seu uso é tópico em cima das lesões verrucosas e a sua apresentação é em solução a 0,1%.

Agentes Cáusticos

O ácido tricloroacético (ATA) tem ação ceratolítica e, quando aplicado localmente, destrói as células epiteliais. Atua desnaturando as proteínas e por isso pode destruir as áreas normais se a aplicação não for cautelosa. É um método muito difundido e pode ser utilizado em concentrações que variam de 50 a 80%.

Agentes Imunomoduladores

Interferon

O interferon (glicoproteína) atua inibindo a multiplicação da célula virótica tornando as células não infectadas refratárias à infecção (ação antivirótica); inibe a multiplicação celular e a proliferação epitelial dos condilomas (ação antiproliferativa) e estimula as células *natural killers*, os linfócitos T-citotóxicos e os macrófagos (ação imunoestimulante). A aplicação pode ser:

- *tópica:* em forma creme, gel ou pomada tem uma eficácia discutível.
- *Intralesional:* utilizado na base da lesão tanto do condiloma puro como do associado à neoplasia intraepitelial;
- *sistêmica:* aplicações intramusculares ou subcutâneas, a vantagem teórica de que todas as células infectadas estarão expostas à ação do interferon. A posologia indicada varia de 30.000.000 a 45.000.000 UI por via subcutânea ou intramuscular por até 5 semanas.

Imiquimode

Atua como imunoestimulante, por ter como ação a indução da produção de interferon e outras citocinas. Dessa maneira, apresenta atividade antiviral e antitumoral. É indicado somente para as lesões externas do condiloma acuminado. A posologia é uma vez ao dia por até 12 semanas (até o desaparecimento das lesões) e o creme deve ser aplicado na verruga, massageando o local para facilitar a absorção.

Timomodulina

Sabemos que o timo é um órgão importante na regulação do mecanismo imunocompetente. A timomodulina atua na função dos linfócitos B, porém os melhores resultados são obtidos com a evolução da função imunológica dos linfócitos T (*helper/ inducer, suprressor*, citotóxico, células NK, células K e macrófagos). Existem estudos dando evidências da atuação da timomodulina em portadores da infecção pelo HPV.

Disponível na apresentação de cápsulas, que devem ser administradas por via oral, uma a duas vezes ao dia, de 1 a 2 meses.

Vacinas

A vacina quadrivalente contra os tipos 6, 11, 16 e 18 do HPV, para meninas e mulheres de 9 a 26 anos que não tenham a infecção, confere proteção contra estes vírus, os quais são responsáveis por 70% dos casos de câncer do colo do útero (tipos 16 e 18) e 90% dos casos de verrugas (condilomas) genitais (tipos 6 e 11)[6].

Retinoides

Pacientes imunossuprimidos portadores da infecção pelo HPV podem se beneficiar com o uso sistêmico dessas substâncias. Em algumas situações, o uso dos retinoides pode ter como objetivo principal a redução das lesões, para facilitar as terapias cirúrgicas.

Agentes antivirais (idoxuridina, aciclovir e arabinoadenosina)

Agem inibindo a síntese de DNA celular, principalmente viral, podem ser administrados por via oral ou aplicação tópica, porém não apresentam resultados satisfatórios[7].

TRATAMENTO CIRÚRGICO

Cirurgia Fria (Curetagem, Bisturi, Tesouras)

Indicada para lesões em qualquer localização. Deve-se retirar a lesão, deixando uma margem de segurança de até 3-5 mm.

Eletrocirurgia

Pode ser utilizada em lesões de qualquer localização. Técnica muito utilizada, uma vez que o eletrocautério é barato e os resultados são bons.

Crioterapia

É a congelação direta da zona suspeita, com desidratação celular, onde a água intracelular fica sob a forma de cristais de gelo. Realizada por um aparelho que retém gás (O_2 ou NO_2) sob pressão, para diminuir a temperatura (não ultrapassando 80ºC). A aplicação pode ser com *spray* ou por contato (aplicadores com algodão na extremidade ou criossondas)[5,7].

Laserterapia

É indicada para lesões de qualquer localização da genitália masculina. A luz emitida no tecido se transforma em calor que, agindo sob as moléculas de água no interior das células, faz com que entrem em ebulição e explodam, liberando calor. Pode ser utilizada tanto para vaporizar as lesões como para a retirada excisional (*laser* de CO_2 e *laser* de diodo)[5].

Molusco Contagioso

O tratamento envolve a destruição local das lesões por crioterapia, curetagem ou eletrodissecção[8].

Candidíase

A balanopostite induzida por *Candida albicans* pode ser secundária à infecção vaginal. Para confirmação do agente, um exame microscópico dos raspados de pele colocados em solução de hidróxido de potássio mostra aglomerados de minúsculos esporos e delicados filamentos miceliais. Na maioria dos casos, um tratamento tópico com cremes e pomadas antifúngicas (nistatina, miconazol, clotrimazol, cetoconazol, econazol) aplicados duas vezes por dia, por 2 a 4 semanas[8].

Pediculose do Púbis

Pode ser ou não de transmissão sexual, o sintoma principal é o prurido da região. A presença de lêndeas no corpo dos pelos fecha o diagnóstico. O tratamento consiste em passar creme de permetrina a 1% durante 10 minutos, com lavagem subsequente da região e os cuidados com roupas de uso pessoal [8].

CONCLUSÕES

As DSTs podem persistir apesar da sensação de melhora relatada pelo paciente. O *controle de cura* é importante, isto é, a reavaliação clínica e laboratorial após o término do tratamento. A *automedicação* pode promover apenas uma melhora dos sintomas, sem determinar a sua cura definitiva, mascarando a doença, além dos riscos de ingerir um medicamento inadequado sem o conhecimento dos seus potenciais efeitos colaterais. Não existe indivíduo com DST, mas casal com DST. A associação entre dois agentes, o fato de encontrar mais de uma DST no mesmo indivíduo, é cada vez *mais frequente*. Os programas de controle das DST promovem educação continuada com orientações para o sexo seguro e conhecimento das doenças, com o objetivo de que a prevenção é o melhor tratamento. A modificação do comportamento de risco; a promoção do uso dos preservativos; o tratamento dos casos sintomáticos; a detecção das infecções assintomáticas e investigação dos contatos sexuais das pessoas infectadas são as estratégias para diminuir o número de DSTs no mundo.

REFERÊNCIAS BIBLIOGRÁFICAS

1. Zerati Filho, M, Nardozza Júnior A, Reis RB. Urologia Fundamental. In: Doenças sexualmente transmissíveis. ; 2010. cap. 32, p. 282-9.
2. Barros AM, Monteiro CG, Giovani EM et al. Diretrizes para o diagnóstico e tratamento do HPV na rede municipal especializada em DST/AIDS – SMS – SP. Revisão da 3ª edição, setembro de 2010
3. Krieger JN. Doenças sexualmente transmissíveis. In: Urologia Geral de Smith. 17ª ed. cap. 15, p. 235-45.
4. Passos MRL, Almeida G, Giraldo PC et al. Papilomavirose Humana em Genital. J bras Doenças Sex Transm. 2008;20(2):108-124.
5. Carvalho JJM, Fernandes RC, Cortez DVS. Tratamento. In: Atualização em HPV, abordagem científica e multidisciplinar.; 2012. p. 110-5.
6. Giuliano AR, Palefsky JM, Goldstone S, et al. Efficacy of quadrivalent HPV vaccine against HPV Infection and disease in males. N Engl J Med. 2011;364(5):401-11.
7. Lee SJ, Yun HJ, Lee KH, Kim CJ, Park JS. What questions do people ask on a human papillomavirus website? A comparative analysis of public and private questions. Int J Med Sci, 2012;9(2):142-7.
8. Berger TG. Doenças cutâneas da genitália externa. In: Urologia Geral de Smith. 17ª ed. cap. 42, p. 645-8.

SEÇÃO 13

AFECÇÕES EM IDOSOS

Capítulo 101

Avaliação Clínica do Paciente Idoso

Sueli Luciano Pires

O processo natural do envelhecimento acarreta alterações menores ou maiores em diferentes domínios da vida do ser humano, que incluem os sistemas orgânicos, o estado nutricional, as habilidades motoras, funções cognitivas, o processamento sensorial, os estados emocionais, as condições ambientais e a funcionalidade.

Não é raro que alterações em determinados domínios sejam fatores predisponentes de alterações em outros, assim como é comum que intervenções, sobretudo as medicamentosas, também resultem em prejuízo para alguns domínios da saúde global do idoso. A inter-relação de causas e consequências de alterações nesses domínios está sinteticamente representada no Tabela 101.1.

Considerando o círculo vicioso dessas causas e consequências na qualidade de vida da pessoa idosa, a avaliação clínica desse paciente deve ser, necessariamente, multidimensional e interdisciplinar, e focalizar muito mais do que apenas a história, o exame e o diagnóstico clínicos. Em outras palavras, tanto a avaliação quanto o planejamento terapêutico devem ser desenvolvidos por equipe multidisciplinar, e devem englobar as múltiplas dimensões envolvidas na qualidade de vida do paciente idoso[3]. Os objetivos pontuais dessa avaliação incluem a identificação de um diagnóstico, o mais global possível, o planejamento de condutas terapêuticas e reabilitativas específicas a esse diagnóstico, a facilitação do gerenciamento dos recursos necessários para o tratamento, e o acompanhamento do idoso em longo prazo[3].

Para o acompanhamento individualizado ideal desse paciente, essa avaliação deve ser aplicada sistematicamente, de modo que qualquer alteração diagnóstica em qualquer dimensão avaliada possa ser detectada em tempo de se realizarem as adequações terapêuticas e ambientais o mais brevemente possível, sem prejuízo de sua evolução.

Esse conjunto bem caraterizado de condutas e metas é conhecido como Avaliação Geriátrica Ampla (AGA)[4]. Para a efetividade dessa avaliação, instrumentos que envolvam escalas e testes quantitativos são fundamentais tanto para o estabelecimento do diagnóstico quanto para o acompanhamento do paciente idoso e, nesse sentido, uma série deles já foi desenvolvida e validada para as diferentes dimensões a serem avaliadas[1,5-7].

Tabela 101.1 – Inter-relações de fatores predisponentes e consequências nos diferentes domínios que podem estar alterados no paciente idoso além do processo natural de envelhecimento

Domínios	Fatores predisponentes	Consequências
Saúde física	Multifatoriais. Desnutrição	Necessidade de suporte familiar e social adequado. Piora na qualidade de vida. Imobilidade. Morte
Estado nutricional	Hospitalizações prolongadas. Doenças crônicas concomitantes e comorbidades associadas. Quadros infecciosos. Polifarmácia. Imobilidade. Alterações sensoriais. Alterações digestivas. Inapetência. Desdentação. Uso abusivo de bebidas alcoólicas e tabaco. Alterações no estado emocional. Negligência familiar. Isolamento. Pobreza e abandono	Aumento de comorbidades. Desenvolvimento de processos infecciosos. Aumento no número e na duração das internações hospitalares. Necessidade de maior suporte familiar e social. Morte
Habilidades motoras (Mobilidade e equilíbrio)	Desgaste musculoesquelético. Polifarmácia. Inadequação do ambiente físico	Alterações na marcha. Instabilidade postural. Risco maior para quedas. Comprometimento da independência. Imobilidade. Desenvolvimento de úlceras de pressão
Funções cognitivas* (Memória, funções executivas**, linguagem, habilidades visuoespaciais)	Fatores individuais e específicos a cada pessoa. Fatores multifatoriais associados. Disfunções motoras. Estresse. Sobrecarga de atividades. Polifarmácia. Depressão e ansiedade (isoladas ou associadas)	Aderência inadequada aos tratamentos. Risco para acidentes e para perder-se em espaços públicos. Delirium. Início de processo demencial. Instalação de incapacidades irreversíveis. Isolamento. Necessidade de maior suporte familiar e social
Habilidades sensoriais (Perda auditiva e/ou visual)	Fatores orgânicos. Disfunções motoras	Risco aumentado para quedas. Comprometimento da capacidade para realização das atividades básicas de vida diária. Aumento do risco para declínio funcional. Confusão mental. Depressão e isolamento
Estado emocional (Depressão e demência)	Associação entre alterações biológicas, estressores ambientais e vivências pessoais e sociais. Condições culturais. Doenças crônicas. Polifarmácia. Estados incapacitantes. Perda auditiva acentuada. Isolamento. Perda de papel produtivo. Vivência de lutos e perdas	Queixas somáticas. Alterações do sono e do apetite. Alterações das funções cognitivas. Alterações do sequenciamento visuoespacial. Baixa autoestima. Sentimentos de inutilidade. Humor disfórico. Isolamento. Comprometimento da funcionalidade. Ideação paranoide e pensamento suicida. Necessidade de maior suporte familiar e social

Tabela 101.1 – Inter-relações de fatores predisponentes e consequências nos diferentes domínios que podem estar alterados no paciente idoso além do processo natural de envelhecimento (continuação)

Domínios	Fatores predisponentes	Consequências
Condições ambientais (Indisponibilidade e/ou inadequação de suportes familiar e social) (Inadequação do ambiente físico)	Abandono. Violência domiciliar. Abuso e maus-tratos. Negligência familiar. Situação econômica desfavorável. Situação econômica desfavorável. Fatores culturais	Prejuízos ao estado de saúde clínica, ao estado emocional e à funcionalidade. Adesão inadequada aos tratamentos instituídos. Institucionalização do idoso. Risco maior para quedas. Prejuízos na funcionalidade e na independência
Funcionalidade	Alterações orgânicas, motoras, cognitivas, sensoriais e emocionais. Inadequação de suporte familiar e social	Falta de dependência para as atividades básicas e instrumentais de vida diária. Necessidade de maior suporte familiar e social. Estados depressivos

(*) Há grande variação entre as pessoas idosas no que concerne a alterações nas funções cognitivas, que abrangem desde o nível de escolaridade até afecções orgânicas e desgastes neurológicos mais ou menos graves[4]. (**) O desempenho executivo do idoso é destacado como marcador para o diagnóstico diferencial entre envelhecimento normal e desenvolvimento de estados demenciais[1].

Assim, fundamentados nos princípios da AGA e embasados no que preconiza a Sociedade Brasileira de Geriatria e Gerontologia (SBGG), lançando mão de alguns dos instrumentos já normatizados e validados, e acreditando que a abordagem clínica do paciente idoso deva focalizar amplamente as incapacidades, de maneira a sinalizar mais detalhadamente condutas que possam ser de fato efetivas para a manutenção ou a recuperação de sua qualidade de vida, médicos geriatras do Ambulatório de Geriatria do Hospital Geriátrico e de Convalescentes D. Pedro II, da Irmandade da Santa Casa de Misericórdia de São Paulo, desenvolveram protocolo detalhado para a avaliação clínica do paciente idoso.

Esse protocolo inicia com anamnese e exame físico completo, que permitem relacionar a sintomatologia do paciente idoso com suas informações sociais e ambientais, seus hábitos, seus antecedentes familiares e seu estado físico geral (Apêndice 1). No exame físico, é importante o conhecimento das funções sensoriais do paciente, especialmente a visão e a audição, já que perdas nesses sentidos podem gerar déficits cognitivos e emocionais que exigem atenção. Ainda neste primeiro momento, avalia-se o equilíbrio e a mobilidade do paciente, já que as alterações nesse domínio o predispõem a outras incapacidades maiores, que podem interferir diretamente na sua funcionalidade e, consequentemente, na sua independência. Adota-se, para essa avaliação, a Prova de Romberg e o Teste de Levantar e Andar[2].

De suma importância nesta etapa inicial da avaliação do idoso é a verificação de suas capacidades funcionais. Deste modo, aplica-se o Índice de Katz[5] para a determinação do seu grau de independência nas atividades básicas de vida diária. Além de se tratar de instrumento de fácil e rápida aplicação e reaplicação sistemática, recentemente tem sido adotado em nosso serviço como suporte clínico eficaz para decisões administrativas que incluam otimização de recursos materiais e humanos associada com adequação financeiro-econômica, especialmente útil nas instituições de retaguarda[1].

Ainda com o propósito de conhecer as capacidades funcionais do paciente, avalia-se o seu nível de independência para a realização das atividades instrumentais de vida diária, ou seja, sua capacidade para administrar o ambiente em que vive, como usar o telefone, arrumar a casa, cuidar das finanças, entre outras.

A avaliação das capacidades funcionais do paciente idoso é fundamental, tanto para o planejamento e acompanhamento terapêutico ou de reabilitação individualizado, quanto para o gerenciamento dos recursos necessários e para a adequação dos suportes ambientais, incluindo-se orientações à família e aos cuidadores.

O estado nutricional do paciente idoso é outro domínio que deve ser obrigatoriamente avaliado, já que a desnutrição, muito frequente nessa população, sobretudo nos idosos hospitalizados, e pouco observada e tratada de modo adequado, é fator predisponente para alterações ainda mais graves em todos os demais aspectos de sua qualidade de vida. Para tanto, aplica-se a Miniavaliação Nutricional[6] (Apêndice 2). Essa avaliação engloba informações antropométricas, dietéticas, laboratoriais e globais, além da autoavaliação do paciente, a partir das quais se podem estabelecer condutas mais realísticas em relação ao idoso.

Embora exista variação entre os idosos no que se refere às funções cognitivas, cujas alterações podem ser menos ou mais graves conforme o ambiente social, econômico e cultural em que se desenvolveram e conforme fatores específicos no processo de envelhecimento de cada indivíduo[8,9], o fato é que as funções cognitivas devem ser cuidadosamente avaliadas. Quando deficitárias, podem acarretar prejuízos ainda maiores ao estado de saúde global do paciente. Isso é especialmente verdade no que tange a disfunções na linguagem, nas habilidades visuoespaciais e, sobretudo, no desempenho executivo e na memória que, aliás, podem estar sinalizando o início de um quadro demencial.

Para a avaliação das funções executivas, foram adotados o Teste de Fluência Verbal e o Miniexame do Estado Mental (Apêndices 3 e 4) para o desenvolvimento do protocolo de avaliação do paciente idoso ora comentado. O Teste de Fluência Verbal permite conhecer o estado do paciente em relação à linguagem, à memória e ao funcionamento executivo. Por sua vez, o Miniexame do Estado Mental enfatiza cinco funções cognitivas distintas, como orientação, memória imediata, atenção e cálculo, evocação e linguagem. O conjunto de resultados dessas duas avaliações reaplicadas sistematicamente pode fundamentar adequações importantes no plano terapêutico e no acompanhamento integral do paciente.

Apesar de o processo de envelhecimento psíquico ser individual e dependente da associação de fatores biológicos, ambientais, pessoais e socioculturais, a população idosa se mostra mais propensa a apresentar quadros depressivos e demenciais.

---

1 Ver Pires SL. Aplicabilidade do Índice de Katz em administração hospitalar. São Paulo: Curso de Pós-graduação *Lato Sensu* em Administração Hospitalar da Faculdade de Ciências Médicas da Santa Casa de Misericórdia de São Paulo; 2011. [Monografia].

Excetuando-se doenças crônicas em estágios mais avançados, a depressão, com certeza, é o quadro mais deletério à saúde geral do paciente e, muitas vezes, os sintomas depressivos, que se manifestam de forma atípica no idoso, são erroneamente confundidos com consequência natural do envelhecimento e, por isso, o quadro não é diagnosticado nem tratado. Desse modo é que se recomenda a aplicação sistemática da Escala de Depressão Geriátrica (Apêndice 5), no sentido de evitar que quadros depressivos resultem em danos, às vezes graves, aos demais domínios da qualidade de vida do paciente idoso.

O protocolo de avaliação clínica do paciente idoso deve ser necessariamente completado pela verificação da qualidade do suporte social que lhe é disponibilizado, o que inclui três aspectos a serem destacados, tais sejam, a(s) pessoa(s) com quem o idoso pode contar quando precisa de ajuda, a periodicidade de contatos com os parentes mais próximos, e a convivência com amigos. Também importam a essa avaliação aspectos relativos ao principal cuidador, incluindo, conforme o caso, questões de espiritualidade, situação socioeconômica, saúde sexual e nível de carga de trabalho e atenção despendidos ao idoso. Dessa avaliação é que se poderá cogitar a necessidade de institucionalização do idoso.

Por fim, a avaliação do paciente idoso só é de fato eficaz quando se extrapolam as observações clínicas, somando-se a elas as informações socioambientais que, ao final, podem ser tão determinantes para a sua qualidade de vida quanto o são os aspectos biofísicos.

Apêndice 1. Protocolo para Avaliação do Paciente Idoso. Ambulatório de Geriatria do Hospital de Convalescentes D. Pedro II, Irmandade da Santa Casa de Misericórdia de São Paulo:
Avaliação Geriátrica Ampla (AGA), preconizada pela SBGG

Data da avaliação: _____/_____/_____.

IDENTIFICAÇÃO
Nome
Data de nascimento
Idade
Sexo
Etnia
Estado civil
Naturalidade
Escolaridade
Aposentadoria: ( ) Não ( ) Sim
Profissão atual / anterior
Com quem reside
Principal cuidador
Renda mensal
Queixas principais

REVISÃO DE SINTOMAS
( ) Alteração visual
( ) Alteração auditiva
( ) Zumbido
( ) Tontura
( ) Síncope
( ) Dor de cabeça
( ) Desconforto bucal
( ) Dificuldade mastigatória
( ) Dificuldade à deglutição
( ) Anorexia
( ) Perda de peso
( ) Dor abdominal
( ) Obstipação
( ) Desconforto anorretal
( ) Cansaço / falta de ar
( ) Desconforto torácico
( ) Tosse
( ) Sintomas urinários
( ) Sintomas genitais / sexuais
( ) Dores nas pernas
( ) Edema
( ) Alterações / dores articulares
( ) Dificuldade para andar
( ) Quedas
( ) Esquecimento
( ) Tristeza / desânimo
( ) Tremores
( ) Fraqueza focal / perda sensorial

HÁBITOS
Tabagismo: ( ) Não ( ) Sim
Quantos cigarros / dia?
Etilismo: ( ) Não ( ) Sim
Quantas doses / dia?
Atividade física: ( ) Não ( ) Sim
Qual?
Atividades de lazer (listar)

ALERGIAS
( ) Não ( ) Sim
Quais?

VACINAS
Influenza:
( ) Não ( ) Sim Data:
Pneumonia:
( ) Não ( ) Sim Data:
Tétano:
( ) Não ( ) Sim Data:
Hepatite B:
( ) Não ( ) Sim Data:
Outras:

AVALIAÇÃO UROLÓGICA / AVALIAÇÃO GINECOLÓGICA NO ÚLTIMO ANO
( ) Não ( ) Sim

DENSITOMETRIA ÓSSEA
( ) Não ( ) Sim Data:

IDADE À MENOPAUSA
(em anos)

DOENÇAS CRÔNICAS / ANTECEDENTES PATOLÓGICOS
(listar)

ANTECEDENTES FAMILIARES
Doenças cardiovasculares
( ) Não ( ) Sim
Doenças cerebrovasculares
( ) Não ( ) Sim
Diabete melito
( ) Não ( ) Sim
Hipertensão
( ) Não ( ) Sim
Osteoporose
( ) Não ( ) Sim
Neoplasias
( ) Não ( ) Sim
Demência
( ) Não ( ) Sim
Depressão
( ) Não ( ) Sim

CIRUGIAS PRÉVIAS
(listar)

HOSPITALIZAÇÕES
(listar)

EXAME FÍSICO

1. Estado geral
(anotar)

2. Sinais vitais
PA
Deitado: Sentado:
Pulso
Deitado: Sentado:
Frequência respiratória
Deitado: Sentado:

Peso:
Altura:
IMC:

3. Pele e anexos
Xerósica: ( ) Sim ( ) Não
Lesões:
- Tipo
- Localização
Suspeita de câncer (especificar)
Ferimentos por pressão (especificar)

4. Cabeça e pescoço
Olhos
Ouvidos
Boca
Carótidas
Linfonodos
Tireoide
Prótese dentária:
( ) Não ( ) Sim
( ) Superior ( ) Inferior
Estado de conservação:
( ) Bom ( ) Ruim

5. Tórax
Mamas
Pulmões
Coração

6. Abdome
Cicatrizes
Fígado
Baço
Tumorações / massas

7. Membros inferiores
Edema
Pulsos
Varizes
Lesões

Apêndice 1. Protocolo para Avaliação do Paciente Idoso. Ambulatório de Geriatria do Hospital de Convalescentes D. Pedro II, Irmandade da Santa Casa de Misericórdia de São Paulo:
Avaliação Geriátrica Ampla (AGA), preconizada pela SBGG *(continuação)*

8. Sistema musculoesquelético	9. Equilíbrio e mobilidade	10. Sistema neurológico
Deformidades:	Tipo de marcha	Lesões localizatórias
( ) Ausentes ( ) Coluna ( ) Ombros	Prova de Romberg:	Força
( ) Cotovelos ( ) Mãos ( ) Pelve	( ) Positiva ( ) Negativa	Sensibilidade
( ) Joelhos ( ) Pés	Teste de Levantar e Andar (Time	Pares cranianos
Limitação de movimento:	Get Up and Go):	Tremores
( ) Ausentes ( ) Coluna ( ) Ombros	_______ segundos	Rigidez
( ) Cotovelos ( ) Mãos ( ) Pelve	Utiliza instrumento para auxílio à	Bradicinesia
( ) Joelhos ( ) Pés	deambulação:	Outros movimentos involuntários
Inflamação ou edemas:	( ) Não ( ) Sim Qual?	Reflexos patológicos
( ) Ausentes ( ) Coluna ( ) Ombros	Quedas no último ano:	Marcha
( ) Cotovelos ( ) Mãos ( ) Pelve	( ) Não ( ) Sim Quantas?	
( ) Joelhos ( ) Pés	Traumas	11. Medicações em uso
Alteração de sensibilidade:	( ) Não ( ) Sim Tipo:	Fármaco
( ) Ausentes ( ) Coluna ( ) Ombros	Deformidades:	Apresentação
( ) Cotovelos ( ) Mãos ( ) Pelve	( ) Não ( ) Sim Tipo:	Dose
( ) Joelhos ( ) Pés		Tempo de uso
		(especificar para cada medicação)

12. Atividades Básicas de Vida Diária / Índice de Katz*

Atividade	Realização	Independente (1 ponto)	Dependente (0 ponto)
1. Banho	Não recebe ajuda ou recebe ajuda somente para uma parte do corpo	( )	( )
2. Vestir-se	Pega as roupas e se veste sem qualquer ajuda, exceto para amarrar os sapatos	( )	( )
3. Higiene pessoal	Vai ao banheiro, usa o banheiro, veste-se e retorna sem qualquer ajuda (pode usar andador ou bengala)	( )	( )
4. Transferência	Consegue deitar na cama, sentar na cadeira e levantar sem ajuda (pode usar andador ou bengala)	( )	( )
5. Continência	Controla completamente urina e fezes	( )	( )
6. Alimentação	Come sem ajuda (exceto para cortar carne ou passar manteiga no pão	( )	( )

Escore total (soma das respostas "sim"): ______ pontos

6 pontos = independente
4 pontos = dependência parcial
2 pontos = dependência importante

13. Atividades Instrumentais de Vida Diária (Lawton)**

Atividades	Realiza sem ajuda	Realiza com ajuda parcial	Não consegue realizar
Usar telefone	( )	( )	( )
Usar transporte	( )	( )	( )
Fazer compras	( )	( )	( )
Preparar refeições	( )	( )	( )
Arrumar a casa	( )	( )	( )
Trabalhos manuais	( )	( )	( )
Lavar e passar roupa	( )	( )	( )
Tomar remédios	( )	( )	( )
Cuidar das finanças	( )	( )	( )

Lista de problemas / hipóteses diagnósticas	Conduta inicial

(*) Katz S, Downs TD, Cash HR, Grotz RC. Progress in development of the index of ADL. Gerontologist. 1970;10(1):20-30.

(**) Lawton MP, Brody EM. Assessment of older people: self-maintaining and instrumental activities of daily living. Gerontologist. 1969;9(3):179-86.

Apêndice 2. Protocolo para Avaliação do Paciente Idoso. Ambulatório de Geriatria do Hospital de Convalescentes D. Pedro II, Irmandade da Santa Casa de Misericórdia de São Paulo:
Miniavaliação Nutricional[8]

Nome
Sexo Idade
Peso Altura
Nome do cuidador
Renda mensal:
( ) até 1 salário ( ) até 3 salários ( ) mais que 3 salários

1. TRIAGEM	Pontuação
(A) Nos últimos 3 meses houve diminuição da ingesta alimentar devida a perda de apetite, problemas digestivos ou dificuldade para mastigar ou deglutir?	
Diminuição grave da ingesta	0
Diminuição moderada da ingesta	1
Sem diminuição da ingesta	2
(B) Perda de peso nos últimos 3 meses:	
Superior a 3 kg	0
Não sabe informar	1
Entre 1 e 3 kg	2
Sem perda de peso	3
(C) Mobilidade:	
Restrito ao leito ou à cadeira de rodas	0
Deambula, mas não é capaz de sair de casa	1
Normal	2
(D) Passou por algum estresse psicológico ou doença aguda nos últimos3 meses?	
Sim	0
Não	2
(E) Problemas neuropsicológicos:	
Demência ou depressão graves	0
Demência leve	1
Sem problemas neuropsicológicos	2
(F) Índice de Massa Corpórea: [IMC = peso (kg) / altura $(m)^2$]	
IMC < 19	0
IMC 19 a ≤ 21	1
IMC > 21 a ≤ 23	2
IMC > 23	3
PONTUAÇÃO TOTAL DA TRIAGEM	
Pontuação máxima: 14 pontos	
Pontuação total ≥ 12: Estado nutricional normal	
Pontuação total ≤ 11: Possível desnutrição	
CONTINUAR A AVALIAÇÃO	

2. AVALIAÇÃO GLOBAL	Pontuação
(G) O paciente vive em sua própria casa?	
Não	0
Sim	1
(H) Utiliza mais que três medicamentos / dia?	
Não	0
Sim	1
(I) Apresenta lesões na pele ou úlceras de pressão?	
Não	0
Sim	1
(J) Quantas refeições faz por dia?	
Uma	0
Duas	1
Três	2
(K) O paciente consome: Pelo menos uma porção diária de leite ou derivados? ( ) Sim ( ) Não Duas ou mais porções semanais de legumes ou ovos? ( ) Sim ( ) Não Carne, peixe ou aves todos os dias? ( ) Sim ( ) Não	
Nenhuma ou uma resposta SIM	0
Duas respostas SIM	0,5
Três respostas SIM	1
(L) O paciente consome duas ou mais porções de vegetais ao dia?	
Não	0
Sim	1
(M) Quantos copos de líquido (água, suco, café, chá, leite) o paciente consome por dia?	
Menos de três copos	0
Três a cinco copos	0,5
Mais de cinco copos	1
(N) Modo de se alimentar:	
Não é capaz de se alimentar sozinho	0
Alimenta-se sozinho com dificuldades	1
Alimenta-se sozinho sem dificuldades	2
(O) O paciente acredita ter algum problema nutricional?	
Acredita estar desnutrido:	0
Não sabe dizer:	1
Acredita não ter problemas nutricionais:	2
(P) Como o paciente considera a própria saúde em comparação com outras pessoas da mesma idade?	
Não muito boa	0
Não sabe informar	0,5
Boa	1
Melhor	2
(Q) Circunferência do Braço (CB) em cm: No braço não dominante, relaxado e estendido ao longo do corpo, mede-se a circunferência em seu ponto médio entre o acrômio e o olécrano	
CB < 21 cm	0
CB 21 a ≤ 22 cm	1
CB > 22 cm	2
(R) Circunferência da Panturrilha (CP) em cm: Mais sensíveis para pessoas idosas. Posição supina, joelho dobrado em ângulo de 90°, calcanhar apoiado na cama ou na cadeira. Mede-se a maior circunferência com fita métrica.	
CP < 31 cm	0
CP ≥ 31 cm	1
PONTUAÇÃO TOTAL DA AVALIAÇÃO GLOBAL	
Pontuação máxima: 16 pontos	
TRIAGEM + AVALIAÇÃO GLOBAL	
Pontuação máxima: 30 pontos	

Apêndice 2. Protocolo para Avaliação do Paciente Idoso. Ambulatório de Geriatria do Hospital de Convalescentes D. Pedro II, Irmandade da Santa Casa de Misericórdia de São Paulo:
Miniavaliação Nutricional[8] *(continuação)*

MAN 1 - Bem nutrido: > 23 pontos / MAN 2 - Risco de desnutrição: ≥ 17 a < 23 pontos / MAN 3 - Desnutrido: < 17 pontos

LABORATÓRIO: (1) Albumina tem meia-vida de 18 a 20 dias. (2) Transferrina é uma betaglobulina com vida média intermediária (8 dias). (3) Pré-albumina (transporta hormônios tireoidianos) tem vida média de 2 a 3 dias. (4) Hematológicos: HG, HT, LF totais.

PERGUNTAR PELOS NOVE Ds: (1) Dentição. (2) Disgeusia. (3) Disfagia. (4) Drogas. (5) Depressão. (6) Demência. (7) Dependência. (8) Doenaçs crônicas. (9) Diarreia[9].

CLASSIFICAÇÃO DO IMC PARA TRIAGEM DO ESTADO NUTRICIONAL DE IDOSOS: IMC < 22: Magreza. IMC entre 22 e 27: Eutrofia. IMC > 27: Excesso de peso[10].

CLASSIFICAÇÃO DO IMC, SEGUNDO A OMS (1997):

< 16: Magreza grave. 16 a 16,9: Magreza moderada. 17 a 18,4: Magreza leve. 18,5 a 24,5: Eutrofia. 25 a 29,9: Pré-obesidade. 30 a 34,9: Obesidade classe I. 35 a 39,9: Obesidade classe II. > 40: Obesidade classe III.

Apêndice 3. Protocolo para Avaliação do Paciente Idoso. Ambulatório de Geriatria do Hospital de Convalescentes D. Pedro II, Irmandade da Santa Casa de Misericórdia de São Paulo:
Teste de Fluência Verbal

ORIENTAÇÕES PARA APLICAÇÃO E AVALIAÇÃO DOS RESULTADOS

Diga ao paciente:

"Você deve dizer todos os nomes de animais que lembrar, no menor tempo possível. Vale qualquer animal: insetos, pássaros, peixes e animais de quatro patas. Quanto mais nomes você falar, melhor! Pode começar!"

[Considere "boi" e "vaca" como dois animais, mas "gato" e "gata" como o mesmo animal. Se disser "passarinho, cobra, lagarto", conte três animais; se disser "passarinho, canário e peixe", conte dois animais. Ou seja, a classe vale como o nome do animal se não forem ditos outros nomes de animais da mesma classe.]

Anote o número de animais lembrados no período de 1 minuto.

Solicita-se à pessoa que diga o maior número de itens da categoria durante um espaço de tempo definido (usualmente 1 minuto), e a pontuação equivale ao número de respostas corretas. Para esta categoria semântica (animais), indivíduos normais com escolaridade de 8 anos ou mais são capazes de evocar, pelo menos, 13 animais, e indivíduos com menos de 8 anos de escolaridade evocam, pelo menos, nove animais.

Fonte: Freitas EV, Py L, Neri AL, Cançado FAX, Gorzoni ML, Rocha SM. Tratado de geriatria e gerontologia. 3ª ed. Rio de Janeiro: Guanabara Koogan; 2011. [Apêndice 4].

Apêndice 4. Protocolo para Avaliação do Paciente Idoso. Ambulatório de Geriatria do Hospital de Convalescentes D. Pedro II, Irmandade da Santa Casa de Misericórdia de São Paulo:
Miniexame do Estado Mental

Nome do paciente: ______________________________

Data da avaliação: ____/____/____. Nome do avaliador: ______________________________

ORIENTAÇÃO

Dia da semana	1
Dia do mês	1
Mês do ano	1
Ano	1
Hora aproximada	1
Local específico (aposento ou setor)	1
Instituição (residência, hospital, clínica)	1
Bairro ou rua próxima	1
Cidade	1
Estado	1

MEMÓRIA IMEDIATA

Fale três palavras não relacionadas. Posteriormente, pergunte ao paciente pelas três palavras. Dê um ponto a cada resposta certa.

Resposta 1	1

ATENÇÃO E CÁLCULO

(100 - 7) sucessivas, por cinco vezes sucessivamente.
Dê um ponto para cada cálculo correto. [Como alternativa, peça para soletrar a palavra MUNDO de trás para frente].

Cálculo 1	1
Cálculo 2	1
Cálculo 3	1
Cálculo 4	1
Cálculo 5	1

EVOCAÇÃO

Pergunte pelas três palavras ditas anteriormente. Dê um ponto por palavra.

Palavra 1	1
Palavra 2	1
Palavra 3	1

Resposta 2	1
Resposta 3	1

Depois repita as palavras e certifique-se de que o paciente as aprendeu, pois, mais tarde, você pedirá que ele as repita

LINGUAGEM

Nomear um relógio e uma caneta	2
Repetir: "nem aqui, nem ali, nem lá"	1

Comando: "pegue este papel com a sua mão

Apêndice 4. Protocolo para Avaliação do Paciente Idoso. Ambulatório de Geriatria do Hospital de Convalescentes D. Pedro II, Irmandade da Santa Casa de Misericórdia de São Paulo:
Miniexame do Estado Mental *(continuação)*

novamente.	direita, dobre ao meio e o coloque no chão"	3
	Ler e obedecer: "Feche os olhos"	1
	Escrever uma frase	1
	Copiar um desenho	1

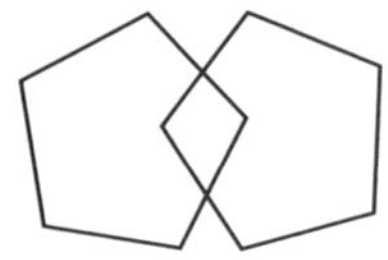

PONTUAÇÃO FINAL ___ / 30

Fonte: Folstein MF, Folstein SE, McHugh PR. Mini mental state: a practical method for grading the cognitive state of patients for the clinician. J Psychiatr Res. 1975;12(3):189-98.

Apêndice 5. Protocolo para Avaliação do Paciente Idoso. Ambulatório de Geriatria do Hospital de Convalescentes D. Pedro II, Irmandade da Santa Casa de Misericórdia de São Paulo:
Escala de Depressão Geriátrica (ou Geriatric Depression Scale – GDS) – Versão reduzida

Questões	Pontuação	
O(A) SENHOR(A)...		
(1) Está satisfeito com a sua vida?	Sim	Não
(2) Diminuiu a maior parte de suas atividades e interesses?	Sim	Não
(3) Sente que a vida está vazia?	Sim	Não
(4) Geralmente se sente aborrecido?	Sim	Não
(5) Sente-se animado na maior parte do tempo?	Sim	Não
(6) Tem medo que algo de ruim possa lhe acontecer?	Sim	Não
(7) Sente-se feliz na maior parte do tempo?	Sim	Não
(8) Sente que a sua situação não tem saída?	Sim	Não
(9) Prefere ficar em casa do que sair e fazer coisas novas?	Sim	Não
(10) Acha que tem mais problemas de memória do que a maioria?	Sim	Não
(11) Acha bom estar vivo?	Sim	Não
(12) Sente-se inútil ou incapaz do modo que está agora?	Sim	Não
(13) Sente-se cheio de energia?	Sim	Não
(14) Sente-se desesperançoso?	Sim	Não
(15) Acha que a maioria das pessoas é melhor que o senhor?	Sim	Não
Totais		
Somar um ponto por resposta grifada.		

RESULTADOS:
Normal: 0 a 4 pontos / Possível depressão: 5 a 9 pontos / Depressão: 10 a 15 pontos

Fontes:

Yesavage JA, Brink TL, Rose TL, Lum O, Huang V, Adey M et al. Development and validation of a geriatric depression screening scale: a preliminary report. J Psychiatr Res. 1982;17:37-49.

Almeida OP, Almeida SA. Reliability of the Brazilian version of the abbreviated form of Geriatric Depression Scale (GDS) short form. Arq Neuropsiquiatr. 1999;57:421-6.

REFERÊNCIAS BIBLIOGRÁFICAS

1. Freitas EV, Miranda RD, Nery MR. Parâmetros clínicos do envelhecimento e Avaliação Geriátrica Global. In: Tratado de geriatria e gerontologia. 3ª ed. Rio de Janeiro: Guanabara Koogan; 2011. p. 609-17.
2. Rubenstein LZ, Wieland D, Bernabei R. Geriatric assessment technology: the state of art. New York: Spring Publish; 1995. p. 91-110.
3. Rahal MA, Sguizzatto GT. Exercício físico. In: Carvalho Filho ET, Papaelo Netto M. Geriatria: fundamentos, clínica e terapêutica. 2ª ed. São Paulo: Atheneu; 2005. p. 699-706.
4. Katz S, Downs TD, Cash HR, Grotz RC. Progress in development of the index of ADL. Gerontologist. 1970;10(1):20-30.
5. Blackburn GL, Bistrain BR. Nutritional and metabolic assessment of the hospitalized patient. JPEN. 1977;1:11-22.
6. Robins LJ. Evaluation of weight loss in the elderly. Geriatrics. 1989;44(4):31-4, 37.
7. Lipschitz DA. Screening for nutritional status in the elderly. Primary care. 1994;21(1):55-67.
8. Banhato EFG, Nascimento E. Função executiva em idosos: um estudo utilizando subtestes da Escala WAIS-III. Psico-USF. 2007;12(1):65-73.
9. Mitrushina M, Boone KB, Razani J, D'Elia LF. Handbook of normative data for neuropsychological assessment. New York: Oxford University Press; 2005.
10. Kane RA. Assessment of social function: recommendations for comprehensive geriatric assessment. In: Rubenstein LZ, Wieland D, Bernabei R. Geriatric assessment technology: the state of art. New York: Spring Publish; 1995.

Capítulo 102

Quedas e Imobilidade

Milton Luiz Gorzoni

QUEDAS E SUA IMPORTÂNCIA CLÍNICA

Quedas, em idosos, sempre devem ser consideradas como sinal de alerta. Sua origem, se relacionada com o ambiente em que o paciente se encontrava ou se vinculada a doenças, caberá ao profissional da saúde avaliar. Sua importância abrange o risco de sequelas, desde sentimentos de medo e de limitações a reais restrições físicas ou desencadeadoras de eventos que redundarão em morte de quem caiu.

Estima-se que aproximadamente 27,6% da população de idosos brasileiros sofra pelo menos uma queda no período de 1 ano. Essa subpopulação de idosos apresentou fraturas em 11 e 1% de intervenções cirúrgicas de seu total, respectivamente.

AVALIAÇÃO CLÍNICA DO PACIENTE QUE CAI

Quanto mais idoso for o paciente, maior sua chance de relatar quedas. Deve-se isto a alterações estruturais e funcionais que interferem na motricidade e na adaptabilidade ao meio ambiente, tornando-o predisposto a esse tipo de evento. Observa-se com o envelhecimento a diminuição da massa e da força muscular, redução da elasticidade corporal e articular e alterações sensoriais. Isto compromete mecanismos de controle postural e equilíbrio e origina marchas instáveis, como as atáxicas e as de pequenos passos.

Sendo idosa a população avaliada, maior será o número de mulheres. Não cabe a este capítulo discutir a longevidade feminina, mas essa circunstância demográfica contribui para o relato de mais quedas em mulheres do que em homens. Além dos fatores relacionados com o envelhecimento, merece menção que idosas habitualmente apresentam menor massa muscular que homens da mesma idade, maior percentual de osteoporose e doenças crônicas que o outro gênero e exposição a atividades domésticas com potencial de provocar quedas.

Define-se como "caidor" crônico quem apresenta três ou mais quedas no intervalo de 1 ano. Siqueira e cols. (2011) observaram o relato de três ou mais quedas em aproximadamente 25% dos idosos que referiram queda no ano anterior à avaliação. Esta situação deve ser sempre objeto de atenção, visto que potencializa o risco de lesões e de fraturas e, corriqueiramente, é provocada por circunstâncias passíveis de tratamento e/ou de prevenção.

As causas de quedas em idosos são divididas em dois grandes grupos: extrínsecas ou ambientais e intrínsecas ou orgânicas. Cuidadosa avaliação clínica no atendimento imediatamente após o evento ou análise retrospectiva em pacientes com várias quedas auxiliam a definir as possíveis causas e estabelecer condutas preventivas.

Avaliar clinicamente o paciente que cai segue o roteiro da avaliação clínica tradicional com detalhes que devem ser analisados cuidadosamente.

Anamnese

Perguntas básicas na anamnese do paciente que sofreu queda são descritas a seguir.

Circunstâncias da queda

- Local: estima-se que mais de 50% das quedas ocorram em ambiente domiciliar, muitas vezes em situações que podem ser evitadas, da mesma forma quanto a locais públicos e/ou calçadas.
- Tropeço ou escorregão: devem-se levar em consideração as condições locais, como piso escorregadio ou degraus que também são passíveis de prevenção.
- Postura e posição da cabeça: indicam situações de desequilíbrio corporal ou oclusões de carótidas que, em muitos casos, podem ser compensadas com bengalas/andadores ou corrigidas com *stents* ou endarterectomias.
- Refeição: apresenta potencial de desenvolver hipotensão postural e/ou reflexo do vômito.
- Urinando ou defecando: indica manobra vasovagal conhecida como "síndrome pós-miccional". Encontrada principalmente em pacientes com hiperplasia prostática benigna ou com obstipação crônica.
- Tosse ou espirro: alteração súbita do retorno venoso, em cardiopatas, pode desencadear síncope.

Fatores ambientais ou extrínsecos relacionados com a queda

Ao se perguntar sobre o local da queda, alguns detalhes dele devem ser caracterizados:

- mobiliário: mesas de centro baixas e móveis com cantos agudos ou com tampo de vidro contribuem em muitos casos para as quedas e suas lesões secundárias;
- tapetes: de pequeno tamanho, de material não aderente ou em posição que promova pregas ou dobras, promovem corriqueiramente tropeços ou escorregões;
- pisos e escadas: pisos de material que dificulte a visualização de desníveis (cor ou desenhos), escorregadio por si só ou após limpeza são fatores de risco independentemente da idade do paciente. Também isto ocorre em escadas em caracol, com degraus estreitos ou de tamanho irregular;
- luzes: baixa luminosidade ou luzes que produzem sombras que cobrem degraus ou desníveis do solo são fatores merecedores de arguição;

- banheiro: somatória de pisos e de tapetes escorregadios associados à ausência de instrumentos que auxiliem a marcha e o ato de sentar no vaso sanitário. Deve-se sempre perguntar sobre suas características para a redução do risco de futuras quedas;
- calçadas: grande colaborador a impedir idosos a saírem de seus domicílios, visto sua variedade de materiais e de desníveis. Dependendo do local de sua moradia, o paciente poderá ser aconselhado a andar em supermercados e/ou *shoppings* para, pelo menos, andar em ambientes planos e protegidos de alterações climáticas;
- barras e corrimãos: equipamentos de segurança que, se já existentes à queda, merecem análise sobre o comportamento do paciente quanto à sua utilização. Muitas vezes indica que o fator causal da queda é intrínseco e não ambiental.

Sintomas associados à queda

A maioria sugere ou indica alterações cardiovasculares ou metabólicas:

- dor torácica;
- palpitações;
- dispneia;
- vertigens;
- lipotímia;
- fraqueza;
- confusão mental;
- incontinência urinária.

Comorbidades

Notadamente, comorbidades que interfiram no equilíbrio e/ou na locomoção:

- osteoporose: por si só, não é apenas fator de risco de quedas, como também de suas consequências mais graves como fraturas, declínio funcional e perda de qualidade de vida do paciente. Pacientes osteoporóticos tendem a apresentar alterações posturais, de equilíbrio e de marcha, favorecendo o evento queda. No caso de produzir fraturas, gera maior risco de limitações graves, longas hospitalizações e cirurgias, aumentando o índice de complicações e morte pós-queda;
- sequela de acidente vascular cerebral (AVC);
- parkinsonismo;
- labirintopatias;
- cardiopatias;
- distúrbios articulares;
- depressão;
- déficit sensorial;
- obesidade;
- sedentarismo;

Medicamentos em uso

Fármacos com capacidade de gerar hipotensão postural, arritmias e perda ou redução de reflexos posturais:

- anti-hipertensivos;
- diuréticos;
- antidepressivos, particularmente do grupo dos tricíclicos;
- hipnóticos;
- ansiolíticos;
- sedativos.

Fatores de risco conforme o local da queda

O local onde se encontra o idoso normalmente apresenta peculiaridades e dinâmicas próprias que, se analisadas conjuntamente com o quadro clínico do paciente, permitirão medidas preventivas individual e coletivamente:

- comunidade: quedas anteriores e imobilidade, distúrbios neurológicos e cognitivos, deficiências sensoriais, doenças osteoarticulares, medicamentos e nutrição;
- hospital: fatores extrínsecos são tempo de hospitalização (primeiros dias), horário (noite), atividade (banho), obstáculos, iluminação, número de funcionários/paciente e tipos de camas. Fatores intrínsecos são cognição, *delirium*, doenças agudas, mobilidade anterior ruim, quedas pregressas, medicamentos e piora clínica;
- instituição asilar: tempo de admissão (primeiros dias), demências, medicamentos, autocuidados, atrofia muscular, necessidade de supervisão e mobiliário.

Índice de Downton (1993)

Auxilia como preditor de pacientes, particularmente idosos, com risco de queda. O índice consiste em 11 itens (as linhas numeradas a seguir) sendo que, se o paciente apresentar três ou mais deles, será considerado como de alto risco para quedas:

- Quedas prévias:
    1. Sim.
- Medicações:
    2. Tranquilizantes/sedativos.
    3. Diuréticos.
    4. Outros anti-hipertensivos.
    5. Antiparkinsonianos.
    6. Antidepressivos.
- Déficits sensoriais:
    7. Visão.
    8. Audição.

9. Membros.

- Estado mental:

10. Miniexame do Estado Mental (MEEM) < 24/30.

- Marcha:

11. Insegura.

Exemplo de pontuação pelo índice de Downton e frequente na prática clínica: idoso que relata uso de diuréticos + outros anti-hipertensivos (2 pontos) e com déficits sensoriais de visão + audição (2 pontos) - total de 4 pontos = alto risco de quedas.

Exame Clínico

Avaliação básica

Sinais vitais

Medir a pressão arterial (PA) com o paciente em duas posições (deitado e de pé) e observar alterações de PA sistólica maiores que 20 mmHg e da PA diastólica maiores que 10 mmHg associadas a sintomas sugestivos de hipotensão postural (tonturas, palidez, instabilidade postural).

Conferir a pulsação cardíaca por pelo menos 1 minuto à procura de eventuais arritmias.

Verificar a temperatura do paciente na busca de sintoma indicativo de outro grupo de causas de queda (infecções). Dois dados são úteis para definir febre em idosos. O primeiro é a regra sugerida por Roghmann e cols. (2001) que considera a perda de 0,15°C de temperatura média basal por década de vida após os 30 anos de idade. Justifica-se assim o encontro comum de idosos com baixas temperaturas basais como, por exemplo, septuagenários com temperaturas de aproximadamente 36,0°C (5 décadas de vida x 0,15°C = 36,05°C). Deve-se associar a essa regra o critério de Yoshikawa e Norman (1998) que considera febre aumento ≥ 1,1°C da temperatura basal em idosos. No exemplo anterior, o idoso seria considerado febril se apresentasse temperatura igual ou superior a 37,15°C.

Cabeça e pescoço

Análise cuidadosa da visão e audição é sempre necessária, visto que principalmente idosos consideram perdas nesses sentidos como "naturais" à idade. Casos com catarata, por exemplo, podem ser corrigidos ambulatorialmente por intermédio de cirurgia de pequeno porte.

Já a presença de nistagmo indica anormalidades neurológicas, particularmente vestibulares.

Coração

Ausculta cuidadosa à procura de sopros e arritmias pode definir tratamentos e cessar/diminuir o risco de quedas.

Neurológico

Avaliação do estado mental, déficits motores, neuropatias periféricas, força muscular, rigidez, tremores e da marcha contribuem em muitos casos para definir as etiologias das quedas.

Como exemplos, sabe-se que portadores de síndromes demenciais, como a doença de Alzheimer, desenvolvem regularmente períodos de deambulação excessiva associados à perda de reflexos de defesa em quedas, provocando assim lesões graves. Igualmente, pacientes portadores da doença de Parkinson, ao levantarem à noite para urinar e com o andar típico da doença associado a bradicinesia, apresentam maior risco de queda e traumas secundários a ela.

Osteoarticular

Cifoescolioses, osteoartrites em joelhos ou quadris desequilibram o paciente, obrigando-o a decidir entre andar com auxílio (bengalas, andadores), cirurgias (próteses) ou ficar recluso em casa pelo medo de cair na rua. Os pés, normalmente não examinados, merecem análise para a observação de deformidades que interfiram na qualidade da marcha e do equilíbrio.

Instrumentos da avaliação do equilíbrio corporal

Há vários instrumentos e testes para avaliar o equilíbrio corporal: teste de alcance funcional de anterior, escala de equilíbrio de Berg, *get-up and go*, teste de equilíbrio de Tinetti ou POMA (*Performance Oriented Mobility Assessment*) e o teste da extensão. Esses instrumentos, por avaliarem peculiaridades e limitações distintas, são complementares e envolvem tempo e espaço físico para sua realização.

Os mais simples e de fácil aplicação na prática clínica são o teste da extensão e o *get-up and go*.

O teste da extensão consiste em solicitar ao paciente que, em posição ereta e com os pés juntos, estenda sua mão – com o punho fechado e rente a uma parede – a distância mínima de 6 polegadas ou de aproximadamente 15 cm sem se desequilibrar.

Aplica-se o teste *get-up and go* solicitado ao paciente que, sentado em uma cadeira sem apoio lateral, levante-se (*get-up*), caminhe 3 m (*go*), retorne e sente novamente na cadeira. Considera-se o teste como normal se o tempo despendido na tarefa proposta não ultrapasse 20 segundos. Se o tempo despendido for superior a 30 segundos, considera-se a existência de risco de quedas e de dependência funcional.

CONSEQUÊNCIAS E PREVENÇÃO DE QUEDAS

Quedas criam, em muitos casos, o medo de deambular, principalmente fora do domicílio, gerando isolamento social e depressão. Na contrapartida física, podem provocar desde lesões de menor gravidade – como lacerações, abrasões, contusões, distensões e luxações – as de maior gravidade – como traumatismos cranianos e em vísceras, lesões em coluna vertebral e fraturas. Muitos desses pacientes, idosos na maioria, necessitarão de intervenções cirúrgicas com suas complicações pós-operatórias (tromboses venosas profundas, embolias de pulmão, úlceras de pressão, *delirium* e infecções). Essas circunstâncias favorecem o desenvolvimento de graus maiores de dependência e imobilidade e aumentam o índice de mortalidade nesse segmento de pacientes.

Deve-se novamente observar que queda é sinal de alerta e que ampla e cuidadosa investigação etiológica de suas(s) causa(s) e a definição de plano preventivo – ambiental e/ou terapêutico – pode determinar a qualidade de vida e a sobrevida do paciente que cai.

IMOBILIDADE

Define-se imobilidade como a incapacidade do paciente em se deslocar por si só para a realização das atividades básicas da vida diária (locomoção,banhar-se, vestir-se, alimentar-se e ser continente). Diagnóstico sindrômico caracteriza quadros de grave comprometimento físico e pode-se tornar indicativo de cuidados paliativos. Seu diagnóstico baseia-se no tempo de imobilidade ao leito (pelo menos 10 a 15 dias) e em critérios clínicos:

- critérios maiores:
    1. déficit cognitivo de grau moderado para grave;
    2. múltiplas contraturas musculares;
- critérios menores:
    1. afasia;
    2. disfagia;
    3. incontinência dupla;
    4. úlceras ou escaras de decúbito.

Considera-se clinicamente o paciente como portador da síndrome se apresentar os dois critérios maiores e pelo menos dois dos menores.

Várias doenças, particularmente neurológicas e osteoarticulares, podem desencadear essa síndrome, ou agravá-la pelo uso inapropriado de psicofármacos.

O paciente-padrão normalmente é idoso e oriundo de longo período hospitalizado. Habitualmente necessita de alimentação enteral, já utilizou ampla gama de antibióticos e requer cuidados especiais que a maioria das famílias não se encontra habilitada a realizar. A causa da morte – se não decorrente de pneumonias, embolias pulmonares ou septicemias – será pela falência de múltiplos órgãos.

CONCLUSÃO

Ambas as situações apresentadas nesse capítulo – quedas e imobilidade – resumem-se a dois aspectos: prevenção e cuidados especializados. Isto permitirá ao paciente melhor qualidade de vida e, se em situação de irreversibilidade, tratamento correto às suas necessidades.

BIBLIOGRAFIA CONSULTADA

1. Álvares LM, Lima RC, Silva RA. Ocorrência de quedas em idosos residentes em instituições de longa permanência em Pelotas, Rio Grande do Sul, Brasil. Cad Saúde Pública. 2010;26(1):31-40.
2. Cruz DT, Ribeiro LC, Vieira MT, Teixeira MTB, Bastos RR, Leite ICG. Prevalência de quedas e fatores associados em idosos. Rev Saúde Pública. 2012;46(1):138-146.
3. Downton JU. Falls in the elderly. London: E. Arnold; 1993.
4. Freitas R, Santos SSC, Hammerschmidt KSA, Silva AM, Pelzer MT. Cuidado de enfermagem para prevenção de quedas em idosos: proposta para ação. Rev Bras Enferm. 2011;64(3):478-485.
5. Gorzoni ML, Pires SL, Faria LFC. Temperatura basal em idosos asilados. Rev Bras Geriatria Gerontol. 2010;13(2):167-172.
6. Kakura AH, Silva JAMG, Navega MT. Análise da concordância entre instrumentos de avaliação do equilíbrio corporal em idosos. Rev Bras Fisioter. 2011;15(6):460-466.
7. Leduc MMS. Imobilidade e síndrome da imobilização. In: Freitas EV, Py L, Cançado FAX, Doll J, Gorzoni ML. Tratado de Geriatria e Gerontologia. 3ª ed. Rio de Janeiro: Guanabara Koogan; 2011. p. 1100-1108.
8. Roghmann MC, Warner J, Mackowiak PA. The relationship between age and fever magnitude. Am J Med Sci. 2001;322(2):68-70.
9. Siqueira FV, Facchini LA, Silveira DS, Piccini RX, Tomasi E, Thumé E –et al. Prevalence of falls in the elderly in Brazil: a countrywide analysis. Cad. Saúde Pública. 2011;27(9):1819-1826.
10. Yoshikawa TT, Norman DC. Fever in the elderly. Infect Med. 1998;15(10):704-8.

Capítulo 103

Adesão à Terapêutica

Renato Moraes Alves Fabbri

INTRODUÇÃO

A medicina é uma arte, onde a partir de um diagnóstico correto se institui a terapêutica mais adequada para cada caso. Um fator importante para o sucesso terapêutico é a sua adesão ou aderência. A palavra adesão deriva do latim *adhaesione* definida como o ato de aderir, aprovar, concordar com uma ideia ou uma causa. Na literatura médica, esse termo é utilizado para referir o seguimento das recomendações terapêuticas. Segundo a Organização Mundial de Saúde (OMS), existe adesão ao tratamento quando "a ingestão da medicação, a submissão aos procedimentos indicados e a adoção de mudanças do estilo de vida estão de acordo com as recomendações sugeridas por quem prescreve os tratamentos ou por quem fornece os recursos para a sua realização"[1].

A falta de adesão ao tratamento nas doenças crônicas é alta, podendo ocorrer em 50% nos países desenvolvidos e ser bem maior em países emergentes. Ela pode ser classificada como intencional, quando o paciente não cumpre o estabelecido apesar do seu conhecimento, e não intencional, secundária a vários fatores como falta de compreensão, esquecimento, entre outros. A má adesão tem como consequência prejuízo à saúde do paciente, com aumento da taxa de morbidade, redução da qualidade de vida, aumento da taxa de mortalidade, além da elevação de custo, especialmente com a realização de maior número de exames complementares e hospitalizações. Sendo assim, a partir do diagnóstico estabelecido, deve-se não apenas instituir a terapêutica adequada, mas também monitorar sua adesão.

FATORES QUE INFLUENCIAM A ADESÃO

A não adesão à terapêutica é multifatorial. De acordo com a OMS, os fatores que podem influenciar a adesão são classificados em cinco grupos, descritos na Tabela 103.1.

Fatores Relacionados aos Pacientes

Existem vários fatores relacionados com os pacientes que interferem na adesão terapêutica[2]. Dentre esses incluem-se a atitude frente à doença especialmente em

Tabela 103.1 – Fatores que influenciam a adesão
Fatores relacionados com o paciente
Fatores relacionados com a doença de base
Fatores relacionados com o tratamento
Fatores sociais, econômicos e culturais
Fatores relacionados com os profissionais da saúde

aceitá-la, o desconhecimento dos riscos e a importância da terapêutica, bem como a descrença quanto a sua eficácia. Muitos pacientes têm dificuldade em aceitar ser portador de uma doença crônica, e como consequência de tratá-la adequadamente, especialmente em enfermidades que podem cursar sem sintomas pelo menos em parte de sua evolução, como, por exemplo, a hipertensão arterial. Em muitos casos pode ocorrer uma descrença quanto à terapêutica farmacológica, particularmente relacionadas com doenças sem vínculo orgânico. Outras vezes a preocupação de efeitos adversos potenciais de alguns fármacos cria uma resistência ao seu uso, influenciando diretamente na adesão.

Fatores Relacionados à Doença de Base

Esses fatores relacionam-se principalmente com o tipo de doença, associado à gravidade dos sintomas, e com repercussão no grau de incapacidade física, psicológica ou social que ela representa. As doenças de evolução crônica e assintomática podem ter falha na sua adesão, segundo alguns estudos, em até 80% dos casos[3]. Doenças agudas e sintomáticas, especialmente pela repercussão que elas determinam naquele momento, habitualmente têm uma melhor adesão.

Fatores Relacionados ao Tratamento

Constituem um grupo de fatores que interfere diretamente na adesão, destacando-se a complexidade da terapêutica, a duração e a mudança frequente do tratamento, o efeito adverso dos fármacos, bem como as mudanças radicais do estilo de vida.

Fatores Sociais, Econômicos e Culturais

Pacientes de baixo nível cultural e socioeconômico ou pertencentes a algumas crenças religiosas aceitam de forma mais fácil algumas práticas de tratamentos alternativos, que interferem na adesão terapêutica. A aquisição de alguns medicamentos também pode estar limitada para esse grupo, bem como o seu uso, especialmente em pacientes que vivem sós e com algum grau de dependência, como, por exemplo, diabéticos com deficiência visual e que necessitam de insulina.

Fatores Relacionados aos Profissionais da Saúde

Todos os profissionais envolvidos na equipe multiprofissional têm importância na adesão terapêutica[4]. Os fatores mais relevantes atribuídos aos médicos e que podem ser implicados na falha de adesão relacionam-se com a falta de habilidade técnica, estabelecendo-se diagnósticos errados e consequentemente tratamentos equivocados; ausência de vínculo com o paciente, comprometendo diretamente a confiança do mesmo e da terapêutica proposta; a falta ou modo pouco compreensível de informação ao paciente sobre o diagnóstico, tratamento e prognóstico da doença e a ausência de liderança na coordenação da equipe de saúde envolvida.

Outros membros da equipe também exercem um papel importante porque podem estar implicados em fatores que auxiliam na adesão, como controle da periodicidade das consultas, complementação das informações na pós-consulta, racionalização do uso de medicamentos ou terapêutica complementar, envolvendo outros profissionais como fisioterapeuta, nutricionista, terapeuta ocupacional, entre outros[5].

AVALIAÇÃO DA ADESÃO

A terapêutica farmacológica, na maioria dos casos, faz parte do tratamento de diferentes doenças. Existem vários métodos para a avaliação de sua adesão, dividindo-se em métodos diretos e indiretos. Os métodos diretos são formas que procuram confirmar se realmente houve a ingestão do medicamento. Inclui-se nesse grupo a dosagem química do fármaco ou do marcador no sangue ou na urina, constituindo-se na forma mais segura de avalição. Não são utilizados costumeiramente, pois são métodos mais complexos, onerosos e sujeitos a variações individuais relacionadas com a absorção, o metabolismo, a excreção ou o uso de medicamentos concomitantes. Observa-se, porém, seu uso para algumas substâncias, como, por exemplo, anticonvulsivantes. Os métodos indiretos são formas menos precisas de avaliação, porém, mais utilizados. Pertencem a esse grupo os seguintes métodos:

1. relato do paciente – é um método simples, de fácil aplicação, no qual o paciente fornece a informação, porém é impreciso e com grande probabilidade de superestimação dos dados;
2. opinião do médico e a resposta clínica – é um método simples, com boa especificidade, no qual a avaliação é obtida na resposta clínica da terapêutica;
3. diário com histórico de tomada das medicações – é um método que requer grande colaboração do paciente, útil, podendo-se correlacionar o uso de medicamentos com potenciais efeitos adversos;
4. contagem de comprimidos – é um método útil, trabalhoso, que requer grande colaboração do paciente, devendo o mesmo no retorno trazer as embalagens dispensadas na prescrição anterior; porém isso não garante necessariamente que o paciente fez uso regular da medicação;
5. dispensação de medicamentos – correlaciona a retirada dos medicamentos com a adesão; a boa aderência vincula-se à retirada regular dos fármacos, porém, da mesma forma, a obtenção do medicamento não garante o seu uso pelo paciente;

6. monitorização do número de tomadas de medicamentos – MEMS *(monitoring event medication system)* – é um método que utiliza meio eletrônico em que a tampa do frasco contém um microprocessador. A abertura e o fechamento da tampa são memorizados como uma tomada do medicamento, e as informações coletadas posteriormente por um computador indicam as possíveis tomadas dos fármacos;
7. questionários – são instrumentos de fácil aplicação, que podem ser utilizados em grandes populações[6,7]. Dentre os disponíveis, um dos mais estudados é o teste de Morisky-Green (TMG), composto por quatro perguntas que procuram avaliar o comportamento do paciente com relação ao uso habitual do medicamento. O paciente é classificado como de alta, média ou baixa adesão, de acordo com o número de respostas negativas, zero, uma a duas, e três a quatro, respectivamente. O teste também pode avaliar se a falha na adesão foi intencional ou não. A Tabela103.2 descreve o TMG.

Tabela 103.2 – Teste de Moriski-Grenn

Perguntas	Não Intencional	Intencional
Você às vezes tem problemas em lembrar-se de tomar sua medicação?	XX	
Você às vezes se descuida de tomar seu medicamento?	XX	
Quando se sente melhor, você às vezes para de tomar seu medicamento?		XX
Às vezes, se você se sentir pior ao tomar a medicação, para de tomá-la?		XX

ESTRATÉGIAS PARA MELHORAR A ADESÃO TERAPÊUTICA

Não há estratégia única que mostre eficácia para todos os pacientes. Diversos fatores são envolvidos e cabe aos profissionais de saúde avaliar quais são as melhores formas de intervenção para cada caso. Para melhorar a adesão, dois grupos de intervenções são essenciais: intervenções educacionais e comportamentais. Elas devem ser realizadas pela equipe multiprofissional envolvida na terapêutica, na qual a comunicação com o paciente é fundamental[8,9].

Estratégias Educacionais

Estratégia simples pode ser realizada sob diversas formas, como: informação oral, escrita, audiovisual e informatizada, tendo como objetivos explicar de maneira clara, a partir do diagnóstico, as propostas e os riscos e benefícios da terapêutica necessária para cura ou controle das doenças. Elas devem envolver não apenas os pacientes, como também familiares e cuidadores informais.

Estratégias Comportamentais

As estratégias comportamentais têm como objetivos iniciais envolver os pacientes no tratamento; estes, já instruídos, devem ser estimulados ao automonitoramento da doença, receber apoio e não censuras ou acusações. A intervenção familiar também é importante não apenas auxiliando na terapêutica mas também no controle da periodicidade das consultas, mantendo-se sempre um elo de comunicação entre equipe multiprofissional, o paciente e seus cuidadores.

Deve-se enfatizar a importância de medidas não farmacológicas, como, por exemplo, dieta e prática de exercícios físicos adequados a cada caso, justificando-as como parte do tratamento. Os esquemas terapêuticos na medida do possível devem ser simplificados, fornecendo medicamentos de fácil acesso, com menor número de fármacos e doses, sem interferir no resultado da terapêutica.

CONSIDERAÇÕES FINAIS

A adesão é essencial para o sucesso terapêutico e está vinculada diretamente com a relação dos profissionais de saúde com o paciente. Não basta apenas realizar o diagnóstico correto de uma doença e estabelecer uma proposta para tratá-la, mas também monitorar se as medidas instituídas estão sendo cumpridas.

A falta de adesão terapêutica é um fenômeno comum e frequentemente subdiagnosticada pelos profissionais de saúde. A vigilância deve ser constante. Não há um modelo ideal de avaliação que possa ser instituído para todos os pacientes, devendo ser analisada de forma individual, com os recursos disponíveis, e corrigir as falhas sob diferentes estratégias[10].

REFERÊNCIAS BIBLIOGRÁFICAS

1. Salaté E. WHO. Adherence to long term therapies – evidence of action. Switzerland: World Health Organization; 2003.
2. Dias AM, Cunha M, Santos AMM et al. Adesão ao regime terapêutico na doença crônica: revisão da literatura. Millenium. 2011;40:201-219.
3. Giorgi DMA. Estratégias para melhorar a adesão ao tratamento anti-hipertensivo. Revista Brasileira de Hipertensão. 2006;13(1):47-50.
4. Lustosa MA, Alcaires J, Camargo CJ. Adesão do paciente ao tratamento no Hospital Geral. Rev. SBPH. 2011;14(2):27-49.
5. Medeiros EFF, Moraes CF, Karnikowski M, Nóbrega OT, Karnikowski MGO. Intervenção interdisciplinar enquanto estratégia para o uso racional de medicamentos em idosos. Cienc Saúde Coletiva. 2011;16(7) :139-3149.
6. Bem AJ. Confiabilidade e Análise de Desempenho de Dois Questionários de Avaliação da Adesão ao Tratamento Anti-hipertensivo: Teste de Moriski-Green e Brief Medication Questionnaire. Dissertação de mestrado, Universidade Federal do Rio Grande do Sul, Porto Alegre, 2011.
7. Borges JWP, Moreira TMM, Rodrigues MTP, Oliveira CJ. Utilização de questionários validados para mensurar a adesão ao tratamento da hipertensão arterial: uma revisão integrativa. Rev. Esc Enferm USP. 2012;46(2):487-94.
8. Osterberg L, Blaschke T. Drug Therapy: Adherence to medication. The New England Journal of Medicine. 2005;353:487-497.
9. Bugalho A, Carneiro AV. Intervenções para aumentar a adesão terapêutica em patologias crônicas. Lisboa: Centro de Estudos de Medicina Baseada em Evidência, 2004.
10. Paprocki J. Adesão ao tratamento em psicogeriatria. In: Freitas EV.;, Py L, Cançado FAX, Doll J. Gorzoni ML. Tratado de Geriatria e Gerontologia. Rio de Janeiro: Guanabara Koogan; 2011. p. 351-58.

SEÇÃO 14

DISTÚRBIOS PSIQUIÁTRICOS

Capítulo 104

Alcoolismo

Zied Rasslan
Elie Leal de Barros Calfat
Carlos Alberto da Conceição Lima

O uso do álcool acompanha a evolução e a história, sendo possível encontrar relatos sobre seu uso em textos bíblicos[1], mas foi apenas no final do século 18 e início do 19 que passou a ser visto sob a ótica médica. O médico psiquiatra Benjamin Rush, considerado o pai da Psiquiatria americana, foi o primeiro a abordar o consumo do álcool em seu ensaio "Investigação". Nesta obra não pregava a abstinência e apenas o consumo com moderação[2]. Vale ressaltar que Rush viveu a época da Revolução Industrial, onde a fermentação foi aprimorada e as fábricas de bebidas iniciaram a produção de cervejas e destilados.

O álcool, na obra de Rush, foi descrito como substância aditiva, ou seja, que poderia causar dependência, sendo que os critérios por ele descritos abriram portas para a classificação atualmente usada no Manual de Diagnóstico e Estatística dos Transtornos Mentais em sua quarta edição (DSM-IV)[3], da Associação Americana de Psiquiatria (APA).

Desde então, o álcool passou a ser considerado como potencialmente lesivo para a saúde. Importante salientar que, no levantamento realizado pelo Centro Brasileiro de Informações sobre Drogas (CEBRID) da Universidade Federal de São Paulo, 11,2% da população brasileira apresentavam problemas com álcool[4], sendo que a idade de início de ingestão era 12 anos, normalmente, "no copo de familiares", como esta população costuma descrever.

PROBLEMAS SOCIAIS EM RELAÇÃO AO USO DO ÁLCOOL[5]

Morbidade e Mortalidade

O consumo de álcool tem considerável relação com o adoecimento da população, nas nações mais pobres é considerado como importante causa de mortalidade e nas mais ricas, como a terceira causa de adoecimento e morte. No Brasil, em 2004, foi considerado como responsável por 10% de todos os problemas de saúde, direta ou indiretamente[6].

Internações Hospitalares

Em relação às dependências químicas, o álcool é responsável por 90% de todas as internações. Em levantamento realizado em 1999, foi responsável por 84,4% das internações, queda devida à escalada do uso de cocaína na forma de *crack*.

Criminalidade

Em levantamentos realizados em São Paulo e Curitiba, durante a análise de dados sobre homicídios, o álcool estava presente em 42,5% e 58,9%, respectivamente.

Acidentes

Os Departamentos de Trânsito analisaram os acidentes ocorridos em Brasília, Curitiba, Recife e Salvador e constataram que, das 865 vitímas, 27,2% tinham alcoolemia superior à permitida.

Efeitos do Álcool

O álcool é substância depressora do sistema nervoso central e, por conta da sedação, do relaxamento e da desinibição causados, tornou-se tão utilizado e aceito socialmente. Alguns descrevem estes efeitos como o Grupo A de sintomas. A amplitude destes pode ser ajustada bebendo-se em baixa quantidade por período prolongado, sendo que é importante lembrar que, para qualquer indivíduo, há doses específicas que, se ingeridas rapidamente, vão causar sedação e morte. Esta dose vai depender da massa corporal, do metabolismo e da tolerância do mesmo à substância, que por isto não pode ser determinada.

O segundo grupo de efeitos, chamado de Grupo B, é composto por desconforto, agitação, insônia, irritabilidade, intolerância a luz forte e ruídos, que duram mais que os do Grupo A e iniciam-se em média 10 horas após o primeiro drinque[1]. Vale ressaltar que os efeitos são aditivos, então, quanto maior a quantidade ingerida, maiores serão os mesmos.

A definição de dependência, que será válida para qualquer droga, é a de padrão mal adaptativo de uso de uma substância, levando a comprometimento ou sofrimento clinicamente significativos[3] .Por ser uma droga lícita, seu uso já é consagrado na sociedade, porém ainda é subdiagnosticado devido ao preconceito e à falta de preparo dos profissionais.

DIAGNÓSTICO

A identificação de uma substância psicoativa vai depender de informações fornecidas pelo paciente, por familiares, amostras de sangue ou urina, posse da substância ou outras, sendo sempre aconselhável a corroboração por mais de uma fonte. Embora muitos pacientes possam usar mais de uma droga, deve-se identificar a principal droga utilizada.

Na maioria das vezes, o primeiro contato do paciente com o Serviço de Saúde ocorre por intermédio do clínico devido a queixas relacionadas ao uso de bebidas alcoólicas. Os quadros relacionados ao consumo de álcool são pouco diagnosticados e tratados, sem a mesma frequência e precisão que outras doenças crônicas[4]. A falta de reconhecimento dos problemas associados ao álcool ocorre devida a falhas na formação profissional, falta de vigilância, constrangimento em questionar o uso de álcool, ceticismo quanto às possibilidades terapêuticas e negação do paciente[5].

Importante lembrar que praticamente todas as especialidades médicas estão envolvidas, primária ou secundariamente, na atenção ao doente dependente do álcool. Vários são os problemas clínicos associados ao uso excessivo do álcool[1]:

- gastrointestinais e hepáticos: esteatose, hepatite, cirrose, pancreatite, gastrite;
- neurológicos e musculares: neuropatia periférica, síndrome cerebral orgânica, encefalopatia de Wernicke, psicose de Korsakoff, ataxia cerebelar;
- hematológicos: anemia por deficiência de folato e ferro, leucopenia, trombocitopenia;
- endocrinológicos: hipoglicemia, hipertrigliceridemia, hiperuricemia, cetoacidose, hipomagnesemia, hipofosfatemia, hipoalbuminemia;
- pulmonares: pneumonia por aspiração, tuberculose;
- cardíacos: miocardiopatia, hipertensão arterial;
- dermatológicos: pelagra, úlceras;
- câncer: língua, palato, faringe, esôfago, estômago, fígado;
- traumáticos: fraturas, politraumatismos.

Ao receber e/ou avaliar estes pacientes, é importante que o clínico indague sobre o uso de álcool, pois é muito frequente a procura para tratar as complicações, mas nem sempre estas são relacionadas com o problema principal.

O primeiro contato do paciente, portanto, com o sistema de saúde, na maioria das vezes vai ocorrer por intermédio do clínico. Este momento pode ser oportunidade excelente para a sensibilização em relação ao problema e encaminhamento para serviço de Saúde Mental. Importante lembrar que muitos casos vão ser atendidos em regime ambulatorial em Centros de Atenção Psicossocial (CAPS), sendo que estes inclusive possuem unidades específicas para o tratamento de problemas relacionados ao uso de álcool e outras drogas, conhecidos como CAPS-AD.

A família do paciente, quando presente, deve ser abordada. Frequentemente são pessoas já desgastadas pela relação sempre difícil com o paciente dependente. O perfil do paciente usuário de álcool que procura atenção médica é de homens com idade média de 40 anos em fase produtiva. Caso a família não tenha sofrido processo de desintegração, é importante a abordagem e o encaminhamento. É comum que parentes próximos possam estar clinicamente deprimidos ou sofrendo reações graves de ajustamento. Para o correto diagnóstico de problemas relacionados a substâncias, seja(m) ela(s) qual(is) for(em), deve-se atentar à seguinte terminologia, proposta pela Classificação Internacional de Doenças na sua Décima Edição (CID-10)[7].

Intoxicação

Período que se segue à ingestão de álcool, e que vai causar os efeitos descritos anteriormente como Grupo A. A tendência é que estes efeitos desapareçam em algumas horas e não haja maiores complicações, salvo em casos de lesão tecidual, acidentes e outras.

Uso nocivo

Padrão de uso que está causando dano à saúde, físico ou mental, e deve ser real, não se caracteriza ainda a síndrome de dependência.

Síndrome de Dependência

É um conjunto de fenômenos fisiológicos, cognitivos e comportamentais no qual o uso de uma ou mais substâncias adquire importância maior do que outros comportamentos que antes tinham valor. O sintoma central é o desejo de consumir drogas psicoativas.

Os seguintes critérios devem estar presentes, lembrando que no mínimo três deles devem estar presentes no ano anterior de história do paciente:

1. desejo forte ou compulsão de consumir a substância;
2. dificuldade de controlar o consumo da substância, onde o indivíduo frequentemente relata falta de controle;
3. estado de abstinência fisiológico, quando há a cessação ou diminuição do uso;
4. evidência de tolerância, onde serão necessárias doses maiores progressivamente, de forma a alcançar o mesmo efeito;
5. abandono progressivo de outras atividades em favor do uso da substância; persistência no uso, a despeito de consequências marcadamente nocivas.

Nos pacientes dependentes de múltiplas substâncias, em determinado momento vai ocorrer o estreitamento de repertório, onde passa a existir uma droga de preferência.

QUADRO CLÍNICO

Feito o diagnóstico, é importante realizar a avaliação clínica apurada para, desta forma, identificar a severidade dos sintomas apresentados e o planejamento terapêutico, sendo que este deverá sempre ser visto de forma individualizada. O uso de uma substância, neste caso o álcool, tem várias apresentações, bem como níveis de gravidade diferenciados, e com isto a abordagem deve ser diferente.

Há a necessidade do aprimoramento do diagnóstico e, desta forma, do planejamento individual do tratamento.

DEPENDÊNCIA X USO NOCIVO

Há tendência em se tratar todos os problemas com álcool como dependência, sendo que esta generalização pode ser perigosa. Os critérios da CID-10 descritos anteriormente neste capítulo, sendo necessários três deles por 12 meses, devem estar presentes para este diagnóstico.

O uso nocivo é caracterizado por padrão de consumo que causa dano à saúde física ou mental, porém sem os critérios de dependência.

SINTOMAS DE ABSTINÊNCIA

A síndrome de abstinência já foi considerada diversas vezes como o principal indicador da síndrome de dependência, são vários os sintomas que podem ser observados, sendo que por vezes a internação clínica é indicada para controle dos mesmos.

As principais complicações são alucinações, convulsões e *delirium tremens* (DT), cujos sintomas são descritos a seguir:

- tremores – variam desde finos a generalizados, e o paciente pode ter experimentado este sintoma por várias vezes;
- náuseas;
- sudorese;
- perturbação do humor.

O dependente grave de álcool pode experimentar estes sintomas a qualquer hora do dia, desde que os níveis sanguíneos caiam. No caso de abstinências leves a moderadas, o pico dos sintomas ocorre em 24 a 48 horas após a cessação da ingesta e tem duração de 5 a 7 dias.

AVALIAÇÃO CLÍNICA DO PACIENTE

Pode ou não incluir testes padronizados, deve ser sobretudo tentativa de entender o paciente no seu todo e, desta forma, ser diagnosticado corretamente. É importante que a abordagem possa ser não apenas o tratamento da síndrome de abstinência do álcool (SAA), mas principalmente planejamento futuro do tratamento, visando maiores possibilidades de sucesso.

Exames laboratoriais devem ser solicitados para verificar, além do comprometimento com o álcool, se existem outras comorbidades a serem tratadas, no geral, hemograma, avaliação da função hepática, ácido úrico, colesterol, entre outros[8].

QUANDO ENCAMINHAR O PACIENTE AO PSIQUIATRA?

A dependência e o uso nocivo de álcool podem trazer consequências graves, individuais e sociais. Não existe definição do ponto exato em que o paciente deva ser encaminhado para o atendimento em Saúde Mental, mesmo porque este encaminhamento é visto de forma tão preconceituosa quanto o próprio diagnóstico, e ambos podem ser negados pelo paciente em um primeiro momento. É aconselhável que este seja realizado para pacientes nos quais o uso de álcool já tenha assumido parte importante de suas vidas. É importante que já se tenha adquirido certo nível de confiança do paciente e de familiares para que este encaminhamento tenha sucesso.

TRATAMENTO FARMACOLÓGICO

O tratamento farmacológico da dependência do álcool, nos últimos anos, sofreu consideráveis mudanças, tendo em vista que anteriormente era mais focado em tratar apenas a SAA ou ainda causando aversão ao etanol.

Atualmente, com o conhecimento sobre neuroadaptação, que ocorre devido a exposição crônica ao álcool, tem sido explicado o mecanismo de tolerância e dependência. Deve-se desta forma avaliar o tratamento em fases.

Tratamento da SAA

A SAA é processo que se inicia em 24 a 48 horas após a cessação da ingesta ou em casos de dependentes graves, em poucas horas, bastando a queda da alcoolemia. O motivo principal para o surgimento e a manutenção dos sintomas é a hiperestimulação autonômica.

Os sintomas já foram descritos anteriormente, porém o mais importante a ser avaliado e tratado é o aparecimento do DT, quadro que ocorre em 5% da população em abstinência, mas a importância de seu correto reconhecimento e tratamento reside no fato do alto índice de mortalidade, que varia entre 5 a 15% e é caracterizado pela tríade clássica: confusão e obnubilação do nível de consciência; alucinações vividas, comumente visuais e tremor acentuado.

A causa de morte mais frequente em pacientes com DT é a falência cardiorrespiratória. Os sinais de alerta são: aumento da pressão arterial acima de 140/90 mmHg; aumento da temperatura corporal acima de 37°C e aumento da frequência cardíaca acima de 100 bpm. A severidade dos sintomas de abstinência parece não estar associada à idade ou à duração da dependência.

Existem quatro objetivos a serem alcançados, destacados pela Associação Brasileira de Psiquiatria, quando do tratamento da SAA:

1. aliviar os sintomas e o desconforto;
2. prevenir as complicações associadas, como convulsões no DT;
3. favorecer o vínculo do paciente com o tratamento da dependência;
4. possibilitar síndromes de abstinência menos graves no futuro.

A avaliação laboratorial deve ser feita com os exames já descritos e os demais que forem julgados necessários em cada caso.

CLASSIFICAÇÃO DA SAA

A SAA deve ser enquadrada em níveis de gravidade, podendo ser classificada em leve, moderada e grave. Os sinais e sintomas característicos são descritos a seguir.

SAA Leve

Paciente orientado, com crítica, apresentando apenas agitação leve com tremores finos, náuseas sem vômitos e sem alteração da senso percepção;

SAA Moderada/Grave

Paciente desorientado no tempo e no espaço, com comprometimento da crítica e do contato, ansiedade importante e muitas vezes experimentando alterações da sensopercepção e delírios, com agitação psicomotora importante e tremores grosseiros.

Tratamento da SAA Leve

- - Orientar paciente e familiares em relação ao quadro.
- - Cuidados gerais, como dieta leve e hidratação.
- - Se houver história de SAA grave anteriormente, recomenda-se a introdução de benzodiazepínicos para evitar a progressão do quadro.

As medicações mais comumente usadas são o diazepam, 20 a 40 mg/dia, com retirada gradual nas próximas semanas e a reposição de tiamina. Em casos de doenças hepáticas, o diazepam pode ser substituído por lorazepam na dose de 4 a 8 mg/dia, devido à baixa metabolização hepática deste último.

As indicações de internação clínica nesta fase são: dependência grave, história anterior de DT ou convulsões e fracasso em desintoxicação anterior ambulatorial prévia.

Tratamento da SAA Moderada/Grave

- - Deve ser feito em regime de internação hospitalar.
- - Repouso, jejum ou dieta leve, controle de sinais vitais, eletrólitos e glicemia.
- - Em casos de agitação, a contenção física está indicada, bem como o uso de haloperidol IM, na dose de 5 a 10 mg/dia.
- - Reposição de tiamina, na dose de 300 mg/dia via IM na primeira semana, este protocolo também é preconizado na SAA leve.
- - Benzodiazepínicos: diazepam na dose de 10 a 20 mg/hora, até ser obtida a sedação, depois deve-se calcular a dose total e no dia posterior ser administrada dose 20% menor que a inicial, e assim sucessivamente. No caso do lorazepam, a dose é de 2 a 4 mg VO a cada hora e o mesmo esquema de retirada.

Complicações

- Convulsões: nos casos de SAA podem ocorrer até o terceiro dia, sendo que pequeno número de pacientes terá convulsões múltiplas. Nestes casos, o diazepam intravenoso deve ser utilizado, lembrando que o uso de medicações anticonvulsivantes para as convulsões oriundas de SAA não tem respaldo na literatura[8];
- DT: além de benzodiazepínicos, nos casos de agitação grave o haloperidol pode ser utilizado.

Tratamento Farmacológico da Dependência do Álcool

Dissulfiram

Tem ação inibitória sobre a acetaldeído desidrogenase, tal enzima tem a função de transformar o acetaldeído em ácido acético. Uma vez que este processo seja inibido, o acetaldeído é acumulado, produzindo reação tóxica caracterizada por enrubescimento facial, sensação de fraqueza, sudorese, tonturas, náuseas e vômitos, taquicardia, taquipneia e sensação de morte iminente. O efeito pode durar de 30 minutos a algumas horas, dependendo da sensibilidade individual, lembrando que seu uso não deve ser encarado como castigo para o paciente, desta forma não deve ser administrado para o mesmo sem o seu consentimento. Tem sua eficácia quando usado associado a abordagens de reforço comunitário. As doses variam de 250 a 500 mg/dia e deve ser iniciado após abstinência mínima de 12 horas. Seu uso prolongado pode causar hipotireoidismo.

Naltrexona

É antagonista competitivo dos receptores opioides, uma vez que o álcool parece aumentar a atividade destes receptores, produzindo a sensação de euforia, o uso deste medicamento visa reduzir o prazer de beber. Uma vez que o consumo de álcool seja menos prazeroso, caso ocorra um lapso, este não se torna uma recaída. A dose é 50 mg/dia, sendo que sua eficácia ocorre 12 semanas após a introdução.

Hepatopatas e pacientes usuários de opioides não devem ser tratados com esta medicação. As bilirrubinas devem ser monitoradas mensalmente[8,9].

Acamprosato

Sua função é a diminuição do desejo compulsivo relacionado à abstinência do álcool. A sua ação seria a diminuição da atividade excitatória glutamatérgica, desta forma modulando a atividade dopaminérgica, reduzindo o reforço positivo relacionado ao consumo do etanol. Hepatopatas devem ser prescritos com cautela, e seu uso em gestantes, assim como o da naltrexona, deve ser evitado.

Sua dose é de dois comprimidos de 333 mg três vezes ao dia em pacientes dependentes de álcool com mais de 60 quilos de peso; para aqueles com menos peso a dose deve ser de apenas um comprimido de 333 mg três vezes ao dia. Deve ser mantida por 6 a 12 meses.

Abordagens Não Farmacológicas

Existem muitas abordagens farmacológicas para o problema do álcool, que surgiram apenas recentemente, contudo estas não devem ser empregadas como única estratégia terapêutica. Visando sempre maior adesão ao tratamento, abordagens não farmacológicas englobam desde intervenções breves ao treinamento de habilidades.

O reforço comunitário tem sido bastante utilizado em vários locais de tratamento nos Estados Unidos, e tem sido implementado mais recentemente no Brasil. É um dos enfoques mais eficazes no tratamento da dependência do álcool[10].

As abordagens cognitivo-comportamentais são bastante eficazes, contudo, uma discussão aprofundada sobre as mesmas foge ao propósito deste capitulo.

Outras abordagens englobam entrevistas motivacionais, prevenção de recaída, terapias de aversão e terapias familiares e de casal. Qualquer que seja a modalidade de tratamento escolhida, deve-se procurar sempre evitar o confronto direto com o paciente e posturas julgadoras; tais abordagens já foram descritas como não eficazes e associadas ao abandono do tratamento.

CONCLUSÃO

Os problemas relacionados ao uso do álcool são comuns e distribuídos na população, independentemente de faixa etária ou nível socioeconômico; isto torna obrigatório que questionamentos sobre seu uso ou o de quaisquer outras substâncias psicoativas façam parte da anamnese rotineira dos pacientes. Importante também lembrar que, no nosso modelo atual, a dependência de álcool é encarada como doença crônica. Durante o curso de seu tratamento, irão haver progressos e retrocessos, mas as recaídas, mesmo que frequentes, não devem ser tratadas como impossibilidade de tratamento pois, como procuramos demonstrar, o uso nocivo e a dependência de álcool são multifatoriais e desta forma, sujeitos a várias abordagens diferentes, lembrando que a farmacoterapia isolada não é suficiente.

BIBLIOGRAFIA CONSULTADA

1. Rasslan Z, Aprahamian I, Akamine N, Lima CAC. Impacto Médico e social do Alcoolismo. Einstein Educ Contin Saúde. 2011;9(1 Pt 2):14-6.
2. Gitlow S. Transtornos relacionados ao Uso de Substâncias. 2ª ed. Porto Alegre: Artmed; 2008.
3. DSM-IV. Manual diagnóstico e estatístico de transtornos mentais. Porto Alegre: Ed. Artes Médicas, ; 1995.
4. Figlie NB. Boas Práticas no Tratamento de Usuários Nocivos e Dependentes de Álcool. In: Cordeiro DC. Boas Práticas no tratamento do uso e dependência de substâncias. São Paulo: Roca; 2007.
5. Ribeiro M. Organização de serviços para o Tratamento do Uso Nocivo e Dependência do Álcool. In: Cordeiro DC. Boas Práticas no tratamento do uso e dependência de substâncias. São Paulo: Roca; 2007.
6. Palha AP, Esteves M, Ferreira F. Diagnóstico de alcoolismo oculto: uma reavaliação. . J Bras Psiq. 2001;50(1-2):15-21.
7. Organização Mundial da Saúde. Classificação dos transtornos mentais e de comportamento da CID-10: descrições clínicas e diretrizes diagnósticas. Trad. Dorgival Caetano. Porto Alegre: Artes Médicas; 1993.
8. Diehl A, Cruz CD, Laranjeira, R. Tratamento farmacológico para dependência Química, Da Evidência à Prática Clínica. Porto Alegre: Artmed; 2010.
9. Cordeiro DC. Tratamento Farmacológico e Desintoxicação do Uso Nocivo e Dependência do Álcool. In: Cordeiro DC. Boas Práticas no tratamento do uso e dependência de substâncias. São Paulo: Roca; 2007.
10. Garner BR, Hunter BD, Godley SH, Godley MD. Training and retaining staff to competently deliver an evidence-based practice: the role of staff attributes and perceptions of organizational functioning. J Subst Abuse Treat. 2012;42(2):191-200. Epub 2011 Nov 22.

Capítulo 105

Drogas Lícitas e Ilícitas

Vagner Lapate

Os homens sabem que do cérebro, e somente dele, vêm os prazeres, as alegrias e os risos, assim como as dores, angústias e medos. Da mesma forma, sabem que ele nos faz loucos e delitantes, inspira medos, dúvidas, manifestados por comportamentos bizarros, automáticos e de riscos."

Hipócrates (460-377 a. C.)

"A qualidade da educação é determinada pela dignidade, profundidade e extensão dos valores que tenhamos sido capazes de suscitar e atualizar."

APRESENTAÇÃO

"Não te cabe terminar a obra, mas não és livre para abandoná-la."

O sucesso, a satisfação e a realização na confecção de uma tarefa, um trabalho ou uma obra são decorrentes de uma série de etapas em cadeia, nas quais uma é decorrente da outra. Isso significa que não há etapas mais ou menos importantes. A obra só se torna completa quando todas as etapas foram consideradas fundamentais. A avalanche da urbanização excessiva e suas metamorfoses sociais repercutiram no estilo e na qualidade de vida, acarretando uma desfiguração comportamental do ser humano, principalmente do adolescente, jovem que busca a sua identidade e seu espaço dentro do contexto pessoal, familiar e social.

Estamos diante de um momento histórico, no qual o desenvolvimento tecnológico fez com que os vírus e as bactérias fossem temporariamente vencidos pelos antibióticos de última geração. Há 100 anos, as pessoas morriam de infecções como sífilis, pneumonia, tuberculose, etc. Nestes anos, com a descoberta das vacinas, o saneamento básico e a antissepsia, a mortalidade diminuiu significativamente. As causas de mortalidade precoce no século XXI estarão relacionadas às doenças comportamentais. Um novo paradigma ou desafio da Medicina está surgindo: enfrentar o mal-estar da vida moderna – as chamadas "doenças da modernidade" – hábitos adquiridos nocivos à saúde física e/ou mental.

Nos últimos anos, as principais causas de mortalidade estavam relacionadas ao tabaco – 19%, sedentarismo – 15%, obesidade – 15%, álcool – 5%, agentes infecciosos – 4,5%, poluentes tóxicos – 3,5%, armas de fogo – 2,5%, comportamento sexual – 1,5%, veículos automotores – 1,5%, drogas ilícitas – 1,5%. Cerca de 25% destas estão relacionadas ao uso e abuso de drogas. A saúde da humanidade está fragilizada. O corpo merece o mesmo respeito que o psiquismo.

Os fenômenos químicos que ocorrem dentro do nosso corpo são representados ou por uma enzima digestiva que facilita a absorção de um alimento; ou por um neurotransmissor que desencadeia uma reação emotiva de prazer ou recompensa, resultando na possibilidade fisiológica de uma vida saudável tanto física quanto psíquica. O mundo moderno nos traz dúvidas, incertezas, alegrias, tristezas, frustrações, sofrimentos, estresses, dores físicas, psíquicas, felicidade, infelicidade, de maneira ininterrupta, fazendo uma reação em cadeia inevitável. É impossível utilizarmos medicamentos para todos esses momentos da vida, ou seja, drogas para um coquetel da felicidade. Droga para dormir, acordar, relaxar, excitar, para o mau humor, para controlar o apetite alimentar ou estimular o sexual, para atingir a ereção e o orgasmo.

Esses comprimidos não curam, mas simplesmente dão uma trégua ao mal-estar, adiando por um tempo os problemas existentes. É banalizar a droga de prescrição, hábito não saudável do próprio médico, que gera uma dependência química lícita no seu paciente, abrindo o caminho para outras dependências na vida. É o atalho químico da vida. A Medicina conseguiu, nestes últimos anos, através da neuroimagem, evidenciar lesões cerebrais causadas pela cocaína e por outras drogas.

Por enquanto, como médico, gostaria de ter o olho clínico do traficante, que sabe muito bem a quem deve oferecer uma droga, para poder chegar bem antes que ele à vítima, prevenindo a experimentação, aceitação e futura dependência. O narcotráfico movimenta cerca de 400 bilhões de dólares/ano, perdendo apenas para petróleo e armas. Os *drug designers*, engenheiros químicos, são contratados para criarem drogas mais potentes com princípios ativos mais comprometedores, gerando dependência nos usuários experimentais.

Na comercialização das drogas, a internet está sendo utilizada como balcão de vendas de drogas em geral, transformando em meio seguro de distribuição, mantendo o anonimato, isolando o traficante do usuário. O pagamento geralmente é realizado através de cartão de crédito.

CONCEITOS BÁSICOS

O termo "droga" tem origem na palavra *droog* – do holandês antigo – significando "folha seca"; isto porque antigamente todos os medicamentos eram feitos à base de vegetais.

Drogas Lícitas

São as drogas permitidas por lei – (para maiores de 18 anos) – tabaco, álcool, drogas de prescrição, etc.

Droga Ilícitas

São as drogas não permitidas por lei.

Síndrome de dependência é um conjunto de fenômenos fisiológicos, comportamentais e cognitivos, no qual o uso de uma substância ou uma classe de substâncias alcança prioridade muito maior para um indivíduo que outros comportamentos que antes tinham maior valor. Uma característica central da síndrome é o desejo, frequentemente forte, algumas vezes irresistível de consumir substâncias psicoativas, que podem ou não ter sido prescritas por médico, álcool ou tabaco.

Classificação das Drogas Psicotrópicas (Psicoativas)

As drogas atuam no cérebro afetando a atividade mental, sendo por essa razão denominadas psicoativas. Elas formam basicamente três grupos, descritos a seguir.

Estimulantes do sistema nervoso central

São psicoanalépticos ou drogas que aumentam a atividade mental, afetando o cérebro, fazendo com que funcione de forma mais acelerada. A pessoa que utiliza essas drogas fica "ligada", "elétrica", sem sono. Essas drogas são denominadas estimulantes da atividade do sistema nervoso central. Exemplos:

- cafeína;
- tabaco;
- anfetamínicos – anfepramona, fenproporex;
- cocaína, *crack*;

Depressoras do sistema nervoso central

São psicolépticos ou drogas que diminuem a atividade mental, fazendo o cérebro funcionar mais lentamente. Há uma diminuição da atenção, da concentração, da tensão emocional e da capacidade intelectual. A pessoa que faz uso desse tipo de droga fica "desligada", "devagar", desinteressada pelas coisas, podendo entrar em depressão. Por isso, estas drogas são chamadas de depressoras do sistema nervoso central. Exemplos:

- álcool;
- ansiolíticos (tranquilizantes);
- calmantes e sedativos;
- opiáceos e opioides;
- inalantes/solventes.

Perturbadores do sistema nervoso central

São psicodislépticos ou drogas que provocam distúrbios no funcionamento do cérebro, fazendo com que ele passe a trabalhar de forma desordenada. A pessoa fica com a mente perturbada, por isso, são drogas também denominadas de perturbadoras da atividade do sistema nervoso central. Exemplos:

- de origem vegetal:
  - » THC (da maconha);
  - » psilocibina (de certos cogumelos);
- de origem sintética:
  - » LSD-25;
  - » *ecstasy*.

ESTIMULANTES DO SNC

Cafeína

A cafeína, alcaloide, estimulante do sistema nervoso central (SNC), é a droga psicoativa mais consumida no mundo moderno, principalmente extraída do café, do chá, do mate, do chocolate e nos refrigerantes, sobretudo os com sabor de cola.

Consumo mundial de café

Cerca de 5 bilhões de quilos de café são consumidos anualmente no mundo. Mais de 1 bilhão e 500 milhões de xícaras de café são consumidas ao dia.

Quantidade de cafeína nas bebidas utilizadas

Café

- 60 mL de café tipo expresso contém 49 mg de cafeína.
- 60 mL de café de cafeteira têm 34 mg de cafeína.

Chá

Uma xícara (120 mL) contém de 26 mg a 53 mg de cafeína.

Chocolate

Uma barra de 200 g pode conter de 43 mg (chocolate ao leite) até 143 mg (tipo amargo) de cafeína.

Refrigerantes

Um copo de 250 mL de refrigerante à base de cola, *diet* ou normal, apresentam de 25 a 46 mg de cafeína.

Um copo de 250 mL de guaraná contém 2 mg de cafeína. Os refrigerantes à base de lima, limão ou laranja não contêm cafeína.

Energizantes – energy drinks

São bebidas vendidas sem nenhum controle, contendo alto teor de cafeína. 250 produtos:

- Os ingredientes: água, sacarose, glicose, acidulante, ácido cítrico, taurina (400 mg/100 mL), cafeína (32 mg/100 mL), gás carbônico, inosita, vitaminas em 100 mL: niacina – 8 mg, vitamina B_6 – 2 mg, pantenol – 2 mg, vitamina B_2 – 0,6 mg, vitamina B_{12} – 0,002 mg, aroma, corante caramelo.

Efeitos gerais

- Aumenta a adrenalina.
- Taquicardia (aumento dos batimentos cardíacos).
- Acarreta maior probabilidade de problemas cardíacos.
- Pode ajudar a emagrecer.
- Pode causar osteoporose.
- Hipertensão arterial.

Intoxicação aguda

Os sintomas são: hiperexcitabilidade, angústia, insônia, tremores, palpitações, dores precordiais, taquicardia, vertigens, sudorese, vômitos, diarreia, cefaleia, alucinações, convulsão e morte.

Cafeína – gravidez – aleitamento materno

A cafeína atravessa a barreira placentária, podendo atingir o feto. A cafeína atravessa também a barreira do leite materno.

Dependência à cafeína

Cerca de 80% dos consumidores de cafeína são dependentes.

Síndrome de abstinência

A síndrome de abstinência pode aparecer 24 horas após a cessação do consumo e pode manifestar cefaleia, irritabilidade, nervosismo, fadiga, labilidade de humor, dores musculares e náuseas. Não é simples se suspender por completo o consumo de cafeína.

Anfetaminas

Conceito

As anfetaminas são drogas sintéticas fabricadas em laboratórios.

Principais anfetaminas de uso médico

São d-anfetamina, fenproporex, mazindol, dietilpropiona e anfepramona.

Formas de uso

Efeitos orgânicos gerais das anfetaminas

O efeito típico é a grande diminuição do apetite. Também são percebidos: transpiração excessiva, boca seca, ingestão de líquidos em grande quantidade, cefaleia (dor de cabeça), diminuição do sono, fadiga excessiva, náuseas, vômitos, diarreia, tremores, dores torácicas, bruxismo (fricção intensa e prolongada entre dentes antagonistas, que pode abalá-los).

- Cardiovasculares: hipertensão arterial (aumento da pressão arterial), taquicardia (aumento dos batimentos cardíacos), arritmias (batimentos cardíacos irregulares).
- Oculares: midríase, nistagmo horizontal e visão turva.
- Neurológicos: ataxia, degeneração do sistema nervoso, convulsões.
- Efeitos tóxicos graves: hipertermia maligna (elevação da temperatura corporal para níveis considerados de risco de vida), alucinações visuais (manifestação geralmente descrita em episódios pré-overdose).

Efeitos das anfetaminas e a sua correlação comportamental, psicológica e psiquiátrica

O usuário sente inicialmente um bem-estar passageiro e uma sensação de simpatia por si mesmo ou, em outras palavras, eleva a autoestima artificialmente. Mais energia. Sensação de hilaridade e euforia. Agressividade intensa. Irritabilidade. Psicose anfetamínica tóxica. Depressões pós-anfetamínicas. Episódios paranoicos. Alucinações (apesar de não ser uma droga alucinógena). Ataques de pânico. Delírio persecutório (sensação de que estão tramando contra ela).

Anfetaminas – gravidez e o desenvolvimento fetal

Essas drogas atravessam a barreira placentária e prejudicam a gravidez e o desenvolvimento fetal.

Anfetaminas e o trânsito

Os efeitos da droga na condução e direção de um veículo dependem da dose e do tipo de anfetamina. É tradicionalmente utilizada por motoristas de caminhão que tomam o "rebite" para dirigir durante a noite, vencer o cansaço, sem dormir. Terminado o efeito, há a necessidade de nova dose porque sobrevêm, imediatamente, o cansaço excessivo, a sonolência e a depressão pós-anfetamínica.

Dependência e tolerância

As anfetaminas causam comprovadamente tolerância e dependência.

Síndrome de abstinência

É controverso e discutível se o usuário que ingira anfetamina durante muito tempo e a interrompa, apresentará manifestações, ou seja, se terá uma síndrome de abstinência.

Conduta na intoxicação aguda pelas anfetaminas

1. Nas ingestões de doses elevadas, indica-se lavagem gástrica.
2. Carvão ativado pode ser utilizado, desde que realizados precocemente e considerando o tempo de absorção das anfetaminas, que é de cerca de meia hora.
2. Hidratação adequada.
4. Hipertermias – compressas úmidas.
5. Correção de distúrbios eletrolíticos.
6. O labetalol, que tem propriedades bloqueadoras alfa e beta, pode neutralizar tanto a taquicardia quanto a hipertensão.

Cocaína, *crack*, merla e oxi

Conceitos

Cocaína é uma substância natural, extraída da *Erythoxilon coca*, planta da América do Sul. *Crack* é uma amálgama de pasta-base com bicarbonato de sódio e amoníaco. Oxi é feito com pasta-base de cocaína acrescida de cal virgem, querosene ou gasolina. São ingredientes com custo mais baixo, porém com efeitos mais corrosivos.

Formas de uso

Chá, folha mascada, via oral, via nasal ou inalada, via endovenosa e fumada – *crack* – oxi e merla.

Pureza e adulterantes

A cocaína de rua é extremamente impura. O conteúdo de cocaína pura é de 10 a 50% quando adquirida através dos traficantes em geral. O conteúdo médio é de cerca de 15 a 20%. Raramente chega a uma pureza de 50%. Os tipos de adulterantes mais utilizados atualmente são os que se assemelham às propriedades da cocaína, ou seja: estimulantes como cafeína, anfetamina, metanfetamina, etc. Os anestésicos como benzocaína, lidocaína, procaína, tetracaína, escopolamina, etc., são também muito usados. São utilizadas substâncias de volume: lactose, manose, glicose, inositol, etc. Outras substâncias que não são inertes: pó de gesso, mármore, polvilho de milho, etc., quando injetadas na veia, podem causar embolia pulmonar e morte do usuário.

Tempo de ação da cocaína

A cocaína aspirada por via intranasal, ou seja, sob forma de pó (cloridrato de cocaína), começa a apresentar os seus efeitos iniciais entre 1 e 2 minutos, prolongando-se por 20 a 30 minutos. A cocaína injetada por via endovenosa atua de maneira praticamente instantânea, ou seja, em 14 segundos, mantendo-se alta por mais 4 ou 5 minutos, em média.

A cocaína fumada (*crack*, merla ou oxi) é muito potente, por ser absorvida pelo pulmão, que é intensamente vascularizado e com grande superfície, levando a uma absorção instantânea. Demora de 5 a 7 segundos para ir do pulmão ao sistema nervoso central. O ápice de ação é alcançado em 30 segundos até 2 a 3 minutos, decrescendo seus efeitos até 5 minutos, incentivando o usuário a fumar mais em busca de novos ápices, levando a uma exaustão total.

Efeitos gerais da cocaína

Perda de apetite, perda do sono, ativação, excitação, diminuição da fadiga, excessiva vivacidade. Midríase, cefaleia, náuseas, vômitos, congestão facial (rubor), hipertermia, perda de peso, corrimento nasal crônico e atrofia do septo nasal. A cocaína costuma inibir os neurônios do sistema nervoso periférico, que transmitem sinais de dor, causando entorpecimento ou anestesia local. O consumidor excessivo pode apresentar reflexos exacerbados, tremores generalizados, vômitos persistentes, delírios, ilusões paranoides e convulsões. Os usuários de *crack* apresentam ainda cefaleias muito intensas, tonturas, desmaios, tremores, magreza, transpiração excessiva, palidez de pele, nervosismo extremo.

Efeitos cardíacos e vasculares

A cocaína bloqueia a receptação do neurotransmissor noradrenalina, havendo uma produção em excesso, produzindo uma potente vasoconstrição. Os efeitos resultantes no coração e nos vasos são: taquicardia, hipertensão arterial, cardiomiopatia, arritmia ventricular, isquemia miocárdica, infarto do miocárdio, miocardite, espasmo coronariano, insuficiência cardíaca, acidentes vasculares cerebrais isquêmicos e hemorrágicos, edema agudo de pulmão e morte súbita.

Altas doses de cocaína podem causar morte imediata por falência cardíaca. Um dado preocupante é que a cocaína é considerada uma causa comum de acidente vascular cerebral em indivíduos jovens, usuários de cocaína, sem outros fatores de risco para essa doença.

Crack

Feito a partir da cocaína, é uma droga em pó derivada das folhas da planta de coca. As pedras contém cerca de 75% a 90% de cocaína pura.

Efeitos respiratórios do crack

Inicialmente podem ocorrer queimaduras na face, nos lábios e nariz, decorrentes do contato do fogo para acionar o cachimbo no qual é usado e fumado o *crack*. É comum ocorrer broncoespasmo (fechamento dos brônquios). A secreção pulmonar escura (catarro) leva a uma tosse persistente com bronquite associada. São descritos quadros infecciosos frequentes do tipo pneumonia, nesses usuários. O pulmão vai se fragmentando progressivamente, podendo levar a um dano agudo fatal (edema pulmonar).

Pulmão de crack

Síndrome pulmonar aguda: febre, hipóxia, hemoptise (6 a 26% dos usuários) falência respiratória, infiltrado alveolar difuso e derrames pleurais.

Efeitos no sistema nervoso

Atualmente, com novos recursos tecnológicos e científicos, consegue-se injetar cocaína com um isótopo, principalmente no cérebro, a fim de avaliar e comprovar os danos neuroquímicos e estruturais causados pela sua toxicidade no sistema nervoso. Em síntese, há uma ação vasoconstritora da cocaína nos sistemas nervosos central e periférico. No sistema nervoso central, a cocaína age diretamente nos neurônios, multiplicando efeitos de três neurotransmissores: dopamina, noradrenalina e serotonina. Desta maneira, ela possibilita a oferta de um excesso desses neurotransmissores no espaço pós-sináptico, fato biológico cuja correlação psicológica é uma sensação de prazer, euforia e excitação.

Progressivamente, a cocaína vai destruindo os receptores pós-sinápticos. Em pessoas jovens dependentes da cocaína são descritos casos de atrofia cerebral ou perda de tecidos da região central do cérebro, responsável pela coordenação motora dos impulsos.

Anormalidades da circulação sanguínea (fluxo sanguíneo) cerebral

Nos últimos anos, com os recursos tecnológicos modernos, conseguiu-se comprovar as anormalidades do fluxo sanguíneo cerebral em indivíduos com abuso de cocaína. Essas anormalidades podem ser detectadas por meio de exames como:

1. tomografia de emissão de pósitrons (PET scanning) – avalia o metabolismo cerebral de glicose e o fluxo sanguíneo cerebral, variáveis que podem ser entendidas como marcadores da atividade cerebral. Evidencia alterações vasculares (vasculites), infartos cerebrais e hemorragias subaracnóideas. London e cols. demonstraram que a administração intravenosa de cocaína induz uma redução no metabolismo cerebral de glicose, avaliado por PET.
2. a tomografia computadorizada por emissão de fóton único (SPECT): comprova a destruição e os danos do tecido cerebral através da visualização de um adelgaçamento do córtex, especialmente por hipoperfusão (diminuição da irrigação sanguínea) em suas áreas mais profundas na interface entre o córtex e a substância branca cerebral (isquemia microscópica).

Efeitos psicológicos e psiquiátricos

A taxa de prevalência associada ao abuso de cocaína nos diagnósticos de doença mental é de aproximadamente 76% (Regier et al., 1990).

Overdose

A dose ativa mínima é de cerca de 20 a 30 mg por via nasal. Apenas 1,2 g de cocaína é capaz de provocar uma parada cardíaca quando o organismo não está preparado para a intoxicação. A dose mortal média está entre 1,2 e 1,5 g para um usuário com peso em torno de 70 kg.

Cocaína, gravidez e desenvolvimento fetal

A cocaína atravessa a barreira placentária, sendo extremamente perigosa para o feto em qualquer fase da gravidez. de Quanto ao desenvolvimento fetal, a cocaína é um poderoso agente químico ligado às malformações. O efeito vasoconstritor diminui o fluxo de sangue materno-fetal, ocasionando hipóxia (diminuição do oxigênio) fetal, retardando assim o crescimento intrauterino e provocando o consequente baixo peso do recém-nascido.

Tolerância, dependência e abstinência

A maioria dos usuários experientes relata necessitar mais cocaína com o tempo para obter a euforia, isto é, tolerância. ants de ela ser e .. Como a cocaína costuma ser usada de modo intermitente, mesmo usuários de grandes doses experimentam frequentes períodos de abstinência ou depressão. Os sinais e sintomas de abstinência observados nos usuários internados são: disforia, depressão, fadiga, ânsia pela cocaína, bradicardia (diminuição dos batimentos cardíacos).

Conduta na intoxicação aguda de cocaína – crack

A cocaína é responsável por cerca de 30 a 40% das admissões relacionadas a drogas ilícitas, 10% entre todos os tipos de drogas e 0,5% das admissões totais. A população de usuários é extremamente jovem, variando dos 15 aos 45 anos, com predomínio da faixa etária dos 20 aos 30 anos.

1. Ambiente calmo.
2. Hidratação adequada, monitorar a pressão arterial, a frequência cardíaca, a frequência respiratória e a temperatura de 2 em 2 horas.
3. ECG.
4. Se o paciente apresentar dores precordiais, taquiarritmias ou agitação excessiva – violência, indica-se a hospitalização.
5. Na hipertensão com taquicardia podem ser utilizados betabloqueadores em doses baixas, associados à nitroglicerina EV, para evitar vasoconstrição coronariana.
6. Nos casos de hipertensão com precordialgias, existe a probabilidade de infarto do miocárdio. O tratamento deve ser feito com nitroglicerina EV, oxigênio, opiáceos, benzodiazepínicos e ácido acetilsalicílico.
7. As arritmias devem ser tratadas com bloqueadores dos canais de cálcio ou cardioversão.
8. A agitação psicomotora e sintomas psicóticos, tratados com haloperidol – 5-10 mg IM.
9. Nas convulsões, usar benzodiazepínicos – 5-10 mg.

* *Os antipsicóticos de longa ação não são indicados.*

Conduta na ingestão de cápsulas com cocaína

Anamnese, Rx de abdome, dieta com resíduos de 2/2 horas, óleo mineral – 100 mL de 1/1 h, controle radiológico, manter conduta até duas evacuações seguidas sem cápsulas. Evitar benzodiazepínicos. Haloperidol IM em caso de agitação psicomotora.

DEPRESSORES DO SNC

Ansiolíticos

Benzodiazepínicos

No Brasil, há cerca de 100 medicamentos à base de benzodiazepínicos.

São indicados para induzir um sono normal, cuja ação é de 20 minutos após a sua administração. Os efeitos são: sono profundo e restaurador, reduzindo a frequência de interrupção do sono, enquanto aumenta o tempo de permanência dormindo.

Doses utilizadas

Como droga de prescrição médica, a obtenção do efeito desejado deve ser individualizada. Usualmente, o tratamento prolongado com drogas tranquilizantes demora algumas semanas, dependendo da natureza e causa da doença, devendo ter um acompanhamento médico rigoroso.

Efeitos orgânicos gerais

Efeitos cerebrais

Produzem uma depressão da atividade cerebral caracterizando-se por:

- diminuição da ansiedade;
- indução de sono;
- relaxamento muscular;
- redução do estado de alerta.

Efeitos tóxicos

Doses elevadas ou associadas a outras drogas podem causar:

- hipotonia muscular;
- dificuldade de se manter de pé, andar;
- hipotensão arterial (queda da pressão arterial); e
- desmaio.

Tranquilizantes e o trânsito

Os benzodiazepínicos, mesmo em dosagens bem prescritas ou baixas, podem prejudicar nossas funções psicomotoras, os reflexos, tirando a prontidão necessária para a condução de veículos automotivos, aumentando assim a probabilidade de acidentes.

Tranquilizantes, gestação e aleitamento materno

O tratamento prolongado em mulheres com risco de procriar deve ser extremamente vigiado. Os benzodiazepínicos não devem ser prescritos durante todo o período de gestação, porém são extremamente perigosos nos 3 primeiros meses. Estas drogas podem produzir danos fetais. . Não devem ser prescritos ansiolíticos para mães que estejam amamentando, pois estas drogas atravessam a barreira do leite materno.

Dependência e tolerância

Quando usados por tempo prolongado, os benzodiazepínicos podem levar as pessoas a um estado de dependência. A pessoa que se habitua ao uso da droga não necessita aumentar a dose do medicamento para a obtenção dos efeitos objetivados inicialmente.

Efeitos da abstinência

Intoxicação aguda pelos benzodiazepínicos

A maioria dos pacientes requer apenas observação clínica e medidas de suporte, até que sintomas menores de depressão do SNC desapareçam.

Monitorar vias aéreas, respiração e circulação.

Manter um acesso endovenoso para administração de fluidos.

Intubação orotraqueal, ventilação assistida e oxigênio em casos de ingestão de doses elevadas ou nas associações com outras drogas.

A lavagem pode estar indicada, se for realizada principalmente até 1 hora após a ingestão.

Em caso de coma, é necessária a proteção das vias aéreas, com posição de Trendelenburg, decúbito lateral e/ou intubação orotraqueal.

Carvão ativado pode ser útil se indicado precocemente, ou após a lavagem gástrica.

Nas intoxicações mais graves pelo flunitrazepam (Rohypnol), indica-se um antagonista específico, o flumazenil, na dose inicial de 0,3 mg EV, e repetindo a dose de 0,3 mg a intervalos de 60 segundos, até a reversão do coma.

Calmantes e Sedativos

Introdução – conceitos

Sedativo é o nome que se dá aos medicamentos capazes de diminuir a atividade do cérebro, principalmente quando ele está num estado de excitação acima do normal. É sinônimo de calmante ou sedante. Quando um sedativo é capaz de acalmar a dor, ele recebe a designação de analgésico; e quando consegue diminuir a insônia é designado sonífero ou hipnótico.

Barbitúricos

Um grupo de drogas derivadas do ácido barbitúrico, sendo substâncias químicas sintéticas, depressoras do sistema nervoso central.

Efeitos dos barbitúricos

O tempo de ação: as manifestações começam com cerca de 15 a 30 minutos após a sua ingestão.

- Gerais: os efeitos são quase exclusivamente de origem cerebral, não tendo uma ação específica em outros órgãos em geral. Quando em doses elevadas, pode afetar a respiração, o coração e a pressão arterial como mecanismo de ação no sistema nervoso central.
- Cerebrais: através da ação depressora, pode apresentar como manifestações: sonolência excessiva, diminuição da tensão, relaxamento geral, a capacidade de raciocínio e concentração ficam afetadas e prejudicadas, sensação de embriaguez (semelhante à ingestão de bebidas alcoólicas em excesso), fala enrolada e pastosa, dificuldade para andar.

Toxicidade

Os barbitúricos são drogas extremamente perigosas, pois a dose que pode ser benéfica ao paciente, com efeitos terapêuticos eficazes, pode ser muito próxima da dose que intoxica.. Uma das preocupações em relação à ingestão de barbitúricos é a morte por overdose acidental ou o próprio suicídio.

Barbitúricos e acidentes

O uso desses medicamentos é incompatível com determinadas atividades onde é necessária uma prontidão psicomotora. Operadores de máquinas industriais, agrícolas, maquinistas de trem, pilotos de avião, motoristas de veículos automotores, etc. têm um risco extremamente grande de ocasionar acidentes.

Barbitúricos – gravidez e o aleitamento materno

O uso destes medicamentos é contraindicado para mulheres grávidas. Há um potencial teratogênico, ou seja, um risco de desenvolvimento de anomalias congênitas no feto. [4]Dependência e Tolerância

Há evidências de que os barbitúricos levam a um estado de dependência. Com o tempo de uso, a dose tem também que ser aumentada, ou seja, pode induzir à tolerância.

Síndrome de abstinência

A retirada brusca repentina pode trazer desordens gerais, caracterizando a síndrome de abstinência com sintomas como insônia rebelde, irritabilidade extrema, agressividade, delírios, ansiedade, angústia, podendo apresentar convulsões generalizadas. Quando não atendida por um pronto-atendimento, há risco de vida.

Opiáceos e Opioides

Conceitos

- *Opiáceos* – substâncias oriundas do ópio, podendo ser naturais, quando não sofrem nenhuma modificação (morfina, codeína), ou semissintéticas, quando resultantes de modificação das substâncias naturais (heroína). Estas drogas também são comumente chamadas de narcóticos e produzem analgesia e adormecimento.

- *Opioides* – referem-se a qualquer droga que tenha propriedades semelhantes ao ópio ou a seu principio ativo, a morfina. São substâncias totalmente sintéticas, semelhantes aos opiáceos, tornando-se então medicamentos.

Classificação geral dos opioides

- Opioides naturais – ópio, morfina, codeína, tebaína.
- Opioides semissintéticos – heroína, oxicodona, hidroxicodona, hidromorfona, oximorfona.
- Agonistas-antagonistas de opioides – pentazocina, nalbufina, butrenorfina.
- Antagonistas opioides – naloxona, naltrexona, nalorfina.

Heroína

É uma droga derivada da morfina, sendo considerada cerca de dez vezes mais potente que ela, atingindo o SNC de maneira extremamente mais rápida.

- Vias de administração: nasal, subcutânea, endovenosa e intramuscular.
- Nomes: *brown sugar, billie jean, black tar, boy, bomb, crap, china white, gunpower, horse, mud, noise, smack, skag.*
- Efeitos agudos: supressão da dor, euforia, ímpeto, confusão mental, náuseas e vômitos, depressão respiratória, aborto espontâneo.
- Efeitos crônicos: adicção, tolerância, problemas cardíacos (valvular), artrite, complicações pulmonares (pneumonias).

Vicodin – Oxicontin

- Vicodin – *hydrocodone* – opioide.
- Oxicontin – *oxycodone* – opioide.

Funcionam como sedativos potentes para a dor. São indicados para casos terminais de cânceres, pós-operatórios ortopédicos, etc. Têm um efeito semelhante ao da heroína. São utilizados ilicitamente para sedações de drogas como a cocaína e a heroína.

Os principais efeitos são: euforia leve, sonolência, náusea, enjoo e perda das funções motoras. Gera dependência grave.

Conduta na intoxicação aguda pelos opioides

Medidas de suporte adequadas.

Naloxone (Narcan) é o antagonista que atua nos receptores opioides e não apresenta atividade agonista, tendo especial utilidade no tratamento de depressão respiratória.

Solventes e Inalantes

Principais produtos lícitos

Cola de sapateiro, esmaltes, tintas, *thinners*, nafta, gasolina, vernizes, propelentes, benzina, removedores, aguarrás, polidores, éter, acetona, corretivos de tinta, terebintina, agentes de limpeza, gás de botijão, fluido de isqueiro, inseticidas, etc.

Os fluídos de isqueiro ou os refis são à base de butano e têm despertado extrema preocupação para os que o inalam. Os aerossóis, isto é, gases de *sprays*, são utilizados e considerados substâncias inaladas muito perigosas. .

Cheirinho da loló: é um preparado clandestino (ilícito) à base de clorofórmio e éter. É utilizado somente para fins de abuso.

Efeitos gerais

Os solventes inalados têm efeito similar ao álcool. São basicamente representados por quatro fases distintas:

- fase de excitação: euforia inicial, sensação de leveza e bem-estar, tonturas, perturbações auditivas e visuais (visão dupla), náuseas e vômitos, fala enrolada, tosse, coriza, espirros, salivação, face avermelhada;
- fase de depressão: confusão mental, desorientação, voz pastosa, visão embaraçada, perda do autocontrole, dor de cabeça, palidez, alucinações visuais muito coloridas e vivas;
- fase de depressão acentuada: redução do alerta, incoordenação ocular, incoordenação motora com marcha vacilante, fala dificultada, reflexos deprimidos, alucinações;
- fase de depressão tardia: inconsciência, sonhos estranhos, convulsões, coma, morte. Pode ocorrer sonolência excessiva, diminuição da fome, dores musculares.

Conduta na intoxicação aguda

O tratamento das intoxicações, com depressão respiratória, coma, arritmias cardíacas e convulsões, deve receber terapia intensiva com reidratação, reposição de glicose e eletrólitos, etc.

Tolerância, dependência e síndrome de abstinência

Dependendo da pessoa e do solvente, a tolerância se instala ao fim de 1 a 2 meses, embora não seja tão significativa quanto a das outras drogas. A dependência é evidenciada nas pessoas que abusam de maneira crônica dos solventes e inalantes, sendo os componentes psíquicos os mais encontrados, tais como: desejo de usar, perda de outro interesse que não seja o de usar solvente. Embora de pouca intensidade, estão presentes, na interrupção abrupta do uso dos solventes, manifestações como ansiedade, irritabilidade, agitação, tremores, câimbras e insônia.

PERTURBADORES DO SNC

Maconha

Seu nome científico é Cannabis sativa, Seu princípio ativo, tetra-hidrocanabinol (THC), é a substância química responsável pelos efeitos da maconha, entre os mais de 400 outros componentes. . Adulterantes utilizados para aumentar o volume e o efeito da maconha: crack, esterco, capim, sabugo de milho, casca de semente de milho, etc.

Skunk

Teria surgido na Holanda, no ano de 1990. É uma droga produzida em laboratório através de moderna técnica de engenharia genética vegetal. O princípio ativo é o THC, o mesmo da maconha comum. A concentração de THC do *skunk* (28%) é sete vezes maior do que a da maconha comum (4%). Todas as outras substâncias ativas encontradas na maconha comum são potencializadas no *skunk*.

Efeitos físicos agudos da maconha

- A curto prazo: olhos avermelhados e congestionados, boca e garganta secas, aumento do apetite, taquicardia. Majora riscos cardíacos e cerebrais. Há umaumento da apolipoproteína, cujos níveis elevados causam o endurecimento das artérias (J.L. Cadet – USA, 2008).
- A longo prazo: câncer de pulmão, diminuição da imunidade e resistência do organismo – aumentando a suscetibilidade às infecções, transtornos no ciclo menstrual, diminuição da testosterona – oligospermia. A fumaça inalada tem altos teores de alcatrão. A maconha é mais agressiva que tabaco comum para os tecidos do nariz, da laringe, dos brônquios e, principalmente, para os pulmões.

Câncer de pulmão e maconha

O New England Journal of Medicine, em 1994, concluiu, com relação ao poder cancerígeno da maconha em comparação com o tabaco: "uma quantidade maior dos mesmos agentes causadores de câncer no cigarro comum é encontrada na maconha que se fuma". A principal substância cancerígena presente na maconha é o benzopireno. .

Maconha – sexualidade e saúde reprodutiva

Em níveis elevados, a maconha tende a induzir alterações cromossômicas, como demonstrado em estudos citogenéticos (Zimmerman, 1990).

- Na mulher: a maconha altera e provoca transtornos no ciclo menstrual. Leva à supressão do interesse sexual.
- No homem: o uso crônico diminui em até 50-60% a quantidade de testosterona (hormônio masculino secretado pelo testículo do homem). Em consequência dessa diminuição ocorre a oligospermia, ou seja, a diminuição da quantidade de espermatozoides, e aumenta a incidência de células anormais no esperma, o que leva a uma infertilidade. O homem terá mais dificuldade de gerar filhos. Este é um efeito que desaparece quando a pessoa deixa de utilizar a droga. Também no homem ocorre a supressão do interesse sexual.

Gravidez, aleitamento materno e maconha

Da mesma maneira que as substâncias tóxicas do tabaco e outras drogas, os canabinoides também atravessam prontamente a barreira placentária e atingem o feto. Os recém-nascidos de mães usuárias nascem com menor peso e estatura, quando comparados com aqueles das não usuárias. Há também relatos de diminuição da circunferência da cabeça nesses casos.

Funções executivas

Usuários crônicos de maconha podem apresentar prejuízos no funcionamento executivo em relação à capacidade de raciocínio abstrato, organização e flexibilidade mental.

Efeitos agudos

Sensação de bem-estar, acompanhada de calma e relaxamento, diminuição da fadiga, vontade de rir (hilaridade), tagarelice, euforia.

Outros efeitos

Angústias, temor de perder o controle da cabeça, tremores, transpiração excessiva, depressão, sonolência, redução na atenção, redução da memória a curto prazo, redução na capacidade de cumprir tarefas que requeiram concentração e coordenação, delírio (manifestação mental pela qual a pessoa faz um juízo errado do que vê ou ouve), alucinação (a percepção sem objeto, que pode ser terrificante), perturbação na capacidade de a pessoa calcular tempo e espaço, etc. O usuário da maconha tem a sensação de que se passaram horas, quando na realidade foram apenas alguns minutos. Quando os usuários operam máquinas, trens, aviões, veículos automotores etc., os acidentes são mais frequentes por esse motivo.

Efeitos crônicos

Em consumidores crônicos e abusivos, encontram-se áreas de hipoperfusão em diferentes regiões do cérebro, mediante a tomografia de fóton (SPECT), o que nos indica que há um ponto na história do consumo onde ocorre sofrimento neuronal, fenômeno que parece ser irreversível. O uso crônico ou continuado da maconha leva a uma diminuição da capacidade de aprendizagem, da capacidade de memorização e à síndrome amotivacional, descrita como uma forma de perda energética, que reduz a atenção e o desempenho na escola, com perturbação do relacionamento com os familiares (principalmente genitores) e outras rupturas do comportamento. Tudo se torna banal, sem graça e sem nenhuma importância, com a perda dos verdadeiros valores da vida.

Maconha e os efeitos em acidentes de trânsito

- Aumento na latência da decisão antes de iniciar, parar ou ultrapassar.
- Prejuízo no controle do velocímetro.
- Aumento da variabilidade da posição lateral.
- Variabilidade do intervalo entre outros veículos.
- Perturbação da audição.
- Perturbação da atenção.

- Perturbação da visão periférica.
- Perturbação da coordenação periférica.

Tolerância, dependência e abstinência

A tolerância à maioria dos efeitos da maconha pode desenvolver-se rapidamente após poucas doses, mas também desaparece com rapidez. . Uma síndrome de abstinência em usuários humanos foi descrita após a observação cuidadosa de indivíduos que receberam doses orais regulares de maconha em uma enfermaria de pesquisa e estima-se que cerca de 9% dos usuários tornam-se dependentes (Roffman e Stephes, 1993).

Conduta na intoxicação aguda

A toxicidade aguda da maconha é muito baixa. Não existe caso de morte confirmado e descrito na literatura médica mundial.

- Ambiente calmo.
- Hidratação adequada.
- Os benzodiazepínicos podem ser úteis nos quadros ansiosos agudos ou nos psicóticos, se associados a algum neuroléptico.
- Haloperidol, 5 mg IM.

Ecstasy (MDMA)

Metanfetaminas são "drogas de projeto" (*design drugs*), quimicamente semelhantes às anfetaminas, porém com efeitos mais intensos e potentes no SNC, e com riscos muito maiores para o usuário. São sintéticas e produzidas em laboratórios clandestinos. O *ice* é uma metanfetamina altamente pura.

- A MDMA – *Ecstasy* é uma droga perturbadora, que tem atividade estimulante e alucinogênica.

Associações frequentes

Ecstasy e efedrina, *ecstasy* e ketamina, *ecstasy* e cafeína, *ecstasy* e Viagra, *ecstasy* e anti-inflamatórios e com depressivos.

Efeitos gerais

Diminuição dos desejos psicológicos, melhora das relações pessoais, sensação de bem-estar, melhora da percepção musical, aumento na acuidade para cores, desejo de se comunicar e melhora na autoestima do usuário.

Efeitos físicos agudos

Hipertermia, aumento do HAD (hormônio antidiurético), dilatação da pupila anorexia, bruxismo, tensão muscular, desidratação, náuseas, visão embaçada confusão mental e paranoia aguda.

Efeitos crônicos e residuais

Depressão, distúrbios do sono, ansiedade, conduta, agressiva, conduta impulsiva, paranoia crônica, insônia e fadiga.

Principais complicações

Síndrome do pânico, desencadear quadros esquizofrênicos, depressão e perdas de memória e atenção, destruição de neurônios serotoninérgicos – ação oxidativa, hipertermia fulminante – 42 graus, intoxicação hídrica, e a dificuldade de eliminação dos líquidos ingeridos pelo aumento do hormônio antidiurérico – (hiponatremia, com diminuição de cálcio e potássio), disfunção imunológica.

Ecstasy *e a sexualidade*

Facilidade nas relações humanas, sensualidade autoerótica sem interesse sexual, não há um aumento da excitação nem do desejo sexual, e dificuldade para obter o orgasmo. *Droga do amor?*

LSD-25 (Ácido Lisérgico Dietilamina)

Conceito

É uma droga sintética, alucinógena, derivada do esporão do centeio.

Doses utilizadas e tempo de ação

O LSD é solúvel em água, tendo ação muito rápida por via oral e em pequenas quantidades, é absorvido pela mucosa gastrointestinal, difundindo-se para os tecidos, inclusive o cérebro. Minutos após a ingestão ocorrem os primeiros efeitos físicos, seguidos por efeitos psicoalucinógenos em torno de 30 a 90 minutos.

A quantidade de 1 mg (1 milésimo de grama) pode ser suficiente, dependendo da suscetibilidade do usuário, para produzir francos efeitos alucinógenos em poucos minutos. Uma dose de 25 μg utilizada pode ocasionar efeitos significativos que duram até 10 a 12 horas. A *overdose* de LSD é pouco conhecida em humanos. Geralmente, os casos de morte ocorrem em função de transtornos pelas proezas irrealísticas. Tentativa de voar, força mental para parar um carro numa estrada e consequente acidente fatal.

Efeitos físicos gerais

As manifestações orgânicas mais frequentes são: mal-estar geral, tonturas, fraqueza, sonolência, náuseas, diminuição da sensibilidade da pele, eriçamento dos pelos, sudorese excessiva, rubor, calafrios, tremores, taquicardia (aumento dos batimentos cardíacos), hipertensão arterial, dilatação de pupila, hipertermia (aumento da temperatura corporal).

Efeitos psíquicos-psiquiátricos

Excitabilidade excessiva, instabilidade afetiva, produção de uma série de distorções no funcionamento do cérebro, trazendo alterações psíquicas. Além de um estado "transitório" de esquizofrenia, o uso de LSD pode provocar uma "viagem" de vários dias e caracterizar uma doença mental definitiva.

Distorções perceptivas

Cores, formas e contornos alterados, sinestesia eventual (sensação subjetiva de sentir cores ou ver sons), fusão dos sentidos, perda da discriminação de tempo e espaço, Minutos parecem horas, metros assemelham-se a quilômetros. As alucinações visuais e auditivas podem levar a estados de exaltação, como de muita ansiedade e angústia até pânico (a desorganização da personalidade). Delírios (juízos falsos da realidade) costumam ser de natureza persecutória ou de grandeza.

Efeitos em longo prazo

As consequências adversas do uso de drogas alucinógenas em longo prazo podem incluir sintomas psicóticos prolongados, depressão e flashbacks. O flashback é uma variante deste efeito em longo prazo: semanas até meses após uma experiência com LSD, a pessoa repentinamente passa a ter todos os sintomas psíquicos daquela experiência anterior, e isto sem ter tomado de novo a droga. Há uma verdadeira sensação de loucura. O mecanismo causador desses flashbacks é desconhecido.

Tolerância, abstinência e dependência

É muito rápida a indução à tolerância. Doses em intervalos muito próximos são completamente ineficazes num prazo de 3 dias. As doses são cada vez maiores para obter os mesmos efeitos psicológicos. A tolerância ao LSD ultrapassa a maioria dos outros alucinógenos. Não há sintomas de abstinência com a cessação do uso. O LSD não leva comumente a estados de dependência.

Psilocibina – Psilocina

Caapi e Chacrona

A *ayahuasca* é uma palavra indígena cuja tradução é "corda dos mortos" ou "vinho dos mortos". É utilizado em rituais do Santo Daime, religião com milhares de seguidores no Brasil. É composto pelo cipó caapi-mariri e por folhas de chacrona. O chá com esses vegetais apresenta a DMT (dimetiltriptamina), que age como alucinógeno com efeitos semelhantes ao LSD.

Efeitos físicos

Hipertensão, taquicardia, náuseas, vômitos e diarreia.

Efeitos psíquicos

Sensação de medo, perda do controle, levando a reações de pânico. As alucinações produzidas pela bebida são chamadas de mirações, e os guias desta religião procuram conduzi-las para dimensões espirituais da vida. Pode desenvolver ou desencadear quadros psicóticos permanentes ou novas crises em portadores de doenças psiquiátricas (transtorno bipolar, esquizofrenia). Como ocorre com quase todas as substâncias alucinógenas, praticamente não há desenvolvimento de tolerância. Comumente também não induzem dependência. Não ocorre a síndrome de abstinência com o cessar do uso da droga.

Anticolinérgicos

- Plantas: datura, lírio, trombeta, trombeteira, cartucho, saia-branca, zabumba.
- Medicamentos: são úteis no tratamento de algumas doenças como a diarreia ou a doença de Parkinson.

Artane, Akineton

O Artane chega a ser a terceira droga mais abusada entre os meninos de rua, após os inalantes e a maconha. O abuso destas substâncias é relativamente comum no Brasil, principalmente em algumas capitais no Nordeste.

Efeitos gerais

As drogas anticolinérgicas podem produzir muitos efeitos periféricos, como dilatação das pupilas; boca seca; taquicardia; obstipação intestinal, podendo paralisar o intestino; bexiga com funcionamento lento (preguiçosa), podendo ocorrer retenção de urina. Em abuso com doses elevadas ocorre taquicardia, que pode superar 150 batimentos cardíacos por minuto, com hipertermia, podendo ocorrer convulsões.

Efeitos cerebrais

Todas as drogas anticolinérgicas são capazes de alterar as nossas funções psíquicas com delírios e alucinações. Dependem bastante da personalidade do usuário e de sua condição, sendo descritas visões de fantasmas, santos, animais, estrelas, etc. Esses efeitos são bastante intensos, demorando até 2 ou 3 dias para desaparecerem.

Tolerância e Síndrome de Abstinência

Os anticolinérgicos não desenvolvem tolerância no organismo. Não há descrição de síndrome abstinência após a parada de um uso contínuo.

OUTRAS DROGAS

Esteroides Anabolizantes

Conceito

São derivados sintéticos da testosterona, hormônio esteroide sexual masculino, fabricado naturalmente pelos testículos.

Efeitos

- *Androgênicos* – sistema reprodutivo masculino e caracteres sexuais secundários.
- *Anabólicos* – são aqueles que envolvem os tecidos não reprodutivos (crescimento dos ossos longos, aumento da laringe e da espessura das cordas vocais, aumento de massa e força dos músculos esqueléticos, aumento da síntese proteica, redução na gordura corporal e aumento das hemácias. O uso ou o abuso dos esteroides anabolizantes sem a orientação médica é observado em adolescentes – jovens que, por se sentirem fracos e/ou pequenos, desejam melhorar a sua aparência (estética) ou sua *performance*, mesmo sabendo dos agravos que podem ser ocasionados à sua saúde.

Formas de uso

Os esteroides anabolizantes são usados por via oral na forma de comprimidos ou por via injetável.

Principais produtos comerciais

Mais de 40 esteroides anabolizantes sintéticos estão no mercado do mundo todo (muitos provenientes de fontes ilegais ou veterinárias). Androxon, durateston, deca-durabolin, hemoginin, dianabol, testex, winstrol depot, primobolan depot, parabolan. No comércio brasileiro, os principais medicamentos utilizados com fins ilícitos são: Winstrol, Androxon, Durateston e Deca-Durabolin.

Principais indicações médicas

Deficiência de testosterona, anemias aplásticas, Câncer de mama metastático, doenças terminais debilitantes, reposição hormonal e endometriose.

Efeitos orgânicos

- Gerais: cefaleia, vertigem, náuseas, tremores, aumento da água corpórea e aumento do peso corporal.
- Cardiovasculares: hipertensão arterial (aumento da pressão), infarto do miocárdio (quando o uso é prolongado). Alteração no metabolismo de colesterol, diminuindo a lipoproteína de alta densidade HDL (colesterol bom) e aumentando a de baixa densidade LDL (colesterol ruim), que se deposita na parede das artérias. Edema (inchaço) em virtude da retenção de líquidos e sódio. Dilatação cardíaca significativa, patológica entre atletas que utilizam a droga durante tempo prolongado. Acidente vascular cerebral entre os usuários de esteroides anabolizantes.
- Renais: tumor de Wilms, aumento do volume urinário, aumento da creatinina. Dermatológicos: acne (espinha), alopecia (queda de cabelos), podendo levar à calvície.
- Hematológicos: anormalidades de coagulação sanguínea.
- Hepáticos: tumores hepáticos, icterícia, valores elevados da função hepática e aparecimento de cistos sanguíneos no fígado.

- Alterações musculoesqueléticas: dor articular, maior risco de lesão de músculos e tendões, nos adolescentes há um fechamento epifisário prematuro, espasmo muscular, aumento da massa muscular.

Sistemas endócrino e reprodutor – sexualidade

- No homem: atrofia testicular (os testículos diminuem de tamanho) oligospermia (contagem de espermatozoides é reduzida), impotência sexual, infertilidade, desenvolvimento de ginecomastia (aumento das mamas), nem sempre regredindo com a interrupção do uso, podendo ser necessária uma intervenção cirúrgica. Dificuldade e/ou dor para urinar, hipertrofia (aumento) de próstata. Não há associação evidente entre o uso dos esteroides anabolizantes e aparecimento de câncer de próstata, porém pelo menos um caso já foi descrito (Brower, 1993).
- Na mulher: masculinização, crescimento de pelos, com distribuição masculina, alterações ou irregularidades menstruais, ausência de ciclo menstrual, hipertrofia (aumento) do clitóris, voz grossa, atrofia do tecido mamário em resposta a níveis elevados de hormônios masculinizantes. A alteração da voz e a hipertrofia de clitóris podem persistir após a interrupção do uso.

Efeitos sobre as crianças e adolescentes

Causam fechamento epifisário prematuro, prejudicando o crescimento final. Calvície precoce, acne, policitemia (aumento grande e absoluto da quantidade de hemácias circulantes). Exacerbação de apneia do sono e tiques. Independentemente da idade, o atleta que faz uso dessas drogas apresenta maior tendência para desenvolver lesões do aparelho locomotor, pois sua estrutura osteoarticular não está adaptada ao estresse provocado pelo aumento da força muscular (Pedrinelli, 1993).

Efeitos psicológicos

Os adolescentes – jovens com o sistema nervoso em desenvolvimento, podem ser particularmente vulneráveis aos efeitos psicológicos dos esteroides anabolizantes.

Outros efeitos

O abuso de esteroides anabolizantes pode causar uma variação de humor incluindo agressividade marcante e raiva incontrolável, que podem levar a episódios violentos.

Conduta – tratamento

O tratamento da dependência de esteroides anabolizantes requer a interrupção do uso/abuso. Os sintomas de abstinência devem ser tratados com terapia de suporte. Os antidepressivos podem ser indicados para casos de depressão maior.

O amar e o educar em overdoses são os verdadeiros antídotos das drogas.
Não basta amar, temos que educar.
Vagner Lapate

BIBLIOGRAFIA CONSULTADA

1. Carlini EA. Maconha (Cannabis sativa); mito e realidade; fatos e fantasias. In: Carlini E.A. Medicamentos, drogas e saúde. São Paulo: Hucitec – Sobravime; 1995. p. 157-73.
2. Centro Brasileiro de Informações Sobre Drogas Psicotrópicas – CEBRID. Pesquisa domiciliar sobre o uso de drogas no Estado de São Paulo: Aspectos da dependência . Boletim CEBRID, n. 44, maio 2001. Disponível em: http://www.cebrid.drogas.nom.br/ Boletim Cebrid. Acessado em 17 mar 2002.
3. Escohotado A. Historia general de lãs drogas. 3ª ed. Madrid: Espasa; 2000.
4. Ferigolo M et al. Aspectos clínicos e farmacológicos do uso dos solventes. J Bras Psiquiat. 2000;49(9):331-341.
5. Figlie BN, Bordin S, Larangeira R. Aconselhamento em Dependência Química. CIDADE: Roca; 2004.
6. Freud S. Ueber Coca. Centralblatt für die gesammte Therapie 1884;2:289-314. Seite 300 f., Disponível em: http://vlp.mpiwg-berlin.mpg.de/library/data/lit29488. Acessado em:
7. Freudeumann RW et al. The origin of MDMA (ecstasy)também conhecido como chocolate em barra revisited: the true story reconstructed from the original documents. Addiction. 2006;101:1241-1245.
8. Grob CS, McKenna DJ, Callaway JC et al. Human psycopharmacology of hoasca, a plant hallucinogen used in a ritual context in Brasil. J Nerv Ment Dis. 1996;184(2):86-94.
9. Lapate V. Pediatria. In: Medicina – Mitos e Verdades. São Paulo: Edit. CIP; 1996.
10. Lapate V, Tuma R. Educando para a Vida – Drogas. Curitiba: Posigraf; 1994.
11. Lapate V. Hora Zero, A Independência das Drogas – antes que os Problemas Cheguem. São Paulo: Ed. Scortecci; 2002.
12. Laranjeira RR, Jungerman F, Dunn J. Drogas: maconha, cocaína e crack. 2. ed. São Paulo: Contexto; 1998. 67p.
13. Longenecker GL. Como agem as drogas – o abuso das drogas e o corpo humano: CIDADE: Quark do Brasil; 1998. 143p.
14. Ohns A. Psychiatric effects of Cannabis. Br J Psiquiatric. 2001;178:116-22.
15. Pandina R, Hendren R. Other drugs of abuse: inhalants, designer drugs and steroids. In: McCradu B, Epstein E. Addictions – A Comprehensive Guidebook. Specific drugs of abuse: pharmacological and clinical aspects. New York: Oxford University Press; 1999. cap.10, p. 171-184.
16. Peroutka SJ. Incidence of recreational use of 3,4-methylenedimethoxy-methanfetamine (MDMA, "Ecstasy") on an undergratuate campus. New England of Medicine. 1987;317(24):1542-1543.
17. Thase ME. Subastance abuse disorders. In: Didkstein LJ, Riba MB, Oldham JM. Cognitive – behavioral therapy for substance abuse disorders. Am Psychi Press Rev Psych. 1997;16(NÚMERO):PÁGINAS.
18. Venhuis BJ, de Kaste D. Sildenafil analogs used for adulterating marihuana. Forensic Sci Int. 2008;182(1-3):e23. DOI:10.1016/j.forsciint.2008.09.002. PMID 18945564.

Capítulo 106

Depressão

Andrea Virginia U. B. Freirias

INTRODUÇÃO

A depressão é um problema frequente[1], de natureza crônica e recorrente[1]. No início dos anos 2000, os gastos anuais relacionados à depressão são estimados em 83 bilhões de dólares nos Estados Unidos[2] e 118 bilhões de euros na Europa[3]. A depressão representa um problema de saúde pública em função dos prejuízos à saúde física (com consequente aumento da utilização dos serviços de saúde), mortalidade e incapacidade funcional que acarreta[1]. Nos países em desenvolvimento, estima-se que até 2020 a depressão deverá deixar a quarta posição (ocupada na década de 1990), para ser a primeira causa de incapacidade[1].

O tratamento apropriado pode melhorar esses desfechos para a maioria dos pacientes[4]. No entanto, a doença ainda é subdiagnosticada e tratada pelo clínico; 30 a 50% dos casos não são detectados na atenção primária, e muitos pacientes deixam de receber o cuidado adequado[1].

CONCEITOS[5]

Antes de avançar no tema, é importante procurar diferenciar os estados normais dos patológicos:

- depressão – *patologia* que traz ao doente um risco de morte potencial. O humor deprimido é *persistente* e geralmente sem causa aparente, ou é muito desproporcional à causa;
- tristeza – sentimento humano *normal*, que ocorre de modo *circunstancial* e *em resposta* a eventos negativos da vida;
- luto – estado decorrente de perda por morte ou abandono.

FATORES ETIOLÓGICOS

A depressão tem uma etiologia multifatorial, onde pesam elementos neurobiológicos, como a disfunção de neurotransmissores (monoaminas, GABA, glutamato)[6, 7], genéticos[8], ambientais[9] e individuais.

PREVALÊNCIA

A prevalência anual da depressão na população geral varia de 3 a 11%[1], ao passo que, ao longo da vida, varia de 6,7 a 16,2%, conforme o estudo de Fleck e cols.[1]. Entre os pacientes internados com doenças clínicas, é estimada em 22 a 33%[1].

FATORES PREDISPONENTES

Entre os principais fatores predisponentes para depressão, devemos considerar [1,9]:

- sexo feminino (duas a três vezes mais frequentes que no sexo masculino);
- história familiar positiva para depressão;
- episódios depressivos prévios;
- presença de algumas patologias clínicas (Tabela 106.1);
- uso de alguns medicamentos (Tabela 106.2).

Tabela 106.1 – Algumas patologias que podem causar depressão secundária

Neoplasias ex.: pâncreas, gastrointestinal, pulmão	Cardiopatias ex.: infarto agudo do miocárdio, miocardiopatias, hipertensão arterial
Doenças endocrinológicas ex.: diabete melito, hipotireoidismo, D. Cushing	Doenças neurológicas. ex.: doença de Parkinson, epilepsia acidente vascular cerebral
Infecções. ex.: HIV, sífilis	Doenças reumatológicas. ex.: lúpus, artrite reumatoide
Outras ex.: álcool, anemia, deficiências vitamínicas (B_1, B_{12}), etc.	

Adaptado de: Fráguas Júnior R, Figueiredo JAB, eds. Depressões Secundárias. São Paulo: Atheneu; 2000.

Tabela 106.2 – Alguns medicamentos que podem causar depressão secundária

Indometacina	Clonidina	Propranolol
Alfametildopa	Reserpina	Corticosteroides
Cimetidina	Ranitidina	Cinarizina
Flunarizina	Digoxina	Isoniazida
Efedrina	Pseudoefedrina	Levonorgestrel
Tamoxifeno	Leuprolide	Baclofeno
Interferon	L-DOPA	Anfotericina B
Neurolépticos	Barbitúricos	Benzodiazepínicos

Adaptado de: Brasil MAA. Depressão decorrente de medicamentos. In: Fráguas Júnior R, Figueiredo JAB, eds. Depressões Secundárias. São Paulo: Atheneu; 2000.

QUADRO CLÍNICO

O episódio depressivo caracteriza-se pela presença de sintomas:

- *afetivos* – humor depressivo, perda de interesse ou prazer;
- *somáticos* – falta de energia, dificuldade de concentração, lentificação psicomotora, alteração do padrão de sono e apetite, perda ou ganho de peso;
- *pensamento* – ideias de morte ou suicídio, ideias de culpa ou menos-valia, desesperança;
- não é incomum a oscilação do humor ao longo do dia, sendo mais típica a piora matinal com melhora no decorrer do dia.

Os critérios diagnósticos mais utilizados para descrição dos quadros depressivos são o Manual Diagnóstico e Estatístico de Transtornos Mentais do DSM-IV e da CID-10. Sugiro ao leitor remeter-se aos referidos manuais para maior detalhamento, se necessário. Em linhas gerais, a CID-10 descreve três sintomas mais típicos que podem ser acompanhados de dois ou mais sintomas acessórios, como relacionado na Tabela 106.3.

Tabela 106.3 – Sintomas descritos nos critérios diagnósticos de episódio depressivo segundo a CID-10[10]

Sintomas principais	Sintomas acessórios
• Humor deprimido • Perda de interesse/prazer • Fatigabilidade aumentada	• Redução da autoestima/confiança • Redução da atenção/concentração • Ideias de culpa e inutilidade • Visões pessimistas e desoladas do futuro • Sono perturbado • Apetite diminuído • Ideias/atos autolesivos ou suicídio

Adaptado de Fleck MP, Berlim MT, Lafer B, Sougey EB, Del Porto JA, Brasil MA et al. Revisão das Diretrizes da Associação Médica Brasileira para o tratamento da depressão (versão integral). Rev Bras Psiquiatr. 2009;31(Supl. I):S7-17.

Ainda de acordo com a CID-10[10], o quadro deve persistir por um período superior a 2 semanas, e poderá ser classificado quanto sua gravidade em:

- **episódio leve**: dois sintomas principais e dois sintomas acessórios;
- **episódio moderado**: dois sintomas principais e três a quatro sintomas acessórios;
- **episódio grave**: três sintomas fundamentais e quatro ou mais sintomas acessórios.

Os sintomas podem agrupar-se sob diferentes categorias depressivas, conforme a descrição/classificação utilizada[5]. Alguns exemplos são: depressão psicótica, catatônica, puerperal, sazonal, recorrente, etc.

Outras formas clinicamente relevantes de depressão são a distimia e a depressão menor.

DIAGNÓSTICO

Como exposto anteriormente, a depressão ainda é subdiagnosticada pelo clínico, principalmente no contexto da atenção primária[1]. Isto se deve a fatores relacionados tanto ao médico (que pode atribuir os sintomas somáticos da depressão a uma patologia clínica de base como uma cardiopatia, por exemplo), quanto ao paciente, que pode deixar de mencionar os sintomas por algum preconceito ou desconhecimento[1].

O diagnóstico da depressão é essencialmente clínico. Para uma avaliação adequada do quadro, sugere-se a anamnese cuidadosa com o paciente, podendo ser necessária a complementação de informações com um familiar ou cuidador. É importante pesquisar sobre sintomas como ideação ou planos de suicídio, desesperança ou falta de perspectivas futuras, e também se há antecedente de quadros semelhantes no passado e/ou tratamento prévio. Uso de medicações ou abuso de substâncias, presença de patologias clínicas e antecedentes familiares de depressão ou suicídio igualmente são informações valiosas. Seguem-se a avaliação do estado mental e o exame físico cuidadoso do doente.

Existem várias escalas de avaliação e rastreamento de depressão desenvolvidas para serem aplicadas pelo clínico na atenção primária, a fim de facilitar a detecção de casos[11,12].

O *Teste das Duas Questões*[11], por exemplo, mostrou sensibilidade de 96% e especificidade de 57% no rastreamento de depressão:

1. Durante o último mês, você se sentiu incomodado por estar para baixo, deprimido ou sem esperança?
2. Durante o último mês, você se sentiu incomodado por ter pouco interesse ou prazer para fazer as coisas?

Exames Complementares[13]

Os exames laboratoriais são úteis para: 1. identificar patologias clínicas ocultas (ex.: depressões secundárias a hipotireoidismo, anemia, neoplasia, etc.); 2. avaliar possíveis danos provocados pela patologia psiquiátrica (ex.: desnutrição, decorrente de anorexia); 3. monitorar os efeitos da terapêutica (ex.: lesão hepática medicamentosa). Ao solicitar exames, deve-se sempre usar de simplicidade e bom-senso, visando o menor custo e mínimo desconforto para o paciente.

Diagnóstico Diferencial

- Demência.
- Transtorno afetivo bipolar.
- Depressão devida a uma condição médica geral.
- Depressão devida a abuso de substância.

TRATAMENTO

Os principais objetivos do tratamento são:

- remissão completa dos sintomas depressivos;
- prevenção de recaídas/recorrências;
- melhora da saúde e qualidade de vida;
- redução da mortalidade.

As formas de tratamento disponíveis incluem as *terapias biológicas* (ex.: antidepressivos, eletroconvulsoterapia, estimulação magnética transcraniana) e *terapias psicossociais* (psicoterapia interpessoal, terapia cognitivo-comportamental, psicoterapia breve psicodinâmica, de resolução de problemas, terapia familiar e aconselhamento)[1], que podem ser feitas isoladamente ou em associação[1,5,13]. Nos casos de depressão leve a moderada, a farmacoterapia e as terapias psicosociais parecem ter níveis de resposta semelhantes, enquanto para os casos moderados a graves, o tratamento combinado (antidepressivo e psicoterapia) parece mais eficaz[1,5]. Dependendo da gravidade do episódio, pode-se utilizar antidepressivos isoladamente ou em combinação com neurolépticos e/ou estabilizadores de humor[1,5].

A avaliação frequente (semanal) dos pacientes na fase inicial do tratamento (primeiras 4-6 semanas) favorece a adesão ao tratamento, além de monitorar a resposta à medicação, eventuais efeitos colaterais da medicação e o risco de suicídio[1]. Recomenda-se o encaminhamento ao psiquiatra[1] dos casos refratários ao tratamento, bem como naqueles que cursam com risco de suicídio ou sintomas psicóticos.

Escolha do Antidepressivo

A grande expansão no número de antidepressivos disponíveis desde o seu lançamento, na década de 1950, exige do médico maior consideração quanto às vantagens e desvantagens na escolha da droga a ser utilizada no tratamento. As drogas antidepressivas são semelhantes quanto a sua eficácia e tempo de resposta, diferindo entre si apenas quanto ao seu perfil farmacológico, de efeitos colaterais e de interações medicamentosas[1]. Alguns exemplos de medicações antidepressivas mais comumente utilizadas e seus efeitos colaterais encontram-se relacionados na Tabela 106.4.

Tabela 106.4 – Exemplos de antidepressivos e alguns de seus efeitos colaterais

Droga	Exemplos	Efeitos colaterais mais comuns
Tricíclicos/Heterocíclicos	Amitriptilina Imipramina Clomipramina Nortriptilina	Obstipação intestinal, delirium, retenção urinária, hipotensão postural, efeitos cardíacos
Inibidores seletivos de recaptação de serotonina (ISRS)	Fluoxetina Sertralina Paroxetina	Efeitos gastrointestinais
Inibidores da monoamino-oxidase (IMAO)	Tranilcipromina Moclobemida	Hipotensão ortostática, crises hipertensivas (com dietas ricas em tiramina)
Outros	Bupropiona Venlafaxina Mirtazapina	Específicos conforme a droga

Adaptado de: Janicak PG, Davis JM, Preskorn SH, Ayd Jr. FJ. Treatment with antidepressants. In: Principles and practice of psychopharmacotherapy. 3rd ed. Philadelphia: Lippincott Williams & Wilkins; 2001;215-325.

Mudanças na farmacocinética e farmacodinâmica podem tornar o paciente geriátrico e o portador de patologias clínicas comórbidas (ex., cardiopatias, insuficiência hepática ou renal) mais sensíveis aos efeitos colaterais (e terapêuticos) dos antidepressivos.

Outros fatores a serem considerados na escolha do antidepressivo são listados na Tabela 106.5[14]:

Tabela 106.5 – Critérios de escolha do antidepressivo

Segurança	Idade, índice terapêutico, interações farmacocinéticas e farmacodinâmicas
Tolerabilidade	Perfil de efeitos colaterais
Classe e espectro do antidepressivo	
Custo	Custo e custo-efetividade
Simplicidade de administração	Dose única x múltiplas dosagens Necessidade de monitoramento específico Necessidade de reajuste de dose

Adaptado de: Janicak PG, Davis JM, Preskorn SH, Ayd Jr. FJ. Treatment with antidepressants. In: Principles and practice of psychopharmacotherapy. 3rd ed. Philadelphia: Lippincott Williams & Wilkins; 2001.

Interações Medicamentosas Relevantes

A relevância clínica da interação medicamentosa depende de vários fatores, como o índice terapêutico da droga, se esta é substrato de uma única via metabólica, da presença de um potente inibidor desta via, e da presença de doenças renal ou hepática[13,14]. Ter consciência das interações potenciais e monitorá-las são atitudes que maximizam os cuidados e minimizam os riscos.

REFERÊNCIAS BIBLIOGRÁFICAS

1. Fleck MP, Berlim MT, Lafer B, Sougey EB, Del Porto JA, Brasil MA et al. Revisão das Diretrizes da Associação Médica Brasileira para o tratamento da depressão (versão integral). Rev Bras Psiquiatr. 2009;31(Supl I):S7-17.
2. Donohue JM, Pincus HA. Reducing the societal burden of depression: a review of economic costs, quality of care and effects of treatment. Pharmacoeconomics. 2007;25(1):7-24.
3. Sobocki P, Jönsson B, Angst J, Rehnberg C. Cost of depression in Europe. J Ment Health Policy Econ. 2006;9(2):87-98.
4. Docherty JP. Barriers to the diagnosis of depression in primary care. J Clin Psychiatry. 1997;58(Suppl 1):5-10.
5. Parker G, Brotchie H. Depressão maior suscita questionamento maior. Rev Bras Psiquiatr. 2009;31(Supl I):S3-6.
6. Aan het Rot M, Mathew SJ, Chamey DS. Neurobiological mechanisms in major depressive disorder. CMAJ. 2009;180:305-313.
7. Sullivan PF, Neale MC, Kendler KS. Genetic epidemiology of major depression:review and meta-analysis. Am J Psychiatry. 2000;157(10):1552-62.

8. Green JG, McLaughlin KA, Berglund PA et al. Childhood adversities and adult psychiatric disorders in the national comorbidity survey replication I: associations with first onset of DSM-IV disorders. Arch Gen Psychiatry. 2010;67(2):113-23.
9. Brasil, MAA. Depressão decorrente de medicamentos. In: Fráguas Júnior R, Figueiredo JAB, eds. Depressões Secundárias. São Paulo: Atheneu; 2000.
10. World Health Organization. Classificação de transtornos mentais e de comportamento da CID-10: descrições clínicas e diretrizes diagnósticas. Genebra: World Health Organization; 1993.
11. Whooley MA, Avins AL, Miranda J, Browner WS. Case-finding instruments for depression. Two questions are as good as many. J Gen Intern Med. 1997;12(7):439-45.
12. Goldberg D, Bridges K, Duncan-Jones P, Grayson D. Detecting anxiety and depression in general medical settings. BMJ. 1998;297:897-9.
13. Freirias A, Menon MA. Transtornos Psiquiátricos do Idoso. In: Mari JJ, Razzouk D, Peres MFT, Del Porto JA (Org). Guia de Psiquiatria/Série de Guias de Medicina Ambulatorial e Hospitalar. Barueri: Manole; 2005.
14. Janicak PG, Davis JM, Preskorn SH, Ayd Jr. FJ. Treatment with antidepressants. In: Principles and practice of psychopharmacotherapy. 3rd ed.Philadelphia: Lippincott Williams & Wilkins; 2001.

Capítulo 107

Transtornos de Ansiedade

Aida Cristina Suozzo

INTRODUÇÃO

Definição

A ansiedade é considerada uma reação normal dos indivíduos diante de várias situações, tornando-se anormal quando a reação é desproporcional à situação, ou seja, quando o indivíduo apresenta uma resposta não adequada na intensidade e na duração ou quando não existe fator desencadeante.

Nos últimos anos, os transtornos de ansiedade tornaram-se frequentes, sendo seus sintomas comumente encontrados em qualquer pessoa em algum período da vida. Justamente por estarem presentes no cotidiano dos indivíduos, frequentemente os *transtornos de ansiedade* não são diagnosticados, levando a um prejuízo em qualidade de vida e aumento dos custos da saúde pública.

Estudos nacionais mostraram que estes são os transtornos psiquiátricos mais prevalentes na população, além de representarem o principal problema de saúde mental. Com relação ao gênero, os estudos identificaram que as mulheres apresentam um risco significativamente maior quando comparadas com os homens, além de maior gravidade dos sintomas, cronicidade e maior prejuízo funcional.

Etiologia

Muitos estudos têm sido realizados com a finalidade de identificar as causas dos transtornos de ansiedade, principalmente com relação às bases neurobiológicas. É possível verificar o envolvimento de várias estruturas.

Sabe-se que o sistema nervoso central, como o próprio sistema nervoso autônomo, quando estimulado leva à manifestação de sintomas de ansiosos. Os pacientes ansiosos apresentam tônus simpático aumentado, com resposta exacerbada a estímulos moderados.

Com relação aos neurotransmissores, observa-se que os neurônios noradrenérgicos (localizados no *locus ceruleus*) projetam axônios para: o córtex cerebral, o sistema límbico, a medula e o tronco cerebral; que quando hiperestimulados produzem uma resposta semelhante ao pânico. O mesmo ocorre com os neurônios serotoninérgicos localizados nos núcleos da rafe (entre o bulbo e o mesencéfalo), que projetam axônios para: o córtex cerebral, o sistema límbico e o hipotálamo. Alguns agonistas serotoninérgicos, como a fenfluramina e a m-clorofenilpiperazina, produzem aumento da ansiedade em pacientes com transtornos de ansiedade e, também, em indivíduos normais. Foi possível perceber que os antidepressivos serotoninérgicos, corroborando esta hipótese, apresentam efeitos terapêuticos em pacientes com transtornos ansiosos, aumentando a biodisponibilidade de receptores 5HT. São vários tipos de receptores serotoninérgicos envolvidos, com funções complexas, em estudo atualmente.

O papel do neurotransmissor inibitório GABA na ansiedade tem sido implicado na gênese dos transtornos de ansiedade devido ao mecanismo de ação dos benzodiazepínicos. Junto com os receptores GABA, existe um receptor parabenzodiazepínico que, quando ativado, provoca ação dos receptores $GABA_A$ no nível pós-sináptico. Alguns estudos mostraram sintomas ansiosos com o flumazenil (antagonista de benzodiazepínico) em indivíduos com pânico, reforçando a possibilidade de deficiência em um ligante ansiolítico endógeno ou uma sensibilidade alterada do receptor de benzodiazepínicos nos pacientes com transtorno do pânico.

Com relação à genética, vários estudos mostraram que pacientes com transtornos ansiosos possuem parentes com os mesmos distúrbios; no caso do pânico, chegando a 50% de concordância.

QUADRO CLÍNICO

Frequentemente os pacientes procuram médicos de várias especialidades em busca de uma solução para o seu problema, pois acreditam que seus sintomas sejam em decorrência de um problema físico. Os primeiros especialistas a serem consultados são os clínicos gerais, neurologistas, cardiologistas, entre outros. Os sintomas ansiosos, por serem muito comuns na prática médica, podem dificultar a realização do diagnóstico. Além disto, muitos casos são diagnosticados de forma equivocada, ou seja, recebem um diagnóstico quando, na verdade, esses pacientes podem estar apresentando uma reação normal frente a um evento estressor. Sendo assim, é de extrema importância que profissionais da área da saúde estejam familiarizados com a apresentação clínica dos transtornos de ansiedade.

Um aspecto muito importante na avaliação dos pacientes é saber diferenciar a ansiedade normal da patológica. Sendo assim, a avaliação desses pacientes deve ser criteriosa. A distinção entre ansiedade normal e patológica pode ser dada em resposta a um estresse por quatro critérios:

- *autonomia*: a ansiedade surge sem fator causal ou, caso exista fator, a reação é desproporcional;
- *intensidade*: elevada;
- *duração*: sintomas constantes ou recorrentes;
- *comportamento*: desadaptativo (compulsões, rituais, evitação), disfuncional, com alteração do funcionamento global do indivíduo.

Os sintomas de ansiedade podem ser divididos em psíquicos (mentais) e físicos (somáticos):

- *manifestações cognitivas, psíquicas ou mentais*: medo, angústia, preocupação, tensão, inquietação interna, apreensão desagradável, sensação de opressão e desconforto, preocupações exageradas, insônia, insegurança, irritabilidade, dificuldade de concentração, desrealização, nervosismo;
- *manifestações físicas ou somáticas*: sensação de falta de ar, respiração curta, tensão muscular, taquicardia, dificuldade para engolir, sudorese fria, palidez, náusea, boca seca, desconforto abdominal, tontura, vertigem, tremores, dores musculares, formigamentos (parestesias), dor precordial, piloereção, midríase, contratura muscular.

DIAGNÓSTICO DOS TRANSTORNOS ANSIOSOS

- *Transtorno do pânico (ansiedade paroxística episódica)*: caracterizado por ataques inesperados recorrentes de ansiedade, de início súbito com sintomas ansiosos, acompanhado de uma sensação iminente de morte e perda de controle da situação, levando o paciente a acreditar que está enlouquecendo e morrendo de um ataque cardíaco. Os ataques atingem um pico em até 10 minutos, com duração média de 5 a 20 minutos e raramente até 1 hora. Os sintomas, principalmente os físicos, associados aos ataques são: taquicardia, sudorese, dispneia, dor no peito, sensação de sufocamento, tontura, parestesias, entre outros. Para um diagnóstico definitivo, o paciente deverá apresentar vários ataques de ansiedade num período de 1 mês em circunstâncias onde não há perigo objetivo, sem estar relacionado com situações conhecidas e com muita preocupação entre os ataques.
- *Agorafobia: é* definida como medo de estar em locais onde a saída possa ser muito difícil ou não obter ajuda (ex.: túneis, aviões, grandes espaços abertos, multidões, ficar e sair sozinho). É um dos transtornos de ansiedade mais incapacitantes . Os pacientes com ataques de pânico costumam também evoluir com *agorafobia,* dificultando muito a socialização, inclusive o tratamento.
- *Fobia social*: caracterizada por medos irracionais, excessivos, que ocorrem em situações nas quais o indivíduo é observado pelos outros, como escrever, assinar, comer e realizar uma apresentação em público. Os pacientes apresentam tremores, sudorese fria, rubor facial, taquicardia, tonturas. Os sintomas têm início nas situações de exposição e só cessam quando o contato com os outros termina. Os pacientes passam a evitar as situações sociais. Este transtorno está muito associado ao abuso e à dependência de álcool.
- *Transtorno obsessivo-compulsivo*: caracterizado por obsessões e/ou compulsões. As obsessões são pensamentos, imagens e impulsos repetidos, intrusivos que causam muita ansiedade, sem qualquer tipo de controle pelo paciente. As obsessões mais comuns são os pensamentos repetidos com relação às ideias de contaminação, dúvidas, organização, impulsos agressivos e imagens sexuais. São reconhecidos pelos pacientes como altamente angustiantes. As compulsões são rituais por comportamentos compulsivos recorrentes, nos quais os pacientes acreditam que poderão prevenir algum evento improvável. Exemplos: obsessões (contaminação, dúvida, simetria) e compulsões (lavagem, verificação, contagem).
- *Transtorno de ansiedade generalizada*: é caracterizado pela preocupação excessiva e persistente, ou seja, a ansiedade é generalizada e constante, acompanhada de uma variedade de sintomas físicos que causam comprometimento significativo no

funcionamento social ou ocupacional. As manifestações deste transtorno oscilam ao longo do tempo, não ocorrem na forma de ataques e não se relacionam com situações específicas. Seu curso é variável, de modo geral, flutuante e crônico.

- *Transtorno do estresse pós-traumático*: os sintomas surgem após um evento estressor traumático, algo ameaçador que envolve morte ou ferimento, algo que pode ferir a integridade física. Os eventos traumáticos incluem combate militar, agressão pessoal violenta (ataque sexual, ataque físico, assalto a mão armada, roubo), sequestro, ser tomado como refém, ataque terrorista, tortura, encarceramento como prisioneiro de guerra ou em campo de concentração, desastres naturais, graves acidentes automobilísticos ou receber diagnóstico de doença grave. Os sintomas se desenvolvem após eventos traumáticos caracterizados principalmente pela reexperiência do trauma, esquiva, entorpecimento e excitação autonômica aumentada. O trauma é revivido através de lembranças, *flashbacks,* pesadelos.

DIAGNÓSTICO DIFERENCIAL

Segundo Botega (2006), é possível encontrar inúmeras condições clínicas que causam ansiedade como um sintoma. As causas clínicas de sintomas ansiosos podem ser:

- *neurológicas*: encefalopatias, tremor essencial, tumores intracranianos, crises convulsivas, tonturas, AVC, enxaquecas polineurites, hemorragia subaracnóidea;
- *respiratórias*: asma, DPOC, edema pulmonar, embolia pulmonar, pneumotórax, hipóxia, pneumonia;
- *infecciosas*: tuberculose, malária, hepatite viral, mononucleose, síndrome da imunodeficiência adquirida (AIDS);
- *endócrinas e metabólicas*: hipoglicemia, hiperglicemia, cetoacidose, hipertireoidismo, hipotireoidismo, hipocalemia, insulinoma, síndrome carcinoide, síndrome de Addison, síndrome de Cushing, tensão pré-menstrual, feocromocitoma;
- *cardiovasculares*: anginas, infarto agudo do miocárdio, arritmias, anemias, hipertensão arterial, síncope, choque cardiovascular.
- *imunológicas*: lúpus eritematoso sistêmico, arterite temporal, artrite reumatoide, anafilaxia;
- *substâncias*: anticolinérgicos, anticonvulsivantes, antidepressivos, corticosteroides, cafeína, digitálicos, analgésicos, hormônios tireoidianos, álcool, anfetaminas, maconha, alucinógenos, cocaína.

TRATAMENTO

Princípios Gerais

O tratamento dos transtornos de ansiedade é baseado no uso de medicamentos (antidepressivos e benzodiazepínicos), psicoterapia (cognitivo-comportamental) e intervenções psicossociais. É muito importante verificar se o paciente apresenta alguma comorbidade psiquiátrica, como depressão, abuso de álcool e drogas. Sendo assim, uma avaliação com especialista em saúde mental deve ser solicitada. Sob o aspecto clínico, investigar doenças clínicas já listadas com ênfase no hipertireoidismo, diabete melito, hipertensão arterial e arritmias cardíacas em função da alta prevalência na população geral.

O manejo de um paciente com um transtorno ansioso nem sempre é muito fácil, portanto, mesmo não estando em um serviço de emergência, o profissional da área da saúde tem de estar apto a lidar com as situações emergenciais desses pacientes. Um dos aspectos mais importantes no atendimento é a atitude do profissional. Deve-se ouvir o paciente de forma empática, evitando aconselhamentos como: *isso não é nada* ou *não há nada para se preocupar*. Outras frases como: *você está tenso* ou *isto é apenas ansiedade* podem aumentar a ansiedade e causar constrangimentos. Deve-se valorizar a origem psicológica tanto quanto a somática dos sintomas. A boa relação médico-paciente ajuda no momento da revelação do diagnóstico e na colaboração do mesmo no tratamento. O mais importante é apoiar o paciente, ouvindo suas queixas de maneira a aliviar seu sofrimento por meio de sua compreensão.

TRATAMENTO MEDICAMENTOSO

Em momentos de crises de ansiedade devem ser utilizados os benzodiazepínicos. Além de tranquilizarem os pacientes por proporcionarem alívio rápido dos sintomas, geralmente são medicamentos bem tolerados. Podem causar lentificação psicomotora, prejuízo de memória, reação paradoxal e até dependência. A via de administração mais utilizada é a oral. Sua prescrição a longo prazo deve ser realizada com cautela, levando em consideração o tipo de transtorno ansioso, o grau de comprometimento do paciente e o momento do início do tratamento contínuo. Manter cuidados com situações especiais: idosos, gestantes e puérperas, cardiopatias e doenças pulmonares, disfunções hepáticas e renais. Alguns pacientes recorrem com frequência aos serviços de emergência, mesmo na fase de estabilização das crises; nesses casos, também utilizar benzodiazepínicos, além da orientação de retorno ao especialista para reajuste medicamentoso (Tabela 107.1).

Os antidepressivos utilizados no tratamento dos transtornos de ansiedade são: antidepressivos tricíclicos, inibidores de recaptação de serotonina (IRSs), inibidores da recaptação de serotonina e noradrenalina (IRSNs), inibidores da monoamino-oxidase reversível (RIMA). Os antidepressivos apresentam alguns efeitos colaterais, principalmente cardiovasculares e demoram em média 15 dias para o início de sua ação.

A escolha do antidepressivo deve basear-se em ensaios clínicos realizados e o perfil de efeitos indesejáveis. Os inibidores da recaptação de serotonina estão associados a sonolência, insônia, aumento de peso, disfunção sexual, boca seca, piora inicial, diarreia, sintomas extrapiramidais. Estes inibem enzimas do citocromo P450 do fígado e podem aumentar o nível sérico de outras drogas. Já os antidepressivos tricíclicos apresentam um perfil de efeitos pouco toleráveis, como um acentuado efeito anticolinérgico, entre eles: boca seca, constipação, tontura, taquicardia, visão turva, retenção urinária, ganho de peso, hipotensão ortostática e aumento do intervalo QTc. Em altas doses, frequentemente, são letais.

Apesar de vários efeitos indesejáveis, os inibidores de recaptação de serotonina são considerados uma melhor opção com relação à tolerabilidade dos tricíclicos. O Conselho Federal de Medicina em conjunto com a Associação Médica Brasileira e a Associação Brasileira de Psiquiatra elaboraram, no Projeto Diretrizes, um algoritmo para o tratamento dos transtornos ansiosos:

- Pânico:
  - 1ª linha: IRSs: sertralina (50 mg/dia), paroxetina (20 mg/dia);

Tabela 107.1 – Benzodiazepínicos utilizados no manejo de sintomas ansiosos			
Nome farmacológico e apresentação em comprimidos	Nome comercial	Meia-vida	Metabolização
Alprazolam 0,25 mg; 0,5 mg; 1 mg	Frontal®, Apraz®	Curta	Hepática
Bromazepam 3 mg; 6 mg	Lexotan®	Longa	Hepática
Clonazepam 0,25 mg; 0,5 mg; 2 mg	Rivotril®	Longa	Hepática
Diazepam 5 mg; 10 mg	Valium®, Dienpax®	Longa	Hepática
Lorazepam 1 mg; 2 mg	Lorax®	Média	Hepática e renal
Midazolam 7,5 mg; 15 mg	Dormonid®	Curta	Hepática

- IRSNs: venlafaxina (75-150 mg/dia);
- 2ª linha:tricíclicos: imipramina (150-200 mg/dia), clomipramina (100-150 mg/dia);
- 3ª linha: benzodiazepínicos: clonazepam (2-4 mg/dia), alprazolam (2-4 mg/dia).

• Fobia social:
- 1ª linha: IRSs: paroxetina (40-60 mg/dia), IRSNs: venlafaxina (75-225 mg/dia);
- 2ª linha: benzodiazepínicos: clonazepam (3-6 mg/dia);
- 3ª linha: RIMA: moclobemida (750-900 mg/dia).

• Transtorno obsessivo-compulsivo:
- 1ª linha: IRSs: sertralina (200 mg/dia), paroxetina (60 mg/dia),fluvoxamina (300 mg/dia), fluoxetina (60 mg/dia);tricíclicos: clomipramina (300 mg/dia);
- 2ª linha: combinações: IRS + antipsicóticos.

• Transtorno de ansiedade generalizada:
- 1ª linha: IRSNs: venlafaxina (75-150 mg/dia), IRSs: sertralina (50-200 mg/dia);
- 2ª linha: IRSs: paroxetina (20-40 mg/dia);
- 3ª linha: benzodiazepínicos.

Para a maioria dos transtornos de ansiedade, o tempo de uso dos medicamentos é de cerca de 6 meses. Porém, em muitos casos, o tratamento farmacológico deverá ser mantido por muitos anos apor causa da evolução crônica de alguns pacientes.

BIBLIOGRAFIA CONSULTADA

1. Almeida Filho N, Mari JJ, Coutinho E, França JF et al. Estudo multicêntrico de morbidade psiquiátrica em áreas urbanas brasileiras (Brasília, São Paulo, Porto Alegre). Rev ABP-APAL.1992; 14:93-104
2. American Psychiatric Association. Practice guideline for the treatment of patients with panic disorder. Am J Psychiatry: 155 (may suppl). Disponível em em URL:http://www.psych.org.clin_res/pg_panic.cfm. Acessado em 2 abril de 2012.
3. Andrade LHSG, Gorenstein C. Aspectos gerais das escalas de avaliação de ansiedade. Rev Psiq Clín. 1998;25(6):285-290.
4. Associação Médica Brasileira e Conselho Federal de Medicina. Transtornos de Ansiedade: Diagnóstico e Tratamento. Projeto Diretrizes. Disponível em: URL:http://www.projetodiretrizes.org.br/projeto_diretrizes/009.pdf . Acessado em 02 de abril de 2012.
5. Botega NJ (org.). Prática Psiquiátrica no Hospital Geral: interconsulta e emergência. 2. ed. São Paulo: Artmed; 2006.
6. CID-10. Classificação de Transtornos Mentais e de Comportamento da CID-10. Porto Alegre: Artes Médicas; 1993.
7. DSM-IV – Manual diagnóstico e estatístico de transtornos mentais. 4. ed. Porto Alegre: Artes Médicas; 1995.
8. Gentil V, Lotufo-Neto F. Pânico, Fobias e Obsessões: a experiência do projeto AMBAN. São Paulo: Edusp; 1994.
9. Kaplan HI.;, Sadock BJ, Greeb JA. Compêndio de Psiquiatria: ciências do comportamento e psiquiatria clínica. 7ª ed. Porto Alegre: Artes Médicas; 1997.
10. Louzã Neto MR & Elkis H. Psiquiatria Básica. Transtornos Ansiosos. 2ª ed. Porto Alegre; Artmed, 2007.

Capítulo 108

Manifestações Psicossomáticas

Thaís Zélia dos Santos Otani

DEFINIÇÃO

"Somatizar" significa "manifestar no corpo a angústia e os conflitos presentes no inconsciente" e, por isso, muitas vezes esses conflitos são desconhecidos pelo indivíduo. Podemos dizer que pacientes que somatizam possuem uma maior facilidade em comunicar seus problemas e ansiedades através de sinais e sintomas corporais, causando ou piorando patologias já existentes, sem que haja uma causa orgânica definida para tal[1].

"Dissociar" é o verbo para a ação de separar o que estava previamente associado. Muitas vezes, a integração normal existente entre a consciência, a memória, a sensação e o movimento desfaz-se em momentos de ansiedade, tristeza ou trauma[2], produzindo sintomas corporais.

Assim, as manifestações psicossomáticas (MP) incluem situações em que nosso corpo somatiza ou dissocia. O nosso cérebro pode desencadear, piorar, melhorar ou até mesmo interromper qualquer tipo de manifestação sintomática, inclusive modulando a dor e a percepção desta. Os sistemas imunológico e endocrinológico estão intimamente ligados a essa variação, e a produção de neurotransmissores primários ou secundários às alterações desses sistemas podem provocar alterações psicossomáticas em nossos pacientes.

Sabemos, ainda, que cada pessoa entende e sente situações e estímulos de uma forma única. Pacientes com doenças psicossomáticas possuem uma percepção de seu corpo alterada, por exemplo, considerando batimentos cardíacos mais acelerados do que o ritmo realmente mostra, ou percebendo um simples peristaltismo de forma exacerbada.

HISTÓRIA

Talvez uma das características mais marcantes da evolução histórica de nossa espécie seja a importância adquirida pela comunicação. Passar uma mensagem adiante e ser capaz de reconhecer o significado daquelas que nos são transmitidas é o que possibilita a vida em sociedade. Ainda refletindo sobre o aspecto histórico, as civilizações antigas consideravam o processo de adoecimento como uma mensagem enviada pelos deuses. Por outras vezes, também a doença era vista como castigo, uma punição, sem se distanciar do significado divino mencionado. O corpo, portanto, era visto como o mediador de uma mensagem que, embora pudesse apenas ser suposta, possuía consequências visíveis. Assim, nossos antepassados viviam pensando em causas divinas e consequências mundanas, até que o grego Hipócrates (460-370 a.C.), considerado o pai da Medicina, descreve o ser humano como uma unidade funcional e passa a refutar a ideia de que os sinais e sintomas das moléstias seriam punições divinas. Passa-se, então, a procurar a causa e a consequência das doenças dentro do próprio corpo, que Hipócrates considerava uma junção de quatro fluidos (a bile amarela, a negra, a fleuma e o sangue).

Observando os aspectos históricos e comparando com o que vemos nas doenças psicossomáticas atualmente, podemos dizer que o corpo de nossos pacientes continua sendo o mensageiro que manifesta uma mensagem. Esta, muitas vezes, ainda permanece apenas no terreno das suposições, mas o resultado é, literalmente, sentido na pele – ou em outros órgãos.

O termo "psicossomática" foi cunhado pelo médico alemão J. C. Heinroth, no ano de 1818, mas se perpetuou na história quando o fundador da Psicanálise, o neurologista austríaco Sigmund Freud,nos anos 1900, resolveu pesquisar a causa das manifestações patológicas observadas nas histéricas[1]. É Freud quem coloca o corpo no lugar de ator, representando um sintoma de causa desconhecida.

Nessas manifestações, o paciente não vivencia o controle da produção dos sintomas, ou seja, a produção não é consciente ou intencional, o que a distingue dos transtornos factício e da simulação.

TRANSTORNOS SOMATOFORMES

Segundo a determinação dos transtornos mentais e do comportamento da Classificação Internacional de Doenças, décima edição (CID-10), dentro da categoria dos transtornos somatoformes encontram-se: o transtorno de somatização; o transtorno somatoforme indiferenciado; o transtorno hipocondríaco; a disfunção autonômica somatoforme; e o transtorno doloroso somatoforme persistente. Também são incluídos os quadros de outros transtornos somatoformes e o transtorno somatoforme não especificado[2].

Transtorno de Somatização

O transtorno de somatização é o conjunto de sinais e sintomas manifestados por um indivíduo e que não possui explicação baseada no exame físico ou exames laboratoriais complementares[3]. Obrigatoriamente, o quadro está associado ao sofrimento psíquico e a um comprometimento funcional do indivíduo[2]. Na grande maioria dos casos, os pacientes possuem os sintomas da somatização, principalmente queixas dolorosas, há anos. Além disso, geralmente passaram por diversos serviços médicos, por vários profissionais da saúde de especialidades distintas, realizaram exames laboratoriais e de imagem exaustivamente sem que uma causa orgânica dos sintomas tenha sido obviamente descoberta. Como existe uma grande dificuldade em abordar o assunto da somatização entre pacientes e médicos, o diagnóstico correto da situação e o tratamento da patologia ficam prejudicados em grande parte dos casos.

Sintomas como diarreia, náuseas, vômitos, taquicardia, dores musculares, dores abdominais, alergias cutâneas, cefaleias, manifestações relacionadas com a falta de libido e a menstruação são os sinais e sintomas mais frequentes apresentados pelos pacientes com transtorno somatoforme.

Caso os critérios diagnósticos do transtorno de somatização não sejam preenchidos totalmente – como, por exemplo, o tempo de duração ou o paciente não apresenta prejuízo social ou laboral – o quadro passa a ser denominado de transtorno somatoforme indiferenciado[2].

Transtorno Hipocondríaco

O transtorno hipocondríaco vem da ideia mal interpretada das funções corporais normais pelo paciente, o que o leva a crer que está doente ou que sua doença pré-existente se agravou. Há uma preocupação excessiva em ter um quadro que ainda não tenha sido diagnosticado e, por isso, o paciente procura repetidas vezes a equipe médica atrás da confirmação de que o que ele sente não é patológico[2].

Disfunção Autonômica Somatoforme

A disfunção autonômica somatoforme está presente quando a queixa de sintoma do paciente está associada a um órgão ou sistema que esteja sob controle do sistema autonômico (respiratório, cardiovascular, gastrointestinal, genitourinário). Portadores dessa disfunção podem tanto ter interpretações errôneas de excitações autonômicas simples (taquicardia, sudorese, soluço, tosse) quanto sintomas subjetivos, tais como sensações de aperto, peso, distensão, aumento ou diminuição do tamanho dos órgãos[2].

Transtorno Doloroso e Outros Transtornos Somatoformes

Quando uma queixa de dor não pode ser inteiramente explicada pela patologia existente, ou por vezes não existe nenhuma doença e causa orgânica mais mesmo assim existe dor, temos um caso de transtorno doloroso[2]. Essa dor rotineiramente ocorre relacionada com um evento emocional.

Pacientes com queixas somáticas em lugares não mediados pelo sistema nervoso autonômico são diagnosticados como portadores de outros transtornos somatoformes. Incluímos aqui movimentos espasmódicos, torcicolos psicogênicos, pruridos psicogênicos, dismenorreia psicogênica, *globus hystericos*, dentre outros[2,3].

Epidemiologia e Etiologia

A prevalência durante a vida do transtorno de somatização pode chegar a 20% em adultos jovens e a 13% em idosos, dependendo da região do país[1,5]. Mulheres são mais acometidas, cerca de cinco vezes mais do que os homens, e também procuram mais os serviços de saúde com queixas somáticas. As manifestações geralmente se iniciam na adolescência, e o pico ocorre por volta dos 25-30 anos. O transtorno somatoforme costuma ser uma comorbidade de outras doenças psiquiátricas, principalmente a depressão e a ansiedade[3].

No transtorno hipocondríaco, homens e mulheres são igualmente afetados e a prevalência pode chegar a 6%[6]. Se considerarmos os pacientes que não procuram auxílio médico, que fazem uso de autoprescrições ou que procuram tratamentos alternativos, a prevalência pode dobrar.

O transtorno doloroso é uma patologia cuja incidência é difícil de precisar, justamente pelo fato de a dor ser algo subjetivo e pessoal, com manifestações e queixas bastante variadas.

A causa dos transtornos somatoformes é desconhecida, mas existem diversas hipóteses capazes de explicar sua origem. Podemos pensar que existem fatores preditores para que esses transtornos apareçam, como questões psicossociais e biológicas. A criação de uma criança, o ambiente em que ela vive e os valores que lhe forem passados através das gerações irão certamente influenciar no modo como essa criança reage ao meio e às mudanças em seu próprio organismo. Uma baixa tolerância à frustração pode levar o corpo a manifestar sintomas não explicados organicamente, assim como conformações anatômicas cerebrais e uma produção alterada de neurotransmissores pode mudar a percepção de sintomas[4]

Além disso, estudos genéticos recentes têm mostrado alterações anatômicas e funcionais mais prevalentes em famílias nas quais os transtornos somatoformes foram diagnosticados, como taxas menores de metabolismo de glicose em núcleo caudado e giro pré-central direito[1], além de fortes relações com o hipotálamo.

Diagnóstico

Diagnosticar significa reconhecer, e esse reconhecimento deve ser iniciado checando cada parte que compõe o todo a ser reconhecido. Assim, para diagnosticarmos uma doença, investigamos a fundo cada sintoma que o paciente nos traz como queixa, cada sinal encontrado em nossa anamnese e no exame físico, e checamos os resultados dos exames complementares. Sem um diagnóstico correto não existe tratamento eficaz, nem muito menos melhora da qualidade de vida de nosso paciente. Além disso, um diagnóstico correto e preciso resulta em economia de recursos humanos e financeiros para o serviço médico no qual o paciente é acompanhado.

Tal qual em outras áreas, o diagnóstico em psiquiatria é feito investigando sinais e sintomas. Nas doenças psicossomáticas, temos como sinais e sintomas manifestações características de uma doença clínica, não psiquiátrica, mas que não são encontradas causas orgânicas quando é realizada a anamnese, o exame físico e os exames complementares solicitados[5]. Assim, as manifestações psicossomáticas possuem diagnóstico feito por exclusão, ou seja, somente após a investigação extensa, quando todas as causas orgânicas forem [descartadas8,9,10].

Fazer um diagnóstico de uma MP e transmiti-lo ao paciente e seus familiares deve ser algo bastante criterioso. Ainda hoje possuímos muitos preconceitos por parte de familiares, pacientes e também por parte da equipe médica e assistencial como um todo[7]. A contratransferência – sentimentos conscientes ou inconscientes do médico que podem intervir no tratamento do doente – para com pacientes portadores de doenças somáticas pode piorar o tratamento do mesmo, e é por isso que os médicos e a equipe multiprofissional (enfermeiros, técnicos de enfermagem, terapeutas ocupacionais e físicos, fonoaudiólogos...) devem estar atentos a atuações baseadas na contratransferência. Um profissional da equipe multidisciplinar que sirva de referência ao paciente e transmita as informações discutidas em equipe de forma clara e sucinta ao doente é algo que pode melhorar bastante a evolução e a condução do caso. Devem-se evitar frases do tipo *isso não é nada* e *isso é coisa da sua cabeça* e abordar o paciente de forma objetiva, explicando o que realmente está acontecendo e indicando o tratamento adequado[9].

Considerando que, dentro de um hospital geral, aproximadamente 30% dos pacientes irão apresentar alguma manifestação psiquiátrica, e cerca de 20% dos pacientes medicados podem apresentar algum tipo de somatização[2,6], podemos observar a necessidade de um diagnóstico correto e rápido – já que esses pacientes acabam tendo internações mais prolongadas e consomem mais recursos financeiros[6].

A seguir, os critérios diagnósticos da CID-10 para os transtornos somatoformes[2].

Transtorno de somatização

- Pelo menos 2 anos de sintomas físicos múltiplos e variáveis para os quais nenhuma explicação adequada foi encontrada.
- Recusa persistente de aceitar a informação ou o reasseguramento de diversos médicos de que não há explicação física para os sintomas.
- Certo grau de comprometimento do funcionamento social e familiar atribuível à natureza dos sintomas e ao comportamento resultante.

Transtorno somatoforme indiferenciado

Quando as queixas físicas são múltiplas, variadas e persistentes, mas o quadro clínico completo e típico do transtorno de somatização não é preenchido, essa categoria deve ser considerada.

Transtorno hipocondríaco

- Crença persistente na presença de pelo menos uma doença física seria a causa do sintoma ou sintomas apresentados, ainda que investigações e exames repetidos não tenham identificado qualquer explicação física adequada, ou uma preocupação persistente com uma suposta deformidade ou desfiguramento.
- Recusa persistente em aceitar a informação ou o reasseguramento de vários médicos diferentes de que não há doença ou anormalidade física causando os sintomas.

Disfunção autonômica somatoforme

- Sintomas de excitação autonômica, tais como palpitação, sudorese, tremor, rubor, que são persistentes e incômodos.
- Sintomas subjetivos adicionais relacionados com um órgão ou sistema específico.

- Preocupação e angústia quanto à possibilidade de um transtorno sério (mas frequentemente inespecífico) do órgão ou sistema citado, que não respondem à explicação e à tranquilização repetidas pelos médicos .
- Nenhuma evidência de uma perturbação significativa de estrutura ou função do sistema ou órgão citado.

Transtorno doloroso somatoforme persistente

Queixa predominante de dor persistente, grave e angustiante, que não pode ser plenamente explicada por um processo fisiológico ou por um transtorno físico.

Outros transtornos somatoformes

As queixas apresentadas não são mediadas pelo sistema nervoso autonômico e são limitadas a partes específicas do corpo.

É importante lembrar que um paciente com diagnóstico de qualquer um dos transtornos de somatização tem a mesma chance que outros pacientes de desenvolver uma doença clínica. Ter isso em mente é primordial para evitar erros médicos por negligência.

TRANSTORNOS DISSOCIATIVOS

Os transtornos dissociativos ocorrem quando acontece uma falha na integração normalmente existente entre funções cognitivas, como memória, consciência e identidade, bem como do controle da musculatura esquelética[2]. Observamos que, durante essas falhas, a noção de realidade e a orientação nunca se perdem totalmente, mas os pacientes têm a sensação de que sua identidade encontra-se fragmentada ou que não possuem mais total controle sobre seu eu.

Segundo a CID-10, os transtornos dissociativos englobam: a amnésia dissociativa; a fuga dissociativa; o estupor dissociativo; os transtornos de transe e a possessão; os transtornos motores dissociativos; as convulsões dissociativas; e a anestesia dissociativa. Também são englobados os transtornos dissociativos mistos; outros transtornos dissociativos e o transtorno dissociativo não especificado[2].

Todos os tipos costumam apresentar uma remissão rápida dos sintomas, dentro de meses. A investigação clínica do quadro, a fim de descartar as causas orgânicas, é mandatória, e deve ser repetida quando existem mudanças drásticas no quadro sintomático esperado.

Quando a perda de memória recente acontece e não se justifica por um transtorno mental orgânico nem por cansaço ou insônia, podemos suspeitar de uma amnésia dissociativa, principalmente se o evento ou o intervalo de tempo esquecido está permeado por um trauma e, além disso, o paciente mantém a capacidade de apreender informações novas. A amnésia dissociativa pode ocorrer isoladamente ou em conjunto com os outros transtornos dissociativos[2].

A fuga dissociativa compreende os aspectos da amnésia dissociativa, somados uma viagem ou fuga para um local distante da moradia habitual, sem que, durante essa viagem, o paciente perca a capacidade de autocuidado ou de mínima socialização[2].

Epidemiologia e Etiologia

A ocorrência de algum trauma recente ao aparecimento dos sintomas tem se mostrado parte da fisiopatologia desses transtornos, assim como já afirmava Freud nos primeiros estudos psicanalíticos. A dissociação é uma tentativa de não sofrer com o trauma quando ele ocorre e de não mostrar por ele o afeto negativo necessário para aquela situação aflitiva, porém isso retarda o entendimento da situação traumática, levando o indivíduo a repetir a dissociação toda vez que tenta entender conscientemente ou inconscientemente o que aconteceu.

A amnésia dissociativa é o mais comum dos transtornos dissociativos. Sua incidência aumenta em períodos de guerra ou de catástrofes naturais, assim como a fuga dissociativa. Acomete mais mulheres do que homens e sua prevalência é de difícil precisão pela ausência de busca por serviços de saúde em diversos casos que se mantêm funcionais socialmente. Já a prevalência da fuga dissociativa pode chegar até 0,3%.

Podemos reunir os transtornos motores dissociativos, as convulsões dissociativas, a anestesia dissociativa no que a CID-10 classifica como transtornos dissociativos de movimento e sensação. Os sintomas que se apresentam não possuem concordância com a anatomia e a fisiologia dos órgãos afetados, e estão associados a ocorrência e algum trauma ou estresse psicológico. Não deve haver nenhuma evidência de transtorno físico e, na convulsão dissociativa, o eletroencefalograma apresenta-se dentro da normalidade[2].

A prevalência dos transtornos motores dissociativos pode chegar a 1/3 da população, se considerarmos um episódio ao menos ao longo da vida.

Diagnóstico

A seguir, os critérios diagnóstico da CID-10 para os transtornos dissociativos[2].

Amnésia dissociativa

- Amnésia parcial ou completa para eventos recentes que são de natureza traumática ou estressante (esses aspectos podem emergir apenas quando outros informantes estão disponíveis).
- Ausência de transtornos mentais orgânicos, intoxicação ou fadiga excessiva.

Fuga dissociativa

- Aspectos da amnésia dissociativa.
- Percurso propositado para além dos limites cotidianos usuais (a diferenciação entre percurso e vaguear deve ser feita por aqueles com conhecimento local).

- Manutenção dos cuidados básicos consigo mesmo (alimentação, higiene. etc.) e da interação social simples com estranhos (tais como compra de passagens ou gasolina, indagação sobre direções, solicitação de refeições).

Estupor dissociativo

- Estupor como diminuição extrema ou ausência de movimentos voluntários e de responsividade normal a estímulos externos, tais como luz, ruído e toque.
- Ausência de transtorno físico ou de outro transtorno psiquiátrico que possa explicar o estupor.
- Evidência de eventos estressantes recentes ou de problemas atuais.

Transtorno de transe e possessão

Perda temporária tanto do senso de identidade pessoal quanto da consciência plena do ambiente, com um conjunto limitado, mas repetido de movimentos, posições e expressões vocais justificados pelo indivíduo como outra personalidade, espírito, divindade ou força que aconteçam fora de situações religiosas.

Transtornos motores dissociativos

Perda da capacidade de mover o todo ou uma parte de um membro ou membros sem que haja nenhuma evidência de transtorno físico.

Convulsões dissociativas

Convulsões dissociativas (pseudoconvulsões) podem imitar ataques epiléticos muito intimamente em seus movimentos, mas a perda de consciência está ausente ou é substituída por um estupor ou transe.

Anestesia dissociativa

Áreas anestesiadas da pele muitas vezes têm limites que tornam claro que elas estão associadas mais às ideias do paciente sobre funções corporais do que ao conhecimento médico.

Transtornos dissociativos mistos

Mistura entre os transtornos dissociativos.

Outros transtornos dissociativos

- *Síndrome de Ganser*: respostas aproximadas em geral acompanhadas por vários outros sintomas dissociativos e frequentemente em circunstâncias que sugerem uma etiologia psicogênica.
- *Transtorno de personalidade múltipla*: existência aparente de duas ou mais personalidades distintas dentro do indivíduo, com apenas uma delas evidenciando-se a cada momento.

Tratamento

O tratamento tem início quando o diagnóstico é feito e o mesmo é comunicado de maneira clara e objetiva ao paciente, fazendo assim com que o paciente sinta-se acolhido e entendido. É somente dessa maneira que a aderência ao tratamento eficaz, com medicações e psicoterapia, pode acontecer. Explicar aos pacientes a natureza de seus sintomas e promover o alívio dos mesmos é essencial[6,9,10].

É fundamental possuir dentro da equipe um médico de referência, que converse com o paciente sobre o que a equipe determinou como conduta. Embora todas as causas orgânicas devam ser descartadas, exames laboratoriais excessivos devem ser evitados, afim de não estimular a procura por causas orgânicas não existentes[9,10].

O papel da atividade física limita-se dentro do hospital geral, mas ela é comprovada. Orientar o paciente sobre a prática de exercícios físicos já durante a internação faz com que se torne mais simples adotar essa rotina.

A terapia cognitivo-comportamental mostrou-se superior no tratamento em alguns trabalhos[6,7]. Não podemos esquecer que as terapias de base analítica são capazes de ajudar o paciente a reconhecer questões, até então inconscientes, geradoras de patologias somatoformes. Dessa forma, tanto a psicanálise quanto a psicologia analítica também podem e devem ser utilizadas dentro do hospital geral[9].

O tratamento em conjunto com a equipe de interconsulta psiquiátrica ajudará no diagnóstico diferencial e também no tratamento de outras comorbidades psiquiátricas que possam existir, tais como depressão e ansiedade[9].

A dor como um sintoma não explicado pode ocorrer comumente e, na grande maioria das vezes, isso não chega como queixa aos consultórios. Nas enfermarias, deve-se investigar a causa da dor, e a ausência de uma correlação com uma patologia orgânica não deve fazer com que o paciente deixe de receber atendimento, em hipótese alguma[9]. Entender o que está acontecendo e procurar a melhor forma de ajudar esse paciente é o caminho mais adequado e que apresenta melhor resultado. Evitar o uso abusivo de analgésicos, explicar ao paciente sobre as causas somáticas da dor e confortá-lo através da terapia é uma boa prática. O uso de placebo na tentativa de diagnóstico diferencial é contraindicado fora de pesquisas clínicas.

O uso de benzodiazepínicos (alprazolan, lorazepan, clonazepan, diazepna), principalmente os de meia-vida mais curta (alprazolam, lorazepam), deve ser feito na tentativa de aliviar a sintomatologia aguda da ansiedade, deixando o paciente mais tranquilo para o término da investigação clínica e psiquiátrica. No entanto, o uso deve ser pontual e não se deve estender pelo risco do desenvolvimento de dependência ao benzodiazepínico[10].

REFERÊNCIAS BIBLIOGRÁFICAS

1. Coelho CLS, Ávila LA. Controvérsias sobre a somatização. Rev Psiq Clín. 2007;34(6):278-284.
2. Classificação de Transtornos Mentais e do Comportamento da CID-10 – Código Internacional de Doenças.
3. Bronheim He, Fulop G, Kunkel Ej, Muskin Pr, Schindler Ba, Yates Wr et al. The Academy of Psychosomatic Medicine Practice Guidelines for Psychiatric Consultation in the General Medical Setting. Psycosomatics. 1998;1-23.

4. Schaefer M, Egloff B, Witthoft M. Is Interoceptive Awareness Really Altered in Somatoform Disorders? Testing Competing Theories with Two Paradigms of Heartbeat Perception. J Abnorm Psychol. J Abnorm Psychol. 2012;121(3):719-24.
5. Hilderink PH, Collard R, Rosmalen JG, Oude Voshaar RC. Prevalence of somatoform disorders and medically unexplained symptoms in old age populations in comparison with younger age groups: A systematic review. Ageing Res Rev. 2013;12(1):151-6..
6. Lahmann C, Henningsen P, Noll-Hussong M. Somatoform Pain Disorder – Overview. Psychiatria Danubina, 2010; 2(3): 453–458.
7. Sharpe M, Walker J, Williams C, Stone J, Cavanagh J, et al. Guided self-help for functional (psychogenic) symptoms: a randomized controlled efficacy trial.Neurology. 2011;9;77(6):564-72.
8. Bowman ES, Coons PM..The differential diagnosis of epilepsy, pseudoseizures, dissociative identity disorder, and dissociative disorder not otherwise specified. Bull Menninger Clin. 2000; Spring;64(2):164-180.
9. Neury JB. Prática Psiquiátrica no Hospital Geral. 2ª ed. Porto alegre 2007 Artmed pág 305 à 324
10. Kaplan e Sadock. Compêndio de Psiquiatria 9ª ed. Porto Alegre:Artmed 2007;pp. 686-704.

SEÇÃO 15

TEMAS ESPECIAIS

Capítulo 109

Aspectos Éticos e Legais do Atendimento Médico

Ivan Dieb Miziara
Daniel Romero Muñoz

MEDICINA, ÉTICA E MORAL

Flamínio Fávero dizia que "a Medicina é ciência e arte"[1]. Assim, entre suas competências, inclui-se estudar as doenças e seus diagnósticos, bem como a terapêutica a ser adotada, com o fim principal de restituir ao indivíduo doente a "saúde perdida", entendendo-se como saúde o completo bem-estar físico, psíquico e, também, social. É esse o ofício da medicina curativa em todas as suas especialidades. Mas não só. Quando se trata dos agravos à saúde da coletividade, ela também cuida do "bem-estar social", esclarecendo os administradores públicos "nos problemas de proteção coletiva" – sendo esta a função da medicina preventiva. Por fim, à medicina legal cabe a missão de orientar aqueles que fazem as leis na elaboração de certas peculiaridades das leis civis e penais, assim como auxiliar os magistrados, sempre que necessário, para a boa e justa aplicação dessas leis.

Em qualquer de suas áreas de atuação, é bom ressaltar que devem, a Medicina e os médicos, seguir rigorosamente os preceitos da moral vigente, característica de seus grupos sociais. Em outras palavras, é preciso ressaltar que a medicina imprime ênfase no aspecto moral de seu exercício – em um apelo à consciência e à conscientização de quem a pratica.

Ao falarmos em moral, devemos obrigatoriamente nos remeter à Ética. E quando se fala em Ética Médica, estamos nos referindo à modalidade de moral prática, que depende obviamente da ética ou moral em geral, ou seja, da parte da Filosofia que trata dos costumes ou, se assim podemos afirmar, da ciência que "conduz os atos livres do homem no caminho da probidade e da retidão" – por meio de normas e regras elaboradas com esse fim precípuo.

O médico, como membro do corpo social, deve ser orientado a seguir os princípios da ética em geral, da moral vigente, tanto consigo mesmo como com seus semelhantes. Pelo fato de ser investido de uma profissão especial, que lida com um bem maior (a vida humana), deve o médico subordinar-se a um conjunto de regras e preceitos, muitas vezes escritos, outras tantas implícitos, erigidos sob a égide do bom senso, da razão e da ordem. São preceitos ou normas de conduta que estabelecem sua relação tanto com os pacientes quanto com os colegas e, também, com a sociedade em que vive.

Essa noção estabelecida de moral pressupõe que o médico é depositário de direitos, mas também de deveres. Neste último caso, referimo-nos à Deontologia (ou moral dos deveres), enquanto o termo Diceologia é utilizado para se referir à moral dos direitos dos médicos. É bom lembrar que, tanto a Moral como o Direito, possuem princípios e objetos comuns, sendo a primeira mais geral e abstrata, enquanto o segundo, mais particular e concreto.

Nenhuma dessas noções, entretanto, substitui a capacidade subjetiva do médico em relacionar-se com seu paciente – sendo esta relação extremamente delicada e tendo como objetivo básico e principal o dever de cuidar do paciente, com afeto, com zelo e, acima de tudo, com compaixão e respeito, tanto da autonomia do doente quanto da sua situação de vulnerabilidade no momento em que esteja sofrendo de alguma enfermidade.

JURISPRUDÊNCIA MÉDICA

O trabalho médico constitui-se de uma série de atos, relativamente reservados, entre o profissional e seu paciente. No entanto, estas funções não podem ser encaradas de modo exclusivamente privado, de vez que, de modo geral, a saúde é um bem a ser preservado e, portanto, possui interesse público. Assim, é lógico que haja vantagem social em que a saúde da população seja cuidada com todas as garantias possíveis.

Neste capítulo das "garantias possíveis", enquadra-se um tópico denominado "jurisprudência médica" – termo já utilizado por Sir Thomas Percival[2], em 1849, em seu famoso *Medical Ethics* (base da Deontologia em países anglo-saxões) – e que, fazendo parte inerente à Medicina Legal, trata do estudo dos problemas jurídicos, dentro da conceituação dos aspectos morais, relativos ao exercício da profissão médica. Ou ainda, nas sábias palavras de Flamínio Fávero, "podem os deveres e direitos (dos médicos) *expressos em lei* ser enfeixados na denominação de *jurisprudência médica*, ficando a de ética médica para abranger os (deveres) puramente morais"[1].

Assim, este tópico divide-se, grosso modo, em questões atinentes à deontologia e à diceologia médicas. Deontologia, do grego – *deon* + *logos*, etimologicamente, refere-se ao "estudo do que se deve fazer" e, em referência à Medicina, no dizer de Gerardo Vasconcelos[3], "ao conjunto de normas que deve seguir o médico em suas relações com a sociedade, com os poderes públicos, com os doentes e com os colegas, aplicadas à conduta profissional do médico". Já a diceologia refere-se, também com origem etimológica grega, aos direitos relativos aos médicos no seu exercício profissional.

FUNDAMENTOS DA DEONTOLOGIA MÉDICA

De acordo com Verger (*apud* Flamínio Fávero[1]), a deontologia médica apoia-se em dois fundamentos básicos: a tradição e a legislação. Em relação à tradição, seus fundamentos remontam à Grécia Antiga e ao Juramento de Hipócrates. No início da tradição médica, imersa em noções religiosas, a medicina era vista como um misto de magia e feitiçaria, mas também com a figura do médico sendo uma espécie de intermediário entre os deuses e os homens. Esta é a pré-história da medicina, da qual poucos registros (ou nenhum) existem. Nesses tempos ancestrais, mágicos e curandeiros eram investidos da arte da cura, colocando preceitos terapêuticos arcaicos em benefício do paciente, mas também em seu próprio favor. No período religioso, se assim podemos chamar, a medicina é exercida pelos sacerdotes ("médicos do corpo e médicos da alma", segundo Flamínio Fávero[1]) em proveito dos fiéis. Já nesse período, possuíam os sacerdotes normas de conduta aprovadas pelo senso comum, normas estas que eram exigências tanto da sociedade como dos próprios profissionais "em prol de seu prestígio". Estas normas se transmitiam para os discípulos através dos tempos – mas todas elas balizadas pelo consenso geral – tais como agir sempre em benefício dos pacientes, manter conduta moral irreprovável, preservar o sigilo médico etc.

Hipócrates é o representante máximo do período filosófico da medicina. Nascido na ilha de Cós, em 460 a.C., o avanço que suas ideias e escritos proporcionaram à arte médica foi inigualável, fazendo com que fosse agraciado com o epíteto de "Pai da Medicina". No campo da moral médica, este verdadeiro gênio da Humanidade deixou cinco de seus livros reunindo os preceitos éticos: a Lei, os Preceitos, a Compostura, o Médico e o Juramento – sendo este último o mais famoso de todos (porém não o mais importante).

Há que se realçar não só a importância dos escritos hipocráticos para o desenvolvimento da profissão médica, mas também o seu caráter paternalista, que guiou a medicina até o final do século passado. A partir do advento da Bioética, este caráter paternalista dos preceitos hipocráticos passa a ser questionado, com a supremacia do respeito à Autonomia do paciente[4,5]. Ou, como bem frisou Edmund Pellegrino (*apud* Pessini), "a relação médico-paciente é uma equação moral marcada pela reciprocidade com direitos e obrigações tanto do lado do paciente quanto do médico. Deve ser equilibrada de forma que ambos busquem o bem um do outro e se respeitem em suas autonomias"[6].

Entretanto, os preceitos hipocráticos e outras normas cultivadas pela tradição foram incorporados às legislações de povos antigos como os hindus (livros dos Vedas), hebreus (Levítico), babilônios (Código de Hamurabi) etc. Os hindus já cultivavam os ensinamentos da medicina e da ética, com normas a respeito de honorários médicos, do cuidar com carinho os doentes pobres, à exigência de o médico não visitar a paciente do sexo feminino na ausência do marido ou sem a anuência deste; não visitar o doente sem aviso prévio. O mesmo ocorria entre os egípcios e hebreus, principalmente nos escritos de Moisés, com referências a como exercer a profissão, aos honorários a serem cobrados. A medicina para estes povos ainda é sacerdotal, mas ao lado dos sacerdotes, os leigos, como as parteiras, também podem exercer a profissão. O Código de Hamurabi, datado de 23 séculos antes da era Cristã, abriga dispositivos ligados tanto aos honorários médicos quanto, em sentido mais amplo, à responsabilidade médica – com sanções para erros praticados no exercício da profissão – na dependência do paciente ser escravo ou homem livre.

Nesse período religioso a medicina é uma instituição do Estado, assim como a religião, mas não subordinada a pré-requisitos específicos ou habilidade especial, sendo os sacerdotes investidos da prerrogativa de curar. Em outras palavras: nestes tempos, qualquer um poderia exercer a arte médica, havendo tão somente punições para o insucesso da prática.

A primeira restrição ao livre exercício da medicina somente irá surgir em 1352, por editos de João I da França, somente se permitindo a sua prática àqueles licenciados pela Universidade – com a finalidade de assegurar o bem-estar social. É assim criado o monopólio profissional da arte médica. Também por esta época, outras aquisições da moral médica são incorporadas à legislação, como o princípio do sigilo e da responsabilidade médica. Desse modo, leis escritas se unem a ordenações morais, formando a deontologia médica como um todo, em sua acepção mais ampla, reunindo a ética e a jurisprudência médica[1].

"CRISE MÉDICA" E MEDICINA COMO VOCAÇÃO

Antes de prosseguirmos, gostaríamos de alertar que neste capítulo utilizaremos os termos "ética" e "moral" como sinônimos, apesar das diferenças próprias a cada um deles, conforme já bem estabelecido por outros autores[7]. Ainda assim, acreditamos que esta sinonímia resulta em maior facilidade didática e, também, porque, na prática, a chamada "ética social" se confunde com a moral, na medida em que a primeira resulta de formas de consenso balizadas pelos costumes vigentes em determinados grupos sociais[8].

Assim sendo, podemos dizer que a "ética médica" é, antes de tudo, um aspecto da moral geral que, embora aplicada a uma categoria profissional, constitui-se das normas de ação do indivíduo, das mesmas regras normativas da conduta que, desde a Grécia antiga, convencionou-se chamar simplesmente "ética".

O grande mestre Flamínio Fávero, em sua obra seminal para a Medicina Legal brasileira, já se referia à crise de valores pela qual passava a profissão médica de seu tempo. Dizia ele: "Ao observador mais desprevenido, não pode passar sem reparo que o exercício da medicina está num período de séria crise. Não se trata de crise intelectual ou científica porque, felizmente, é impressionante o progresso realizado no particular, mas de uma crise de ordem moral e material"[1]. Para Oscar Freire, esse fenômeno comentado por Fávero "é universal e de há muito assinalado em outros países. Depende, naturalmente, das condições sociais e morais do mundo ocidental, neste momento histórico. (...) É incontestável, entretanto, que um estado de sobressalto, de inquietação, de indecisão, de ansiedade, de dúvida, agita e perturba a nossa época"[9].

Parece estranho, mas as palavras dos dois próceres de nossa medicina legal continuam atualíssimas. Senão vejamos: Flamínio Fávero dizia que a crise médica se exteriorizava "por sintomas palpáveis, tem suas causas e seus remédios, como verdadeiro estado mórbido que é". E assim dissecava sintomas e causas:

1. Sintomas: "Essa crise se revela, em primeiro lugar, por *sintomas externos*, como sejam os artigos de jornais e o movimento de *cooperativismo* de domínio do grande público, estranho à classe. Questões privativas desta são levadas para os jornais diários e aí agitadas profusamente, para gáudio de quem não pode dispensar o pábulo do escândalo. Atritos, dúvidas, críticas, incidentes de pura economia interna nas sociedades de classe são noticiados abundantemente nos jornais profanos, que todo mundo lê, comenta e anota. Assim, reputações ficam salpicadas de lama, probidades científicas arranhadas, a medicina ridicularizada pelos *Molières cogumelares*"[1]. O que diria, então, o grande mestre, dos dias de hoje, onde o que antes era veiculado pelos "jornais profanos" é divulgado por um veículo imensamente mais poderoso como a televisão?

Por outro lado, contínua Flamínio Fávero, "o espírito de cooperativismo médico que se nota intenso, também não escapa à observação popular. Os médicos se defendem porque atacados. Querem pôr-se a coberto de contingências materiais e morais porque, sem dúvida, são presa delas. Ninguém enfrenta perigo inexistente. E o grande público espectador arguto, vai registrando tudo, sorridente, irônico, implacável".

E prossegue: "os sintomas internos, invadindo já o âmbito dos primeiros, tal sua gravidade crescente, são os que ferem melhor a atenção dos próprios médicos. Lembrem-se os reclamos espalhafatosos e inconvenientes, as porcentagens e a dicotomia, a falta de cumprimento exato dos deveres clínicos, a educação técnica incompleta nos laboratórios e clínicas – e tenho apontado alguns dos mais importantes que concorrem para corroborar o asserto da existência de uma verdadeira crise moral". Como se vê, um mestre como esse faz muita falta nos tempos atuais, posto que suas palavras, desde a primeira metade do século passado, ainda são capazes de encontrar ressonância em pleno século 21.

2. Causas: "Duas são, seguramente, as principais causas dessa crise: a pletora médica e o espírito de mercantilismo", dizia Flamínio Fávero.

- Pletora Médica – Consiste no excessivo número de médicos numa determinada região. A que será devido o fenômeno? Sua gênese é múltipla. De início, o desprezo pelo trabalho manual, havendo maiores atrativos para aquele de natureza imaterial. Depois, o liberalismo e a livre concorrência. São, sem dúvida, belas aquisições do homem, mas, ao lado de suas grandes vantagens, trazem inconvenientes como esse. Acrescente-se a facilidade dos estudos médicos, que se tornam hoje mais acessíveis. Em conexão com isso, as inúmeras escolas existentes no país, desde o Amazonas ao Rio Grande do Sul. (...)

Como causa da pletora, surgem também os curandeiros, competindo desleal e por vezes vantajosamente, com os verdadeiros médicos. Acresça-se, a isso tudo, a gratuidade dos serviços para pessoas que não necessitam de tais facilidades e por obra de hospitais de caridade, postos, consultórios, centros de saúde, etc.

E por fim, lembre-se a diminuição das doenças, esplêndida aquisição da higiene moderna. É um benefício coletivo que se levanta como malefício dos médicos clínicos", afirmava.

Já "o espírito de mercantilismo" – prossegue ele – "impera desolador na medicina destes tempos. A medicina sacerdócio desapareceu quase e, com ela, sofrem os belos princípios da ética que lhe sustentavam o brilho e o porte respeitável. Hoje, para muitos, a medicina é simples meio de vida; é mercadoria que se compra e vende, e o seu negócio, mais ou menos lucrativo, conforme o tino comercial de quem o exerce sugira meios adequados para suplantar os concorrentes, está sujeito às mil vicissitudes por que passam os outros gêneros de primeira necessidade, no balcão da procura e da oferta. Dir-se-á que os médicos se defendem diante da agressividade e da esperteza do meio. Certo, mas, a agressividade e a esperteza do meio também constituem defesa diante da atuação pouco recomendável de alguns médicos. E daí o círculo vicioso interminável. Necessário teria sido não que a medicina descesse do seu pedestal ao terra a terra das competições mercantis, mas que ela tudo fizesse para educar e alçar junto de si a compreensão adequada do ambiente. Será inda possível isso? O meu otimismo impenitente já se mantém com dificuldade. As contingências e os imperativos da época são desalentadores".[1]

Sábias palavras, as do grande mestre. Ainda que se possa se criticar uma certa visão errônea acerca dos avanços proporcionados pela medicina de prevenção de doenças, é muito difícil não concordar com a visão conjuntural descrita por Flamínio Fávero acerca dessa crise de valores que se abate sobre a classe médica como um todo.

E quanto à solução para esses problemas? O próprio Fávero enumera uma série de remédios: "Isso não impede que uma terapêutica útil seja proposta", diz ele. "É do gênio da mesma medicina curar algumas vezes, aliviar muitas e consolar sempre". Sirva ao menos de consolo o conjunto terapêutico descrito a seguir.

Alguns desses remédios são propriamente universitários, como o ensino intensivo da deontologia, ao lado do conveniente preparo fundamental e clínico dos médicos e da boa seleção dos candidatos por provas adequadas. Especificamente em relação à deontologia, Fávero chamava a atenção de que "sua ministração é obrigatória no programa, em diversas aulas anuais. No seu caráter de ensino intensivo, foi o primeiro criado no Brasil. Sua inauguração se deve ao inolvidável Oscar Freire que, sob os auspícios do Centro Acadêmico Osvaldo Cruz, instalou, em 2 de abril de 1921, o primeiro curso regular da matéria. Daí para cá, o seu ensino tem sido feito ininterruptamente, como parte integrante da cadeira de medicina legal". Referia-se ele à Faculdade de Medicina da Universidade de São Paulo e a seu Centro Acadêmico.

Além disso, Fávero enumera quatro aspectos com os quais a deontologia médica se cobre de importância. O primeiro deles, citando Payen, é aquele relacionado "à gravidade dos interesses físicos, morais, espirituais, privados ou sociais, confiados ao médico e que uma negligência culpável pode facilmente comprometer; aí vai a saúde, o futuro, a vida, a honra das famílias, a felicidade temporal e, algumas vezes, a felicidade eterna". O segundo seria aquele relacionado "à complexidade e à delicadeza de certos casos de consciência que concernem, sobretudo, às operações lícitas ou ilícitas e que a honestidade natural é impotente para resolver". O terceiro seria "a grande liberdade que, por força das coisas, é deixada ao médico no exercício de sua bela, mas perigosa profissão"; e, por fim, "à tendência que leva o estudante a negligenciar o estudo da deontologia, sob o pretexto de que não lhe é de utilidade imediata".

É também necessário enfatizar que não se pode simplesmente dissociar a ética médica daquilo que se convencionou chamar "vocação", pela qual se entende a primeira condição espiritual exigida pela profissão. Tomemos, pois, por vocação, aquilo que o mesmo Gerardo Vasconcelos chamou de "quase inspiração"[3], que permite ao médico uma compensação indispensável a um tipo de trabalho o mais das vezes extenuante, e produz no profissional uma satisfação íntima capaz de levá-lo a exercer suas funções com desinteresse, estoicismo e amor, e o provê de maturidade no momento de enfrentar as grandes decisões, os dramas de consciência, trazendo-lhe responsabilidade perante seus atos.

Outra condição para o exercício de sua profissão é aquilo que se chama de "espírito médico", condição que coloca em harmonia três elementos aparentemente díspares, que são a técnica científica, a sensibilidade profissional e a amplitude filosófica para a prática cotidiana, seja no atendimento ao paciente, seja na execução de pesquisas que elevem os conhecimentos em sua área de atuação. A estas acrescentaríamos outro, indispensável, que é o sentimento de compaixão pelo próximo. Compaixão não no sentido de sentir pena ou dó (ainda que às vezes isso também seja necessário), mas no sentido de se colocar no lugar do outro, a fim de entender suas dores, seus temores, suas angústias frente à doença.

ASPECTOS ÉTICOS DO ATENDIMENTO MÉDICO

Os avanços proporcionados pela medicina moderna são inquestionáveis. No Brasil e em vários outros países, o acesso a um sistema de saúde universal possibilitou que grande parte da população receba atendimento médico de forma gratuita, com reflexos na qualidade de vida e na longevidade populacional. Entretanto, estas conquistas de alguma forma trouxeram algum prejuízo a esta relação tão delicada, regida por princípios fundamentais de beneficência, não maleficência, respeito à vida, à equidade e à privacidade do paciente. Esta relação tornou-se mais impessoal, muitas vezes baseada na frieza da tecnologia e menos em uma história clínica detalhada e na construção de uma relação de confiança entre o profissional e seu paciente[10]. Conforme já dissemos anteriormente "conjugar a frieza da técnica com a compaixão e a ternura pelo doente foi e será sempre a pedra de toque da medicina. É a capacidade de realizar essa 'sintonia fina' que transmuta o médico de técnico em artista, como desejavam os gregos na Antiguidade ou como afirmava Flamínio Fávero, quando se referia à 'ciência e arte'"[1,10].

E assim pensava a Associação Médica Mundial, ao revisar o Código Internacional de Ética Médica, em 2006[11], observando que a relação médico-paciente deveria ser pautada por "um convívio humano baseado na confiança, no diálogo franco e no respeito mútuo", indo muito além da frialdade das relações eminentemente profissionais.

O primeiro código de ética para médicos de que se tem notícia foi elaborado por Hipócrates de Cós (460-377 a.C.). Os mandamentos da vida profissional de um médico estão contidos no "Juramento de Hipócrates", conjunto de regras orientadas àqueles que se iniciam na profissão e que devem ser obedecidas sob todas as formas[8].

Depois do "Juramento", um novo código de ética irá surgir no século XIX, elaborado pelo já mencionado Thomas Percival. Esse código serve, até hoje, de base para os códigos elaborados em língua inglesa. Já em seu primeiro capítulo, Percival alerta os médicos para o dever de respeitar a confidencialidade das revelações feitas pelos pacientes, o tratamento igualitário aos doentes pobres e ricos, assim como para a compreensão dos sentimentos, ansiedades e angústias dos pacientes frente às doenças.

O Código de Ética Médica vigente no Brasil, revisado em 2009, logo em seu preâmbulo, alerta: "O presente Código de Ética Médica contém as normas que devem ser seguidas pelos médicos no exercício de sua profissão"[12]. Ou seja, este documento abriga as normas precisas e específicas, de natureza moral, que são propostas para regulamentação da conduta no exercício profissional da Medicina, nas relações do médico consigo mesmo, com os doentes, com os colegas e com a sociedade. Como diz Florisval Meinão[11], outros princípios devem ser também observados: "o médico deve estar sempre atualizado técnica e cientificamente e expor sua opinião de forma independente, sem deixar-se influenciar por interesses próprios ou alguma forma de discriminação. Deve proporcionar um atendimento médico competente, com plena independência profissional e moral e com respeito à dignidade humana. Deve ainda acatar o direito dos pacientes em aceitar ou não um determinado tratamento".

Por outro lado, os aspectos normativos morais dos códigos de ética, no Brasil, são transpostos para os Códigos Penal e Civil, onde as falhas e os crimes dos médicos recebem as sanções devidas e, também, onde se asseguram as garantias para os seus direitos previstos no exercício profissional. Em seus vários capítulos são detalhados os deveres dos médicos para com a sociedade, para com os doentes, para com os colegas, das consultas e juntas médicas, para com os casos de urgência, dos especialistas, do segredo profissional, da publicidade e dos anúncios médicos, das funções hospitalares e públicas, das incompatibilidades, dos honorários, da responsabilidade, do aborto e da eutanásia, da ortotanásia e distanásia e, finalmente, dos direitos dos médicos.

Por fim, um dos aspectos éticos (e também legal) mais importantes da relação médico-paciente diz respeito ao sigilo e à confidencialidade das informações obtidas pelo médico no exercício da profissão. Desde o Juramento de Hipócrates ("O que no exercício ou fora do exercício ou no comércio da vida, eu vir ou ouvir, que não seja necessário revelar, conservarei como segredo") que existe a obrigação moral, por parte do médico, de manter sigilo acerca de fatos que tomou conhecimento no exercício profissional. O silêncio que se exige dos médicos, nos dias de hoje, visa evitar prejuízos tanto econômicos quanto morais aos pacientes – preservando sua privacidade, a qual é um direito constitucional do qual ele é possuidor.

E quais são os elementos sobre os quais o médico deve guardar sigilo? Em linhas gerais, pode-se dizer que são tanto a doença em si, seu diagnóstico e prognóstico particular, quanto as circunstâncias que a cercam. O segredo é de propriedade exclusiva do paciente; o médico é apenas seu guardião – no dizer de França[13], o "depositário de uma confidência", seja ela positiva (uma informação real) ou negativa (a negação feita pelo doente de certos detalhes, durante uma anamnese, por exemplo). A proteção do segredo é, portanto, um patrimônio público, de vez que se trata de interesse do Estado a preservação da intimidade das pessoas. Como dizia Afrânio Peixoto[14], o segredo médico possui os seguintes fundamentos: "o interesse do doente no segredo de seus males; o interesse do médico em servir à própria causa, servindo aos interesses do doente; e o interesse da sociedade em proteger esses interesses, de mútuo acordo, salvo quando interesses maiores, coletivos, estiverem em jogo e forem lesados pelo segredo profissional".

Existem ao menos três grandes escolas doutrinárias que tratam do segredo médico. A absolutista, preconizada por Paul Brouardel, que impõe sigilo total sob qualquer circunstância – mesmo que a manutenção desse sigilo "comprometa os interesses da Justiça" e que "a sua sombra, a inocência seja perseguida e o crime protegido"[1]. A escola abolicionista, de Valentino, que pregava a inexistência de informações confidenciais, tratando-as como uma farsa que muitas vezes prejudicava "os interesses da coletividade". E a escola intermediária, defendida por Oscar Freire e Afrânio Peixoto, que relativiza o sigilo médico em prol da ordem social, sendo a corrente mais adotada em várias partes do mundo atualmente.

No entanto, a sociedade moderna, com seus "boletins médicos" transmitidos pela mídia eletrônica ou impressa, caminha celeremente para transformar a complexa questão do segredo médico em mero arcaísmo deontológico. Não vemos isso como um avanço nos costumes. Acreditamos que o sigilo ainda é um dos grandes pilares da confiança entre o médico e seu paciente e, mesmo por motivos legais, não deve ser quebrado de forma leviana. Há que se ter uma razão extremamente poderosa para tal, com punição penal clara àqueles que agirem de outra forma, como reza o artigo 154 do Código Penal: "revelar alguém, sem justa causa, segredo de que tem ciência em razão de função, ministério, ofício ou profissão e cuja revelação possa produzir dano a outrem".

E quais as características desse crime de revelação? Em grosso modo são, segundo Flamínio Fávero[1]: a revelação (em público ou em privado); o fato secreto (quer de ordem médica, como o diagnóstico, prognóstico e tratamento, quer de ordem extramédica, como as circunstâncias de uma lesão ou morte); o exercício da profissão (ainda quando por parte do doente não haja o pedido de sigilo); a intencionalidade da revelação; inexistência de justa causa; e, por fim, a possibilidade de causar dano a outrem.

Cabe aqui, agora, outra questão: E quando poderá o médico quebrar o sigilo profissional? Conforme o Código de Ética Médica vigente, "é vedado ao médico revelar fato que tenha tomado conhecimento em virtude do exercício de sua profissão, salvo por justa causa, dever legal ou autorização expressa do paciente". Segundo França[13], "entende-se por dever legal a quebra do sigilo por obediência ao que está regulado em lei, e o seu não cumprimento constitui crime. No que concerne ao segredo médico, pode-se dizer que poucas são as situações apontadas na norma, como por exemplo, a notificação compulsória de doenças transmissíveis, tal qual está disciplinada na Lei n° 6.259, de 30 de outubro de 1975". Quanto à "justa causa" existe um amplo leque de situações em que, em tese, seria possível a quebra do sigilo – e, por isso mesmo, esta é uma alegação que deve ser utilizada com extrema parcimônia e sempre, como bem afirma Flamínio Fávero, "para evitar mal maior"[1].

ASPECTOS LEGAIS DO ATENDIMENTO MÉDICO

Exercício Legal e Ilegal da Medicina

Para que se possa caracterizar o *exercício legal da Medicina*, algumas formalidades devem ser obedecidas, segundo as leis e normas vigentes em nosso País – normas estas que estão a cargo do Ministério da Educação, do Congresso Federal, e que se estendem por decretos do Poder Executivo e regulamentações federais e estaduais – bem como aquelas emanadas pelo Conselho Federal de Medicina e suas respectivas regionais.

O primeiro passo para o exercício legal da profissão, portanto, é que o médico tenha cursado escola reconhecida pelo Ministério da Educação, a qual lhe outorgará um diploma ou grau – obtendo assim sua *habilitação profissional*. O segundo passo será registrar esse diploma junto ao mesmo Ministério, seguindo-se o registro junto ao Conselho Federal de Medicina por intermédio de suas regionais. Desse modo, o diploma será capaz de assegurar o exercício lícito da profissão, além de certos direitos profissionais inerentes e deveres e obrigações legais imanentes – obtendo assim, o médico, sua *habilitação legal* para o exercício da profissão.

Já o exercício ilegal da Medicina será tanto a prática por pessoas inabilitadas e sem o respectivo curso universitário, assim como por aqueles que, mesmo tendo posse do diploma ou grau de médico, não cumpriram todas as providências administrativas, legais e regulamentares.

O artigo 282 do Código Penal vigente assim tipifica o crime: "Exercer, ainda que a título gratuito, a profissão de médico, dentista ou farmacêutico, sem autorização legal ou excedendo-lhe os limites. Pena: detenção de seis meses a dois anos". Ainda se caracteriza como exercício ilegal as condições estabelecidas no artigo 205 do Código penal, que trata daquele que "está impedido por decisão administrativa" – ou seja, aqueles submetidos a suspensões temporárias ou cassação pelos Conselhos Regionais de Medicina.

O exercício ilícito da profissão médica abriga certas formas peculiares. A mais comum e frequente em nosso meio é o chamado curandeirismo – o qual se caracteriza como sendo a prática da arte médica por pessoa sem diploma e, obviamente, sem autorização legal. Esta forma de prática, muito disseminada entre nós, abriga várias maneiras de proceder, sendo as mais conhecidas os "passes" e as "cirurgias espirituais" realizadas por "médiuns" e outros indivíduos que se dizem capazes de executar curas milagrosas. É uma prática perigosa, que é vista com certa tolerância por determinados segmentos da sociedade, mas que muitas vezes coloca em risco a saúde de pacientes portadores de doenças graves, os quais abdicam do tratamento adequado para optar por este tipo de procedimento.

O *curandeirismo* é um delito penal que se caracteriza pelo hábito, isto é, a repetição frequente do ato, tornando-o mais definido. E é importante notar que a letra da lei não fala em remuneração específica para a realização do ato, que persiste delituoso mesmo se executado a título gratuito.

Já o *charlatanismo* difere do curandeirismo, posto que é um delito, no mais das vezes, praticado por profissionais diplomados em medicina. Sua característica básica repousa na quebra sistemática da moral e ética por intermédio de anúncios ou promessas de cura a prazo fixo e por meio de terapêuticas secretas ou infalíveis. São, no dizer de Gerardo Vasconcelos, as "fórmulas milagrosas, reservadas e pessoais", ou ainda importadas do exterior, e as curas asseguradas como certas, matemáticas e de período garantido previamente. São ainda os anúncios escandalosos na mídia, de linguagem superlativa, com curas milagrosas, remédios infalíveis, o rejuvenescimento a jato; os títulos pessoais ambíguos, as especialidades diversas e díspares, formando um todo cujo maior objetivo é o engodo e o ludibrio do paciente.

Querem alguns que seja este um delito privativo de médicos, no entanto, acreditamos que este é um delito comum não só a médicos como a outros profissionais da área da saúde – os quais também podem cometê-lo ao prometer curas milagrosas, rejuvenescimento instantâneo e executar outros atos que só visam ao engodo de seus pacientes – assim como, inclusive, por aqueles que praticam o curandeirismo.

Além desses, existem, segundo França[13], outros crimes atribuíveis aos médicos, quais sejam:

1. Crime de falsidade de atestado médico, assim tipificado no artigo 302 do Código Penal: "Dar o médico, no exercício de sua profissão, atestado falso. Pena: detenção de 1 mês a 1 ano. § único: Se o crime é cometido com o fim de lucro, aplica-se também multa".
2. Crime de omissão de notificação de doença: cometido contra a saúde pública, nos casos de notificação compulsória, previsto no artigo 269 do Código Penal.
3. Violação do sigilo médico, exceto nos casos de justa causa, dever legal ou autorização expressa do paciente ou de seu representante legal.
4. Abuso na prescrição de medicamentos capazes de determinar dependência física ou psíquica ou entorpecentes "em dose evidentemente maior que a necessária ou em desacordo com determinação legal regulamentar", conforme consta do artigo 15 da Lei n° 6.368 de 1976.
5. Remoção de órgãos ou tecidos para fins de transplantes, em indivíduos vivos ou em cadáveres, ou realizar transplantes, em desacordo com a Lei n° 9.434 de 1997 – ou seja, sem o consentimento expresso do receptor/doador ou de seus representantes legais.

Responsabilidade Médica

Kuhn afirma que "a responsabilidade é um conceito complexo, que se estende pela filosofia e pelo direito"[15]. De forma mais simples, por definição, esta é a obrigação que pesa sobre os médicos de arcarem com as consequências de faltas por eles cometidas no exercício da profissão – faltas estas que podem acarretar ações e sanções nas áreas penal, civil, administrativa e ética. Segundo França[13], define-se a responsabilidade do médico como "a obrigação, de ordem civil, penal e administrativa, a que estão sujeitos os médicos, no exercício profissional, quando de um resultado lesivo ao paciente, por imprudência, imperícia ou negligência. Tal forma de responsabilidade fundamenta-se no princípio da culpa, em que o agente dá causa a um dano, sem o devido cuidado a que normalmente está obrigado a ter, e não o evita por julgar que esse resultado não se configure".

Para Lacassagne (*apud* Gerardo Vasconcelos[3]), esta é também "o princípio jurídico geral que estabelece para todas as pessoas a obrigação de responder por danos ocasionados a outrem". É preciso observar que, no caso do médico, sua responsabilidade profissional é permanente, ainda que não tenha havido intenção de causar dano ao paciente. É uma responsabilidade específica, ou seja: de dano à saúde, entretanto só será caracterizada como tal quando o ato ou omissão for realizado na prática profissional.

A responsabilidade profissional é hoje uma norma bem estabelecida em todos os ordenamentos jurídicos, ainda que alguns possam questionar, com um quê de razão, a atual "judicialização da medicina". Assim, a culpa que termina por provocar um dano ao paciente acarreta sanções nas esferas civil e penal. A responsabilidade civil em nosso País é disciplinada pelo próprio Código Civil (de 11 de janeiro de 2003) e também pelo Código de Defesa do Consumidor, datado de 11 de março de 1991 (ainda que haja controvérsia a respeito de se a relação médico-paciente possa ser enquadrada dentro dos parâmetros de uma relação entre consumidor e "fornecedor" – no caso o prestador de um serviço de saúde). Ambos os códigos dispõem sobre a natureza dessa responsabilidade, a quem cabe o ônus da prova e quais as indenizações possíveis, entre outros aspectos. Já a responsabilidade penal é definida pelo Código Penal de 1940, o qual teve sua parte geral reformada pela Lei n° 7.209/84 e por outras leis específicas, como a Lei 9.099, de 1995 (Lei dos Juizados Especiais Civis e Penais).

Em nosso Código Penal pode-se enquadrar a responsabilidade profissional do médico no artigo 15, II, nos casos de dano causado por imprudência, imperícia ou negligência, ou no artigo 129 (§6), das lesões corporais, ou no artigo 121, dos homicídios. Assim, caracteriza-se o crime de *responsabilidade médica*, cujos elementos são: o *agente*, que obrigatoriamente deve ser médico; o *ato*, que necessariamente deve ser profissional; o *dano*, que pode ser, além da provocação, o agravamento de males preexistentes, lesões subsequentes e decorrentes do ato, ou a morte; a culpa, que é a ausência de intenção, a falta de previsão, por negligência, imprudência ou imperícia; e, por fim, a existência de *nexo causal*, evidente e insofismável, entre ato e dano.

No Código Civil, a responsabilidade do médico poderá ser enquadrada nos artigos 159, 1525 e 1545 (especificamente), acarretando sanções que denotam a imperícia grosseira e desdenhosa, a ignorância voluntária, a má-fé, a desonestidade profissional.

Em ambos os códigos, encontram-se, portanto, formas de proteger os doentes da má prática médica, provendo segurança também aos profissionais competentes e punindo os negligentes, ignorantes e desonestos – assim como podemos considerar estas normas salutares, funcionando como uma barreira às "reclamações fantasiosas" de pacientes porventura descontentes com os resultados obtidos.

Porém, nem sempre assim foi. Segundo Souza Lima[16], um dos próceres de nossa Medicina Legal, em 1829 a Academia de Medicina de Paris assegurava ser a medicina "um mandato ilimitado junto à cabeceira dos doentes, aos quais só podem aproveitar essa condição. Os médicos nunca deveriam ser legalmente punidos pelos erros que cometessem de boa fé no exercício de suas funções; sua responsabilidade é toda moral, toda de consciência. Nenhuma ação jurídica pode-lhes ser intentada, senão em caso de captação, de dolo, de fraude e de prevaricação". Em 1834, a mesma Academia pretendeu que os médicos e cirurgiões não fossem responsáveis pelos erros que cometessem de boa fé, no exercício de sua arte. Argumentavam então pela incompetência dos juízes para avaliar as faltas médicas e o prejuízo para o paciente ao ser atendido por um médico sobrecarregado pela preocupação de punição pela justiça, restringindo-lhe a ação e impedindo-o de lançar mão de "práticas salvadoras de exceção" – eufemismo utilizado por Flamínio Fávero em seu célebre tratado[1].

Como bem frisa Fávero, esta é uma falácia. Diz ele: "de um lado os juízes se manifestam apenas depois de ouvirem os próprios médicos, como peritos, e, de outro lado, a justiça apenas argúi da imprudência, imperícia e negligência do profissional, quer dizer, das faltas graves deste, sem, em absoluto, pretender, direta ou indiretamente, embaraçar-lhe a ação benéfica e humanitária".

Há ainda um aspecto adicional, que sobreleva a necessidade de sanção legal para as faltas dos médicos, lembrado pelo mestre: "estes exercem um verdadeiro monopólio, gozando um privilégio especial, garantido pelas leis que punem todo aquele que, não estando habilitado convenientemente, queira praticar a medicina. É justo dessarte, que, em troca dessa prorrogativa, a mesma lei impeça que os componentes da sociedade sejam atingidos por danos que os médicos possam causar-lhes, punindo mesmo os que os praticarem. Mas a noção de responsabilidade, estimulando a prudência, a perícia, a dedicação, é uma garantia para a própria medicina que, assim, será extremamente beneficiada[1]" – não se tornando, nas palavras de Foderé, "um verdadeiro perigo social".

Responsabilidade Legal do Médico

A questão da responsabilidade legal do médico em relação ao seu paciente remonta aos primórdios da profissão – condensando-se em disposições codificadas. O código de Hamurabi da Babilônia previa penas severas aos médicos causadores de danos a outrem. Alguns autores citam a Lei Aquilia como a primeira disposição legal a fazer referência à *culpa gravis* dos médicos, tornando-se a base da legislação moderna acerca do tema. Ao que parece de forma inócua, posto que Plínio se queixava de que apenas aos médicos era permitido cometer assassinatos impunemente[1].

Entretanto, a legislação moderna dos povos ocidentais é concorde em exigir dos médicos que assumam a responsabilidade por seus atos profissionais. No Brasil, tanto o Código Civil quanto o Código Penal têm dispositivos reguladores a esse respeito.

Por exemplo, no Código Penal, em seu artigo 15, parágrafo II, está expresso: "Diz-se o crime ... culposo, quando o agente deu causa ao resultado por imprudência, negligência ou imperícia". O parágrafo 3º do artigo 121 ("Matar alguém"...) assim o diz: "Se o homicídio é culposo: Pena – detenção de um a três anos". No parágrafo seguinte afirma o Código: "No homicídio culposo, a pena é aumentada de um terço, se o crime resulta de inobservância de regra técnica de profissão, arte ou ofício, ou se o agente deixa de prestar imediato socorro à vitima, não procura diminuir as consequências de seu ato, ou foge para evitar a prisão em flagrante".

O artigo 129 do Código Penal, que trata das lesões corporais ("Ofender a integridade corporal ou à saúde de outrem"), prevê a modalidade culposa dessas ofensas em seu parágrafo 6º, que reza: "Se a lesão é culposa: Pena – detenção de dois meses a um ano".

Por sua vez, o Código Civil Brasileiro contém as disposições acerca de reparação de danos causados a outrem. Em seu artigo 159, consta que "Aquele que, por ação ou omissão voluntária, negligência ou imprudência, violar direito ou causar prejuízo a outrem, fica obrigado a reparar o dano". E mais especificamente em seu artigo 1545: "Os médicos, cirurgiões, farmacêuticos, parteira e dentistas são obrigados a satisfazer o dano, sempre que, da imprudência, negligência ou imperícia em atos profissionais, resultar morte, inabilitação de servir ou ferimento".

Ademais, quando já existe comprovação da responsabilidade na esfera criminal, esta, automaticamente, servirá como elemento no processo civil, como reza o artigo 1525: "A responsabilidade civil é independente da criminal; não se poderá, porém, questionar mais sobre a existência do fato, ou quem seja o seu autor – quando estas questões se acharem decididas no crime".

Em resumo, a responsabilidade do médico define-se como a obrigação – seja ela de ordem civil, penal, ética ou administrativa (ou de todas elas) – a que estão sujeitos os médicos no exercício de sua profissão, quando provoca lesão ou dano ao paciente por culpa, é dizer, por imprudência, imperícia ou negligência.

Características da Responsabilidade Legal

Nério Rojas[17] dizia serem cinco os elementos constitutivos para caracterizar a responsabilidade do médico. Seriam estes, os elementos: o agente, o ato profissional, a ausência de dolo, a existência do dano e o nexo causal entre o ato e o dano. Comentemos cada um deles:

O *agente*, ao qual será imputada a falta de responsabilidade médica, obviamente deverá ser um profissional. Claro está que curandeiros ou aqueles que exercem a profissão de forma ilegal também estão sujeitos à pena, quando provocarem dano em outrem por meio de suas práticas. É o que diz a lei, quando trata do exercício ilegal da medicina (artigo 282 do Código Penal), do charlatanismo (artigo 283) e do curandeirismo (artigo 284). E o artigo 285 acrescenta que: "... No caso de culpa, se do fato resulta lesão corporal, a pena aumenta-se da metade; se resulta morte, aplica-se a pena cominada ao homicídio culposo, aumentada de um terço"[1].

Em segundo lugar, temos o *ato profissional* – é dizer: a espécie delituosa deve se originar de um ato "estritamente profissional". E deve haver nexo de causalidade, entre ato e dano, comprovado por prova pericial.

Como bem explica Kuhn[15], citando os irmãos Mazeuad, "a responsabilidade legal supõe então necessariamente a existência de um prejuízo. Mas danos que perturbam a ordem social podem ser de natureza muito diferente. Ora eles ferem a sociedade, ora uma determinada pessoa; às vezes, eles alcançam com o mesmo golpe um e o outro. Logo o problema da responsabilidade legal vai se dividir: distinguiremos a responsabilidade penal e a responsabilidade civil".

Ainda segundo a autora, a "responsabilidade administrativa é a que resulta da infringência de norma da Administração estabelecida em lei (em sentido geral) ou no próprio contrato, impondo um ônus ao contratado para com qualquer órgão público". Já a responsabilidade penal "deriva de uma perturbação do equilíbrio social, contra a qual reage o Estado, buscando restabelecer o equilíbrio alterado pelo crime", fundamentando-se na imputabilidade do agente e "adotando o princípio da culpabilidade como fundamento essencial e limite para a aplicação da pena". Por fim, a responsabilidade civil, mais complexa e controversa, no dizer de Savatier (*apud* Kuhn), "é a obrigação que pode caber a uma pessoa de reparar o dano causado a outra por sua falta, ou pela falta de pessoas ou de coisas dependentes dela", ou ainda mais modernamente, segundo Alpa (*apud* Kuhn), "designa-se com o termo responsabilidade civil o acontecimento de danos considerados juridicamente relevantes, o exercício de atividade ou a execução de ações das quais deriva aquele dano, a obrigação de um indivíduo – de vez que autor direto e material do ato, ou do indivíduo escolhido pelo ordenamento jurídico para que assuma as consequências disto *economicamente – indenizar* o danificado"[15,18,19]. França[13] resume bem essa questão: sob o aspecto penal "o médico se vê, diante de um delito, sujeito a determinada pena. Quanto ao aspecto civil, acarretando o dano físico ou moral, ou um prejuízo econômico, impõe-se um pagamento em dinheiro como forma de indenização".

Complementando, Kuhn afirma ainda que "no direito moderno, a noção de responsabilidade civil está fortemente fundamentada na ideia de culpa"[15] e a culpa, acrescentamos nós, como característica da responsabilidade subjetiva, pode se evidenciar sob a forma de imperícia, imprudência ou negligência.

No entanto, bem lembra França[13], "em qualquer forma de avaliação sobre a responsabilidade profissional do médico, seja ela no âmbito ético ou legal, não se pode deixar de levar em conta os seus deveres de conduta". Continua ele: "para se caracterizar a responsabilidade profissional do médico, não basta apenas a evidência de um dano ou de um nexo causal, mas que exista uma forma de conduta contrária às regras técnicas vigentes adotadas pela prudência e pelos cuidados habituais, e que o prejuízo fosse evitado por outro profissional em mesmas condições e circunstâncias".

O mesmo autor afirma que as regras de conduta são "relativas aos seguintes deveres":

1. *Deveres de informação:* em que "todos os esclarecimentos necessários e imprescindíveis para o correto desempenho" de um ato médico (principalmente nos mais complexos e naqueles sujeitos a maior risco) devem ser fornecidos ao paciente. Este tipo de dever fundamenta-se no respeito à autonomia do paciente e na proteção à sua condição de vulnerabilidade. É o correspondente ao termo de consentimento livre e esclarecido que deve ser obtido dos sujeitos de pesquisa. A informação prestada deve ser clara, em linguagem que o paciente possa compreender sem dificuldade (evitando-se jargões técnicos e termos complicados), e também sem omissão de alguma espécie – principalmente aquelas relativas aos riscos dos procedimentos. Deve-se inclusive fornecer ao paciente a opção de recusar o tratamento proposto – desde que o mesmo não se encontre em "iminente perigo de vida". Sempre que possível, estas explicações devem constar de um termo escrito e assinado por ambas as partes, e também consignado em prontuário ou ficha clínica do paciente que (e quais) informações foram prestadas a respeito.

2. *Deveres de atualização profissional:* é condição *sine qua non* para a boa prática médica. Trata-se aqui de agir sempre em benefício máximo do paciente, evitando qualquer prejuízo que condutas ultrapassadas ou comprovadamente danosas e/ou ineficazes possam causar ao paciente. Segundo França, a "não atualização (ou a atualização deficiente) caracterizará negligência, que é uma das formas de culpa".
3. *Deveres de abstenção de abuso:* o profissional deve agir sempre com a "cautela devida", sem precipitação, "inoportunismo ou insensatez" – do contrário estará agindo com imprudência (outra das formas de culpa). Este também é o equivalente do princípio bioético da não maleficência, ou do aforisma hipocrático de *primo non nocere*. Segundo o mesmo autor, "pode-se também incluir entre as condutas abusivas aquelas que atentam contra a dignidade humana"[13], expondo desnecessariamente o paciente a certos procedimentos e riscos, ou utilizando técnicas e meios especulativos e experimentais sem o devido consentimento do mesmo. Pode-se incluir aqui também a quebra do sigilo sem uma justificativa plausível.
4. *Deveres de vigilância, de cuidados e de assistência:* o paciente deve ser tratado com todo o zelo de que o profissional é capaz, obrigando-se o médico a não ser omisso, ser diligente, cuidadoso e atencioso. Ou seja: obriga-se aqui o profissional a envidar todos os seus esforços para manter uma boa relação médico-paciente. Em nossa experiência profissional observamos que, como diz França, boa parte "dos casos apontados como culposos sob responsabilidade de certos profissionais" resulta da falta de cumprimento desse dever. A um profissional diligente, atencioso e cuidadoso sempre será dado o benefício da dúvida quando de um resultado indesejado. Como muito propriamente afirma o autor citado, "não se pode consignar como culpa aquilo que transcende a prudência, a capacidade e a vigilância humana"[13].

CONSIDERAÇÕES FINAIS

Como vimos, o médico está obrigado a seguir normas éticas e legais, que são mais ou menos comuns a todos os grupos sociais, com pequenas variações de país para país. E, conforme ensina o Manual de Ética Médica da Associação Médica Mundial, "a medicina moderna tornou-se extremamente complexa e originou dilemas éticos multifacetados. Não é infrequente que os médicos demonstrem despreparo para lidar com essas situações"[20]. No entanto, nada substitui a boa prática médica baseada na atenção, no cuidado, na diligência, na atenção e na empatia para com o doente. Todo médico deve ter em mente que seu dever primordial é de cuidar daqueles que buscam seu auxílio, mantendo com ele uma relação cercada de civilidade, respeito e o máximo de capacidade profissional – com o fim precípuo de atingir o maior bem possível e evitar qualquer mal que possa atingi-lo. Deve o médico respeitar a autonomia e a condição de vulnerabilidade em um momento de aflição daquele que o procura – agindo sempre em prol de sua saúde – em qualquer situação, no ambiente público ou privado. E, por fim, a própria consciência do médico, mais do que uma lista de "certo e errado", será a base de uma tomada ética de decisão, quando uma situação problemática a ele se apresentar. Nem sempre será possível conseguir o resultado desejado, visto que a medicina não é uma ciência exata e infalível, mas, se seguir os preceitos acima, com certeza o médico terá cumprido seu dever.

REFERÊNCIAS BIBLIOGRÁFICAS

1. Fávero F. Medicina Legal. 3º vol. 9ª ed. Deontologia Médica e Medicina Profissional. São Paulo: Martins Editora; 1973.
2. Percival T. Percival's Medical Ethics. Facsimile edition. New York: Eisai, Inc/DevCom, Inc.; 2002.
3. Vasconcelos G. Lições de Medicina Legal. 1ª ed. Rio de Janeiro: Forense; 1970.
4. Beauchamp T, Childress J. Princípios de Ética Biomédica. São Paulo: Edições Loyola;2002.
5. Reich WT. Introduction. In: Encyclopedia of Bioethics. 2nd ed. New York: Simon & Schuster MacMillan; 1995; p. xix-xxxii.
6. Pessini L. Problemas Atuais de Bioética. São Paulo: Loyola; 2001.
7. Segre M, Cohen C. Bioética. 3ª ed. São Paulo: Edusp; 2002.
8. Miziara ID, Miziara CSMG. Moral Consensus Theory – Evolution of Medical Ethics Codes in Brazil. Saabrücken, Germany: Lap Lambert Academic Publishing Gmbh; 2012.
9. Freire O. Exames e Pareceres Médico-Legaes. São Paulo: Livraria Acadêmica;1926 CIDADE: EDITORA; ANO.
10. Miziara ID. O médico objeto. Disponível em: http://www1.folha.uol.com.br/folha/sinapse/ult1063u355.shtml Acessado em: 23 jul 2012.
11. Meinão F. Aspectos Éticos e Legais da Relação Médico-paciente. In: Tratado de Otorrinolaringologia e Cirurgia Cervicofacial. 2ª ed. São Paulo: Roca; 2011.
12. Código de Ética Médica. Brasília: Conselho Federal de Medicina; 2009.
13. França GV. Medicina Legal. 9ª ed. Rio de Janeiro: Guanabara Koogan; 2011.
14. Peixoto A. Medicina Legal, 8ª ed. Livraria Francisco Alves: Rio de Janeiro, 1938.
15. Kuhn MLS. Responsabilidade civil – a natureza jurídica da relação médico-paciente. Barueri: Editora Manole; 2002.
16. Souza Lima AJ. Medicina Legal. Rio de Janeiro: Editora a Grande Livraria Leite Ribeiro; 1923.
17. Rojas N. Medicina Legal. Buenos Aires: Editora El Ateneo; 1956.
18. Savatier R. Traité de la Responsabilité Civile. 2ª ed. Paris: Librairie Generale de droit et jurisprudence; 1951.
19. Alpa G. Responsabilitá Civile e danno – lineamenti e questioni. Genova: Il Molino; 1991.
20. Wiliams JR. Medical Ethics Manual. 2nd ed. Ferney-Voltaire Cedex (France): World Medical Association; 2009.

Capítulo 110

Assistência Humanizada

Marta Bellazi Padrão
Lilian Ranzato
Maria Helena Caetano Franco

INTRODUÇÃO

A humanização na saúde é tema cada vez mais frequente nas discussões dos diversos sistemas de saúde[1]. Mas como humanizar uma ciência, que nasceu da observação profunda do ser humano? Ou melhor, por que esta se desumanizou?

A assistência à saúde apresenta muitos entraves à humanização, entre os quais podemos citar as relações precárias de trabalho, pouca participação e proatividade dos profissionais na gestão dos serviços, ausência de vínculo entre trabalhadores e usuários e despreparo para lidar com as questões subjetivas do ser[2]. Com o rápido avanço da tecnologia e a necessidade de resultados imediatos, o homem passou a agir e raciocinar como parte de uma máquina produtora.

Sendo assim, afastou-se de sua essência humana, passando a agir como peça fria. Pode estar ganhando em conhecimentos, mas está perdendo a forma humana de agir consigo e com os que os cercam.

A perspectiva tecnológica visa inovar, transformar o cotidiano, melhorar a assistência, a qualidade de vida e a satisfação pessoal do trinômio equipe-paciente-família[3]. A tecnologia, determinante para aumentar a sobrevida e diminuir o sofrimento, tornou-se instrumento que afasta os profissionais do contato próximo e demorado com o paciente, pois agiliza o atendimento e aumenta a produtividade e, também, porque fascina e captura o interesse dos médicos. Os pacientes passam à condição de objetos e os profissionais de peças que fazem a máquina da instituição funcionar [4]

A humanização da assistência ainda é um desafio, uma vez que a tecnologia avança e a inclusão de máquinas facilita o esquecimento de que está se cuidando de seres humanos[3].

Além da influência tecnológica, as relações tendem a ser tornar superficiais quando há desequilíbrio de poder entre as duas faces (equipe de saúde e paciente), e o lado poderoso utiliza-se dessa vantagem para desconsiderar os desejos, as dúvidas e personalidade do outro[5].

No sentido filosófico, a humanização tem origem no Humanismo, corrente filosófica que reconhece a dignidade e o valor do homem, buscando compreendê-lo e criar meios para que os homens compreendam uns aos outros[4].

Humanizar, em seu sentido literal, significa "tornar-se humano, dar ou adquirir condição humana". Representa, porém, um conjunto de iniciativas, conciliando tecnologia com acolhimento, respeito ético e cultural, espaço favorável para desenvolver suas atividades profissionais, busca do conforto físico, espiritual e psíquico do paciente, da equipe e família[3]. Está presente na Constituição Federal no artigo primeiro, Inciso III, que assinala "a dignidade da pessoa humana" como um dos fundamentos do Estado Democrático de Direito, e também nos princípios da ética (não maleficência, beneficência, autonomia e justiça), considerando o paciente como ser humano complexo, inserido num contexto único e significante no processo de saúde-doença[5].

A humanização depende da queda das relações de poder, da participação democrática dos usuários, instaurando nas instituições espaços para acolher, amparar, dar significado às ações dos profissionais e ao ser holístico que é o paciente[5].

Humanizar a assistência à saúde só será possível a partir do momento em que passarmos a valorizar a dimensão subjetiva e social do cliente, garantindo seus direitos; melhorar a capacidade de diálogo como parte das condutas diagnósticas e terapêuticas; assegurar ao paciente total acesso às informações relativas à sua saúde; estabelecer vínculos; realizar aliança entre o uso de tecnologias de base e de ponta; melhorar as condições de trabalho; oferecer atendimento de qualidade.

Na área da saúde, atualmente, somos treinados a operar equipamentos e fazer leitura e análise de variáveis biológicas, não desenvolvendo a habilidade de reconhecer o ser humano como ser biopsicossocial e espiritual, inserido num contexto epidemiológico e sociocultural[6].

Na medicina cada vez mais é necessário o conhecimento e a aplicabilidade da Deontologia Médica. A desvalorização das relações humanas pode levar ao não reconhecimento das necessidades do outro como pessoa.

O contato com o paciente na forma integral facilita as relações de respeito, atenção e promove o desenvolvimento de processo de trabalho baseado em confiança, afetividades e reconhecimento mútuo, com melhores respostas terapêuticas e qualidade de vida.

O hospital humanizado, portanto, é aquele que contempla em sua estrutura física, humana, administrativa e tecnológica, o respeito à dignidade humana e a valorização do ser humano como indivíduo único, e garante condições para atendimento à saúde de qualidade[7].

É parte da humanização um clima organizacional favorável ao atendimento do paciente, onde a equipe trabalha integrada, melhorando a comunicação, valorizando idéias e iniciativas. Requer quando necessário, uma mudança de atitude e comportamento por parte do profissional. Cabe ao profissional, através da reflexão, escuta e autosensibilização, a transformação do sistema de saúde.

A mudança e a busca por soluções só ocorre quando o profissional compreende a sua realidade, levanta hipóteses e encara os desafios da sua profissão. A conscientização individual resulta na inserção crítica na história, na realidade e na construção de mudanças estruturais e culturais[7].

Programa Nacional de Humanização da Assistência Hospitalar

Algumas iniciativas na área da saúde surgiram com o nome de humanização, durante a luta antimanicomial e do movimento feminista pela humanização do parto.

Desde então, vários hospitais públicos começaram a desenvolver ações humanizadas, para tornar o ambiente mais acolhedor: atividades lúdicas, entretenimento, melhora na aparência física. Essas ações serviam como válvulas para amenizar o sofrimento em pacientes e trabalhadores. Aos poucos, essas mudanças atingiram também a rotina hospitalar[4].

Sensível às diversas iniciativas locais, o Ministério da Saúde lança, em 2000, o Programa Nacional de Humanização da Assistência Hospitalar (PNHAH), que estimulava a disseminação dos ideais da humanização e a promoção de ações de acordo com as realidades de cada serviço [4,8,9.]

Três anos após, em 2003, o PNHAH passou por revisão e criou-se a Política Nacional de Humanização (PNH), que levou a humanização dos hospitais para toda a rede do SUS e definiu uma política focada nos processos de gestão e trabalho. A política valoriza a dimensão subjetiva e social em todas as áreas de atenção, fortalece o trabalho em equipe e a interdisciplinaridade, utiliza a educação permanente, a comunicação e a informação para a construção da autonomia e o protagonismo e a promoção do cuidado institucional ao cuidador [4,8,9].

Esta cultura da humanização também conhecida como Humaniza SUS foi firmada em 2004 com atitudes éticas em defesa da vida [4,8,10].

Transformar práticas de saúde exige mudanças no processo construtivo de seus participantes. Somente com trabalhadores e usuários protagonistas e co-responsáveis é possível efetivar a aposta que o SUS faz na universalidade do acesso, na integralidade do cuidado e na equidade das ofertas em saúde.

O Hospital, o Doente e a Equipe de Saúde

A humanização no hospital refere-se a complexo sistema em que tudo converge para o paciente e pode afetá-lo. Em razão do desenvolvimento tecnológico na medicina, alguns aspectos do paciente, tais como emoções, crença e valores, ficam em segundo ou terceiro plano. Apenas sua doença, objeto do saber cientificamente reconhecido, passou a monopolizar a atenção do ato médico, e com esse enfoque eminentemente técnico a medicina se desumanizou.

Humanizar o atendimento não é apenas chamar o paciente pelo nome, nem ter sorriso nós lábios constantemente, mas compreender seus medos, angústias, incertezas, dando-lhe apoio e atenção permanentes.

Adotar abordagem humanizada implica em aceitar o ser humano como singular; assim, atendimento humanizado envolve ações que ultrapassam o ato de cuidar e sua grande importância está em gestos, palavras e forma de tratar o paciente.

A atenção emocional diz respeito à compreensão das queixas do paciente, mesmo que estas não tenham base fisiopatológica ou anatômica. O que está em questão é a representação da realidade, vivências e estado existencial atual.

O alívio global do paciente nem sempre se proporciona exclusivamente com analgésicos ou outras intervenções técnicas. É imprescindível o bem-estar afetivo, que pode envolver a companhia constante de familiares, a atuação de terapeutas, e outros recursos psicoterápicos e ocupacionais necessários.

Oferecer informações sobre a doença, o prognóstico e o tratamento, não economizar palavras ou qualquer outra forma de comunicação. O silêncio do profissional é uma das mais importantes queixas dos pacientes e familiares com relação ao mau atendimento. Diante de profissional de poucas palavras, o paciente pode fantasiar para pior o seu estado de saúde, agravando seu estado emocional e, consequentemente, orgânico. As dúvidas e a carência de informações são as principais causas de não aderência ao tratamento e procedimentos incorretos por parte dos pacientes, familiares e/ou cuidadores. A falta de diálogo com o profissional da saúde pode ser iatrogênica.

O fato de se ausentar da própria casa, de seus familiares e relações sociais para entrar em ambiente desconhecido constitui-se numa preocupação constante. Esta separação provisória pode ser longa e traumática e, para alguns autores, marcante para a vida toda, especialmente para as mães, cujos filhos ainda estão nos primeiros anos de vida. Frequentemente, ouve-se de pacientes que o simples contato com o médico (ou outro profissional da saúde) foi suficiente para que começasse a melhorar. Essa melhora deve-se ao diálogo, à empatia e à comunicação lenitiva do profissional da saúde.

É importante respeitar o modo de ser, desde que não venha a interferir no tratamento médico. O tratamento deve, prioritariamente, ser uma atitude que visa melhorar a qualidade de vida do paciente, portanto, qualquer limitação ao seu estilo de vida imposta pelo tratamento deve ser explicada (desde que o estilo de vida em questão não seja o objeto do tratamento, como, por exemplo, alcoolismo).

Respeitar a privacidade e a dignidade do paciente. Têm sido tênues os limites entre tudo o que o paciente deve submeter-se para melhorar e facilitar o trabalho do médico ou do profissional de saúde e aquilo que o profissional quer que o paciente faça apenas para a sua comodidade.

A instituição deve oferecer condições de trabalho adequadas ao profissional de saúde. O grau de ansiedade, frustração e descontentamento do profissional (em qualquer área) tende a repercutir em seu trabalho. Há instituições de atendimento à saúde já consideradas humanizadas, porém, algumas vezes, essa humanização diz respeito exclusivamente às melhorias da estrutura física dos prédios. Evidentemente que a estrutura física dos imóveis é bastante relevante, mas a humanização da instituição vai além disso.

Quando a instituição não oferece condições satisfatórias para seus profissionais, há um risco bastante aumentado de o atendimento não se processar satisfatoriamente. Também todo o sistema está envolvido e deve atender à instituição em suas necessidades básicas administrativas, físicas e humanas. A presença ativa e efetiva de equipe qualificada, dedicada e amorosa promove a humanização hospitalar.

Além do aprimoramento técnico profissional contínuo e necessário, é preciso que os membros da equipe tenham também a capacidade de se entenderem e se respeitarem como pessoas, pois são dotados de afetividade e sensibilidade. Se assim se sentirem, bem e ajustadas, terão condições de transmitir afeto e segurança. A equipe deve completar-se, ajudar-se e olhar-se. A comunicação verbal e não verbal deve ser prestigiada; o profissional humanizado deve ter aptidão para os detalhes, aptidão verbal ou facilidade de lidar com as palavras e ser resiliente. Deve estar atento aos detalhes com postura respeitosa e simples.

A Humanização e a Santa Casa de Misericórdia de São Paulo

"Existe *um lindo castelo de abóbadas, ogivas e tijolos vermelhos no Arouche, onde funciona há 124 anos o Hospital Central da Santa Casa de Misericórdia de São Paulo, rodeado por outras construções monumentais que há mais de um século são referência na região, no livro de mérito e, principalmente, no coração dos paulistanos* [11]

O castelo por ele mesmo já chamaria a atenção, por presença inédita, mas há outros fatores que reforçam sua personalidade, sua porta principal está sempre aberta e existe boa vontade permanente atraindo as pessoas que o procuram – não inimigos, mas seres necessitados de assistência médica e social, aos milhares, portando moléstias e carências que constituem o único adversário dos ocupantes do castelo" [11]

Ao longo dos anos, a Santa Casa tem sido este castelo de ação humanitária, tradição e filantropia centrada no ser humano carente e na prática de humanização cristã.

Em abril de 2004 foi criado um Comitê de Trabalho de Humanização Hospitalar, composto por equipe multiprofissional. Este grupo estuda, elabora e desenvolve metas comuns de humanização para o complexo hospitalar. São ações e programas permanentes voltados ao paciente e aos profissionais.

No Departamento de Medicina, as ações de humanização fazem parte da sua cultura, que é eminentemente assistencial; pautada no respeito, na valorização do ser humano, na comunicação e na ética. A existência de iniciativas de humanização desenvolvidas no departamento é histórica e a interação com o comitê possibilitou maior comunicação e abrangência de ações, adotando os princípios do Humaniza SUS. As estratégias para a adoção do plano de humanização e implementação da gestão participativa – uma das etapas fundamentais do processo – requer a elaboração de algumas ações, tais como:

- criação de espaços de discussão dos impasses, angústias e desgastes vivenciados pelos profissionais de saúde;
- decidir e pensar coletivamente sobre a organização do serviço e estratégias para seu aprimoramento;
- criação de equipes multidisciplinares efetivas, que promovam e sustentem os vários discursos profissionais, visando o bem-estar do paciente e da .

Humanização no Contexto Social e Familiar

As doenças crônicas não transmissíveis (DCNT) constituem hoje o problema de saúde de maior magnitude e correspondem a 72% das causas de morte. Atingem fortemente camadas pobres da população e grupos vulneráveis. As doenças crônicas e seus tratamentos provocam uma sucessão de situações para o paciente e seus familiares, comprometem o aspecto físico, psicológico, com repercussões pessoais, familiares e sociais. Os pacientes internados no Departamento de Medicina apresentam este perfil, de doenças crônicas, graves, com várias comorbidades e inseridos num contexto socioeconômico vulnerável.

A doença crônica tem como característica a sua duração e a possibilidade de complicações e sequelas. O principal papel da família dentro do contexto é o compartilhamento de responsabilidade de cuidado entre o paciente e a equipe, exigindo-lhes adaptação aos esquemas de tratamento, mudanças financeiras, sociais e de papéis, envolvendo-lhes de preocupações que podem gerar dificuldades no cotidiano de suas vidas [9,12].

No decorrer de nossa vida profissional, observa-se que o paciente e seus familiares, quando surpreendidos pela doença e seu tratamento, mostram-se ansiosos e entristecidos pelas bruscas mudanças que lhes ocorrem.

O profissional de saúde deve considerar a família como foco também de seus cuidados, respeitando as individualidades de cada um, lembrando que as pessoas reagem e se adaptam de formas diferentes na ocasião do surgimento das doenças. Para isso, o profissional deve conhecer as diversas fases evolutivas da vida de uma pessoa, assim como saber identificar a fase do ciclo familiar em que se encontra.

A relação dos profissionais da saúde com os pacientes portadores de doença crônica é permeada por sentimentos, emoções e proximidade muito grande, facilitando o conhecimento dos pacientes e seus familiares. Deve-se oferecer tratamento sem riscos, mantendo rigorosos controles sobre equipamentos, materiais e medicamentos, não se esquecendo da visão holística e humanizada.

Uma das estratégias para auxiliar os pacientes e seus familiares é simplesmente ouvindo-os, mostrando-se disponível para o esclarecimento de suas dúvidas. Outra estratégia é a educação dos pacientes, que pode auxiliá-los a melhorar a adesão ao tratamento, pela melhor compreensão da terapia. Logo, as ações educativas proporcionadas podem contribuir para criar uma atitude positiva do paciente e da família frente ao tratamento.

Neste contexto, o trabalho em equipe interdisciplinar vem contribuir com os pacientes, familiares e a própria equipe. Ressalta-se a necessidade de reflexão para elaborar ações que facilitem a comunicação entre profissional e paciente, através de projetos que visem ações educativas que direcionem para a melhora contínua do cuidado humanizado.

Ações de Humanização no Departamento de Medicina

Musicoterapia

A música é a arte e a ciência de combinar sons rítmicos e melódicos de modo que agradem ao ouvido; e muitos povos, através da história, acreditavam em seu efeito medicinal. A sua utilização de forma terapêutica na atividade clínica, como apoio ou tratamento, vem ocorrendo desde tempos remotos.

Os benefícios ocorrem também na medicina atual. Estudos sistemáticos observam o seu relacionamento com as respostas fisiológicas e psicológicas do organismo. É um método não invasivo de intervenção para a diminuição da ansiedade e da dor em pacientes que experimentam algum tipo de hospitalização.

No Departamento de Medicina, temos semanalmente cantores e instrumentistas especialmente nas "Sextas Musicais", quando voluntários tocam violão, flauta e cantam músicas populares alegres nas enfermarias. São momentos emocionantes e inesquecíveis junto a equipe de enfermagem, médicos e familiares. Além disso, contamos com um piano que pode ser utilizado por todos os funcionários e pacientes.

A importância da musicoterapia é visível na redução do estresse e da sensação de isolamento, tanto dos profissionais quanto dos pacientes. Este objetivo é atingido, porque a música é uma atividade de lazer, que ajuda o paciente a mudar o foco de sua atenção para algo mais prazeroso. Ela é parceira inseparável na busca de medicina mais humanizada e voltada para o bem-estar, não só físico, mas também mental. É a visão holística do tratamento, em que nos rendemos à luz da tecnologia atual e aos ensinamentos de nossos ancestrais.

Religião e Espiritualidade

É no hospital, mais do que em outro lugar, que o doente entra em contato com sua fragilidade e busca apoio na fé, na tentativa de minimizar seu sofrimento. A religiosidade e a espiritualidade não são dados irrelevantes para a recuperação e o bem-estar do paciente, mesmo quando a cura não seja possível. A maioria dos pacientes necessita de apoio religioso, mas poucos profissionais se sentem seguros em falar sobre religião.

Há muitas ações singelas que podem ser feitas pelos profissionais, independentemente do credo, como permitir a entrada de religiosos ou flexibilizar horários para os cultos; avisar o padre ou o pastor sobre um paciente que deseja receber sua visita, permitir o uso de um terço ou de um amuleto próximo ao paciente. Não temos o direito de tirar a esperança nem de julgar ou condenar, desde que o ato religioso não interfira na recuperação.

Vários estudos mostram que pessoas que oram ou praticam meditação parecem lidar melhor com o estresse. Há também o fator do apoio interpessoal de grupos, independente do credo, que oram juntos, fortalecendo a esperança dos mesmos.

Em nossa instituição contamos com uma capela católica e a presença do capelão e ministros da eucaristia diariamente, mas temos a liberdade de permitir a presença de qualquer orientador espiritual que o paciente solicite.

Em todos os andares do Departamento de Medicina, temos o cantinho da Bíblia.

Outras Ações no Departamento de Medicina

Boletim diário: os médicos e residentes disponibilizam horário diariamente e de forma sistematizada para conversar com os familiares. Esta rotina foi uma forma de resgatar e criar um espaço de comunicação entre a equipe médica e os familiares, e ampliar o compromisso social dos profissionais de saúde. É o momento para informar à família quem são os profissionais que cuidam da saúde do paciente e a oportunidade para a educação permanente.

- Horário de visita estendido e flexível na UTI clínica e nas enfermarias.
- na admissão, com atendimento acolhedor e confortável, evitando filas e demora.
- Fácil acesso a acompanhantes.
- Distribuição de materiais de higiene pessoal, chinelos e roupas aos pacientes carentes.
- Presença de barbeiro para a realização de cortes de cabelo e barba, valorizando a autoestima e a dignidade.
- Suporte do serviço social e psicológico aos pacientes e familiares.
- Orientação social pós-alta com orientações e ajuda a acomodações, reabilitação social e cidadania.

Para os funcionários há o compromisso e as práticas de acesso fácil e humanizado a chefia, gestor e diretor. São acolhidos, ouvidos, e isso reflete num grupo de trabalho que atua com compromisso e qualidade na assistência. Há o preceito de se fortalecer e valorizar os profissionais, motivando o autodesenvolvimento, o crescimento e o estímulo ao trabalho em equipe.

- Acessoà educação continuada com treinamentos focados em ações diagnósticas e terapêuticas que garantam a eliminação de intervenções desnecessárias.
- Atividades voltadas a qualidade de vida, estresse e obesidade para os funcionários.
- As ações e os programas implantados ou em implantação devem estar sempre em avaliação na busca de melhora contínua.

Finalizando, acreditamos que a conscientização de que, no amanhã, poderemos ser não os sujeitos da ação, mas os usuários, mostram-nos um olhar de que a vida é um território onde prevalecem muitas contradições. Essa contradição atinge-nos o tempo todo. Somos feitos de pó e de amor. O pó explica a nossa existência. O amor, a nossa essência

REFERÊNCIAS BIBLIOGRÁFICAS

1. Blasco PG. É possível humanizar a medicina? O mundo da saúde. [periódico online] 2010;34(3). Disponível em: http://www.pablogonzalezblasco.com.br/wp-content/uploads/2010/12/pgb_nov_2010_como_humanizar_a_medicina.pdf Acessdo em: 15 jul 2012.
2. Garcia MAA, Ferreira FP, Ferronato FA. Experiências de humanização por estudantes de medicina. Trab Educ Saúde. [periódico online] 2012;10(1). Disponível em: http://www.scielo.br/scielo.php?pid=S1981-77462012000100006&script=sci_arttext Acessdo em: 15 jul 2012.
3. Marques IR, Souza AR. Tecnologia e humanização em ambientes intensivos. Rev Bras Enferm. 2010;63(1):141-4.
4. Rios IC. Caminhos da Humanização na Saúde. São Paulo: Áurea editora; 2009.
5. Rego S, Gomes AP, Batista RS. Bioética e Humanização como temas transversais na formação médica. Rev bras educ med. [periódico online] 2008;32(4). Disponível em: http://www.scielo.br/pdf/rbem/v32n4/v32n4a11.pdf Acessado em: 10 jul 2012.
6. Alves ANO,Moreira SNT et al. A humanização e a formação médica na perspectiva dos estudantes de medicina da UFRN – Natal – RN. Rev bras educ med. [periódico online] 2009;33(4). Disponível em: www.sigaa.ufrn.br/sigaa/verProducao?idProducao=272594&key. Acessado em: 10 jul 2012.
7. Backes DS, Filho WDL, Lunardi VL. O processo de humanização do ambiente hospitalar centrado no trabalhador. Rev Esc Infere USP. 2006;40(2):221-7.
8. Pasche DF, Passos E, Hennington EA. Cinco anos da Política Nacional de Humanização: trajetória de uma política pública. Ciênc saúde coletiva. 2011;16(11):4541-8.
9. SilvaLF,GuedesMVC. Doença crônica: O enfrentamento pela família. Rev Act Paul Enferm. São Paulo. 2002;15(1):40-47.
10. Ministério da Saúde. Cadernos Humaniza SUS 2011 Atenção Hospitalar vol.3. Brasília. Disponível em: pbvsms.saúde.gov.br/.../cadernos_humanizasus_atencao_hospitalar Acessado em: 07jun 2012.
11. Carneiro GO. Poder da Misericórdia - A Santa Casa na História de São Paulo Vol. 3. São Paulo,São Paulo; 2010.
12. Plano de Ações Estratégico para o Enfrentamento das doenças Crônicas não transmissíveis no Brasil (DCNT), 2011-2012 - Ministério da Saúde.
13. Melo F, Chalita G. Cartas entre amigos: sobre ganhar e perder. 1ª ed. São Paulo:Ediouro; 2010.

Capítulo 111

Aspectos Nutricionais no Paciente Clínico

Silmara Truvilho Peres Bittencourt
Mônica Fernandez
Ana Lúcia Torloni Gradinar

INTRODUÇÃO

O estado nutricional do indivíduo pode interferir no seu desempenho físico, mental, no crescimento e desenvolvimento. O indivíduo bem nutrido apresenta maior resistência às doenças, assim como melhor resposta aos tratamentos[1]. Já dizia Hipócrates (a.C.): "Deixe que a alimentação seja o seu remédio e o remédio a sua alimentação". Outro grande estudioso, Brillat-Savarin (1825), também afirmava que: "O destino das nações depende daquilo e de como as pessoas se alimentam". Estas e outras afirmações de centenas de anos atrás já atestavam a relação vital entre a alimentação e a saúde[2].

A definição de prescrição dietética, segundo a resolução do Conselho Federal de Nutricionistas nº 380/05, define que a composição físico-química da dieta é estabelecida de forma adequada a atender às necessidades clínicas do indivíduo para a promoção e/ou recuperação de sua saúde[3].

Para possibilitar uma alimentação saudável, instituiram-*se* as Leis da Alimentação segundo Escudero (1937), aplicadas a indivíduos saudáveis ou enfermos[3], são elas:

- 1ª – Lei da quantidade: "a quantidade de alimentos deve ser suficiente para cobrir as exigências energéticas e manter em equilíbrio o seu balanço"[3].
- 2ª _ Lei da qualidade: "a dieta deve ser completa em sua composição para oferecer ao organismo – que é uma unidade indivisível – todas as substâncias que o integram"[3].
- 3ª - Lei da harmonia: "as quantidades dos diversos nutrientes que integram a alimentação devem guardar uma relação de proporção entre si"[3].
- 4ª - Lei da adequação: "a finalidade da alimentação está subordinada à sua adequação ao organismo"[3].

Síntese das leis da alimentação: "O plano alimentar deve ser quantitativamente suficiente, qualitativamente completo, além de harmonioso em seus componentes e adequado às suas finalidades e ao organismo a que se destina"[3].

Estudos citam[4] a importância da utilização de instrumentos práticos na orientação individualizada ou populacional quanto ao consumo alimentar balanceado, com o objetivo de promover hábitos alimentares corretos e, consequentemente, a manutenção da saúde. Podemos citar a pirâmide alimentar como um instrumento importante na promoção da orientação nutricional.

Achterberg e cols. (1994)[5] desenvolveram a Pirâmide dos Alimentos como representação gráfica para facilitar a visualização dos grupos de alimentos. Philippi e cols. (1999)[6] elaboraram uma adaptação da pirâmide americana para o Brasil. Em 2005, Philippi[7] adaptou novamente a Pirâmide dos Alimentos (Figura 111.1) com a nova proposta baseada na legislação atual para rotulagem dos alimentos e do Guia Alimentar para a população brasileira do Ministério da Saúde.

A pirâmide dos alimentos é composta por oito grupos:

- **Grupo 1.** Corresponde a base da alimentação e fornece a maior parte de energia que necessitamos, compreende o grupo do arroz, pão, massa, batata e mandioca. Recomenda-se a ingestão de seis porções diárias[7].
- **Grupo 2**. Grupo das frutas, que participam do aumento da resistência às doenças, por serem ricas em vitaminas, sais minerais. Recomenda-se a utilização de três porções diárias[7].

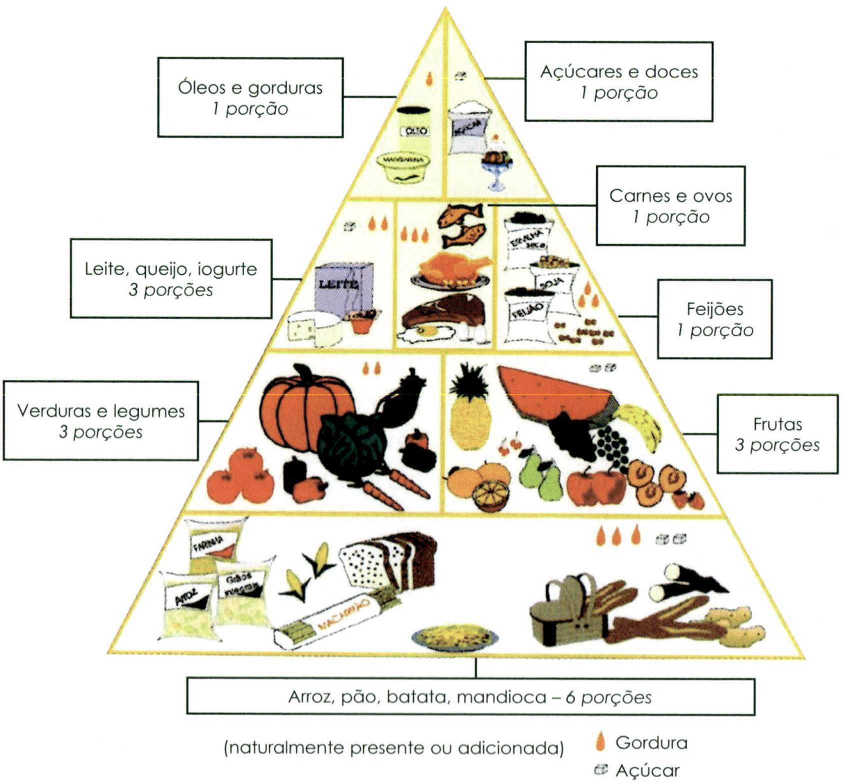

Fonte: Philippi, ST. Nutrição e técnica dietética. 2. ed. Barueri, Manole, 2006. p. 42.

Figura 111.1 – Pirâmide alimentar.

- **Grupo 3**. Corresponde ao grupo dos legumes e verduras, são ricos também em vitaminas, saís minerais e fibras. Recomendam-se três porções diárias[7].
- **Grupo 4.** Grupo das carnes e dos ovos: é composto por alimentos-fontes de proteína de alto valor biológico (proteínas de origem animal), também chamadas de "proteínas completas". Recomenda-se uma porção diária[7].
- **Grupo 5**. Corresponde o grupo do leite, queijo e iogurte: encontram-se no mesmo nível das carnes, ovos e feijões na representação da Pirâmide dos Alimentos. São também excelentes fontes de proteína de alto valor biológico e nutrientes essenciais como cálcio, fósforo, vitaminas A, D, B_2 e biotina. Recomenda-se o consumo de três porções diárias[7].
- **Grupo 6.** Grupo dos feijões: São fontes de proteína vegetal, fibras, micronutrientes como o ferro e também ricas em substâncias antioxidantes. Recomenda-se o consumo de uma porção diária[7].
- **Grupo 7.** Corresponde ao grupo dos óleos e gorduras. representando a parte superior da Pirâmide dos Alimentos: são muito importantes para a alimentação, uma vez que fornecem energia, ácidos graxos essenciais e são veículos de vitaminas lipossolúveis e substâncias antioxidantes. Recomenda-se o consumo de uma porção diária[7].
- **Grupo 8.** Grupo dos açúcares e doces: encontra-se também no ápice da Pirâmide dos Alimentos. Composto por açúcares (carboidrato, monossacarídeos e dissacarídeos). São fontes de energia, porém, não são necessários ao organismo humano, uma vez que a energia necessária ao bom funcionamento orgânico pode ser obtida de outras fontes como o amido (carboidrato complexo presente no arroz, batata, mandioca etc.). Recomenda-se o consumo de uma porção diária com muito controle, pois seu consumo excessivo está relacionado com o aumento do risco de obesidade e outras doenças crônicas[7].

Outra recomendação importante é quanto ao consumo de água, oito copos de água/dia no mínimo, e se atentar ao fracionamento das refeições, de quatro a seis refeições/dia[7].

Os novos conceitos sobre a função dos alimentos supera o fornecimento de nutrientes, focando também substâncias bioativas, capazes de promover e proteger a saúde. A portaria nº 389/1999, da Secretaria da Vigilância Sanitária do Ministério da Saúde, diz que "é alimento funcional, todo aquele alimento ou ingrediente que, além das funções nutricionais básicas, quando consumido como parte da dieta usual, produz efeitos metabólicos e/ou fisiológicos e/ou efeitos benéficos à saúde, devendo ser seguro para o consumo sem supervisão médica". Podemos citar, como exemplos, o chá verde, na prevenção de câncer e doenças cardíacas; o azeite de oliva, que protege contra o câncer e tem efeito aterogênico; frutas cítricas como anticancerígenas e fortalecedoras do sistema imunológico[8].

DESENVOLVIMENTO

Considerando uma alimentação saudável, neste capítulo serão abordados os temas:

- desnutrição e obesidade;
- avaliação nutricional e nutrição enteral;
- padrões de dietas da unidade de nutrição da ISCMSP.

Desnutrição

Pode-se definir desnutrição como deficiências ou desequilíbrio de energia, proteínas e/ou outros nutrientes que levam a efeitos adversos sobre a função corporal e a evolução clínica[9]. Segundo Sena (1985)[10], que estudou 57 pacientes, internados no Departamento de Medicina da ISCMSP, de 1996 a 1997, analisados através da avaliação nutricional objetiva em até 3 dias após internação, 68,5% apresentavam estado nutricional aceitável (39); 21% desnutrição moderada (12) e 10,5% desnutrição grave (6). Há outros fatores a serem observados na internação, como o estresse e o jejum prolongado, que colaboram para a degradação da proteína corporal.

O jejum acompanhado de estresse metabólico faz com que as catecolaminas inibam a liberação de insulina, e então sua ação periférica é antagonizada pela atividade glicocorticoide. Como resultado verifica-se o aumento de gliconeogênese, utilizando aminoácidos como substrato. Se os aminoácidos não forem fornecidos em quantidades suficientes de fontes exógenas, estes serão adquiridos através do *turnover* proteico da massa celular corpórea, promovendo a perda de peso[10].

A desnutrição é relatada como ocorrência frequente em pacientes internados, e este estado leva alterações nos diversos sistemas orgânicos, bem como nas funções renal, mental, cardiovascular, respiratória, imunológica, gastrointestinal, além da termorregulação e cicatrização das feridas[11]. Detecção prévia da desnutrição é importante para que uma intervenção nutricional adequada seja realizada no paciente, a fim de manter e/ou recuperar o seu estado nutricional e evitar a instalação ou progressão da desnutrição, reduzindo também o tempo de internação[12].

Obesidade

A obesidade é um fenômeno complexo, pois integra o grupo de doenças crônicas não transmissíveis. Sua etiologia tem caráter multifatorial em que aspectos sociais, culturais e fisiológicos participam ativamente de sua manutenção. Considerada hoje uma pandemia, atinge adultos e crianças, sendo um fator de alto risco para o desenvolvimento de outras doenças crônicas não transmissíveis[13].

Estudos mostram um risco de 80% de obesidade decorrente da carga genética. A incidência de comorbidez associada à obesidade pode estar relacionada não só a fatores genéticos, mas ao consumo alimentar e à atividade física em indivíduos obesos[14]. O consumo de alimentos a nível quantitativo e qualitativo de forma desequilibrada, com ritmos alimentares inadequados, assim como a inatividade e os distúrbios emocionais estão relacionados como as principais causas do desenvolvimento da obesidade[15].

A maior incidência de obesidade ou excesso de peso ocorre entre 50 a 60 anos. O desenvolvimento da obesidade ocorre desde a infância, e a elevada incidência de sobrepeso e obesidade em crianças e adolescentes tem chamado a atenção nos grandes centros de atendimento[14].

As doenças crônicas representam a principal causa de mortalidade e incapacidade no mundo inteiro, principalmente as dislipidemias, levando a doenças cardiovasculares, diabete melito, obesidade, doenças articulares, câncer e doenças respiratórias. Gradativamente, o problema afeta as populações dos países desenvolvidos e em desenvolvimento. Isso é reflexo das grandes mudanças que vêm ocorrendo no estilo de vida das pessoas no mundo, principalmente nos padrões alimentares e falta da atividade física[16].

Avaliação Nutricional

A avaliação nutricional é um processo que visa interpretar o estado nutricional de indivíduos ou grupos populacionais, com a utilização de dados do consumo alimentar, bioquímicos, clínicos, antropométricos. Pode ser realizada através de inquéritos, vigilância, rastreamento, avaliação completa e monitoramento. A seleção dos métodos para avaliação depende diretamente dos recursos humanos, materiais disponíveis e dos objetivos do serviço[17].

Foram criadas ferramentas para minimizar o tempo gasto na avaliação nutricional (rastreamento), e as mais conhecidas e validadas são:

- Avaliação Subjetiva Global (ASG)[17];
- Miniavaliação Nutricional (MAN)[17].

A ASG foi desenvolvida para o prognóstico de complicações nutricionais em pacientes submetidos à cirurgia gastrointestinal mas atualmente pode ser utilizada em diferentes grupos, inclusive em geriatria. A avaliação inclui monitoramento de peso, mudanças no consumo alimentar, sintomas gastrointestinais e capacidade funcional[17].

Para avaliação nutricional de idosos, utiliza-se como instrumento validado a Miniavaliação Nutricional (MAN), considerando aspectos como estilo de vida, autopercepção da saúde, uso de medicação, mobilidade, consumo alimentar e medidas antropométricas[17].

A avaliação nutricional completa inclui a obtenção de alguns dados:

- sexo, idade, endereço, ocupação, renda, escolaridade;
- história clínica (doenças, perda ou ganho de peso, atividade física);
- história alimentar (recordatório 24 h, registro e questionário de frequência alimentar e anamnese alimentar);
- ingestão alimentar: o que mudou? intolerâncias? alergias? apetite?
- exame físico: antropometria, pressão sanguínea;
- capacidade funcional: atividades diárias[17];
- biomarcadores ou marcadores bioquímicos: segundo Martini (2005)[18], os marcadores podem ser utilizados como medida absoluta e quantitativa da ingestão alimentar e também para determinar a concentração de um nutriente específico.

As concentrações séricas de albumina e transferrina têm sido utilizadas como marcadores de reserva de proteína visceral (Tabela 111.1). Valores diminuídos de creatinina, ureia e colesterol podem indicar desnutrição energético-proteica e/ou redução no consumo alimentar[19].

Tabela 111.1 – Diagnóstico nutricional de acordo com as concentrações de albumina plasmática	
Concentrações de albumina (g/dl)	Classificação do estado nutricional
> 3,5	Adequada
3,0-3,5	Depleção leve
2,4-2,9	Depleção moderada
< 2,4	Depleção grave

Fonte: Adaptado de Wallach (2003) [20].

História Alimentar

- *Recordatório 24 h:* segundo Lima (2003)[21], o recordatório de 24 h é utilizado para avaliar a dieta atual, porém não é capaz de estimar o consumo habitual de um indivíduo, devido às variações alimentares que podem ocorrer no dia da aplicação do instrumento.
- *Registro alimentar:* é um método utilizado para descrever o consumo alimentar elaborado pelo próprio avaliado ou seu próprio representante durante um período de tempo a ser definido pelo avaliador, podendo variar de 1 a 7 dias.Sua aplicação exige cuidados quanto ao registro com especificações de horário, tipo de alimento e quantidade consumida[21].
- *Anamnese alimentar*: utilizada individualmente na primeira consulta, para coletar informações sobre os hábitos alimentares.Além da história alimentar, deve-se coletar informações sobre atividade física, estilo de vida, condições socioeconômicas, número de refeições, quem faz as compras dos alimentos e quem os prepara, alteração recente de peso, uso de medicamentos, intolerância, alergias, tabus e aversões alimentares, saúde oral e bucal e sintomas gastrointestinais. Este instrumento necessita de um entrevistador treinado[22].
- *Antropometria:* Através deste instrumento pode-se avaliar as composições corporal total e regional, variando de acordo com sexo e idade[23].

Para se realizar uma avaliação clínica adequada, este método é essencial, pois através deste pode-se estabelecer um prognóstico e propor um tratamento nutricional, acompanhar a evolução tanto clínica quanto nutricional[24].

Há medidas antropométricas que são muito importantes para realizar a avaliação nutricional, e dentre elas, estão:

- *Peso corporal:* a perda de peso não intencional maior que 10% num período de 6 meses, é um bom indicador do prognóstico clínico parâmetro este descrito em literatura científica (Tabela 111.2)[25]. São utilizados peso atual, peso usual, peso ajustado e peso ideal ou teórico, e peso ideal para amputados. Para avaliar a gravidade da doença, pode-se estabelecer um percentual de perda de peso, através da fórmula[26]:

$$\textbf{Perda peso (\%)} = \frac{\textbf{(peso usual – peso atual)}}{\textbf{peso usual}} \textbf{ x 100}$$

Tabela 111.2 – Importância da perda de peso em relação ao intervalo de tempo		
Tempo	Perda importante de peso (%)	Perda grave de peso (%)
1 semana	1-2	> 2
1 mês	5	> 5
3 meses	7,5	> 7,5
6 meses	10	> 10

Fonte: Spring S./Aspen, 1993[27].

- *Estatura:* associada ao peso, compõe o índice de massa corporal e para sua mensuração é utilizado o estadiômetro de haste móvel ou fixa ou o antropômetro[28]. Em pacientes acamados, deve-se estimar a estatura por meio de métodos alternativos, como: altura do joelho, extensão dos braços e estatura recumbente[29].
- *Índice de Massa Corporal (IMC):* trata-se de um método simples, de baixo custo, que visa estimar a composição corporal sem distinguir as perdas de massa magra ou gorda[30]. Utilizado como método para classificação do estado nutricional, e não como método de avaliação nutricional, uma vez que não considera a idade.

$$\mathbf{IMC = \frac{Peso\ (kg)}{Estatura\ (m^2)}}$$

Segundo McWhirter e Pennington, pacientes com IMC menor que 20 kg/m² que estão em um ambiente hospitalar, associados às diferentes condições clínicas, apresentam importante taxa de mortalidade[30].

- *Dobras cutâneas:* método de baixo custo, simples e menos invasivo, para avaliar as reservas de gorduras. Podem ser avaliadas as dobras: triciptal, biciptal, abdominal, subescapular, suprailíaca, peitoral e da coxa[31].
- *Circunferências:* instrumento para indicar o estado nutricional e o padrão corporal. Pode-se utilizar uma trena ou fita métrica, com cuidado para evitar a compressão do tecido adiposo, e as medidas devem ser seriadas pelo mesmo observador. São elas: circunferência do braço (CB), circunferência da cintura (CC), circunferência abdominal (CA), circunferência do quadril[23].

A antropometria é um método utilizado em todas as faixas etárias, porém, na avaliação do idoso pode promover erros quanto à definição real da condição nutricional do indivíduo. Dificuldades técnicas podem estar presentes, como o caminhar até a balança, manter o equilíbrio postural e dificuldade de permanecer na posição correta por determinado tempo[32]. Vale a pena lembrar que a composição corporal do idoso sofre várias modificações, como o aumento da quantidade do tecido adiposo, a redução do tecido muscular, assim como uma redistribuição destes tecidos dos membros e da cavidade abdominal[33].

Nutrição Enteral

Segundo Waitzberg (2000)[34], entende-se por "terapia nutricional enteral (TNE), um conjunto de procedimentos terapêuticos empregados para manutenção e/ou recuperação do estado nutricional por meio de nutrição enteral". A Resolução RCD nº 63, da Agência Nacional de Vigilância Sanitária do Ministério da Saúde, de 06/07/00[35], define nutrição enteral como: "alimentos para fins especiais, com ingestão controlada de nutrientes, na forma isolada ou combinada, de composição definida ou estimada, especialmente formulada e elaborada para uso por sondas ou via oral. Industrializada ou artesanal. Utilizada exclusiva ou parcialmente para substituir ou completar a alimentação oral em pacientes desnutridos ou em risco nutricional, conforme suas necessidades nutricionais, em regime hospitalar, ambulatorial ou domiciliar, visando a síntese ou manutenção dos tecidos, órgãos ou sistemas".

Atualmente são disponibilizadas dietas que além de satisfazer as necessidades nutricionais, fornecem nutrição individualizada a várias faixas etárias e situações clínicas[36].

A dieta enteral deve ser composta de todos os nutrientes e micronutrientes fundamentais para o organismo. A resposta imune e a melhora do processo inflamatório são observadas na utilização de diferentes substratos, como os aminoácidos glutamina e arginina, ácidos graxos ômega-3 e os nucleotídeos, reduzindo a permanência hospitalar, minimizando as complicações clínicas e prolongando a sobrevida do paciente[36]. Há situações em que se indica terapia nutricional enteral, quando houver risco de desnutrição e/ou quando o trato digestório estiver total ou parcialmente funcionante[36].

Comparada ao suporte parenteral, a nutrição enteral é mais econômica, e promove melhor utilização dos nutrientes, ao ajudar a manter a integridade intestinal através da estimulação trófica do intestino[37]. Embora sejam múltiplas, as indicações podem ser agrupadas, genericamente, em quatro grupos, descritos na Tabela 111.3[36].

Quanto às contraindicações, estas podem ser relativas ou temporárias. As mais frequentes são:

- disfunção do TGI ou condições que requerem repouso intestinal;
- obstrução mecânica do TGI;
- refluxo gastroesofágico intenso;
- íleo paralítico;
- hemorragia GI severa;
- vômitos e diarreia severa;
- fístula no TGI de alto débito (> 500 mL/dia);
- enterocolite severa;
- pancreatite aguda severa;
- doença terminal;
- expectativa de utilizar a TNE em período inferior a 5-7 dias para pacientes desnutridos ou 7-9 dias para pacientes bem nutridos[36].

A dieta selecionada deve ser nutricionalmente completa e adequada para uso em períodos curtos e longos, ser bem tolerada, de fácil preparação. As dietas podem ser artesanais, preparadas à base de alimentos *in natura* ou misturas de produtos naturais com industrializados, liquidificadas e preparadas artesanalmente em cozinha doméstica, desde que de acordo com normas de higiene[36,42].

Complicações frequentes em terapia nutricional enteral (TNE):

1. Diarreia: considera-se diarreia a ocorrência de quatro ou mais evacuações líquidas ou semilíquidas, em moderada a grande quantidade, em 24 horas. Suas causas são bastante diversas. Orienta-se não suspender imediatamente a TNE,

Tabela 111.3 – Indicações de terapia nutricional enteral em adultos

Pacientes que não podem se alimentar	Inconsciência Anorexia nervosa Lesões orais Acidentes vasculares cerebrais Neoplasias Doenças desmielinizantes
Pacientes com ingestão oral insuficiente	Trauma Septicemia Alcoolismo crônico Depressão grave Queimaduras
Pacientes nos quais a alimentação comum produz dor e/ou desconforto	Doença de Crohn Colite ulcerativa Carcinoma do trato gastrointestinal Pancreatite Quimioterapia Radioterapia
Pacientes com disfunção do trato gastrointestinal	Síndrome de má absorção Fístula Síndrome do intestino curto

Fonte: Vasconcelos M, 2002[36].

mas tentar adequar a fórmula em uso e também a administração (mais lenta ou em bomba de infusão). A contaminação da dieta é um evento raro dentro das condições em que é preparada no hospital; culpar a "dieta" pela diarreia é uma forma um tanto quanto simplista na avaliação do problema[38].

2. Na ocorrência de vômitos ou resíduo gástrico alto, orienta-se a suspensão imediata da TNE se houver risco de broncoaspiração, ou diminuição temporária do aporte calórico-proteico programado. Também está orientada a utilização de gastrocinéticos, administração lenta e cuidadosa da fórmula, em bomba de infusão se necessário. Caso o quadro se mantenha, avaliar a passagem pós-pilórica endoscópica da sonda enteral[38].
3. Atenção para a avaliação clínica diária e o controle laboratorial periódico. O controle na hidratação do paciente em terapia enteral apresenta papel de grande destaque em vários estudos. A necessidade de 30-40 mL/kg/dia ou 1,0 a 1,5 mL/kcal é adequada para pacientes com estado de hidratação normal[39].

Padrões de Dietas da Unidade de Nutrição da ISCMSP

Na abordagem final deste capítulo, serão apresentadas as dietas mais utilizadas em terapia nutricional por via oral em pacientes hospitalizados[40]. Para elaboração destas dietas, procurou-se associar os conhecimentos científicos mais recentes na prática hospitalar. As dietas podem sofrer modificações quanto a quantidade dos nutrientes e em dietoterapia utilizam-se os prefixos *hiper*, *hipo* e *a* para designar aumento, redução ou ausência de determinados elementos ou nutrientes (Tabela 111.4).

Tabela 111.4 – Classificação dietoterápica	
Dieta hiperproteica	Aumento dos alimentos que contêm proteínas (carnes, ovos, leite e derivados)
Dieta hipercalórica	Aumento dos alimentos ricos em energia (massas, açúcar, farináceos, gorduras)
Dieta hipogordurosa	Diminuição dos alimentos que contêm gorduras (óleos vegetais, manteiga, margarina, gordura animal, pudim industrializado, abacate e coco)
Dieta hipoproteica	Diminuição dos alimentos que contêm proteína
Dieta hipocalórica	Diminuição dos alimentos que contêm energia
Dieta hipossódica	Diminuição dos alimentos que contêm cloreto de sódio (sal de cozinha) 1 g de sal no almoço e 1 g de sal no jantar
Dieta assódica	Sem sal de adição e ausência total de alimento que contenha cloreto de sódio (embutidos, enlatados, alimentos industrializados)
Dieta aproteica	Ausência total de alimentos que contêm proteína animal

Classificação quanto à consistência

A dieta pode ser classificada quanto à consistência, de acordo com a textura dos alimentos e preparações que a compõem[40].

Dieta Geral: É uma dieta normal, que não requer qualquer tipo de modificação dietética.

Refeição	Alimento
Desjejum	Café com leite Pão com margarina
Almoço	Arroz/feijão Prato principal Salada Suco Sobremesa: fruta ou doce
Merenda	Chá Bolacha
Jantar	Arroz/feijão Prato principal Salada Sobremesa: fruta ou doce
Ceia Valor calórico aproximado: 2.000 kcal	Chá Bolacha

Fonte: *Unidade de Nutrição e Dietética da ISCMSP, 2012.*

Dieta Branda: É uma dieta constituída por alimentos macios (carne e vegetais sempre cozidos). É oferecido o caldo de feijão e NÃO o grão do feijão. Indicada em alguns pós-operatórios para facilitar o trabalho digestivo[40].

Refeição	Alimento
Desjejum	Café com leite Pão com margarina
Colação	Fruta macia
Almoço	Arroz/caldo de feijão Prato principal Verduras ou legumes cozidos Suco Sobremesa: fruta ou doce
Merenda	Chá Bolacha
Jantar	Arroz/caldo de feijão Prato principal Verduras ou legumes cozidos Sobremesa: fruta ou doce
Ceia Valor calórico aproximado: 1.870 kcal	Chá Bolacha

Fonte: *Unidade de Nutrição e Dietética da ISCMSP, 2012*[41].

Dieta Pastosa: É uma dieta constituída por alimentos amassados, macios ou na forma de purê, papa, mingau ou em pedaços pequenos e bem cozidos. Indicada para indivíduos com dificuldade de mastigação e deglutição, em alguns pós-operatórios e casos neurológicos[40].

Refeição	Alimento
Desjejum	Café com leite Pão macio com margarina
Colação	Fruta macia
Almoço	Arroz pastoso/caldo de feijão Purê Carne moída ou desfiada Suco Sobremesa: fruta macia, pudim, *flan* ou gelatina
Merenda	Vitamina Bolacha
Jantar	Arroz pastoso/caldo de feijão Purê Carne moída ou desfiada Sobremesa: fruta macia, pudim, *flan* ou gelatina
Ceia Valor Calórico Aproximado: 2.100 jcal	Chá Bolacha

Fonte: *Unidade de Nutrição e Dietética da ISCMSP, 2012*[41].

Dieta Leve: É uma dieta constituída por alimentos de consistência semilíquida de fácil mastigação e digestão. Indicada para preparos de exames e cirurgias, também utilizada em pós-operatórios e pacientes com dificuldade de digestão e mastigação[40].

Refeição	Alimento
Desjejum	Café com leite Bolacha
Colação	Fruta macia
Almoço	Sopa com pedaços Suco Sobremesa: fruta macia, pudim, *flan* ou gelatina
Merenda	Chá Bolacha
Jantar	Sopa com pedaços Sobremesa: fruta macia, pudim, *flan* ou gelatina
Ceia Valor calórico aproximado: 1.300 kcal	Chá Bolacha

Fonte: *Unidade de Nutrição e Dietética da ISCMSP, 2012*[41].

Dieta Líquida: É uma dieta constituída por alimentos de consistência líquida ou cremosa de fácil digestão. Indicada para pacientes com problemas de mastigação e deglutição em preparos de exames e em alguns pré e pós-operatórios[40].

Refeição	Alimento
Desjejum	Mingau
Colação	Suco ou gelatina
Almoço	Sopa liquidificada Suco Sobremesa: gelatina
Merenda	Vitamina
Jantar	Sopa liquidificada Sobremesa: gelatina
Ceia Valor calórico aproximado: 1.100 kcal	Chá

Fonte: *Unidade de Nutrição e Dietética da ISCMSP, 2012*[41].

Dieta Hídrica: É uma dieta constituída por água, chá e gelatina, utilizada em pós-operatórios[41].

Refeição	Alimento
Desjejum	Chá
Colação	Gelatina
Almoço	Gelatina
Merenda	Chá
Jantar	Gelatina
Ceia	Chá

Fonte: *Unidade de Nutrição e Dietética da ISCMSP, 2012*[41].

Classificação quanto à composição

A modificação da dieta quanto à composição pode ocorrer em qualquer consistência (ex.: hipossódica, hipogordurosa, sem resíduo, laxativa, diabetes)[40].

Dieta Hipossódica: É uma dieta com restrição de sal. Indicada em doenças cardíacas, nefropatias, hepatopatias, hipertensão e controle de edema[40].

Refeição	Alimento
Desjejum	Café com leite Pão com margarina
Almoço	Arroz/feijão Prato principal Verduras ou legumes cozidos Salada Suco Sobremesa: fruta ou doce Obs.: Todos os alimentos são preparados sem sal e será acrescido um sachê de sal, de 1 g
Merenda	Chá Bolacha doce ou de água
Jantar	Arroz/feijão Prato principal Verduras ou legumes cozidos Salada Sobremesa: fruta ou doce Obs.: Todos os alimentos são preparados sem sal e será acrescido um sachê de sal, de 1 g
Ceia	Chá Bolacha doce ou de água

Fonte: *Unidade de Nutrição e Dietética da ISCMSP, 2012*[41].

Dieta Hipogordurosa: É uma dieta que evita a utilização de alimentos gordurosos, como: carnes gordas, pele de frango, frituras, frutas gordurosas (abacate, coco, etc.) e preparações com muita gordura, embutidos. Indicada nas doenças digestivas, em pré e pós-operatórios[40].

Refeição	Alimento
Desjejum	Leite desnatado ou chá Pão com geleia
Almoço	Arroz/feijão Prato principal Salada Suco Sobremesa: fruta ou gelatina
Merenda	Chá Bolacha
Jantar	Arroz/feijão Prato principal Salada Sobremesa: fruta ou gelatina
Ceia	Chá Bolacha

Fonte: *Unidade de Nutrição e Dietética da ISCMSP, 2012*[41].

Dieta para Diabete Melito: É uma dieta que visa um controle glicêmico. Recomenda-se o consumo moderado de carboidrato (ex.: arroz, pão, massa, batata, mandioca). Deverá haver um critério de utilização do carboidrato simples (sacarose) e, a nível ambulatorial, haverá liberação do uso somente em condições de acompanhamento periódico[40].

Refeição	Alimento
Desjejum	Café com leite com adoçante Pão com margarina
Colação	Fruta
Almoço	Arroz/feijão Prato principal Verdura cozida Salada Suco natural com adoçante Sobremesa: fruta
Merenda	Chá com adoçante Bolacha salgada
Jantar	Arroz/ feijão Prato principal Verdura cozida Salada Sobremesa: fruta
Ceia	Leite Bolacha salgada

Fonte: *Unidade de Nutrição e Dietética da ISCMSP, 2012*[41].

Dieta Pobre em Resíduo: É uma dieta com baixo teor de fibras, gordura, isenta de sacarose, lactose, reduzindo a formação do bolo fecal, a distensão abdominal e formação de gases. Indicada em preparos de exames, pré e pós-operatórios e diarreia[40]

Refeição	Alimento
Desjejum	Chá de ervas Pão com geleia dietética
Colação	Fruta sem resíduo (ex.: maçã sem casca, goiaba, melão)
Almoço	Arroz/caldo de feijão Prato principal Legumes sem resíduo ou purê sem leite Suco natural coado sem açúcar Sobremesa: fruta sem resíduo ou gelatina dietética
Merenda	Chá de ervas Bolacha
Jantar	Arroz/caldo de feijão Prato principal Legumes sem resíduo ou purê sem leite Suco natural coado sem açúcar Sobremesa: fruta sem resíduo ou gelatina dietética
Ceia	Chá de ervas Bolacha

Fonte: *Unidade de Nutrição e Dietética da ISCMSP, 2012*[41].

Dieta Laxativa: É uma dieta composta por alimentos que estimulam o funcionamento intestinal, está indicado o consumo de fibras alimentares que estimulam o peristaltismo intestinal, contribuindo para a normalização do trânsito intestinal. (ex.: verdura crua e cozida, mamão, ameixa, pera, laranja, aveia, etc.). Indicada na obstipação e doenças hepáticas graves[40].

Refeição	Alimento
Desjejum	Café com leite Pão com margarina
Colação	Fruta laxativa
Almoço	Arroz/feijão Prato principal Verdura cozida Salada Suco natural Sobremesa: fruta ou doce
Merenda	Vitamina com frutas laxativas Bolacha
Jantar	Arroz/feijão Prato principal Verdura cozida Salada Sobremesa: fruta ou doce
Ceia	Chá Bolacha

Fonte: *Unidade de Nutrição e Dietética da ISCMSP, 2012*[41].

Dietas Especiais

- *Dieta para neutropênico ou imunussuprimido:* utilizada para paciente com a imunidade baixa, na maioria das vezes em tratamento quimioterápico. Não se utilizam verduras cruas e as frutas devem ser servidas sem casca, tratadas pelo processo de desinfecção[42].
- *Dieta para nefropata:* paciente com alteração renal. Não dialítico. Indicado o uso de dieta hipossódica e hipoproteica[43].
- *Dieta para hepatopata:* paciente com alteração no fígado. Indicado o uso de dieta hipossódica na presença de edema[43].
- *Dieta para encefalopatia hepática:* paciente com alteração no fígado em um nível mais grave. Indicado o uso de uma dieta hipossódica e hipoproteica (tendo preferência a peixe ou soja) [43].
- *Dieta sem xantinas:* pacientes em preparo para exame cardiológico. Indicada dieta sem cafeína (café, chá mate, achocolatado, refrigerante) [43].
- *Dieta hipocalêmica (baixo potássio):* paciente com alteração dos níveis de potássio. Indicado o uso de alimentos cozidos não utilizando a água do cozimento. Indicada nas doenças renais, sendo uma restrição severa em pacientes dialíticos[43].
- *Dieta com restrição hídrica:* indicada para paciente com retenção de líquidos. Observar sempre o volume dos líquidos distribuídos nas refeições[43].

CONSIDERAÇÕES FINAIS

Os aspectos nutricionais no paciente clínico devem estar inseridos em um contexto social e cultural. O alimento, através de sua cor, seu aroma, sabor, sua forma e textura, proporciona prazer e identidade à parte afetiva do ser humano. O alimento é um dos coadjuvantes no tratamento clínico do paciente e, pela abordagem nutricional, promove a saúde física e mental.

REFERÊNCIAS BIBLIOGRÁFICAS

1. Moore MC. Nutrição e dietoterapia - manual prático. (tradução Anna Clara Neves Carrapatoso). 2. ed. Rio de Janeiro: Revinter; 2002. p. 3.
2. Brasil. Ministério da Saúde. Secretaria de Atenção à Saúde.Guia alimentar para a população brasileira: promovendo a alimentação saudável. Brasília: Ministério da Saúde; 2005.
3. Guimarães AF et al. Cálculos nutricionais: conceitos e aplicações práticas. São Paulo: M. Books do Brasil Editora Ltda.; 2008. p. 3.
4. Welsh S, Davi C et al. Development of the food guide pyramid. Nutr Today, Baltimore. 1992;27(12). In: Philippi ST. Pirâmide dos alimentos: fundamentos básicos da nutrição. Barueri: Manole; 2008. p. 10.
5. Achterberg C, Macdonnell E et al. How put the Food Guide Pyramid into pratice. J Am Diet Assoc Chicago. 1994,94:1030-5. In: Philippi ST. Pirâmide dos alimentos: fundamentos básicos da nutrição. Barueri: Manole; 2008. p. 10.
6. Philippi ST, Latterza AR et al. Pirâmide alimentar adaptada: guia para escolha dos alimentos. Rev Nutr Campinas. 1999;12():65-80. In: Philippi ST. Pirâmide dos alimentos: fundamentos básicos da nutrição. Barueri: Manole; 2008. p. 11.
7. Philippi ST. Pirâmide dos alimentos: fundamentos básicos da nutrição. Barueri: Manole; 2008. p. 18.

8. Galisa MS et al. Nutrição - conceitos e aplicações. São Paulo: M. Books do Brasil Editora Ltda.; 2008. p. 89 e 15.
9. Meier R, Stratton RJ. Epidemiologia da desnutrição. In: Sobotka L. Bases da Nutrição Clínica. 3. ed. Rio de Janeiro: Editora Rubio; 2008. p. 27.
10. Sena FG, Taddeo EF et al. Estado nutricional de pacientes internados em enfermaria de gastroenterologia. Rev Nutr Campinas. 1999;12(3):233-239.
11. Barendregt K, Soeters PB. Tradução: Joel Faintuch. In: Bases da Nutrição Clínica. 3. ed. Rio de Janeiro: Editora Rubio; 2008. p. 18.
12. Hehir DJ, Jenkins RL et al. Nutrition in patients undergoing orthotopic liver transplant. Journal of Parenteral and Enteral Nutrition. Silver Spring ME. 1985;9(6):695-700. In: Sena FG, Taddeo EF et al. Estado nutricional de pacientes internados em enfermaria de gastroenterologia. Rev Nutr Campinas. 1999;12(3):233-239.
13. Tojo Sierra R et al. La obesidad, um problema emergente em pediatria. Conferencia inaugural Del VIII Congresso Nacional de La Sociedad Española de Nutritión, Murcia, 24-27 de octubre de 2001. Nutri Hosp. 2002;17(2):75-9. In: Sampaio HAC. Nutrição em doenças crônicas: prevenção e tratamento. São Paulo: Atheneu; 2007. p. 67.
14. Malheiros CA., Freitas Júnior WR. Obesidade no Brasil e no mundo. In: Garrido Júnior A. Cirurgia da obesidade: São Paulo: Atheneu; 2002. p. 10.
15. Krause MV. Alimentos, nutrição e dietoterapia. São Paulo: Roca; 2008. p. 210.
16. World Health Organization (WHO)/Food and Agriculture Organization (FAO). Joint WHO/FAO Expert Consultation. Diet, Nutrition and the prevention of Chronic Diseases. Geneva: WHO/ FAO, 2003. (WHO Technical Report Series).
17. Soares NT. Avaliação nutricional nas doenças crônicas não-transmissíveis. In: Sampaio, Helena Alves de Carvalho. Nutrição em doenças crônicas: prevenção e tratamento. São Paulo: Atheneu; 2007. p. 41-42.
18. Martini LA. Marcadores bioquímicos da ingestão alimentar. In: Fisberg RM, Slater B et al. Métodos de inquéritos alimentares: métodos e bases científicos. São Paulo: Manole, 2005. p. 132-58. In: Rosa G. Avaliação Nutricional do paciente hospitalizado: uma abordagem teórico-prático. Rio de Janeiro: Guanabara Koogan; 2008. p.15.
19. Kamimura MA et al. Avaliação Nutricional. In: Cuppari,L. Guias de medicina ambulatorial e hospitalar UNIFESP: Nutrição. São Paulo: Manole; 2002. p. 82 e 87.
20. Wallach J. Interpretação de exames laboratoriais. Rio de Janeiro: MEDSI-Guanabara Koogan; 2003. In: Rosa G. Avaliação Nutricional do paciente hospitalizado: uma abordagem teórico-prático. Rio de Janeiro: Guanabara Koogan; 2008. p. 86.
21. Lima FEL, Fisberg RM et al. Desenvolvimento de um questionário quantitativo de freqüência alimentar (QQFA) para um estudo caso-controle de dieta e câncer de mama em João Pessoa-PB. Rev Bras Epidemiol. 2003;6(4):373-9. In: Rosa G. Avaliação Nutricional do paciente hospitalizado: uma abordagem teórico-prático. Rio de Janeiro: Guanabara Koogan; 2008. p. 9.
22. Labrunie MCL, Mattos MSR et al. Controle dietoterápico laboratorial. Rev Soc Cardiol Estado de São Paulo. 1997;(4):465-74. In: Rosa G. Avaliação Nutricional do paciente hospitalizado: uma abordagem teórico-prático.Rio de Janeiro: Guanabara Koogan; 2008. p. 13.
23. Heiward VH, Stolarczyk LM. Avaliação da composição corporal aplicada. São Paulo: Manole; 2000. In: Rosa G. Avaliação Nutricional do paciente hospitalizado: uma abordagem teórico-prático. Rio de Janeiro: Guanabara Koogan; 2008. p. 29.
24. Jeejeebhoy KN, Detsky AS et al. Assessment of nutritional status. JPEN. 1990;14(5):193-218. In: Rosa, Glorimar. Avaliação Nutricional do paciente hospitalizado: uma abordagem teórico-prático. Rio de Janeiro: Guanabara Koogan; 2008. p. 29.
25. Rivadeneira DE, Evoy D et al. Nutritional support of the cancer patient.Cancer J Clin. 1998;48(2):69-80. In: Rosa, G. Avaliação Nutricional do paciente hospitalizado: uma abordagem teórico-prático. Rio de Janeiro: Guanabara Koogan; 2008. p. 29.
26. Rosa G. Avaliação Nutricional do paciente hospitalizado: uma abordagem teórico-prático. Rio de Janeiro: Guanabara Koogan; 2008. p. 9,34.
27. Spring Silver, Nutrition Support Dietetcs – Core Curriculum. 2ª ed. ASPEN, EUA. 1993.

28. Gibson RS. Principles of nutritional assessment. New York: Oxford University Press, 1990. In: Rosa G. Avaliação Nutricional do paciente hospitalizado: uma abordagem teórico-prático. Rio de Janeiro: Guanabara Koogan; 2008. p. 35.
29. Chumlea WC, Roche AF et al. Estimating stature from knew height for persons 60 to 90 years of age. J Am Geriatr Soc. 1985;33:116-20. In: Rosa G. Avaliação Nutricional do paciente hospitalizado: uma abordagem teórico-prático. Rio de Janeiro: Guanabara Koogan; 2008. p. 35.
30. McWhirter JP, Pennington CR. Incidence and recognition of malnutrition in hospital. Br Med J. 1994;308:945-8. In: Rosa G. Avaliação Nutricional do paciente hospitalizado: uma abordagem teórico-prático. Rio de Janeiro: Guanabara Koogan; 2008 p.36.
31. Martin AD, Drinkwater DT et al. Effects of skin thickness and skinfold compressibility on skinfold thickness measurements. Am J Human Biology 1992;4:453-60. In: Rosa G. Avaliação Nutricional do paciente hospitalizado: uma abordagem teórico-prático. Rio de Janeiro: Guanabara Koogan; 2008 p. 37.
32. Acuña K, Cruz T. Avaliação nutricional de adultos e idosos e situação nutricional da população brasileira. Arquivos Brasileiros de Endocrinologia e Metabologia. 2004;48(3):345-61. In: Rosa G. Avaliação Nutricional do paciente hospitalizado: uma abordagem teórico-prático. Rio de Janeiro: Guanabara Koogan; 2008 p.65.
33. Menezes TN, Marucci MFN. Antropometria de idosos residentes em instituições geriátricas, Fortaleza, CE, Saúde Pública. 2005;39(2):169-75. In: Rosa G. Avaliação Nutricional do paciente hospitalizado: uma abordagem teórico-prático. Rio de Janeiro: Guanabara Koogan; 2008 p.56.
34. Waitzberg DL. Nutrição oral, enteral e parenteral na prática clínica. 3ª ed. São Paulo: Atheneu; 2000. In: Cuppari L. Guias de medicina ambulatorial e hospitalar UNIFESP: Nutrição. São Paulo: Manole; 2002. p.18.
35. Brasil, Ministério da Saúde. RDC N.63, de 06 de julho de 2000.
36. Vasconcelos MIL. Nutrição Enteral. In: Cuppari L. Guias de medicina ambulatorial e hospitalar UNIFESP: Nutrição. São Paulo: Manole; 2002. p. 370,376.
37. Escott-Stump S. Nutrição relacionada ao diagnóstico e tratamento. (Trad. Fernando Gomes do Nascimento). 5ª ed. Barueri, São Paulo: Manole; 2007. p. 691.
38. Bodoky G, Smith K. Complicações da nutrição enteral. IN:Bases da Nutrição Clínica. 3.ed. Rio de Janeiro: Editora Rubio; 2008. p. 204.
39. Kreymann K, Berger MN et al. Guideline for the use of parenteral and enteral nutrition in adult and pediatric patients. Section VI: Normal requirements – adults. JPEN J. Parenter Enteral Nutri 2002:26(Suppl 1):22SA-24SA. In: Janete FB, Wanderley MB. Projeto Diretrizes. São Paulo: Associação Médica Brasileira. Vol. IX. Brasília, DF: Conselho Federal de Medicina. 2011. p. 203.
40. Caruso, L.et al. Manual de dietas hospitalares.São Paulo:Atheneu.2002.
41. Manual de Dietas Hospitalares da Unidade de Nutrição e Dietética:Irmandade da Santa Casa de Misericórdia de São Paulo. São Paulo; 2012.
42. Eneo AS Jr. Manual de controle higiênico sanitário em serviços de alimentação. 6. ed. São Paulo: Varella; 2008.
43. Cuppari L. Guias de medicina ambulatorial e hospitalar UNIFESP: Nutrição. São Paulo: Manole; 2002.

Capítulo 112

Fisioterapia – Contribuição à Reabilitação do Paciente Clínico

Vera Lúcia dos Santos Alves

OS DESAFIOS NA ATUALIDADE

A pandemia do sedentarismo nos dias atuais, associada ao aumento da incidência de doenças crônico-degenerativas, tais como hipertensão, diabete melito e obesidade, tem se colocado como desafio para as equipes multidisciplinares que acompanham pacientes submetidos a internações eletivas ou de urgência[1]. É sabido que a condição clínica de um paciente é determinante para a sua evolução durante internações, e essa preocupação é sentida na prática com a implantação e popularização de diversas escalas de estratificação de risco, gravidade, independência funcional e qualidade de vida[1].

O profissional que se especializa em setores como o de clínica médica, tipicamente, precisa ter a visão holística voltada para a resolução da agudização da doença que gerou a hospitalização, sem perder o foco na possibilidade de maior comorbidade deste paciente. Há também a necessidade de controle das doenças associadas já instaladas e anteriores à internação, adicionadas às condições geradas no período de hospitalização[1,2].

Doenças crônicas designam afecções persistentes, necessitando de cuidados permanentes, em que o agente etiológico não é transmissível, mas fundamentado em características multifatoriais desenvolvidas ao longo da vida. O caráter crônico torna o diagnóstico e o tratamento uma tarefa que exige a contextualização da complexidade do processo saúde-doença. A saúde passa a ser compreendida como resposta adaptativa do homem ao meio ambiente, e a doença, como o desequilíbrio resultante de múltiplos fatores[3]. A condição de crônica pode ser definida como a duração das perturbações de saúde de mais de 3 meses, impondo limitações às funções do indivíduo em suas atividades diárias, podendo causar hospitalização de, no mínimo, 1 mês por ano[1].

O Censo 2010 evidencia o Brasil como um país com estrutura etária mais envelhecida, com este fenômeno sendo creditado fundamentalmente ao declínio da fecundidade e ao aumento da longevidade na população[3,4]. A proporção de pessoas com 60 anos ou mais aumentou em todas as regiões brasileiras e estima-se que as doenças crônicas sejam as mais prevalentes nesta faixa etária, já que o processo de envelhecimento humano é constituído pelo conjunto de alterações morfofuncionais que levam o indivíduo a uma contínua desestruturação orgânica, aumentando a chance do surgimento das doenças crônicas em associação a fatores hereditários e estilo de vida[3,4]

As condições crônicas respondem por cerca de 60% do ônus decorrente de todas as doenças no mundo, e acredita-se que em 2020 elas responderão por 80% das doenças em países desenvolvidos. Essa carga onerará os sistemas de saúde, com maior número de internações decorrentes da incapacidade gerada pelas doenças crônico-degenerativas[2]. O perfil da saúde coletiva brasileira, com o aumento da incidência de doenças crônicas e o envelhecimento da população, é um campo rico para o profissional que conseguir unir o manejo de múltiplas condições patológicas com o aumento da qualidade de vida em ações preventivas na rotina clínica[2,4].

Os mecanismos da atenção integrada permitem o conhecimento de fatores determinantes nas doenças e a criação de medidas profiláticas e curativas direcionadas, que resultam em maior eficácia das intervenções[4]. O acompanhamento das equipes interdisciplinares ganha destaque nesse contexto durante toda a evolução dos pacientes, que deve ultrapassar o período de tratamento hospitalar, havendo sequência nos âmbitos ambulatorial e domiciliar[5].

As condições crônicas de saúde representam a principal carga de incapacidade que a humanidade enfrenta, exigindo, desta forma, a reorganização e reorientação dos profissionais em função da necessidade de melhor manejo de pacientes em condições clínicas deterioradas por uma única doença ou por múltiplas condições[6]. A fisioterapia é uma profissão que se enquadra nesse contexto e seu papel vai além da intervenção nos processos de reabilitação pós-doença. Seu conceito extrapola o nível terciário e encaixa-se positivamente no secundário e primário, como fator profilático destacado para diminuir futuras complicações em doenças que exigem internação periódica para controle e, sobretudo, para a prevenção de condições tipicamente relacionadas com a imobilidade[7].

As doenças crônicas normalmente encontram em sua etiologia disfunções de órgãos vitais, como as dos sistemas cardíaco, nervoso e respiratório. Via de regra, as complicações geram um ciclo vicioso em que há debilidade funcional primária oriunda do acometimento de um sistema, que gera períodos de imobilidade que acarretam o surgimento de comorbidades articulares e musculoesqueléticas, dando origem a novas disfunções em órgãos e sistemas associados[6-8]. Esse ciclo não pode ser esquecido nas internações dos doentes com condições clínicas, pois é determinante na prescrição e programação do tratamento e acompanhamento desses pacientes, além de profilaxia de novos agravos.

O QUE JÁ SABEMOS...

A assistência hospitalar fundamentada somente nas medidas curativas não privilegia a atenção integral necessária ao paciente. Para sistematizarmos o atendimento, precisamos conhecer a evolução da doença primária, as comorbidades comuns ao período de internação e o programa de acompanhamento após a alta hospitalar. Com este panorama, podemos criar uma série de intervenções que visem minimizar o impacto da internação na independência funcional dos pacientes.

A síndrome da imobilidade é um dos agravos frequentes no ambiente hospitalar. Ela é definida como o conjunto de alterações decorrentes de um desequilíbrio entre o repouso e a atividade física que ocorrem no indivíduo acamado por um período prolongado[7]. O generalismo dessa definição clássica colabora para a falta de compreensão do potencial negativo relacionado à síndrome. Qual período de imobilidade é considerado como prolongado? Há diferença entre repouso absoluto e relativo para a instalação da síndrome?

Tradicionalmente, o período que determina a imobilidade é classificado em quantidade de dias de hipomobilidade, sendo um período de até 10 dias considerado como de repouso, até 15 dias como de imobilização e acima de 15 dias, como decúbito de longa duração. Essa classificação, porém, não qualifica o que é o repouso, que pode ser relativo ou absoluto[9].

No repouso absoluto, o paciente deve permanecer acamado, em alguns casos, até mesmo para as atividades diárias de higiene pessoal. Já no relativo, o paciente pode se deslocar no quarto para ir ao banheiro e revezar o repouso no leito e em uma cadeira que permita a elevação dos membros inferiores. Nos dois casos, porém, temos que admitir a prevalência da imobilidade e estase sanguínea consequente a pouca mobilidade e contração muscular[9,10].

Nos dias atuais se vê a mobilização precoce como uma alternativa benéfica mesmo durante o tratamento de condições que exijam que o paciente permaneça acamado. Isso porque as contraturas, que são a perda da amplitude articular por alguma limitação de tecidos moles, muscular ou articular, têm origem na permanência de um ou mais membros sob imobilização, e normalmente um período de poucas horas já diminui a produção de líquido sinovial e pode afetar negativamente a mobilidade articular[9].

As contraturas, que têm origem nos tecidos conjuntivo e articular, vão se somando à supressão dos sistemas respiratório, metabólico, gastrointestinal e genitourinário, aos efeitos colaterais de medicamentos, sedativos e hipnóticos, que causam sonolência e ataxia, e são associadas ainda a alterações do estado emocional, com o surgimento de ansiedade, apatia, depressão, labilidade emocional e isolamento social. Todos estes fatores se unem e diminuem a mobilidade independente, dificultando até mesmo as mudanças de decúbito assistidas[10]. Fraqueza e atrofia muscular são observadas, mas podem ser evitadas ou, ao menos, amenizadas com a realização de fisioterapia periodizada, com a possibilidade de aplicação de diversos recursos terapêuticos e de conhecimentos fundamentados na cinesiologia[10].

Uma forma eficaz com que a fisioterapia trabalha no âmbito da prevenção de consequências de processos de imobilização muscular é a estimulação elétrica. A aplicação de corrente elétrica para proporcionar contração é vista como uma possibilidade de recrutar grande número de fibras musculares, proporcionando variados graus de potência muscular, o que normalmente não seria alcançado em número baixo de repetições em contrações ativas e, inclusive com menor gasto energético[5]. O uso de estimulação elétrica na fase precoce de reabilitação de indivíduos favorece a manutenção e o aumento da força muscular[11].

Em pacientes com doença pulmonar obstrutiva crônica (DPOC), insuficiência cardíaca e doença renal crônica, a eletroestimulação vem sendo utilizada com bons resultados para o ganho de força muscular e otimização da capacidade funcional, acompanhada da aplicação de testes de esforço submáximo em grupos musculares, tais como o quadríceps[12,13].

Ainda em relação à manutenção de força muscular, no âmbito da prevenção, exercícios resistidos são uma forma eficaz de melhorar a força em idosos[14], sendo uma estratégia viável para evitar a fraqueza muscular generalizada associada ao envelhecimento, que é fator predisponente de outras complicações musculoesqueléticas e até mesmo cardiovasculares, devido à imobilização.

Estratégias fisioterapêuticas utilizando o exercício resistido na reabilitação de pacientes clínicos vêm sendo estudadas em ampla abordagem e em diferentes áreas. O treinamento com resistência muscular é viável e seguro para impedir a deterioração da função muscular durante as exacerbações da DPOC. Esse tipo de treinamento neutraliza a disfunção muscular na agudização da doença, preservando a força muscular sem aumento dos níveis de inflamação sistêmica[15,16]. A prescrição da estimulação elétrica ou do treinamento com exercícios resistidos é segura e pode ser realizada no ambiente hospitalar por não exigir medidas invasivas que poderiam aumentar os níveis de infecção, ou equipamentos e um grande espaço físico, o que é adequado em enfermarias, mesmo com grande número de ocupação[12-14].

Pacientes com outras afecções respiratórias, como fibrose cística, também recebem atenção por parte de fisioterapeutas. Nessa condição patológica, há necessidade frequente de internações para uso de antibióticos e de oxigenoterapia: devido ao fato de a fibrose afetar a troca gasosa, há necessidade da realização de exercícios físicos, aeróbicos ou anaeróbicos, a fim de prevenir e amenizar as consequências da doença nas atividades de vida diária[17].

Quando fisioterapeutas são inseridos na equipe interdisciplinar, observa-se relação positiva com o aumento de mobilização, o que pressupõe a diminuição da ocorrência de tromboembolismo e úlceras de pressão em pacientes idosos[12]. A fisiopatologia tanto da trombose venosa profunda (causa primária comum do tromboembolismo), quanto das úlceras de pressão ou de decúbito, está vinculada à estase venosa e à hipercoagulabilidade oriunda da hipomobilidade e da manutenção de pressão prolongada em algumas áreas corpóreas, especialmente nas proeminências ósseas[8-10].

A fisioterapia atua, também, na reabilitação pré e pós-cirúrgica de pacientes cardiopatas, visando à diminuição de fatores de risco para eventos cardiovasculares, bem como os índices de mortalidade e, consequentemente, sua qualidade de vida[10]. Um programa de reabilitação envolve a educação, exercícios físicos e modificação de fatores de risco dos pacientes, com as séries mistas envolvendo associação de exercícios aeróbicos e resistidos. Essa estratégia é segura e apresenta resultados positivos[18], apesar do temor de alguns clínicos na prescrição do exercício resistido em pacientes cardiopatas e, em muitos casos, hipertensos.

Importante salientarmos que o trabalho do fisioterapeuta na clínica médica passa por atendimentos específicos para cada afecção, mas nesta apresentação tivemos como objetivo destacar a visão global que se deve ter do paciente clínico, sem o esquecimento das especificidades. Em muitas situações, verificamos a possibilidade de prevenir ou minimizar efeitos deletérios associados às intervenções clínicas: importante papel para o fisioterapeuta dentro da equipe interdisciplinar.

REFERÊNCIAS BIBLIOGRÁFICAS

1. Brasil. Ministério da Saúde. Secretaria de Atenção à Saúde. Diretrizes e recomendações para o cuidado integral de doenças crônicas não-transmissíveis: promoção da saúde, vigilância, prevenção e assistência. Brasília: Ministério da Saúde; 2008. Disponível em: http://portal.saude.gov.br/portal/arquivos/pdf/volume8livro.pdf Acessado em: 28 ago 2012.

2. Brasil. Ministério da Saúde. Departamento de Informática do SUS. Datasus. Disponível em: http://www2.datasus.gov.br/DATASUS/index Acessado em: 28 ago 2012.
3. Vianna LAC. Processo saúde-doença. Disponível em: http://www.unasus.unifesp.br/biblioteca_virtual/esf/1/modulo_politico_gestor/Unidade_6.pdf Acessado em: 28 ago 2012.
4. Brasil. Instituto Brasileiro de Geografia e Estatística. Censo 2010. Disponível em: http://www.censo2010.ibge.gov.br Acessado em: 28 ago 2012.
5. Wolff JL, Starfield B, Anderson Gerard A. Prevalence, expenditures, and complications of multiple chronic conditions in the elderly. Arch Intern Med. 2002;162(20):2269-76.
6. Edwards I, Richardson B. Clinical reasoning and population health: decision making for an emerging paradigm of health care. Physiother Theory Pract. 2008;24(3):183-93.
7. Hass S. [Medical principles of thromboembolism prevention]. Langenbecks Arch Chir Suppl Kongressbd. 1998;115:767-78.
8. Sevestre MA, Labarère J, Caminzuli M, Terriat B, Leroux P, Bosson JL et al. [Venous thromboembolism in the elderly: Results of a program to improve prevention]. J Mal Vasc. 2009;34(5):330-7.
9. Chi MJ, Lee CY, Wu SC. The prevalence of chronic conditions and medical expenditures of the elderly by chronic condition indicator (CCI). Arch Gerontol Geriatr. 2011;52(3):284-9.
10. Derde S, Hermans G, Derese I, Güiza F, Hedström Y, Wouters PJ et al. Muscle atrophy and preferential loss of myosin in prolonged critically ill patients. Crit Care Med. 2012;40(1):79-89.
11. Hasegawa S, Kobayashi M, Arai R, Tamaki A, Nakamura T, Moritani T. Effect of early implementation of electrical muscle stimulation to prevent muscle atrophy and weakness in patients after anterior cruciate ligament reconstruction. J Electromyogr Kinesiol. 2011;21(4):622-30.
12. Miyamoto N, Fukutani A, Yanai T, Kawakami Y. Twitch potentiation after voluntary contraction and neuromuscular electrical stimulation at various frequencies in human quadriceps femoris. Muscle Nerve. 2012;45(1):110-5.
13. Sillen MJ, Janssen PP, Akkermans MA, Wouters EF, Spruit MA. The metabolic response during resistance training and neuromuscular electrical stimulation (NMES) in patients with COPD, a pilot study. Respir Med. 2008;120(5): 786-9.
14. Peterson MD, Rhea MR, Sen A, Gordon PM. Resistance exercise for muscular strength in older adults: a meta-analysis. Ageing Res Rev. 2010;9(3):226-37.
15. Saey D, Ribeiro F. Resistance training preserves skeletal muscle function in patients with COPD who are hospitalised with an acute exacerbation. J Physiother. 2011;57(3):194.
16. Troosters T, Probst VS, Crul T, Pitta F, Gayan-Ramirez G, Decramer M et al. Resistance training prevents deterioration in quadriceps muscle function during acute exacerbations of chronic obstructive pulmonary disease. Am J Respir Crit Care Med. 2010;181(10):1072-7.
17. Bradley J, Moran F. Physical Physical training training for cystic fibrosis. Cochrane Database Syst Rev. 2008;23(1):CD002768.
18. Contractor AS. Cardiac rehabilitation after myocardial infarction. J Assoc Physicians India. 2011;59(Suppl):51-5.

Capítulo 113

Uso Racional de Medicamentos

Milton Luiz Gorzoni

"The desire to take medicine is perhaps the greatest feature which distinguishes man from animals"
Sir William Osler
1849 -1919

Uso racional de medicamentos significa: 1) definir a real necessidade da utilização do medicamento; 2) receitá-lo correta e especificamente a cada caso. 3) dar preferência à melhor opção terapêutica com base em dados sobre eficácia e segurança farmacológica, documentados e aceitos pelos prescritores; 4) estabelecer doses e período de tratamento individualmente; 5) disponibilidade e custo apropriado ao paciente e à comunidade; 6) dispensação com orientação e responsabilidade adequadas; e 7) cumprimento do plano terapêutico da melhor forma possível. Estes itens sintetizam o que tanto a Organização Mundial da Saúde como a Política Nacional de Medicamentos (Brasil) propõem sobre prescrição racional de fármacos.

Mau uso clínico e economicamente ineficiente de medicamentos é atualmente motivo de discussão mundial. Estima-se que mais de 50% dos fármacos são inapropriadamente prescritos e/ou consumidos. Observa-se com certa regularidade na prática clínica pacientes, independentemente de sua classe social ou econômica, que apresentam dificuldades em compreender indicações de fármacos e/ou de tomar corretamente os medicamentos prescritos. Acrescenta-se a esse padrão de comportamento humano a automedicação e o uso simultâneo de mais de três medicamentos (polifarmácia).

AUTOMEDICAÇÃO

Estima-se que aproximadamente 35% dos medicamentos adquiridos no Brasil são por intermédio de automedicação. Esse percentual expressivo de fármacos consumidos por brasileiros relaciona-se à associação do acesso nem sempre fácil a serviços de saúde, com a disponibilidade de medicamentos nas farmácias – sem gasto com consultas e/ou sem a apresentação de receita médica – e o que pode ser denominado "herança cultural", em que frequentemente o fármaco utilizado por amigos e/ou parentes parece mais apropriado que o prescrito pelo médico. Observam-se também pacientes que ignoram os riscos do uso simultâneo de vários medicamentos, não os relatando a todos os médicos que consultam.

INFORMAÇÃO

Merece menção que nem todos os profissionais da saúde têm tempo e acesso a dados completos sobre segurança e indicações farmacológicas. Tornam-se, assim, dependentes da propaganda sobre medicamentos que, obviamente, enaltece os benefícios e miniminiza os efeitos colaterais.

Isto também ocorre com o público leigo, para o qual determinadas notícias ou anúncios veiculam informações que produzem a impressão de segurança ou da necessidade de consumo do fármaco como se fosse uma mercadoria qualquer. Dependendo da habilidade do paciente ou de seus familiares com a internet, há o risco adicional de considerar portais, aparentemente de cunho educativo ou informativo, como capazes de orientar tratamentos tradicionais ou alternativos adequados ao caso, gerando a venda de medicamentos por farmácias virtuais e sem fiscalização adequada.

As consequências finais são o aumento de efeitos colaterais, interações medicamentosas, morbidade e mortalidade, notadamente em segmentos populacionais mais vulneráveis como, por exemplo, gestantes e idosos.

Exemplo cotidiano e preocupante do uso não racional de medicamentos refere-se aos antimicrobianos. Os índices de resistência bacteriana aos antibióticos, local e mundialmente, encontram-se num crescendo alarmante, e podem ser parcialmente imputados ao consumo sem indicações adequadas desse grupo de fármacos.

Consumo desnecessário de medicamentos também provoca aumento na demanda de fármacos oferecida em sistemas públicos de saúde, gerando corriqueiramente a falta deles e a interrupção e/ou baixa aderência a tratamentos de doenças crônicas como hipertensão arterial e *diabetes mellitus*.

O PROCESSO DE TRATAMENTO RACIONAL

O melhor fármaco é o de indicação correta. Define-se indicação correta quando há literatura que a embasa, de fácil acesso e sem compromisso com quem fabrica o medicamento. Como desenvolver um tratamento racional na prática clínica, visto que não há normalmente tempo para o estudo acadêmico das prescrições?

Recorre-se a meios de consulta rápidos, como o Projeto Diretrizes da Associação Médica Brasileira (AMB) e do Conselho Federal de Medicina (CFM) www.projetodiretrizes.org.br/amb.php, ou a portais que permitam localizar artigos de revisão sobre o fármaco como, por exemplo, www.scielo.br ou www.nlm.nih.gov.

Avaliações das informações obtidas podem passar por simples critérios relacionados a evidências científicas. Dentre eles, o escore de Jadad (1996) é de fácil memorização e relativamente simples como instrumento auxiliar na análise de probabilidade de viés em estudos publicados. Consiste em sete questões:

1. Estudo descrito como randomizado ou com palavras correlatas?
2. Estudo descrito como duplo-cego?
3. Descrição de retirada de fármacos anteriores?
4. Descrição de método apropriado para sequência de randomização?
5. Descrição de método apropriado para material duplo-cego?
6. Método inadequado para randomização?
7. Método impróprio para duplo-cego?

As questões 1 a 5 são indicações de estudo de boa qualidade e valem um ponto cada se "sim" e nenhum ponto se "não". As questões 6 e 7, se afirmativas, subtraem um ponto cada da somatória final das outras cinco questões.

Esse cálculo não avalia todos os detalhes do estudo, mas é útil em avaliações qualitativas entre fraca (0 ponto) e forte (5 pontos).

CUIDADOS AO PRESCREVER MEDICAMENTOS

Independentemente do padrão de atendimento e do tempo possível para estabelecer correto diálogo entre pacientes, seus familiares ou cuidadores e profissionais da saúde, deve-se sempre reservar alguns minutos para definir a indicação e como consumir a medicação prescrita. Reduzem-se, assim, interpretações incorretas de receitas, denúncias de erros médicos, prescrições inadequadas e o não seguimento do tratamento.

A prescrição escrita deve ser de fácil compreensão – para o paciente e para o farmacêutico – e sem erros de grafia ou ambiguidades, como números e medidas, abreviaturas, ortografias ou fonéticas próximas.

Exemplos comuns de grafia ambígua:

- II ou 11?
- 0,125 mg ou .125 mg?
- 5,0 mg ou 50 mg?
- / ou 1?
- mg, mcg ou µg?
- U de Unidade ou de Ultralenta?

Não há padronização sobre números e medidas, recomendando-se o uso de números arábicos e, se necessário, escrever por extenso. Se possível evitar vírgula seguida do número zero para reduzir o risco de doses excessivas de medicamentos.

Profissionais da saúde deparam-se regularmente com situações de medicamentos com fonéticas próximas como, por exemplo:

- Cefalotina 1 g ou Cefalozina 1 g;
- Celexa 10 mg ou Zyprexa 10 mg;
- Clotrimazol 10 mg/g ou Clobetazol 0,5 mg/g;
- Dobutamina 250 mg ou Dopamina 5 mg/mL;
- Doxazosina 4 mg ou Doxiciclina 100 mg;
- Isordil 10 mg ou Inderal 10 mg;

- Mebendazol 100 mg ou Metronidazol 400 mg;
- Prozac 20 mg ou Proscar 5 mg.

Vários pacientes e/ou familiares apresentam dificuldade em pronunciar corretamente o nome dos medicamentos em uso e, se não instruídos, comparecem sem a receita anterior para comprovação da sua informação verbal. Muitos dos leitores deste capítulo provavelmente já se depararam com diálogos em que o avaliado ou seus acompanhantes relatam a tomada de "Catopril" ou "Propolol" para a "pressão alta" ou "AS" para "afinar o sangue".

As histórias mais emblemáticas sobre nomes ambíguos que o Ambulatório da Clínica Médica da Santa Casa de São Paulo presenciou foram as de duas senhoras, em que a primeira gostou do novo anti-inflamatório "Vio 20 ou XX" (Vioxx®) e a segunda pedia para trocar o SomaliUm® por "SomaliDois".

Igual cuidado quanto a nomes comerciais e genéricos ou similares. Não é infrequente detectar pacientes tomando duas dessas apresentações – prescritas em dois locais diferentes – inocentemente, considerando que um está auxiliando o outro.

Atenção especial a esses pacientes, em seguimento em diferentes locais ou por diversos profissionais da saúde, pois isto também cria o risco de redundância medicamentosa definida como o uso simultâneo de dois fármacos da mesma classe e com a mesma indicação. Exemplos comuns: captopril + enalapril, propranolol + atenolol, hidroclorotiazida + clortalidona.

Finalmente, mas não menos importante, a prescrição deve informar o período de consumo dos medicamentos. Não apenas em antibióticos, mas em todos, visto ser usual o encontro de pacientes que cessam o uso, por exemplo, de anti-hipertensivos, quando compensados, pela falsa crença de que estão curados ou de que o tratamento total resumia-se a apenas o consumo de uma caixa do fármaco. Não se deve dizer que a medicação é "para sempre", pois no futuro haverá dificuldades em trocá-la, mas pode-se informar que seu uso será contínuo até a próxima consulta ambulatorial.

FORNECIMENTO DE MEDICAMENTOS PELA VIA JUDICIAL

Direito constitucional e social, o acesso universal e igualitário a ações e serviços de saúde abrange o fornecimento de medicamentos de uso contínuo – para as doenças mais prevalentes na população brasileira – e os de alto custo em situações de excepcionalidade.

Idealmente, caberia ao poder público oferecer os fármacos mais seguros (reconhecidos como de baixo risco de dano), eficazes (com ações efetivas), efetivos (agem adequadamente em situações reais) e custo-efetivos (qualidade a baixo custo). Similarmente, deveria o prescritor ter em mãos informação adequada e embasada em literatura sem conflito de interesses. Ambas as situações, agindo de forma simultânea, reduziriam consideravelmente a demanda judicial por medicamentos não fornecidos pelo Sistema Único de Saúde (SUS). O observado constantemente é o oposto, onde fármacos recebidos por via judicial não apresentam análise da relação custo/benefício, sua real necessidade, outras opções disponíveis via SUS e se estão devidamente registrados na Agência Nacional de Vigilância Sanitária (ANVISA). Caberia nessas circunstâncias análises adequadas do uso racional de medicamentos, como anteriormente apresentados.

CONCLUSÃO

Havendo disciplina e sistematização, cada profissional da saúde cria sua própria seleção medicamentosa. O uso racional de medicamentos indica que cada caso merece questões a serem respondidas antes da prescrição:

1. Qual o problema do paciente: sintoma, síndrome ou doença?
2. Qual o objetivo terapêutico: curativo, sintomático, paliativo ou placebo?
3. Outros tratamentos possíveis: mais simples de administração, menor custo, menos efeitos colaterais ou interações medicamentosas?
4. Qual o tratamento mais adequado ao paciente em avaliação?
5. Quais informações, instruções, recomendações e seguimento a definir com o paciente?

BIBLIOGRAFIA CONSULTADA

1. Agência Nacional de Vigilância Sanitária (ANVISA), Ministério da Saúde - Resolução da Diretoria Colegiada - RDC N° 283, de 26 de setembro de 2005. Disponível em: http://www.anvisa.gov.br Acessado em: 03 nov 2007.
2. Aquino DS. Por que o uso racional de medicamentos deve ser uma prioridade? Ciência & Saúde Coletiva. 2008;13(supl):733-736.
3. Brasil. Ministério da Saúde. Política Nacional de Medicamentos. Brasília, Ministério da Saúde, 2001.
4. Caldas CP. Envelhecimento com dependência: responsabilidades e demandas da família. Cad Saúde Pública. 2003;19(3):773-781.
5. Hardon A, Hodgkin C, Fresle D. How to investigate the use of medicines by consumers. Switzerland, World Health Organization and University of Amsterdam; 2004.
6. Jadad AR, Moore RA, Carroll D, Jenkinson C, Reynolds DJ, Gavaghan DJ et al. Assessing the quality of reports of randomized clinical trials: is blinding necessary? Control Clin Trials. 1996;17(1):1-12.
7. Macedo EI, Lopes LC, Barberato-Filho S. Análise técnica para a tomada de decisão do fornecimento de medicamentos pela via judicial. Rev Saúde Pública. 2011;45(4):706-713.
8. World Health Organization. Rational use of medicines by prescribers and patients: Report by the Secretariat. Executive Board, EB115/40, 115th Session, 16 December 2004.

Índice Remissivo

B

C

D

E

F

I

J

K

L

M

N

O

P

T

U

V

W

X

Z

edelbra

Impressão e Acabamento

E-mail: edelbra@edelbra.com.br
Fone/Fax: (54) 3520-5000

Impresso em Sistema CTP